DER BROCKHAUS Ernährung

DER BROCKHAUS

Ernährung

Gesund essen, bewusst leben

Herausgegeben von der
Lexikonredaktion des Verlags
F. A. Brockhaus, Mannheim

F. A. BROCKHAUS
Mannheim · Leipzig

Projektleitung: Dr. Hildegard Hogen

Realisation: WZ Media
Redaktionelle Leitung: Marion Zerbst
Wissenschaftliche Leitung: Dr. Alexandra Schek
Redaktion: Dr. Katrin Beyer, Simone Harland, Dr. Werner Kafka, Dorothee Kühnel, Roswitha Wacker
Bildredaktion: Elisabeth Meyer zu Stieghorst-Kastrup

Autoren: Dr. Harald Abele, Karl Beer, Dipl.-Oecotroph. Stefanie Braun, Dr. Heidi Braunewell, Prof. Dr. Reinold Carle, Prof. Dr. Ibrahim Elmadfa, Renate Frenz, Gabriele Gaßmann M. A., Dr. Andreas Hahn, Prof. Dr. Hans-Jürgen Hapke, Simone Harland, Dr. Cornelia Heitmann, Dr. Silke Heller, Andrea Hiller, Prof. Dr. Dieter Hötzel, Prof. Dr. Karl Huth, Prof. Dr. Klaus-Dieter Jany, Dr. Hannes Kapuste, Dipl.-Oecotroph. Markus H. Keller, Johannes Knappwerth, Steven E. Langnas, Prof. Dr. Claus Leitzmann, Wanda Lemanczyk, Angelika Lenz, Andrew Leslie, Brigitte Lotz, Dipl.-Oecotroph. Natascha Mikolasch, Dr. Klaus J. Moch, Ingrid Pfendtner, Annette Pflugfelder, Prof. Dr. Volker Pudel, Dr. Volker Rusch, Dr. Alexandra Schek, Andreas Schieberle, Beate Schlegel, Ralf Schmidt, Martina Schnober-Sen, Prof. Dr. Karin Schwarz, Dr. Wolfgang Schweickard, Daniela Siekmann, Helga Strube, Dr. Marc Stuckel, Dipl.-Oecotroph. Gunther Weiss, Marion Zerbst

Beratung: Prof. Dr. Wolfgang Branscheid, Helge Franceschetti, Prof. Dr. Ulrich von Gaisberg, Mireille Jochum-Guillou, Agnes Kling-Schlicker, Dr. Stefan Ochs, Dr. Hans-Ulrich Reichert, Manfred Renner, Heide Spang

Wissenschaftliche Koordination der Deutschen Gesellschaft für Ernährung e. V.: Dr. Helmut Oberritter

Illustrationen: Dr. Katrin Beyer, Katharina Schumacher, Ariane Sohn

Herstellung: Jutta Herboth
Gestaltungskonzept: neueTypografik, Kiel
Typographie: Norbert Wessel
Einbandgestaltung: glas ag, Seeheim-Jugenheim

Die Deutsche Bibliothek – CIP-Einheitsaufnahme
Ein Titeldatensatz für diese Publikation ist bei der Deutschen Bibliothek erhältlich.

Satz und Gestaltung: Karolina Stuhec-Meglic
Papier: 110 g/qm holzfrei, mattgestrichen, ECF Offsetpapier Praximatt der Papierfarbik Condat, Frankreich
Druck: ColorDruck GmbH, Leimen
Bindearbeit: Großbuchbinderei Lachenmaier, Reutlingen

Printed in Germany

ISBN 3-7653-0581-2

VORWORT

Gesunde Ernährung bedeutet mehr, als für ein paar Tage zu fasten oder für ein paar Wochen eine Diät einzuhalten. Gesunde Ernährung ist im Idealfall eine Lebenseinstellung, ein Lebensstil, jedenfalls keine Frage von Dogmen. Immer neue, immer weiter reichende Lebensmittelskandale haben die Verbraucher in den letzten Jahren allerdings stark verunsichert. Und auch die Werbung mit ihren verheißungsvollen Gesundheitsversprechen zu mitunter fragwürdigen Produkten der Lebensmittelindustrie provoziert bei vielen vor allem Unbehagen und Skepsis.

Wer sich seinem individuellen Bedarf und seiner individuellen Situation entsprechend ernähren und seinem Körper alle lebenswichtigen Nährstoffe in einem ausgewogenen Maß anbieten will, dem wird es kaum an Angeboten des Lebensmittelhandels mangeln. Schwieriger wird es sein, objektive Informationen zu erlangen: Welche Lebensmittel enthalten wieviel von welchen Inhaltsstoffen? Was taugen bestimmte Diäten? Wie sind die verschiedenen Verarbeitungsmethoden zu bewerten? Worauf sollte man beim Einkauf achten? Und welche Ernährungsempfehlungen gelten bei bestimmten Krankheiten und in speziellen Lebensphasen wie zum Beispiel in der Kindheit oder im Alter, während der Schwangerschaft oder der Zeit des Stillens? Um sich richtig zu ernähren, muss man Bescheid wissen.

Für den »Ernährungs-Brockhaus« haben zahlreiche ausgewiesene Experten unter der wissenschaftlichen Leitung der Deutschen Gesellschaft für Ernährung e. V. das Wissen zu allen wichtigen Fragen moderner Ernährung zusammengetragen und verständlich aufbereitet. Das Werk informiert kompetent, umfassend sowie vor allem unabhängig und objektiv zu einem der mittlerweile vielleicht schwierigsten Themen des Alltags. Dabei hebt es immer wieder hervor, wodurch auch eine gesunde Ernährung erst Spaß macht: die Lust an gutem Essen.

Mannheim, Redaktion F. A. Brockhaus

Die Reihenfolge der Stichwörter

Die Stichwörter sind in alphabetischer Reihenfolge angeordnet. Alphabetisiert werden alle fett gedruckten Buchstaben des Stichworts, auch wenn dieses aus mehreren Wörtern besteht. Umlaute (ä, ö, ü) werden wie einfache Vokale eingeordnet, zum Beispiel folgen aufeinander: **Ökosiegel, Ökotrophologie, Okra;** ß steht vor ss. Buchstaben mit diakritischen Zeichen (zum Beispiel mit einem Akzent) werden behandelt wie die Buchstaben ohne dieses Zeichen.

Das Stichwort wird im Allgemeinen von einem Doppelpunkt gefolgt, es kann durch fett gedruckte Nebenstichwörter ergänzt werden; Nebenstichwörter sind zum Beispiel gleichbedeutende andere Wörter (Synonyme) oder Schreibvarianten.

Gleich lautende Stichwörter mit unterschiedlicher Bedeutung werden zu einem Artikelkomplex zusammengefasst, der nach den jeweiligen Bedeutungen für das Werk gegliedert ist. Nebenstichwörter, die nur für eine Bedeutung gelten, werden dieser halbfett vorangestellt.

Schreibweisen und Orthographie

Das Werk ist in neuer Rechtschreibung verfasst. Die Schreibweisen richten sich im Allgemeinen nach der Duden-Rechtschreibung. Fachausdrücke werden so geschrieben, wie es die jeweilige Nomenklatur vorsieht.

Aus Platzgründen wird bei der Bezeichnung von Personengruppen auf die Nennung beider Geschlechter verzichtet. Grundsätzlich sind, wo möglich, sowohl Männer als auch Frauen gemeint.

Betonung und Aussprache

Die getrennte Aussprache von üblicherweise zusammen gesprochenen Lauten wird durch einen senkrechten Strich angezeigt.

Fremdwörtliche und fremdsprachliche Stichwörter (einschließlich Personennamen) erhalten – sofern die Aussprache unklar ist – als Betonungshilfe einen Punkt (Kürze) oder einen Strich (Länge) unter dem betonten Vokal.

Weicht die Aussprache eines Stichworts gänzlich von der deutschen ab, so wird in der dem Stichwort folgenden eckigen Klammer die korrekte Aussprache in der internationalen Lautschrift der Association Phonétique Internationale angegeben.

Die verwendeten Zeichen bedeuten:

a = helles a, dt. Bl*a*tt, frz. p*a*tte
ɑ = dunkles a, dt. w*a*r, engl. r*a*ther
ã = nasales a, frz. bl*an*c
ʌ = dumpfes a, engl. b*u*t
β = halboffener Reibelaut b, span. Ha*b*anera
ç = deutscher Ich-Laut, dt. mi*ch*
ɕ = sj-Laut (stimmlos), serbokroat. Andri*ć*
ð = stimmhaftes engl. th, engl. *th*e
æ = breites ä, engl. h*a*t
ɛ = offenes e, dt. f*e*tt
e = geschlossenes e, engl. *e*gg, dt. B*ee*t
ə = dumpfes e, dt. all*e*
ɛ̃ = nasales e, frz. f*in*
ɣ = geriebenes g, span. Tarra*g*ona, niederländ. *G*ogh
i = geschlossenes i, dt. W*ie*se
ɪ = offenes i, dt. b*i*n, E*i*
ĩ = nasales i, portug. *I*nfante
ʎ = lj, italien. e*gl*i
ŋ = deutscher ng-Laut, dt. la*ng*e
ɲ = nj-Laut, Champa*gn*er
ɔ = offenes o, dt. K*o*pf
o = geschlossenes o, dt. T*o*r
ɔ̃ = nasales o, frz. *on*
ø = geschlossenes ö, dt. H*ö*hle
œ = offenes ö, dt. H*ö*lle
œ̃ = nasales ö, frz. *un*
s = stimmloses s, dt. wa*s*
z = stimmhaftes s, dt. *s*ingen
ʑ = zj-Laut (stimmhaft), poln. *Zi*elona Gora
ʃ = stimmloses sch, dt. *Sch*uh
ʒ = stimmhaftes sch, frz. *j*our
θ = stimmloses th, engl. *th*ing
u = geschlossenes u, dt. K*u*h
ʊ = offenes u, dt. b*u*nt, Ha*u*s
ũ = nasales u, portug. At*um*
v = deutsches, stimmhaftes w, dt. *W*ald
w = halbvokalisches w, engl. *w*ell
x = deutscher Ach-Laut, dt. Kra*ch*
y = deutsches ü
ɥ = konsonantisches ü, frz. h*u*ile, S*u*isse
ː = bezeichnet Länge des vorhergehenden Vokals
ˈ = bezeichnet Betonung und steht vor der betonten Silbe, z. B. ˈætlɪ = Attlee
̯ = steht unter Vokalen, gibt an, dass der Vokal unsilbisch ist

b d f g h j k l m n p r t geben in den meisten Sprachen etwa den Lautwert wieder, den sie auch im Deutschen haben. Im Englischen wird »r« weder wie ein deutsches Zäpfchen-r noch wie ein gerolltes Zungenspitzen-r gesprochen, sondern mit der Zungenspitze an den oberen Vorderzähnen oder am Gaumen gebildet.

Angaben zur Etymologie

Bei Stichwörtern, die durch Kenntnis ihrer sprachlichen Herkunft (Etymologie) leichter verstanden werden, sind etymologische Angaben gemacht. Diese stehen – gegebenenfalls zusammen mit einer in Anführungszeichen zu setzenden Übersetzung ins Deutsche – in der dem Lemma folgenden eckigen Klammer, gegebenenfalls hinter der phonetischen Umschrift, getrennt durch ein Komma.

Verweise

Der Verweispfeil (→) zeigt an, dass unter dem dahinter stehenden Stichwort weiterführende Informationen zu finden sind.

Abkürzungen

Abk.	Abkürzung
ahd.	althochdeutsch
bzw.	beziehungsweise
ca.	circa
d.h.	das heißt
dt.	deutsch
eigtl.	eigentlich
f., ff.	folgend..., folgende
frz.	französisch
Jh.	Jahrhundert
lat.	lateinisch
mlat.	mittellateinisch
nlat.	neulateinisch
ssp.	Subspezies
u.a.	unter anderem
usw.	und so weiter
u.U.	unter Umständen
v.a.	vor allem
var.	Varietät
v.Chr.	vor Christi Geburt
n.Chr.	nach Christi Geburt
z.B.	zum Beispiel
z.T.	zum Teil

In den eckigen Klammern des Artikelkopfes ist darüber hinaus bei den etymologischen Angaben die Adjektivendung ...isch abgekürzt, zum Beispiel »engl.« für »englisch«.

Außerdem werden alle Maß- und Mengenangaben abgekürzt, auch °C, kcal, kJ, %. Bei Kalorienangaben folgt der Angabe »... kcal« stets, durch einen Schrägstrich abgetrennt, die Angabe »... kJ«. Umgerechnet wird folgendermaßen: 1 kcal = 4,184 kJ, die Zahlen sind auf- oder abgerundet.

Zeichen

*	geboren
†	gestorben
§	Paragraph
®	Warenzeichen

Aus dem Fehlen des Zeichens ® darf im Einzelfall nicht geschlossen werden, dass ein Name oder Zeichen frei ist. Eine Haftung für ein etwaiges Fehlen des Zeichens wird ausgeschlossen.

Haftung

Die Erkenntnisse der Wissenschaft unterliegen auch in Ernährungswissenschaft und Medizin einem laufenden Wandel durch Forschung und klinische Erfahrung. Autoren und Redaktion haben die Inhalte des vorliegenden Werkes mit größter Sorgfalt ausgewählt und geprüft. Für wider Erwarten dennoch auftretende Fehler übernimmt der Verlag keine Haftung. Vor allem entbindet er den Benutzer nicht von der Verpflichtung, die Beipackzettel von Medikamenten zu beachten und sie in eigener Verantwortung anzuwenden sowie von dem Gebot, in Krisensituationen und bei Notfällen professionelle Hilfe durch Fachleute in Anspruch zu nehmen.

Internet-Adressen

Eine ständige Liste mit aktuellen Links auf weiterführende Internetangebote zum Thema Ernährung finden Sie unter www.brockhaus.de.

Ausführlichere Artikel widmen sich den Themen

Aale, Echte Aale, wiss. Name **Anguillidae:** Familie der Aalartigen Fische mit kleinen Schuppen und vielen Schleimzellen in der Haut. Auf dem europäischen Markt erhältlich sind neben dem Flussaal (Europäischer Aal) u. a. die Arten Amerikanischer Aal, Japanischer Aal, Marmoraal, Australischer Aal und Neuseeländischer Aal. Der Aal gilt als Edelfisch. Sein Fleisch ist sehr fettreich und hat einen hohen Cholesteringehalt. Der Gehalt an Vitamin A und D ist wesentlich höher als bei anderen Süßwasserfischen. Große Tiere sind besonders fettreich und werden meist geräuchert. Frischer Aal wird unter der Bezeichnung »grüner Aal« angeboten; er kann gekocht, gebacken, geschmort oder gebraten werden. Das Schlachten von Aalen ist schwierig und sollte dem Fischhändler überlassen werden, zumal Aalblut das Gift Ichthyotoxin enthält, das eine blutzersetzende (hämolytische) Wirkung hat. Es reizt die Schleimhäute, erzeugt Brechdurchfall und bei Aufnahme durch Wunden Lähmungen. Durch Kochen und Räuchern wird das Gift jedoch zerstört.

Zur Ordnung der Aalartigen Fische gehört auch der weniger schmackhafte →Meeraal.

Aalrutte, Aalquappe, Aalraupe, Quappe, Rutte, Trüsche, wiss. Name **Lota lota:** aalähnlicher Süßwasserfisch, der in klaren Fließgewässern Nordeuropas und Nordamerikas vorkommt. Die Aalrutte wird bis zu 1 m lang und wiegt im Schnitt 500 g. Ihr weißes, weiches Fleisch sollte gut durchgebraten werden. Die sehr große Leber gilt als Delikatesse, sollte jedoch nicht verzehrt werden, da sie häufig von Parasiten befallen ist.

Abalonen, Meerohren, Ohrschnecken, Seeohren, wiss. Name **Haliotidae** [griech. »Meerohren«]: Meeresschnecken mit ohrmuschelförmiger, perlmutterreicher Schale und einem Durchmesser von bis zu 25 cm. Die ungefähr 70 verschiedenen Arten dieser reinen Pflanzenfresser leben im Brandungsbereich aller wärmeren Meere (v. a. im Pazifik); sie heften sich mit ihrem kräftigen Saugfuß an Felsen in der Brandungszone, wo sie den Algenrasen abweiden. Viele Arten sind vom Aussterben bedroht; einige sind essbar. Das eher zähe Muskelfleisch der Abalonen gilt insbesondere in Amerika und Asien als Delikatesse. Es enthält viel Vitamin B_{12}, Niacin und Pantothensäure und ist als Konserve, getrocknet und eingefroren im Handel. Roh schmecken Abalonen als Sushi-Zutat; gekocht werden sie in Suppen oder als Hauptgericht serviert. Durch Weichklopfen vor dem Garen wird das Fleisch zarter.

Abendessen: eine →Mahlzeit.

Abführmittel, Laxanzi|en: Medikamente, die zur Beschleunigung der Darmentleerung eingesetzt werden. Die Wirkung von Abführmitteln beruht darauf, dass sie entweder im Darm befindliches Wasser binden, den Darm reizen oder den Stuhl aufweichen. Abführmittel sind u. a. als Klistiere, in Tablettenform, als Lösungen und als Tees erhältlich.

Arten: Zu den Abführmitteln im weitesten Sinn werden pflanzliche Substanzen (Quell- und Schleimstoffe) gezählt, die Wasser binden und somit die Stuhlmenge vergrößern. Dazu gehören u. a. →Leinsamen, Weizenkleie (→Getreideerzeugnisse) und Flohsamen, die Samen eines Wegerichgewächses. Diese kann man der Nahrung (z. B. einem Müsli) beimischen, muss dazu aber reichlich Wasser trinken, damit sie auf ein Vielfaches ihres Ursprungsvolumens aufquellen können. Diese pflanzlichen Abführmittel gehören genau wie synthetische Präparate, die auf der Wirkung von Sorbit, Laktulose und Glyzerin beruhen, zu den milden Abführmitteln, die über einen längeren Zeitraum verwendet werden können. Zu den starken Abführmitteln zählen darmreizende pflanzliche Wirkstoffe, die u. a. in Sennesblättertee enthalten sind, und chemische Substanzen wie Bisacodyl, Phenolphthalein und Natriumpicosulfat. Sie dürfen nur kurzzeitig eingenommen werden. Sehr starke Abführmittel sind Bittersalz und Glaubersalz (Natriumsulfat), die ebenfalls nur über einen sehr kurzen Zeitraum verwendet werden dürfen.

Anwendung: Allen Abführmitteln ist gemeinsam, dass sie dem Körper Wasser und damit auch lebenswichtige Mineralstoffe (z. B. Kalium) entziehen, was sich besonders bei starken und sehr starken Mitteln nachteilig auf den Elektrolythaushalt des Körpers auswirkt. Man sollte sie möglichst nur vor Untersuchungen und vor, manchmal auch nach chirurgischen Eingriffen sowie kurzzeitig bei →Verstopfung oder zur Erleichterung des Stuhlgangs (z. B. bei schmerzhaften Hämorrhoiden) einnehmen; vielfach werden sie aber auch bei Fastenkuren und zur Gewichtsreduktion angewendet. Bei längerer Einnahme von starken und sehr starken Abführmitteln (der Zeitraum ist je nach Präparat unterschiedlich) treten aufgrund des gestörten Elektrolythaushalts körperliche Beschwerden wie Appetitlosigkeit, Müdigkeit und Muskelschwäche auf, später kann es u. a. auch zu Herz-Kreislauf-Störungen kommen. Eine längere Einnahme führt zudem zu Verstopfung, sodass ein geregelter Stuhlgang ohne Abführmittel nicht mehr stattfin-

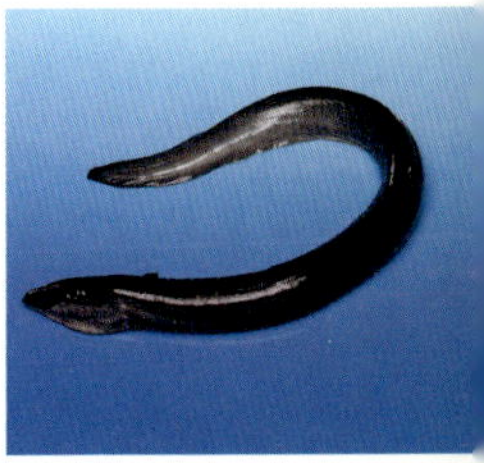

Aal

den kann und die Abführmitteldosis ständig erhöht werden muss. Die Entwöhnung von Abführmitteln sollte unter ärztlicher Aufsicht stattfinden.

Abhängen, Fleischreifung: Vorgang, bei dem sich die Struktur des Fleisches verändert; es wird zarter und das typische Fleischaroma entwickelt sich. Die Reifung setzt ein, wenn sich die Totenstarre löst und die durch den enzymatischen Abbau des Glykogens gebildete Milchsäure das Fleisch gesäuert hat. Die Reifedauer hängt von der Tierart ab: Rindfleisch muss eine Woche bis zwei Wochen abhängen, Kalb- und Lammfleisch zwei bis drei Tage, Schweinefleisch ist nach zwei Tagen reif. Auch Wild sollte nach dem Ausnehmen einige Tage reifen. Geflügel wird nicht abgehängt. Überreifes Fleisch wird schmierig und geht in Fäulnis über.

abschäumen: den Eiweißschaum, der nach dem ersten Aufkochen bei Suppen, Brühen und Saucen entsteht und ihnen eine trübe, unschöne Färbung verleiht, abschöpfen.

Abusus: →Missbrauch.

Acajounuss: →Cashewnuss.

Acceptable Daily Intake: →ADI.

Acerola, Ahornkirsche, Antillen-Kirsche, Barbadoskirsche, Puerto-Rico-Kirsche, Westindische Kirsche: Steinfrucht des in Mittel- und Südamerika und auf den Westindischen Inseln beheimateten Acerola-Strauchs (Malpighia punicifolia). Die Frucht ist orangefarben bis rot, wird bis zu 3 cm groß und schmeckt säuerlich. In Europa ist sie nicht erhältlich, da sie nicht gelagert werden kann. Sie wird zu Fruchtsaft verarbeitet, der Lebensmitteln (z.B. Speiseeis) und Getränken zugesetzt wird. Die Acerola ist reicher an Vitamin C als alle anderen Obstarten: 100 g Acerola enthalten bis zu 3 g.

Acesulfam, Acesulfam-K: ein →Süßstoff.

Aceton: zu den →Ketonen gehörende farblose, obstartig riechende Flüssigkeit, die im menschlichen Organismus als Abbauprodukt des Fettstoffwechsels entsteht. Aceton wird vom Körper in größeren Mengen z.B. in Zeiten des Hungers, beim Fasten und bei Störungen des Kohlenhydratstoffwechsels (z.B. Diabetes mellitus) durch den Abbau von Fettdepots produziert. Dabei kann vermehrt Aceton im Blut, Harn und Atem auftreten. In der Atemluft verursacht es einen säuerlichen, obstähnlichen Mundgeruch.

Aceton|ämie: erhöhter Gehalt an Aceton und anderen →Ketonkörpern im Blut bei Diabetes mellitus, Fettstoffwechselstörungen oder beim Hungern.

Acetonkörper: →Ketonkörper.

Acetonurie: →Ketonurie.

Achalasie [griech. a... »Un...« und chálasis »Erschlaffung«]: seltene Erkrankung, bei der die glatte Muskulatur aufgrund einer Nervenstörung nicht mehr in der Lage ist zu erschlaffen. Eine Form dieser Erkrankung ist die ösophageale Achalasie, bei der der untere Speiseröhrenschließmuskel nicht mehr erschlafft und der Übertritt des Speisebreis von der Speiseröhre in den Magen Probleme bereitet. Insbesondere nachts fließen Speisereste in den Mund zurück, wodurch unverdaute Nahrung in die Luftröhre und schließlich in die Lunge gelangen und eine Lungenentzündung hervorrufen kann.

Die Behandlung besteht in der Einführung eines Ballonkatheters, der den Schließmuskel weitet. Zudem sollten Betroffene ihre Nahrung in sechs bis acht kleineren Mahlzeiten zu sich nehmen, langsam essen und gut kauen. Während des Essens sollte zudem viel getrunken werden; am besten eignen sich leicht angewärmte Getränke. Das Essen sollte nicht zu stark gewürzt oder sauer sein, da dies in der Regel schlecht vertragen wird. Sinnvoll kann es manchmal sein, im Stehen zu essen. Nach der Aufdehnung des Speiseröhrenschließmuskels sollte zunächst auf scharfe, saure, heiße und sehr kalte Speisen und Getränke verzichtet werden.

Ackersalat: →Feldsalat.

adaptierte Säuglingsmilchnahrung: eine Säuglingsnahrung (→Säuglingsernährung).

Additionsdiät: eine →Allergensuchkost.

Adenom, kolorektales: →Dickdarmpolyp.

ADI, Abk. für **Acceptable Daily Intake** [engl. »akzeptable tägliche Aufnahme«]: höchste tägliche Aufnahmemenge einer chemischen Substanz, die lebenslang für einen Erwachsenen ohne erkennbares Gesundheitsrisiko zu sein scheint. Dieser Wert, ausgedrückt in Milligramm pro Kilogramm Körpergewicht, wird von Expertengremien der Food and Agriculture Organization und der Weltgesundheitsorganisation z.B. für Pflanzenschutzmittelrückstände und für Lebensmittelzusatzstoffe sowie auch für zahlreiche Umweltkontaminanten auf der Basis aller verfügbaren Kenntnisse (meist aus langfristigen Tierversuchen) festgelegt. Die in Tierversuchen (z.B. mit Ratten und Hunden) ermittelte oberste Dosis ohne erkennbare Wirkungen (→NOEL) wird zur Extrapolation auf den Menschen durch Unsicherheitsfaktoren (10 bis 2500) geteilt und bildet dann die Grundlage für die Festlegung einer in Lebensmitteln duldbaren Konzentration der jeweiligen Substanz.

Adipositas: →Fettleibigkeit.

Adipozyt, Fettzelle: eine Zelle des →Fettgewebes.

Adrenalin: von Nebennierenmark und Nervenendigungen gebildete Substanz. Adrenalin fungiert u.a. als Hormon im Kohlenhydratstoffwechsel: Als ein Gegenspieler des →Insulins sorgt es durch Erhöhung des Blutzuckerspiegels dafür, dass dem Körper Energie zur Verfügung steht. Adrenalin fördert den Abbau des Speicherkohlenhydrats Glykogen aus der Leber, das in Blutzucker (Glukose) umgewandelt wird. Außerdem steigert das Adrenalin den Abbau von Fett, aus dessen Glyzerinanteil ebenfalls Glukose gewonnen wird. Erhöhte Adrenalinausschüttung (als Verteidigungsreaktion des Organismus in Stress- und Gefahrensituationen) führt u.a. zur Verengung der peripheren Blutgefäße, Erhöhung des Blutdrucks, Beschleunigung des Herzschlags, Verbesserung der Hirndurchblutung und Erweiterung der Atemwege.

Aflatoxine: eine Gruppe von →Schimmelpilzgiften.

Agar-Agar: ein pflanzlicher Vielfachzucker, der im Haushalt und in der Lebensmittelverarbeitung als →Gelier- und Verdickungsmittel eingesetzt wird.

Agavendicksaft: aus dem Pflanzensaft von Agaven hergestellter →Dicksaft.

Ahornkirsche: →Acerola.

Ahornsirup: durch das Anzapfen von Zuckerahornbäumen in den USA und Kanada gewonnener Saft, der durch mehrfaches Kochen in so genannten Zuckerhütten bis auf ca. 35% Wassergehalt eingedickt wird und zum Süßen von Speisen und Getränken sowie als Brotaufstrich verwendet werden kann. In der Lebensmittelindustrie wird Ahornsirup u.a. bei der Herstellung von Müsli und Riegeln verwendet. Im Handel ist Ahornsirup vom Grad A, B und C erhältlich, wobei Ahornsirup Grad A heller ist und weniger kräftig schmeckt als die Grade B und C. Ahornsirup sollte kühl und dunkel gelagert und nur in geringen Mengen verwendet werden, da er einen großen Anteil (ca. 65%) Zucker enthält, was einem Energiegehalt von etwa 275 kcal/1151 kJ pro 100 g entspricht.

Ahornsirupkrankheit: seltene, angeborene Stoffwechselerkrankung, bei der ein Enzym vom Körper nicht oder nur in geringen Mengen hergestellt wird. Als Folge können verschiedene, in nahezu allen hochwertigen Eiweißen enthaltene →Aminosäuren (Isoleucin, Leucin und Valin) vom Organismus nicht bzw. nicht vollständig abgebaut werden. Diese reichern sich mit ihren giftigen Zwischenprodukten in Harn, Blut und Hirnwasser an. Festzustellen ist die Krankheit u.a. am typischen süßlichen Geruch des Harns (dem sie ihren Namen verdankt), außerdem an Erbrechen, Trinkschwäche und Krämpfen, die beim Neugeborenen bereits wenige Tage nach der Geburt auftreten. Findet keine Behandlung statt, wird schon nach kurzer Zeit das zentrale Nervensystem so stark geschädigt, dass der Tod eintritt oder es zu Hirnschäden kommt. Die Therapie besteht in einer lebenslangen Diät, bei der weitgehend auf Lebensmittel verzichtet werden muss, die die nicht abbaubaren Aminosäuren enthalten.

Aids, AIDS [eɪdz], Abk. für **acquired immune deficiency syndrome** [engl. »erworbene Immunschwäche«]: eine Virusinfektionserkrankung, die durch Sexualkontakte, Blut oder Blutprodukte sowie von der infizierten Mutter auf das neugeborene Kind übertragen werden kann.

Ursachen und Symptome: Das HIV (Abk. für engl. human immunodeficiency virus »humanes Immunschwächevirus«) befällt Zellen des körpereigenen Abwehrsystems und schwächt nach und nach die Immunabwehr, sodass vermehrt Krankheiten auftreten. Grundsätzlich zu unterscheiden sind die weitgehend symptomfreie HIV-Infektion (nach sieben bis zehn Jahren ist etwa die Hälfte der HIV-Infizierten noch ohne gravierende Symptome) und die durch einen zunehmenden Immundefekt bedingte Phase mit Krankheitssymptomen, die schließlich zum Vollbild von Aids führt. Der fortschreitende Immundefekt kann sich in ganz unterschiedlichen Symptomen äußern, z.B. in Fieber, Müdigkeit, lang anhaltenden Lymphknotenschwellungen, schweren Darmstörungen oder gesteigerter Infektanfälligkeit.

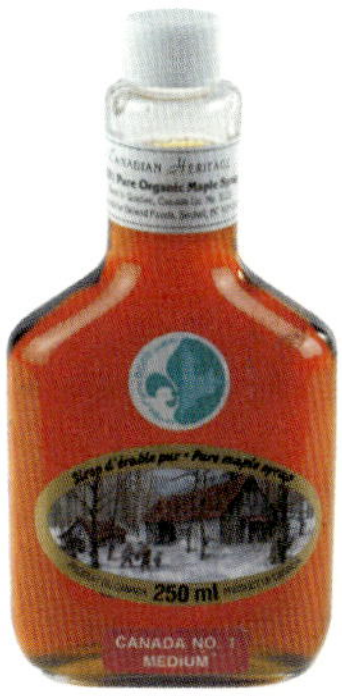

Ahornsirup

Nach durchschnittlich zehn bis elf Jahren (individuell sehr unterschiedlich) tritt das Vollbild der Krankheit als tödliches Endstadium des Immundefekts auf. Es ist charakterisiert durch so genannte opportunistische Infektionen durch Krankheitserreger, die nur bei Abwehrschwäche zu Erkrankungen führen (z.B. Pilzinfektionen und eine bestimmte Form der Lungenentzündung), sowie das Kaposi-Sarkom, einen bösartigen Tumor, der in erster Linie Haut und Schleimhäute befällt.

Zu den charakteristischen Symptomen von Aids gehört fortschreitender Gewichtsverlust bis hin zur Auszehrung. Im Frühstadium der Krankheit sind bis zu 30% der Patienten von Gewichtsverlust betroffen, im Endstadium

Vermeidung von Infektionen durch Lebensmittel bei Aids

Aidskranke sollten unbedingt auf Lebensmittel verzichten, die Krankheitserreger enthalten könnten. Dazu zählen z. B. Rohmilch und Rohmilchkäse (wegen der Listeriosegefahr), rohes oder halb gares Fleisch (das Zysten von Toxoplasmen enthalten kann) und rohe Eier (die eine Salmonelleninfektion hervorrufen können). Auch auf Schimmelkäse sollten Aidspatienten verzichten. Schimmelige Lebensmittel sind sofort wegzuwerfen; beim Einkauf sollten Aidspatienten besonders sorgfältig auf das Haltbarkeitsdatum achten. Beim Kochen steht die Sauberkeit im Vordergrund: Die Hände sollten regelmäßig (v. a. nach der Berührung von rohem Fleisch) gewaschen werden, die Arbeitsflächen müssen sauber sein. Arbeitsutensilien, die mit rohem Fleisch in Kontakt gekommen sind, sollte man gründlich säubern. In fremden Ländern sollten Aidspatienten niemals rohes, ungewaschenes Obst essen und auch auf das Trinken von Leitungswasser sowie das Zähneputzen mit solchem Wasser verzichten.

über 90%. Ursachen für den Gewichtsverlust bei HIV-Infizierten sind v. a. Appetitlosigkeit, Übelkeit, Erbrechen, Durchfälle, Veränderungen des Geschmackssinns, Kau- und Schluckbeschwerden sowie ein erhöhter Bedarf an Nährstoffen durch Fieber und Infektionen.

Behandlung: Die HIV-Infektion ist mit den zurzeit verfügbaren Technologien und Behandlungsmöglichkeiten nicht heilbar; es gibt lediglich Medikamente, die den Verlauf der Krankheit verzögern und dadurch das Leben der Patienten verlängern können. Durch gesunde Lebensweise und eine gezielte Ernährung können HIV-Infizierte, bei denen die Krankheit noch nicht ausgebrochen ist, darüber hinaus den späteren Krankheitsverlauf positiv beeinflussen bzw. möglicherweise auch den Ausbruch der Krankheit hinauszögern. Auch Lebensqualität und Wohlbefinden von Aidskranken lassen sich durch eine ausgewählte Ernährung verbessern.

Ernährung: Bei Aidspatienten kommt es häufig zu einer verringerten Nährstoffaufnahme. Zu den Ursachen gehören die oft auftretenden Darmerkrankungen. Die Darmschleimhaut lässt die Nährstoffe nicht mehr so gut passieren. Bei ca. 30% aller HIV-Infizierten und Aidskranken ist ein Vitamin-B_{12}-Mangel nachweisbar. Ungefähr genauso häufig ist ein Mangel an Vitamin B_6, der nicht selten schon vor Ausbruch der Krankheit festgestellt wird. Patienten, die einen niedrigen Vitamin-B_6-Spiegel haben, weisen in der Regel auch einen Rückgang bestimmter Immunzellen, der CD4+-Zellen, auf. Sowohl Vitamin B_6 als auch Vitamin B_{12} sind wichtig für die Immunabwehr, weshalb insbesondere der Körper eines Aidskranken diese Vitamine in ausreichender Menge benötigt.

Bei Drogenabhängigen kommt zudem öfter ein Mangel an Folsäure vor. Relativ häufig fehlt es HIV-Infizierten auch an den Spurenelementen Selen und Zink. Am sinnvollsten ist es, die fehlenden Nährstoffe über eine ausgewogene Ernährung aufzunehmen. Dies ist vielen HIV-Infizierten jedoch nicht mehr möglich. Der Arzt muss dann darüber entscheiden, auf welchem Weg den Patienten die Nährstoffe zugeführt werden (bei einer schweren Aufnahmestörung von Vitamin B_{12} durch intravenöse Gabe, sonst beispielsweise durch Vitamintabletten).

Mit einer HIV-Infektion gehen des Öfteren Nahrungsmittelunverträglichkeiten, insbesondere →Laktoseintoleranz, einher. Solche Unverträglichkeiten äußern sich in der Regel in Durchfall. Ist ärztlich gesichert, dass es sich um eine Nahrungsmittelunverträglichkeit handelt, muss der Betroffene auf das jeweilige Lebensmittel bzw. den Lebensmittelbestandteil weitgehend verzichten.

Solange es einem HIV-Infizierten verhältnismäßig gut geht und es ihm möglich ist, sollte er seine Kost nach den Richtlinien einer ausgewogenen Ernährung (→Ernährungsempfehlungen) zusammenstellen und unbedingt darauf achten, mit der Nahrung auch seinen Energiebedarf zu decken, sodass es nicht zu Gewichtsverlusten kommt. Spezielle Diäten oder besondere Kostformen sind nicht sinnvoll, da sie u. a. zu einem Vitamin- oder Mineralstoffmangel führen können. Bei Magen- und Darmproblemen oder Mangelerscheinungen kann eine speziell zubereitete Kost (z. B. passiertes Essen) sinnvoll sein. Aidspatienten sollten möglichst häufig kleine Mahlzeiten zu sich nehmen. Zwischendurch empfehlen sich energiereiche Mixgetränke. Bei häufigen Durchfällen kann eine Kost mit einem geringen Anteil an Ballaststoffen eventuell schon ein wenig Abhilfe schaffen. Ist es dem Infizierten nicht mehr möglich, ausreichende Mengen Nahrung zu sich zu nehmen, oder ist der Gewichtsverlust bereits sehr groß, bietet sich eine künstliche Ernährung an – entweder über eine Magensonde (falls die Nährstoffaufnahme über den Darm gewährleistet ist) oder über Infusionen (z. B. bei Geschwüren in der Speiseröhre).

Akne: entzündliche Erkrankung der in der Haut befindlichen Talgdrüsen und Haarfollikel, die sich durch die Bildung von Mitessern (Komedonen), roten, schmerzhaften Knötchen (Papeln) und eitergefüllten Pusteln äußert, hauptsächlich in der Pubertät auftritt und in der Regel nach einiger Zeit von selbst abheilt. Aufgrund einer vermehrten Produktion von Sexualhormonen und vermutlich auch einer erblichen Veranlagung kommt es zu einer gesteigerten Produktion der Talgdrüsen und damit zu fettiger Haut. Zudem verstopfen infolge einer Verhornungsstörung und der vermehrten Talgproduktion die Ausführungsgänge der Talgdrüsen, wodurch sich Mitesser bilden. Infolge einer bakteriellen Besiedelung des in den Drüsen enthaltenen Talgs kann es zu einer Entzündung und damit zur Papelbildung kommen.

Zur Behandlung stehen verschiedene Aknemittel (Schälmittel, Antibiotika, Hormonpräparate sowie der Vitamin-A-Abkömmling Isotretinoin) und operative Methoden wie das Abschleifen der Haut zur Verfügung. Diskutiert wird, ob eine Umstellung der Ernährung hilfreich sein kann. Insbesondere fettreiche Lebensmittel (z. B. Fast-Food-Produkte) und Süßigkeiten stehen im Verdacht, Akne hervorzurufen oder zu verschlimmern. Daher kann es sinnvoll sein, den Fettanteil der Nahrung auf etwa 25 % der Energiezufuhr zu reduzieren und auf Süßigkeiten zu verzichten. Eine Überempfindlichkeit gegen bestimmte Lebensmittel kann Akne verschlimmern; diese Lebensmittel sollten weggelassen werden.

Alanin: eine →Aminosäure.

Alant, Echter Alant, wiss. Name **Inula helenium:** Heil- und Gewürzpflanze mit bitter-süßlichem Geschmack aus der Familie der Korbblütler, die ursprünglich aus Zentralasien stammt, heute aber auch in Europa angebaut wird. Sie erreicht eine Höhe von 1 m und trägt im Juni und August hellgelbe Blüten. Die Wurzeln, die sich zum Würzen von Süßspeisen eignen, enthalten u. a. ein ätherisches Öl, das Alantöl, das eine krampflösende, auswurffördernde Wirkung besitzt. Außerdem regen sie die Magen-Darm-Tätigkeit an und sind daher in vielen Kräuterlikören und Magenbittern enthalten. Allerdings enthalten Alantwurzeln eine Substanz, die die Schleimhäute reizt und eine →Kontaktallergie hervorrufen kann. Alantblätter können zum Verfeinern von Saucen und Suppen verwendet werden.

al dente: →bissfest.

Aldosteron: in der Nebennierenrinde gebildetes Hormon, das neben anderen Hormonen dafür verantwortlich ist, Natrium und Wasser aus dem Harn in die Nieren und von dort ins Blut zurückzuleiten und die Kaliumausscheidung über den Harn zu verstärken. Natrium bindet Wasser in den Zellen, während Kalium für eine Entwässerung der Körperzellen sorgt. Somit ist Aldosteron daran beteiligt, den Wasser- und Elektrolythaushalt des Organismus zu regulieren. Durch eine vermehrte Wasseraufnahme erhöht sich auch die Menge des Blutes. Aldosteron trägt somit auch zur Regulation des Blutvolumens und des Blutdrucks bei.

Algen: in Salz- und Süßwasser wachsende, z. T. frei schwimmende Pflanzen. Es gibt rund 26 000 Algenarten, von denen manche (in erster Linie Meeresalgen) zum Verzehr geeignet sind. Vor allem die japanische Küche bereitet sie auf vielfältige Weise zu. Manche Algen werden bis zu 60 m lang, bei anderen handelt es sich um winzige, z. T. einzellige Pflanzen (Mikroalgen). Sie unterscheiden sich zudem hinsichtlich ihrer Farbe: Es gibt Braunalgen, deren Farbe von den Xanthophyllen (pflanzlichen Farbstoffen) herrührt; Grünalgen werden v. a. durch Chlorophyll und Betakarotin gefärbt. Daneben gibt es noch blaugrüne Algen sowie Rotalgen.

Meeresalgen (Meeresgemüse) aus Japan sind in Deutschland meist nur getrocknet erhältlich. Oft werden die getrockneten Algen im Reformhaus unter der Bezeichnung »Badezusatz« verkauft, denn da sie große Mengen Jod enthalten, können sie für Menschen mit Schilddrüsenerkrankungen gesundheitsschädlich sein. Neben japanischen Algen sind gefriergetrocknete Algen aus der Bretagne im Handel bzw. Versandhandel erhältlich, denen ein Teil des Jods entzogen wurde und bei denen der genaue Jodgehalt auf der Packung verzeichnet ist, sodass man mit diesen Algen zwar zur Deckung seines Jodbedarfs beitragen, aber eine übermäßige Jodaufnahme vermeiden kann. Neben ihrem großen Jodanteil bestehen Meeresalgen zu durchschnittlich 30 % aus hochwertigem Eiweiß. Das in Algen vorkommende Eiweiß enthält alle unentbehrlichen Aminosäuren, die dem menschlichen Organismus mit der Nahrung zugeführt werden müssen. Wei-

Algen in der Küche

Zur Zubereitung von Speisen eignen sich nur Meeresalgen. Dabei reichen geringe Mengen getrockneter Algen bereits aus; sie quellen beim Einweichen z. T. bis auf das 16fache ihrer Größe auf. Zudem haben die meisten Algenarten ein so intensives Aroma, dass man sie eher als würzende Zutat verwenden sollte. Die Einweichzeit beträgt je nach Algenart zwischen zwei und fünf Minuten; in heißem Wasser gegart werden müssen Algen in der Regel nur kurz – eine Minute Garzeit ist bei vielen Algenarten bereits ausreichend. Verwenden kann man Algen z. B. zur Zubereitung von Suppen; viele Algenarten (z. B. Wakame) schmecken auch als Zutat zu Reis, Getreide oder Hülsenfrüchten. Aber auch Salate, Aufläufe, Pasteten und Ähnliches lassen sich mit Algen verfeinern. Eine Sauce, mit Meeresalgen zubereitet, verleiht v. a. Fischgerichten ein feines Aroma.

DIE WICHTIGSTEN MEERESALGENARTEN

	Geschmack	Inhaltsstoffe	Gesundheitswert	Verwendung
Ao-Nori (Enteromorpha) eine Grünalge	zart-würzig	Eisen, viele andere Mineralstoffe	empfehlenswert bei Eisenmangel	Salatzutat, Dekorationszwecke
Dulse (Rhodymenia palmata) eine Rotalge	würzig	insbesondere Eisen	hilfreich bei Magenbeschwerden	herzhafte Speisen, Dekorationszwecke
Haricot de mer (Meeresspaghetti, Himanthalia elongata) eine Braunalge mit grüner Färbung	leicht fischig	viel Jod	beugt Schilddrüsenerkrankungen vor	Meeresgerichte, Getreide, Hülsenfrüchte
Kombu (Laminaria digitata) eine Grünalge	mild	Mineralstoffe, v. a. Jod	hilfreich bei Verdauungsbeschwerden	Suppen, herzhafte Speisen
Meeressalat (Ulva lactuca) eine Grünalge	Meeresgeschmack	Mineralstoffe, v. a. Jod	beugt Schilddrüsenerkrankungen vor	Salate, Fischgerichte
Nori (Porphyra umbilicalis) eine Rotalge	zart-würzig, kräuterähnlich	Eisen, Kalzium, Betakarotin, Vitamin B_{12}	hilfreich bei Eisenmangel; zur Osteoporoseprophylaxe	Salate, Suppen, herzhafte Speisen
Wakame (Undaria pinnatifida) eine Braunalge	leicht, mild	Eisen, Kalzium	hilfreich bei Eisenmangel, Bluthochdruck	Suppen, Marinaden, Reisgerichte

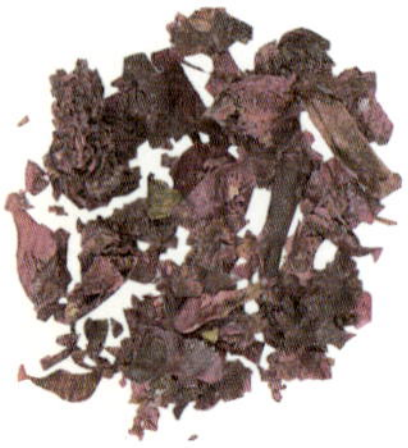

Algen: Dulse

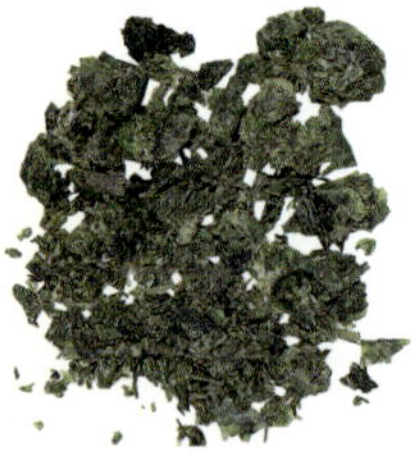

Algen: Meeressalat

terhin sind Meeresalgen sehr reich an dem für die Knochen wichtigen Mineralstoff Kalzium (100 g Trockenalgen enthalten bis zu 1,4 g Kalzium, der Tagesbedarf liegt bei rund 1000 mg). Daneben kommen in Meeresalgen größere Mengen Vitamin C und Eisen sowie nennenswerte Mengen an Betakarotin, verschiedenen B-Vitaminen und Vitamin E vor. Die in Braunalgen enthaltene Alginsäure kann verschiedenen wissenschaftlichen Untersuchungen zufolge Giftstoffe (v. a. Schwermetalle, aber auch radioaktive Substanzen) im menschlichen Körper binden. Diese werden dann mit der Alginsäure über den Darm ausgeschieden. Die für den Verzehr vorgesehenen Algen sollten allerdings aus möglichst sauberen Gewässern stammen, da Algen ein erhöhtes Speichervermögen für Pestizide und radioaktive Substanzen besitzen und mit diesen Stoffen belastet sein können.

Meeresalgen spielen außer in der Ernährung auch in der Therapie körperlicher Beschwerden eine Rolle. So können Algenprodukte (z. B. Algenpackungen, die auf den Körper aufgetragen werden) dazu beitragen, das Bindegewebe zu stärken und rheumatische Erkrankungen zu lindern.

Zu den **Süßwasseralgen**, die für die Ernährung von Bedeutung sind, gehören v. a. zwei **Mikroalgen:** die blaugrüne **Spirulina** (die nur in Seen mit hohem Salzgehalt vorkommt) und die Grünalge **Chlorella.** Schon bei den Maya wurde Spirulina zur Zubereitung von Speisen verwendet, Chlorella wird v. a. im asiatischen Raum verzehrt. Getrocknete Spirulina-Algen sind mit einem Anteil von 65–70 % äußerst reich an hochwertigem Eiweiß, das alle unentbehrlichen Aminosäuren enthält, und an Betakarotin. Zudem besitzt Spirulina einen verhältnismäßig hohen Eisengehalt und trägt verschiedenen medizinischen Studien zufolge dazu bei, den Cholesterinspiegel sowie den Blutdruck zu senken und damit Herz-Kreislauf-Erkrankungen vorzubeugen. Die Alge Chlorella besteht in getrockneter Form zu 50 % aus Eiweiß (ebenfalls mit allen unentbehrlichen Aminosäuren), enthält Eisen und Kalzium sowie Vitamin C. Im Gegensatz zu Meeresalgen enthalten Süßwasseralgen kein Jod. Sowohl Spirulina als auch Chlorella sind in Deutschland nur in Form von Nahrungsergänzungsmitteln (als Pulver oder Tabletten) erhältlich (→Algenpräparate).

LESETIPP:

MARION ZERBST UND MIREILLE JOCHUM-GUILLOU: *Algen, natürliche Quelle der Vitalität. Süßwasseralgen und Meeresalgen. Stuttgart (Trias) 1998.*

Algengifte: Stoffwechselprodukte bestimmter Algen, die auf wasserbewohnende Tiere, die sie fressen (und über deren Verzehr auch auf den Menschen), giftig wirken können. Algengifte produzieren v.a. solche Algen, die auch Wasserblüten verursachen können, so z.B. im Süßwasser die Gattung Anabaena, im Meerwasser v.a. Dinoflagellaten, die zur Massenentwicklung neigen, wie die in den Gewässern der amerikanischen Pazifikküste vorkommende Art Gonyaulaux apiculata. Diese enthält das Gift Saxitoxin, das auch für den Menschen, z.B. nach dem Genuss von →Muscheln, die sich davon ernähren, tödlich sein kann.

Algenpräparate: zu den Nahrungsergänzungsmitteln zählende Tabletten, Pulver oder Tropfen, die v.a. aus Meeresalgen, aber auch aus Süßwasseralgen hergestellt werden und der Gewichtsreduktion sowie der Verbesserung des Allgemeinbefindens dienen sollen. Präparate aus Meeresalgen liefern dem Körper zudem Jod. Meeresalgenpräparate enthalten in der Regel Blasentang sowie entwässernd oder abführend wirkende Heilpflanzen (z.B. Brennnesseln).

Wissenschaftlich konnte eine das Gewicht dauerhaft reduzierende Wirkung von Algenpräparaten nicht nachgewiesen werden. Zudem sind manche Präparate sehr reich an Jod, was für Personen mit Schilddrüsenerkrankungen gefährlich sein kann. Bei der Einnahme von Algenpräparaten, die entwässernde Mittel enthalten, geht dem Körper Wasser verloren, das ihm durch reichliches Trinken wieder zugeführt werden muss.

Alginate: Salze der Alginsäure (Natrium-, Kalium-, Ammonium-, Kalzium- und Propylenglykolalginat), die in der Lebensmittelverarbeitung als →Gelier- und Verdickungsmittel eingesetzt werden.

Alginsäure: ein in Braunalgen enthaltener Quellstoff, der in der Lebensmittelverarbeitung als →Gelier- und Verdickungsmittel eingesetzt wird.

Alkaloide: in manchen Pflanzen (insbesondere Nachtschatten-, Mohn-, Hahnenfußgewächsen, Schmetterlingsblütlern) vorkommende alkalische Stickstoffverbindungen. Zu den in der Regel auf das Nervensystem wirkenden Substanzen, die u. U. Rauschzustände hervorrufen können, gehören Koffein, Kokain und Nikotin. In geringen Dosen werden Alkaloide als Wirkstoffe in Arzneimitteln eingesetzt, in größeren Mengen sind sie vielfach giftig.

Alkalose: stoffwechselbedingte oder atmungsbedingte Störung des Säure-Basen-Haushalts, in deren Folge der pH-Wert des Blutes auf über 7,45 ansteigt.

Die stoffwechselbedingte metabolische Alkalose entsteht oft durch Verlust von Salzsäure aus dem Magensaft infolge von Erbrechen. Auch eine Magendrainage oder eine überhöhte Zufuhr von Pufferbasen kann sie verursachen. Um den pH-Wert des Blutes wieder auf einen Normalwert zwischen 7,35 und 7,45 zu bringen, scheidet der Körper über die Nieren vermehrt die Pufferbase Bikarbonat aus oder schränkt die Lungenatmung ein. Zu den Symptomen der metabolischen Alkalose gehören starker Durst, der durch ein verringertes Blutvolumen hervorgerufen wird, und ein Mangel an Kalium. Zur Behandlung müssen zunächst die Ursachen beseitigt und gegebenenfalls Elektrolytlösungen verabreicht werden; in schweren Fällen erfolgt der Ersatz von Elektrolyten über eine Infusion.

Die atmungsbedingte respiratorische Alkalose entsteht durch eine übermäßige Ein- und Ausatmung (Hyperventilation). Als Folge wird zu viel Kohlendioxid abgeatmet, der Kohlendioxidgehalt des Blutes verringert sich. Zu den Ursachen zählen u.a. Angst und Stress, aber auch Fieber, Blutvergiftung, Hirnhaut- und Gehirnentzündungen. Es kommt zu Atemnot und einer erhöhten Krampfbereitschaft der Muskulatur. Vielfach hilft es bereits, in eine Plastiktüte ein- und auszuatmen – auf diese Weise wird das abgeatmete Kohlendioxid vom Körper wieder aufgenommen. Außerdem muss die Grunderkrankung behandelt werden.

Alkohol: Bezeichnung für organische Verbindungen mit einer oder mehreren Hydroxylgruppen (OH-Gruppen); im Allgemeinen aber die Bezeichnung für den Trinkalkohol Ethanol, der rauschhafte Zustände hervorruft. Mit ca. 7 kcal/29 kJ pro Gramm besitzt Alkohol einen hohen Energiegehalt.

Aufnahme: Die Aufnahme (Resorption) von Alkohol in den menschlichen Körper erfolgt teilweise schon im Magen – 20% des aufgenommenen Alkohols gehen hier ins Blut über –, der Rest wird über den Darm ins Blut abgegeben. Schon etwa eine Stunde nach dem Alkoholkonsum ist der maximale Blutalkoholspie-

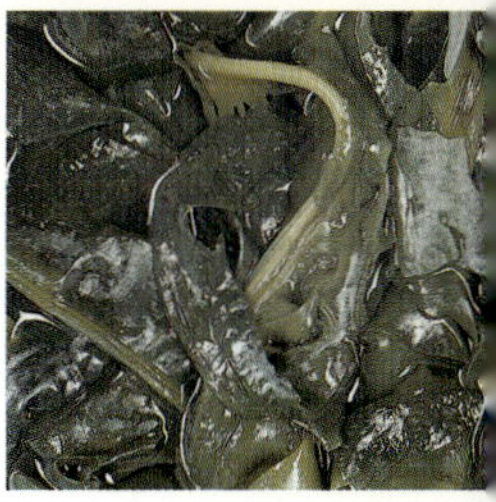

Algen: Wakame

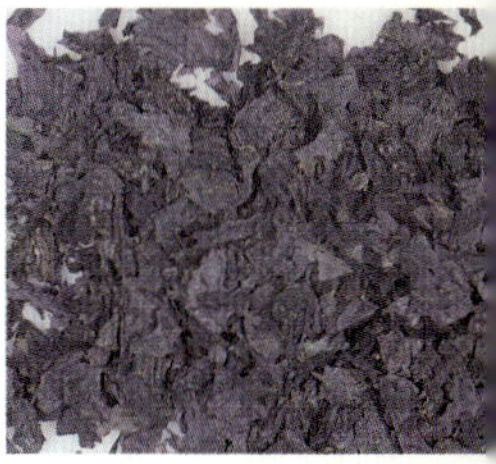

Algen: Nori

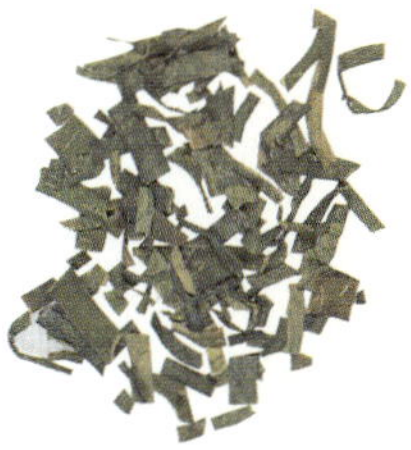

Algen: Haricot de mer

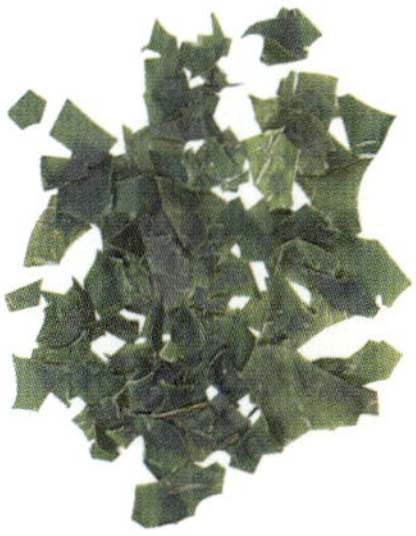

Algen: Kombu

EDCBA

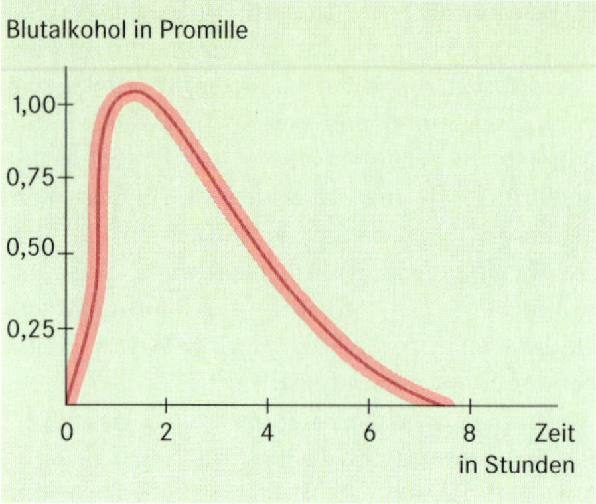

Alkohol: Abbau des Blutalkohols nach dem Genuss von 1 l Bier

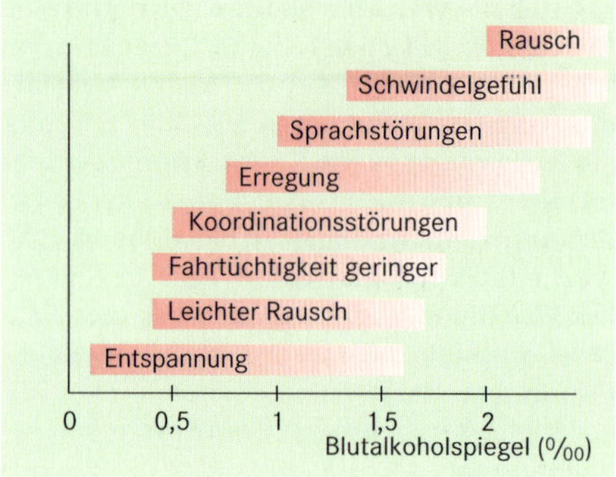

Alkohol: Wirkung in Abhängigkeit vom Blutalkoholspiegel

gel erreicht. Ohne vorherigen Alkoholkonsum liegt dieser Spiegel, der in Promille (Tausendstel: ‰) angegeben wird, bei 0,02–0,06 Promille. Wie rasch und wie hoch der Blutalkoholspiegel nach dem Genuss von Alkohol steigt, hängt u. a. vom Gewicht und vom Geschlecht des Betroffenen ab: Je geringer das Körpergewicht ist, umso weniger Alkohol kann die Leber abbauen; bei Frauen ist die Abbauleistung der Leber geringer als bei Männern.

Richtiger Umgang mit Alkohol

Um Alkoholabhängigkeit zu vermeiden, sollte man Alkohol nicht täglich konsumieren, zumal bei Frauen schon 20 g reiner Alkohol (entspricht ungefähr 0,2 l Wein), bei Männern 40 g pro Tag auf Dauer gesundheitliche Schäden hervorrufen. Alkohol sollte zudem nicht wegen seiner berauschenden, euphorisierenden Wirkung oder als »Entspannungsmittel«, sondern nur hin und wieder aus Genuss getrunken werden. Besonders für Autofahrer ist es wichtig zu wissen, dass es kein Mittel gibt, mit dem sich der Blutalkoholspiegel schneller abbauen lässt – auch Kaffeetrinken vor dem Autofahren hilft nicht. Wärme, Kohlensäure (z. B. im Sekt) und Zucker fördern dagegen die Aufnahme des Alkohols in den Körper – warme alkoholische Getränke und Sekt machen also rascher betrunken.

Da der Alkohol seine Wirkung v. a. im zentralen Nervensystem entfaltet, kommt es schon bei niedrigem Blutalkoholspiegel zu Konzentrationsstörungen, bei einem Blutalkoholspiegel von 0,5 Promille besteht bereits ein leichter Rausch. Ab diesem Wert ist es wegen erhöhter Unfallgefahr deshalb in Deutschland verboten, ein Fahrzeug zu führen. Ab einem Wert von 2 Promille kann es zu einer →Alkoholvergiftung kommen.

Abbau: Für den Abbau des Alkohols ist in erster Linie die Leber zuständig – die Leberzellen können rund 0,1 g Alkohol pro Stunde und Kilogramm Körpergewicht in Stoffwechselabbauprodukte umwandeln, die dann vom Körper ausgeschieden werden. Das sind bei einem 70 kg schweren Mann rund 7 g Alkohol pro Stunde, was etwa dem Alkoholgehalt von 200 ml Bier bzw. 75 ml Wein entspricht. 6–10 % des Alkohols werden über den Schweiß, den Harn und die Atemluft abgesondert.

Toxische Wirkungen: Da Alkohol in erster Linie auf das zentrale Nervensystem wirkt, sind es auch die Nervenzellen des Gehirns, die bei einem Alkoholrausch, v. a. aber bei →Alkoholismus, Schaden nehmen – diese werden allmählich zerstört und sind unwiederbringlich verloren. Aber auch zahlreiche andere Organe (v. a. die Leber) werden bei →Alkoholmissbrauch geschädigt.

Alkoholabusus: →Alkoholmissbrauch.

alkoholfreie Getränke, Softdrinks: Erfrischungsgetränke mit einem Alkoholgehalt unter 0,5 Vol.-%, z. B. →Mineralwasser, →Quellwasser und →Tafelwasser, →Fruchtsaft, →Fruchtnektar, →Fruchtsirup, →Fruchtsaftgetränke, →Limonaden und →Brausen, alkoholfreies →Bier und alkoholfreier →Wein.

alkoholfreier Wein, entalkoholisierter Wein: Wein, der nicht mehr als 0,5 Vol.-% Alkohol enthalten darf (→Wein).

alkoholfreies Bier, entalkoholisiertes Bier: Bier, das nicht mehr als 0,5 Vol.-% Alkohol enthalten darf (→Bier).

alkoholische Gärung: eine Form der →Gärung.

alkoholische Getränke: Getränke, die aufgrund von alkoholischer Gärung, von Destillation oder Beimischung Alkohol enthalten. Unterschieden werden Bier, Wein (einschließlich Sekt und Champagner) und Spirituosen. Diese drei Kategorien unterscheiden sich u. a. in ihrem Alkoholgehalt. So enthalten Biere zwischen 1,5 und 9,5 g Alkohol pro 100 ml, Weine zwischen 5,5 und 13,5 g je 100 ml; Spirituosen sind in der Regel noch stärker alkoholhaltig. Angegeben wird der Alkoholgehalt auf der Flasche jedoch nicht in Gramm, sondern in Vol.-%. Darunter ist das Volumen des reinen Alkohols in 100 ml des alkoholischen Getränks bei einer Temperatur von 20 °C zu verstehen.

Alkoholische Getränke sind nicht nur sehr energiereich (1 g Alkohol enthält 7 kcal/29 kJ) und damit oft an der Entstehung von Übergewicht beteiligt; viele haben außerdem gesundheitsschädigende Inhaltsstoffe. So wurden in dunklen Bieren z. B. Krebs erregende Nitrosamine, in manchen Spirituosen (z. B. Obstbränden) giftige Blausäure gefunden. Im Übermaß genossen, tragen alkoholische Getränke zur Entstehung zahlreicher Krankheiten bei (→Alkoholmissbrauch).

Alkoholismus, Alkoholkrankheit: durch regelmäßiges oder vermehrtes periodisches Trinken von Alkohol hervorgerufene chronische Krankheit, die mit körperlichen, psychischen und sozialen Schädigungen einhergeht. Die Weltgesundheitsorganisation definiert Alkoholkranke als Menschen mit einer derartigen Abhängigkeit vom Alkohol, dass gesundheitliche, seelische und auch zwischenmenschliche Störungen auftreten und die wirtschaftlichen und sozialen Funktionen des Betroffenen beeinträchtigt sind. Zu den Kennzeichen des Alkoholismus gehört, dass das Verlangen nach Alkohol zu groß ist, als dass der Betroffene abstinent bleiben könnte, dass negative Folgen des Alkoholkonsums (z. B. Gesundheitsschäden, Wegbrechen sozialer Kontakte) in Kauf genommen werden und dass es zu Kontrollverlust im Umgang mit Alkohol kommt, also der Unfähigkeit, vor dem Vollrausch mit dem Trinken aufzuhören. An der Menge des konsumierten Alkohols kann Alkoholismus nicht festgemacht werden. Rund 3% aller Deutschen sind alkoholkrank, weitere ca. 5% haben einen gesundheitsschädigend hohen Alkoholkonsum.

Ursachen: Bislang ist noch nicht klar, warum manche Menschen abhängig vom Alkohol werden, andere, die ebenfalls einen hohen Alkoholkonsum haben, jedoch nicht. Diskutiert wird eine erbliche Veranlagung. Das soziale Umfeld, psychische Einflüsse (z. B. Krisensituationen) und das Erlernen von Trinkmustern (Alkoholkonsum in Elternhaus und Freundeskreis) spielen eine Rolle, ebenso bestimmte Persönlichkeitsmerkmale und natürlich die Wirkung des Alkohols selbst, denn dabei handelt es sich um ein Rauschmittel, das Veränderungen im Gehirn verursacht (z. B. Gefühle verstärkt).

Folgen: Zu den Folgen des Alkoholismus gehören eine Reihe von z. T. gravierenden gesundheitlichen Schäden (→Alkoholmissbrauch). Auch das Verhalten der Alkoholkranken unterliegt Veränderungen. So kreisen ihre Gedanken oft nahezu ausschließlich um den Alkohol, sie vernachlässigen darüber ihre Familie, ihre sozialen Kontakte und ihren Beruf. Viele haben Schuldgefühle, Depressionen und Angst, manche werden aggressiv und gewalttätig. Da mit zunehmender Abhängigkeit vom Alkohol mehr und mehr Gehirnzellen zerstört werden, leiden viele Alkoholkranke unter Gedächtnisstörungen, manche sogar unter Verwirrung. In manchen Fällen kommt es zum lebensgefährlichen Alkoholdelirium (Delirium tremens) mit Halluzinationen und Angstzuständen.

Behandlung: Besonders wichtig in der Behandlung des Alkoholismus ist das Gespräch mit dem Arzt, einem Psychologen und/oder einem Suchtberater, in dem u. a. versucht wird, die Probleme zu ergründen, die zum übermäßigen Alkoholkonsum führen, und die Angst vor einer Therapie abzubauen. Ist mit körperlichen Entzugserscheinungen zu rechnen, schließt sich daran zunächst eine medikamentös unterstützte Entgiftung unter stationären Bedingungen an. Ansonsten bzw. im Anschluss daran erfolgt eine Entwöhnungsbehandlung, bei der verschiedene Formen der Psycho- und So-

ENERGIE- UND ALKOHOLGEHALT ALKOHOLISCHER GETRÄNKE

Getränk (pro 100 ml)	Energiegehalt (kcal/kJ)	Alkoholanteil (Vol.-%)
Rotwein, leicht	65/272	8,0
Rotwein, schwer	78/326	9,5
Sekt	84/351	9,0
Vollbier, hell	39/163	3,5–5,5
Weinbrand	240/1004	33,0
Weißwein	70/293	8,5

Alkoholismus – die warnenden Anzeichen

Zu den Zeichen für Alkoholabhängigkeit gehören das häufige Kreisen der Gedanken um den Alkohol und die zunehmende Interesselosigkeit gegenüber anderen Personen oder Hobbys. Auch eine wachsende Aggressivität gegenüber anderen, v. a. wenn diese den Betroffenen auf das Thema Alkohol ansprechen, ist festzustellen. Viele Betroffene trinken heimlich, um Konflikten aus dem Weg zu gehen. Das Anlegen eines Alkoholvorrats gehört ebenfalls zu den Warnzeichen für Alkoholabhängigkeit. Die meisten Betroffenen leugnen allerdings (auch sich selbst gegenüber), dass sie den Alkohol benötigen. Für ihren Alkoholkonsum finden sie Ausreden. Am Arbeitsplatz bringen sie nicht mehr die volle Leistung, was zu Konflikten mit den Kollegen führt. Auch in der Familie mehren sich die Konflikte. Zudem vernachlässigen die Betroffenen häufig ihr äußeres Erscheinungsbild.

ziotherapie eingesetzt werden. Sie kann sowohl stationär als auch ambulant durchgeführt werden. Auch Selbsthilfegruppen unterstützen die Betroffenen bei der Entwöhnung und dem anschließenden Alltagsleben. Als Medikament steht der Wirkstoff Acamprosat (Handelsname: Campral®) zur Verfügung, der das übermäßige Verlangen nach Alkohol dämpft. Rückfälle sind allerdings häufig; sie können, müssen jedoch nicht erneut in die Abhängigkeit führen.

LESETIPPS:

ARNOLD SCHMIEDER: *Alkohol & Co. Mitgefangen in der Sucht. Sich aus der Verstrickung lösen.* Stuttgart (Trias) 1992.

Alkoholabhängigkeit, herausgegeben von der DEUTSCHEN HAUPTSTELLE GEGEN DIE SUCHTGEFAHREN. *Freiburg im Breisgau (Lambertus) 1996.*

WILHELM FEUERLEIN: *Alkoholismus. Warnsignale, Vorbeugung, Therapie. München (Beck)* ^{3}*1999.*

KLAUS DIETZE UND MANFRED SPICKER: *Alkohol, kein Problem? Weinheim (Beltz) 2000.*

NÄHRSTOFFMÄNGEL BEI ALKOHOLMISSBRAUCH

Mangel an	Vorkommen
Vitamin A	bei ca. 15 % der Alkoholkranken ohne Lebererkrankung; bei mehr als 50 % der Alkoholkranken mit Leberschäden
Vitamin B_1	bei 20–70 % der Alkoholkranken (kann zu Verwirrtheit, psychischen Veränderungen und anderen Nervenschäden - Wernicke-Enzephalopathie - führen)
Vitamin B_2	häufig (aufgrund verminderter Zufuhr)
Vitamin B_6	bei mehr als 50 % der Alkoholkranken (vermutlich durch Störungen im Leberstoffwechsel bedingt)
Vitamin C	bei fast allen Alkoholkranken (wahrscheinlich aufgrund verminderter Zufuhr, z. T. auch gestörter Resorption)
Folsäure	bei 20–50 % der Alkoholkranken (wahrscheinlich u. a. aufgrund verminderter Zufuhr und gestörter Resorption und Verstoffwechselung)
Vitamin D	bei 45 % der Alkoholkranken
Vitamin E	bei den meisten Alkoholkranken
Vitamin K	bei Alkoholkranken mit schweren Leberschäden (bei ihnen sollte der Vitamin-K-Status daher regelmäßig kontrolliert werden); kann zu einer Beeinträchtigung der Blutgerinnung führen
Kalium	häufig bei Alkoholkranken
Kalzium	häufig bei Alkoholkranken (Alkohol fördert die Ausscheidung von Kalzium und Magnesium mit dem Harn)
Magnesium	häufig bei Alkoholkranken
Selen	bei den meisten Alkoholkranken (v. a. aufgrund gestörter Resorption)
Zink	bei den meisten Alkoholkranken

Alkoholmissbrauch, Alkoholab|usus: regelmäßiger, gesundheitsschädigender Alkoholkonsum, ohne dass zwangsläufig eine Alkoholabhängigkeit (Alkoholismus) bestehen muss. Auf längere Sicht kann es bei Frauen bereits bei einem Konsum von 20 g reinem Alkohol pro Tag (das entspricht etwa 0,5 l Bier), bei Männern bei einem Konsum von 40 g pro Tag (ca. 1 l Bier) zu gesundheitlichen Schäden kommen. Bei regelmäßigem Alkoholkonsum wird durch die erhöhte Produktion des Alkoholabbauprodukts Acetaldehyd v. a. die Leber geschädigt; aber auch andere Organe (u. a. Bauchspeicheldrüse und Herz) nehmen durch dieses Abbauprodukt Schaden.

Gesundheitliche Schäden: Bei jahrelangem übermäßigem Alkoholkonsum kommt es häufig zur Entstehung einer Fettleber, d. h., in den Leberzellen sammelt sich Fett an und die Leber vergrößert sich. Die Leber kann ihre Funktion nun nicht mehr voll erfüllen. Oft entwickelt sich anschließend eine Leberentzündung, die so genannte Fettleberhepatitis. Diese wiederum zieht häufig eine Umwandlung von Leberzellen in Bindegewebszellen nach sich, die keine Funktion mehr ausüben. Diese Zerstörung der Leberzellen wird →Leberzirrhose genannt und kann zum Tod führen.

Bei jedem Alkoholrausch werden Gehirnzellen unwiederbringlich zerstört. Das führt auf Dauer zu Schädigungen des Gehirns, zu Konzentrations- und Denkstörungen. Die Reaktionsfähigkeit lässt nach. Bei übermäßigem Alkoholkonsum kommt es zudem häufiger zu Nervenentzündungen, insbesondere in den Beinen.

Übermäßiger Alkoholkonsum erhöht auch das Risiko für Krebserkrankungen, v. a. wenn Alkoholmissbrauch mit Rauchen kombiniert wird. Die Entstehung von Krebs in Mundraum, Rachen und Speiseröhre wird wissenschaftlichen Untersuchungen zufolge mit Sicherheit durch Alkohol gefördert; auch bei anderen Krebserkrankungen (Brust-, Harnblasen-, Nieren- und Prostatakrebs sowie Krebs des Mastdarms) ist ein Zusammenhang zwischen Alkoholmissbrauch und der Erkrankung festgestellt worden.

Frauen, die in der Schwangerschaft Alkohol trinken, schädigen u. U. ihr Kind, da der Alkohol in den Blutkreislauf des Kindes gerät. Vor allem in den ersten zwölf Wochen der Schwangerschaft, wenn sich die Organe des Kindes entwickeln, kann es zu schweren Schädigungen kommen. Das so genannte fetale Alkoholsyndrom, auch Alkoholembryopathie genannt, äußert sich in der Regel durch eine gestörte geistige Entwicklung und durch körperliche Fehlbildungen wie einen kleinen Kopfumfang, Hautfalten an den Ecken der Augen und eine kurze, flache Nase.

Alkohol begünstigt den Rückfluss von Magensäure in die Speiseröhre. Die Säure schädigt die Speiseröhre und ruft Entzündungen hervor (→Refluxösophagitis), wodurch wiederum die Entstehung von Speiseröhrenkrebs begünstigt wird. Auch →Magenschleimhautentzündungen werden durch übermäßigen Alkoholkonsum hervorgerufen. In den westlichen Industriestaaten ist Alkoholkonsum zudem die häufigste Ursache für eine chronische →Bauchspeicheldrüsenentzündung. Ebenso kann Alkohol die Entstehung von Osteoporose begünstigen; außerdem wirkt sich Alkoholkonsum negativ bei Gicht aus.

Ernährung: Bei einem hohen, regelmäßigen Alkoholkonsum wird der Energiebedarf der Betroffenen zu einem Großteil durch Alkohol gedeckt, der aber nur einen kleinen Teil der für die Funktion des menschlichen Organismus notwendigen Nährstoffe liefert. Bei Alkoholkranken kommt es daher in der Regel zu einer Unterversorgung mit Vitaminen und Mineralstoffen. Weiterhin werden manche Nährstoffe unter Alkoholeinfluss vom Organismus schlechter verwertet, wodurch sich die Symptome eines Vitamin- oder Mineralstoffmangels noch verstärken. Häufig liegt daher ein Mangel an den Vitaminen A, B_1, B_2, B_6, Folsäure, Vitamin D und E sowie eine Unterversorgung mit Magnesium und/oder Zink vor. Bei Menschen, deren Organe durch übermäßigen Alkoholkonsum geschädigt wurden, treten darüber hinaus oft Zeichen einer Mangelernährung (geringes Körpergewicht bis hin zur Auszehrung) auf.

Daher benötigen Menschen mit übermäßigem Alkoholkonsum neben der meist erforderlichen Entwöhnung vom Alkohol auch eine spezielle Therapie mit Nahrungsergänzungsmitteln. Häufig ist es sinnvoll, eine Zeit lang (über ca. zwei Monate) ein Präparat zu geben, das die Vitamine B_2, B_6, C und Folsäure enthält. Zudem kann die Verabreichung von Mineralstoffpräparaten, die Kalium, Kalzium und Magnesium enthalten, sowie von Zinkpräparaten sinnvoll sein. Bei Nervenschäden, insbesondere bei der Wernicke-Enzephalopathie (einer Schädigung des Gehirns infolge Vitamin-B_1-Mangels), müssen größere Mengen des Vitamins B_1 verabreicht werden.

Alkoholvergiftung: durch einmaligen Genuss einer großen Alkoholmenge (mehr als 100 g innerhalb kurzer Zeit) auftretende akute Vergiftungserscheinungen, deren Ausmaß abhängig ist von der Art und Menge des Getränks, der Zeitspanne, in der dieses getrunken wurde, der persönlichen Empfindlichkeit und dem augenblicklichen Gesamtzustand des Trinkenden. Es können vier Stadien unterschieden werden: Erregungs-, Schlaf-, Narkosestadium und Stadium der fortschreitenden Atemlähmung. Bei Alkoholkranken kann bei einer Alkoholvergiftung das lebensgefährliche Alkoholdelirium (Delirium tremens) mit Halluzinationen und Angstzuständen eintreten. Bei einem →Blutalkoholspiegel von 3 Promille zeigt die Mehrzahl der Betroffenen Zeichen einer Alkoholvergiftung; Werte zwischen 5 und 8 Promille gelten als tödlich. Die ärztliche Behandlung umfasst v. a. Schutz vor Auskühlung, Magenspülung sowie Kontrolle von Atmung und Kreislauf.

Allergene: in der Regel körperfremde Eiweißstoffe, die mit dem Körper in Kontakt kommen und bei empfindlichen Personen eine überschießende Reaktion des Immunsystems auslösen, die sich in Form einer →Allergie äußert. Zu den Allergenen zählen eingeatmete Stoffe wie Pollen und Hausstaub (Inhalationsallergene), Substanzen, die mit der Nahrung zugeführt werden (Nahrungsmittelallergene, →Nahrungsmittelallergien), Stoffe, mit denen die Haut in Berührung kommt (Kontaktallergene), und Substanzen, die dem Körper injiziert werden, wie z. B. Insektengifte und Medikamente (Injektionsallergene).

Allergensuchkost, Allergensuchdiät, Suchdiät, Suchkost: zusammenfassende Bezeichnung für verschiedene Kostformen, mit deren Hilfe eine →Nahrungsmittelallergie diagnostiziert und die allergieauslösende Substanz ermittelt wird. Währenddessen sollte man stets ein genaues →Ernährungstagebuch führen, um Fehler auszuschließen bzw. um gut nachvollziehen zu können, wann welches Lebensmittel gegessen wurde.

Bei der **Auslassdiät** (Eliminationsdiät) werden verdächtige Lebensmittel und Getränke wie z. B. Kaffee, Alkohol, Gewürze, Nüsse oder bestimmte Obstarten aus dem Speiseplan gestrichen. Bessert sich daraufhin das Beschwerdebild, könnte die allergieauslösende Substanz identifiziert sein und zukünftig weggelassen werden. Welche Lebensmittel oder Substanzen in welcher Reihenfolge ausgetestet werden, ist unterschiedlich und hängt zum einen von der Erfahrung des Allergikers ab (der oft bereits weiß, welche Stoffe ihm Beschwerden verursachen), zum anderen vom Befund der Allergiediagnostik, in deren Verlauf bestimmte allergieauslösende Substanzen verdächtigt wurden.

Wichtig ist die zeitliche Abfolge der Auslassversuche. Wenn z.B. Verdacht auf eine →Milcheiweißallergie besteht, so sollte zuallererst Kuhmilch eliminiert werden, und zwar über einen Zeitraum von drei bis fünf Tagen.

Die strengste Form der diagnostischen Diäten ist die **Quasi-Null-Diät**. Sie sollte nur nach Rücksprache mit dem Arzt und nicht länger als drei Wochen durchgeführt werden und darf nur bei Gesunden angewendet werden. Über längere Zeiträume praktiziert, kann sie zu einer Mangelernährung führen. Sind die Symptome nach der Diät nicht mehr vorhanden, kann eine Additionsdiät erfolgen. Bleiben die Krankheitsanzeichen bestehen, liegt keine Nahrungsmittelallergie vor.

ALLERGENSUCHKOST: ADDITIONSDIÄT

Stufe/Dauer	erlaubte Lebensmittel
Eliminationsstufe	
1.–3. Tag	750–1000 ml schwacher Grüntee mit 100–150 g Traubenzucker
I. Stufe	**Kuhmilch**
4.–7. Tag	frische Milch, zunächst nur 200 ml, dann bis zu 500 ml, auch Buttermilch, Joghurt, Quark
8.–9. Tag	Schokolade, Milchkakao
II. Stufe	**Getreide mit Kochsalz**
10.–11. Tag	Haferbrei
12.–13. Tag	Weizenmehl, Maisstärke, Grieß, Sago
14.–15. Tag	Weizen als Feinbrot, Brötchen, Nudeln (ohne Ei)
ab 15. Tag	Butter
16.–18. Tag	Roggenbrot
19.–20. Tag	Buchweizen-, Dinkelbrot oder -brei
III. Stufe	**Hühnerfleisch und Hühnereier**
21. Tag	Hühnerfleisch
22.–24. Tag	Hühnereier (3 Stück täglich)
IV. Stufe	**Nachtschattengewächse**
25.–26. Tag	Saft und Mark von Tomaten
27.–28. Tag	Kartoffeln, gekocht und gestampft (nicht gebraten)
V. Stufe	**Fleisch**
29.–30. Tag	Rind- und Kalbfleisch, gekocht
31.–32. Tag	Schweinefleisch oder Schinken
33. Tag	Wild
VI. Stufe	**Meerestiere**
34.–35. Tag	verschiedene Fische
36.–37. Tag	Krebse, Langusten, Krabben
VII. Stufe	**Hülsenfrüchte**
38.–41. Tag je einen Tag	Erbsen, Linsen, Bohnen, Sojabohnen
VIII. Stufe	**Obst**
42.–45. Tag je einen Tag	Zitrusfrüchte (z.B. Apfelsinen, Zitronen), Kiwis; Äpfel, Birnen, Bananen; Erdbeeren, Stachelbeeren, Himbeeren; Kirschen, Pflaumen
IX. Stufe	**Gemüse**
46.–50. Tag je einen Tag	Kohlarten; Spargel, Lauch; Knollen- und Wurzelgemüse; Spinat, Mangold; Artischocken
Die Lebensmittel sollten nur mit Zucker oder Kochsalz, ohne Kräuter, Gewürze oder Lebensmittelzusatzstoffe abgeschmeckt werden.	

ALLERGENSUCHKOST: QUASI-NULL-DIÄT

Zusammensetzung der Quasi-Null-Diät
Mineralwasser
geschälter Reis oder Kartoffeln
gekochte Mohrrüben und gekochter Blumenkohl
milchfreie Margarine
2 Tassen schwarzer Tee oder Kaffee pro Tag
Kochsalz und Zucker

Die weniger strenge **oligoantigene Diät** setzt sich aus Lebensmitteln zusammen, die in der angebotenen Form nur selten allergische Symptome auslösen, beispielsweise Reis, Kartoffeln, eifreien Nudeln, Rind- und Putenfleisch und bestimmten Gemüsearten. Von allen bei dieser Diät erlaubten Lebensmitteln (außer Kaffee und Tee) kann beliebig viel verzehrt werden. Auch diese Diät sollte nicht länger als drei Wochen durchgeführt werden, um eine Fehlernährung zu vermeiden. Bleiben die Beschwerden unter der Diät bestehen, so liegt keine Nahrungsmittelallergie vor.

ALLERGENSUCHKOST: OLIGOANTIGENE DIÄT

Zusammensetzung der oligoantigenen Diät
Brot aus Roggenmehl, Sauerteig, Wasser, Kochsalz, eventuell mit geringem Weizenanteil
Butter
gekochter Schinken
Reis, Kartoffeln, eifreie Nudeln
Rindfleisch (als Braten, nicht kurz gebraten), auch als Brotbelag
Putenfleisch, auch als Brotbelag
gekochtes Gemüse: Mohrrüben, Blumenkohl, Brokkoli, Zucchini, Spargel
rohes Gemüse: Salatgurken, Radieschen
Obst: Bananen, Melonen
Sahne und Frischkäse (sofern eine Milcheiweißallergie nicht wahrscheinlich ist)
Gelee aus Beerenfrüchten, Rübenkraut
zum Kochen und Backen: Margarine, Kochsalz, wenig milder weißer Pfeffer, Zucker
Getränke: Mineralwasser, zwei Tassen schwarzer Tee oder Kaffee pro Tag

Ein sehr aufwendiges Testverfahren ist die **Additionsdiät**, die mit einer radikalen Elimination aller Lebensmittel beginnt und dann in mehreren Additionsstufen Lebensmittelgruppen hinzufügt. Sie erfordert viel Zeit und große Genauigkeit bei der Auswahl und Zubereitung der Speisen und Getränke. Ihr Prinzip besteht in der systematischen Austestung von Lebensmitteln. Wird eine Empfindlichkeit gegen bestimmte Lebensmittel nachgewiesen, sollte bei der Karenzempfehlung berücksichtigt werden, dass manche Allergene küchentechnisch bearbeitet, z.B. gekocht oder vergoren, häufiger toleriert werden als im rohen Zustand. Dies kommt häufig bei pflanzlichen Allergenen vor, seltener bei tierischen.

Bei der **Provokationsdiät** ist das allergieauslösende Lebensmittel bzw. die allergieauslösende Substanz bekannt. Getestet wird nun, in welcher Menge oder in welcher Kombination es verträglich ist. Dieser Test bietet sich v.a. bei Allergien auf wichtige Grundnahrungsmittel an. Das verdächtige allergene Produkt, z.B. ein Lebensmittel oder ein Lebensmittelzusatzstoff, wird beispielsweise in stündlichen Abständen und in ansteigender Menge verabreicht. Dabei werden die Reaktionen registriert. Je nach Stärke der Beschwerden werden die tolerierbaren Mengen der allergieauslösenden Substanz festgelegt. In vielen Fällen werden nämlich kleine Mengen oder bestimmte Verarbeitungsstufen des Allergens vertragen. Die Provokationsdiät wird stets unter ärztlicher Kontrolle durchgeführt, damit der Patient bei heftigen allergischen Reaktionen wie einem Asthmaanfall oder einer Schwellung der Schleimhäute sofort medizinisch versorgt werden kann.

Allergien: krank machende Überempfindlichkeiten des Immunsystems gegen Stoffe, die bei Nicht-Allergikern keine Reaktion hervorrufen. Ausgelöst werden Allergien durch so genannte Allergene – Substanzen, die in der Regel körperfremdes Eiweiß enthalten. Der Körper reagiert u.a. mit Hautausschlägen, Neurodermitis, allergischem Schnupfen oder Asthma auf Allergene.

Typen: Man unterscheidet vier verschiedene Allergietypen. Die am häufigsten auftretende ist die Allergie vom Soforttyp (Typ-I-Reaktion). Unmittelbar nach dem Kontakt mit dem Allergen aktiviert das Immunsystem die entsprechenden →Antikörper zur Fremdkörperbekämpfung. Diese verbinden sich mit dem Allergen und stimulieren die so genannten Mastzellen, die eine entzündungshervorrufende Substanz (Histamin) ausschütten. Dieses Histamin löst kurze Zeit nach dem Allergenkontakt die allergischen Symptome aus. Bei einer sehr starken allergischen Reaktion kann es zum anaphylaktischen Schock mit lebensgefährlichem Abfall des Blutdrucks kommen.

Bei einer Allergie vom Typ II (zytotoxischer Typ) greifen die Immunzellen nicht nur das Allergen an, sondern auch die körpereigenen Zellen, an denen das Allergen angelagert ist, und zerstören diese. Bei den verhältnismäßig seltenen Allergien vom Typ III (Immunkomplexreaktionen) tritt die allergische Reaktion meist Stunden bis Tage nach dem Allergenkontakt auf. Antikörper verbinden sich mit dem Allergen zu so genannten Immunkomplexen, die sich in Organen einlagern können. Als Folge werden die Organe geschädigt, z.B. kann es zu Gelenkentzündungen kommen.

Allergien vom Typ IV (Spättyp) sind dagegen relativ häufig. Sie treten erst ein bis drei Tage nach dem Allergenkontakt auf und werden durch Immunzellen ausgelöst, die Botenstoffe absondern und damit andere, das Allergen vertilgende Zellen anlocken. Kontaktallergien gehören in der Regel zum Typ IV.

Ursachen: Eine erbliche Veranlagung für eine Allergie ist in der Regel mitverantwortlich für die Entstehung von Allergien. Aber auch andere Faktoren, z.B. die psychische Verfassung oder Zigarettenrauch, können Allergien begünstigen.

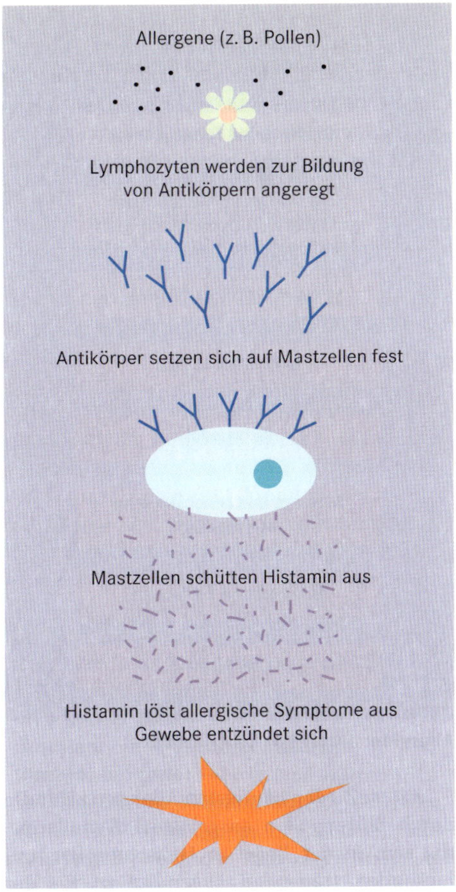

Allergien: Entstehung einer allergischen Reaktion

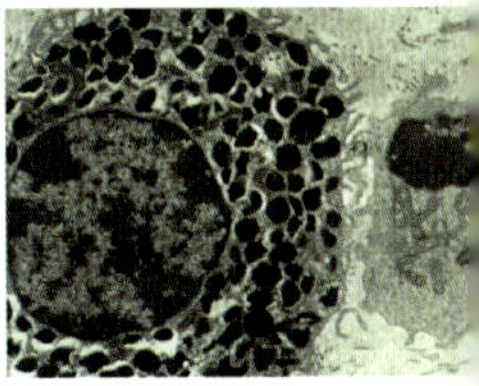

Allergien: Mastzelle

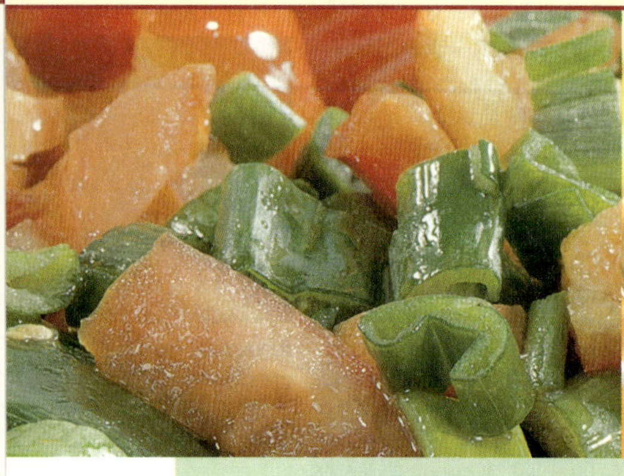

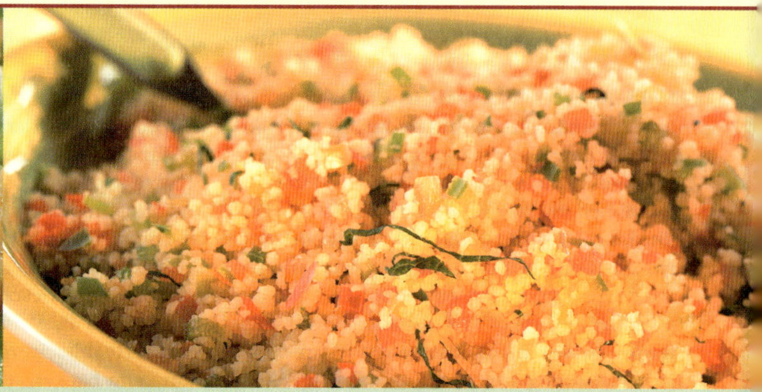

ALTERNATIVE ERNÄHRUNGSFORMEN

WACHSENDE BELIEBTHEIT

Unter dem Begriff »alternative Ernährungsformen« werden verschiedene Kostformen zusammengefasst, die von der heutzutage üblichen Ernährungsweise mehr oder weniger stark abweichen. Diese oftmals fälschlich auch als »Außenseiterdiäten« bezeichneten Ernährungsweisen sind als Dauerkost konzipiert und stellen keine Ernährungskuren (wie zum Beispiel die Mayr-Kur oder die Schroth-Kur) oder Gewichtsreduktionsdiäten (wie beispielsweise die Hollywood-Diät oder die Atkins-Diät) dar.

Alternative Ernährungsformen sind in den letzten Jahren sehr populär geworden, weil sich viele Menschen hiervon einen besonderen Nutzen versprechen, vor allem die Vermeidung oder Beseitigung von Befindlichkeitsstörungen und Krankheiten. Zu diesen Erkrankungen, die wesentlich mit einem falschen Ernährungsverhalten in Zusammenhang gebracht werden, zählen unter anderen Fettleibigkeit, Diabetes mellitus, Bluthochdruck und andere Herz-Kreislauf-Erkrankungen, bestimmte Krebsarten und Karies. Schätzungen zufolge ist etwa ein Drittel der Kosten im Gesundheitswesen auf ernährungsmitbedingte Krankheiten zurückzuführen. Dies entspricht einer Summe von über 120 Milliarden DM pro Jahr. Viele alternative Ernährungsformen nehmen für sich in Anspruch, krankheitsvorbeugend oder sogar heilend zu wirken. Hierfür gibt es allerdings in den meisten Fällen keinerlei wissenschaftliche Belege.

ENTSTEHUNG

Die alternativen Ernährungsformen lassen sich nach ihrer Entstehungsgeschichte in drei Gruppen einteilen. Die Kostformen der ersten Gruppe sind mehrere Jahrtausende alt und entstammen meist ganzheitlichen Heil- und Gesundheitssystemen. Sie sind oft mit einer religiösen Weltanschauung verbunden und berufen sich auf entsprechend alte Erfahrungswerte aus der Natur. Zu dieser Gruppe zählen die vegetarische Ernährung, die ayurvedische und chinesische Ernährungslehre, die Mazdaznan-Ernährung und die Makrobiotik. In diesen Ernährungsformen zeigen sich vor allem Einflüsse des antiken oder asiatischen Gedankengutes auf den modernen westlichen Menschen. Sie verkörpern ein sich wandelndes Bewusstsein, die Rückbesinnung auf Spiritualität und Religion und die Suche nach Sinn, Verantwortung und Lebensqualität, die nicht in ökonomischen Kategorien gemessen werden können.

Eine weitere Gruppe alternativer Ernährungsformen entstand im Zuge der Reformbewegung in Mitteleuropa und den USA, die gegen Ende des 19. Jahrhunderts begann. Dies sind die anthroposophische Ernährungslehre, die Waerland-Kost, die Trennkost und die Rohkosternährung. Der Beginn der Industrialisierung gegen Mitte des 19. Jahrhunderts veränderte das Leben der Menschen von Grund auf. Insbesondere die Trennung von Wohn- und Arbeitsstätte und die damit verbundene Auflösung der traditionellen Familienstruktur hatten weitreichende Folgen. Auch die Ernährungsgewohnheiten der Menschen veränderten sich drastisch. An die Stelle der pflanzlich orientierten kohlenhydrat- und ballaststoffreichen »bäuerlichen Esskultur«, deren Hauptbestandteile Getreide, Kartoffeln, Gemüse und Hülsenfrüchte waren, trat die normierte Massenverpflegung in Betriebskantinen,

die durch einen zunehmenden Anteil fettreicher tierischer Produkte (Fleisch, Wurst, Käse, Milch und Eier) gekennzeichnet war. Diese Strukturänderung wurde ermöglicht durch die Errungenschaften der neu entstandenen Ernährungsindustrie. Chemische und physikalische Konservierungsmethoden und eine immer stärkere Verarbeitung der Nahrungsmittel erlaubten längere Lagerzeiten und die Lagerung größerer Mengen, denn die Lebensmittel sollten in den Großküchen möglichst immer verfügbar und problemlos einsetzbar sein.

Im Rahmen der Lebensreform-Bewegung mit ihrer Devise »Zurück zur Natur« entstanden Ende des 19. Jahrhunderts zahlreiche Einzelbewegungen wie beispielsweise die Naturheilkunde, die Tier- und Naturschutzbewegung, die Reformpädagogik, die Freikörperkulturbewegung sowie die genannten alternativen Ernährungsformen. Ihre Begründer waren oft selbst von Erkrankungen betroffen, für die sie eine falsche Ernährungsweise verantwortlich machten. Sie gaben vielfach an, dass sie ihre spezifische Krankheit durch teilweise radikale Umstellungen in der Ernährungs- und Lebensweise gelindert oder sogar geheilt hätten.

Die alternativen Ernährungsformen der dritten Gruppe sind später entstanden, aber auch hier liegen die Wurzeln zumeist in der Reformbewegung oder in asiatischen Gesundheitslehren. Zu ihnen gehören die Evers-Diät, die Schnitzer-Kost und die Vollwerternährung.

GEMEINSAMKEITEN

Obwohl die alternativen Ernährungsformen durch verschiedene Schwerpunkte gekennzeichnet sind, weisen sie relativ viele Gemeinsamkeiten auf. So sind viele dieser Kostformen in unterschiedlicher Ausprägung vegetarisch orientiert. Außerdem wird großer Wert auf die Qualität der Lebensmittel gelegt, insbesondere im Hinblick auf Anbau (die Produkte sollen nach Möglichkeit aus biologischem Landbau stammen), Verarbeitung (so werterhaltend wie möglich), Auswahl (regionale und saisonale Erzeugnisse werden bevorzugt) und Zubereitung (möglichst schonend). Darüber hinaus sind die meisten alternativen Ernährungsformen ganzheitlich konzipiert, das heißt, sie berücksichtigen nicht nur gesundheitliche, sondern auch ethische, spirituelle, soziale und ökologische Aspekte.

BEWEGGRÜNDE

Wie viele Menschen alternative Ernährungsformen praktizieren, ist unbekannt, denn bislang fehlen gesicherte statistische Erkenntnisse. Schätzungen gehen jedoch davon aus, dass allein die Anzahl der Vegetarier in Deutschland mittlerweile rund drei Millionen Menschen beträgt. Es ist anzunehmen, dass die Zahl der Anhänger alternativer Ernährungsformen insgesamt zunimmt. Worauf das wachsende Interesse an Ernährungsformen, die zum Teil stark von unserer gewohnten Ernährung abweichen, zurückzuführen ist, lässt sich nur vermuten. Zu den wichtigsten Gründen dürfte ein zunehmendes Gesundheitsbewusstsein in der Bevölkerung, verbunden mit einer wachsenden Verunsicherung der Verbraucher im Hinblick auf die Qualität und Unbedenklichkeit der Lebensmittel, zählen; die BSE-Problematik ist nur ein Beispiel hierfür. Auch die Suche nach alternativen

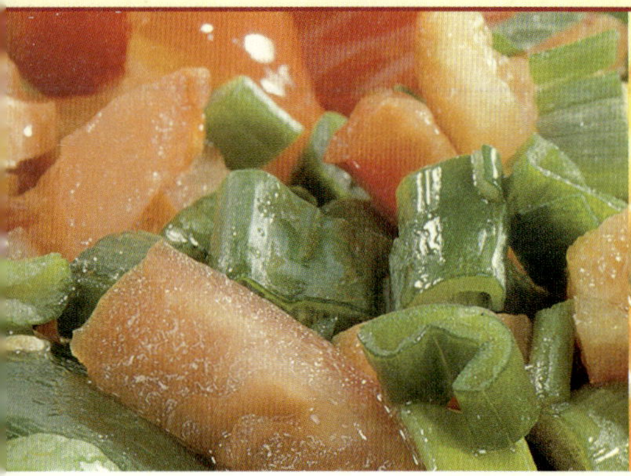

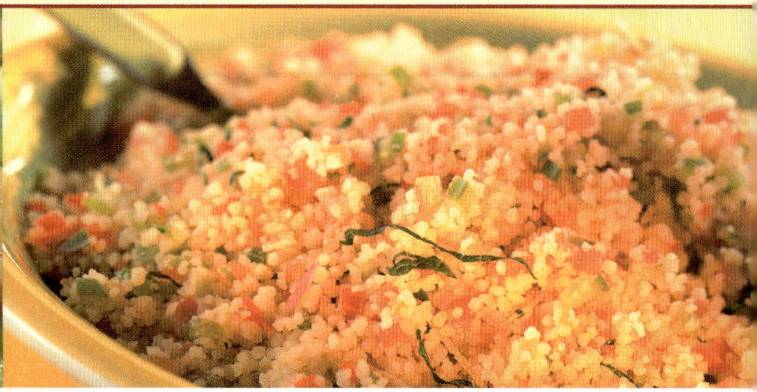

Wegen in der Vorbeugung und Behandlung von Krankheiten sowie eine neue Sichtweise der Beziehung zwischen Mensch, Tier, Natur und Umwelt dürften eine Rolle spielen.

DER INFORMATIONSBEDARF IST GROSS

Die vermehrte Thematisierung alternativer Ernährungsformen in den Medien (beispielsweise Sach- und Kochbüchern, Zeitschriftenbeiträgen, Leserbriefen, Expertenkolumnen, Rundfunk- und Fernsehsendungen) zeigt, dass das Bedürfnis nach sachgerechter Information groß ist. Diesem steigenden Interesse wird bisher aus wissenschaftlicher Sicht allerdings nur unzureichend Rechnung getragen. Systematische Untersuchungen, ob und inwieweit verschiedene alternative Ernährungsformen dazu beitragen können, gesundheitliche, ökologische und soziale Probleme zu lösen, existieren bisher kaum. Lediglich zur vegetarischen Ernährung und zur Vollwerternährung liegen Studien vor, die den gesundheitlichen Nutzen dieser Ernährungsformen, wenn sie richtig praktiziert werden, zeigen.

Der Mangel an wissenschaftlichen Untersuchungen ist unter anderem darauf zurückzuführen, dass diese Kostformen in der Vergangenheit, insbesondere von wissenschaftlicher Seite, nicht ernst genommen worden sind. Gerade die vegetarische Ernährung wurde lange Zeit von Medizin und Ernährungswissenschaft als »Mangelernährung« eingestuft. Heute belegen zahlreiche wissenschaftliche Untersuchungen, dass eine vielseitige laktovegetabile beziehungsweise ovolaktovegetabile Ernährung keineswegs zu Mangelerscheinungen führt, sondern sogar gesundheitliche Vorteile mit sich bringt: Vegetarier leiden seltener an Übergewicht, Bluthochdruck, Gicht, Diabetes mellitus und anderen ernährungsmitbedingten Erkrankungen als Nichtvegetarier.

Alternative Ernährungsformen beinhalten jedoch – wie die übliche Ernährung auch – Risiken, wenn sie falsch verstanden oder interpretiert werden. Daher scheint eine differenzierte ernährungsphysiologische Bewertung angebracht, die nicht nur die möglichen Vorteile darstellt, sondern auch auf potenzielle Gefahren hinweist. Der ganzheitlich-philosophische Ansatz der meisten alternativen Ernährungsformen entzieht sich zwar einer naturwissenschaftlichen Bewertung, eine Beurteilung der ernährungsphysiologischen Vor- und Nachteile der jeweiligen Kostformen kann jedoch durchaus in zufrieden stellender Weise vorgenommen werden. Dies trifft vor allem dann zu, wenn die entsprechende Ernährungsweise in ihrem Erscheinungsbild der vegetarischen Ernährung nahe steht. Viele der dort formulierten Aussagen können in unterschiedlichem Ausmaß auch auf andere alternative Ernährungsformen übertragen werden.

Die meisten alternativen Ernährungsformen geben aus philosophischen und teils auch aus gesundheitlichen Überlegungen Empfehlungen, bestimmte Lebensmittel zu bevorzugen oder andere zu meiden. Dies erklärt sich meist aus der ganzheitlichen Konzeption der jeweiligen Ernährungsformen. Aus naturwissenschaftlicher Sicht sind diese Empfehlungen allerdings oft nicht nachvollziehbar. Ähnliches gilt für die damit verbundenen Vorstellungen von der Entstehung oder Vermeidung von Krankheiten, die

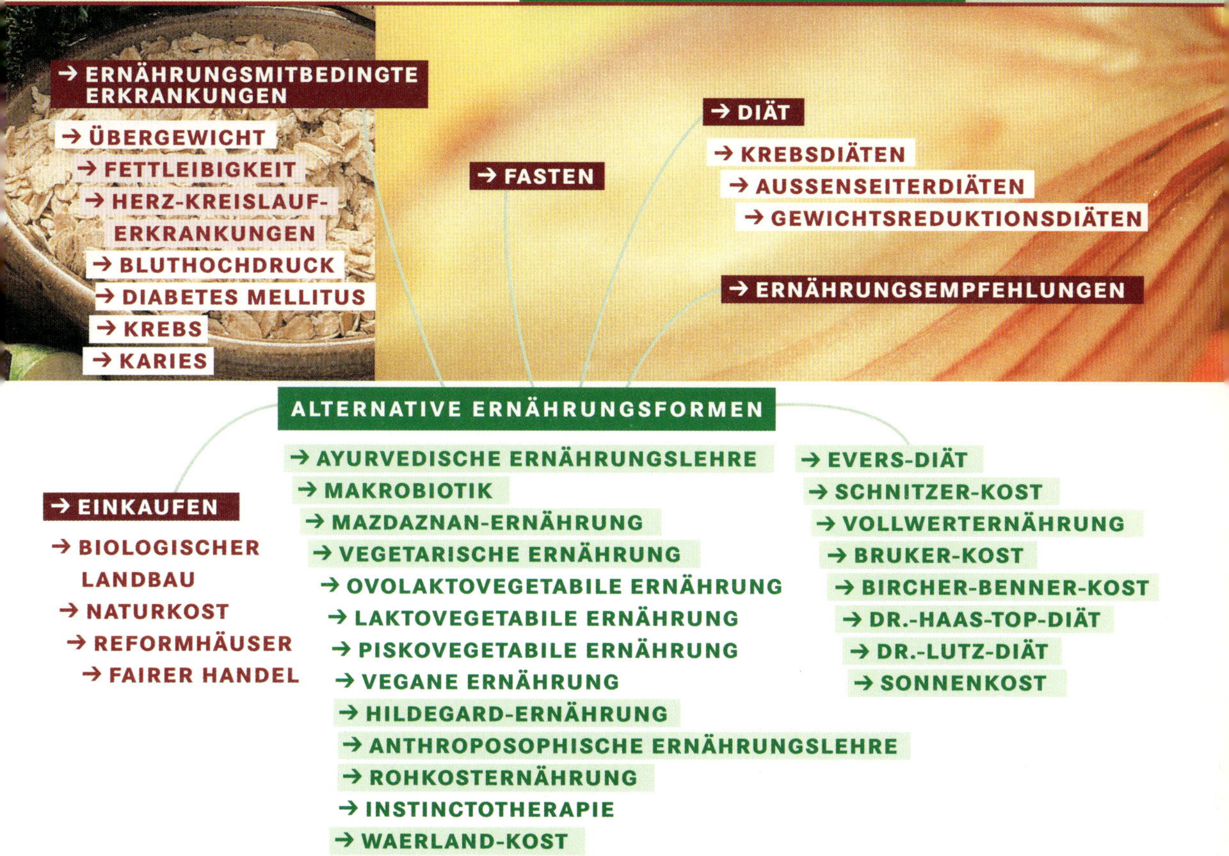

sich einem Außenstehenden verschließen. Beantwortet werden kann aus wissenschaftlicher Sicht letztlich nur die Frage nach der ernährungsphysiologischen Eignung der jeweiligen Ernährungsform, so wie sie sich in der Praxis darstellt.

RISIKEN

Während einige alternative Ernährungsformen den Anforderungen der Ernährungswissenschaft entsprechen und teilweise sogar Vorteile gegenüber der üblichen Ernährungsweise bieten (wie zum Beispiel die ovolaktovegetabile Ernährung), sind andere nicht oder nur in eingeschränktem Maß dazu geeignet, eine ausreichende Versorgung mit allen Nährstoffen und in allen Lebenssituationen einschließlich Schwangerschaft und Stillzeit sicherzustellen. Hierzu zählen beispielsweise die Makrobiotik, die sehr energie- und eiweißarme Schnitzer-Intensivkost und die vegane Ernährung, die großes Ernährungswissen erfordert; mit Skepsis zu betrachten sind auch verschiedene Formen der Rohkosternährung – zum Beispiel die Instinctotherapie, deren Empfehlung, rohes Fleisch, rohe Eier, rohen Fisch und rohe Meeresfrüchte zu verzehren, schon wegen des Risikos von Lebensmittelinfektionen strikt abzulehnen ist. Kritisch sind auch die wissenschaftlich nicht haltbaren Heilungsversprechen mancher alternativer Ernährungsformen zu sehen.

Eine Umstellung auf eine alternative Ernährungsform sollte daher niemals unüberlegt geschehen. Es ist zu empfehlen, sich eingehend mit den möglichen Vor- und Nachteilen einer Ernährungsform auseinander zu setzen und erst dann eine Entscheidung zu treffen.

LESETIPPS:

Karl von Koerber, Thomas Männle und Claus Leitzmann: *Vollwert-Ernährung. Konzeption einer zeitgemäßen Ernährungsweise. Heidelberg (Haug) ^{9}1999.*

Claus Leitzmann, Markus Keller und Andreas Hahn: *Alternative Ernährungsformen. Stuttgart (Hippokrates) 1999.*

Maike Groeneveld: *Alternative Wege bewusster Ernährung. Bonn (aid) ^{10}2000.*

zu den unentbehrlichen Aminosäuren; Cystein und Tyrosin können zwar vom Körper produziert werden (Cystein wird aus Methionin, Tyrosin aus Phenylalanin hergestellt), jedoch nur wenn ausreichend große Mengen dieser Aminosäuren mit der Nahrung aufgenommen werden; ansonsten müssen Cystein und Tyrosin ebenfalls über die Nahrung zugeführt werden. Die Aminosäuren Alanin, Asparagin, Asparaginsäure, Glutamin, Glutaminsäure, Glycin, Prolin und Serin können vom Körper aus anderen Molekülen produziert werden. Man bezeichnet sie daher auch als entbehrliche (frühere Bezeichnung: nichtessenzielle) Aminosäuren.

Tierische Eiweiße sind pflanzlichen in ihrer Bioverfügbarkeit und biologischen Wertigkeit in der Regel überlegen; bei ihnen ist das Vorkommen unenbehrlicher und entbehrlicher Aminosäuren ausgewogener. Bei Veganern, die nicht nur auf Fleisch und Fisch, sondern auch auf Milcherzeugnisse und Eier verzichten, besteht daher das Risiko eines Mangels an unentbehrlichen Aminosäuren und der Entwicklung von Mangelerscheinungen. Sie müssen ganz besonders sorgfältig darauf achten, Lebensmittel bzw. Lebensmittelkombinationen mit biologisch hochwertigem Eiweiß (→biologische Wertigkeit, →Ergänzungswert) zu sich zu nehmen.

AMINOSÄUREN

Aminosäure	Abkürzung	Funktionen
unentbehrliche Aminosäuren		
Histidin	His	Wachstum; Bestandteil der roten Blutkörperchen und des Spermas, Vorstufe des Histamins
Isoleucin	Ile	Muskelaufbau, Immunabwehr
Leucin	Leu	Muskelaufbau, Immunabwehr, elastisches Bindegewebe
Lysin	Lys	Wachstum, Fortpflanzung, Immunabwehr, geistige Leistungsfähigkeit; Bestandteil des Kollagens
Methionin	Met	Bestandteil von Haut, Haaren, Nägeln, Sperma, Hämoglobin; Entgiftung, Wundheilung, Schutz der Leber und Bauchspeicheldrüse
Phenylalanin	Phe	Hormon- und Neurotransmitterproduktion (Adrenalin, Noradrenalin), Gedächtnisleistung, stimmungsaufhellende Wirkung
Threonin	Thr	Bestandteil des elastischen Bindegewebes; (Knochen)wachstum, Stoffwechsel
Tryptophan	Trp	Hormon-, Neurotransmitter- und Vitaminproduktion (Serotonin, Melatonin, Vitamin B_2, Niacin), Entspannung, Schlafbereitschaft, Immunabwehr
Valin	Val	Muskelaufbau, Funktion des Nervensystems
entbehrliche Aminosäuren		
Alanin	Ala	Energiequelle
Asparagin	Asn	Kontrolle der Nerven- und Gehirnzellfunktionen
Asparaginsäure	Asp	Harnstoffsynthese, geistige Leistungsfähigkeit; Vorstufe von Asparagin
Glutamin	Gln	Energie- und Kohlenhydratstoffwechsel, Stickstofftransport, Darmschleimhaut, Immunabwehr
Glutaminsäure	Glu	Bestandteil der Muskulatur; Vorstufe von Glutamin
Glycin	Gly	Bestandteil von Kollagen, Knochen und elastischem Bindegewebe, Vorstufe wichtiger Substanzen (Blutfarbstoff, Purine, Gallensäuren u. a.)
Prolin	Pro	Bestandteil von Muskulatur, Kollagen und elastischem Bindegewebe
Serin	Ser	Energiequelle
halbentbehrliche Aminosäuren		
Arginin	Arg	Wachstum, Harnstoffsynthese, Immunabwehr, Fruchtbarkeit, Vorstufe des Signal- und Mediatorstoffs Stickstoffmonoxid
Cystein	Cys	Bestandteil von Haut, Haaren und Nägeln, Sehnen; Leberstoffwechsel, Entgiftung, Schutz vor Oxidationsschäden
Tyrosin	Tyr	Hormon- und Neurotransmitterproduktion (Adrenalin, Noradrenalin, Dopamin), Vorstufe der Schilddrüsenhormone

Aufgaben: Aminosäuren erfüllen als Eiweißbausteine lebenswichtige Funktionen. So sind beispielsweise Prolin und Lysin Bestandteile des Gerüsteiweißes Kollagen. Daneben haben die Aminosäuren auch noch andere physiologische Aufgaben; z. B. ist Arginin wachstumsfördernd, Cystein spielt eine wichtige Rolle im Leberstoffwechsel und die Aminosäure Glutamin wird u. a. von den Zellen des Immunsystems benötigt. Tryptophan ist als Vorstufe des Hormons Serotonin von Bedeutung; Tyrosin wird zur Herstellung der Schilddrüsenhormone benötigt; Valin ist wichtig für das Funktionieren des Nervensystems.

Von medizinischer Bedeutung sind →Enzymdefekte, bei denen es sekundär zu Störungen im Aminosäurestoffwechsel kommt, wie z. B. die →Phenylketonurie. Aminosäuregemische in Lösungen dienen über den Blutkreislauf der →künstlichen Ernährung. Einzelne Aminosäuren sind für den typischen Geschmack von Lebensmitteln verantwortlich oder werden als Geschmacksverstärker eingesetzt.

Ammoniumkarbonat, Ammoniumcarbonat, Hirschhornsalz: ein →Backtriebmittel, das in der Lebensmittelindustrie auch als Säureregulator und Trennmittel eingesetzt wird.

Amygdalin [griech. amygdálē »Mandel«], **Laetril:** bitter schmeckende chemische Substanz, die u. a. in den Kernen von Aprikosen, Pfirsichen und Bittermandeln enthalten ist und seit dem Altertum zur Behandlung von Krankheiten eingesetzt wird. Das (fälschlich) auch als »Vitamin B_{17}« bezeichnete Amygdalin ist seit den 1950er-Jahren in den USA unter dem Namen »Laetril« im Handel und soll zur Behandlung von Krebs dienen; klinische Überprüfungen haben jedoch bisher keine positiven Wirkungen von Amygdalin nachgewiesen. Im Körper wird bei der Aufspaltung von Amygdalin die hochgiftige Blausäure freigesetzt, die in höherer Dosierung tödlich wirkt. Der Einsatz von Amygdalin zur Krebsbehandlung hat schon mehrfach zu Todesfällen geführt.

Amylase [griech. ámylon »Stärke«]: ein Verdauungsenzym, das vom Körper nicht direkt zu verwertende Vielfachzucker (z. B. Stärke) aufspaltet, sodass sie zur Energiegewinnung herangezogen werden können. Das Enzym kommt in Malz, Blut, Speichel und Bauchspeicheldrüsensaft vor und wird auch in der Lebensmitteltechnik eingesetzt (→technologische Enzyme).

Amylopektin: ein Bestandteil der →Stärke.

Amylose: ein Bestandteil der →Stärke.

Anabolika: vom Testosteron abgeleitete synthetische Substanzen, die den Aufbau von Eiweiß und Muskelmasse fördern. Sie werden eingesetzt, wenn diätetische Maßnahmen nicht mehr ausreichen, einen Eiweißmangel zu beseitigen, z. B. bei bösartigen Tumoren oder Muskeldystrophie. Die (missbräuchliche) Anwendung als Dopingmittel ist verboten. In der Tiermast führt die Verabreichung von Anabolika zu einem schnelleren und bis zu 20% größeren Fleischzuwachs. Da Fleisch von mit Anabolika behandelten Tieren gesundheitsschädlich sein kann, ist der Einsatz von Anabolika als Masthilfsmittel ebenfalls verboten (→Tierarzneimittel).

Anabolismus: Aufbaustoffwechsel, d. h. diejenige Phase des Stoffwechsels, bei der die Energie, die aus der Zerlegung von Nahrung oder aus körpereigenen Stoffen (z. B. Fett) gewonnen wird, zum Aufbau neuer Zellstrukturen verwendet wird. Diese (im Wachstumsalter besonders intensive) Phase ist das Gegenteil des →Katabolismus.

Anämie: Sammelbezeichnung für eine umgangssprachlich auch als Blutarmut bezeichnete Gruppe von Erkrankungen, bei denen die Menge an Blutfarbstoff oder an roten Blutkörperchen unterhalb der Norm liegt.

Formen: Man unterscheidet Anämien durch Bildungsstörungen, durch gesteigerten Abbau roter Blutkörperchen, durch Verlust roter Blutkörperchen und durch Verteilungsstörungen der Blutzellen. Bei den ernährungsbedingten Anämien sind Anämien durch Bildungsstörungen am häufigsten.

Die häufigste Form der Blutarmut ist die Eisenmangelanämie. Der wichtigste Bestandteil des Blutfarbstoffs Hämoglobin ist →Eisen. Bei ungenügender Zufuhr (gefährdet sind insbesondere Säuglinge, Kleinkinder, Veganer), mangelnder Resorption (z. B. nach operativer Entfernung des Magens), einem gesteigerten Bedarf an Eisen (während des Wachstums, in der Schwangerschaft) oder chronischen Blutungen kommt es nach einiger Zeit zu Symptomen wie chronischer Müdigkeit, Schwäche, Verwirrtheit, Atemnot, Blässe und Brüchigkeit von Haaren und Nägeln.

Neben Eisenmangel kann auch ein Mangel an →Vitamin B_{12} und →Folsäure zu einer Blutarmut führen.

Behandlung: Die Behandlung der beschriebenen Anämien richtet sich nach der Grunderkrankung. Es kommen spezielle Eisen-, Folsäure- und Vitamin-B_{12}-Präparate zum Einsatz. Bei einer sehr schweren Anämie kann sogar die Übertragung von roten Blutzellen durch Bluttransfusion notwendig werden.

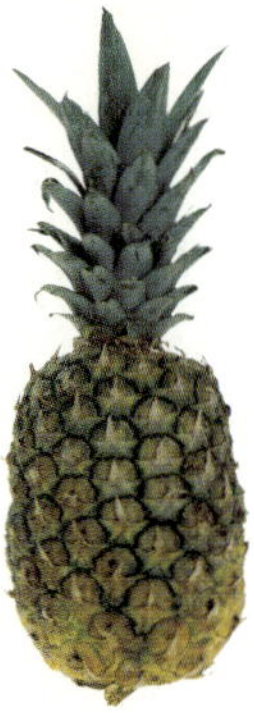

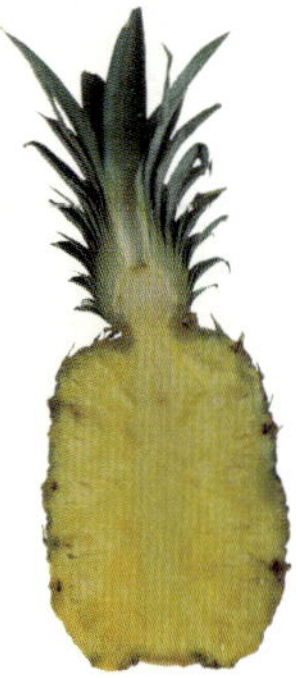

Ananas

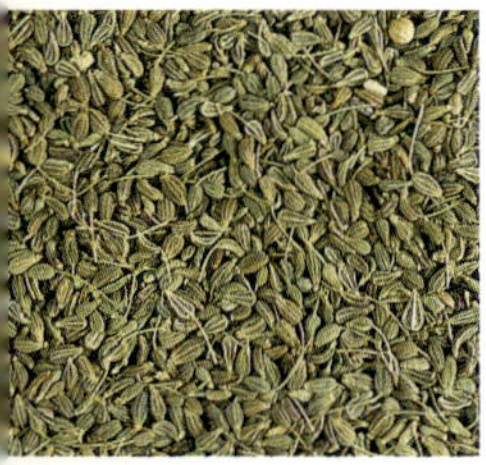

Anis

Anamnese [griech. »Erinnerung«]: das Erfragen der Vorgeschichte einer Krankheit durch den Arzt oder Berater (→Ernährungsanamnese).

Ananas [aus portug. vom gleichbedeutenden Guaraní-Wort naná]: in Brasilien, Paraguay und Guayana heimisches Ananasgewächs (Ananas comosus), das heute im gesamten Tropengürtel in vielen Kultursorten angebaut wird. Das Fruchtfleisch der zapfenförmigen, gelben bis orangefarbenen Beerenfrucht schmeckt angenehm süßsäuerlich und ist reich an Mineralstoffen (Eisen, Mangan), Vitamin C und Betakarotin; außerdem enthält es das Enzym Bromelin, das Eiweiß spaltet und so die Verdauung fördert. Der hohe Fruchtsäuregehalt kann jedoch empfindliche Magenschleimhaut reizen; relativ mild ist Babyananas.

Die Ananas wird in der Regel unreif geerntet, mit dem Schiff exportiert und reift wochenlang nach. Zu Hause wird sie kühl gelagert, jedoch nicht im Kühlschrank, da das Fruchtfleisch bei Temperaturen unter 5 °C rasch schwarze Flecken bildet. In Konserven werden Enzyme und Vitamine der Ananas weitgehend zerstört.

Ananas-Guave: →Feijoa.

Ananaskirsche: →Physalis.

Anbau, ökologischer: →biologischer Landbau.

Anbauverbände: Organisationen von landwirtschaftlichen Betrieben, die Erzeugnisse aus biologischem Landbau vermarkten. Die einzelnen Verbände garantieren den Verbrauchern mit ihrem Siegel eine hohe Produktqualität. Die Landwirte haben sich nach den von den Verbänden und ihren Dachorganisationen festgelegten Mindestrichtlinien für den →biologischen Landbau und die erzeugten Produkte zu richten. Die Verbände kontrollieren mindestens einmal im Jahr die Umsetzung dieser Richtlinien in den Mitgliedsbetrieben und bilden Landwirte in der Umstellung von konventionellem auf biologischen Landbau aus.

In Deutschland sind zurzeit neun ökologische Anbauverbände auf dem Markt vertreten: Die **Arbeitsgemeinschaft für naturnahen Obst-, Gemüse- und Feldfruchtbau** (ANOG) ist speziell auf Obst- und Gemüsebau ausgerichtet. Der **Biokreis Ostbayern e. V.** wurde 1979 in Bayern, der **Biopark e. V.** in Mecklenburg-Vorpommern gegründet. **Bioland** konzentriert sich v. a. auf Pflege und Erhaltung der Bodenfruchtbarkeit; **Demeter**, der älteste deutsche Anbauverband, der 1924 gegründet wurde, praktiziert die biologisch-dynamische Wirtschaftsweise nach Rudolf Steiner. Weitere Anbauverbände sind **Gäa**, der aus der Umweltbewegung der 1980er-Jahre in der DDR entstand, **Naturland, Ökosiegel,** der sich v. a. auf den norddeutschen Raum konzentriert, und der **Bundesverband Ökologischer Weinbau** (BÖW), der Wein, Traubensaft und Sekt unter dem Warenzeichen ECOVIN vertreibt.

Die Verbände sind in der 1988 gegründeten Arbeitsgemeinschaft Ökologischer Landbau (AGÖL) zusammengefasst. Es gibt auch eine Reihe ausländischer Anbauverbände, deren Qualitätsstandards aber nicht immer an die der deutschen Verbände heranreichen.

anbraten: Fleischstücke einer starken Hitze (300–350 °C) aussetzen, wobei sie außen gebräunt werden. Beim Anbraten schließen sich die Poren sehr rasch, sodass kein wertvoller Fleischsaft mehr austreten kann.

Anchosen: ein →Fischerzeugnis.

Anchovis, Anschovis: →Sardellen.

androide Fettsucht: auch als »Apfeltyp« bezeichnete Form der →Fettleibigkeit mit Fettansammlung v. a. im Bereich des Rumpfes.

angebrütete Eier, Bruteier: erfolglos bebrütete →Eier.

Angelika, Echte Angelika, Engelwurz, wiss. Name **Angelica archangelica:** zur Gattung der Doldenblütler gehörende Pflanze, die in Mitteleuropa an Ufern und auf feuchten Wiesen wächst und auch als Heil- und Gewürzpflanze kultiviert wird. Die Wurzeln und Rhizome der Angelika enthalten das krampflösende Angelikaöl und Bitterstoffe, die die Magensaft- und Bauchspeicheldrüsensekretion anregen. Sie wird als Tee oder Tinktur zur Appetitanregung und bei Verdauungsstörungen eingesetzt und dient u. a. als Rohstoff zur Herstellung von Kräuterlikören und Bitterschnäpsen. Blätter und Blattstiele der Angelika können bei der Zubereitung von Salaten, Saucen und Suppen als Würzmittel eingesetzt werden.

Anis [griech. áneson »Dill«], wiss. Name **Pimpinella anisum:** zu den Doldenblütlern zählende, bis 45 cm hohe, in Vorderasien, Ägypten und auf den griechischen Inseln heimische Pflanze, die einen typischen süßwürzigen Geruch verbreitet. Dieser Geruch rührt von dem ätherischen Anisöl her, das in den Samen der Pflanze enthalten ist und gegen Blähungen und Verdauungsstörungen hilft. Die Samen werden als Würzmittel eingesetzt, sie dienen der Aromatisierung von Süßspeisen und Gebäck. Auch für die Herstellung von Likören und Aperitifs werden sie verwendet. Als Tee genossen wirken die Anissamen appetit- und verdauungsanregend sowie als natürlicher

Schleimlöser bei Husten. Die gehackten Blätter des Anises können zum Würzen von Salaten verwendet werden.

Anisakiasis: von Nematoden hervorgerufene Darmerkrankung (→Wurmkrankheiten).

Annonen [indianisch], wiss. Name **Annonaceae:** Gattung meist tropisch-amerikanischer Flaschenbaumgewächse, von denen zahlreiche als Obstbäume kultiviert werden, z. B. die erfrischend säuerlich schmeckende Stachelannone (Sauersack), die Schuppenannone (Rahmapfel, Süßsack, Zimtapfel) mit milderem Aroma und die Netzannone (Ochsenherz). Auf dem europäischen Markt wird hauptsächlich die →Cherimoya angeboten.

ANOG, Abk. für **Arbeitsgemeinschaft für naturnahen Obst-, Gemüse- und Feldfruchtanbau:** ein →Anbauverband.

Anorektika: →Appetitzügler.

Anorexia nervosa: →Magersucht.

Anorexie, bulimische: →bulimische Anorexie.

Anschovis, Anchovis: →Sardellen.

Anthozyane: zu den →Polyphenolen gehörende sekundäre Pflanzenstoffe.

Anthropometrie: die Feststellung der Maße sowie der Form- und Maßverhältnisse des menschlichen Körpers. Erfasst werden z. B. Körpergröße, Gewicht, Fettmasse und Muskelmasse. Die Messungen geben u. a. Aufschluss über den Ernährungsstatus eines Menschen. Mithilfe verschiedener Größen-Gewichts-Indizes kann z. B. festgestellt werden, ob eine Person unter-, normal- oder übergewichtig ist. Dazu gehören der →Broca-Index sowie der →Bodymass-Index, der v. a. bei sehr großen und sehr kleinen Menschen exakter ist. Bei manchen Personen (z. B. Sportlern) liegt das Gewicht zwar höher als das Normalgewicht, der Fettgewebsanteil ist jedoch zugunsten der Muskelmasse gering. In solchen Fällen sind weitere Methoden zur Feststellung des Ernährungsstatus sinnvoll. Dazu gehört die Ermittlung des Fettgewebsanteils am Körpergewicht mithilfe von Messungen der →Hautfaltendicke am Trizeps sowie an weiteren Hautfalten. Weiterhin gibt es Messungen zur Bewertung der Skelettmuskulatur. Hierfür werden u. a. der Armumfang und der Armmuskelumfang bestimmt.

anthroposophische Ernährungslehre: auf der Philosophie von Rudolf Steiner beruhende Ernährungsweise. Es handelt sich dabei um eine vorwiegend →ovolaktovegetabile Ernährung, bei der der Verzehr von Fleisch, Fisch, Eiern, Soja, Industriezucker, stark verarbeiteten Lebensmitteln und Nachtschattengewächsen wie Paprika, Tomaten und Kartoffeln möglichst eingeschränkt werden soll – verboten sind diese Lebensmittel jedoch nicht.

Ziel der anthroposophischen Ernährungslehre ist es, im Einklang mit der Natur zu leben. Von größter Bedeutung für die menschliche Kost sind Pflanzen, da sie mithilfe der Sonnenenergie gebildet werden. Die Lebensmittel sollten aus biologisch-dynamischem Anbau (→biologischer Landbau) stammen. Grundlage dieser Ernährungsweise ist Getreide, das nach der anthroposophischen Lehre einen besonderen Bezug zum geistigen Gehalt, den »Bildekräften« des Lebendigen hat. Gerichte mit Vollkorngetreide spielen eine wichtige Rolle, ebenso die heimischen Gemüsearten sowie Milch und Milcherzeugnisse.

Ernährungswissenschaftliche Sicht: Die anthroposophische Ernährung ist als Dauerkost geeignet; positiv ist die geringe Zufuhr an Purinen, Cholesterin und gesättigten Fettsäuren (aufgrund des weitgehenden Verzichts auf Fleisch) zu bewerten. Die Regeln der Lebensmittelauswahl können von Nicht-Anthroposophen allerdings nur schwer nachvollzogen werden. Der Verzicht auf Kartoffeln, Tomaten und Paprika ist aus ernährungswissenschaftlicher Sicht nicht sinnvoll und auch der behauptete »geistige Gehalt« von Lebensmitteln ist mit wissenschaftlichen Methoden nicht feststellbar.

Antibabypille: umgangssprachliche, zusammenfassende Bezeichnung (oft verkürzt nur »Pille«) für unterschiedliche hormonelle empfängnisverhütende Mittel. Die Antibabypille kann zu →Fettstoffwechselstörungen führen und die →Glukosetoleranz beeinträchtigen. Darüber hinaus beeinträchtigt sie den Stoffwechsel bestimmter B-Vitamine (Folsäure, Vitamin B_1, B_2, B_6 und B_{12}) und Mineralstoffe (Zink, Magnesium) und erhöht dadurch den Bedarf an diesen Nährstoffen. Auch der Vitamin-C-Gewebe- und -Blutspiegel kann durch die Pille gesenkt werden. Deshalb sollten Frauen, die hormonelle Kontrazeptiva einnehmen, ihren erhöhten Bedarf an den genannten Nährstoffen in Absprache mit dem Arzt durch Nahrungsergänzungsmittel decken, die Magnesium, Zink, Vitamin C und hoch dosierte B-Vitamine enthalten.

Antibiotika: Stoffwechselprodukte von Bakterien, Pilzen, Flechten, Algen und höheren Pflanzen, die ein mehr oder weniger spezifisches Wirkungsspektrum gegen krankheitserregende Mikroorganismen besitzen und mittlerweile größtenteils auch durch chemische Synthese hergestellt werden können.

Anbauverbände: Siegel

Herstellung und Wirkmechanismen: Wurden die ersten Antibiotika noch aus Schimmelpilzkulturen gewonnen, so werden die meisten dieser Stoffe heute teilweise oder vollständig synthetisiert. Derzeit kennt man vier hauptsächliche Wirkmechanismen: Hemmung der Zellwandsynthese, Störung des Stoffaustauschs über die Zellmembran, Blockade der Eiweißherstellung und Unterdrückung der Nukleinsäuresynthese. Werden die Krankheitserreger im Verlauf einer Therapie abgetötet, spricht man von Bakterizidie; wird nur deren Wachstum bzw. Vermehrung gehemmt, von Bakteriostase.

Resistenz: Wird ein bestimmter Krankheitserreger durch ein Antibiotikum nicht geschädigt, so ist er resistent. Die Resistenz kann natürlich, also eine von Anfang an vorhandene Eigenschaft des Krankheitskeims, sein oder z. B. durch eine Mutation im Bakterium erworben werden. Gegen mehrere Antibiotika resistente Keime (multiresistente Keime) stellen in der Medizin ein zunehmendes Problem dar.

Nebenwirkungen: Jede Stoffklasse der Antibiotika hat ihre spezifischen Wirkungen und Nebenwirkungen. Während der Einnahme von Antibiotika ist eine ausgewogene Ernährung zu empfehlen. Auch sollte man sich beim Arzt über Wechselwirkungen mit anderen Medikamenten und bestimmten Lebensmitteln informieren. Paare, die mit der Antibabypille verhüten, sollten daran denken, dass Antibiotika die empfängnisverhütende Wirkung ihres Präparats beeinträchtigen können.

Antibiotika wirken zwangsläufig auch auf die physiologische Bakterienflora des Körpers, v. a. in Darm und Scheide. Hieraus erklären sich Nebenwirkungen wie Erbrechen, Durchfall und Pilzinfektionen der Haut bzw. der Geschlechtsteile. Indem die natürliche Bakterienflora zurückgedrängt wird, entsteht ein Nährboden für resistentere, oft unerwünschte Mikroorganismen. Unter der Antibiotikatherapie werden deshalb die Ausscheidungen und die Haut des Patienten beobachtet. Frauen werden insbesondere nach Juckreiz oder Ausfluss im Genitalbereich gefragt, die Hinweise auf eine Scheidenpilzinfektion sein können. Hier muss manchmal eine gezielte Therapie der Nebenwirkungen erfolgen und eine gelenkte Wiederbesiedelung mit physiologischen Mikroorganismen durch spezielle Präparate begonnen werden.

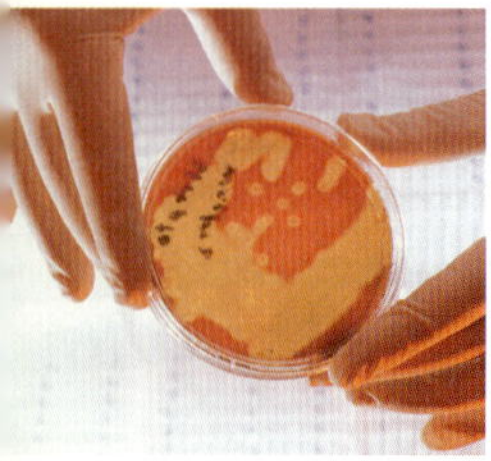

Antibiotika: Test mit Kultur

Antibiotika werden auch in der Massentierhaltung eingesetzt (→Tierarzneimittel).

Antigene: Substanzen, die vom Immunsystem als körperfremd erkannt werden und eine Reaktion der Abwehrzellen hervorrufen. In der Regel wirken körperfremde Eiweiße (z. B. von Krankheitserregern) als Antigene. Gegen diese Antigene bildet das Immunsystem ebenfalls aus Eiweißen speziell gegen das bestimmte Antigen gerichtete →Antikörper, die sich mit dem Antigen verbinden, es markieren und dadurch für andere Immunzellen angreifbar machen (Antigen-Antikörper-Reaktion), sodass es unschädlich gemacht werden kann. Auch an sich harmlose Substanzen (z. B. Pollen, bestimmte Lebensmittel) können vom Körper als Antigene erkannt werden und eine →Allergie auslösen.

Antihistaminika: Substanzen, die die Wirkung des Histamins unterbinden und v. a. bei Allergien eingesetzt werden, um die allergische Reaktion zu reduzieren. Manche Antihistaminika (H_2-Rezeptoren-Blocker) reduzieren die Magensäureproduktion und werden daher bei Magengeschwüren verordnet.

Antikoagulanzi|en: Substanzen, die die Blutgerinnung hemmen und zur Vorbeugung und Behandlung von Gefäßverschlüssen eingesetzt werden. Zu den Antikoagulanzien zählen u. a. die Vitamin-K-Antagonisten, die die Wirkung des für die Blutgerinnung wichtigen Vitamins K abschwächen. Bei einer Einnahme von Vitamin-K-Antagonisten sollte auf Lebensmittel verzichtet werden, die größere Mengen →Vitamin K (z. B. grüner Kohl, Spinat, grünes Gemüse) oder blutgerinnungshemmende Stoffe (z. B. Waldmeister) enthalten.

Antikörper, Immunglobuline: von bestimmten Immunzellen hergestellte Eiweißmoleküle, die nach dem Kontakt des Körpers mit (in der Regel von Krankheitserregern stammenden) →Antigenen gebildet werden, sich an das Antigen heften und es markieren, sodass andere Immunzellen es unschädlich machen können. Es gibt verschiedene Arten von Antikörpern: Das Immunglobulin A ist v. a. für die Abwehr von Krankheitserregern in den Schleimhäuten zuständig, Immunglobulin D ist auf bestimmten Immunzellen zu finden, Immunglobulin E ist für die Abwehr von Parasiten zuständig, aber auch an der Entstehung von Allergien beteiligt. Immunglobulin G bildet der Körper beim Kontakt mit einem bereits bekannten Krankheitserreger, wodurch die Immunreaktion beschleunigt wird; Immunglobulin M wird zur raschen Abwehr von Erregern hergestellt, die zum ersten Mal mit dem Körper in Kontakt kommen. Damit Antikörper in ausreichender Menge gebildet werden können, benötigt der Organismus Eiweiß aus der Nahrung.

Anti-Krebs-Diäten: →Krebsdiäten.

Antillen-Kirsche: →Acerola.

Antioxidanzi|en: 1) umgangssprachlich auch als »Radikalfänger« bezeichnete Substanzen, die sich mit →freien Radikalen verbinden und somit andere Stoffe (u.a. Körperzellen) vor einer Oxidation und damit vor einer Schädigung schützen.

Arten: Der menschliche Organismus verfügt über eine Reihe von Enzymen (u.a. →Glutathionperoxidase), die die Fähigkeit besitzen, sich mit freien Radikalen zu verbinden. Neben diesen körpereigenen Stoffen gibt es jedoch noch eine Vielzahl weiterer Antioxidanzien, die in der Nahrung enthalten sind und die die Zellen ebenfalls vor freien Radikalen schützen. Dazu gehören in erster Linie die antioxidativ wirkenden Vitamine →Vitamin C und →Vitamin E sowie →Betakarotin. Das in pflanzlichen Lebensmitteln enthaltene Betakarotin verbindet sich mit den freien Radikalen und leitet deren Energie in Form von Wärme ab. Vitamin E ist v.a. in den Zellmembranen enthalten, deren Fettsäuren von freien Radikalen bevorzugt angegriffen werden. Vitamin E stellt dem freien Radikal eines seiner Elektronen zur Verfügung und macht es damit unschädlich. Wurde bereits eine Fettsäure von einem freien Radikal angegriffen, stellt Vitamin E dieser Fettsäure ein Elektron zur Verfügung und »repariert« sie damit sozusagen, sodass es nicht zu einer Kettenreaktion in der Zelle kommen kann. Vitamin C wiederum stellt Vitamin E ein Elektron zur Verfügung, wenn dieses bereits ein Elektron an ein freies Radikal abgegeben hat, und sorgt somit für die Regeneration des Vitamins E. Auch →Selen und vermutlich auch →Zink besitzen eine antioxidative Wirkung, ebenso manche sekundäre Pflanzenstoffe, z.B. →Phytinsäure, →Polyphenole und das u.a. in Knoblauch enthaltene Allicin (→Sulfide).

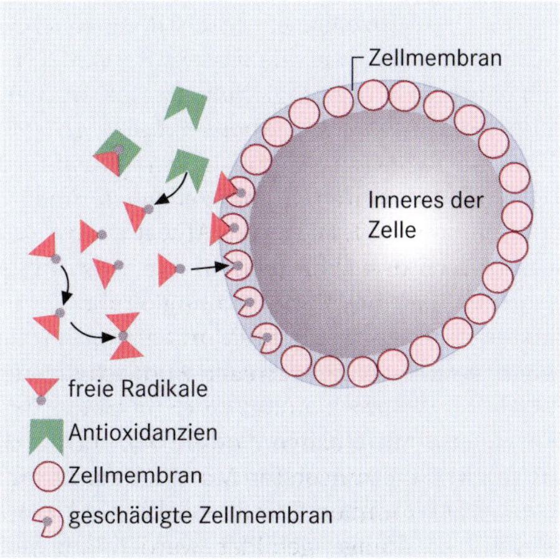

Antioxidanzien machen freie Radikale unschädlich, indem sie sich mit ihnen verbinden.

Unterversorgung: Zu einer Unterversorgung mit Antioxidanzien kommt es, wenn diese dem Körper nicht in ausreichender Menge mit der Nahrung zugeführt werden. Dies ist z.B. bei einer Ernährung, die nur wenig Obst und Gemüse beinhaltet, der Fall. Auch bei einer gestörten Fettverdauung (z.B. infolge von Bauchspeicheldrüsenerkrankungen) stehen dem Körper oft zu wenig Antioxidanzien zur Verfügung, denn Betakarotin und Vitamin E gehören zu den fettlöslichen Vitaminen, die nur verwertet werden können, wenn ausreichend Fett in der Nahrung enthalten ist. Einseitige Diäten können ebenfalls zu einem Mangel an Antioxidanzien führen. Sinnvoller als die Einnahme von Nahrungsergänzungsmitteln ist es, dem Körper die Antioxidanzien über die Nahrung zuzuführen, und zwar vorzugsweise in mehreren kleinen Portionen Obst und Gemüse (auch als frisch gepresste Säfte), über den Tag verteilt.

2) →Antioxidationsmittel.

Antioxidationsmittel, Antioxidanzi|en: Lebensmittelzusatzstoffe, die die Haltbarkeit von Lebensmitteln verlängern, indem sie deren Oxidation (Reaktion mit Sauerstoff) verhindern. Die Oxidation kann nachteilige Auswirkungen auf Qualität, Geruch, Geschmack und Aussehen haben. Praktisch alle Lebensmittelbestandteile (Kohlenhydrate, Fette und Eiweiße) können abhängig von Verarbeitung, Lagerung usw. mit Luftsauerstoff reagieren. Hauptsächlich davon betroffen sind jedoch die fetthaltigen Bestandteile der Nahrung (→Fettverderb). Antioxidationsmittel sind in der Lage, diese unerwünschten Vorgänge zu verzögern.

Wirkmechanismus und Zulassung:

Es gibt synthetisch hergestellte und natürlich vorkommende Antioxidationsmittel; zu den Letzteren gehören beispielsweise bestimmte Vitamine wie die Ascorbinsäure (Vitamin C) und die Tocopherole (Vitamin E). Antioxidationsmittel enthalten chemische Gruppen im Molekül, die in der Lage sind, →freie Radikale abzufangen und unschädlich zu machen, bevor diese mit den Lebensmitteln reagieren und die Oxidation einleiten können. Das Abfangen der freien Radikale führt allerdings zum Verbrauch bzw. zur Zerstörung der Antioxidationsmittel, sodass ihre Wirkung nicht unbegrenzt anhält. Das heißt, die Mittel werden mit der Zeit unwirksam; Tocopherole und Ascorbinsäure wirken dann auch nicht mehr als Vitamine.

Natürliche Antioxidationsmittel sind meist unbeschränkt zugelassen; bei synthetischen Antioxidationsmitteln (die hauptsächlich bei Trockensuppen, -brühen und -saucen, Kartoffelerzeugnissen aller Art, Knabberartikeln, Kuchenmischungen, Kaugummi, Fetten, Ölen und verarbeiteten Nüssen zum Einsatz kommen) gelten Einschränkungen.

Werden Antioxidationsmittel zugesetzt, so muss auf dem Etikett des Lebensmittels der Vermerk »mit Antioxidationsmittel« stehen; dann folgt entweder der Name oder die E-Nummer des jeweiligen Lebensmittelzusatzstoffs. Dies gilt auch für die Vitamine E und C, wenn diese in der Funktion als Antioxidationsmittel zugesetzt werden.

Einige Substanzen werden sowohl als Antioxidationsmittel als auch als →Konservierungsstoffe verwendet. Da es sich bei diesen Verbindungen meistens um Säuren handelt, kommen sie oft auch als →Säuerungsmittel zum Einsatz.

Die einzelnen Antioxidationsmittel:

Schwefelverbindungen werden schon seit dem späten Mittelalter zur Haltbarmachung von Lebensmitteln genutzt. Hierzu gehören Schwefeldioxid und verschiedene Salze des Schwefeldioxids (Sulfite). **Schwefeldioxid (E 220,** schweflige Säure) wird durch Verbrennung sulfidhaltiger Erze oder elementaren Schwefels und anschließende Reinigung hergestellt; die Salze des Schwefeldioxids, die **Sulfite (E 221–228),** entstehen durch Einleitung von Schwefeldioxid in verschiedene Laugen. Sie geben langsam Schwefeldioxid ab, wirken also wie Schwefeldioxid und werden auch so deklariert. Zu den Sulfiten gehören: **Natriumsulfit (E 221), Natriumhydrogensulfit** (**E 222,** Natriumbisulfit), **Natriumdisulfit (E 223,** Natriummetabisulfit), **Kaliumdisulfit (E 224,** Kaliummetabisulfit), **Kalziumsulfit (E 226), Kalziumhydrogensulfit (E 227)** und **Kaliumhydrogensulfit** (**E 228,** Kaliumbisulfit).

Schwefeldioxid und seine Salze sind für eine große Zahl verschiedener Lebensmittel zugelassen; die Höchstmengen betragen als Summe von Schwefeldioxid und Sulfiten je nach Anwendungsgebiet 30–200 mg pro Kilogramm (berechnet als Schwefeldioxid), in Ausnahmefällen (z. B. bei Trockenobst) bis 2 g pro Kilogramm. Der →ADI liegt bei 0–0,7 mg pro Kilogramm Körpergewicht. Sie verhindern die →enzymatische Bräunung (z. B. bei frischen Kartoffeln), stabilisieren die Farbe von Trockenobst und anderen Lebensmitteln, bleichen Zucker und werden auch als Konservierungsstoffe verwendet.

Üblich ist der Einsatz von Schwefeldioxid und Sulfiten bei Trockenobst wie z. B. Trockenaprikosen, -birnen, -pfirsichen, -bananen und -äpfeln, bei Meerrettichmasse, Frucht- und Gemüsezubereitungen, Kartoffelgerichten, Fruchtsäften, Marmelade und Knabbererzeugnissen aus Kartoffeln oder Getreide. Bei Wein ist das Schwefeln durch Zusatz von Schwefeldioxid oder Sulfiten ein allgemein übliches Verfahren zur Verbesserung der Haltbarkeit; zulässig sind 160–400 mg pro Liter. Je nach Weinsorte (trockener, roter Wein hat in der Regel einen geringeren Schwefeldioxidgehalt als weißer, süßer) kann mit einem bis zwei Gläsern schon die tolerierbare Tagesdosis erreicht werden. Bei Wein wird die Verwendung von Schwefeldioxid oder Sulfiten nicht deklariert; bei anderen Lebensmitteln steht der Vermerk »geschwefelt« oder der Name bzw. die E-Nummer des betreffenden Lebensmittelzusatzstoffs auf dem Etikett.

Der menschliche Organismus reagiert individuell sehr unterschiedlich auf Schwefeldioxid. Schon kleine Mengen führen bei empfindlichen Menschen zu Übelkeit, Kopfschmerzen, Völlegefühl, Durchfall. Verbreitet sind Unverträglichkeitsreaktionen, Allergien und pseudoallergische Reaktionen wie beispielsweise Asthmaanfälle. Besonders empfindlich reagieren Menschen mit geringer oder erhöhter Magensaftproduktion. Schwefeldioxid zerstört Vitamin B_1 und Biotin (daher werden Lebensmittel, die reich an Vitamin B_1 sind, in der Regel nicht mit Schwefeldioxid konserviert); Vitamin A und C werden hingegen stabilisiert.

Die **→Milchsäure (E 270)** wird als Antioxidationsmittel Getränken, Konfekt, Salatsaucen und Softmargarine (auch zur Geschmacksverbesserung) zugesetzt.

Ascorbinsäure (E 300, Askorbinsäure, L-Ascorbinsäure) ist die chemische Bezeichnung für →Vitamin C. Als Lebensmittelzusatzstoff wird sie durch chemische Synthese hergestellt. Sie findet nicht nur als Antioxidationsmittel, sondern auch als Säuerungsmittel, Stabilisator und Mehlbehandlungsmittel Verwendung. Wenn sie nicht zur Vitaminisierung von Lebensmitteln verwendet wird, gilt sie rechtlich als Zusatzstoff und muss stets auf dem Etikett (als Ascorbinsäure, L-Ascorbinsäure, Askorbinsäure, Vitamin C oder mit der E-Nummer) deklariert werden. Der ADI liegt bei 0–15 mg pro Kilogramm Körpergewicht. Ascorbinsäure ist für Lebensmittel in der Regel ohne Höchstmengenbeschränkungen zugelassen. Sie wird u.a. bei Obst- und Gemüsekonserven, Fleisch- und Wurstwaren, eihaltigen Produkten und verarbeiteten (auch tiefgekühlten) Kartoffelerzeugnissen (zur Verhinderung der Braunfärbung) eingesetzt. In den üblichen Verzehrmengen gilt sie als unbedenklich.

Ähnlich wie Ascorbinsäure werden die Salze und Ester der Ascorbinsäure, die **Ascorbate (E 301–304)**, eingesetzt. Sie werden chemisch aus Ascorbinsäure hergestellt und auf dem Etikett in der Regel als Ascorbinsäure deklariert. Im Einzelnen sind dies: **Natrium-L-Ascorbat (E 301)**, **Kalzium-L-Ascorbat (E 302)** und **Ascorbylpalmitat** (**E 304**, Ascorbylstearat, 6-Palmitoyl-L-Ascorbinsäure, auch deklariert als Fettsäureester der Ascorbinsäure). Im Gegensatz zur Ascorbinsäure und ihren Salzen ist Ascorbylpalmitat fettlöslich und daher auch in fetthaltigen Lebensmitteln einsetzbar.

Tocopherole (Tokopherole), die chemische Bezeichnung für →Vitamin E, ist Oberbegriff für mehrere verschiedene Substanzen **(E 306 bis 309)**, die sich in ihrer Molekülstruktur unterscheiden, aber alle fettlöslich sind und den Fettverderb verhindern. Sie schützen Vitamin A, Karotine sowie ungesättigte Fettsäuren (Linol- und Linolensäure) vor Oxidation und verhindern die Bildung Krebs fördernder Nitrosamine in Lebensmitteln. Außerdem haben sie einen farbstabilisierenden Effekt. Die unter der Nummer **E 306** deklarierten Substanzen **(Tocopherol, Tokopherol, stark tocopherolhaltige Extrakte)** stammen aus natürlichen Quellen; sie werden aus Fetten verschiedener Pflanzen (v.a. Sojabohnen, Mais, Baumwollsaat, Reis- und Weizenkeimen) extrahiert und stellen somit eine Mischung aus verschiedenen Tocopherolen dar. **Alphatocopherol (E 307)**, **Gammatocopherol (E 308)** und **Deltatocopherol (E 309)** werden dagegen durch chemische Synthese hergestellt. Diese Tocopherole werden in der Regel als Tocopherol (Tokopherol) oder mit der entsprechenden E-Nummer deklariert. Tocopherole sind gesundheitlich unbedenklich und für Lebensmittel in der Regel ohne Höchstmengenbeschränkungen zugelassen. Verwendet werden sie hauptsächlich für fetthaltige Lebensmittel wie Margarinen, Pflanzenöle, Dessertsaucen, Fertigdesserts und Wurst.

Gallate (E 310–312) sind Esterverbindungen der natürlich vorkommenden Gallsäure (Gallussäure), die in Verbindung mit anderen Substanzen u.a. in Gemüse zu finden ist. Hergestellt werden sie auf chemischem Weg aus Gallsäure; diese wiederum wird aus Galläpfeln (kleinen, durch Mikroorganismen oder Insekten hervorgerufenen Wucherungen an Eichenblättern) gewonnen. Die verschiedenen Gallate haben unterschiedliche antioxidative Wirkungen. Sie verhindern den Fettverderb und schützen Farbe und Geschmack der Lebensmittel vor Veränderungen durch Luftsauerstoff.

Propylgallat (E 310) ist für fetthaltige Backwaren und deren Inhaltsstoffe wie z.B. Margarine, Persipan- und Mohnfüllungen zugelassen, außerdem für Bratöl, Frittierfett, Milchpulver, Kaugummi, Marzipan, Nugat, Knabbererzeugnisse, Trockensuppen und Würzmittel. Die zugelassene Höchstmenge liegt je nach Produkt bei 200–400 mg pro Kilogramm (berechnet als Gesamtmenge an Gallaten). Der ADI beträgt 0–0,2 mg pro Kilogramm Körpergewicht (berechnet als Gallate). In Säuglings- und Kleinkindernahrung darf Propylgallat nicht enthalten sein, da der Verdacht besteht, dass es bei Säuglingen und Kleinkindern zu Blausucht führen kann. Außerdem befürchtet man, dass Propylgallat die Verfügbarkeit von Eisen negativ beeinflussen kann und bei entsprechend disponierten Menschen (z.B. Asthmatikern und aspirinempfindlichen Personen) möglicherweise Pseudoallergien auslöst.

Außer Propylgallat sind auch **Octylgallat (E 311)** und **Dodecylgallat** (**E 312**, Laurylgallat) als Lebensmittelzusatzstoffe zugelassen. Beide werden auch als Gallat deklariert und auch als Konservierungsstoffe eingesetzt. In Verwendung, Höchstmengenbeschränkungen und ADI entsprechen sie dem Propylgallat; allerdings sind sie im Gegensatz zu diesem in gesundheitlicher Hinsicht vollkommen unbedenklich.

Isoascorbinsäure (Isoaskorbinsäure, E 315) ist ein chemischer Abkömmling der Ascorbinsäure und hat ähnliche technologische Eigenschaften wie diese, besitzt jedoch nur 5% von deren Vitamin-C-Aktivität. Sie entsteht als Zwischenprodukt bei der Herstellung von Ascorbinsäure und findet nicht nur als Antioxidationsmittel, sondern auch als Komplexbildner und Stabilisator Verwendung. Isoascorbinsäure wurde im Zuge der Harmonisierung innerhalb der Europäischen Union in Deutschland neu zugelassen, und zwar in einer Höchstmenge von 500 mg pro Kilogramm für kochfertige und konservierte Fleischerzeugnisse und für die industrielle Obst- und Gemüseverarbeitung. Der ADI liegt bei 0–6 mg pro Kilogramm Körpergewicht. Vermutlich tritt Isoascorbinsäure im Organismus in Konkurrenz zu Ascorbinsäure und natürlichem Vitamin C. Es ist möglich, dass dadurch die Aufnahme von Vitamin C gehemmt wird. Eine genaue wissenschaftliche Beurteilung steht noch aus.

Natriumisoascorbat (E 316) ist ein Salz der Isoascorbinsäure und wird durch chemische Änderung der Isoascorbinsäure hergestellt. Hinsichtlich Verwendung, zugelassener Höchstmenge, ADI und möglicher Nebenwirkungen gilt das Gleiche wie für die Isoascorbinsäure.

Butylhydroxyanisol (E 320, Abk. BHA) ist ein gut in Fett lösliches, hitzebeständiges Gemisch zweier Phenolabkömmlinge und wird häufig mit den Gallaten (E 310–312) kombiniert. Es wird durch chemische Synthese hergestellt und eignet sich wegen seiner Hitzebeständigkeit gut für den Einsatz in rohen und vorgefertigen Backwaren. Zugelassen ist es nur für Knabberartikel, Walnüsse, Kuchenmischungen, Trockensuppen, Würzreis und Süßigkeiten.

Butylhydroxyanisol reichert sich im menschlichen Fettgewebe an. In Tierversuchen wurden widersprüchliche Ergebnisse in Bezug auf eine Krebs auslösende Wirkung gefunden. Möglich ist eine Erhöhung des Blutcholesterinspiegels und ein erhöhter Abbau von Vitamin D durch Einwirkung von Butylhydroxyanisol.

Butylhydroxytoluol (E 321, Abk. BHT) hat ähnliche Eigenschaften wie Butylhydroxyanisol; wie dieses wird es durch chemische Synthese hergestellt und häufig in Kombination mit Gallaten eingesetzt. Es ist nur für Kaugummi, Frittier- und Bratenfette und Vitaminpräparate (deren Haltbarkeit dadurch verbessert wird) zugelassen. Über die Wirkung der beim Frittieren entstehenden Zerfallsprodukte ist wenig bekannt. Butylhydroxytoluol ist auch in Kunststoffen für die Verpackung von Lebensmitteln enthalten und kann daraus in Lebensmittel gelangen.

Die Substanz reichert sich ebenso wie Butylhydroxyanisol im menschlichen Fettgewebe an; in Tierversuchen wurden widersprüchliche Ergebnisse in Bezug auf eine Krebs auslösende Wirkung gefunden. Möglich ist eine Beeinflussung von Blutgerinnung, Fettstoffwechsel und Schilddrüsenfunktion sowie ein erhöhter Abbau von Vitamin D. Sehr wahrscheinlich ist, dass Butylhydroxytoluol und Butylhydroxyanisol bei entsprechend disponierten Personen Allergien auslösen kann. Kosmetikprodukte, die eine dieser beiden Substanzen enthalten, können auf der Haut zu Kontaktallergien führen.

Butylhydroxytoluol und Butylhydroxyanisol sind je nach Produkt in Höchstmengen von 200–400 mg pro Kilogramm (berechnet als Gesamtmenge an Gallaten) zugelassen. Der ADI (berechnet als Summe von Butylhydroxytoluol und Butylhydroxyanisol) liegt bei 0–0,5 mg pro Kilogramm Körpergewicht.

Lezithin (E 322, Lecithin) wird als Antioxidationsmittel in verschiedenen fetthaltigen Lebensmitteln (z. B. Schokolade) eingesetzt. **Zitronensäure (E 330,** Citronensäure), eine sehr verbreitete Pflanzensäure, die v. a. in Zitrusfrüchten enthalten ist, findet in der Lebensmittelverarbeitung als Antioxidationsmittel, Säuerungsmittel und Komplexbildner Verwendung und wird biotechnisch mithilfe von Kulturen des Schimmelpilzes Aspergillus niger auf Melasse (Rückständen bei der Zuckerproduktion) hergestellt. Sie ist für Lebensmittel (einschließlich Säuglingsanfangs- und -folgenahrung) ohne Höchstmengenbeschränkungen zugelassen und wird bei Milchpulver, Limonaden, Konfitüren, Kondensmilch, Schmelzkäse, Brühwürsten, Fetten, Backwaren, Backpulver, Obst- und Gemüsekonserven, Eiscreme, Fertigsuppen und tiefgekühlten Fischen und Krabben eingesetzt. Bei Schimmelpilzallergikern treten nach dem Verzehr von Lebensmitteln mit Zusätzen von industriell hergestellter Zitronensäure u. U. allergische Reaktionen auf, da sie noch Schimmelsporen enthalten können (→Lezithin).

Auch die **Salze der Zitronensäure (E 331 und E 332)** werden in der Lebensmitteltechnik als Antioxidationsmittel eingesetzt; daneben dienen sie auch noch als Säuerungsmittel, Schmelzsalze und Komplexbildner. Die Bezeichnung **Natriumzitrat (E 331,** Natriumcitrat) umfasst verschiedene Natriumsalze der Zitronensäure (Mono-, Di- und Trinatriumzitrat); **Kaliumzitrat (E 332,** Kaliumcitrat) ist der Oberbegriff für verschiedene Kaliumsalze der Zitronensäure (Mono-, Di- und Trikaliumzitrat). All diese Substanzen sind natürliche Bestandteile von Zitrusfrüchten, werden aus Zitronensäure hergestellt und als Salze der Zitronensäure deklariert. Hinsichtlich Verwendung, Höchstmengenbeschränkungen und möglicher Nebenwirkungen gilt das Gleiche wie für Zitronensäure.

Kalziumdinatriumethylendiamin (E 385, Kalzium-Dinatrium-EDTA) wird selten allein als Antioxidationsmittel eingesetzt, sondern unterstützt andere Antioxidationsmittel und Konservierungsstoffe in ihrer Wirkung. Es wird durch chemische Synthese hergestellt, verhindert den Fettverderb in Halbfettmargarine und ölhaltigen Fischkonserven und erhält Aussehen und Geschmack gefrorener Schalentiere. Zugelassen ist es nur für emulgierte Saucen, Dressings, Dosen- und Glaskonserven von Pilzen, Hülsenfrüchten und Artischocken, außerdem für Halbfettmargarine, Fische, Krebs- und Schalentiere in Dosen oder Glaskonserven sowie tiefgekühlte Krebse. Die Höchstmengen liegen je nach Produkt bei 75–250 mg pro Kilogramm, der ADI beträgt 0–2,5 mg pro Kilogramm Körpergewicht. Bei erhöhter Zufuhr können u. U. in der Nahrung enthaltene Schwermetalle gebunden und vom Organismus aufgenommen werden.

Natrium- und Kaliumdiphosphat (**E 450**, auch deklariert als Diphosphate oder Phosphat) ist ein Oberbegriff für die Natrium-, Kalium- und Kalziumsalze der Orthophosphorsäure, im Einzelnen: Dinatriumdiphosphat (E 450a), Trinatriumdiphosphat (E 450b), Tetranatriumdiphosphat (E 450c), Dikaliumdiphosphat (E 450d), Tetrakaliumdiphosphat (E 450e), Dikalziumdiphosphat (E 450f) und Kalziumdihydrogendiphosphat (E 450g). Der technologische Einsatz dieser Phosphate, die synthetisch aus Kalziumphosphat hergestellt werden, ist sehr vielfältig: Man verwendet sie nicht nur als Antioxidationsmittel, sondern auch als Backtriebmittel, Konservierungsstoffe, Säureregulatoren, Trennmittel, Emulgatoren und Schmelzsalze. Zugelassen sind sie u. a. für Nahrungsergänzungsmittel, Saucen, Desserts, Flüssigei, Fleischerzeugnisse und Trockenlebensmittel. Die Höchstmengen liegen je nach Anwendungsbereich zwischen 0,5 g und 50 g pro Kilogramm (berechnet als Gesamtphosphatmenge); der ADI beträgt 0–70 mg pro Kilogramm Körpergewicht.

Einsatzbereich, Höchstmengen und ADI gelten auch für die anderen beiden als Antioxidationsmittel verwendbaren Phosphate: Unter der Sammelbezeichnung **Triphosphate** (**E 451**, auch deklariert als Phosphat) werden zwei Natrium- und Kaliumsalze der Orthophosphorsäure, nämlich das Pentanatriumtriphosphat (E 451a) und das Pentakaliumtriphosphat (E 451b), zusammengefasst. **Polyphosphat** (**E 452**, auch deklariert als Phosphat) ist der Oberbegriff für die folgenden Natrium-, Kalium- und Kalziumsalze der Orthophosphorsäure: Natriumpolyphosphat (E 452a), Kaliumpolyphosphat (E 452b), Natriumkalziumpolyphosphat (E 452c) und Kalziumpolyphosphat (E 452d). Alle diese Phosphate werden durch chemische Synthese hergestellt (→Phosphor).

Zinn-II-Chlorid (**E 512**) ist ein Zinnsalz der Salzsäure, wird durch chemische Synthese hergestellt und besteht aus weißen Kristallen, die nur in Gegenwart von Säuren in Wasser klar löslich sind. Im Zuge der Harmonisierung innerhalb der Europäischen Union ist es nun auch in Deutschland als Antioxidations- und Säuerungsmittel und als Stabilisator zugelassen, und zwar in einer Höchstmenge von 25 mg pro Kilogramm (berechnet als Zinn) für Dosen- und Glaskonserven von Spargel. In den üblicherweise zugesetzten Mengen ist Zinn-II-Chlorid gesundheitlich unbedenklich; hohe Dosen können zu Magenreizungen führen.

Anti-Ulcus-Faktor, Ulcus-Schutzfaktor: von dem amerikanischen Wissenschaftler Carnett Cheney um 1960 entdeckte, u. a. in Kohl, Sauerkraut, Sellerie, Tomaten, Bananen, Spargel und Mohrrüben vorkommende chemische Substanz, die die Schleimhäute von Magen und Darm schützt, Magen-, Darm- und Zwölffingerdarmgeschwüre rascher zum Abheilen bringt und daher von Cheney als Anti-Ulcus-Faktor bezeichnet wurde. Die Substanz wird beim Tiefkühlen und anschließenden Wiederauftauen zerstört.

Anus praeter: →Kunstafter.

Aperitifs: Getränke, die zur Anregung des Appetits dienen und vor dem Essen getrunken werden. Zu den wichtigsten Aperitifs zählen die alkoholreichen Likör- oder →Dessertweine, z. B. **Sherry** und Portwein, die einen Alkoholgehalt von 14–18 Vol.-% aufweisen.

Wermutweine werden aus roten oder weißen Weinen durch Aromatisierung mit Wermutkraut hergestellt. Der Bestandteil, auf dem die appetitanregende Wirkung v. a. beruht, ist das Wermutkraut; alle anderen Kräuterauszüge und Gewürze (u. a. Chinarinde, Kamille, Muskat, Gewürzfenchel, Rhabarberwurzel, Anis, Schafgarbe, Enzianwurzel, Gewürznelken, Pfefferminze) haben untergeordnete Bedeutung, wirken aber insgesamt auch positiv auf die Magensaftsekretion.

Als Aperitifs werden auch so genannte **Bitters** (Bittere, Bitterspirituosen) getrunken. Dabei handelt es sich um Spirituosen mit (nach deutschem Gesetz) mindestens 32 Vol.-% Alkohol, deren appetitanregende und verdauungsfördernde Wirkung auf den in ihnen enthaltenen →Bitterstoffen beruht. Als Grundlagen dienen Auszüge von Wurzeln, Rinden, Blättern und Früchten vieler verschiedener Pflanzen, v. a. von Kräutern. Zu den Bitters zählen u. a. Angosturabitter, Amer (Amer Picon®, Amaro-Ramazzotti®), Campari®, Cynar® und Fernet-Branca®. Angosturabitter wird vorwiegend zum Aromatisieren von Cocktails eingesetzt und hat aufgrund seiner

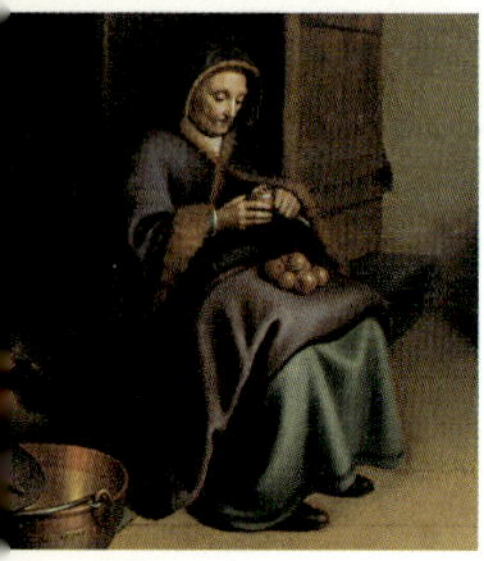

Apfel: »Äpfel schälende Frau« von Gerard Dou (17. Jahrhundert)

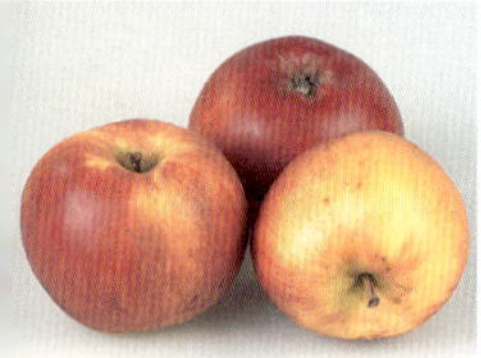

Apfel: Berlepsch

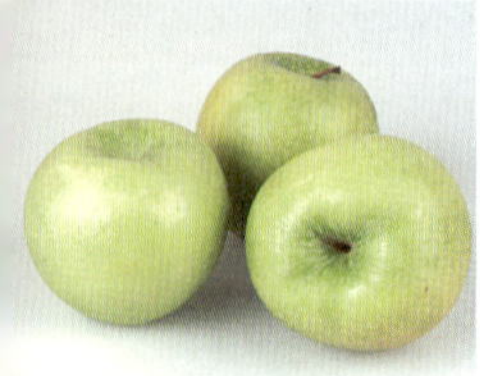

Apfel: Granny Smith

Vielzahl appetitanregender Zutaten wie Enzianwurzel, Pomeranzenschale, Angosturarinde, Gewürznelke und Kardamom eine starke Geschmacksfülle. **Cynar®** wird aus Bestandteilen von Artischockenblättern gewonnen und verdankt seinen bitteren Geschmack und seine appetitanregende Wirkung dem in der Artischocke enthaltenen Cynarin. **Campari®** ist eine italienische Bitterspirituose aus Wein und Destillationsalkohol, gewürzt u.a. mit Orangenschalen, -blättern und Chinarindenextrakt.

Apfel: Frucht des Apfelbaums (Malus communis), der zur Familie der Rosengewächse zählt. Äpfel gehören zum Kernobst und sind sehr vitaminreich; sie enthalten u.a. Vitamin C und eine Reihe von B-Vitaminen. 70% der Vitamine befinden sich in der Schale, weshalb diese stets mitverzehrt werden sollte. Daneben haben Äpfel einen hohen Gehalt an für die Verdauung wichtigen Ballaststoffen (Pektin und Zellulose). Die Früchte sind das ganze Jahr über erhältlich; deutsche Äpfel sind v.a. im Herbst und Winter im Handel. Es empfiehlt sich, in Deutschland angebaute Äpfel zu kaufen, da deren Schale im Gegensatz zu Importäpfeln nicht gewachst werden darf. Das Wachsen der Schale dient u.a. zur Haltbarmachung und zur Verbesserung des äußeren Erscheinungsbildes, doch selbst nach gründlichem Waschen bleiben noch Rückstände auf der Apfelschale zurück, weshalb importierte Ware vor dem Essen stets geschält werden sollte.

Äpfel richtig lagern

Äpfel sollten rasch nach der Ernte kühl gelagert werden - sinnvoll ist es, sie im Keller bei 6-8 °C aufzubewahren. Bei der Ernte ist darauf zu achten, dass die Früchte noch leicht grün sind, da sich sehr reife Äpfel weniger lange halten. Sie sollten zudem trocken sein und noch einen Stiel besitzen. Zu vermeiden sind Druckstellen und Beschädigungen der Schale. Für eine längere Haltbarkeit empfiehlt sich die Lagerung in verschlossenen Folienbeuteln, in die man nach einer Woche Lagerung pro Kilogramm Äpfel ein Loch hineinsticht. Äpfel sollten niemals in der Nähe von Kartoffeln aufbewahrt werden, da die bei der Lagerung von Kartoffeln entstehenden Stoffe die Reifung der Äpfel beschleunigen und sie dadurch schneller verderben. Je nach Sorte halten sich Äpfel bei sachgemäßer Lagerung bis zu sechs Monate lang.

Apfelbirne: →Nashi.

Apfeldicksaft: aus Apfelsaft hergestellter →Dicksaft.

Apfelessig: ein →Essig.

Apfelkraut: 1) vorwiegend im Rheinland hergestellter, durch Kochen stark eingedickter Apfelsaft ohne Zuckerzusatz. Ein Teil des fruchteigenen Zuckers karamellisiert beim Erhitzen. Die feinsäuerliche, streichfähige Masse wird als Brotaufstrich oder zu Kartoffelpuffern verzehrt. Apfelkraut darf bei Deklarierung mit bis zu 40% Fabrikzucker gestreckt werden, was allerdings eine Qualitätsminderung darstellt. Im Naturkosthandel erhältliches Apfelkraut wird in der Regel ohne Zuckerzusatz aus Äpfeln aus biologischem Landbau hergestellt. Im Handel werden auch Mischungen mit →Birnenkraut angeboten, das im selben Verfahren hergestellt wird. Wegen seines sehr hohen Zuckergehalts sollte man Apfelkraut sparsam verwenden.

2) In Bayern Bezeichnung für mit Apfelstücken oder -mus verfeinerten Rotkohl.

Apfelsaft: ein →Fruchtsaft.

Apfelsäure: eine organische Säure, die in der Lebensmittelindustrie als →Säuerungsmittel Verwendung findet.

Apfelsine [niederländ. appelsien »Apfel aus China«], **Orange:** Frucht eines immergrünen, aus Südostasien stammenden Rautengewächses (Citrus sinensis) mit meist samenlosen Beerenfrüchten. Die Apfelsine wurde in China nachweislich bereits im 2. Jt. v.Chr. genutzt. Über Indien nach Babylonien verbreitet, soll sie um 800 v.Chr. in den hängenden Gärten der Semiramis vorgekommen sein. Erst spät gelangte sie nach Europa: Seefahrer sollen sie Mitte des 16.Jh. aus Hinterindien nach Portugal gebracht haben. Heute werden Apfelsinen in allen wärmeren Regionen der Erde, v.a. in den Mittelmeerländern, den USA (Kalifornien, Florida, Texas), Brasilien und China angebaut. Sie sind das ganze Jahr über erhältlich. Die so genannten Sommerorangen, die von Mai bis November im Handel sind, stammen v.a. aus Südafrika, aus den Mittelmeerländern kommen die Winterorangen, die von November bis Mai auf dem Markt sind. Apfelsinen sind besonders reich an Vitamin C, das zur Stärkung des Immunsystems beiträgt. Aus diesem Grund ist ihr Verzehr v.a. im Winter empfehlenswert. Die meisten Früchte werden nach der Ernte mit einem Wachsüberzug versehen, der häufig Konservierungsstoffe enthält. Die Schale solcher behandelten Früchte sollte daher bei Gerichten, die des Zusatzes von Orangenschale bedürfen, nicht verwendet werden.

Apfeltyp: umgangssprachliche Bezeichnung für die androide Fettsucht (→Fettleibigkeit).

Apfelwein: aus dem vergorenen Saft frischer Äpfel mit hohem Säuregehalt hergestellter moussierender Obstwein mit mindestens 5 Vol.-% Alkohol. Apfelwein wird u.a. in Südwestdeutschland (Frankfurter »Äppelwoi«, Württemberger Most), Österreich (unter der

DIE HÄUFIGSTEN APFELSORTEN UND IHRE CHARAKTERISTISCHEN EIGENSCHAFTEN

	Fruchtfleisch	Geschmack	Genussreife	Verwendung
Boskop groß bis sehr groß, Schale ziemlich rau, grünlich gelb bis goldgelb oder dunkel- bis braunrot	hellgelb, mürbe, saftig	säuerlich	Dezember bis März	Tafel-, Koch- und Backapfel
Braeburn mittelgroß bis groß grünlich gelbe Schale mit roter bis brauner Deckschale	hellgelb, fest, knackig	süßlich	Oktober bis April	Tafelapfel
Cox Orange mittelgroß, fast kugelig, goldgelb bis orangefarben, meist rot marmoriert	goldgelb, sehr saftig	süß, würzig	Oktober bis Februar	Tafelapfel
Elstar mittelgroß, flach kugelig, gleichmäßige Form, goldgelbe bis orangerote Schale	cremegelb, bissfest, saftig	süßsauer	Oktober bis März	Tafel-, Koch- und Backapfel
Gala mittelgroß, rund bis hochrund, goldgelb bis rosarot marmoriert	cremegelb, knackig, saftig	süß	September bis März	Tafelapfel
Golden Delicious mittelgroß, länglich-kegelförmig, grün- bis goldgelb, sonnenseits leicht gerötet, bräunlich punktiert	gelblich, saftig	süß, mit feiner Säure	Oktober bis Februar	Tafelapfel
Goldparmäne mittelgroß, stumpf kegelförmig, rötlich gelb, rot gestreift	gelblich weiß, nicht sehr saftig	süß, mit leicht säuerlichem Nachgeschmack	Oktober bis Februar	Tafel-, Koch- und Backapfel
Granny Smith groß, gleichmäßig rund, grasgrün bis gelblich grün, sonnenseits braunrot bis trübrot, wachsige Schale	hell bis grünlich weiß, fest, saftig	fein säuerlich	ganzjährig	Tafelapfel
Gravensteiner mittelgroß, wulstig, zum Kelch hin gerippt, glatte, stark duftende, hellgrüne bis gelbe, sonnenseits leuchtend geflammte Schale	gelblich, sehr saftig	süß säuerlich, mit erfrischendem Aroma	September bis Oktober	Tafel- und Kochapfel
Jonagold groß, kugelförmig, glatte, harte, wächserne Schale, gelb-orange-rot mit Sprenkeln	gelblich, locker, saftig	süß mit ein wenig Säure	Oktober bis Mai	Tafel-, Koch- und Backapfel
Morgenduft groß, gleichmäßig kugelig, gelblich grün, sonnenseits gestreift bis flächig rot	festgrob, saftig	wässrig-süßlich	Dezember bis Juli	Tafel- und Wirtschaftsapfel
Starking groß mit kantigen Rippen, dicke, mit Reif behaftete Schale, grüngelb mit dunkelroter Deckfarbe	gelb, wenig saftig, eher mehlig	süß	Oktober bis März	Tafelapfel

Bezeichnung Most), in der Schweiz, der Bretagne und der Normandie (unter der Bezeichnung Cidre) sowie im Süden Großbritanniens (als Cider) hergestellt.

Apo|enzym: einweißhaltiger Bestandteil eines →Enzyms.

Apo|lipo|protein: Eiweißkomponente eines →Lipoproteins.

Appendicitis, Appendizitis: →Blinddarmentzündung.

Appetit: seelisch-körperliches Verlangen nach Nahrungsaufnahme, das nicht immer durch →Hunger ausgelöst wird, sondern von zahlreichen anderen Einflüssen, z. B. Sinneseindrücken wie Anblick, Geruch von Speisen, aber auch seelischen Vorgängen und sozialen Gewohnheiten abhängen kann; sie wirken teils steigernd, teils hemmend. Gegen den Appetit aufgenommenes Essen kann zu Verdauungsstörungen führen.

Appetitlosigkeit: verringertes Bedürfnis nach Nahrungsaufnahme.

Ursachen: Eine kurzfristige Appetitlosigkeit kann durch grippale Infekte, übermäßigen Alkoholgenuss, Magenverstimmung, Reisekrankheit u. Ä. verursacht werden. Eine chronische Appetitlosigkeit muss ärztlich untersucht werden; sie kann als Begleiterscheinung organischer Krankheiten (z. B. Infektionen, Magen-Darm-Erkrankungen, Leberfunktionsstörungen, Diabetes mellitus, Schilddrüsenunterfunktion, Krebserkrankungen) auftreten, psychosomatische Ursachen haben (z. B. Magersucht, Depressionen, Angstzustände) oder medikamentös bedingt sein (z. B. durch Zytostatika oder Antibiotika). Appetitlosigkeit im Alter ist weit verbreitet. Sie kann auf Kauschwierigkeiten, empfindliche Mundschleimhäute, Schluckbeschwerden, ein abnehmendes Geruchs- und Geschmacksempfinden oder auf Vitamin- und Mineralstoffmangel (v. a. Mangel an Kalium und Zink) zurückgehen (→Ernährung im Alter, S. 176 ff.).

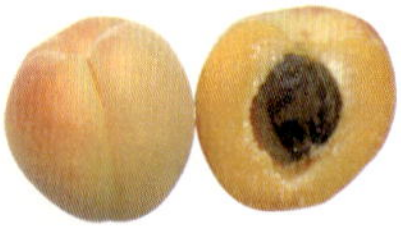

Aprikosen

Behandlung: Neben einer Therapie der möglicherweise vorliegenden Grunderkrankung können folgende Maßnahmen zur Steigerung des Appetits beitragen: Es sollten über den Tag verteilt mehrere kleine, abwechslungsreich gestaltete, ansprechend zubereitete Mahlzeiten eingenommen werden, die leicht verdaulich und nicht zu fett sind. Außerdem helfen Kräutertees, die appetitanregende →Bitterstoffe enthalten (z. B. Wermut, Tausendgüldenkraut, Schafgarbe, Angelikawurzel, Pomeranzenschale), und Gewürze mit einem hohen Gehalt an Scharfstoffen (z. B. Ingwer, Galgant). Man kann auch gelegentlich vor dem Essen einen →Aperitif trinken, sofern die medizinische Indikation nicht dagegen spricht. Um eine →Malnutrition zu vermeiden, wird bei anhaltender Appetitlosigkeit →künstliche Ernährung eingesetzt.

Appetitsild, Sild: ein →Fischerzeugnis.

Appetitzügler, An|orektika: appetitmindernde und das Sättigungsgefühl steigernde Arzneimittel, die zur Gewichtsreduktion eingesetzt werden. Zurzeit ist nur ein Arzneimittel auf dem Markt, das bei ausgeprägter →Fettleibigkeit zugelassen ist. Sibutramin (als **Reductil®** im Handel) ist eine Substanz, die eine zentralnervöse Wirkung entfaltet und dadurch Botenstoffe, die den Appetit fördern, blockiert. Zusätzlich steigert Sibutramin die Thermogenese im Organismus, d. h., es wird vermehrt Energie in Wärme umgesetzt und der Grundumsatz erhöht. Das Medikament kann auch positive Wirkungen auf den Fettstoffwechsel haben. Der Blutdruck wird durch die Einnahme von Sibutramin in vielen Fällen gesenkt, in Einzelfällen sind aber auch Blutdrucksteigerungen zu beobachten. Als Nebenwirkungen können Mundtrockenheit, Müdigkeit, Verstopfung und Benommenheit auftreten.

Aprikose, Marille, wiss. Name **Prunus armeniaca:** Steinobstart aus der Familie der Rosengewächse. Ursprünglich stammt die Aprikose aus Westasien, angebaut wird sie vorwiegend in den Mittelmeerländern und in Kalifornien. Das Fruchtfleisch ist – je nach Sorte – gelb oder orange und schmeckt saftig und süß. Härtere Früchte können etwas länger gelagert werden als weiche, sie reifen noch ein wenig nach. Länger als eine Woche sollten sie jedoch nicht aufbewahrt werden. Sowohl frische als auch getrocknete Aprikosen sind reich an Betakarotin, Kalium, Eisen und Mangan.

Aquadest: →destilliertes Wasser.

Aquakultur: planmäßige Bewirtschaftung und Nutzung von Gewässern zur dauerhaften, regelmäßigen Zucht von Fischen und anderen Meerestieren (z. B. Muscheln, Garnelen, Hummern), aber auch von Meeresalgen. Dazu zählt das bei Süßwasserfischen übliche Einsetzen von Jungtieren in natürliche Gewässer (Seen und Flüsse) ebenso wie die intensive Haltung (z. B. von Lachsen) in riesigen Meeresfarmen. Die Aquakultur ist mit ähnlichen Problemen verbunden wie die →Massentierhaltung: zu viele Tiere auf kleinem Raum, vorbeugender Einsatz von Arzneimitteln und Chemikalien gegen Algenwuchs, Abwasserbelastung durch Futterreste und Fischausscheidungen, Einsatz von Gentechnologie bei der Fischzucht (z. B. in Kanada und den USA), Zerstörung von Biotopen (z. B. durch riesige Shrimp- und Lachsfarmen).

Aquavit, Kümmelbranntwein: ein →Branntwein.

Arachidonsäure: eine essenzielle Fettsäure, die vom Körper nicht in ausreichenden Mengen aus ihrer Vorstufe (Linolsäure) hergestellt werden kann und daher über die Nahrung aufgenommen werden muss. Aus der Arachidonsäure, die insbesondere in tierischen Lebensmitteln vorkommt, stellt der Organismus die Gewebshormone Prostaglandine her, die u.a. an Entzündungsreaktionen beteiligt sind. Personen, die unter entzündlichen →rheumatischen Erkrankungen leiden, sollten die Aufnahme von tierischen Lebensmitteln einschränken, da die in ihnen enthaltene Arachidonsäure die Entzündung verschlimmern kann.

Arbeitsgemeinschaft für naturnahen Obst-, Gemüse- und Feldfruchtanbau, Abk. **ANOG:** ein →Anbauverband.

Arbeitsumsatz: die Energie, die eine Person neben der Energie, die für Stoffwechselfunktionen benötigt wird (→Grundumsatz), und der Energie für Freizeitaktivitäten für die Muskelarbeit im Beruf braucht (→Energiebedarf).

Arginin: eine →Aminosäure.

Aromastoffe, Aromen: →S. 44 ff.

Arrowroot ['ærəʊruːt, engl.], **Pfeilwurzelmehl:** aus den Wurzelstöcken der Pfeilwurz gewonnene →Stärke.

Arsen: ein Halbmetall, das in verschiedenen Lebensmitteln, insbesondere in Meerestieren, in Innereien und durch Verfütterung von Fischmehl auch in Hühnern und Hühnereiern vorkommt. In Gegenden, in denen Schwermetalle abgebaut oder verarbeitet wurden oder werden, tritt Arsen als Begleitsubstanz der Schwermetalle z.B. im Staub auf und kann so in die Luft, den Klärschlamm, auf die Felder und in Gewässer gelangen. Auch der Einsatz als Holzschutzmittel oder im Pflanzenschutz (in Deutschland bis in die 70er-Jahre beispielsweise im Wein- und Obstbau) kann vereinzelt zu einer erhöhten Belastung führen. In Deutschland wurde der Einsatz von Arsen (beispielsweise als Insektizid) inzwischen stark reduziert bzw. für die meisten Bereiche verboten. Der in Deutschland für Trinkwasser derzeit gültige Grenzwert liegt bei 0,01 mg pro Liter. Mediziner schätzen, dass die durchschnittliche tägliche Aufnahme von Arsen bei 0,05 mg liegt.

Die meisten Arsenverbindungen sind giftig. Chronische Vergiftungen (Aufnahme z.B. über belasteten Staub oder durch Kontakt mit arsenhaltigen Präparaten) beginnen meist mit Haut- und Bindehautreizungen (Bindehautentzündung sowie Entzündung der Nasenschleimhaut) und diversen Hautveränderungen (graue Haut, weiße Querstreifen auf Fingernägeln). Neurologische Störungen und nach längerer Aufnahme Krebserkrankungen können ebenfalls auftreten.

Arteriosklerose, Atherosklerose: eine →Herz-Kreislauf-Erkrankung.

Arthritis: eine →rheumatische Erkrankung.

Arthrose: eine →rheumatische Erkrankung.

Artischocke, wiss. Name **Cynara scolymus:** distelähnliche Gartenzier- und Delikatessgemüsepflanze aus der Familie der Korbblütler, die im Mittelmeerraum beheimatet ist, aber auch in Süd- und Nordamerika sowie Asien angebaut wird. Zum Verzehr geeignet sind der fleischige Blütenboden der geschlossenen Knospe der Pflanze (Artischockenboden) und die unteren Teile der Blütenhüllblätter. Artischocken, die zu den Gemüsen zählen, sind das ganze Jahr über erhältlich. Je nach Sorte sind sie entweder von grüner oder violetter Farbe. Frische Artischocken sind daran zu erkennen, dass die Knospen geschlossen sind, die Blütenhüllblätter an der Knospe anliegen und der Stiel keine bräunlichen Verfärbungen zeigt und nicht eingetrocknet wirkt. Sie können in ein feuchtes Tuch eingewickelt etwa drei Tage lang im Kühlschrank aufbewahrt werden. Artischocken sind reich an Kalium, Kalzium, Magnesium, Eisen, Kupfer und Mangan. Daneben enthalten sie den verdauungs- und appetitanregenden Bitterstoff →Cynarin. Diese Substanz kommt jedoch vorwiegend in den Laubblättern der Pflanze vor, aus denen heilpflanzliche Extrakte gewonnen werden.

Arzneimittel, Medikamente: Stoffe (oder Zubereitungen aus diesen), die u.a. zur Heilung, Verhütung, Linderung oder Erkennung von Krankheiten, Leiden, Körperschäden oder krankhaften Beschwerden oder auch zum Ersatz körpereigener Stoffe eingesetzt werden. Bei vielen Arzneimitteln bestehen Wechselwirkungen mit bestimmten Lebensmitteln oder mit Alkohol, die zu berücksichtigen sind. Auch in der Massentierhaltung werden Arzneimittel eingesetzt (→Tierarzneimittel).

Asant, Stinkasant, Teufelsdreck, wiss. Name **Asa foetida:** nach Knoblauch riechender, eingetrockneter (in Form von Körnern oder Klumpen vorliegender) Milchsaft aus der Wurzel einiger in den Salzsteppen Irans und Afghanistans heimischer Steckenkrautarten. Asant war schon den alten Indern und Ägyptern bekannt und galt im Altertum als vielseitig wirksames Arzneimittel. Bis ins 19. Jh. war Asant Bestandteil mehrerer Arzneimittel zur innerlichen und äußerlichen Anwendung. Heute wird er (auch in Pulverform) als Gewürz für exotische Gerichte verwendet. Wegen seines intensiven bitter-scharfen Geschmacks sollte er sparsam eingesetzt werden.

Äsche, Mailing, Sprengling, wiss. Name **Thymallus thymallus:** zur Familie der Lachsartigen gehörender Süßwasserfisch, der in sau-

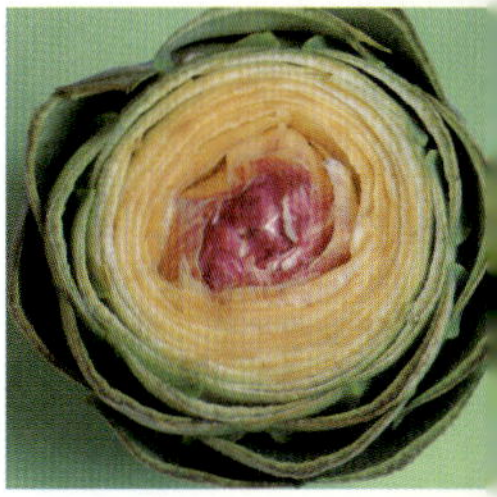

Artischocke: aufgeschnitten

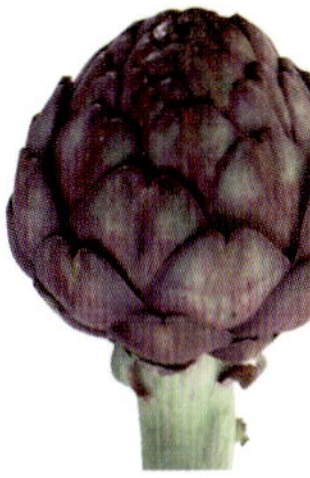

Artischocke: Salambo

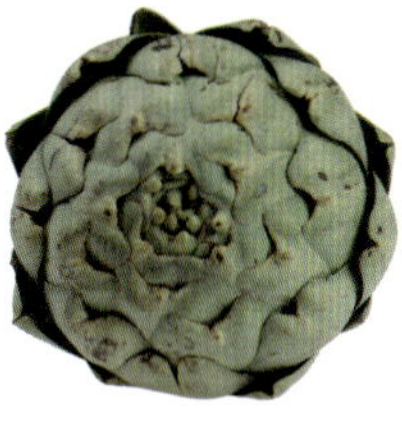

Artischocke: Grüne Camus de Bretagne

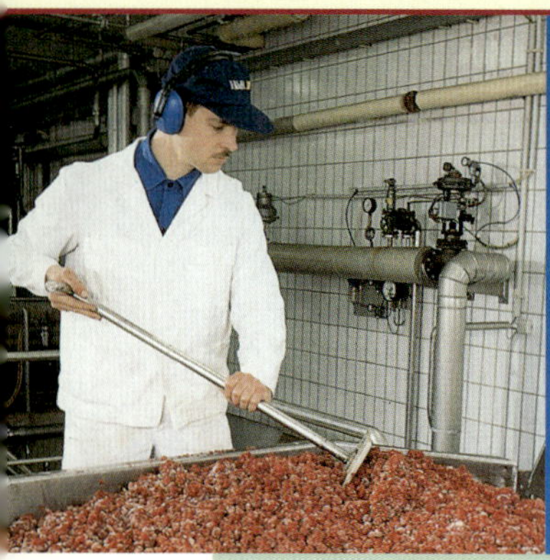

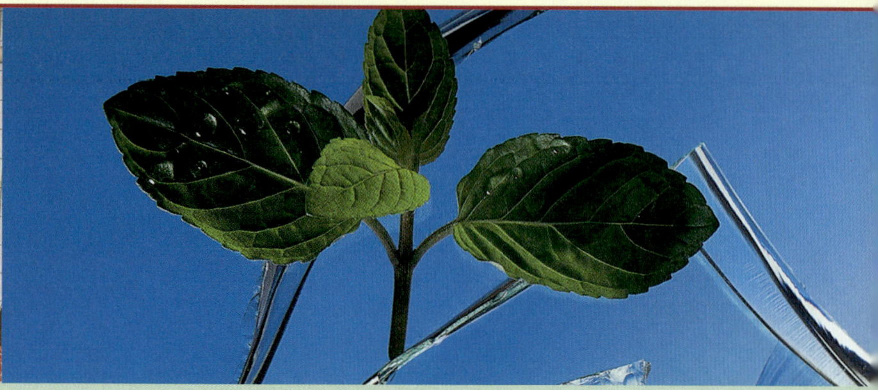

AROMASTOFFE

WAS IST AROMA?

Das charakteristische Aroma eines Lebensmittels entsteht durch das Zusammenwirken einer Vielzahl unterschiedlicher Verbindungen, der Aromastoffe. Dies sind chemische Substanzen, die im Mund-Nase-Raum einen deutlich ausgeprägten Geschmackseindruck hervorrufen. Sie sind in der Regel leicht flüchtig und oft schon in geringster Konzentration wahrnehmbar. Aromastoffe kommen entweder natürlicherweise in Lebensmitteln vor, entstehen während der Zubereitung von Speisen oder können im Lauf der Lebensmittelverarbeitung zugesetzt werden.

AROMASTOFFE UND DIE ERNÄHRUNG

Das Aroma eines Lebensmittels hat eine wichtige Signalfunktion für den Organismus. Lebensmittel werden unter anderem anhand ihres Aromas identifiziert und ausgewählt. So kann man unverträgliche Speisen erkennen und deren Aufnahme vermeiden. Eine positive Bewertung des Lebensmittelaromas kann Wohlbefinden und Lebensfreude vermitteln und die Sekretion von Verdauungssäften und Hormonen anregen.

Der beim Verzehr empfundene Genuss oder Ekel beruht auf intensiven emotionalen Reaktionen auf das wahrgenommene Aroma, die angeboren oder erworben sind. Angeborene Vorlieben und Abneigungen können sich im Lauf des Lebens verändern. Die Präferenzentwicklung gegenüber bitter schmeckenden Getränken wie Kaffee oder Schwarztee ist ein Beispiel hierfür. Viele Kinder verweigern diese Getränke, die sie dann als Erwachsene sehr wohl zu schätzen wissen. Aus dem Aroma kann der Verbraucher Rückschlüsse auf die Qualität eines Lebensmittels ziehen. So wird zum Beispiel der optimale Reifezustand von Obst unter anderem anhand des Aromas erkannt.

Durch Aromatisierung versuchen Lebensmittelhersteller, eine positive Reaktion bei Verbrauchern zu erzeugen, um zu Kauf und Verzehr ihrer Produkte anzuregen. Ohne Aromatisierung würden viele verarbeitete Produkte nicht verzehrt werden, da Verarbeitung und Lagerung zu einem beträchtlichen Verlust an Aromastoffen führen. Erst die Aromatisierung verleiht vielen industriell gefertigten Lebensmitteln (etwa Fertiggerichten) ein akzeptables Aroma.

WIE WERDEN AROMASTOFFE EINGETEILT?

Aromastoffe beziehungsweise deren Gemische werden je nach Vorkommen, verwendeten Ausgangsmaterialien und Herstellungsverfahren in verschiedene Aromakategorien eingestuft.

Natürliche Aromastoffe werden mittels physikalischer oder biotechnologischer Methoden aus pflanzlichem oder tierischem Ausgangsmaterial gewonnen. Der natürliche Aromastoff Vanillin kann zum Beispiel durch eine Extraktion aus der Vanilleschote isoliert werden. In der Praxis ist dieses Verfahren jedoch nicht üblich, da die Vanillepflanze als Rohstoff zu teuer ist. Man verwendet vielmehr den synthetisch hergestellten Aromastoff. Naturidentische Aromastoffe haben die gleiche chemische Struktur wie natürliche Aromastoffe, werden jedoch durch chemische Synthese gewonnen. Das naturidentische Vanillin zum Beispiel lässt sich durch eine Molekülspaltung aus Lignin, einem Nebenprodukt der Zellstoffherstellung, gewinnen. Dies ist ein gängiges Verfahren, um Vanillin herzustellen. Künstliche Aromastoffe sind Stoffe, die bisher

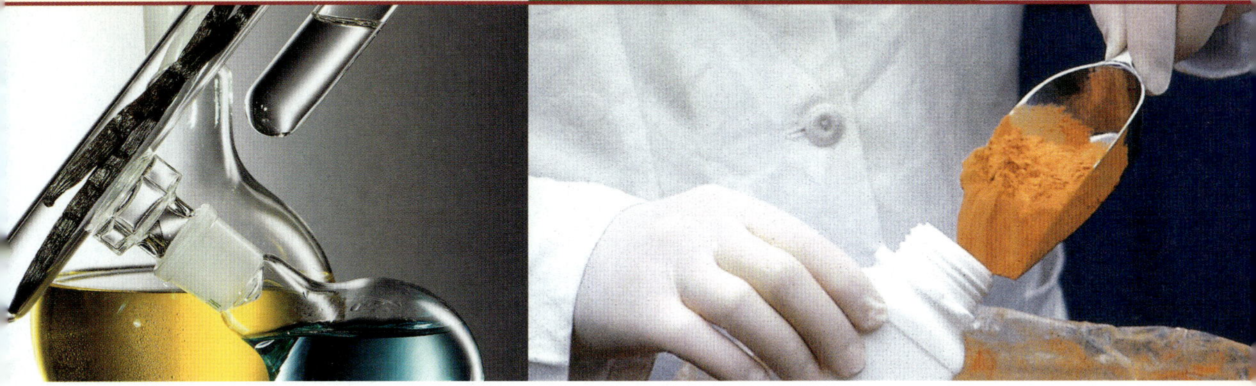

nicht in pflanzlichen oder tierischen Quellen entdeckt wurden. Durch chemische Synthese kann man einen künstlichen Aromastoff gewinnen, der dem Vanillinaroma entspricht.

Neben diesen Kategorien für Einzelsubstanzen werden noch Aromastoffgemische unterschieden: Aromaextrakte, Reaktionsaromen und Raucharomen. Aromaextrakte sind Gemische aus natürlichen Aromastoffen. Sie werden auf die gleiche Weise gewonnen wie die natürlichen Aromastoffe, nur werden keine chemisch definierten Einzelsubstanzen isoliert. So enthält ein Vanilleextrakt außer Vanillin eine Reihe weiterer Substanzen, die das Aroma komplettieren und abrunden. Reaktionsaromen sind durch Erhitzung von Zuckern mit eiweißhaltigen Verbindungen gebildete Gemische. Diese entstehen auch beim normalen Backen oder Braten im Haushalt. Raucharomen sind Gemische, die aus kondensiertem Rauch von naturbelassenem Holz oder Sträuchern gewonnen werden. Nach deutschem Lebensmittelrecht sind nur künstliche Aromastoffe und Raucharomen Zusatzstoffe. In Österreich und in der Schweiz gelten alle zugesetzten Aromastoffe als Zusatzstoffe.

DIE GEWINNUNG VON AROMASTOFFEN

Die lebensmittelrechtlichen Vorgaben ermöglichen Herstellern, eine Vielzahl verschiedener Verfahren anzuwenden, um Aromastoffe zu gewinnen. Natürliche Aromastoffe und -extrakte können mithilfe physikalischer Verfahren (zum Beispiel Destillation oder Extraktion) aus den Ausgangsrohstoffen gewonnen werden. Bei der Extraktion wird der Aromastoff mit einem geeigneten Lösungsmittel aus dem Ausgangsrohstoff herausgelöst. Eine Extraktion ist beispielsweise die Zubereitung von Tee: Hierbei werden die Farb- und Aromastoffe aus den Teeblättern mit heißem Wasser als Lösungsmittel extrahiert.

Bei der Gewinnung natürlicher Aromen setzt man viele unterschiedliche Extraktionslösungsmittel und Gemische von Extraktionslösungsmitteln ein. Dabei handelt es sich teils um gesundheitlich unbedenkliche Stoffe wie Wasser oder Kohlendioxid. Teilweise werden aber auch Extraktionslösungsmittel eingesetzt, die wegen ihrer potenziellen gesundheitsschädlichen Wirkung in der Anwendung eingeschränkt sind, unter anderen Hexan und Cyclohexan. Nach der Extraktion wird das Extraktionslösungsmittel weitestgehend abgetrennt. Technisch unvermeidbare Restgehalte können jedoch im verzehrfertigen Lebensmittel noch vorhanden sein. Gesundheitlich bedenkliche Extraktionslösungsmittel dürfen dabei gesetzlich festgelegte Höchstgrenzen nicht überschreiten. Für Hexan bedeutet dies, dass in einen Kilogramm verzehrfertigem Lebensmittel nicht mehr als ein Milligramm Hexan enthalten sein darf.

Bei der biotechnologischen Gewinnung von Aromastoffen werden Enzyme oder Mikroorganismen (zum Beispiel Bakterien) genutzt. Diese wandeln unterschiedlichste Ausgangsmaterialien (zum Beispiel Aminosäuren, Melasse, Pressrückstände aus der Fruchtsaftherstellung) in aromaaktive Substanzen um. Die so gewonnenen Aromastoffe gelten als »natürliche Aromastoffe«, auch wenn bei ihrer Gewinnung gentechnisch veränderte Organismen genutzt wurden. Für die Gewinnung naturidentischer oder

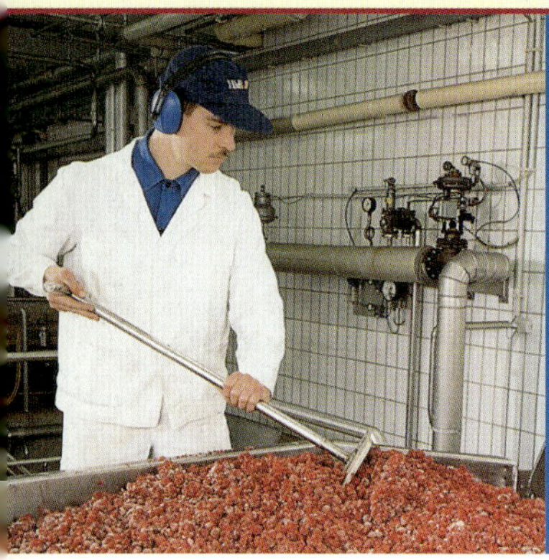

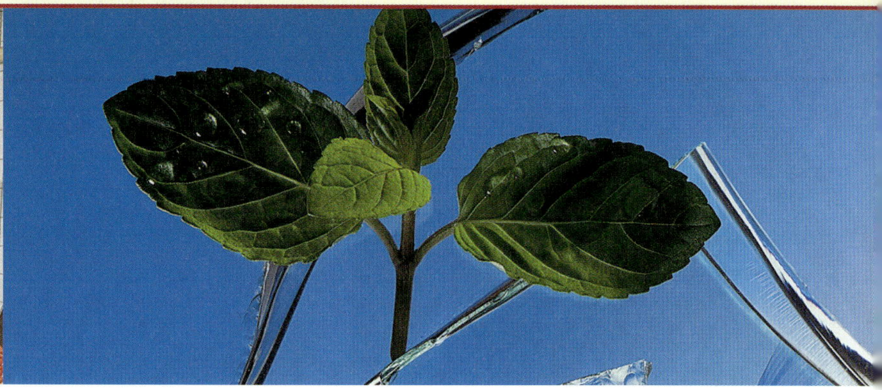

künstlicher Aromastoffe sind jegliche Ausgangsmaterialien sowie alle chemischen Verfahren zur Synthese zulässig.

GESUNDHEITLICHE VERTRÄGLICHKEIT

Das Aroma eines Lebensmittels entsteht durch das Zusammenwirken einer Vielzahl unterschiedlicher Substanzen. Das Aroma einer Erdbeere setzt sich beispielsweise aus über 300 verschiedenen Aromastoffen zusammen, das von Kaffee aus gut 1000 Einzelsubstanzen. Bei der industriellen Nachbildung genügen in vielen Fällen aber schon wenige Substanzen, um einen typischen Aromaeindruck zu erzeugen – die restlichen Begleitstoffe runden das Aroma nur noch ab. Zu den charakteristischen Schlüsselsubstanzen zählen zum Beispiel das Vanillin im Vanillearoma und das Citral im Zitronenaroma. Die speziell zusammengestellten Gemische, die so genannten Aromen, enthalten zumeist nicht mehr als 60 aromatisierende Einzelbestandteile.

Für die Verarbeitung und Haltbarmachung dieser aromatisierenden Komponenten werden, je nach Anforderung, technisch notwendige Substanzen hinzugefügt. Diese flüssigen Lösungsmittel oder festen Trägerstoffe machen mengenmäßig den Großteil der fertigen Aromenmischung aus. Weitere beigefügte Zusatzstoffe können Antioxidationsmittel, Konservierungsstoffe und Geschmacksverstärker sein.

Die in Lebensmitteln verwendeten Aromastoffe werden von verschiedenen internationalen Fachgremien der Weltgesundheitsorganisation und anderer Institutionen auf ihre gesundheitliche Verträglichkeit geprüft. Anhand von Daten aus Laborversuchen mit Zellkulturen und Tieren sowie aufgrund von Erfahrungen über die Wirkungen beim Menschen werden die Aromastoffe bewertet. Gegebenenfalls wird eine so genannte duldbare tägliche Aufnahmemenge (ADI) festgelegt.

Eine genaue gesundheitliche Bewertung ist allerdings äußerst schwierig, da größtenteils nur Daten zu Einzelsubstanzen vorliegen, mit der Nahrung jedoch Gemische aufgenommen werden. Die verschiedenen Substanzen in Gemischen können sich gegenseitig in ihrer Wirkung hemmen, addieren oder sogar um ein Vielfaches verstärken. Zu bedenken ist auch, dass der Großteil der Erkenntnisse zu toxikologischen Wirkungen aus Tierversuchen stammt, bei denen oft sehr hohe Dosen eingesetzt werden. Eine Übertragung dieser Erkenntnisse auf den Menschen ist nur mit Vorbehalten möglich. Zum einen können sich die Wirkungen von Substanzen bei verschiedenen Arten sehr stark unterscheiden. Zum anderen werden über die Nahrung im Gegensatz zu Laborversuchen nur sehr geringe Mengen von Aromastoffen aufgenommen.

Aromen werden bei vielen industriell verarbeiteten Lebensmitteln, insbesondere Fertiggerichten eingesetzt. Dies sind vorgefertigte Lebensmittel, bei denen die küchenmäßige Zubereitung zum Teil im Herstellungsbetrieb stattfindet. Im Lauf der Verarbeitung kommt es insbesondere durch Temperatur- und Druckeinflüsse zu Verlusten an Aromastoffen. Um wieder ein geschmacklich akzeptables Produkt zu erhalten, ist eine Zugabe von Aromen notwendig. Lebensmittelhersteller können durch die Verwendung von Aromen darüber hinaus Rohstoffe einsparen und deren sensorische Qualität aufwerten.

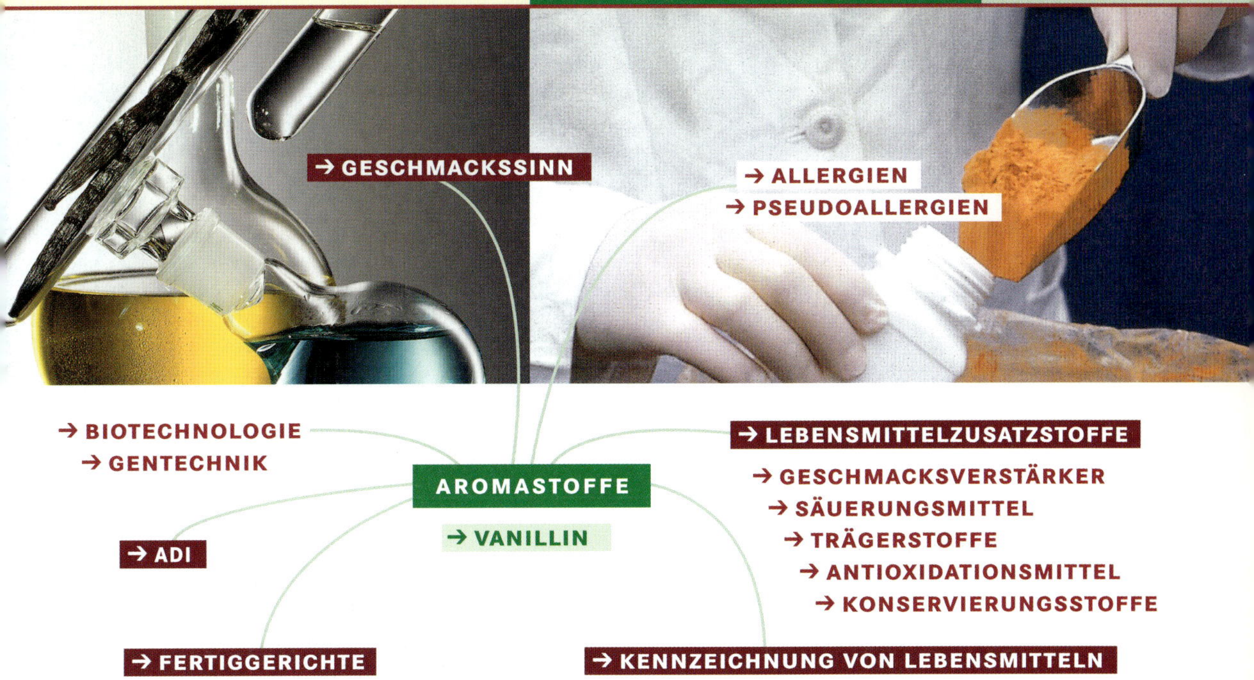

KENNZEICHNUNG VON AROMASTOFFEN

Die Verbraucher können dem Zutatenverzeichnis entnehmen, ob es sich bei einem Produkt, das sie kaufen möchten, um ein aromatisiertes Lebensmittel handelt. Das Aroma wird nicht durch die Auflistung seiner einzelnen Bestandteile, sondern als Ganzes gekennzeichnet. Die Bezeichnung erfolgt als »Aroma« oder in Form einer freiwilligen genaueren Beschreibung. Aromen können darüber hinaus als natürlich, naturidentisch oder künstlich bezeichnet werden. In Aromen enthaltene Zusatzstoffe werden im Allgemeinen nicht gekennzeichnet.

So kann das Aroma Vanille beispielsweise als »Vanillearoma« gekennzeichnet sein, wobei bei einer solchen Bezeichnung natürliche, naturidentische und künstliche Aromastoffe enthalten sein können. Bei der Bezeichnung »natürliches Aroma, Typ: Vanille« kann für das Aroma jeglicher natürliche Aromastoff verwendet worden sein. Die Aromastoffe beziehungsweise -extrakte müssen in diesem Fall nicht von der Vanillepflanze stammen. Bei der Kennzeichnung »natürliches Vanillearoma« können Verbraucher jedoch davon ausgehen, dass die aromatisierenden Bestandteile fast ausschließlich aus der Vanillepflanze gewonnen wurden. Von der Angabe auf dem Etikett eines Lebensmittels lassen sich somit kaum Rückschlüsse auf enthaltene Substanzen ziehen. Für überempfindliche Personen kann dies problematisch sein, da sie reizauslösende Substanzen nicht gezielt meiden können. Für Aromastoffe sind Überempfindlichkeiten bisher nur in wenigen Fällen bekannt geworden. Zimtaldehyd ist beispielsweise ein bekanntes Kontaktallergen. Da nur Gemische aufgenommen werden, bei denen nicht alle Inhaltsstoffe bekannt sind, ist die Identifizierung reizauslösender Substanzen sehr schwierig. Die anderen Bestandteile der Aromen (Trägerstoffe, Konservierungsstoffe und so weiter) sind zusätzlich zu beachten, da auch sie als Allergene (zum Beispiel Molkenpulver) oder Pseudoallergene (zum Beispiel Benzoesäure) wirken können. Bei bekannten Überempfindlichkeiten, wie etwa gegen Zimt, ist die Meidung aromatisierter Produkte der sicherste Weg, Beschwerden zu verhindern.

LESETIPPS:

Hans-Ulrich Grimm: *Die Suppe lügt. Die schöne neue Welt des Essens. München (Knaur) 1999.*

Gerd Spelsberg: *Bio-Kost oder Hightech-Food? Moderne Lebensmittel und gesunde Ernährung. Düsseldorf (Verbraucherzentrale NRW) 2000.*

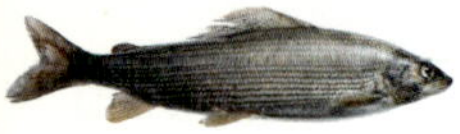

Äsche

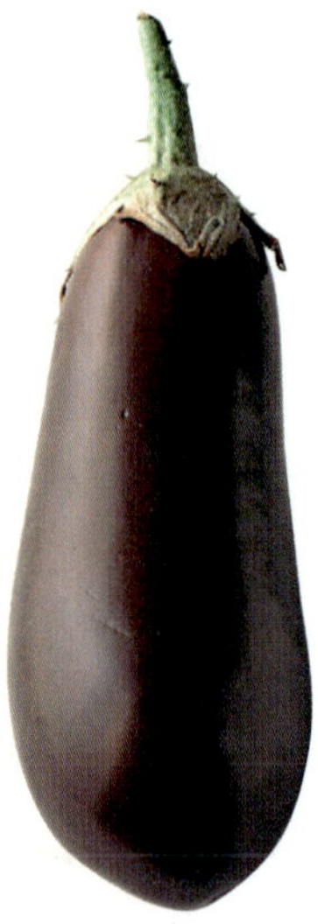

Aubergine

erstoffreichen Flüssen in Frankreich, Italien und dem nördlichen Balkan lebt. Äschen werden im Durchschnitt 30 cm lang und 250 g schwer. Das Thymianaroma des mageren, weißen Fleischs kommt durch Pochieren oder Dämpfen gut zur Geltung.

Ascites: →Bauchwassersucht.

Ascorbinsäure, Askorbinsäure: →Vitamin C. Das Vitamin kommt in der Lebensmittelverarbeitung als →Antioxidationsmittel, Mehlbehandlungsmittel, Säuerungsmittel und Stabilisator zum Einsatz und wird in dieser Funktion auf dem Etikett meist als »Ascorbinsäure« deklariert.

Asparagin: eine →Aminosäure.

Asparaginsäure: eine →Aminosäure.

Aspartam: ein →Süßstoff.

Aspik: Bezeichnung für Fisch-, Fleisch-, Geflügel- oder Wildgelee und die damit bereiteten Speisen.

Asthma bronchiale: →Bronchialasthma.

Astronautendiäten, Astronautenkost, Elementardiäten, Formeldiäten, Formuladiäten: →bilanzierte Diäten.

Aszites: →Bauchwassersucht.

Äthanol: →Ethanol.

ätherische Öle, etherische Öle: in Pflanzen vorkommende, intensiv riechende, meist flüchtige flüssige Substanzen. Ätherische Öle kommen u. a. in Lebensmitteln (z. B. Zitrusfrüchten, Tee) und in zahlreichen Kräutern und Gewürzen vor und werden durch Wasserdampfdestillation oder Auspressen aus Pflanzenteilen (Blüten, Früchten, Wurzeln usw.) gewonnen. Sie werden meist nach der Herkunftspflanze benannt und dienen u. a. zur Herstellung von Parfüms und Arzneimitteln sowie zur Aromatisierung von Getränken und Lebensmitteln. Zudem werden sie als pflanzliche Heilmittel sowie als Zusatzstoffe für kosmetische Produkte eingesetzt.

Atherosklerose, Arteriosklerose: eine →Herz-Kreislauf-Erkrankung.

Äthylalkohol: →Ethanol.

Atkins-Diät: eine →Gewichtsreduktionsdiät.

Atopie: aufgrund einer genetisch bedingten Überempfindlichkeit entstehende allergische Symptome, die nach vorheriger Sensibilisierung sofort beim Kontakt mit einem natürlichen Allergen der Nahrung oder der Umwelt auftreten (→Allergien).

atopische Dermatitis: →Neurodermitis.

Aubergine [obɛrˈʒiːnə, arab.-frz.], **Eierfrucht:** meist dunkelviolette, manchmal auch weißliche, bis 1 kg schwere, ei- bis gurkenförmige Beerenfrucht der Auberginenpflanze (Solanum melongena), eines einjährigen Nachtschattengewächses. Die Aubergine stammt ursprünglich aus dem tropischen Hinterindien, angebaut wird sie u. a. in den Mittelmeerländern. Das weiße Fruchtfleisch der zu den Fruchtgemüsen zählenden Aubergine verfärbt sich unter Sauerstoffeinwirkung rasch braun, enthält essbare Kerne und hat einen leicht bitteren Geschmack. Es wird gegrillt, geschmort oder auch in Öl gebacken, wobei es allerdings viel Fett aufsaugt. Auberginen haben einen hohen Gehalt an Kalium, Kupfer und Mangan.

Aufbaudiät, Aufbaukost: 1) eine Diät, die nach Operationen im Magen-Darm-Bereich oder nach längerem, kankheitsbedingtem Nahrungsverzicht verordnet wird (z. B. nach einer Bauchspeicheldrüsenentzündung). Meist ist eine Phase mit Tee und Zwieback vorausgegangen und es werden nun je nach Krankheitsbild leicht bekömmliche Speisen gegeben. Da zunächst am besten Lebensmittel vertragen werden, die leicht verdauliche Kohlenhydrate enthalten, beginnt der Aufbau mit Hafer- oder Reisschleim, Glukose, Zwieback, Getreidebrei, Kartoffelschnee oder ähnlichen Lebensmitteln. Fett wird am schlechtesten vertragen und demzufolge erst in der letzten Phase der Aufbaudiät gegeben.

2) eine energie- und nährstoffangereicherte Ernährung, z. B. für untergewichtige Personen. Meist werden Zulagen in Form von Milchmixgetränken, bilanzierten Trinknahrungen und Glukose gegeben.

ausbacken: eine Speise in heißem Fett schwimmend goldbraun backen, wobei sie viel Fett aufnimmt.

Auslassdiät, Eliminationsdiät: eine →Allergensuchkost.

Ausmahlungsgrad: die in der Mühle anfallende Masse →Mehl bezogen auf 100 Masseteile Getreide.

Außenseiterdiäten: zusammenfassender Begriff für Kostformen, die eine rasche Beseitigung gesundheitlicher Probleme versprechen. Die überwiegende Zahl der Außenseiterdiäten verspricht eine Gewichtsreduktion, so z. B. die Hollywood-Diät oder die Punkte-Diät (→Gewichtsreduktionsdiäten S. 179 ff.). Einige Außenseiterdiäten wie die Atkins-Diät erheben darüber hinaus den Anspruch, weitverbreitete »Zivilisationskrankheiten« beseitigen zu können. Außenseiterdiäten dürfen nicht mit →alternativen Ernährungsformen (S. 26 ff. z. B. →vegetarische Ernährung, S. 646 ff., →anthroposophische Ernährungslehre) verwechselt werden, hinter denen sich meist ein umfassendes Ernährungs- und Lebenskonzept verbirgt. Vielfach lehnen Außenseiterdiäten sich allerdings an alternative Enährungsformen an oder greifen Elemente daraus auf.

Konzeption: Die sehr zahlreichen Außenseiterdiäten folgen keinem einheitlichen Konzept. Es finden sich vielmehr teils vollkommen gegensätzliche Merkmale. So propagieren einige Kostformen eine kohlenhydratarme Ernährung, während in anderen eine extrem hohe Kohlenhydratzufuhr empfohlen wird. Außenseiterdiäten sind im Allgemeinen wissenschaftlich nicht begründbar. Sie berufen sich durchweg auf Einzelbeobachtungen oder persönliche Erfahrungen, die sich einer objektiven Überprüfung entziehen. Außerdem zeichnen sie sich durchweg dadurch aus, dass sie mit laienhaften und ernährungsmedizinisch kaum zu konkretisierenden Begriffen wie »Entgiftung«, »Fäulnis« oder »natürliche Kost« operieren. Darüber hinaus findet sich vielfach eine Ablehnung der Schulmedizin, gepaart mit Wunderglauben.

Ernährungswissenschaftliche Sicht: Außenseiterdiäten können nur in einigen Ausnahmefällen eine ausgewogene Versorgung des Menschen mit allen Nährstoffen sicherstellen. Dies gilt zum einen für das Verhältnis von Fetten, Eiweißen und Kohlenhydraten in der Nahrung und zum anderen für eine ausreichende Aufnahme aller Vitamine und Mineralstoffe. Im Gegensatz zu vielen alternativen Ernährungsformen ist die Durchführung von Außenseiterdiäten, wenn überhaupt, deshalb nur kurzfristig (etwa für eine Woche) empfehlenswert. Als Dauerkost sind sie keinesfalls geeignet und können z. T. zu massiven gesundheitlichen Beeinträchtigungen führen.

Außer-Haus-Verpflegung: Verpflegung und Beköstigung von Menschen außerhalb des eigenen Haushalts mit genussfertigen Mahlzeiten sowie mit Zwischendurchverpflegung durch darauf spezialisierte Einrichtungen und Anbieter. Die Außer-Haus-Verpflegung umfasst die Individualverpflegung in Gaststätten und anderen Gastronomiebetrieben sowie die Gemeinschaftsverpflegung in Betrieben oder Anstalten (→Kantinenverpflegung).

Ausscheider: nach dem deutschen Infektionsschutzgesetz Personen, die Krankheitserreger dauernd (Dauerausscheider) oder zeitweilig (temporäre Ausscheider) ausscheiden, ohne krank oder krankheitsverdächtig zu sein. Ausscheider sind u. a. bei bakteriellen Darminfektionen (Typhus, Paratyphus, Cholera, Ruhr) und Viruserkrankungen (z. B. Hepatitis) gefährlich; Krankheitserreger können über Jahre ausgeschieden werden. **Dauerausscheider** sind Personen, die Krankheitserreger wenigstens zehn Wochen nach überstandener Krankheit noch ausscheiden. Da sie andere Menschen mit der Erkrankung anstecken können (beispielsweise über verunreinigte Lebensmittel), müssen Ausscheider bestimmter Krankheitserreger (z. B. Salmonellen) dem Gesundheitsamt gemeldet werden.

Austern, wiss. Name **Ostreidae:** eine Familie der Muscheln mit etwa 20 Arten, die in allen Meeren auf festem Untergrund (z. B. Felsen) leben und sich von tierischem und pflanzlichem Plankton ernähren. Sie werden auch in flachen Küstengewässern auf speziellen Austernbänken mit festem Untergrund, an dem sie festwachsen, gezüchtet. Zu den wichtigen Produzenten gehören Frankreich, Großbritannien und die Niederlande sowie in Übersee die USA, Japan und Südkorea. Die Auster ist die fischereiwirtschaftlich bedeutendste Muschel und wurde schon vor 7000 Jahren in der Steinzeit verzehrt. Kulturen legten bereits vor mehr als 2000 Jahren die Römer an.

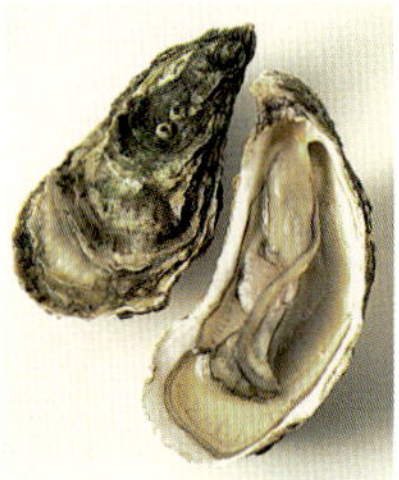

Austern

Einkauf und Verwendung: Austern werden etwa 8–15 cm groß. Sie haben zwei ungleich große, graubraune Schalen. Das Fleisch ist grünlich oder bräunlich glänzend bis milchig weiß, der Geschmack mild würzig mit einer starken Meerwassernote. Austern sind das ganze Jahr über erhältlich; sie werden vorwiegend roh, noch lebend gegessen. Bei Zubereitung und Verzehr sind die gleichen Vorsichtsmaßnahmen zu beachten wie bei allen →Muscheln.

Inhaltsstoffe und Gesundheitswert: Austern sind kalorienarm und enthalten viel Selen und Zink. Hoch ist auch ihr Gehalt an Vitamin D, Biotin und Vitamin B_{12}. Allerdings lösen sie wie alle Meeresfrüchte häufig allergische Reaktionen aus. Gichtkranke sollten sie wegen ihres hohen Puringehalts nur in Maßen genießen.

Austernpilz, Austernseitling, Kalbfleischpilz, wiss. Name **Pleurotus ostreatus:** muschelförmiger, ursprünglich aus China stammender Speisepilz, der seit 1972 auch in Deutschland kultiviert wird. Die seitlich gestielten Pilze mit oberseits grauem, braunem oder schwärzlichem, unterseits weißem Hut und einem Durchmesser von 10–25 cm wachsen in der Zucht auf präparierten Strohballen. Sie erinnern im Geschmack an Champignons und Pfifferlinge. Ihr relativ hoher Eiweißanteil enthält alle unentbehrlichen Aminosäuren. Außerdem haben Austernpilze einen hohen Gehalt an Kalium, Vitamin C und B-Vitaminen (v. a. Folsäure). Der Austernpilz wird auch als →Heilpilz in der Mykotherapie eingesetzt: Japanische Wissenschaftler haben festgestellt,

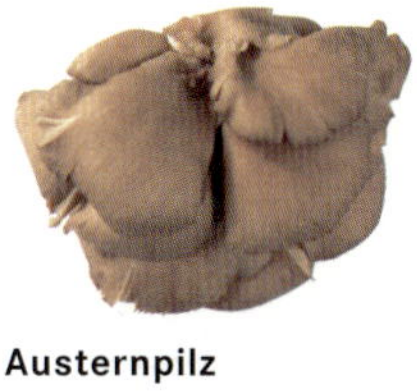

Austernpilz

dass sich mit einem wässrigen Extrakt aus Austernpilzen das Wachstum verschiedener Tumorarten hemmen lässt.

Auszehrung, Kachexie: starke Abmagerung als Folge von Unterernährung, bei der das Körpergewicht mindestens 20% unter dem Normalgewicht liegt und die mit körperlichem Verfall einhergeht. Zu den Ursachen zählen schwere Krankheiten wie Krebs, Aids oder aber Stoffwechselerkrankungen, Alkoholismus sowie psychische Störungen (z.B. Magersucht). Eine Auszehrung muss in der Regel in der Klinik behandelt werden. Am wichtigsten ist dabei zunächst die Zufuhr von Flüssigkeit und Elektrolyten, um den meist gestörten Elektrolyt- und Wasserhaushalt wieder ins Gleichgewicht zu bringen. Weiterhin erhalten die Kranken eine →Aufbaudiät. In manchen Fällen ist eine künstliche Ernährung unumgänglich.

Auszugsmehle, Weißmehle: →Mehle mit niedrigem Ausmahlungsgrad.

Aut|oxidation: allgemeine Bezeichnung für die Reaktion eines Stoffes mit Luftsauerstoff bei Raumtemperatur oder bei leicht erhöhter Temperatur. Diese Reaktion wird durch freie Radikale, Enzyme oder Katalysatoren gestartet und läuft über Peroxiradikale (reaktive Verbindungen mit Sauerstoffüberschuss) ab. Diese Peroxiradikale greifen wieder neue Verbindungen an, die sie wiederum in Radikale verwandeln, und zerfallen dann in saure Verbindungen; so wird die Reaktion, wenn sie einmal gestartet ist, zur Kettenreaktion, die sich immer schneller fortsetzt. Dies betrifft besonders Fette mit einem hohen Gehalt an ungesättigten Fettsäuren, da diese besonders anfällig für diese Reaktion sind. Diesen Lebensmitteln gibt man deshalb →Antioxidationsmittel zu, die das am Start der Reaktion entstehende freie Radikal abfangen und zerstören können.

Die Entstehung der →freien Radikale im menschlichen Körper verläuft meistens ebenfalls über den Mechanismus der Autoxidation. Deshalb wirken die Vitamine, die in der Lebensmittelindustrie als Antioxidationsmittel eingesetzt werden (Vitamin C, E), gleichzeitig auch als →Antioxidanzien und vermindern die damit verbundene Krebsgefahr.

Avidin: Eiweißkörper im Eiweiß des rohen Hühnereis, der das B-Vitamin Biotin bindet und damit inaktiviert. Bei reichlichem Verzehr von rohem Hühnereiweiß besteht deshalb die Gefahr eines Biotinmangels. Beim Kochen des Eis wird Avidin unwirksam.

Avitaminose: eine →Vitaminmangelkrankheit.

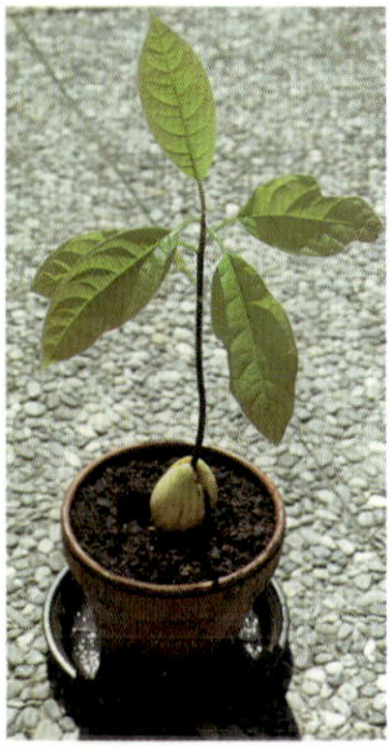

Avocado: junge Pflanze

Avocado, Alligatorbirne, Avocadobirne: birnenähnliche, dunkelgrüne bis braunrote Beerenfrucht eines bis 20 m hohen, ursprünglich in Mittel- und Südamerika beheimateten Lorbeergewächses (Persea americana). Die Avocado war schon den Azteken bekannt; heute wird sie u. a. in Kalifornien, Florida, Spanien und Israel angebaut. Erhältlich ist sie das ganze Jahr über, da die Erntezeit je nach Herkunftsland und Sorte variiert. Eine Avocado ist reif, wenn sie sich leicht eindrücken lässt und sich der große Fruchtkern beim Schütteln bewegt. Soll die Frucht nicht unmittelbar nach dem Kauf verzehrt werden, empfiehlt es sich, unreife Früchte zu kaufen und diese bei Zimmertemperatur zu lagern, bis sie reif sind. Avocados werden meistens roh verzehrt; beim Erhitzen wird ihr Fruchtfleisch bitter. Mit einem Anteil von ca. 24 g Fett pro 100 g ist die Avocado im Vergleich zu anderen Früchten sehr fettreich. Sie hat jedoch einen hohen Gehalt an mehrfach und einfach ungesättigten Fettsäuren, die den Cholesterinspiegel günstig beeinflussen. Außerdem enthält die Avocado viel Vitamin E, Vitamin B_6, Kalium, Magnesium und Kupfer.

Ay|ran: türkisches Dickmilchgetränk, bei dessen Zubereitung Vollmilchjoghurt, Wasser,

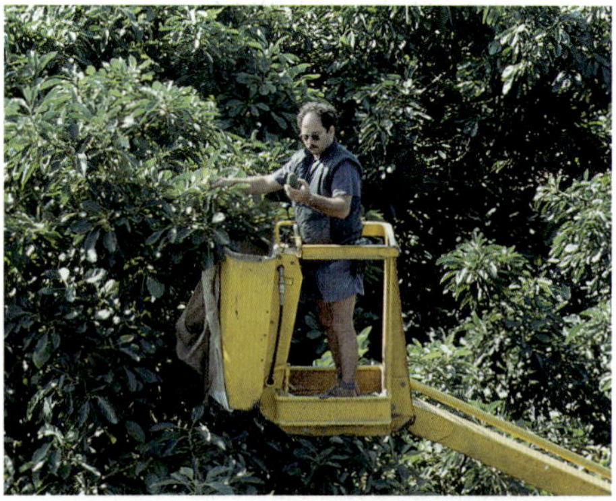

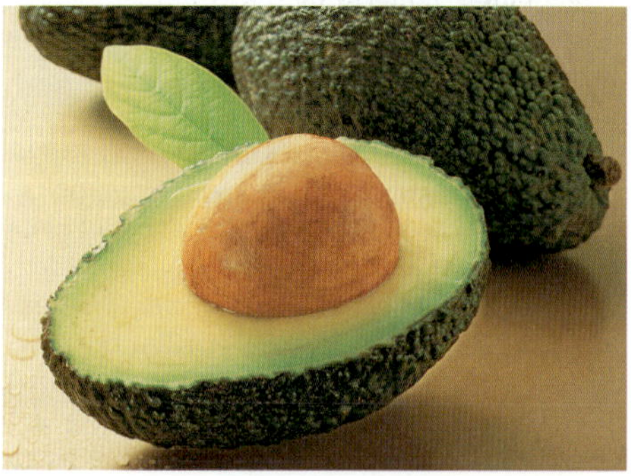

Avocado: Ernte (oben), aufgeschnittene Frucht (unten)

saure Sahne, Salz und etwas Zitronensaft schaumig geschlagen werden. (Industriell gefertigte Produkte enthalten meist Magermilchjoghurt.) Ayran wird gekühlt getrunken und ist sehr erfrischend. 100 g enthalten ca. 30 kcal/126 kJ, 1,5 g Eiweiß, 2 g Kohlenhydrate und 1,7 g Fett.

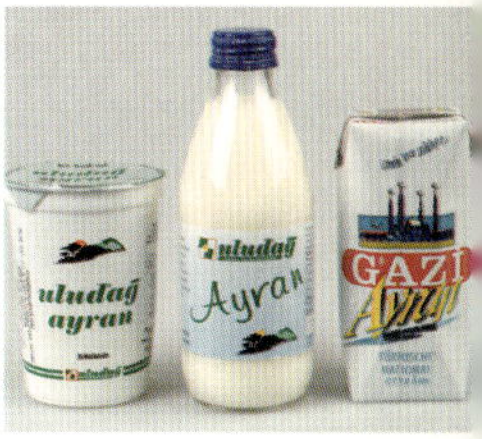

Ayran

ayurvedische Ernährungslehre: auf über 4000 Jahre alten Traditionen beruhende, nach einer Sammlung von Lehrbüchern der altindischen Medizin (»Ayurveda«) benannte Ernährungslehre. Demnach sollen drei Lebensenergien (Doshas) die psychischen und physischen Abläufe im Körper bestimmen und jeder Mensch soll eine individuelle Kombination der drei Doshas Vata, Pitta und Kapha besitzen. Jedes Dosha soll sich aus zwei der fünf Grundbausteine des Lebens zusammensetzen: Vata aus Äther (Raum) und Luft, Pitta aus Feuer und Wasser, Kapha aus Wasser und Erde. Bleiben die Energien in ihrer ursprünglichen Verteilung erhalten (wobei meist ein oder zwei Doshas überwiegen), bedeutet dies nach der ayurvedischen Ernährungslehre Gesundheit. Wird die Verteilung gestört, führe dies zu Unwohlsein und später zu Krankheit. Die Ernährung soll zur Aufrechterhaltung der ursprünglichen Dosha-Verteilung beitragen. Sie wird nach dem Geschmack der Speisen und deren physikalischen Eigenschaften (z. B. leicht, schwer, fettig, trocken) ausgewählt. Menschen, bei denen Vata in der Konstitution überwiegt, sind nach der ayurvedischen Ernährungslehre schlank und beweglich und neigen zu trockener Haut und Falten, frieren ständig, obwohl sie immer in Bewegung sind und eine gewisse Unruhe sie kennzeichnet. Solche Menschen neigen zu Verdauungsstörungen und sollten – so empfehlen die Anhänger dieser Ernährungslehre – leicht verdauliche, ölige und warme Speisen wählen, die salzig, sauer oder süß schmecken. Menschen, bei denen Pitta das stärkste Dosha ist, sollen einen athletischen Körperbau haben, geistig und körperlich aktiv sein, methodisch vorgehen und sich für Führungsaufgaben eignen. Für Pitta-Typen werden kühle und leichte Speisen mit den Geschmacksrichtungen Bitter, Süß und Herb empfohlen. Die kräftig gebauten Kapha-Typen sollen über große Ausdauer und Muskelkraft verfügen, ihre langsamen Bewegungen sollen ihrer Gelassenheit entsprechen. Ihre Speisen sollen nach der ayurvedischen Ernährungslehre leicht und trocken sein und die Geschmacksrichtungen Scharf, Bitter und Herb haben. Außerdem wird Kapha-Typen empfohlen, viel frisches Obst und rohes Gemüse zu essen.

Ernährungswissenschaftliche Sicht: Wissenschaftliche Untersuchungen zu dieser Ernährungslehre existieren bislang nicht. Als positiv zu bewerten ist, dass die ayurvedische Ernährungslehre eine frische, fettarme, abwechslungsreiche, vorwiegend laktovegetabile Kost empfiehlt.

Azidose: Störung im Säure-Basen-Haushalt, bei der es zu einer Übersäuerung des Blutes (Azidämie) mit einem Blut-pH-Wert unter 7,35 kommen kann. Man unterscheidet zwei Formen: die metabolische (stoffwechselbedingte) und die respiratorische (atmungsbedingte) Azidose.

Bei der metabolischen Azidose kommt es entweder zu einem Abfall der Pufferbase Bikarbonat im Blut (z. B. infolge von Durchfall, Gallen- oder Bauchspeicheldrüsenfisteln) oder zu einer Anhäufung von Säuren im Blut. Letzteres ist z. B. bei Diabetes mellitus als Folge eines plötzlich einsetzenden, starken Fettabbaus der Fall, bei dem vermehrt →Ketonkörper entstehen, die den pH-Wert des Blutes auf einen lebensgefährlich niedrigen Wert sinken lassen (**Ketoazidose**). Auch bei Nierenversagen oder Vergiftungen kann sich eine Ketoazidose entwickeln. Zu den Anzeichen gehört eine beschleunigte und vertiefte Atmung, da der Körper versucht, saures Kohlendioxid abzuatmen, um den Säure-Basen-Haushalt wieder ins Gleichgewicht zu bringen. Auch die anderen Regulierungssysteme (Nieren, Puffersysteme des Blutes) werden eingesetzt, um die Azidose auszugleichen. Gelingt dies, handelt es sich um eine kompensierte Azidose. Bei einer dekompensierten Azidose muss eine intensivmedizinische Behandlung erfolgen, bei der dem Organismus u. a. intravenös Puffersubstanzen wie Bikarbonat verabreicht werden.

Bei der respiratorischen Azidose kann die Lunge (z. B. infolge von Funktionsstörungen) nicht genug Kohlendioxid abatmen. Sie äußert sich u. a. durch Atemnot und Blaufärbung der Haut. In schweren Fällen muss künstlich beatmet werden.

Azofarbstoffe: eine Gruppe von →Farbstoffen.

B

Babaco: Frucht der aus Ecuador stammenden Babaco-Pflanze (Carica pentagona), die v.a. in Neuseeland angebaut wird. Die Babaco ist gelb und kernlos, wird bis zu 30 cm lang und 1,5 kg schwer und ähnelt äußerlich einer Gurke. Im Geschmack erinnert sie an eine Mischung aus säuerlichem Apfel, Erdbeere, Ananas und Papaya. Die Babaco ist nur von Oktober bis Dezember erhältlich und dies in der Regel auch nur in Geschäften mit einem größeren Angebot an exotischen Früchten. Sie wird mit Schale meist roh verzehrt und eignet sich gut für die Zubereitung von Süßspeisen und Eis. Babacos haben einen hohen Gehalt an Vitamin C und enthalten außerdem das verdauungsfördernde Enzym Papain (→Papaya).

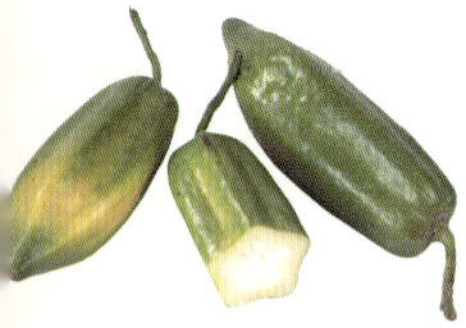

Babacos

Babykost, Beikost: eine Säuglingsnahrung (→Säuglingsernährung).

Babytees: →Kindertees.

Bachforelle: eine Form der Lachsforelle (→Forellen).

Bachsaibling: ein →Saibling.

Backen: 1) eine Form der Zubereitung, bei der die Speisen im Backofen in heißer Luft meist bei einer Temperatur zwischen 160 und 250 °C gegart und gleichzeitig gebräunt werden. Teige gehen in der heißen Luft auf. Gebacken werden Kuchen, Brot, Brötchen, Kekse und anderes Gebäck, außerdem Aufläufe, manche Süßspeisen und Pasteten. Hitzeempfindliche Vitamine gehen bei dieser Zubereitungsart verloren.

2) →Ausbacken.

Backfette: Speisefette, die sich zum Frittieren eignen (→Brat- und Backfette).

Backhilfsmittel: Oberbegriff für →Backtriebmittel und →Mehlbehandlungsmittel.

Backobst: →Trockenobst.

Backobstmilbe: ein →Vorratsschädling.

Backpulver: ein →Backtriebmittel.

Backtriebmittel, Teiglockerungsmittel: chemische Substanzen oder Mikroorganismen, die bei der Teigzubereitung und/oder beim Backen Gasbläschen bilden, welche den Teig lockern und das Volumen vergrößern (den Teig »aufgehen« lassen). Backtriebmittel finden sowohl im Haushalt als auch in der Lebensmitteltechnik (als Lebensmittelzusatzstoffe) Verwendung.

Sorten: Die bekanntesten Backtriebmittel sind →Hefe, Sauerteig (→Teig) und **Backpulver.** Als Backpulver verwendet man meistens Substanzen, die Kohlendioxid freisetzen, u.a. Natron (Natriumhydrogenkarbonat), Hirschhornsalz (Ammoniumkarbonat) und Pottasche (Kaliumkarbonat) mit Zusätzen saurer Bestandteile wie Weinsäure, die ein rasches, gleichmäßiges Abspalten der Gase bewirken. Backpulver wird nicht nur im Haushalt, sondern auch in der Lebensmittelindustrie als Backtriebmittel verwendet.

Kohlendioxid (**E 290,** auch deklariert als Kohlensäure), ein unbrennbares, farbloses und leicht säuerlich schmeckendes Gas, entsteht bei vielen natürlichen Prozessen, z.B. bei der alkoholischen Gärung, und wird entweder aus natürlichen Quellen oder nach Verbrennung von Koks aus dem daraus entstehenden Gasgemisch gewonnen. Zugesetzt werden kann es als Gas oder gelöst in Wasser als Kohlensäure. Es ist gesundheitlich völlig unbedenklich, für Lebensmittel ohne Höchstmengenbeschränkungen zugelassen und wird als Backtriebmittel in der Lebensmittelindustrie z.B. für halbgebackene Teige, Kuchen und Schnittbrot verwendet.

Natriumtartrat (**E 335,** auch deklariert als Salze der Weinsäure) ist ein Oberbegriff für Mononatriumtartrat und Dinatriumtartrat, zwei Natriumsalze der Weinsäure, die gebunden in vielen Früchten vorkommen und chemisch aus Weinstein hergestellt werden. **Kaliumtartrat** (**E 336,** Weinstein, auch deklariert als Salze der Weinsäure) umfasst zwei Kaliumsalze der Weinsäure (Monokaliumtartrat und Dikaliumtartrat), die ebenfalls in vielen Früchten enthalten sind.

Kalium- und Natriumtartrat sind in den als Backtriebmittel zugesetzten Mengen gesundheitlich unbedenklich und als Lebensmittelzusatzstoffe normalerweise ohne Höchstmengenbeschränkungen zugelassen, für Kekse, Zwieback und Säuglingsentwöhnungsnahrung jedoch nur in einer Menge bis 5 g pro Kilogramm Lebensmittel. Der →ADI beträgt 0–30 mg pro Kilogramm Körpergewicht (berechnet als Weinsäure). Im Haushalt wird Kaliumtartrat (im Handel unter der Bezeichnung »Weinstein« erhältlich) auch als Backpulver verwendet. Während des Backvorgangs gibt es langsam Säure ab. Dadurch kommt es zur Porenbildung und Teiglockerung.

Natrium-Kaliumtartrat (**E 337,** auch deklariert als Salze der Weinsäure) wird chemisch aus Weinstein hergestellt. Es ist in den als Backtriebmittel zugesetzten Mengen gesundheitlich unbedenklich und wird wie Natrium- und Kaliumtartrat verwendet. Der ADI liegt bei 0–30 mg pro Kilogramm Körpergewicht (berechnet als Weinsäure). Es findet v.a. Anwendung in der Lebensmittelindustrie.

Kaliumphosphat (**E 340,** auch deklariert als Phosphat) ist ein Oberbegriff für verschiedene Kaliumsalze der Phosphorsäure (Mono-,

Di- und Trikaliumphosphat). Ihre Herstellung erfolgt ebenfalls auf chemischem Weg aus Mineral- oder Rohphosphaten, die in Lagerstätten abgebaut werden. Kaliumphosphat wird als Backtriebmittel in Backpulver eingesetzt und verhindert darüber hinaus das Verklumpen rieselfähiger Lebensmittel. Die Höchstmengenbeschränkung liegt je nach Produkt bei 1–10 g pro Kilogramm Lebensmittel (berechnet als Gesamtphosphatmenge).

Natrium- und Kaliumdiphosphat (**E 450,** auch deklariert als Diphosphate oder Phosphat) ist eine Sammelbezeichnung für die Natrium-, Kalium- und Kalziumsalze der Orthophosphorsäure. Im Einzelnen sind dies Dinatriumdiphosphat (E 450a), Trinatriumdiphosphat (E450b), Tetranatriumdiphosphat (E 450c), Dikaliumdiphosphat (E 450d), Tetrakaliumdiphosphat (E 450e), Dikalziumdiphosphat (E 450 f) und Kalziumdihydrogendiphosphat (E 450 g). Diese Salze werden synthetisch aus Kalziumphosphat hergestellt; ihre backtreibende Eigenschaft beruht auf der Freisetzung von Kohlendioxid. Darüber hinaus hindern sie pulverförmige Lebensmittel am Verklumpen. Eingesetzt werden sie u. a. in Backpulver und Trockenlebensmitteln. Die Höchstmengen liegen je nach Anwendungsbereich zwischen 0,5 und 50 g pro Kilogramm Lebensmittel (berechnet als Gesamtphosphatmenge); der ADI beträgt 0–70 mg pro Kilogramm Körpergewicht.

Als **Triphosphate** (**E 451,** auch deklariert als Phosphat) bezeichnet man zwei Natrium- und Kaliumsalze der Orthophosphorsäure, nämlich Pentanatriumtriphosphat (E 451a) und Pentakaliumtriphosphat (E 451b). Sie werden durch chemische Synthese hergestellt und entsprechen in Verwendung, Höchstmengenbeschränkungen und ADI dem Natrium- und Kaliumdiphosphat (E 450).

Polyphosphat (**E 452,** auch deklariert als Phosphat) ist der Oberbegriff für die folgenden Natrium-, Kalium- und Kalziumsalze der Orthophosphorsäure: Natriumpolyphosphat (E 452a), Kaliumpolyphosphat (E 452b), Natriumkalziumpolyphosphat (E 452c) und Kalziumpolyphosphat (E 452d). Polyphosphate werden ebenfalls durch chemische Synthese hergestellt und entsprechen in Verwendung, Höchstmengenbeschränkungen und ADI dem Natrium- und Kaliumdiphosphat (E 450) (→Phosphor).

Die Sammelbezeichnung **Natriumkarbonat** (**E 500,** auch deklariert als Natriumsesquikarbonat, Soda, Natron) umfasst die Natriumverbindungen **Soda** (Natriumkarbonat), **Natron** (Natriumhydrogenkarbonat) und Natriumsesquikarbonat. Sie werden entweder durch chemische Synthese hergestellt oder durch Abbau natürlicher Vorkommen in Natronseen in Afrika und Amerika gewonnen. Natriumkarbonate werden durch Säuren abgebaut und setzen dabei Kohlendioxid frei. Diese Eigenschaft wird zur Auflockerung und Volumenvergrößerung von Massen und Teigen genutzt. Natriumkarbonate sind Bestandteil von Backpulver und als Lebensmittelzusatzstoffe ohne Höchstmengenbeschränkungen zugelassen. In Mengen, wie sie üblicherweise in Lebensmitteln vorkommen, sind sie gesundheitlich unbedenklich.

Für **Kaliumkarbonat** (**E 501**) – eine Sammelbezeichnung, die die Verbindungen **Pottasche** (Kaliumkarbonat) und Kaliumhydrogenkarbonat umfasst – gilt das Gleiche wie für Natriumkarbonat. Pottasche wird v. a. für Honig- und Lebkuchenteige verwendet.

Ammoniumkarbonat (**E 503,** Hirschhornsalz) ist der Oberbegriff für Ammoniumkarbonat und Ammoniumhydrogenkarbonat. Früher wurde Ammoniumkarbonat aus erhitzten Hörnern, Klauen oder Hufen von Hirschen, Kühen, Ziegen und anderen Huftieren gewonnen; heute wird es chemisch aus Ammoniumsulfat und Schlämmkreide hergestellt. Es ist als Lebensmittelzusatzstoff ohne Höchstmengenbeschränkungen zugelassen; man verwendet es z. B. in Lebkuchen und »Amerikanern«. In Mengen, in denen es üblicherweise in Lebensmitteln vorkommt, ist Ammoniumkarbonat gesundheitlich unbedenklich. In seltenen Fällen kann es bei direktem Hautkontakt zu Reizungen kommen.

Magnesiumkarbonat (**E 504**) umfasst die Magnesiumverbindungen Magnesit und Magnesiumhydrogenkarbonat. Es wird durch chemische Synthese ähnlich wie Natriumkarbonat hergestellt, kommt aber auch als natürliches Mineral vor. Magnesiumkarbonat ist gesundheitlich unbedenklich und als Lebensmittelzusatzstoff ohne Höchstmengenbeschränkung zugelassen.

Natriumaluminiumphosphat (**E 541,** saures Natriumaluminiumphosphat, auch deklariert als Phosphat) wird chemisch aus Orthophosphorsäure hergestellt und ist als Backtriebmittel lediglich für Gebäck zugelassen (→Phosphor, →Aluminium).

BADGE, Abk. für **Bisphenol-A-Diglycidylether:** Ausgangsstoff für die Herstellung von Epoxidharzen, die zur Innenbeschichtung von Konservendosen verwendet werden. Der toxikologisch bedenkliche Stoff kann sich aus der

Lackbeschichtung lösen; fett- und ölhaltige Flüssigkeiten erleichtern dies. Bei Bakterien und Zellkulturen erwies sich BADGE als erbgutverändernd, nicht aber im Tierversuch. Allerdings sind gesundheitsschädliche Reaktionen der Substanz mit Lebensmitteln möglich. Belastet sind v. a. flache Dosen mit einem Aufreißverschluss, z. B. Fischkonserven. Der Grenzwert liegt in Deutschland bei 1 mg pro Kilogramm Lebensmittel; Untersuchungen der Stiftung Warentest haben gezeigt, dass dieser bei Konserven mit fett- oder ölhaltigem Inhalt mehrfach überschritten wurde. Inzwischen werden für die Beschichtung von Konservendosen häufig andere Lacke verwendet.

Baguette: stangenförmiges französisches →Brot.

Baiser, Meringe: eine Gebäckart (→Gebäck).

Bakterien: einzellige Lebewesen, die sich durch Zellteilung vermehren und statt eines Erbgut enthaltenden Zellkerns ein Kernäquivalent besitzen. Es gibt verschiedene Bakterienformen: Kugelbakterien (Kokken), Stäbchenbakterien sowie spiralförmige Bakterien. Die Mikroorganismen leben u. a. im Erdreich, in und auf Pflanzen, Tieren und Menschen. Viele sind für die Gesundheit des Menschen förderlich (z. B. die Bakterien der →Darmflora) oder werden zur Herstellung von Lebensmitteln eingesetzt (z. B. →Milchsäurebakterien). Es gibt jedoch auch Bakterienarten, die zum Verderb von Lebensmitteln führen, und Arten, die Krankheiten hervorrufen können, z. B. wenn sie in Lebensmitteln oder verunreinigtem Wasser vorkommen. Manche Bakterien lösen →Lebensmittelinfektionen aus, andere (beispielsweise die Salmonellen) sondern Gifte ab, die für den Menschen gesundheitsschädlich sind (→Lebensmittelvergiftungen). Ein besonders starkes Gift ist das Botulismus-Toxin, das von dem Bakterium Clostridium botulinum hergestellt wird. Von diesem Gift hervorgerufene Lebensmittelvergiftungen nehmen häufig einen tödlichen Verlauf (→Botulismus).

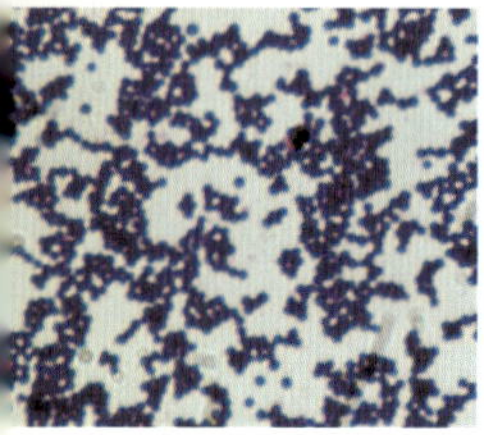

Bakterien: Kokken (Staphylokokken)

ballaststoffarme Ernährung: eine Ernährung, die weniger als 10 g Ballaststoffe pro Tag enthält. (Die Deutsche Gesellschaft für Ernährung empfiehlt eine tägliche Aufnahme von mindestens 30 g Ballaststoffen für Erwachsene.)

Da Ballaststoffe im menschlichen Organismus überwiegend positive Wirkungen entfalten, wird eine ballaststoffarme Ernährung nur bei einigen wenigen Erkrankungen empfohlen. Angezeigt ist sie z. B. nach akuten Schüben von Morbus Crohn oder Colitis ulcerosa, bei Verengungen im Darmtrakt (etwa durch Tumoren), da hier die Gefahr eines Darmverschlusses besteht, und bei einer Bauchspeicheldrüsenunterfunktion, wenn der Betroffene gleichzeitig mit der Nahrung verdauungsfördernde Enzyme einnimmt. (Ballaststoffe können in diesem Fall die Wirkung der Enzyme und die Aufnahme von Nähr- und Wirkstoffen durch die Darmschleimhaut behindern.)

Eine ballaststoffarme Ernährung enthält keine Vollkornerzeugnisse, wenig Obst und Gemüse und keine Rohkost. Auch auf Hülsenfrüchte und Nüsse muss verzichtet werden. Da ballaststoffreiche Lebensmittel meist sehr hochwertig sind, d. h. einen hohen Gehalt an wertvollen Vitaminen und Mineralstoffen haben, wird eine ballaststoffarme Ernährung oft durch künstliche Trink- und Sondennahrung ergänzt.

Ballaststoffe, Faserstoffe: pflanzliche Nahrungsbestandteile, die von den menschlichen Verdauungsenzymen nicht abgebaut werden können und ein hohes Wasserbindungsvermögen besitzen. Ein Teil der Ballaststoffe wird unverändert wieder ausgeschieden; der Rest wird von im Dickdarm lebenden Bakterien, die im Gegensatz zum menschlichen Organismus die dazu nötigen Enzyme besitzen, durch Fermentation zu Gasen und kurzkettigen Fettsäuren (beispielsweise Butter-, Ameisen- und Essigsäure) abgebaut. Diese Fettsäuren werden von den Bakterien teils für ihren eigenen Stoffwechsel genutzt, teils werden sie von den Darmwänden absorbiert und vom menschlichen Organismus aufgenommen – in diesem Fall liefern sie 2 kcal/8,4 kJ pro Gramm Ballaststoff.

Arten: Chemisch gehören alle Ballaststoffe (mit Ausnahme des Lignins) zu den Kohlenhydraten. Es handelt sich um Vielfachzucker, die sich in der Art ihrer Bausteine und im Aufbau ihrer Ketten (z. B. in der Kettenlänge) voneinander unterscheiden.

Je nach Kettenstruktur sind Ballaststoffe entweder löslich oder unlöslich. Zu den unlöslichen Ballaststoffen gehören Zellulose, Hemizellulosen und Lignin. **Zellulose** (Cellulose) ist die Gerüstsubstanz der pflanzlichen Zellwände; sie findet sich z. B. in Holz, Kleie, Gemüse und Obst. In der Lebensmitteltechnik wird Zellulose aufgrund ihrer Wasser bindenden Eigenschaften als Füllstoff sowie als →Gelier- und Verdickungsmittel eingesetzt. Auch **Hemizellulosen** (Hemicellulosen, Polyosen), die im Unterschied zur Zellulose verzweigte Ketten bilden, sind in Pflanzenzellwänden, v. a. von Weizen und Roggen, enthalten. **Lignin** ist neben Zellulose der häufigste organische Stoff der Erde und bewirkt die Verholzung von Pflanzenteilen. Es ist u. a. in Weizenkleie enthalten. Zu den löslichen Ballaststoffen zählen Pektine, resistente Stärken, Pflanzengummen, Schleimstoffe, Betaglukane und Gelstoffe aus Meeresalgen. **Pektine** sind in den Zellwänden von höheren Landpflanzen, v. a. Obst und Gemüsen, enthalten. Im Haushalt werden sie als Geliermittel, in der Lebensmittelindustrie als Gelier- und Verdickungsmittel sowie als Stabilisatoren eingesetzt.

Auch bestimmte Formen von →Stärke zählen zu den Ballaststoffen. Stärke ist ein typischer Energielieferant, kann jedoch eine so dichte Struktur annehmen, dass die Verdauungsenzyme sie nicht abbauen können, sofern sie nicht zuvor gekocht oder auf andere Weise aufgeschlossen wird; ein typisches Beispiel für eine solche so genannte **resistente Stärke** ist die Kartoffelstärke. Auch durch Erhitzen und anschließendes Abkühlen oder sonstige Verarbeitung von Lebensmitteln kann die darin enthaltene Stärke eine so dichte Struktur ausbilden. Kleine Mengen resistenter Stärken sind in den meisten stärkehaltigen verarbeiteten Lebensmitteln enthalten; sie entstehen z. B. beim Abkühlen von Kartoffeln nach dem Kochen oder von Brot nach dem Backen. Auch unverdauliche Oligosaccharide (z. B. in Hülsenfrüchten) gehören zu den Ballaststoffen.

Weitere Ballaststoffe sind die **Pflanzengummen.** Dabei handelt es sich um pflanzliche Exsudate (Ausschwitzungen), die nach Verletzungen aus Teilen bestimmter Pflanzen austreten und an der Luft erstarren, beispielsweise Gummi arabicum, ein getrocknetes Exsudat verschiedener Akazienarten, das in der Lebensmittelindustrie zur Herstellung von Gummibonbons sowie als →Trägerstoff, Füllstoff, Stabilisator und Gelier- und Verdickungsmittel verwendet wird. Auch Guar-Gummi (Guaran), der Hauptbestandteil des ebenfalls als Gelier- und Verdickungsmittel eingesetzten Guarkernmehls, gehört zu den Pflanzengummen.

Zu den löslichen Ballaststoffen zählen ferner die in Hafer und Gerste enthaltenen **Betaglukane** sowie **Schleimstoffe** aus den Samen bestimmter Pflanzen. Einige dieser Samen – z. B. Floh- und Leinsamen – haben aufgrund ihres hohen Quellvermögens eine leicht abführende Wirkung (→Abführmittel).

Aus verschiedenen Meeresalgen werden gelbildende Ballaststoffe gewonnen, die im Haushalt bzw. in der Lebensmitteltechnik als Gelier- und Verdickungsmittel Verwendung finden, beispielsweise Agar-Agar, Alginsäure und Carrageen.

Ob unverdauliche Bestandteile tierischer Nahrung ähnliche Wirkungen haben wie Ballaststoffe, ist noch nicht ausreichend untersucht.

BALLASTSTOFFREICHE LEBENSMITTEL

Lebensmittel (pro 100 g verzehrbaren Anteil)	**Ballaststoff** (g)
Getreide	
Haferflocken	5,5–9,5
Knäckebrot[1]	13,0–24,0
Mehrkornbrot	5,5–9,0
Roggenbrot	4,0–7,0
Roggenmehl	6,5–8,0
Roggenvollkornbrot	6,5–9,0
Roggenvollkornmehl, Type 1806	13,5
Vollkornnudeln	8,0
Weizenflocken	11,5–12,0
Weizengrieß	7,0
Weizenkleie	40,0–50,0
Weizenschrotbrot	8,4
Weizenvollkornmehl, Type 1700	12,9
Obst, Gemüse und Nüsse	
Äpfel	1,5–2,5
Birnen	3,0
Blumenkohl	2,5–3,0
Gartenbohnen, grün	2,0
Brokkoli	3,0
Erbsen, grün	5,0
Erdnüsse	10,0
Haselnüsse	7,5
Himbeeren	4,5–5,0
Johannisbeeren	3,5–5,0
Kartoffeln	1,5–2,0
Linsen	10,0
Mandeln	10,0
Mohrrüben	1,5–3,0
Rosenkohl	2,5–4,5
Rotkohl	2,5
Stachelbeeren	2,5–4,5
Trockenobst	5,0–13,0
Walnüsse	6,0
Weißkohl	3,0
Wirsing	2,5–3,0

[1] kann angereichert sein

die Schale schon gelb ist. Vollreife Früchte erkennt man an den kleinen schwarzen Flecken auf der Schale. Man isst Bananen roh, verarbeitet sie zu Salaten und Milchmixgetränken oder reicht sie gebacken oder gedünstet als Beilage zu Braten und Geflügel. Zwergbananen verzehrt man meist roh; Kochbananen werden gekocht oder gebraten als Beilage zu verschiedenen Gerichten gereicht, da sie in rohem Zustand einen unangenehmen Geschmack haben. Man kann sie auch pürieren; sie schmecken ähnlich wie Kartoffeln, sind aber mehliger.

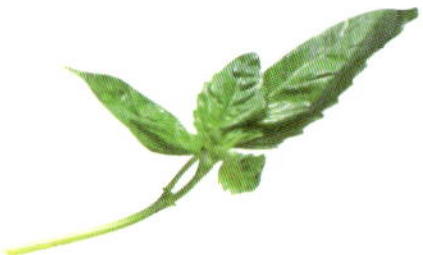

Basilikum

Inhaltsstoffe und Gesundheitswert: Obst- und Zwergbananen sind vitamin- und mineralstoffreiche, gut bekömmliche Energielieferanten; im vollreifen Zustand enthalten sie kaum noch Stärke, sondern fast nur noch Fruktose und Glukose, die rasch ins Blut abgegeben wird. Außerdem liefern sie reichlich Kalium, Magnesium, Mangan und Vitamin B_6.

Bananenchips: getrocknete und mit Zucker glasierte oder geröstete Bananenscheiben, die häufig auch fein gehackt in Knabber- oder Müslimischungen mit Nüssen und anderem Trockenobst angeboten werden. Sie sollten kühl und trocken aufbewahrt werden. Wie alles Trockenobst haben sie einen hohen Kalium- und Energiegehalt: 100 g Bananenchips enthalten 522 kcal/2184 kJ.

Bandwürmer: parasitische Würmer, die im Darm von Wirbeltieren und auch von Menschen vorkommen und Krankheiten auslösen können (→Wurmkrankheiten).

Barbadoskirsche: →Acerola.

Barbarie|ente, Flugente, Moschusente: eine →Ente.

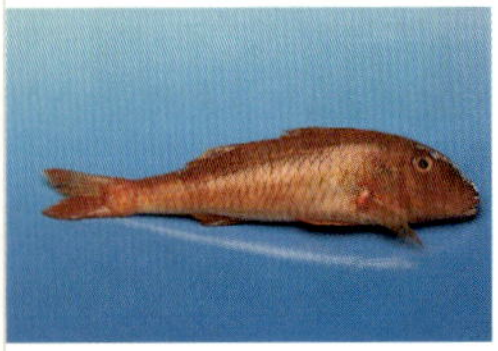

Barbe

Barbe, wiss. Name **Barbus barbus:** ein Karpfenfisch, der in weiten Teilen Europas in schnell fließenden, sauerstoffreichen Flüssen vorkommt. Er wird 50–70 cm lang und bis zu 8,5 kg schwer. Der wohlschmeckende, aromatische Fisch kommt ziemlich selten auf den Markt und eignet sich für alle Zubereitungsarten. Da der Rogen zu Vergiftungserscheinungen führen kann, sollte man Barben während der Laichzeit (Mai bis Juli) nicht verzehren.

Bärlauch, Bärenlauch, Waldknoblauch, wiss. Name **Allium ursinum:** eine Art der Gattung Lauch mit intensivem Knoblauchgeruch, die oft massenweise in Laub- und Auwäldern wächst. Man verwendet die frischen jungen Blätter und die Zwiebel als Gewürz. Bärlauch passt gut zu Salaten, Suppen und Fleischgerichten. In seinen Inhaltsstoffen und seiner gesundheitsfördernden Wirkung entspricht er dem →Knoblauch.

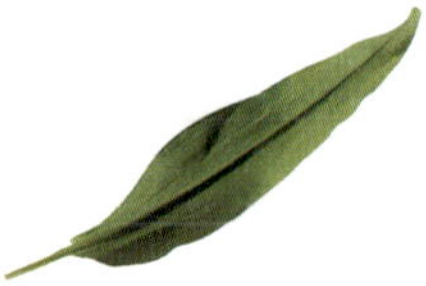

Bärlauch

Barsch: →Flussbarsch.

basedowsche Krankheit: eine →Schilddrüsenerkrankung.

Basilikum, wiss. Name **Ocimum basilicum:** zur Familie der Lippenblütler zählendes einjähriges Gewürzkraut, das bereits in der Antike als Gewürz-, Heil- und Zierpflanze geschätzt wurde. Die Heimat des Basilikums ist Südasien; heute wird das bis zu 60 cm hohe Kraut v. a. in den Mittelmeerländern und in Mitteleuropa angebaut. Die ätherisches Öl enthaltenden Basilikumblätter werden frisch oder getrocknet zum Würzen von Salaten, Käse (Mozzarella), Fleisch- und Fischgerichten und Saucen verwendet. Basilikumtee wird in der Volksmedizin als Heilmittel bei Verdauungsstörungen (Völlegefühl, Blähungen), zur Appetitanregung und als Diuretikum eingesetzt; die Wirksamkeit ist jedoch nicht belegt. In der Schwangerschaft und Stillzeit sollte der Tee nicht getrunken werden; für Säuglinge und Kleinkinder und für den Gebrauch über längere Zeiträume ist er ebenfalls nicht geeignet, da das in ihm enthaltene Estragol eine mutagene (erbgutverändernde) und möglicherweise auch Krebs erregende Wirkung hat.

Batate: →Süßkartoffel.

Batteriehaltung, Käfighaltung: eine Form der →Geflügelhaltung.

Bauchspeicheldrüse, Pankreas: eine quer im Oberbauch hinter dem Magen liegende, von der inneren Biegung des Zwölffingerdarms sich nach links bis zur Milz erstreckende, gelblich rosa gefärbte Drüse.

Funktion: Die Bauchspeicheldrüse ist die für die Verdauung wichtigste Drüse des menschlichen Organismus. Sie stellt den an Verdauungsenzymen reichen Pankreassaft, auch Bauchspeichel genannt, her und leitet ihn in den Dünndarm, wo er an der Aufspaltung der Eiweiße, Fette und Kohlenhydrate, also an der Aufnahme dieser Nährstoffe ins Blut beteiligt ist. Die fettverdauenden Enzyme werden als Lipasen, die kohlenhydrataufspaltenden Enzyme als Amylasen bezeichnet. Die eiweißverdauenden Enzyme (Proteasen, z. B. Trypsin und Chymotrypsin) werden als inaktive Vorstufen (Trypsinogen, Chymotripsinogen) produziert und erst im Darm aktiviert, da die Bauchspeicheldrüse sich sonst selbst verdauen würde. Außerdem stellen bestimmte Zellverbände der Bauchspeicheldrüse, die so genannten Langerhans-Inseln, das Hormon →Insulin her, das den Blutzuckerspiegel senkt. Ein Mangel an Insulin verursacht die Stoffwechselerkrankung Diabetes mellitus. Die Langerhans-Inseln produzieren außerdem das Hor-

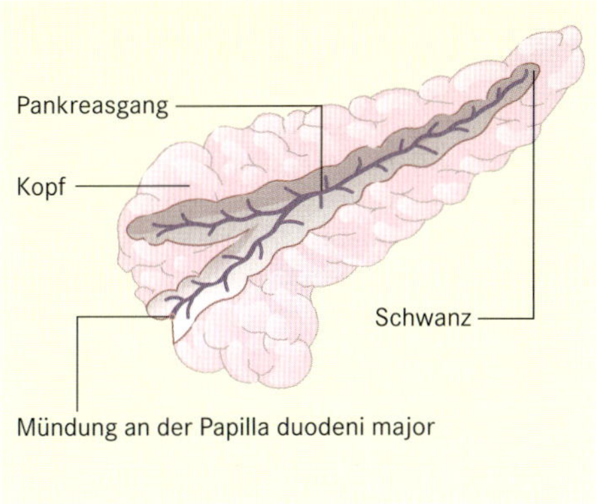

Bauchspeicheldrüse: Aufbau

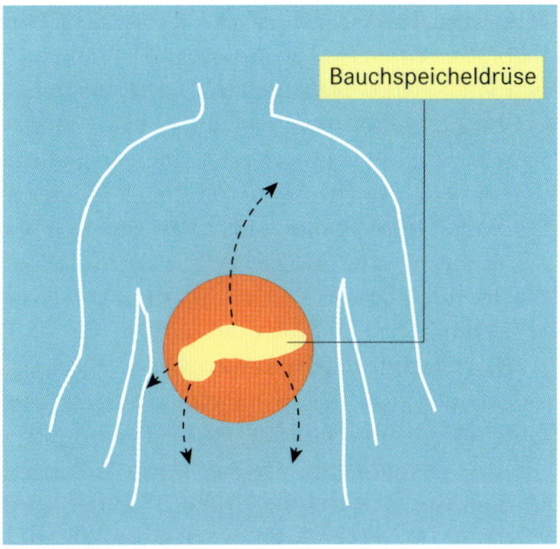

Bauchspeicheldrüse: Lage und Ausstrahlung der Schmerzen bei einer Entzündung

mon →Glukagon, das den Blutzuckerspiegel erhöht, sowie das Hormon Somatostatin, das u.a. die Ausschüttung von Wachstumshormonen hemmt.

Aufbau: Die bis zu 20 cm lange und 3 cm dicke Bauchspeicheldrüse gliedert sich in drei Abschnitte: Der Kopf liegt in der c-förmigen Biegung des Zwölffingerdarms, daran schließt sich der Körper der Bauchspeicheldrüse und schließlich der Schwanz an, der bis zur Milz reicht. Durchzogen wird die Bauchspeicheldrüse von einem größeren Gang, dem Pankreasgang (Ductus pancreaticus), der gemeinsam mit dem Gallengang in den Zwölffingerdarm mündet. Der Pankreasgang leitet den für die Verdauung wichtigen Bauchspeichel in den Zwölffingerdarm. Im Inneren der Bauchspeicheldrüse befindet sich eine Vielzahl kleiner Drüsen, die in Lappen unterteilt sind. Sie schütten die Verdauungsenzyme aus. Die Langerhans-Inseln, die u.a. das Insulin produzieren, sind ebenfalls über das gesamte Organ verteilt.

Bauchspeicheldrüsenentfernung, Pankreat|ektomie: Eine teilweise oder völlige operative Bauchspeicheldrüsenentfernung ist in manchen Fällen von akuter oder chronischer Bauchspeicheldrüsenentzündung notwendig, z.B. wenn der Patient trotz Behandlung weiterhin starke Schmerzen hat. Auch bei Bauchspeicheldrüsenkrebs kann eine Entfernung der Bauchspeicheldrüse sinnvoll sein, wenigstens solange der Krebs noch auf die Bauchspeicheldrüse begrenzt ist. Wie groß der zu entfernende Abschnitt der Bauchspeicheldrüse ist, entscheidet der Arzt. Ist beispielsweise nur der Kopf der Bauchspeicheldrüse geschädigt, so wird dieser sowie ein Teil des Zwölffingerdarms entfernt. Der verbleibende Bauchspeicheldrüsenrest wird dann mit dem Dünndarm verbunden.

Nach der Operation muss der Patient eine lebenslange fettarme Diät einhalten: Er darf maximal 100 g Fett pro Tag aufnehmen. Damit Fett, Kohlenhydrate und Eiweiße überhaupt in ausreichenden Mengen vom Körper aufgenommen werden können und es nicht zu einer Mangelernährung kommt, müssen die von der Bauchspeicheldrüse produzierten Enzyme weitgehend ersetzt werden. Hierzu erhält der Patient ein Arzneimittel (Pankreatin), das Enzyme aus Bauchspeicheldrüsen von Schweinen enthält. Ist die Bauchspeicheldrüse völlig entfernt worden oder kann der verbleibende Rest keine ausreichenden Mengen Insulin mehr herstellen, so muss dem Körper dieses Hormon ebenfalls von außen zugeführt werden (→Insulintherapie).

Bauchspeicheldrüsenentzündung, Pankreatitis: eine Erkrankung der Bauchspeicheldrüse, die entweder plötzlich (akute Form) oder schleichend (chronische Form) auftritt. Eine Bauchspeicheldrüsenentzündung ist lebensgefährlich, weil dabei die im Bauchspeichel enthaltenen Verdauungsenzyme in der Drüse freigesetzt werden, diese zerstören und darüber hinaus auch umliegendes Gewebe schädigen können.

Ursachen: Zu den häufigsten Ursachen für eine akute Bauchspeicheldrüsenentzündung zählen anhaltender →Alkoholmissbrauch sowie Erkrankungen der Gallenwege, v.a. Gallensteine, die den in den Zwölffingerdarm führenden Gallengang verstopfen, in den auch der Pankreasgang mündet. Als Folge staut sich der Bauchspeichel in der Bauchspeicheldrüse. In manchen Fällen löst auch eine Virusinfektion oder eine Bauchverletzung, bei der die Bauchspeicheldrüse in Mitleidenschaft gezogen ist, die akute Bauchspeicheldrüsenentzündung

ERNÄHRUNGSSTUFENPLAN BEI AKUTER BAUCHSPEICHELDRÜSENENTZÜNDUNG

Stufe	Ernährung
1	statt oraler Aufnahme von Nahrung und Flüssigkeit künstliche Ernährung oder bei kürzerer Dauer der Phase nur intravenöser Ersatz von Flüssigkeit und Mineralstoffen
2	ungesüßter Tee, Weiterführung der künstlichen Ernährung
3	mit Zucker gesüßter Tee, Weiterführung der künstlichen Ernährung
4	vorwiegend Kohlenhydrate enthaltend (z. B. Haferschleim, Nudeln, Weißbrot), teilweise Weiterführung der künstlichen Ernährung bzw. Spezialkost (bilanzierte Diäten)

[6]

aus. Eine der häufigsten Ursachen für eine chronische Entzündung der Bauchspeicheldrüse ist ebenfalls der Alkoholmissbrauch. Die Veranlagung dafür kann jedoch auch angeboren sein.

Symptome: Die akute Bauchspeicheldrüsenentzündung äußert sich v.a. durch heftige Schmerzen im Oberbauch, die in den Rücken ausstrahlen. Hinzu kommen Übelkeit und Erbrechen. Die chronische Bauchspeicheldrüsenentzündung geht meist ebenfalls mit diesen Symptomen einher; in seltenen Fällen äußert sie sich allein durch eine verminderte Aufnahme von Nährstoffen, was u.a. zur Gewichtsreduktion führt, oder durch Diabetes mellitus. Diagnostiziert wird die akute Form der Erkrankung v.a. mithilfe von Ultraschall und Blutuntersuchungen, denn im Blut sind Verdauungsenzyme aus der Bauchspeicheldrüse zu finden. Die chronische Bauchspeicheldrüsenentzündung wird meist durch Röntgenuntersuchungen und eine Bestimmung der Bauchspeicheldrüsenenzyme im Zwölffingerdarm festgestellt.

Behandlung: Bei der akuten Bauchspeicheldrüsenentzündung besteht die Therapie zunächst im völligen Verzicht auf Nahrung und Flüssigkeit, um die Bauchspeicheldrüse ruhig zu stellen. Flüssigkeit wird dem Patienten intravenös zugeführt. Gleichzeitig erhält er Schmerzmittel. Falls Gallensteine die Ursache für die Entzündung sind, müssen sie entfernt werden. Alkoholkranke sollten sich einer Entwöhnung unterziehen. In manchen Fällen ist eine teilweise oder völlige Bauchspeicheldrüsenentfernung unerlässlich. Bei einer chronischen Entzündung der Bauchspeicheldrüse werden ebenfalls Schmerzmittel gegeben. Bei bestehendem Diabetes mellitus erhalten die Patienten Insulin; außerdem ist die Gabe eines Präparats mit Bauchspeicheldrüsenenzymen notwendig. Auch hier ist manchmal die teilweise oder völlige Entfernung der Drüse notwendig.

Bauchspeicheldrüseninsuffizienz, Pankreasinsuffizienz: Funktionseinschränkung der Bauchspeicheldrüse, die als Folge einer teilweisen Entfernung der Bauchspeicheldrüse oder bei einer chronischen Bauchspeicheldrüsenentzündung auftreten kann. Dadurch kommt es zu einem Mangel an den von der Bauchspeicheldrüse hergestellten Verdauungsenzymen und eventuell auch an dem von den Langerhans-Inseln produzierten Insulin. Die in der Nahrung enthaltenen Nährstoffe können vom Darm aufgrund des Mangels an Enzymen nicht mehr oder nicht mehr in ausreichender Menge aufgenommen werden. Zu den Symptomen gehören Gewichtsverlust, eine Verschlechterung des Allgemeinzustands sowie eine vermehrte Fettausscheidung mit dem Stuhl. Bei einem Mangel an Insulin entwickelt sich ein →Diabetes mellitus. Bei einer Bauchspeicheldrüsenentfernung und – falls nötig – auch bei einer chronischen Bauchspeicheldrüsenentzündung wird dem Patienten daher ein Präparat mit Bauchspeicheldrüsenenzymen (Pankreatin) verordnet. Sofern erforderlich, erhält der Patient zudem Insulin (→Insulintherapie).

Bauchspeicheldrüsenkrebs: bösartige Geschwulst der Bauchspeicheldrüse. Bauchspeicheldrüsenkrebs macht sich v.a. durch Oberbauchschmerzen bemerkbar. Außerdem können Gewichtsverlust, Appetitlosigkeit und Übelkeit auftreten. Bislang ist nicht bekannt, welche Ursachen Bauchspeicheldrüsenkrebs hat, angenommen wird jedoch, dass Rauchen, Alkoholmissbrauch und fettreiches Essen die Entstehung begünstigen. Im Frühstadium, wenn der Krebs noch auf die Bauchspeicheldrüse begrenzt ist, besteht die Behandlung in einer →Bauchspeicheldrüsenentfernung, kombiniert mit Chemo- und Strahlentherapie. Häufig wird die Diagnose jedoch erst gestellt, wenn sich in anderen Organen (z.B. Lunge, Leber) bereits Tochtergeschwülste gebildet haben. In diesem Fall werden vorrangig schmerzlindernde Medikamente verordnet. Eine Heilungsaussichten bietende Operation ist meist nicht mehr möglich.

Bauchwassersucht, Ascites, Aszites: eine Ansammlung z.T. großer Flüssigkeitsmengen in der Bauchhöhle, die sich durch eine Vergrößerung des Bauchumfangs und Gewichtszunahme bemerkbar macht. Zu den Ursachen gehören eine verringerte Pumpleistung der rechten Herzhälfte, die durch verschiedene Krankheiten (z.B. →Bauchspeicheldrüsenentzündung) verursacht wird, sowie Lebererkrankungen (v.a. →Leberzirrhose).

Bei stark geschädigter Leber kann das Blut nicht mehr problemlos durch das Organ fließen, woraufhin der Blutdruck in der zur Leber führenden Pfortader steigt. Als Folge des Pfortaderhochdrucks sammelt sich Flüssigkeit in der Bauchhöhle.

Die Therapie besteht in erster Linie in der Behandlung der zugrunde liegenden Erkrankung. Gleichzeitig muss der Patient eine →natriumarme Diät einhalten, d.h., er muss sich kochsalzarm ernähren, um überschüssige Flüssigkeit aus dem Körper zu schwemmen, denn Natrium bindet Wasser. Auch die Flüssigkeitszufuhr wird eingeschränkt und es werden Diuretika verabreicht.

Baumtomate: →Tamarillo.

Baumwollsaatöl: ein aus den Samen des Baumwollstrauchs (Gossypium herbaceum) gewonnenes Öl, das v.a. für die Herstellung von Margarine genutzt wird.

BE: Abk. für →Broteinheit.

Becquerel [bɛkəˈrɛl], Abk. **Bq:** gesetzliche Einheit der Aktivität radioaktiver Substanzen: diejenige Aktivität einer Strahlenquelle, bei der sich im Mittel ein Atomkern eines radioaktiven Nuklids in einer Sekunde umwandelt (→Strahlenbelastung).

BED: Abk. für →Binge-eating-disorder.

Beefsteak [ˈbi:fste:k, engl.]: in Scheiben geschnittenes Rindfleisch, das aus dem Filet, aus der Hüfte, der Kluft oder dem Roastbeef stammt. Beefsteak wird nur rosa bis blutig gebraten oder gegrillt. Die Bezeichnung Beefsteak wird auch für gebratenes und in Form gebrachtes →Hackfleisch verwendet.

Beerenobst: Bezeichnung für beerenartige Obstfrüchte (→Obst) und für Sträucher, die solche Früchte tragen.

Beete, Rote: →Rote Bete.

Begasungsmittel: Gase (z.B. Ethylenoxid, Methylbromid), mit denen pflanzliche Lebensmittel insbesondere zum Schutz vor dem Befall mit Schädlingen oder Bakterien sowie zur Haltbarmachung behandelt werden. Einige Begasungsmittel stehen im Verdacht, Krebs zu erregen, weshalb manche (z.B. Ethylenoxid) zumindest in Deutschland nicht mehr angewendet werden dürfen. Für Rückstände anderer Begasungsmittel existieren Grenzwerte. Begasungsmittel werden heute nur noch selten eingesetzt, da die →Lebensmittelbestrahlung inzwischen die Begasung fast völlig ersetzt hat.

Beifuß, wiss. Name **Artemisia:** eine rund 250 Arten umfassende Korbblütlergattung, zu der u.a. die Gewürzpflanzen →Estragon und Gemeiner Beifuß (Artemisia vulgaris) zählen. Der Gemeine Beifuß wird über 1m hoch, wächst wild in ganz Europa und kann im Garten angebaut werden. Seine Blütenrispen werden zum Würzen von Speisen verwendet. Die Rispen sollten vor der Blüte geerntet werden (da während der Blüte der Gehalt an Bitterstoffen zunimmt) und können sowohl frisch als auch getrocknet z.B. zur Zubereitung von Gemüse, Kohl und fetten Fleischgerichten eingesetzt werden.

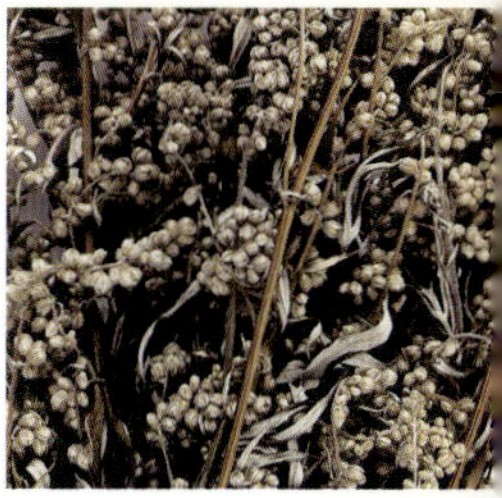
Beifuß: getrocknet

Beifuß verleiht den Gerichten einen würzigen, leicht bitteren Geschmack. Blütenrispen und die (nicht als Gewürz, sondern nur als naturheilkundliches Mittel verwendeten) Sprossspitzen des Beifußes sollen u.a. die Magensaft- und Gallensekretion anregen und Verdauungsbeschwerden lindern. Allerdings ist die Wirksamkeit von Beifuß wissenschaftlich nicht belegt.

Beikost, Babykost: eine Säuglingsnahrung (→Säuglingsernährung).

Beilage: die zum Hauptbestandteil einer Mahlzeit gereichten Speisen. Als Hauptbestandteil wird meist Fisch oder Fleisch serviert, als Beilage Gemüse, Kartoffeln, Nudeln, Reis usw. Aus ernährungswissenschaftlicher Sicht sollte jedoch Fleisch eher die Beilage einer Mahlzeit und nicht deren Hauptkomponente sein, da der Fleischkonsum in unseren westlichen Industrienationen viel zu hoch ist. Den Hauptbestandteil einer Mahlzeit sollten Kartoffeln, Gemüse und Getreide wie Reis, Mais usw. bilden.

Bekömmlichkeit: die gute Verträglichkeit von Speisen und Getränken. Ob eine Speise gut bekömmlich ist oder ob sie Beschwerden wie Völlegefühl, Übelkeit oder Leibschmerzen verursacht, hängt häufig von subjektiver Wahrnehmung oder individuellen →Nahrungsmittelunverträglichkeiten ab.

Belegfrüchte, Dickzuckerfrüchte, Konfitfrüchte: Früchte (v.a. Kirschen), die zuerst in eine konzentrierte Zuckerlösung eingelegt und anschließend abgetropft werden. Die Früchte werden als Belag, als Füllung oder als Garnitur von Torten, Desserts und Speiseeis verwendet. Vielfach enthalten Belegfrüchte zur Haltbarmachung und Farbstabilisierung Schwefeldioxid, das u.U. Übelkeit und Kopfschmerzen hervorrufen kann (→Antioxidationsmittel).

Bẹnz|aldehyd: nach bitteren Mandeln riechender und schmeckender, aber nicht blausäurehaltiger Aromastoff (Bestandteil des Amygdalins), der in der Natur u.a. in bitteren Mandeln vorkommt und aus diesen gewonnen werden kann. Benzaldehyd wird heute zunehmend künstlich hergestellt und als Geschmack gebender Zusatz für Backwaren, Süßigkeiten oder Süßspeisen sowie Liköre verwendet.

Benzapyren: →Benzpyren.

Benzoat|intoleranz: eine Pseudoallergie gegen Lebensmittel, die mit Benzoesäure (E 210), Benzoaten (E 211, E 212, E 213) oder mit PHB-Estern (E 214–219) haltbar gemacht wurden (→Konservierungsstoffe). Sie äußert sich durch Reaktionen wie laufende Nase und Hautausschlag. Personen, die unter Benzoatintoleranz leiden, müssen alle Lebensmittel meiden, die die genannten Lebensmittelzusatzstoffe enthalten. Sinnvoll ist es, bei Lebensmitteln auf die E-Nummern zu achten. Zu den Lebensmitteln, die mit den allergieauslösenden Stoffen konserviert worden sein können, gehören in erster Linie Fischerzeugnisse (v. a. wenn sie in Marinaden eingelegt sind), Fertigsalate (u. a. Kraut-, Kartoffel-, Fleisch- und Fischsalate), Senf, Fruchtsäfte, Limonaden, Marmelade, Konfitüre, Mayonnaise, Ketchup sowie Halbfettmargarine. Im Gegensatz zu diesen industriell hergestellten Produkten, die Benzoesäure oder Benzoate enthalten, rufen Früchte (insbesondere Beerenfrüchte) und andere Lebensmittel (Gewürze wie z. B. Zimt), die einen natürlichen Gehalt an Benzoesäure aufweisen, nur selten eine Unverträglichkeitsreaktion hervor.

BENZOATINTOLERANZ

Fertigprodukte, die Benzoesäure, Benzoate oder PHB-Ester enthalten können

Aspik	Kartoffelsalat
Backcreme	Ketchup
Fertigsalate	Konfitüren, Marmeladen
Fischerzeugnisse[1)]	Limonaden
Flüssigei	Marzipan
Fruchtjoghurt	Mayonnaise
Fruchtsäfte	Meerrettichpaste
gelatinehaltige Produkte	Nussbrotaufstriche
Gelees	Paprikapaste
Gemüsesalate	Senf
Halbfettmargarine	Spirituosen[2)]

[1)] Marinaden, Pasten, in Salz eingelegte Fische; [2)] mit weniger als 15 Vol.-% Alkohol

[8]

Benzoesäure: ein →Konservierungsstoff.

Benz|pyren, Benzapyren, Benzopyren: ein →polyzyklischer aromatischer Kohlenwasserstoff, der bei Langzeiteinwirkung Krebs erzeugen kann; er wird als einer der stärksten Krebs erregenden Stoffe angesehen. Benzpyren ist u. a. im Ofenruß und im Zigarettenrauch enthalten (es wird für die Lungenkrebs erzeugende Wirkung von Zigarettenrauch verantwortlich gemacht); in geringen Mengen kommt es auch in Räucherfleisch, -fisch und -käse sowie in geräucherten Fleischerzeugnissen vor. Für Räucherware besteht ein Grenzwert von 1 µg pro Kilogramm. Schätzungen zufolge liegt bei 2 % der geräucherten Produkte der Wert darüber. Benzpyren entsteht auch beim →Grillen über offenem Feuer oder glühender Holzkohle.

Berberitze, Essigdorn, Sauerdorn, wiss. Name **Berberis vulgaris:** zu den Sauerdorngewächsen gehörender dorniger Strauch, der in fast ganz Europa vorkommt und auch als Zierstrauch in Gärten und Parks angepflanzt wird. Die länglichen, roten, säuerlich schmeckenden Beeren der Berberitze sind für den Rohverzehr ungeeignet; sie werden zu Gelee, Marmelade, Likör, Branntwein (Berberitzengeist), Saft und Sirup verarbeitet. Berberitzensaft und -sirup eignen sich zum Mischen mit anderen Fruchtsäften und zum Färben von Apfelmus und Fruchtgelees. Die Beeren haben eine leicht abführende Wirkung.

Bergamotte: 1) **Citrus aurantium** ssp. **bergamia,** eine Unterart der Pomeranze (vermutlich eine Kreuzung aus Limette und Pomeranze) mit blassgelben, sehr dickschaligen, bitter schmeckenden Früchten, die v. a. in Kalabrien, auf Sizilien und im Westen Indiens angebaut wird. Durch Auspressen der Fruchtschalen, die z. T. auch zu Orangeat verarbeitet werden, erhält man das für die Herstellung von Parfüms und zur Aromatisierung von Tee (»Earl Grey«), Süßwaren und Likören verwendete Bergamottöl. **2)** eine Birnensorte mit fast kugeligen Früchten und würzigem Geschmack.

Beriberi: eine Vitaminmangelkrankheit, die auftreten kann, wenn die Nahrung zu wenig →Vitamin B_1 enthält oder wenn das Vitamin vom Körper nicht oder nur in geringen Mengen resorbiert werden kann oder zu große Mengen davon ausgeschieden werden. In Europa ist die Erkrankung selten; sie kommt v. a. in Gebieten vor, in denen vorwiegend oder ausschließlich geschälter, vom Silberhäutchen befreiter (polierter) Reis gegessen wird, u. a. in Süd- und Ostasien, Südamerika und Afrika. Zu den Symptomen gehören Nervenentzündungen, die neurologische Ausfälle wie Lähmungen und psychische Veränderungen nach sich ziehen können, Herzrhythmusstörungen und Herzschwäche, Muskelschwäche und Wassereinlagerungen im Gewebe. Behandelt wird Beriberi durch die Gabe von Vitamin B_1 und eine Ernährungsumstellung; z. B. müssen statt Weißmehlerzeugnissen bevorzugt Vollkornprodukte verzehrt werden. Patienten mit Resorptionsstörungen muss das Vitamin u. U. intravenös verabreicht werden.

berufsgruppenspezifische Ernährung: Bestimmte Berufsgruppen haben aufgrund der körperlichen Beanspruchung durch ihre Tätigkeit einen erhöhten Energiebedarf. Sie benötigen mehr Nahrungsenergie und auch mehr Nährstoffe als so genannte Leichtarbeiter, d. h. Personen, die eine leichte Tätigkeit (z. B. Büroarbeit) ausüben. Bei leichter Tätigkeit reicht eine Zufuhr von rund 2500 kcal/10 460 kJ (Männer) bzw. von rund 2100 kcal/8786 kJ (Frauen) in der Regel aus, um den Energiebedarf zu decken. Bei schwereren Tätigkeiten, die einen erhöhten Kalorienbedarf bedingen, sollte man grundsätzlich darauf achten, keine →leeren Kalorien (beispielsweise zuckerhaltige Lebensmittel, Alkohol) zu sich zu nehmen; der Mehrbedarf an Energie muss durch Lebensmittel gedeckt werden, die auch entsprechend reicher an wichtigen Nährstoffen (Fett, Eiweiß, Kohlenhydraten, Vitaminen und Mineralstoffen) sind.

Schwere Tätigkeiten: Zu den Mittelschwerarbeitern zählen Personen, die mittelschwere Tätigkeiten verrichten (z. B. Verkäufer, Kfz-Mechaniker). Sie sollten, abhängig von Körpergröße und Gewicht, 2400–3000 kcal/10 042–12 552 kJ (Männer) bzw. 1900–2400 kcal/7950–10 042 kJ (Frauen) zu sich nehmen. Schwerarbeiter (z. B. Maurer, Masseure, Landwirte) benötigen 3100–3600 kcal/12 970 bis 15 062 kJ (Männer) bzw. 2400–2800 kcal/10 042–11 715 kJ (Frauen). Dabei darf die Nahrung mehr Fett enthalten als die von Leichtarbeitern, die zwischen 60 und 80 g Fett pro Tag zu sich nehmen sollten. Schwer arbeitende Männer können zwischen 115 und 135 g Fett, schwer arbeitende Frauen 85–100 g Fett täglich verwerten. Schwerstarbeiter (z. B. Stahlarbeiter, Bergarbeiter) benötigen noch mehr Energie: Männer müssen täglich 3600–4200 kcal/15 062–17 573 kJ, Frauen 2800–3300 kcal/11 715–13 807 kJ zu sich nehmen; der Fettanteil in der Nahrung darf bei ca. 40 % der aufgenommenen Energie (d. h. bei Männern bis zu 160 g, bei Frauen bis zu 125 g Fett) liegen.

Arbeit in Hitze und Kälte: Bei Tätigkeiten, die unter Hitzeeinwirkung ausgeübt werden, besteht ein erhöhter Bedarf nicht nur an Energie, sondern auch an Flüssigkeit und Mineralstoffen, die durch das Schwitzen verloren gehen. Der Energiebedarf eines Hitzearbeiters hängt nicht nur davon ab, wie schwer die verrichtete Arbeit ist, sondern auch von der Temperatur, der er dabei ausgesetzt ist. Pro 1 °C, der über der 30-Grad-Marke liegt, müssen 0,5 % des jeweiligen Energiebedarfs aufgeschlagen werden. Der Mehrbedarf an Flüssigkeit wird aufgrund des bei der Arbeit entstehenden Durstgefühls in der Regel automatisch ausgeglichen. Allerdings sollten Hitzearbeiter darauf achten, keine sehr kalten oder süßen Getränke zu sich zu nehmen. Auf alkoholische Getränke sollte verzichtet werden. Besonders gut zum Flüssigkeitsausgleich eignen sich lauwarmer Tee und Mineralwasser mit Zimmertemperatur. Sinnvoll ist der Verzehr von frischem Obst, damit die durch das Schwitzen entstehenden

BERUFSGRUPPENSPEZIFISCHE ERNÄHRUNG: ENERGIE- UND NÄHRSTOFFBEDARF VERSCHIEDENER BERUFSGRUPPEN

Berufsschweregruppe	Energiebedarf (kcal/kJ)	Bedarf an Eiweiß (g)	Bedarf an Kohlenhydraten (g)	Bedarf an Fett (g)
Mittelschwerarbeiter				
Männer	2 400– 3 000 / 10 042–12 552	75–85	330–400	75–105
Frauen	1 900– 2 400 / 7 950–10 042	65–75	260–320	60–85
Schwerarbeiter				
Männer	3 100– 3 600 / 12 970–15 062	90–105	400–470	115–135
Frauen	2 400– 2 800 / 10 042–11 715	75–80	320–380	85–100
Schwerstarbeiter				
Männer	3 600– 4 200 / 15 062–17 573	105–125	470–540	135–160
Frauen	2 800– 3 300 / 11 715–13 807	80–95	380–430	100–125

[8]

Verluste an Kalium, Kalzium und Magnesium ausgeglichen werden. Auch Salz muss ersetzt werden, wobei allerdings zu berücksichtigen ist, dass die Nahrung der meisten Menschen zu kochsalzreich ist. Als Faustregel für Hitzearbeiter gilt, dass sie zu wenig Flüssigkeit zu sich nehmen, wenn sich ihr Harn dunkelgelb oder braun verfärbt. Kältearbeiter (z. B. Arbeiter in Kühlhäusern) sind durch ihre Kleidung in der Regel den Umgebungstemperaturen angepasst und brauchen daher meist nicht mehr Energie. Bei sehr großer Kälte besteht jedoch ein erhöhter Energiebedarf, der durch die Nahrung ausgeglichen werden muss. Im Gegensatz zur landläufigen Meinung wird die Kälte durch Erhöhung der Fettzufuhr jedoch nicht besser vertragen.

Sonstige Berufsgruppen: Durch die Umstellung des Tag-und-Nacht-Rhythmus entsteht kein erhöhter Bedarf an Nahrungsenergie. Schichtarbeiter und Nachtschichtarbeiter sollten so viel Energie zu sich nehmen, wie es die Schwere ihrer Tätigkeit erfordert. Sie sollten jedoch darauf achten, während der Nachtschicht etwa ein Drittel ihres Tagesbedarfs an Energie aufzunehmen, am besten in zwei Mahlzeiten, die nicht zu schwer im Magen liegen sollten, also nicht zu reich an Fett sein dürfen. Entgegen der landläufigen Meinung ist der Energiebedarf von Kraftfahrern, die berufsbedingt einen Pkw führen (z. B. Taxifahrern), nicht erhöht. Sie verüben eine leichte bis mittelschwere Tätigkeit. Lkw-Fahrer hingegen leisten Schwerarbeit. Wichtig ist es für alle Kraftfahrer, vor Fahrtantritt etwas zu essen. Die Mahlzeit sollte nicht zu viel Fett enthalten. Außerdem sollten Fahrten zur Einnahme einer kleinen, leicht verdaulichen Mahlzeit alle zwei Stunden unterbrochen werden. Während der Fahrt ist es sinnvoll, etwas Schokolade oder Traubenzucker zu essen. Bei Soldaten ist der Bedarf an Nahrungsenergie abhängig von der Schwere ihrer Tätigkeit. Weit verbreitet ist die Ansicht, dass Manager aufgrund des oft großen psychischen Stresses einen erhöhten Energiebedarf haben. Aber nur wenn sich die Schwere der körperlichen Arbeit erhöht, muss dem Körper mehr Energie zugeführt werden. Wichtig ist für Manager eine gesunde, ausgewogene Kost. Darauf sollte v. a. auch bei Restaurantbesuchen geachtet werden.

Bestrahlung: die Behandlung mit Strahlen in der Medizin (u. a. in der →Krebstherapie) und in der Lebensmitteltechnik (→Lebensmittelbestrahlung).

Betaglukane: eine Gruppe von →Ballaststoffen.

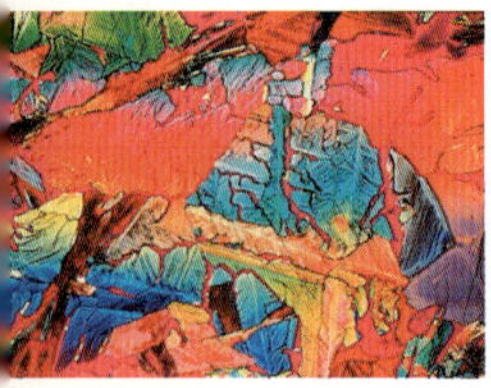

Betakarotin: elektronen-mikroskopische Aufnahme in polarisiertem Licht

Betakarotin: eine Vorstufe von Vitamin A. Betakarotin gehört zu den →Karotinoiden und hat eine besonders starke antioxidative Wirkung.

Funktionen: Betakarotin wird im menschlichen Organismus zu etwa 15 % in →Vitamin A umgewandelt, indem ein Enzym im Darm ein Molekül Betakarotin in zwei Vitamin-A-Moleküle spaltet. Das restliche Betakarotin wird ins Blut aufgenommen und entfaltet dort seine eigenen Wirkungen.

Bis Ende der 60er-Jahre wurden dem Betakarotin gar keine eigenen Wirkungen zugeschrieben, es galt nur in Form von Vitamin A als wirksam. Inzwischen weiß man, dass Betakarotin als antioxidative Substanz (→Antioxidanzien) eine wichtige Funktion im menschlichen Organismus erfüllt: Es ist in der Lage, die aggressive Energie von →freien Radikalen aufzunehmen und als Wärme abzuleiten; außerdem kann es freie Radikale auch auf chemischem Weg unschädlich machen.

Pflanzen schützt Betakarotin auf diese Weise vor den schädlichen Einwirkungen des ansonsten benötigten Sonnenlichts und vor einer Reihe von Schadstoffen. Auch im menschlichen Organismus übt Betakarotin eine Schutzfunktion aus: So fängt es die im Zuge der oxidativen Energiebereitstellung in allen Körperzellen ständig gebildeten freien Radikale ab. In der Haut eliminiert es die durch Einwirkung des Sonnenlichts entstehenden Radikale. In der Lunge macht es einen Teil der aggressiven Verbindungen, die beim Rauchen entstehen, unschädlich. In der Lebensmittelindustrie wird Betakarotin als →Farbstoff eingesetzt.

Vorkommen: Im Unterschied zu Vitamin A, das nur in tierischer Nahrung enthalten ist, kommt Betakarotin ausschließlich in Pflanzen vor. Insbesondere gelbes, orangefarbenes, rotes, aber auch tiefgrünes Gemüse (z. B. Mohrrübe, Gemüsepaprika, Rote Bete, Spinat, Grünkohl, Brokkoli) und orangefarbene Obstarten (z. B. Aprikose, Mango, Kaki) liefern viel Betakarotin. Allerdings kann das aus roher pflanzlicher Nahrung stammende Provitamin vom menschlichen Körper kaum verwertet (resorbiert) werden. Werden z. B. Mohrrüben jedoch zu Saft oder Brei verarbeitet, zerkleinert oder gegart, steigt die Verwertbarkeit (→Bioverfügbarkeit) des Betakarotins auf rund 50 % an. Außerdem ist die Zugabe einer geringen Menge Fett (z. B. Öl, Butter) ratsam.

Betakarotin ist eine relativ robuste Substanz, empfindlich ist es nur gegen direkte Sonneneinstrahlung, die zu seinem Zerfall

BETAKAROTINREICHE NAHRUNGSMITTEL

Lebensmittel (pro 100 g verzehrbaren Anteil)	Betakarotin (mg)
Gemüse und Gemüseerzeugnisse	
Mohrrüben	7,0
Grünkohl, gekocht	5,0
Gemüsepaprika, rot	3,5
Spinat, gekocht	3,2
Tomatensaft	0,9
Tomaten	0,6
Brokkoli, gekocht	0,3
Gartenbohnen	0,3
Gemüsepaprika, grün	0,1
Obst	
Honigmelonen	4,5
Aprikosen, getrocknet	3,5
Kakis	1,6
Mangos	1,2
Aprikosen	0,8
Nektarinen	0,4
Wassermelonen	0,2

[19]

führt. Daher sollte man betakarotinreiche Lebensmittel nach Möglichkeit nicht direktem Sonnenlicht aussetzen.

Mangelerscheinungen und Überschuss: Ein Mangel an Betakarotin führt u. U. zu einer starken Überempfindlichkeit der Haut gegen Sonnenlicht. Zu einem solchen Mangel kann es bei sehr hellhäutigen Menschen oder bei gemüse- und obstarmer Ernährung kommen. Stark Übergewichtige, die im Allgemeinen niedrigere Vitaminspiegel haben, müssen besonders auf eine ausreichende Betakarotinzufuhr achten.

Typische Betakarotin-Mangelerscheinungen sind bisher nicht bekannt. Daher und auch weil die Wirkungen nicht leicht von denen des Vitamins A zu trennen sind, wird für eine angemessene tägliche Zufuhr ein Schätzwertbereich von 2–4 mg angegeben.

Die einzige bekannte Nebenwirkung bei Aufnahme großer Mengen von Betakarotin ist eine Gelb- bis Braunfärbung der Haut, und zwar besonders an den Handinnenflächen und Fußsohlen. (Der Grund dafür ist, dass Betakarotin v. a. im Fettgewebe unter der Haut gespeichert wird.) Besonders häufig ist dieser Effekt bei Babys, die viel Mohrrübenbrei bekommen und dadurch eine gelbe bis braune Hautfarbe annehmen. Auch bei einer hoch dosierten Einnahme von Betakarotinpräparaten kann diese Wirkung auftreten. Die Färbung ist jedoch unbedenklich und verschwindet nach etwa drei Wochen wieder.

Betakarotin kann die Sonnenempfindlichkeit der Haut u. U. leicht herabsetzen. Keinesfalls aber kann es einen Sonnenbrand verhindern; es stellt somit keinen wirksamen Schutz gegen UV-Strahlung dar.

Bete, Rote: →Rote Bete.

Betriebsverpflegung: →Kantinenverpflegung.

Bettlägerigkeit: Bei lang andauernder Bettlägerigkeit muss besonders auf die Zusammensetzung der Nahrung geachtet werden, da es infolge des Bewegungsmangels u. a. zu Verstopfung kommen kann. Bettlägerige sollten zur Anregung der Darmtätigkeit mindestens 50 g Ballaststoffe täglich zu sich nehmen. Wichtig ist zudem eine ausreichende Flüssigkeitszufuhr, um das Risiko für Harnsteine zu mindern, die bei anhaltender Bettlägerigkeit leichter entstehen können. Die Flüssigkeitszufuhr sollte so bemessen sein, dass mindestens 2 l Harn pro Tag ausgeschieden werden. Da bei Bettlägerigkeit der Energieverbrauch des Körpers reduziert ist, muss auch die Kost in vielen Fällen (je nach Körpergewicht des Patienten) kalorienreduziert sein.

Beuschel: Lunge und Herz von Schlachttieren (→Innereien).

Bewegung: körperliche Betätigung, bei der der Körper einen höheren →Energieverbrauch hat als im Ruhezustand. Personen, die sich viel bewegen, z. B. bei →Sport oder körperlicher Arbeit, müssen ihrem Körper daher mit der Nahrung mehr Energie zuführen, um ihr Gewicht beizubehalten, während es bei gleich bleibender Energiezufuhr zur Gewichtsreduktion kommt. Bewegungsmangel begünstigt u. a. die Entstehung von Übergewicht, Bluthochdruck und Verstopfung.

BIA: Abk. für →bioelektrische Impedanzanalyse.

Bibernẹlle, Pimpernell, Pimpinelle, wiss. Name **Sanguisorba minor:** zu den Rosengewächsen zählende, in Europa, Westasien und Nordafrika heimische, bis 60 cm hohe Gewürzpflanze, die in Kräutergärten kultiviert wird. Die jungen Triebe und Blätter eignen sich für Suppen und Salate, Quark, Fischgerichte und Kräutersaucen, sollten jedoch nicht mitgekocht werden. In der Naturheilkunde wird die Bibernelle als appetitanregendes und verdauungsförderndes Kraut eingesetzt.

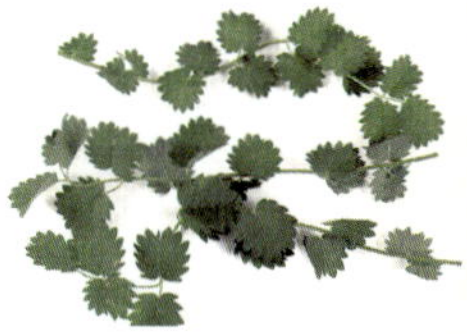

Bibernelle

Bickbeere: →Blaubeere.

Bier: ein alkoholisches, kohlensäurehaltiges Getränk, das aus stärkereichen Rohstoffen (v. a. Getreide) durch alkoholische Gärung gewonnen wird. Bier ist das meistkonsumierte alkoholische Getränk in Deutschland.

Geschichte:

Neben Wein gehört Bier zu den ältesten Getränken der Menschheit. Schon im 3. Jt. v. Chr. war Bier in Mesopotamien ein verbreitetes Volksgetränk; die Sumerer verbackten gemälztes Getreide zu Broten, die sie dann in Wasser auflösten und vergären ließen. Die Kunst des Bierbrauens wurde von den Babyloniern anderen Völkern des Vorderen Orients vermittelt und verbreitete sich in der Antike im gesamten Mittelmeerraum, durch die Römer dann u. a. auch in Germanien.

In Europa wurde Bier ursprünglich aus gemälztem oder ungemälztem Getreide (Hirse, Gerste, Weizen, Hafer, Roggen) obergärig gebraut. Um das süßliche Getränk schmackhafter zu machen, setzte man u. a. Baumrinde, Honig, Wacholder, Pilze und vermutlich auch Hopfen zu. Während in Norddeutschland genossenschaftliche und Bürgerbrauereien Bier erzeugten, lag die Bierherstellung im Süden v. a. in den Händen von Klöstern wie St. Gallen und Weihenstephan. Bier diente den Mönchen als Lebensmittel für die Fastenzeit, in der für das Essen, nicht aber für das Trinken Einschränkungen bestanden.

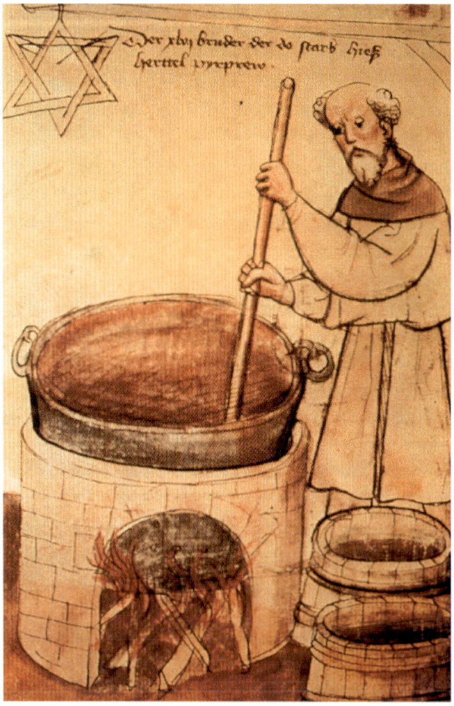

Bier: das älteste Bild eines deutschen Bierbrauers; um 1397

An der Wende vom 13. zum 14. Jh. traten, besonders in Norddeutschland, Handelsbrauereien (größere private Brauereien) neben die Klöster und Hausbrauereien; zur selben Zeit entwickelten sich die Bierbrauerzünfte. Im 14. Jh. verdrängte der Hopfen endgültig die bis dahin verwendeten Würz- und Bitterstoffe.

Bis zur Mitte des 17. Jh. blieb Norddeutschland Schwerpunkt der Biererzeugung; danach verschob sich das Schwergewicht nach Bayern. Das Ansehen des bayerischen Biers beruhte v. a. auf der Einhaltung des Reinheitsgebots, das im Jahr 1516 in Bayern erlassen worden war und demzufolge nur bestimmte Rohstoffe zur Bierherstellung verwendet werden durften. Die Beliebtheit des Biers stieg so stark an, dass im 18. Jh. schließlich fast überall Bier gebraut wurde. Im 19. Jh. entwickelte sich die Bierbrauerei mit zunehmenden technologischen Möglichkeiten aus einem handwerksmäßigen Gewerbe zu einer bedeutenden Industrie.

Herstellung:

Bis heute gilt für alle in Deutschland hergestellten Biere das Reinheitsgebot, das besagt, dass untergäriges Bier nur aus Gerstenmalz, Wasser, Hopfen und Hefe gebraut werden darf, obergäriges Bier auch aus Weizenmalz und außerhalb Bayerns und Baden-Württembergs aus Zucker und Zuckercouleur. Im Ausland werden auch 10–40% ungemälztes Getreide (Gerste, Weizen, Reis oder Mais) verwendet.

Die Bierherstellung erfolgt in drei Stufen: Malzherstellung, Würzebereitung und Gärung. Im ersten Schritt wird aus dem Getreide (Gerste, Weizen) das Zwischenprodukt Malz hergestellt. Dazu wird das Getreide durch Einweichen in Wasser zum Keimen gebracht. Die Stärke des Getreides wird dadurch zu einem Zucker abgebaut, den die Hefe in Alkohol verwandeln kann. Das auf diese Weise entstandene Grünmalz wird zur Haltbarmachung in einem als Darren bezeichneten Verfahren getrocknet.

Zur Würzebereitung wird dieses Darrmalz zunächst in Schrotmühlen zerkleinert, mit Wasser (Brauwasser) zu Maische vermischt und anschließend im Sudhaus erhitzt. Ursprünglich spielte die Qualität des Brauwassers bei der Bierherstellung eine wichtige Rolle, da die in ihm enthaltenen Mineralsalze (Ionen) mit den Phosphaten des Malzes reagieren und so den Säuregrad der Maische bestimmen. Die klassischen Biertypen wie Dortmunder, Münchener und Pilsener waren durch einen ganz bestimmten Brauwassertyp geprägt. Heute lässt sich durch Wasseraufbereitungsverfahren

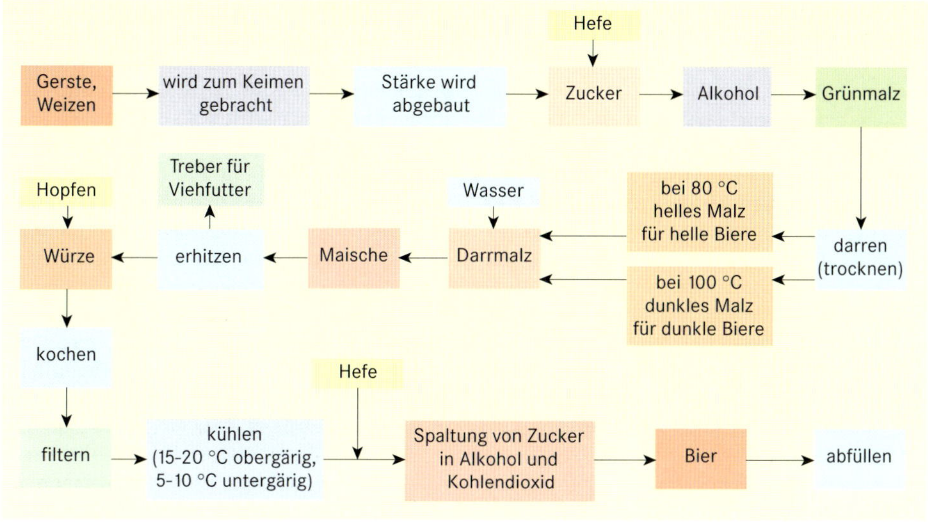

Bier: Herstellung

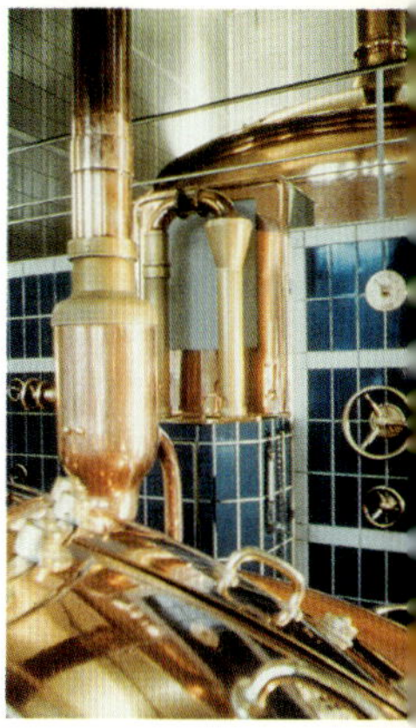

Bier: Im Sudhaus entsteht aus Wasser, Malz und Hopfen die Bierwürze.

nahezu jede erforderliche Wasserbeschaffenheit erzielen.

Die festen Bestandteile der Maische (Treber) werden von den gelösten Bestandteilen (Extrakt) abgetrennt; hierzu wird die Maische in eine Abläutervorrichtung gegeben, z.B. in einen Behälter mit Siebboden (Läuterbottich). Die vom Läuterbottich zuerst ablaufende trübe Würze wird so lange zurückgegeben, bis sie klar ist. Die dann gewonnene Haupt- oder Vorderwürze hat einen Extraktgehalt von 15–18%. (Der Treber wird zur Viehfütterung verwendet.) Bei der weiteren Verarbeitung wird die abgeläuterte Würze mit Hopfen versetzt, der dem Bier den bitteren Geschmack verleiht und eine leicht beruhigende, schlafffördernde Wirkung hat, und in der Sudpfanne anderthalb bis zwei Stunden gekocht. Durch das Kochen wird die Würze konzentriert und sterilisiert und die Hopfeninhaltsstoffe werden gelöst. Der Extraktgehalt (die Menge der gelösten Stoffe) der Würze, die so genannte Stammwürze, ist von Biersorte zu Biersorte verschieden. Die Würze wird nun gefiltert und je nach dem späteren Gärverfahren gekühlt.

Der dritte Schritt ist die Gärung. Sie erfolgt in großen Gärbottichen, in die die Hefe eingeleitet wird, die den Zucker in der Würze in Alkohol und Kohlendioxid spaltet. Es handelt sich hierbei um eine Reinkultur der verschiedenen Rassen von Saccharomyces cerevisiae (für die Herstellung von obergärigem Bier) oder Saccharomyces uvarum (für untergäriges Bier), die aus einer einzigen Hefezelle gewonnen, weitergezüchtet und in Reinzuchtapparaten vermehrt wird. Obergärige Hefen gären bei 15–20 °C; sie steigen am Ende der Gärung nach oben. Untergärige Hefen werden bei 5–10 °C geführt; sie setzen sich nach beendeter Gärung am Boden des Gärbehälters ab. Bei obergärigem Bier beträgt die Gärdauer nur zwei bis sieben Tage; die Nachgärung ist kurz. Untergäriges Bier erfordert eine längere Gärzeit (sieben bis zehn Tage) und Nachgärzeit (ein bis vier Monate). Zum Schluss wird das Bier in Fässer, Flaschen oder Dosen abgefüllt und kühl gelagert.

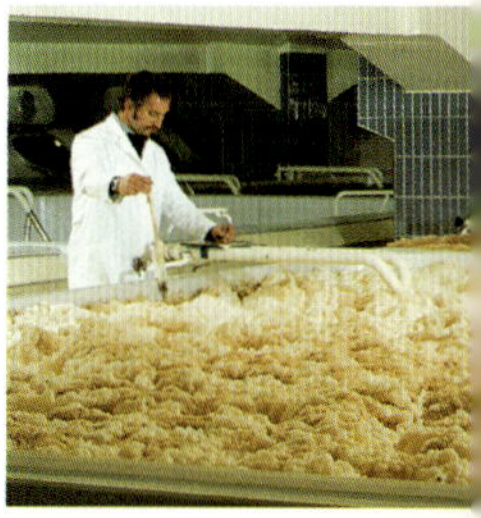

Bier: Die Hauptgärung im Gärbottich dauert acht Tage.

Sorten, Einkauf und Lagerung:

Bier wird in Deutschland nach zwei Merkmalen in Sorten eingeteilt: nach dem Gärverfahren (untergärig oder obergärig) und nach dem Stammwürzegehalt. Aus der Stammwürze lässt sich in etwa der Alkoholgehalt ermitteln: Er entspricht ungefähr einem Drittel der Stammwürze.

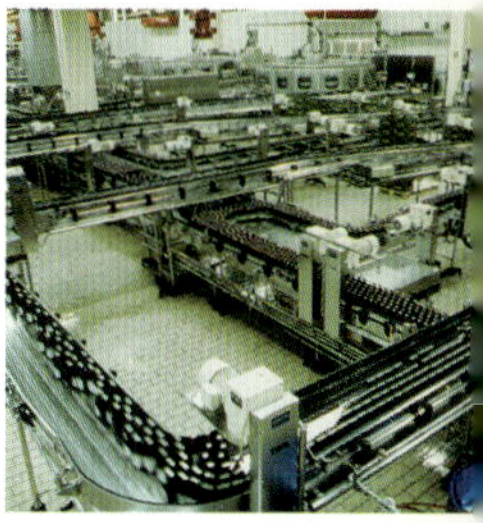

Bier: Die Flaschen werden automatisch gefüllt.

Die Einteilung nach der Stammwürze stammt aus dem Biersteuergesetz. Danach gibt es Bier mit einem Stammwürzegehalt von weniger als 7% und 1,5–2,5 Vol.-% Alkoholgehalt (bis Mai 1991 als Einfachbier bezeichnet), Schankbier mit 7–11% Stammwürze und 2,5–3,5 Vol.-% Alkoholgehalt, Vollbier mit 11–14% Stammwürze und 3,5–5,5 Vol.-% Alkoholgehalt und Stark- und Bockbier mit mindestens 16% Stammwürze und 5,2–9,5 Vol.-% Alkoholgehalt.

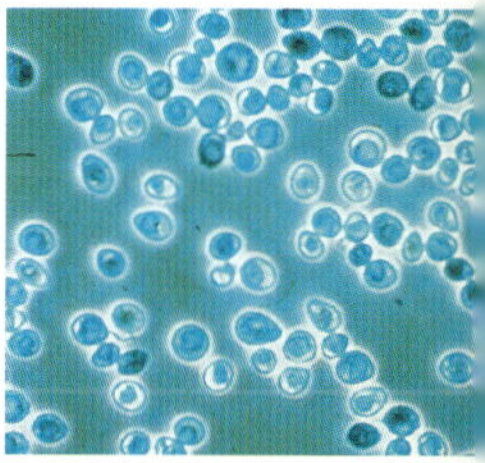

Bier: Hefezellen unter dem Mikroskop

Die untergärigen Biere gliedern sich in helle, mittelfarbige und dunkle Typen. Die heute zu 90% hellen Biere leiten sich vom ursprünglichen Pilsener und Dortmunder ab. Das **Pilsener** (Pils) ist zum Gattungsbegriff für stark gehopftes, kräftig bitteres Bier, das Dortmunder für ein stärkeres, hoch vergorenes, mild bitteres Bier geworden. Der mittelfarbige Typ ist auch als Märzenbier bekannt. Die dunklen Biere vom ursprünglichen Münchener Typ sind malzaromatisch und süßlich, während der Hopfencharakter zurücktritt.

Zu den obergärigen Bieren zählt das **Weizenbier,** das je zur Hälfte Weizen- und Gerstenmalz enthält; es erhält durch die Nachgärung im Drucktank oder in Flaschen einen hohen Kohlensäuregehalt. Die Berliner Weiße wird durch eine Mischgärung von Hefen und Milchsäurebakterien gewonnen. Das **Altbier** ist ein mittel- bis dunkelfarbiges bitteres Bier, das **Kölsch** ist heller und milder. Zu den obergärigen Bieren gehört auch das britische Ale mit seinen Varianten Porter und Stout, zwei sehr stark gehopften und sehr dunklen Biersorten. **Malzbier** (Nährbier) ist alkoholarm (unter 1,5 Vol.-% Alkohol) oder alkoholfrei (unter 0,5 Vol.-% Alkohol) und hat einen hohen Extraktgehalt. **Ingwerbier** (Gingerbeer) ist ein ebenfalls relativ alkoholarmes, moussierendes, in Großbritannien und den USA beliebtes Getränk aus Wasser, Ingwerwurzel, Zucker und Weinsäure, das mit Bierhefe vergoren wird. Für Diabetiker geeignet ist das sehr hoch vergorene, kohlenhydratarme Diätbier (→Diabetikerlebensmittel). Durch verschiedene Verfahren kann Bier entalkoholisiert werden. Dieses so genannte **alkoholfreie Bier** (entalkoholisierte Bier) darf bis zu 0,5 Vol.-% Alkohol enthalten.

Bier wird in Fässern, Flaschen und Dosen verkauft. Eine Kennzeichnungspflicht besteht in Deutschland für den Alkoholgehalt (ab 1,2 Vol.-%) und für Zusatzstoffe, die nicht dem Reinheitsgebot entsprechen. Bier in Fässern sollte innerhalb eines Monats verbraucht werden; Bier in Flaschen sollte man – bei Temperaturen nicht unter 5 °C – idealerweise nicht länger als drei Monate lagern, denn danach verschlechtern sich Geschmack, Farbe und Schaumqualität. Die beste Trinktemperatur für Bier liegt bei 7–10 °C.

MITTLERER STAMMWÜRZE- UND ALKOHOLGEHALT EINIGER BIERSORTEN

Biersorte	Stammwürze (%)	Alkohol (Vol.-%)
Altbier	11,5	3,8
Bockbier	16,5	5,2
dunkles Starkbier	18,5	5,8
helles Exportbier	12,7	4,2
helles Lagerbier	11,5	3,7
Malzbier	12,5	< 1,5
Märzenbier	13,5	4,2
Pilsener	12,0	3,9
Weizenbier	12,7	4,3

Inhaltsstoffe und Gesundheitswert:

Die wichtigsten Inhaltsstoffe des Biers sind Alkohol (Ethanol), Kohlenhydrate und Kohlensäure. Alkohol und Kohlenhydrate sind kalorienreich: 100 g Bier enthalten ca. 2–10 g Kohlenhydrate und haben einen Energiegehalt von 30–70 kcal/126–293 kJ. Die Kohlensäure wirkt erfrischend. B-Vitamine (z. B. Vitamin B_2, Pantothensäure) sind vorhanden, allerdings in so geringem Umfang, dass ein Beitrag zur Gesundheitsförderung durch den Bierkonsum kaum zu erzielen ist. Schadstoffbelastungen sind beim Bier nicht bekannt; gesundheitlich negativ schlägt bei übermäßigem Bierkonsum in erster Linie der Alkohol zu Buche. Gesundheitsschädlich kann ferner der Gehalt des zur Entstehung von Gicht beitragenden Purins im Bier sein.

Bifidobakterien: eine Gruppe von →Milchsäurebakterien.

Bifidusfaktor: Bezeichnung für Kohlenhydrate (z. B. Laktulose), die u. a. in Muttermilch enthalten sind und Wachstum und Vermehrung der zur Darmflora des Menschen gehörenden Bifidobakterien (→Milchsäurebakterien) begünstigen.

Biguanide: blutzuckersenkende Medikamente, die bei Diabetes mellitus eingesetzt werden können, wenn der Patient noch kein Insulin benötigt. Biguanide und ihre Abkömmlinge (Biguanid-Derivate) verringern die Resorption von Glukose aus dem Darm und sorgen dafür, dass vermehrt Glukose von den Körperzellen aufgenommen wird. Die Einnahme muss unter ärztlicher Kontrolle stattfinden, da Biguanide und ihre Derivate eine Azidose hervorrufen können. Zusammen mit Alkohol dürfen sie nicht genommen werden.

bilanzierte Diäten, Astronautendiäten, Astronautenkost, Elementardiäten, Formeldiäten, Formuladiäten: speziell zusammengesetzte diätetische Lebensmittel, deren Inhaltsstoffe (Eiweiß, Fett, Kohlenhydrate, Vitamine, Mineralstoffe, Spurenelemente) in vorgeschriebenem Verhältnis für den entsprechenden Ernährungszweck enthalten sind. Bilanzierte Diäten sind entweder zur Nahrungsergänzung (Supplementierung) oder zur ausschließlichen Ernährung bestimmt; in letzterem Fall decken sie den Bedarf an Energie, Nährstoffen und Wasser. Sie ersetzen konventionelle Lebensmittel oder ergänzen diese und werden immer dann eingesetzt, wenn nicht gegessen werden kann, z.B. bei Schluckbeschwerden, oder nicht gegessen werden darf, z.B. nach Darmoperationen, aber auch wenn der Patient nicht essen will, z.B. bei psychischen Störungen und Appetitlosigkeit. Bilanzierte Diäten werden im Rahmen eines Diätplanes oder unter ständiger medizinischer Kontrolle zur Aufrechterhaltung des Stoffwechsels gegeben. Sie werden in flüssiger oder in pulverisierter Form zum Anrühren mit Wasser angeboten. Je nach Bedarf und Gesundheitszustand werden bilanzierte Diäten getrunken oder als Sondennahrung (→künstliche Ernährung) verabreicht. Ist der Verdauungstrakt voll leistungsfähig, liegen die Nährstoffe in den Produkten in hochmolekularer, d.h. in relativ komplexer, intakter Form vor. Ist die Verdauungsleistung stark eingeschränkt, z.B. bei chronisch entzündlichen Darmerkrankungen, werden die Nährstoffe über eine entsprechende Sonde in niedermolekularer, d.h. in einfacher, leicht verdaulicher Form, gegeben (so genannte **Peptiddiäten**). Bilanzierte Diäten, die entweder zur ausschließlichen Ernährung oder zur Nahrungsergänzung bei angeborenen Aminosäurenstoffwechselerkrankungen (z.B. Phenylketonurie) eingesetzt werden, enthalten bestimmte Aminosäuren (z.B. Phenylalanin) nicht, da diese für die betroffenen Personen gesundheitsschädlich wären. Zu den bilanzierten Diäten gehören auch Produkte, die unter der Bezeichnung »Formula- oder Formeldiäten« zur Gewichtsreduktion im Rahmen eines Diätplanes eingesetzt werden (→Gewichtsreduktionsdiäten).

Binge-eating-disorder ['bɪndʒ 'i:tɪŋ dɪs'ɔ:də, engl. »Essattacken-Störung«], Abk. **BED:** eine →Essstörung (S. 188 ff.) mit unkontrollierbaren Essattacken.

bio..., Bio...: eine Vorsilbe, die in Verbindung mit Adjektiven oder Substantiven ausdrückt, dass etwas mit Natürlichem, Naturgemäßem zu tun hat, z.B. in Begriffen wie Biogemüse, die sich auf Erzeugnisse aus dem →biologischen Landbau beziehen.

bioaktive Substanzen: in Lebensmitteln enthaltene Stoffe, die der Gesundheit und dem Wohlbefinden förderlich sind, aber nicht zu den Nährstoffen zählen, die lebensnotwendig sind und zum Aufbau der Körpersubstanz beitragen. Zu den bioaktiven Substanzen gehören die →sekundären Pflanzenstoffe, die →Ballaststoffe sowie Inhaltsstoffe milchsauer vergorener Lebensmittel wie z.B. Sauerkraut und Joghurt (→Probiotika).

LESETIPPS:

KATHI DITTRICH UND CLAUS LEITZMANN: *Bioaktive Substanzen. Stuttgart (Trias) 1996.*

REGINA NAUMANN: *Bioaktive Substanzen: die Gesundmacher in unserer Nahrung. Reinbek (Rowohlt) 1997.*

CLAUS LEITZMANN UND HELMUT MILLION: *Power Food! Lustvoll schlemmen mit bioaktiven Substanzen. München (Gräfe & Unzer) 1998.*

BERNHARD WATZL UND CLAUS LEITZMANN: *Bioaktive Substanzen in Lebensmitteln. Stuttgart (Hippokrates) ^{2}1999.*

Biobin: pflanzliches Bindemittel, das aus gemahlenen Johannisbrotkernen und Kalziumlaktat hergestellt wird. Man verwendet es als Ersatz für Mehl, Stärke, Eigelb oder Gelatine. Biobin ist im Reformhaus erhältlich.

Bio-Dachverbände: verbandsübergreifende Organisationen mit der Zielsetzung, die hohe Qualität von Erzeugnissen aus →biologischem Landbau zu gewährleisten und gegen unseriöse Geschäftsmethoden vorzugehen. Die Dachverbände erstellen Rahmenrichtlinien für den biologischen Landbau und die hier erzeugten Produkte und entscheiden über die Anerkennung von →Anbauverbänden.

Die wichtigsten Dachverbände in Deutschland sind die SÖL (Stiftung Ökologischer Landbau) und die AGÖL (Arbeitsgemeinschaft Ökologischer Landbau). Während die SÖL in erster Linie Wissen und Informationen vermittelt und Initiativen in Wissenschaft und Praxis anregt und fördert, entwickelt die von der SÖL gegründete AGÖL die Rahmenrichtlinien weiter, überprüft deren Einhaltung und erkennt neue Anbauverbände an. Für Groß- und Einzelhändler sowie Verarbeiter von Bio-Erzeugnissen ist der Bundesverband der Naturkost- und Naturwarenhersteller e.V. zuständig. Weltweit agiert die IFOAM (International Federation of Organic Agriculture Movements). Die von ihr erstellten Mindestanforderungen für den biologischen Landbau und die Herstellung von Naturkostprodukten sind für über 200 Verbände in mehr als 50 Ländern verbindlich.

Biodyn: vom →Anbauverband Demeter vergebenes Markenzeichen für Lebensmittel von Betrieben, die gerade auf →biologischen Landbau umstellen. Die Einhaltung der Richtlinien und die Qualität der Produkte werden von Demeter überwacht. Nach einer Umstellungsphase von mindestens drei Jahren wird dann das Demeter-Siegel verliehen.

bioelektrische Impedanzanalyse, Abk. **BIA:** eine Methode, mit deren Hilfe die Körperzusammensetzung gemessen werden kann.

wurde zunehmend als Problem erkannt. In diesem Zusammenhang entwickelte sich in der Schweiz in den 30er-Jahren die **organisch-biologische Wirtschaftsweise**, die von Hans Müller ins Leben gerufen und später durch den Arzt und Mikrobiologen Hans Peter Rusch weiter propagiert wurde. Sie strebt ebenfalls einen möglichst geschlossenen Stoffkreislauf an, und zwar unter Berücksichtigung neuer mikrobiologischer Erkenntnisse. Erstmals wurde das Bodenleben als Grundlage der Fruchtbarkeit deutlich herausgestellt. Noch heute legen organisch-biologische Betriebe (die im Anbauverband Bioland zusammengeschlossen sind) besonderes Augenmerk auf die Pflege und Erhaltung der Bodenfruchtbarkeit.

Während des Zweiten Weltkriegs wurde in der Schweiz aus Angst vor sinkenden Erträgen zunächst kaum Kenntnis von der neuen Landbauform genommen und durch die Agrarpolitik der Nachkriegszeit blieben auch stark mechanisierte und spezialisierte Betriebe rentabel, sodass kein Bedarf an Betriebsumstellungen bestand. Ein Übergreifen auf die deutsche und österreichische Landwirtschaft wurde durch die vorherrschende Meinung gehemmt, sinkenden Erzeugerpreisen könne man nur mit größerem Betriebsmitteleinsatz begegnen. Als Grundlage einer modernen Landwirtschaft galten größere, stark mechanisierte und auf wenige Erzeugnisse spezialisierte Betriebe; zusammen mit steigendem Düngemitteleinsatz sollten nur so hohe Hektarerträge und damit auch ein hinreichendes Einkommen zu erzielen sein. Ende der 50er-Jahre dürften schätzungsweise nur etwa 1000 landwirtschaftliche und gärtnerische Betriebe in der Bundesrepublik Deutschland biologisch gewirtschaftet haben, also 0,1 % aller Betriebe insgesamt. Der Anteil in der Schweiz dürfte höher, in Österreich niedriger gewesen sein.

Erst in den 70er-Jahren wurde einigen Außenseitern der Landbauwissenschaften klar, dass diese Entwicklung keineswegs zu einer dauernden Steigerung der Bodenfruchtbarkeit, sondern zu ihrer Zerstörung führen müsse. Bestätigt wurde dies durch Beiträge aus den verschiedensten Richtungen der Biologie. Für die schlechte Bodensituation wurden sowohl landwirtschaftliche Fehler als auch die allgemeine Luft- und Wasserverschmutzung verantwortlich gemacht. Vor allem Erkenntnisse der Ökologie führten zu einem neuen Naturverständnis, das viele Ansichten des biologischen Landbaus bestätigte.

Seit 1975 kann man von einem zusammenhängenden Lehrgebäude des biologischen Landbaus sprechen: Es sieht die wichtigste Aufgabe des Landwirts darin, durch seine Arbeit Veränderungen des bestehenden Ökosystems so auszugleichen, dass das Ökosystem, wenn auch eingeschränkt, weiter funktionieren kann oder weitgehend wieder hergestellt wird. Der Weg dazu führt über die Wiederherstellung aller natürlichen Bodenfunktionen durch Bodenlockerung, Vertiefung der Bodendurchwurzelung, möglichst ständige Bodenbedeckung, geschlossene Betriebskreisläufe und Förderung der Artenvielfalt auf den Nutzflächen und ihrer Umgebung. Mit der Durchsetzung dieses neuen Naturbildes entwickelte sich der biologische Landbau zu einer weltweiten Bewegung.

Vorgehensweise:

Im biologischen Landbau werden möglichst geschlossene Betriebskreisläufe angestrebt, d. h., ein ökologisch wirtschaftender Landwirt sollte nur so viel Vieh besitzen, wie er auf seinen eigenen Flächen halten und von den Futtermittelerträgen seines eigenen Anbaus ernähren kann.

Bei der ökologischen Tierhaltung spielen auch ethische Gesichtspunkte eine wesentliche Rolle: Das Tier wird nicht als Objekt, sondern als Lebewesen betrachtet, das artgerecht gehalten werden muss. Das bedeutet, dass die Tiere nicht in ihren natürlichen Verhaltensweisen eingeschränkt sind und ausreichend Bewegungsfreiheit haben. So sollen z. B. Kühe Auslauf auf einer Weide, Hühner genügend Platz zum Picken und Scharren haben.

Das Futter soll nach Möglichkeit aus biologischem Anbau und vom eigenen Betrieb stammen. Ein Zukauf konventionell angebauter Futtermittel ist nur mit Einschränkungen (maximal 20 % des Gesamtfutterbedarfs) zulässig; auf Futtermittel aus der Dritten Welt wird völlig verzichtet. Aufgrund der artgerechten Haltung sind die Tiere weniger krankheitsanfällig als Vieh aus →Massentierhaltung, sodass auf den Einsatz von Antibiotika und an-

Einkauf von Lebensmitteln aus biologischem Landbau

Lebensmittel, die mit den Begriffen biologisch, ökologisch, organisch oder ähnlich gekennzeichnet sind, enthalten mindestens 95 % Zutaten aus biologischem Landbau. Stammen weniger als 95 %, aber mindestens 70 % der Zutaten eines Lebensmittels aus biologischem Landbau, so werden diese in der Zutatenliste (in der Regel mit einem Sternchen und einer entsprechenden Fußnote) als solche ausgewiesen. Auch an den Warenzeichen der Anbauverbände kann man die Herkunft aus biologischem Landbau erkennen.

deren Medikamenten zur Krankheitsvorbeugung verzichtet werden kann: Tierarzneimittel kommen grundsätzlich immer erst dann zum Einsatz, wenn tatsächlich Erkrankungen auftreten.

Der Boden wird im biologischen Landbau nicht mit chemisch-synthetischen Mitteln gedüngt, sondern mit organischen Materialien wie Mist und pflanzlichem Kompost. Eine vielseitige Fruchtfolge, d. h. der wechselnde Anbau verschiedener Getreide- und Gemüsearten, trägt zur Erhaltung der Bodenfruchtbarkeit bei, da sie den Boden vor einseitigem Nährstoffentzug bewahrt. Gleichzeitig hält sie die Pflanzen gesund, denn durch den häufigen Wechsel der angebauten Pflanzen können spezialisierte Pflanzenschädlinge und -krankheiten sich nicht so intensiv vermehren wie in Monokulturen. Außerdem werden bevorzugt robuste, gegen Krankheiten und Schädlinge möglichst resistente Pflanzensorten angebaut; und durch die Erhaltung von Biotopen wie z. B. Hecken und Streuobstwiesen wird nicht nur die Artenvielfalt gefördert, sondern es finden hier auch viele Nützlinge einen Lebensraum, die Pflanzenschädlinge auf natürliche Weise dezimieren. So bleiben die Pflanzen auch ohne Einsatz chemisch-synthetischer Pflanzenschutzmittel gesund.

Die entsprechenden Betriebe sind strengen staatlichen Kontrollen unterworfen, die dem Verbraucher garantieren, dass die Richtlinien des biologischen Landbaus auch tatsächlich eingehalten werden. In der 1991 von der Europäischen Union verabschiedeten »Verordnung über den ökologischen Landbau und die entsprechende Kennzeichnung der landwirtschaftlichen Erzeugnisse und Lebensmittel« sind einheitliche Mindestanforderungen an die Erzeugung von Produkten festgelegt, die auf dem Etikett mit Hinweisen wie »aus biologischem (ökologischem, naturnahem usw.) Anbau« für sich werben. So dürfen beispielsweise nur bestimmte Pflanzenschutzmittel verwendet werden; der Einsatz gentechnisch veränderter Mikroorganismen ist verboten. Der Landwirt muss genau über den Kauf und Einsatz von Futter- und Düngemitteln und Pestiziden Buch führen, damit jederzeit nachvollziehbar ist, ob er sich an die Vorschriften gehalten hat.

Mindestens einmal pro Jahr findet eine Überprüfung des Betriebes durch eine staatlich zugelassene Kontrollstelle statt. Falls der Betrieb einem Anbauverband angeschlossen ist, überprüft die Kontrollstelle nicht nur die Einhaltung der Vorschriften der Europäischen Union, sondern zusätzlich auch die Befolgung der Verbandsrichtlinien, die häufig noch wesentlich strenger sind.

Allerdings gelten die Bestimmungen der Verordnung über den ökologischen Landbau bisher nur für pflanzliche Produkte und nicht für tierische Erzeugnisse wie Fleisch, Milch und Eier. Standards für die Produktion tierischer Lebensmittel werden derzeit von der Europäischen Union erarbeitet.

Schadstoffbelastung:

Lebensmittel aus biologischem Landbau unterscheiden sich in ihrer Schadstoffbelastung teilweise von konventionellen Produkten. Sie enthalten keine Pestizidrückstände, kaum Rückstände von Tierarzneimitteln, und auch der Nitratgehalt ist bei organisch gedüngtem Gemüse aus biologischem Landbau geringer als bei Gemüse aus konventionellem Anbau. Schadstoffen aus der Luft und dem Wasser (beispielsweise Schwermetallen) sind Produkte aus biologischem Landbau hingegen naturgemäß ebenso ausgesetzt wie konventionell erzeugte Lebensmittel.

Außerdem leistet der biologische Landbau durch seinen Verzicht auf chemische Düngemittel und Pestizide und durch den im Vergleich zur Massentierhaltung geringen Viehbesatz einen wichtigen Beitrag zum Umweltschutz: Die Umwelt wird weitaus weniger belastet als durch die konventionelle Landwirtschaft. Auch aus diesem Grund bevorzugen viele umweltbewusste Verbraucher Produkte aus biologischem Landbau, obwohl sie wegen des arbeitsaufwendigeren Anbaus und der geringeren Ernteerträge zwangsläufig einen höheren Preis haben als konventionell erzeugte Lebensmittel.

biologische Verfügbarkeit: →Bioverfügbarkeit.

biologische Wertigkeit, Eiweißwertigkeit: Maß für die Eignung eines Nahrungseiweißes zum Ersatz von Körpereiweiß. Die biologische Wertigkeit eines Lebensmittels ist v. a. von den darin enthaltenen unentbehrlichen →Aminosäuren abhängig, die dem Körper über die Nahrung zugeführt werden müssen. Je größer Menge und Anzahl der unentbehrlichen Aminosäuren ist, desto besser ist auch die Qualität des im jeweiligen Lebensmittel enthaltenen Eiweißes. Je höher die biologische Wertigkeit des Eiweißes in verzehrten Lebensmitteln ist, umso geringere Mengen an Eiweiß muss man seinem Organismus zuführen, um dessen Eiweißbedarf zu decken.

Tierisches Eiweiß besitzt eine höhere biologische Wertigkeit als pflanzliches. Durch eine

BIOLOGISCHE WERTIGKEIT VON LEBENSMITTELN UND LEBENSMITTELKOMBINATIONEN

Lebensmittel bzw. Lebensmittelkombination	biologische Wertigkeit
Hühnerei	100
Schweinefleisch	85
Soja	81
Geflügel	80
Kartoffeln	76
Vollmilch	72
64 % Kartoffeln + 36 % Hühnerei	136
60 % Hühnerei + 40 % Soja	124
76 % Hühnerei + 24 % Milch	119
51 % Milch + 49 % Kartoffeln	114
88 % Hühnerei + 12 % Mais	114
52 % Bohnen + 48 % Mais	99

Kombination von Lebensmitteln, die verschiedene unentbehrliche Aminosäuren enthalten, können jedoch auch Personen, die sich weitgehend oder ganz vegetarisch ernähren, eine hohe biologische Wertigkeit ihrer Nahrung erreichen.

Biopark e. V.: ein →Anbauverband.

Biophotonen-Analytik: ein Verfahren der Alternativmedizin, das die Abstrahlung bestimmter Teilchen (Biophotonen) von kernhaltigen Zellen messen und im Bild festhalten will. Biophotonen sollen – ebenso wie Nerven und Hormone – Informationen im menschlichen Organismus übertragen. Mithilfe der Biophotonen-Analytik lassen sich Krankheiten feststellen – so behaupten die Verfechter dieses Verfahrens –, da sich die Biophotonenabstrahlung kranker Körperteile von der gesunder Körperregionen unterscheidet. Auch die Qualität und der Gesundheitswert von Lebensmitteln sollen sich auf diese Weise ermitteln lassen; all dies ist wissenschaftlich jedoch nicht gesichert.

Biotechnologie: anwendungsorientiertes wissenschaftliches Tätigkeitsgebiet, das mit mikrobiologischen, biochemischen und gentechnologischen Methoden Mikroorganismen, Zellkulturen und Enzyme zur Stoffumwandlung, -neusynthese und -produktion nutzt. Dazu wird ein geeigneter Biokatalysator (ein Mikroorganismus oder ein Enzym) durch Veränderungen seiner Struktur und durch bestimmte äußere Faktoren (z. B. Temperatur, pH-Wert) in den gewünschten Eigenschaften optimiert. Produkte und Verfahren der Biotechnologie finden traditionell v. a. in der Nahrungs- und Genussmittelindustrie, der Medizin und der Landwirtschaft Anwendung, in den letzten Jahren zunehmend auch zur Lösung von Umweltproblemen.

Geschichte: Biotechnologische Verfahren wurden ohne Kenntnis der Hintergründe bereits vor Jahrtausenden angewendet, so die Fermentation (enzymatische Umwandlung organischer Stoffe) um 3000 v. Chr. von den Sumerern zur Herstellung von Bier mittels Hefe; und die Ägypter nutzten bereits ein Stoffwechselprodukt der Hefe, das Kohlendioxid, zur Ansäuerung von Brot. Auch die Kultivierung von Essigsäure- und Milchsäurebakterien zur Essigherstellung bzw. Haltbarmachung von Milch war im Altertum bekannt. Aber erst Ende des 17. Jh. wies der niederländische Naturforscher Antony van Leeuwenhoek die Existenz von Mikroorganismen nach und erst 1857 konnte der französische Chemiker und Mikrobiologe Louis Pasteur zeigen, dass die Gärung nicht rein chemischer Natur ist, sondern auf Mikroorganismen zurückgeht und dass jede Gärungsform auf einer spezifischen Art von Mikroorganismen beruht. Damit schuf er die Grundlage für die Mikrobiologie, Biochemie und Genetik. Die erste industriell angewandte Fermentierung in Deutschland war die Gewinnung von Glyzerin zur Sprengstoffherstellung während des Ersten Weltkriegs.

Der wirtschaftliche Aufschwung der Biotechnologie begann in den 40er-Jahren mit der Herstellung des Penizillins aus dem 1928 von dem britischen Bakteriologen Alexander Fleming entdeckten Pilz Penicillium chrysogenum. Die gezielte Nutzung der Potenzen von Zellen und isolierten Zellbestandteilen, v. a. Enzymen, in Verbindung mit Entwicklungen in der Verfahrenstechnik erlaubte in der Folge die Herstellung von biotechnologischen Massen- und zunehmend auch von Spezialprodukten. Die Erfolge molekulargenetischer Forschung (→Gentechnologie, →Gentechnik, S. 268 ff.) erweiterten seit Mitte der 70er-Jahre das Potenzial für die Manipulation von Zellen und ganzen Organismen über die klassische Züchtung hinaus und führten erneut zu einem Wandel der Biotechnologie. Sie haben den zweifellos größten Beitrag zur heutigen Bedeutung der Biotechnologie geleistet.

Die öffentliche Diskussion um die Möglichkeiten und Risiken der Gentechnologie bestimmt heute in Deutschland weitgehend die Diskussion über die Biotechnologie und verdrängt andere, durchaus positive Anwendungen dieses Wissenschaftszweigs, z. B. im Umweltschutz oder bei der Energiegewinnung. Heute ist die Biotechnologie ein fest etablierter Bestandteil entwickelter Wirtschaftssysteme, der allein in den USA einen Jahresumsatz von mehreren Milliarden Dollar hat.

Praktische Anwendung: Industriell genutzte Mikroorganismen sind Hefen, Schimmelpilze, Bakterien und Strahlenpilze. Es gibt mehrere Gruppen biotechnologisch wichtiger Produkte. Dies sind zum einen die mikrobiellen Zellen selbst: Als Eiweißquelle werden sie zur Herstellung von Tierfutter benutzt. Des Weiteren werden sie als »Stoffumwandler« eingesetzt, wobei eine Substanz durch ein von diesen Zellen synthetisiertes Enzym in einen anderen Stoff umgewandelt wird. Diese mikrobiologische Stoffumwandlung (mikrobielle Transformation) weist gegenüber der rein chemischen Reaktion erhebliche Vorteile auf: Der Energieaufwand ist geringer (da kein Kühlen oder Erhitzen der Reaktionsgefäße notwendig ist); statt umweltbelastender organischer Lösungsmittel wird Wasser verwendet; durch hochspezifischen Reaktionsverlauf sind die Ausbeuten sehr hoch und die Ausgangsmaterialien (Nährmedien) sind billig. Beispiele sind die Essigherstellung und Teilschritte bei der Synthese von Vitamin C, Steroidhormonen und Penizillinen.

Eine weitere Produktgruppe sind die von den Mikroorganismen gebildeten Makromoleküle, v.a. die Enzyme. Sie werden u.a. beim Brauen und Backen, bei der Käse- und bei der Fleischproduktion (als Zartmacher) eingesetzt (→technologische Enzyme). Eine wichtige Rolle spielt dieser Bereich der Biotechnologie bei der Herstellung von →Lebensmittelzusatzstoffen.

Wesentliche Produktgruppen sind auch die Metaboliten der Mikroorganismen. (Metaboliten sind Substanzen, die als Glieder von Reaktionsketten im Stoffwechsel eines Organismus vorkommen und für den normalen Ablauf der Stoffwechselprozesse unentbehrlich sind, z.B. Aminosäuren, Vitamine und Hormone.) Durch Veränderungen des Erbguts und des Umweltmilieus kann die Metabolitsynthese von Mikroorganismen oft auf ein Vielfaches gesteigert werden: So lässt sich z.B. die Synthese von Vitamin B_2 durch den Pilz Ashbya gossypii auf das Zwanzigtausendfache erhöhen.

Biotin, Vitamin H: ein Vitamin aus der B-Gruppe, das Anfang der 30er-Jahre entdeckt wurde. Den Beinamen Vitamin H verdankt es den negativen Wirkungen eines Biotinmangels auf die Gesundheit von Haut und Haaren, die bei der Erforschung des Vitamins als Erstes festgestellt wurden.

Funktionen: Biotin erfüllt im menschlichen Körper eine ganze Reihe von Funktionen. Es trägt zum gesunden Wachstum der Zellen bei und ist an der Bildung von Hautgewebe, Blutzellen und männlichen Sexualhormonen beteiligt. Außerdem spielt es (als so genanntes Koenzym) eine wichtige Rolle im Kohlenhydrat-, Fett- und Eiweißstoffwechsel und unterstützt die gesunde Funktion von Nervensystem und Knochenmark.

Vorkommen: Biotin ist in sehr vielen Lebensmitteln enthalten, allerdings meist nur in geringen Mengen. Besonders gute Lieferanten sind Hefe, Leber, Eigelb, Sardinen, Nüsse, Linsen, Sojabohnen, Blumenkohl, Haferflocken und Champignons. Das von der Darmflora gebildete Biotin trägt kaum zur Bedarfsdeckung beim Menschen bei.

Biotin ist wasserlöslich, daher sollte Gemüse nicht zu lange gewässert und das Kochwasser nach Möglichkeit mitverwendet werden. Gegen Erwärmung beim Garen ist das Vitamin recht unempfindlich. Die Konservierung von Lebensmitteln durch Erhitzen und Bestrahlen bewirkt hingegen leichte Biotinverluste; daher sollte man so häufig wie möglich frische Lebensmittel verwenden.

Mangelerscheinungen und Überschuss: Die empfohlene tägliche Biotinzufuhr liegt für Jugendliche und Erwachsene bei 30–60 µg. Ein Biotinmangel tritt nur selten auf, da Biotin in der Nahrung sehr häufig vorkommt. Mangelkrankheiten können durch den übermäßigen Genuss von rohen Eiern verursacht werden, denn in rohem Eiklar ist das Eiweiß Avidin enthalten, das Biotin bindet, sodass es nicht vom Körper aufgenommen werden kann. Ein Biotinmangel ist jedoch nur bei regelmäßigem Verzehr von mehreren rohen Eiern pro Tag zu befürchten. Durch Kochen wird das Avidin zerstört.

Ansonsten sind v.a. Säuglinge anfällig für einen Mangel an Biotin. Muttermilch ist nicht

BIOTIN: SCHÄTZWERTE FÜR EINE ANGEMESSENE TÄGLICHE ZUFUHR

Alter	Biotin (µg)
Säuglinge	
0 bis unter 4 Monate	5
4 bis unter 12 Monate	5–10
Kinder	
1 bis unter 7 Jahre	10–15
7 bis unter 10 Jahre	15–20
10 bis unter 13 Jahre	20–30
13 bis unter 15 Jahre	25–35
Jugendliche und Erwachsene	
ab 15 Jahre	30–60
Schwangere und Stillende	30–60

BESONDERS REICHE BIOTINQUELLEN

Lebensmittel (pro 100 g verzehrbaren Anteil)	Biotin (µg)	Lebensmittel (pro 100 g verzehrbaren Anteil)	Biotin (µg)
Hülsenfrüchte		**Fisch**	
Linsen, gegart	13	Sardinen	7,6
Sojabohnen	60	**Kalbfleisch**	
Gemüse und Pilze		Leber	75
Blumenkohl, gekocht	1	Niere	80
Champignons	16	**Hammelfleisch**	
Haferflocken	20	Leber	130
Nüsse und Samen		**Rindfleisch**	
Cashewnüsse	28	Niere	60
Erdnüsse, frisch	34	Leber	100
Haselnüsse	35	**Schweinefleisch**	
Kokosnüsse	12	Leber	27
Paranüsse	20	**Sonstiges**	
Pistazien	18	Bierhefe	115
Sesamkerne	20	Bäckerhefe	33
Walnüsse	20	Hühnerei	25

[19]

sehr reich an Biotin, sodass in manchen Ländern eine ergänzende Biotingabe für stillende Mütter empfohlen wird. Kuhmilch enthält etwa vier- bis achtmal mehr Biotin.

Ein erhöhtes Risiko für einen Mangel an Biotin haben außerdem u. a. Raucher (da Nikotin den Biotinverbrauch im Körper erhöht), Alkoholiker und Unfallopfer mit großflächigen Verbrennungen. Erste Anzeichen von Biotinmangel sind v. a. krankhafte Veränderungen an Haut und Haaren. Bei Säuglingen treten Apathie, Erbrechen und Muskelkrämpfe auf; bei größeren Kindern kommt es zu Haarausfall und Wachstumsverzögerungen. Ein Biotinmangel kann allerdings lange unerkannt bleiben, denn die Symptome treten oft erst mit mehrmonatiger Verzögerung auf. Eine frühe Diagnose ist anhand einer Untersuchung von Harn und Blutplasma möglich.

Selbst bei Einnahme hochdosierter Biotinpräparate wurden bisher keine Nebenwirkungen beobachtet.

Hilfe bei Erkrankungen: Bestimmte Hauterkrankungen, die im Säuglings- und Kleinkindalter auftreten (z. B. seborrhoische Dermatitis), können durch Biotingaben zum Teil günstig beeinflusst werden.

Bioverfügbarkeit, biologische Verfügbarkeit: Anteil der Nahrung, der nach der Aufspaltung in kleinste Nährstoffe durch die Verdauung über die Darmschleimhaut ins Blut aufgenommen wird und von den Körperzellen genutzt werden kann. Die Bioverfügbarkeit, die in Prozent angegeben wird, dient als Maß zur Bewertung von Lebensmitteln als Nährstofflieferanten. Die Bioverfügbarkeit eines Lebensmittels bzw. seiner Inhaltsstoffe (Vitamine, Mineralstoffe usw.) hängt davon ab, aus welchen Substanzen sich das Lebensmittel zusammensetzt, ob es z. B. Stoffe enthält, die die Aufnahme anderer Substanzen in den Körper erschweren, oder ob Stoffe (z. B. Fett bei fettlöslichen Vitaminen) fehlen, die eine Aufnahme in den Körper erleichtern. Weiterhin ist sie davon abhängig, ob und wie das Lebensmittel verarbeitet wurde, und natürlich auch vom Allgemeinzustand des Menschen. Das Betakarotin aus Mohrrüben kann vom Körper z. B. kaum aufgenommen werden, wenn man diese roh verzehrt. Werden die Mohrrüben jedoch zu einem Brei verarbeitet und dieser mit etwas Fett vermischt, so können 50% des darin enthaltenen Betakarotins vom Körper verwertet werden.

Biphenyle, polychlorierte: zu den →chlorierten Kohlenwasserstoffen gehörende chemische Verbindungen.

Bircher-Benner, Maximilian Oskar: schweizerischer Arzt, *Aarau 22. 8. 1867, †Zürich 24. 1. 1939, begründete die »Ordnungstherapie«, in deren Mittelpunkt neben der Anleitung für eine gesunde Lebensführung die Ernährung als wichtiger Heilfaktor im Mittelpunkt steht. Bircher-Benner gilt als einer der Pioniere der →Rohkosternährung. Er propagierte u. a. die These, dass frische Rohkost bei Kranken eine unvergleichliche Heilwirkung entfaltet und Gesunde vor Krankheiten schützt, entwickelte die Bircher-Benner-Kost und eine spezielle Form des →Müslis, das Birchermüsli.

Bircher-Benner-Kost: von dem Schweizer Arzt Maximilian Oskar Bircher-Benner entwickelte Kostform. Es handelt sich um eine laktovegetabile Ernährung, die überwiegend aus pflanzlichen Lebensmitteln besteht, wobei aber auch Milch und Milchprodukte erlaubt sind. Die Bircher-Benner-Kost soll eine Heilnahrung sein, die die Mobilisierung der Selbstheilungskräfte und die Anregung der Darmfunktion zum Ziel hat. Pflanzliche Frischkost wird als Träger eines hohen Sonnenenergiegehalts gesehen und soll mindestens die Hälfte der täglich aufgenommenen Lebensmittel ausmachen. Im Mittelpunkt der Bircher-Benner-Kost stehen neben Rohkost und Müslis schonend erhitztes Vollgetreide und Gemüse aus biologischem Landbau. Abgelehnt werden Weißmehlerzeugnisse und Zucker sowie konservierte Lebensmittel. Scharfe Gewürze und Kochsalz sollen nur sparsam verwendet werden.

Ein »Zuviel« an Nahrung beeinflusst nach Bircher-Benner die Vitalität des Geistes und des Körpers. Deshalb wird empfohlen, pro Tag nur eine Hauptmahlzeit und zwei knapp bemessene Nebenmahlzeiten einzunehmen. Zwischenmahlzeiten werden abgelehnt, da durch sie der Verdauungsapparat unnötig belastet werde.

Im Jahr 1900 stellte Bircher-Benner seinen Kollegen im Rahmen seiner ärztlichen Therapien zum ersten Mal das Müsli als Heilnahrung vor. Das original Birchermüsli besteht aus folgenden Zutaten: einem Esslöffel Haferflocken (über Nacht in drei Esslöffeln Wasser eingeweicht), einem Esslöffel Zitronensaft, einem Esslöffel Kondensmilch, 200 g geriebenem Apfel und einem Teelöffel gehackten Haselnüssen oder Mandeln. (Bircher-Benner verwendete Kondensmilch, weil zur damaligen Zeit eine Tuberkuloseepidemie herrschte und nicht abgekochte Milch als Tuberkuloseüberträger galt.)

Wie alle laktovegetabilen Ernährungsformen ist die Bircher-Benner-Kost – obwohl viele Thesen des Begründers sich heute rational nicht mehr nachvollziehen lassen – für Erwachsene bei sorgfältiger Auswahl der Lebensmittel als Dauerkost geeignet. Durch den Verzicht auf Fleisch und Wurst werden weniger tierische Fette aufgenommen, was zur Vorbeugung von Herz-Kreislauf-Erkrankungen und Gicht durchaus von Vorteil ist. Allerdings können Engpässe in der Eisen- und Jodversorgung auftreten. Für Kinder, Schwangere und Stillende ist die Bircher-Benner-Kost als Dauerkost nicht zu empfehlen, da diese Gruppen einen erhöhten Nährstoffbedarf haben.

Birne: wiss. Name **Pyrus:** Gattung baum- oder strauchförmiger Rosengewächse mit rund 25 Arten in Eurasien und Nordafrika, darunter der heute weit verbreitete Kulturbirnbaum (Pyrus communis), ein Kernobstgehölz, dessen Früchte nach ihrer hauptsächlichen Verwendung in Tafel-, Koch- und Mostbirnen unterteilt werden. Angebaut werden Birnen weltweit, hauptsächlich jedoch in einigen europäischen Staaten (darunter Deutschland), in China, Südafrika und den USA. Birnen sind aufgrund von Importen das ganze Jahr über im Handel erhältlich; deutsche Birnen werden v. a. von September bis Dezember angeboten. Sie eignen sich in erster Linie zum Rohverzehr, werden aber auch zu Marmelade, Konservenobst, Trockenobst, Fruchtsäften und Obstwein verarbeitet. Beim Kauf von Birnen sollte darauf geachtet werden, dass sie fest, aber nicht zu hart sind und keine Druckstellen haben. Am Aroma, das sie ausströmen, sind reife Birnen leicht zu erkennen. Reife Birnen sind nur wenige Tage haltbar; sie sollten im Kühlschrank aufbewahrt werden. Unreife Früchte können bei Zimmertemperatur gelagert werden. Birnen enthalten vergleichsweise geringe Mengen Fruchtsäuren, dafür viel Fruktose. Sie schmecken daher süß, liefern rasch Energie und sind gut verträglich. Birnen sollten mit Schale verzehrt werden, da direkt darunter viele wertvolle Inhaltsstoffe zu finden sind. Besonders reich sind Birnen an Kalium und verdauungsfördernden Ballaststoffen (Pektinen).

Birnendicksaft: ein →Dicksaft.

Birnenkraut: vorwiegend im Rheinland hergestellter, durch Kochen stark eingedickter Birnensaft ohne Zuckerzusatz. Die feinsäuerliche, streichfähige Masse wird wie →Apfelkraut als Brotaufstrich oder zu Kartoffelpuffern verzehrt.

Birnenmelone: →Pepino.

Birnentyp: umgangssprachliche Bezeichnung für die gynoide Fettsucht (→Fettleibigkeit).

Biskuit: eine Gebäckart (→Gebäck).

Bisphenol-A-Diglycidylether: →BADGE.

Bis|phosphonate: Substanzen, die eine Herauslösung von Kalzium aus den Knochen reduzieren und u. a. bei der Behandlung von Osteoporose und tumorbedingtem Knochenabbau eingesetzt werden. Bisphosphonate dürfen nicht gemeinsam mit kalziumhaltigen Lebensmitteln genommen werden, da der Körper

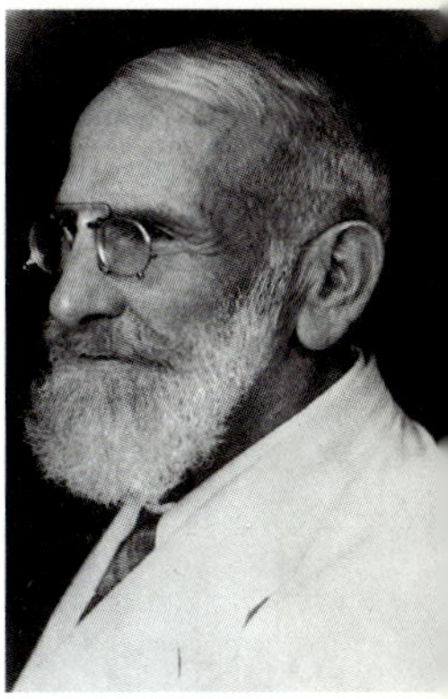

Maximilian Oskar Bircher-Benner: der Erfinder des Birchermüslis

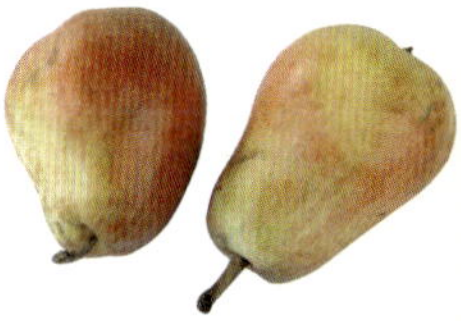

Birne: Rote Williams Christ

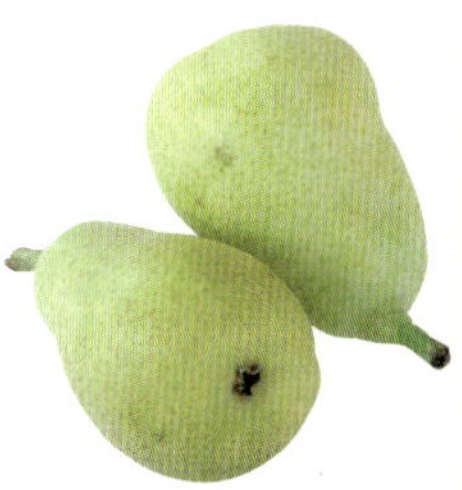

Birne: Dr. Jules Guyot

sie sonst nicht aufnehmen kann. Auch auf die gleichzeitige Zufuhr von eisen- und magnesiumreichen Lebensmitteln muss verzichtet werden.

bissfest, italien. **al dente:** Bezeichnung für Lebensmittel (hauptsächlich Gemüse und Teigwaren), die nur so weit gegart sind, dass sie noch etwas »Biss« haben (d.h. nicht weich, sondern knackig sind). Nudeln gelten als bissfest, wenn sie nicht mehr hart sind oder nach Mehl schmecken, aber noch einen kräftigen Kern aufweisen und elastisch sind. Bissfestes Gemüse hat aufgrund der kürzeren Garzeit mehr wertvolle Inhaltsstoffe (Vitamine und Mineralstoffe) als länger gegartes.

Bittere, Bitters, Bitterspirituosen: eine Art von →Aperitifs.

Bitter Lemon: eine →Limonade.

Bittermandel: Steinfrucht des im Mittelmeerraum und Iran angebauten Bittermandelbaums **(Prunus dulcis var. amara)**. Bittermandeln werden u.a. zum Aromatisieren von Backwaren, Cremes, Marzipan verwendet. Die Mandeln mit dem besten Aroma kommen aus Italien und der Provence. Da Bittermandeln Amygdalin enthalten, durch dessen Abbau neben Glukose und Bittermandelöl die giftige →Blausäure entsteht, dürfen sie in der Küche nur in sehr kleinen Mengen verarbeitet werden und keinesfalls in Kinderhände geraten, da bei Kindern bereits der Genuss von fünf Bittermandeln tödlich wirken kann. Als Backzutat werden Bittermandeln heute meist durch Bittermandelöl ersetzt.

Bittermandelöl: meist aus Aprikosenkernen, seltener aus Bittermandeln, Kirsch-, Pfirsich- oder Pflaumenkernen durch enzymatische Spaltung des Amygdalins und Wasserdampfdestillation gewonnenes, farbloses ätherisches Öl. Dieses natürliche Bittermandelöl enthält über 90% →Benzaldehyd und (neben anderen Substanzen) zunächst 2–3% Blausäure. Nach Entfernung der stark giftigen Blausäure findet das Bittermandelöl Verwendung als Aromastoff, z.B. für Liköre, Marzipan und Backwaren. Künstlich hergestelltes Bittermandelöl wird durch Lösung von Benzaldehyd in Öl gewonnen; es unterscheidet sich geschmacklich nicht von natürlichem Bittermandelöl und kann wie dieses verwendet werden.

Bitterorange: →Pomeranze.

Bitters, Bittere, Bitterspirituosen: eine Art von →Aperitifs.

Bitterstoffe: Pflanzeninhaltsstoffe mit bitterem Geschmack, u.a. in Hopfen, Enzian, Endivie, Chicorée, Löwenzahn und Artischocken (→Cynarin) enthalten. Bitterstoffe

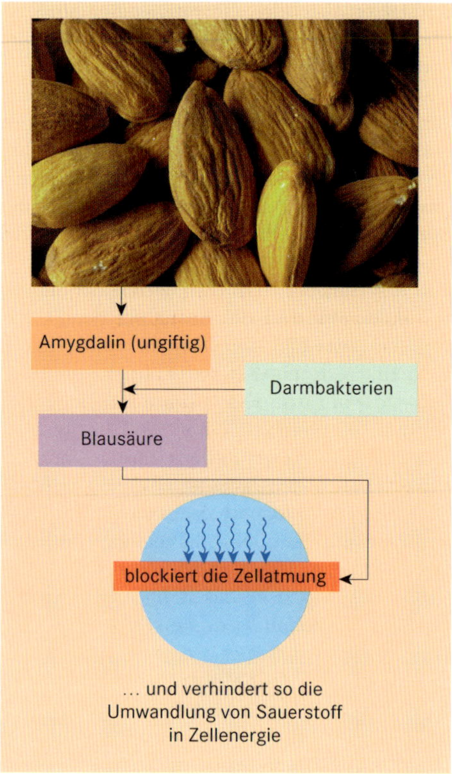

Bittermandel: Durch den Abbau von Amygdalin entsteht Blausäure.

regen die Produktion von Speichel und Magensaft an und fördern damit die Verdauung. Zudem haben sie eine positive Wirkung bei Magen- und Darmerkrankungen. Sie finden Verwendung bei der Herstellung von Genussmitteln (beispielsweise Bier, Likör) und appetitanregenden und verdauungsfördernden Getränken (→Aperitifs).

Blähungen, Blähsucht, Flatulẹnz, Meteorismus: vermehrtes Auftreten von Darmgasen, die entweder vor oder mit der Darmentleerung abgehen. Blähungen können verschiedene Ursachen haben: u.a. Luftschlucken (meist unbewusstes Verschlucken von Luft mit der Nahrung, beim Sprechen und bei fehlerhafter Atmung) oder bei normaler Gasbildung eine behinderte Ableitung aus dem Darm, z.B. bei Verstopfung. Darmgase werden von den im Dickdarm lebenden Bakterien als Folge der Verwertung von Nahrungsbestandteilen gebildet. Bestimmte Lebensmittel fördern die Entstehung von Blähungen. Dazu gehören v.a. Hülsenfrüchte, Kohl, Zwiebeln und andere ballaststoffreiche Speisen. Unterschiede in der Bakterienbesiedelung des Darms führen dazu, dass manche Menschen stärker unter Blähungen leiden als andere, selbst wenn sie die gleichen Speisen zu sich nehmen. Länger andauernde Blähungen (auch mit Auftreibung des Magen-Darm-Trakts) sind Anzeichen für Verdauungsstörungen. Auch beim Reizdarm und bei anderen Erkrankungen (z.B. Morbus Crohn, Leberzirrhose) kommt es zu Blähungen. Mithilfe einer Ernährungsumstellung können starke Blähungen häufig gelindert werden; auf stark blähend wirkende Lebensmittel sollte weitgehend verzichtet werden. Die Menge der zugeführten →Ballaststoffe kann etwas reduziert werden, eine ausreichende Versorgung mit Ballaststoffen sollte aber stets sichergestellt sein. Beim Essen sollte möglichst wenig Luft geschluckt werden, auf das Trinken mit Strohhalm sowie das Kauen von Kaugummi sollte verzichtet werden. Auch Bewegung, Bauchmassage, feuchtheiße Bauchumschläge, Kümmel- und Fencheltee helfen gegen Blähungen. Bei Erkrankungen, die Blähungen verursachen, muss zunächst das Grundleiden behandelt werden. Daher sollte bei länger anhaltenden Blähungen, die sich nicht mit den oben beschriebenen Maßnahmen beseitigen lassen, stets ein Arzt zurate gezogen werden.

blanchieren, brühen: Lebensmittel kurz erhitzen (→Vorbereitung von Lebensmitteln).

Blasensteine: →Harnsteine in den Harnleitern oder der Harnblase.

Blätterteig: eine Teigart (→Teig).

Blattgemüse: Gruppe von →Gemüsen, von dem die Blätter oder blattartigen Pflanzenteile verzehrt werden und zu denen auch die →Salate gehören.

Blattsalat: →Pflücksalat.

Blaubeere, Bickbeere, Heidelbeere: Bezeichnung für die Frucht zweier Straucharten aus der Gattung der Heidekrautgewächse. Bei der Art Vaccinium myrtillus handelt es sich um einen Zwergstrauch, der u.a. in den Wäldern und Heidegebieten Europas heimisch ist. Seine Beeren reifen ab Juni. Der Kultur- oder Gartenheidelbeerstrauch (Vaccinium corymbosum) stammt aus Nordamerika, wird aber inzwischen u.a. auch in Deutschland angebaut. Während die wild wachsende Blaubeere etwa die Größe einer Erbse erreicht, von dunkelblauer Farbe ist, zahlreiche Kerne enthält und ein süßsäuerliches Aroma hat, ist die Kulturheidelbeere größer und von einem helleren Blau. Zudem enthält sie weniger Kerne und schmeckt süßer, meist aber nicht so aromatisch.

Einkauf, Lagerung und Verwendung: Im Handel sind von Juli bis September v.a. Kulturheidelbeeren erhältlich, die sich im Kühlschrank bis zu drei Wochen lagern lassen. Wild wachsende Blaubeeren werden – meist auf Märkten – von Juni bis September verkauft; sie können aber auch im Wald gesammelt werden. Allerdings müssen sie vor der Verwendung gründlich gewaschen werden. Blaubeeren werden in der Regel roh verzehrt, eignen sich aber auch zum Belegen von Torten, zur Zubereitung von Desserts sowie zur Herstellung von Marmelade und alkoholischen Getränken (z.B. Obstwein).

Inhaltsstoffe und Gesundheitswert: Blaubeeren haben einen hohen Gehalt an Mangan und Phenolsäure (→Polyphenole). Aufgrund ihres Gerbstoffgehalts helfen sie gegen Durchfallerkrankungen. Dazu werden getrocknete Blaubeeren (die in der Apotheke erhältlich sind) mit etwas Flüssigkeit eingenommen; man kann aus den Beeren aber auch einen Tee zubereiten.

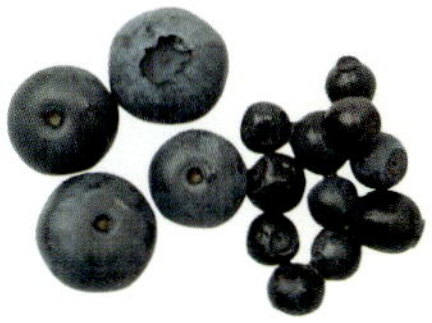
Blaubeeren

Blaukraut: →Rotkohl.

Blausäure: eine äußerst giftige, farblose, leicht verdunstende Flüssigkeit mit bittermandelähnlichem Geruch. In der Natur kommt Blausäure u.a. in Bittermandeln, Steinobstkernen und Limabohnen vor. Blausäure zählt zu den stärksten und am schnellsten wirkenden Giften. Sie lähmt das Sauerstoff übertragende Enzymsystem der Körperzellen und führt so in wenigen Sekunden zu innerer Erstickung.

Blauschimmelkäse, Edelpilzkäse, Schimmelkäse: Käsesorten, in deren Innerem sich essbarer Edelschimmel befindet (→Käse).

Blausucht, Zyanose: Blaufärbung von Haut und Schleimhäuten infolge eines verringerten Sauerstoffgehalts des Bluts. Zu den Ursachen zählen u.a. Lungen- und Herzerkrankungen sowie eine →Methämoglobinämie.

Blei: für den menschlichen Organismus giftiges Schwermetall, das v.a. durch Abgase aus dem Autoverkehr, aber auch durch Industrieabgase in die Umwelt und damit auch in den Körper gelangt. Auch aus Wasserrohren, die aus Blei bestehen, löst sich das Schwermetall und gelangt ins Trinkwasser.

Vorkommen in der Nahrung: Vor allem das Blei aus den Abgasen, das in den letzten Jahren durch die Einführung von unverbleitem Benzin reduziert wurde, setzt sich auf Pflanzen und in Böden ab und wird über Lebensmittel vom Körper aufgenommen. Nicht nur pflanzliche Lebensmittel (z.B. Kartoffeln, Obst, Gemüse und v.a. wild wachsende Pilze), sondern auch tierische (z.B. Fleisch, Wurst und v.a. Innereien) sind damit belastet, da der Organismus von Tieren Blei speichert. Bei Seefischen und bei Kuhmilch ist die Bleibelastung gering. 80–95% des Bleis werden jedoch nicht durch die Nahrung, sondern über die Atemluft aufgenommen. Der Körper eines Erwachsenen nimmt nur etwa 10 % des Bleis aus Lebensmitteln auf, die restlichen 90 % scheidet er mit dem Stuhl aus. Bei Kindern kann der Wert des aus der Nahrung aufgenommenen Bleis bei 50 % liegen, denn bei einem Kalziummangel, wie er während des Wachstums häufiger vorkommt, entzieht der Körper der Nahrung vermehrt Blei. Zu bis zu 95 % wird das im Körper enthaltene Blei in Knochen und Zähnen gespeichert.

Tägliche Aufnahme und Grenzwerte: In den westlichen Industriestaaten liegt die tägliche Aufnahme von Blei über Nahrung und Luft bei 0,2–0,3 mg pro Person, in besonders vom Autoverkehr oder von Industrieabgasen belasteten Gebieten auch höher. Die Weltgesundheitsorganisation hält die Aufnahme von bis zu 3 mg wöchentlich für duldbar; doch auch bei einer höheren Zufuhr kommt es noch nicht zu Vergiftungserscheinungen. Für das Trinkwasser beträgt der von der Weltgesundheitsorganisation vorgegebene Grenzwert 0,1 mg Blei pro Liter, der Grenzwert der Europäischen Union beträgt 0,05 mg pro Liter; fließt das Wasser durch Bleirohre, so erreicht die Bleikonzentration Werte zwischen 0,05 und 0,07 mg pro Liter (→Trinkwasser, S. 630 ff.).

Wirkung und Vergiftungserscheinungen: Blei hemmt die Aktivität von Enzymen. Als Folge kann es zu einer Störung der Blutbildung, zu Nervenschäden sowie zu Schäden der Nieren und der Muskulatur kommen. Hinzu kommt, dass Blei in größeren Mengen das Erbgut schädigen und Fehlgeburten verursachen kann. Akute Bleivergiftungen sind sehr selten und äußern sich u. a. durch Verstopfung und heftige Bauchschmerzen; die chronische Bleivergiftung ist eine anzeige- und entschädigungspflichtige Berufskrankheit, die durch Aufnahme von metallischem Blei in Form von Staub, Rauch oder Dampf, seltener von anorganischen oder organischen Bleiverbindungen über den Magen-Darm-Trakt oder die Haut (z. B. in der Bleihüttenindustrie) entsteht. Eine chronische Bleivergiftung äußert sich zunächst durch Blutarmut, Blässe, Abgespanntheit, geringen Appetit und Gewichtsverlust. Später wird u. a. das Gehirn geschädigt, was sich z. B. durch Vergesslichkeit, Erregungszustände und Delirien bemerkbar machen kann.

Blei: wie man die Aufnahme reduzieren kann

Obst, Gemüse, Wildgemüse und -früchte, die an stark befahrenen Straßen wachsen, sind stark mit Blei belastet und eignen sich nicht für den Verzehr. Gemüse und Salat sollte man gründlich waschen, v. a. bei Pflanzen mit großer Blattoberfläche und mit rauen, behaarten oder gekräuselten Oberflächen (z. B. Krauser Endivie, Erdbeeren, Stachelbeeren) sowie bei Früchten mit kleinen Beeren. Bei Salat und Kohl empfiehlt es sich, die äußeren Blätter zu entfernen; Mohrrüben, Kohlrabi und Kartoffeln sollten großzügig geschält werden. Man sollte nicht mehr als 200–250 g Wildpilze pro Woche verzehren. (Zuchtpilze wie z. B. Champignons und Austernpilze weisen keine erhöhte Bleibelastung auf.) Getreide und Brot sind nur gering mit Blei belastet. Das Blei ist v. a. in den Schalenschichten enthalten; dennoch sind Vollkornerzeugnisse Weißmehlprodukten wegen des höheren Gehalts an Vitaminen und Ballaststoffen vorzuziehen. Wasserrohre aus Blei sollte man austauschen lassen und Keramikgefäße nur dann als Essgeschirr benutzen, wenn sie für den Lebensmittelgebrauch gekennzeichnet sind; importierte oder im Ausland gekaufte Keramikgefäße können mit bleihaltigen Glasuren (die bei uns verboten sind) versehen sein.

Bleichmittel: Stoffe zum Bleichen von Lebensmitteln. Gebleicht werden u. a. Fischerzeugnisse in Konserven, Stärke, Walnussschalen, Gelatine. Nach Gebrauch werden die Bleichmittel wieder entfernt und müssen auf der Zutatenliste nicht deklariert werden. Bisher haben sie keine E-Nummern.

Bleichsellerie, Stängelsellerie, Stangensellerie, Staudensellerie, Stielsellerie: eine Sorte des →Selleries.

Bleichspargel, weißer Spargel: ein Spargeltyp (→Spargel).

Blinddarm: blind endender Abschnitt des Dickdarms (→Darm), der an seinem Ende den so genannten Wurmfortsatz trägt.

Blinddarmentzündung, Appendicitis, Appendizitis: Entzündung des Wurmfortsatzes (Appendix vermiformis), der sich am Ende des Blinddarms befindet. Sie äußert sich mit Übelkeit, Schmerzen im Ober- und im rechten Unterbauch, die bis ins Bein ziehen können, sowie oft mit Fieber. Die genaue Ursache für eine Blinddarmentzündung ist nicht bekannt, vermutet wird jedoch, dass eine zu geringe Zufuhr an Ballaststoffen die Entstehung begünstigen kann. Die Behandlung besteht in der Regel in der Entfernung des Wurmfortsatzes.

Blitzdiäten, Crashdiäten, Crashkuren: eine Kategorie von →Gewichtsreduktionsdiäten.

BLS: Abk. für →Bundeslebensmittelschlüssel.

Blumenkohl, wiss. Name **Brassica oleracea convar. botrytis var. botrytis:** Kulturform des Gemüsekohls (→Kohl), die v. a. in Europa und Asien angebaut wird. Bei dem Kohlkopf handelt es sich um einen fleischigen Blütenstand, der noch keine Knospen zeigt. Bei der Ernte muss Blumenkohl weiß sein; die weiße Farbe erhält er in der Regel durch das Zusammenbinden der Hüllblätter, bei manchen Züchtungen wachsen die Hüllblätter aber auch so, dass sie den Kopf bedecken. Aufgrund der fehlenden Lichteinwirkung kann der Blumenkohl dann nicht den grünen Pflanzenfarbstoff Chlorophyll bilden. Daneben gibt es aber auch grüne Blumenkohlsorten (z.B. Romanesco), die dem Sonnenlicht ausgesetzt werden.

Einkauf, Lagerung und Verwendung: Blumenkohl ist im Handel das ganze Jahr über erhältlich; im Winter wird er in Gewächshäusern kultiviert. Beim Kauf sollte darauf geachtet werden, dass der Strunk keinen unangenehmen Geruch besitzt. Im Kühlschrank kann Blumenkohl zwei bis drei Tage gelagert werden. In der Küche findet er v.a. in Salzwasser gekocht als Gemüsebeilage Verwendung, er kann aber auch roh als Salatzutat verzehrt oder zu Aufläufen, Suppen und Salaten verarbeitet werden. Blumenkohl aus dem Garten sollte man vor dem Kochen zehn Minuten in kaltes, mit Essig vermischtes Wasser legen, um Insekten zu entfernen.

Inhaltsstoffe und Gesundheitswert: Blumenkohl ist reich an Vitamin K und C, Kalium und Magnesium. Grüner Blumenkohl enthält weitaus mehr Vitamin C und Mineralstoffe als weißer. Dank seiner guten Bekömmlichkeit eignet sich Blumenkohl auch für die Krankenkost.

Blutalkoholspiegel: der Gehalt an Ethanol im Blut nach Genuss von →Alkohol, meist in Promille (‰) angegeben.

Blutarmut: umgangssprachliche Bezeichnung für →Anämie.

Blutdruck: der durch die Tätigkeit des Herzens erzeugte Druck des strömenden Blutes im Gefäßsystem. Der Blutdruck wird in zwei Werten angegeben: der Systole (erster, höherer Blutdruckwert), bei der sich die Herzkammern zusammenziehen und das Blut in den Körper- und Lungenkreislauf drücken, und der Diastole (zweiter, niedrigerer Blutdruckwert), bei der sich der Herzmuskel entspannt und die Herzkammern sich wieder mit Blut füllen. Angegeben werden diese Werte in Millimeter Quecksilbersäule (mm Hg). Bei einem normalen Blutdruck beträgt der systolische Wert bis zu 140 mm Hg (im Alter von über 60 Jahren: bis 145 mm Hg), der diastolische Wert bis zu 90 mm Hg.

Beeinflusst wird die Höhe des Blutdrucks u.a. durch Alter, Ernährung und Körpergewicht. So steigt der Blutdruck des Gesunden mit zunehmendem Alter meist an. Übergewicht begünstigt die Entstehung von →Bluthochdruck. Zu niedriger Blutdruck (Hypertonie) liegt vor, wenn der systolische Wert bei mehreren Messungen nacheinander unter 100–105 mm Hg liegt; dies kann u.a. Folge der Einnahme bestimmter Medikamente oder von Bettlägerigkeit sein. Zu niedriger Blutdruck äußert sich u.a. in Schwindel und einem Abfall der Konzentrationsfähigkeit.

Blütenpollen, Pollen: männliche Keimzellen der Blütenpflanzen, umgangssprachlich auch als Blütenstaub bezeichnet. Blütenpollen, die von Bienen gesammelt und zu Futtersaft für den Bienennachwuchs verarbeitet werden, sind als Granulat oder Pollenkörner im Handel. Die Einnahme von 2–30 g Blütenpollen pro Tag soll dazu beitragen, die körperliche und geistige Leistungsfähigkeit zu steigern. Wissenschaftlich ist dies jedoch nicht bewiesen; u.U. können die Blütenpollen sogar Allergien auslösen.

Blutfette: im Blut sowie in den Körperzellen enthaltene Fette und fettähnliche Substanzen (Lipide), die den Zellen einerseits Energie liefern, andererseits als Grundstoff für Körperstrukturen (z.B. Zellwände) und körpereigene Stoffe (z.B. Hormone) dienen. Die wichtigsten Blutfette, die zum Großteil mit der Nahrung aufgenommen, z.T. aber auch vom Organismus hergestellt werden, sind die →Triglyzeride und das →Cholesterin. Die Gesamtmenge der im Blut enthaltenen Fette kann medizinisch ermittelt werden; je höher der Blutfettwert, umso höher ist in der Regel das Risiko für die Entstehung von Arteriosklerose (→Herz-Kreislauf-Erkrankungen). Da Fette wasserunlöslich sind, müssen die Blutfette an Eiweißkörper gebunden werden, um vom Blut transportiert werden zu können. Diese wasserlöslichen Fett-Eiweiß-Moleküle werden als →Lipoproteine bezeichnet.

Blutglukosespiegel, Blutglucosespiegel: →Blutzuckerspiegel.

Bluthochdruck, Hypertonie: erhöhter Druck in den arteriellen Blutgefäßen des Körperkreislaufs. Von Bluthochdruck sprechen Mediziner, wenn der systolische →Blutdruck bei mehrmaligen Messungen über einen Zeitraum von mindestens 24 Stunden 160 mm Hg, der diastolische Blutdruck 95 mm Hg übersteigt. Bluthochdruck begünstigt die Entstehung einer Reihe von Krankheiten, z. B. Arte-

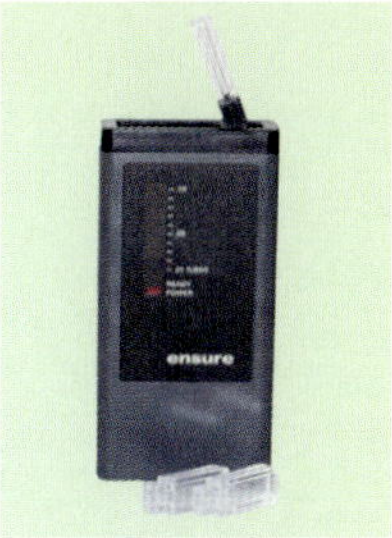

Blutalkohol: Messgerät

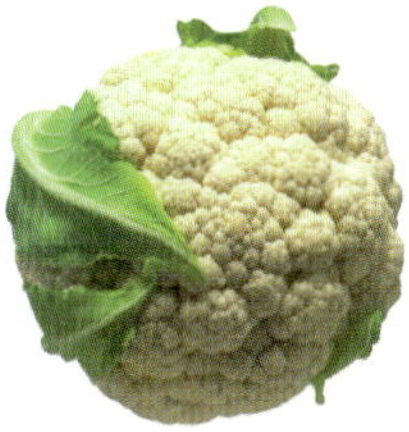

Blumenkohl

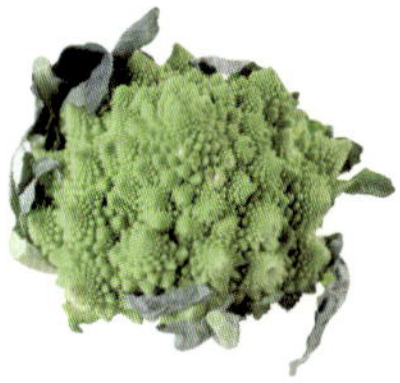

Blumenkohl: grüne Sorte Romanesco

MITTELWERTE DES BLUTDRUCKS

Alter	Blutdruck systolisch (mm Hg)	Blutdruck diastolisch (mm Hg)
Geburt	70	40
bis unter 10 Jahre	105	70
10 bis unter 30 Jahre	110	75
30 bis unter 40 Jahre	125	85
40 bis unter 60 Jahre	140	90
über 60 Jahre	145	90

riosklerose, Herzmuskelschwäche (→Herz-Kreislauf-Erkrankungen) und Nierenschäden.

Ursachen und Symptome: Bluthochdruck ist selten auf eine andere Erkrankung oder auf eine einzige Ursache zurückzuführen, sondern wird durch verschiedene Faktoren begünstigt. Dazu gehören in erster Linie Übergewicht und eine fettreiche Ernährung, aber auch ein zu hoher Kochsalz- und Alkoholkonsum. Zu den weiteren Risikofaktoren zählen erbliche Veranlagung, anhaltender Stress, Mangel an Bewegung und Rauchen.

Bluthochdruck wird häufig nur zufällig durch den Arzt festgestellt, da er in vielen Fällen symptomlos bleibt. Deshalb ist eine prophylaktische regelmäßige Kontrolle des Blutdrucks wichtig. Zu den Symptomen, die auf Bluthochdruck hindeuten können, gehören u.a. Schwindel, Herzklopfen, Schweißausbrüche, Kopfschmerzen und Ohrensausen.

Behandlung und Ernährung: Die Therapie besteht in der Gabe von Medikamenten (z.B. Diuretika, Betablocker oder AT-II-Antagonisten) und v.a. in einer Umstellung der Lebensweise. So sollte man seelische und körperliche Belastungen nach Möglichkeit reduzieren und mehr Zeit mit Entspannung sowie körperlicher Betätigung verbringen. Übergewicht sollte abgebaut werden. Die Nahrung soll möglichst wenig Kochsalz und damit Natrium enthalten (empfohlen werden maximal 5–6g Kochsalz pro Tag), denn Natrium bindet Wasser im Körper und sorgt somit dafür, dass der Blutdruck steigt (→Kochsalzempfindlichkeit, →natriumarme Diät). Das lässt sich u.a. durch den Verzehr von →natriumarmen Lebensmitteln oder →natriumreduzierten Lebensmitteln erreichen. Je nach dem Grad der Blutdruckerhöhung kann eine streng natriumarme Diät (1g Kochsalz pro Tag), eine natriumarme Diät (3g Kochsalz pro Tag) oder eine gelockert natriumarme Diät (5g Kochsalz pro Tag) durchgeführt werden. Da eine solche Diät sich in der Praxis oft schwer umsetzen lässt, kombiniert man häufig eine mäßige Kochsalzeinschränkung mit der Einnahme von Saluretika (Arzneimitteln, die die Natriumausscheidung über die Nieren fördern).

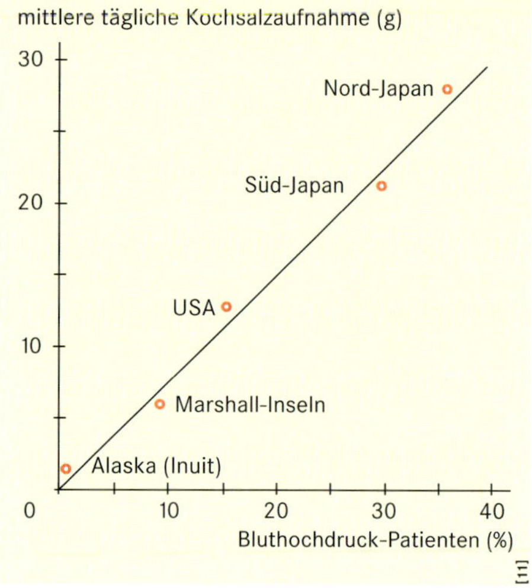

Bluthochdruck: Zusammenhang zwischen der mittleren prozentualen Kochsalzaufnahme und der mittleren prozentualen Häufigkeit von Bluthochdruck in verschiedenen Bevölkerungsgruppen

Zudem sollten vermehrt kaliumreiche Lebensmittel verzehrt werden, die dafür sorgen, dass Wasser aus dem Körper ausgeschwemmt und damit der Blutdruck gesenkt wird (→Kalium). Eine ballaststoffreiche Ernährung (→Ballaststoffe) mit viel Obst, Gemüse und Getreideerzeugnissen (v.a. Vollkornprodukten) trägt ebenfalls dazu bei, den Blutdruck zu senken. Auf Alkohol sollte weitgehend verzichtet werden; erlaubt sind maximal 20g Alkohol am Tag (das entspricht z.B. 0,6l Bier), jedoch sollte nicht täglich Alkohol getrunken werden. Die tägliche Fettzufuhr soll auf maximal 80g, die tägliche Cholesterinzufuhr auf höchstens 300mg beschränkt werden (→Cholesterin). Lebensmittel, die ungesättigte →Fettsäuren enthalten (insbesondere pflanzliche Fette), sollten gegenüber Lebensmitteln mit einem

WANN IST DER BLUTDRUCK ZU HOCH?

Grad	systolischer Blutdruck (mm Hg)	diastolischer Blutdruck (mm Hg)	Folgen
I: normal	< 140	<90	keine Schäden an den Organen
II: grenzwertig	140–160	90–95	leichte Verdickung des Herzmuskels und/oder leichte Einschränkung der Nierenfunktion
III: zu hoch	> 160	>95	Einschränkung der Herz- bzw. Nierentätigkeit, Veränderungen an Blutgefäßen des Gehirns, Durchblutungsstörungen der Beine

[18]

BLUTHOCHDRUCK: NATRIUMGEHALTSKATEGORIEN			
Natriumgehaltskategorie	**Natriumgehalt**[1] (mg)	**Kochsalzgehalt**[1] (g)	**Eignung für Bluthochdruckpatienten**
niedrig	bis 120	bis 0,3	geeignet
mittel	120–400	0,3–1	bedingt geeignet
hoch	über 400	über 1	ungeeignet

[1] pro 100 g Lebensmittel

hohen Gehalt an gesättigten Fettsäuren (hauptsächlich tierische Fette) bevorzugt werden.

LESETIPPS:

WOLFGANG FASSNACHT UND ANJA-KATHARINA THEOBALD: *Genußvoll essen bei Bluthochdruck. Küttigen (Midena) 1999.*

KLAUS UNDEUTSCH UND OLIVER KOHL: *Abwechslungsreiche Diät bei Bluthochdruck. Stuttgart (Trias) 1999.*

MARTIN MIDDECKE UND EDITA VÖLKER: *Bluthochdruck senken ohne Medikamente. Stuttgart (Trias) 2000.*

Blutwäsche: uneinheitliche Bezeichnung für verschiedene therapeutische Verfahren, u. a. die Hämodialyse (→Dialyse).

Blutzuckerspiegel, Blutglucosespiegel, Blutglukosespiegel: die Konzentration von im Blut gelöster →Glukose. Die über die Nahrung aufgenommene oder aus dem in Muskeln und Leber vorhandenen →Glykogen gewonnene Glukose wird von den Körperzellen zur Gewinnung von Energie benötigt. Vor allem in der Nahrung enthaltene Kohlenhydrate erhöhen den Blutzuckerspiegel (wie stark, gibt der so genannte →glykämische Index an). Dieser Spiegel sollte bestimmte Werte nicht unter- bzw. überschreiten. Bestimmte Hormone halten daher im Normalfall den Blutzuckerspiegel verhältnismäßig konstant. Das von der Bauchspeicheldrüse hergestellte Hormon →Insulin senkt den Blutzuckerspiegel; dagegen sind v. a. →Glukagon und Adrenalin für die Erhöhung des Blutzuckerspiegels verantwortlich. Die Normwerte für den Blutzuckerspiegel liegen bei 80–120 mg pro 100 ml. Bei einem Blutzuckerspiegel unter 60 mg pro 100 ml liegt eine →Unterzuckerung vor (z. B. als Folge längerer Nahrungskarenz), bei einem Blutzuckerspiegel über 140 mg pro 100 ml eine →Überzuckerung. Hohe Blutzuckerspiegel und v. a. Glukose im Harn können ein Hinweis auf →Diabetes mellitus sein.

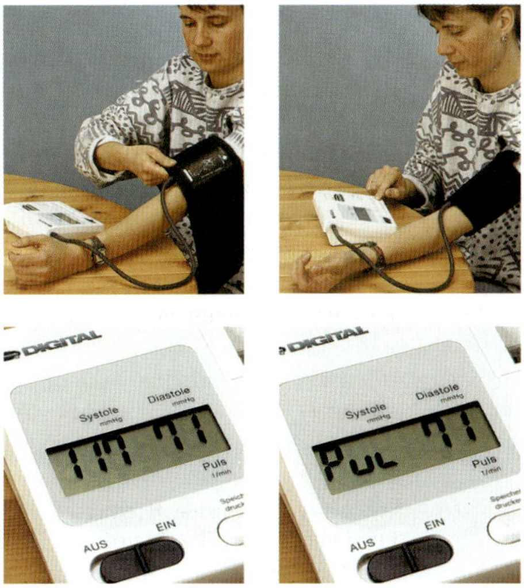

Bluthochdruck: Moderne Blutdruckmessgeräte arbeiten nach Anlegen der Manschette automatisch. Im Display kann man die Daten für die Blutdruckwerte und die Pulsfrequenz ablesen.

BMI: Abk. für →Bodymass-Index.

Bockshornklee, Schabziegerklee, wiss. Name **Trigonella foenum-graecum:** ein u. a. in den Mittelmeerländern, Asien und Nordafrika angebautes Kraut aus der Familie der Schmetterlingsblütler, dessen reife, getrocknete Samen gemahlen oder im Mörser zerstoßen und als Gewürz verwendet werden. Das ziemlich scharfe Gewürz, das ein Bestandteil des Currypulvers ist, eignet sich gut zum Würzen von asiatischen Gerichten. Es hat eine appetitanregende Wirkung.

Bodenhaltung: eine Form der →Geflügelhaltung.

Bodymass-Index ['bɒdɪmæs'ɪndeks], Abk. **BMI, Körpermassenindex:** Messgröße, die angibt, ob eine Person über-, unter- oder normalgewichtig ist. Als Normalgewicht wird der Gewichtsbereich bezeichnet, der bei einer bestimmten Körpergröße die höchste Lebenserwartung und das geringste Risiko für Krankheiten bietet. Der Bodymass-Index kann mit folgender Formel errechnet werden: BMI = Körpergewicht (in kg) : Körpergröße (in m) im Quadrat. Ein Bodymass-Index unter 20 zeigt nach Klassifikation der Weltgesundheitsorganisation Untergewicht an, ein Bodymass-Index von 20–23 (bei Frauen)/24 (bei Männern) Normalgewicht, alle darüber liegenden Werte bedeuten Übergewicht. Die US-amerikanische

National Academy of Sciences legt den Normbereich für den Bodymass-Index für verschiedene Altersklassen dagegen unterschiedlich fest: Bei einem Alter von 20–29 Jahren ist demnach ein Bodymass-Index zwischen 19 und 24 optimal, für Personen über 65 Jahren hingegen ein Bodymass-Index zwischen 24 und 29. Bei Kindern und Jugendlichen findet der Bodymass-Index keine Anwendung. Der Vorteil des Bodymass-Index gegenüber anderen Messgrößen liegt darin, dass er nur eine geringe Beziehung zur Körpergröße und damit zum Körperbau zeigt. Dadurch wird im Gegensatz z. B. zum →Broca-Index das Normalgewicht für kleine Personen nicht zu niedrig bzw. für große Personen nicht zu hoch angegeben. Stattdessen steht der Bodymass-Index in enger Beziehung zur Fettmasse des Körpers.

Bohnen: Bezeichnung für verschiedene Schmetterlingsblütler der Gattungen Wicke (Vicia), Bohne (Phaseolus), Helmbohne (Dolichos), Kuhbone (Vigna) und Glycine (→Sojabohne). Ihre Früchte und Samen gehören zu den Hülsenfrüchten und dienen vorwiegend der menschlichen Ernährung; die Pflanzen selbst werden als Viehfutter verwendet. Die Bohnenhülsen können – je nach Art – in Form und Farbe sehr verschieden sein. Von manchen Bohnenarten werden die Hülsen mitsamt der in ihnen enthaltenen Samen verwendet, von anderen nur die Samen. Letztere kommen meist als Trockenbohnen (Bohnenkerne, Trockenkochbohnen) auf den Markt. Die Hülsen von Trockenbohnen werden voll ausgereift geerntet; dann klopft man die Samen aus den Hülsen heraus. Es handelt sich um Bohnen mit hohem Stärkegehalt, die weich und mehlig kochen.

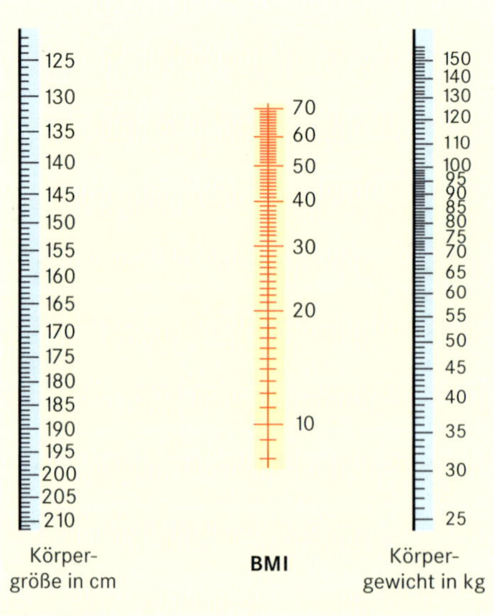

Bodymass-Index: Man verbindet durch Anhalten eines Lineals seine Körpergröße (links) mit seinem Körpergewicht (rechts) und liest in der Mitte den Bodymass-Index ab.

Geschichte:

Schon in der Steinzeit diente die Dicke Bohne als Lebensmittel. In Mitteleuropa ist sie seit der Eisenzeit bekannt. In Amerika waren Garten-, Feuer- und Limabohne bereits in vorgeschichtlicher Zeit verbreitet, wie u. a. nordamerikanische Grabfunde belegen. Sie gelangten im 16. Jh., z. T. durch portugiesische Sklavenhändler, über Afrika nach Europa.

Arten:

Zu den bei uns am häufigsten verwendeten Bohnen gehört die aus Amerika stammende Gartenbohne (Phaseolus vulgaris), die in zwei Formen vorkommt: niedrige Buschbohne (Fisole, Strauchbohne, Phaseolus vulgaris var. nanus) und windende Stangenbohne (Kletterbohne, Phaseolus vulgaris var. communis). Buschbohnen haben eine kürzere Reifezeit als Stangenbohnen und können maschinell geerntet werden; sie werden zu einem großen Teil industriell verarbeitet. Man unterscheidet verschiedene Sorten: Prinzessbohnen werden gepflückt, wenn sie noch jung und zart sind; sie haben kurze Hülsen und enthalten kleine, dünne Samen. Prinzessbohnen ergeben die hochwertigsten Konserven. Etwas größer, aber immer noch sehr zart sind die Delikatessbohnen. Brechbohnen sind dickfleischig und rundhülsig und verdanken ihren Namen der Tatsache, dass sie sich leicht in mundgerechte Stücke brechen lassen.

Stangenbohnen benötigen Stützen (z. B. Holz, Draht, Schnüre) zum Hochwinden und müssen von Hand gepflückt werden. Die Ernte ist somit aufwendiger, aber dafür sind die Pflanzen ertragreicher. Stangenbohnen werden vorwiegend für den Frischmarkt angebaut.

Als grüne Bohnen bezeichnet man die grünfarbigen Sorten von Busch- und Stangenbohne; Wachsbohnen oder gelbe Bohnen sind die gelbfarbigen Sorten, die sich dank ihrer Zartheit besonders gut für Salate eignen.

Die Dicke Bohne (Ackerbohne, Pferdebohne, Puffbohne, Saubohne, Vicia faba maior) wird als Viehfutter oder Gemüsepflanze angebaut. Verzehrt werden nicht die Hülsen (die ungenießbar sind), sondern nur die großen, weißgrünen oder bräunlichen Samen. Sie eignen sich für herzhafte Suppen und Eintöpfe.

Die Feuerbohne (Prunkbohne, Türkenbohne, Phaseolus coccineus) ist nur selten auf dem Markt zu finden; sie wird in erster Linie als Zierpflanze in Gärten angebaut. Gegessen werden in der Regel nur die bunten, meist rotschwarz gefleckten Samen, die frisch oder getrocknet angeboten werden; aber auch die jungen Hülsen sind essbar und können wie grüne Bohnen zubereitet werden. Getrocknete Feuerbohnen zerfallen beim Garen leicht und eignen sich daher gut für die Zubereitung von Bohnenpüree.

Die aus Peru stammende Limabohne (Mondbohne, Phaseolus lunatus) wird in den Tropen und Subtropen als Gemüse- und Trockenbohne kultiviert und hat ziemlich große weiße bis cremeweiße Samen mit mildem Aroma, die weich und mehlig kochen. Da sie nicht zerfallen, eignen sie sich nicht nur für warme Gemüsegerichte, sondern auch gut für Salate. Limabohnen enthalten eine giftige Substanz (Phaseolunatin), die durch Kauen zu Blausäure wird, durch Kochen aber zerstört wird. Das Kochwasser muss während des Kochens mehrfach erneuert und anschließend fortgeschüttet werden.

Die Adzukibohne (Phaseolus angularis) stammt aus China und ist v. a. in Asien (insbesondere in Japan) beliebt. Die festen, kleinen, roten Samen, die hauptsächlich als Trockenbohnen angeboten werden, sind mit einem Kohlenhydratgehalt von 65% und einem Eiweißgehalt von 22% sehr nährstoffreich. Sie eignen sich für Bohnensuppen und als Beilage zu Reisgerichten, aber auch zur Anzucht von →Sprossengemüse.

Von der Spargelbohne (Schlangenbohne, Vigna unguiculata), die u. a. in Indien, China, Indonesien, Afrika, Kalifornien und dem tropischen Amerika angebaut wird, gibt es zwei essbare Unterarten: Die frisch und getrocknet angebotene weißliche Augenbohne (Vigna unguiculata ssp. unguiculata) hat weißliche Samen mit einem dunklen Ring (Auge) um den Nabel, dem sie ihren Namen verdankt. Die jungen Hülsen werden ähnlich wie grüne Bohnen zubereitet. Die eigentliche Spargelbohne (Vigna unguiculata ssp. sesquipedalis) hat 30–90 cm lange, bandähnliche, hängende, meist grüne oder graugrüne Hülsen, die 10–30 Samen enthalten. Sie haben einen sehr hohen Gehalt an Kohlenydraten, Eiweiß und Vitamin C und entsprechen in Zubereitung, Haltbarkeit und Lagerung den Gartenbohnen, schmecken aber etwas milder und süßer.

Die kleinen, olivgrünen Samen der Mungobohne (Phaseolus aureus) sind in Asien, Afrika und Mittelamerika ein wichtiges Volksnahrungsmittel. Bei uns werden sie hauptsächlich zur Anzucht von Sprossengemüse verwendet.

Die in Amerika und Afrika angebauten roten Kidneybohnen werden meist als Trockenbohnen oder Konserven angeboten. Sie sind mehlig und haben ein süßliches, ein wenig an Esskastanien erinnerndes Aroma. Man verwendet sie gern für mexikanische Gerichte wie z. B. Chili con carne, sie eignen sich aber auch gut als Salatzutat. Ähnlich wie Kidneybohnen lassen sich die braunen Bohnen verwenden, die sich aufgrund ihres herzhaften Geschmacks sehr gut für Suppen und Eintöpfe eignen. Die innen weißen Samen der aus Südamerika stammenden schwarzen Bohne werden ebenfalls meist als Trockenbohnen angeboten, kochen weich und haben einen süß-würzigen Geschmack. Sie werden hauptsächlich für südamerikanische Gerichte verwendet und eignen sich gut für die Zubereitung von Püree.

Wachtelbohnen (bunte Bohnen), die ihren Namen den rot-braun-beige gesprenkelten Samen verdanken, sind mehlig, aber fest kochend und eignen sich daher gut für Salate, in denen sie wegen ihrer Musterung sehr dekorativ wirken. Man verwendet sie auch gern für Eintöpfe. Ähnlich werden die italienischen Borlotti-Bohnen verwendet, die bräunlich mit roten Flecken und Streifen sind und bei uns meist getrocknet, in Italien auch frisch im Handel erhältlich sind.

Die Bezeichnung »weiße Bohnen« bezieht sich nicht auf eine bestimmte Bohnensorte, sondern ist ein Sammelbegriff für verschiedene Sorten unterschiedlicher Größe und Form mit weißer bis cremefarbener Schale. Da sie im gekochten Zustand eine weiche, sämige Konsistenz haben, sind sie v. a. als Zutat für Eintöpfe beliebt.

Einkauf, Lagerung und Verwendung:

Freilandbohnen werden in Deutschland von Mai bis Oktober geerntet, unter Glas gezogene Bohnen von April bis Dezember. Ganzjährig werden Bohnen (v. a. Trockenbohnen) u. a. aus Südeuropa, Afrika, Amerika und Japan importiert. Außer als Frischware und Trockenbohnen kommen Bohnen auch häufig als Konserven und Tiefkühlkost in den Handel.

Frische Bohnen müssen fest und knackig sein und beim Umbiegen glatt durchbrechen; die Bruchstelle sollte grün und saftig sein. Da sie rasch welken, fleckig werden oder faulen und an Vitamin C verlieren, sind sie nur sehr begrenzt haltbar: Ohne Kühlung halten sie sich im Sommer manchmal nur ein paar Stunden,

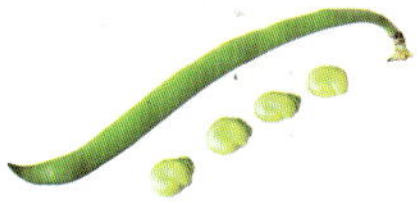

Bohnen: Grüne Bohnen

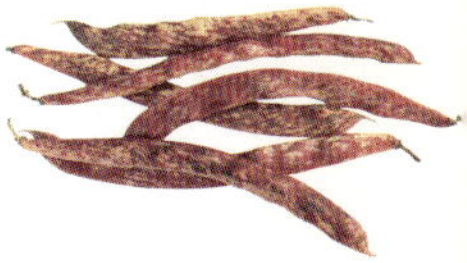

Bohnen: Feuerbohnen

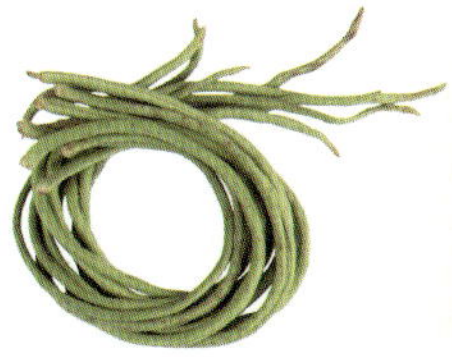

Bohnen: Spargelbohnen

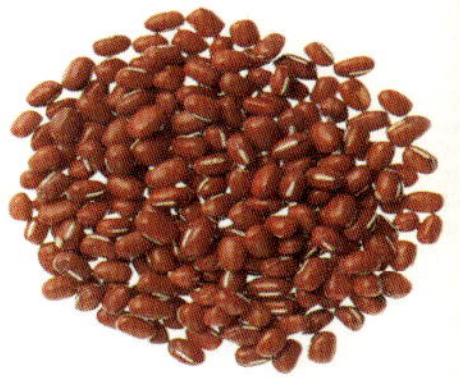

Bohnen: Adzukibohnen

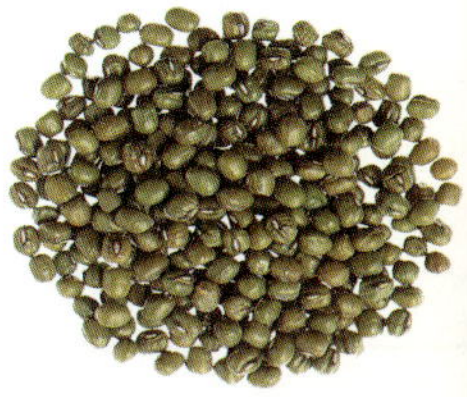

Bohnen: Mungobohnen

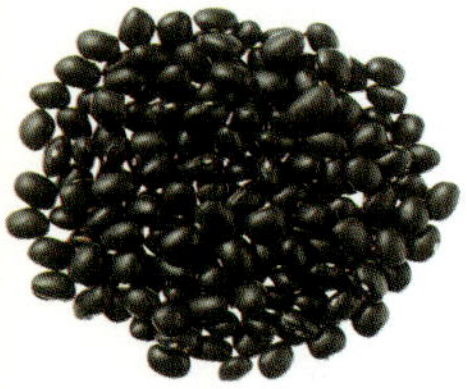

Bohnen: schwarze Bohnen

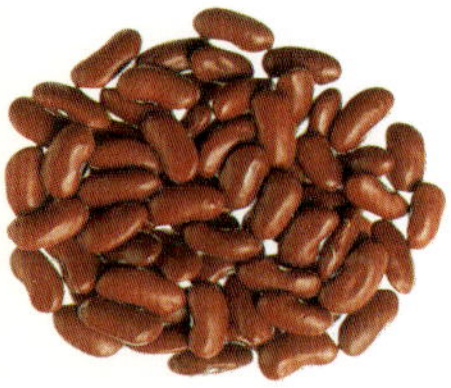

Bohnen: Kidneybohnen

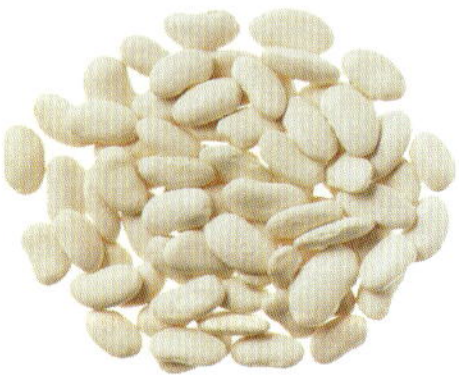

Bohnen: weiße Bohnen

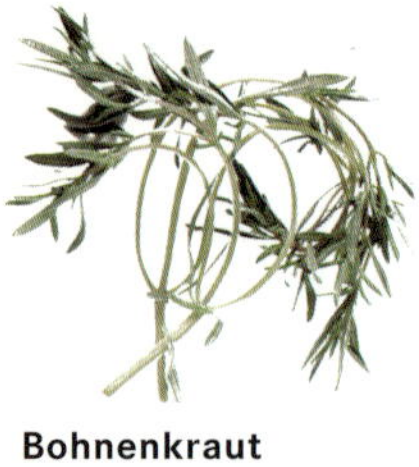

Bohnenkraut

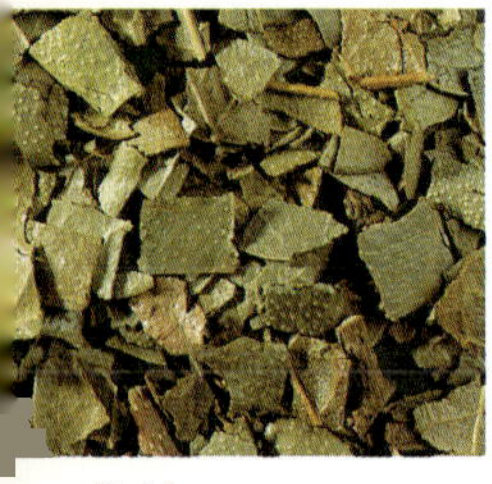

Boldo

im Gemüsefach des Kühlschranks kann man sie bis zu zwei Tagen aufbewahren. Trockenbohnen hingegen können bis zu zwei Jahren gelagert werden. Man sollte sie möglichst dunkel, kühl und luftig aufbewahren und auf Schädlingsbefall (durch den Speisebohnenkäfer) achten: Einen Befall erkennt man in der Regel an den runden Fraßlöchern. Solange nicht zu viele Bohnen Fraßstellen aufweisen, kann man die befallenen einfach aussortieren.

Da viele Bohnen in rohem Zustand den Giftstoff Phasin enthalten, der Brechdurchfall und (im Extremfall tödlich verlaufende) blutige Entzündungen des Dünndarms hervorruft, dürfen sie nur gegart verzehrt werden. Durch zehn- bis fünfzehnminütiges Garen wird das Gift zerstört. Gartenbohnen werden gedünstet, geschmort oder in sprudelnd kochendem Salzwasser gegart.

Während früher viele Sorten noch Fäden hatten, die man vor der Zubereitung abziehen musste, sind die meisten neueren Bohnensorten fadenlos. Man reicht sie z. B. in Butter geschwenkt als Beilage, verwendet sie als Zutat zu Suppen und Eintöpfen oder in Salaten. Trockenbohnen müssen vor der Zubereitung in stehendem kaltem Wasser gewaschen und verlesen werden: Schlechte Kerne schwimmen oben und werden abgeschöpft. Dann werden die Samen ca. zwölf Stunden eingeweicht und anschließend je nach Sorte ein bis zwei Stunden gekocht.

Inhaltsstoffe und Gesundheitswert:

Bohnen sind ein sehr wertvolles Lebensmittel: Sie liefern reichlich Eiweiß, Kohlenhydrate (v. a. Stärke) und Ballaststoffe; in vielen Gebieten Asiens, Afrikas und Südamerikas gehören sie zu den wichtigsten Eiweißlieferanten. Gartenbohnen enthalten Vitamin K und C und liefern außerdem Magnesium, Kalium, Kalzium und Eisen. Trockenbohnen sind kalorienreicher und haben einen höheren Gehalt an Eiweiß, Kohlenhydraten, Kalium, Kalzium und Eisen als Gartenbohnen.

Aufgrund des hohen Ballaststoffanteils treten nach dem Verzehr von Bohnen häufig Blähungen auf, denn die unverdaulichen Substanzen werden von Darmbakterien teilweise zersetzt, was zu vermehrter Gasproduktion führt. Man kann den Blähungen durch Beigabe verdauungsfördernder Gewürze wie z. B. Bohnenkraut bis zu einem gewissen Grad vorbeugen. Da die Hülsen einen besonders hohen Ballaststoffgehalt haben, sind Trockenbohnen leichter verdaulich.

Bohnenkrankheit: →Favismus.

Bohnenkraut, wiss. Name **Satureja hortensis:** zur Familie der Lippenblütler zählendes einjähriges Gewürzkraut, das im Mittelmeerraum heimisch ist und u. a. in Deutschland angebaut wird. Die frischen oder getrockneten Blätter haben einen aromatischen, scharfen bis bitteren Geschmack und werden zum Würzen von Bohnen, aber auch von anderen Hülsenfrüchten und herzhaften Gerichten wie Eintöpfen und Bratkartoffeln verwendet. Bohnenkraut hat eine verdauungsfördernde Wirkung und trägt dazu bei, Blähungen zu mildern, die von Hülsenfrüchten häufig hervorgerufen werden.

Boldo: Die Laubblätter des in den Anden und Marokko beheimateten immergrünen Strauchs mit der botanischen Bezeichnung Peumus boldus werden getrocknet als Gewürz verwendet. Sie schmecken leicht scharf und bitter und erinnern im Aroma an Kampfer und Rosmarin. In der Küche werden sie im Ganzen oder halbiert v. a. zum Würzen von Suppen, Fleisch- und Kartoffelgerichten sowie zur Herstellung von sauer eingelegtem Gemüse verwendet. Vor dem Servieren müssen die Blätter aus der Speise entfernt werden. Boldoblätter regen den Gallefluss und die Magensaftsekretion an, wirken krampflösend und helfen somit gegen Verdauungsstörungen und krampfartige Schmerzen im Magen-Darm-Bereich. Sie sind u. a. in Apotheken erhältlich und eignen sich auch für die Zubereitung von Teeaufgüssen. Bei schweren Lebererkrankungen und Verschluss der Gallenwege sollte dieser Tee nicht getrunken werden, bei Gallensteinleiden nur nach Rücksprache mit dem Arzt.

Bombage [bɔmˈbaːʒə]: das Hervorwölben der Böden bei Konservendosen infolge Gasentwicklung bei mikrobieller Zersetzung des Inhalts (→Botulismus) oder bei Korrosion des Blechs.

Bonbon: eine →Süßigkeit.

Bor: ein Spurenelement, über dessen Bedeutung für den menschlichen Organismus noch nicht viel bekannt ist. Vermutlich erfüllt es u. a. wichtige Funktionen bei der Bildung von Steroidhormonen und im Gehirnstoffwechsel. Beobachtet wurde ein besonders häufiges Auftreten von Arthritis in Ländern, deren Böden wenig Bor enthalten. Das Spurenelement ist in erster Linie in Obst und Gemüse enthalten. Borreiche Lebensmittel sind z. B. Sojabohnen, Pflaumen, Rotwein, Rosinen, Nüsse, Mandeln und Datteln.

Borretsch, Gurkenkraut, wiss. Name **Borago officinalis:** ein in Kleinasien beheimatetes, zu den Raublattgewächsen zählendes Gewürzkraut. Heute wächst Borretsch – sowohl wild als auch kultiviert – vorwiegend in den Mittelmeerländern. Die jungen Triebspitzen und Blätter, die ein feines Gurkenaroma besitzen, werden in der Küche meist frisch und fein gehackt zum Würzen von Salaten, Gemüse und Saucen verwendet. Borretsch kann aber auch gekocht als Gemüse zubereitet werden. Beim Trocknen der Blätter geht das Aroma weitgehend verloren; daher sollte man das Kraut zur Haltbarmachung lieber tiefkühlen.

Botulismus: meldepflichtige, oft tödlich verlaufende Lebensmittelvergiftung, hervorgerufen durch die von dem Bakterium Clostridium botulinum abgesonderten Giftstoffe. Hauptursache für eine Botulismus-Erkrankung ist der Verzehr von nicht ausreichend sterilisierten, meist selbst eingemachten Konserven (insbesondere Bohnen). Auch unzureichend gesäuerte Fischwaren sowie ungenügend geräucherte oder gepökelte Fleisch- und Wurstwaren können mit dem Botulismustoxin verseucht sein.

Der Botulismus-Erreger vermehrt sich unter Luftabschluss, also vorwiegend in Konserven, Einmachgläsern und Vakuumverpackungen. Bei Besiedelung mit dem Bakterium bilden sich in den Verpackungen Fäulnisgase, sodass sich z. B. bei Konserven Deckel und Böden ausbeulen (Bombage), Einmachgläser von selbst aufgehen und Vakuumverpackungen sich aufblähen. Solche Lebensmittel sollten deshalb weggeworfen werden. Ein weiteres Anzeichen für einen Befall mit dem Bakterium Clostridium botulinum ist bei Konserven und Einmachgläsern die Trübung der darin enthaltenen Flüssigkeit. Auch Lebensmittel, die unangenehm (z. B. faulig) riechen, sollten weggeworfen werden. Durch Kochen wird das hitzeempfindliche Gift zwar zerstört; da aber die Sporen erst bei Dampfdrucksterilisation (z. B. achtminütige Erhitzung auf 120 °C) abgetötet werden, können sich aus den Sporen in abgekochten Speisen wieder neue Bakterien bilden.

Zwölf bis 32 Stunden (in Einzelfällen 14 Tage) nach dem Verzehr verseuchter Lebensmittel kommt es zu Kopf- und Gliederschmerzen, Trockenheit im Mund und Erbrechen, anschließend zu Lähmungen, zuerst an den Augen (z. B. Doppeltsehen, Augenmuskellähmungen mit Lidhängen), dann an der Schlundmuskulatur (was zu Schluckbeschwerden bis hin zur Schluckunfähigkeit führt), schließlich auch an Blase und Mastdarm. Der Tod kann früh durch Atemlähmung, später durch Komplikationen und Entkräftung eintreten. Die Sterblichkeitsrate der Erkrankten war früher sehr hoch (bis zu 90 %); durch die Behandlung mit einem Antitoxin (Botulismus-Serum) konnte sie jedoch auf 10–15 % gesenkt werden. Der Beseitigung des noch im Verdauungstrakt befindlichen Giftes dienen Magenspülung und Abführmittel; bei Lähmungen erfolgt die Ernährung durch Sonde oder Infusion.

Bouillon: →Fleischbrühe.

bovine spongiforme Enzephalopathie: →BSE.

BÖW, Abk. für **Bundesverband Ökologischer Weinbau:** ein →Anbauverband.

Boysenbeere: Frucht des zur Gattung der Rosengewächse zählenden gleichnamigen Strauchs (Rubus loganobaccus); eine amerikanische Kreuzung aus Loganbeere und Himbeere oder Brombeere, die hauptsächlich in den USA und in Neuseeland angebaut wird. Im Handel sind die Vitamin-C-reichen Beeren, die roh verzehrt werden können, sich aber auch zur Zubereitung von Desserts eignen, in Deutschland kaum erhältlich. Allerdings enthalten viele auf dem Markt befindliche Milcherzeugnisse (z. B. Fruchtjoghurts) Boysenbeeren.

Bq: Abk. für →Becquerel.

Brachse, Brachsen, Brasse, wiss. Name **Abramis brama:** zur Gattung der Karpfenfische gehörender Süßwasserfisch, der in europäischen Flüssen und Seen lebt. Die Brachse wird 60 cm lang und 6 kg schwer; besondere Merkmale sind ein hoher Rücken und die sehr lange Afterflosse. Sie eignet sich zum Braten und Grillen. Nicht zu den Karpfenfischen, sondern zu den Barschartigen Fischen gehören die →Meerbrassen.

Brägen, Bregen, Hirn: Gehirn von Schlachttieren (→Innereien).

Brandy, Kognak, Weinbrand: ein →Branntwein.

Branntweine: alkoholische Getränke mit einem hohen Gehalt an dem Trinkalkohol Ethanol. Branntweine werden durch alkoholische Gärung und Destillation sowie durch Rückverdünnen mit Wasser aus Stoffen hergestellt, die destillierbare Alkohole, vergärbaren Zucker oder in solchen überführbare Substanzen enthalten (z. B. Stärke, Zellulose). Man unterscheidet einfache Trinkbranntweine (Schnäpse), die entweder durch Destillation alkoholhaltiger Flüssigkeiten oder aus Alkohol verschiedenen Ursprungs und Wasser sowie Geruchs- und Geschmacksstoffen hergestellt werden (z. B. Wodka, Kümmelbranntwein, →Liköre), und Edelbranntweine (Edelbrände), die aus Wein (Weinbrand) oder aus Maischen (v. a. Obst- und Getreidemaischen) destilliert werden. Zu den Edelbranntweinen gehören

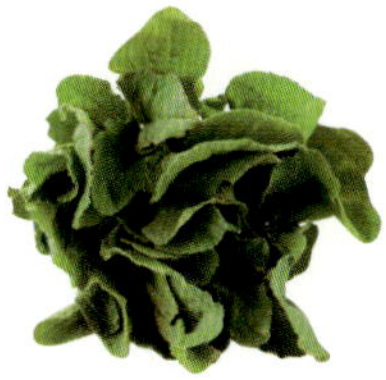

Borretsch

u. a. Obst- und Wurzelbranntweine, Rum und Whisky. Wertvolle Nährstoffe enthält Branntwein nicht; allerdings besitzt er aufgrund seines hohen Gehalts an Alkohol einen hohen Energiegehalt. Schon geringe Mengen Branntwein pro Tag können daher erheblich zu einer Gewichtszunahme beitragen.

Brasse: →Brachse.

Brät: 1) Rohmasse für die Herstellung von Brühwürsten. In der Regel besteht Brät aus magerem, sehnenreichem Fleisch, Fettgewebe, Salz und Gewürzen. Alles zusammen wird unter Zusatz von Eis oder eiskaltem Wasser in einem Spezialgerät, dem Kutter, zerkleinert und zu einer homogenen Masse verarbeitet. Durch Erhitzen verfestigt sich das Eiweiß; Fett und Wasser werden gebunden. Wird anstelle von Kochsalz Nitritpökelsalz verwendet, so erhält die Wurst eine rötliche Farbe und das typische Pökelaroma.

2) umgangssprachliche Bezeichnung für Füllungen aus zerkleinertem Fisch oder Fleisch, beispielsweise für Klöße und andere Speisen.

BRANNTWEINSORTEN UND IHRE CHARAKTERISTISCHEN EIGENSCHAFTEN

Bezeichnung	Alkoholgehalt (Vol.-%)	Herstellung	Besonderheiten
Korn, Kornbrand geschützte Bezeichnung für Spirituosen aus dem deutschen Kulturraum	Kornbrand 37,5 Korn 32	Destillat aus der Maische von Buchweizen, Gerste, Hafer, Roggen, Weizen	Alter Korn bzw. Kornbrand muss mindestens sechs Monate reifen.
Kümmelbranntwein (Aquavit) in Deutschland und Dänemark hergestellt	in Deutschland: mindestens 38 in Dänemark: mindestens 45	in Deutschland: mit Kümmel und anderen Gewürzen aromatisierter Trinkbranntwein; in Dänemark: mit Kümmel gewürzte Spirituose aus Korn	Aquavit stammt ursprünglich aus Dänemark, ist inzwischen jedoch Gattungsbegriff für Kümmelbranntwein.
Obstbrand Obstwasser (z. B. Kirschwasser)	mindestens 37,5	Obst oder Obstsaft wird eingemaischt und vergoren, die Maische anschließend destilliert.	
Obstgeist (z. B. Himbeergeist)	mindestens 40	Früchten oder Saft wird Alkohol zugesetzt, dann wird abdestilliert.	
Ouzo aus Griechenland stammender Anisbranntwein	37,5	aus Anis hergestellt	darf höchstens 5 % Zucker enthalten
echter Rum aus Ländern stammend, die Zuckerrohr anbauen	37,5	aus Melasse oder Saft des Zuckerrohrs; darf nicht mit anderem Alkohol oder Wasser gemischt sein	
Rumverschnitt	37,5	Mischung aus echtem Rum (mindestens 5 %) und neutralem Alkohol	
Tresterbranntwein (Tresterbrand) in Frankreich: Marc in Italien: Grappa	37,5	wird aus der Maische von Trauben destilliert	
Wacholderbranntwein Steinhäger	38	Kornbrand oder Monopolsprit mit Wasser und Wacholderlutter (Destillat aus Maische angegorener - Wacholderbeeren)	Echter Steinhäger darf nur in Steinhagen hergestellt werden.

BRANNTWEINSORTEN UND IHRE CHARAKTERISTISCHEN EIGENSCHAFTEN

Bezeichnung	Alkoholgehalt (Vol.-%)	Herstellung	Besonderheiten
(Fortsetzung)			
Wacholderbranntwein			
Gin	38	aus Destillaten verschiedener Gewürze, u. a. Wacholderbeeren	
Genever	38	aus Getreidebranntwein, der mit neutralem Alkohol und Gewürzen (u. a. Wa-cholderbeeren) erneut destilliert wird	
Weinbrand (Brandy, Kognak)			
Cognac	40	durch Destillation von Weißwein des Weinbau-gebiets Cognac; wird in Eichenholzfässern gelagert	Qualitätsbezeichnungen: für Cognac V. S. oder drei Sterne: gute Qualität, Lagerzeit 5–9 Jahre; V. S. O. P.: gute Qualität, Lagerzeit 12–30 Jahre; Réserve, Napoléon: außer-gewöhnliche Qualität, Mindestlagerzeit 6 Jahre.
Armagnac		durch Destillation von Weiß-wein aus dem Weinbauge-biet Armagnac; wird in Eichenholzfässern gelagert	
Whisky (in Irland Whiskey)			
Nach ihrer Herkunft werden unterschieden: schottischer Whisky (Scotch), amerikanischer Bourbon-Whisky, irischer Whiskey, Canadian Whisky.	40	aus der Maische von Ge-treide; Grundstoff sind v. a. Gerste und Mais, je nach Sorte vermischt mit anderem Getreide (Roggen, Weizen, Hafer)	irische und kanadische Whiskysorten sind mild, amerikanischer Bourbon schmeckt kräftig.
Wodka			
v. a. in Russland und Polen hergestellt	mindestens 37,5	aus über Aktivkohle filtriertem Kartoffel- oder Getreide-destillat, z. T. mit Gräsern oder Früchten aromatisiert	

Braten: das Garen und Bräunen von Fleisch, Fisch, Kartoffeln und anderen Lebensmitteln mit oder ohne Fett bei Temperaturen von 140–200 °C. Gebraten wird am Spieß, auf dem Rost, im Backofen (Langbraten) oder in der Pfanne (Kurzbraten).

Zum Kurzbraten in der Pfanne eignen sich flache Fleischscheiben (z. B. Steaks, Schnitzel, Frikadellen), Eierspeisen (beispielsweise Omelett, Eierkuchen oder Spiegelei), Fisch, Getreidebratlinge, verschiedene Gemüsearten, Würstchen und Kartoffeln. Kurzgebratenes Gargut kann vor dem Anbraten auch →paniert werden, wodurch es allerdings mehr Fett aufnimmt. Große Fleischstücke muss man länger braten, beispielsweise auf dem Bratrost, in der Fettpfanne im Backofen oder im geschlossenen Bräter, in dem das Braten in ein →Schmoren übergeht. Ob Fleisch gar ist, lässt sich anhand einer Garprobe oder mithilfe eines Bratenthermometers leicht feststellen (→Fleisch).

Vorgehensweise: Vor dem eigentlichen Garvorgang muss das Bratgut zunächst angebraten werden. Dazu erhitzt man das Bratgeschirr mitsamt Bratfett auf 160–200 °C und legt das Bratgut ein. Beim Kontakt mit dem heißen Bratgeschirr bzw. mit dem Fett gerinnt (denaturiert) das Oberflächeneiweiß: Die Poren verschließen sich und es bildet sich eine schmackhafte braune Kruste (→Maillard-Reaktion), die gleichzeitig dafür sorgt, dass möglichst wenig Fleischsaft bzw. Wasser austritt. So bleibt Fleisch saftig und Gemüse schön knackig. Eine krosse, braune Kruste lässt sich aber nur erzielen, wenn das Bratgeschirr heiß genug und das Bratgut gründlich abgetrocknet ist. Denn wenn an dem Gargut noch Wasser haftet, sinkt die Temperatur des heißen Fetts, was eine rasche und gleichmäßige Bräunung des Bratguts verhindert. Größere Mengen an Bratgut sollte man daher auch portionsweise einlegen, damit das Bratfett nicht abkühlt. Das Anbraten soll

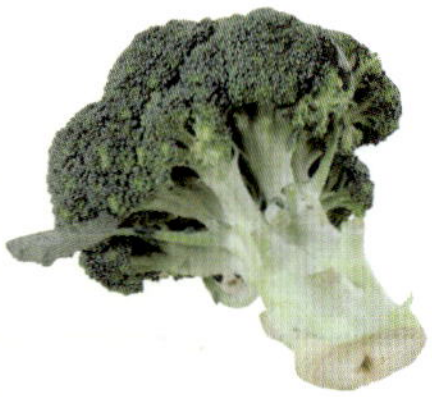

Brokkoli

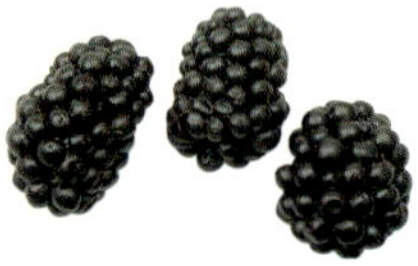

Brombeeren

Idealgewicht angibt, wird er heute zunehmend durch den →Bodymass-Index ersetzt.

Brokkoli, Broccoli, wiss. Name **Brassica oleracea convar. botrytis var. italica:** eine Kulturform des Gemüsekohls (→Kohl), die v. a. in Italien, aber auch in anderen Mittelmeerländern sowie in Deutschland angebaut wird. Verzehrt werden die grünen Blütenstiele und die Blütenknospen, von denen viele zusammen einen kleinen Kopf bilden.

Sorten, Einkauf, Lagerung und Verwendung: Neben dem am häufigsten angebotenen grünen Brokkoli gibt es auch gelbe, violette und weiße Sorten. Brokkoli hat einen leicht spargelähnlichen Geschmack und ist das ganze Jahr über erhältlich. Beim Kauf sollte auf geschlossene Blütenknospen und eine kräftige grüne Färbung geachtet werden. Im Kühlschrank kann Brokkoli etwa zwei Tage lang aufbewahrt werden. In der Küche findet er v. a. gekocht als Gemüsebeilage Verwendung, eignet sich aber auch als Salatzutat sowie für die Zubereitung von Suppen und Aufläufen.

Inhaltsstoffe und Gesundheitswert: Brokkoli ist reich an Folsäure, Vitamin K und C und enthält viele wichtige Mineralstoffe und Spurenelemente (v. a. Kalium, Kalzium, Magnesium, Eisen, Zink, Kupfer und Mangan).

Brom: ein Spurenelement, über dessen Funktion im menschlichen Organismus bisher nur wenig bekannt ist. Wahrscheinlich ist es für Tiere – und vielleicht auch für den Menschen – lebensnotwendig. Studien haben gezeigt, dass mit bromarmem Futter ernährte Tiere langsamer wachsen, einen niedrigeren Hämoglobinspiegel haben und früher sterben.

Brombeere: Frucht des zur Gattung der Rosengewächse gehörenden Echten Brombeerstrauchs (Rubus fruticosus), der in Eurasien und Nordamerika wild wächst und auch als Kulturpflanze angebaut wird. Bei der Brombeere handelt es sich um eine Sammelfrucht von violetter bis schwarzer Färbung. Auf einem nicht essbaren Boden gruppiert sich eine Vielzahl miteinander verbundener, winziger Steinfrüchte. Kulturbrombeeren haben einen Durchmesser von ca. 2 cm, Wildfrüchte sind kleiner.

Verwendung: Je nach Reifegrad und Sorte schmecken Brombeeren säuerlich bis süß. Sie werden meistens roh verzehrt, eignen sich aber auch zum Belegen von Tortenböden und zur Zubereitung von Desserts sowie zur Herstellung von Konfitüren, Säften und alkoholischen Getränken (z. B. Obstwein).

Inhaltsstoffe und Gesundheitswert: Brombeeren sind reich an Magnesium und Mangan; außerdem liefern sie Vitamin C und Betakarotin. Aus Brombeerblättern wird ein Tee zubereitet, der gegen akute Durchfallerkrankungen hilft.

Bromelin, Bromelain: ein in der →Ananas enthaltenes Enzym.

Bronchial|asthma, Asthma bronchiale: durch eine krampfartige Verengung der Bronchien sowie durch Anschwellen der Bronchialschleimhaut und übermäßige Schleimproduktion hervorgerufene chronische, anfallartig auftretende Atemnot. Beim Bronchialasthma gelangt zwar Luft in die Bronchien hinein, kann aber nur schwer wieder entweichen, was sich durch ein typisches Rasseln, z. T. auch Pfeifen beim Ausatmen bemerkbar macht. Hervorgerufen wird Bronchialasthma entweder durch eingeatmete Allergene (allergisches Asthma) oder durch Außenreize wie körperliche Anstrengung, kalte Luft oder Stress (nicht allergisches Asthma).

Behandlung und Ernährung: Bronchialasthma wird mit Medikamenten behandelt, die die Bronchien erweitern, indem sie u. a. krampflösend wirken. In der Regel werden auch entzündungshemmende Mittel verordnet, die einem Asthmaanfall vorbeugen sollen. Beim allergischen Asthma müssen zusätzlich alle Allergene ausgeschaltet werden, z. B. muss auf Lebensmittel verzichtet werden, die Asthmaanfälle hervorrufen (→Nahrungsmittelallergien). In manchen Fällen kann auch eine kochsalzarme Kost sinnvoll sein, da ein hoher Verbrauch von Kochsalz die Entstehung von Asthmaanfällen begünstigt. Auch sollte die Nahrung reich an Obst und Gemüse und damit an dem antioxidativ wirkenden Vitamin C sein, da dieses Asthmaanfällen vorbeugt. Umstritten ist, ob die in fettem Seefisch enthaltenen Omega-3-Fettsäuren aufgrund ihrer entzündungshemmenden Wirkung Asthmaanfällen vorbeugen können. Säuglinge mit erhöhtem Risiko für Bronchialasthma sollten vier Monate voll gestillt werden, da das Stillen eine vorbeugende Wirkung besitzt.

Brot: Das zu den Grundnahrungsmitteln zählende Brot wird hauptsächlich aus Weizen- und Roggenmehl oder -schrot hergestellt, da nur diese Brotgetreide sich uneingeschränkt backen lassen. Zu den weiteren Zutaten zählen stets Wasser, Kochsalz sowie als Backtriebmittel Hefe und/oder Sauerteig. (Bei Broten, die Roggen enthalten, wird Sauerteig verwendet.) Daneben kann Brot weitere Inhaltsstoffe wie Mehlbehandlungsmittel, Milch oder Milchprodukte (z. B. Buttermilchbrot), Fette, Zucker, Eier, Nüsse, andere Getreidearten (z. B. Hafer,

Dinkel, Hirse, Mais, Amarant oder Quinoa), Getreidekeime, Ölsaaten (z. B. Sonnenblumenkerne, Leinsamen), Kartoffeln, Gewürze, Aromastoffe und Trockenobst enthalten. Die Zutaten werden zu einem Teig vermischt und im Backofen gebacken.

Geschichte:

Brot ist seit über 6000 Jahren (seit der Zeit, als man erstmals Getreide anbaute) bekannt. Das Getreide wurde grob zerkleinert, mit Wasser und z. T. mit Fett verrührt, sodass sich ein Brei bildete. Dieser wurde in der Asche zu Fladen gebacken, die im kalten Zustand für den Verzehr zu hart waren. Die Ägypter entdeckten vor 2000 Jahren den Sauerteig und stellten damit erstmals gelockertes Brot her. Erst im 12./13. Jh. wurde Brot in Mitteleuropa zum Grundnahrungsmittel. In Deutschland gibt es heute mehr als 300 verschiedene Brotsorten.

Wichtigste Bestandteile und Backvorgang:

Wichtigster Bestandteil des Brotteigs ist das Mehl bzw. der Schrot. Mehl und Schrot werden zumindest teilweise aus Roggen oder Weizen gewonnen. Diese beiden Brotgetreide sind sehr quellfähig und verbinden sich in gemahlener Form mit Flüssigkeit zu einem formbaren Teig. Mehl bzw. Schrot wird zur Teigbereitung gesiebt, mit Wasser, Kochsalz, Hefe und/oder Sauerteig und anderen Backhilfsmitteln vermischt und alles wird geknetet. Dann muss der Teig noch gehen, d. h., die in der Hefe oder dem Sauerteig lebenden Mikroorganismen vermehren sich und entwickeln Kohlendioxid, das den Teig auflockert und vergrößert. Anschließend wird der Teig in Portionen geteilt, die nochmals geknetet und dann in die jeweilige Brotform gebracht werden. In der Regel müssen sie dann nochmals gehen, bevor sie im Backofen bei 200–250 °C gebacken werden.

Backformen:

Es gibt vier Hauptbackformen, die u. a. darüber entscheiden, wie sich die Kruste des Brotes entwickelt. Freigeschobene Brote werden mit einem gewissen Abstand voneinander im Backofen gebacken. Sie erhalten so eine feste, das ganze Brot bedeckende Kruste. Angeschobene Brote werden so in den Backofen geschoben, dass sie sich an den Seiten berühren. Oben und unten entsteht so eine Kruste, die Seiten bleiben weich. Bei Kastenbroten wird der Teig in eine Kastenform gefüllt und dann gebacken. Die Kruste ist nur bei Broten aus Weizenmehl rundherum ausgeprägt. Bestimmte Brote wie Pumpernickel, die keine Kruste besitzen, werden in Dampfkammern (Backöfen mit Dampfentwicklung, deren Temperatur 100 °C nicht übersteigt) gebacken.

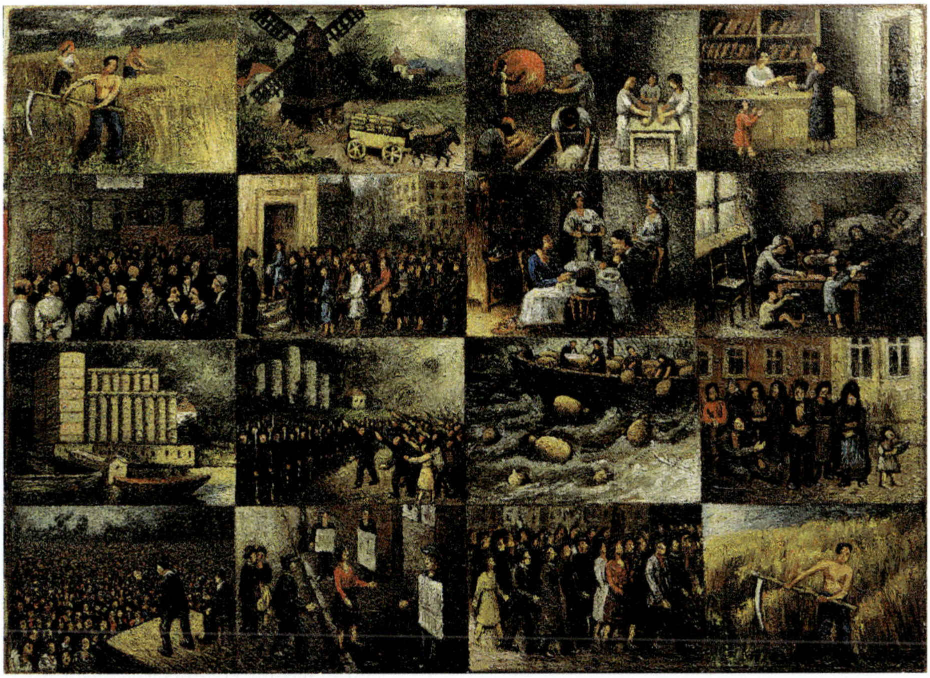

Brot: Arthur Segal (1875–1944) malte das Ölbild »Brot für alle«, als die Rezession und Arbeitslosigkeit 1931 die Weimarer Republik erschütterten.

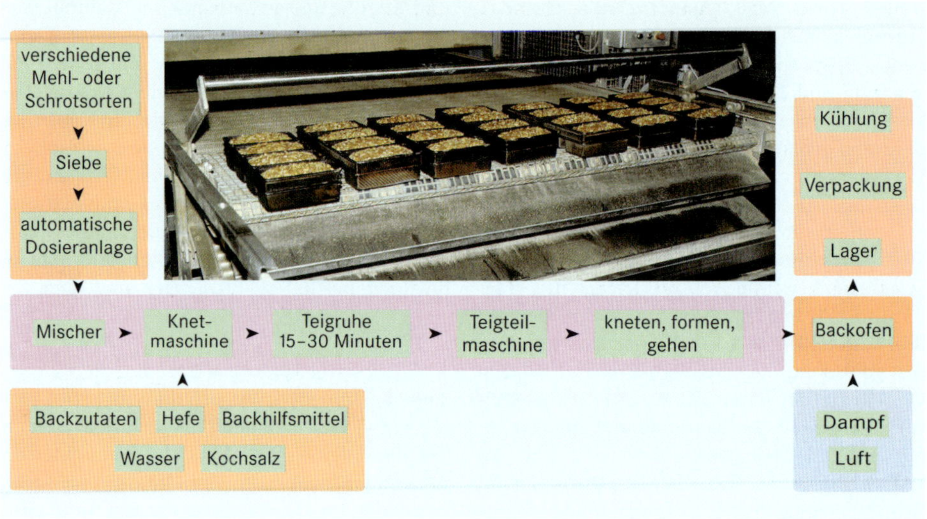

Brot: Herstellung

Brotsorten:

Unterschieden werden in Deutschland v.a. vier Brotsorten: Weizen- und Roggenbrote, die einen Weizen- bzw. Roggenanteil von mindestens 90% haben (der Rest besteht bei Weizenbrot aus Roggen, bei Roggenbrot aus Weizen), sowie Weizenmisch- und Roggenmischbrote, die einen Weizen- bzw. Roggenanteil zwischen 50 und 89% besitzen. Außerdem gibt es noch die Sauerteigbrote, die als Lockerungsmittel ausschließlich Sauerteig enthalten, sowie die Spezialbrote, zu denen alle Brote gehören, die zusätzliche Inhaltsstoffe oder weitere Mehle enthalten bzw. die auf besondere Weise hergestellt wurden oder deren Nährstoffgehalt (z. B. durch Anreicherung mit Eiweiß) verändert wurde. Auch die Diätbrote gehören zu den Spezialbroten. Sie werden im Rahmen einer speziellen Ernährung eingesetzt (z.B. glutenfreie Brote für Personen, die unter Zöliakie leiden).

Vollkornbrote enthalten alle Bestandteile des – gemahlenen, geschroteten oder auch ganzen – Korns und somit auch seine gesamten Nährstoffe, während bei Weißbroten ein großer Teil der Vitamine, Mineral- und Ballaststoffe des Korns nicht mehr vorhanden ist. Vollkornbrote sind daher stets vorzuziehen. Sie haben einen höheren Gehalt an Eiweiß, das zudem hochwertiger ist. Außerdem enthalten sie mehr Vitamine, insbesondere B-Vitamine, sowie Mineralstoffe (v.a. Eisen, Kalzium und Phosphor). Vollkornbrote haben auch einen höheren Fettgehalt, enthalten dabei jedoch vorrangig gesunde ungesättigte →Fettsäuren. Zudem sättigen sie länger und fördern die Verdauung, da sie besonders ballaststoffreich sind.

Lebensmittelzusatzstoffe und Schadstoffe:

Zu den Lebensmittelzusatzstoffen, die bei der Brotherstellung zum Einsatz kommen, zählt in erster Linie das Cystein, eine Aminosäure, die früher v.a. aus Haaren gewonnen wurde, mittlerweile allerdings synthetisch hergestellt wird. Teige aus Weizenmehl gewinnen durch Cystein an Elastizität. Es wird v.a. zum Backen von Baguettes und Brötchen eingesetzt. Durch den Zusatz von Enzymen werden Teige besser knet- und formbar. Als →Backtriebmittel wird häufig Natriumaluminiumphosphat eingesetzt. Konservierungsstoffe sorgen v.a. bei verpacktem Schnittbrot für eine längere Haltbarkeit. Unverpacktes Brot enthält selten Konservierungsstoffe, falls doch, muss dies deklariert werden. Auch Säuerungsmittel (z.B. Milchsäure oder Phosphate) werden ein-

Brot selbst backen

Wer sein Brot selbst bäckt, kann sicherstellen, dass es keine unerwünschten Lebensmittelzusatzstoffe enthält. Am einfachsten ist die Zubereitung eines Weizenbrots mit Hefe. Ein Päckchen Hefe löst man in etwas lauwarmem Wasser, dem ein Teelöffel Zucker beigegeben wurde, auf. 750 g Weizenmehl vermengt man mit etwas Kochsalz; der Mischung fügt man die aufgelöste Hefe zu. Das Ganze wird, zusammen mit Wasser nach Bedarf, zu einem Teig verrührt und verknetet. Der Teig muss dann an einem warmen Ort zugedeckt 60–90 Minuten ruhen. Anschließend knetet man ihn erneut und formt ihn zu zwei Broten, die auf einem gefetteten Backblech zunächst noch einmal 30 Minuten gehen müssen, bevor sie bei 175 °C im vorgeheizten Backofen etwa 30 Minuten gebacken werden.

gesetzt, um das Brot länger haltbar zu machen. Zum Färben des Teigs von Roggenbrot wird Zuckersirup und Farbmalz verwendet. Dadurch soll der Eindruck vermittelt werden, dass dieses Brot wie Vollkornbrot besonders gesund ist. An Schadstoffen sind im Brot nur geringe Mengen an Kadmium und Blei enthalten.

Einkauf, Lagerung, Gesundheitswert:

Brotlaibe sind länger haltbar als Schnittbrot (frisch bis zu einer Woche; tiefgekühlt zwei Monate). Bei abgepacktem Schnittbrot sollte auf das Mindesthaltbarkeitsdatum geachtet und Brot mit Konservierungsstoffen gemieden werden. Bei Schimmelbefall muss stets das ganze Brot weggeworfen werden, da sich das Krebs erregende Schimmelpilzgift Aflatoxin auch in anderen Bereichen des Brotes gebildet haben kann, ohne dass dies zu erkennen ist. Aufbewahrt werden sollte Brot in einem luftdurchlässigen, geschlossenen Behälter (z. B. Brotkasten) bzw. in geschlossenen Kunststoff-

BROTSORTEN UND IHRE CHARAKTERISTISCHEN EIGENSCHAFTEN

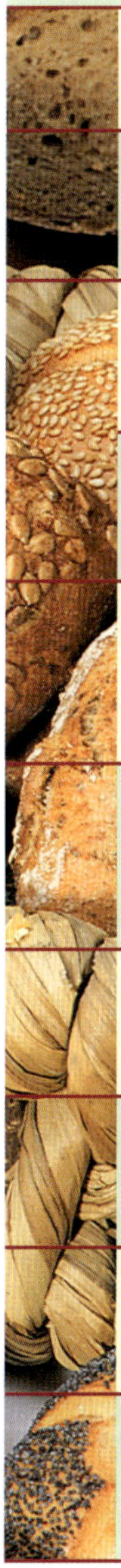

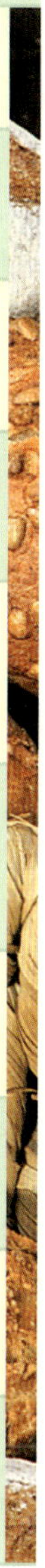

	Zutaten	Geschmack und Konsistenz	Zubereitung	Besonderheit
Baguette stangenförmiges, französisches Weizenbrot mit dicker Kruste	Weizenmehl, meist Type 405	knusprig, innen locker	freigeschoben	wenig Ballast- und Mineralstoffe
Buttermilchbrot unterschiedliche Formen, Teig locker und hell, Weizenbrot	Weizenmehl, 15 l Buttermilch auf 100 kg Mehl	locker, etwas »milchig«	frei- oder angeschoben	höherer Kalziumgehalt
Gewürzbrot enthält Zusätze, z. B. Kümmel, Leinsamen oder Zwiebeln	unterschiedlich	nach dem jeweiligen Gewürz schmeckend	unterschiedlich	u. a. als Partybrot geeignet
Grahambrot braune Kruste, Weizenbrot	geschroteter Weizen	kräftig	ohne Zusatz von Kochsalz und Hefe	ein Vollkornbrot mit hohem Eiweißgehalt
Knäckebrot Flachbrot skandinavischer Herkunft, platte Scheiben mit charakteristischen Löchern, Roggen- oder Weizenbrot	meist Roggen- oder Weizenvollkornmehl	knackig, z. T. kräftig	dünner, perforierter Teig, heiß gebacken, dann getrocknet	lange haltbar
Mehrkornbrot unterschiedliche Formen und Zutaten, Spezialbrot	mindestens drei Getreidearten (eine davon Roggen oder Weizen)	unterschiedlich, je nach Zutaten	frei- oder angeschoben	vielfach reich an Nährstoffen
Pumpernickel dünnes, dunkles Brot, in der Regel verpackt erhältlich, Roggenbrot	Roggenschrot	würzig, süßsäuerlich	Dampfkammerbrot; Backzeit: 16 Stunden	enthält kaum B-Vitamine; lange haltbar
Steinofenbrot	unterschiedlich	kräftig, würzig	in Steinöfen, die mit offenem Feuer beheizt sind	kräftige Kruste
Toastbrot helles Weißbrot mit feinen Poren, das vor dem Verzehr getoastet werden sollte, meist Weizenbrot	meist Weizenmehl Type 550, Fett, Milch, Zucker	mild, Kruste nicht stark ausgeprägt	Kastenbrot	meist verpackt erhältlich
Weißbrot verschiedene Formen Weizenbrot	Weizenmehl Type 405 oder 550	locker	unterschiedlich	nährstoffarm

beuteln. Brot wird in der Regel zum Frühstück und zum Abendessen verzehrt (als belegtes Brot) bzw. als Mahlzeit zwischendurch. Es kann zudem zu warmen Gerichten gegessen werden (z. B. Baguette zu Suppen). Hartes gemahlenes Brot lässt sich als Paniermehl verwenden.

Brot enthält größere Mengen Kohlenhydrate und liefert damit wertvolle Energie, außerdem Ballaststoffe und B-Vitamine (die v. a. in Vollkornbrot enthalten sind) sowie nennenswerte Mengen Kalzium, Eisen, Kupfer, Mangan und Zink.

Brotaufstriche: Zu den süßen Brotaufstrichen zählen Konfitüre, Gelee, Marmelade, Erdnussbutter, Fruchtmus, Nugatcreme, Pflaumenmus und Rübenkraut. Daneben gibt es pikante Aufstriche, die u. a. aus Getreide, verschiedenen Gemüsesorten, Hülsenfrüchten und Pilzen hergestellt werden. Gemeinsam ist allen Produkten, dass sie als streichfähige Masse vorliegen. **Konfitüren** und **Gelees** werden aus Fruchtmark (zerkleinerte Früchte für Konfitüre einfach), Pulpe (grob zerkleinerte Früchte, wobei die frischen Früchte reif und von einwandfreier Qualität sein müssen, für Konfitüre Extraqualität) oder Fruchtsaft, Zucker (Anteil: mindestens 60 %) und dem Gelier- und Verdickungsmittel Pektin. Bei **Fruchtmus** aus dem Reformhaus liegt der Zuckergehalt oft darunter, weshalb diese Brotaufstriche auch nicht Konfitüre genannt werden dürfen. Als **Marmelade** werden Brotaufstriche bezeichnet, die sowohl Fruchtfleisch (mindestens 7,5 %) als auch die Schalen von Früchten (Orangen, Zitronen) enthalten können. Bei **Pflaumenmus** liegt der Zuckeranteil bei maximal 30 %. →Rübenkraut wird aus eingedicktem Zuckerrübensaft hergestellt, Nugatcreme aus Nüssen oder Mandeln sowie aus bis zu 67 % Zucker, Fett, Milchpulver, Kakao und Lezithin (als Emulgator). **Erdnussbutter** (Erdnussmark, Erdnussmus) wird aus Erdnussöl und gerösteten, gemahlenen Erdnüssen hergestellt. Sie hat einen sehr hohen Eiweiß- und Fettgehalt.

Gemeinsam ist allen süßen Brotaufstrichen, dass sie kaum Vitamine und nur wenig Mineralstoffe, dafür aber große Mengen des sehr energiereichen Zuckers enthalten. Aus diesem Grund sollten süße Brotaufstriche nur in Maßen verzehrt werden. Auch die pikanten Brotaufstriche werden in der Regel durch Erwärmung haltbar gemacht und beinhalten daher nur geringe Mengen wertvoller Nährstoffe. Oft enthalten sie außerdem sehr viel Kochsalz.

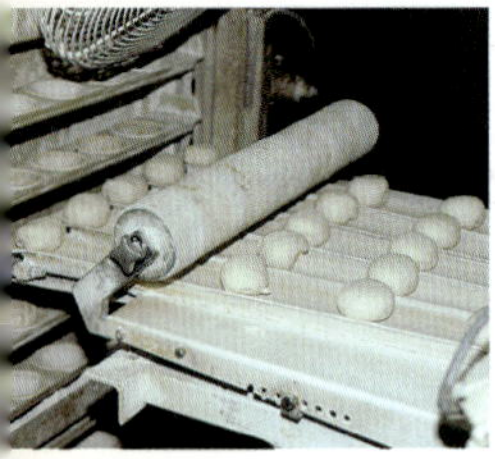

Brötchen:
Herstellung

Brotaufstriche: Marmelade selbst herstellen

Insbesondere süße Brotaufstriche können leicht selbst hergestellt werden, und zwar so, dass sie einen wesentlich geringeren Zucker- und damit Energiegehalt haben als die industriell gefertigten Produkte. Statt Zucker müssen größere Mengen Geliermittel verwendet werden. Ein weiterer Vorteil der Herstellung im eigenen Haushalt: Bei der Auswahl der Früchte kann auf eine möglichst geringe Schadstoffbelastung geachtet werden. Bei der Herstellung von Konfitüre werden die zerkleinerten Früchte mit Zucker vermischt; anschließend muss die Mischung längere Zeit bei mäßiger Hitze köcheln. Zum Gelieren wird der Mischung gegen Ende des Kochens Pektin beigefügt. Der Brotaufstrich wird dann heiß in Gläser abgefüllt und verschlossen. Statt Zucker und Pektin kann zur Zubereitung von Konfitüre auch Gelierzucker verwendet werden.

Brötchen: Genau wie →Brot, zu dem sie nach dem Lebensmittelrecht zählen, werden Brötchen zum Großteil aus Weizen- und Roggenmehl, vermischt mit Kochsalz, einem Teiglockerungsmittel (Hefe/Sauerteig) und eventuell weiteren Zutaten gebacken. Die einzigen Unterschiede zum Brot liegen darin, dass Brötchen kleiner und anders geformt sind. Brötchen werden mit Belag v. a. zum Frühstück oder als Zwischenmahlzeit verzehrt.

Broteinheit, Abk. **BE:** Maßeinheit für die Menge der in der Nahrung enthaltenen Kohlenhydrate. Die Broteinheit ist besonders für an →Diabetes mellitus Erkrankte von Bedeutung, da diese nur eine reduzierte Menge Kohlenhydrate aufnehmen dürfen. Eine Broteinheit entspricht 12 g Kohlenhydraten. Häufig wird die Broteinheit heute durch die →Kohlenhydrateinheit ersetzt.

Brotgetreide: Getreidearten, die sich für die Mehlherstellung zum Backen von Brot und anderen Gebäcken eignen (v. a. Weizen und Roggen, seltener Mais), im Unterschied zum Breigetreide (Hafer, Hirse, Reis).

Brotkäfer: ein →Vorratsschädling.

Brottrunk: ein säuerlich schmeckendes alkoholfreies Getränk, das aus mit Wasser vermischtem Vollkornbrot (manchmal auch mit Zusatz von Zucker und/oder anderen Zutaten) unter Einwirkung von Milchsäurebakterien hergestellt wird, die einen Gärungsprozess hervorrufen. Brottrunk ist auch mit Molke vermischt erhältlich. Dem Getränk wird von den Herstellern u. a. die Fähigkeit zugesprochen, die Darmflora zu verbessern und den Mineralstoffhaushalt auszugleichen. Dies stimmt nur zum Teil. Es ist zwar richtig, dass die in dem Getränk enthaltene Milchsäure und die Milchsäurebakterien zur Verbesserung der Darmflora und damit u. a. zur Förderung der Verdauung beitragen; der Mineralstoffgehalt von Brottrunk ist jedoch relativ gering.

Brühe: durch Kochen von Fleisch und/oder Knochen (→Fleischbrühe) oder Gemüse (→Gemüsebrühe) hergestellte klare Suppe. Brühen sind auch als gekörntes Pulver, als Brühwürfel und Pasten im Handel erhältlich; diese dienen als Grundlage für die Zubereitung von Suppen oder Saucen, können aber auch zum Würzen verwendet werden.

brühen, blanchieren: Lebensmittel kurz erhitzen (→Vorbereitung von Lebensmitteln).

Brühwürste: eine Wurstart (→Wurst).

Bruker-Kost, vitalstoffreiche Vollwertkost nach Bruker: vom deutschen Arzt Max Otto Bruker (* 1907) entwickelte Ernährungsform. Bruker unterteilt die Lebensmittel in so genannte lebendige Lebensmittel, zu denen v. a. frische, höchstens mechanisch verarbeitete oder durch Gärung veränderte Speisen wie Obst, Gemüse und Getreide zählen, sowie tote Lebensmittel, zu denen verarbeitete Produkte (u. a. Weißmehl, raffinierter Zucker) gehören. Auf die toten Lebensmittel sollte völlig, auf Fleisch und Wurst weitgehend verzichtet werden; der Verzehr von Käse, Eiern und Milchprodukten soll eingeschränkt werden. Stattdessen sollte man möglichst viel frisches Obst und Gemüse sowie naturbelassene Fette und Vollkornbrot zu sich nehmen. Zusätzlich empfiehlt Bruker den Verzehr von drei Esslöffeln Frischkornbrei pro Tag; er begründet seine Empfehlung damit, dass dem Körper auf diese Weise große Mengen Vitalstoffe (Vitamine, Mineralstoffe, Ballaststoffe usw.) zugeführt werden. Eine Begrenzung der Kalorienzahl gibt es bei der Bruker-Kost nicht, dafür aber die Einschränkung, dass nur drei Mahlzeiten pro Tag eingenommen werden sollten. Die Bruker-Kost soll vor ernährungsmitbedingten Krankheiten wie Diabetes mellitus und Rheuma schützen; gleichzeitig soll sie sogar dazu beitragen, diese Erkrankungen zu heilen. Zwar ist die Bruker-Kost für Erwachsene als weitgehend ovolaktovegetabile Ernährung als Dauerernährung durchaus zu empfehlen, doch ist die Behauptung, damit Krankheiten heilen zu können, wissenschaftlich nicht haltbar. Zudem ist es nicht sinnvoll, auf Zwischenmahlzeiten zu verzichten und nur drei Mahlzeiten pro Tag einzunehmen. Manche Vorschläge Brukers (z. B. Eier nicht zu kochen, sondern roh zu verzehren) können u. U. gesundheitsschädlich sein (→Avidin, →Salmonellen). Für Säuglinge ist die Bruker-Kost nicht, für Kleinkinder wenig geeignet.

Brunnenkresse, wiss. Name **Nasturtium:** weltweit verbreitete Gattung der Kreuzblütler mit rund 40 Arten. In Europa, Nordasien und Nordamerika kommt die Echte Brunnenkresse (Nasturtium officinale) vor, die wild in Wasserläufen mit schlammigem Grund wächst. In Frankreich, Großbritannien und Deutschland wird sie auch angebaut, allerdings nur in relativ geringen Mengen; sie ist daher nur selten im Handel erhältlich.

Lagerung und Verwendung: Verzehrt werden die Blätter, die einen scharfen, würzigen Geschmack ähnlich wie Senf oder Rettich haben. Im Kühlschrank kann Brunnenkresse, in feuchte Tücher gewickelt, einen Tag gelagert werden. Die Blätter werden roh als Salat oder gekocht als Gemüse verzehrt, eignen sich aber auch zum Würzen von herzhaften Speisen.

Inhaltsstoffe und Gesundheitswert: Brunnenkresse hat einen hohen Gehalt an Vitamin C, Vitamin K, Kalzium, Magnesium, Eisen und Mangan. Die in der Pflanze enthaltenen →Glucosinolate wirken wie ein natürliches Antibiotikum. Daher wird Brunnenkresse in Form von Presssaft auch bei Katarrhen der Atemwege eingesetzt. Personen, die unter Magen- oder Darmgeschwüren leiden, dürfen diesen Saft jedoch nicht trinken, da die Senföle die Schleimhäute reizen. Auch für Kinder unter vier Jahren ist er aus diesem Grund nicht geeignet.

Brüsseler Kohl: →Rosenkohl.

Brustkrebs: eine Form von →Krebs.

Brustmilch: →Muttermilch.

Bruteier, angebrütete Eier: erfolglos bebrütete →Eier.

BSE, Abk. für **bovine spongiforme Enzephalopathie:** umgangssprachlich als Rinderwahnsinn bezeichnete, u. a. bei Rindern vorkommende übertragbare Hirnerkrankung. Die Übertragung erfolgt vorzugsweise innerhalb einer Art, kann aber auch Artenbarrieren überspringen. Sie scheint auf Säugetiere beschränkt zu sein. Ein epidemisches Auftreten ist nach 1985 v. a. in Großbritannien beobachtet worden. Seit Ende 2000 wurden auch in Deutschland mit BSE infizierte Rinder entdeckt.

Ursache und Symptome: Zu den Symptomen der Erkrankung gehören Zähneknirschen, Kopfreiben, Angst, Unruhe und Aggression, schwankender Gang, kreisende Bewegungen und Gewichtsverlust. Nach dem Auftreten der ersten Anzeichen sterben die Rinder innerhalb von einem bis sechs Monaten. Ursache ist vermutlich die Verfütterung von unzureichend sterilisiertem Tierkörpermehl aus Kadavern mit Scrapie infizierter Schafe. (Scrapie gehört ebenfalls zu den spongiformen Enzephalopathien und kommt bei Schafen und Ziegen vor.)

Gefahr für den Menschen: Eine Übertragung auf den Menschen durch den Verzehr

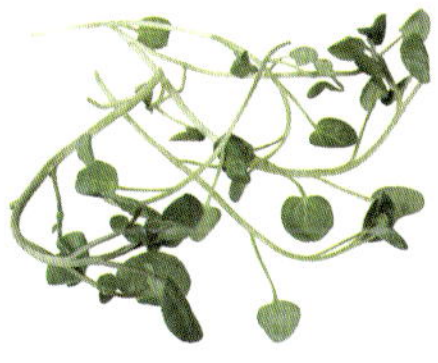

Brunnenkresse

bauten Knetwalzen versehenen Holz- oder Stahlzylinder, hergestellt. Beim Drehen des chargenweise arbeitenden Butterfertigers wird der Rahm zu Schaum geschlagen, wobei die Fettkügelchen zusammenklumpen. Die Buttermilch wird abgelassen, die Butter gewaschen, geknetet und geformt. In der Fritz-Butterungsmaschine wird der gereifte Rahm mit rasch rotierenden Schlägern in wenigen Sekunden ausgebuttert. Ein weiteres Verfahren ist der Alfa-Butterungsprozess, bei dem man zunächst durch Zentrifugieren einen Rahm mit einem Fettgehalt von 80% herstellt, der dann unter Kneten rasch auf 8–12°C abgekühlt wird. Zur Herstellung von gesalzener Butter wird Kochsalz in trockener Form oder als Lake nach dem Waschen der Butter hinzugefügt.

Durchschnittlich erhält man 1 kg Butter aus etwa 20 l Milch. Die fertige Butter wird mit der Ausformmaschine meist in Stücke von 125, 250 oder 500 g Gewicht ausgeformt und zur Verhinderung der Wasserverdunstung und der Einwirkung von Luftsauerstoff in Pergamentpapier, kaschierte Aluminiumfolie oder Kunststofffolie verpackt. Sie kann bei Temperaturen unter 0°C ohne Qualitätsminderung monatelang gelagert werden. Ein Verderben der Butter wird durch chemische und biologische Vorgänge bewirkt (→Buttersäure, →Fettverderb).

Handelsklassen:

Die Bewertung der Butter erfolgt in einem Punktesystem nach Geruch, Geschmack, Textur, Aussehen (Reinheit, Farbe, Schimmer), Streichfähigkeit und Wasserverteilung; jedes

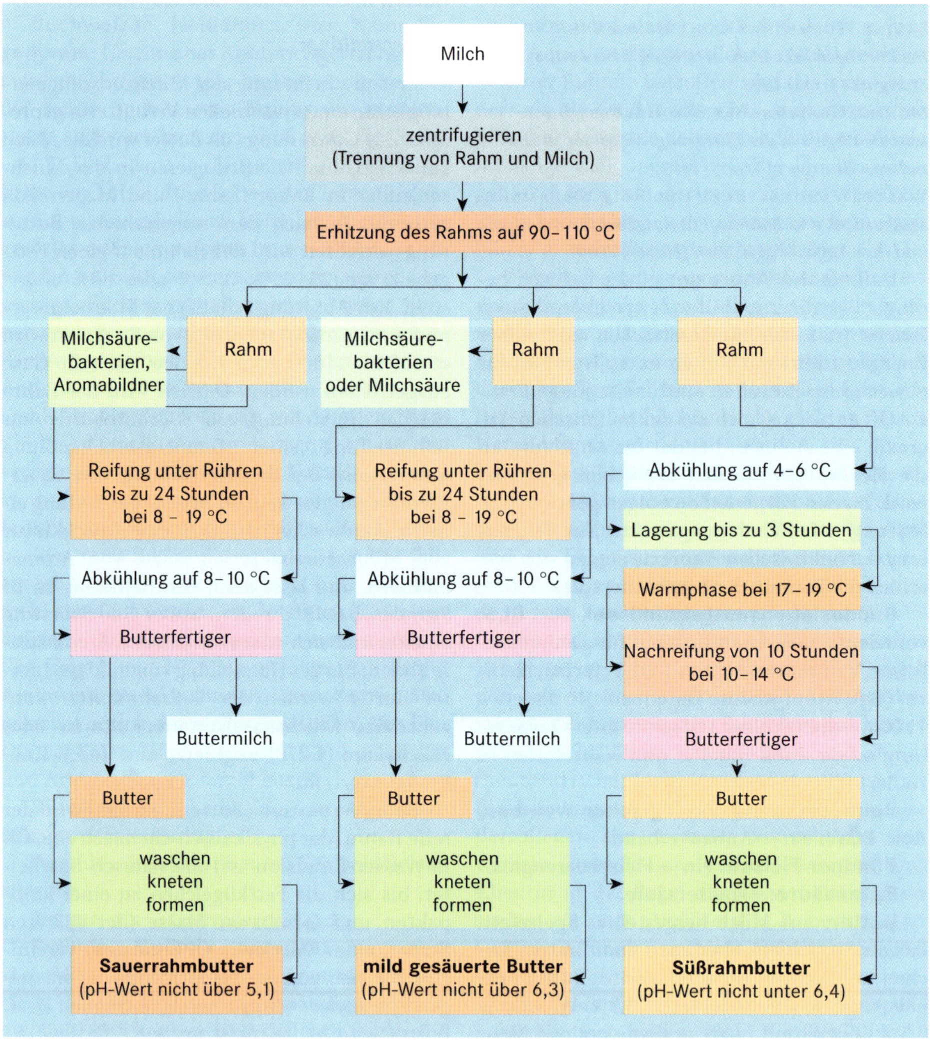

Butter: Herstellung von Süßrahmbutter, Sauerrahmbutter und mild gesäuerter Butter

Kriterium wird mit bis zu fünf Punkten bewertet. Man unterscheidet in Deutschland die drei Handelsklassen Deutsche Markenbutter (mindestens je vier Punkte), Deutsche Molkereibutter (mindestens je drei Punkte) und Butter (mindestens je zwei Punkte). Neben diesen Handelsklassen gibt es noch Halbfettbutter und Dreiviertelfettbutter (→Milchstreichfette). Mit nur noch einem Punkt für Geruch und Geschmack bewertete Butter muss zu →Butterschmalz verarbeitet werden. So genannte Kochbutter ist im Einzelhandel nicht erhältlich, sondern nur für die weiterverarbeitende Industrie bestimmt.

Inhaltsstoffe und Gesundheitswert:

Butter hat einen hohen Gehalt an Fett, das sich zum Großteil aus gesättigten und nur zu 2–5% aus ungesättigten Fettsäuren zusammensetzt. Zudem ist Butter reich an Cholesterin (ca. 280 mg pro 100 g Butter). Gesättigte Fettsäuren und Cholesterin begünstigen die Entstehung von Arteriosklerose, weshalb bei Herz-Kreislauf-Erkrankungen der Butterkonsum eingeschränkt werden sollte. Der Vorteil der Fettsäurenzusammensetzung der Butter liegt darin, dass ihre Fettsäuren rasch vom Körper aufgenommen werden. Durch den hohen Anteil an kurzkettigen Fettsäuren ist Butter auch bei Fettverdauungsstörungen gut verträglich. Sie liefert reichlich Energie (pro 100 g etwa 750 kcal/3138 kJ) und enthält mit 590 µg pro 100 g eine große Menge des fettlöslichen Vitamins A. Mit 2 mg pro 100 g ist Butter zudem reich an dem ebenfalls fettlöslichen Vitamin E. Außer dem Farbstoff Betakarotin (E 160a) sind keinerlei Lebensmittelzusatzstoffe erlaubt.

Butterfett: →Butterschmalz.

Buttermilch: beim Verbuttern von Rahm anfallende dickmilchähnliche, wässrige Flüssigkeit. Heute wird Buttermilch hergestellt, indem man der entrahmten oder teilentrahmten Milch Milchsäurebakterienkulturen zufügt. Diese Bakterien bauen die Laktose zu Milchsäure um, die den erfrischend säuerlichen Geschmack der Buttermilch bewirkt. Der Buttermilch dürfen bis zu 10% Wasser und 15% entrahmte Milch oder Magermilchpulver zugesetzt werden. Reine Buttermilch enthält keinen dieser Zusätze und ist entsprechend dickflüssiger und vollmundiger. Buttermilchzubereitungen enthalten nur 0,1 % Fett und sind mit Früchten, Vitaminen, oft auch mit Zucker angereichert.

Buttermilch eignet sich als Getränk sowie zur Zubereitung von Suppen, süßen Kaltschalen und Desserts. Beim Aufkochen flockt sie aus. Buttermilch hat höchstens 1% Fett und entspricht im Nährwert der entrahmten Milch. Sie liefert reichlich Eiweiß und Mineralstoffe (v. a. Kalzium, Kalium, Magnesium und Zink).

Buttersäure, Butansäure: u. a. im Milchfett normalerweise in veresterter (d. h. an Alkohol gebundener) Form enthaltene Fettsäure. Buttersäureester riechen meist sehr angenehm und werden als Geruchs- und Aromastoffe (z. B. in Parfüms und Likören) vielfältig eingesetzt. Die veresterte Buttersäure wird bei zu langer oder unsachgemäßer Lagerung durch →Autoxidation in die nicht mehr an Glyzerin oder andere Alkohole gebundene freie Buttersäure umgewandelt. Dies führt zum Verderb von Milchfette enthaltenden Produkten (z. B. Butter, Milch, Käse) und erzeugt den unangenehm ranzigen Geruch.

Butterschmalz, Butterfett, geklärte Butter, Schmelzbutter: gelbes, drei bis vier Jahre haltbares Speisefett, das aus dem Fett der →Butter besteht und in erster Linie zum Backen, Braten und Kochen verwendet wird. Butterschmalz wird technisch durch Schmelzen von Butter und Abtrennen der sich dabei am Boden des Schmelzgefäßes abscheidenden Wasserschicht (die noch Eiweiß, Laktose und andere Stoffe in gelöster Form enthält) gewonnen, im Haushalt jedoch meist durch einfaches Verdampfen des Wassers hergestellt. Butterfett enthält ca. 99,5% Fett und maximal 0,3% Wasser. Neben seiner langen Haltbarkeit hat es den Vorteil, dass es beim Erhitzen nicht spritzt und (da die Eiweißstoffe entfernt wurden) auch nicht verbrennt. Daher eignet es sich auch zum Frittieren.

Cadmium: →Kadmium.
cal: Abk. für →Kalorie.
Calciferol: →Vitamin D.
Calcitonin: →Kalzitonin.
Calcium: →Kalzium.
Calmare: →Kalmare.
Campari: ein →Aperitif.

Candida: artenreichste Gattung der →Hefen. Die Art Candida albicans gehört zur normalen Flora der Schleimhäute des Menschen, kann aber auch eine Infektion (die Candidose) hervorrufen.

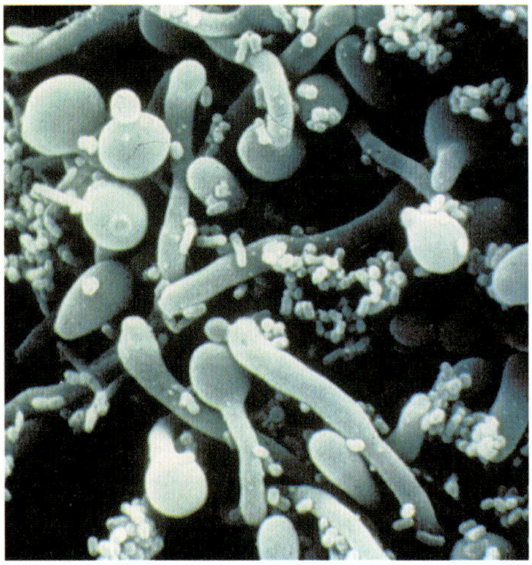

Candida: Sprosszelle und Pilzfäden

Candidose, Candidamykose, Candidiasis: Bezeichnung für Infektionen der Haut, der Schleimhäute oder inneren Organe mit Hefepilzen der Gattung Candida. Zu den häufigsten Hefepilzerkrankungen gehören die der Haut und der Vagina. Bei Babys und Kleinkindern kommt es oft zu Candidainfektionen der Genitalregion und des Mundes (Soor). Auch Harnblase und Harnröhre können von Hefepilzen befallen werden, was sich u. U. durch eine Blasenentzündung bemerkbar macht. Eine Candidose des Darms (→Darmmykosen, S. 116 ff.) äußert sich u. a. durch Durchfälle. Der in der normalen Haut- und Schleimhautflora und v. a. in Sporenform auf Gegenständen und Pflanzen vorkommende Pilz wird nur bei geschwächter Abwehrkraft des Körpers zum Krankheitserreger. Begünstigend wirken u. a. vorausgehende Infektionskrankheiten, schwere Allgemeinerkrankungen (z. B. Leukämie, Aids), Diabetes mellitus, die langfristige Einnahme von Antibiotika, Kortikosteroiden, Zytostatika und Medikamenten, die die Immunabwehr unterdrücken. Bei abwehrgeschwächten Personen können die Hefepilze z. T. schwere Krankheiten hervorrufen (z. B. Soorpneumonie, eine Form der Lungenentzündung). Die Behandlung einer Candidose besteht v. a. in der Gabe von gegen die Pilze gerichteten Medikamenten (Antimykotika).

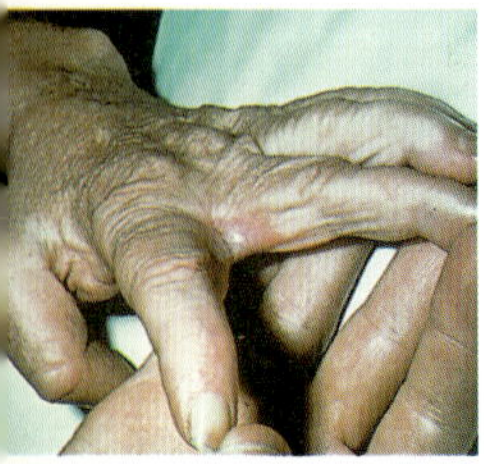

Candidose: Infektion zwischen den Fingern

Cantaloupe, Kantalupe: eine Sorte der Zuckermelone (→Melonen).

Cappuccino [kapʊˈtʃiːno, italien.]: ein →Kaffee mit einer Haube aus aufgeschäumter Milch oder Schlagsahne.

Capsa|icin, Capsiacin: zur Gruppe der Polyphenole gehörender Scharfstoff, der in Peperoni und Chili enthalten ist; der schärfste Gewürzinhaltsstoff in Arten der Gattung Paprika (Capsicum). In geringen Dosen steigert Capsaicin die Salzsäure-Sekretion des Magens und hat somit eine verdauungsfördernde Wirkung. Eine chronische Überdosierung kann allerdings zu Magenschleimhautentzündung, Nieren- und Leberschädigungen führen.

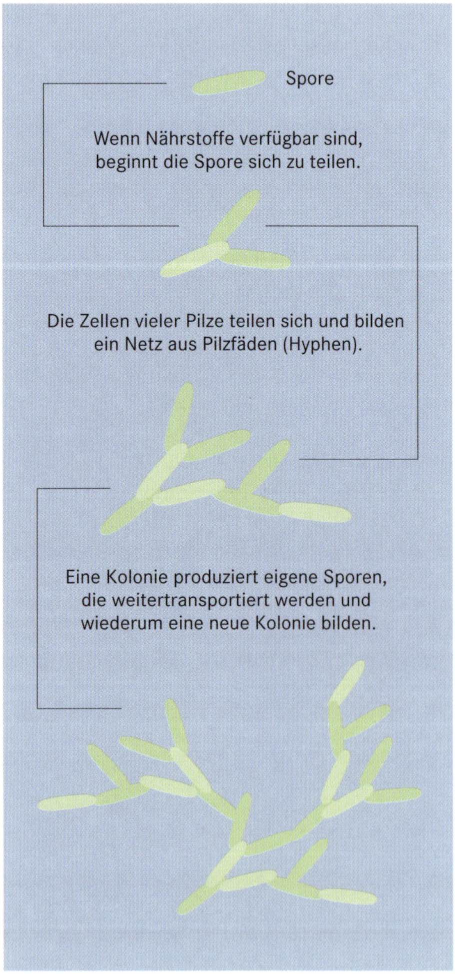

Candidose: Verlauf einer Pilzinfektion

Cardy: →Kardone.

Carnitin, Karnitin: Substanz, die vom Körper aus den Aminosäuren Lysin und Methionin hergestellt wird und in manchen Lebensmitteln enthalten ist – v. a. in Lamm-, Rind- und Schweinefleisch, in geringen Mengen auch in Obst und Gemüse. Carnitin trägt dazu bei, dass der Organismus aus Fettsäuren Energie gewinnen kann. Wegen seiner Wirkung auf den Fettstoffwechsel wird Carnitin heute vielfach die Fähigkeit eines Fettverbrenners (»Fatburners«), also eines Schlankheitsmittels, zugeschrieben. Deshalb ist es als Nahrungsergänzungsmittel im Handel erhältlich. Wissenschaftlich ist jedoch erwiesen, dass Carnitin nicht zu einem vermehrten Fettabbau beiträgt. Es ist daher zur Gewichtsreduktion nicht geeignet. Eine Gabe von Carnitinpräparaten ist nur bei einem Carnitinmangel, der u. a. bei Dialysepatienten auftreten kann, sinnvoll. Mit der Nahrung nehmen Gemischtköstler im Durchschnitt täglich 32 mg Carnitin auf, die Carnitinproduktion des Körpers liegt bei rund 16 mg pro Tag. Obwohl Vegetarier nur etwa 2 mg Carnitin pro Tag mit der Nahrung zu sich nehmen, wurde in wissenschaftlichen Untersuchungen auch bei ihnen kein Carnitinmangel festgestellt.

Carobe: →Johannisbrot.

Carotin: →Karotin.

Carotinoide: →Karotinoide.

Carpaccio [kar'patʃo, italien.]: in hauchdünne Scheiben geschnittenes und mit Essig, Öl und Kräutern oder Zitronensaft, Parmesan und frisch gemahlenem Pfeffer mariniertes rohes Rinderfilet oder roher Fisch.

Carrageen: ein pflanzlicher Vielfachzucker, der in der Lebensmittelverarbeitung als →Gelier- und Verdickungsmittel eingesetzt wird.

Carubenmehl, Johannisbrotkernmehl: ein pflanzlicher Vielfachzucker, der im Haushalt und in der Lebensmittelverarbeitung als →Gelier- und Verdickungsmittel eingesetzt wird.

Casein, Kasein: ein Bestandteil des →Milcheiweißes.

Cashewnuss ['kɛʃu..., engl.], **Acajounuss** [aka'ʒu..., frz.]: nierenförmige, einsamige Frucht des aus den Tropen Amerikas stammenden Nierenbaumes (Anacardium occidentale), der inzwischen u. a. auch in Vorderindien und Teilen Afrikas kultiviert wird. Die Cashewnuss sitzt an einem verdickten, saftigen, essbaren Fruchtstiel (dem Cashewapfel). Der Same muss geschält werden, bevor er (meist als gerösteter Kern) zum Verzehr in den Handel kommt, da die Samenschale einen scharfen Geschmack hat und giftig ist. Cashewnüsse schmecken mandelartig süßlich und werden gemahlen zu Desserts verarbeitet oder kommen ganz oder zerkleinert in Salate, Gemüse, Müsli oder in den Reis. Sie sind sehr nahrhaft und enthalten reichlich Mineralstoffe (v. a. Magnesium, Kupfer) und B-Vitamine (v. a. Biotin).

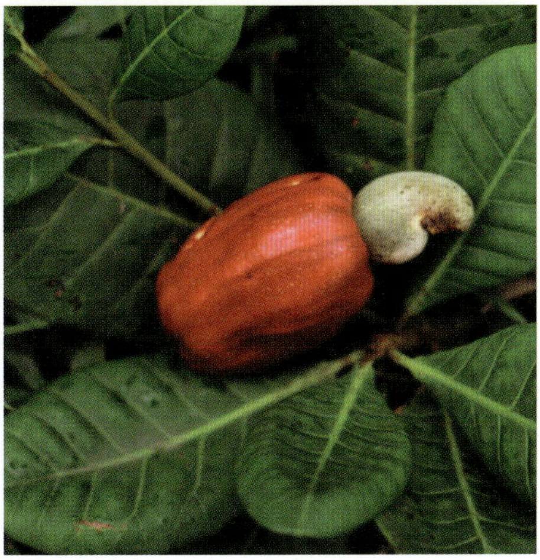

Cashewnuss: Jeder Cashewapfel trägt nur eine einzige Nuss.

Cäsium, Caesium: chemisches Element, das zu den Alkalimetallen gehört, nur in Verbindungen vorkommt und in einigen Mineralien enthalten ist. Die radioaktiven Isotope des Cäsiums werden u. a. in der Krebstherapie eingesetzt, sind aber auch in der natürlichen radioaktiven Strahlung zu finden und können sich im Boden anlagern. Beim Reaktorunglück von Tschernobyl im Jahr 1986 wurde radioaktives Cäsium freigesetzt. Insbesondere Waldpilze (→Speisepilze) speichern das Cäsium, sodass deren Verzehr zu einer erhöhten radioaktiven Belastung des Organismus führen kann. Die radioaktiven Isotope des Cäsiums können, wie alle anderen radioaktiven Stoffe auch, im menschlichen Organismus zahlreiche Schäden verursachen. Cäsium wird von allen Zellen aufgenommen und kann u. a. Krebs (z. B. Leukämie) und Missbildungen beim ungeborenen Kind hervorrufen. Für Lebensmittel gilt in der gesamten Europäischen Union ein Grenzwert von 600 Bq Cäsium pro Kilogramm, für Milch ein Grenzwert von 370 Bq Cäsium pro Liter.

Cassava, Maniok, Tapioka: eine →Stärke.

Catechine, Katechine: sekundäre Pflanzenstoffe, die die Grundsubstanz für verschiedene Gerbstoffe bilden und u. a. in Tee vorkommen. Wissenschaftliche Untersuchungen haben gezeigt, dass bestimmte Catechine, insbesondere das in Grüntee enthaltene Epigallo-

Catechin, zur Senkung des Blutdrucks und des Cholesterinspiegels sowie zur Vorbeugung von Krebs beitragen können.

Cayennepfeffer [ka'jɛn...], **Chilipfeffer, Chilipulver:** ein brennend scharf schmeckendes Gewürz aus gemahlenen Chilis, das v.a. zum Würzen pikanter exotischer (z.B. südamerikanischer) Gerichte verwendet wird und den sekundären Pflanzenstoff →Capsaicin enthält.

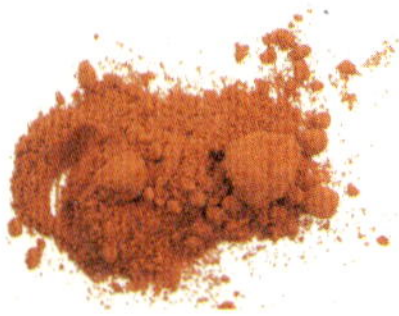

Cayennepfeffer

Cellulose, Zellulose: ein →Ballaststoff. In der Lebensmittelindustrie wird Zellulose als →Gelier- und Verdickungsmittel und als Füllstoff eingesetzt.

Cephalosporine: medikamentöse Wirkstoffe, die Bakterien abtöten und als Breitbandantibiotikum gegen viele Erreger wirken. Cephalosporine werden u.a. gegen Krankheiten wie Listeriose und Salmonellose eingesetzt, bei denen die bakterielle Infektion über Lebensmittel erfolgt. Zu den möglichen Nebenwirkungen gehören Durchfall und Erbrechen. Cephalosporine führen zu einer erhöhten Alkoholunverträglichkeit. Daher sollte während der Medikamenteneinnahme und einige Tage danach auf Alkohol verzichtet werden.

Cerealien: →Zerealien.

Champagner: ein →Schaumwein.

Champignon [ʃampiɲɔ̃, frz., zu champ »Feld«], **Egerling,** wiss. Name **Agaricus:** Gattung der Blätterpilze mit rund 30 Arten, davon etwa 20 einheimisch.

Arten: Am bekanntesten ist der essbare Wiesenchampignon (Feldchampignon, Feldegerling, Agaricus campestris) mit weißseidigem, bis 12 cm breitem Hut, der oft in Ringen auf gedüngten Wiesen und Weiden wächst. Ebenfalls essbar ist der Schafchampignon (Anischampignon, Anisegerling, Schafegerling, Agaricus arvensis), der in Laub- und Nadelwäldern sowie auf Wiesen und Weiden vorkommt und einen bis 15 cm breiten, glockigen, später flach ausgebreiteten, schneeweißen bis cremefarbenen Hut und einen angenehm anisähnlichen Geruch hat. Der v.a. in Fichtenwäldern vorkommende Waldchampignon (Waldegerling, Agaricus silvaticus) mit zimtbraunem, schuppigem, bis 8 cm breitem Hut ist daran zu erkennen, dass sein Fleisch beim Anschneiden blutrot anläuft, ebenso wie das des Gartenchampignons (Kompostegerling, Agaricus bisporus), der einen graubraunen Hut, einen kurzen, dicken, weißen, hohlen Stiel und ein nussartiges Aroma hat und auf Wiesen und in Gärten (v.a. auf Komposthaufen) wächst. Seine auf Pferdemist und anderen Kultursubstraten in Kellern und Champignonhäusern bei Temperaturen um 22 °C und bei etwa 95 % Luftfeuchtigkeit gezüchteten Formen und die ebenso kultivierten Formen des Wiesenchampignons werden als Zuchtchampignon (Kulturchampignon) verkauft. Von Mai bis September ist an Straßen- und Wegrändern der Stadtchampignon (Scheidenegerling, Agaricus bitorquis) zu finden, der häufig unter Asphalt und Pflastersteinen hervorbricht und ebenfalls ein sehr guter Speisepilz ist.

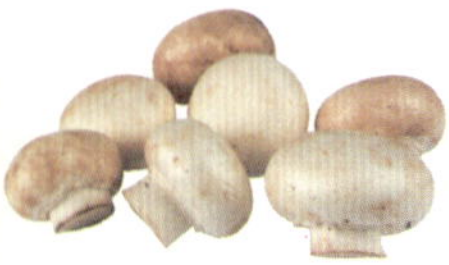

Champignons

Verwechslungsmöglichkeiten: Wild wachsende Champignons können mit dem schwach giftigen Karbolchampignon (Karbolegerling, Tintenchampignon, Agaricus xanthoderma) verwechselt werden, der auf Wiesen und an Waldrändern wächst und nach dessen Verzehr Übelkeit und Erbrechen auftreten. Zu erkennen ist der Karbolchampignon an seinem unangenehmen Geruch nach Karbol oder Tinte und daran, dass Stiel und Hut sich bei Verletzung sofort chromgelb verfärben. Darüber hinaus besteht die Gefahr einer Verwechslung mit zwei tödlich giftigen Knollenblätterpilzarten, dem Grünen Knollenblätterpilz und dem Kegelhütigen (Spitzhütigen) Knollenblätterpilz, auf die 90 % aller tödlich verlaufenden Pilzvergiftungen zurückgehen.

Inhaltsstoffe, Schadstoffe, Verwendung in der Küche: Wie für alle Pilzarten gilt, dass wild wachsende Pilze relativ stark mit Schwermetallen (u.a. Blei, Kadmium) belastet sind, Kulturchampignons hingegen nicht. Champignons können roh (z.B. als Salatzutat), gekocht, gedünstet, frittiert oder gegrillt verzehrt werden. Sie sollten nur mit einem Pilzputzpinsel abgebürstet und anschließend mit einem Papiertuch abgerieben werden, da sie sich beim Waschen mit Wasser voll saugen. Champignons enthalten viel Eiweiß, kaum Fett und wenig Kalorien und haben einen hohen Gehalt an Vitamin D, Vitamin K, Niacin, Pantothensäure und Biotin sowie an Kalium, Eisen und Kupfer. Bei konservierten Champignons geht ein Großteil der Vitamine verloren; auch der Gehalt an Eiweiß, Eisen und Kalium wird durch das Konservieren stark reduziert.

Chargennummer, Losnummer: eine Nummer, die im Rahmen der →Kennzeichnung von Lebensmitteln angegeben werden muss.

Chemotherapie: Behandlung mit Chemotherapeutika, d.h. mit chemisch gewonnenen Arzneimitteln, die krankheitserregende Mikroorganismen oder entartete körpereigene Zellen (→Krebstherapie) abtöten und/oder in ihrer Vermehrung hemmen.

Cherimoya [tʃ..., indian.], **Chirimoya,** wiss. Name **Annona cherimola:** aus dem tropischen Amerika stammendes, bereits von den Inka kultiviertes, baumförmiges Annonengewächs, das wohlschmeckende kugelige bis eiförmige, bis 20 cm große Sammelbeerenfrüchte trägt. Die nicht zum Verzehr geeignete Schale ist bronzefarben bis grün und hat eine netzartige oder schuppige Oberfläche. Das weiße, puddingähnliche Fruchtfleisch schmeckt süßsäuerlich-sahnig und enthält zahlreiche ungenießbare Samen. Cherimoyas werden heute u. a. in Chile, Brasilien, Mexiko, Israel, Spanien und Kalifornien angebaut und gelten als eine der edelsten Obstarten. Harte, noch unreife Cherimoyas reifen bei Zimmertemperatur innerhalb von ein paar Tagen nach; reife Früchte, deren Haut auf Druck nachgibt, sollten rasch verzehrt werden. Cherimoyas haben einen hohen Gehalt an Vitamin C.

Chicorée [ˈʃikoreː, franz.]: der durch Treiben im Dunkeln weiß bleibende Spross der Salatzichorie (Cichorium intybus var. foliosum), einer nur in Kultur bekannten Varietät der →Zichorie. Hauptanbaugebiete sind Belgien, die Niederlande und Italien. Etwa im November werden die zunächst im Freiland wachsenden Wurzeln ausgegraben, in Sand eingegraben und abgedeckt; aus den Blattachseln und der Terminalknospe treiben während des Winters (bis April) die bis zu 5 cm dicken Knospen aus. Die 10–20 cm langen Chicoréesprossen sind zu einem länglich-ovalen, festen Blattkopf ausgebildet, der ein Gewicht von ca. 50 g erreicht. Chicorée kann roh als Salat oder gedünstet als Gemüse verzehrt werden. Die knackigen, weißen Blätter mit zartgelben Rändern haben einen typischen Bittergeschmack, der sich durch Lagerung bei Tageslicht verstärkt. Chicorée ist reich an Betakarotin, Folsäure und Vitamin C.

Chili, Chilli [ˈtʃɪlɪ]: kleine, sehr scharf schmeckende Schote der zur Gattung Paprika zählenden Art Capsicum frutescens, die in Süd- und Mittelamerika heimisch ist und nur in den Tropen kultiviert wird. In unreifem Zustand sind Chilis grün, im Lauf des Reifeprozesses färben sie sich zunächst gelb, dann orangerot und schließlich leuchtend rot bis bräunlich. Sie werden auch getrocknet und in Öl eingelegt angeboten und v. a. zum Würzen pikanter exotischer Gerichte verwendet. Durch Mahlen der Schoten wird →Cayennepfeffer hergestellt. Von der Peperoni (→Paprika) unterscheidet die Chili sich durch ihren wesentlich schärferen Geschmack, der auf einen sehr hohen Gehalt an →Capsaicin zurückzuführen ist. Vor allem die weißen Rippen und Kerne der Schoten enthalten viel Capsaicin. Es kann zur Reizung des Verdauungsapparates führen und bei Berührung ein heftiges Brennen auf der Haut verursachen. Durch Entfernung der Samenkörner lässt sich die Schärfe von Chilis mildern.

Chilipfeffer, Chilipulver: →Cayennepfeffer.

Chilli: →Chili.

Chinakohl, Chinesischer Kohl, Japankohl, Pekingkohl, wiss. Name **Brassica pekinensis:** aus Nordchina stammende Kohlart, die Anfang des 20. Jh. als Gemüse- und Salatpflanze in die USA und nach Europa gelangte. Heute wird Chinakohl u. a. in den Niederlanden, Italien, Spanien, Österreich, Israel und Deutschland angebaut. Die Blätter des Chinakohls, der einen bis 50 cm langen, kegelig zugespitzten Kopf bildet, sind verhältnismäßig hell und am Rand kraus. Im Gegensatz zu anderen Kopfkohlsorten benötigt Chinakohl nur eine relativ kurze Garzeit von maximal zehn Minuten. Er schmeckt außerdem milder, ist leicht verdaulich, bläht nicht und eignet sich daher auch für Schonkost. Chinakohl ist reich an Vitamin C und Folsäure. Mit einem Kaloriengehalt von 12 kcal/50 kJ pro 100 g zählt er zu den kalorienärmsten Gemüsesorten. Wegen seines Nitratgehalts eignet er sich nicht für die Kinderernährung.

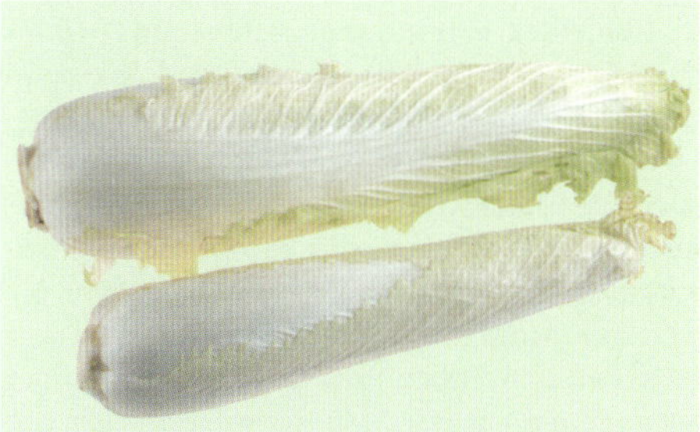

Chinakohl: ein kalorienarmes Gemüse

Chinarestaurant-Syndrom: Nahrungsmittelunverträglichkeit, die möglicherweise durch die →Geschmacksverstärker Glutaminsäure (E 620) und Glutamate (E 621–625) ausgelöst wird.

Chinesische Birne: →Nashi.

Chinesische Morchel: →Mu-Err-Pilz.

Chinesische Pflaume: →Litschi.

Chinesischer Kohl: →Chinakohl.

Chinesische Stachelbeere: →Kiwi.

Chinesische Wassernuss: →Wasserkastanie.

Chinin: zu den Alkaloiden zählende, bitter schmeckende Substanz, die aus der Rinde des

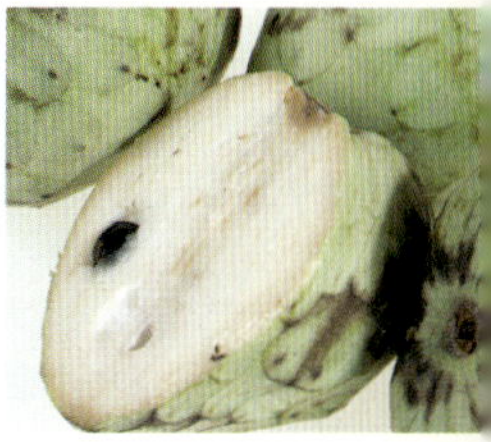

Cherimoyas

Chicorée

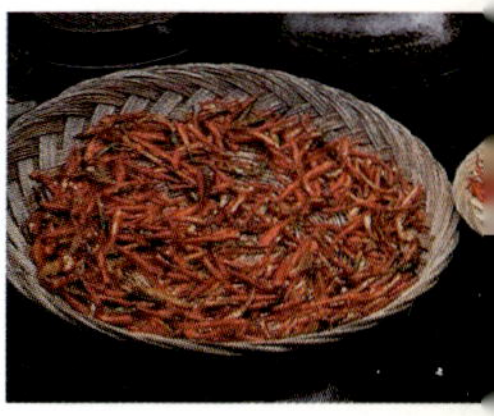

Chilis: Chilis beim Trocknen

Chinabaums gewonnen und synthetisch hergestellt werden kann. Chinin war bis 1925 einziges Malariatherapeutikum und wird auch heute noch zur Malariabehandlung eingesetzt, v. a. in Gebieten, in denen die Malariaerreger gegen neuere Substanzen resistent sind. Als Geschmacksgeber wird Chinin manchen Spirituosen und Limonaden (z. B. Tonic Water, Bitter Lemon) zugesetzt. Bei hochdosierter längerer Anwendung von Chinin kann es zu einer Chininvergiftung u. a. mit Ohrensausen, Kopfschmerzen, Erbrechen, Bewusstseins- und Sehstörungen kommen. Daher ist die zugesetzte Menge Chinin bei Limonaden auf 85 mg pro Liter begrenzt. Während der Schwangerschaft sollte auf chininhaltige Getränke verzichtet werden.

Chips: zu den Knabbererzeugnissen zählende Produkte. Man unterscheidet →Bananenchips und Kartoffelchips (→Kartoffelerzeugnisse).

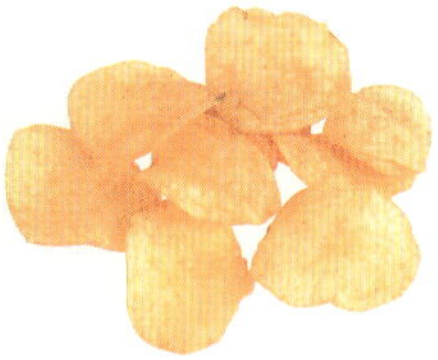

Chips: Kartoffelchips

Chirimoya: →Cherimoya.

Chlor: sehr reaktionsfreudiges chemisches Element, das in der Natur in der Regel an andere Stoffe chemisch gebunden ist. Beispielsweise geht Chlor häufig eine Verbindung mit Natrium ein, wobei Natriumchlorid (→Kochsalz) entsteht. In Form von →Chloriden zählt Chlor zu den Mineralstoffen, die mit der Nahrung aufgenommen werden müssen.

Chlorella: eine Süßwasseralge (→Algen).

Chloride: Verbindungen, in denen →Chlor als elektronegativer Bestandteil vorkommt. In der Ernährung zählen Chloride zu den Mineralstoffen, die dem Organismus mit der Nahrung zugeführt werden müssen. Chloride kommen in der Nahrung v. a. in Verbindung mit Natrium als Natriumchlorid (→Kochsalz) vor. Sie sind zur Aufrechterhaltung der Wasserbilanz zwischen den Zellen und für die Funktion der Nieren notwendig. Zudem sind Chloride Bestandteil der Magensäure und der Gehirnflüssigkeit und spielen eine wichtige Rolle im Säure-Basen-Haushalt. Alle kochsalzhaltigen Lebensmittel enthalten Chloride. Der Schätzwert für die minimale tägliche Zufuhr an Chloriden beträgt für Jugendliche und Erwachsene 830 mg. (Das entspricht einer Aufnahme von 1,4 g Kochsalz.) Säuglinge benötigen 200 bis 270 mg, Kinder im Alter von einem bis unter 15 Jahren 450–830 mg, Schwangere 930 mg und Stillende 1035 mg pro Tag. Ein Mangel an Chloriden ist bei der kochsalzreichen Ernährung in den Industriestaaten selten; Erbrechen oder starkes Schwitzen kann allerdings dazu führen. Ein solcher Mangel kann sich durch Kopfschmerzen, Muskelkrämpfe und Kreislaufversagen äußern. Deshalb muss v. a. bei Erbrechen darauf geachtet werden, dass dem Körper ausreichend Chloride in Form von Kochsalz zugeführt werden.

chlorierte Kohlenwasserstoffe, Chlorkohlenwasserstoffe: Kohlenwasserstoffe, in denen ein oder mehrere Wasserstoffatome durch Chloratome ersetzt sind.

Vorkommen: Chlorierte Kohlenwasserstoffe werden u. a. als Lösungsmittel sowie zur Herstellung von Pflanzenschutzmitteln und Insektiziden verwendet. Eine Gruppe besonders giftiger chlorierter Kohlenwasserstoffe sind die **polychlorierten Biphenyle** (Polychlorbiphenyle, Abk. PCB), die v. a. als Isolier-, Hydraulik- und Kühlflüssigkeiten eingesetzt wurden, deren Produktion in Deutschland aber u. a. wegen ihres Krebs erregenden Potenzials 1983 eingestellt wurde. In der Umwelt bereiten chlorierte Kohlenwasserstoffe besonders wegen ihrer schlechten Abbaubarkeit Probleme. Die als Lösungsmittel verwendeten chlorierten Kohlenwasserstoffe gelangen zu etwa zwei Dritteln durch Verdampfung, zu einem Drittel in Form von Abfällen und nur in geringem Maß über das Abwasser in die Umwelt. Im Trinkwasser können sich chlorierte Kohlenwasserstoffe beim Chloren bilden; nach der Trinkwasserverordnung beträgt der Grenzwert 10 µg pro Liter.

Toxische Wirkungen: Obwohl der Einsatz vieler chlorierter Kohlenwasserstoffe in den Industriestaaten inzwischen verboten ist, finden sich u. a. aufgrund der schlechten Abbaubarkeit v. a. in Böden noch immer chlorierte Kohlenwasserstoffe, die dann auch in den dort angebauten Lebensmitteln enthalten sind und in die Nahrungskette gelangen. Chlorierte Kohlenwasserstoffe haben eine toxische Wirkung auf den menschlichen Organismus. Sie werden insbesondere im Fettgewebe gespeichert und schädigen u. a. Nerven, Leber und Nieren.

Chlorogensäure: eine (fälschlich manchmal als Gerbsäure bezeichnete) Säure, die v. a. in grünen Kaffeebohnen enthalten ist und durch normale Röstung zu ca. 30 %, durch starke Röstung zu bis zu 70 % abgebaut wird. Sie ist für die dunkle Färbung der Kaffeebohnen verantwortlich und kann bei empfindlichen Menschen u. a. Sodbrennen auslösen.

Chlorophyll: Bezeichnung für eine Gruppe von Farbstoffen, die u. a. in grünen Pflanzen und Algen vorkommen. Pflanzen stellen mithilfe von Chlorophyll aus der Lichtenergie der Sonne, Wasser und Kohlenstoff Kohlenhydrate (z. B. Glukose, Stärke) her. Dieser Vorgang, die Photosynthese, ist eine unabdingbare Voraussetzung für das Leben auf der Erde, denn die Kohlenhydrate dienen als Nährstoffe für Menschen und Tiere. In der Lebensmitteltechnik wird Chlorophyll als →Farbstoff (E 140) eingesetzt.

Cholelithiasis: →Gallensteinkrankheit.

Cholera: durch das Bakterium Vibrio cholerae hervorgerufene, meist schwere, akute Darmkrankheit.

Ursachen und Symptome: Einzige Infektionsquelle ist der Mensch. Die Übertragung erfolgt v. a. durch Aufnahme der Erreger über mit menschlichen Fäkalien verunreinigtes Trinkwasser oder infizierte Nahrung (z. B. mit Fäkalien gedüngtes Gemüse, Schalen- und Krustentiere), aber auch durch direkten Kontakt mit →Ausscheidern (v. a. mit deren Stuhl bei mangelnder Hygiene). Nach einer Inkubationszeit von einem Tag bis fünf Tagen kommt es durch die beim Zerfall der Erreger im Darm frei werdenden Giftstoffe (Endotoxine) zu Leibschmerzen sowie zu Brechdurchfällen, die an Zahl und Menge zunehmen und schließlich ein »reiswasserartiges« Aussehen haben. Die starken Flüssigkeitsverluste (bis zu 15 l pro Tag) führen durch Austrocknung des Körpers (Exsikkose) zu einem Kollapsstadium mit Blauverfärbung und Untertemperatur, Kreislauf- und Nierenversagen, das rasch zum Tod führen kann. (Die Sterblichkeitsrate beträgt 20–60 %.) Nach Überstehen der Brechdurchfälle kann die Krankheit in zwei bis drei Tagen abklingen oder in fiebrigen Rückfällen, auch typhusähnlichen Erscheinungen, fortschreiten.

Vorbeugung: Eine Ansteckungsgefahr besteht v. a. in Asien, Afrika, einigen Staaten des Mittelmeerraums sowie in Mittel- und Südamerika. Eine vorbeugende aktive Schutzimpfung mit abgetöteten Erregern, die aber nur einen kurzfristigen, 60 %igen Impfschutz verleiht, wird bei Reisen in Choleragebiete empfohlen. Zur Vorbeugung eines Erregerkontakts sollte kein Leitungswasser getrunken werden; auf den Verzehr von Lebensmitteln, die mit Leitungswasser gewaschen und nicht gekocht wurden (z. B. Salat), sowie von ungeschältem Obst, von Schalen- und Krustentieren sollte in Choleragebieten verzichtet werden.

Behandlung: Die Behandlung erfolgt medikamentös mit Breitbandantibiotika (v. a. Tetrazyklinen); entscheidend für den Behandlungserfolg ist rechtzeitiger und ausreichender Ersatz von ausgeschiedener Flüssigkeit und Elektrolyten.

Cholesterin: in allen tierischen und menschlichen Geweben vorkommende fettähnliche Substanz.

Vorkommen: Cholesterin ist Bestandteil der Zellwände, der nervenumhüllenden Schutzschicht Myelin und der Gallensäuren. Daneben ist Cholesterin Grundstoff für die Sexualhormone, die Hormone der Nebennierenrinde und Vitamin D. Der größte Teil des im Blut vorkommenden Cholesterins wird vom Körper (v. a. von der Leber) gebildet (man bezeichnet es als endogenes Cholesterin); ein geringerer Teil (das exogene Cholesterin) wird über tierische Lebensmittel durch den Darm aufgenommen. Nur etwa 10 % des in der Nahrung enthaltenen Cholesterins werden dabei resorbiert. Im Blut ist Cholesterin an Trägereiweiße, die →Lipoproteine, gebunden; v. a. die Lipoproteine mit geringer Dichte (engl. »low density lipoproteins«, Abk. LDL) und großer Dichte (engl. »high density lipoproteins«, Abk. HDL), aber auch Lipoproteine mit sehr geringer Dichte (engl. »very low density lipoproteins«, Abk. VLDL) sind Transportformen des Cholesterins und seiner Ester.

Blutcholesterinspiegel: Die Höhe des Cholesterinspiegels im Blut (als normal gelten 150–200 mg Cholesterin pro Deziliter) wird durch das endogene und das exogene Cholesterin bestimmt. Ein zu hoher Cholesterinspiegel begünstigt die Entstehung von Arteriosklerose und damit von →Herz-Kreislauf-Erkrankungen. Dabei ist es jedoch von Bedeutung, ob es sich um **HDL-Cholesterin, LDL-Cholesterin** oder **VLDL-Cholesterin** handelt, d. h., an welche Fraktion von Lipoproteinen Cholesterin im Blut gebunden ist: Die LDL- und die VLDL-Fraktion bringen das Cholesterin zu den Zellen und können – im Übermaß vorhanden – die Blutgefäße schädigen; die HDL-Fraktion transportiert Cholesterin von den Zellen zur Leber und hat eine schützende Wirkung auf die Blutgefäße. Die Senkung des Cholesterinspiegels und v. a. eine Veränderung des LDL-HDL-Verhältnisses zugunsten der HDL wirkt daher vorbeugend gegen diese Gefäßschädigungen. Ob das in der Nahrung enthaltene Cholesterin großen Einfluss auf die Höhe des Cholesterinspiegels hat und damit bei hohem Cholesterinkonsum die Gefahr für Arteriosklerose steigt, wird noch diskutiert. Vermutlich beeinflusst aber die Zusammensetzung der mit

CHOLESTERIN: WANN IST DER CHOLESTERINSPIEGEL ZU HOCH?

	günstig (mg/dl)	Grenzwert (mg/dl)	zu hoch (mg/dl)
Gesamtcholesterin	bis 200	200–240	über 240
LDL-Cholesterin	bis 130	130–160	über 160
HDL-Cholesterin	über 45		

der Nahrung aufgenommenen Fette den Cholesterinspiegel. Studien haben ergeben, dass ein großer Anteil gesättigter →Fettsäuren in der Nahrung den LDL-Cholesterinspiegel erhöhen kann, während einfach und mehrfach ungesättigte Fettsäuren ihn senken. Bei einem erhöhten Cholesterinspiegel (→Hypercholesterinämie) ist es jedenfalls sinnvoll, den Fettkonsum auf maximal 80 g pro Tag einzuschränken und v. a. tierische Fette nur in Maßen aufzunehmen, denn sie enthalten größere Mengen an gesättigten Fettsäuren und Cholesterin.

Abbau: Abbau und Ausscheidung des Cholesterins finden ausschließlich in der Leber statt. Das mengenmäßig wichtigste Abbauprodukt sind die Gallensäuren, die als Fettemulgatoren über die →Galle in den Dünndarm ausgeschieden werden. Cholesterin findet sich oft als Bestandteil von →Gallensteinen. Ein weiteres Umwandlungsprodukt, das 7-Dehydrocholesterin, wird in die Haut transportiert und geht dort bei Sonnenbestrahlung in eine Form des Vitamins D über. Etwa ein Viertel des täglich gebildeten Cholesterins wird v. a. in der Nebennierenrinde und den Keimdrüsen zu Steroidhormonen umgebaut.

Cholezystektomie: →Gallenblasenentfernung.

Cholezystitis: →Gallenblasenentzündung.

Chrom: lebensnotwendiges Spurenelement (ein Schwermetall), das dem Körper über die Nahrung zugeführt werden muss. Chrom ist v. a. notwendig, damit das den Blutzuckerspiegel senkende Hormon →Insulin seine Wirkung entfalten kann. Es verbessert die Wirkung des Insulins, das die Zellen zur Aufnahme von Glukose anregt. Diskutiert wird, ob Chrom auch die Bildung von Glykogen, der Speicherform der Glukose, stimuliert. Daneben ist Chrom wichtig für die Herstellung von körpereigenen Eiweißen und die Funktion der Schilddrüse.

CHROM: SCHÄTZWERTE FÜR EINE ANGEMESSENE TÄGLICHE ZUFUHR

Alter	Chrom (µg)
Säuglinge	
0 bis unter 4 Monate	1–10
4 bis unter 12 Monate	20–40
Kinder	
1 bis unter 4 Jahre	20–60
4 bis unter 7 Jahre	20–80
7 bis unter 15 Jahre	20–100
Jugendliche und Erwachsene	
ab 15 Jahre	30–100

[3]

Chronic Fatigue Syndrome: →chronisches Müdigkeitssyndrom.

chronisch entzündliche Darmerkrankungen: Oberbegriff für die Erkrankungen →Colitis ulcerosa und →Morbus Crohn, die sich mit geschwürigen Entzündungen der Darmschleimhaut bzw. der Darmwand äußern und in Schüben voranschreiten. Während Colitis ulcerosa nur den Dickdarm betrifft und auf die Darmschleimhaut beschränkt ist, kann sich die Entzündung beim Morbus Crohn auf die ganze Darmwand sowohl des Dünn- als auch des Dickdarms ausbreiten. In den meisten Fällen ist der letzte Dünndarmabschnitt sowie der Anfang des Dickdarms von der Krankheit betroffen. Die Ursachen beider Erkrankungen sind noch nicht genau bekannt.

chronisches Müdigkeitssyndrom, Chronic Fatigue Syndrome ['krɔnɪk fə'ti:g 'sɪndrəʊm, engl.]: über mindestens sechs Monate anhaltender Erschöpfungszustand ohne erkennbare Ursache. Zu den Begleiterscheinungen können Schwäche, Konzentrations- und Leistungsstörungen sowie depressive Verstimmungen gehören. Frauen sind häufiger betroffen als Männer. Diskutiert wird, ob Viren die Krankheit auslösen können. Auch Darmmykosen, Nahrungsmittelallergien und Vitaminmangel werden mit der Entstehung der Krankheit in Beziehung gebracht. Zwar gibt es zahlreiche Vorschläge zur Ernährungsbehandlung des chronischen Müdigkeitssyndroms, z. B. die Gabe von Folsäure und Mineralstoffen wie Kalzium, Magnesium, Zink oder der weitgehende Verzicht auf Zucker und Stärke, doch ist der Erfolg einer Ernährungstherapie bislang nicht wissenschaftlich bewiesen. Die bisherige Therapie besteht v. a. in der Vermeidung von Stress, der Unterstützung des Immunsystems und gezielter Entspannung.

Chutney ['tʃʌtnɪ, engl.]: zusammenfassende Bezeichnung für süß, scharf oder fruchtig schmeckende, pastenartige Zubereitungen aus zerkleinerten Früchten, deren Rezepturen ihren Ursprung in Indien haben und die u. a. zu Fleisch- und Fischgerichten passen. Neben Früchten wie Äpfeln, Mangos oder Gemüsearten wie Tomaten enthält Chutney verschiedene Gewürze (z. B. Ingwer, Pfeffer) sowie Zucker und Essig, die für eine lange Haltbarkeit sorgen.

Chylomikronen: Lipoproteine, die u. a. für den Transport von Nahrungsfetten in Blut und Lymphe verantwortlich sind.

Chymosin: →Lab.

cis-Fettsäuren: eine Gruppe von →Fettsäuren.

Citronensäure, Zitronensäure: eine Pflanzensäure, die in der Lebensmittelverarbeitung als →Antioxidationsmittel, Komplexbildner und Säuerungsmittel verwendet wird.

Clementine, Klementine: kernlose Mandarinensorte (→Mandarine).

Clostridi|en: Gattung stäbchenförmiger, unter Luftabschluss wachsender Bakterien, die hitze- und kältebeständige Sporen und für den Menschen äußerst gefährliche Gifte bilden. Zu den Clostridien gehört Clostridium botulinum, das durch verseuchte Lebensmittel übertragen wird und dessen Giftstoffe den →Botulismus, eine lebensgefährliche Lebensmittelvergiftung, hervorrufen. Die Giftstoffe von Clostridium perfringens lösen beim Eindringen in Verletzungen Gasbrand mit Zersetzungen des Gewebes aus; in geringen Mengen kann Clostridium perfringens auch im menschlichen Darm angesiedelt sein und durch mangelnde Hygiene auf Lebensmittel übertragen werden, wo es →Fäulnis bewirkt.

Cobalamin: →Vitamin B_{12}.

Cochenille, Karmin, Karminsäure: ein →Farbstoff.

Coenzyme, Koenzym: Bestandteil eines →Enzyms.

Coffein: →Koffein.

Cognac: ein →Branntwein.

Colagetränke: süße Limonaden, die Extrakte der Colanuss, Zucker, Wasser, Kohlensäure, das Säuerungsmittel Phosphorsäure, den Farbstoff Zuckercouleur, Koffein sowie Aromastoffe enthalten. Der Zuckergehalt von Colagetränken ist mit 21 g pro 0,2 l hoch. Weitere Nährstoffe enthalten Colagetränke nicht; sie liefern also lediglich eine große Menge leerer Kalorien (Ausnahme: das Lightprodukt »Cola light«, bei dem der Zucker weitgehend durch Süßstoff ersetzt wurde und das somit sehr kalorienarm ist). Wegen ihres hohen Zuckergehalts eignen sich Colagetränke nicht als Durstlöscher; sie sollten deshalb nur in Maßen getrunken werden. Für Kinder sind Colagetränke nicht zu empfehlen, da das darin enthaltene Koffein (ca. 18 mg pro 0,2 l) Schlafstörungen hervorrufen kann, v. a. wenn sie abends oder am späten Nachmittag getrunken werden. Wissenschaftliche Studien lassen vermuten, dass Colagetränke aufgrund ihres hohen Gehalts an Phosphorsäure zumindest bei Frauen einen negativen Einfluss auf den Mineralsalzgehalt des Skeletts besitzen, sodass das Risiko für Knochenbrüche steigt.

Colanuss, Kolanuss: die Samen einiger Arten des in Westafrika beheimateten Colabaums, einer Gattung der Sterkuliengewächse.

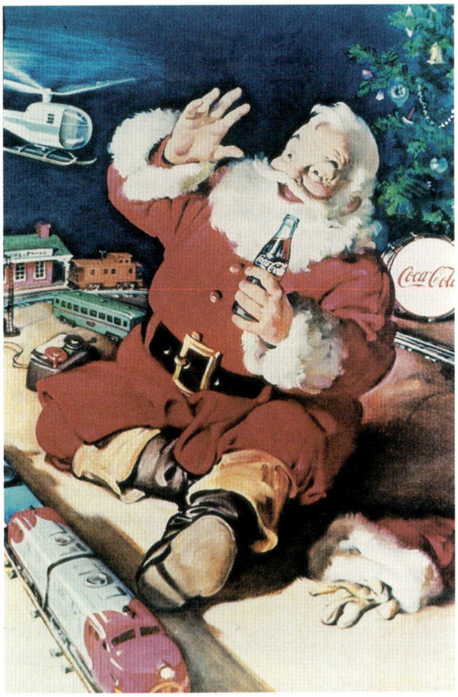

Colagetränke: Der Weihnachtsmann stand in den USA Pate für die Werbung von Colagetränken.

Die Colanuss enthält u. a. Koffein und Theobromin und wird zur Herstellung von koffeinhaltigen Erfrischungsgetränken (z. B. Colagetränken) und Süßwaren genutzt.

Colibakterium: →Escherichia coli.

coliforme Keime: im Darm lebende Bakteriengattungen (Escherichia, Enterobacter, Klebsiella, Citrobacter), die Laktose unter Säure- und Gasbildung vergären können. Coliforme Keime werden bei Lebensmitteln oft als Indikatoren für fäkale Verunreinigungen quantitativ bestimmt.

Colitis: →Dickdarmentzündung.

Colitis ulcerosa: chronisch entzündliche Erkrankung der Dickdarmschleimhaut, die mit der Bildung von Geschwüren einhergeht und in der Regel in Schüben voranschreitet.

Symptome und Ursachen: Die Erkrankung beginnt in der Regel im Enddarm, kann sich aber auf den ganzen Dickdarm ausdehnen. Nach schleichendem, uncharakteristischem Beginn geht die Colitis ulcerosa mit schleimig-blutigen Durchfällen, geschwürigen Darmwandzerstörungen (bei Durchbruch mit Bauchfellentzündung) mit Neigung zu bösartiger Entartung oder mit narbigen Schrumpfungsvorgängen einher, die zur Darmverengung führen können. Neben Durchfällen zählen Bauchschmerzen und Fieber zu den

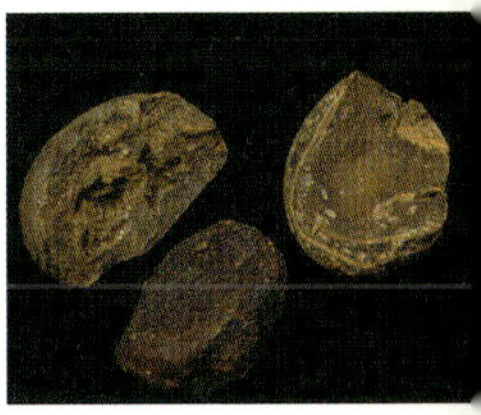

Colanuss

D

Damhirsch, Damwild: ein →Haarwild.

Dampfdruckgaren: →Druckgaren.

dämpfen: schonendes Garen von Lebensmitteln durch Wasserdampf bei Temperaturen um 100 °C, oft in besonderen Geschirren mit Einsatzsieben, durch die eine Berührung mit Wasser (und damit ein größerer Nährstoffverlust) vermieden wird. Der Wasserdampf weicht die Zellwände und Fasern auf, lässt die Eiweißstoffe gerinnen und die Stärke quellen. Die Lebensmittel bewahren nicht nur ihren Nährstoffgehalt, sondern auch ihren Eigengeschmack beim Dämpfen besser als beim Kochen in Salzwasser.

Zum Dämpfen wird ein Topf (Kasserolle oder Dampfkochtopf, →Druckgaren) mit durchlässigem Dämpfeinsatz (Gitter, Drahtkorb, Sieb usw.) und gut schließendem Deckel benötigt. Der Topf wird mit wenig Wasser (etwa 10% der Nahrungsmenge) gefüllt und das gewürzte Gargut in den Einsatz gelegt. Nach dem Verschließen des Deckels wird das Gargut auf höchster Temperaturstufe angekocht. Beginnt das Wasser zu kochen, muss auf geringere Wärmezufuhr zurückgeschaltet werden. (Steht kein Einsatz zur Verfügung, kann auch ein Suppenteller umgedreht im Topf platziert und ein mit der Gabel mehrfach durchbohrtes Pergamentpapier darauf gelegt werden. Auf dieser Unterlage wird das Lebensmittel gegart, das auf diese Weise nicht mit dem unten im Topf befindlichen Wasser in Berührung kommt.) Verdunstetes Wasser sollte gegebenenfalls nachgegossen werden. Zum Dämpfen eignen sich v.a. empfindliche Lebensmittel und solche, die man natur (ohne Garflüssigkeit) verzehren möchte, z.B. fettarme Fische, Gemüse, Kartoffeln und Getreideerzeugnisse.

Dampfkochtopf, Dampfdrucktopf: ein Topf, in dem Speisen mit Dampfüberdruck unter Erhöhung der Siedetemperatur gegart werden (→Druckgaren).

Damwild, Damhirsch: ein →Haarwild.

Darm: zwischen Magen und After liegender Abschnitt des Verdauungstrakts, der für die Aufnahme der mit der Nahrung zugeführten Nährstoffe sowie für die Ausscheidung unverdaulicher Nahrungsbestandteile zuständig ist. Der bis zu 8 m lange Darm unterteilt sich in den an den Magenausgang angrenzenden Dünndarm, den daran anschließenden Dickdarm und den Mastdarm oder Enddarm.

Der **Dünndarm** ist 4–5 m lang und wird in drei Abschnitte unterteilt: An den Magen schließt sich der etwa 25 cm lange **Zwölffingerdarm** (Duodenum) an. In ihn münden die Ausführungsgänge der Bauchspeicheldrüse

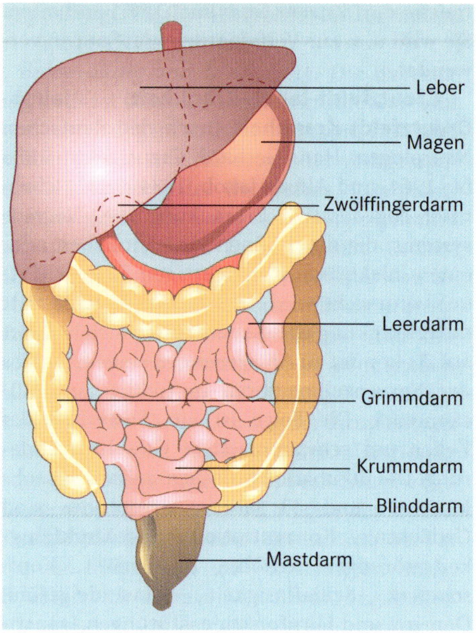

Darm: Das Darmsystem reicht vom Magen bis zum After.

und der Gallenblase. Die Galle und die Verdauungssekrete der Bauchspeicheldrüse werden im Zwölffingerdarm mit dem Nahrungsbrei vermischt. Den nächsten Abschnitt bildet der **Leerdarm** (Jejunum), an den sich der **Krummdarm** (Ileum) anschließt. Die Aufnahme der Nährstoffe ins Blut bzw. in die Lymphe erfolgt hauptsächlich im Leerdarm. Der aus Eiweißen, Fetten und Kohlenhydraten bestehende Speisebrei wird durch die Sekrete der Bauchspeicheldrüse, die Galle sowie durch von der Darmschleimhaut abgesonderte Flüssigkeiten in kleinste Nährstoffe aufgespalten, von den Zellen der Dünndarmschleimhaut aufgenommen (resorbiert) und zum größten Teil in kleinste Blutgefäße (Kapillaren) geleitet, um von dort in den Blutkreislauf zu gelangen. Zunächst werden die ins Blut aufgenommenen Nährstoffe über die Pfortader der Leber zugeführt. Ein Teil der Fette wird nicht von den Kapillaren, sondern von den Lymphgefäßen aufgenommen und über die Lymphbahnen in den Blutkreislauf geleitet. Die Dünndarmschleimhaut ist in zahlreiche ringförmige Falten (Kerckring-Falten) gelegt. Diese wiederum tragen viele kleine Ausstülpungen **(Darmzotten)**; dazwischen liegt eine Vielzahl von Einbuchtungen (Krypten). Die einzelnen Schleimhautzellen besitzen zudem ebenfalls Ausstülpungen (Mikrovilli). Auf diese Weise vergrößert sich die Oberfläche der Dünndarmschleimhaut sehr stark, sodass möglichst viele Nährstoffe

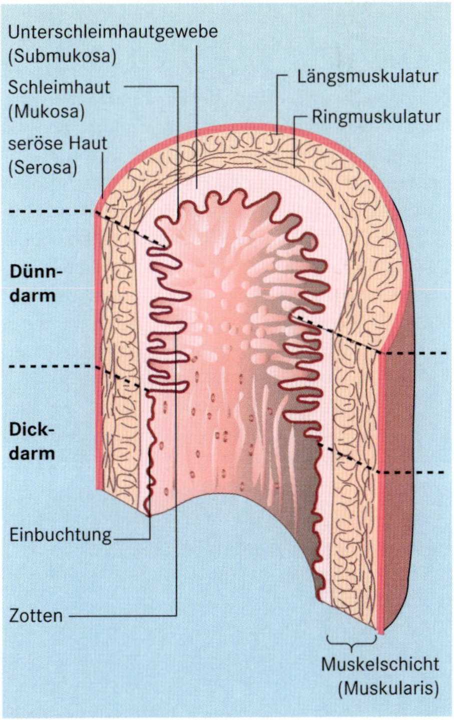

Darm: Aufbau der Darmwand

aufgenommen werden können. Zum Ende des Dünndarms nimmt die Zahl der Falten und Zotten immer mehr ab, da hier kaum noch eine Resorption von Nährstoffen erfolgt. Der Speisebrei wird durch Bewegungen der Muskulatur der Darmwand – einen Wechsel aus Kontraktion und Entspannung der Muskeln (so genannte Darmperistaltik) – weitertransportiert. Der Dünndarm, der über das Bauchfell an der hinteren Bauchwand befestigt ist, bildet in der Bauchhöhle zahlreiche Schlingen und ist sehr beweglich.

Der **Dickdarm** schließt sich im rechten Unterbauch an den Dünndarm an und ist von diesem durch die Bauhin-Klappe getrennt, die verhindert, dass Speisebreireste aus dem Dickdarm zurück in den Dünndarm gelangen. Er besteht aus Blinddarm und Grimmdarm. Als **Blinddarm** wird der unterhalb des Übergangs des Dünndarms in den Dickdarm liegende, blind endende Teil des Dickdarms bezeichnet; an seinem Ende befindet sich der Wurmfortsatz, auch Appendix vermiformis genannt. Seine Entzündung wird umgangssprachlich als →Blinddarmentzündung bezeichnet. Der **Grimmdarm** (Colon, Kolon) besteht aus drei Ästen: dem an den Dünndarm anschließenden aufsteigenden Ast, einem daran anschließenden quer verlaufenden Ast, der auf die linke Bauchseite hinüberzieht, sowie einem absteigenden Ast, der in einer s-förmigen Krümmung (Sigma) in das kleine Becken übertritt. Die Dickdarmschleimhaut trägt keine Zotten mehr; allerdings besitzt auch sie Krypten und Schleim bildende Zellen. Der Dickdarm dient in erster Linie der Eindickung der unverdaulichen Nahrungsreste. Dem im Dickdarm verbliebenen Speisebrei werden Flüssigkeit und Mineralstoffe entzogen und er wird mithilfe der im Dickdarm lebenden Bakterien (→Darmflora), die aus den unverdaulichen Nahrungsresten noch Nährstoffe gewinnen, in Stuhl umgewandelt. Durch Bewegungen der Darmmuskulatur wird der Stuhl zum Mastdarm transportiert.

Der **Mastdarm** (Rectum, Rektum) ist nur etwa 20 cm lang und dient der Speicherung des Stuhls sowie seiner Ausscheidung. Er besteht aus der Ampulle, dem erweiterten oberen Abschnitt des Mastdarms, und dem Analkanal, der bis zum After führt. Am Ende des Analkanals geht die Darmschleimhaut in die äußere Haut des Afters über. Zwei Schließmuskeln, der innere Afterschließmuskel, der nicht willentlich kontrahiert werden kann, und der äußere Afterschließmuskel, der zur Beckenbodenmuskulatur gehört und dem Willen unterworfen ist, verschließen zusammen mit einem Gefäßpolster die Afteröffnung. Bei Füllung der Ampulle mit Kot kommt es zu Stuhldrang.

LESETIPPS:

Lothar Loebert: *Magen und Darm. Stuttgart (Trias) 1996.*

Ulrich von Gaisberg und Werner Waldmann: *Fitneßtraining für den Darm. Stuttgart (Trias) 1998.*

Darmausgang, künstlicher: →Kunstafter.

Darmbakterien: v. a. im Dickdarm lebende Bakterien, die einen Großteil der normalen →Darmflora bilden und wichtige Funktionen für den menschlichen Organismus erfüllen.

Darmerkrankungen, chronisch entzündliche: →chronisch entzündliche Darmerkrankungen.

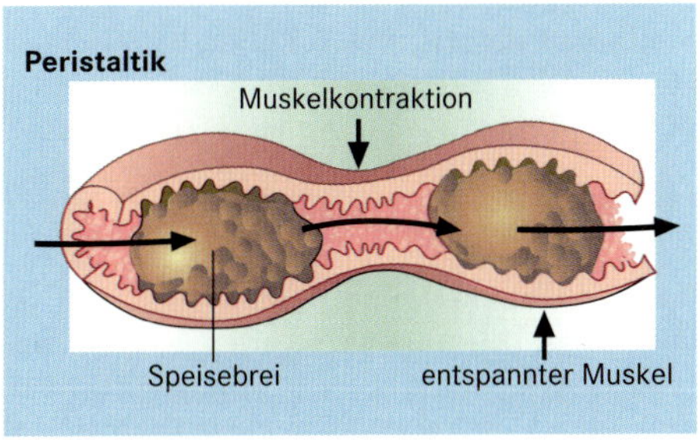

Darm: Durch die Bewegung der Darmmuskulatur wird der Speisebrei vorwärts befördert.

Darmflora: im Darm von Tier und Mensch lebende Mikroorganismen, zu denen **Darmbakterien** und **Darmpilze** zählen. Die Zusammensetzung der Darmflora ist bei verschiedenen Organismen und auch in den einzelnen Darmabschnitten unterschiedlich.

Während der menschliche Dünndarm relativ schwach mit Bakterien besiedelt ist, finden sich im Dickdarm bis zu 400 verschiedene Arten von Bakterien. Diese gelangen u. a. über die Nahrung in den Darm und erfüllen verschiedene wichtige Funktionen für die Gesundheit. So tragen sie dazu bei, Krankheitserreger abzuwehren, und zersetzen unverdauliche Ballaststoffe, aus denen noch Fettsäuren freigesetzt werden, die von der Dickdarmschleimhaut aufgenommen und dem Körper zur Verfügung gestellt werden. Weiterhin sind sie an der Herstellung bestimmter Vitamine (z. B. Vitamin K) beteiligt. Bei der Zersetzung von Nahrungsbestandteilen stellen sie Gase her, die zum Großteil ins Blut gelangen und über die Lunge abgeatmet werden. Zu den im Darm lebenden Bakterien gehören u. a. Arten der Gattung Bacteroides, →Milchsäurebakterien (u. a. Laktobazillen und Bifidobakterien) sowie →Escherichia coli. Die Zusammensetzung der Darmflora wird durch verschiedene Faktoren beeinflusst: z. B. durch die Beschaffenheit der Darmschleimhaut, durch Stress, durch die Ernährung sowie gegebenenfalls durch Medikamente. So werden z. B. durch die Einnahme von →Antibiotika verschiedene Bakterien abgetötet. Aber auch ein Klimawechsel oder eine Darminfektion kann die Zusammensetzung der Darmflora negativ beeinflussen. Bei ballaststoffreicher Ernährung hingegen vermehren sich die im Darm lebenden nützlichen Bakterien, insbesondere die Bifidobakterien, stark, was sich positiv auf die Darmflora auswirkt; allerdings kann es dadurch zunächst zu einer vermehrten Produktion von Darmgasen kommen (→Ballaststoffe).

Der Darm des Säuglings ist bei der Geburt keimfrei, erste Besiedelung erfolgt beim Geburtsvorgang über die mütterliche Scheide, danach über die Umgebung sowie v. a. über die Nahrung. Werden Säuglinge mit Muttermilch ernährt, siedeln sich im Darm hauptsächlich Bifidobakterien an; im Darm von Säuglingen, die nicht gestillt werden, finden sich sowohl Bifidobakterien als auch Laktobazillen. Erst wenn Säuglinge Beikost erhalten, kommen Fäulnisbakterien und andere Keime hinzu, die auch dem Stuhl ihren charakteristischen Geruch verleihen. Günstig beeinflusst werden kann die Darmflora durch den Verzehr von Lebensmitteln, die Milchsäurebakterien in größerer Zahl enthalten. Sie sind vorwiegend in Sauermilchprodukten (Joghurt, Quark), v. a. in den so genannten →Probiotika, enthalten.

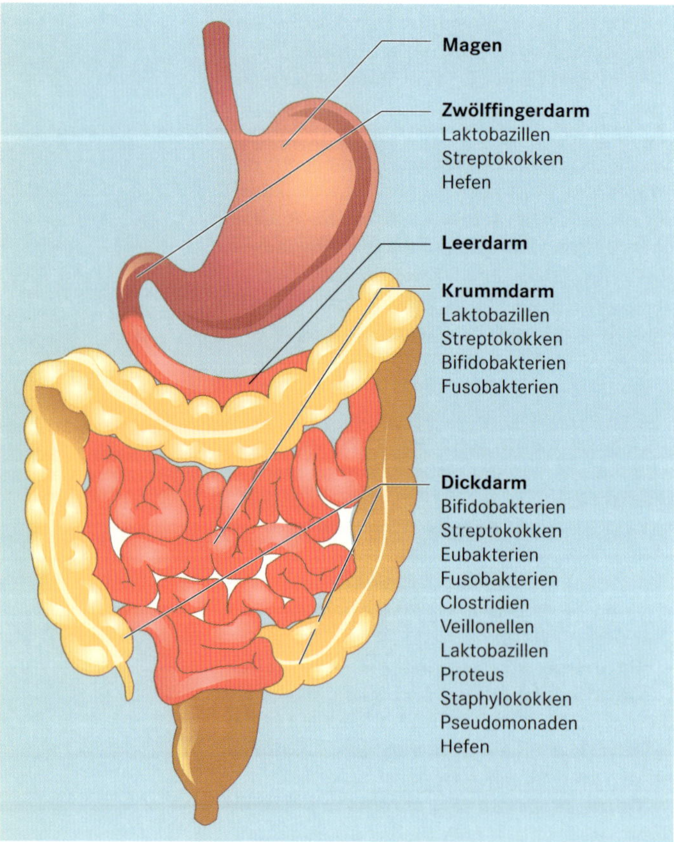

Darmflora: Besiedelung des Darms mit Mikroorganismen

Darmgase: gasförmiger Darminhalt, der teils aus verschluckter Luft, teils durch Gärung und Fäulnis beim Abbau unverdauter Kohlenhydrate und Eiweißkörper im Dickdarm entsteht. Die Zusammensetzung ist von der Beschaffenheit der Nahrung abhängig. Bei Verdauungsstörungen kommt es zu übermäßiger Bildung von Darmgasen (→Blähungen).

Darmgeräusche: durch peristaltische Weiterbeförderung des mit Gas vermischten Darminhalts bei der Verdauung hervorgerufene rollende Geräusche, verstärkt bei Verdauungsstörungen durch vermehrte Gasbildung.

Darmgrippe: zusammenfassende Bezeichnung für Virusinfektionen des Darms, die Erbrechen, Durchfall und Beschwerden, wie sie auch bei Erkältungskrankheiten vorkommen (Fieber, Gliederschmerzen, Müdigkeit), nach sich ziehen. Am ersten Tag einer Darmgrippe sollte man auf feste Nahrung verzichten, um den Darm zu schonen. Allerdings muss man auf eine ausreichende Flüssigkeitszufuhr achten, um Wasser- und Mineralstoffverluste auszugleichen. In den folgenden Tagen sollte der Darm allmählich wieder an Nahrung gewöhnt werden, z. B. mit Zwieback und Brühe.

Darmkolik: akute, heftige Schmerzen im Darmbereich, die durch krampfhaftes Zusammenziehen der Muskulatur eines Bauchorgans entstehen. Zu Darmkoliken kommt es v. a. bei Durchfallerkrankungen, aber auch bei einer Darmgrippe und einem →Darmverschluss.

Darmkrebs: bösartige Tumoren im Dünndarm, Dickdarm oder Mastdarm. Während **Dünndarmkrebs** sehr selten ist, gehören **Dickdarmkrebs** und **Mastdarmkrebs** zu den häufigsten Krebserkrankungen in den Industriestaaten. Darmkrebs macht sich im Frühstadium häufig nicht bemerkbar; erst später weisen v. a. Blutbeimengungen im Stuhl auf Dickdarmkrebs hin. Zu den weiteren Warnzeichen gehören veränderte Stuhlgewohnheiten wie plötzlich vermehrt auftretende Durchfälle und/oder Verstopfung. Im späten Stadium können zudem krampfartige Leibschmerzen, Appetitlosigkeit, Gewichtsreduktion und Anämie auftreten.

Ursachen: Darmkrebs ist das Ergebnis einer Serie von genetischen Veränderungen, die sich in den entsprechenden Zellen vollziehen. Träger der Erbveränderung entwickeln anfangs zahlreiche gutartige →Dickdarmpolypen, von denen einige später in eine bösartige Form übergehen. Zu den Ursachen für die Entstehung von Dickdarm- und Mastdarmkrebs gehören u. a. eine genetische Veranlagung und bestimmte Ernährungsgewohnheiten. So erhöht ein hoher Anteil an tierischem Fett in der Nahrung das Risiko für Dickdarmkrebs, da sich mit einer vermehrten Fettzufuhr auch die Gallensekretion vermehrt. Es gelangen vermehrt Gallensäuren in den Dickdarm, die von bestimmten Darmbakterien abgebaut werden. Dabei entstehen bakterielle Stoffwechselprodukte, die krebserregend wirken. Bei einer fett- und eiweißreichen Ernährung gelangt darüber hinaus eine größere Menge an Eiweißen, Harnstoff und Peptiden in den Dickdarm. Bei der Verwertung dieser Stoffe durch die Darmflora entsteht vermehrt Ammoniak, das das Wachstum von Tumoren beschleunigt. Auch ein geringer Verzehr von →Ballaststoffen begünstigt die Entstehung von Dickdarmkrebs. Ballaststoffe haben eine Krebs hemmende Wirkung: Sie beschleunigen die Darmpassage des Nahrungsbreis, sodass Krebs erregende Stoffe nur kurze Zeit auf die Darmschleimhaut einwirken können. Außerdem vermehren sie das Stuhlvolumen, sodass die Krebs erregenden Substanzen verdünnt werden, und besitzen darüber hinaus die Fähigkeit, solche Stoffe zu binden, sodass sie zusammen mit den unverdaulichen Ballaststoffen mit dem Stuhl ausgeschieden werden. Auf die Entstehung von Mastdarmkrebs hat die Ernährung vermutlich nur geringen Einfluss; allerdings erhöht sich das Risiko für Mastdarmkrebs mit steigendem Bierkonsum.

Vorbeugung: Zur Vorbeugung von Dickdarmkrebs sollte der Fett- und Fleischkonsum eingeschränkt werden (maximale tägliche Zufuhr von Fett: 80 g). Fleisch sollte wegen der Gefahr der Entstehung Krebs erregender →Nitrosamine möglichst nicht zu stark angebraten oder gegrillt sein. Zudem sollte auf eine ballaststoff-, vitamin- und mineralstoffreiche Kost (viel frisches Obst und Gemüse) geachtet werden. Vor allem die als →Antioxidanzien wirkenden Vitamine C und E und Betakarotin (Provitamin A) sollten in ausreichender Menge aufgenommen werden. Auch der Mineralstoff Kalzium hat Studien zufolge eine schützende Wirkung auf die Dickdarmschleimhaut. Zur Vorbeugung von Mastdarmkrebs sollte möglichst wenig Bier getrunken werden.

Behandlung: Die Therapie besteht in der Regel in der Entfernung des betroffenen Darmabschnitts (seltener des gesamten Dickdarms). Auf Chemo- und Strahlentherapie spricht Darmkrebs meist nur schlecht an.

Darmmykosen: →S. 116 ff.

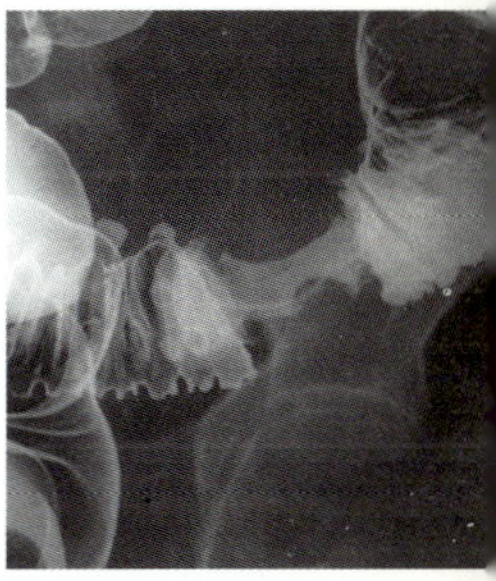

Darmkrebs: Der Tumor engt den Darmquerschnitt ein.

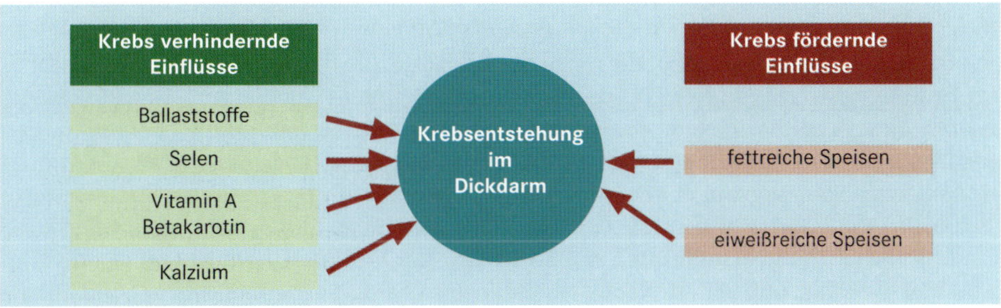

Darmkrebs: Einflüsse auf die Krebsentstehung im Dickdarm

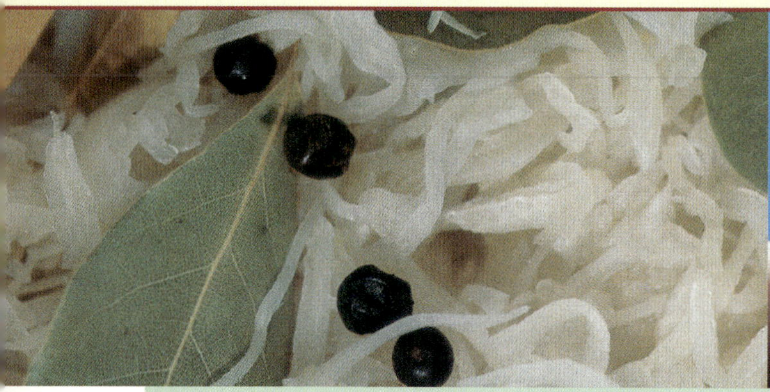

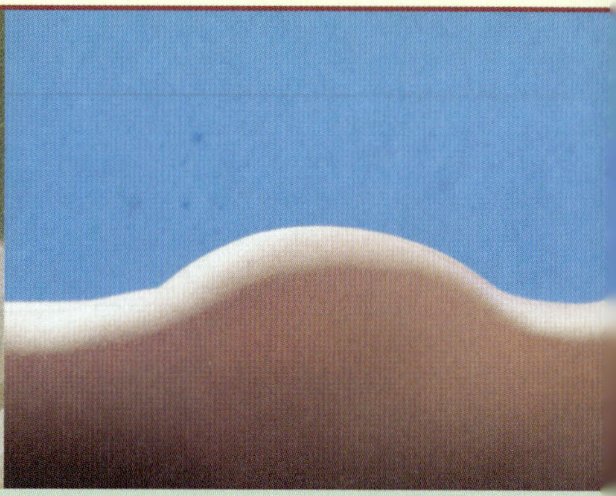

DARMMYKOSEN

VERURSACHER VON PILZERKRANKUNGEN

Darmmykosen sind Pilzerkrankungen des Darms, die meist von Hefepilzen der Gattung Candida verursacht werden. Von den ungefähr 155 bekannten Candida-Arten kommen nur etwa 30 als Krankheitserreger in Betracht. Die durch sie hervorgerufenen Erkrankungen werden auch als Candidosen bezeichnet. Medizinisch am bedeutsamsten ist Candida albicans. Diese Hefe ist überwiegend auf der Schleimhaut von Menschen und Tieren nachzuweisen. Andere Candida-Hefen sind fast überall in der Natur anzutreffen: Sie besiedeln Pflanzen, Lebensmittel, Futtermittel und existieren sogar im Ackerboden, in Staub oder in der Luft.

Auf den Schleimhäuten von Menschen und warmblütigen Tieren lassen sich verschiedenste Candida-Arten sehr häufig nachweisen, ohne dass dadurch Krankheitssymptome ausgelöst werden. Unter bestimmten Bedingungen kann es allerdings zu einer Vermehrung von Candida kommen. Je nachdem welche Schleimhautbereiche des Körpers befallen sind, treten unterschiedliche Beschwerden auf. Neben Darmmykosen kann Candida zum Beispiel Mundsoor oder Scheidenpilzinfektionen hervorrufen. Auch Candida-Infektionen an Haut, Haaren und Nägeln sind nicht selten.

Eine besondere Rolle spielt Candida allerdings im Darm beziehungsweise auf der Darmschleimhaut. Dort finden diese Hefen einen idealen Lebensraum mit optimaler Umgebungstemperatur, reichlichem Nahrungsangebot und passendem pH-Wert vor. Deshalb nimmt es nicht Wunder, dass die Stuhluntersuchung bei etwa 60 Prozent der Bevölkerung einen Nachweis von Candida erbringt, ohne dass dies Beschwerden macht oder gar eine Erkrankung zur Folge hat.

CANDIDABESIEDELUNG IM DARM

Eine übermäßige Vermehrung von Candida-Hefen auf der Schleimhaut des Darms kann in zwei unterschiedlichen Krankheitsbildern resultieren: Als manifeste Darmmykose wird das Eindringen von Candida in tiefere Schleimhautschichten bezeichnet. Es kommt zu einer massiven Candida-Vermehrung und zu heftigen Entzündungsreaktionen der Schleimhaut, welche sich in blutigen, wässrigen Durchfällen äußern.

Von diesem schweren Krankheitsbild ist die Candida-Besiedelung des Darms abzugrenzen. Hierbei bleibt die Candida-Vermehrung auf die oberen Schleimhautschichten beschränkt. Die Pilze vermehren sich weniger massiv und die Symptome sind weniger heftig. Die Patienten klagen häufig über Durchfall, seltener über Verstopfung. Im Vordergrund der Beschwerden stehen starke Blähungen, die häufig mit Bauchkrämpfen verbunden sind.

Die manifeste Darmmykose ist sehr selten und betrifft vor allem Patienten, deren Immunsystem stark beeinträchtigt ist. Es gibt verschiedene Faktoren, die das Auftreten einer Darmmykose begünstigen: bösartige Erkrankungen, angeborene oder entstandene Erkrankungen des Immunsystems (beispielsweise Verminderung der weißen Blutkörperchen, hoch dosierte und lang andauernde Behandlungen mit Kortison oder Antibiotika, Chemotherapie oder Bestrahlungen, Aids, Diabetes mellitus) und künstliche Ernährung (über die Venen als Infusion).

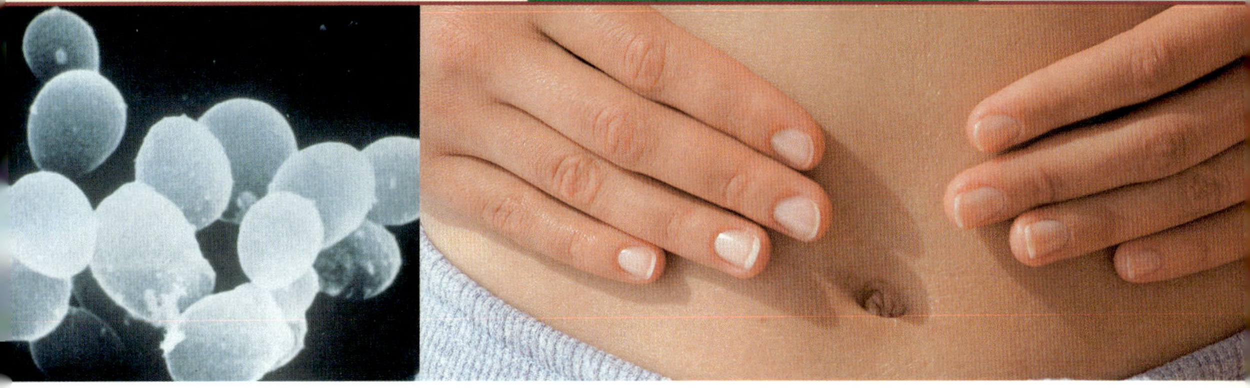

Weitere Risikofaktoren sind Verweilkatheter in den Venen oder Arterien, komplizierte Operationen, Drogenabhängigkeit, die Zeit nach einer Frühgeburt und hohes Lebensalter.

Demgegenüber tritt die Candida-Besiedelung des Darms relativ häufig auf. Die begünstigenden Faktoren sind leichtere Abwehrschwächen, beispielsweise bei grippalen Infekten. Auch eine zuckerreiche, ballaststoffarme Kost fördert das Hefewachstum im Darm. Durch Zucker wird der ideale Energielieferant für Hefen bereitgestellt. Antibiotika stören die natürliche Darmflora. So entstehen freie Nischen an der Darmwand, die durch Candida besiedelt werden.

Fälschlicherweise werden die Begriffe »Candida-Besiedelung« und »Darmmykose« vor allem in Laienkreisen synonym verwendet. Dies ist nicht korrekt, da sich die beiden Erkrankungen sowohl in der Entstehung als auch in der Symptomatik und Therapie grundsätzlich voneinander unterscheiden. Ein weiteres Problem ist eine regelrechte Pilzhysterie. Gemeint ist damit, dass Patienten nach der Lektüre entsprechender Laienpublikationen häufig die Befürchtung äußern, »von Kopf bis Fuß verpilzt zu sein« und womöglich unter schweren Candidosen innerer Organe zu leiden. Diese Befürchtung ist in aller Regel völlig unbegründet. Von Systemmykosen sind, wie auch von echten Darmmykosen, ausschließlich Risikopatienten (etwa Krebspatienten oder Menschen mit extremen Abwehrschwächen) betroffen.

STUHLDIAGNOSTIK

Die Beschwerden, die durch die Candida-Besiedelung des Darms hervorgerufen werden, sind sehr unspezifisch und könnten auch zahlreiche andere Ursachen haben. Aufgrund der Symptomatik allein ist der Candida-Befall nicht zu unterscheiden von einem Reizdarm, einer Laktoseintoleranz, Funktionsschwächen der Bauchspeicheldrüse oder Nahrungsmittelallergien. Aufgrund des Beschwerdebildes und der Krankengeschichte des Patienten kann nur eine Verdachtsdiagnose erhoben werden. Erst durch die Untersuchung einer Stuhlprobe lässt sich die Diagnose »Candida-Besiedelung des Darms« stellen. Der positive Stuhlbefund allein hat aber keineswegs immer medizinische Bedeutung. Wichtig ist es herauszufinden, um welche Hefe es sich genau handelt. Dies ist bedeutsam, da es neben pathogenen (krank machenden) Candida-Arten wie Candida albicans, Candida glabrata oder Candida tropicalis eine weitaus größere Zahl an Candida-Hefen gibt, die keinerlei krankheitserregende Eigenschaften haben. Auch ist die Kenntnis der genauen Keimzahl von großer Bedeutung, da geringe Keimmengen durchaus toleriert werden können, ohne dass Beschwerden auftreten. Bei einer Candida-Besiedelung des Darmes wird Candida meist in Keimzahlen zwischen 1000 und 100 000 pro Gramm Stuhl nachgewiesen. Schließlich ist es noch interessant zu wissen, ob die gefundene Hefe in jedem Fall eine Erkrankung auslöst. Wenn das nicht der Fall ist, können selbst höhere Keimzahlen für den Menschen problemlos sein.

Klinische Bedeutung hat ein Hefenachweis dann, wenn Hefen in entsprechend hohen Konzentrationen im Stuhl auftreten, wenn es sich um pathogene Arten handelt und die Beschwer-

Darmperistaltik: wellenförmig fortschreitende, durch Kontraktion seiner Muskulatur bewirkte Zusammenziehungen des Darmes, die den Darminhalt weiterschieben und durchmischen.

Darmpilze: im Dickdarm lebende Hefen, die zur normalen →Darmflora gehören. Daneben können sich aber auch Pilze im Darm ansiedeln, die für die Gesundheit schädlich sind (→Darmmykosen, S. 116 ff.).

Darmpolyp: gutartige, von der Darmwand in die Darmlichtung vorragende Geschwulst, die v. a. im Dickdarm auftritt (→Dickdarmpolyp); Komplikationen sind durch Blutung und krebsige Entartung möglich.

Darmresektion: Entfernung von Abschnitten des Dünn- oder Dickdarms bzw. des gesamten Dünn- oder Dickdarms. Eine Entfernung von Darmabschnitten kann bei Divertikulose, Darmpolypen, Durchblutungsstörungen, Darmverschluss, Verengungen der Darmlichtung oder Darmkrebs notwendig sein. Nach einer →Dünndarmresektion ist in der Regel eine Ernährungsumstellung notwendig; nach Entfernung von Dickdarmabschnitten darf der Patient essen, was ihm bekommt. Wurde ein →Kunstafter angelegt, so muss in vielen Fällen ebenfalls die Ernährung umgestellt werden.

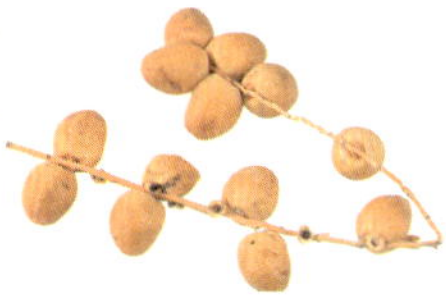

Datteln: Barhi

Darmsaft: von der Darmschleimhaut sowie von Bauchspeicheldrüse und Galle abgesonderte Flüssigkeit, die u. a. Verdauungsenzyme enthält und die Nahrung in kleinste Bestandteile aufspaltet, die von der Darmschleimhaut resorbiert werden können.

Darmträgheit: →Verstopfung.

Darmverschluss, Ileus: Zustand, bei dem der Darminhalt nicht mehr weitertransportiert wird. Unterschieden wird zwischen dem mechanischen Darmverschluss, bei dem die Darmlichtung verschlossen ist (z. B. durch Geschwülste, Fremdkörper, verhärtete Kotballen, Verwachsungen im Bauchraum), und dem paralytischen Darmverschluss, auch Darmlähmung genannt, der z. B. infolge von Durchblutungsstörungen des Darms, als Folge schwerer Infektionen oder eines Schocks auftreten kann. Anzeichen des mechanischen Darmverschlusses sind anfangs übermäßige Darmperistaltik; bei der Darmlähmung fehlen die Darmgeräusche. Später kommt es zu aufgetriebenem Leib, Stuhl- und Windverhalten, Aufstoßen, Erbrechen (auch von Stuhl), Koliken, Blässe, schneller Verschlechterung des Allgemeinbefindens und drohendem Kollaps durch Vergiftung und Flüssigkeitsverlust (durch Erbrechen). Die Behandlung besteht entweder in der operativen Entfernung des Hindernisses oder in der Gabe von Medikamenten. Nahrung darf bei Verdacht auf Darmverschluss nicht mehr aufgenommen werden; in allen Fällen ist eine intravenöse Ernährung notwendig, um den Darm zu schonen. Im Anschluss daran erfolgt eine allmähliche Gewöhnung an die normale Kost. Vorgebeugt kann dem Darmverschluss werden, wenn z. B. Verwachsungen im Bauchraum bzw. Darmverengungen bekannt sind. In diesen Fällen dürfen Lebensmittel, die (v. a. grobe) Ballaststoffe enthalten (z. B. Kleie, Apfelsinen, Rettich), nur gut gekaut und mit viel Wasser verzehrt werden.

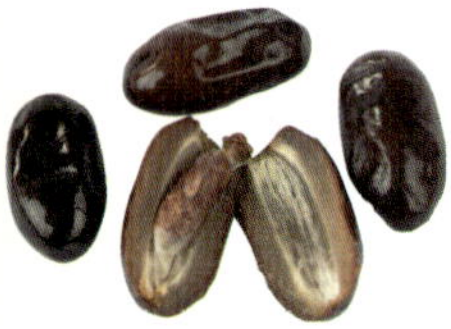

Datteln: Hayani

Darmzotten: Ausstülpungen der Dünndarmschleimhaut, die durch Vergrößerung der Schleimhautoberfläche eine optimale Nährstoffaufnahme ermöglichen (→Darm).

darren: traditionelle, schon in der Antike bekannte Art der Getreideverarbeitung. Dabei wird Getreide im Ofen bei Temperaturen von etwa 70 °C bis zu 60 Minuten lang getrocknet. Bei gedarrten Körnern verkürzt sich der nachfolgende Garvorgang beim Kochen; sie bleiben bissfester und bewahren besser ihr Aroma. Beim Darren von Braumalz im Rahmen der Bierherstellung können durch die chemische Reaktion von Stickoxiden aus der Trocknungsluft mit den Inhaltsstoffen des Malzes Krebs erregende Nitrosamine entstehen.

Dattel: Beerenfrucht der Dattelpalme (Phoenix), die als eine der ältesten Kulturpflanzen der Welt in der nordafrikanischen und südasiatischen Trockenzone sowie in Kalifornien, Mexiko und Australien gedeiht. Essbar sind die Früchte der Echten Dattelpalme (Phoenix dactylifera). Die dunkelhonigfarbigen, 5–10 cm langen, länglich ovalen Datteln reifen in Fruchtständen von bis zu 200 Stück. Der große Same im Inneren der Frucht ist von weißem, braunem oder gelbem Fruchtfleisch umgeben. Die frisch oder getrocknet verzehrte Dattel hat einen süßen, honig- oder marzipanartigen Geschmack. Datteln gehören wegen ihres hohen Zuckergehalts zu den kalorienreichsten Obstsorten und haben aufgrund ihrer Ballaststoffe eine verdauungsfördernde Wirkung. Sie enthalten viel Kalium, Kalzium, Magnesium, Eisen und Kupfer.

Dauerausscheider: Personen, die Krankheitserreger nach wenigstens zehn Wochen nach überstandener Krankheit noch ausscheiden (→Ausscheider).

Dauerbackwaren: besonders haltbares →Gebäck.

Dauerwürste, Rohwürste: eine Wurstart (→Wurst).

degraissieren: →entfetten.

Dehydratation: eine Form der →Exsikkose.

Demeter: ein →Anbauverband.

Demineralisierung: Verarmung des Organismus an anorganischen Substanzen, die für Körperaufbau und Stoffwechsel unentbehrlich sind (z. B. Kochsalz, Kalium), durch erhöhte Ausscheidung infolge von Krankheiten (z. B. Nierenerkrankungen), eine mineralstoffarme Ernährung oder bei Alterungsvorgängen (z. B. Entkalkung der Knochen bei →Osteoporose). Zu einer Demineralisierung des Zahnschmelzes durch Säuren kommt es im Anfangsstadium der →Karies.

Denaturierung: im engeren Sinn die Zerstörung der natürlichen Struktur von Eiweiß durch äußere Einflüsse, z. B. das Gerinnen von Milcheiweiß bei Zugabe von Säure oder das Festwerden von flüssigem Eiweiß beim Kochen von Eiern. Denaturierte Eiweiße (z. B. des gekochten Eis) sind leichter verdaulich als natürliche (z. B. des rohen Eis), da die Verdauungsenzyme sie leichter angreifen können. Im weiteren (meist negativen) Sinn wird mit Denaturierung auch die Veränderung von Lebensmitteln durch chemische oder physikalische (mechanische) Vorgänge bei der Verarbeitung bezeichnet.

Dental|fluorose, dentale Fluorose: Beeinträchtigung der mechanischen Belastbarkeit des Zahnschmelzes durch übermäßige Aufnahme von →Fluoriden, die sich durch weiße (in schweren Fällen auch braune) Flecken auf den Zähnen äußert. Zu einer Dentalfluorose kann es v. a. durch eine Überdosierung von Fluoriden im Rahmen der Vorbeugung von →Karies kommen.

Depotfett: das bei Überangebot von Fett und Kohlenhydraten v. a. im Unterhautgewebe und in der Bauchhöhle gespeicherte Reservefett. Das Depotfett dient nicht nur als Energiereserve, sondern gleichzeitig auch als Kälteisolierung und Polster (z. B. für innere Organe). Bei Männern mit Normalgewicht macht der Anteil des Depotfetts am Körper rund 20 %, bei Frauen 25 % aus. Bei Fettleibigkeit ist die Menge an Depotfett stark erhöht.

Dermatitis: Oberbegriff für entzündliche Reaktionen der Haut mit Rötung, Schwellung, z. T. auch Bildung von Blasen und Juckreiz, die durch Infektionen, Allergien (z. B. auf Lebensmittel), durch Mangel an bestimmten Nährstoffen sowie durch äußere Reize (beispielsweise Sonne) hervorgerufen werden können. Bestimmte Formen der Dermatitis können durch eine Nahrungsumstellung günstig beeinflusst werden. Bei Hautentzündungen, die durch einen Mangel an Vitamin B_6, Niacin oder Biotin ausgelöst werden, muss das jeweilige Vitamin in ausreichender Menge zugeführt werden. Bei der Dermatitis herpetiformis Duhring (Duhring-Krankheit) hilft in einer Vielzahl der Fälle, in denen die Krankheit mit Veränderungen der Dünndarmschleimhaut einhergeht, eine glutenfreie Kost (→Zöliakie). Es gibt Hinweise darauf, dass Jod die Entzündung begünstigt; dennoch darf auf jodhaltige Lebensmittel nicht verzichtet werden, da die Schilddrüse auf dieses Spurenelement angewiesen ist.

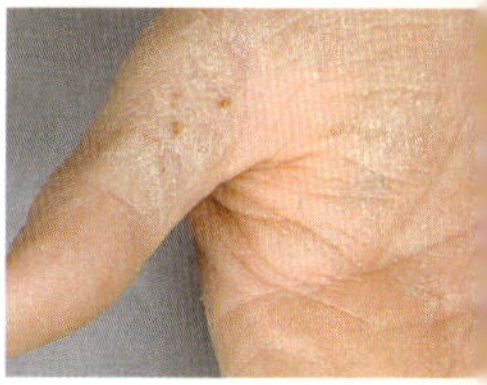

Dermatitis: Befall der Handinnenfläche

Dermatitis, atopische: →Neurodermitis.

Designer Food [dɪˈzaɪnə ˈfuːd, engl. »Designerlebensmittel«]: neu entwickelte Lebensmittel, die ganz bestimmte Eigenschaften besitzen. Lebensmitteldesigner entwickeln gewissermaßen auf dem Reißbrett ein Lebensmittel, das bestimmten Vorstellungen entspricht, und wählen dann die Rohstoffe und Herstellungsmethoden aus, mit denen sich das gewünschte Endprodukt herstellen lässt. Zur Herstellung von Designer Food sind spezielle Rohstoffe (z. B. einzelne pflanzliche Inhaltsstoffe wie Eiweiße oder Öle) und Produktionsverfahren (z. B. synthetische Herstellung von Aromen) notwendig. Verschiedene Inhaltsstoffe mit Eigenschaften, die auch das Endprodukt aufweisen soll, werden miteinander kombiniert. Zur Gruppe des Designer Food im weitesten Sinn gehören →Lebensmittelimitate wie die Margarine, mit bestimmten Nährstoffen angereicherte Lebensmittel (→Functional Food), gentechnisch hergestellte Lebensmittel mit bestimmten Eigenschaften (→Novel Food), diätetische Lebensmittel (u. a. →Light-Produkte), aber auch Knabbererzeugnisse wie Chips oder Erdnuss-Flips sowie Sport-Drinks. Der Verbraucher erkennt Designer Food v. a. an den langen Zutatenlisten. Verbraucherschützer kritisieren, dass bei der Herstellung möglicherweise Inhaltsstoffe von gesundheitlicher Bedeutung verloren gehen und dass die Risiken bestimmter Produktionsmethoden (v. a. gentechnischer Manipulationen) noch nicht ausreichend bekannt sind (→Gentechnik, S. 268 ff.).

Dessertweine [dɛˈsɛːr..., frz.], **Likörweine, Südweine, Süßweine:** Weine mit einem hohen Restzucker- und Alkoholgehalt, der meist durch Zusatz von Traubenmostkonzentrat und/oder Alkohol erreicht wird. Die bekanntesten Dessertweine stammen aus Spanien (Sherry), Portugal (Madeira, Portwein) und Ungarn (Tokayer); viele zählen wegen ihrer appetitanregenden Wirkung zu den →Aperitifs. Aufgrund ihres hohen Alkohol- und Zuckergehalts sind Dessertweine sehr kalorienreich.

Destillation: Verfahren zur Trennung von Flüssigkeitsgemischen, bei dem u.a. durch Erhitzen Flüssigkeiten mit verschiedenen Siedepunkten voneinander getrennt werden. Die Flüssigkeiten verdampfen, die Kondensate werden getrennt voneinander wieder aufgefangen. Die Destillation wird u.a. zur Gewinnung von reinem Alkohol und zur Herstellung von Branntwein eingesetzt. Bei der Destillation alkoholhaltiger Maischen zur Gewinnung von Alkohol werden u.a. Säuren und ätherische Öle vom Alkohol getrennt.

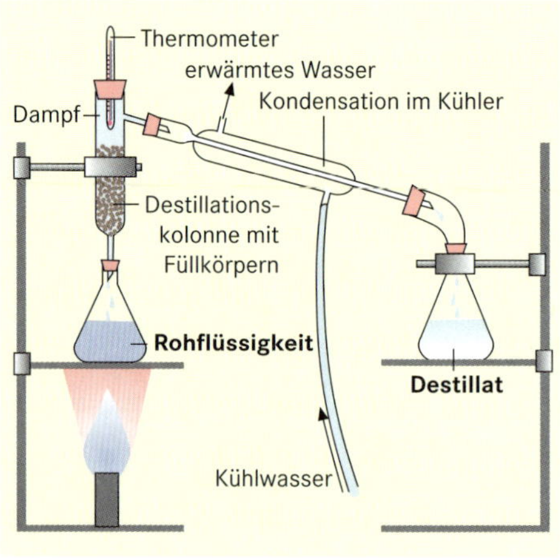

Destillation: Prinzip der Destillation

destilliertes Wasser, Aquadest: durch ein- oder mehrmalige Destillation von Salzen befreites Wasser, das für medizinische, chemische oder technische Zwecke verwendet wird. Zum Trinken ist es nicht geeignet, da es dem Körper keine Mineralstoffe zuführt, sondern sie ihm durch Änderung der Flüssigkeitszusammensetzung zwischen und in den Zellen entzieht.

Deutsche Gesellschaft für Ernährung e. V., Abk. **DGE:** 1953 gegründeter gemeinnütziger Verein mit Sitz in Frankfurt am Main, der die ernährungswissenschaftliche Forschung fördert, Forschungsergebnisse sammelt, zusammenfasst und der Allgemeinheit zur Verfügung stellt. Zu den weiteren Zielen der Deutschen Gesellschaft für Ernährung gehört es, eigene Maßnahmen zur Gesunderhaltung der Bevölkerung zu entwickeln und die Bevölkerung über gesunde Ernährung zu informieren; so gibt die Deutsche Gesellschaft für Ernährung z.B. Empfehlungen für die tägliche Zufuhr von Vitaminen und Mineralstoffen (→Ernährungsempfehlungen). Geleitet wird die Deutsche Gesellschaft für Ernährung von einem Präsidium, das von der Mitgliederversammlung gewählt wird und aus ehrenamtlich tätigen Wissenschaftlern verschiedener Fachrichtungen besteht. Unterstützend und beratend steht dem Präsidium das ebenfalls von der Mitgliederversammlung gewählte Kuratorium zur Seite, das sich aus Politikern, Wissenschaftlern, Verbraucherschützern und Personen aus Wirtschaft und Verwaltung zusammensetzt.

Deutsche Gesellschaft für Ernährung e. V.: Logo

Deutscher Ingwer: →Kalmus.

Dextrose: →Glukose.

DGE: Abk. für →Deutsche Gesellschaft für Ernährung e. V.

Diabetes insipidus: Störung des Wasserstoffwechsels mit abnorm gesteigerter Ausscheidung von Harn (5–20 l pro Tag), verbunden mit starkem Durstgefühl und Trinken entsprechend großer Flüssigkeitsmengen, ohne die es zur Störung des Wasser- und Elektrolythaushalts mit Austrocknung (Exsikkose) kommt. Ursache ist eine Harnkonzentrationsstörung der Nieren (ungenügende Rückresorption von Wasser), meist aufgrund einer mangelhaften oder fehlenden Ausschüttung des Hormons Vasopressin (auch als antidiuretisches Hormon, Abk. ADH, bezeichnet), das die Wasserausscheidung durch die Nieren hemmt. Zu einer solchen Störung kann es z.B. durch eine Schädigung im Bereich des Zwischenhirns oder der Hirnanhangsdrüse (Tumorbildung, Entzündung oder Verletzung) kommen. In anderen Fällen sprechen die Vasopressin-Rezeptoren der Nieren nicht auf das Hormon an. Die medizinische Behandlung besteht in der Behebung der Grunderkrankung (z.B. Entfernung des Tumors) oder dem medikamentösen Dauerersatz des fehlenden Hormons. Vor der Behandlung ist es wichtig, die großen Flüssigkeits- und Mineralstoffverluste durch ausreichendes Trinken auszugleichen. Bei Kleinkindern kann es erforderlich sein, die Flüssigkeit über eine Magensonde zuzuführen.

Diabetes mellitus: umgangssprachlich auch als Zuckerkrankheit bezeichnete chronische Stoffwechselerkrankung, bei der der Blutzuckerspiegel zeitweise oder ständig erhöht ist. Ursache ist eine zu geringe Produktion des Hormons →Insulin durch die in den Langerhans-Inseln der Bauchspeicheldrüse befindlichen B-Zellen bzw. ein verringertes Ansprechen der Körperzellen auf dieses Hormon, das die Aufnahme von Glukose aus dem Blut ermöglicht. Andere Krankheiten (z.B. chronische Lebererkrankungen) können ebenfalls einen Diabetes verursachen. Als Folge des Diabetes werden die Körperzellen nicht ausreichend mit Glukose versorgt, der Blutzuckerspiegel steigt und bei Überschreiten eines bestimmten Blutzuckerspiegels wird Glukose mit dem Harn ausgeschieden, wobei auch große Mengen Flüssigkeit und Mineralstoffe verloren gehen und es im Extremfall zur Austrocknung (Exsikkose) kommen kann. Der Mangel an Insulin kann zudem zu Fettstoffwechselstörungen führen, die mit der übermäßigen Bildung von Ketonkörpern einhergehen, welche nicht weiter abgebaut werden können und eine →Azidose bedingen. Infolgedessen kann das diabetische Koma (Bewusstlosigkeit mit anschließendem Herz-Kreislauf-Versagen) eintreten. Der Insulinmangel führt zudem zu Eiweißstoffwechselstörungen; körpereigene Eiweiße werden vermehrt abgebaut, die Herstellung von Eiweißen ist reduziert, was u.a. zu Schwäche und zu einem Verlust an Muskelmasse führt.

Formen und Behandlung:

Die Weltgesundheitsorganisation unterteilt die Krankheit in zwei Formen: den **Typ-I-Diabetes**, der erstmals im Kindes- oder Jugendalter, und zwar meist bei Normal- oder Untergewichtigen, auftritt und bei dem die Insulin produzierenden B-Zellen der Bauchspeicheldrüse durch eine entzündliche Reaktion des Inselgewebes (Insulitis) geschädigt werden. Diese Insulitis entsteht wahrscheinlich durch eine Autoaggressionsreaktion des Immunsystems, d.h., das Immunsystem greift körpereigenes Gewebe (in diesem Fall die B-Zellen) an. Die auslösenden Faktoren sind noch nicht bekannt. Man vermutet Virusinfektionen (z.B. Röteln der Mutter während der Schwangerschaft) und bestimmte Nahrungsbestandteile (z.B. Nitrosamine). Beim Typ-I-Diabetes liegt ein absoluter Insulinmangel vor. Die Behandlung besteht in der Gabe von Insulin.

Für den **Typ-II-Diabetes,** der sich meist im Erwachsenenalter erstmals manifestiert und 90% aller Diabetesfälle ausmacht, kann eine erbliche Veranlagung vorliegen. Zusätzlich spielen jedoch weitere Faktoren, v.a. Übergewicht und Überernährung, eine Rolle. 90% aller Typ-II-Diabetiker sind übergewichtig; infolge des großen Nahrungsangebots muss die Bauchspeicheldrüse mehr Insulin produzieren, um den Blutzuckerspiegel auf normalem Niveau zu halten. Die Empfindlichkeit der Körperzellen für Insulin nimmt ab, obwohl ausreichend Insulin hergestellt wird (Insulinresistenz); es liegt ein relativer Insulinmangel vor. Nach einiger Zeit kann es zusätzlich noch zu einer Erschöpfung der Insulin produzierenden Zellen und damit zu einem absoluten Mangel an Insulin kommen. Die Spätmanifestation des Typ-II-Diabetes (nach dem 65. Lebensjahr) wurde früher als **Altersdiabetes** bezeichnet. Die Behandlung des Typ-II-Diabetes besteht bei relativem Insulinmangel in der Regel zunächst nur in einer Ernährungsumstellung ohne Insulingabe; eventuell werden orale Antidiabetika verordnet. Bei absolutem Insulinmangel ist die Gabe von Insulin notwendig (→Insulintherapie). Diagnostiziert wird Diabetes mellitus in erster Linie durch Zuckernachweis im Harn und die Bestimmung des Blutzuckerspiegels: Diabetes liegt vor, wenn der Blutzuckerwert nüchtern über 120 mg pro 100 Milliliter Blut, nach Blutzuckerbelastungsprobe über 200 mg pro 100 Milliliter Blut liegt.

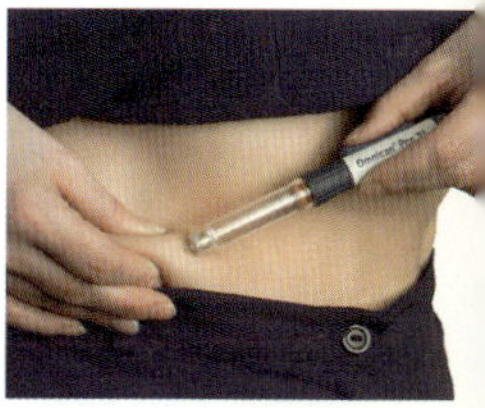

Diabetes mellitus: Insulin wird meist per Injektion verabreicht.

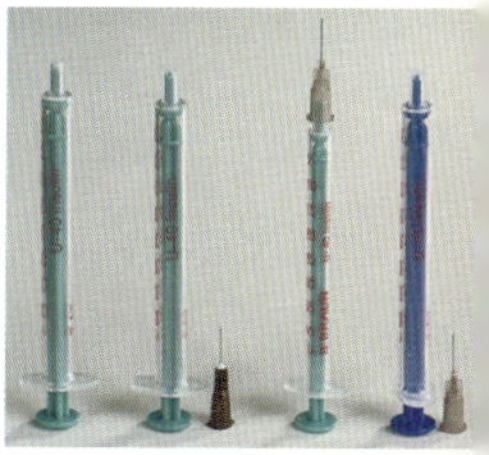

Diabetes mellitus: verschiedene Injektionsspritzen für Diabetiker

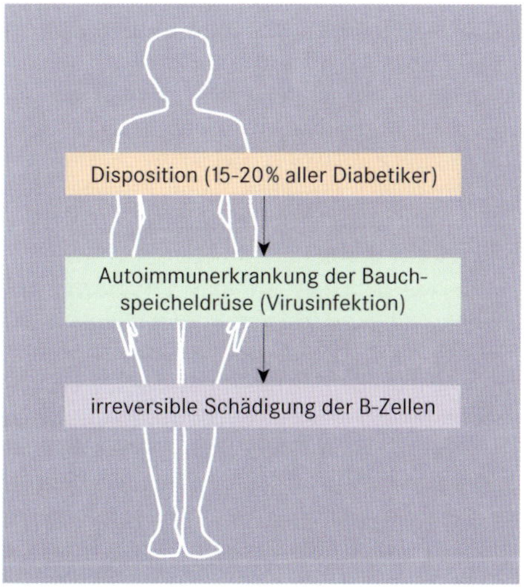

Diabetes mellitus: Ursachen für den Typ-I-Diabetes

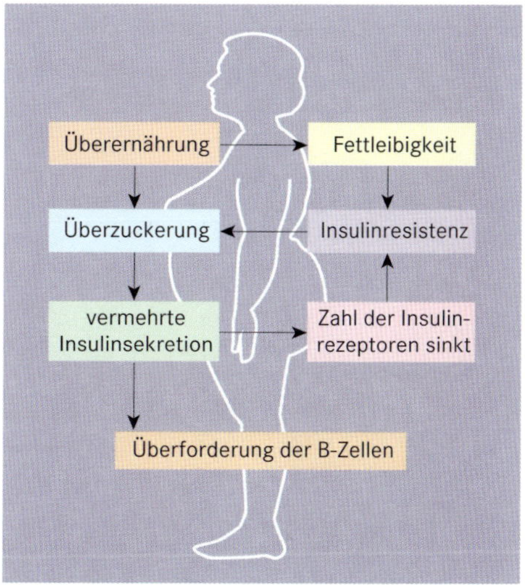

Diabetes mellitus: Ursachen für den Typ-II-Diabetes

Diabetes mellitus: Eigenverantwortung ist gefragt

Um Spätschäden zu vermeiden, ist es für Diabetiker wichtig, dass sie ihre Krankheit ernst nehmen. Ohne die aktive Mithilfe des Patienten lässt sich die Krankheit nicht in den Griff bekommen. Sie müssen auf ihre Ernährung achten, sie an ihre Krankheit angepasst zusammenstellen und ihre Medikamente zu festgelegten Zeiten nehmen. In jedem Fall sollten Diabetiker daher eine Schulung besuchen, bei der u. a. gezeigt wird, wie sie Blut- und Urinzuckerwerte selbst messen können und zu welchen Zeitpunkten dies sinnvoll ist. Dadurch bekommen sie u. a. ein Gefühl für den richtigen Abstand zwischen den Mahlzeiten. Geübt wird auch, wie der Kohlenhydratgehalt einzelner Lebensmittel geschätzt werden kann. Außerdem erfahren die Teilnehmer, wie sie Symptome von Über- oder Unterzuckerung erkennen und was sie im Notfall dagegen tun können. Wichtig ist v. a. eine Diätberatung nach Feststellung der Krankheit.

Körperliche Folgeschäden:

Beim Diabetes mellitus besteht die Gefahr, dass die Blutzuckerwerte infolge von Überanstrengung, Krankheit, zu großer oder zu geringer Nahrungszufuhr oder übermäßiger bzw. verminderter Dosierung von Medikamenten zu stark steigen oder sinken. Bei einer →Überzuckerung kann es zum diabetischen Koma, bei einer →Unterzuckerung zu einem lebensgefährlichen hypoglykämischen Schock mit Bewusstseinsstörungen bis hin zum Koma kommen. Zu den Spätfolgen des Diabetes mellitus zählen Schädigungen der arteriellen Gefäße infolge hoher Blutzuckerwerte, die u. a. zu Nierenschäden (→diabetische Nephropathie), Durchblutungsstörungen in den Fußgefäßen (diabetischer Fuß), Schädigungen der Augen (diabetische Retinopathie) und Nerven (diabetische Polyneuropathie) führen können. Aufgrund dieser Gefäßschäden haben Diabetiker auch ein erhöhtes Risiko für eine koronare Herzkrankheit (→Herz-Kreislauf-Erkrankungen) oder periphere arterielle Verschlusskrankheit (arteriosklerotische Verengung der Arterien in den Beinen).

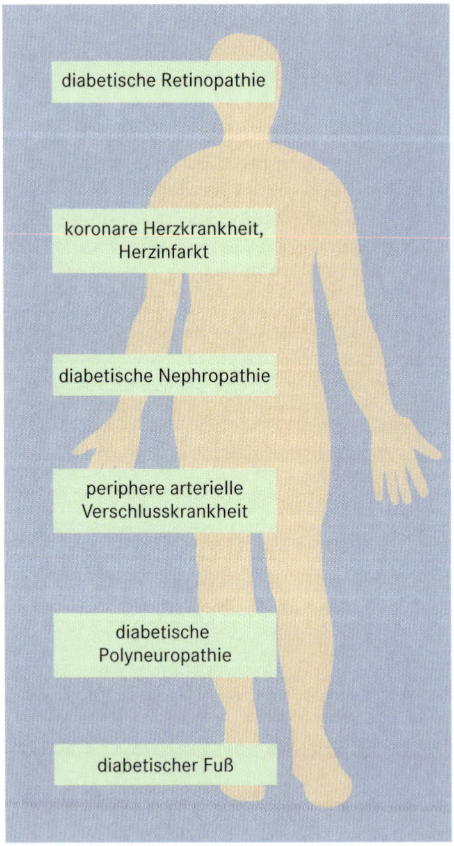

Diabetes mellitus: Folgeschäden

Ernährung:

Der Typ-II-Diabetes kann in 40% aller Fälle allein mit einer Ernährungsumstellung behandelt werden; alle anderen Diabetiker müssen aber ebenfalls auf ihre Ernährung achten. Eine Diabetesdiät ist im weitesten Sinn gleichzusetzen mit einer Vollwertkost mit viel Gemüse, Obst und Vollkornprodukten. Allerdings dürfen Diabetiker pro Mahlzeit nur so viele Kohlenhydrate (jene Nahrungsbestandteile, die hauptsächlich auf den Blutzuckerspiegel wirken) zu sich nehmen, wie ihr Körper mithilfe des körpereigenen bzw. von außen zugeführten Insulins so verarbeiten kann, dass die Blutzuckerwerte im Norm- bzw. normnahen Bereich (70–160 mg pro 100 ml Blut im Tagesverlauf) bleiben. In der Regel müssen Diabetiker ihre Nahrung auf fünf bis sieben Mahlzeiten pro Tag aufteilen, um diese Blutzuckerwerte zu halten. Die tägliche Energiezufuhr orientiert sich an Alter, Geschlecht und dem an die körperliche Tätigkeit angepassten Bedarf. Bei übergewichtigen Diabetikern wird die Energiezufuhr zum Zweck der Gewichts-reduktion verringert, da sich oft schon durch Erreichen des Normalgewichts eine Besserung der Blutzuckerwerte ergibt.

Im Idealfall besteht die Ernährung bei Diabetes zu 50–60% aus Kohlenhydraten, zu 25–30% aus Fett und zu 10–15% aus Eiweiß. Unter den Kohlenhydraten sind ballaststoffreiche Stärketräger (z. B. Vollkornprodukte) zu bevorzugen, da sie sich aus Vielfachzuckern zusammensetzen, die den Blutzuckerspiegel im Vergleich zu Ein- und Zweifachzuckern (enthalten z. B. in raffiniertem Zucker) nur langsam ansteigen lassen. Kohlenhydratreiche Lebensmittel werden – abhängig von ihrer unterschiedlichen Wirkung auf den Blutzuckerspiegel – in fünf Gruppen unterteilt: Brot und Nährmittel (z. B. Nudeln, Reis, Mehle), Milch und Milchprodukte, Kartoffeln, Gemüse und Obst. Bei der Speisenzusammenstellung können Lebensmittel nur innerhalb einer Gruppe gegeneinander ausgetauscht werden (Ausnahme: Gemüse und Obst sind gegeneinander austauschbar). Auf Lebensmittel, die Zucker vom Glukosetyp (Glukose, Haushaltszucker, Invertzucker, Maltose) enthalten und den Blutzuckerspiegel rasch erhöhen, sollte weitgehend verzichtet werden (die Zufuhr ist nur in Absprache mit dem Arzt oder einem Diätberater erlaubt). Bei sehr niedrigen Blutzuckerwerten muss allerdings Traubenzucker gegessen werden, um eine Unterzuckerung zu vermeiden. Zum Süßen können →Süßstoffe oder →Zuckeraustauschstoffe verwendet werden. Bei fetthaltigen Lebensmitteln sollten pflanzliche Produkte mit einem großen Anteil ungesättigter Fettsäuren bevorzugt werden.

Diabetiker sollten zudem reichlich trinken, insbesondere Wasser und ungesüßten Tee; auf Alkohol sollten sie weitgehend verzichten. Spezielle Diabetikerlebensmittel sind in der Regel nicht erforderlich. Von Fremdinsulin abhängige Diabetiker müssen ihre Kohlenhydratzufuhr genau auf die Insulindosis abstimmen. Das setzt eine Kenntnis der Kohlenhydratmenge der verschiedenen Lebensmittel voraus. Zur Erleichterung wurde die →Broteinheit entwickelt, die mittlerweile jedoch häufig durch die →Kohlenhydrateinheit ersetzt wird. Angaben zum Kohlenhydratgehalt von Lebensmitteln können Tabellen entnommen werden.

LESETIPPS:

Ernst R. Froesch und Eugen J. Schoenle: *Diabetes. Daran denken, Erkennen, Behandeln. Stuttgart (Thieme) [6]1998.*

Sven-David Müller und Christiane Pfeuffer: *Genußvoll essen bei Diabetes. Küttigen (Midena) 1998.*

Eberhard Standl und Hellmut Mehnert: *Das große TRIAS-Handbuch für Diabetiker. Stuttgart (Trias) 1998.*

Elisabeth Lange: *Die richtigen Lebensmittel bei Diabetes Typ 2. München (Mosaik) 1999.*

Diabetikerlebensmittel: speziell für an Diabetes mellitus Erkrankte hergestellte Lebensmittel, die nur Kohlenhydrate enthalten, die den Blutzuckerspiegel langsam und damit nicht zu stark erhöhen. Haushaltszucker, Glukose, Invertzucker und Maltose werden durch →Süßstoffe oder →Zuckeraustauschstoffe ersetzt. Während die Zuckeraustauschstoffe die Höhe des Blutzuckerspiegels beeinflussen, haben die Süßstoffe keine Auswirkung auf den Blutzuckerspiegel. Der Kohlenhydratgehalt von Diabetikerlebensmitteln mit Zuckeraustauschstoffen muss daher auf den Gesamtkohlenhydratgehalt einer Mahlzeit angerechnet werden. Zu den im Handel erhältlichen Diabetikerlebensmitteln zählen u. a. Süßwaren, Marmelade, Gebäck und Brot. Nährstoff- und Energiegehalte von Diabetikerlebensmitteln müssen auf der Verpackung vermerkt werden, ebenso der Gehalt an Zuckeraustauschstoffen bzw. der verwendete Süßstoff.

Diabetikerbier (Diätbier) enthält fast keine Kohlenhydrate (der Zuckergehalt beträgt nur 7,5 g pro Liter). Der Alkoholgehalt solcher Biere darf nicht höher sein als der eines vergleichbaren Bieres des allgemeinen Verzehrs. Daher müssen »endvergorene« Biere teilweise entalkoholisiert werden. Diabetikerwein ist voll durchgegoren, enthält maximal 4 g Restzucker pro Liter und hat einen Alkoholgehalt von maximal 12 Vol.-%. Da nicht alle Diabetiker Alkohol trinken dürfen, muss auf Diabetikerbier und -wein der Warnhinweis »nur nach Befragen des Arztes« stehen.

Diabetikerlebensmittel haben den Vorteil, dass Diabetiker z. B. auch bei süßen Lebensmitteln sicher sein können, dass diese im Rahmen einer Diabetesdiät geeignet sind. Nachteilig ist jedoch, dass die Lebensmittel häufig sehr teuer und z. T. auch sehr fett- und energiereich sind. Oft eignen sie sich daher nicht zu einer bei Diabetes mellitus vielfach nötigen Gewichtsreduktion. Hinzu kommt, dass Zuckeraustauschstoffe in größeren Mengen genossen abführend wirken. Notwendig sind Diabetikerlebensmittel bei Diabetes mellitus nicht; Diabetiker dürfen (mit einigen Ausnahmen, →Diabetes mellitus) die gleichen Lebensmittel wie Gesunde zu sich nehmen. Mithilfe von Süß- oder Zuckeraustauschstoffen können Diabetiker zudem selbst süße Lebensmittel wie Marmelade oder Kuchen herstellen.

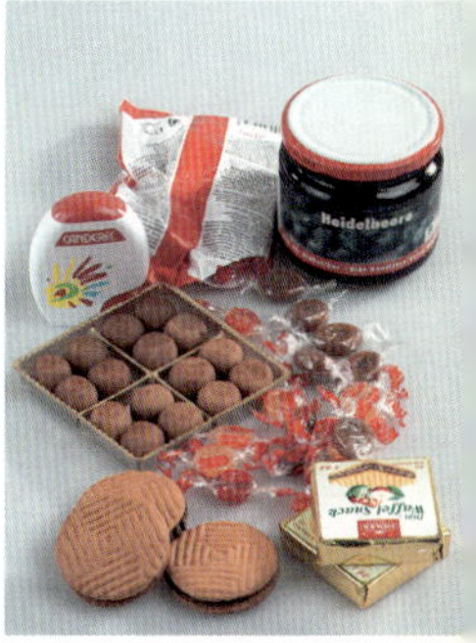

Diabetikerlebensmittel

diabetische Nephropathie, diabetische Glomerulo|sklerose, Kimmelstiel-Wilson-Syndrom: Schädigung bzw. Zerstörung kleinster Blutgefäße in den Nierenkörperchen als Spätfolge eines unbehandelten oder schlecht eingestellten →Diabetes mellitus. Es kommt zu zunehmenden Funktionsverlusten der Nieren mit vermehrter Eiweißausscheidung über den Harn, meist auch mit Bluthochdruck. Im Endstadium tritt meist eine →Niereninsuffizienz auf. Durch eine gute Blutzucker- und Blutdruckeinstellung sowie eine reduzierte Eiweißzufuhr (→eiweißdefinierte Diäten) lässt sich die Zerstörung der Nierenkörperchen verhindern oder zumindest hinauszögern.

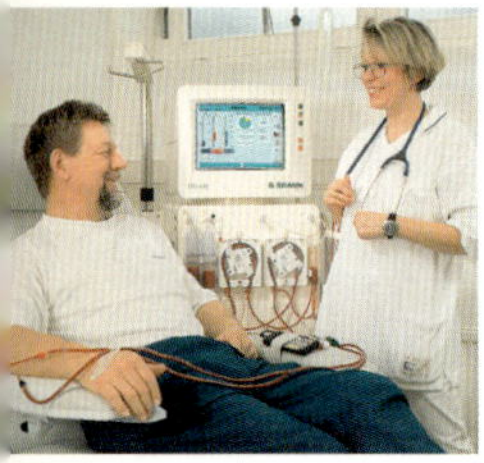

Dialyse: modernes Dialysegerät

Dialyse: umgangssprachlich als Blutwäsche bezeichnetes medizinisches Verfahren, das bei akutem oder chronischem Funktionsausfall der Nieren (Niereninsuffizienz) angewendet wird. Durch die Dialyse wird das Blut von Giftstoffen befreit, die beim Gesunden über den von den Nieren produzierten Harn ausgeschieden werden.

Prinzip: Das Blut des Patienten wird unter Verwendung einer Spülflüssigkeit (Dialysat) durch ein halbdurchlässiges Membransystem gefiltert, durch das nur kleinste Teilchen hindurchtreten können. Dabei gehen die Gift- und Schlackenstoffe aus dem Blut (so genannte harnpflichtige Substanzen) durch die Membran in das Dialysat über, während die lebenswichtigen Eiweißstoffe des Blutserums die Membran nicht passieren können.

Bei der **Hämodialyse** wird der Patient an ein Dialysegerät (»künstliche Niere«) angeschlossen, durch das das Blut strömt, um anschließend gereinigt wieder in den Körper zu gelangen – die Filtermembran befindet sich außerhalb des Körpers. Bei der **Peritonealdialyse** dient das gut durchblutete Bauchfell (Peritoneum) des Patienten als Filtermembran. Das täglich mehrfach gewechselte Dialysat gelangt über einen Katheter in die Bauchhöhle und wird nach Aufnahme der Giftstoffe wieder abgelassen. Während die Hämodialyse meist in Dialysezentren stattfindet, kann die Peritonealdialyse als so genannte chronisch ambulante Peritonealdialyse (CAPD) selbstständig zu Hause durchgeführt werden. In Deutschland müssen sich etwa 40 000 Menschen regelmäßig einer Dialyse unterziehen.

Ernährung: Für Hämodialysepatienten gilt eine drastische Einschränkung der Flüssigkeitszufuhr, da sich das überschüssige Wasser zwischen den Dialysesitzungen im Körper ansammelt. Die tägliche Trinkmenge wird zusammen mit dem Arzt festgelegt (durchschnittlich etwa 0,5 l pro Tag zuzüglich eventueller Flüssigkeitsverluste durch Harn). Bei der chronisch ambulanten Peritonealdialyse muss die Trinkmenge weniger stark eingeschränkt werden (auf ca. 0,8 – 1,2 l pro Tag, in manchen Fällen gibt es gar keine Einschränkung).

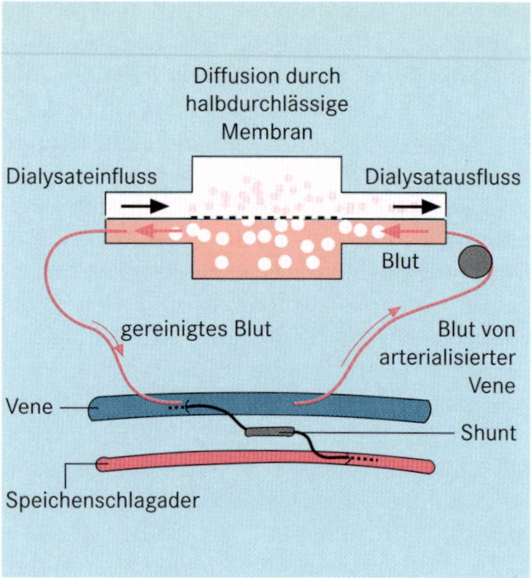

Dialyse: Prinzip der Hämodialyse

Bei der Dialyse gehen dem Organismus wichtige Stoffe verloren oder werden vom Darm nicht richtig resorbiert, sodass sie dem Körper wieder zugeführt werden müssen (v. a. Eiweiß und wasserlösliche Vitamine). Die empfohlene tägliche Zufuhr an Eiweiß liegt bei erwachsenen Hämodialysepatienten zwischen 1 und 1,2 g pro Kilogramm Sollgewicht (bei Kindern: 1,5 – 3 g pro Kilogramm Sollgewicht) und bei erwachsenen Peritonealdialysepatienten bei 1,2 – 1,5 g (bei Kindern: 1,5 – 2 g pro Kilogramm Sollgewicht). Biologisch hochwertiges Eiweiß ist v. a. in tierischen Produkten enthalten, die meist allerdings auch größere Mengen Phosphat beinhalten, dessen Aufnahme bei Dialyse eingeschränkt werden muss (tägliche Zufuhr: maximal 1,2 g), da die Aufnahme großer Mengen Phosphat zur Entkalkung der Knochen führen kann, wenn Kalzium und/oder Vitamin D nicht in ausreichender Menge vorhanden ist. Die Gabe von Phosphat bindenden Mitteln ist daher oft unerlässlich. Zur Vorbeugung der Knochenentkalkung sollte die Nahrung zudem reich an Kalzium sein (Zufuhr: 1,5 – 2 g pro Tag), was sich durch den Verzehr eiweißreicher Milchprodukte bzw. durch Medikamente erreichen lässt. Die wasserlöslichen Vitamine (B-Vitamine und Vitamin C) müssen in ausreichender Menge zugeführt werden; dabei erhöht sich die Empfehlung für Folsäure auf 0,8 – 1 mg pro Tag und die für Vitamin B_6 auf

Empfehlungen zur Reduktion der Trinkmenge bei Dialyse

Dialysepatienten müssen die Trinkmenge teilweise drastisch reduzieren. Das gelingt am besten, indem sie weniger Kochsalz aufnehmen (eine Limitierung der Natriumaufnahme ist bei der Dialyse ohnehin notwendig) und nur dann trinken, wenn tatsächlich ein Durstgefühl vorhanden ist. Es empfiehlt sich insbesondere bei warmem Wetter, aus vitaminreichen Säften Eiswürfel zuzubereiten und diese, ohne die Trinkmenge zu überschreiten, bei großem Durst zu lutschen. Ist der Durst noch nicht übermächtig, hilft es oft schon, den Mund mit kaltem Wasser auszuspülen (Vorsicht! Wasser nicht schlucken) oder eine Zitronenscheibe auszulutschen. Auch der Verzehr von gekühltem Obst stillt den Durst. Die Trinkmenge sollte zudem möglichst gleichmäßig über den Tag verteilt werden.

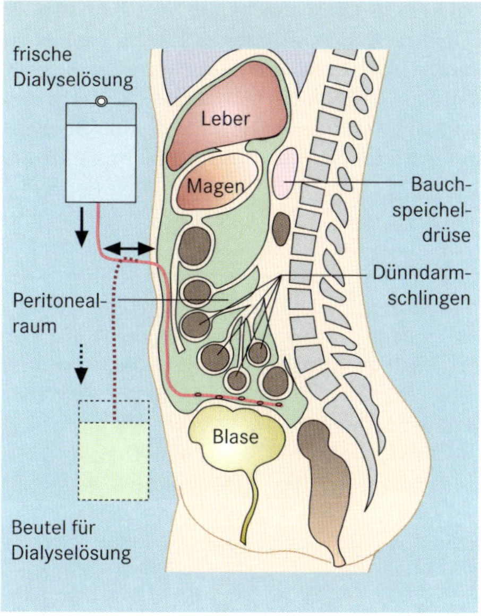

Dialyse: Prinzip der Peritonealdialyse

10 mg pro Tag. Auch Vitamin C sollte dem Körper vermehrt zugeführt werden. Bei Gefahr von Knochenentkalkung oder Blutgerinnungsstörungen müssen dem Körper auch die fettlöslichen Vitamine D und K sowie Eisen medikamentös zugeführt werden.

Damit es nicht zu einem Gewichtsverlust kommt, benötigt der Organismus täglich 35–45 kcal/150–190 kJ pro Kilogramm Sollgewicht; Kinder sollten 50–100 kcal/200–400 kJ pro Kilogramm Sollgewicht aufnehmen. Die Zufuhr von Kalium und Natrium muss v.a. bei der Hämodialyse stark eingeschränkt werden (Kalium: 1,5–2 g pro Tag; Natrium: 1,5–2 g pro Tag, →natriumarme Diät). Bei der Peritonealdialyse wird die Natriumaufnahme zunächst auf etwa 2,4 g pro Tag, die Kaliumzufuhr auf 3–4 g pro Tag beschränkt; diese Werte werden später dem Gesundheitszustand des Patienten angepasst. Ein Kaliumüberschuss im Blut kann zu Herzrhythmusstörungen, ein Natriumüberschuss zu Bluthochdruck und zur Bildung von Ödemen führen.

LESETIPPS:

HUBERTA EDER UND HENNING SCHOTT: *Bessere Ernährung für Dialysepatienten. Mainz (Kirchheim) ²1998.*

HEIDE SPERSCHNEIDER: *Der Dialyse-Ratgeber. Wie Sie sich auf ein verändertes Leben leichter einstellen. Stuttgart (Trias) 2000.*

Diarrhö: →Durchfall.

Diät: Oberbegriff für Kostformen, die sich von der üblichen Ernährung in ihrer Zusammensetzung, der Menge der zugeführten Energie und/oder der Zubereitung unterscheiden und zur Gewichtsreduktion, Vorbeugung oder Behandlung von Erkrankungen eingesetzt werden. Zu den Diäten, die der Vorbeugung bzw. Behandlung von Erkrankungen (→Krankenkost) dienen, gehören →kalziumreiche Diät, →natriumarme Diät, →purinarme Diät, →laktosefreie Diät, →phospatarme Diät und →eiweißdefinierte Diäten. Manche Diäten werden über einen begrenzten Zeitraum durchgeführt (z.B. →Gewichtsreduktionsdiäten oder Diäten zur Senkung von Blutfettwerten, Schonkost nach Operationen) andere müssen lebenslang durchgehalten werden (z.B. Diäten bei bislang nicht heilbaren Krankheiten wie Zöliakie). Speziell zusammengesetzte diätetische Lebensmittel werden als →bilanzierte Diäten bezeichnet.

Diätassistent: Fachkraft, die in Zusammenarbeit mit Ärzten die passende Diät zur Vorbeugung oder Behandlung von Krankheiten auswählt und die Diätkost zusammenstellt. Außerdem wirkt sie beratend bei der Zusammenstellung und Zubereitung von Diätkost im Klinikbereich mit und führt auch Diätberatungen für Patienten und Angehörige durch. Für die zwei- bis dreijährige Ausbildung (je nach Schulabschluss) an staatlich anerkannten Schulen ist der Realschulabschluss Voraussetzung.

Diätberatung: meist von Diätassistenten durchgeführte Informationsgespräche oder -veranstaltungen über die Umstellung der Ernährung zur Vorbeugung oder Behandlung von Erkrankungen. Die Diätberatung soll den Patienten das nötige Wissen über die durchzuführende Diät und ihre Bedeutung vermitteln, sodass sie in die Lage versetzt werden, ihre Ernährung eigenverantwortlich nach diätetischen Gesichtspunkten zusammenzustellen und die Diät über den gewünschten Zeitraum durchzuhalten.

Diätbier, Diabetikerbier: speziell für Diabetiker hergestelltes Bier (→Diabetikerlebensmittel).

Diätetik: Lehre von der Zusammensetzung der Nahrung sowie von der Ernährung in besonderen Lebenssituationen, z.B. bei Krankheiten, im Alter oder während der Schwangerschaft.

diätetische Lebensmittel und Getränke: in ihrer Zusammensetzung an die Bedürfnisse bestimmter Personengruppen angepasste Lebensmittel. Diätetische Lebensmittel und Getränke wurden für Personen entwickelt, die aufgrund von Erkrankungen bestimmte Nährstoffe nicht oder nur in geringen Mengen aufnehmen dürfen (z. B. bei Diabetes mellitus, Bluthochdruck), sowie für Menschen in bestimmten Lebenssituationen wie Säuglinge, Kleinkinder, Schwangere, alte Menschen oder Übergewichtige.

Diätetische Lebensmittel müssen sich entweder durch ihre Zusammensetzung, durch die bei der Herstellung angewendeten Verfahren oder durch andere Eigenschaften von den vergleichbaren üblichen Lebensmitteln deutlich unterscheiden. Zu ihnen zählen u. a. Säuglings- und Kleinkindernahrung, →Diabetikerlebensmittel, Sportlernahrung, natriumarme Lebensmittel, glutenfreie und purinarme Lebensmittel sowie Lebensmittel zur Gewichtsreduktion, →bilanzierte Diäten und →Nahrungsergänzungsmittel (S. 476 ff.).

Diätetische Lebensmittel müssen mit einigen Ausnahmen (z. B. Gebäck für Diabetiker) verpackt verkauft werden. Lebensmittelzusatzstoffe sind nur erlaubt, sofern sie für den jeweiligen diätetischen Zweck erforderlich sind; als Konservierungsstoff ist einzig Sorbinsäure zugelassen, der Zusatz künstlicher Farbstoffe und Antioxidationsmittel ist verboten. Auf der Verpackung müssen die besonderen Eigenschaften des Lebensmittels sowie das Einsatzgebiet genannt werden, ebenso der durchschnittliche Gehalt an Kohlenhydraten, Eiweiß und Fetten sowie an Energie (in Kilojoule und Kilokalorien).

Diatomeenerde: →Kieselerde.

Diätsalze: →Kochsalzersatzmittel.

Diät-Verordnung: Rechtsverordnung in Deutschland, die festlegt, welche Lebensmittel und Getränke die Bezeichnung »diätetisch« tragen dürfen. Außerdem legt die Diät-Verordnung fest, zu welchen Angaben die Hersteller auf der Verpackung diätetischer Lebensmittel und Getränke verpflichtet sind.

Dickdarm: Abschnitt des →Darms, der für die Eindickung des Stuhls zuständig ist.

Dickdarmentzündung, Colitis, Kolitis: entzündliche Veränderungen der Schleimhaut des Dickdarms, die meist durch (z. B. in Lebensmitteln enthaltene) Bakterien oder Viren ausgelöst werden und sich u. a. mit Durchfällen oder übel riechendem Stuhl, dem Blut und/oder Eiter beigemengt ist, bemerkbar machen. Auch durch Vergiftungen und bei Nierenfunktionsstörungen kann es zur Dickdarmentzündung kommen. Besondere Formen der Dickdarmentzündung sind die →Colitis ulcerosa, eine chronisch entzündliche Darmerkrankung, und die Colitis mucosa, die bei Funktionsstörungen des Darms ohne organische Ursache (→Reizdarm) auftritt und bei der es zu krampfhaftem Zusammenziehen der Muskulatur der Darmwand kommt. Dieses Zusammenziehen verursacht die anfallartig auftretenden schneidenden Leibschmerzen und schmerzhaften Stuhlentleerungen, gelegentlich mit Beimengungen von Schleim und Schleimhautfetzen. Die Behandlung der Dickdarmentzündung ist abhängig von der Ursache. Bei heftigen Durchfällen müssen die Flüssigkeits- und Elektrolytverluste ausgeglichen werden, um einer Austrocknung (Exsikkose) vorzubeugen. Bei Colitis mucosa kann eine →ballaststoffreiche Ernährung hilfreich sein; zudem sollten schlecht verträgliche Lebensmittel ermittelt und gemieden werden.

Dickdarmkrebs: Form des →Darmkrebses.

Dickdarmpolyp, kolo|rektales Adenom: gutartige, in die Darmlichtung ragende Geschwulst der Dickdarmschleimhaut. Unterschieden werden Polypen, die mit ihrer ganzen Fläche der Darmwand aufsitzen (breitbasige Form), andere, die sich nach oben hin verjüngen (zottige Form), und solche mit einem längeren Stiel, auf dessen Ende der eigentliche Polyp aufsitzt (gestielte Form). Vor allem bei breitbasigen und zottigen Dickdarmpolypen besteht die Gefahr, dass sie sich zu bösartigen Tumoren (→Darmkrebs) entwickeln. Daher sollte jeder Polyp entfernt werden. Blut- und/oder Schleimbeimischungen im Stuhl können auf Dickdarmpolypen hinweisen. Begünstigt wird die Entstehung dieser Polypen vermutlich durch eine Kost, die reich an tierischen Fetten und arm an Ballaststoffen ist. Zur Vorbeugung sollte daher wenig Fett (60–80 g pro Tag) verzehrt werden; der Fleisch- und Wurstkonsum sollte 150 g pro Tag nicht überschreiten. Der Anteil an (frischem) Obst und Gemüse sowie Vollkornprodukten an der Nahrung sollte möglichst hoch sein, damit eine ausreichende Zufuhr an →Ballaststoffen gewährleistet ist.

Dickmilch, Sauermilch: geronnene Milch, die entweder aus ungekochter Vollmilch durch

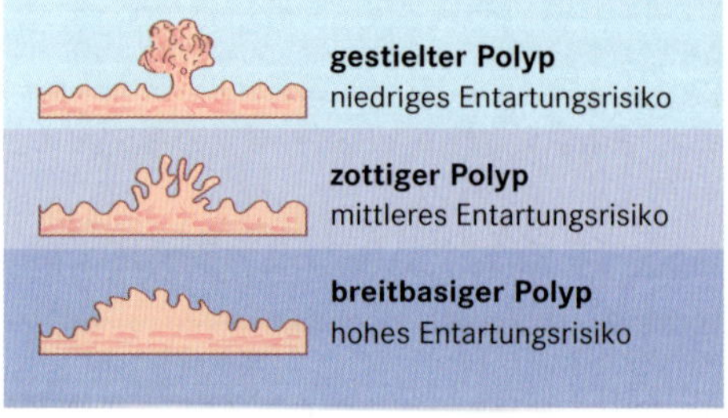

Dickdarmpolypen: verschiedene Formen, die sich zu Krebs entwickeln können

natürliche Säuerung oder industriell aus im Fettgehalt eingestellter, erhitzter und homogenisierter Kuhmilch durch den Zusatz von Milchsäurebakterien gewonnen wird, die Laktose zu Milchsäure abbauen. Sie ist in dickflüssiger oder stichfester Form in den gleichen Fettgehaltsstufen wie Trinkmilch (0,3%, 1,5–1,8%, 3,5%) im Handel. Außerdem dient sie als Ausgangsprodukt für die Herstellung von Quark und Käse. 100 g Dickmilch (3,5% Fett) haben einen Energiegehalt von 61 kcal/255 kJ und enthalten 120 mg Kalzium.

Dicksaft: durch das Eindampfen von Früchten gewonnener konzentrierter Saft, der als Ersatz für Zucker verwendet wird. **Apfeldicksaft** wird durch Erhitzen und Eindicken von Apfelsaft hergestellt; **Birnendicksaft** entsteht aus eingedicktem Birnensaft; **Agavendicksaft** wird aus dem Pflanzensaft von Agaven produziert. Die meisten der in den Früchten enthaltenen Vitamine gehen beim Herstellungsprozess verloren. Dicksaft enthält fruchteigene, natürliche Mineralstoffe, allerdings nur in geringer Menge. Aufgrund seiner klebrigen Konsistenz wirkt sich das Süßungsmittel zahnschädigender aus als Zucker und sollte daher nur sparsam verwendet werden.

Dickzuckerfrüchte: →Belegfrüchte.

Digestif [diʒɛstˈif, frz.]: ein Getränk, das zur Förderung der Verdauung nach dem Essen getrunken wird. In der Regel handelt es sich um hochprozentige alkoholische Getränke wie z. B. Korn-, Wacholder- oder Obstbranntwein (→Branntweine). Der Alkohol begünstigt die Resorption der durch die Fettverdauung entstandenen Fettsäuren. Die in den Getränken häufig enthaltenen →Bitterstoffe regen die Sekretion der Verdauungssäfte an.

Dill, Gurkenkraut, wiss. Name **Anethum graveolens:** eine im östlichen Mittelmeergebiet und im Vorderen Orient beheimatete, heute weltweit verbreitete und häufig in Hausgärten angepflanzte einjährige Gewürzpflanze aus der Familie der Doldenblütler. Die bis 1,2 m hohe, stark duftende Pflanze trägt an ihrem fein gerillten Stängel mehrfach fiederschnittige Blätter; die gelblichen Blüten stehen in großen Dolden. Das junge Kraut sollte frisch verwendet werden; man nutzt es u. a. zum Würzen von Salaten, Suppen, Fischgerichten und eingelegten Gurken.

Dinkel, Fesen, Schwabenkorn, Spelt, Spelz, Vesen, wiss. Name **Triticum spelta:** eine Weizenart, deren Korn von der Spelze fest umschlossen ist. Der bis vor 100 Jahren in Europa noch weit verbreitete Dinkel wurde durch den ertragreicheren Weizen verdrängt und erst im Zuge der Naturkostwelle wieder entdeckt. Heute wird er v. a. in Süddeutschland, Tirol und der Schweiz angebaut und findet in der Vollwerternährung Verwendung. Dinkel hat einen würzigen, nussigen Geschmack und eignet sich (in Form von ganzen Körnern oder Grütze) als Zutat für Klöße, Suppen und Aufläufe. Dinkelmehl kann zum Brotbacken verwendet werden. Dinkel ist reich an Magnesium, Eisen, Zink und Mangan. →Grünkern ist unreif geernteter und geräucherter Dinkel.

Dioxine: Sammelbezeichnung für 75 chemische Verbindungen, die aus zwei mit zwei Sauerstoffatomen verbundenen Benzolringen mit einem bis acht Chloratomen bestehen. Als Dioxine werden heute (vereinfachend) v. a. die mehrfach chlorierten Derivate des Dibenzodioxins, die Polychlor-Dibenzodioxine (PCDD), bezeichnet. Alle Polychlor-Dibenzodioxine sind sehr giftig. Am gefährlichsten ist das nach einem Chemieunfall bei Seveso in Norditalien im Jahr 1976 als Sevesogift bekannt gewordene 2,3,7,8-Tetrachlordibenzodioxin (Abk. 2,3,7,8-TCDD oder TCDD), das den Zerfall von Leberzellen sowie das Auftreten von Chlorakne bewirken kann und im Tierversuch hochgradig teratogen (Missbildungen erzeugend) ist. Es ist im Tierversuch die stärkste bekannte Krebs erzeugende Substanz.

Entstehung: Dioxine entstehen bei zahlreichen Verbrennungsprozessen, z. B. von Verpackungsmaterial und behandeltem Holz im Haushalt. Außerdem können sie in Spuren in der Flugasche von Müllverbrennungsanlagen enthalten sein. In Deutschland ist seit 1990 für die Dioxinemission aus Müllverbrennungsneuanlagen ein Grenzwert von 0,1 ng pro Kubikmeter Luft festgelegt; Altanlagen sind nachzurüsten.

Belastung von Lebensmitteln: Da Dioxine stark fettlöslich und sehr stabil sind, sammeln sie sich im Lauf der Zeit im Fettanteil der Nahrungskette an und kommen in nahezu allen Lebensmitteln in unterschiedlichen Mengen vor, v. a. in fettreichem, von älteren Tieren stammendem Fleisch und in fettreichem Fisch. Hier finden sich höhere Gehalte als z. B. in Obst oder Gemüse. Dioxine reichern sich auch in der Muttermilch an. Dank strenger Vorschriften (u. a. für Müllverbrennungsanlagen) hat die Umweltbelastung mit Dioxinen in den letzten Jahren jedoch stark abgenommen (→Schadstoffe, S. 566 ff.).

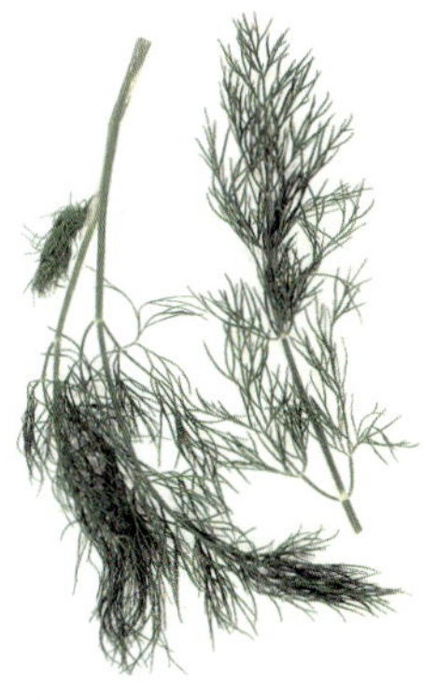

Dill

Di|saccharidasemangel: ein Mangel an bestimmten Disaccharidasen, der angeboren sein oder z. B. durch Schädigungen des Darms hervorgerufen werden kann. Als Folge werden in der Nahrung enthaltene Zweifachzucker nicht mehr vertragen. Je nach dem fehlenden Enzym unterscheidet man verschiedene Formen des Disaccharidasemangels. Eine relativ häufige Form ist die →Laktoseintoleranz. Bei einigen Formen werden sämtliche Zweifachzucker nicht vertragen. Bei Verzehr der unverträglichen Zweifachzucker kommt es zu Blähungen, Darmkrämpfen und/oder Durchfall. Die Behandlung besteht darin, den jeweiligen Zweifachzucker in der Nahrung auf das Maß zu reduzieren, das noch vertragen wird; eventuell ist eine Zeit lang eine kohlenhydratfreie Spezialnahrung erforderlich.

Di|saccharidasen: in der Darmwand befindliche Enzyme, die dem Darmsaft beigemischt werden und Zweifachzucker in Einfachzucker aufspalten, sodass diese vom Darm aufgenommen werden können. Zu den Disaccharidasen gehört z. B. die →Laktase.

Di|saccharide, Zweifachzucker: eine Gruppe von →Kohlenhydraten.

Distelöl, Safloröl: ein →Speiseöl.

Diuretika, harntreibende Mittel: Substanzen, die die Harnausscheidung erhöhen. Unterteilt werden Diuretika in Stoffe, die sowohl eine vermehrte Ausscheidung von Wasser als auch von Salzen bedingen, und solche, die nur die Ausscheidung von Wasser fördern (hierbei handelt es sich v. a. um Wirkstoffe aus Heilpflanzen, die in Form von Tees oder Pflanzenpresssäften verabreicht werden). Verordnet werden Diuretika u. a. bei Bluthochdruck oder Ödemen. Manche Menschen nehmen sie auch zur Unterstützung einer Gewichtsreduktionsdiät. Eine längere Einnahme von Diuretika kann Störungen im Wasser- und Elektrolythaushalt hervorrufen.

Divertikel: endoskopische Aufnahme

Divertikel: Ausstülpungen von Wandschichten eines Hohlorgans. Divertikel treten u. a. in der Speiseröhre, in der Blase sowie v. a. im Dickdarm (→Divertikulose) auf.

Divertikulitis: Entzündung von sackförmigen Ausstülpungen (Divertikeln) in der Dickdarmwand.

Ursachen und Symptome: Die Divertikulitis ist die Komplikation einer Divertikulose. Auslöser der Erkrankung sind meist kleine, in das Divertikel gelangte Stuhlmengen, die Druck auf das Gewebe ausüben, bzw. im Divertikel befindliche Bakterien, die eine harte Masse (Koprolith) bilden. Die Blutversorgung des Divertikelgewebes ist durch den darauf ausgeübten Druck nicht mehr gewährleistet, sodass Darmbakterien die Wand des Divertikels angreifen können und eine Entzündung verursachen. Zu den Symptomen gehören Bauch-

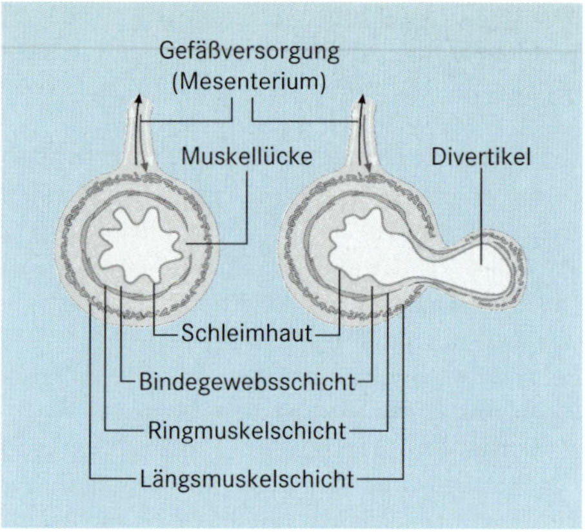

Divertikel: Querschnitt einer gesunden Darmwand (links) und einer mit ausgestülptem Divertikel (rechts)

schmerzen, Verstopfung oder Durchfall, Übelkeit, Erbrechen, Völlegefühl, Fieber. Bei Komplikationen kann es u. a. zu Darmlähmung, Darmverschluss, Blutungen oder zum Aufreißen eines Divertikels mit lebensbedrohlicher Bauchfellentzündung kommen.

Behandlung und Ernährung: Bei einer akuten Divertikulitis ist eine intravenöse Ernährung oder die Zufuhr einer speziellen bilanzierten Diät, die vollständig vom Dünndarm resorbiert wird, sinnvoll, um den Dickdarm ruhig zu stellen und die Entzündung durch Gabe von Medikamenten zum Abklingen zu bringen.

Divertikulose: gehäuftes Auftreten von sackförmigen Ausstülpungen (Divertikeln) der Wand des Dickdarms. Unterschieden werden echte Divertikel, bei denen an der betroffenen Stelle alle Wandschichten des Darms nach außen gestülpt sind, und falsche Divertikel, bei denen nur die Schleimhaut durch Lücken in der Muskelschicht nach außen sackt (meist in der Nähe einer Versorgungsarterie).

Ursachen: Echte Divertikel sind vielfach angeboren. Falsche Divertikel, die sich bei rund 5% der Bevölkerung in Industrienationen finden und v. a. im höheren Alter auftreten, entwickeln sich wahrscheinlich infolge eines erhöhten Drucks innerhalb des Dickdarms. Vermutet wird, dass ihre Entstehung durch eine ballaststoffarme Ernährung begünstigt wird, da diese das Stuhlvolumen reduziert. Als Folge muss der Druck im Darm erhöht werden, damit ein Weitertransport der geringeren Stuhlmenge gewährleistet ist. Eine Divertikulose bereitet v. a. dann Beschwerden, wenn sich die Divertikel entzünden (Divertikulitis), in 80% der Fälle bleibt sie symptomlos. Bei den

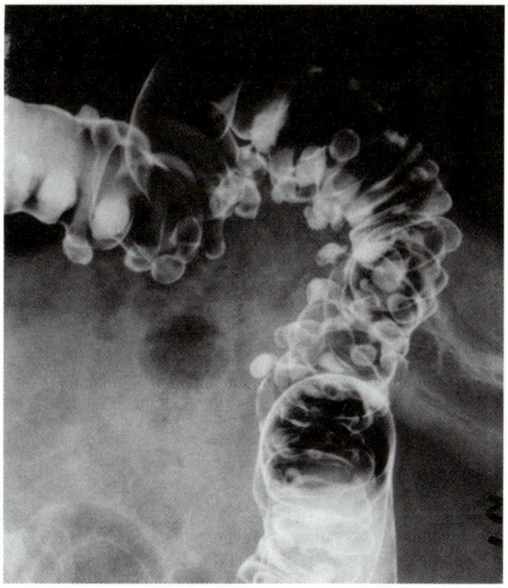

Divertikulose: die typischen Ausstülpungen einer Divertikulose im Röntgenbild

restlichen 20 % treten Symptome wie Ziehen im Bauch (meist im linken Unterbauch) bzw. Verstopfung oder Durchfall im Wechsel auf. Die Diagnose erfolgt mittels Röntgenkontrastuntersuchung oder Dickdarmspiegelung.

Vorbeugung, Behandlung und Ernährung: Zur Vorbeugung der Divertikulose wird eine ballaststoffreiche Kost mit viel frischem Obst und Gemüse sowie Vollkornprodukten empfohlen. Die aufgenommene Fettmenge sollte auf 60–80 g pro Tag begrenzt werden; Fleisch und Wurst sollten nur einen geringen Bestandteil der Nahrung ausmachen. Bei bereits bestehender Divertikulose gelten dieselben Ernährungsvorschriften, allerdings sollte auf Nüsse, geschroteten Leinsamen und andere Lebensmittel, die leicht in die Divertikel geraten und dort eine Divertikulitis auslösen können, verzichtet werden. Die ausgeschiedene Stuhlmenge sollte möglichst groß und geschmeidig sein. Sinnvoll ist die tägliche Zufuhr von 30–40 g grober Weizenkleie. (In einer Studie, in der eine Gruppe von Divertikulose-Kranken mit Weizenkleie behandelt wurde, während die anderen Patienten Placebo erhielten, sank der Druck im Dickdarm in der Gruppe der mit Weizenkleie Behandelten deutlich ab.) Wichtig ist dabei, mindestens 1,5 l Flüssigkeit täglich zu trinken.

LESETIPP:

ULRICH VON GAISBERG, GÜNTHER KIENINGER UND WERNER WALDMANN: *Wirksame Hilfe bei Divertikeln. Stuttgart (Trias) 2000.*

Dorade, Goldbrasse: eine Art der →Meerbrassen.

Dornhai, wiss. Name **Squalus acanthias:** in nordeuropäischen Meeren beheimateter, bis 1 m langer Hai, dessen Fleisch überwiegend geräuchert auf den Markt kommt. Der Rücken wird als **Seeaal** bezeichnet; **Schillerlocken** sind die beim Räuchern eingerollten Bauchlappen des Dornhais. Der Fisch ist reich an Jod, Niacin und Vitamin B_{12}.

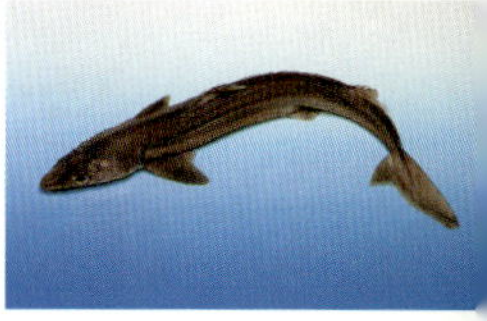

Dornhai

Dörrobst: →Trockenobst.

Dörrobstmotte: ein →Vorratsschädling.

Dorsch: Bezeichnung für jungen →Kabeljau sowie Kabeljau aus der Ostsee.

Dosenmilch: →Kondensmilch.

Dost: →Oregano.

Dr.-Haas-Top-Diät: Kostform zur Gewichtsreduktion mit verminderter Energiezufuhr (1000 kcal/4200 kJ pro Tag), bei der dem Körper v. a. kohlenhydrat- und ballaststoffreiche Lebensmittel (Obst, Gemüse, Vollkorngetreide), aber wenig Fleisch, Milchprodukte und Fisch zugeführt werden. Zusätzlich sollen Vitamine, Mineralstoffe und Aminosäuren in Tablettenform eingenommen werden. Die Diät wendet sich nach Aussage ihrer Befürworter an »Siegertypen« (insbesondere Sportler). Ernährungswissenschaftlich gesehen eignet sich die Dr.-Haas-Top-Diät zwar zur Gewichtsreduktion, sie sollte aber nicht länger als einige Monate durchgeführt werden, da es aufgrund der stark reduzierten Aufnahme von Fleisch, Milchprodukten und Fisch zu einem Mangel v. a. an Eisen, Jod und Kalzium kommen kann.

Dr.-Lutz-Diät: eine Außenseiterdiät zur Gewichtsreduktion, bei der wenig Kohlenhydrate, dafür größere Mengen Fleisch verzehrt werden dürfen. Auf Brot muss völlig, auf Obst und Gemüse weitgehend verzichtet werden. Die Energiezufuhr soll 1200 kcal/5020 kJ pro Tag nicht überschreiten. Zwar ist mit der Dr.-Lutz-Diät – wie mit allen kalorienreduzierten Diäten – eine Gewichtsreduktion durchaus möglich, doch widersprechen ihre Grundsätze den heutigen ernährungswissenschaftlichen Erkenntnissen, nach denen die Nahrung viele Kohlenhydrate, jedoch nur geringe Mengen Fleisch enthalten sollte. Da sie ballaststoffarm ist, fördert sie die Entstehung von Verstopfung. Für Gichtkranke und Personen, die unter Fettstoffwechselstörungen leiden, ist sie wegen der hohen Zufuhr an Cholesterin, gesättigten Fettsäuren und Purinen (durch den großen Anteil an tierischer Kost) besonders gefährlich.

Druckgaren, Dampfdruckgaren, Schnellkochen: ein Zubereitungsverfahren, bei dem Lebensmittel in einem so genannten Dampfkochtopf (Dampfdrucktopf) mit Dampfüberdruck gegart werden.

Prinzip: Das Wasser am Boden des Topfes wird durch die von der Kochstelle erzeugte Hitze erwärmt, beginnt zu kochen und schließlich zu verdampfen. Dadurch, dass der Wasserdampf nicht aus dem Topf entweichen kann, entsteht ein Überdruck, durch den sich die Siedetemperatur des Wassers auf über 100 °C erhöht und die Garzeit der Speisen verkürzt wird. Dampfkochtöpfe arbeiten mit einem Druck von 1,2 – 1,8 bar und Temperaturen von 104 bis 120 °C. Je höher der Druck im Inneren des Topfes ist, umso höher steigt auch die Siedetemperatur und umso rascher werden die Speisen gar. Dampfkochtöpfe gibt es in den Materialien Edelstahl, Stahlemail und Aluminium; sie sind mit einem oder zwei Einsätzen für Lebensmittel ausgestattet, die beim Garen nicht mit Wasser in Berührung kommen sollen. Der Deckel ist mit einer Gummidichtung versehen, die ein dampf- und druckdichtes Verschließen des Topfes ermöglicht. Außerdem befindet sich im Deckel ein Betriebsventil mit einem Anzeigestift, an dem die Höhe des Drucks und die entsprechende Temperatur abgelesen werden können. Meist wird der Topf durch einen Bajonettverschluss verriegelt.

Vorgehen: Gargut und Wasser im Topf werden bis auf den Siedepunkt des Wassers (100 °C) erhitzt. Der entstehende Dampf verdrängt die Luft im Topfinneren, die durch das Deckelventil entweicht. Anschließend beginnt Dampf aus dem Ventil auszuströmen. Nun wird das Ventil verschlossen und die Dampfdruckphase beginnt, d.h., es baut sich ein Überdruck im Topf auf. Sobald die gewünschte Temperatur (wird abhängig vom Topfmodell auf unterschiedliche Weise angezeigt) erreicht ist, muss die Wärmezufuhr verringert werden, damit der Druck (und damit die Temperatur) nicht weiter ansteigt. Nach Ablauf der Garzeit nimmt man den Topf vom Herd und kühlt ihn

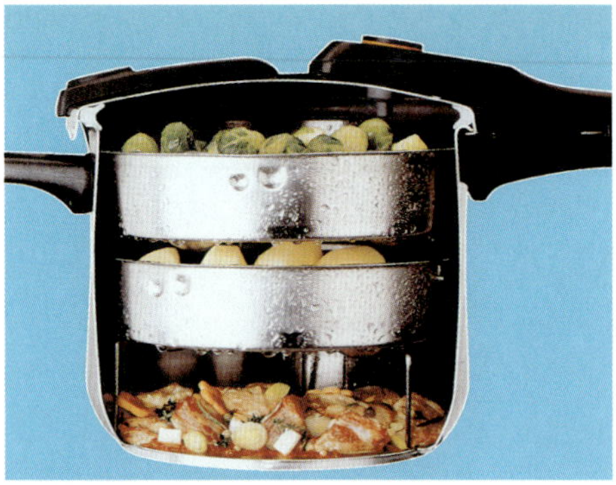

Druckgaren: Im Dampfkochtopf werden Lebensmittel durch Überdruck gegart.

entweder unter kaltem Wasser ab (geeignet bei Suppen und Hülsenfrüchten) oder lässt den Überdruck durch Betätigen des Ventils kontrolliert entweichen (geeignet bei Fisch, Kartoffeln und Gemüse). Nun kann der Deckel geöffnet werden.

Vorteile des Druckgarens

Nur bei Lebensmitteln mit langen Garzeiten ermöglicht das Druckgaren eine Zeitersparnis (bis zu 80 %) und Energieeinsparung (bis zu 50 %); kurz garende Speisen können im Normalkochtopf ebenso schnell und Energie sparend zubereitet werden. Die Nährstoffverluste beim Druckgaren entsprechen ungefähr denen beim Garen im Normalkochtopf. Entscheidend ist das Garverfahren: Je weniger Flüssigkeit zum Garen verwendet wird, umso weniger Vitamine und Mineralstoffe gehen verloren. Beim Druckkochen in viel Wasser sind die Auslaugverluste demnach größer als beim Druckdünsten in wenig Wasser; am geringsten sind sie beim Druckdämpfen, bei dem das Gargut überhaupt nicht mit Wasser in Berührung kommt. Wichtig ist eine genaue Einhaltung der Garzeiten, da beim Dampfkochtopf der Deckel zur Kontrolle des Garzustandes nicht abgenommen werden kann und die Gefahr des Übergarens relativ groß ist.

Dumping-Syndrom [ˈdʌmpɪŋ-, engl.]: durch die Nahrungsaufnahme ausgelöstes Beschwerdebild, das nach einer teilweisen Magenentfernung auftreten kann und sich kurz nach der Nahrungszufuhr mit Völlegefühl, Erbrechen, Durchfall, Herzrasen und Schweißausbrüchen sowie einige Zeit nach dem Essen mit den Symptomen einer Unterzuckerung (z.B. Schwindel- und Schwächegefühl) äußern kann.

Ursachen: Hervorgerufen wird das Dumping-Syndrom durch den zu raschen Übertritt des Speisebreis vom Magen in den Dünndarm sowie durch eine unzureichende Verdünnung der zerkleinerten Nahrung mit Magensaft. Als Folge wird der Speisebrei im oberen Dünndarm mit größeren Mengen Flüssigkeit vermischt, die dem Blutkreislauf vorübergehend entzogen werden. Dies ruft die Kreislaufprobleme hervor. Die starke Dehnung des Dünndarms führt zu heftigen Darmreflexen und bedingt v.a. Durchfall. Kohlenhydrathaltige Lebensmittel werden im Dünndarm rascher als beim Gesunden aufgespalten und von dort ins Blut aufgenommen, wodurch es zu einer kurzfristigen Überzuckerung, später jedoch zu einem starken Abfall des Blutzuckerspiegels infolge vermehrter Ausschüttung von Insulin und damit zu einer Unterzuckerung kommt.

Vorbeugung: Um den Beschwerden vorzubeugen, sollten nach einer Magenteilentfernung anstelle von drei großen sechs bis acht kleine Mahlzeiten täglich eingenommen werden. Auf zuckerhaltige Speisen sollte weitgehend verzichtet, der Anteil der Kohlenhydrate an der Nahrung auf höchstens 40% reduziert werden. Stattdessen werden Eiweiß- und Fettanteil auf 20% bzw. 40% erhöht. Alle Mahlzeiten sollten Kohlenhydrate, Eiweiß und Fett in diesem Verhältnis enthalten. Am besten verträglich sind die Kohlenhydrate in ballaststoffreichen Lebensmitteln (z.B. Vollkornprodukten), da sie weniger rasch vom Dünndarm resorbiert werden. Zudem ist auf eine Beschränkung der Kochsalzzufuhr sowie des Konsums von Milch und Milchprodukten zu achten. Bei den Mahlzeiten muss auf Getränke verzichtet werden; frühestens 45 Minuten später sollten Getränke (ohne Kohlensäure, kein Fruchtsaft) konsumiert werden. Wichtig ist zudem der langsame Verzehr der Mahlzeiten. Sinnvoll ist es, sich im Anschluss an eine Mahlzeit kurz hinzulegen, manchmal kann auch eine Nahrungsaufnahme im Liegen helfen, da der Speisebrei auf diese Weise weniger rasch aus dem Magen in den Dünndarm übertritt. In den meisten Fällen gewöhnt sich der Körper einige Zeit nach der Operation an die veränderte Verdauung, sodass das Dumping-Syndrom nicht mehr so oft auftritt.

Düngemittel, Dünger: organische und anorganische Stoffe, die dem Boden zur Ernährung der Pflanzen und zur Verbesserung seiner Fruchtbarkeit zugeführt werden. Düngung ermöglicht es, Nährstoffmangel im Boden, z.B. nach zu intensiver Nutzung, kontinuierlich auszugleichen und auch nährstoffarme Böden zu bewirtschaften.

Arten: Man unterscheidet zwischen organischen und mineralischen Düngemitteln. Zu den Ersteren gehören u.a. Stallmist, Jauche und Gülle, die bei der Nutzviehhaltung in der Landwirtschaft anfallen. Stallmist ist ein Gemisch aus Kot, Harn und Einstreu (Stroh), Jauche ein durch die Tätigkeit von Mikroorganismen entstandenes Zersetzungsprodukt des Harns von Nutzvieh, das im Stall und als Sickerwasser auf dem Mistplatz anfällt. Aufgrund der heute vorherrschenden Massentierhaltung wird ein Großteil des Viehs jedoch nicht mehr in Ställen mit Einstreu, sondern auf durchlässigen Lattenrosten gehalten, durch die Kot und Harn auf ein darunter befindliches Transportsystem fallen. Diese ähnlich wie Jauche relativ dünnflüssige Gülle, die aus Harn, Kot und Wasser besteht, spielt bei der organischen Düngung in der heutigen Landwirtschaft somit eine weitaus größere Rolle als Jauche und Stallmist.

Die verbreitetste Form der Düngung in Landwirtschaft und Gartenbau ist jedoch die Mineraldüngung. Dabei werden die dem Boden durch die Kulturpflanzen entzogenen Nährstoffe durch Zugabe von Mineraldüngern wieder zugeführt. Hierzu verwendet man z.T. natürliche Salze wie Rohphosphate und Gesteinsmehle, die die Nährstoffe nicht in wasserlöslicher Form enthalten; sie müssen erst im Boden (v.a. von Mikroorganismen) aufgeschlossen werden. Viel häufiger werden jedoch synthetische, industriell hergestellte wasserlösliche Mineralsalze (so genannte Kunstdünger) eingesetzt. Sie gelangen über die Wasseraufnahme direkt in die Pflanze. Man unterscheidet Stickstoffdünger, Kalidünger und Phosphatdünger, die entweder als Einnährstoffdünger, zu zweien kombiniert als Mehrnährstoffdünger oder alle drei zusammen als Volldünger erhältlich sind. Stickstoffdünger enthalten Stickstoff in Form von Nitrat im Salpeter, als Ammonium in Ammoniumsalzen oder als wasserfreies Ammoniak. Pflanzen nehmen vornehmlich Nitrat, aber auch Ammonium als Ausgangssubstanzen für die Bildung von Aminosäuren durch die Wurzeln auf.

Sowohl die organischen als auch die mineralischen Dünger haben spezifische Vor- und Nachteile. Die Mineraldüngung (v. a. mit synthetischen Düngemitteln) hat u.a. den Vorzug der besseren Dosierbarkeit und lässt sich gut auf bestimmte Boden- und Pflanzenbedürfnisse abstimmen; allerdings ist die Gefahr der Auswaschung des Bodens und der Erosion um ein Vielfaches größer als bei den meisten Formen der organischen Düngung. Die organischen Dünger haben wiederum den Nachteil, dass sie die einzelnen Nährstoffe oft nicht in idealem Verhältnis enthalten, sodass von einem Nährstoff zu viel, vom anderen dagegen zu wenig angeboten wird. (So ist z.B. in Gülle zu viel Nitrat und zu wenig Phosphat enthalten.) In vielen Fällen hat sich eine ausgewogene Mischung von mineralischer und organischer Düngung als am geeignetsten erwiesen.

Umweltbelastung: Düngemittel sind für zahlreiche Umweltprobleme mitverantwortlich, so z.B. für die Belastung des Wassers und bestimmter Lebensmittel mit →Nitrat. Durch Auswaschen des Bodens gelangt das Nitrat ins Grund- und →Trinkwasser (S. 630 ff.); außerdem nehmen wir es über pflanzliche Lebensmittel (v.a. Gemüse) auf. Viele Gemüsearten reichern Nitrat in hohen Mengen an. Zwar ist Nitrat selbst nicht gesundheitsschädlich, es kann jedoch (u.a. im Verdauungstrakt) zu →Nitrit umgewandelt werden; dieses wiederum kann sich mit in Lebensmitteln enthaltenen biogenen Aminen zu Krebs erregenden →Nitrosaminen verbinden.

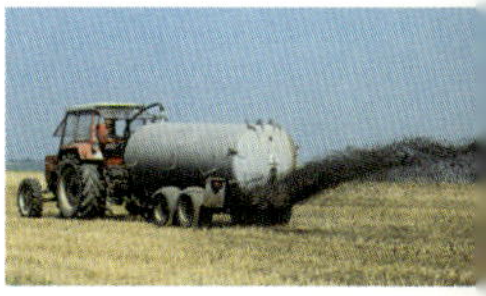

Düngemittel: Gülle ist ein organischer Dünger.

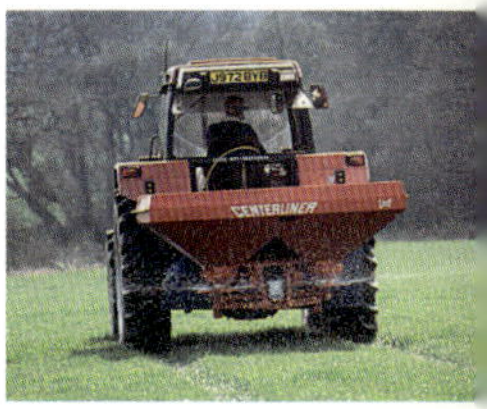

Düngemittel: Mineraldünger wird ausgebracht.

Die in Düngemitteln enthaltenen Phosphate und Stickstoffverbindungen leisten außerdem einen wesentlichen Beitrag zur Eutrophierung von Gewässern: Durch die Einschwemmung von Düngemitteln bei Bodenerosion und übermäßiger Düngung kommt es in stehenden oder langsam fließenden Gewässern und Meeresteilen zu einer Nährstoffanreicherung, die zu einer Steigerung der pflanzlichen Produktion führt. Die Folgen sind vielfältig: z. B. starke Algenentwicklung und Verkrautung, abnehmender Sauerstoffgehalt, Änderungen in Flora und Fauna und Faulschlammbildung.

Die mit der Düngung in Zusammenhang stehenden Umweltprobleme sind v. a. auf Überdüngung zurückzuführen, also auf einen im Verhältnis zur benötigten Nährstoffmenge überhöhten Einsatz von Düngemitteln. So wird z. B. die Gülle, die bei der Massentierhaltung in großen Mengen anfällt, durch viel zu reichliche Aufbringung auf Feldern kostengünstig beseitigt. Die dünnflüssige Gülle kann zudem besonders leicht in den Boden einsickern und ins Grundwasser gelangen. Die übermäßige Düngung mit Gülle ist daher eine der Hauptursachen für die mancherorts sehr hohen Nitratgehalte im Trinkwasser, v. a. in Gebieten mit Massentierhaltung. Doch auch Kunstdünger können zur Überdüngung des Bodens und somit zur Belastung unserer Umwelt beitragen, wenn sie zum Zweck der Ertragssteigerung zu reichlich eingesetzt werden.

Dünndarm: an den Magen anschließender, erster Teil des →Darms, der der Aufnahme von Nährstoffen in den Körper dient.

Dünndarmentzündung, Enteritis: eine Schleimhautentzündung des Dünndarms, die häufig mit einer Magenschleimhautentzündung (Gastroenteritis) oder Dickdarmschleimhautentzündung (Enterokolitis) einhergeht und sich v. a. durch Durchfall, krampfartige Bauchschmerzen, Blähungen, Gliederschmerzen, bei Magenbeteiligung auch durch Erbrechen und Übelkeit äußert. Hervorgerufen wird die Dünndarmentzündung v. a. durch bakterielle und virale Infektionen, wobei Bakterien (und damit auch die von ihnen abgesonderten Giftstoffe) oder Viren – häufig über verunreinigte Lebensmittel – in den Magen-Darm-Trakt gelangen; aber auch Fehler in der Ernährung, Nahrungsmittelallergien sowie Vergiftungen können die Ursache sein.

Behandlung: Bei einer Dünndarmentzündung sollte der Darm am ersten Tag zunächst einmal durch Nahrungsverzicht geschont werden, Flüssigkeits- und Mineralstoffverluste müssen jedoch über das Trinken ausgeglichen werden. Am besten eignen sich reizarme Kräutertees (z. B. Kamillentee) oder bei länger anhaltenden Durchfällen Elektrolytgetränke aus der Apotheke oder isotone Getränke für Sportler, durch die die Wasser- und Mineralstoffaufnahme des Körpers gesteigert wird. Nur im Einzelfall (z. B. bei von Exsikkose bedrohten Säuglingen, Kleinkindern oder alten Menschen) müssen die Wasser- und Mineralstoffverluste über intravenöse Zufuhr ausgeglichen werden. Als feste Nahrung während der Entzündung empfiehlt sich ballaststoffarmer Zwieback. Roher, geriebener Apfel ohne Schale enthält den quellfähigen Ballaststoff Pektin, der verstärkt Bakterien, deren Gifte sowie Viren bindet und aus dem Darm ausschwemmt. Beim allmählichen Kostaufbau sollten leichte, ballaststoffarme Lebensmittel (z. B. Weißbrot) bevorzugt werden.

Dünndarmkrebs: selten auftretende Form des →Darmkrebses, bei der sich im Dünndarm bösartige Tumoren bilden.

Dünndarmresektion: operative Entfernung von Teilen des Dünndarms, z. B. infolge von Verengungen der Darmlichtung, Morbus Crohn, Durchblutungsstörungen oder Krebs. Da der Dünndarm für die Aufnahme der Nährstoffe zuständig ist, kommt es bei einer Entfernung von mehr als der Hälfte der Gesamtlänge zu Störungen der Nährstoffaufnahme; werden mehr als drei Viertel des Dünndarms entfernt, treten Symptome einer Mangelernährung (v. a. Gewichtsverlust) auf. Bei Entfernung des Zwölffingerdarms kann es zu Eisenmangel und infolgedessen zu Blutarmut kommen; werden die letzten 40 cm des Dünndarms entfernt, kann der Organismus das Vitamin B_{12} nicht mehr aufnehmen, was unbehandelt ebenfalls zu Blutarmut führt. Außerdem treten in größeren Mengen Gallensalze in den Dickdarm über, die die Wasserresorption zu hemmen vermögen. Die Folge sind vermehrte Durchfälle.

Ernährung: Im Anschluss an die Operation kommt es zunächst zu erhöhten Flüssigkeits- und Mineralstoffverlusten, die durch intravenöse Flüssigkeitszufuhr ausgeglichen werden müssen. Fünf bis 15 Tage lang muss der Patient zudem parenteral ernährt werden. Im Anschluss erhält er bei ausreichender Dünndarmlänge eine spezielle, über Magen- oder Nasensonde, manchmal auch oral zugeführte bilanzierte Diät, deren Nährstoffe vom Dünndarm vollständig aufgenommen werden können. Danach wird die Kost mit einer Malassimilationsdiät aufgebaut, die zunächst v. a. leicht verdauliche Kohlenhydrate enthält und der ganz allmählich größere Mengen anderer

Nährstoffe zugefügt werden; so lässt sich feststellen, welche Nahrungszusammensetzung vertragen wird und welche nicht.

Meistens kommt es nach einer Dünndarmresektion gehäuft zu Durchfällen; auch die Fettausscheidung mit dem Stuhl ist zunächst erhöht. Daher werden langkettige Fettsäuren zu einem Großteil durch →mittelkettige Triglyzeride (MCT) ersetzt, da diese vom Dünndarm besser resorbiert werden können. Parallel erfolgt in der Regel noch eine reduzierte parenterale Ernährung, um eine ausreichende Nährstoff- und Energiezufuhr zu gewährleisten. Auch danach sollte die Kost ballaststoffarm sein, damit der verbliebene Dünndarm die Nährstoffe (insbesondere Kohlenhydrate) leicht spalten und rasch aufnehmen kann. Anstelle von drei großen sollten sechs bis acht kleine Mahlzeiten aufgenommen werden; sinnvoll kann es sein, während der Mahlzeiten nichts zu trinken, um die Dünndarmpassage nicht zu beschleunigen. Falls bestimmte Nährstoffe (z. B. Natrium, Folsäure) nicht in ausreichender Menge aufgenommen werden können, müssen diese medikamentös oder intravenös (Vitamin B_{12} bei Entfernung des letzten Dünndarmabschnitts) zugeführt werden. Falls der Darm zu kurz ist, um eine ausreichende Nährstoff- und Flüssigkeitsaufnahme zu gewährleisten, muss die normale Ernährung mit parenteraler Ernährung kombiniert werden.

Dunst: ein →Getreideerzeugnis.

dünsten: Lebensmittel in einem geschlossenen Gefäß im eigenen Saft erhitzen und garen, meist unter Hinzufügung von wenig Fett und/oder Wasser. Vor dem eigentlichen Garvorgang werden die Lebensmittel meist in erwärmtem Fett kurz angedünstet. Bei wasserhaltigen Lebensmitteln wie Zucchini und Tomaten sowie bei tiefgekühltem Gemüse ist keine weitere Flüssigkeit nötig. Eher trockenes Gargut wie Mohrrüben oder Kohl erfordert etwas Wasser. Als Fond eignet sich auch Weißwein oder Zitronensaft. Mit dem Verschließen des möglichst breiten und flachen Topfes beginnt das eigentliche Dünsten. Dabei werden die unteren Lebensmittel im Topf gekocht, die oberen im Wasserdampf gedämpft. Dünsten eignet sich für Fruchtgemüse wie Gemüsepaprika und Auberginen, für Obst, Blatt- und Kohlgemüse sowie für Fisch. Es ist eine sehr schonende Garmethode, bei der die Vitamine kaum beeinträchtigt werden und es auch nur zu einem sehr geringen Mineralstoffverlust kommt, da ausgelaugte oder durch Saft- und Fettaustritt aus dem Gargut verloren gegangene Nährstoffe in der Garflüssigkeit erhalten bleiben. Sie sollte daher unbedingt mit dem Gargut zusammen verzehrt werden.

Durchfall, Diar|rhö: breiiger oder wässrigflüssiger Stuhl, z. T. mit Beimischungen von Eiter und/oder Blut, der mehr als dreimal täglich ausgeschieden wird. Oft geht Durchfall mit krampfartigen Bauchschmerzen einher. Ausgelöst wird er entweder durch beschleunigte Darmbewegungen, sodass dem Nahrungsbrei nicht genug Flüssigkeit entzogen wird, durch zu geringe Aufnahme der im Speisebrei enthaltenen Flüssigkeit oder durch eine vermehrte Abgabe von Flüssigkeit in den Darm.

Ursachen: Durchfall wird oft durch Darmentzündungen, Darminfektionen (ausgelöst durch Viren und Bakterien), Lebensmittelvergiftungen, Unverträglichkeit von Lebensmitteln, psychische Einflüsse (z. B. Angst) oder Medikamentenmissbrauch (z. B. Abführ- und Schlankheitsmittel) hervorgerufen. Auch andere Erkrankungen wie z. B. eine Bauchspeicheldrüsenentzündung oder Verengungen des Darms (etwa durch Tumoren) können Durchfall verursachen. Gefährlich sind v. a. infektiöse Durchfallerkrankungen wie Cholera, Ruhr oder Salmonelleninfektionen, da sie durch die hohen Flüssigkeitsverluste rasch zu Austrocknung (Exsikkose) führen können. Bei Säuglingen wird Durchfall (nicht zu verwechseln mit dem goldgelben, dünnen Stuhl bei Ernährung mit Muttermilch) hauptsächlich durch Infektionen des Magen-Darm-Trakts, aber auch durch andere Infektionen wie z. B. Mittelohrentzündungen ausgelöst. Er bedarf sofortiger Behandlung, da größere Flüssigkeits- und Mineralstoffverluste bei Säuglingen rasch lebensbedrohlich werden können.

Behandlung: Bei leichtem Durchfall ist zunächst auf den Ausgleich von Flüssigkeits- und Mineralstoffverlusten zu achten. Die Weltgesundheitsorganisation empfiehlt Erwachsenen, 2–3 l Glukose-Elektrolytlösung (fertig erhältlich in Apotheken) und daneben weitere Getränke (v. a. Schwarztee oder Kamillentee) zu trinken. Verzehrt werden sollten Schleimsuppen (z. B. Haferschleim) und/oder geriebene Äpfel (→Rohapfeldiät) bzw. Mohrrübensuppe; sie sind reich an dem Ballaststoff Pektin, der dazu beiträgt, Krankheitserreger rascher auszuscheiden. Blähende Speisen, Milch und Milchprodukte sollten gemieden werden. Auch →Heilnahrung kann zur Behandlung von Durchfallerkrankungen eingesetzt werden. Bei Durchfall, der länger als drei Tage anhält bzw. Blut, Eiter, Schleim oder Fett enthält, muss der Arzt aufgesucht werden, ebenso wenn Flüssigkeitsverluste durch Trinken nicht ausgeglichen werden können. Im Einzelfall kann es nötig sein, Flüssigkeit und Mineralstoffe intravenös zuzuführen. Säuglinge und Kleinkinder sollten sofort dem Arzt vorgestellt werden. Brustkinder sollten möglichst weitergestillt werden, eventuell müssen Umfang und Anzahl der Brustmahlzeiten vorübergehend reduziert werden. Der Flüssigkeits- und Mineralstoffersatz erfolgt sowohl bei Brust- als auch bei Flaschenkindern durch die Gabe von Glukose-Elektrolytlösungen oder – falls nicht zur Hand – von schwachem, gesüßtem Schwarztee. Für Flaschenkinder eignen sich anschließend Schleimsuppen. Wird wieder auf die Säuglingsnahrung übergegangen, sollte diese zunächst mit Glukose-Elektrolytlösung verdünnt werden (drei Viertel Milch, ein Viertel Elektrolytlösung). Erst bei gutem Allgemeinzustand sollte zur normalen Ernährung zurückgekehrt werden.

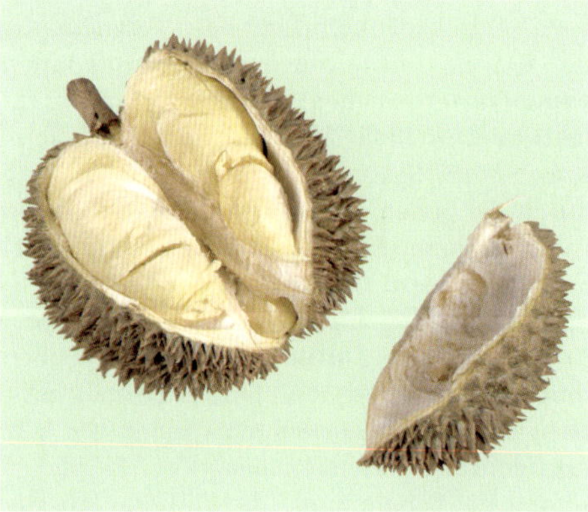

Durian

Durian: v. a. in Thailand, Malaysia und Indonesien angebaute Frucht des Durianbaums (Durio zibethinus), die bei uns im Winter und im Hochsommer auf den Markt kommt. Die Kapselfrüchte sind kopfgroß, stachelig und gelbbraun gefärbt, mit zahlreichen kastaniengroßen Samen; diese haben einen essbaren, wohlschmeckenden, aber übel riechenden Samenmantel (weshalb sie manchmal auch Stinkfrüchte genannt werden). Durians sind reich an Betakarotin, Vitamin C und B-Vitaminen (Vitamin B_1, B_2 und Niacin).

Durst: Allgemeinempfindung bei Mensch und Tieren, die keinem bestimmten Sinnesorgan zuzuordnen, mit dem Verlangen nach Flüssigkeitsaufnahme verbunden ist und zur Regulation des →Wasserhaushaltes des Körpers dient. Durst wird empfunden, wenn mehr als 0,5% des Körpergewichts an Wasser verloren gehen. Ausgelöst wird Durst durch die Reizung bestimmter Gebiete (»Durstzentrum«) im Zwischenhirn. Zu den in ihrem Ausmaß von Ernährung, körperlicher Betätigung, Luftfeuchtigkeit und -temperatur abhängigen Wasserverlusten kommt es hauptsächlich infolge von Schwitzen, der Ausscheidung von Harn und der Abatmung von Flüssigkeit. Wasser geht sowohl in den Zellen als auch außerhalb der Körperzellen (im Extrazellularraum) verloren. Dadurch steigt die Konzentration der im Blut gelösten Salze, woraufhin das Durstzentrum stimuliert wird. Als Folge wird die Speichelproduktion vermindert und Mundtrockenheit setzt ein.

Außerdem schütten die Nieren das Hormon Renin aus, das zur Produktion des Hormons Angiotensin II führt. Dieses hat u. a. die Aufgabe, die Freisetzung des antidiuretischen Hormons Vasopressin (ADH) anzuregen, das die Flüssigkeitsausscheidung über die Nieren hemmt. Außerdem führt eine erhöhte Reninkonzentration im Blut wiederum zu einem gesteigerten Durstempfinden. Sehr großer Durst tritt bei hohen Flüssigkeitsverlusten, z. B. bei Durchfall und Erbrechen, oder bei hohen Außentemperaturen auf (→Flüssigkeitsbedarf). Auch Störungen der Nerven, die das Durstgefühl vermitteln, können übermäßigen Durst selbst dann hervorrufen, wenn der Körper ausreichend mit Flüssigkeit versorgt ist. Bei hohen Flüssigkeitsverlusten und damit verbundenem großem Durst kommt es zu Schleimhautrötungen im Bereich von Augen, Nase, Mund und Rachen, zu Durstfieber und einer Einstellung der Schweiß- und Harnproduktion.

Durumweizen, Gerstenweizen, Glasweizen, Hartweizen: eine Weizenart (→Weizen).

Dys|pepsie: →Verdauungsstörung.

Echte Aale: →Aale.

Echte Angelika: →Angelika.

Echter Alant: →Alant.

Edelfäule: Befall der Weintrauben durch den Schimmelpilz Botrytis cinerea, der bei warmem, feuchtem Herbstwetter die Schalen der reifen Trauben durchwächst und perforiert, sodass Wasser verdunstet, wodurch die Beeren eintrocknen (Trockenbeeren) und der Zuckergehalt erheblich ansteigt; die Säure bleibt jedoch auf demselben Niveau, da der Pilz sie teilweise abbaut. Die Trockenbeeren liefern natursüße Weine, beispielsweise Beerenauslesen (→Wein).

Edelkastanie: →Esskastanie.

Edelobst, Tafelobst: Obst, das im Gegensatz zu Wirtschaftsobst nicht zu Obsterzeugnissen weiterverarbeitet wird, sondern zum Rohverzehr bestimmt ist (→Obst).

Edelpilzkäse, Blauschimmelkäse, Schimmelkäse: Käsesorten, in deren Innerem sich essbarer Edelschimmel befindet (→Käse).

Egerling: →Champignon.

Eichblattsalat, Eichenblattsalat, Eichenlaubsalat, wiss. Name **Lactuca sativa var. crispa:** ein Pflücksalat, dessen Blätter in Form und Farbe denen der Eiche ähneln. Sie sind lang, schmal und unregelmäßig gezackt, ihre helle bis dunkelgrüne Farbe geht am Blattrand in Rotbraun über. Eichblattsalat wird v.a. in Italien und Frankreich angebaut und von Mai bis Oktober geerntet. Er hat einen nussigen Geschmack und ist reich an Kalium, Kalzium, Betakarotin und Vitamin C.

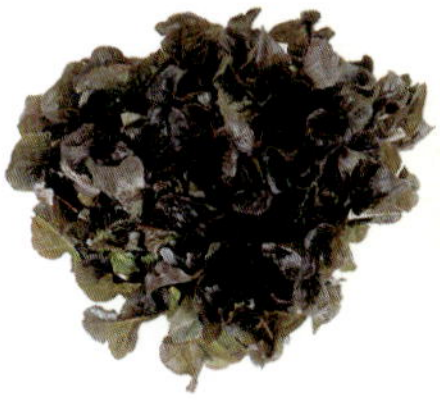

Eichblattsalat

Eicosapentaensäure: eine →Fettsäure.

Eier: im engeren Sinn Bezeichnung für befruchtet oder unbefruchtet abgelegte Hühnereier, im weiteren Sinn aber auch für zum Verzehr geeignete Eier anderer Vogelarten (beispielsweise Enten, Gänse, Wachteln und Möwen).

Geschichte:

Seit je ist das Ei ein Symbol für Fruchtbarkeit und den Ursprung des Lebens, um das sich zahlreiche Sagen und Mythen, Sitten und Gebräuche ranken. Als Quelle des Lebens erscheint das Ei im Fruchtbarkeits- und Heilzauber, ebenso im Totenritual als Grabbeigabe und als Opfer. Neben der indischen Lehre vom Ei als Urgrund der Welt gibt es auch die Vorstellung vom Ei als Zeichen des Lebens bei den Ägyptern; verbreitet war auch der Glaube an die Geburt göttlicher Wesen aus dem Ei. In der christlichen Ikonographie ist das Ei ein Auferstehungssymbol. Weit verbreitet waren (und sind z. T. noch heute), besonders zu Ostern, das Eierlaufen, das Eierlesen oder -klauben, das Eieraufwerfen und andere Eierspiele. Allgemein erhalten hat sich der österliche Brauch, Eier zu färben und zu verzieren.

Bestandteile:

Hauptbestandteile des Eis sind die Kalkschale, die je nach Hühnerrasse weiß oder gelblich bis braun sein kann, das weißliche bis durchsichtige Eiklar (»Eiweiß«) und der gelbliche Eidotter (»Eigelb«). Die Schale enthält viele kleine Poren, die den Luftaustausch zwischen dem Inneren des Eis und der Außenwelt während des Brutvorgangs gewährleisten. Gleichzeitig schützt sie das Ei auch vor Bakterienbefall.

An der Innenseite der Schale haftet das aus Keratin bestehende innere und äußere Schalenhäutchen. Zwischen diesen beiden Schichten liegt am stumpfen Pol des Eis eine Luftkammer, die sich mit zunehmendem Alter des Eis immer mehr vergrößert. Das Eiklar, das den Dotter schützend umhüllt, setzt sich aus drei verschiedenen Schichten zusammen: dem dünnflüssigen äußeren Eiklar, dem dickflüssigen mittleren Eiklar und dem dünnflüssigen inneren Eiklar. Zum Eiklar gehört auch die paarig angelegte Hagelschnur (Chalaza), die aus einem durch Drehung der Eizelle beim Passieren des Eileiters schraubig gewundenen Eiweißstrang besteht.

Die Dotterkugel (»Eigelb«) setzt sich aus zwiebelschalenartig geschichteten weißen und gelben Dotteranteilen zusammen. Seitlich auf

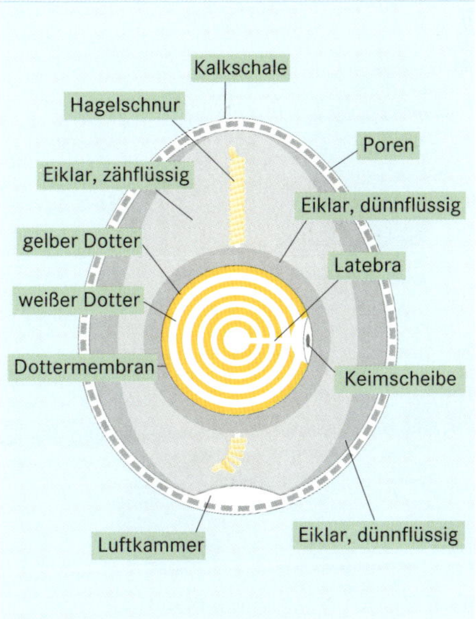

Eier: Aufbau eines Hühnereis

GÜTEKLASSEN VON HÜHNEREIERN IN DER EUROPÄISCHEN UNION

Klasse	Kriterien
A Extra	Eine Banderole mit der Aufschrift »Extra« kennzeichnet diese besonders frischen Eier der Güteklasse A; die Luftkammer ist maximal 4 mm hoch; nach sieben Tagen ab Packdatum wird die Banderole entfernt und die Eier werden als Güteklasse A angeboten.
A	saubere, intakte Schale; nicht gewaschen oder gereinigt; kein fremder Geruch; Luftkammer maximal 6 mm hoch; klares, dickflüssiges Eiklar; beim Durchleuchten der Eier ist der Dotter nur schattenhaft sichtbar; Eiklar und Eidotter haben keine fremden Einlagerungen; es ist kein sichtbar entwickelter Keim vorhanden
B	Eier zweiter Wahl, die einen roten Stempel tragen. Ihre Luftkammer ist bis 9 mm hoch oder sie wurden durch Kühlung unter 8 °C haltbar gemacht. Die Schale kann beschmutzt sein.
C	Eier dieser Güteklasse gelangen nicht in den Handel, sie werden in der Lebensmittelindustrie verwertet.

der Dotterkugel liegt die weißliche Keimscheibe (Fruchthof, Hahnentritt) mit dem Zellkern und dem flaschenförmig eingesenkten Dotterkern (Bildungsdotter). Die Farbe des Dotters hängt vom Karotingehalt der Nahrung der Hühner ab; je mehr Karotin das Futter enthält, umso dunkler ist das Gelb des Dotters. Allerdings werden dem Hühnerfutter häufig auch Farbstoffe (Karotinoide) beigemischt, um eine kräftigere Dotterfarbe zu erzielen; die Farbe des Dotters ist also nicht unbedingt ein Hinweis darauf, dass das Ei aus Freilandhaltung stammt.

Arten:

Gesetzlich ist die Bezeichnung »Ei« in Deutschland nur für **Hühnereier** zulässig; andere Eier müssen unter der Bezeichnung der Vogelart, von der sie stammen, im Handel angeboten werden.

Enteneier sind etwas größer als Hühnereier, haben einen kräftigeren Geschmack und eine glatte, weiße, oft auch grünliche Schale. Da sie stark mit Salmonellen belastet sind, muss jedes Ei den Stempelaufdruck »Entenei. 10 Minuten kochen!« tragen. Behältnisse mit Enteneiern müssen mit dem Aufdruck »Entenei. Vor Gebrauch mindestens 10 Minuten kochen oder in Backofenhitze durchbacken!« versehen sein. Enteneier dürfen auf keinen Fall roh verzehrt oder nur kurze Zeit gegart werden. **Gänseeier** sind noch größer als Enteneier (bis zu 200 g), haben ebenfalls ein sehr kräftiges Aroma und einen hohen Fettgehalt. Da sie nicht lange haltbar sind, sollte man sie nur ganz frisch verwenden. Als Delikatesse gelten die kleinen, gefleckten **Wachteleier.** Sie werden wie Hühnereier zubereitet und eignen sich für Salate und zum Garnieren. Eier von Perlhühnern, Kiebitzen, Fasanen und Möwen sind nur selten im Handel erhältlich, ebenso Straußeneier.

Angebrütete Eier (Bruteier) sind erfolglos bebrütete Eier aus Betrieben, die Hähnchenmästereien und Legebatterien mit Küken beliefern. Angebrütete Eier sind weder für den

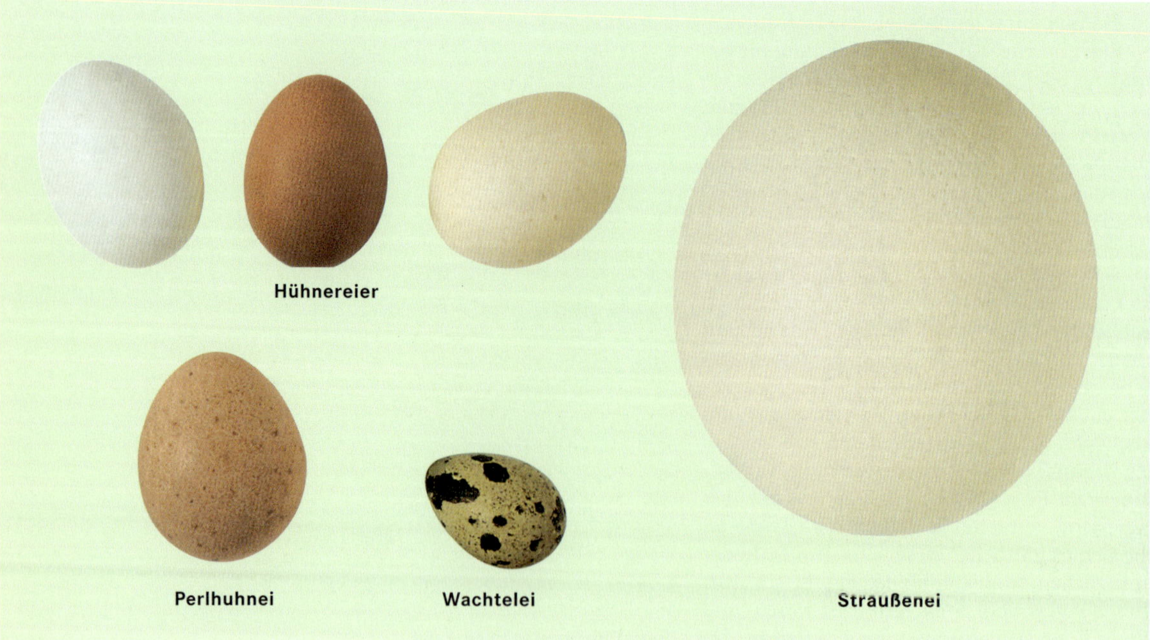

Verzehr geeignet noch dürfen sie für die Herstellung von Eiprodukten wie Nährmitteln, Back- und Süßwaren verwendet werden.

Inhaltsstoffe und Gesundheitswert:

Der essbare Anteil eines Hühnereis setzt sich aus durchschnittlich 74,1% Wasser, 12,9% Eiweiß, 11,2% Fett, 0,7% Kohlenhydraten und 1,1% Mineralstoffen zusammen. Der Nährwert von 100g Hühnerei beträgt 160kcal/669kJ. Das Ei gehört zu den wertvollsten Lebensmitteln. Sowohl im Eiklar als auch im Eidotter ist ein sehr hochwertiges Eiweiß enthalten, das alle unentbehrlichen Aminosäuren aufweist und

NÄHRSTOFFE IM HÜHNEREI

Nährstoff	Menge (pro 100 g verzehrbaren Anteil)
Energie	160 kcal/669 kJ
Grundnährstoffe	
Eiweiß	13 g
Kohlenhydrate	0,7 g
Fett	11 g
Vitamine	
Vitamin A	190 µg
Vitamin D	2,9 µg
Vitamin E	2,02 mg
Vitamin K	47,5 µg
Vitamin B_1	0,10 mg
Vitamin B_2	0,31 mg
Niacin	0,08 mg
Vitamin B_6	77 µg
Folsäure	67 µg
Biotin	25 µg
Vitamin B_{12}	1,86 µg
Mineralstoffe	
Natrium	144 mg
Kalium	147 mg
Kalzium	56 mg
Magnesium	12 mg
Phosphor	216 mg
Schwefel	170 mg
Chlorid	180 mg
Eisen	2100 µg
Zink	1350 µg
Kupfer	65 µg
Mangan	30 µg
Fluorid	110 µg
Jodid	10 µg
Sonstige	
Cholesterin	396 mg
Wasser	74 g

vom menschlichen Organismus besonders gut verwertet werden kann. Außerdem enthalten Hühnereier viel Vitamin A, E, K, Folsäure und Biotin; bei Gänse- und Enteneiern ist zudem der Vitamin-D-, Vitamin-B_2- und Vitamin-B_{12}-Gehalt besonders hoch. An Mineralstoffen enthalten Eier viel Eisen und Zink. Vitamine und Mineralstoffe bleiben beim Garen des Eis weitgehend erhalten.

Gesundheitlich bedenklich ist lediglich der hohe Cholesteringehalt: Mit einem Ei nimmt man bereits mehr als die empfohlene Tagesmenge an Cholesterin zu sich. Da Cholesterin ein Risikofaktor für die Entstehung von Herz-Kreislauf-Erkrankungen ist, rät die Deutsche Gesellschaft für Ernährung, pro Woche nicht mehr als zwei bis drei Eier zu verzehren. Eiklar kann allergische Reaktionen hervorrufen, weshalb es bei der Ernährung von Säuglingen im ersten Lebensjahr nicht verwendet werden sollte.

Schadstoffe und Krankheitserreger:

Auch Schadstoffe können in Eiern (insbesondere im Eidotter) enthalten sein, z. B. Rückstände von Tierarzneimitteln, die in dicht gehaltenen Hühnerbeständen zur Vorbeugung von Infektionserkrankungen verabreicht werden. Daher empfiehlt es sich, Eier aus Freilandhaltung zu kaufen (→Geflügelhaltung). Werden Hühner mit Fischmehl gefüttert, das mit Arsen oder Quecksilber belastet ist, so reichern sich diese Schwermetalle in den Eiern an.

Beim Verzehr nicht ausreichend gegarter Eier besteht das Risiko einer Salmonelleninfektion, das bei Eiern aus Legebatterien besonders groß ist, da die Bakterien sich bei dieser intensiven Geflügelhaltung sehr rasch ausbreiten können. Meist befinden sich die Salmonellen auf der Schale von Eiern, die mit infiziertem Kot in Berührung gekommen sind. Sie können sich aber auch in den Eierstöcken der Hühner ansiedeln; in diesem Fall ist auch das Innere des Eis mit Salmonellen verseucht. Die Hühnereier-Verordnung der Europäischen Union von 1993, nach der Eier ab dem 18. Tag nach dem Legen bei 5–8°C gekühlt gelagert werden müssen, soll eine starke Vermehrung der auf der Schale befindlichen Salmonellen verhindern. Darüber hinaus muss der Verbraucher beim Umgang mit Eiern auf strenge Hygiene achten, um sich vor Salmonelleninfektionen zu schützen: Eier sollten stets im Kühlschrank aufbewahrt werden, und zwar getrennt von anderen Lebensmitteln. Eier mit beschädigter Schale sind sofort zu verbrauchen; sie dürfen nur für durcherhitzte Speisen verwendet werden. Bei der Verarbeitung von Eiern ist darauf

GEWICHTSKLASSEN VON HÜHNEREIERN IN DER EU (SEIT 1996)

Kurzbezeichnung	Erläuterung	Gewicht (g)
S	klein	bis 52
M	mittel	53–62
L	groß	63–72
XL	sehr groß	mehr als 72

zu achten, dass der Eierinhalt bzw. andere Speisen nicht mit der möglicherweise mit Salmonellen verunreinigten Schale in Berührung kommen. Arbeitsflächen und Gegenstände, die mit dem Ei bzw. der Eierschale in Kontakt gekommen sind, sollte man gründlich mit heißem Wasser und Spülmittel reinigen. Nach dem Umgang mit Eiern sollte man sich möglichst sofort die Hände waschen.

Frühstückseier müssen mindestens fünf Minuten in sprudelndem Wasser gekocht werden. Bei geronnenem Eigelb besteht keine Salmonellengefahr; Spiegeleier sollten daher von beiden Seiten angebraten werden und bei Rühreiern ist darauf zu achten, dass sie keine flüssigen Anteile mehr enthalten. Besondere Vorsichtsmaßnahmen sind bei Speisen erforderlich, die aus rohem Ei zubereitet werden, z.B. Mayonnaise, Sauce béarnaise und manchen Desserts wie Weinschaumcreme und Tiramisu; sie führen häufig zu Salmonellenvergiftungen. Daher müssen für solche Speisen ganz frische Eier verwendet werden; dies gilt auch für Gerichte, die schwach erhitzte Eier enthalten, wie legierte Suppen. Am besten ist es, solche Speisen sofort zu verzehren. Kurzfristig können sie bei unter 7 °C im Kühlschrank gelagert werden; bei solchen Temperaturen vermehren sich Salmonellen praktisch nicht.

Einkauf, Lagerung und Zubereitung:

Beim Kauf von Eiern sollte unbedingt auf die Art der →Geflügelhaltung geachtet werden: Man sollte Eiern aus Freilandhaltung den Vorzug geben. Auf jedem Eierkarton – bei losen Eiern auf dem Standschild – muss angegeben sein, welcher Gewichtsklasse und welcher Güteklasse die Eier angehören. Ferner müssen Packdatum, Mindesthaltbarkeitsdatum, der verpackende Betrieb und das Datum vermerkt sein, ab dem eine kühle Lagerung erforderlich ist. Braune und weiße Eier sind entgegen einem weit verbreiteten Irrglauben im Geschmack identisch. Der einzige Unterschied besteht darin, dass die Schalen weißer Eier etwas dünner sind und leichter beschädigt werden.

Im Kühlschrank können Eier bedenkenlos drei bis vier Wochen gelagert werden. Über die kleinen Poren in der Eierschale nimmt das Ei jedoch Fremdgerüche an; daher sollte man es im Eierkasten und nicht neben intensiv riechenden Speisen lagern. Außerdem ist es ratsam, es immer mit dem stumpfen Pol nach oben aufzubewahren, damit kein Druck auf die Luftkammer ausgeübt wird und der Dotter sich nicht verlagert. Die Eierschale sollte niemals abgewaschen werden, da sonst ihre Abwehrfunktion gegen Bakterienbefall verloren geht. Eiklar und Eigelb lassen sich im Kühlschrank etwa vier Tage lagern; im Tiefkühlfach halten sie sich bis zu vier Monaten.

Eier können gekocht, gebraten, pochiert, eingelegt, als Rührei oder Omelett verzehrt werden. Sie sind in rohem Zustand ein beliebter Bestandteil vieler Süßspeisen und dienen darüber hinaus zum Lockern, Bestreichen, Binden und Eindicken von Speisen.

Eier-Diät, Mayo-Diät: eine →Gewichtsreduktionsdiät.

Eierfrucht: →Aubergine.

Eierstockkrebs: eine Krebsart (→Krebs).

Eierteigwaren: eine Art von →Teigwaren.

Ei|erzeugnisse, Eiprodukte: Erzeugnisse aus Vollei, Eiklar oder Eigelb, die tiefgekühlt, sprühgetrocknet oder chemisch konserviert in der Lebensmittelindustrie beispielsweise für Teig- und Backwaren verwendet werden. Zu den Eierzeugnissen gehören getrocknetes, flüssiges und tiefgekühltes Eigelb und Eiklar sowie Eipulver (Trockenvollei).

Zur Herstellung von Eierzeugnissen dienen Eier der Güteklasse C oder der Güteklassen A und B, deren Schale bzw. Schalenhaut beschädigt ist.

Zum Schutz vor Salmonellen und anderen Krankheitserregern ist gesetzlich vorgeschrieben, dass die Eimassen entweder schnell weiterverarbeitet oder (bei längerer Lagerung) pasteurisiert werden müssen.

Woran man die Frische eines Hühnereis erkennt

Ob ein Ei noch frisch ist, lässt sich leicht mit folgenden Tests überprüfen: Ein frisches Ei gibt beim vorsichtigen Schütteln kein Geräusch von sich. In einem Wasserglas sinkt ein frisch gelegtes Ei sofort zu Boden. Ein etwa sieben Tage altes Ei steigt in dem Wasserglas leicht nach oben, und zwar mit dem stumpfen Pol zuerst. Ein zwei bis drei Wochen altes Ei steht mit dem stumpfen Pol nach oben senkrecht im Wasser. Beim Durchleuchten zeigt ein frisches Ei eine Luftkammer von nur wenigen Millimetern Größe. Der Dotter hat keine festen Umrisse und ist nur schemenhaft erkennbar. Je älter das Ei wird, desto deutlicher zeichnet sich der Dotter in festen Umrissen ab. Schlägt man ein frisches Ei auf, so umschließt das Eiklar den Dotter und hat eine zähe Konsistenz. Bei einem älteren Ei fließt das Eiklar auseinander, der Dotter ist flach und breit.

einfach ungesättigte Fettsäuren, Monoensäuren: eine Gruppe von →Fettsäuren.

Einfachzucker, Monosaccharide: eine Gruppe von →Kohlenhydraten.

einfrieren: →tiefkühlen.

einheimische Sprue: erstmalig beim Erwachsenen auftretende →Zöliakie.

einkaufen: Der gut überlegte, geplante Einkauf spart Zeit und Geld und erleichtert die gesundheitsbewusste Ernährung. Es empfiehlt sich, vorher stets eine Einkaufsliste aufzustellen; sie schützt vor Spontankäufen, die v.a. Menschen mit Gewichtsproblemen unbedingt vermeiden sollten. Die Häufigkeit des Einkaufs hängt von der Haltbarkeit des jeweiligen Lebensmittels ab: Frisch gekauft werden Lebensmittel, die noch am selben Tag verbraucht werden sollten (z.B. Brötchen, Fisch, Hackfleisch); ein- bis zweimal in der Woche besorgt man leicht verderbliche Produkte wie Milch, Frischgemüse und Obst. Kurzfristig lagerfähige Lebensmittel (z.B. Milchprodukte, Brot, Eier) kauft man wöchentlich, Vorräte (z.B. Konserven, Trockenprodukte, H-Milch, Getränke) beim monatlichen Großeinkauf.

Einkaufsquellen und Qualität: Bei der Auswahl der Lebensmittel sollte nicht nur auf den Preis, sondern auch auf Qualität und Gesundheitswert geachtet werden, was häufig ein sorgfältiges Abwägen erforderlich macht. So ist z.B. bei Eiern aus Freilandhaltung oder Erzeugnissen aus biologischem Landbau der höhere Preis durch eine bessere Qualität und geringere Schadstoffbelastung gerechtfertigt. Markenartikel hingegen sind meist teurer, aber nicht unbedingt qualitativ hochwertiger als Produkte unbekannter, kleinerer Firmen oder Handelsmarken. Die sehr preiswerten Handelsmarken – eigene Marken großer Lebensmittelketten – bringen seit den 70er-Jahren »No-Name-Produkte« auf den Markt. Die meist einfach und schmucklos verpackten Produkte machten den teureren Markenartikeln so erfolgreich Konkurrenz, dass mittlerweile auch viele Hersteller von Markenartikeln gleichzeitig billigere Handelsmarken produzieren, um ihre Fabrikationsanlagen auszulasten. Handelsmarken-Produkte sind in der Regel von sehr guter Qualität.

In Naturkostläden bekommt man meist sehr gute Bio-Lebensmittel, die allerdings relativ teuer sind (→Naturkost). Auf dem Wochenmarkt bieten Erzeuger aus der Region frische Waren an; dort gibt es häufig auch Stände von Biobauern, die Artikel aus →biologischem Landbau meist preiswerter anbieten als die Naturkostläden. Von allen Einkaufsquellen die

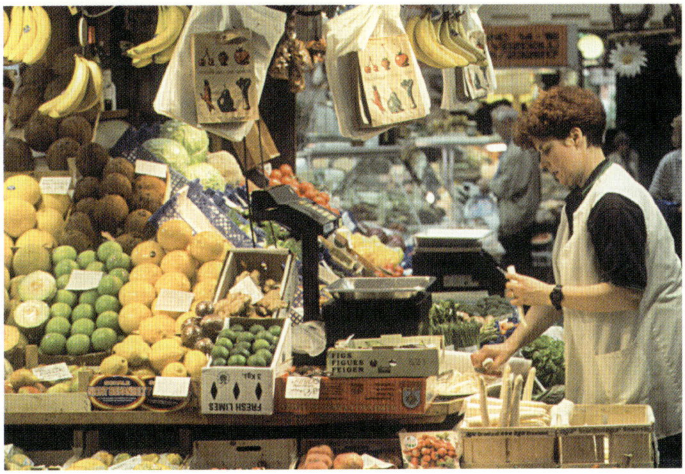

Einkaufen: Obst- und Gemüsestand in einer Markthalle

beste (allerdings meist auch die zeitaufwendigste) ist der Direkteinkauf beim Bauern. Hier gibt es frische Ware zu günstigen Preisen. Bei Preisvergleichen sollte man auch die Fahrtkosten und den Zeitaufwand mit berücksichtigen.

Obst und Gemüse: Beim Kauf von Obst und Gemüse orientiert man sich am besten am jahreszeitlichen Angebot, denn in der Hauptsaison bekommt man es besonders frisch, reif und zu günstigen Preisen. Es lohnt sich, abgepacktes Obst und Gemüse (z.B. Tomaten in Schalen) zumindest stichprobenweise nachzuwiegen, da das tatsächliche Gewicht häufig vom angegebenen abweicht.

Reklamationen: Bei falschen Gewichtsangaben und Qualitätsmängeln wie z.B. unsachgemäß gelagerter oder verdorbener Ware, beschädigten Verpackungen usw. sollte man sich beim Geschäftsführer beschweren; falls dieser sich unkooperativ zeigt, kann man beim Ordnungsamt oder der örtlichen Polizeibehörde Anzeige erstatten. Bei fehler- oder mangelhafter Ware besteht ein Recht auf Umtausch.

LESETIPPS:

KID MÖCHEL UND ANDREA MÖCHEL: *Bio-Guide. Biologisch Einkaufen in Österreich. Wien (Falter) 1998.*

Einkaufen verändert die Welt, herausgegeben von VEREIN PARTNERSCHAFT 3. WELT GIESSEN, WELTLADEN-DACHVERBAND UND BUKO-AGRARKOORDINATION. *Stuttgart (Schmetterling) 1999.*

Der Feinschmecker: Einkaufen. Die besten 1800 Läden und Produzenten in Deutschland. München (Gräfe & Unzer) 2000.

Einkochen, Einmachen, Einwecken: Konservieren von Obst, Gemüse oder Fleisch mit feuchter Hitze im Haushalt. Die vorbereiteten Lebensmittel werden in mit Gummiringen

Obst und Gemüse selbst einkochen

Wer Obst und Gemüse selbst einkochen möchte, sollte auf einwandfreie, frische Ware achten. Obst wird in der Regel roh eingefüllt, Gemüse vorher blanchiert. Das verringert den anfänglichen Keimgehalt und sorgt dafür, dass die Farbe besser erhalten bleibt. Wichtig ist, dass die Einkochgefäße vor dem Einfüllen gründlich gereinigt und auf Schäden kontrolliert werden. Das Einmachgut sollte vollständig mit Flüssigkeit bedeckt sein. Wenn man nach dem Einkochen lose Deckel, trübe Flüssigkeit, Verfärbung oder unnatürlichen Geruch feststellt, sollte man den Inhalt wegwerfen. Erbsen, Bohnen und Pilze, deren hoher Eiweißgehalt die Vermehrung von Keimen besonders fördert, sollten nach zwei Tagen noch einmal auf 100 °C erhitzt werden. Auf diese Weise werden auch solche Mikroorganismen abgetötet, die den ersten Kochvorgang in Form hitzeunempfindlicher Sporen überleben konnten, inzwischen aber ausgekeimt sind und Lebensmittelvergiftungen (z. B. Botulismus) hervorrufen können.

luftdicht verschließbare Gläser oder Dosen gegeben und mit Wasser, Zuckerwasser oder einem Gewürzsud aufgefüllt. Anschließend erhitzt man sie im Wasserbad, Einkochtopf, Einkochapparat, Backofen, Dampfdrucktopf oder Mikrowellenherd auf 75–100 °C. Die Einkochzeit hängt vom Lebensmittel ab und kann zehn Minuten (z. B. bei Pfirsichen) bis 120 Minuten (z. B. bei Bohnen) betragen. Die Hitze tötet Verderbnis erregende Mikroorganismen (Bakterien, Viren, Hefen, Schimmelpilze) ab und macht das Einmachgut keimfrei; lediglich Botulismustoxine können in selbst eingekochten Lebensmitteln u. U. enthalten sein, weshalb verdächtiges Einmachgut nicht mehr verzehrt werden sollte (→Botulismus). Dadurch, dass sich in den Behältnissen ein Unterdruck bildet, der die Deckel ansaugt, wird das Eingekochte weitgehend luftdicht verschlossen. Biochemische Prozesse, welche die Farbe verändern, Fett ranzig werden lassen oder sauerstoffempfindliche Vitamine zerstören, werden gehemmt. Beim Einkochen gehen ungefähr so viele Vitamine verloren wie durch den üblichen Garprozess (je nach Vitamin zwischen 10 und 60 %). Während der Lagerung nimmt v. a. der Gehalt an Vitamin C weiter ab. Im Einmachgut enthaltene Mineralstoffe bleiben erhalten, gehen aber z. T. in die Aufgussflüssigkeit über.

LESETIPPS:

Einkochen, Einlegen und Haltbarmachen. Mit Rezepten von Allgäuer Bäuerinnen. Kempten (AVA) o. J.

GABRIELE COLDITZ: *Früchte einkochen, kandieren und einlegen. Stuttgart (Ulmer) 1991.*

Haltbarmachen durch Einkochen, Entsaften, Einlegen, Trocknen, Dörren und Einfrieren, herausgegeben von MARIE-THERES WIENER. *Niedernhausen (Bassermann) 1999.*

Einkorn, wiss. Name **Triticum monococcum:** genetische Urform des heutigen Kulturweizens mit einkörnigem Ährchen; ihr Ursprungsgebiet liegt in Vorderasien. Einkorn war von der Jungsteinzeit bis zur Eisenzeit als Kulturpflanze über Europa und Nordafrika verbreitet und wird heute kaum noch angebaut.

Einlegegurke: eine Gurkensorte (→Gurke).

einlegen: Durch Einlegen in einer konservierenden Flüssigkeit wie z. B. Alkohol, Essig, Öl oder Salzlösung kann die Haltbarkeitsdauer von Lebensmitteln verlängert werden. Die einfache und preiswerte Konservierungsmethode erfreut sich schon seit Jahrhunderten großer Beliebtheit. Zum Einlegen darf grundsätzlich nur einwandfreie frische, sorgfältig gereinigte Ware verwendet werden.

Einlegen in Alkohol: Alkohol in hohen Konzentrationen (14–20 Vol.-%) wirkt konservierend, weil er Mikroorganismen abtötet. In Alkohol eingelegt werden insbesondere Früchte. Dazu eignen sich v. a. hochprozentige Alkoholika wie Rum, Arrak oder Weinbrand. Sie entziehen den Früchten Wasser, sodass das Fruchtfleisch fester wird. Bei Alkoholkonzentrationen unter 14 Vol.-% besteht die Gefahr, dass das Einlegegut zu gären beginnt; bei Konzentrationen über 20 Vol.-% wird den Früchten zu viel Wasser entzogen, sodass sie hart werden. Eingelegte Früchte sollten je nach Art vier Wochen bis drei Monate durchziehen und halten sich bei kühler Lagerung bis zu zwei Jahren. Sie haben einen hohen Energie- und Alkoholgehalt und sollten daher nur in Maßen verzehrt werden.

Einlegen in Essig: Die konservierende Wirkung des Essigs beruht darauf, dass er ein saures Milieu schafft, das das Wachstum Verderbnis erregender Mikroorganismen hemmt. Allerdings sind hierzu Essigkonzentrationen von 2–9 % erforderlich; geschmacklich akzeptabel ist hingegen lediglich eine Konzentration von 0,5–3 %, bei der nicht alle Mikroorganismen in ihrem Wachstum gehemmt werden. Deshalb wird das Einlegen in Essig meist mit anderen Konservierungsmethoden (z. B. Einkochen, Zusatz von Salz, Zucker oder chemischen Konservierungsstoffen) kombiniert. Durch Einkochen geht allerdings ein Großteil an Vitaminen verloren. Für das Einlegen in Essig eignen sich alle festen Obst- und Gemüsearten, die vor dem Einlegen je nach Art blanchiert, vorgekocht oder gegart werden müssen. Kombinationen verschiedener sauer eingelegter Gemüsestückchen werden als Mixed Pickles bezeichnet. Früchte und Gemüse, die lediglich in Essig eingelegt und nicht zusätzlich durch andere Methoden konserviert wurden, sind nur ein bis zwei Wochen haltbar und müssen im Kühlschrank gelagert werden.

Einlegen in Speiseöl: In Öl können Mikroorganismen sich nicht vermehren. Es schützt jedoch nicht vor anderen Verderbnisvorgängen; deshalb halten sich in Öl eingelegte Lebensmittel, die ein beliebter Bestandteil der Mittelmeerküche sind, nur drei bis vier Monate lang. Da sie das Öl in sich aufnehmen, sind sie sehr fett- und kalorienhaltig; ein Teil der Vitamine geht durch das Einlegen verloren. Es dürfen sich keine Luftblasen im Öl bilden; deshalb muss man Einlegegut und Öl abwechselnd einfüllen. In Speiseöl eingelegte Lebensmittel sollten kühl und lichtgeschützt gelagert werden.

Einlegen in Salzlösung: Auch durch Einlegen in eine mindestens 15%ige Kochsalzlösung (Nasssalzen) oder Einreiben mit Kochsalz (Trockensalzen) lässt sich die Haltbarkeitsdauer von Lebensmitteln verlängern. Kochsalz bindet das in den Lebensmitteln enthaltene Wasser, sodass es Mikroorganismen nicht mehr als Lebensgrundlage dienen kann und sie in ihrem Wachstum gehemmt werden. Durch den Wasserentzug geht allerdings auch ein Teil der Mineralstoffe und wasserlöslichen Vitamine verloren. Zum Salzen eignen sich Fleisch, manche Fischarten (z. B. Sardellen) und Gemüse (z. B. Bohnen, Gurken).

Einmachen: →Einkochen.

Einmachzucker: zum Einkochen verwendeter Weißzucker (→Zucker).

Einwecken: →Einkochen.

Eiprodukte: →Eierzeugnisse.

Eis: Wasser in gefrorenem, d. h. festem Zustand. Eis entsteht bei einer Temperatur von 0 °C und wird u. a. zur Kühlung von Getränken, z. B. Limonaden, Tees, Obstsäften, und zum Frischhalten von Lebensmitteln verwendet. Umgangssprachlich wird auch →Speiseeis als Eis bezeichnet.

Eisbein: Unterschenkel des →Schweins.

Eisbergsalat, Eissalat, Knacksalat, Krachsalat, wiss. Name **Lactuca sativa var. capitata convar. jaggeri:** erstmals in Kalifornien angebaute besondere Zuchtform des Kopfsalats. Eisbergsalat wird das ganze Jahr über angeboten, je nach Klima des Anbaulandes als Freiland- oder Gewächshaussalat. Er bildet große, runde, dicht geschlossene Köpfe mit bis zu 20 cm Durchmesser und einem Gewicht von 600–800 g. Die Blätter sind fest und grobaderig, der Blattrand ist kraus bis wellig, z. T. auch gekerbt. Die äußeren Blätter des Grünen Eisbergsalats sind dunkelgrün, die inneren hell bis gelblich grün. Rotbraun sind dagegen die Blätter des erst seit kurzem erhältlichen Roten Eisbergsalats. Die äußeren losen Umblätter werden entfernt, da sie zu derb sind; anschließend kann man den Kopf entweder in Einzelblätter zerteilen oder in Streifen schneiden. Eisbergsalat enthält viel Wasser und kann sowohl würzig als auch süß mit Früchten angemacht werden. Er hat ungefähr denselben Gehalt an Vitaminen und Mineralstoffen wie Kopfsalat, aber einen herzhafteren Geschmack als dieser.

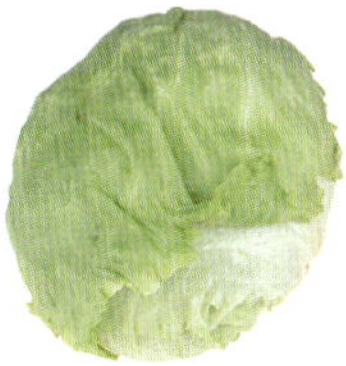

Eisbergsalat

Eisen: ein essenzielles Spurenelement, das wichtiger Bestandteil des roten Blutfarbstoffs Hämoglobin ist. Die Bedeutung von Eisen für die Gesundheit des Menschen wurde bereits Anfang des 19. Jh. erkannt; dass Eisen in Hämoglobin vorkommt, entdeckte man jedoch erst 1936.

Funktionen: Eisen wird vom Körper zur Bildung der roten Blutkörperchen benötigt. Diese bestehen hauptsächlich aus dem roten Blutfarbstoff Hämoglobin, der einen Eisenkern enthält. Hämoglobin ist dafür zuständig, den Sauerstoff zu den Körperzellen und das Kohlendioxid von den Zellen in die Lunge zu transportieren. Auch für den Aufbau des roten Muskelfarbstoffs Myoglobin, der als Sauerstoffspeicher dient, wird Eisen benötigt. Weiterhin ist Eisen an der Bildung verschiedener Enzyme beteiligt.

EISEN: EMPFOHLENE TÄGLICHE ZUFUHR

Alter	Eisen (mg)
Säuglinge	
0 bis unter 4 Monate	0,5
4 bis unter 12 Monate	8
Kinder und Jugendliche	
1 bis unter 7 Jahre	8
7 bis unter 10 Jahre	10
Jungen 10 bis unter 19 Jahre	12
Mädchen 10 bis unter 19 Jahre	15
Erwachsene	
Männer ab 19 Jahre	10
Frauen 19 bis unter 51 Jahre	15
Frauen ab 51 Jahre	10
Schwangere	30
Stillende	20

[3]

Vorkommen: Eisen ist sowohl in pflanzlichen als auch in tierischen Lebensmitteln enthalten; es kommt v. a. in Fleisch, grünem Blattgemüse, Getreide und Nüssen vor. Der Körper kann das in Fleisch enthaltene Eisen jedoch besser verwerten als das in pflanzlichen Lebensmitteln vorkommende. Die empfohlene Tageszufuhr liegt für Männer bei 10 mg, für Frauen im gebärfähigen Alter bei 15 mg. Der Organismus eines Erwachsenen enthält insgesamt 4–5 g Eisen, davon kommt der Großteil (65–70 %) im Blut vor, eine gewisse Menge (ca. 30 %) wird in der Leber, der Milz, im Knochenmark und in der Darmschleimhaut gespeichert. Das beim Zerfall nicht mehr funktionsfähiger roter Blutkörperchen frei werdende Eisen wird zum Großteil vom Körper wieder verwertet; nur ein geringer Teil wird über Stuhl, Harn, Schweiß und abgeschilferte Hautzellen ausgeschieden. Bei Blutverlusten (z. B. bei der Menstruation) können jedoch größere Mengen Eisen verloren gehen.

Mangelerscheinungen: Eisenmangel kommt weltweit sehr häufig vor, auch in den Industriestaaten. Besonders gefährdet sind Frauen wegen der monatlichen Regelblutung und der damit verbundenen Blutverluste. Insbesondere Schwangere und Stillende leiden sehr häufig unter Eisenmangel, da sie einen erhöhten Bedarf an Eisen haben, der durch die Nahrung nicht immer gedeckt wird. Bei starken Blutverlusten und Krankheiten, bei denen die Eisenaufnahme gestört ist (z. B. nach einer Magenentfernung), tritt oft ebenfalls Eisenmangel auf. Bestimmte in der Nahrung enthaltene Substanzen hemmen zudem die Eisenaufnahme; dazu gehören Weizenkleie, die im Kaffee vorkommende Chlorogensäure, Phosphate und Oxalsäure (z. B. im Spinat). Andere Stoffe wie z. B. Vitamin C fördern die Eisenaufnahme.

Ein Eisenmangel kann zu →Anämie führen. Bei Eisenmangel in der Schwangerschaft wird das ungeborene Kind nicht ausreichend mit Sauerstoff versorgt; solche Kinder sind bei der Geburt häufig untergewichtig. Außerdem kommen Frühgeburten bei Frauen mit Eisenmangel häufiger vor. Daher verschreibt man Schwangeren häufig Eisenpräparate, um einem Eisenmangel vorzubeugen. Feststellen lässt sich ein Eisenmangel durch eine Blutuntersuchung.

Überschuss: Bei vollen Eisenspeichern nimmt der Körper geringere Mengen des in der Nahrung enthaltenen Eisens auf – eine zu hohe Eisenaufnahme über die Nahrung ist daher bei Gesunden nicht zu erwarten. Eisenpräparate sollten nur auf Empfehlung des Arztes genommen werden. Bei Personen mit übermäßigem Alkoholkonsum oder bei Eisenspeicherkrankheiten können die Mechanismen zum Schutz vor einer überhöhten Eisenaufnahme ausgeschaltet sein, was zu Gesundheitsschäden führt.

Eisenmangel

Alle Personen, die ein erhöhtes Risiko für Eisenmangel haben (z. B. Schwangere), sollten darauf achten, Lebensmittel, die die Eisenverwertung hemmen (z. B. oxalsäurehaltigen Spinat), nicht mit eisenreichen Lebensmitteln zu kombinieren. Um die Eisenverwertung zu verbessern, sollten eisenreiche Lebensmittel gemeinsam mit Vitamin-C-haltigen Lebensmitteln verzehrt werden, da Vitamin C die Aufnahme von Eisen fördert.

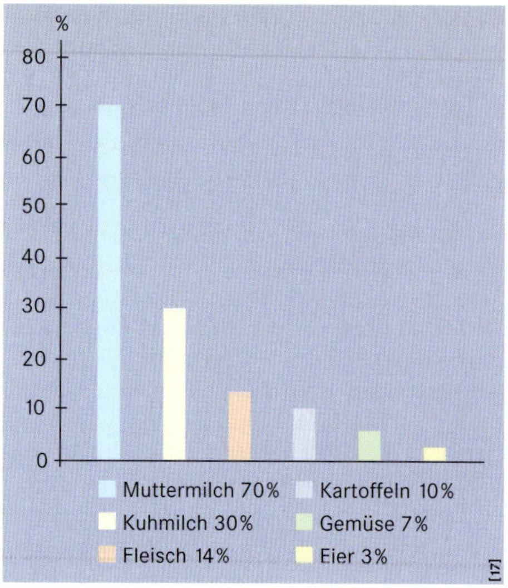

Eisen: mittlere Eisenresorption aus verschiedenen Lebensmitteln

Eisenspeicherkrankheiten: Oberbegriff für die Erkrankungen Hämochromatose und Hämosiderose, bei denen sich durch ein Überangebot an Eisen vermehrt Eisen im Gewebe ablagert, wodurch z. T. schwere körperliche Beschwerden hervorgerufen werden.

Ursachen: Bei der **Hämochromatose** handelt es sich um eine vermutlich erbliche Stoffwechselerkrankung, bei der über den Magen-Darm-Trakt vermehrt Eisen aufgenommen wird, auch wenn die Eisenspeicher des Körpers bereits gefüllt sind. Bei der **Hämosiderose** kann die Eisenkonzentration im Blut aus mehreren Gründen erhöht sein. Dazu zählen eine erhöhte Zufuhr von Eisen (z. B. durch Injektionen oder Bluttransfusionen), eine vermehrte Freisetzung von Eisen infolge eines übermäßigen Zerfalls der roten Blutkörperchen (z. B. bei hämolytischer Anämie) und eine zu geringe Verwertung des in der Nahrung enthaltenen Eisens bei der Bildung der roten Blutkörperchen (z. B. bei Thalassämie).

Symptome: Das überschüssige Eisen lagert sich v. a. in den Organen und der Haut ab und verursacht Gewebsschäden. Insbesondere sind die Leber, die Bauchspeicheldrüse und der

BESONDERS REICHE EISENQUELLEN

Lebensmittel (pro 100 g verzehrbaren Anteil)	Eisen (mg)
Obst	
Erdbeeren	1,9
Holunderbeeren	1,6
Johannisbeeren, schwarz	1,3
Passionsfrüchte	1,1
Gemüse	
Artischocken	1,5
Blumenkohl	1,6
Brokkoli	1,3
Gemüsefenchel	2,7
Grünkohl	1,9
Gurken	2,7
Lauch, Knolle	1,1
Löwenzahnblätter	3,1
Mangold	2,7
Mohrrüben	2,1
Radieschen	1,2
Salz-Dill-Gurken	1,6
Schwarzwurzel	3,3
Spinat	4,1
Topinambur	3,7
Zucchini	1,5
Pilze	
Austernpilze	1,2
Champignons	1,1
Pfifferlinge	6,5
Hülsenfrüchte	
Bohnen, weiß	6,1
Erbsen, gekocht	1,3
Kichererbsen	6,9
Linsen	7,5
Sojabohnen	6,7

Lebensmittel (pro 100 g verzehrbaren Anteil)	Eisen (mg)
Getreide	
Hafer, Korn	5,8
Haferflocken, Vollkorn	5,2
Hirse, Korn	9,0
Roggen, Korn	4,7
Brote	
Pumpernickel	2,4
Roggenmischbrot	2,3
Roggenschrot- und -vollkornbrot	3,0
Weizenmischbrot	1,7
Weizenschrot- und -vollkornbrot	1,6
Weizentoastbrot	2,2
Geflügel	
Brathähnchen, Leber	9,2
Brathähnchen, Keule	2,0
Ente	2,1
Gans	1,9
Truthahn, Jungtiere	3,1
Truthahn, Keule	2,0
Kalbfleisch	
Brust	3,0
Haxe	3,0
Herz	3,7
Keule	2,3
Kotelett	2,1
Lunge	5,0
Niere	11,5
Leber	7,9
Schnitzel	3,0
Rindfleisch	
Filet	2,3
Hackfleisch, 14 % Fett	2,4

Lebensmittel (pro 100 g verzehrbaren Anteil)	Eisen (mg)
Hochrippe	2,1
Kamm	3,2
Keule	2,6
Lende	2,5
Lunge	7,5
Niere	9,5
Zunge	3,0
Schweinefleisch	
Bug	1,8
Filet	13,0
Herz	4,3
Kamm	2,2
Kotelett	1,8
Leber	22,1
Lunge	5,0
Niere	10,0
Schnitzel	2,3
Zunge	3,3
Hammel- und Lammfleisch	
Brust	2,3
Filet	1,8
Herz	6,1
Keule	2,7
Kotelett	2,2
Leber	12,4
Lende	2,0
Muskelfleisch ohne Fett	1,8
Schnitzel	2,0
Wild und sonstige Fleischarten	
Hase	2,4
Pferd	4,7
Reh, Keule und Rücken	3,0

[19]

Herzmuskel betroffen. Es kann sich eine Leberzirrhose, bei Schädigung der Bauchspeicheldrüse auch ein Diabetes mellitus und/oder eine Herzinsuffizienz entwickeln. Oft kommt es zu einer Dunkelfärbung der Haut.

Behandlung: Bei der Hämochromatose besteht die Behandlung in erster Linie in regelmäßig durchgeführten Aderlässen. Außerdem wäre eine eisenarme Diät sinnvoll, wobei die Patienten insbesondere auf Fleisch und Wurst weitgehend verzichten sollten, weil das in diesen Lebensmitteln enthaltene Eisen vom Körper besonders gut verwertet wird. Hilfreich kann es sein, in größeren Mengen Lebensmittel zu verzehren, die Substanzen enthalten, welche die Eisenaufnahme hemmen. Dazu zählen Phosphate, Oxalsäure, die in schwarzem Tee und Kaffee enthaltenen Tannine, die v. a. in Vollkornprodukten vorkommende Phytinsäure sowie der Ballaststoff Pektin, der in vielen Obstarten enthalten ist. Vitamin-C-Präparate sollten nicht eingenommen werden, da das Vitamin die Aufnahme von Eisen fördert. Bei der Hämosiderose besteht die Therapie in der Behandlung der Grunderkrankung und – falls nötig – ebenfalls in eisenarmer Kost. Falls die Krankheit durch eine Eisen-Überdosierung ausgelöst wurde, muss die Gabe von Eisenpräparaten eingestellt werden.

Eismaschine: Gerät zur Selbstbereitung von →Speiseeis. Eine Eismaschine besteht aus einem Gefrierbehälter, der ins Gefrierfach des

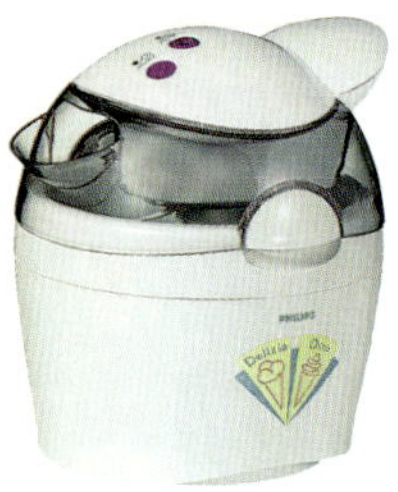
Eismaschine: Gerät für den Heimgebrauch

Kühlschranks oder in die Kühltruhe gelegt wird, und einem Rührwerk. Wenn der Gefrierbehälter abgekühlt ist, wird er aus der Kühltruhe genommen und die Zutaten für das Speiseeis werden hineingefüllt. Das Rührwerk vermischt die allmählich gefrierenden Zutaten und schlägt Luft hinein, sodass ein lockeres Speiseeis entsteht.

Eissalat: →Eisbergsalat.

Eistee: ein Getränk, das Tee-Extrakt, Schwarztee, Früchtetee oder auch nur Teearomen beinhaltet und dem in der Regel Zucker, Zitronensäure und Aromastoffe beigefügt sind. Dem Eistee kann auch Fruchtsaft und Sodawasser zugesetzt sein.

Eiweißallergie: Oberbegriff für →Allergien gegen spezielle körperfremde Eiweiße. Zu den häufigsten Eiweißallergien gehören die →Hühnereiweißallergie, die →Milcheiweißallergie und die Sojaeiweißallergie. Symptome für eine Eiweißallergie können Verdauungsstörungen (z. B. häufiger Durchfall), Hautveränderungen oder Asthma sein. Lebensmittel, die die betreffenden Eiweiße enthalten, sollten gemieden werden.

eiweißdefinierte Diäten: Kostformen mit einem festgelegten Gehalt an Eiweiß. Dazu zählen eiweißarme Kostformen (z. B. →Kartoffel-Ei-Diät, →Schwedendiät), die v. a. bei Nieren- und Lebererkrankungen (z. B. Niereninsuffizienz, Leberzirrhose) eingesetzt werden, sowie eiweißreiche Kostformen, die z. B. beim Morbus Crohn verordnet werden, wenn es zu Störungen der Fettverdauung kommt. Die weitere Zusammensetzung der Kost ist abhängig von der jeweiligen Krankheit sowie dem Ernährungsstatus des Betroffenen. Eine eiweißdefinierte Diät sollte nur nach persönlicher Diätberatung durchgeführt werden.

Eiweiße, Proteine: Sammelbezeichnung für natürlich vorkommende Stoffe, deren Bausteine ausschließlich oder überwiegend →Aminosäuren sind. Sie sind wesentlicher Bestandteil nahezu aller lebender Organismen und zählen (neben Kohlenhydraten und Fetten) zu den Grundnährstoffen.

Aufbau: Aminosäuren können untereinander Bindungen eingehen. Wenn weniger als 100 Aminosäuren miteinander verknüpft sind, spricht man von Peptiden. So nennt man die Verkettung von zwei Aminosäuren Dipeptid, von drei Aminosäuren Tripeptid, von bis zu zehn Aminosäuren Oligopeptid und von zehn bis 100 Aminosäuren Polypeptid. Wenn mehr als 100 Aminosäuren verknüpft sind, spricht man von Eiweißen. Diese setzen sich im menschlichen Körper aus bis zu 20 verschiedenen Aminosäuren zusammen, deren Häufigkeit und Reihenfolge des Auftretens von Eiweiß zu Eiweiß variiert. Darüber hinaus bilden die miteinander verketteten Aminosäuren eine charakteristische räumliche Struktur, die das Eiweiß funktionsfähig macht. Die nahezu unendlichen Möglichkeiten der Aminosäurenabfolge und räumlichen Anordnung sind die Grundlage für die Vielfalt der lebendigen Systeme.

Unterteilung: Neben den einfachen Eiweißen, die ausschließlich aus Aminosäuren zusammengesetzt sind, gibt es die komplexen bzw. konjugierten Eiweiße, die zusätzlich Nichteiweißgruppen enthalten, wie z. B. die →Lipoproteine, bei denen verschiedene Fettstoffe von einem Eiweißmantel umhüllt sind. Sekundäre Eiweiße sind Proteinbruchstücke, wie sie z. B. bei der enzymatischen Eiweißverdauung entstehen. Anhand ihrer Strukturmerkmale unterscheidet man Sklero- und Sphäroproteine. Die wasserunlöslichen Skleroproteine haben eine fadenförmige Struktur und werden weiter unterteilt in Stützproteine (z. B. Keratin, Fibrinogen) und Gerüstproteine (z. B. Kollagen, Elastin). Die wasserlöslichen Sphäroproteine haben eine kugelförmige Struktur. Hier unterscheidet man zwischen Eiweißen, die in den Körperflüssigkeiten vorkommen (z. B. Albumine, Globuline), und Enzymen.

Funktionen: Eiweiße bestimmen Bau, Funktion und Stoffwechsel aller lebenden Zellen und Gewebe. Sie sind Strukturbestandteile sämtlicher Zellen und an der Erhaltung und Bildung von Körpermasse beteiligt, Letzteres v. a. während Wachstum und Schwangerschaft. Sie dienen als Kontraktionselemente in der Muskulatur (Aktin, Myosin), als Gerüstsubstanzen im Bindegewebe (Kollagen) und als Stützsubstanzen in Knochen, Nägeln und Haaren (Keratin). Alle Enzyme und verschiedene Hormone (z. B. Insulin) werden aus Eiweiß aufgebaut. Für die Bildung diverser Transport- und Speichermoleküle in Blut und Gewebe (z.B. Hämoglobin, Ferritin) sind Eiweiße unerlässlich. Außerdem fungieren sie bei der Immunabwehr als Antikörper, bei der Blutgerinnung als Gerinnungsfaktoren (z. B. Thrombin) und im Säure-Basen-Haushalt als Puffer. Darüber hinaus werden sie bei unzureichender Glukoseverfügbarkeit (z. B. bei Hungerstoffwechsel, Ausdauersport) und bei über dem Bedarf liegender Eiweißaufnahme zur Energiebereitstellung herangezogen. Ein Gramm Eiweiß liefert durchschnittlich 4 kcal/17 kJ. Das beim Abbau der Aminosäuren entstehende, für den

Körper giftige Ammoniak wird in der Leber in Harnstoff umgewandelt, welcher mit dem Harn ausgeschieden wird.

Vorkommen und Qualität: Der Eiweißgehalt tierischer und pflanzlicher Gewebe ist unterschiedlich. Beispielsweise enthalten Haare

EIWEISSGEHALT VERSCHIEDENER LEBENSMITTEL

Lebensmittel (pro 100 g verzehrbaren Anteil)	**Eiweißgehalt** (g)
Sojamehl	37,3
Schweinefilet	20,4
Rinderfilet	19,2
Hühnerei	12,9
Weizen	11,7
Mais	8,5
Erbsen	6,6
Milch (3,5 % Fett)	3,3
Spinat	2,5
grüne Bohnen	2,4
Kartoffeln	2,0
Bananen	1,2

[3]

95 %, Haut und Knochen 30 %, Blut 21 %, Muskeln und Vollmilch 20 %, Seefisch 18 %, Hühnereiklar 12 %, Getreidekörner 10–12 % und Kartoffeln 2 % Eiweiß.

Die verschiedenen Tier- und Pflanzeneiweiße weisen Unterschiede hinsichtlich ihrer Bioverfügbarkeit und →biologischen Wertigkeit auf. In der Regel sind die tierischen den pflanzlichen Eiweißen in dieser Hinsicht überlegen: Ihre Aminosäuren werden nahezu in vollem Umfang vom Darm ins Blut aufgenommen und in körpereigene Eiweiße eingebaut. Ein Grund für die bessere Ausnutzung der Eiweiße aus tierischen Lebensmitteln ist die Ausgewogenheit des Vorkommens aller unentbehrlichen (früher: essenziellen) und entbehrlichen (früher: nichtessenziellen) Aminosäuren. Aber auch pflanzliche Eiweißquellen können durch gezielte Kombination eine hohe Eiweißqualität erreichen.

Verdauung und Verwertung: Die Nahrungseiweiße werden in Magen und Dünndarm mithilfe von Magensäure und eiweißspaltenden Enzymen abgebaut. Im Magen herrscht das Pepsin vor, das zu den Endopeptidasen gehört. Endopeptidasen greifen Bindungen zwischen zwei Aminosäuren inmitten des Eiweißmoleküls an. Im Dünndarm wirken v. a. die Bauchspeicheldrüsenenzyme Trypsin und Chymotrypsin, die ebenfalls zu den Endopeptidasen zählen. Von den entstehenden Spalt-

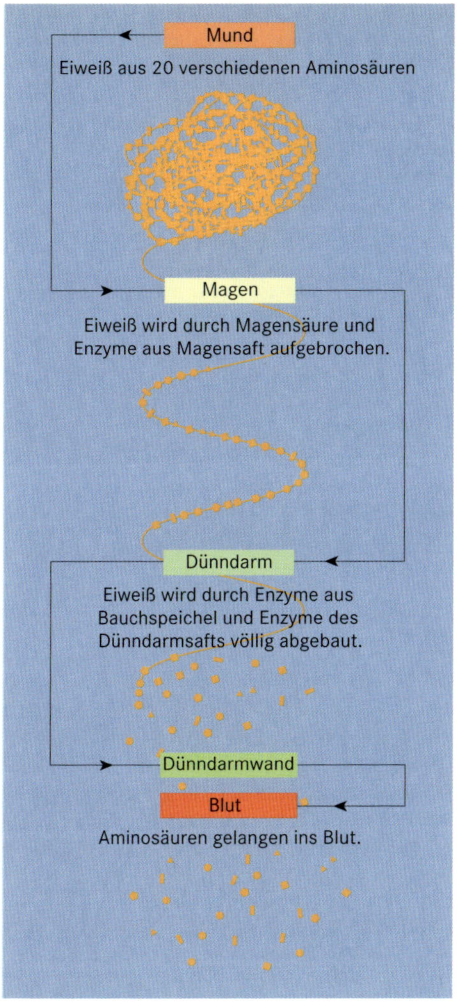

Eiweiß: Eiweißverdauung

EIWEISS: EMPFOHLENE TÄGLICHE ZUFUHR

Alter	**Eiweiß** (g pro kg Körpergewicht)
Säuglinge	
bis 1 Monat	2,7
1 bis unter 2 Monate	2,0
2 bis unter 4 Monate	1,5
4 bis unter 6 Monate	1,3
6 bis unter 12 Monate	1,1
Kinder und Jugendliche	
1 bis unter 4 Jahre	1,0
4 bis unter 15 Jahre	0,9
15 bis unter 19 Jahre	0,9 [1]
Erwachsene	
ab 19 Jahre	0,8

[1] Dieser Wert gilt für Jungen; für Mädchen gelten 0,8 g.

[3]

produkten (Poly- und Oligopeptiden) trennen die Exopeptidasen des Dünndarmsafts endständige Aminosäuren ab. Die hierbei entstehenden Dipeptide werden in die Darmzellen aufgenommen und dort in die einzelnen Aminosäuren zerlegt. Diese diffundieren in die Pfortader und erreichen, nachdem sie in der Leber z.T. in andere Aminosäuren umgewandelt wurden, über den Blutkreislauf alle Gewebe, wo sie zur Synthese arteigener Peptide und Eiweiße herangezogen oder zwecks Energiegewinnung abgebaut werden.

Empfohlene Zufuhr: Der Körperbestand an Eiweiß liegt bei rund 10 kg. Pro Tag werden im Körper etwa 250 g Eiweiß abgebaut, u.a. infolge des Absterbens von Zellen. Ein Teil der dabei frei werdenden Aminosäuren kann wieder verwendet werden, die anderen Aminosäuren werden abgebaut und müssen dem Körper über die Nahrung wieder zugeführt werden. Der experimentell ermittelte durchschnittliche Bedarf des Erwachsenen an Eiweiß hoher Qualität (Ei, Milch, Fleisch, Fisch) beträgt 0,6 g pro Kilogramm Körpergewicht und Tag. Von der Deutschen Gesellschaft für Ernährung wird eine tägliche Zufuhr von 0,8 g pro Kilogramm Körpergewicht empfohlen, wobei die Differenz auf einem Sicherheitszuschlag für individuelle Schwankungen und der Berücksichtigung einer nicht optimalen Eiweißverdaulichkeit bei gemischter Kost beruht. Der genannte Wert entspricht einer Eiweißaufnahme von rund 10 % (maximal 15 %) der mit der Nahrung zugeführten Energie. Während Schwangerschaft und Stillzeit ist der Eiweißbedarf erhöht: Pro Tag müssen 10–15 g Eiweiß mehr aufgenommen werden. Wegen des hohen Eiweißanteils der mitteleuropäischen Mischkost beträgt die tatsächliche Eiweißaufnahme 1–1,4 g pro Kilogramm Körpergewicht und Tag.

Hohe Eiweißzufuhrangaben für Kraftsportler, insbesondere Bodybuilder, von täglich bis zu 4 g pro Kilogramm Körpergewicht sind unbegründet. Der Erhaltungsbedarf der arbeitenden Muskulatur eines Kraftsportlers unterscheidet sich nicht von dem der arbeitenden Muskulatur anderer Personen. Dagegen steigt der Bedarf an Eiweiß bei Langzeitausdauersport, da neben den Hauptenergielieferanten (Glukose und Fettsäuren) auch Aminosäuren zur Energiebereitstellung herangezogen werden. In Abhängigkeit von Umfang und Intensität von Training und Wettkampf ist hier eine Eiweißaufnahme von bis zu 1,6 g pro Kilogramm Körpergewicht und Tag empfehlenswert.

Mangel: Eiweißmangel ist in den Industrieländern außer bei Fehlernährung krankheitsbedingt. Zu den Ursachen zählen eine gestörte Eiweißresorption bei chronisch entzündlichen Darmerkrankungen, Eiweißstoffwechselstörungen, Erkrankungen der Leber und eine erhöhte Eiweißausscheidung (z.B. beim enteralen Eiweißverlustsyndrom). Aber auch häufig durchgeführte Fastenkuren können zu einer Abnahme des Eiweißbestandes in Leber und Muskulatur führen. Ist der Eiweißmangel krankheitsbedingt, besteht die Therapie in der Behandlung der Grunderkrankung und z.T. auch in einer eiweißreichen Kost; ist er eine Folge von Fehlernährung, sollte die Kost umgestellt werden. Bei veganer Ernährung ist eine Unterversorgung mit Eiweiß nicht zu befürchten, wenn man die Pflanzeneiweiße so kombiniert, dass die biologische Wertigkeit der Einzeleiweiße verbessert wird. In den Entwicklungsländern ist Unterernährung die Ursache für Eiweißmangel. (Extremformen der Unterernährung sind Marasmus und Kwashiorkor; →Protein-Energie-Malnutrition.) Zu den Symptomen zählen Wachstumsstörungen, Muskelschwäche, Ödeme, Pigmentverlust von Haut und Haaren, Anämie, Störungen der Leberfunktion, Infektanfälligkeit sowie Persönlichkeitsveränderungen infolge von Gehirnschädigungen.

Überschuss: Da es keinen besonderen Speicher für Eiweiß oder Aminosäuren gibt, werden über Bedarf zugeführte Aminosäuren Energie liefernd abgebaut oder in Glukose bzw. Fettsäuren umgewandelt, wobei ausscheidungspflichtige Substanzen wie Harnstoff entstehen. Außerdem kann es bei überhöhter Eiweißzufuhr zu einer gesteigerten Kalziumausscheidung im Harn kommen, wodurch das Risiko für die Entstehung von kalziumhaltigen Nierensteinen und Osteoporose ansteigt. Möglicherweise verringert eine langfristige überschüssige Eiweißzufuhr auch die Empfindlichkeit der Körperzellen für das blutzuckersenkende Hormon Insulin, woraus auf lange Sicht Diabetes mellitus entstehen könnte.

Bei ausreichender Flüssigkeitszufuhr ist Eiweißüberschuss in dem in den Industrieländern zu beobachtenden Maß gesundheitlich unbedenklich. Es sollten aber pro Tag nicht mehr als 2 g Eiweiß pro Kilogramm Körpergewicht aufgenommen werden, da bei deutlich überhöhtem Eiweißkonsum langfristig Nierenschädigungen nicht auszuschließen sind.

eiweißreiche Diäten: eine Kategorie von →Gewichtsreduktionsdiäten.

Eiweißverlustsyndrom, enterales: →enterales Eiweißverlustsyndrom.

Eiweißwertigkeit: →biologische Wertigkeit.

Ekzem, endogenes: →Neurodermitis.

elektrolytdefinierte Diäten: Kostformen mit einem festgelegten Gehalt an bestimmten →Elektrolyten. Zu den elektrolytdefinierten Diäten zählen v. a. die →natriumarme Diät, die z. B. bei Nieren- und Lebererkrankungen sowie Bluthochdruck eingesetzt wird, die kaliumarme Kost mit einer Aufnahme von weniger als 1,6 g Kalium pro Tag (bei →Hyperkaliämie), die kaliumreiche Kost mit einer Kaliumzufuhr von ca. 6 g pro Tag (bei →Hypokaliämie), die phosphatreduzierte Kost mit einer Aufnahme von weniger als 750 mg Phosphat pro Tag (bei →Hyperphosphatämie), die kalziumarme Kost mit einer Kalziumzufuhr unter 400 mg pro Tag (bei →Hyperkalzämie) und die kalziumreiche Kost mit einer Kalziumzufuhr von mehr als 1200 mg pro Tag (z. B. bei →Osteoporose). Jeder elektrolytdefinierten Diät sollte eine Diätberatung vorausgehen.

Elektrolyte: Stoffe, die aufgrund des Vorhandenseins oder der Bildung von Ionen eine elektrische Leitfähigkeit besitzen, wobei Anionen eine negative und Kationen eine positive Ladung besitzen. Im menschlichen Körper dienen die über die Nahrung aufgenommenen →Mineralstoffe als Elektrolyte. Zu den Elektrolyten gehören z. B. Kalium, Natrium, Kalzium und Magnesium als Kationen sowie Chlorid und Phosphat als Anionen.

Wesentliche Aufgabe der in den Körperflüssigkeiten gelösten Elektrolyte ist es, die verschiedenen Druckverhältnisse wie Blutdruck oder osmotischen Druck im Körper aufrechtzuerhalten. Elektrolyte sind an Stoffwechselvorgängen beteiligt und spielen auch eine bedeutende Rolle im →Säure-Basen-Haushalt (S. 560 ff.). Sie werden über Harn, Schweiß, Atemluft und Stuhl ausgeschieden.

Elektrolythaushalt: alle im Körper ablaufenden Prozesse, die mit Resorption, Ausscheidung und Verteilung der für die Funktionen des menschlichen Organismus notwendigen, in den Flüssigkeiten innerhalb und außerhalb der Zellen gelösten →Mineralstoffe zusammenhängen. Der Elektrolythaushalt ist an den Wasserhaushalt gekoppelt, da der Wassergehalt des Körpers u. a. von der Menge der im Körper vorhandenen Mineralstoffe abhängig ist (→Wasserhaushalt).

Elementardiäten, Astronautendiäten, Astronautenkost, Elementarkost, Formeldiäten, Formuladiäten: →bilanzierte Diäten.

Eliminationsdiät, Auslassdiät: eine →Allergensuchkost.

Ellagsäure: zu den →Polyphenolen gehörender sekundärer Pflanzenstoff.

Emmer, wiss. Name **Triticum dicoccum:** nicht winterharte Weizenart mit zweiblütigem Ährchen, die vermutlich bereits im 7. Jt. v. Chr. in Kleinasien angebaut wurde. In Mesopotamien und Ägypten war die Pflanze schon in der Jungsteinzeit bekannt, in Äthiopien und Ägypten blieb sie bis ins Mittelalter das gebräuchlichste Brotgetreide. In Mitteleuropa kannte man den Emmer bereits im 5. Jt. v. Chr. In der Eisenzeit ging der Anbau jedoch immer mehr zurück.

Emulgatoren: Stoffe, die es ermöglichen, eigentlich nicht miteinander mischbare Flüssigkeiten (z. B. Wasser und Öl) in eine →Emulsion, d. h. eine gleichmäßige Mischung, zu bringen. Solche Mischungen stellen z. B. Margarine und Mayonnaise dar. Aber auch unter den unbearbeiteten Lebensmitteln gibt es Emulsionen: So ist beispielsweise Milch eine Öl-in-Wasser-Emulsion, die natürliche Emulgatoren (u. a. Lezithin) enthält.

Als Lebensmittelzusatzstoffe werden Emulgatoren immer dann eingesetzt, wenn Wasser und Öl in einer einheitlich gemischten Flüssigkeit zusammengebracht werden sollen. Meist bestehen sie aus einem fettartigen und einem wasserlöslichen Teil.

Die einzelnen Emulgatoren:

Ascorbylpalmitat (**E 304**, Ascorbylstearat, 6-Palmitoyl-L-Ascorbinsäure, auch deklariert als Ascorbinsäure oder Fettsäureester der Ascorbinsäure) wird nicht nur als Emulgator, sondern auch als Antioxidationsmittel und Stabilisator eingesetzt. Es wird durch chemische Synthese aus Ascorbinsäure und bestimmten Speisefetten hergestellt und ist für Lebensmittel im Allgemeinen ohne Höchstmengenbeschränkung zugelassen, in Säuglingsfolgenahrung allerdings nur in einer Menge von 200–300 mg pro Kilogramm Lebensmittel. Der →ADI liegt bei 0–15 mg pro Kilogramm Körpergewicht. In gesundheitlicher Hinsicht ist Ascorbylpalmitat unbedenklich.

Lezithin (**E 322**, Lecithin) kommt auch als Antioxidationsmittel, Stabilisator und Mehlbehandlungsmittel zum Einsatz. Ein Teil des Lezithin-Moleküls ist in Wasser löslich, der andere Teil in Fett, sodass durch die emulgierende Wirkung des Lezithins eine Verbindung zwischen diesen beiden sich normalerweise abstoßenden Phasen entsteht. Löslichkeit und Verdaulichkeit verschiedener Stoffe können dadurch verbessert werden. Lezithin wird als Emulgator in unzähligen verarbeiteten Lebensmitteln eingesetzt, so z. B. in Mayonnaisen und Salatsaucen (wo es die Öl-in-Wasser-Emulsionen stabilisiert), in Margarine sowie in Brot und Backwaren (als Bestandteil von Backhilfsmitteln; durch den Zusatz von Lezithin können Eier eingespart werden). In Schokolade erleichtert Lezithin die Handhabung der Rohmasse bei der Herstellung und bewirkt eine längere Lagerfähigkeit des fertigen Produkts; in Instant-Lebensmitteln verhindert es das Klumpen beim Einrühren von Wasser und verbessert die Löslichkeit. Darüber hinaus findet Lezithin in Speiseeis, Desserts und Kindernahrung Verwendung. In gesundheitlicher Hinsicht ist es unbedenklich (→Lezithin).

Phosphorsäure (E 338) wird chemisch aus Mineral- oder Rohphosphaten hergestellt, die als Mineralien in verschiedenen Lagerstätten abgebaut werden. Zugelassen ist sie für nichtalkoholische aromatisierte Getränke (z. B. Colagetränke), sterilisierte, ultrahocherhitzte und eingedickte Milch, Milch- und Magermilchpulver sowie als Rieselhilfsstoff (zur Verhinderung des Zusammenklumpens von rieselfähigen Lebensmitteln). Die Höchstmengen betragen je nach Produkt 700–2500 mg pro Kilogramm Lebensmittel; der ADI liegt bei 0–70 mg pro Kilogramm Körpergewicht.

Die Bezeichnung **Natriumphosphat (E 339)** umfasst verschiedene Natriumsalze der Phosphorsäure (Mono-, Di- und Trinatriumphosphat), die durch chemische Synthese hergestellt werden; Ausgangsstoffe sind auch hier Mineral- oder Rohphosphate, die in Lagerstätten abgebaut werden. Natriumphosphat ist als Emulgator für eine große Anzahl von Lebensmitteln zugelassen, u. a. für Schokoladengetränke auf Milchbasis, Kaffeeweißer, Getränke, die pflanzliches Eiweiß enthalten, Frisch- und Schmelzkäse, Speiseeis, Desserts, Teige, Überzüge, Panaden, Kartoffelerzeugnisse, Zuckerwaren, Puderzucker, Fischfilets, Fischpaste und Surimi. Es wird auch als Konservierungsstoff, Säuerungsmittel und Säureregulator eingesetzt.

Kaliumphosphat (E 340) ist ein Oberbegriff für verschiedene Kaliumsalze der Phosphorsäure (Mono-, Di- und Trikaliumphosphat). Ihre Herstellung erfolgt auf chemischem Weg aus Mineral- oder Rohphosphaten. In seiner Verwendung unterscheidet sich Kaliumphosphat nicht von Natriumphosphat.

Kalziumphosphat (E 341, Calciumphosphat) ist ein Oberbegriff für verschiedene Kalziumsalze der Phosphorsäure (Mono-, Di- und Trikalziumphosphat), die ebenfalls durch chemische Synthese hergestellt werden. Dikalziumphosphat wird für Kaugummi, Trikalziumphosphat für Trockenlebensmittel in Pulverform eingesetzt; ansonsten werden die Kalziumsalze der Phosphorsäure ebenso verwendet wie Natrium- und Kaliumphosphat. Dies gilt auch für **Magnesiumorthophosphat (E 343).**

Alle diese Stoffe können auf dem Etikett auch als Phosphat deklariert werden. Die Höchstmengen liegen je nach Anwendungsbereich zwischen 0,5 und 50 g pro Kilogramm Lebensmittel (berechnet als Gesamtphosphatmenge); der ADI beträgt 0–70 mg pro Kilogramm Körpergewicht (→Phosphor).

Propylenglykolalginat (E 405, auch deklariert als Alginat, Alginate) ist ein Ester der Alginsäure, hat ähnliche Eigenschaften wie diese und wird auch als Gelier- und Verdickungsmittel eingesetzt. Hergestellt wird es durch chemische Synthese aus Alginsäure und Propylenglykol. Propylenglykolalginat ist nur für Fettemulsionen, Knabbererzeugnisse auf Kartoffel- und Getreidebasis, Gebäck, Bier und Kaugummi zugelassen; die Höchstmengen liegen je nach Anwendungsgebiet zwischen 300 mg und 10 g pro Kilogramm Lebensmittel, der ADI beträgt 0–25 mg pro Kilogramm Körpergewicht. Beim Abbau entstehen aus Propylenglykolalginat im menschlichen Körper wieder Alginsäure (→Gelier- und Verdickungsmittel) und Propylenglykol.

Polyoxyethylen(8)stearat (E 430) und **Polyoxyethylenstearat (E 431,** Polyoxyethylen(40) stearat) werden durch chemischen Umbau von Fettsäuren hergestellt und im menschlichen Organismus wie Nahrungsfettsäuren abgebaut. Zugelassen ist dieser Emulgator nur für einige Weine (z. B. geharzte Weine), und zwar ohne Angabe von Höchstmengen. Bei Wein ist keine Zutatenliste vorgeschrieben. In den kleinen Mengen, in denen die Substanz als Lebensmittelzusatzstoff verwendet wird, ist sie in gesundheitlicher Hinsicht unbedenklich.

Bei den Polysorbaten (E 432–436, auch deklariert als Polyoxyethylen-Sorbitan-Monolaurat) handelt es sich um chemisch modifizierte Abkömmlinge des Zuckeralkohols Sorbit, die durch chemische Synthese hergestellt werden; im Einzelnen: **Polysorbat 20 (E 432), Polysorbat 80 (E 433), Polysorbat 40 (E 434), Polysorbat 60 (E 435)** und **Polysorbat 65 (E 436).** Polysorbate gehen sowohl mit wässrigen als auch mit fetten Stoffen Verbindungen ein. Dadurch bleiben Fetttröpfchen im jeweiligen Lebensmittel fein verteilt. Im Zuge der Harmonisierung in der Europäischen Union sind die Polysorbate in Deutschland neu zugelassen worden, und zwar für Gebäck, Speiseeis, Desserts, Süßwaren, Kaugummi, Dressings, Nahrungsergänzungsmittel und Milch- und Sahneimitate auf pflanzlicher Basis. Die erlaubten

Höchstmengen liegen je nach Anwendungsgebiet zwischen 1 und 10 g pro Kilogramm Lebensmittel; der ADI beträgt 10 mg pro Kilogramm Körpergewicht. Polysorbate werden im Organismus wie Fettsäuren abgebaut. Da durch sie die Verdauung verschiedener Stoffe gestört werden kann, wird vom häufigen Verzehr abgeraten.

Ammoniumphosphatide (E 442, Ammoniumsalze von Phosphatidsäuren) werden auf chemischem Weg u. a. aus Rapsöl und Glyzerin hergestellt und finden auch als Stabilisatoren Verwendung. Sie sind nur für Kakao, Schokoladenerzeugnisse und Süßwaren auf Kakaobasis zugelassen, und zwar in einer Höchstmenge von 10 g pro Kilogramm Lebensmittel. Der ADI liegt bei 0–30 mg pro Kilogramm Körpergewicht. Ammoniumphosphatide werden vom Organismus gut resorbiert und problemlos abgebaut; die entstehenden Produkte werden wie normale Nahrungsbestandteile in den Stoffwechsel eingegliedert. Negative gesundheitliche Wirkungen sind nicht zu befürchten.

Natrium- und Kaliumdiphosphat (E 450, auch deklariert als Diphosphate oder Phosphat) werden sehr vielfältig eingesetzt: Man verwendet sie nicht nur als Emulgatoren, sondern auch als →Antioxidationsmittel, Backtriebmittel, Konservierungsstoffe, Säureregulatoren, Trennmittel und Schmelzsalze. Auch die **Triphosphate** (E 451) und **Polyphosphat** (E 452) werden als Antioxidationsmittel eingesetzt. Häufig werden alle diese Substanzen auf dem Etikett einfach als »Phosphat« deklariert.

Natriumsalze der Speisefettsäuren (E 470a, auch deklariert als Kaliumsalze der Speisefettsäuren, Kalziumsalze der Speisefettsäuren und Salze der Speisefettsäuren) und **Magnesiumverbindungen der Speisefettsäuren** (E 470b) sind Sammelbezeichnungen für verschiedene Natrium-, Kalium-, Kalzium- und Magnesiumverbindungen der Speisefettsäuren, bei denen es sich um Modifikationen von essbaren Fetten handelt. Rohstoffe für die Gewinnung der Fettsäuren sind meist pflanzliche Fette, z. B. Sojaöl. Die Speisefettsäuren werden verseift, d. h. mit Laugen versetzt. Natrium-, Kalium-, Kalzium- und Magnesiumverbindungen der Speisefettsäuren sind als Lebensmittelzusatzstoffe ohne Höchstmengenangaben zugelassen und werden auch als Schaummittel verwendet. Als Emulgatoren finden sie hauptsächlich in Zwiebel- und Knoblauchgranulaten und im Zwieback Verwendung, der diesen Zusatzstoffen seinen typischen mürben Geschmackseindruck verdankt. In gesundheitlicher Hinsicht sind sie unbedenklich.

Bei den **Mono- und Diglyzeriden von Speisefettsäuren** (E 471) handelt es sich um teilweise verseifte Fette, bei denen ein Teil der Fettsäuren vom Glyzerin abgespalten wurde. So wird ein Wasser bindender Teil frei gemacht, der für die Vermittlung zwischen Wasser und Öl sorgt. Mono- und Diglyzeride von Speisefettsäuren sind als Lebensmittelzusatzstoffe ohne Mengenbeschränkungen zugelassen und finden in Back- und Konditoreiwaren, Schokoladenerzeugnissen, Margarine, Säuglingsnahrung, Kakaopulver, Milchpulver, Kartoffelpüree sowie bei der Verarbeitung von Reis und der Herstellung von Nudeln Verwendung. In gesundheitlicher Hinsicht sind sie unbedenklich.

Daneben werden auch noch Ester von anderen natürlich vorkommenden organischen Säuren mit Glyzerin als Emulgatoren verwendet. Sie werden ebenfalls durch chemische Synthese gewonnen. **Essigsäuremonoglyzeride** (E 472a, Essigsäureester von Mono- und Diglyzeriden, Essigsäureester von Mono- und Diglyzeriden von Speisefettsäuren) werden nicht nur als Emulgatoren eingesetzt, sondern auch um durch Bildung eines filmartigen Überzugs das Eindringen von Luft und Feuchtigkeit in ein Lebensmittel zu verringern. Dadurch wird der mikrobielle Verderb verhindert und die Haltbarkeit verlängert. Verwendet werden sie z. B. in Wurstüberzügen, Trockenobst, Nüssen, Süßwaren und Speiseeis.

Milchsäuremonoglyzeride (E 472b, Milchsäureester von Mono- und Diglyzeriden, Milchsäureester von Mono- und Diglyzeriden von Speisefettsäuren) kommen in Backfetten zur Verbesserung der Krume und des Volumens von Backwaren zum Einsatz. Außerdem haben sie eine stabilisierende Wirkung auf pulverige Dessertmischungen und Schäume (z. B. steife Schlagsahne in Fertigprodukten).

Zitronensäuremonoglyzeride (E 472c, Citronensäuremonoglyceride, Zitronensäureester von Mono- und Diglyzeriden von Speisefettsäuren, auch deklariert als Salze der Speisefettsäuren) werden vorwiegend aufgrund ihrer stabilisierenden Eigenschaften in Fetten eingesetzt. Außerdem verbessern sie die Backeigenschaften von Mehlen und verschiedenen Teigen (z. B. Hefe- und Brotteigen).

Diese drei Ester gelten als gesundheitlich unbedenklich; sie sind als Lebensmittelzusatzstoffe ohne Höchstmengenangaben zugelassen.

Weinsäuremonoglyzeride (E 472d, Weinsäureester von Mono- und Diglyzeriden) unterstützen die Wirkung von Antioxidationsmitteln und verbessern die Backeigenschaften verschiedener Teige.

Diacetylweinsäuremonoglyzeride (E 472e, Mono- und Diacetylweinsäureester von Mono- und Diglyzeriden von Speisefettsäuren) verbessern ebenfalls die Backeigenschaften von Teigen (z. B. Hefe- und Brotteigen) und haben eine stabilisierende Wirkung auf die verschiedensten fetthaltigen Lebensmittel. Auch **gemischte Essig- und Weinsäureester von Mono- und Diglyzeriden** (E 472f, gemischte Essig- und Weinsäureester von Mono- und Diglyzeriden von Speisefettsäuren) werden zur Verbesserung der Backfähigkeit von Teigen eingesetzt. Alle drei Substanzen werden auf dem Etikett auch als Salze der Speisefettsäuren deklariert; ihr ADI liegt bei 0–50 mg pro Kilogramm Körpergewicht. Die Aufnahme von Weinsäure aus allen Lebensmittelzusatzstoffen darf insgesamt 30 mg pro Kilogramm Körpergewicht nicht übersteigen, da größere Mengen die Kalziumverfügbarkeit im Organismus beeinträchtigen.

Zuckerester von Speisefettsäuren (E 473) werden durch chemische Synthese aus Fettsäuren und Saccharose hergestellt. In Backwaren verhindern sie das Austrocknen und damit das Altbackenwerden. Außerdem vergrößern sie das Volumen. Breite Anwendung finden die Zuckerester von Speisefettsäuren auch im Bereich der Fettemulsionen und damit in fettarmen Produkten. Im Zuge der Harmonisierung innerhalb der Europäischen Union sind sie nun auch in Deutschland zugelassen, und zwar für Getränkeweißer, Kaugummi, Speiseeis und Saucen, alkoholische und alkoholfreie Getränke sowie zur Oberflächenbehandlung von Obst. Die Höchstmengen betragen je nach Anwendungsgebiet bis 20 g pro Kilogramm Lebensmittel; der ADI liegt bei 0–20 mg pro Kilogramm Körpergewicht. Über eine gesundheitsschädigende Wirkung der Zuckerester von Speisefettsäuren liegen keine Daten vor. Beim Abbau im menschlichen Organismus spalten sie sich in ihre Bestandteile auf, die im Stoffwechsel verbraucht werden. Zwar können sie Lösungsmittelreste enthalten, die aus der Herstellung stammen, im fertigen Lebensmittel liegen diese aber in einer zu vernachlässigenden Menge vor.

Zuckerglyzeride (E 474, Sucroglyceride) werden durch chemische Synthese aus Zucker, Fettsäuren und Glyzerin hergestellt und wie Zuckerester von Speisefettsäuren verwendet. Auch sie können geringe Mengen Lösungsmittelreste enthalten.

Polyglyzerinester von Speisefettsäuren (E 475) werden auf chemischem Weg aus Glyzerin und Fettsäuren hergestellt. Man setzt sie hauptsächlich Fetten zu, und zwar in einer Konzentration von 0,5–3%. Damit wird das Gelieren von Ölen und das unerwünschte Spritzen des Fettes bei Anwesenheit von Wasser verhindert. Stabilisierend wirken die Ester in Backwaren und bei verschiedenen Schäumen. Sie sind nur für Nahrungsergänzungsmittel, Getränkeweißer, Desserts, Fettemulsionen und Gebäck zugelassen. Die Höchstmengen betragen je nach Anwendungsgebiet bis zu 10 g pro Kilogramm Lebensmittel; der ADI liegt bei 0–25 mg pro Kilogramm Körpergewicht. In gesundheitlicher Hinsicht sind Polyglyzerinester von Speisefettsäuren unbedenklich.

Polyglyzerin-Polyricinoleat (E 476) wird durch chemische Synthese aus Polyglyzerin und Polyricinolsäuren hergestellt und ermöglicht die Einarbeitung von Wasser in Lebensmittel. Ein Anwendungsgebiet ist der Bereich der fettreduzierten Lebensmittel. Im Zuge der Harmonisierung innerhalb der Europäischen Union ist Polyglyzerin-Polyricinoleat auch in Deutschland für fettreduzierte und fettarme Aufstriche, Saucen und Süßwaren auf Kakaobasis einschließlich Schokolade zugelassen. Die erlaubten Höchstmengen liegen je nach Anwendungsgebiet bei 4 oder 5 g pro Kilogramm Lebensmittel, der ADI beträgt 0–7,5 mg pro Kilogramm Körpergewicht. Im Tierversuch wurden bei hoher Dosierung Nieren- und Lebervergrößerungen festgestellt; möglich ist auch eine Veränderung der Durchlässigkeit der Darmwand.

Propylenglykolester von Speisefettsäuren (E 477) werden ebenfalls durch chemische Synthese hergestellt. Sie hemmen die Kristallbildung von Hartfetten und verbessern so die Konsistenz dieser Fette. Im Zuge der Harmonisierung innerhalb der Europäischen Union sind sie nun auch in Deutschland für diätetische Lebensmittel, Speiseeis, Gebäck und geschlagene Dessertgarnierungen (außer Sahne) zugelassen. Die Höchstmengen liegen je nach Anwendungsgebiet bei 1–30 g pro Kilogramm Lebensmittel; der ADI beträgt 0–25 mg pro Kilogramm Körpergewicht.

Thermooxidiertes Sojaöl mit Mono- und Diglyzeriden von Speisefettsäuren (E 479) wird aus Sojaöl hergestellt, in das man bei hohen Temperaturen (200–250 °C) Luft einbläst. Dadurch kommt es zu einer chemischen Veränderung des Öls. Thermooxidiertes Sojaöl ist in Deutschland ausschließlich als Zusatz zu Fettemulsionen in einer Höchstmenge von 5 g pro Kilogramm Lebensmittel zugelassen. Der ADI beträgt 0–25 mg pro Kilogramm Körpergewicht. Gesundheitsschädliche Wirkungen sind nicht zu befürchten.

Natriumstearoyllaktylat (**E 481,** Natriumstearoyl-2-Laktylat) und **Kalziumstearoyllaktylat** (**E 482,** Kalziumstearoyl-2-Laktylat) sind Natrium- bzw. Kalziumverbindungen von Fettsäuren, die durch chemische Veränderung natürlicher Komponenten hergestellt und hauptsächlich zur Schaumstabilisation in Milchprodukten eingesetzt werden. Sie sind für diätetische Lebensmittel, Schnellkochreis, Konserven von Fleischerzeugnissen, Zuckerwaren, Fettemulsionen und Gebäck zugelassen. Die Höchstmenge beträgt je nach Anwendungsgebiet 2–10 g pro Kilogramm Lebensmittel, der ADI liegt bei 0–20 mg pro Kilogramm Körpergewicht. In gesundheitlicher Hinsicht sind diese Stoffe unbedenklich.

Stearyltartrat (E 483) wird auf chemischem Weg aus den natürlichen Komponenten Fettalkohol und Weinsäure hergestellt und ist im Rahmen der Harmonisierung innerhalb der Europäischen Union nun auch in Deutschland für Backwaren (außer Brot) und Desserts zugelassen. Die Höchstmenge beträgt je nach Anwendungsbereich 4–5 g pro Kilogramm Lebensmittel, der ADI 0–20 mg pro Kilogramm Körpergewicht.

Sorbitanmonostearat (E 491) wird ebenfalls durch chemische Synthese hergestellt und ist für Nahrungsergänzungsmittel, Hefe zu Backzwecken, Milch- und Sahneimitate, Diabetikerlebensmittel, Desserts, Zuckerwaren und Gebäck zugelassen, und zwar in Höchstmengen bis 10 g pro Kilogramm Lebensmittel. Der ADI liegt bei 0–25 mg pro Kilogramm Körpergewicht. **Sorbitantristearat (E 492)** wird als Emulgator für die gleichen Lebensmittel wie Sorbitanmonostearat und außerdem für Süßwaren auf Kakaobasis einschließlich Schokolade verwendet. **Sorbitanmonolaurat (E 493)** und **Sorbitanmonopalmitat (E 495)** sind für die gleichen Lebensmittel wie Sorbitanmonostearat und zusätzlich auch noch für Fruchtgelees und Marmeladen zugelassen. In ADI und Höchstmengenbeschränkungen entsprechen sie alle dem Sorbitanmonostearat. **Sorbitanmonooleat (E 494)** wird wie Sorbitanmonostearat verwendet. In gesundheitlicher Hinsicht sind alle diese Substanzen unbedenklich.

Stearinsäure (**E 570,** auch deklariert als Fettsäure oder Speisefettsäure) ist eine Fettsäure, die durch chemisch-physikalische Isolation aus Pflanzenmaterial (v. a. Ölsaaten wie Sojabohnen, aber auch Raps, Mais, Baumwolle) hergestellt wird. Fettsäuren sind aufgrund ihrer Struktur geeignet, kleinere Mengen an Wasser in Öl und anderen Fetten zu emulgieren. Als natürliche Bestandteile der Fette werden sie im Magen-Darm-Trakt enzymatisch gespalten und in den Fettsäurenstoffwechsel eingegliedert. Fettsäuren werden als üblicher Nahrungsbestandteil als gesundheitlich unbedenklich eingestuft und sind als Lebensmittelzusatzstoffe ohne Höchstmengenangaben zugelassen.

Emulsion: Mischung aus einer wässrigen und einer fetthaltigen Komponente. Da sich Flüssigkeiten und Fette bzw. Öle normalerweise nicht miteinander vermischen, muss ein Stoff, ein so genannter Emulgator, zu der Mischung hinzugegeben werden. Dieser sorgt dafür, dass sich entweder das Fett in winzige Tröpchen aufspaltet und in der wässrigen Substanz verteilt (Öl-in-Wasser-Emulsion) oder aber der wässrige Stoff sich in kleinen Tröpfchen über die fettige Substanz verbreitet (Wasser-in-Öl-Emulsion). Umstritten ist, ob durch Emulsionen möglicherweise größere Mengen von Schadstoffen über den Dünndarm in den Körper aufgenommen werden.

Endivie: 1) wiss. Name **Cichorium endiva:** aus dem Mittelmeergebiet stammender, heute in ganz Europa kultivierter ein- bis zweijähriger, winterharter Korbblütler, Zuchtform der (wilden) Zwergzichorie (Cichorium pusillum). Die leicht bitter schmeckenden, v. a. als Salat verwendeten Blätter werden meist zwei bis drei Wochen vor der Ernte oben zusammengebunden, damit das »Herz« bleich und zart bleibt und weniger Bitterstoffe gebildet werden. Die Endivie ist in den USA und Westeuropa weit verbreitet und wird das ganze Jahr über angeboten. Man unterscheidet zwei Sorten: Die **Glatte Endivie** (Escariol, Escarol, Winterendivie, var. latifolium) hat nur leicht gekrauste, feste Blätter mit einem bitteren Geschmack. Sie bilden eine platte Rosette mit dem für die Endivie typischen gelben Herzen. Die **Krause Endivie** (Frisée, var. crispum) hat zartere, fein gekrauste, an den Rändern gefiederte Blätter, die hellgrün und zum Herzen hin gelblich sind und milder schmecken als die der Glatten Endivie. Während die Endivie in Deutschland überwiegend als Salat bekannt ist, wird sie in anderen Ländern auch als Gemüse gedünstet sowie in Suppen und Eintöpfen verarbeitet. Sie enthält viele Mineralstoffe, insbesondere Kalium und Eisen, und ist reich an Folsäure. Der leicht bittere Geschmack entsteht durch den v. a. in den unteren Blattteilen enthaltenen Bitterstoff Intybin, der appetitanregend wirkt.

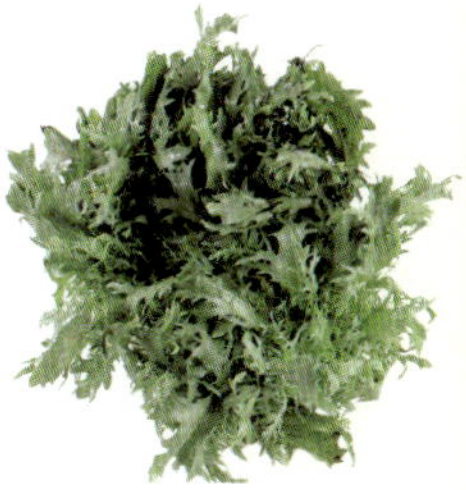

Endivie: Krause Endivie

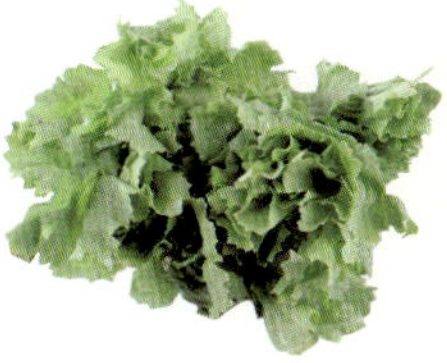

Endivie: Glatte Endivie

2) Sommerendivie: unkorrekte Bezeichnung für den →Römischen Salat.

endogenes Ekzem: →Neurodermitis.

Energie: Fähigkeit eines Stoffes, Körpers oder Systems, Arbeit zu verrichten. Es gibt verschiedene Formen der Energie, z. B. chemische Energie, Wärmeenergie und elektrische Energie. Der menschliche Organismus verwertet chemische Energie in Form von Lebensmitteln. Die in den chemischen Bindungen der Moleküle enthaltene Energie wird u. a. für die Verrichtung von Arbeit genutzt. Überschüssige Energie wird in Form von Körperfett gespeichert. Die im Körper umgesetzte Energie wird zum großen Teil als Wärmeenergie abgegeben und ebenso wie der Energiegehalt von Lebensmitteln in Einheiten wie →Joule bzw. Kilojoule oder →Kalorien bzw. Kilokalorien gemessen.

Energiebedarf: zur Deckung des →Energieverbrauchs notwendige Zufuhr an Energie in Form von Lebensmitteln. Der Energiebedarf wird in der Regel unterteilt in den →Grundumsatz (die Energie, die für lebensnotwendige Körperfunktionen benötigt wird) und den →Leistungsumsatz, der den Energiebedarf für körperliche Aktivitäten widerspiegelt. Um den Energiebedarf grob zu überschlagen, wird für unterschiedliche Tätigkeiten je ein Drittel des Grundumsatzes zum Grundumsatz einer Person hinzugerechnet, d. h. ein Drittel für leichte und zwei Drittel für mittelschwere körperliche Tätigkeit. Für schwere körperliche Aktivität wird der Grundumsatz verdoppelt.

Neben dem Grund- und dem Leistungsumsatz gibt es den **Ruheumsatz**, der den Energiemindestbedarf einer leicht bekleideten Person im Sitzen bei einer Umgebungstemperatur von 20–24 °C zwölf Stunden nach der letzten Mahlzeit angibt und etwas höher liegt als der Grundumsatz. Der **Erhaltungsumsatz** (Erhaltungsbedarf) ist die Energiemenge, die dem Körper zugeführt werden muss, um den Energiebedarf für Grundumsatz, Regelung der Körpertemperatur, Nahrungsverwertung und geringstmögliche körperliche Aktivität zu decken.

Die Richtwerte für die →Energiezufuhr sind abhängig von der körperlichen Aktivität. Der messbare Wert für die Aktivität wird als PAL-Wert (engl. physical activity level = körperliches Aktivitätsniveau) bezeichnet. Der Energiebedarf des Menschen ergibt sich nach Angaben der Deutschen Gesellschaft für Ernährung aus dem Wert des Grundumsatzes, der mit dem auf die jeweilige Person zutreffenden PAL-Wert multipliziert wird.

ENERGIEBEDARF: PAL-WERT FÜR KÖRPERLICHE AKTIVITÄTEN

PAL-Wert	körperliche Aktivität
1,2	ausschließlich sitzende und liegende Lebensweise, z. B. bei alten, gebrechlichen Menschen
1,4–1,5	ausschließlich sitzende Tätigkeit mit wenig oder ohne anstrengende Freizeitaktivität, z. B. Büroangestellter, Feinmechaniker
1,6–1,7	sitzende Tätigkeit, zeitweilig auch zusätzlicher Energieaufwand für gehende und stehende Tätigkeiten, z. B. Laborant, Kraftfahrer, Student, Fließbandarbeiter
1,8–1,9	überwiegend gehende und stehende Arbeit, z. B. Hausfrau, Verkäufer, Handwerker, Kellner, Mechaniker, Handwerker
2,0–2,4	körperlich anstrengende berufliche Arbeit, z. B. Bauarbeiter, Landwirt, Waldarbeiter, Bergarbeiter, Leistungssportler

[3]

Wie berechnet man seinen Energiebedarf?

Zur Berechnung des Energiebedarfs wird der Grundumsatz mit dem durchschnittlichen PAL-Wert für die ausgeübten Tätigkeiten multipliziert. Eine normalgewichtige Hausfrau im Alter von 40 Jahren hat z. B. einen Grundumsatz von durchschnittlich 1340 kcal/5607 kJ. Acht Stunden am Tag hat sie einen relativ hohen Energieaufwand (PAL-Wert 2,4). Weitere acht Stunden übt sie eine Tätigkeit mit mittlerem Energieaufwand aus (PAL-Wert 1,6). Acht Stunden lang schläft sie, wobei der Energieaufwand gering ist (PAL-Wert 0,95). Nun muss der mittlere PAL-Wert ermittelt werden. Dazu addiert man die drei PAL-Werte (2,4 + 1,6 + 0,95) und dividiert die Summe durch drei. Es ergibt sich ein PAL-Wert von 1,65, den man nun mit dem Grundumsatz von 1340 kcal/5607 kJ multiplizieren muss, um den Energiebedarf zu berechnen. Die Hausfrau benötigt demnach 2211 kcal/9251 kJ täglich, um ihren Energiebedarf zu decken.

Energiebilanz: Verhältnis zwischen →Energiezufuhr und →Energieverbrauch. Über den Konsum energiehaltiger Lebensmittel und Getränke nimmt der Mensch Energie auf; durch Muskelarbeit, Stoffwechselleistungen und Abgabe von Wärme verbraucht er Energie. Bei ausgeglichener Energiebilanz bleibt das Körpergewicht konstant. Übersteigt die Energiezufuhr den Verbrauch (positive Energiebilanz), nimmt das Körpergewicht zu (→Gewichtszunahme, →Übergewicht, S. 638 ff.); liegt die Energiezufuhr unter dem Energieverbrauch (negative Energiebilanz), verringert sich das Körpergewicht (→Gewichtsverlust). Die meisten →Gewichtsreduktionsdiäten basieren auf dem Prinzip der negativen Energiebilanz.

energiedefinierte Diäten: Kostformen mit einem festgelegten Energiegehalt, der über oder unter dem Energiebedarf der Person, die die Diät durchführt, liegen kann. Dazu zählen viele →Gewichtsreduktionsdiäten, hyperkalorische Kost (z. B. bei →Unterernährung), die Ernährung bei →Diabetes mellitus und die →fettmodifizierte Ernährung bei Fettstoffwechselstörungen.

Energiedichte: der in Kilojoule (kJ) oder Kilokalorien (kcal) gemessene Energiegehalt eines Lebensmittels, bezogen auf eine be-

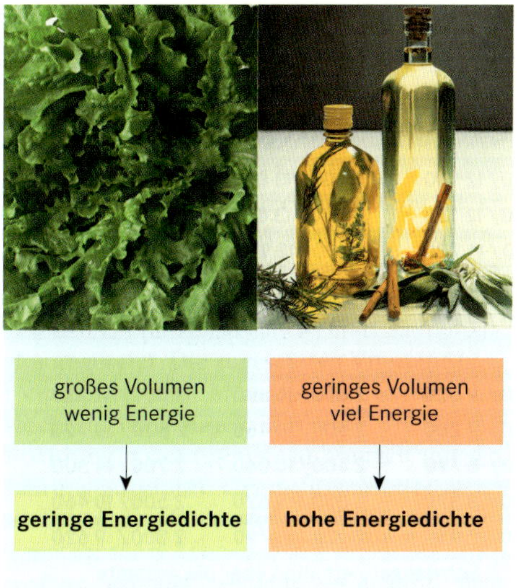

Energiedichte

stimmte Menge oder ein entsprechendes Volumen des entsprechenden Lebensmittels. Lebensmittel mit einer hohen Energiedichte sind z. B. Speisefette wie Speiseöl oder Butter oder stark fetthaltige Produkte wie fettes Fleisch. Sie liefern, verglichen mit anderen Lebensmitteln, bereits in geringer Menge viel Energie: 10 g Speiseöl enthalten beispielsweise rund 90 kcal/377 kJ. Lebensmittel mit geringer Energiedichte sind z. B. die meisten Gemüsearten. Sie enthalten nur geringe Mengen energiehaltiger Nährstoffe, sind aber reich an Ballaststoffen und haben dadurch ein großes Volumen. 100 g Blumenkohl liefern z. B. nur 20 kcal/84 kJ.

Energiegehalt, physiologischer Brennwert: die bei der Verbrennung von Nährstoffen im Organismus frei werdende Energie. Gemessen wird der Energiegehalt in →Kilojoule (kJ) bzw. →Kilokalorien (kcal).

Energieverbrauch: die Menge an Energie, die der menschliche Körper durch die Aufrechterhaltung der Körperfunktionen, die Abgabe von Energie an die Umwelt (Wärmeenergie) und geleistete mechanische Arbeit aufwendet. Der tägliche Energieverbrauch hängt v. a. von der körperlichen Tätigkeit ab – je schwerer sie ist, umso mehr Energie wird verbraucht. Durch →Sport kann der Energieverbrauch beispielsweise stark erhöht werden. Der →Grundumsatz an Energie dagegen ist bei einer Person in etwa gleich bleibend. Die verbrauchte Energie muss dem Körper über die Nahrung wieder zugeführt werden, um das Körpergewicht zu halten (→Energiebedarf, →Energiebilanz).

Ermitteln lässt sich der Energieverbrauch z. B. durch die direkte Kalorimetrie, bei der die vom Körper einer Person abgestrahlte Wärme in einer abgeschlossenen Kammer oder einem mit Wasser gefüllten Ganzkörperanzug festgestellt wird. Bei der indirekten Kalorimetrie werden sowohl der Sauerstoffverbrauch als auch die Menge des abgeatmeten Kohlendioxids und die Stickstoffausscheidung mit dem Harn gemessen. Die Verwertung von Nahrung durch den Organismus erzeugt Wärme; dabei gibt der Körper in einem bestimmten Verhältnis zur Wärmeerzeugung Kohlendioxid ab und nimmt Sauerstoff auf. Die Stickstoffausscheidung mit dem Harn gibt Aufschluss über den Verbrauch von Eiweiß. Aus den gemessenen Werten lässt sich unter Zuhilfenahme des Energiegehalts der aufgenommenen Nährstoffe der Energieverbrauch des Organismus über den Zeitraum ermitteln, in dem die Atemgaswerte und die Stickstoffausscheidung festgehalten wurden.

Auch mithilfe nichtkalorimetrischer Methoden kann der Energieverbrauch einer Person ermittelt werden, z. B. durch Messung der Pulsfrequenz über einen längeren Zeitraum (in der Regel 24 Stunden). Bei bestimmten Herzfrequenzen verbraucht der Körper Erfahrungswerten zufolge eine bestimmte Menge an Energie, sodass der Energieverbrauch in etwa hochgerechnet werden kann.

Energiezufuhr: Aufnahme von Energie über energiehaltige Lebensmittel und Getränke. Die erforderliche Energiezufuhr ist abhängig von Alter, Geschlecht, körperlicher Aktivität (→Energiebedarf, →berufsgruppenspezifische Ernährung) und Lebensumständen; z. B. nehmen die Menschen in den Industriestaaten aufgrund des reichhaltigen Nahrungsangebots häufig mehr Energie auf, als ihr Körper verbraucht. Übersteigt die Energiezufuhr den Energieverbrauch, so erhöht sich das Körpergewicht (→Gewichtszunahme, →Übergewicht, S. 638 ff.).

Die Deutsche Gesellschaft für Ernährung gibt zwar Richtwerte für die Energiezufuhr an; abhängig vom individuellen Energieverbrauch

ENERGIEGEHALT VON GRUNDNÄHRSTOFFEN UND ALKOHOL

Nährstoff (pro 1 g)	**Energiegehalt** (kcal/kJ)
Fett	9,3/39
Eiweiß	4,1/17
Kohlenhydrate	4,1/17
Alkohol	7,1/30

Darauf ist beim Entsaften zu achten

Man darf nur einwandfreies Obst und Gemüse verwenden, keine verdorbenen Stücke. Vor dem Entsaften muss man das Obst oder Gemüse gründlich waschen und gegebenenfalls von Steinen, Kernen und Stielen befreien und schälen. Kernobst wird nicht geschält. Danach werden größere Stücke klein geschnitten oder geraspelt. Zum Abfüllen eignen sich Flaschen mit Bajonett- oder Schraubverschluss. Man muss sie zuvor gründlich säubern und unmittelbar vor dem Abfüllen im Backofen kurz erwärmen.

bahnen, wodurch die Bildung von Ödemen begünstigt wird. Durch eine drastische Reduktion der Aufnahme von Nahrungsfetten (v. a. langkettigen Fettsäuren) kann der Plasmaeiweißverlust gemindert werden. Als Ersatz für die üblichen Nahrungsfette können →mittelkettige Triglyzeride als diätetisches Lebensmittel gewählt werden. Daneben muss der Eiweißverlust durch erhöhte Eiweißzufuhr (1,2–2 g Eiweiß je Kilogramm Körpergewicht pro Tag) ausgeglichen werden. Kann über den Dünndarm nicht genügend Nahrungseiweiß aufgenommen werden, so muss dieses intravenös zugeführt werden.

Enteritis: →Dünndarmentzündung.

Enterobacter: zur Gattung der Enterobakterien, d. h. der im Darm von Menschen und Tieren lebenden Bakterien, gehörender Mikroorganismus, der außerdem im Boden und im Abwasser vorkommt. Enterobacter kann sowohl bei Zufuhr von Sauerstoff als auch unter Abschluss von Sauerstoff existieren und vergärt Zucker unter Säurebildung. Eine krank machende Wirkung auf den Menschen besitzt das Bakterium normalerweise nicht.

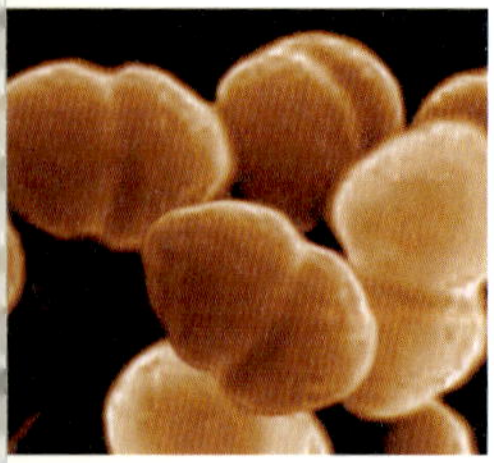

Enterokokken: Enterococcus faecalis

enterohepatischer Kreislauf: der Kreislauf von Stoffen, insbesondere von Gallensäuren, zwischen Leber und Darm. Die Leber gibt verdauungsfördernde Substanzen mit der Galle an den Darm ab. Diese werden zum Großteil, manchmal in leicht veränderter Form, über die Darmwand wieder ins Blut aufgenommen, über die Pfortader zur Leber zurückgeführt und wieder verwendet.

Enterokokken: im Darm lebende, Milchsäure bildende Bakterien, die zur Familie der Streptokokken zählen. Einige davon gehören zur normalen Darmflora des Menschen und der Wiederkäuer, können jedoch außerhalb des Darms (z. B. im Harntrakt) Erkrankungen (z. B. Harnwegsentzündungen) hervorrufen.

Enterokolitis: eine →Dünndarmentzündung mit Beteiligung des Dickdarms (→Dickdarmentzündung).

Enteropathie, glutensensitive: →Zöliakie.

Enterostoma: →Kunstafter.

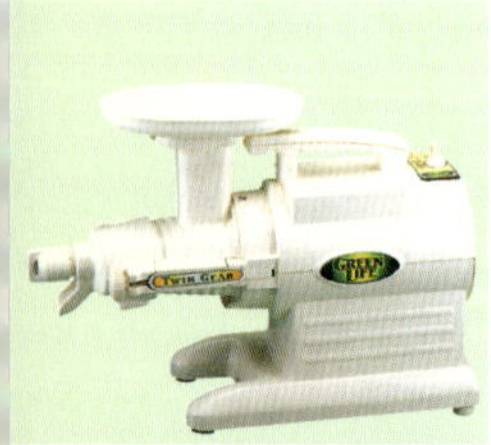

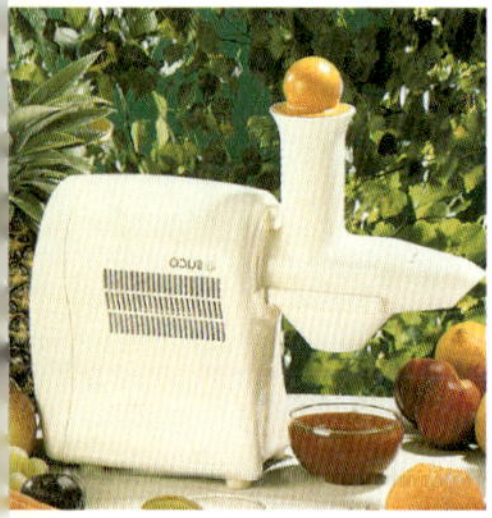

Entsaften: moderne Kolbenpressmaschinen

entfetten, degraissieren [degrɛ..., frz. dégraisser »entfetten«]: das überschüssige Fett abschöpfen, das sich oben auf Brühen, Saucen und Suppen bildet.

Entgiftung: 1) in der Medizin Verfahren zur mechanischen Entfernung von in den Körper gelangten Giften (z. B. durch Blutreinigungsverfahren), zur Inaktivierung von Giften, zur Verminderung der Giftresorption oder zur beschleunigten Giftausscheidung (z. B. durch eine Beschleunigung der Harnausscheidung). Ein der Entgiftung dienendes medizinisches Verfahren ist z. B. die →Dialyse.

2) Umwandlung der giftigen in ausscheidbare Stoffe durch den Organismus; z. B. werden Stoffwechselendprodukte des Eiweißes wie das für die Nervenzellen äußerst schädliche Ammoniak von der Leber in harmlose Stoffe wie Harnstoff umgebaut, über die Blutbahn zu den Nieren transportiert und über den Harn ausgeschieden.

3) in der Naturheilkunde gebrauchter Begriff für die Entfernung von schädlichen Stoffwechselendprodukten oder anderen Stoffen, die als gesundheitsschädigend angesehen werden, aus dem Körper; z. B. sollen durch →Fasten Eiweißreste aus Ablagerungen im Bindegewebe freigesetzt und ausgeschieden werden. Eine Entgiftung im naturheilkundlichen Sinn (deren Nutzen in der Schulmedizin umstritten ist) ist häufig mit einer →Entschlackung verbunden.

entkoffeiniert: →koffeinfrei.

Entrecôte: →Mittelrippenstück.

Entsaften: die Gewinnung von Frucht- und Gemüsesäften im Haushalt. Es gibt drei Möglichkeiten der Saftherstellung: Dampfentsaften, Rohentsaften und Erhitzen. Die Haltbarmachung erfolgt bei Fruchtsäften durch Erhitzen auf eine Temperatur von mindestens 75 °C, bei Gemüsesäften durch Erhitzen auf mindestens 100 °C. Die eingekochten Säfte sind bei kühler Lagerung an einem dunklen Ort bis zu einem Jahr haltbar.

Dampfentsaften: Zum Dampfentsaften wird entweder ein Dampfentsafter oder ein Dampfdrucktopf verwendet. Das Entsaften im Dampfentsafter ist eine sehr alte, auch heute noch gern verwendete Methode. Dabei wird Obst oder Gemüse in einem speziellen Topf, dem Dampfentsafter, von unten so lange mit heißem Wasserdampf behandelt, bis die Zellen der Früchte oder des Gemüses platzen und der Saft austritt. Dem rohen Obst gibt man zuvor nach Bedarf Zucker zu. Weichobst wird im Ganzen, Kernobst in Stücke geschnitten in den Entsafter gegeben. Abhängig von der Art des verwendeten Lebensmittels dauert der Entsaftungsvorgang bei Früchten 45–90 Minuten, bei Gemüse 60–75 Minuten, wobei man die Entsaftungszeit von dem Moment an misst, in dem das Wasser zu kochen beginnt. Nach dem Entsaften wird der aus einem Ablaufschlauch abfließende Saft in vorgewärmte Flaschen abgefüllt, die man anschließend gut verschließen muss. Fruchtsaft wird kochend heiß abgefüllt, Gemüsesaft zuvor noch zusätzlich eingekocht.

Diese bequeme, einfache Methode eignet sich für fast alle Obst- und Gemüsearten. Sie ist besonders für Haushalte zu empfehlen, in denen regelmäßig entsaftet wird; für gelegentliches Entsaften lohnt sich die Anschaffung eines Dampfentsafters nicht. Für die Entsaftung kleiner Saftmengen eignet sich auch ein gewöhnlicher Dampfkochtopf (→Druckgaren). Man gibt 0,1–0,25 l Wasser hinein und legt das Obst oder Gemüse in den Spezialeinsatz. Wird in einem normalen Kochtopf entsaftet, gibt man Wasser hinein, legt einen Drahtuntersatz auf den Boden und stellt darauf eine kleine Schüssel zum Aufnehmen des Saftes. Das Obst wird in ein Sieb oder Tuch gegeben und in den Topf gehängt. Anschließend deckt man den Topf zu und bringt das Wasser zum Kochen.

Rohentsaften: Zum Rohentsaften benötigt man eine Obst- oder Gemüsepresse, die in verschiedenen Ausführungen auf dem Markt erhältlich ist. Am schonendsten wird mit Geräten entsaftet, die das Entsaftungsgut nicht nur zerreiben, sondern erst die Pflanzenfasern aufbrechen und so deren Moleküle freisetzen. Dann erst erfolgt der Vorgang des Auspressens, wobei die groben Faserstoffe als trockener Trester vom schaumigen Saft getrennt werden. Diese Maschinen arbeiten mit rotierenden Presskolben.

Eine weitere Methode ist das Abfiltern oder Auswringen in einem Tuch; dieses Verfahren eignet sich besonders für Weichfrüchte wie z.B. Beeren. Zuvor wird das Obst zerdrückt, in einer Schüssel mit in Wasser aufgelöster Wein- oder Zitronensäure gemischt und etwa einen Tag kühl gestellt, bis die Zellwände aufbrechen und der Saft ausläuft. Oder man setzt die zerkleinerten Früchte so lange mit Zucker an, bis sie Saft ziehen, stampft sie danach ein und streicht sie durch ein Mulltuch. Auch bei dieser Methode wird der Saft anschließend eingekocht.

Erhitzen: Hierbei kocht man das Obst oder Gemüse kurz mit etwas Wasser auf, stellt es danach kühl und füllt es nach einem Tag in ein Mulltuch zum Abtropfen. Sehr hartes Obst wird zuvor weich gekocht. Das bei dieser Methode entstehende Fruchtmus kann zu Konfitüre weiterverarbeitet werden.

Entschlackung: in der Naturheilkunde und alternativen Medizin Bezeichnung für die therapeutisch angeregte Ausscheidung von Stoffwechselzwischen- oder -endprodukten, die sich im Gewebe angelagert haben, zur Reinigung des Körpers. Zu den Maßnahmen, die zur Entschlackung durchgeführt werden, gehören die verschiedenen Formen des →Fastens, Rohkostkuren (→Rohkosternährung), die den →Säure-Basen-Haushalt regulieren sollen, sowie ausleitende Verfahren (z.B. Einläufe). Unterstützend dazu soll man u.a. Schwitzkuren durchführen und Sport treiben. In der Schulmedizin ist der Nutzen von Maßnahmen zur Entschlackung und →Entgiftung umstritten.

LESETIPPS:

Sigrid Das: *Entgiften und Entschlacken! München (dtv) 1995.*

Erich Rauch: *Blut- und Säfte-Reinigung. Heidelberg (Hüthig)* [21]*1998.*

Angelika Ilies: *Entschlacken mit Genuß. München (Gräfe & Unzer) 1999.*

E-Nummern: Bezeichnung für die im Bereich der Europäischen Union zur Kennzeichnung von Lebensmittelzusatzstoffen verwendeten drei- und vierstelligen Zahlen mit vorangestelltem E. Bei den E-Nummern handelt es sich um einen Code, mit dem derzeit rund 300 als Lebensmittelzusatzstoffe zugelassene Verbindungen gekennzeichnet werden können. Die Angabe muss mit dem Einsatzgebiet und dem Namen oder der E-Nummer erfolgen, z.B. »Säuerungsmittel Zitronensäure« oder »Säuerungsmittel E 330« (→Kennzeichnung von Lebensmitteln).

Die E-Nummern sind in verschiedene Kategorien eingeteilt, die ursprünglich auch aufeinander folgende Nummern hatten. Aufgrund von Neuzulassungen stimmt diese Reihenfolge inzwischen nicht mehr unbedingt. Die Kategorien der Lebensmittelzusatzstoffe sind: →Antioxidationsmittel, →Backtriebmittel, →Emulgatoren, →Farbstabilisatoren, →Farbstoffe, →Festigungsmittel, →Feuchthaltemittel, →Füllstoffe, →Gelier- und Verdickungsmittel, →Geschmacksverstärker, →Komplexbildner, →Konservierungsstoffe, →Mehlbehandlungsmittel, →modifizierte Stärken, →Oberflächenbehandlungs- und Überzugsmittel, →Packgase, →Säuerungsmittel, →Säureregulatoren, →Schaummittel, →Schaumverhüter, →Schmelzsalze, →Stabilisatoren, →Süßstoffe, →Trägerstoffe, →Treibgase, →Trennmittel und →Zuckeraustauschstoffe.

E-NUMMERN

E-Nummer	Bezeichnung	Synonyme/Bezeichnung auf der Verpackung	Verwendung als
E 100	Kurkumin		Farbstoff
E 101	Riboflavin	Lactoflavin, Laktoflavin, Vitamin B_2	Farbstoff
E 101a	Riboflavin 5	Riboflavin E, Lactoflavin-Phosphatester, Laktoflavin-Phosphatester, auch deklariert als Riboflavin E 101 oder Phosphat	Farbstoff
E 102	Tartrazin		Farbstoff
E 104	Chinolingelb		Farbstoff
E 110	Gelborange S	Sunsetgelb FCF	Farbstoff
E 120	Cochenille	Karminsäure, Karmin	Farbstoff
E 122	Azorubin	Carmoisin	Farbstoff
E 123	Amarant		Farbstoff
E 124	Cochenillerot A	Ponceau 4R	Farbstoff
E 127	Erythrosin		Farbstoff
E 128	Rot 2G		Farbstoff
E 129	Allurarot AC		Farbstoff
E 131	Patentblau V		Farbstoff
E 132	Indigokarmin	Indigotin	Farbstoff
E 133	Brillantblau		Farbstoff
E 140	Chlorophyll	Chlorophylline	Farbstoff
E 141	kupferhaltige Komplexe der Chlorophylle	Chlorophylline, auch deklariert als Chlorophyll	Farbstoff
E 142	Brillantsäuregrün	Grün S, Brillantsäuregrün BS	Farbstoff
E 150a	Zuckercouleur	Zuckercouleur, auch deklariert als einfaches Zuckercouleur	Farbstoff
E 150b	Sulfitlaugen-Zuckercouleur	Sulfitlaugen-Zuckercouleur, auch deklariert als Zuckercouleur, Zuckerkulör	Farbstoff
E 150c	Ammoniak-Zuckercouleur	Ammoniak-Zuckercouleur, auch deklariert als Zuckercouleur, Zuckerkulör	Farbstoff
E 150d	Ammonsulfit-Zuckercouleur	Ammonsulfit-Zuckercouleur, auch deklariert als Zuckercouleur, Zuckerkulör	Farbstoff
E 151	Brillantschwarz	Schwarz PN	Farbstoff
E 153	Kohlenschwarz	Pflanzenkohle	Farbstoff
E 154	Braun FK		Farbstoff
E 155	Braun HT		Farbstoff
E 160a	Karotin	Carotin	Farbstoff
E 160b	Bixin	Annatto, Norbixin, auch deklariert als Carotinoid, Karotinoid	Farbstoff
E 160c	Capsanthin	Paprikaextrakt, Capsorubin, auch deklariert als Carotinoid, Karotinoid	Farbstoff
E 160d	Lycopin	Lykopin, auch deklariert als Carotinoid, Karotinoid	Farbstoff
E 160e	Karotinal	Carotinal, Beta-apo-8'-Carotinal (C30), auch deklariert als Carotinoid, Karotinoid	Farbstoff
E 160f	Karotinsäureethylester	Carotinsäureethylester, Beta-apo-8'-Carotinsäure (C30) Ethylester, auch deklariert als Carotinoid, Karotinoid	Farbstoff
E 161b	Lutein	auch deklariert als Xanthophyll	Farbstoff
E 161g	Canthaxanthin	auch deklariert als Xanthophyll	Farbstoff
E 162	Betanin	Betenrot	Farbstoff
E 163	Anthozyane	Anthocyane	Farbstoff
E 170	Kalziumkarbonat	Calciumcarbonat, Kalk	Farbstoff, Säureregulator, Trennmittel

E-NUMMERN

E-Nummer	Bezeichnung	Synonyme/Bezeichnung auf der Verpackung	Verwendung als
E 171	Titandioxid		Farbstoff
E 172	Eisenoxid	Eisenhydroxid	Farbstoff
E 173	Aluminium		Farbstoff
E 174	Silber		Farbstoff
E 175	Gold		Farbstoff
E 180	Rubinpigment BK	Litholrubin BK, Aluminiumlack	Farbstoff
E 200	Sorbinsäure		Konservierungsstoff
E 201	Natriumsorbat	auch deklariert als Sorbinsäure	Konservierungsstoff
E 202	Kaliumsorbat	auch deklariert als Sorbinsäure	Konservierungsstoff
E 203	Kalziumsorbat	Calciumsorbat, auch deklariert als Sorbinsäure	Konservierungsstoff
E 210	Benzoesäure		Konservierungsstoff
E 211	Natriumbenzoat	auch deklariert als Benzoesäure	Konservierungsstoff
E 212	Kaliumbenzoat	auch deklariert als Benzoesäure	Konservierungsstoff
E 213	Kalziumbenzoat	Calciumbenzoat, auch deklariert als Benzoesäure	Konservierungsstoff
E 214	Natrium-p-hydroxybenzoat	Ethyl-p-hydroxybenzoat, auch deklariert als PHB-Ester	Konservierungsstoff
E 215	PHB-Ethylester Natriumsalz	Natriumethyl-p-hydroxybenzoat, auch deklariert als PHB-Ester	Konservierungsstoff
E 216	PHB-Propylester	Propyl-p-hydroxybenzoat, auch deklariert als PHB-Ester	Konservierungsstoff
E 217	PHB-Propylester Natriumsalz	Natriumpropyl-p-hydroxybenzoat, auch deklariert als PHB-Ester	Konservierungsstoff
E 218	PHB-Methylester	Methyl-p-hydroxybenzoat, auch deklariert als PHB-Ester	Konservierungsstoff
E 219	PHB-Methylester Natriumsalz	Natrium-p-hydroxybenzoat, auch deklariert als PHB-Ester	Konservierungsstoff
E 220	Schwefeldioxid	schweflige Säure	Antioxidationsmittel, Konservierungsstoff
E 221	Natriumsulfit	auch deklariert als Schwefeldioxid	Antioxidationsmittel, Konservierungsstoff
E 222	Natriumhydrogensulfit	Natriumbisulfit, auch deklariert als Schwefeldioxid	Antioxidationsmittel, Konservierungsstoff
E 223	Natriumdisulfit	Natriummetabisulfit, auch deklariert als Schwefeldioxid	Antioxidationsmittel, Konservierungsstoff
E 224	Kaliumdisulfit	Kaliummetabisulfit, auch deklariert als Schwefeldioxid	Antioxidationsmittel, Konservierungsstoff
E 226	Kalziumsulfit	Calciumsulfit, auch deklariert als Schwefeldioxid	Antioxidationsmittel, Konservierungsstoff
E 227	Kalziumhydrogensulfit	Calciumhydrogensulfit, auch deklariert als Schwefeldioxid	Antioxidationsmittel, Konservierungsstoff
E 228	Kaliumhydrogensulfit	Kaliumbisulfit, auch deklariert als Schwefeldioxid	Antioxidationsmittel, Konservierungsstoff
E 230	Biphenyl	Diphenyl	Konservierungsstoff
E 231	Orthophenylphenol		Konservierungsstoff
E 232	Natriumorthophenylphenolat	auch deklariert als Orthophenylphenol	Konservierungsstoff
E 233	Thiabendazol		Konservierungsstoff, Oberflächenbehandlungs- und Überzugsmittel
E 234	Nisin		Konservierungsstoff
E 235	Natamycin	Pimaricin	Konservierungsstoff
E 239	Hexamethylentetramin	auch deklariert als Hexamine	Konservierungsstoff

E-NUMMERN

E-Nummer	Bezeichnung	Synonyme/Bezeichnung auf der Verpackung	Verwendung als
E 242	Dimethyldikarbonat	Dimethyldicarbonat	Konservierungsstoff
E 249	Kaliumnitrit	auch deklariert als Nitrit	Konservierungsstoff
E 250	Natriumnitrit	auch deklariert als Nitrit	Konservierungsstoff
E 251	Natriumnitrat	Natronsalpeter, auch deklariert als Nitrat	Konservierungsstoff
E 252	Kaliumnitrat	Salpeter, auch deklariert als Nitrat	Konservierungsstoff
E 260	Essigsäure		Konservierungsstoff, Säuerungsmittel
E 261	Kaliumacetat	auch deklariert als Salze der Essigsäure	Konservierungsstoff, Säuerungsmittel
E 262	Natriumdiacetat	auch deklariert als Salze der Essigsäure	Konservierungsstoff, Säuerungsmittel
E 263	Kalziumacetat	Calciumacetat, auch deklariert als Salze der Essigsäure	Konservierungsstoff, Säuerungsmittel
E 270	Milchsäure		Antioxidationsmittel, Konservierungsstoff, Säuerungsmittel
E 280	Propionsäure		Konservierungsstoff
E 281	Natriumpropionat	auch deklariert als Propionsäure, Salze der Propionsäure	Konservierungsstoff
E 282	Kalziumpropionat	Calciumpropionat, auch deklariert als Propionsäure, Salze der Propionsäure	Konservierungsstoff
E 283	Kaliumpropionat	auch deklariert als Propionsäure, Salze der Propionsäure	Konservierungsstoff
E 284	Borsäure		Konservierungsstoff
E 285	Natriumtetraborat	Borax, auch deklariert als Borsäure	Konservierungsstoff
E 290	Kohlendioxid	auch deklariert als Kohlensäure	Backtriebmittel, Konservierungsstoff, Packgas
E 296	Apfelsäure		Säuerungsmittel
E 297	Fumarsäure		Säuerungsmittel
E 300	Ascorbinsäure	auch deklariert als Askorbinsäure, L-Ascorbinsäure oder Vitamin C	Antioxidationsmittel, Mehlbehandlungsmittel, Säuerungsmittel, Stabilisator
E 301	Natrium-L-Ascorbat	auch deklariert als Ascorbinsäure, Askorbinsäure	Antioxidationsmittel, Mehlbehandlungsmittel, Säuerungsmittel, Stabilisator
E 302	Kalzium-L-Ascorbat	Calcium-L-Ascorbat, auch deklariert als Ascorbinsäure, Askorbinsäure	Antioxidationsmittel, Säuerungsmittel, Stabilisator, Mehlbehandlungsmittel
E 304	Ascorbylpalmitat	Ascorbylstearat, 6-Palmitoyl-L-Ascorbinsäure, auch deklariert als Ascorbinsäure, Askorbinsäure oder Fettsäureester der Ascorbinsäure	Antioxidationsmittel, Emulgator, Säuerungmittel, Stabilisator
E 306	Tocopherol	Tokopherol, Vitamin E, auch deklariert als stark tocopherolhaltige Extrakte	Antioxidationsmittel
E 307	Alpha-Tocopherol	auch deklariert als Tocopherol, Tokopherol	Antioxidationsmittel
E 308	Gamma-Tocopherol	auch deklariert als Tocopherol, Tokopherol	Antioxidationsmittel
E 309	Delta-Tocopherol	auch deklariert als Tocopherol, Tokopherol	Antioxidationsmittel
E 310	Propylgallat		Antioxidationsmittel
E 311	Octylgallat	auch deklariert als Gallat	Antioxidationsmittel, Konservierungsstoff
E 312	Dodecylgallat	Laurylgallat, auch deklariert als Gallat	Antioxidationsmittel, Konservierungsstoff
E 315	Isoascorbinsäure	Isoaskorbinsäure	Antioxidationsmittel, Komplexbildner, Stabilisator

E-NUMMERN

E-Nummer	Bezeichnung	Synonyme/Bezeichnung auf der Verpackung	Verwendung als
E 316	Natriumisoascorbat		Antioxidationsmittel, Komplexbildner, Stabilisator
E 320	Butylhydroxyanisol (BHA)		Antioxidationsmittel
E 321	Butylhydroxytoluol (BHT)		Antioxidationsmittel
E 322	Lezithin	Lecithin	Antioxidationsmittel, Emulgator, Mehlbehandlungsmittel, Stabilisator
E 325	Natriumlaktat	Natriumlactat, auch deklariert als Salze der Milchsäure	Festigungsmittel, Geschmacksverstärker, Konservierungsstoff, Säureregulator, Schmelzsalz
E 326	Kaliumlaktat	Kaliumlactat, auch deklariert als Salze der Milchsäure	Festigungsmittel, Geschmacksverstärker, Konservierungsstoff, Säureregulator, Schmelzsalz
E 327	Kalziumlaktat	Calciumlactat, auch deklariert als Salze der Milchsäure	Festigungsmittel, Geschmacksverstärker, Konservierungsstoff, Säureregulator, Schmelzsalz
E 330	Zitronensäure	Citronensäure	Antioxidationsmittel, Komplexbildner, Säuerungsmittel
E 331	Natriumzitrat	Natriumcitrat, auch deklariert als Salze der Zitronensäure	Antioxidationsmittel, Komplexbildner, Säuerungsmittel, Schmelzsalz
E 332	Kaliumzitrat	Kaliumcitrat, auch deklariert als Salze der Zitronensäure	Antioxidationsmittel, Komplexbildner, Säuerungsmittel, Schmelzsalz
E 333	Kalziumzitrat	Calciumcitrat, auch deklariert als Salze der Zitronensäure	Komplexbildner, Säuerungsmittel, Schmelzsalz
E 334	Weinsäure		Komplexbildner, Säuerungsmittel, Säureregulator
E 335	Natriumtartrat	auch deklariert als Salze der Weinsäure	Backtriebmittel, Säuerungsmittel, Stabilisator
E 336	Kaliumtartrat	Weinstein, auch deklariert als Salze der Weinsäure	Backtriebmittel, Säuerungsmittel, Säureregulator, Stabilisator
E 337	Natrium-Kaliumtartrat	auch deklariert als Salze der Weinsäure	Backtriebmittel, Säureregulator
E 338	Phosphorsäure	auch deklariert als Phosphat	Emulgator, Konservierungsstoff, Säuerungsmittel, Säureregulator
E 339	Natriumphosphat	auch deklariert als Phosphat	Emulgator, Konservierungsstoff, Säuerungsmittel, Säureregulator
E 340	Kaliumphosphat	auch deklariert als Phosphat	Backtriebmittel, Emulgator, Konservierungsstoff, Säuerungsmittel, Säureregulator
E 341	Kalziumphosphat	Calciumphosphat, auch deklariert als Phosphat	Emulgator, Konservierungsstoff, Säuerungsmittel, Säureregulator
E 343	Magnesiumorthophosphat	auch deklariert als Phosphat	Emulgator, Konservierungsstoff, Säuerungsmittel, Säureregulator
E 350	Natriummalat	auch deklariert als Salze der Apfelsäure	Säureregulator
E 351	Mono-Kaliummalat	auch deklariert als Salze der Apfelsäure	Säureregulator

E-NUMMERN

E-Nummer	Bezeichnung	Synonyme/Bezeichnung auf der Verpackung	Verwendung als
E 352	Kalziummalat und Kalziumhydromalat	Calciummalat und Calciumhydromalat, auch deklariert als Salze der Apfelsäure	Säureregulator
E 353	Meta-Weinsäure		Säuerungsmittel, Säureregulator, Stabilisator
E 354	Kalziumtartrat	Calciumtartrat, auch deklariert als Salze der Weinsäure oder Tartrat	Festigungsmittel, Säuerungsmittel, Säureregulator
E 355	Adipinsäure	auch deklariert als Adipat	Geschmacksverstärker, Säuerungsmittel, Säureregulator
E 356	Natriumadipat	auch deklariert als Adipat	Geschmacksverstärker, Säuerungsmittel, Säureregulator
E 357	Kaliumadipat	auch deklariert als Adipat	Geschmacksverstärker, Säuerungsmittel, Säureregulator
E 363	Bernsteinsäure		Geschmacksverstärker, Säuerungsmittel
E 380	Triammoniumzitrat	Triammoniumcitrat, auch deklariert als Salze der Zitronensäure	Säureregulator, Stabilisator
E 385	Kalziumdinatrium-ethylendiamin	Calciumdinatriumethylendiamin, Kalzium-Dinatrium-EDTA	Antioxidationsmittel, Komplexbildner, Stabilisator
E 400	Alginsäure		Gelier- und Verdickungsmittel
E 401	Natriumalginat	auch deklariert als Alginat, Alginate	Gelier- und Verdickungsmittel
E 402	Kaliumalginat	auch deklariert als Alginat, Alginate	Gelier- und Verdickungsmittel
E 403	Ammoniumalginat	auch deklariert als Alginat, Alginate	Gelier- und Verdickungsmittel
E 404	Kalziumalginat	Calciumalginat, auch deklariert als Alginat, Alginate	Gelier- und Verdickungsmittel
E 405	Propylenglykolalginat	auch deklariert als Alginat, Alginate	Emulgator, Gelier- und Verdickungsmittel
E 406	Agar-Agar		Gelier- und Verdickungsmittel
E 407	Carrageen		Gelier- und Verdickungsmittel
E 410	Johannisbrotkernmehl	Carubenmehl	Gelier- und Verdickungsmittel
E 412	Guarkernmehl	Guar	Gelier- und Verdickungsmittel
E 413	Tragant	Traganth	Gelier- und Verdickungsmittel
E 414	Gummi arabicum	Akaziengummi	Füllstoff, Gelier- und Verdickungsmittel, Stabilisator, Trägerstoff
E 415	Xanthan		Gelier- und Verdickungsmittel
E 416	Karaya	Indischer Traganth, Karayagummi	Gelier- und Verdickungsmittel
E 417	Tarakernmehl		Gelier- und Verdickungsmittel
E 418	Gellan		Gelier- und Verdickungsmittel, Stabilisator
E 420	Sorbit		Feuchthaltemittel, Trägerstoff, Zuckeraustauschstoff
E 421	Mannit		Trägerstoff, Zuckeraustauschstoff
E 422	Glyzerin	Glycerin	Feuchthaltemittel, Füllstoff
E 430	Polyoxyethylen(8)-stearat		Emulgator
E 431	Polyoxyethylenstearat	Polyoxyethylen(40)stearat	Emulgator
E 432	Polysorbat 20	Polyoxyethylen-Sorbitan-Monolaurat	Emulgator, Komplexbildner, Schaummittel
E 433	Polysorbat 80	Polyoxyethylen-Sorbitan-Monolaurat	Emulgator, Komplexbildner, Schaummittel

E-NUMMERN

E-Nummer	Bezeichnung	Synonyme/Bezeichnung auf der Verpackung	Verwendung als
E 434	Polysorbat 40	Polyoxyethylen-Sorbitan-Monolaurat	Emulgator, Komplexbildner, Schaummittel
E 435	Polysorbat 60	Polyoxyethylen-Sorbitan-Monolaurat	Emulgator, Komplexbildner, Schaummittel
E 436	Polysorbat 65	Polyoxyethylen-Sorbitan-Monolaurat	Emulgator, Schaummittel
E 440	Pektin		Gelier- und Verdickungsmittel, Stabilisator
E 440b	amidierte Pektine		Gelier- und Verdickungsmittel, Stabilisator
E 442	Ammoniumphosphatide	Ammoniumsalze von Phosphatidsäuren	Emulgator, Stabilisator
E 444	Saccharose-acetat-isobutyrat		Stabilisator
E 445	Glyzerinester aus Wurzelharz	Glycerinester aus Wurzelharz	Stabilisator
E 450	Natrium- und Kalium-diphosphat	auch deklariert als Diphosphate oder Phosphat	Antioxidationsmittel, Backtriebmittel, Emulgator, Konservierungsstoff, Säureregulator, Schmelzsalz, Trennmittel
E 451	Triphosphate	auch deklariert als Phosphat	Antioxidationsmittel, Backtriebmittel, Emulgator, Konservierungsstoff, Säureregulator, Schmelzsalz, Trennmittel
E 452	Polyphosphat	auch deklariert als Phosphat	Antioxidationsmittel, Backtriebmittel, Emulgator, Konservierungsstoff, Säureregulator, Schmelzsalz, Trennmittel
E 460	Zellulose	Cellulose, auch deklariert als mikrokristalline Cellulose	Füllstoff, Gelier- und Verdickungsmittel
E 461	Methylzellulose	Methylcellulose	Füllstoff, Gelier- und Verdickungsmittel, Oberflächenbehandlungs- und Überzugsmittel, Schaummittel
E 463	Hydroxypropylzellulose	Hydroxypropylcellulose	Füllstoff, Gelier- und Verdickungsmittel, Oberflächenbehandlungs- und Überzugsmittel, Schaummittel
E 464	Hydroxypropylmethylzellulose	Hydroxypropylmethylcellulose	Füllstoff, Gelier- und Verdickungsmittel, Oberflächenbehandlungs- und Überzugsmittel, Schaummittel
E 465	Ethylmethylzellulose	Ethylmethylcellulose, Methylethylcellulose	Füllstoff, Gelier- und Verdickungsmittel, Oberflächenbehandlungs- und Überzugsmittel, Schaummittel
E 466	Karboxymethylzellulose	Natriumcarboxymethylcellulose, CMC, Carboxymethylcellulose	Füllstoff, Gelier- und Verdickungsmittel, Oberflächenbehandlungs- und Überzugsmittel, Schaummittel
E 470a	Natriumsalze der Speisefettsäuren	auch deklariert als Kaliumsalze der Speisefettsäuren, Kalziumsalze der Speisefettsäuren, Calciumsalze der Speisefettsäuren, Salze der Speisefettsäuren	Emulgator, Schaummittel

E-NUMMERN

E-Nummer	Bezeichnung	Synonyme/Bezeichnung auf der Verpackung	Verwendung als
E 559	Kaolin	auch deklariert als Aluminiumsilikat oder Kieselsäure	Oberflächenbehandlungs- und Überzugsmittel, Trägerstoff, Trennmittel
E 570	Stearinsäure	auch deklariert als Fettsäure oder Speisefettsäure	Emulgator, Oberflächenbehandlungs- und Überzugsmittel, Trennmittel
E 574	Glukonsäure	Gluconsäure	Komplexbildner, Oberflächenbehandlungs- und Überzugsmittel, Säureregulator, Stabilisator
E 575	Glukon-D-Lacton	Glucono-delta-lacton	Säureregulator, Stabilisator
E 576	Natriumglukonat	Natriumgluconat	Säureregulator, Stabilisator
E 577	Kaliumglukonat	Kaliumgluconat	Säureregulator, Stabilisator
E 578	Kalziumglukonat	Calciumgluconat	Säureregulator, Stabilisator
E 579	Eisenglukonat	Eisengluconat, Eisen-II-Glukonat	Stabilisator
E 585	Eisen-II-laktat	Eisen-II-lactat	Stabilisator
E 620	Glutaminsäure		Geschmacksverstärker
E 621	Natriumglutamat	Mononatriumglutamat, auch deklariert als Glutamat	Geschmacksverstärker
E 622	Kaliumglutamat	Monokaliumglutamat, auch deklariert als Glutamat	Geschmacksverstärker
E 623	Kalziumglutamat	Calciumglutamat, Calciumdiglutamat, auch deklariert als Glutamat	Geschmacksverstärker
E 624	Ammoniumglutamat	Monoammoniumglutamat, auch deklariert als Glutamat	Geschmacksverstärker
E 625	Magnesiumglutamat	Magnesiumdiglutamat, auch deklariert als Glutamat	Geschmacksverstärker
E 626	Guanylsäure	Guanosinmonophosphat	Geschmacksverstärker
E 627	Natriumguanylat	Dinatriumguanylat	Geschmacksverstärker
E 628	Kaliumguanylat	Dikaliumguanylat	Geschmacksverstärker
E 629	Kalziumguanylat	Calciumguanylat	Geschmacksverstärker
E 630	Inosinsäure	auch deklariert als Inosinat	Geschmacksverstärker
E 631	Natriuminosinat	Dinatriuminosinat, auch deklariert als Inosinat	Geschmacksverstärker
E 632	Kaliuminosinat	Dikaliuminosinat, auch deklariert als Inosinat	Geschmacksverstärker
E 633	Kalziuminosinat	Calciuminosinat, Dicalciuminosinat, auch deklariert als Inosinat	Geschmacksverstärker
E 634	Kalzium-5-Ribonucleotid	Calcium-5-Ribonucleotid	Geschmacksverstärker
E 635	Natrium-5'-Nucleotid	Dinatrium-5-Ribonucleotid	Geschmacksverstärker
E 640	Glycin	Glyzin	Geschmacksverstärker
E 900	Dimethylpolysiloxan		Schaumverhüter
E 901	Bienenwachs		Oberflächenbehandlungs- und Überzugsmittel, Trennmittel
E 902	Candelillawachs		Oberflächenbehandlungs- und Überzugsmittel, Trennmittel
E 903	Carnaubawachs	Karnauberwachs	Oberflächenbehandlungs- und Überzugsmittel, Trennmittel
E 904	Schellack		Oberflächenbehandlungs- und Überzugsmittel, Trennmittel
E 912	Montansäureester		Oberflächenbehandlungs- und Überzugsmittel

E-NUMMERN

E-Nummer	Bezeichnung	Synonyme/Bezeichnung auf der Verpackung	Verwendung als
E 914	Polyethylenwachs-oxidate		Konservierungsstoff, Oberflächenbehandlungs- und Überzugsmittel
E 927b	Carbamid	Harnstoff	Stabilisator
E 938	Argon		Packgas
E 939	Helium		Packgas
E 941	Stickstoff		Packgas, Treibgas
E 942	Distickstoffmonoxid	Lachgas	Treibgas
E 948	Sauerstoff		Treibgas
E 950	Acesulfam	Acesulfam-K	Süßstoff
E 951	Aspartam		Süßstoff
E 952	Cyclamat	auch deklariert als Cyclohexansulfamidsäure	Süßstoff
E 953	Isomalt	Palatinit®	Trägerstoff, Zuckeraus-tauschstoff
E 954	Saccharin		Süßstoff
E 957	Thaumatin		Geschmacksverstärker, Süßstoff
E 959	Neohesperidin	Neohesperidin DC	Süßstoff
E 965	Maltit		Trägerstoff, Zuckeraus-tauschstoff
E 966	Laktit		Zuckeraustauschstoff
E 967	Xylit		Trägerstoff, Zuckeraus-tauschstoff
E 999	Quillajaextrakt		Schaummittel
E 1105	Lysozym		Konservierungsstoff
E 1200	Polydextrose		Feuchthaltemittel, Füllstoff, Trägerstoff
E 1201	Polyvinylpyrrolidon		Oberflächenbehandlungs- und Überzugsmittel, Trennmittel
E 1202	Polyvinylpolypyrrolidon		Oberflächenbehandlungs- und Überzugsmittel, Trennmittel
E 1404	oxidierte Stärke	deklariert als modifizierte Stärke	modifizierte Stärke, Gelier- und Verdickungsmittel, Trägerstoff
E 1410	Monostärkephosphat	deklariert als modifizierte Stärke	modifizierte Stärke, Gelier- und Verdickungsmittel, Trägerstoff
E 1412	Distärkephosphat	deklariert als modifizierte Stärke	modifizierte Stärke, Gelier- und Verdickungsmittel, Trägerstoff
E 1413	phosphatiertes Distärkephosphat	deklariert als modifizierte Stärke	modifizierte Stärke, Gelier- und Verdickungsmittel, Trägerstoff
E 1414	acetyliertes Distärkephosphat	deklariert als modifizierte Stärke	modifizierte Stärke, Gelier- und Verdickungsmittel, Trägerstoff
E 1420	Stärkeacetat	acetylierte Stärke, auch deklariert als modifizierte Stärke	modifizierte Stärke, Gelier- und Verdickungsmittel, Trägerstoff
E 1422	acetyliertes Distärkedipat	deklariert als modifizierte Stärke	modifizierte Stärke, Gelier- und Verdickungsmittel, Trägerstoff
E 1440	Hydroxypropylstärke	deklariert als modifizierte Stärke	modifizierte Stärke, Gelier- und Verdickungsmittel, Trägerstoff

E-NUMMERN

E-Nummer	Bezeichnung	Synonyme/Bezeichnung auf der Verpackung	Verwendung als
E 1442	Hydroxypropyl-distärkephosphat	deklariert als modifizierte Stärke	modifizierte Stärke, Gelier- und Verdickungsmittel, Trägerstoff
E 1450	Stärkenatrium-octenylsuccinat	deklariert als modifizierte Stärke	modifizierte Stärke, Gelier- und Verdickungsmittel, Trägerstoff
E 1451	acetylierte oxidierte Stärke	deklariert als modifizierte Stärke	modifizierte Stärke, Gelier- und Verdickungsmittel, Trägerstoff
E 1505	Triethylzitrat	Triethylcitrat	Trägerstoff
E 1518	Glyzerintriacetat	Glycerintriacetat	Trägerstoff

Enzephalopathie: Bezeichnung für Erkrankungen des Gehirns, die nicht auf entzündliche Prozesse zurückzuführen sind. Dazu zählen die →Creutzfeldt-Jakob-Krankheit, die u.a. möglicherweise durch den Verzehr von Rindfleisch ausgelöst wird (→BSE), und Krankheiten, deren Ursache in Herz-Kreislauf-Erkrankungen liegt. Auch Gehirnerkrankungen, die durch übermäßigen Alkoholkonsum, Krankheiten der Leber oder Vergiftungen hervorgerufen werden, rechnet man zu den Enzephalopathien.

Symptome, Behandlung und Ernährung: Zu den Symptomen gehören u.a. Persönlichkeitsveränderungen, Beeinträchtigungen des Denkvermögens, aber auch Lähmungen. Behandelt wird – soweit möglich – die Grunderkrankung. Bei der portokavalen Enzephalopathie, die als Folge von chronischen Lebererkrankungen auftreten kann, vermag die Leber Eiweißabbauprodukte nicht mehr in ausreichender Menge aus dem Blut zu entfernen, daher muss die Eiweißzufuhr eingeschränkt werden. Tierisches Eiweiß vertragen die Patienten schlechter als pflanzliches. Daher erhalten sie zunächst eine eiweißarme vegetarische Diät, wobei auf eine hohe biologische Wertigkeit des Eiweißes geachtet werden muss. Ganz allmählich wird versucht, die Eiweißzufuhr zu steigern und vermehrt tierische Eiweiße (z.B. aus Milch) in die Nahrung einzubauen, um schließlich zu einer normalen Eiweißzufuhr (0,8 g Eiweiß pro Kilogramm Körpergewicht) zurückzukehren.

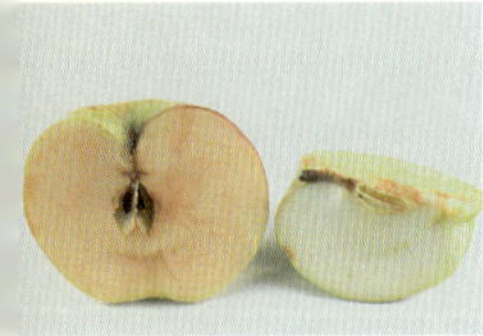

enzymatische Bräunung

Enzian, wiss. Name **Gentiana:** Gattung der Enziangewächse mit über 450 Arten, die v.a. in den Gebirgen der nördlichen Halbkugel vorkommen. Sämtliche in Mitteleuropa vorkommenden Arten (rund 30) sind geschützt. Die Wurzeln verschiedener Arten (v.a. des Gelben Enzians, aber auch des Blauen Enzians) enthalten viele Bitterstoffe und werden in der Medizin u.a. in Form von Tee als appetitanregendes Mittel und bei der Behandlung von Verdauungsstörungen (Völlegefühl, Blähungen) eingesetzt. Auch zur Herstellung von Branntwein und Kräuterlikören werden sie verwendet.

enzymatische Bräunung: bei einigen Obst- und Gemüsearten (z.B. Äpfeln, Auberginen) eintretende Braunfärbung nach dem Freilegen des Fruchtfleischs (z.B. durch Schälen). Dabei setzen Enzyme eine Umwandlung von Stoffen in Gang, die die Braunfärbung her-

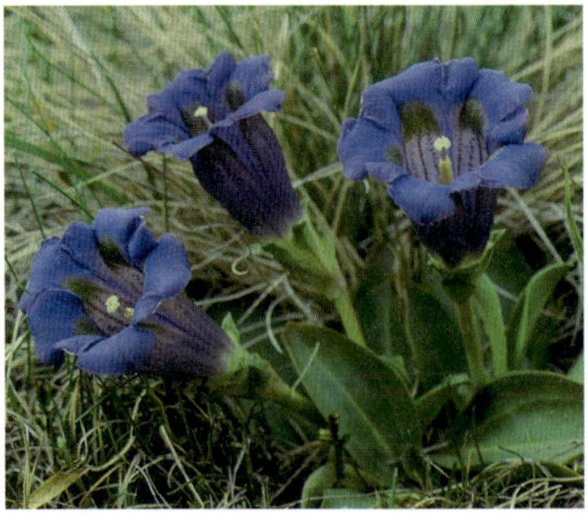

Enzian: Blauer Enzian

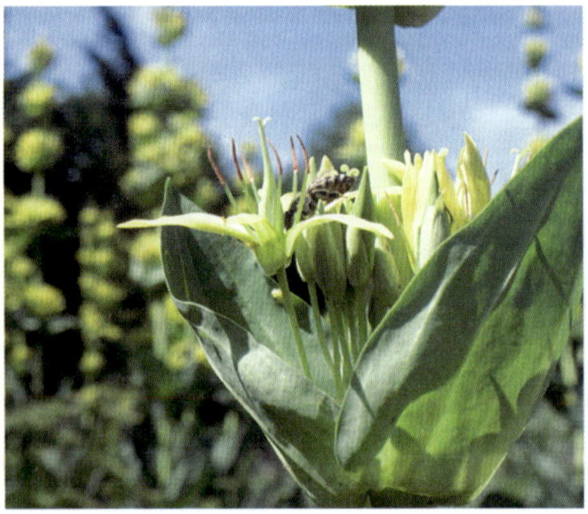

Enzian: Gelber Enzian

vorruft. Die enzymatische Bräunung lässt sich vermeiden, indem man geschältes Obst oder Gemüse bis zum Gebrauch in Wasser legt. Dadurch kommt es allerdings zu Vitaminverlusten.

Enzymdefekte: Sammelbezeichnung für vollständiges Fehlen von Enzymen, Mangel oder Strukturveränderungen an Enzymen des menschlichen Organismus. Solche erworbenen oder angeborenen Störungen der Enzymaktivität können schwerwiegende Auswirkungen auf den Stoffwechsel haben. Zu den angeborenen Stoffwechselerkrankungen dieser Art zählen die →Phenylketonurie und die →Ahornsirupkrankheit. Bei beiden Erkrankungen ist aufgrund von Enzymdefekten der Abbau bestimmter mit der Nahrung zugeführter Aminosäuren gestört.

Enzyme (veraltete Bezeichnung **Fermente**): in allen lebenden Organismen vorkommende Eiweiße, die im menschlichen Körper als Katalysatoren fungieren und biochemische Reaktionen beschleunigen bzw. erst ermöglichen. Ohne die Hilfe von Enzymen könnten aufgrund der verhältnismäßig niedrigen menschlichen Körpertemperatur viele Reaktionen (z. B. die Spaltung von Nährstoffen im Darm, →Verdauungssäfte) nicht oder nur sehr langsam ablaufen.

Funktion: Die chemischen Substanzen, die von den Enzymen umgesetzt werden, heißen Substrate. Viele Enzyme sind nur an der Umsetzung eines einzigen Substrats beteiligt, da ihr aktives Zentrum eine Oberflächenstruktur besitzt, an die sich nach dem Schlüssel-Schloss-Prinzip nur ein ganz bestimmtes Substrat anlagern kann. Im Anschluss an die chemische Reaktion löst sich das Substrat, das jetzt Reaktionsprodukt genannt wird, vom Enzym, das zurückbleibt und nun für weitere chemische Reaktionen zur Verfügung steht. Enzyme werden u. a. bei der Arzneimittelherstellung und Lebensmittelverarbeitung (→technologische Enzyme) eingesetzt.

Aufbau: Den Eiweißanteil von Enzymen, der durch die chemische Reaktion nicht verändert wird, bezeichnet man als **Apoenzym**. Damit Enzyme aktiv werden können, sind in der Regel jedoch noch weitere Stoffe, die **Koenzyme**, notwendig. Sie verbinden sich für die Dauer der chemischen Reaktion mit dem Apoenzym. Koenzyme sind keine Eiweiße, sondern gehören den verschiedensten Stoffklassen an. Sie übertragen bei der chemischen Reaktion häufig Elektronen oder Atome vom oder auf das Substrat, sodass dieses verändert wird. Das Koenzym selbst verändert sich damit ebenfalls und löst sich im Anschluss an die Reaktion vom Apoenzym. Viele Koenzyme sind Vitamine oder Abkömmlinge von Vitaminen, jedoch treten auch Metallionen (z. B. Zink, Mangan) als Koenzyme auf.

Vorkommen: Enzyme kommen in großen Mengen in allen lebenden Organismen vor; sie unterscheiden sich jedoch mehr oder weniger in ihrer Aminosäurenzusammensetzung. Im menschlichen Organismus sind Enzyme in vielen Körperflüssigkeiten enthalten, z. B. die Verdauungsenzyme in den Verdauungssäften. Auch gebunden an körpereigene Strukturen (z. B. Zellmembranen) kommen sie vor. Viele Stoffwechselanomalien beruhen auf dem genetisch bedingten und somit erblichen Funktionsausfall bestimmter Enzyme (Enzymdefekt), der u. U. zur Blockierung einer ganzen Stoffwechselkette führen kann (z. B. bei der Phenylketonurie).

Einflussfaktoren: Zu den Faktoren, die die Enzymwirkung beeinflussen, gehört die Körpertemperatur. Wenn sie steigt, ist die Enzymwirkung gesteigert, der Umsatz von Substraten erhöht sich. Bei Temperaturen über 41 °C jedoch wird die Eiweißstruktur von Enzymen geschädigt, ein Umsatz von Substraten ist nicht länger möglich. Auch ein Mangel an verschiedenen Ionen (z. B. Magnesiumionen), die für die Wirkung bestimmter Enzyme notwendig sind, kann den Substratumsatz senken.

Enzympräparate: Arzneimittel und Nahrungsergänzungsmittel, die pflanzliche und/

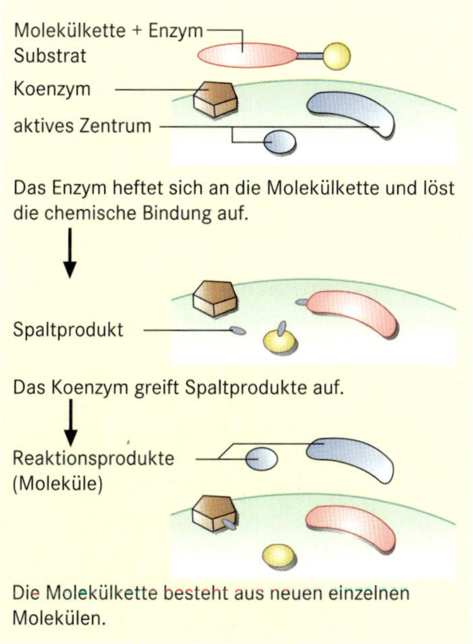

Enzyme: Spaltung eines Substrats durch ein Enzym

oder tierische Enzyme enthalten. So gibt es z. B. Arzneimittel mit wichtigen Verdauungsenzymen, die bei unzureichender oder völlig fehlender körpereigener Enzymproduktion zur Unterstützung der Verdauung gegeben werden. Sie werden v. a. aus den Bauchspeicheldrüsen und aus dem Magensaft von Schlachttieren gewonnen, gereinigt und in eine geeignete Arzneimittelform (z. B. Dragees) gebracht. Daneben sind in ihrer Wirkung sehr umstrittene Kapseln oder Tabletten mit tropischen Fruchtextrakten aus Ananas, Mango und Papaya zur Förderung der Verdauung, Entschlackung und Gewichtsreduktion auf dem Markt. Die als Lebensmittel verkauften Enzympräparate sind in ihrer Wirkung umstritten, weil es unwahrscheinlich ist, dass sie unversehrt am Wirkort eintreffen. Da die in den Extrakten enthaltenen pflanzlichen Enzyme Bromelin (aus Ananas) und Papain (aus Papaya) aus Eiweiß bestehen, muss man davon ausgehen, dass sie selbst verdaut werden. Daneben enthalten viele dieser Präparate die Enzyme Laktase und Zellulase. Laktase dient der Verdauung von Laktose, Zellulase baut die Zellulose aus Pflanzenzellen ab und macht sie für den Menschen verwertbar. Da die Präparate somit die Ausnutzung der Nährstoffe optimieren, wirken sie einer Gewichtsreduktion eher entgegen. Als Nebenwirkungen können allergische Reaktionen, Übelkeit, Erbrechen und Durchfall auftreten.

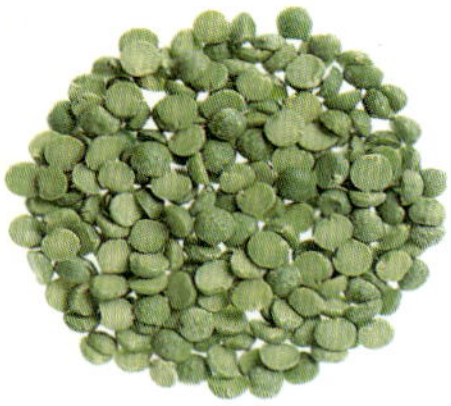

Erbsen: Trockenerbsen

Epilepsie: Funktionsstörungen des Gehirns, bei denen anfallartig Muskelkrämpfe infolge plötzlicher elektrischer Entladungen der Nervenzellen im Gehirn auftreten. Ausgelöst werden diese Entladungen durch ein gestörtes Gleichgewicht von Botenstoffen, die Informationen zu den Nervenzellen leiten.

Ursachen und Symptome: Bei der idiopathischen Epilepsie kann keine Ursache ermittelt werden, sie ist häufig angeboren. Bei der symptomatischen Epilepsie liegt eine Schädigung des Gehirns infolge von Erkrankungen (z. B. Stoffwechselerkrankungen, Tumoren) oder Verletzungen vor. Die Anfälle werden nach ihrer Stärke unterschieden. Bei generalisierten Anfällen treten am gesamten Körper Muskelzuckungen auf und es kommt zu einem länger andauernden Verlust des Bewusstseins (Grand-mal-Anfall). Es können aber auch nur wenige Sekunden dauernde Bewusstseinsverluste (Absencen) auftreten. Bei fokalen Anfällen sind die Muskelzuckungen auf einen bestimmten Bereich des Körpers begrenzt. Beim Status epilepticus dauert ein Anfall länger als 20 Minuten. Ausgelöst werden können Anfälle u. a. durch flackerndes Licht oder Alkohol.

Behandlung und Ernährung: Epilepsie wird u. a. operativ oder durch Gabe von Antiepileptika behandelt. Außerdem sollten Patienten das Trinken größerer Mengen Flüssigkeit auf einmal vermeiden und abends auf koffeinhaltige Getränke verzichten. Alkohol sollten Epileptiker nicht trinken. Sinnvoll ist es zudem, mit der Nahrung möglichst viel Magnesium aufzunehmen, das die Bereitschaft zu Muskelkontraktionen senkt. Auch auf eine ausreichende Zufuhr von B-Vitaminen mit der Nahrung ist zu achten. Alle diese Maßnahmen dienen der Symptomlinderung.

Erbsen, wiss. Name **Pisum:** Gattung der Schmetterlingsblütler mit sieben im Mittelmeergebiet und in Vorderasien beheimateten Arten.

Geschichte: Erbsen zählen zu den ältesten kultivierten Nutzpflanzen der Welt, Spuren deuten auf ihr Vorkommen bereits 9750 v. Chr. in Asien hin. Als Kulturpflanze bedeutend ist die Gartenerbse (Pisum sativum ssp. sativum). Nach Selbstbestäubung entwickeln sich die bis zu acht Samen (Erbsen) enthaltenden Hülsen (fälschlich auch »Schoten« genannt).

Arten: Erbsen sind heute weltweit das am vierthäufigsten angebaute Gemüse. Die Gartenerbse wird in zahlreichen Sorten kultiviert. Man unterscheidet Palerbsen (Schalerbsen, convar. sativum), Zuckererbsen (convar. axiphium) und Markerbsen (convar. medullare). Markerbsen haben runzelige, leicht eckige, süß schmeckende Samen. Zuckererbsen schmecken aufgrund ihres sehr hohen Zuckergehalts noch süßer und besitzen im Gegensatz zu Mark- und Palerbsen eine essbare, da sehr zarte Hülse.

Zuckererbsen in der Hülse werden auch als Zucker- oder Kaiserschoten bezeichnet. Palerbsen haben runde, glattschalige Samen und einen hohen Stärkegehalt; daher schmecken sie eher mehlig und weniger süß als Mark- oder Zuckererbsen.

Als Trockenerbsen bezeichnet man alle Erbsen, die nicht unreif geerntet werden, sondern in der Hülse an der Pflanze ausreifen; meist handelt es sich dabei um Palerbsen. Die äußere Samenschale von Trockenerbsen ist hart und schwer verdaulich; daher wird sie in der Regel in Spezialmühlen entfernt. Geschälte Trockenerbsen werden schneller gar und sind leichter verdaulich als ungeschälte; allerdings geht durch das Schälen ein Teil der wertvollen Ballaststoffe verloren.

Da die Erbsen durch das Schälen unansehnlich werden, schleift und poliert man sie anschließend meist noch. Dabei zerfallen viele

Erbsen in die zwei Keimblätter, die dann unter der Bezeichnung geschälte halbe Erbsen, Splitter- oder Spalterbsen preiswerter verkauft werden, obwohl sie qualitativ keineswegs minderwertig sind und denselben Gehalt an wertvollen Inhaltsstoffen besitzen wie ganze Erbsen. Trockenerbsen schmecken mehlig und werden häufig als Wintervorrat angelegt.

Anbau und Verarbeitung: Erbsen werden in Deutschland fast nur im Freiland kultiviert; der Anbau unter Glas oder Folie wird v.a. in den Niederlanden praktiziert. In Deutschland werden Erbsen von Juni bis Ende August geerntet; importierte Pal- und Markerbsen sind von Januar bis Oktober, Zuckererbsen von Dezember/Januar bis September erhältlich. Ein Großteil der Erbsen wird zu Konserven und Tiefkühlkost verarbeitet.

Verwendung: Pal- und Markerbsen müssen im Gegensatz zu Zuckererbsen ausgepalt werden. Trockenerbsen eignen sich besonders gut zur Zubereitung von Suppen, herzhaften Eintöpfen und Püree. Ungeschälte Trockenerbsen sollte man vor dem Garen sechs Stunden einweichen. Frische grüne Erbsen gart man meist in Wasser und verwendet sie als Beilage zu Fleischgerichten, in Salaten oder für Suppen und Eintopfgerichte. Zuckerschoten kann man wie grüne Bohnen zubereiten.

Gesundheitswert: Erbsen enthalten neben Kohlenhydraten (die in Form von Zucker und Stärke vorliegen) viel Eiweiß; sie gehören zu den eiweißreichsten Gemüsearten. Sie sind arm an Fett, aber wie alle Hülsenfrüchte reich an Ballaststoffen. Bei Zuckerschoten ist der Gehalt an Vitamin C und K und Folsäure besonders hoch. Trockenerbsen enthalten viel Vitamin E und Niacin; außerdem haben sie mit einem Eiweißgehalt von ca. 23% und einem Kohlenhydratgehalt von rund 50% einen wesentlich höheren Nährwert als frische Erbsen. Alle Erbsensorten sind reich an Kalium, Eisen, Zink und Kupfer.

Erdartischocke: →Topinambur.

Erdbeere, wiss. Name **Fragaria:** Gattung der Rosengewächse mit rund 30 Arten in den gemäßigten und subtropischen Gebieten der nördlichen Halbkugel und in den Anden; Ausläufer treibende Stauden mit grundständiger, aus dreizählig gefiederten, gesägten Blättern bestehender Blattrosette und weißen Blüten. Die rote Frucht ist im eigentlichen Sinn keine Beere, sondern eine fleischig verdickte Blütenachse mit kleinen aufsitzenden Nüsschen (so genannte Sammelnussfrucht).

Arten und Sorten: Die Walderdbeere (Fragaria vesca) ist eine Wildart mit relativ kleinen, sehr süß schmeckenden Früchten; eine Kulturform der Walderdbeere stellt die mehrmals im Jahr blühende und fruchtende Monatserdbeere (var. semperflorens) dar. Die bedeutendste, in zahlreichen Sorten kultivierte Erdbeere ist die großfrüchtige Gartenerdbeere (Fragaria ananassa). Die meisten Sorten dieser im Freiland, aber auch im Folientunnel oder unter Glas angebauten Pflanzen tragen nur einmal jährlich Früchte.

Anbau: Angebaut werden Erdbeeren v.a. in den gemäßigten und subtropischen Regionen der Nordhalbkugel. Im Handel sind Erdbeeren nahezu das ganze Jahr über erhältlich; diese haben jedoch oft weite Transportwege hinter sich und schmecken weniger aromatisch als die heimischen Früchte, die etwa ab Ende Mai zwei bis drei Monate lang auf dem Markt sind oder auf Feldern selbst gepflückt werden können.

Lagerung und Verwendung: Nach dem Kauf sollten Erdbeeren rasch verbraucht werden; gekühlt halten sie sich maximal zwei Tage. Sie eignen sich besonders gut zur Zubereitung von süßen Speisen (Kuchen, Desserts, Konfitüren), Obstsalat und Mixgetränken.

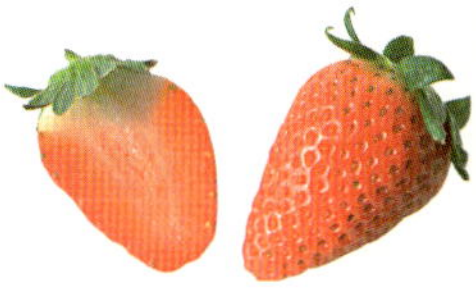

Erdbeeren

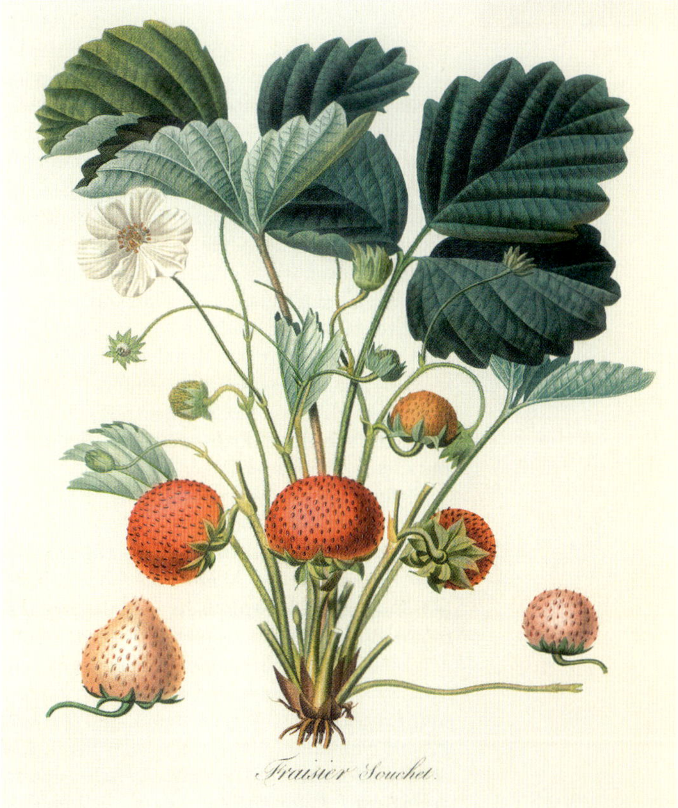

Erdbeere: kolorierter Stich aus dem 17. Jahrhundert

Inhaltsstoffe und Gesundheitswert: Erdbeeren haben einen hohen Vitamin- und Mineralstoffgehalt: Mit durchschnittlich 60 mg Vitamin C decken bereits 100 g Erdbeeren über die Hälfte der täglich empfohlenen Zufuhr an diesem Vitamin. Zudem enthalten Erdbeeren viel Folsäure und Eisen. Die in Erdbeeren enthaltenen Phenolsäuren (Ferula- und Ellagsäure) besitzen eine Krebs vorbeugende Wirkung. Allerdings gehören Erdbeeren auch zu den Früchten, die relativ häufig Nahrungsmittelallergien hervorrufen.

LESETIPP:

Helga Buchter-Weisbrodt: *Gesund und schlank durch Erdbeeren. Stuttgart (Trias) 1999.*

Erdbirne: →Topinambur.

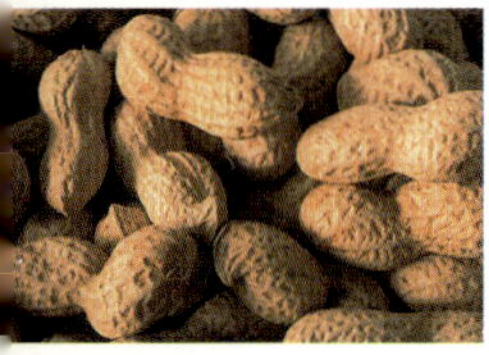

Erdnüsse

Erdnuss, wiss. Name **Arachis hypogaea:** in Südamerika beheimateter, heute in den Tropen und Subtropen weltweit kultivierter Schmetterlingsblütler. Die Erdnuss ist ein einjähriges, gelb blühendes Kraut. Nach dem Abblühen wird ein sich verlängernder, abwärts krümmender Fruchtträger gebildet, der die sich nicht öffnende Hülsenfrucht (Erdnuss) ins Erdreich drückt, wo die Samen (in der Regel zwei pro Hülsenfrucht) reifen. Erdnüsse werden geröstet, gesalzen oder gezuckert gegessen. Außerdem werden sie u. a. zu Erdnussbutter und Erdnussöl (→Speiseöle) verarbeitet. Das Öl der Erdnusskerne ist besonders reich an der essenziellen Fettsäure Linolsäure. Außerdem enthalten Erdnüsse viel Vitamin E, Biotin, Kalium und Magnesium. Allerdings werden sie leicht von Schimmelpilzen befallen. Außerdem lösen sie häufig Nahrungsmittelallergien aus. Die Schimmelpilze sind auch gegen Einsalzen, Rösten, Backen und Kochen resistent. Deshalb muss man beim Einkauf auf einwandfreie Ware achten. Verfärbte und verschrumpelte Nüsse sind ungenießbar und dürfen nicht gegessen werden. Am besten werden Erdnüsse fest verschlossen, kühl und trocken gelagert.

Erdnussbutter, Erdnussmark, Erdnussmus: ein →Brotaufstrich.

Erdnussöl: ein →Speiseöl.

Erdrübe: →Kohlrübe.

Erfrischungsgetränke: Bezeichnung für alkoholfreie Getränke mit oder ohne Kohlensäure wie z. B. →Brausen, →Colagetränke, →Fruchtsäfte, →Fruchtnektare, →Fruchtsaftgetränke und →Limonaden. Sie bestehen zu über 80 % aus Wasser, den Rest bilden Zucker und Fruchtsäuren. Wegen des hohen Zuckergehalts eignen sich Erfrischungsgetränke nicht als Durstlöscher, ihr Nährstoffgehalt ist sehr gering, der Kaloriengehalt dagegen hoch. Je nach Typ des Erfrischungsgetränks werden verschiedene Lebensmittelzusatzstoffe verwendet: u. a. Aromastoffe (z. B. in Colagetränken und Getränken mit künstlich hergestelltem Waldmeisteraroma) und Farbstoffe (z. B. in Brausen).

Ergänzungswert: Aufwertung des in einem Lebensmittel vorkommenden Eiweißes, das bestimmte Aminosäuren enthält, durch Kombination mit einem anderen Lebensmittel, dessen Eiweiß weitere (v. a. unentbehrliche) Aminosäuren beinhaltet. So erhöht sich z. B. durch die Kombination pflanzlicher mit tierischen Lebensmitteln (etwa Kartoffeln mit Eiern) die →biologische Wertigkeit des zugeführten Eiweißes.

Erhaltungsumsatz, Erhaltungsbedarf: die Energiemenge, die man seinem Körper zuführen muss, um den →Energiebedarf für Grundumsatz, Regelung der Körpertemperatur, Nahrungsverwertung und geringstmögliche körperliche Aktivität zu decken.

Erkrankungen, ernährungsmitbedingte: →ernährungsmitbedingte Erkrankungen.

Erkrankungen, rheumatische: →rheumatische Erkrankungen.

Ernährung: Aufnahme von Lebensmitteln, deren →Nährstoffe zur Energiegewinnung und/oder als Rohstoff für körpereigene Substanzen dienen. Da die Ernährung für die Gesunderhaltung des Organismus eine wesentliche Rolle spielt, sollte darauf geachtet werden, dem Körper genügend Energie sowie alle wichtigen Nährstoffe in ausreichender Menge zuzuführen, am besten in Form einer vollwertigen Ernährung. Hilfreich sind dabei →Ernährungsempfehlungen, die z. B. von der Deutschen Gesellschaft für Ernährung veröffentlicht werden. Grundsätzlich ist es wichtig, die Energiezufuhr dem →Energiebedarf des Körpers anzupassen, um Übergewicht, aber auch allzu starkes Untergewicht und damit die Entstehung ernährungsmitbedingter Erkrankungen zu vermeiden.

Formen: Zu den →alternativen Ernährungsformen gehören u. a. die →anthroposophische Ernährungslehre, die →ayurvedische Ernährungslehre und die →vegetarische Ernährung, die sich wiederum in die Kategorien →laktovegetabile Ernährung, →ovolaktovegetabile Ernährung, →piskovegetabile Ernährung und →vegane Ernährung unterteilt. Bei bestimmten Erkrankungen oder nach Operationen kann eine →künstliche Ernährung erforderlich sein. Bei Fettstoffwechselstörungen muss auf eine →fettreduzierte Ernährung und →fettmodifizierte Ernährung geachtet werden. Auch bei vielen anderen Erkrankungen und zur Gewichtsreduktion sind spezielle Ernährungsformen erforderlich (→Diät, →Gewichtsreduktionsdiäten).

LESETIPPS:

Karl-Heinz Bässler, Werner Fekl und Konrad Lang: *Grundbegriffe der Ernährungslehre. Berlin (Springer)* [4]*1987.*

Wolfgang Exel und Karin Rohrer: *So essen Sie sich gesund! Von der Heilkraft der richtigen Ernährung. Wien (Ueberreuter) 1997.*

Anny Kastner und Eva Höll-Stüber: *Gesund durch richtige Ernährung. Eine einfache Ernährungslehre und Nahrungsmittellehre. Hamburg (Handwerk und Technik)* [16]*1999.*

Cornelia A. Schlieper: *Grundfragen der Ernährung. Hamburg (Handwerk und Technik)* [5]*2000.*

Ernährung im Alter: →S. 176 ff.

Ernährungsanamnese: Erhebung der Ernährungsgewohnheiten einer Person (z. B. mithilfe eines →Ernährungstagebuchs) mit dem Ziel, eventuelle Nährstoffmängel, eine übermäßige Zufuhr bestimmter Nährstoffe oder unverträglicher Lebensmittel zu ermitteln und als Folge eventuell eine Ernährungsumstellung zur Vorbeugung oder Behandlung von Krankheiten einzuleiten.

Ernährungsberatung: Vermittlung wissenschaftlich fundierter Erkenntnisse über die Ernährung, v. a. über die wünschenswerte Zufuhr an Nährstoffen und Energie, und Anleitung zur Umsetzung dieser Erkenntnisse in der Praxis. Eine Ernährungsberatung verläuft in der Regel individuell; bei der Einstellung von Diabetikern in der Klinik gibt es z. B. aber auch Gruppenberatungen. Grundsätzlich muss die Beratung nicht nur allgemeine Aspekte der Ernährung, sondern immer auch die sozialen und wirtschaftlichen Umstände mit einbeziehen, damit sich die Klienten auf eine gesunde Ernährungsweise einlassen bzw. ihre Ernährung umstellen können, denn in einer schlechten wirtschaftlichen Situation können z. B. teure Lebensmittel nicht gekauft werden.

Neben einer allgemeinen Ernährungsberatung, die sich an den Gesunden wendet und sich nach den →Ernährungsempfehlungen der Deutschen Gesellschaft für Ernährung oder anderer Institutionen richtet, gibt es die klinisch-diätetische Ernährungsberatung, mit deren Hilfe Krankheiten entgegengewirkt werden soll. Bei dieser Form der Ernährungsberatung wird beispielsweise vom Arzt oder einem Diätassistenten eine individuelle Ernährungsanamnese erstellt, um Ernährungsfehler oder Nahrungsmittelunverträglichkeiten zu ermitteln, anschließend wird – falls nötig – eine individuelle Ernährungsumstellung erarbeitet und der Patient wird dazu angeleitet, diese in die Praxis umzusetzen. Nach einiger Zeit wird der Erfolg der Ernährungsumstellung kontrolliert.

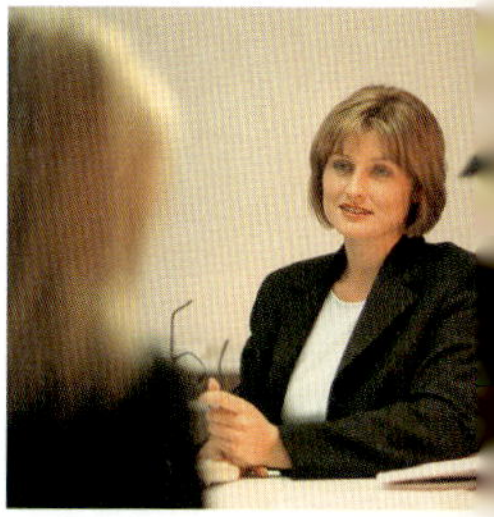

Ernährungsberatung

Ernährungsempfehlungen: Empfehlungen zur Nährstoff- und Energiezufuhr als Richtschnur für eine dem jeweiligen Bedarf angepasste Ernährung, die Mangelerscheinungen verhindert und der Gesunderhaltung dient.

Erarbeitung und Zielgruppen:

Ernährungsempfehlungen werden weltweit von verschiedenen Organisationen wie z. B. der Ernährungs- und Landwirtschaftsorganisation der Vereinten Nationen (Food and Agriculture Organization, FAO), dem Food and Nutrition Board in den USA, der EU-Kommission und speziellen Arbeitsgruppen in verschiedenen Staaten erarbeitet. Die Deutsche Gesellschaft für Ernährung gab bis 1991 die »Empfehlungen für die Nährstoffzufuhr« heraus. Diese wurden von einem Gremium aus in der Ernährungswissenschaft tätigen Personen überarbeitet und aktualisiert und im Jahr 2000 unter dem Titel »D-A-CH-Referenzwerte für die Nährstoffzufuhr« veröffentlicht. Die Abkürzung »D-A-CH« steht für die drei Länder, in denen die vier Herausgeber – Deutsche Gesellschaft für Ernährung (DGE), Österreichische Gesellschaft für Ernährung (ÖGE), Schweizerische Gesellschaft für Ernährungsforschung (SGE) und Schweizerische Vereinigung für Ernährung (SVE) – ihren Sitz haben.

Die Ernährungsempfehlungen der verschiedenen Organisationen weisen zwar Gemeinsamkeiten auf, doch finden sich auch differierende Angaben. Diese sind auf Unterschiede in der Lebensweise, den Ernährungsgewohnheiten und der Verfügbarkeit von Lebensmitteln in den verschiedenen Ländern zurückzuführen. Für Entwicklungsländer, die schlechter mit Lebensmitteln versorgt sind als Industriestaaten, gelten in der Regel niedrigere Werte für die empfohlene Nährstoffzufuhr.

Genutzt werden die Ernährungsempfehlungen, die allen interessierten Personen zugänglich sind, in erster Linie von Ernährungsberatern und Ärzten, außerdem von Lebensmittelherstellern, die u. a. Produkte mit Nährstoffen anreichern. Die Angaben sind als Orientierungshilfe für die Bevölkerung gedacht, welche Mengen an Nährstoffen und Energie sie aufnehmen soll, um ernährungsmitbedingte Erkrankungen zu vermeiden. Es gibt Werte, die nicht unterschritten werden sollen (z. B. für Vitamine, Mineralstoffe und Spurenelemente), und solche, die nicht überschritten werden sollen (z. B. für Energie, Kochsalz, Cholesterin, Purine).

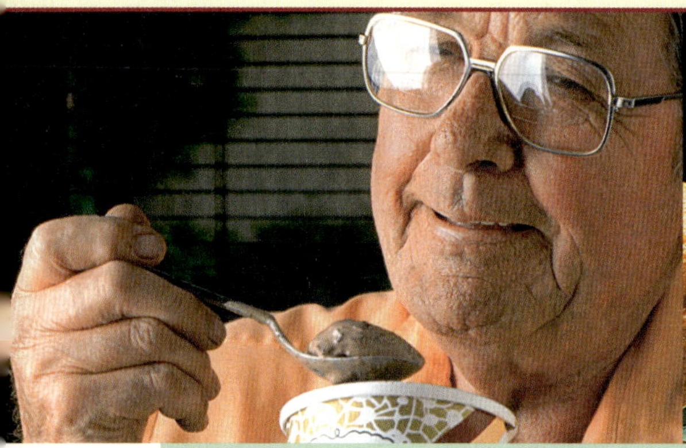

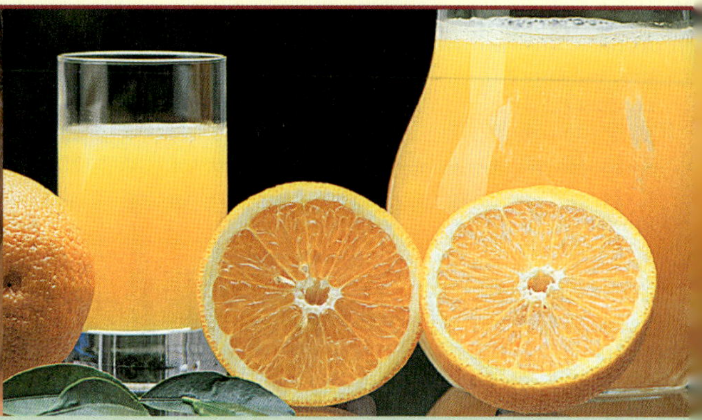

ERNÄHRUNG IM ALTER

PHYSIOLOGISCHE VERÄNDERUNGEN

Das Alter eines Menschen wird heute neben den chronologischen Lebensjahren auch nach biologischen und psychologischen Kriterien beurteilt. So gibt es »junge« Alte und »alte« junge Menschen. Die altersbedingten physiologischen und anatomischen Veränderungen finden kontinuierlich im Lauf des Lebens statt.

Erstens reduziert sich mit zunehmendem Alter der Verbrauch an Nahrungsenergie; dies ist auf einen Rückgang des Grundumsatzes und meist auch auf verminderte körperliche Aktivität zurückzuführen. Gleichzeitig nehmen Muskelmasse und Wassergehalt des Körpers ab. Trotzdem steigt üblicherweise das Körpergewicht, da vermehrt Fett eingelagert wird.

Auch die Verdauungstätigkeit verlangsamt sich, da Speichelbildung und Magensaftsekretion abnehmen. Dies führt zu einer verminderten Resorption von Fett und Kalzium. Auch eine reduzierte Glukosetoleranz macht sich bemerkbar: Glukose aus der Nahrung wird vom Körper nicht mehr so gut aufgenommen. Gleichzeitig nehmen bei älteren Menschen Geschmacks- und Geruchssinn ab, das Durstempfinden ist vermindert und es treten zunehmend Kau- und Schluckbeschwerden sowie Krankheiten wie Diabetes mellitus, Osteoporose, Bluthochdruck und Gicht auf. Außerdem kommt es häufiger zu Verstopfung und die Widerstandskraft ist vermindert. Diese altersbedingten Veränderungen haben auch Auswirkungen auf die Ernährung.

NÄHRSTOFFVERSORGUNG

Aufgrund des nachlassenden Erinnerungsvermögens älterer Menschen ist es schwierig, ihre Nährstoffversorgung anhand des Lebensmittelverzehrs durch statistische Untersuchungen zu erfassen. Die erhobenen Daten zeigen, dass die Zufuhr an Nahrungsenergie und Eiweiß bei älteren Menschen im Durchschnitt den Empfehlungen für Erwachsene im mittleren Alter entspricht; teilweise sind aber auch Über- und Unterversorgung festzustellen. Die Fettzufuhr ist mit 40 Prozent der Gesamtenergie deutlich zu hoch und die Ballaststoffaufnahme erheblich zu niedrig. Die Vitaminzufuhr ist allgemein nicht ausreichend, besonders bei den Vitaminen A und D. Männer nehmen durchschnittlich weniger Vitamin C auf als Frauen; Raucher haben deutlich niedrigere Vitamin-C-Serumkonzentrationen als Nichtraucher. Bei den Mineralstoffen gibt es Versorgungslücken bei Kalium, Kalzium und Magnesium.

Die beste Möglichkeit, die Versorgung mit diesen kritischen Nährstoffen sicherzustellen, besteht in einer gezielten Nahrungsauswahl. Vitamin A ist besonders in Leber, aber auch als Vorstufe Betakarotin in Mohrrüben, Spinat, Feldsalat, Grünkohl und in anderem orangefarbenem, rotem und grünem Gemüse sowie in Honigmelonen, Aprikosen, Mangos und Kakis enthalten. Vitamin D findet sich in allen Fischen, besonders Hering und Lachs, aber auch in Speisepilzen. Zudem stellt der Körper selbst Vitamin D her, wenn die Haut dem Sonnenlicht ausgesetzt ist. Da viele ältere Menschen – vor allem solche mit körperlichen Beschwerden – sich zu selten im Freien aufhalten, besteht unter Umständen die Gefahr eines Vitamin-D-Mangels.

Kalium ist in allen pflanzlichen Lebensmitteln (zum Beispiel Obst, Trockenobst, Gemüse, Nüssen) enthalten, besonders in Hülsenfrüchten

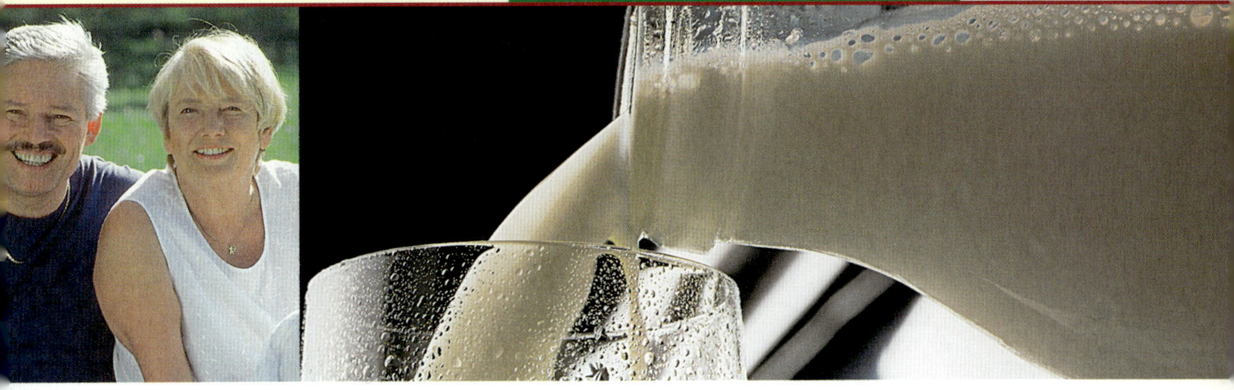

wie Soja- und Limabohnen. Die besten Kalziumquellen sind Milch und Käse; aber auch viele Gemüsearten, insbesondere Grünkohl, Brokkoli und Spinat, liefern viel Kalzium. Magnesium findet sich besonders in Vollkornprodukten, Hülsenfrüchten, Nüssen und Kernen sowie in einigen Gemüsen (vor allem Spinat) und Früchten (etwa Bananen, Avocados und Papayas).

ERNÄHRUNGSEMPFEHLUNGEN

Aufgrund der altersbedingten körperlichen Veränderungen werden Empfehlungen für die Ernährung im Alter formuliert, obwohl der Nährstoffbedarf nur unzureichend bekannt ist. Nach derzeitigen Kenntnissen unterscheidet sich dieser kaum von den Empfehlungen für jüngere, gesunde Erwachsene. Allerdings benötigen ältere Menschen eine deutlich geringere Nahrungsenergiezufuhr. Bei niedrigerem Energiebedarf und gleichbleibendem Nährstoffbedarf sollten Lebensmittel mit einer hohen Nährstoffdichte, das heißt mit einem höchstmöglichen Gehalt an Nährstoffen pro Kalorien, verzehrt werden. Diese Ernährung, die auch schon für Menschen in jüngeren Jahren empfehlenswert ist, erfordert von alten Menschen eine Umstellung, die häufig schwer mit ihren üblichen Ernährungsgewohnheiten vereinbar ist. Da sich die meisten älteren Menschen fettreich ernähren, kann durch eine Reduktion des Fettanteils in der Nahrung die Gesamtenergieaufnahme verringert werden. Daher sollten ältere Menschen ganz besonders auf einen sparsamen Umgang mit Fett achten, nicht nur bei den sichtbaren Fetten wie beispielsweise Butter oder Margarine, sondern auch bei den versteckten. Dies bedeutet einen geringeren Verzehr von Wurst, fettem Käse, Gebäck und Fertigsalaten. Um den Anteil an gesättigten Fettsäuren und Cholesterin in der Kost möglichst gering zu halten, sollten gerade ältere Menschen, die häufig an Herz-Kreislauf-Erkrankungen leiden, pflanzliche Fette und Öle bevorzugen.

Eine Einschränkung des Zuckerverzehrs in Form von Süßigkeiten, süßen Getränken und Kuchen ist wegen der verminderten Glukosetoleranz sinnvoll: So lässt sich das Auftreten eines Typ-II-Diabetes verzögern oder sogar verhindern. Im Übrigen verdrängt der Zucker, der nur Energie (»leere Kalorien«), aber keine Vitamine, Mineral- und Ballaststoffe liefert, andere, günstigere Lebensmittel. Als Zwischenmahlzeiten sind Obst und Gemüse (Tomaten, Mohrrüben, Paprika, Äpfel) eine gesunde, kalorienarme Alternative zu Kuchen und Süßigkeiten.

Der Ballaststoffanteil an der Nahrung sollte durch reichlichen Verzehr von Vollkornprodukten, Gemüse, Obst, Kartoffeln und Hülsenfrüchten erhöht werden. So kann man der gerade im Alter weit verbreiteten Verstopfung vorbeugen. Die Eiweißversorgung ist normalerweise kein kritischer Faktor im Alter. Tierische Lebensmittel mit hohem Eiweißgehalt enthalten meist auch größere Mengen an Cholesterin, Purinen und Fett. Vollkornprodukte und Hülsenfrüchte sind wertvolle Eiweißlieferanten, die sich als Alternative zu tierischem Eiweiß anbieten.

Eine ausreichende Flüssigkeitsaufnahme von mindestens anderthalb Litern pro Tag ist auch im Alter erforderlich. Da das Durstempfinden älterer Menschen oft gestört ist, ist eine geplante Flüssigkeitszufuhr hilfreich. Es empfiehlt

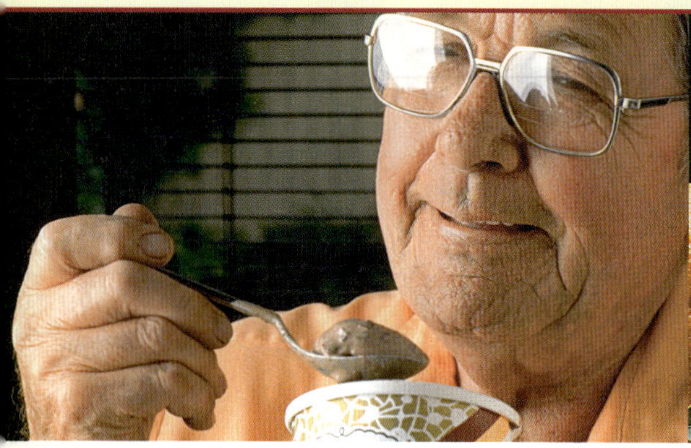

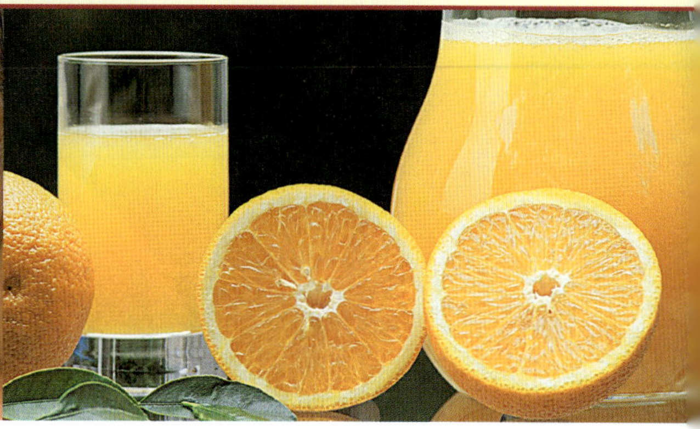

sich, jeden Morgen die erforderliche Trinkmenge in entsprechenden Behältern bereitzustellen, die dann während des Tages getrunken wird. Wasser und Mineralwasser, verdünnte Obst- und Gemüsesäfte sowie Kräuter- und Früchtetees sind geeignete Getränke.

Die Verwendung von Kräutern und Gewürzen hilft, das Essen schmackhaft zuzubereiten und somit den Appetit anzuregen. Auf diese Weise kann Kochsalz eingespart werden, was besonders bei Menschen, die an Bluthochdruck leiden, wünschenswert ist. Die Ernährung im Alter sollte täglich Gemüse, Obst, Vollkornprodukte und Milcherzeugnisse, ergänzt durch Hülsenfrüchte und Nüsse, beinhalten. Gelegentlich beziehungsweise in kleinen Mengen können Fleisch und Wurst, Fisch und Eier verzehrt werden. Selten beziehungsweise nur in kleinsten Mengen ist der Konsum von Süßigkeiten, Alkohol, Zucker und Kochsalz zu empfehlen.

Übergewicht im Alter, das ein weit verbreitetes Problem darstellt, lässt sich durch eine fett- und zuckerärmere Kost vermeiden beziehungsweise reduzieren. Wer abnehmen möchte, sollte eher mehrere kleine als wenige große Mahlzeiten zu sich nehmen. Hilfreich ist es auch, einen Tag in der Woche einzuplanen, an dem nur Rohkost, nur Obst oder hauptsächlich Reis gegessen wird. Natürlich müssen bei all diesen Ernährungsempfehlungen individuelle Vorlieben und eventuell vorhandene Beschwerden beachtet werden. Jede Ernährungsumstellung sollte langsam erfolgen.

Neben einer gesunden, altersgerechten Ernährung wirkt sich eine regelmäßige körperliche Aktivität – zum Beispiel in Form von Gartenarbeit, Tanz sowie Sport und Spiel – positiv aus. Außerdem sollten gerade alte Menschen wegen ihres erhöhten Risikos für Herz-Kreislauf-Erkrankungen nach Möglichkeit auf das Rauchen verzichten. Mit einem solchen Lebensstil kann die Lebensqualität deutlich verbessert werden. Wer gesund alt werden will, muss jung damit anfangen. Schon Hippokrates (460–370 vor Christus) wusste: Eine einfache Ernährung, ausreichend Bewegung und Maßhalten in allen Dingen des Lebens sind das beste Rezept, um in Gesundheit alt zu werden.

MANGELERNÄHRUNG

Neben Überernährung und daraus resultierendem Übergewicht ist auch Mangel- und Unterernährung im Alter ein häufig auftretendes Problem, und zwar meist bei betagteren (über 75 Jahre alten) Menschen, während bei den »jüngeren« Alten eher Übergewicht vorherrscht. Vor allem alte Menschen in Krankenhäusern und Altersheimen leiden zu einem hohen Prozentsatz unter Mangelernährung verschiedener Art, die oft auf Appetitlosigkeit zurückzuführen ist. Eine Ursache für den Appetitmangel ist die reduzierte Geschmacksempfindlichkeit: Die Zahl der Geschmacksknospen pro Papille geht im Alter von über 300 auf unter 100 zurück. Süße und salzige Speisen werden mit zunehmendem Alter immer weniger deutlich wahrgenommen. Auch der Geruchssinn, der für den Appetit ebenfalls von großer Bedeutung ist, wird schwächer. Gleichzeitig nimmt bei älteren Menschen häufig der Speichelfluss ab.

Eine weitere Ursache für Mangelernährung bei den über 75-Jährigen sind Kau- und Schluck-

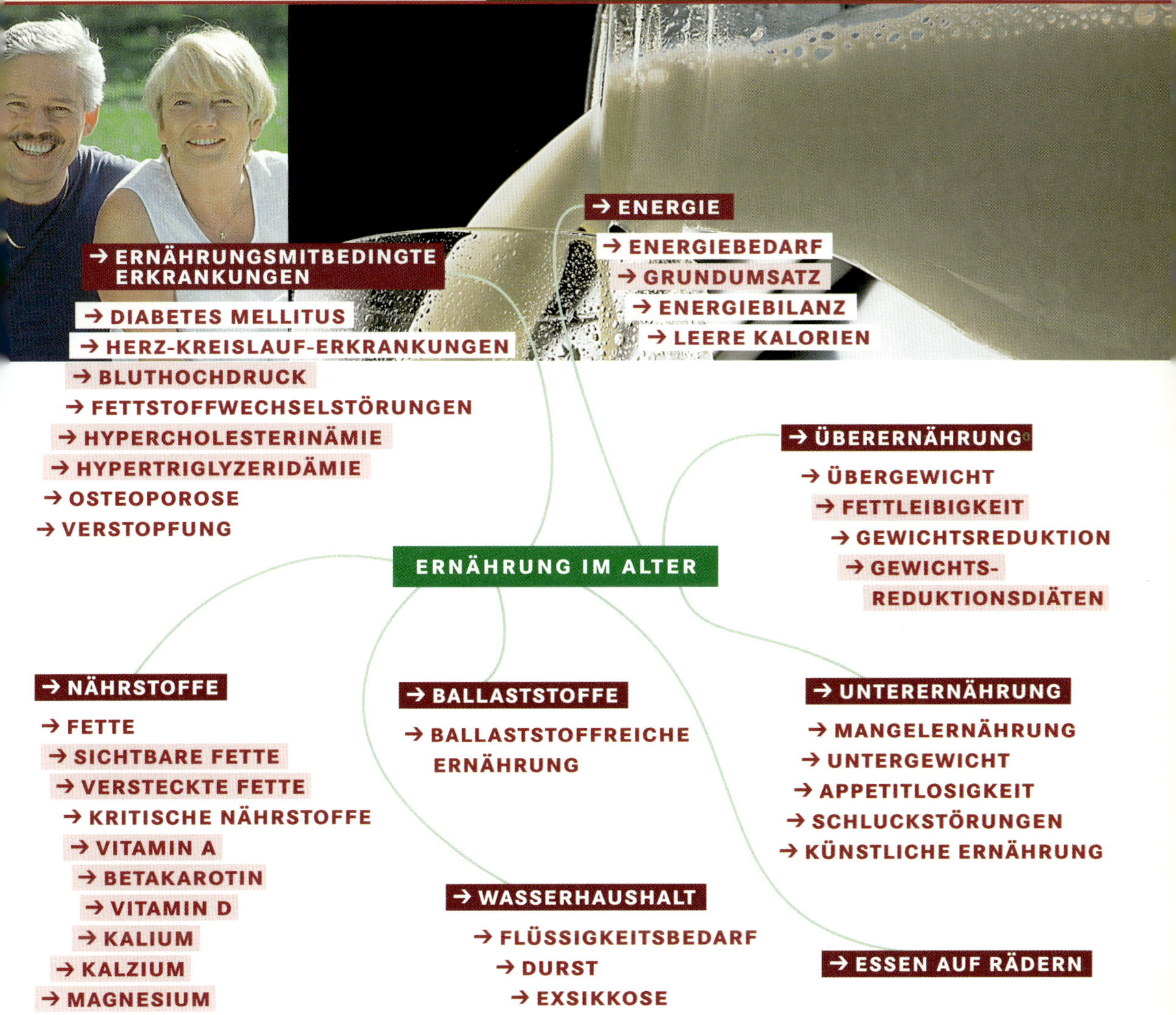

beschwerden. Auch Zahnschäden sind häufig; hinzu kommen Einsamkeit, körperliche Behinderung, Depressionen, belastende Lebensereignisse und eine bedrückende finanzielle Situation. Für Menschen, die sich aufgrund körperlicher Behinderungen, Mangel an Energie oder Depressionen nicht mehr regelmäßig selbst verköstigen können, stellt das »Essen auf Rädern« eine vielfach bewährte Hilfe dar.

Die Ernährung alter Patienten im Krankenhaus bedarf einer sehr individuellen Gestaltung und ist Aufgabe der Diätassistenten und Fachärzte. Im Krankenhaus erfolgt auch meist die Behandlung einer Mangelernährung im Alter, die häufig mit einer Exsikkose (Austrocknung) einhergeht, da zu wenig Flüssigkeit aufgenommen wird. In solchen Fällen ist neben einer enteralen (Sondenernährung) oder parenteralen Ernährung (per Infusion) ein Ausgleich des Flüssigkeitsverlusts durch parenterale Flüssigkeitszufuhr erforderlich.

LESETIPPS:

DOROTHEE VOLKERT: *Ernährung im Alter. Stuttgart (UTB) 1997.*

HANS-JÜRGEN HOLTMEIER: *Ernährung des alternden Menschen. Alterskrankheiten und Ernährungsempfehlungen. Stuttgart (Wissenschaftliche Verlagsgesellschaft) [7]1999.*

ERNÄHRUNGSEMPFEHLUNGEN: DER ERNÄHRUNGSKREIS DER DEUTSCHEN GESELLSCHAFT FÜR ERNÄHRUNG

Lebensmittelgruppe	enthaltene Nährstoffe	Ernährungsempfehlung
Gruppe I Getreide, Getreideprodukte, Kartoffeln, Reis, Nudeln	Kohlenhydrate, Ballaststoffe, Eiweiß, B-Vitamine, Kalium	250–300 g Brot pro Tag + 75–90 g Reis oder Nudeln (Rohgewicht) oder 4–5 Kartoffeln (mittelgroß)
Gruppe II Gemüse, Hülsenfrüchte	Kohlenhydrate, Ballaststoffe, Vitamine, Mineralstoffe	je 200 g Gemüse und Salat pro Tag
Gruppe III Obst	Kohlenhydrate, Ballaststoffe, Vitamin C, Kalium	200–250 g pro Tag
Gruppe IV Getränke	Wasser, Mineralstoffe	mindestens 1,5 l Flüssigkeit pro Tag am besten Mineralwasser, verdünnte Säfte, wenig Tee und Kaffee
Gruppe V Milch, Milchprodukte	Eiweiß, Kalzium, Vitamin A, B-Vitamine	0,25 l fettarme Milch und 2 Scheiben Käse pro Tag
Gruppe VI Fisch, Fleisch, Wurst, Eier	Eiweiß, Fett, Magnesium, Eisen, Jod, Zink, B-Vitamine	wöchentlich höchstens 300–600 g Fleisch bzw. Wurst + 300 g Seefisch + höchstens 3 Eier pro Woche
Gruppe VII Fette	essenzielle Fettsäuren, fettlösliche Vitamine	70–90 g Fett, möglichst pflanzlicher Herkunft

[3]

Grundlagen:

Ernährungsempfehlungen orientieren sich am Bedarf an Nährstoffen und Energie. Dieser wird entweder experimentell ermittelt oder geschätzt. Da Ergebnisse aus Tierversuchen nur bedingt auf den Menschen übertragbar sind und für wissenschaftliche Untersuchungen am Menschen aufwendige Versuchsanordnungen erforderlich sind, gibt es bislang nur für bestimmte, relativ kleine Bevölkerungsgruppen genaue Bedarfszahlen. Häufig sind Schätzungen nicht zu umgehen. Der Nährstoffbedarf des Säuglings z. B. wird aus der Zusammensetzung der Muttermilch abgeleitet, die als ideale, dem Bedarf des Säuglings angepasste Ernährung in den ersten sechs Lebensmonaten gilt.

Basis für die Formulierung von **Nährstoffempfehlungen** (Zufuhrempfehlungen) ist der Durchschnittsbedarf, d. h. die Menge an Energie bzw. einem Nährstoff, die den Bedarf von 50 % einer Bevölkerungsgruppe deckt. Bei den Nährstoffen ergibt sich durch Addition eines Sicherheitszuschlags (z. B. für individuelle Schwankungen) der Gruppenbedarf, der 97–98 % des Bedarfs aller Angehörigen der Bevölkerungsgruppe deckt. Die Empfehlungen für die Nährstoffzufuhr werden in aller Regel jedoch höher festgesetzt, weil sie zusätzlich Unsicherheiten bei der Bedarfsbestimmung berücksichtigen.

Bei den D-A-CH-Referenzwerten unterscheidet man zwischen Empfehlungen, Schätz- und Richtwerten. Empfehlungen für die Nährstoffzufuhr werden ausgesprochen, wenn die Höhe des Bedarfs wissenschaftlich belegbar ist (z. B. für Eiweiß, essenzielle Fettsäuren, die meisten Vitamine und einige Mineralstoffe). Schätzwerte werden festgesetzt, wenn der Bedarf nicht mit der wünschenswerten Genauigkeit bestimmt werden kann (z. B. für die Vitamine E und K, Pantothensäure und Biotin, außerdem für Kalium und mehrere Spurenelemente). Richtwerte stellen Orientierungshilfen dar, die aus ernährungswissenschaftlicher und gesundheitspolitischer Sicht geboten erscheinen (z. B. für Energie, Fett, Kohlenhydrate, Ballaststoffe, Wasser und Salz).

Die angegebenen Werte sind nach Altersgruppen und Geschlecht gegliedert. Für Schwangere und Stillende sind Zuschläge festgesetzt. Obwohl die aufgelisteten Zahlen die wünschenswerte Zufuhr pro Tag wiedergeben, genügt es in der Praxis, im Wochendurchschnitt eine entsprechende Menge zu verzehren. Es wird angenommen, dass eine Nährstoffzufuhr in der angegebenen Höhe ausreicht, um gesunde Personen vor ernährungsmitbedingten Erkrankungen zu schützen. Die D-A-CH-Referenzwerte sind im Gegensatz zu Ernährungsempfehlungen anderer Organisationen auf die Bevölkerung Deutschlands und der angrenzenden mitteleuropäischen Staaten zugeschnitten.

Nutzen und Praxis:

Mithilfe von Ernährungsempfehlungen lässt sich einerseits eine bedarfsgerechte Ernährung planen, andererseits können Bevölkerungsgruppen mit erhöhtem Risiko für eine unzureichende Nährstoffversorgung ermittelt werden. Hierzu zählen z. B. Raucher, Personen mit übermäßigem Alkoholkonsum oder junge Frauen, die sich im Rahmen von Gewichtsreduktionsdiäten einseitig ernähren oder nicht genug Nahrung aufnehmen. Eine gezielte →Ernährungsberatung kann bei diesen Risikogruppen einen Nährstoffmangel verhindern helfen bzw. einen bereits vorhandenen Mangel beheben.

Die Anwendung der Referenzwerte für die Nährstoffzufuhr durch den Laien ist schwierig, weil der Gehalt der einzelnen Nährstoffe in den verschiedenen Lebensmitteln vielfach nicht bekannt ist. Daher hat die Deutsche Gesellschaft für Ernährung nach den Regeln der →vollwertigen Ernährung den **Ernährungskreis** entwickelt. In diesem Kreis sind Lebensmittel in sieben Gruppen angeordnet. Die einzelnen Gruppen repräsentieren unterschiedliche Gehalte der entsprechenden Lebensmittel an Grundnährstoffen (Kohlenhydraten, Eiweißen, Fetten) sowie Vitaminen und Mineralstoffen. Der prozentuale Anteil der Lebensmittelgruppen am Kreis entspricht dem Anteil, den diese Lebensmittel in der täglichen Kost einnehmen sollten. So umfassen die drei Gruppen »Getreide und Getreideerzeugnisse, Kartoffeln«, »Gemüse und Hülsenfrüchte« und »Obst« zusammen mehr als die Hälfte des Kreises, sollten also über die Hälfte der Nahrung ausmachen. Die drei Lebensmittelgruppen »Milch und Milchprodukte«, »Fleisch, Wurst, Fisch, Eier« und »Speisefette und -öle« haben dagegen nur einen Anteil von einem Viertel am Ernährungskreis, d. h., sie sollten auch nur ein Viertel der täglich verzehrten Lebensmittel ausmachen. Die Gruppe »Getränke« nimmt etwa ein Achtel des

ERNÄHRUNGSEMPFEHLUNGEN: VOLLWERTIG ESSEN UND TRINKEN NACH DEN ZEHN REGELN DER DGE

1. Vielseitig essen – es kommt auf die Menge, Auswahl und Kombination der Nahrungsmittel an
2. Getreideprodukte – mehrmals am Tag und reichlich Kartoffeln
3. Gemüse und Obst – genießen Sie fünf Portionen am Tag, möglichst kurz gegart oder als Saft
4. Täglich Milch und Milchprodukte, einmal in der Woche Fisch; Fleisch, Wurstwaren sowie Eier in Maßen
5. Wenig Fett und fettreiche Lebensmittel
6. Zucker und Salz in Maßen
7. Reichlich Flüssigkeit – mindestens 1,5 l am Tag, alkoholische Getränke nur gelegentlich und in kleinen Mengen
8. Schmackhaft und schonend zubereiten
9. Nehmen Sie sich Zeit, genießen Sie Ihr Essen
10. Achten Sie auf Ihr Gewicht und bleiben Sie in Bewegung

[3]

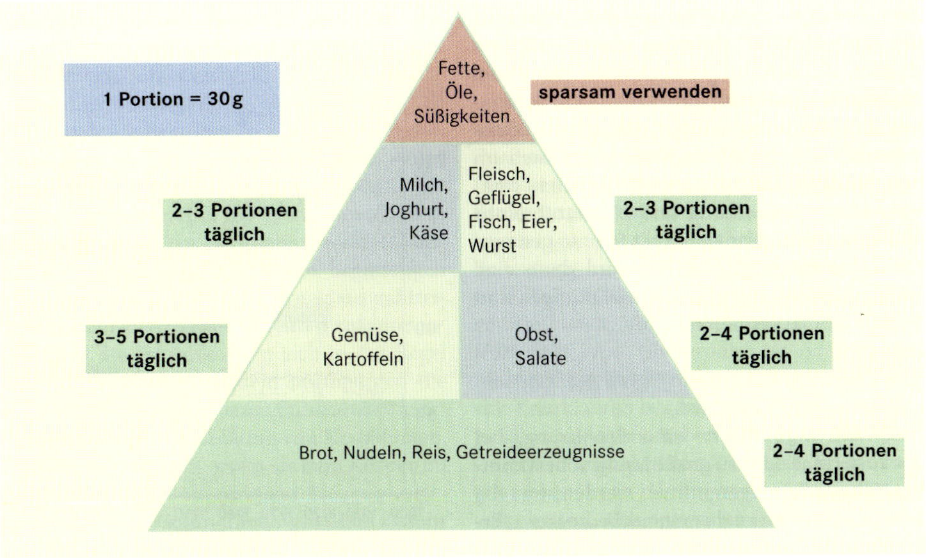

Ernährungsempfehlungen: Das Fundament der Ernährungspyramide sind Getreideprodukte.

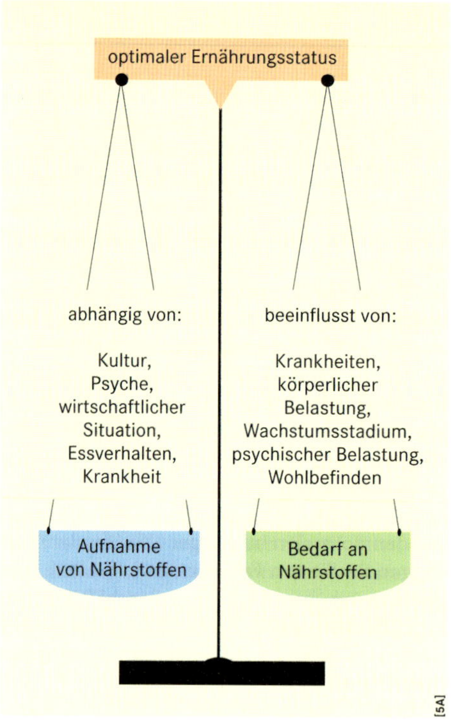

Ernährungsstatus

Ermittlung: Die Beurteilung des Ernährungsstatus erfolgt durch Befragung des Patienten, durch Erstellung einer Ernährungsanamnese, durch Feststellung des Körpergewichts in Relation zur Körpergröße und durch Messung der Hautfaltendicke. Außerdem werden biochemische Methoden zur Ermittlung des Ernährungsstatus herangezogen, z. B. die Bestimmung von Plasmaproteinen (deren Menge bei einer Mangelernährung verringert ist) und die Beurteilung der Aktivität des Immunsystems (das bei Mangelernährung geschwächt ist) sowie eine Messung der Ausscheidung des Stoffwechselendprodukts Kreatinin (die bei Mangelernährung verringert ist).

Datum: ....

Uhrzeit	verzehrte Lebensmittel und Getränke	beobachtete Beschwerden	Besonderheiten

Ernährungstagebuch

Ernährungsstörungen: 1) Störungen der Nahrungsaufnahme und/oder Nahrungsverwertung. Zu den Ernährungsstörungen zählen sowohl die Rumination bei Säuglingen und Kleinkindern, bei der diese Mageninhalt hervorwürgen und diesen wieder verschlucken, als auch neurologische Erkrankungen, die zu Störungen der Bewegungsabläufe beim Kauen und Schlucken führen. Weiterhin gehören zu den Ernährungsstörungen alle Erkrankungen, die eine Resorption von Nährstoffen durch den Darm behindern (z. B. Durchfall), aber auch Nahrungsmittelunverträglichkeiten und Fehlbildungen des Verdauungstrakts. Bei Säuglingen und Kindern äußern sich Ernährungsstörungen v. a. durch →Gedeihstörungen.

2) Krankheiten, die durch Ernährungsfehler oder eine Mangelernährung ausgelöst oder begünstigt werden. Dazu zählen u. a. sämtliche →Vitaminmangelkrankheiten und die →Fettleibigkeit.

Ernährungstagebuch, Ernährungsprotokoll: schriftliche Aufzeichnung aller über einen bestimmten Zeitraum verzehrten Lebensmittel, für die oft standardisierte Vordrucke verwendet werden. Die Menge des jeweiligen Lebensmittels muss ebenso angegeben werden wie die Form der Zubereitung sowie Zusätze von Gewürzen oder Kräutern. Mithilfe des Ernährungstagebuchs kann ein Ernährungsberater eine Ernährungsanamnese erstellen – er kann also feststellen, ob bestimmte Nährstoffe in zu geringen oder zu großen Mengen aufgenommen werden. Auch andere Ernährungsfehler treten dabei zutage. Wird neben den Lebensmitteln noch das Befinden des Patienten festgehalten, kann man mithilfe eines Ernährungstagebuchs auch Nahrungsmittelunverträglichkeiten ermitteln. Auf der Basis des Ernährungstagebuchs kann eine Ernährungsumstellung zur Vorbeugung und/oder Behandlung von Krankheiten eingeleitet werden.

Ernährungstherapie: Behandlung von Erkrankungen mithilfe einer Umstellung der Ernährung bzw. durch Ausschaltung von Nahrungs- oder Genussmitteln (z. B. Alkohol), die Stoffe enthalten, die die Erkrankung verschlimmern. Eine Ernährungstherapie wird häufig ergänzend zu einer medikamentösen oder anderweitigen medizinischen Behandlung eingesetzt.

Ernährungswissenschaft: ein Teilgebiet der →Ökotrophologie.

Ernährungszustand: →Ernährungsstatus.

Erucasäure: eine →Fettsäure.

Erwachsene: Personen ab dem Alter der Volljährigkeit (18 Jahre). →Ernährungsempfehlungen für das Erwachsenenalter unterscheiden meist zwischen folgenden Altersstufen: 19 bis unter 25 Jahre, 25 bis unter 51 Jahre, 51 bis unter 65 Jahre und 65 Jahre und älter. Für einige Nährstoffe, z. B. für die Vitamine B_1 und B_2, sowie für die →Energiezufuhr bestehen je nach Altersstufe (manchmal auch abhängig vom Geschlecht) Unterschiede in den Nährstoffempfehlungen. Aus den Unterschieden bei der Energiezufuhr ergeben sich unterschiedliche Empfehlungen für die Höhe der Aufnahme der Energie liefernden Nährstoffe Fett und Kohlenhydrate. Eiweiß zählt zwar auch zu den Energie liefernden Nährstoffen, die aufgenommene Eiweißmenge muss aber nicht zwingend mit der Energieaufnahme variieren.

Erzeugnisse, probiotische: →Probiotika.

Erzeugnisse, teeähnliche: →teeähnliche Erzeugnisse.

Escariol, Escarol, Glatte Endivie, Winterendivie: eine Sorte der →Endivie.

Escherichia coli, Colibakterium, Kolibakterium: Stäbchenbakterium der Gattung Escherichia, das unter Luftabschluss existieren kann und zur Darmflora des Menschen gehört. Es kann Glukose und Laktose sowie Eiweiße zersetzen und verschiedene B-Vitamine (z. B. B_1 und B_{12}) bilden). Findet sich Escherichia coli in Lebensmitteln oder Wasser, deutet dies auf eine Verunreinigung mit menschlichen Fäkalien hin. Bestimmte Stämme von Escherichia coli können schwere bis lebensgefährliche Durchfallerkrankungen hervorrufen, z. B. Säuglings- und Reisedurchfälle. Oft werden außerdem Harnwegsinfektionen, manchmal auch Wundinfektionen und Hirnhautentzündungen durch Escherichia coli verursacht.

Espresso: in einer Espressomaschine schnell zubereiteter starker →Kaffee.

Ess-Brech-Sucht: umgangssprachliche Bezeichnung für →Bulimie.

Essen auf Rädern: ein Menü-Bringdienst, der meist von sozialen Organisationen angeboten wird und dem ursprünglich der Gedanke zugrunde lag, älteren, kranken oder behinderten Menschen, die sich nicht mehr selbst versorgen können, in einer Großküche zubereitete Mahlzeiten direkt ins Haus zu liefern. Inzwischen nehmen diesen Service auch andere Bevölkerungsgruppen wahr und neben sozialen Einrichtungen gibt es auch kommerzielle Anbieter.

essenziell: im ernährungswissenschaftlichen Sinn Bezeichnung für Nahrungsinhaltsstoffe, die für den Organismus lebensnotwendig sind und von diesem nicht aus anderen Stoffen aufgebaut werden können. So gibt es z. B. essenzielle →Fettsäuren, essenzielle →Vitamine und essenzielle →Mineralstoffe.

Essgewohnheiten: →Ernährungsgewohnheiten.

Essig: sauer schmeckendes, flüssiges Würz- und Konservierungsmittel, im Wesentlichen eine verdünnte Lösung von →Essigsäure (und Aromastoffen) in Wasser, die durch Vergärung alkoholhaltiger Flüssigkeiten mit Essigsäurebakterien oder durch Verdünnung konzentrierter Essigsäure gewonnen wird. Den durch Vergärung entstehenden Essig bezeichnet man als Gärungsessig, der durch Verdünnung hergestellte Essig heißt →Essigessenz. Je nach den verwendeten Rohstoffen unterscheidet man außerdem verschiedene Essigsorten. Der handelsübliche Essig hat einen Gehalt von 5–15,5 g Essigsäure pro 100 ml.

Apfelessig wird aus Apfelwein unter Einwirkung von Essigbakterien hergestellt, die den im Most enthaltenen Alkohol zu Essigsäure vergären. Er enthält geringe Mengen verschiedener Vitamine (u. a. Vitamin C und B_{12}) und verschiedene Mineralstoffe, v. a. Kalium, sowie Flavonoide, Apfel-, Zitronen- und Milchsäure und den Ballaststoff Pektin. Dem Apfelessig werden von der Volksmedizin bei innerlicher und äußerlicher Anwendung zahlreiche Heilwirkungen zugeschrieben, darunter eine Stärkung der Abwehrkräfte, Hilfe bei schmerzenden Gelenken, Erkrankungen der ableitenden Harnwege und der Haut. Diese sind zum

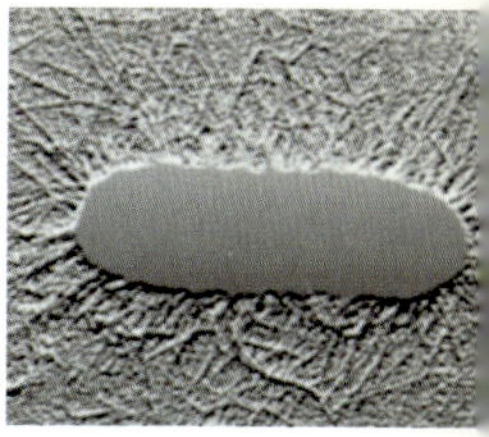

Escherichia coli

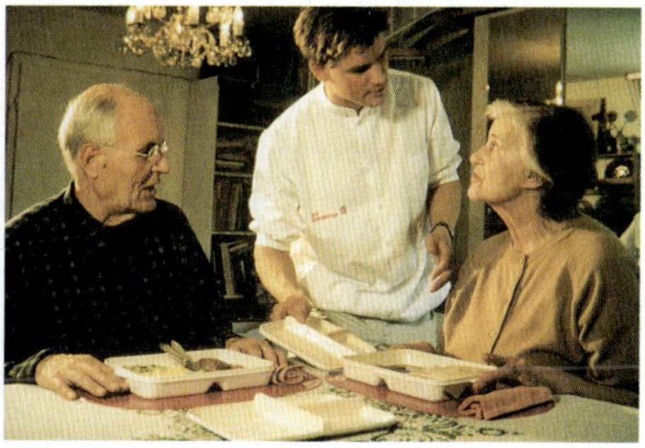

Essen auf Rädern

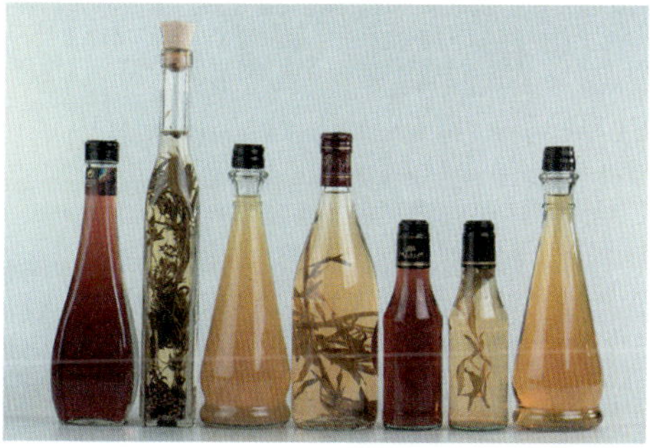

Essig: verschiedene Essigsorten

Großteil wissenschaftlich nicht bewiesen, mit Ausnahme einer leicht antibakteriellen Wirkung des Apfelessigs aufgrund der in ihm enthaltenen Säuren, v. a. der Essigsäure. Auch zur Gewichtsreduktion, wie es die Volksmedizin verspricht, trägt die Einnahme von Apfelessig nicht bei.

Geschichte: Die Essigbereitung ist so alt wie die Erkenntnis, dass Essig entsteht, wenn alkoholische Getränke wie Wein oder Bier längere Zeit offen stehen und so mit Luft und Essigsäurebakterien in Berührung kommen. Schon Ägypter, Assyrer, Babylonier, Griechen, Römer und Germanen stellten so Essig her, der außer zur Bereitung saurer Speisen auch zum Haltbarmachen von Fleisch und Gemüse, als durststillendes Getränk sowie als Arzneimittel diente. Vor Erfindung des Holzfasses wurde Essig in großen Tonkrügen bereitet.

Später erfolgte die Essigherstellung nach dem Orléans-Verfahren, bei dem die alkoholhaltige Maische in mit Luftlöchern versehenen Fächern oder offenen Gärbottichen vergoren wurde; dabei bildeten die Essigsäurebakterien auf der Flüssigkeit einen grauen Belag, die so genannte Essigmutter, der nach einiger Zeit auf den Boden sank. Der Wein zur Essigherstellung wurde in Essigfässer gefüllt, die noch Essigmutter von der letzten Gärung enthielten. Hier gärte er einige Wochen lang, manchmal bis zu sechs Monaten. Dieses schon im Mittelalter (v. a. in Frankreich) sehr verbreitete, nach der französischen Stadt Orléans benannte Verfahren lieferte besonders aromareichen Essig, war aber sehr zeitaufwendig.

ESSIG: DIE HÄUFIGSTEN ESSIGSORTEN

Sorte	Zutaten und Herstellung
Weißweinessig	reiner Weißwein, vergoren
Rotweinessig	reiner Rotwein, vergoren
Branntweinessig	Branntwein (aus den Grundstoffen Getreide, Zuckerrüben oder Kartoffeln), vergoren
Kräuteressig	Essig mit Kräuterauszügen oder -aromen von Dill, Basilikum, Estragon, Thymian usw.
Estragonessig	Branntwein-, Weißwein- oder Rotweinessig, der mit Estragonauszügen verfeinert ist
Zitronenessig	Branntwein- oder Weinessig, dem Zitronensaft beigemischt ist
Himbeeressig	Branntwein- oder Weinessig, dem der Saft eingelegter Himbeeren beigemischt ist
Obstessig	reiner Obstwein, vergoren
Apfelessig	die häufigste Obstessigsorte, aus reinem Apfelwein
Aceto Balsamico	reiner Traubenmost, im Holzfass bis zu mehreren Jahren vergoren
Balsamessig	Mischung aus Weinessig und Aceto Balsamico
Malzessig	aus mit Hefe vergorenem Gerstenmalz, dem Essigsäurebakterien zugesetzt werden
Reisessig	aus Reis oder Reiswein (wird insbesondere in Asien hergestellt)

Herstellung: Heute wird Essig meist durch das Generatorverfahren (Rundpumpverfahren) hergestellt, bei dem die Maische mehrfach durch 4–5 m hohe, mit Holzspänen gefüllte Behälter (Essiggeneratoren) gepumpt wird, bis der Alkohol sich in Essigsäure umgewandelt hat. Dabei werden die Menge der Aufgussmaische, die Luftzufuhr und die Temperatur automatisch geregelt. Daneben gibt es Gärverfahren, bei denen die alkoholhaltigen Lösungen durch frei schwimmende Essigsäurebakterien in einem Fermenter unter kontrollierten Bedingungen (Regelung von Alkoholkonzentration, Luftzufuhr und Temperatur) in Essig übergeführt werden.

Aufbewahrung: Da die im Essig enthaltene Essigsäure viele Metalle angreift und so zur Bildung von z. T. gesundheitsschädlichen Metallsalzen führt, darf Essig nicht in Metallgefäßen gelagert werden. Für die Aufbewahrung von Essig eignen sich am besten dunkle Glasflaschen. Selbst hergestellten Essig sollte man im Kühlschrank lagern. Industriell hergestellter Essig ist bei Zimmertemperatur in einer gut verschlossenen Flasche fast unbegrenzt haltbar; bei sehr langer oder zu warmer Lagerung kann es allerdings zu einem Befall mit Essigälchen kommen.

Verwendung: Essig ist in der Küche äußerst vielseitig einsetzbar. Seine konservierende Wirkung kann man sich beim →Einlegen von Gemüse und anderen Lebensmitteln zunutze machen. Als Würze verleiht er Salatsaucen, Mayonnaisen und Senf ein feines Aroma. Er eignet sich als bittersüßer Geschmacksverstärker für Marinaden und Chutneys; aber auch Gerichte mit Fleisch, Fisch und Meeresfrüchten können mit Essig verfeinert werden. Früchte und Gemüse wie Bananen und Auberginen verfärben sich nach dem Schälen nicht, wenn man sie mit Essig beträufelt.

Inhaltsstoffe: Essig enthält kein Fett, kein Eiweiß, keine Vitamine und kaum Kohlenhydrate; sein Hauptbestandteil ist Wasser (95 %). An Mineralstoffen enthält er v. a. Kalium, Eisen und Zink.

Essigdorn: →Berberitze.

Essig|essenz: durch Verdünnung von synthetisch gewonnener Essigsäure mit Wasser entstehende Essigart, die als Würzmittel, Waschzusatz und Entkalker verwendet wird. Essigessenz muss vor dem Gebrauch als Würzmittel stets verdünnt werden und sollte für

Kinder unzugänglich aufbewahrt werden. Wegen ihrer ätzenden Wirkung darf sie nur in Flaschen mit dem Hinweis »Vorsicht! Nicht unverdünnt genießen« in den Handel gebracht werden.

Essiggemüse: eine Art von →Gemüseerzeugnissen.

Essigsäure: wichtigste organische Säure, eine farblose, stechend riechende Flüssigkeit. Essigsäure kommt in Form ihrer Salze und Ester, der Acetate, in der Natur verbreitet vor; in freier Form findet sie sich in manchen Pflanzensäften und tierischen Sekreten. Essigsäure bildet sich durch Gärung verdünnter wässriger Lösungen von Alkohol unter dem Einfluss von Essigsäurebakterien, kann aber auch synthetisch hergestellt werden. Sie wird u. a. zur Herstellung von →Essigessenz und →Essig verwendet. Konzentrierte Essigsäure hat eine stark ätzende Wirkung.

In der Lebensmittelindustrie werden Essigsäure und ihre Salze (Kaliumacetat, Kalziumacetat und Natriumdiacetat) als Konservierungsstoffe und Säuerungsmittel eingesetzt. Als Lebensmittelzusatzstoff wird Essigsäure entweder durch Gärung oder chemische Synthese hergestellt. Ihre konservierende Wirkung beruht auf einer Absenkung des pH-Wertes, d. h. einer Erhöhung des Säuregehalts. Die Säure durchdringt die Zellwände der Mikroorganismen und verändert die Eiweiße ihrer Zellen (ein Prozess, den man als Denaturierung bezeichnet). Man verwendet Essigsäure als Lebensmittelzusatzstoff z. B. bei Obst und Gemüse in Dosen und Gläsern, Fisch in allen Variationen (Konserven, verschiedensten Marinaden), Fertigsalaten, Mayonnaisen und Salatsaucen. Als natürliche Substanz unterliegt Essigsäure in den meisten Ländern keinen lebensmittelrechtlichen Einschränkungen. Sie ist im Allgemeinen ohne Höchstmengenbeschränkungen zugelassen; lediglich in Säuglingsanfangs- und -folgenahrung darf sie nicht eingesetzt werden.

Esskastanie, Edelkastanie, Marone: Nussfrucht des Esskastanienbaums (Castanea sativa), einer in Kleinasien heimischen Art, die in Südeuropa und Nordafrika (seit der Römerzeit auch in wärmeren Gebieten Deutschlands, v. a. im Weinbauklima) eingebürgert ist und kultiviert wird. Sie ist botanisch nicht mit der Rosskastanie (Aesculus) verwandt. Esskastanien können geröstet oder gekocht verzehrt werden. Dabei wandelt sich die in ihnen enthaltene Stärke in Zucker um und verleiht ihnen den angenehm kräftig-sahnigen Geschmack. Gekochte Esskastanien sind als Beilage und Geflügelfüllung beliebt. Rohe Kastanien kann

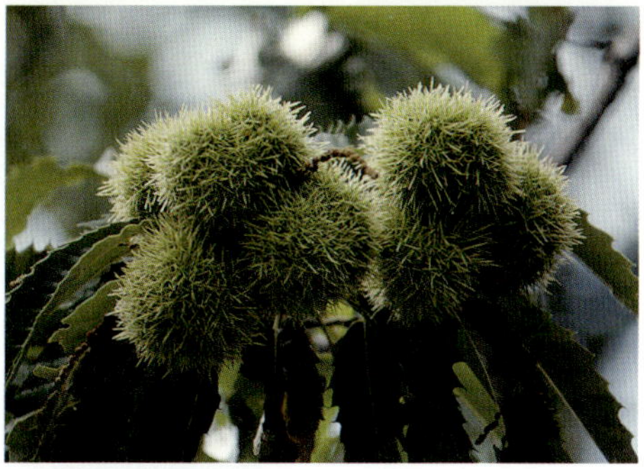

Esskastanien: Früchte am Baum

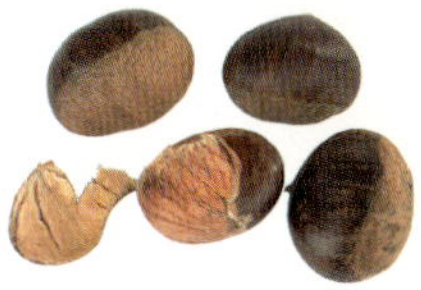

Esskastanien

man zu einem Mehl vermahlen, das glutenfrei ist und sich daher auch als Lebensmittel für Personen eignet, die an Zöliakie leiden. Esskastanien enthalten im Vergleich zu anderen Nussarten wenig Fett (nur ca. 1,9 g pro 100 g) und sind verhältnismäßig kalorienarm. Sehr hoch ist ihr Gehalt an Vitamin C.

Essstörungen: →S. 188 ff.

Estragon, wiss. Name **Artemisia dracunculus:** in Südrussland beheimatete Beifußart, die auch in Deutschland und anderen europäischen Ländern kultiviert wird. Die Blätter des Estragons werden aufgrund ihres Gehalts an ätherischen Ölen als Gewürz und bei der Herstellung von Essig und Senf verwendet. Sie eignen sich zum Würzen von Salaten, Quark, Suppen, Saucen, Geflügel, zum Einlegen von Gurken und zur Herstellung von Kräuteressig und -butter sowie für die Teebereitung. Deutscher und französischer Estragon, der sich nur durch Ausläufer oder Stecklinge vermehren lässt, hat ein besseres Aroma als der auch durch Samen vermehrbare russische Estragon.

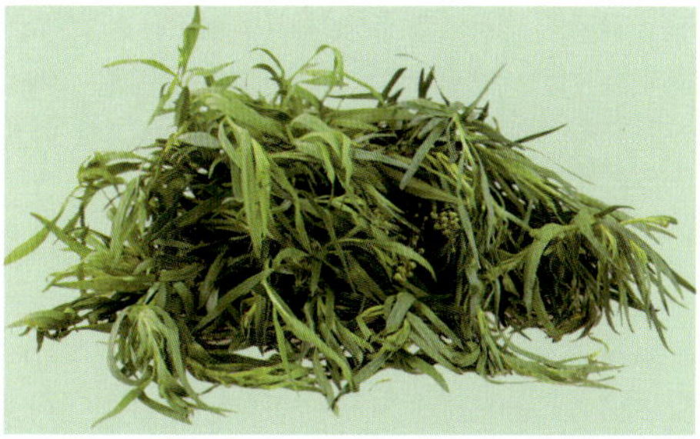

Estragon

Ethanol, Äthanol, Äthylalkohol, Ethylalkohol: chemische Verbindung aus der Gruppe der Alkohole; farblose, brennend schmeckende, leicht entzündliche Flüssigkeit, umgangssprachlich als Trinkalkohol bezeichnet. Ethanol entsteht bei der bakteriellen Vergärung von

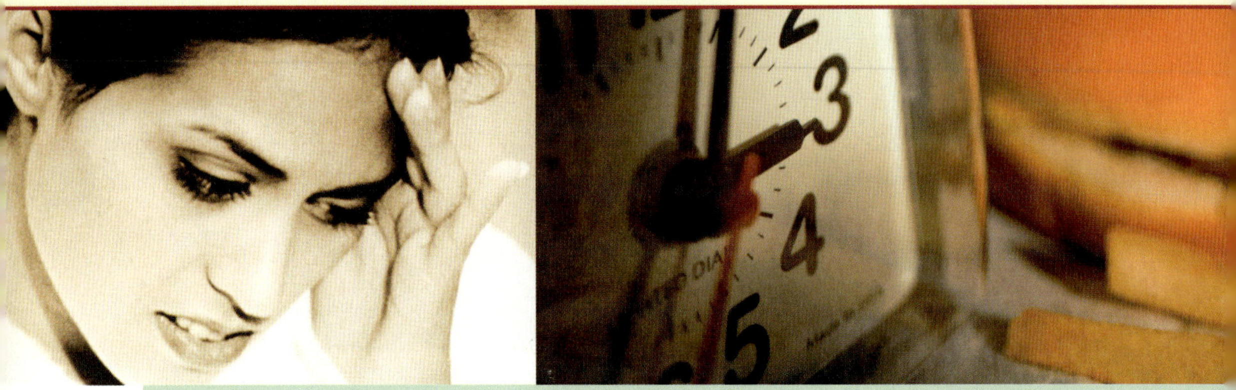

ESSSTÖRUNGEN

GESCHICHTLICHES

Störungen im Essverhalten sind schon lange bekannt. Bereits im vierten Jahrhundert vor Christus wurde »unerträglicher Heißhunger« als »Bulimie« bezeichnet. Als eigenständige Erkrankung gilt diese »Ess-Brech-Sucht« aber erst seit 1970. Die Aufnahme in den dritten diagnostischen Katalog der amerikanischen Psychiatriegesellschaft (»Diagnostic and Statistical Manual of Mental Disorders III«, kurz DSM-III) erfolgte um 1980. Erst vor wenigen Jahren wurde das »Binge-eating-disorder«, das der Bulimie verwandt ist, in den DSM-IV aufgenommen.

Im zweiten Jahrhundert nach Christus wurde erstmals die »Bleichsucht« beschrieben, ein Symptomenkomplex, der dem Krankheitsbild der Magersucht nahe kommt. Um 1870 wurde die wissenschaftliche Bezeichnung »Anorexie« für diese Erkrankung geprägt, deren psychische und soziokulturelle Einflussfaktoren aber erst seit der zweiten Hälfte des 20. Jahrhunderts verstärkt berücksichtigt werden. Die Magersucht ist wie die Bulimie und das Binge-eating-disorder im DSM-IV aufgeführt.

HÄUFIGKEIT

Schätzungen zufolge leiden in Westeuropa und Nordamerika zwei bis vier Prozent der weiblichen Bevölkerung an Bulimie. Ober- und Hochschulabsolventinnen scheinen überproportional häufig betroffen zu sein. Eine repräsentative Befragung in Deutschland ergab eine Häufigkeit des Auftretens von 2,4 Prozent, ohne dass alters- oder geschlechtsspezifische Unterschiede erkennbar gewesen wären. Zum Binge-eating-disorder gibt es noch keine verlässlichen Daten. An Magersucht erkrankt sein sollen in den Industrieländern schätzungsweise 0,25 bis ein Prozent der Frauen. In Deutschland soll eine von 100 Frauen betroffen sein. Während Magersüchtige früher insbesondere hochbegabte Frauen im Alter von zwölf bis 25 Jahren waren, die der Ober- und Mittelschicht angehörten, erstreckt sich das Krankheitsbild inzwischen über alle Sozialschichten beziehungsweise Ausbildungsniveaus und kommt auch im höheren Lebensalter vor. Männer leiden sehr viel seltener unter Magersucht: Auf 15 magersüchtige Frauen kommt ein magersüchtiger Mann; die Tendenz ist bei den Männern allerdings steigend. Die Ursache für die insgesamt zunehmende Häufigkeit des Auftretens von Essstörungen seit Beginn der 70er-Jahre wird in der Verknüpfung von Schlankheitsideal und Selbstwertgefühl gesehen. Personen, die in einer gestörten Beziehung zur Ursprungsfamilie leben oder Traumatisierendes erlebt haben, sind besonders gefährdet. In der Regel finden sich psychische Störungen hinsichtlich des Selbstvertrauens, der Rollenidentifizierung und der Äußerung von Gefühlen.

MAGERSUCHT: URSACHEN UND SYMPTOME

Prädestiniert für die Entstehung einer Magersucht sind Personen mit einer Neigung zu zwanghaftem Verhalten, Regeltreue, Perfektionismus und Angst vor Gefühlsnähe. Als Auslöser für das Auftreten der Erkrankung gelten im Besonderen die Veränderungen der Körperproportionen während der Pubertät, aber auch Ereignisse, die das Selbstwertgefühl nachhaltig beeinträchtigen.

Die Magersucht gibt sich durch verschiedene physische, psychische und psychosoziale Krank-

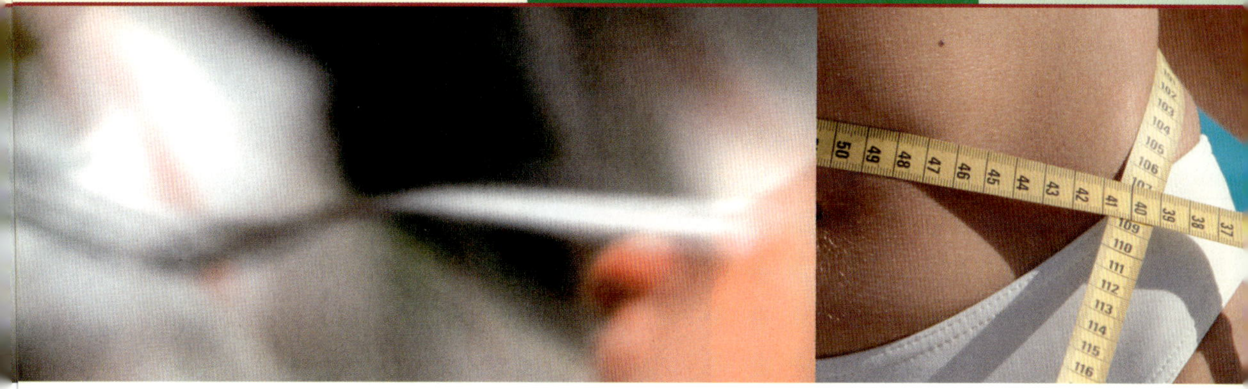

heitsmerkmale zu erkennen. Hierzu gehören neben einem rasch herbeigeführten Gewichtsverlust, der mindestens 25 Prozent des Ausgangsgewichts beträgt, und/oder einem dauerhaft niedrig gehaltenen Gewicht, das mindestens 15 Prozent unter dem Idealgewicht liegt, strikte Nahrungsbegrenzung oder zeitweilige Nahrungsverweigerung, gelegentliche Heißhungerattacken, bewusste Störung der Nahrungsverwertung durch Erbrechen oder Missbrauch von abführenden oder entwässernden Mitteln. Weitere typische Merkmale sind eine Steigerung der körperlichen Aktivität, eine verzerrte Körperwahrnehmung, das Fehlen einer angestrebten unteren Gewichtsgrenze, starker Widerstand gegen gewichtsfördernde Maßnahmen und die Verleugnung der Krankheit. Ein wichtiges Kennzeichen für eine bestehende Magersucht ist das Ausbleiben der Regelblutung über mindestens drei aufeinanderfolgende Zyklen. Als Folge des längerfristigen Energie- und Nährstoffdefizits kommt es unter anderem zu einer Abnahme des Blutdrucks, zu Untertemperatur, Ödemen, Störungen des Haar- und Nagelwachstums sowie Veränderungen im Blutbild. Die Auszehrung ist den Betroffenen deutlich anzusehen, wenn das Körpergewicht 40 Kilogramm unterschreitet. Dann beginnt meist auch der soziale Rückzug. Ein Gewicht von weniger als 20 Kilogramm ist lebensbedrohlich.

Die Therapie richtet sich nach dem Körpergewicht beziehungsweise dem Ausmaß der Gewichtsabnahme. Wiegt ein Patient weniger als 50 Prozent des Idealgewichts, sind intensivmedizinische Maßnahmen erforderlich. Eine stationäre Behandlung in einer psychosomatischen Klinik ist angezeigt, wenn die Gewichtsabnahme schnell erfolgt ist und 30 Prozent des Ausgangsgewichtes überschreitet. Ziel der Behandlung ist neben der Gewichtszunahme das Wiedererlernen eines normalen Essverhaltens, darüber hinaus aber auch das Lösen innerfamiliärer Probleme. Typischerweise nimmt die Therapie einen langwierigen Verlauf. Mit einer Heilung der Magersucht ist in höchstens 35 Prozent der Fälle zu rechnen. Eine Besserung der Symptome tritt in 30 bis 40 Prozent der Fälle ein. Die Chronifizierung wird mit 20 bis 40 Prozent beziffert, die Sterblichkeit durch Komplikationen wie Elektrolytentgleisungen oder Selbstmord mit 15 Prozent. Als prognostisch ungünstig gelten unter anderem Krankheitsbeginn nach dem 18. Lebensjahr, fehlende Ablösung vom Elternhaus, langer Krankheitsverlauf und fehlende Behandlung.

VARIANTEN DER MAGERSUCHT

Eine Sonderform der Magersucht ist die Anorexia athletica oder Sportler-Magersucht. Sie tritt besonders häufig bei Sportlerinnen auf, die überdurchschnittlich selbstkritisch und unzufrieden mit ihrem äußeren Erscheinungsbild sind und die ästhetische Sportarten wie beispielsweise Ballett, Aerobic, rhythmische Sportgymnastik, Kunstturnen oder Eiskunstlaufen betreiben. Aber auch etwa jede vierte Langstreckenläuferin scheint betroffen zu sein. Tatsächlich trägt die Schlankheit in den genannten Disziplinen zur Leistungsfähigkeit bei, wodurch das Risiko ansteigt, dass das Diätverhalten sich verselbständigt. Gerade den Zusammenhang zwischen unterdurchschnittlichem

Kohlenhydraten. Ab 1,2 Vol.-% muss der Ethanolgehalt in Getränken angegeben werden. In alkoholischen Getränken liegt er zwischen 2 und 70 Vol.-%. Der Energiegehalt von Ethanol ist mit 7 kcal/29 kJ pro Gramm hoch.

etherische Öle: →ätherische Öle.

Ethylalkohol: →Ethanol.

Ethylen: schwach süßlich riechender, gasförmiger Kohlenwasserstoff. Das Gas ist sehr reaktionsfähig und wird für viele chemische Reaktionen benötigt; z. B. ist es das wichtigste Zwischenprodukt für die Herstellung von Kunststoffen. Daneben zählt Ethylen zu den pflanzlichen Hormonen. Insbesondere die höheren Pflanzen bilden Ethylen in größeren Mengen. Bei noch nicht vollreifen Früchten (z. B. Bananen, Zitrusfrüchten) kann mithilfe des Gases der Reifevorgang ausgelöst oder beschleunigt werden. Zahlreiche reifende Früchte, z. B. Äpfel, scheiden Ethylen aus und können die Haltbarkeit von anderen Obstarten und von Gemüse beeinträchtigen, wenn diese neben den Ethylen ausscheidenden Früchten gelagert werden.

EU: Abk. für →Europäische Union.

Eukalyptusöl: ein ätherisches Öl, das durch Wasserdampfdestillation aus Blättern und Holz einiger Eukalyptusarten gewonnen wird. Man verwendet es zur Herstellung von Getränken und Süßwaren (z. B. Eukalyptusbonbons).

Europäische Union, Abk. **EU:** Staatenverbund zwischen 15 europäischen Staaten (Stand: 2001) mit einem gemeinsamen Binnenmarkt. Seit 1999 besteht zudem eine Wirtschafts- und Währungsunion mit der gemeinsamen Währung Euro zwischen elf der Mitgliedstaaten (u. a. Deutschland und Österreich).

Der gemeinsame Binnenmarkt ist von großer Bedeutung für den Lebensmittelmarkt. Der freie Warenverkehr, der auch für Lebensmittel gilt, macht gemeinsame Richtlinien und Verordnungen notwendig, welche die Gesundheit und Sicherheit der Verbraucher gewährleisten sollen. Diesen Richtlinien und Verordnungen liegt das Prinzip zugrunde, dass die Zulassung von Lebensmitteln für alle Mitgliedstaaten gelten soll. Auf europäischer Ebene werden unter Einbeziehung der Verbrauchervertretungen entsprechende Richtlinien u. a. über die Herstellung von Lebensmitteln (darunter z. B. über die gentechnische Produktion von Lebensmitteln) verabschiedet, die von den Mitgliedstaaten in Gesetze umgesetzt werden müssen. Auch Ausfuhrverbote (z. B. für Rindfleisch bei BSE-Gefahr) können beschlossen werden. Nationale Gesetze und Gepflogenheiten sollen durch die Richtlinien nicht ausgesetzt oder verboten, sondern gestärkt werden.

Euter, Kuheuter: Milchdrüse der Kuh (→Innereien).

Evers-Diät: eine Kostform, die Ende der 30er-Jahre von dem deutschen Landarzt Joseph Evers (1894–1975) entwickelt wurde und ursprünglich die Behandlung schwerer Stoffwechselerkrankungen, v. a. der multiplen Sklerose, unterstützen sollte.

Durchführung: Evers sah in der von ihm als »Denaturierung« bezeichneten industriellen Verarbeitung von Lebensmitteln die Ursache für die Zunahme ernährungsmitbedingter Stoffwechselerkrankungen wie Diabetes mellitus, Fettleibigkeit und Gicht; auch Krankheiten wie Karies, Krebs, chronische Erkrankungen des Verdauungssystems (u. a. Verstopfung) und Erkrankungen des Muskel-Nerven-Apparates führte er darauf zurück. Evers entwickelte zwei unterschiedliche Formen seiner Diät: Diätvorschriften für schwere Stoffwechselerkrankungen (insbesondere für Patienten mit multipler Sklerose), daneben die Evers-Diät für Gesunde. Letztere soll die Gesunderhaltung des Körpers fördern und Krankheiten vorbeugen.

Die Evers-Diät für Gesunde ist eine gemäßigte ovolaktovegetabile Ernährung, d. h., sie beinhaltet überwiegend pflanzliche, naturbelassene Lebensmittel, aber auch Eier, Milchprodukte und etwas Fleisch sind erlaubt. Sehr hoch ist der Anteil an gekeimtem Getreide und Rohkost. Die Lebensmittel sollen nicht verarbeitet sein und möglichst aus biologischem Landbau stammen. Die strenge Form der Diät für Kranke mit einem Rohkostanteil von 90% verbietet Kartoffeln; für Genesende sind frischer Fisch, roher Schinken, mageres Fleisch und schonend erhitzte Lebensmittel erlaubt.

Ernährungsphysiologische Sicht: Positiv zu bewerten ist der hohe Anteil an pflanzlichen Lebensmitteln. Mit der Evers-Diät für Gesunde ist für Erwachsene eine ausreichende Nährstoffzufuhr möglich. Kartoffeln sollten jedoch auch Kranken erlaubt sein, da sie ernährungsphysiologisch günstig zu bewerten sind. Die Linderung der Beschwerden bei multipler Sklerose durch die Diät konnte wissenschaftlich bislang nicht bewiesen werden.

Exoten, exotische Früchte, Südfrüchte: aus tropischen oder subtropischen Ländern stammendes →Obst.

Exsikkose [lat. exsiccare »austrocknen«]: Gewebsaustrocknung durch Flüssigkeitsverarmung des Körpers. Ursachen sind entweder eine unzureichende Flüssigkeitszufuhr (Wassermangel-Exsikkose), die zum Verdursten führt, oder eine krankhaft gesteigerte Wasserabgabe **(Dehydratation)**, z. B. durch anhaltend starke Schweißausbrüche, lang andauernde wässrige Durchfälle, unstillbares Erbrechen oder Diabetes insipidus. Die Dehydratation ist mit starkem Mineralstoffverlust (Salzmangel-Exsikkose) verbunden. Anzeichen einer Exsikkose sind schlaffe Haut, trockene Schleimhäute, Durstfieber und fehlende Harnausscheidung. Durch Störungen des Elektrolythaushalts kann es zur Harnvergiftung mit Koma, im Extremfall zum Tod durch Kreislaufversagen kommen. Die Behandlung besteht in der Zufuhr von Flüssigkeit und Elektrolytlösungen, in schweren Fällen (v. a. bei Kleinkindern oder älteren Menschen) durch Infusionen.

Extrakt [lat. »Herausgezogenes«]: eingedickter Auszug aus pflanzlichen oder tierischen Substanzen. Mithilfe geeigneter Lösungsmittel (z. B. Petroläther) werden aus Teilen von Pflanzen oder Tieren Inhaltsstoffe herausgelöst. Die Lösungsmittel werden dann abdestilliert und der Extrakt wird (meist durch Eindampfen) konzentriert. Extrakte können in kristalliner, pastöser oder flüssiger Form vorliegen. Beispiele für Extrakte sind ätherische Öle mit Duftstoffen aus Blüten und Früchten, aber auch →Fleischextrakt. Bei der Gewinnung von →Speiseölen aus Ölsaaten ist das Extraktionsverfahren umstritten, da Lösungsmittelrückstände in den so gewonnenen Ölen im Verdacht stehen, gesundheitsschädlich zu sein.

Extraktkaffee, Instantkaffee, Kaffee-Extrakt, löslicher Kaffee, Pulverkaffee: Röstkaffeepulver, das sich in heißem Wasser auflöst (→Kaffee).

Extrinsic Factor: →Vitamin B_{12}.

Extruder [engl. to extrude »ausstoßen«, »herauspressen«]: eine Schneckenpresse zur Herstellung von Teigwaren oder Knabbererzeugnissen mit (teilweise) beheiztem Zylinder, rotierenden Transportschnecken und profilgebender Düse (Matritze). Die einfließende Masse (z. B. Nudelteig für Teigwaren oder Maisgrieß für Knabbererzeugnisse) wird in der Maschine umgeformt, unter hohem Druck und großer Hitze durch die Düsen herausgepresst und in kleine Stückchen geschnitten.

Extrudererzeugnisse: eine Art von →Knabbererzeugnissen.

F

Fabismus: →Favismus.

Fadenwürmer, Nematoden: Würmer, von denen zahlreiche Arten als Parasiten den Menschen befallen können (→Wurmkrankheiten).

fairer Handel: Form des Handels zwischen Industrie- und Dritte-Welt-Ländern, die das Wohl der Produzenten und ihrer Familien sowie der Entwicklungsländer stärker berücksichtigt. Handelspartner sind in der Regel die auf dem Weltmarkt besonders benachteiligten Kleinproduzenten, aber auch privat geführte Plantagen.

Grundsätze und Ziele: Zu den Zielen des fairen Handels gehören die Schaffung gerechter Handelsbedingungen für die Produzenten in den Entwicklungsländern und die Festsetzung angemessener Preise zur Verbesserung der Lebensbedingungen am Herstellungsort. Außerdem bemühen sich die Organisationen und Institutionen des fairen Handels um strukturelle Verbesserungen sowie um die Förderung von Entwicklungsprozessen in den Anbaugebieten. Zur Erreichung dieser Ziele wird die Ware unter Umgehung von Zwischenhändlern, die den Erzeugergewinn schmälern, direkt bei Kleinbauerngenossenschaften eingekauft. Die Produzenten erhalten langfristige Abnahmeverträge mit garantierten Mindestpreisen, die deutlich über dem Weltmarktpreis liegen. Die Preise sind so kalkuliert, dass die Erzeuger ihre Lebenshaltungskosten decken und darüber hinaus noch in wirtschaftliche oder soziale Projekte, etwa den Bau von Schulen, Krankenhäusern oder auch Anlagen zur Weiterverarbeitung ihrer Produkte, investieren können. Der Anbau von Grundnahrungsmitteln für den Eigenbedarf wird ebenso gefördert wie die Umstellung auf biologischen Landbau. Die Produzentenfamilien und Genossenschaften sind an allen wichtigen Entscheidungen direkt und demokratisch beteiligt.

Erzeugnisse: Die ersten Ansätze für einen fairen Handel in Europa entstanden Anfang der 1970er-Jahre. Zu den heute im fairen Handel vertriebenen Produkten zählen neben Kunsthandwerk und Textilien auch zahlreiche Lebensmittel, v. a. Kaffee, Tee, Kakao, Zucker, Schokolade und Bananen, in geringerem Umfang auch Nüsse, Trockenobst, Honig, Gewürze und Wein. Produkte aus fairem Handel sind nicht zwangsläufig biologisch angebaut, auch wenn die Tendenz in diese Richtung geht. Beim Bananenanbau wurden Umweltkriterien eingeführt, die von den Erzeugern nach und nach umgesetzt werden müssen. Dazu gehören u. a. die Reduktion von Fungiziden und Insektiziden und ein komplettes Verbot von Herbiziden. Dies kommt nicht nur der Gesundheit der Plantagenarbeiter zugute, sondern liegt gleichzeitig auch im gesundheitlichen Interesse der Verbraucher.

Verkauf: Fair gehandelte Erzeugnisse sind in Weltläden, Naturkostgeschäften, speziellen Versandhäusern und zunehmend auch in Supermärkten und im Einzelhandel erhältlich. Hauptvertreter von Organisationen und Institutionen des fairen Handels sind der Trans-Fair-Verein und die Gesellschaft zur Förderung der Partnerschaft mit der Dritten Welt mbH (gepa). Lebensmittel aus fairem Handel sind in der Regel teurer als Produkte aus normalem Handel.

LESETIPPS:

Einkaufen verändert die Welt, herausgegeben von VEREIN PARTNERSCHAFT 3. WELT GIESSEN, WELTLADEN-DACHVERBAND UND BUKO-AGRARKOORDINATION. *Stuttgart (Schmetterling) 1999.*

Bananen, herausgegeben von der BUKO-AGRARKOORDINATION. *BUKO Agrar-Dossier, H. 22. Stuttgart (Schmetterling) 2000.*

fairer Handel: Warenzeichen von Unternehmen des fairen Handels

Fäkal|indikatoren, Indikatorkeime: bestimmte Bakterien in Lebensmitteln und Trinkwasser (→coliforme Keime, →Escherichia coli, →Enterokokken), die auf fäkale Verunreinigung hindeuten.

FAO: Abk. für →Food and Agriculture Organization.

Farbstabilisatoren: Lebensmittelzusatzstoffe, die dazu beitragen, die natürliche Färbung von Lebensmitteln zu erhalten. Sie werden v. a. in der Fleischverarbeitung, aber auch bei Gemüse- und Obstkonserven eingesetzt.

Viele Substanzen, die hauptsächlich als →Antioxidationsmittel eingesetzt werden, wirken nebenbei auch als Farbstabilisatoren. Dies ist dadurch zu erklären, dass Antioxidationsmittel ja die Reaktion mit Sauerstoff verhindern oder abschwächen und dass auch die in Lebensmitteln enthaltenen natürlichen Farbstoffe von Sauerstoff angegriffen und zerstört werden. Zu den Antioxidationsmitteln, die auch als Farbstabilisatoren eingesetzt werden, gehören z. B. Ascorbinsäure und Ascorbate (E 300–304), Zitronensäure und Zitrate (E 330–332), Milchsäure (E 270) sowie schweflige Säure, Schwefeldioxid und Sulfite (E 220–228). Auch viele Konservierungsstoffe haben gleichzeitig eine farbstabilisierende Wirkung, beispielsweise die Nitrate und Nitrite (E 249–251) (→Pökelsalze).

Farbstoffe: unter anderem zum Färben von Textilien, Leder, Papier und Lebensmitteln eingesetzte Substanzen. Man unterscheidet zwischen natürlichen und synthetischen Farb-

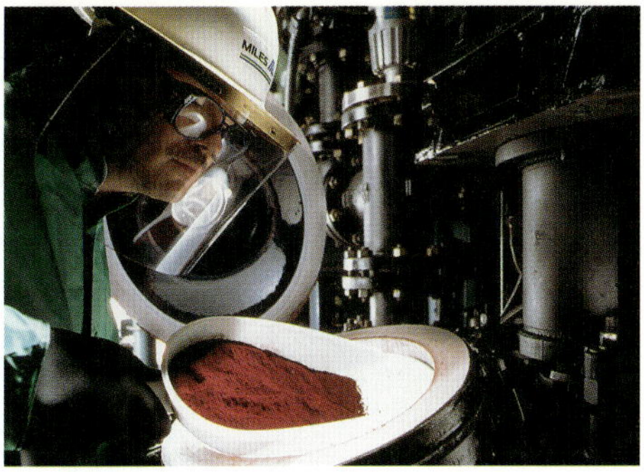

Farbstoffe: Gewinnung

stoffen. Natürliche Farbstoffe sind pflanzlichen oder tierischen Ursprungs wie beispielsweise Kurkumin (E 100) und Cochenille (E 120); heute werden jedoch die meisten Farbstoffe durch chemische Synthese hergestellt.

Als Lebensmittelzusatzstoffe setzt man Farbstoffe ein, um Lebensmittel appetitlicher und/oder dekorativer erscheinen zu lassen. Fast alle Farbstoffe sind in ihrer Zulassung beschränkt. Einige zur Färbung von Lebensmitteln eingesetzte Substanzen gehören zur Gruppe der **Azofarbstoffe**. Bei ihnen besteht aufgrund ihrer chemischen Struktur der Verdacht auf Auslösung von Pseudoallergien und hyperkinetischem Syndrom bei entsprechend disponierten Menschen, insbesondere bei Personen, die empfindlich auf Aspirin oder Benzoesäure (E 210) reagieren. Außerdem wird vermutet, dass diese Verbindungen an der Auslösung von Hautreaktionen (z. B. Neurodermitis) und Asthma beteiligt sein könnten. Azoverbindungen (zu denen die Azofarbstoffe gehören) enthalten im Molekül so genannte Azogruppen, aus denen problematische Verbindungen entstehen können. Einige Azoverbindungen sind wegen ihres krebserregenden Potenzials sogar verboten.

Bei bestimmten Lebensmitteln ist Färben generell nicht erlaubt, hauptsächlich, wenn dies zu einer Irreführung des Verbrauchers führen könnte. So sind Farbstoffe beispielsweise nicht für die Herstellung von Bier zugelassen, das unter der Bezeichnung »nach dem deutschen Reinheitsgebot gebraut« oder entsprechenden Angaben in den Verkehr gebracht wird.

Wenn in ein Lebensmittel ein Stoff eingebracht wird, der selbst Lebensmittel ist, so gilt dieser nicht als Lebensmittelzusatzstoff, sondern als »färbendes Lebensmittel«. Dies ist z. B. beim Zusatz von Schwarzem Johannisbeersaft zur Rotfärbung der Fall. Lebensmittel, die aus geschmacklichen Gründen zugesetzt werden und daneben auch färben (z. B. Paprika, Gelbwurz oder Safran), werden ebenfalls nicht als Lebensmittelzusatzstoffe betrachtet.

Die einzelnen Farbstoffe:

Das gelbe bis orangefarbene **Kurkumin (E 100)** wird durch Extraktion aus der Gewürzpflanze →Gelbwurz gewonnen, daneben aber auch synthetisch oder durch Fermentation hergestellt. Kurkumin wird in Höchstmengen von maximal 300 mg pro Kilogramm zum Färben von Margarine, Kartoffelflocken, Reis-Fertiggerichten, Konfitüre, Marmelade, Senf und Currypulver verwendet. Fütterungsversuche mit Ratten haben ergeben, dass der Farbstoff unschädlich ist; allerdings sind bei hierfür empfindlichen Menschen schwache allergische Reaktionen möglich.

Der ebenfalls gelbe Farbstoff **Riboflavin (E 101,** Lactoflavin, Laktoflavin, auch deklariert als Vitamin B_2) ist chemisch identisch mit →Vitamin B_2. Er kann aus natürlichen Quellen wie Bierhefe, Milch oder Molke gewonnen werden, zur Zeit überwiegt jedoch die chemisch-synthetische Herstellung. Neu ist die Produktion mithilfe gentechnisch veränderter Mikroorganismen. Riboflavin wird v. a. zur Gelbfärbung fetthaltiger Lebensmittel (Cremespeisen, Desserts, Speiseeis, Süßigkeiten, Käse, Mayonnaise, Suppen, Teigwaren) sowie zur Vitaminanreicherung eingesetzt; im letzteren Fall ist es rechtlich kein Lebensmittelzusatzstoff, sondern Lebensmittel und muss daher auch nicht deklariert werden. Der Farbstoff ist ohne Mengenbeschränkungen zugelassen und in gesundheitlicher Hinsicht unbedenklich; bei erhöhter Aufnahme wird er mit dem Harn ausgeschieden. **Riboflavin 5 (E 101 a,** Riboflavin E, Lactoflavin-Phosphatester, Lactoflavin-Phosphatester, auch deklariert als Riboflavin E 101 oder Phosphat), ein Abkömmling des Riboflavins, entspricht in seiner Verwendung und Einstufung dem Riboflavin. **Tartrazin (E 102)** ist ein zitronengelber Azofarbstoff, der in Deutschland früher nur begrenzt für einige wenige Spirituosen und Liköre zugelassen war; durch die Lebensmittelzusatzstoff-Harmonisierung in der Europäischen Union wurde das Anwendungsgebiet deutlich ausgeweitet. Inzwischen wird Tartrazin in Deutschland in Frucht- und Kräuterlikören, Branntweinen, Obst- und Fruchtweinen eingesetzt. In anderen Ländern der Europäischen Union ist der Farbstoff auch in alkoholfreien aromatisierten Getränken, Brausen, feinen Backwaren, Süßigkeiten, Puddingpulver, Dessertspeisen, Senf, aromatisiertem Schmelzkäse, Fisch- und Krebspasten, als Farblack für Dragees sowie zum Färben von Käserinden und Kunstdärmen zugelassen. Die Höchstmengen betragen je nach Anwendungsgebiet 50–500 mg pro Kilogramm. Die Unbedenklichkeit von Tartrazin wurde oft bezweifelt; eine schädliche Wirkung konnte jedoch nie eindeutig belegt werden. Es besteht ein starker Verdacht, dass der Farbstoff pseudoallergische Reaktionen auslösen kann, besonders bei Personen, die empfindlich auf Aspirin oder Benzoesäure (E 210) reagieren.

Das chemisch mit den Azofarbstoffen verwandte **Chinolingelb (E 104)** ist in Deutschland nur für Getränke, Süßigkeiten, Dessertspeisen, Kunstspeiseeis, Kaugummi, Räucherfisch und bei Arzneimitteln zur Färbung von Dragees zugelassen. In Kombination mit blauen Farbstoffen wird es zur Grünfärbung eingesetzt. Die Höchstmengen liegen je nach Anwendungsgebiet bei 50–500 mg pro Kilogramm Lebensmittel; in der Praxis werden jedoch meist nur 20–30 mg verwendet. Der ADI beträgt 0–10 mg pro Kilogramm Körpergewicht. In den USA ist Chinolingelb wegen des Verdachts auf krebserregendes Potenzial als Lebensmittelzusatzstoff verboten. Außerdem vermutet man, dass der Farbstoff pseudoallergische Reaktionen auslösen kann.

Gelborange S (E 110, Sunsetgelb FCF) ist ein gelb-orangefarbener Azofarbstoff, der in Deutschland für Getränke, Süßigkeiten, Marzipan, Puddingpulver, Zitronenquark, Joghurtcreme, Kunstspeiseeis, Fruchtkonserven, Aprikosenmarmelade, Invertzuckercreme, Backwaren, Biskuits mit Orangengelee, Krabben, Käsesauce, Fertigsuppen, Paniermehl und zur Färbung von Dragees zugelassen ist. Die Höchstmengen betragen je nach Anwendungsgebiet 50–500 mg pro Kilogramm Lebensmittel, der ADI liegt bei 0–2,5 mg pro Kilogramm Körpergewicht. Im Tierversuch wurden Geschwulstbildungen beobachtet, jedoch ist nicht geklärt, ob sich diese Ergebnisse auch auf den menschlichen Organismus übertragen lassen.

Cochenille (**E 120,** Karmin, Karminsäure) ist der einzige zugelassene Lebensmittelfarbstoff tierischer Herkunft: Er wird von den Weibchen der Cochenille-Schildlaus abgesondert, die auf einer bestimmten, u. a. in Mexiko kultivierten Kaktusart lebt. Schon die Azteken nutzten Cochenille zum Rotfärben. Neben der Gewinnung aus der Cochenille-Schildlaus ist heute auch synthetische Herstellung möglich. Zugelassen ist Cochenille nur für alkoholische Getränke (z. B. Campari), Süßigkeiten, Konfitüren, rot geäderten Käse und mit Fruchtgeschmack aromatisierte Frühstücksgetreideerzeugnisse. Die zulässige Höchstmenge liegt bei 50–300, in Überzügen bis 500 mg pro Kilogramm Lebensmittel; der ADI beträgt 0–5 mg pro Kilogramm Körpergewicht. Heute wird Cochenille mehr und mehr durch andere Farbstoffe wie z. B. den Azofarbstoff Cochenillerot A (E 124) ersetzt. Die toxikologische Bewertung von Cochenille ist nicht eindeutig; sie steht im Verdacht, pseudoallergische Reaktionen im Bereich von Haut und Atemwegen auszulösen, besonders bei Menschen, die empfindlich auf Aspirin oder Benzoesäure (E 210) reagieren.

Der rote Azofarbstoff **Azorubin (E 122,** Carmoisin) ist in Deutschland für Getränke, Süßigkeiten, Puddingpulver, Flammeri (Pudding), Kunstspeiseeis, Biskuitrollen, Fruchtkonserven, Fertigsuppen und andere Fertigprodukte, braune Sauce, Paniermehl und zur Färbung von Dragees zugelassen; die Höchstmengen betragen je nach Anwendungsgebiet 50–500 mg pro Kilogramm Lebensmittel, der ADI liegt bei 0–4 mg pro Kilogramm Körpergewicht. Bisher gibt es keine eindeutigen Hinweise auf schädliche Wirkungen im menschlichen Organismus (mit Ausnahme eines pseudoallergenen Potenzials).

Ebenfalls zu den roten Azofarbstoffen gehört **Amarant (E 123),** der in Deutschland nur für Americano, Bitter Soda, Aperitifweine und andere Spirituosen, Fischrogen und Farblack für Dragees zugelassen ist. In den USA ist der Farbstoff verboten, da eine Krebs fördernde Wirkung vermutet wird; die Bestätigung steht noch aus. In Deutschland liegen die zulässigen Höchstmengen zwischen 30 und 100 mg pro Kilogramm Lebensmittel; der ADI beträgt 0–0,8 mg pro Kilogramm Körpergewicht.

Ein weiterer roter Azofarbstoff ist **Cochenillerot A (E 124,** Ponceau 4R), zugelassen für spanische Chorizo-Wurst, Lachsersatz, Getränke, Brausen, Süßigkeiten, Fruchtgelees, Konfitüren, Marmeladen, Käseüberzüge und als Farblack für Dragees, und zwar in Höchstmengen zwischen 50 und 500 mg pro Kilogramm Lebensmittel. Der ADI beträgt 0–4 mg pro Kilogramm Körpergewicht.

Erythrosin (E 127) ist ein durch chemische Synthese hergestellter rosafarbener bis roter Fluoresceinfarbstoff (jodhaltiger fluoreszierender Farbstoff), der zum Anfärben von Kirschen (in Fruchtsalat, bei Cocktailkirschen und kandierten Kirschen), Obstsalat in Dosen und Dragees verwendet wird; die Höchstmenge liegt je nach Anwendungsgebiet bei 150–200 mg pro Kilogramm Lebensmittel, der ADI bei 0–1 mg pro Kilogramm Körpergewicht. Laboruntersuchungen führten zu dem Verdacht, dass Erythrosin an der Entstehung des hyperkinetischen Syndroms beteiligt sein könnte. Außerdem können unter bestimmten Bedingungen bei der Lebensmittelverarbeitung aus Fluoresceinfarbstoffen anorganische Jodverbindungen entstehen, die möglicherweise die Nieren schädigen.

Rot 2G (E 128) ist ein blauroter Azofarbstoff, der im Zuge der Harmonisierung in der Europäischen Union in Deutschland zugelassen wurde. Er wird nur für Frühstückswürstchen und Hackfleisch mit Getreideanteil verwendet, und zwar in einer Höchstmenge von 20 mg pro Kilogramm Lebensmittel. Bei sehr hohen Konzentrationen besteht Verdacht auf erbgutschädigende (mutagene) Wirkung. Der ADI liegt bei 0–0,1 mg pro Kilogramm Körpergewicht.

Auch der rote Azofarbstoff **Allurarot AC (E 129)** wurde im Rahmen der Harmonisierung in der Europäischen Union in Deutschland zugelassen, und zwar für Frühstückswürstchen und Hackfleisch mit Getreideanteil, englisches Frühstücksfleisch, Süßigkeiten, Dessertspeisen, Getränke, Brausen, Bitter Soda und andere Bittergetränke in Höchstmengen zwischen 50 und 500 mg pro Kilogramm. Im Tierversuch sind Verhaltensänderungen (Hyperaktivität) beobachtet worden; der ADI beträgt 0–47 mg pro Kilogramm Körpergewicht.

Patentblau V (E 131) gehört zu den Triphenylmethanfarbstoffen, die vom menschlichen Körper nicht oder nur in sehr geringfügigen Mengen aufgenommen werden. Nach oraler Aufnahme werden sie fast vollständig wieder ausgeschieden; eine gesundheitsschädliche Wirkung ist daher nicht zu befürchten. Patentblau V wird durch chemische Synthese hergestellt und ist nur für bestimmte Lebensmittel (Getränke, Süßigkeiten, Eier, Glasuren und andere Oberflächen) zugelassen, und zwar in Höchstmengen von 100–500 mg pro Kilogramm Lebensmittel. Der ADI liegt bei 0–15 mg pro Kilogramm Körpergewicht. Patentblau V wird auch mit Tartrazin (E 102) oder Chinolingelb (E 104) gemischt, um einen grünen Farbton zu erzielen.

Indigokarmin (E 132, Indigotin) ist ein blauer Farbstoff, der wie Patentblau V auch zur Grünfärbung mit gelben Farbstoffen gemischt wird. Klassisches Indigoblau (Jeansblau) wurde lange Zeit aus pflanzlichen Rohstoffen gewonnen: zuerst aus den Blättern des Färberwaids, später ausschließlich aus dem in Indien kultivierten Indigostrauch. Heute wird Indigokarmin fast ausschließlich durch chemische Synthese hergestellt und v. a. zur Färbung von alkoholfreien Getränken, Likören, Süßigkeiten, Kunstspeiseeis und Dragees verwendet, und zwar je nach Lebensmittel in Höchstmengen zwischen 50 und 500 mg pro Kilogramm. Der ADI liegt bei 0–5 mg pro Kilogramm Körpergewicht. Indigokarmin gilt als unbedenklich. Im Tierversuch mit verschiedenen Tierarten haben sich in längeren Fütterungsstudien allerdings Hinweise darauf ergeben, dass in Anwesenheit von Nitrit aus anderen Lebensmitteln durch chemische Reaktion mit Indigokarmin Nitrosamine entstehen können. Auch schwache allergische Reaktionen können auftreten.

Brillantblau (E 133) gehört ebenso wie Patentblau V zu den Triphenylmethanfarbstoffen. Es wird durch chemische Synthese hergestellt und nur zum Färben von Getränken, Süßwaren und bestimmten englischen Gemüsekonserven eingesetzt, und zwar in Höchstmengen zwischen 100 und 500 mg pro Kilogramm Lebensmittel. Der ADI liegt bei 0–10 mg pro Kilogramm Körpergewicht. Triphenylmethanfarbstoffe werden vom Körper rasch ausgeschieden. Im Tierversuch wurden bei Aufnahme des Farbstoffs in hohen Konzentrationen jedoch Ablagerungen in Nieren und Lymphgefäßen festgestellt.

Der grüne Farbstoff **Chlorophyll (E 140,** Chlorophylline) spielt für den Stoffwechsel der Pflanzen eine entscheidende Rolle: Seine Aufgabe ist die Absorption des Sonnenlichts, das dann im Rahmen der Photosynthese in chemische und damit vom pflanzlichen Organismus verwertbare Energie umgewandelt wird. Gewonnen wird Chlorophyll durch Extraktion aus Pflanzen mithilfe von Lösungsmitteln (Alkohol, Azeton). Es ist ohne Höchstmengenbeschränkung zur Färbung von grünem Gemüse zugelassen, das in Flüssigkeit (z. B. Essig, Salzlake) konserviert wird, außerdem für Konfitüren und Marmeladen, Limonaden, Liköre, Süßigkeiten und Kaugummi. Nebenwirkungen sind nicht bekannt. Chlorophyll wird vom menschlichen Organismus zum überwiegenden Teil (95 %) wieder ausgeschieden.

Kupferhaltige Komplexe der Chlorophylle (E 141, Chlorophylline, auch deklariert als Chlorophyll) werden durch Anreicherung des grünen Farbstoffs Chlorophyll mit Kupfer hergestellt. Dadurch entstehen wachsähnliche, farbintensive Verbindungen von oliv- bis dunkelgrüner Farbe. Kupferhaltige Komplexe der Chlorophylle sind ebenso wie Chlorophyll selbst ohne Höchstmengenbeschränkung zur Färbung von Lebensmitteln zugelassen. Eine toxische Wirkung wurde nicht festgestellt. Bei gleichzeitiger Aufnahme von kupferhaltigen Lebensmitteln kann es jedoch zu einer gesundheitsschädlichen Anreicherung von Kupfer im Blut kommen. Der ADI liegt bei 0–15 mg pro Kilogramm Körpergewicht.

Brillantsäuregrün (**E 142,** Brillantsäuregrün BS, Grün S) ist ein grüner bis blauer Farbstoff, der zu den Triphenylmethanfarbstoffen gehört. Er ist nur für bestimmte Lebensmittel (Süßigkeiten, Pfefferminzgelee, Pfefferminzsauce, Erbsen in Dosen, Ostereierfarbe) zugelassen; die Höchstmengen liegen je nach Anwendungsgebiet zwischen 100 und 500 mg pro Kilogramm Lebensmittel, der ADI beträgt 0–5 mg pro Kilogramm Körpergewicht. Brillantsäuregrün ist unschädlich, da es vom Körper unverändert wieder ausgeschieden wird.

Als **Zuckercouleur** (**E 150a,** Zuckerkulör, auch deklariert als einfaches Zuckerkulör) wird eine aus Glukose oder Invertzucker hergestellte Mischung brauner bis schwarzer Farbstoffe bezeichnet, die bitter schmecken und nach verbranntem Zucker riechen. Es handelt sich um Stoffe, wie sie z. B. auch beim Backen oder Braten von stärke- bzw. zuckerhaltigen Lebensmitteln entstehen (→Maillard-Reaktion). Die verschiedenen Zuckercouleure – Sulfitlaugen-Zuckercouleur (E 150b), Ammoniak-Zuckercouleur (E 150c) und Ammonsulfit-Zuckercouleur (E 150d) – werden nach dem jeweils verwendeten Reaktionsbeschleuniger eingeteilt. Deklariert werden sie alle auch als Zuckercouleur. Sie sind als Lebensmittelzusatzstoffe ohne Höchstmengenbeschränkung zugelassen und werden hauptsächlich für alkoholische Getränke wie z. B. Whisky, außerdem für Marmeladen, Wurst, Fertigsaucen, Essig und Süßigkeiten verwendet. Bestimmte Lebensmittel dürfen aus Gründen des Täuschungsschutzes nicht mit Zuckercouleur gefärbt werden, beispielsweise Brot und Backwaren (da braune Farbe einen Vollkornanteil vortäuscht). Zuckercouleur gilt als unbedenklich. Der ADI liegt bei 200 mg pro Kilogramm Körpergewicht.

Brillantschwarz (**E 151,** Schwarz PN) ist ein schwarzer Azofarbstoff, der nur zum Färben von Lakritzerzeugnissen, Süßigkeiten, Fischprodukten (deutschem Kaviar, Fischrogen) und Saucen sowie in Arzneimitteln als Lack zur Drageefärbung zugelassen ist. Die Höchstmengen liegen je nach Anwendungsgebiet zwischen 50 und 500 mg pro Kilogramm Lebensmittel.

Bei **Kohlenschwarz** (**E 153,** Pflanzenkohle) handelt es sich um einen schwarzen Farbstoff, dessen Trockensubstanz zu mindestens 95 % aus Kohlenstoff besteht. Er wird durch unvollständige Verbrennung (Verkohlung) von organischem Material (z. B. Knochen, Pflanzenabfällen) hergestellt und ist zur Färbung von Lebensmitteln ohne Höchstmengenbeschränkung zugelassen. Verwendet wird er für schwarze Wachsüberzüge bei Käse, Dragees und Süßigkeiten. Als medizinische Kohle wird die Substanz gegen Durchfall und bei Vergiftungen mit Arzneimitteln oder Schwermetallen eingesetzt. In der in Lebensmitteln üblichen Menge wird sie als unschädlich eingestuft. Verunreinigungen mit Krebs auslösenden Stoffen sind durch moderne Herstellungsverfahren so gut wie ausgeschlossen.

Braun FK (**E 154**), eine Mischung aus sechs Azofarbstoffen, ist nur zur Färbung von englischem Räucherhering in einer Höchstmenge von 20 mg pro Kilogramm erlaubt. Im Zuge der Harmonisierung in der Europäischen Union wurde dieser Farbstoff in Deutschland neu zugelassen. Braun FK bzw. die beim Abbau dieses Farbstoffs gebildeten Stoffwechselprodukte stehen aufgrund von Tierversuchen im Verdacht, in hohen Konzentrationen innere Organe zu schädigen. Der ADI liegt bei 0–0,15 mg pro Kilogramm Körpergewicht.

Der Azofarbstoff **Braun HT** (**E 155**) ist ebenfalls seit der Harmonisierung der Europäischen Union in Deutschland zugelassen, und zwar nur für Gebäck, Dessertspeisen und Würzmittel in Höchstmengen von 50–500 mg pro Kilogramm. Im Tierversuch wurden bei Zufuhr hoher Konzentrationen Ablagerungen in Lymphknoten und Nieren beobachtet. Der ADI liegt bei 0–3 mg pro Kilogramm Körpergewicht.

Karotin (**E 160 a,** Carotin) bezeichnet zum einen ein Gemisch verschiedener Karotine (Alpha-, Beta- und Gammakarotin), zum anderen das reine →Betakarotin, das eine Vorstufe (Provitamin) von Vitamin A darstellt und als Farbstoff sehr häufig eingesetzt wird. Die Farbpalette der Karotine reicht von Gelb über Orange bis Rot. Sie sind gut fettlöslich, von hoher Farbintensität (3–3,5 mg reichen aus, um 500 g Butter zu färben) und werden entweder durch Extraktion aus Pflanzen und Pflanzenteilen (z. B. Mohrrüben, Paprika) oder biotechnisch mithilfe spezieller Mikroorganismen gewonnen. Das Einsatzgebiet der Karotine ist äußerst vielfältig: Sie werden z. B. zum Färben von Margarine, Butter, Speiseölen, Fetten, Mayonnaisen, Käse, Marzipan, Speiseeis, Desserts, Suppenpulver, Pudding, Cremes, Eispulver und Joghurt verwendet und außerdem dem Legehennenfutter zur Eidotterfärbung zugesetzt.

Die Karotine besitzen Provitamin-A-Aktivität, d.h., sie werden im Körper zu Vitamin A umgewandelt, und zwar je nach Karotin-Typ in unterschiedlichen Anteilen: Betakarotin wird vollständig, Karotingemische werden zu etwa 50% in Vitamin A überführt. Es ist davon auszugehen, dass Karotine gesundheitlich völlig unbedenklich sind. Da sie nur die Vorstufe zu Vitamin A darstellen, ist keine überhöhte Vitaminzufuhr zu befürchten. Der ADI liegt bei 0–5 mg pro Kilogramm Körpergewicht.

Bixin (E 160b, Annatto, Norbixin, auch deklariert als Karotinoid, Carotinoid) ist der Oberbegriff für eine Gruppe von Farbstoffen, die zu den Karotinoiden gehören; Hauptfarbstoff ist Bixin. Hergestellt werden diese Farbstoffe durch Extraktion aus den Samen des in Südamerika wachsenden Annatto-Strauches (Bixa orellana) oder durch chemische Änderung von Lycopin (E 160d). Bixin ist zur Färbung von Snacks und Knabbererzeugnissen aus Nüssen, Erdnüssen, Kartoffeln, Getreide oder Stärke, außerdem für Desserts, Gebäck und Liköre zugelassen, und zwar in Höchstmengen von 10–20 mg pro Kilogramm Lebensmittel. Der ADI liegt bei 0–0,65 mg pro Kilogramm Körpergewicht. In gesundheitlicher Hinsicht ist der Farbstoff unbedenklich.

Capsanthin (E 160c, Capsorubin, Paprikaextrakt, auch deklariert als Karotinoid) ist die Sammelbezeichnung für eine Gruppe orangeroter Farbstoffe, die ebenfalls zu den Karotinoiden zählen. Sie werden durch Extraktion aus den reifen Schoten der Peperoni (Capsicum annuum) hergestellt. Capsanthin wird u.a. zum Färben von gepufften Knabbererzeugnissen, Schmelzkäse, Wurst, Mayonnaisen, Saucen, Suppen, Fertigprodukten, Fleisch- und Fischkonserven, Konfitüren und Marmeladen, Süßigkeiten (z.B. Marzipan) verwendet; außerdem dient es als Futtermittelzusatz zur Färbung von Eidottern und Mastgeflügelfleisch.

Lycopin (E 160d, Lykopin, auch deklariert als Karotinoid, Carotinoid) ist ein orangeroter Farbstoff aus der Gruppe der Karotinoide, der u.a. in Tomaten und Hagebutten vorkommt. Er wird durch Extraktion mit organischen Lösungsmitteln (Hexan, Dichlormethan, Methanol) aus Tomatenkonzentraten gewonnen; daneben ist auch eine Herstellung durch chemische Synthese möglich. Lycopin wird v.a. zur Färbung von Lebensmitteln mit herzhaftem Geschmack (z.B. Suppen und Saucen) eingesetzt, wo der Beigeschmack nach Tomate nicht stört, seltener in Kuchen und Süßigkeiten sowie in Nahrungsergänzungsmitteln (z.B. Vitamintabletten). Die zugelassene Höchstmenge liegt je nach Lebensmittel bei 50–300, in Überzügen bei 500 mg pro Kilogramm. Lycopin besitzt keine Provitamin-A-Aktivität. Sofern der Farbstoff aus natürlichen Quellen stammt, gilt er als unbedenklich; als sekundärer Pflanzenstoff besitzt er sogar eine gesundheitsfördernde Wirkung (→Lycopin). Anders ist es mit Lycopinpräparaten, die durch chemische Synthese hergestellt werden: Wegen unzureichender toxikologischer Untersuchungen wird empfohlen, diese vorerst nicht zu verwenden.

Karotinal (E 160e, Beta-apo-8'-Carotinal [C30], Carotinal, auch deklariert als Karotinoid, Carotinoid) ist ein orangefarbener Stoff, der in Zitrusfrüchten und Gemüse vorkommt und durch chemische Synthese hergestellt wird. Es ist nur zum Färben von Cremes, Dressings, fetthaltigen Saucen, Getränken und Zuckerwaren zugelassen, und zwar in Höchstmengen von 50–300, in Überzügen bis 500 mg pro Kilogramm Lebensmittel. Der ADI liegt bei 0–5 mg pro Kilogramm Körpergewicht. Karotinal besitzt Provitamin-A-Aktivität. Es hat eine antioxidative Wirkung und wird daher in fetthaltigen Lebensmitteln auch eingesetzt, um den Fettverderb zu verzögern.

Karotinsäureethylester (E 160f, Beta-apo-8'-Carotinsäure(C30)Ethylester, Carotinsäureethylester, auch deklariert als Karotinoid, Carotinoid) ist ein gelber Farbstoff, der u.a. in Gras, Apfelsinen und Leber vorkommt. Hergestellt wird er durch chemische Synthese. Karotinsäureethylester ist zur Färbung von Cremes und Dessertspeisen (Geschmacksrichtung Pfirsich), Würzmitteln, Nahrungsergänzungsmitteln sowie als Futtermittelzusatz zur Gelbfärbung von Eidottern zugelassen, und zwar in Höchstmengen von 50–300, in Überzügen bis 500 mg pro Kilogramm Lebensmittel. Der ADI liegt bei 0–5 mg pro Kilogramm Körpergewicht. Ähnlich wie Karotinal besitzt auch Karotinsäureethylester eine antioxidative Wirkung und verzögert den Fettverderb.

Das gelb-orangefarbene **Lutein (E 161b,** auch deklariert als Xanthophyll) ist ein in der Natur weit verbreiteter Farbstoff. Als Begleitsubstanz von Karotin oder Chlorophyll kommt er in vielen Pflanzen (u.a. in Blütenblättern, Blütenpollen, Apfelsinenschalen), daneben auch im Eidotter vor. In der Lebensmitteltechnik wird er durch Isolation aus Brennnesseln oder Algen gewonnen. Lutein ist zur Färbung von Butter und Teigwaren, Backmitteln für Gebäck, Überzügen, Füllungen, Dessertspeisen, Würzmitteln, Nahrungsergänzungsmitteln und als Futtermittelzusatz in der Geflügelmast sowie zur Gelbfärbung der Eidotter zugelassen. Die Höchstmengen liegen bei 50–300, in Überzügen bis 500 mg pro Kilogramm Lebensmittel. Lutein besitzt keine Provitamin-A-Aktivität. In gesundheitlicher Hinsicht ist es unbedenklich.

Canthaxanthin (**E 161 g,** auch deklariert als Xanthophyll) kommt u. a. in Fischen, Krustentieren, Pfifferlingen und Algen vor. Es wird als Lebensmittelzusatzstoff durch chemische Synthese hergestellt und ist in einer Höchstmenge von 15 mg pro Kilogramm ausschließlich zur Gelborange-Färbung bestimmter Wurstwaren (Saucisses de Strasbourg) zugelassen. Der Zusatz des Farbstoffs zu Fischfutter ist verboten; man setzt ihn aber gelegentlich rechtswidrig bei Lachsforellen ein, um das Fleisch gelblich einzufärben. Canthaxanthin besitzt keine Provitamin-A-Aktivität. Im Tierversuch wurde in Kombination mit Betakarotin eine Beeinträchtigung der Sehfähigkeit festgestellt. Die Verwendung von Canthaxanthin in Bräunungsmitteln zur oralen Einnahme wurde verboten, da der Farbstoff sich bei höheren Dosierungen in der Netzhaut des Auges einlagert. Andererseits gibt es Hinweise auf eine vorbeugende Wirkung von Canthaxanthin gegen Krebserkrankungen. Der ADI liegt bei 0–25 mg pro Kilogramm Körpergewicht.

Betanin (**E 162,** Betenrot) ist ein roter Farbstoff, der v. a. in Roten Beten, aber auch in Blüten und Früchten anderer Pflanzen vorkommt; gewonnen wird er durch Extraktion aus den Wurzeln der Roten Bete. Man verwendet ihn als eingedickten oder pulverisierten Pflanzensaft zur Färbung von Fruchtgelees, Kaugummi, Essig, Saucen, Speiseeis, Joghurt, Marmelade und Frühstücksgetreideprodukten. In gesundheitlicher Hinsicht ist er unbedenklich.

Eine umfangreiche Gruppe wasserlöslicher Pflanzenfarbstoffe bilden die **Anthozyane** (**E 163,** Anthocyane); sie kommen in vielen Pflanzen gelöst im Zellsaft von Blüten und Früchten und vereinzelt auch in Blättern vor (z. B. in Auberginen, Kirschen, blauen Weintrauben und Blaubeeren) und gehören zu den sekundären Pflanzenstoffen (→Polyphenole), die eine gesundheitsfördernde Wirkung haben. Hergestellt werden sie durch Extraktion u. a. aus Rückständen von blauen Weintrauben und Rotkohl. Ihre Farbpalette reicht von Blau über Hellrosa bis Rot. Man verwendet sie zum Färben von Fruchtgelees, Süßigkeiten, Brausen, Marmeladen und Konfitüren, Obstkonserven, Backmitteln für Gebäck und Speiseeis.

Kalziumkarbonat (**E 170,** Calciumcarbonat) wird nicht nur als Farbstoff, sondern auch als Säureregulator und Trennmittel verwendet. Die weiße bis graue Substanz, besser bekannt unter der Bezeichnung Kalk, ist ein verbreitetes Mineral und wird u. a. eingesetzt, um Zuckerüberzügen von Dragees und Süßigkeiten eine weiße Farbe zu verleihen. Hergestellt wird Kalziumkarbonat aus Kalziumsalz und Soda (Natriumkarbonat). In gesundheitlicher Hinsicht ist es unbedenklich; Höchstmengenbeschränkungen gibt es nicht.

Titandioxid (**E 171**) ist ein weißer Farbstoff, der aus natürlich in Gesteinen oder Küstensanden vorkommenden Ilmeniterzen gewonnen wird und für Lebensmittel ohne Höchstmengenbeschränkung zugelassen ist. Titandioxid wird nicht über den Magen-Darm-Trakt aufgenommen, sondern unverändert wieder ausgeschieden.

Eisenoxid (**E 172,** Eisenhydroxid) ist ein Oberbegriff für eine Gruppe von Farbstoffen. Je nach Zusammensetzung der verschiedenen eisenhaltigen Pigmente ergeben sich gelbe, rote oder schwarze Farbstoffe in vielen Nuancen (Eisenoxidgelb, Eisenoxidschwarz, Eisenoxidrot). Gewonnen werden sie aus natürlich vorkommenden Eisenoxiden wie Ocker, Umbra oder Siena. Diese enthalten jedoch Verunreinigungen und besitzen eine geringe Farbintensität; daher wird Eisenoxid heute zunehmend durch chemische Synthese hergestellt. Man verwendet es ohne Höchstmengenbeschränkungen zum Färben von Dragees, Süßigkeiten, Käserinden, Oliven und Verpackungsmaterialien. Anorganische Eisenverbindungen werden nicht vom Körper aufgenommen; sie tragen daher auch nicht zur Eisenversorgung des Organismus bei.

Aluminium (**E 173**) wird durch Elektrolyse aus dem Mineral Bauxit hergestellt und nur selten zur Färbung von Lebensmitteln eingesetzt. Zugelassen ist es nur für Überzüge von Zuckerwaren (z. B. Lakritzdragees) sowie zur Dekoration von Kuchen und Gebäck. Höchstmengenbeschränkungen gibt es nicht. Soweit →Aluminium als Lebensmittelzusatzstoff nur in geringen Mengen verzehrt wird, gilt es als unbedenklich; in höheren Mengen kann es gesundheitsschädigend wirken.

Silber (**E 174**) ist ein silbergraues Edelmetall, das wegen seines hohen Preises nur selten zur Färbung von Lebensmitteln eingesetzt wird. Zugelassen ist es ohne Höchstmengenbeschränkung für Überzüge von Süßigkeiten, zur Verzierung von Pralinen und Likören und zur Entkeimung von Trinkwasser. Als nur in geringen Mengen aufgenommener Lebensmittelzusatzstoff gilt Silber als unbedenklich. Es wird vom Darm aufgenommen und im Gewebe eingelagert; kleinste Mengen werden auch über silbernes Essbesteck aufgenommen. Bei Verzehr in höheren Mengen (mehreren Gramm) sind Vergiftungen möglich.

Gold (E 175) ist ein Edelmetall, das noch teurer ist als Silber und daher nur selten zum Färben von Lebensmitteln eingesetzt wird. Wie Silber ist es ohne Höchstmengenbeschränkung für Überzüge von Süßigkeiten und zur Verzierung von Pralinen und Likören zugelassen. Als nur in geringen Mengen aufgenommener Lebensmittelzusatzstoff gilt es als unbedenklich. In höheren Mengen, wie sie etwa in der alternativen Rheumatherapie üblich sind, können Goldsalze z. B. Haarausfall, Nierenschäden, Haut- und Schleimhautveränderungen verursachen.

Der rote Azofarbstoff **Rubinpigment BK (E 180,** Litholrubin BK, Aluminiumlack) ist ohne Höchstmengenbeschränkungen ausschließlich zum Färben essbarer Käserinde zugelassen; der ADI liegt bei 0–1,5 mg pro Kilogramm Körpergewicht.

LESETIPP:

BARBARA BERTRAM: *Farbstoffe in Lebensmitteln und Arzneimitteln. Eine Farbstoffübersicht mit toxikologischer Bewertung. Stuttgart (Wissenschaftliche Verlagsgesellschaft) 1989.*

Farin, brauner Zucker, Farinzucker: ein →Zucker.

Fasan: eines der am häufigsten verzehrten Wildhühner (→Federwild).

Faserstoffe: →Ballaststoffe.

Fasten: freiwillige, vorübergehende Einschränkung der Zufuhr von Nahrung und von Getränken mit einem hohen Energiegehalt oder vollkommene Nahrungsenthaltung. Ursprünglich lagen dem Fasten religiöse Motive zugrunde. Zum Teil ist dies heute noch so, z. B. bei der Fastenzeit der Christen und dem Fastenmonat Ramadan im Islam; heute verfolgen die Menschen damit jedoch vielfach auch andere Ziele, beispielsweise die Rückbesinnung auf sich selbst oder eine Gewichtsreduktion. Auch zur Behandlung von Krankheiten kann Fasten als ergänzende Maßnahme eingesetzt werden; in diesem Fall spricht man von **Heilfasten.**

Die Wirkung des Heilfastens bei Erkrankungen sowie zur →Entgiftung und →Entschlackung ist medizinisch umstritten. Seine Befürworter erklären die von ihnen behauptete heilende Wirkung des Fastens damit, dass bei der Verwertung der vom Körper aufgenommenen Nährstoffe Zucker, Eiweiße und Fette Zwischenabbauprodukte entstehen. Diese werden

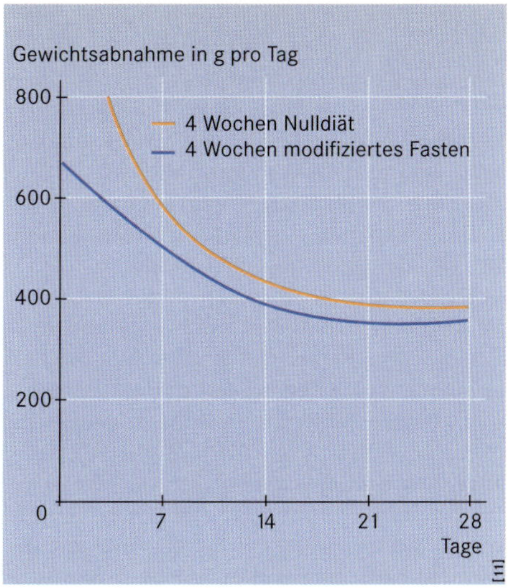

Fasten: Verlaufskurve der mittleren täglichen Gewichtsreduktion bei 81 Versuchspersonen unter Nulldiät und 19 Versuchspersonen unter modifiziertem Fasten

normalerweise vom Organismus in Stoffe umgewandelt, die u. a. mit dem Harn oder über die Atemluft ausgeschieden werden, z. B. Harnstoff oder Kohlendioxid. Bei vielen Erkrankungen sei der Körper jedoch nicht mehr in der Lage, diese Zwischenabbauprodukte in ausreichender Menge umzuwandeln und auszuscheiden, weshalb größere Mengen dieser Stoffe (oft »Schlacken« genannt) im Gewebe eingelagert werden. Da beim Fasten die Zufuhr von Nährstoffen reduziert ist, würden die abgelagerten Substanzen nun vermehrt vom Körper abgebaut werden. Der Organismus würde sich

Richtiges Fasten

Eine ohne ärztliche Aufsicht durchgeführte Fastenkur sollte maximal fünf Tage dauern – am besten geeignet sind Kuren wie das Saftfasten oder die Molke-Trinkkur, da dem Körper bei diesen Kuren über Säfte bzw. Molke wichtige Vitamine und Mineralstoffe zugeführt werden. Auf eine Nulldiät sollte möglichst verzichtet werden. Vor der Fastenkur werden in der Regel ein bis zwei Rohkost- oder Obsttage eingelegt, um den Körper auf das Fasten vorzubereiten. Am Abend vor Beginn des Fastens sollte ein Einlauf zur Darmentleerung gemacht werden. An den Fastentagen werden die vorgesehenen Säfte bzw. die Molke auf drei bzw. sechs kleinere Portionen verteilt aufgenommen. Zwischendurch sollte viel getrunken werden (mindestens 2–2,5 l Flüssigkeit pro Tag). Während des Fastens braucht der Körper Ruhe, daher führt man eine Fastenkur am besten an einem verlängerten Wochenende oder im Urlaub durch. Außerdem sollte Zeit für körperliche Betätigung (z. B. Spaziergänge) eingeplant werden; dabei darf der Körper jedoch nicht überlastet werden. Auf die Körperpflege sollte man während des Fastens besonderen Wert legen; auf Alkohol, Kaffee und Zigaretten muss verzichtet werden.

durch das Fasten demnach einem Selbstreinigungsprozess unterziehen, durch den sich – so wird behauptet – auch bestimmte Erkrankungen, u. a. Arthritis, Allergien und Gicht, günstig beeinflussen lassen. Zudem soll infolge des Fastens eine Umstellung im Stoffwechsel stattfinden, die zur Stärkung des Immunsystems beiträgt. Eindeutig bewiesen werden konnte diese Wirkung jedoch bisher nicht.

Formen: Die radikalste Form des Fastens ist die so genannte **Nulldiät** (totales Fasten, Wasserfasten). Hierbei wird keinerlei Nahrung aufgenommen; dem Körper werden ausschließlich Wasser sowie Vitamine und Mineralstoffe (in Form von Nahrungsergänzungsmitteln) zugeführt. Der Gewichtsverlust liegt bei 380–450 g pro Tag; ein Teil davon ist allerdings auf den Wasserverlust zurückzuführen. Während der Nulldiät baut der Körper jedoch stetig körpereigenes Eiweiß ab, da ihm kein Eiweiß über die Nahrung zugeführt wird. Insbesondere eine längere Nulldiät kann gefährlich sein, da vermehrt Muskelmasse abgebaut wird, wovon auch der Herzmuskel betroffen sein kann. Als Folge kann es zu Schädigungen des Herzens kommen. Zur →Gewichtsreduktion wird die Nulldiät deshalb heute in der Regel kaum mehr eingesetzt, zumal das Ziel, das erreichte Gewicht im Anschluss an die Fastenkur beizubehalten, schwer zu verwirklichen ist; denn die Patienten lernen nicht, ihre Ernährung umzustellen (→Gewichtsreduktionsdiäten).

Falls erforderlich, werden Fastenkuren bei Fettleibigkeit unter ärztlicher Kontrolle heute meist in Form des **modifizierten Fastens** (proteinsparenden Fastens, proteinsubstituierten Fastens) durchgeführt. Dabei erhält der Patient Eiweißpräparate, die neben hochwertigem Eiweiß eine gewisse Menge Kohlenhydrate (zur Deckung des Glukosebedarfs v. a. des Gehirns) sowie Vitamine und Mineralstoffe enthalten. Auf diese Weise wird dem Abbau körpereigenen Eiweißes entgegengewirkt. Der Gewichtsverlust liegt nur unwesentlich unter dem der Nulldiät. Bei der **Mayr-Kur** (Milch-Semmel-Diät) dürfen während der Fastenperiode nur Milch und altbackene Brötchen gegessen werden. Zudem ist tagsüber Orangensaft, abends Kräutertee erlaubt. Unterstützt wird die Kur, die v. a. bei Magen-, Darm-, Leber- und Gallenbeschwerden hilfreich sein soll, durch Bauchmassagen. Bei der **Molke-Trinkkur** (Molkediät, Molkefasten) werden täglich 1–1,5 l Molke, zusätzlich Mineralwasser und ungesüßter Kräutertee getrunken. Auch Pflanzensäfte sind erlaubt – die tägliche Energiezufuhr darf 300–350 kcal/1260–1460 kJ jedoch nicht überschreiten. Die Molke-Trinkkur soll sich v. a. günstig bei Darmbeschwerden auswirken.

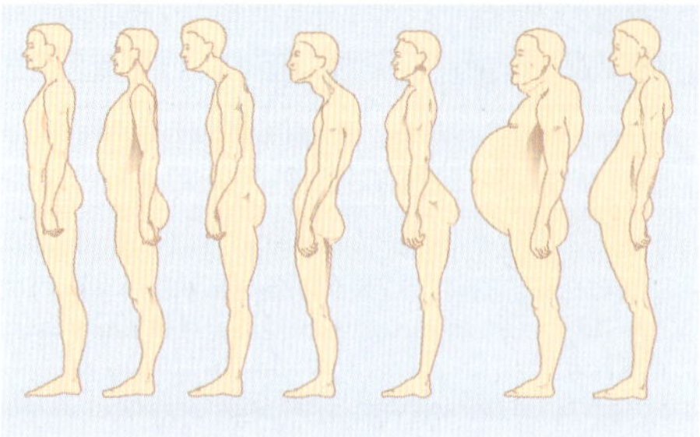

Fasten: Die Bauchsilhouetten nach Franz Xaver Mayr weisen auf verschiedene ernährungsbedingte Krankheitsbilder hin, die sich durch Fasten lindern lassen.

Beim **Saftfasten** dürfen täglich drei größere oder sechs kleinere Gläser reine Presssäfte aus Obst, Gemüse und Kräutern getrunken werden; hinzu kommen Mineralwasser, ungesüßter Kräutertee und warme, pflanzliche Trinkbrühe. Die Trinkmenge soll bei mindestens 2–2,5 l pro Tag liegen. Insbesondere bei Gelenkrheumatismus und Bluthochdruck soll Saftfasten helfen. Bei der **Schroth-Kur** werden Trocken- und Trinktage miteinander kombiniert. An den Trinktagen dürfen Tee und Suppe sowie eine gewisse Menge Wein getrunken werden, an den Trockentagen sind nur Getreidebrei, Vollkornbrot, Trockenobst, Nüsse und altbackene Brötchen erlaubt. Die Schroth-Kur soll bei Gelenkrheumatismus sowie bei Stoffwechselerkrankungen hilfreich sein. Sie ist jedoch äußerst umstritten, da die aufgenommene Flüssigkeitsmenge im Ganzen sehr gering ist und Alkohol konsumiert werden darf.

Risiken: Allgemein können bei allen über einen längeren Zeitraum durchgeführten Fastenkuren mit sehr niedriger Energiezufuhr lebensgefährliche Herzrhythmusstörungen auftreten. Deshalb sollten sie nur unter ärztlicher Aufsicht durchgeführt werden. Außerdem kann es zu unerwünschten Nebenwirkungen wie z. B. einer →Azidose und niedrigem Blutdruck kommen, die sich in der Regel jedoch rasch bessern, wenn ausreichende Mengen Flüssigkeit aufgenommen werden. Zu den weiteren möglichen Beschwerden zählen Kopfschmerzen, Müdigkeit, trockene Haut, Mundgeruch und erhöhte Kälteempfindlichkeit. Im Einzelfall kann auch die Regelblutung ausbleiben. Eine Fastenkur sollte nur bei guter Gesundheit durchgeführt werden; daher muss vor Beginn der Kur ein Arzt konsultiert werden. Während der Schwangerschaft, der Stillzeit, bei psychischen Störungen, Leberfunktionsstörungen, Herzinsuffizienz, chronischer Niereninsuffizienz, Krebs und Anämien darf nicht gefastet werden. Auch für Kinder, ältere Menschen (v. a. wenn sie bereits leicht geschwächt sind), Diabetiker, die Insulin einnehmen, und nach einer gerade überstandenen Krankheit ist Fasten nicht empfehlenswert.

Nutzen: Eine Fastenkur, die unter ärztlicher Aufsicht (eventuell auch stationär) durchgeführt wird, kann bei Fettleibigkeit zur Gewichtsreduktion sinnvoll sein, allerdings nur, wenn begleitend eine Ernährungsberatung mit dem Ziel einer langfristigen Ernährungsumstellung stattfindet. Bei einem akuten Gichtanfall kann ein ein- bis dreitägiges Saftfasten u. U. helfen – jedoch nur, wenn der Arzt dazu rät (bei manchen Gichtkranken löst Fasten Gichtanfälle aus). Auch Bluthochdruck kann sich durch eine Fastenkur bessern. Möglich ist außerdem, dass sich durch Fasten Allergien lindern lassen. Bei depressiven Verstimmungen kann Fasten ebenfalls helfen: Während des Fastens kommt es zu einer vermehrten Freisetzung des Botenstoffs Serotonin im Gehirn, der stimmungsaufhellend wirkt.

LESETIPPS:

MAX O. BRUKER UND ILSE GUTJAHR: *Fasten, aber richtig. Das Standardbuch des Fastens. Lahnstein (emu) ²1997.*

ROSWITHA EICHINGER UND MICHAEL EICHINGER: *Schlank und fit durch Saftfasten. Stuttgart (Trias) 1999.*

ANDREAS BUCHINGER UND BETTINA N. LINDNER: *Original Buchinger Heilfasten. Heidelberg (Hüthig) 2000.*

HELLMUT LÜTZNER: *Wie neugeboren durch Fasten. München (Gräfe & Unzer) ²2000.*

RALF MOLL: *Typgerechtes Fasten leicht gemacht. Stuttgart (Trias) 2000.*

Fast Food ['fa:stfu:d]: aus dem Englischen übernommene Bezeichnung für meist einfache Schnellgerichte. Im engeren Sinn handelt es sich um Gerichte, die in Schnellgaststätten (Imbissstuben, Fast-Food-Gaststätten) oder an entsprechenden Ständen innerhalb kurzer Zeit zubereitet und verzehrt oder auch mitgenommen werden können, z. B. →Hamburger und Pommes frites (→Kartoffelerzeugnisse). Im weiteren Sinn zählen alle Speisen dazu, die sich für den raschen Verzehr eignen. Fast Food entspricht meist nicht den ernährungsphysiologischen Bedürfnissen. Häufig ist es zu kalorienhaltig, zu süß oder zu salzig und v. a. zu fett. Es fehlt ihm an wichtigen Vitaminen, Mineral- und Ballaststoffen, da Obst, Gemüse und Vollkornerzeugnisse in Fast-Food-Gerichten meist nur in geringen Mengen enthalten sind oder

FETT- UND ENERGIEGEHALT VERSCHIEDENER FAST-FOOD-PRODUKTE:

Fast-Food-Gericht (jeweils eine Portion)	**Energiegehalt** (kcal/kJ)	**Anteil der Energie aus Fett** (%)
Big Mac (212 g)	505/2113	46
Bockwurst, Brötchen, Senf (170 g)	470/1966	60
Cheeseburger (117 g)	303/1268	37
Currywurst, Ketchup (210 g)	516/2159	58
Dönerkebab (290 g)	614/2569	49
Hamburger (103 g)	254/1063	31
Hotdog (195 g)	485/2029	60
Pizza (205 g)	476/1992	54
Portion Pommes frites (330 g)	778/3255	62

Ξ

völlig fehlen. Darüber hinaus besteht Fast Food zum großen Teil aus minderwertigen Zutaten (Weißmehlerzeugnissen, Zucker, Fertigsaucen und Fleischprodukten mit zahlreichen Lebensmittelzusatzstoffen).

Gesündere Alternativen zu den amerikanischen Schnellrestaurantketten stellen orientalische oder asiatische Imbissstuben dar: Sie bieten mehr Auswahl und viele gemüsereiche Gerichte. Doch auch europäische und amerikanische Fast-Food-Gaststätten bieten mittlerweile in zunehmendem Maß auch vollwertige und vegetarische Alternativen oder »Light-Versionen« der bislang üblichen Schnellimbissgerichte an. In vielen Städten gibt es inzwischen außerdem vegetarische und Vollwert-Imbisslokale bzw. -Büfetts (z. B. in manchen Naturkostläden), auf die als gesündere Alternative zum herkömmlichen Fast Food zurückgegriffen werden kann.

LESETIPP:

ANNEGRET BRÜNING UND BIRGIT SESTERHENN-GEBAUER: *Fast Food. Bunt, fantasievoll und weltweit heiß geliebt. Mannheim (Bibliographisches Institut) 1999.*

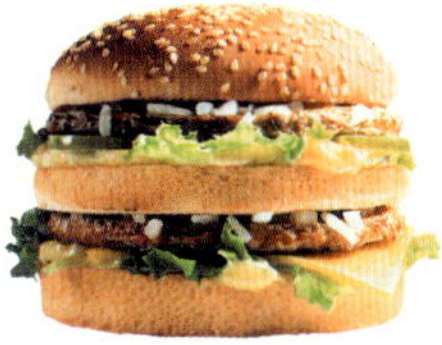

Fast Food: Hamburger

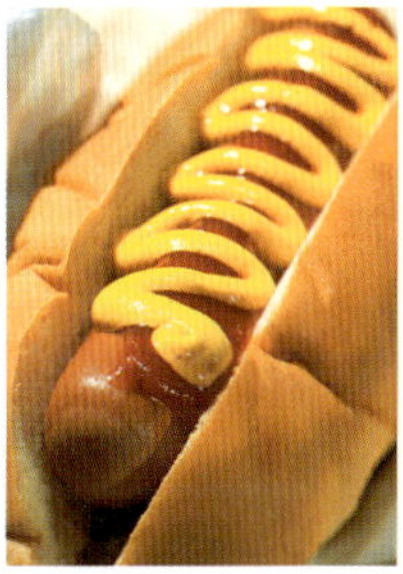

Fast Food: Hotdog

Fäulnis: Abbau und Zersetzung organischer Substanzen (beispielsweise Lebensmittel) durch Mikroorganismen (v. a. Bakterien) unter anaeroben Bedingungen, d. h. unter Sauerstoffabschluss. Da Fäulnis sich nur schwer von dem Sauerstoff benötigenden Vorgang der Verwesung abgrenzen lässt, werden im allgemeinen Sprachgebrauch alle Zersetzungsprozesse als Fäulnis bezeichnet, so beispielsweise auch die Zersetzung von Fleisch oder Fisch **(Fleischfäulnis, Fischfäulnis)** durch aerobe, d. h. Sauerstoff benötigende Bakterien, Hefen oder Pilze.

Der bei Fäulnisprozessen auftretende unangenehme Geruch entsteht v. a. durch Ammoniak, Schwefelwasserstoff und z. T. giftige Ei-

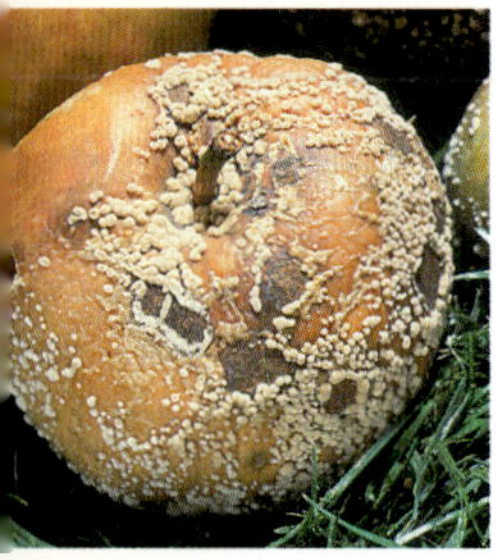

Fäulnis: faulender Apfel

weißabbauprodukte. Da die Gefahr einer →Lebensmittelvergiftung besteht, sollten alle Lebensmittel, die unangenehm riechen oder großflächige faule Stellen aufweisen, nicht mehr verzehrt werden. Viele Fäulniserreger reagieren empfindlich auf Säuren, weshalb manche Lebensmittel mithilfe von Säuren haltbar gemacht werden (→einlegen, →Konservierungsmethoden, S. 382 ff.).

Favismus, Bohnenkrankheit, Fabismus: vorwiegend im Mittelmeerraum und in Schwarzafrika vorkommende, seltene Erbkrankheit, bei der in den roten Blutkörperchen ein Mangel an dem Enzym Glucose-6-Phosphatdehydrogenase vorliegt. Als Folge kommt es nach dem Genuss von Dicken Bohnen (→Bohnen), hervorgerufen durch darin enthaltene Substanzen, zur so genannten hämolytischen Anämie, bei der die roten Blutkörperchen zerstört werden. Verschiedene Arzneimittel, u. a. Sulfonamide, können die Krankheit ebenfalls auslösen. Zu den Symptomen zählen Übelkeit, Erbrechen und Durchfall. Bei Kindern kann Favismus zum Tod führen. Eine Therapie gibt es nicht, die Auslöser der Erkrankung müssen daher gemieden werden. Falls es zu einer hämolytischen Krise kommt, bei der die Körperzellen nicht mehr mit ausreichend Sauerstoff versorgt werden, ist eine Bluttransfusion nötig.

Fäzes: →Stuhl.

Federwild, Flugwild, Wildgeflügel: die jagdbaren Vögel.

Arten: Zu den am häufigsten verzehrten Wildhühnern zählt der **Fasan** (Phasianus), ein asiatischer Vogel, der seit dem Altertum in Europa eingebürgert ist. Die bekanntesten Rassen Jagdfasan, Mongolischer Fasan, Ringfasan und Tenebrosus zeichnen sich alle durch helles, muskulöses Fleisch aus. Nahezu in ganz Europa und in Asien kommt das v. a. auf Feldern und Wiesen lebende braungraue **Rebhuhn** (Perdix perdix) vor, das als besondere Delikatesse gilt. Es ist reich an B-Vitaminen (Niacin, Folsäure, Pantothensäure) und Vitamin C; zudem enthält es viel Eisen und Kalium. In Deutschland ist die Jagd auf Rebhühner nur dort gestattet, wo die Bestände entsprechenden Zuwachs aufweisen. Die →Wachtel wird nur in südlichen Ländern bejagt; bei uns stammt sie ausschließlich aus Zuchtbetrieben. Die blaugrau gefiederte Ringeltaube (Columba palumbus) ist die häufigste in Europa vertretene Art der **Wildtaube**; sie zeichnet sich durch ein sehr zartes, wohlschmeckendes Fleisch aus. Das weltweit am häufigsten vorkommende Federwild sind Wildenten und Wildgänse. **Wildenten** haben dunkelrotes Fleisch. Am häufigsten kommt die Stockente (Anas platyrhynchos) auf den Markt, die z. T. aus landwirtschaftlichen Betrieben stammt; wohlschmeckender sind die kleine Krickente (Anas crecca) mit grauem Gefieder und die Knäkente (Anas querquedula). **Wildgänse** kommen bei uns nur selten in den Handel. Die beliebteste und schmackhafteste Art ist die Graugans (Anser anser), die in Europa und Asien vorkommt und ein fettarmes, aromatisches Fleisch liefert. Fast alle zum Verzehr angebotenen Wildvögel stammen heute nicht mehr aus freier Wildbahn, sondern aus Zuchtbetrieben. Sie sind größer und ihr Fleisch ist fettreicher als das ihrer frei lebenden Artgenossen.

Verwendung und Gesundheitswert: Federwild wird in Stücken oder ganz zubereitet. Als schmackhafteste Teile gelten Brust und Keule. Aus freier Wildbahn stammende Vögel können ebenso wie Zuchttiere Träger von Krankheitserregern sein. Da es für erlegte Wildvögel keine generelle medizinische Untersuchung gibt, ist es ratsam, das Fleisch mindestens zehn Minuten lang auf 80 °C zu erhitzen, es also gut durchzubraten bzw. durchzukochen, um mögliche Krankheitskeime abzutöten. Durch alkoholhaltige →Wildbeizen lassen sich Krankheitserreger entgegen einer weit verbreiteten Annahme nicht abtöten.

Fehl|ernährung: Ernährungsweise, bei der die Zufuhr eines oder mehrerer lebenswichtiger Nährstoffe bzw. die Energiezufuhr nicht dem Bedarf entspricht. Langfristig wird dadurch die Entstehung gesundheitlicher Schäden, v. a. →ernährungsmitbedingter Erkrankungen, gefördert. Typische Beispiele für eine Fehlernährung sind einseitige →Gewichtsreduktionsdiäten sowie →Ernährungsfehler durch unausgewogene Lebensmittelauswahl.

Fehlrippe: →Mittelrippenstück.

Feige: Frucht des Essfeigenbaums (Ficus carica), der wild nur vom Mittelmeergebiet bis Nordwestindien, kultiviert und eingebürgert aber auch in vielen anderen tropischen und suptropischen Ländern vorkommt. Die Schale der birnenförmigen Frucht ist grünlich bis violett-schwarz, das Fruchtfleisch rosa bis rötlich. (Je dunkler die Schale der Feige, umso saftiger und süßer ist die Frucht.) Feigen werden frisch oder getrocknet verzehrt sowie u. a. zur Herstellung von Marmelade verwendet. In der Medizin dienen sie v. a. als mildes Abführmittel. Frische, reife Feigen sind von einem weißlichen Zuckerfilm überzogen und verderben leicht; daher sollten sie nach dem Kauf möglichst bald verzehrt werden. Feigen sind leicht verdaulich

Feigen

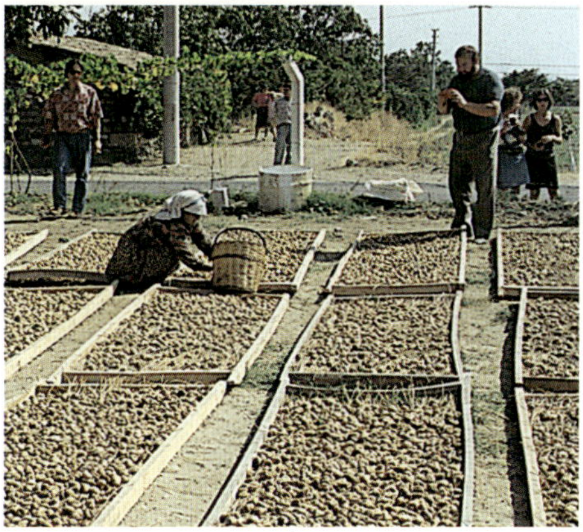

Feigen: Trocknung

und reich an Ballaststoffen, Vitaminen (v. a. Biotin) und Mineralstoffen (v. a. Kalium, Kalzium). Sie haben einen hohen Zuckergehalt: Frische Feigen enthalten ca. 16% Zucker, getrocknete rund 60%. Trockenfeigen werden häufig von Schimmelpilzen befallen, die giftige Aflatoxine bilden. Unreife Feigen enthalten einen Milchsaft (Latex), der Hautausschläge und Juckreiz auslösen kann.

Feijoa [fe'dʒɔ:a], **Ananas-Guave,** kleine, eiförmige, 3–5 cm lange Beerenfrucht des in Südamerika heimischen, mit dem Guavenbaum verwandten Feijoastrauchs (Acca sellowiana, Feijoa sellowiana). Sie wird heute in Kalifornien, Florida, Neuseeland, Israel und Südeuropa angebaut, hat eine ledrige, graugrüne Schale und weiches, geleeartiges Fruchtfleisch mit säuerlich-süßem, an Ananas erinnerndem Geschmack. Die Feijoa wird roh oder als Zutat zu Süßspeisen verzehrt sowie zur Herstellung von Konfitüren und Gelees verwendet und hat einen hohen Gehalt an Vitamin C.

Feinbackwaren, feine Backwaren: →Gebäck.

Feingold-Diät: von dem amerikanischen Kinderarzt Benjamin Feingold erstmals 1973 veröffentlichte Ernährungs- und Diäthypothesen zur Behandlung des →hyperkinetischen Syndroms. Feingold geht davon aus, dass es sich bei diesem Syndrom um eine Unverträglichkeit gegenüber synthetischen Farb- und Aromastoffen in der Ernährung sowie gegenüber natürlicherweise in Lebensmitteln vorkommenden Salicylaten handelt.

In der Feingold-Diät sind daher zwei Gruppen von Lebensmitteln verboten: Lebensmittel mit einem hohen Gehalt an natürlichen Salicylaten (z. B. Mandeln, Aprikosen, Beeren, Kirschen, Weintrauben, Apfelsinen, Pfirsiche) und alle Lebensmittel, denen synthetische Farb- und Aromastoffe zugesetzt wurden. Darüber hinaus verbietet die Feingold-Diät, deren Empfehlungen sich in der Vergangenheit immer wieder änderten, bestimmte Medikamente wie Acetylsalicylsäure, Hustensäfte, Antazida sowie manche Zahncremes, Mundwässer und Parfums.

Ernährungswissenschaftliche Sicht: Verschiedene Studien haben gezeigt, dass sich nur bei einem geringen Prozentsatz der Kinder mit hyperkinetischem Syndrom die Symptome durch die Feingold-Diät besserten, wobei Placeboeffekte nicht auszuschließen sind. Wissenschaftler kritisieren, dass Feingolds Fallbeschreibungen und Therapiemethoden widersprüchlich sind und schulmedizinischen Standards nicht entsprechen.

Feinkost: Lebensmittel, die besonders sorgfältig ausgewählt und hergestellt werden, z. B. feine Fertigsalate, Pasteten, Aspikwaren, Würzsaucen sowie Wurst- und Käsesorten von besonders hoher Qualität.

Feinkostsalate: →Fertigsalate.

Felchen, Maränen, Renken, wiss. Name **Coregonus:** Gattung bis 75 cm langer, lachsartiger Fische mit großem Arten- und Formenreichtum, die in küstennahen Meeresteilen des Nordatlantiks und des nördlichen Pazifiks sowie in Süß- und Brackgewässern Nordamerikas und der nördlichen und gemäßigten Zonen Eurasiens verbreitet sind. Man unterscheidet Schwebrenken (von Plankton lebende Freiwasserfische) und Bodenrenken, die in Bodennähe leben und sich von kleinen Bodentieren ernähren. Es gibt Arten, die aus dem Brackwasser der Küsten zum Laichen die Flüsse hinaufwandern, und stationäre Arten, die in Flüssen sowie in fast allen mitteleuropäischen Seen vorkommen. Bekannte Arten sind die Große Bodenrenke (Große Maräne, Sandfelchen, Coregonus nasus), die u. a. in norddeutschen Seen und Alpenseen verbreitet ist, und die Große Schwebrenke (Blaufelchen, Coregonus lavaretus), die in Alpen- und Voralpenseen und der Ostsee vorkommt und auch gezüchtet wird. Die Kleine Schwebrenke (Edelmaräne, Nordseeschnäpel, Coregonus oxyrhynchus) ist in Salzwasser (Ostsee, küstennahe Nordseegewässer) verbreiteter als andere Felchenarten, kommt aber auch in den Voralpenseen vor. Die Kleine Bodenrenke (Coregonus pidschian) lebt in Seen des Alpengebietes, die Kleine Maräne (Zwergmaräne) in der Ostsee und in den schleswig-holsteinischen und mecklenburgischen Seen. Die schlanken, silbrig glänzenden Fische haben ein weißes, wohlschmeckendes, ziemlich fettarmes Fleisch, das reich an Jod,

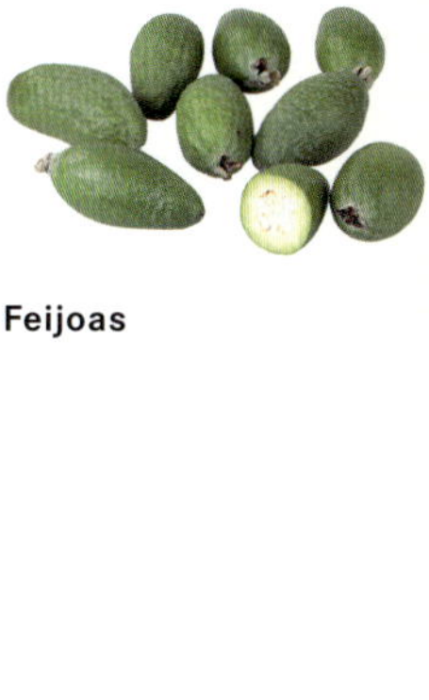

Feijoas

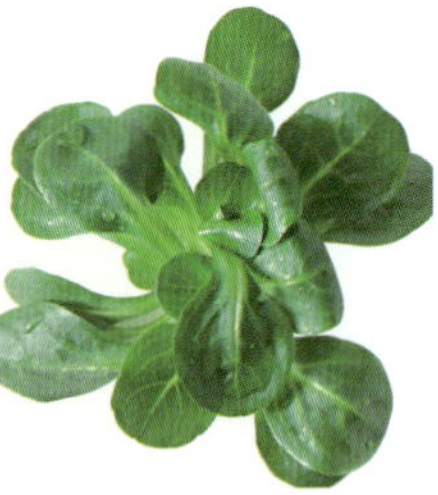

Feldsalat

Zink, Vitamin D und Vitamin B_{12} ist. Sie werden meist wie Forellen zubereitet und gelten geräuchert als Delikatesse.

Feldsalat, Ackersalat, Nüsslisalat, Rapunzel, wiss. Name **Valerianella locusta:** Kulturform eines einjährigen, 10–20 cm hohen Krautes, das früher u. a. an Feldrändern geerntet wurde. Der Salat, der sich durch ein charakteristisches Nussaroma auszeichnet, welkt, vergilbt und fault sehr rasch und sollte daher möglichst frisch verzehrt werden. Feldsalat ist sehr reich an Eisen, Kalium, Betakarotin, Folsäure und Vitamin C. Allerdings kann er, insbesondere wenn es sich um Treibhausware handelt, auch größere Mengen an →Nitraten enthalten.

Feldthymian, Quendel, Wilder Thymian: eine Art des →Thymians.

Felsenfetthenne, Felsenmauerpfeffer: →Tripmadam.

Fenchel, wiss. Name **Foeniculum:** Gattung der Doldenblütler mit drei Arten im Mittelmeergebiet und Orient: gelb blühende, würzig riechende, bis 1,5 m hohe Stauden mit mehrfach fein fiederschnittigen Blättern. Die bekannteste Art ist der Echte Fenchel (Foeniculum vulgare). Die Unterart Gartenfenchel (ssp. vulgare) wird seit dem Altertum v. a. in Südosteuropa kultiviert, wobei zwei Sorten zu unterscheiden sind: Die nach Anis schmeckenden Samen des **Gewürzfenchels** (Süßer Fenchel, var. dulce), die zum Würzen z. B. von Fisch- und Fleischgerichten und Gebäck sowie zur Herstellung von Fencheltee (→Kräutertees) verwendet werden, enthalten ätherische Öle, die gegen Verdauungsstörungen, Völlegefühl und Blähungen helfen. Fette oder schwer verdauliche Speisen werden durch Beigabe von Fenchelsamen bekömmlicher. Die zwiebelartig verdickten, grundständigen Blattscheiden des v. a. in Italien angebauten **Gemüsefenchels** (Knollenfenchel, var. azoricum) werden als Gemüse oder Salat verzehrt. Ihr mild-süßlicher Geschmack erinnert ein wenig an Anis. Gemüsefenchel ist sehr reich an Vitaminen (Betakarotin, Folsäure, Vitamin C, K und E) und Mineralstoffen (Kalium, Kalzium, Magnesium, Eisen, Mangan). Allerdings hat er häufig einen hohen Nitratgehalt.

Fencheltee: ein →Kräutertee.

Fermentation: Umsetzung biologischer Materialien, die durch Enzyme katalysiert und durch Sauerstoffentzug, Belüftung, Wärme, Licht oder Dunkelheit beeinflusst oder gelenkt wird. Die Enzyme werden entweder aus dem biologischen Material selbst freigesetzt oder durch Mikroorganismen (Hefen, Pilze, Bakterien) eingeführt. Fermentation findet z. B. bei →Gärungen, der Käsebereitung und der Herstellung vieler Getränke und Lebensmittel statt. Bei der Tabak-, Kakao- und Teefermentation (→Kakao, →Tee) werden durch den Fermentationsprozess die charakteristischen Aroma- und Farbstoffe gebildet.

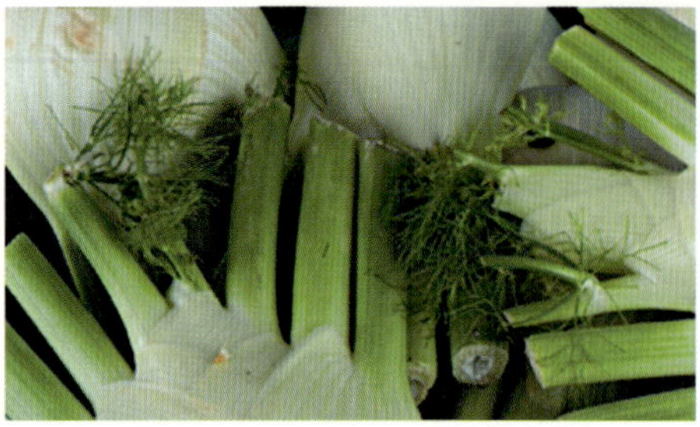

Fenchel: Gemüsefenchel

Fermente: veraltete Bezeichnung für →Enzyme.

Ferritin: eine Verbindung aus Eiweiß und Eisen, die der Speicherung und dem Transport des in der Nahrung enthaltenen Spurenelements →Eisen im Körper dient. Im menschlichen Organismus kommt das Ferritin u. a. in der Dünndarmschleimhaut, in bestimmten Zellen des Immunsystems (z. B. Makrophagen), zu geringen Teilen auch im Blut und v. a. in der Leber vor. Ferritin entsteht beim Abbau des roten Blutfarbstoffs Hämoglobin in der Milz und wird dann zur Leber transportiert. Hat der Organismus Bedarf an Eisen, kann das im Ferritin enthaltene Eisen freigesetzt werden.

Fertiggerichte: →S. 208 ff.

Fertigsalate, Feinkostsalate: 1) frische Blatt- bzw. Rohkostsalate, die fertig geputzt und geschnitten in diversen Mischungen in Plastiktüten angeboten werden. Durch das Schneiden und Lagern gehen viele wertvolle Vitamine und sekundäre Pflanzenstoffe verloren. Solche Salate sollten im Kühlschrank gelagert und rasch verbraucht werden.

2) v. a. in Feinkostgeschäften erhältliche, bereits mit Mayonnaise, Essig und Öl oder anderen Dressings angemachten Salate, die außer Rohkost auch noch diverse andere Zutaten enthalten können, z. B. Fleisch-, Wurst-, Fisch-, Eier- oder Muschelsalat. Solche Fertigsalate enthalten in der Regel verschiedene Lebensmittelzusatzstoffe (z. B. Emulgatoren, Stabilisatoren, Verdickungsmittel, Konservierungs- und Süßstoffe; in Fleischsalaten können außerdem Nitritpökelsalz, Phosphate und Geschmacksverstärker enthalten sein). Mit →Mayonnaise oder mayonnaisehaltigen Dressings angemachte Salate sind zudem sehr kalorienreich. Fertig angemachte Salate müssen stets kühl gelagert werden; Salate ohne Konservierungsstoffe sollten innerhalb eines Tages nach Anbruch verzehrt werden; chemisch konservierte Erzeugnisse halten drei bis vier Tage.

Fertigsaucen: fertig zubereitete Saucen, z.B. für Salate, gebratenes bzw. gegrilltes Fleisch oder Fisch. Fertigsaucen enthalten häufig viel Kochsalz, Zucker, oft auch Mayonnaise, und sind sehr kalorienreich. Außerdem enthalten sie verschiedene Lebensmittelzusatzstoffe (u.a. Geschmacksverstärker, Farb- und Konservierungsstoffe). Vitamine und andere wertvolle Inhaltsstoffe der Grundzutaten gehen bei der Herstellung und Lagerung größtenteils verloren; daher ist es empfehlenswert, Saucen nach Bedarf aus frischen Zutaten selbst herzustellen.

Fesen: →Dinkel.

Festigungsmittel: Lebensmittelzusatzstoffe, die dafür sorgen, dass Lebensmittel wie Obst und Gemüse bei und nach der Verarbeitung ihre Festigkeit und Frische behalten und nicht matschig oder breiig werden. So wird ein appetitliches Aussehen bewahrt und ein Auslaugen wertvoller Inhaltsstoffe (Vitamine, Mineral- und Aromastoffe) verhindert. Festigungsmittel werden überwiegend auf der Oberfläche von Lebensmitteln aufgebracht.

Die einzelnen Festigungsmittel:

Natriumlaktat (E 325), Kaliumlaktat (E 326) und **Kalziumlaktat** (**E 327**, Calciumlactat) werden auch als Salze der Milchsäure deklariert und chemisch aus Milchsäure hergestellt. Man verwendet sie zur Oberflächenbehandlung von Käse, Konfekt, Fleisch und Geflügel (wobei sie gleichzeitig die Haltbarkeit verlängern). Laktate sind für Lebensmittel (mit Ausnahme von Säuglingsnahrung) ohne Höchstmengenangaben zugelassen und in gesundheitlicher Hinsicht unbedenklich.

Kalziumtartrat (**E 354**, Calciumtartrat, auch deklariert als Salze der Weinsäure oder Tartrat) ist das Kalziumsalz der Weinsäure, das in gebundener Form in vielen Früchten vorkommt. Hergestellt wird es durch chemische Synthese aus Weinstein, einem Nebenprodukt bei der Weinherstellung. Kalziumtartrat ist als Lebensmittelzusatzstoff ohne Höchstmengenbeschränkung zugelassen; es dient auch als Säuerungsmittel und Säureregulator und wird u.a. für Backpulver, Frucht- und Gemüsekonserven verwendet. Der ADI liegt bei 0–30 mg pro Kilogramm Körpergewicht. In gesundheitlicher Hinsicht ist Kalziumtartrat unbedenklich.

FETT- UND ENERGIEGEHALT IN FERTIGSALATEN

Lebensmittel (pro 100 g verzehrbaren Anteil)	Fett (g)	Energie (kcal/kJ)
Champignonsalat	30,7	303/1268
Eiersalat	17,0	193/808
Farmersalat	24,0	242/1013
Fleischsalat	36,0	358/1498
Floridasalat	25,9	289/1209
Geflügelsalat	16,0	207/866
Heringssalat	21,0	227/950
Jägersalat	20,0	212/887
Krabbensalat	35,0	351/1469
Matjessalat	16,2	192/803
Mohrrübensalat	16,1	168/703
Nudelsalat, italienischer	29,0	385/1611
Rindfleischsalat	22,0	246/1029
Russischer Salat	4,0	80/335
Schinken-Lauch-Salat	17,7	217/908
Thunfischsalat	27,0	289/1209
Ungarischer Salat	23,5	248/1038
Waldorfsalat	18,0	206/862
Weißkrautsalat	16,0	183/766

[15]

Kaliumchlorid (E 508) ist das Kaliumsalz der Salzsäure. Es wird durch chemische Aufbereitung aus dem natürlichen, in Salzlagerstätten abgebauten Kalirohsalz hergestellt und härtet die Gele einiger Verdickungsmittel, beispielsweise Carrageen (E 407); außerdem wird

FETT- UND ENERGIEGEHALT IN FERTIGSAUCEN

Lebensmittel (pro 100 g verzehrbaren Anteil)	Fett (g)	Energie (kcal/kJ)
Asiasauce	0,4	150/628
Chilisauce	0,3	105/439
Cocktailsauce	15,0	200/837
Cumberlandsauce	0,4	180/753
Currysauce	15,0	205/858
Grill- und Steaksauce	0,2	139/582
Grüne Pfeffersauce	18,5	199/833
Jägersauce	4,0	74/310
Mango-Chutney	0,2	168/704
Meerrettichsauce	3,7	77/322
Meerrettichsauce mit Mayonnaise	13,0	172/720
Meerrettichsauce mit Sahne	25,5	293/1226
Paprikamark	10,0	166/695
Remoulade, 50% Fett	50,0	500/2192
Barbecue-Relish	1,0	160/669
Schaschliksauce	0,4	105/439
Tacosauce	0,3	100/418
Zigeunersauce	0,2	82/343

[15]

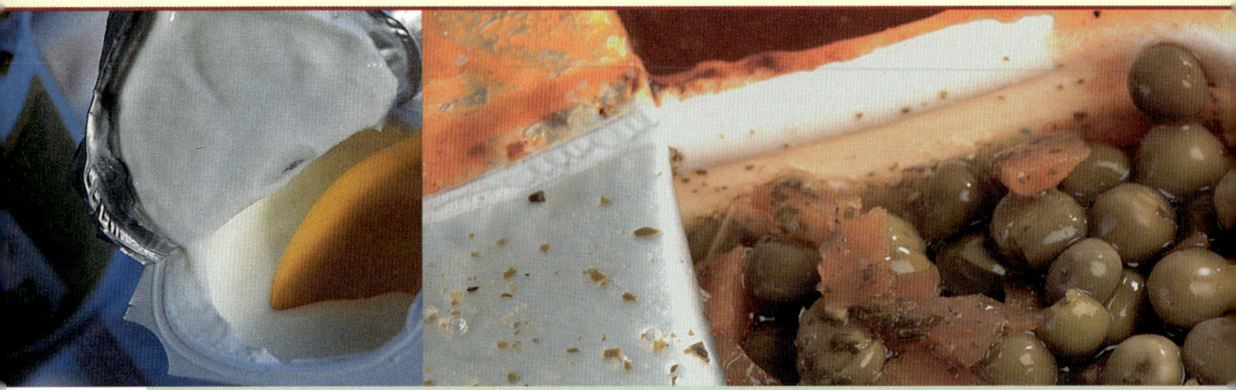

FERTIGGERICHTE

WELCHE FERTIGGERICHTE GIBT ES?

Unter Fertiggerichten versteht man Hauptgerichte, die (abgesehen von einer möglichen Komplettierung) keiner weiteren Ergänzung bedürfen. Es handelt sich dabei hauptsächlich um Menüs, die aus charaktergebenden Bestandteilen (zum Beispiel Fisch, Fleisch, Käse) und Beilagen (etwa Kartoffeln, Nudeln, Gemüse) bestehen. Ein Schema der Deutschen Landwirtschafts-Gesellschaft e. V. teilt sie in verschiedene Gruppen ein: Fleischgerichte mit Beilagen, Fleischgerichte ohne Beilagen, Gemüse-Mischgerichte mit Fleischbeilagen, Suppen, diätetische und nährwertveränderte Fertiggerichte, Brühwürfelerzeugnisse, Saucen und Teigwarengerichte.

Fertiggerichte werden als Konserven, in flüssiger, getrockneter oder pastöser Form sowie als Kühl- (über 0 °C) beziehungsweise Tiefkühlkost (unter −18 °C) angeboten. Je nach Angebotsform sind sie als verzehrfertig oder teilfertig anzusehen. Verzehrfertig bedeutet, dass die Waren gleich verzehrt werden können oder vorher nur noch erhitzt werden müssen (zum Beispiel Menüs für die Mikrowelle). Teilfertig bedeutet, dass diese Produkte neben dem Erhitzen noch weitere kleine Arbeitsschritte benötigen (zum Beispiel Zusetzen von Flüssigkeit oder Vermischen getrennt zu erhitzender Bestandteile). Zu diesen Produkten gehören die Instantsuppen und -saucen, die mit Wasser aufgekocht werden müssen.

VERÄNDERTE ESSGEWOHNHEITEN

Fertiggerichte spielen in der modernen Küche eine wachsende Rolle. Die Entwicklungen der letzten Jahrzehnte (es gibt inzwischen wesentlich mehr Singlehaushalte und weniger große Familien; außerdem gehen in vielen Familien beide Elternteile einer beruflichen Tätigkeit nach) haben das Koch- und Essverhalten geprägt und verändert. Die Zeit, die für die Zubereitung von Speisen verwendet wird, ist stark gesunken. Damit einher geht eine verstärkte Nachfrage nach Fertiggerichten. Diese Produkte enthalten aufgrund ihrer Be- und Verarbeitung Dienstleistungen, die nicht mehr von den Verbrauchern erbracht werden müssen (zum Beispiel Zerkleinern oder Garen von Lebensmitteln), was eine erhöhte Zeiteinsparnis beim Kochen mit sich bringt. Daneben haben vorgefertigte Produkte den Vorteil, dass sie in verschiedenen Größen angeboten werden: So kann ein Produkt als Singleportion und als Familienpackung erhältlich sein.

Weiterhin lassen sich Fertigprodukte in der Regel längere Zeit lagern als frische Lebensmittel. Durch diese lange Haltbarkeit sind sie nahezu jederzeit verfügbar, unabhängig zum Beispiel von der Jahreszeit, was eine sehr rationelle Vorratshaltung ermöglicht. Darüber hinaus bieten Fertigprodukte Konstanz in Geschmack und Qualität. Es besteht zudem die Möglichkeit, Lebensmittel mit bestimmten Inhaltsstoffen anzureichern beziehungsweise Inhaltsstoffe daraus zu entfernen und die auf diese Weise behandelten Lebensmittel als diätetische Produkte anzubieten. So lassen sich beispielsweise kalorienreduzierte, natriumarme, glutenfreie und purinarme Lebensmittel herstellen. Damit wird Personen mit Stoffwechselerkrankungen (zum Beispiel Diabetes mellitus) der Kauf von Lebensmitteln wesentlich erleichtert.

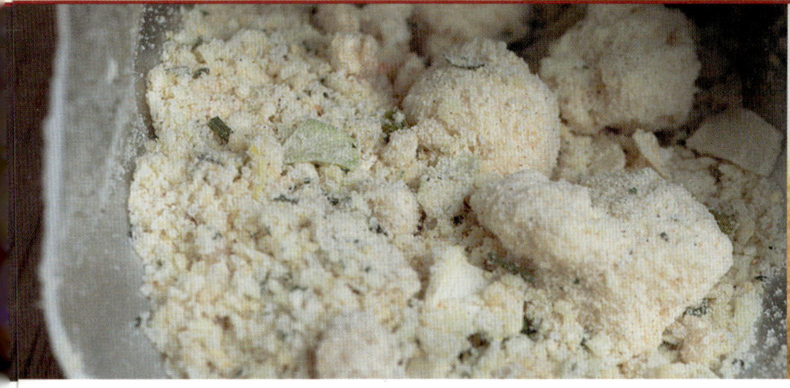

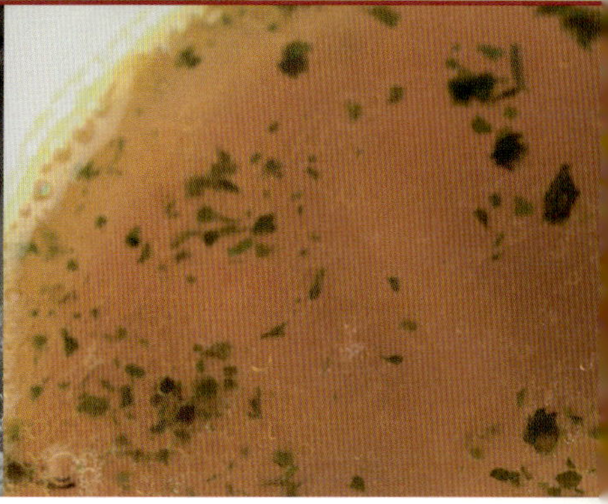

VERARBEITUNG UND KONSERVIERUNG

Die industriell vorgefertigten Lebensmittel und Fertiggerichte werden einer Reihe von Produktionsverfahren unterzogen. Viele dieser Verfahren sind schon lange eingeführt und gängig wie die Pasteurisation, das Sterilisieren von Konservendosen und das Trocknen. Andere Technologien wie die Ultrahocherhitzung zum Abtöten von Keimen und zum langen Haltbarmachen von Grundnahrungsmitteln (etwa H-Milch) oder die keimfreie Verpackung von Getränken sind neueren Datums.

Alle Verfahren zielen darauf ab, gesunde und haltbare Lebensmittel anzubieten. Die meisten angewendeten Verfahren sind denen der häuslichen Verarbeitung ähnlich oder hiervon abgeleitet. Obst wurde auch schon in früheren Zeiten für den Winter eingekocht, Gemüse zur Haltbarmachung in Essig eingelegt, Fleisch und Fisch eingesalzen und bestimmte Lebensmittel (zum Beispiel Obst und Fleisch) wurden getrocknet.

Zu den wichtigsten Konservierungsmethoden gehören Verfahren, die die mikrobielle Sicherheit des Produktes bewirken. Je länger haltbar ein Lebensmittel sein soll, desto besser muss es vor krankmachenden Verderbniserregern geschützt sein. Da Fertiggerichte eine lange Haltbarkeit aufweisen sollen, müssen sie unter anderem Erhitzungsverfahren unterworfen werden, zum Beispiel der Sterilisation, die meist nach Herstellung des Produktes in der Verpackung durchgeführt wird. Daneben können Lebensmittel (zum Beispiel Instantprodukte) durch Trocknung länger haltbar gemacht werden. Viele Fertiggerichte werden auch tiefgekühlt, wodurch enzymatische und mikrobielle Veränderungen verzögert werden, sodass eine Haltbarkeit über Monate hinweg gegeben ist. Bei Fertiggerichten mit mehreren Komponenten (Hauptmenüs oder Eintöpfen mit verschiedenen Zutaten) wird jede Komponente separat verarbeitet und vorerhitzt. Abschließend werden alle Zutaten zusammen in die Verpackung gefüllt.

ZWECKMÄSSIGE VERPACKUNGEN

Die Vermeidung von Lebensmittelvergiftungen und die Keimarmut der Produkte kann nur gewährleistet werden, wenn die Lebensmittel nach der Verarbeitung keimarm verpackt werden. Für Fertiggerichte eignen sich Verpackungen aus Kunststoff, da dieser von Natur aus eine keimarme Verpackungsmöglichkeit ist beziehungsweise sich durch einfache Technologien keimarm machen lässt. Außerdem sind die so verpackten Lebensmittel gut transportfähig, leicht handhabbar und können weiteren Verfahren wie Tiefkühlen unterzogen werden. Für Tiefkühlkost muss der Kunststoff wasserdampfundurchlässig sein.

Daneben ist die Konservendose aus Weißblech eine wichtige Verpackung von Fertiggerichten. Auch Aluminiumverpackungen werden für Fertiggerichte eingesetzt, da sie sich sowohl für Tiefkühlware als auch für Gerichte mit unterschiedlichen Komponenten verwenden lassen.

In den letzten Jahren wurde unter ökologischen Gesichtspunkten zunehmend Kritik an den Kunststoff- und Konservenverpackungen der Fertiggerichte und den damit verbundenen Mengen an Abfall geübt. Man versucht deshalb inzwischen in zunehmendem Maß, Materialien aus nachwachsenden Rohstoffen als Veres als Kochsalzersatzmittel eingesetzt. Kaliumchlorid ist als Lebensmittelzusatzstoff ohne Höchstmengenangaben zugelassen. Größere Mengen von Kaliumchlorid können allerdings abführend wirken.

Kalziumchlorid (**E 509,** Calciumchlorid) ist das Kalziumsalz der Salzsäure und fällt als Nebenprodukt bei der Herstellung von Soda (Natriumkarbonat) an. Empfindliches, d. h. fäulnisanfälliges Obst und Gemüse wird durch ein Bad in Kalziumchlorid gehärtet, sodass die Oberfläche Festigkeit bekommt. Kalziumchlorid ist als Lebensmittelzusatzstoff ohne Höchstmengenbeschränkung zugelassen.

Magnesiumchlorid (E 511) ist das Magnesiumsalz der Salzsäure, das als weißes Kristallpulver vorliegt. Durch seine hohe Wasserbindefähigkeit hält es die Feuchtigkeit auf der Oberfläche von Früchten und Gemüsen. Hergestellt wird es aus Meersalz oder Solequellen. Magnesiumchlorid ist als Lebensmittelzusatzstoff ohne Höchstmengenbeschränkung zugelassen. In gesundheitlicher Hinsicht sind alle drei Chloride unbedenklich.

Natriumsulfat (**E 514,** Glaubersalz) ist das Natriumsalz der Schwefelsäure, das als Nebenprodukt bei der Kochsalzgewinnung anfällt. Es ist als Lebensmittelzusatzstoff ohne Höchstmengenbeschränkungen zugelassen und wird bei vielen Lebensmitteln eingesetzt. Bei den niedrigen Konzentrationen, in denen Natriumsulfat als Lebenmittelzusatzstoff verwendet wird, sind keine gesundheitlichen Beeinträchtigungen zu erwarten. Bei Einnahme höherer Mengen hat es eine stark abführende Wirkung und wird daher vielfach bei Fastenkuren zur Darmentleerung eingenommen. In Apotheken ist es unter der Bezeichnung Glaubersalz erhältlich (→Abführmittel).

Kaliumsulfat (E 515) ist ein Oberbegriff für Kaliumsulfat und Kaliumhydrogensulfat, die Kaliumsalze der Schwefelsäure, die durch chemische Synthese hergestellt werden. Sie sind als Lebensmittelzusatzstoffe ohne Höchstmengenbeschränkung zugelassen und werden bei vielen Lebensmitteln eingesetzt. **Kalziumsulfat** (**E 516**, Calciumsulfat, Gips), das Kalziumsalz der Schwefelsäure, fällt u. a. als billiges Abfallprodukt bei der Herstellung von Weinsäure an. Kalziumsulfat ist für Lebensmittel ohne Höchstmengenangaben zugelassen und wird z. B. für Backmischungen verwendet. In gesundheitlicher Hinsicht sind Kalium- und Kalziumsulfat unbedenklich.

Aluminiumsulfat (E 520), Aluminiumnatriumsulfat (E 521), Aluminiumkaliumsulfat (E 522) und **Aluminiumammoniumsulfat (E 523)** gehören zu den Salzen der Schwefelsäure. Sie werden chemisch aus Aluminiumabfällen hergestellt und zur Erhaltung der Konsistenz von Lebensmitteln verwendet. Zugelassen sind sie nur für Eiklar und kandiertes, kristallisiertes oder glasiertes Obst und Gemüse; die zulässigen Höchstmengen liegen je nach Anwendungsgebiet zwischen 30 und 200 mg pro Kilogramm Lebensmittel (berechnet als Aluminium). Als nur in geringen Mengen verzehrte Lebensmittelzusatzstoffe gelten →Aluminium und seine Verbindungen als unbedenklich; in höheren Mengen können sie gesundheitliche Schäden verursachen.

fettarme Ernährung: eine Kategorie von →Gewichtsreduktionsdiäten.

Fettaustauschstoffe: →Fettersatzstoffe.

Fettbegleitstoffe: Substanzen, die neben den Triglyzeriden (den Hauptbestandteilen pflanzlicher und tierischer Fette) in Fetten enthalten sein können. Dazu zählen u. a. die fettlöslichen Vitamine A, D, E und K, Cholesterin, die Karotinoide, Lezithin, Fettalkohole und Chlorophylle. Von der Art und Menge der enthaltenen Fettbegleitstoffe hängt in hohem Maß der ernährungsphysiologische Wert des jeweiligen Fetts ab. Fette mit einem hohen Anteil an fettlöslichen Vitaminen sind z. B. wertvoller als cholesterinreiche Fette, da Cholesterin die Entstehung von Herz-Kreislauf-Erkrankungen begünstigt.

Fette: Naturstoffverbindungen, deren molekularer Strukturbestandteil Fettsäuren sind.

Nahrungsfette: Das Fett in Lebensmitteln besteht hauptsächlich aus →Triglyzeriden, die aus einem Glyzerinmolekül und drei daran gebundenen Fettsäuren zusammengesetzt sind. Aber auch Mono- und Diglyzeride, d. h. Glyzerinmoleküle mit einer bzw. zwei daran gebundenen Fettsäuren, kommen im Nahrungsfett vor. Die chemischen und physikalischen Eigenschaften von Fetten werden hauptsächlich von den →Fettsäuren bestimmt.

Fettverdauung: Damit das in der Nahrung enthaltene Fett für den Körper verwertbar wird, müssen die Triglyzeride in kleinere Bestandteile (Monoglyzeride, Diglyzeride, Fettsäuren und Glyzerin) gespalten werden. Außerdem muss das Fett wasserlöslich gemacht werden, damit es die Darmwand passieren und über Blut- und Lymphbahnen zu seinem Bestimmungsort gebracht werden kann. Der Fettabbau beginnt bereits im Magen, wo die Enzyme Zungengrund-Lipase und gastrische Triglyzeridlipase bis zu 30 % der Nahrungsfette in kleinere Bestandteile aufspalten. Hauptsächlich findet der Abbau der Nahrungsfette jedoch im Zwölffingerdarm und dem daran anschließenden oberen Dünndarmabschnitt statt. Im Zwölffingerdarm wird das Fett mit Gallensäuren und Bauchspeichel vermischt. Die Gallensäuren bewirken eine Emulgierung des Fetts: Dadurch, dass sie die Oberflächenspannung zwischen Fett und Wasser reduzieren, können sich die Fette im Dünndarminhalt sehr fein verteilen, was durch die Darmbewegung noch gefördert wird. Auf diese Weise wird das Fett für die im Bauchspeichel und Darmsaft vorhandenen Fett spaltenden Enzyme angreifbarer und kann in noch kleinere Bestandteile aufgespalten werden. Diese Spaltprodukte (vorrangig Monoglyzeride und freie Fettsäuren) bleiben mit den Gallensäuren vermischt und bilden Mizellen – wasserlösliche Fetttröpfchen, die auch weitere Bestandteile, z. B. die fettlöslichen Vitamine, enthalten.

Die Mizellen gelangen nun durch Diffusion in die Darmschleimhautzellen. Dort werden sie durch Enzyme noch weiter aufgespalten, sodass freie Fettsäuren entstehen. Handelt es sich bei diesen um kurz- oder mittelkettige Fettsäuren, d. h. besitzen sie eine Kettenlänge von bis zu zwölf Kohlenstoffatomen, können sie die

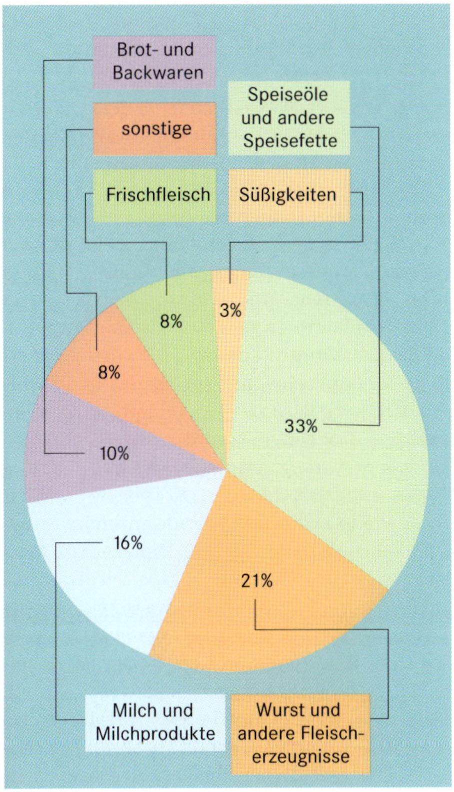

Fette: durchschnittlicher Anteil verschiedener Lebensmittelgruppen am Fettkonsum

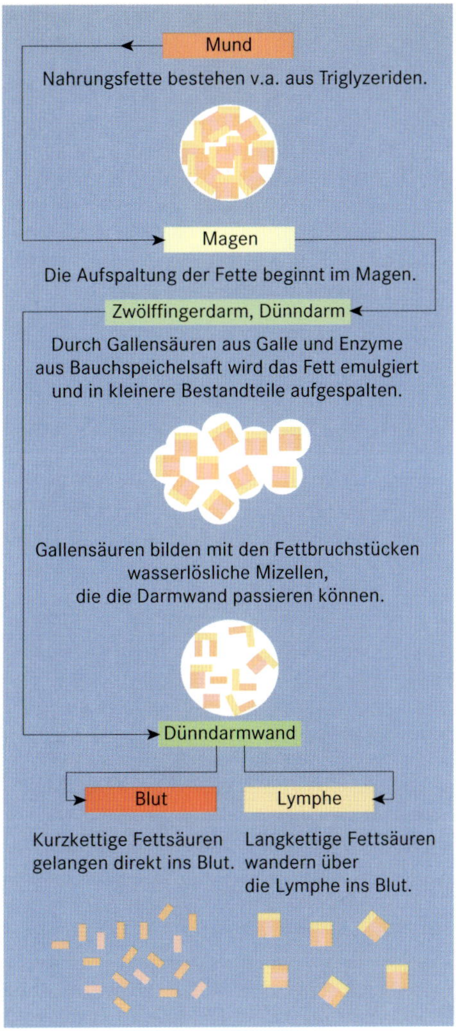

Fette: Fettverdauung

Zellwände ungehindert passieren und gelangen ins Pfortaderblut. Im Blut werden sie an Albumin, ein Eiweiß, gebunden und zu den Körperzellen transportiert. Die langkettigen Fettsäuren hingegen können die Zellwände nicht passieren und werden durch Veresterung wieder in Triglyzeride umgewandelt. Diese werden dann von einem Eiweißmantel umhüllt. Fettsäuren und Eiweißmantel bilden zusammen die so genannten →Chylomikronen, die nun an die Lymphbahn abgegeben werden und von dort schließlich in die Blutbahn gelangen. Ein weiteres Enzym spaltet sie in freie Fettsäuren und Glyzerin; diese freien Fettsäuren können nun in die Körperzellen transportiert werden. Im Fettgewebe und in der Leber werden die freien Fettsäuren aus den Chylomikronen erneut in Triglyzeride umgewandelt. Die über die Leber ins Blut freigesetzten Triglyzeride werden dann an andere →Lipoproteine gebunden, damit sie im Blut zirkulieren können.

Funktionen: Fett wird von allen Zellen des Körpers u. a. zum Aufbau der Zellwände (Membranen) benötigt. Außerdem dient es dem Körper aufgrund seiner Energiedichte als

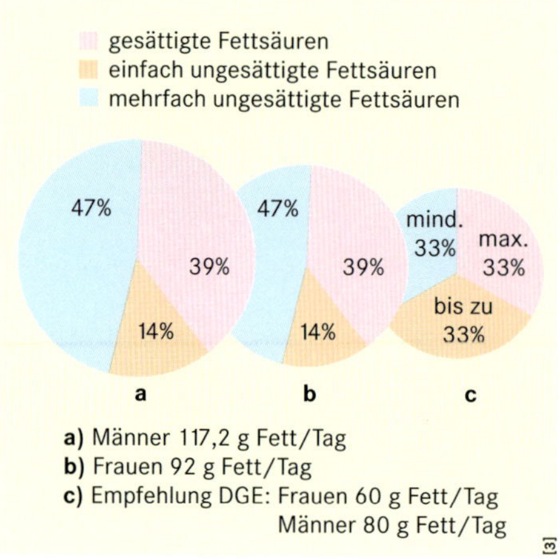

Fette: durchschnittliche Fettaufnahme in Deutschland im Vergleich zu den Empfehlungen der Deutschen Gesellschaft für Ernährung

Hauptenergielieferant (im Vergleich zu Eiweiß und Kohlenhydraten ist Fett sehr energiereich: 1 g Fett enthält 9 kcal/38 kJ). Weiterhin ist es ein wichtiger Wärmeschutz; zu diesem Zweck wird es unter der Haut abgelagert. Auch um viele Organe bildet Fett einen schützenden Mantel, der u. a. Stöße abfängt (→Fettgewebe). Ohne Fett können auch lebenswichtige fettlösliche Vitamine nicht vom Körper aufgenommen werden. In der Nahrung ist Fett ein Geschmacksträger; fettreiche Nahrung ist außerdem in der Regel sättigender als fettarme.

FETT: RICHTWERTE FÜR DIE TÄGLICHE ZUFUHR

Alter	Fettzufuhr (% der Energie)
Säuglinge	
0 bis unter 4 Monate	45-50
4 bis unter 12 Monate	35-45
Kinder	
1 bis unter 4 Jahre	30-40
4 bis unter 15 Jahre	30-35
Jugendliche und Erwachsene	
ab 15 Jahre	30
Schwangere ab 4. Monat	30-35
Stillende	30-35

[3]

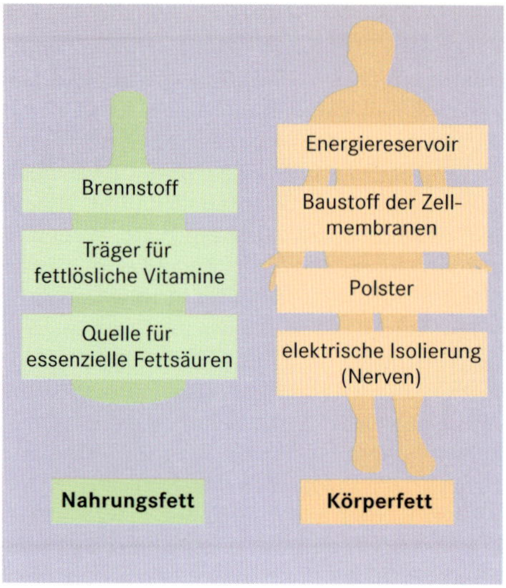

Fette: Funktionen von Nahrungs- und Körperfett

Zufuhr: Der Anteil von Fett an der Gesamtenergiezufuhr sollte den Empfehlungen der Deutschen Gesellschaft für Ernährung zufolge 30% nicht überschreiten – das entspricht etwa 80–100 g Fett pro Tag. Bei Kindern und Jugendlichen, insbesondere in den ersten zwei Lebensjahren und während der Pubertät, darf der Anteil des Fetts an der Energiezufuhr auch höher liegen, damit der für das Wachstum nötige erhöhte Energiebedarf gedeckt werden kann. Auch bei Schwangeren und Stillenden darf die Fettzufuhr etwas höher sein.

Mangel: Ein Mangel an Nahrungsfett kommt in den Industriestaaten nur selten vor, z. B. bei Erkrankungen wie Magersucht oder bei bestimmten →Fettstoffwechselstörungen. In der Regel geht ein Fettmangel mit einer unzureichenden Energiezufuhr einher – es kann zu Unterernährung kommen. Aufgrund der meist damit verbundenen Unterversorgung mit essenziellen Fettsäuren können wichtige körpereigene Substanzen nicht mehr gebildet werden. Zu den Symptomen eines Mangels an essenziellen Fettsäuren gehören Hautveränderungen und erhöhte Infektionsanfälligkeit. Bei Kindern kann es zu Wachstumsstörungen kommen.

Überschuss: In den Industriestaaten ist die Nahrung in der Regel zu fettreich; durchschnittlich werden rund 40 % der gesamten Kalorien in Form von Fetten aufgenommen, oft über →versteckte Fette (z. B. in Käse, Wurst oder Fertiggerichten). Die →sichtbaren Fette, zu denen auch die →Speisefette zählen, machen gut ein Drittel der aufgenommenen Fettmenge aus. Eine erhöhte Fettzufuhr führt wegen des hohen Energiegehalts des Fetts oft zu →Übergewicht. Durch einen Anstieg der Blutfettwerte, der zu einem gewissen Anteil durch eine zu hohe Zufuhr an Nahrungsfetten hervorgerufen wird (→Hypercholesterinämie, →Hypertriglyzeridämie), erhöht sich zudem das Risiko für Herz-Kreislauf-Erkrankungen.

LESETIPP:

ULRICH KLEVER: *Klevers Kompass Kalorien und Fette 2001/02. München (Gräfe & Unzer) 2000.*

Fett|ersatzstoffe, Fettaustauschstoffe: Substanzen, die von der Lebensmittelindustrie zur Senkung des Fettkonsums entwickelt wurden und in Speisen die gleiche Funktion erfüllen wie normale Fette, aber einen geringeren Kalorien- und Cholesteringehalt haben. Das herkömmliche Nahrungsfett kann durch Fettersatzstoffe teilweise oder völlig ersetzt werden. Man unterscheidet zwischen synthetischen und aus natürlichen Ausgangsprodukten (Eiweiß, Kohlenhydraten) hergestellten Fettersatzstoffen.

Fettersatzstoffe aus natürlichen Ausgangsprodukten gelten als gesundheitlich unbedenklich und müssen daher nicht gesetzlich zugelassen oder gekennzeichnet werden. Sie schmecken ähnlich wie Fett, haben aber bedeutend weniger Kalorien. Allerdings vertragen sie keine Temperaturen über 100 °C, eignen sich also nicht zum Kochen, Backen, Braten und Frittieren, sondern können lediglich kalten Speisen (Joghurt, Speiseeis, Süßspeisen, Saucen, Mayonnaise usw.) beigemischt werden, um deren Fett- und Kaloriengehalt zu reduzieren.

Ausgangssubstanzen für Fettersatzstoffe auf Kohlenhydratbasis sind Mais-, Kartoffel- und Tapiokastärke, die in Wasser stark aufquellen, sodass eine weiche, cremige Masse entsteht. 1 g einer solchen Mischung ersetzt 1 g Fett und hat statt 9 kcal/38 kJ nur 1 kcal/4 kJ. Gekennzeichnet werden solche Fettersatzstoffe lediglich als »Kohlenhydrate« im Rahmen der Nährwertangaben oder als »modifizierte Stärke« in der Zutatenliste.

Fettersatzstoffe auf Eiweißbasis bestehen aus zu winzigen Kügelchen zerkleinerten Eiweißen, die ebenfalls so mit Wasser vermischt werden, dass 1 g nur noch einen Energiegehalt von ca. 1 kcal/4 kJ hat. Sie werden auf der Zutatenliste als Molkeneiweiß oder Molkenprotein deklariert.

Bekanntester Vertreter der synthetischen Fettersatzstoffe ist das nur in den USA zugelassene **Olestra®**, ein Polyester aus Saccharose und Fettsäuren von Sojabohnen-, Mais- und Baumwollsaatölen. Es ähnelt in Geschmack, Konsistenz und Aussehen echtem Fett und ist hitzebeständig, sodass man es zum Braten, Backen und Frittieren verwenden kann. Das Kunstfett ist unverdaulich und liefert somit keine Kalorien; es hemmt allerdings die Aufnahme der fettlöslichen Vitamine (A, D, E und K) und mancher Medikamente und kann ähnlich wie das →Schlankheitsmittel Orlistat (Xenical®) zu Bauchkrämpfen und dünnem Stuhlgang führen.

Ob Fettersatzstoffe zur Gewichtsreduktion beitragen, ist umstritten. Bisherige Studien deuten darauf hin, dass die eingesparten Kalorien durch vermehrte Nahrungsaufnahme kompensiert werden.

Fettfische: alle →Fische mit einem Fettgehalt von mehr als 10 %.

fettfreie Körpermasse: der Anteil des menschlichen Körpers, der kein Fett enthält. Die fettfreie Körpermasse beinhaltet Wasser, Eiweiße und Mineralstoffe. Man errechnet sie, indem man vom Körpergewicht das Gewicht des →Gesamtkörperfetts abzieht. Das wasser- und eiweißhaltige Fettgewebe (ohne Fett) wird im Gegensatz zur fettgewebefreien Masse (der →Lean Body Mass) in die fettfreie Körpermasse mit eingerechnet. Sie dient als ein Maß zur Berechnung der →Körperzusammensetzung. Diese ermöglicht Rückschlüsse auf den Ernährungsstatus und auf die körperliche Aktivität einer Person. Menschen mit einem höheren Anteil an Muskelmasse (z. B. Leistungssportler) haben in der Regel auch einen höheren Anteil an fettfreier Körpermasse als Personen, die kaum Sport treiben.

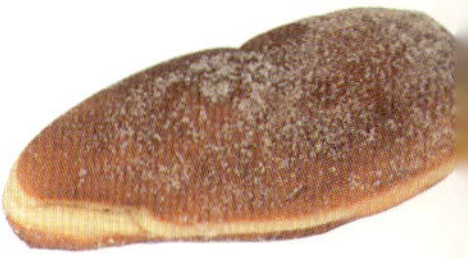

Fettgebackenes: Fastnachtsküchle

Fettgebackenes: meist von Ausbackteig oder Paniermehl umhüllte Speisen, die in siedendem Öl oder Fett schwimmend bei ca. 175 °C →frittiert werden, wie z. B. Krapfen, Berliner, Spritzkuchen, Kartoffelkroketten. Sie sind sehr fetthaltig, da sich durch das Ausbacken der ursprüngliche Fettgehalt ungefähr verdoppelt.

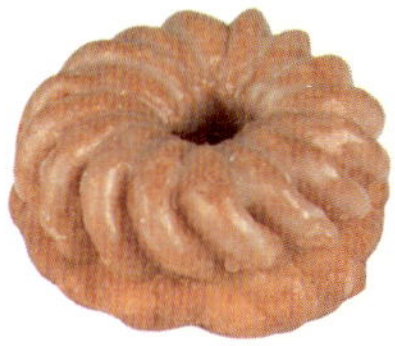

Fettgebackenes: Spritzkuchen

Fettgehalt: Gesamtmenge der Fette und fettähnlichen Stoffe (z. B. Cholesterin), die in einem Lebensmittel enthalten sind. Der Fettgehalt wird häufig in Prozent angegeben (z. B. bei Milch und Sauermilcherzeugnissen). Bei Käse wird der Fettgehalt in der Trockenmasse deklariert. Bei den meisten anderen verpackten Lebensmitteln wird der Fettgehalt in Gramm, bezogen auf 100 g des jeweiligen Lebensmittels, angegeben. Bei Reinfetten wie Talg oder Schmalz beträgt der Fettgehalt 100 % oder nahezu 100 %.

Fettgehalt in der Trockenmasse, Fett i. Tr., F. i. Tr.: Angabe über den Fettgehalt von Käse und Frischkäse in der Gesamtkäsemasse

FETTGEHALT VERSCHIEDENER LEBENSMITTEL

Lebensmittel (pro 100 g verzehrbaren Anteil)	Fettgehalt (g)	Lebensmittel (pro 100 g verzehrbaren Anteil)	Fettgehalt (g)
Pflanzenfett	100,0	**Räucheraal**	28,6
Speiseöl	99,9	**Croissant**	25,8
Butter	83,0	**Kalbsbratwurst**	25,0
Margarine	80,0	**Rinderhackfleisch**	14,0
Erdnüsse	48,1	**Schinken, gesalzen, gekocht**	13,0
Kartoffelchips	39,0	**Ei**	12,0
Streichmettwurst	37,0	**Roggenbrot**	1,2
Kalbsleberwurst	36,0	**Blaubeeren**	0,6
Sahne (30% Fett)	30,0	**Bananen**	0,2
Schweinebauch	29,0	**Kartoffeln**	0,1

ohne Wasser. Der tatsächliche Fettgehalt eines Käses liegt bei etwa der Hälfte des Fettgehaltes in der Trockenmasse.

Fettgehaltsstufe: in Prozent angegebenes Maßverhältnis, das den Gehalt an Fett in 100 g Käse angibt. Laut Käseverordnung werden insgesamt acht Fettstufen unterschieden. Grundlage ist jeweils der Fettgehalt in der Trockenmasse.

VERSCHIEDENE FETTGEHALTSSTUFEN

Fettgehaltsstufe	Fettgehalt in der Trockenmasse
Magerstufe	unter 10 %
Viertelfettstufe	mindestens 10 %
Halbfettstufe	mindestens 20 %
Dreiviertelfettstufe	mindestens 30 %
Fettstufe	mindestens 40 %
Vollfettstufe	mindestens 45 %
Rahmstufe	mindestens 50 %
Doppelrahmstufe	mindestens 60 %, maximal 85 %

Fettgewebe: das Gewebe des menschlichen Körpers, in dessen Zellen Fetttropfen eingelagert sind. Diese Fetttropfen bestehen aus →Triglyzeriden. Einzelne **Fettzellen** (Adipozyten) sind durch elastische Gitterfasern miteinander verbunden und bilden Fettläppchen; der Zusammenschluss zahlreicher Fettläppchen heißt Fettgewebe.

Unterteilt wird das Fettgewebe in →Depotfett und Baufett. Während das Depotfett, das v.a. im Unterhautgewebe und in der Bauchhöhle zu finden ist, überschüssige Energie speichert, die bei Bedarf wieder nutzbar gemacht werden kann, dient das Baufett zur Polsterung bestimmter stark beanspruchter Bereiche des Körpers, zur Abpolsterung von Organen sowie zum Schutz vor Kälte. Im Depotfett wird überschüssige Energie gespeichert, indem die Fetttropfen in den Fettzellen aufquellen. Bei →Fettleibigkeit sind die Fettzellen um ein Vielfaches ihrer ursprünglichen Größe angewachsen.

Wie viel Fettgewebe ein Mensch besitzt, ist in erster Linie erblich bedingt. Im Durchschnitt sind es 16%; allerdings erhöht sich der Anteil des Fettgewebes in der Regel mit dem Alter. Der Körper von Frauen hat einen höheren Anteil an Fett, der v. a. als zusätzliche Energiereserve für die Schwangerschaft dient.

Fettgewebsabsaugung: Entfernung von überschüssigem Fettgewebe durch einen Eingriff der plastischen Chirurgie. Zur Fettgewebsabsaugung werden unter Narkose Kanülen in die betreffende Körperregion eingeführt. Anschließend werden die Fettzellen entweder per Ultraschall zerstört oder eine Vakuumpumpe saugt sie ab. Übergewicht kann durch die Fettgewebsabsaugung nicht behoben werden – nur die Konturen des Körpers werden verändert. Die Krankenkassen beteiligen sich an den Kosten einer Fettgewebsabsaugung nicht.

Fetthärtung: Überführung von Ölen pflanzlicher oder tierischer Herkunft durch chemische Verfahren in einen festen, streichfähigen Zustand. Der Prozess der Fetthärtung wird z.B. zur Herstellung von Margarine genutzt. Um Öl zu härten, wird unter Zuhilfenahme eines Katalysators (in der Regel Nickel) bei einer hohen Temperatur und unter Druck Wasserstoff in das Öl eingeleitet. Daraufhin wird ein gewisser Teil der im Öl enthaltenen ungesättigten in gesättigte →Fettsäuren umgewandelt. Als Folge erhöht sich der Schmelzpunkt des Fetts. Da gehärtete Fette einen geringeren Gehalt an ungesättigten Fettsäuren haben als ungehärtete, sind sie weniger leicht verderblich. Bei der Umwandlung von Ölen in streichfähige Fette entstehen allerdings →trans-Fettsäuren, die u. a. den Cholesterinspiegel anheben und den Fettstoffwechsel ungünstig beeinflussen können. Bei Speisefetten, die durch Fetthärtung hergestellt wurden, muss dies durch den Zusatz »gehärtet« bzw. »z. T. gehärtet« auf der Verpackung angegeben sein.

Fett i. Tr.: →Fettgehalt in der Trockenmasse.

Fettleber, Leberverfettung: Einlagerung von Fett in über der Hälfte der Leberzellen. Ist weniger als die Hälfte der Zellen betroffen, wird dies als Leberzellverfettung bezeichnet. Die Fettleber ist häufig die Vorstufe der →Leberzirrhose, bei der die Leberzellen absterben und durch funktionsuntüchtiges Narbengewebe ersetzt werden.

Symptome und Ursachen: Eine Fettleber äußert sich durch Vergrößerung der Leber und manchmal auch durch Schmerzen im Oberbauch. Ansonsten ruft sie in der Regel keine körperlichen Symptome hervor, sodass sie oft nur bei der Überprüfung der Leberwerte und durch eine Ultraschalluntersuchung festgestellt wird. Häufigste Ursache ist übermäßiger Alkoholkonsum, aber auch Diabetes mellitus, Überernährung und Fettstoffwechselstörungen zählen zu den Auslösern.

Behandlung: Wird die Fettleber durch eine Erkrankung ausgelöst, sollte diese zunächst behandelt werden. Ansonsten besteht die Therapie in erster Linie im Verzicht auf Alkohol sowie in der Reduktion von Übergewicht. Die Fettzufuhr sollte auf maximal 80 g pro Tag beschränkt werden, wobei Lebensmitteln mit einem hohen Anteil an mehrfach ungesättigten Fettsäuren der Vorzug gegeben werden sollte. Durch diese diätetischen Maßnahmen regeneriert sich das Lebergewebe in der Regel.

Fettleibigkeit, Adipositas, Fettsucht: massives →Übergewicht, das nach dem →Broca-Index das Sollgewicht um 20% übersteigt. Bei Zugrundelegung des →Bodymass-Index beginnt Fettleibigkeit ab einem Bodymass-Index von 30. Wird Fettleibigkeit über die →Körperzusammensetzung definiert, so sind der Anteil der Körperfettmasse, das Geschlecht und das Alter entscheidende Faktoren. Bei Frauen liegt der Normwert für den Körperfettanteil zwischen 20 und 30% des Körpergewichts, bei Männern zwischen 10 und 20%. Mit zunehmendem Alter steigt bei beiden Geschlechtern der Körperfettanteil bzw. verringert sich die fettfreie Körpermasse. Die Körperfettmasse wird über eine Messung der →Hautfaltendicke oder mithilfe der →bioelektrischen Impedanzanalyse bestimmt. Fettleibigkeit beginnt bei Frauen, wenn ihr Anteil an Körperfett über 35% liegt, bei Männern bei einem Körperfettanteil von mehr als 25%. Von extremer Fettleibigkeit spricht man bei einem über 45% (bei Frauen) bzw. über 35% (bei Männern) liegenden Anteil an Körperfett.

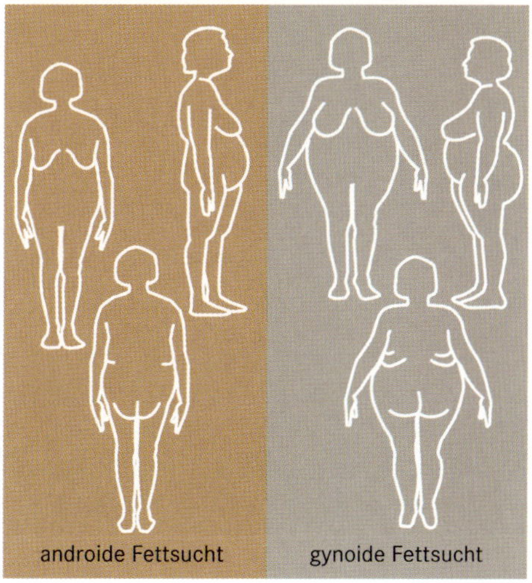

Fettleibigkeit: androide (»Apfeltyp«) und gynoide Fettsucht (»Birnentyp«)

Fettverteilung und gesundheitliche Risiken: Fettleibigkeit erhöht das Risiko für die Entstehung von Krankheiten. Für die Beurteilung des gesundheitlichen Risikos spielt die Verteilung der Fettdepots am Körper eine wichtige Rolle. Zur Messung der Fettverteilung werden Körperumfangmessungen herangezogen, z. B. die Messung des Taillenumfangs. Bei Männern ist das Risiko für die Entstehung von Krankheiten bei einem Taillenumfang von über 94 cm erhöht, bei einem Taillenumfang von mehr als 102 cm sogar deutlich erhöht. Für Frauen stellt ein Taillenumfang von mehr als 80 cm ein er-

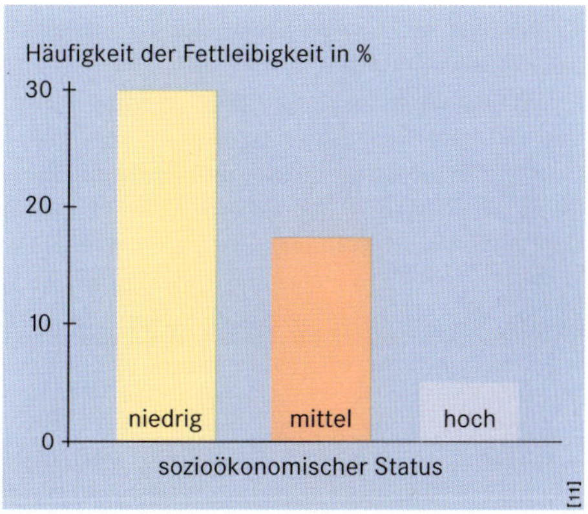

Fettleibigkeit: Mit steigendem sozioökonomischem Status nimmt die Häufigkeit der Fettleibigkeit ab.

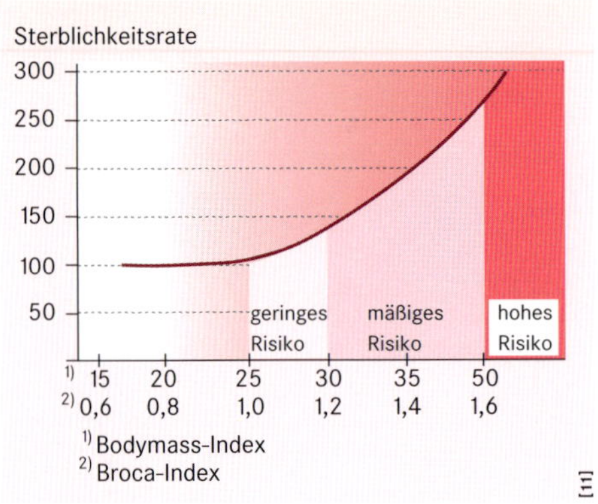

Fettleibigkeit: Sterblichkeitsrate in Abhängigkeit vom Körpergewicht (niedrigste Sterblichkeitsrate = 100)

höhtes und über 88 cm ein deutlich erhöhtes Gesundheitsrisiko dar.

Auch der Quotient aus Taillen- und Hüftumfang (→Waist-to-hip-ratio) sagt etwas über die Körperfettverteilung und die damit verbundenen gesundheitlichen Risiken aus. Mit seiner Hilfe lässt sich ermitteln, ob es sich um die gesundheitlich ungünstigere Fettleibigkeit vom Apfel- oder die günstigere vom Birnentyp handelt. Bei der Fettleibigkeit vom **Apfeltyp**, die wissenschaftlich **androide Fettsucht** genannt wird, ist das Körperfett v. a. um den Bauch herum verteilt. Mit ihr geht ein erhöhtes Risiko für die Entstehung von →Herz-Kreislauf-Erkrankungen und Stoffwechselerkrankungen (z. B. →Diabetes mellitus, →Fettstoffwechselstörungen, →Gicht) einher. Die hüftbetonte Körperfettverteilung (**gynoide Fettsucht**) gibt dem Körper ein birnenförmiges Aussehen, daher wird sie auch Fettleibigkeit vom **Birnentyp** genannt. Im Gegensatz zum Apfeltyp besteht beim Birnentyp kein erhöhtes Risiko für Herz-Kreislauf- und Stoffwechselerkrankungen.

Unabhängig von der Fettverteilung begünstigt Fettleibigkeit die Entstehung von Gallensteinen, Gelenkerkrankungen (aufgrund übermäßiger Belastung der Gelenke), bestimmten Krebsarten und Schlafapnoesyndrom. Operationen bergen für Fettleibige ein größeres Risiko als für Normalgewichtige. Aufgrund der zahlreichen Gesundheitsrisiken ist die durchschnittliche Lebenserwartung bei Fettleibigkeit insgesamt verringert.

Ursachen: Zu den Ursachen der Fettleibigkeit, die von einer langfristig positiven →Energiebilanz zeugt, gehören u. a. eine gestörte Regulation des Körpergewichts (→Leptin), eine erbliche Veranlagung, hormonelle Einflüsse, Essstörungen, soziale Bedingungen, psychologische Faktoren und Bewegungsarmut.

Behandlung: Je genauer man die Bedingungen kennt, die zur Fettleibigkeit geführt haben, desto gezielter kann das Therapiekonzept entwickelt werden. Primäres Therapieziel ist die →Gewichtsreduktion, die z. B. durch →Gewichtsreduktionsdiäten, Medikamente (→Appetitzügler, →Schlankheitsmittel), →Verhaltenstherapie, eine Erhöhung des Energieverbrauchs durch Bewegung, u. U. auch durch operative Maßnahmen (→Magenverkleinerung), meist jedoch durch eine Kombination verschiedener Methoden erreicht werden kann. Um das erwünschte Körpergewicht zu halten, ist in der Regel eine Umstellung der Ernährung nach vorheriger Diätberatung erforderlich.

LESETIPPS:

Thomas Ellrott und Volker Pudel: *Adipositastherapie. Aktuelle Perspektiven. Stuttgart (Thieme) ²1998.*

Adipositastraining mit Kindern und Jugendlichen. Weinheim (Psychologie Verlags Union) 1999.

Volker Schusdziarra: *Adipositas. Moderne Konzepte für ein Langzeitproblem. Bremen (Uni-Med) 2000.*

fettlösliche Vitamine: die Vitamine A, D, E und K, die vom Körper nur bei gleichzeitiger Aufnahme von Fett verwertet werden können.

fettmodifizierte Ernährung: Reduktion des Gehalts an gesättigten →Fettsäuren in der Nahrung bei gleichzeitiger Erhöhung des Anteils einfach und mehrfach ungesättigter Fettsäuren. Eine fettmodifizierte Ernährung wird v. a. bei →Hypercholesterinämie verordnet, um den Blutcholesterinspiegel zu senken.

fettreduzierte Ernährung: Beschränkung des Fettanteils an der täglichen Energiezufuhr auf höchstens 25–30 %, bei einer strengen Form dieser Diät sogar auf unter 20 %, verbunden mit einer Verringerung des Anteils gesättigter →Fettsäuren (die vorwiegend in tierischen Fetten enthalten sind) bzw. von →Cholesterin. Angezeigt ist eine fettreduzierte Ernährung insbesondere bei →Hypercholesterinämie.

fettreiche Diäten: eine Kategorie von →Gewichtsreduktionsdiäten.

Fettresorptionsstörung: verringerte Aufnahme von Nahrungsfett durch den Dünndarm. Die Fettresorptionsstörung zieht wegen der verringerten Energieaufnahme meist einen Gewichtsverlust nach sich; auch kann es zu einem Mangel an fettlöslichen Vitaminen kommen, da der Körper diese dann ebenfalls in geringerem Maß aufnehmen und verwerten kann. Bei Kindern können sich Gedeihstörungen entwickeln.

Symptome und Ursachen: Zu den Symptomen zählt neben dem Gewichtsverlust das Auftreten massiger, fetthaltiger Stühle. Oft äußert sich die Fettresorptionsstörung zudem mit Durchfall. Zu den Ursachen gehören Erkrankungen des Dünndarms, z. B. eine chronische Entzündung, und die Entfernung von Dünndarmabschnitten, wodurch die Fettaufnahme verringert wird. Auch ein Mangel an Gallensäuren, die bei der Fettverdauung eine wichtige Rolle spielen, kann zu einer Fettresorptionsstörung führen.

Behandlung: Neben der Behandlung der Grunderkrankung steht eine Ernährungsumstellung mit einer Einschränkung der Fettzufuhr (auf maximal 35–60 g Fett pro Tag) im Vordergrund. Insbesondere langkettige Fettsäuren, die hauptsächlich in tierischen Produkten vorkommen, sollten weitgehend gemieden werden. Auf Schlachtfette und harte Fette sollte verzichtet werden. Eventuell muss der Patient die Zufuhr →mittelkettiger Triglyzeride, die auch ohne ausreichende Menge von Gallensäuren gut verdaut werden können, erhöhen. Die Nahrung sollte zudem ballaststoffarm sein. Bei Milcherzeugnissen sollten Magermilchprodukte bevorzugt werden. Da es bei einer solchen Ernährung u. U. zu einem Mangel an fettlöslichen Vitaminen sowie an Mineralstoffen (beispielsweise dem v. a. in Milchprodukten enthaltenen Kalzium) kommen kann, müssen diese eventuell in Form von Nahrungsergänzungsmitteln eingenommen werden.

Fettsäuren: natürlich vorkommende Moleküle, deren Grundgerüst aus einer geraden Zahl von Kohlenstoffatomen (C-Atomen) besteht und die Bestandteile der in der Nahrung enthaltenen →Fette sind.

Arten: Fettsäuren, die aus maximal vier C-Atomen bestehen, werden als kurzkettig bezeichnet, Fettsäuren aus sechs bis zwölf C-Atomen als mittelkettig und Fettsäuren aus mehr als zwölf C-Atomen als langkettig. Während kurz- und mittelkettige Fettsäuren vom Darm direkt ins Blut aufgenommen werden, gelangen die langkettigen, oft aus tierischen Lebensmitteln stammenden Fettsäuren in Form von Chylomikronen in die Lymphbahn und erst von dort aus ins Blut.

Die Fettsäuren werden weiterhin nach ihrem chemischen Aufbau in drei Kategorien unterteilt: gesättigte Fettsäuren, die keine Doppelbindung besitzen, einfach ungesättigte Fettsäuren, die über eine Doppelbindung verfügen, und mehrfach ungesättigte Fettsäuren mit mehreren Doppelbindungen.

EINFLUSS DER FETTSÄUREN AUF DIE HÖHE DES CHOLESTERINSPIEGELS

Fettsäuren	Nahrungsquellen	Wirkung
gesättigte Fettsäuren	Butter, Sahne, Käse, Wurst, Speck, Fleisch, Schmalz, Talg, Kokosfett	erhöhen LDL- und Gesamtcholesterin
einfach ungesättigte Fettsäuren	Olivenöl, Haselnussöl, Rapsöl, Avocados	erhöhen HDL-Cholesterin
mehrfach ungesättigte Fettsäuren	Sonnenblumenöl, Distelöl, Traubenkernöl, Kürbiskernöl, Walnussöl, Sojaöl, Diätmargarine, Nüsse, fettmodifizierte Lebensmittel	senken LDL- und Gesamtcholesterin

Die meisten natürlich vorkommenden Fettsäuren besitzen einen bestimmten chemischen Aufbau, der als Cis-Konfiguration bezeichnet wird. Sie werden daher auch **cis-Fettsäuren** genannt. Daneben gibt es Fettsäuren mit einer anderen Anordnung der Atome, die →trans-Fettsäuren. Sie entstehen u. a. bei der →Fetthärtung und beeinflussen den Blutcholesterinspiegel negativ. Die →freien Fettsäuren sind im Gegensatz zu den meisten Fettsäuren nicht an ein Glyzerinmolekül gebunden und entstehen u. a. beim Fettverderb.

Zu den **gesättigten Fettsäuren** zählen u. a. die **Palmitinsäure**, die aus 16 C-Atomen besteht, und die **Stearinsäure** mit 18 C-Atomen. Diese beiden langkettigen Fettsäuren kommen in tierischen Fetten vor, können von der Leber aber auch selbst hergestellt werden. Je mehr gesättigte Fettsäuren mit der Nahrung aufgenommen werden, umso weniger gesättigte Fettsäuren produziert der Organismus; dies führt dazu, dass weniger Energie verbraucht wird und den Körperzellen mehr Fettsäuren zur Verfügung stehen. Jeder Mensch muss je-

Optimierung der Fettsäurenzusammensetzung in der Nahrung

Tierische Lebensmittel – mit Ausnahme von Fisch – enthalten in erster Linie gesättigte Fettsäuren, pflanzliche Speisefette und -öle dagegen einfach und mehrfach ungesättigte Fettsäuren. Da der Anteil der gesättigten Fettsäuren am aufgenommenen Fett maximal einen Anteil von 30 % haben soll, ist es sinnvoll, nicht zu große Mengen tierischer Lebensmittel zu verzehren. Fleisch sollte beispielsweise nur zwei- bis dreimal in der Woche auf dem Speiseplan stehen. Um den Anteil an einfach und mehrfach ungesättigten Fettsäuren in der Nahrung zu erhöhen, sollten zum Kochen und Braten vermehrt pflanzliche Speisefette und -öle eingesetzt werden. Dabei ist darauf zu achten, dass Kokosfett als einziges pflanzliches Fett einen sehr hohen Anteil an gesättigten Fettsäuren hat, während bei den anderen pflanzlichen Speisefetten und -ölen der Gehalt an einfach und mehrfach ungesättigten Fettsäuren überwiegt. Fisch sollte häufig auf dem Speiseplan stehen. Lachs und Hering haben z. B. einen hohen Gehalt an wertvollen Omega-3-Fettsäuren.

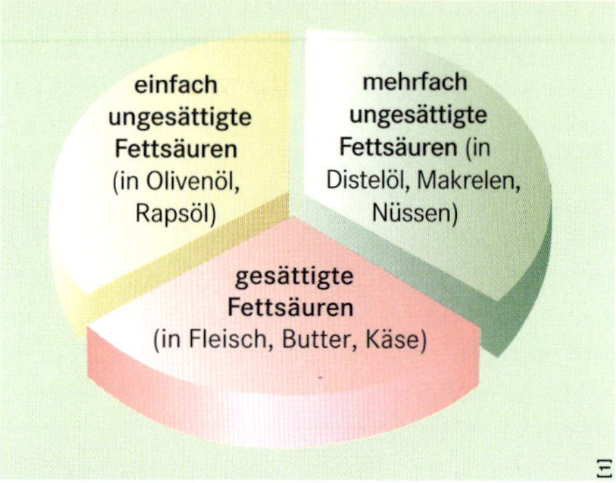

Fettsäuren: empfohlene Deckung des Fettbedarfs

doch eine gewisse Menge an gesättigten Fettsäuren aufnehmen, um seinem Körper ausreichend Energie zuzuführen. Gesättigte Fettsäuren sollten einen Anteil von höchstens 30% am insgesamt aufgenommenen Nahrungsfett haben. Eine zu hohe Zufuhr an gesättigten Fettsäuren erhöht den LDL- und den Gesamtcholesterinspiegel (→Cholesterin, →Hypercholesterinämie).

Einfach ungesättigte Fettsäuren (Monoensäuren) kann der Körper ebenfalls selbst herstellen. Sie erhöhen den HDL-Cholesterinspiegel und tragen damit zur Vorbeugung von Arteriosklerose bei. Die wichtigste unter ihnen ist die **Ölsäure**, die aus 18 C-Atomen besteht und u.a. in Olivenöl (→Speiseöle) vorkommt. Sie ist v.a. für die Funktion und Elastizität der Zellwände unerlässlich. Auch die aus 22 C-Atomen bestehende **Erucasäure**, die u.a. in Rapsöl enthalten ist, gehört zu den einfach ungesättigten Fettsäuren. Sie gilt als ernährungsphysiologisch bedenklich, da sie in Tierversuchen u.a. Wachstumsverzögerungen verursacht hat. Laut Erucasäure-Verordnung dürfen Speiseöle und -fette daher nicht mehr als 5% Erucasäure enthalten. (Mittlerweile wurde die Erucasäure weitgehend aus dem Raps herausgezüchtet.)

Von den **mehrfach ungesättigten Fettsäuren** (Polyensäuren, Abk. MUF), die den LDL- und Gesamtcholesterinspiegel senken, haben v.a. die Omega-3-Fettsäuren und die Omega-6-Fettsäuren eine besondere Bedeutung für den menschlichen Organismus. **Omega-3-Fettsäuren** sind Bestandteil der Zellwände und außerdem für die Entwicklung des Gehirns und für die Nervenzellen wichtig. Sie schützen u.a. vor Herz-Kreislauf-Erkrankungen (indem sie den Blutfluss verbessern und Bluthochdruck entgegenwirken) und haben einen positiven Einfluss auf rheumatische Erkrankungen, indem sie entzündliche Prozesse eindämmen. Zu ihnen gehören z.B. die **Linolensäure**, die Docosahexaensäure und die **Eicosapentaensäure**. Omega-3-Fettsäuren kommen v.a. in Kaltmeerfischen vor, Linolensäure ist auch in grünem Blattgemüse enthalten.

Zu den **Omega-6-Fettsäuren** zählen die **Linolsäure**, die u.a. in Getreidekeimölen enthalten ist (→Speiseöle), die Eicosatriensäure und die →Arachidonsäure. Eicosapentaensäure, Eicosatriensäure und Arachidonsäure werden im menschlichen Körper zu Eicosanoiden umgewandelt. Unter dieser Bezeichnung werden hormonähnliche Substanzen – Leukotriene, Prostazykline, Thromboxane und Prostaglandine – zusammengefasst, die im menschlichen Organismus wichtige Aufgaben erfüllen. (Bestimmte Leukotriene bewirken z.B. eine Kontraktion der glatten, nicht willkürlich beeinflussbaren Muskulatur.) Linol- und Linolensäure sind so genannte essenzielle Fettsäuren, d.h., sie können vom Körper nicht gebildet werden, sondern müssen ihm mit der Nahrung zugeführt werden. Alle anderen mehrfach ungesättigten Fettsäuren kann der Organismus aus Linol- und Linolensäure bilden – vorausgesetzt, dass diese in ausreichender Menge zur Verfügung stehen.

Es wird empfohlen, den Fettbedarf jeweils zu einem Drittel durch gesättigte, einfach ungesättigte und mehrfach ungesättigte Fettsäuren zu decken.

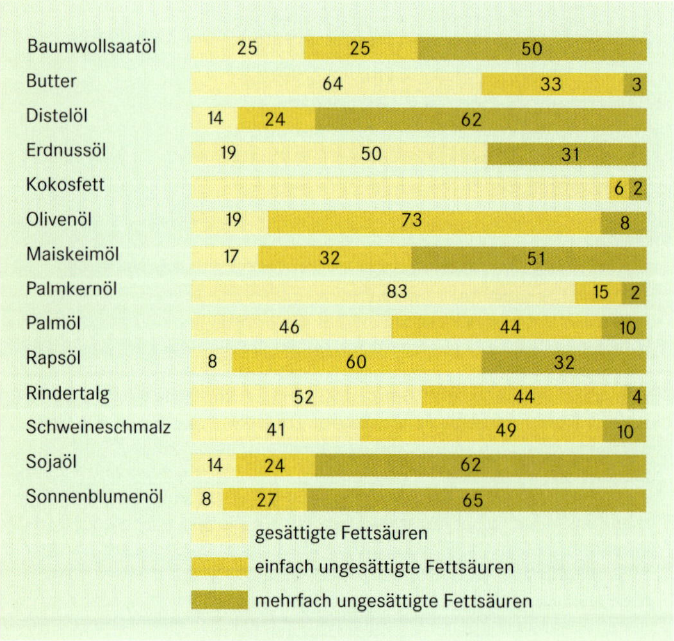

Fettsäuren: Fettsäurenzusammensetzung einiger Speisefette (in %)

Abbau: Aus dem Abbau von Fettsäuren (die im Körper an Glyzerin gebunden vorliegen, v. a. in Form von →Triglyzeriden) kann der Organismus Energie gewinnen. Dies ist v. a. in Zeiten einer Mangelernährung wichtig. Aus einem Teil der im Depotfett gespeicherten Fettsäuren bildet die Leber so genannte Ketonkörper, die von den Körperzellen (z. B. Gehirn, Muskulatur) anstelle von Glukose zur Energiegewinnung genutzt werden können. Bei bestimmten Krankheiten, z. B. Diabetes mellitus, können große Mengen Ketonkörper entstehen, wenn nicht genügend Glukose zur Versorgung der Zellen zur Verfügung steht. Dies kann zu einer →Azidose führen.

Fettstoffwechselstörungen: Oberbegriff für Aufnahme- und Verwertungsstörungen von Fetten, bei denen die Konzentration einzelner oder aller →Blutfette entweder erhöht (Hyperlipoproteinämien) oder verringert ist (Hypolipoproteinämien) oder bei denen Blutfette in Organen eingelagert werden (Lipidosen).

Von einer **Hyperlipoproteinämie** (Hyperlipidämie) spricht man dann, wenn die Cholesterinwerte im Blut mehr als 240 mg pro Deziliter betragen (→Hypercholesterinämie) oder wenn die Triglyzeridwerte (bei Erwachsenen) 200 mg pro Deziliter Blut übersteigen (→Hypertriglyzeridämie). Bei Hyperlipoproteinämien besteht eine erhöhte Gefahr für →Herz-Kreislauf-Erkrankungen (Arteriosklerose, Herzinfarkt, Schlaganfall). Solche Fettstoffwechselstörungen können angeboren sein; meist kommt es jedoch aufgrund von zu fettreicher Ernährung, übermäßigem Alkoholkonsum oder als Folge von Erkrankungen wie Diabetes mellitus oder Fettleibigkeit zu einer Hyperlipoproteinämie. Um das Risiko für Folgeerkrankungen zu mindern, versucht man zunächst, die Blutfettwerte mithilfe einer fettreduzierten Ernährung (bei Übergewicht mithilfe einer Gewichtsreduktion) zu senken. Auf Alkohol muss der Patient verzichten, ebenso auf das Rauchen, das die Entstehung von Herz-Kreislauf-Erkrankungen zusätzlich begünstigt. Falls die Werte auf diese Weise nicht gesenkt werden können, erhält der Patient Blutfett senkende Medikamente.

Hypolipoproteinämien (Hypolipidämien) sind oft die Folge einer verminderten Produktion von →Lipoproteinen. Eine solche Störung kann angeboren sein oder durch Leberschäden hervorgerufen werden. Auch ein erhöhter Verbrauch von Blutfetten, z. B. bei Schilddrüsenüberfunktion, oder eine verringerte Resorption von Fetten im Dünndarm (z. B. infolge einer zu geringen Produktion von Gallensäuren) kann

BLUTFETTWERTE, BEI DENEN EINE FETTSTOFFWECHSELSTÖRUNG AUSGESCHLOSSEN WERDEN KANN

Blutfett	Konzentration des Fetts im Blut (mg/dl) bei Vorliegen von Risikofaktoren[1]	ohne Risikofaktoren
Cholesterin	unter 200	unter 215
LDL-Cholesterin	unter 130	unter 160
Triglyzeride	unter 200	unter 200

[1] Risikofaktoren für Gefäß- und Herz-Kreislauf-Erkrankungen sind z. B. Rauchen und Diabetes mellitus.

[18]

zu einer Hypolipoproteinämie führen. Hierbei muss stets die Grundkrankheit behandelt werden.

Lipidosen sind erbliche Fettspeicherkrankheiten, bei denen Blutfette – beispielsweise als Folge von Enzymdefekten – u. a. im Gehirn, in Leber oder Milz vermehrt gespeichert werden. Die Beschwerden hängen vom betroffenen Organ ab – ist es das Gehirn, kann es bei fehlender Behandlung zu geistiger Behinderung kommen.

LESETIPPS:

ERNST KRIEHUBER UND JOHANNA KRIEHUBER: *Diät bei Störungen des Fettstoffwechsels. Wien (Maudrich) ³1990.*

PETER SCHWANDT UND WERNER O. RICHTER: *Praktische Ratschläge zu Ernährungsumstellung und Pharmakotherapie. Stuttgart (Wissenschaftliche Verlagsgesellschaft) ²1998.*

Fettstuhl, Salbenstuhl, Stear|rhöe [...'rø], **Steator|rhö:** vermehrte Ausscheidung von Triglyzeriden, Fettsäuren und Fettseifen als Folge von mangelnder Fettverdauung im Darm. Zu den Ursachen gehören Verdauungsstörungen mit einem Lipasemangel, d. h. einem Mangel an Nahrungsfette spaltenden Enzymen (→Maldigestion), und eine Störung der Fettresorption im Darm (→Malabsorption). Fettstühle werden durch Erkrankungen der Bauchspeicheldrüse, chronische Dünndarmerkrankungen, Mukoviszidose und durch Zöliakie verursacht.

Fettsucht: →Fettleibigkeit.

Fettunverträglichkeit: Als Folge einer mangelnden Aufnahme von Fett über den Dünndarm in den Körper kann es zu einer Unverträglichkeit von Nahrungsfett mit einer erhöhten Fettmenge im Stuhl kommen. Ursache können u. a. Gallenwegserkrankungen sein; in diesem Fall wird die Grundkrankheit behandelt und meist eine →fettreduzierte Ernährung verordnet. Auch bei Dünndarmerkrankungen und anderen Ursachen ist eine fettreduzierte Ernährung erforderlich.

Fettverderb, Ranzigwerden: Bezeichnung für die chemischen und biochemischen

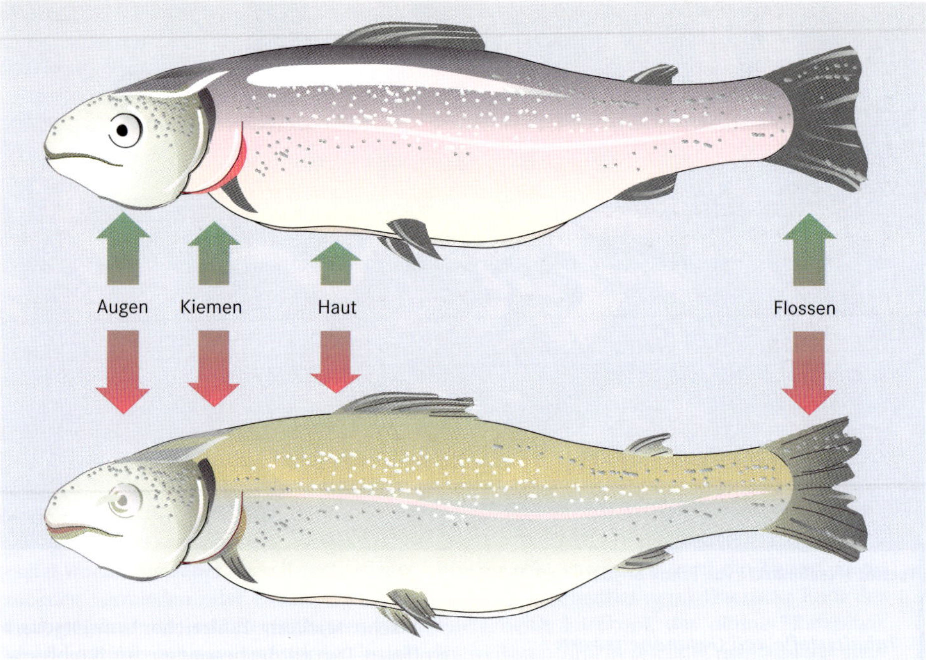

Fisch: frischer (oben) und verdorbener (unten) Fisch

durchzugaren; vom Verzehr rohen Fischs ist abzuraten.

Fische verderben sehr schnell. Der hohe Wassergehalt und das lockere Gewebe des Fischs sowie die natürliche Besiedlung mit Kälte liebenden Bakterien begünstigen seine rasche Zersetzung. Toxische Abbauprodukte können ebenso wie von Bakterien ausgeschiedene Gifte zu einer Fischvergiftung (z. B. →Botulismus) führen (→Lebensmittelvergiftungen). Einige Fische oder Fischorgane sind giftig, z. B. die Innereien des →Fugu oder der Rogen der →Barbe.

LESETIPPS:

Antonio Arroyo: *Fischfibel und Krustentierfibel. Fachbuch für Köche, Einkäufer, Verkäufer und Liebhaber von Fischen und Meeresfrüchten. Weil der Stadt (Hädecke) 1995.*

Das große Buch vom Fisch. Das Buch der guten Fischküche. Warenkunde, Küchenpraxis, Rezepte. Teubner Edition. München (Gräfe & Unzer) ⁹1999.

Fisch|erzeugnisse: haltbar gemachte Produkte aus Fischen und Fischteilen. Dazu zählen tiefgekühlter Fisch, Fischstäbchen, Trocken-, Räucher- und Salzfisch sowie Fischkonserven.

Für die Herstellung von **Fischstäbchen** wird Magerfisch wie Kabeljau, Alaska-Pollock oder Seehecht auf dem Fangschiff filetiert und die Filets werden zu einem Block gefrostet. Später werden sie in mundgerechte Stäbchen zersägt, paniert, nachgefroren und verpackt. Alle wesentlichen Nährstoffe des Fischs bleiben dabei erhalten. Allerdings kann der Anteil der Panade (die beim Anbraten sehr viel Fett aufnimmt) bis zu 40 % des Gesamtgewichts betragen. 100 g Fischstäbchen liefern 284 kcal/ 1188 kJ.

Zu **Trockenfisch** werden Kabeljau und Schellfisch verarbeitet. Es gibt den ungesalzenen **Stockfisch** und den gesalzenen **Klippfisch**; beide sind v. a. in Nordeuropa häufig auf dem Markt zu finden. Beim **Räucherfisch** unterscheidet man heiß geräucherte Ware wie z. B. Bückling, Schillerlocken und Räucheraal und kalt geräucherte Fische wie Lachshering und Räucherlachs. Die Fische werden gesalzen und bei Temperaturen über 70 °C heiß bzw. zwischen 12 und 18 °C kalt geräuchert (→räuchern). **Salzfisch** wie z. B. Salzhering wird durch Salzen zeitlich begrenzt haltbar gemacht. **Anchosen** sind ganze, filetierte oder in Stücke zerteilte Heringe oder Sprotten, die fermentiert und in würzige Saucen eingelegt werden. Bekannte Anchosen sind u. a. **Sild** (Appetitsild), Kräuterhering und Anchovis (in Salzlake oder Öl eingelegte Sardellen). Heringe werden häufig als **Bratfisch** (Brathering in einer pikant säuerlichen Sauce) angeboten. Räucher- und Salzfische und Anchosen haben meist einen hohen Gehalt an Natrium, weshalb sie bei Erkrankungen, die eine natriumarme Ernährung erfordern (z. B. Bluthochdruck), nicht oder nur in geringen Mengen verzehrt werden sollten.

Fischvollkonserven sind durch Sterilisation in verschlossenen Dosen mindestens ein Jahr lang haltbar (→Konserven). Konserviert werden überwiegend Sardelle, Sardine, Thunfisch, Makrele und Hering, meist in Aufgüssen, Öl oder Sauce. Die Verarbeitung geht mit einem Verlust an Inhaltsstoffen einher; so verliert z. B. der Thunfisch den größten Teil seines Öls und damit die wertvollen mehrfach ungesättigten Fettsäuren. Beim tiefgekühlten Fisch bleiben Nährstoffe und Geschmack besser erhalten.

Fischerzeugnisse können Lebensmittelzusatzstoffe enthalten, die auf der Verpackung angegeben werden müssen. Auf Verpackungen, die Fischerzeugnisse eingelegt in einer Flüssigkeit enthalten, muss auch das Abtropfgewicht deklariert sein.

Mit Ausnahme von Konserven sollte man Fischerzeugnisse im Kühlschrank lagern. Verdorbene Fischerzeugnisse sind u. a. an einem unangenehmen Geruch zu erkennen. Verdorbene Tiefkühlprodukte erkennt man an einer Schicht von Eiskristallen, verdorbene vakuumverpackte Fischerzeugnisse an auslaufendem Saft. Sie sollten wegen der Gefahr einer Lebensmittelvergiftung nicht verzehrt werden.

Fischfäulnis: durch Mikroorganismen bedingte Zersetzung von Fisch (→Fäulnis).

Fischmehl: Handelsbezeichnung für eiweißreiche Futtermittel aus getrockneten, zermahlenen Fischen und Fischabfällen der Industrie. Bis zu 30 % der Fischernte, v. a. kleine Fische wie Sardellen und Reste aus der Fischverarbeitung, werden zu Fischmehl verarbeitet. Sie werden zerkleinert, gekocht, getrocknet und zu einem Pulver aufbereitet. Das Pulver enthält reichlich Eiweiß und wird als Futtermittel u. a. in der Massentierhaltung (v. a. zur Schweine- und Geflügelfütterung), aber auch in der Fischzucht eingesetzt.

Fischöl: aus in kalten Gewässern lebenden Fettfischen (z. B. Makrele, Hering, Lachs) gewonnenes Fett. Fischöl wird aus Fischfleisch oder Fischresten gewonnen und ist nicht mit Fischleberöl (→Lebertran) zu verwechseln. Es hat einen hohen Anteil (ca. 30–40%) an den Omega-3-Fettsäuren Eicosapentaensäure und Docosahexaensäure (→Fettsäuren), die vor Herz-Kreislauf-Erkrankungen schützen und rheumatische Erkrankungen positiv beeinflussen können. Um derartige Effekte zu erzielen, ist allerdings eine tägliche Aufnahme von 1–10 g Omega-3-Fettsäuren, zu denen auch die Linolensäure gehört, die in Pflanzenölen enthalten ist, notwendig. Allein über einen hohen Konsum von Fisch kann diese Menge nicht aufgenommen werden. Daher wird im Handel als Nahrungsergänzungsmittel Fischöl (hauptsächlich in Kapseln) angeboten. Es wird v. a. aus Fischen gewonnen, die unter natürlichen Bedingungen leben, da sie einen höheren Gehalt an Omega-3-Fettsäuren besitzen als Fische, die in Fischfarmen gezüchtet wurden, denn Letzteren fehlen die natürlichen Nahrungsquellen für Omega-3-Fettsäuren (Algen, Plankton). In einigen klinischen Studien wurde eine positive Wirkung von Fischöl bei rheumatischen Erkrankungen festgestellt. Die Einnahme von Fischölkapseln ist jedoch nicht nötig, wenn man linolensäurereiche Speiseöle (z. B. Leinöl) wählt.

Fischstäbchen: ein →Fischerzeugnis.

Fischvollkonserven: ein →Fischerzeugnis.

Fit-for-Life-Diät: eine Kostform, die häufig zur Gewichtsreduktion eingesetzt wird (→Gewichtsreduktionsdiäten).

F. i. Tr.: →Fettgehalt in der Trockenmasse.

flambieren [frz. flamber »abflammen«]: Speisen mit Branntwein übergießen und den verdunstenden Alkohol entzünden, sodass seine Aromastoffe in die Speise eindringen und den Geschmack verfeinern. Zum Flambieren eignen sich u. a. Fleisch-, Geflügel- und Eierspeisen.

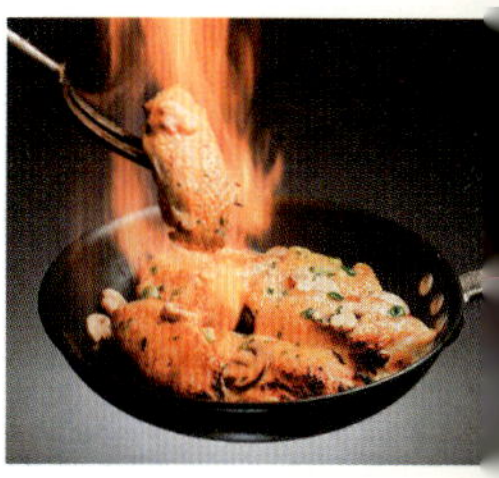

flambieren

Flatulenz: →Blähungen.

Flavonoide: eine Gruppe von →Polyphenolen.

Fleisch: Bezeichnung für die Weichteile von Mensch und Tieren, insbesondere für die Teile warmblütiger Tiere (Säugetiere, Vögel), die zur menschlichen Ernährung geeignet sind, nämlich Muskelgewebe mit Fett- und Bindegewebe und Sehnen sowie innere Organe (→Innereien). Beim Rind erfüllt das Fleisch von Färsen, Ochsen und Bullen (→Rinder) sowie von →Kälbern am besten die Verbraucheransprüche. Schweinefleisch stammt heute fast ausschließlich von fünf bis sieben Monate alten Mastschweinen (→Schwein), Schaffleisch kommt überwiegend als Lammfleisch (→Schafe) in den Handel. Weitere Fleischlieferanten sind →Geflügel, →Wild, →Kaninchen, →Ziege und Pferd (→Pferdefleisch). Durch Kochen in Wasser gehen lösliche Bestandteile des Fleisches in Wasser über (→Fleischbrühe); das ausgekochte Fleisch ist nährstoffärmer. Fleisch kann durch Trocknen, Erhitzen, Kühlen, Räuchern oder Pökeln haltbar gemacht werden bzw. wird zu →Fleischerzeugnissen verarbeitet.

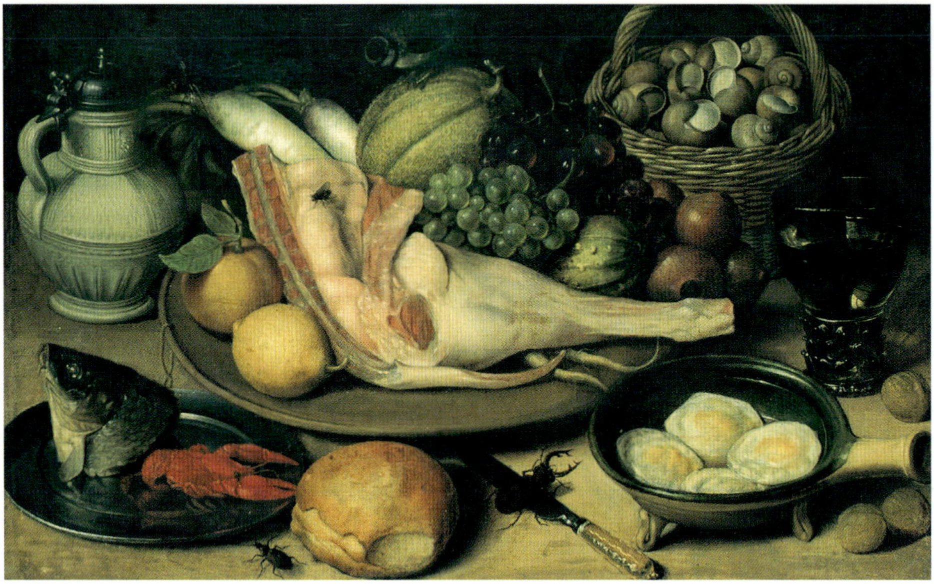

Fleisch: »Vorbereitung zur Mahlzeit« von Georg Flegel (um 1632)

Qualität und Qualitätsmängel:

Die Fleischqualität hängt von Alter, Rasse, Geschlecht und Mast des Tieres ab. Das Fleisch weiblicher Tiere enthält mehr Fett und ist zarter und aromatischer als das der männlichen. Für den Verbraucher erkennbare Qualitätsmerkmale sind eine feine Marmorierung, d.h., die Muskelfasern sind mit Fett durchwachsen (gut marmoriertes Fleisch ist zarter und saftiger als sehr mageres Fleisch), eine rosige Farbe, ein weder glänzend-feuchter noch trockener Anschnitt (Anzeichen für Saftigkeit und gutes Safthaltevermögen) sowie die Struktur des Fleischstücks (das Fleisch junger Tiere ist feinfaseriger als das älterer Tiere).

Vor allem das Fleisch der Wiederkäuer (Rind, Lamm, Wild) benötigt nach der Schlachtung eine Fleischreifung (→Abhängen) von einigen Tagen bis zu zwei Wochen, bei der enzymatisch bedingte Strukturveränderungen nach Auflösung der Totenstarre das Fleisch zart und schmackhaft machen. Während dieser Fleischreifung, die aus hygienischen Gründen im Kühlhaus (bei 2–4 °C) durchgeführt wird, entsteht das typische Fleischaroma. Die Abhängedauer bestimmt maßgeblich die Zartheit des Fleisches. Ein zu kurzes Abhängen bzw. ein Abkühlen auf Temperaturen unter 8–10 °C vor Eintritt der Totenstarre führt zu Qualitätsmängeln: Das Fleisch bleibt zäh. Weitere verbreitete Qualitätsmängel, bedingt durch die Einkreuzung stressempfindlicher magerer Rassen, sind PSE (engl. pale »blass«, soft »weich«, exudative »wässrig«) beim Schweinefleisch und DFD (engl. dark »dunkel«, firm »fest«, dry »trocken«) beim Schweine- und Rindfleisch. Fleisch aus →biologischem Landbau wird nach den Richtlinien der Anbauverbände erzeugt, dazu gehört u.a. eine artgerechte und umweltschonende Haltung sowie der Verzicht auf importierte Futtermittel.

GARSTUFEN BEIM BRATEN VON FLEISCH:

Garstufe			Merkmale	
dt.	frz.	engl.	außen	innen
blau	bleu	raw	gegart, dünne, braune Kruste	noch fast roh
blutig	saignant	rare, underdone	knusprig, braune Kruste	rosa mit kleinem blutigem Kern
rosa, englisch	à point	medium	knusprige Kruste	durchgehend rosa
halb durchgebraten	à point anglais	medium	knusprige Kruste	nur noch ein rosafarbener Kern
durchgebraten	bien cuit	well done	grau	kein rosafarbener Kern mehr

Inhaltsstoffe und Gesundheitswert:

Muskelfleisch hat mit 21–23 % Eiweiß sowie reichlich Mineralstoffen und Vitaminen eine hohe Nährstoffdichte. Das Fleischeiweiß enthält alle unentbehrlichen Aminosäuren und ist sehr hochwertig: Aus 100 g Fleischeiweiß kann der menschliche Körper 85–90 g Körpereiweiß bilden. Fleisch enthält viel Selen sowie

Zink und Eisen, die im Vergleich zu pflanzlicher Nahrung in besonders gut resorbierbarer Form vorliegen. Ferner hat es einen hohen Gehalt an B-Vitaminen, insbesondere Vitamin B_1, B_{12} und Niacin.

Fett tritt als Marmorierung, als Depotfett zwischen den Muskelsträngen und als Speckschicht unter der Haut auf. Es ist ein wichtiger Geschmacksträger und macht das Fleisch saftig. Der Fettanteil bei reinem, vom Fett befreitem Muskelfleisch wie Nuss, Schnitzelfleisch oder Filet liegt zwischen 1 und 3%, beim Fleisch »wie gewachsen« (grob zerlegte Stücke, z.B. Kotelett) beträgt er 5–20% und bei fetten Stücken wie Schweinebauch, Lammbrust und Gänsefleisch bis zu 37%. Rindfleisch ist generell etwas fettärmer als Schweinefleisch. Kohlenhydrate sind im Fleisch nur in Spuren, Ballaststoffe überhaupt nicht vorhanden.

Fleisch ist kein lebensnotwendiges Lebensmittel. Bei einer abwechslungsreichen Mischkost sollte maximal die Hälfte der empfohlenen Eiweißzufuhr – also etwa 30g – aus tierischer Nahrung stammen. Die Deutsche Gesellschaft für Ernährung empfiehlt, nicht öfter als zwei- bis dreimal in der Woche Fleisch zu verzehren. Positiv sind u.a. das hochwertige Eiweiß und der hohe Gehalt an Eisen und Vitamin B_{12} zu bewerten. Grundsätzlich sollte mageres Fleisch bevorzugt werden; fette Teilstücke wie z.B. Rückenspeck und Schweinebauch sollten nur in kleinen Mengen verzehrt werden. Ein übermäßiger Fleischverzehr gilt als wesentlicher Risikofaktor für ernährungsmitbedingte Zivilisationskrankheiten. Gesundheitlich bedenklich ist der relativ hohe Gehalt an Cholesterin (45–70mg pro 100g Muskelfleisch, bis zu 250mg pro 100g fettes Fleisch) und gesättigten Fettsäuren – Substanzen, die in zu hohen Mengen aufgenommen Risikofaktoren für die Entstehung von Fettstoffwechselstörungen und Herz-Kreislauf-Erkrankungen darstellen. Ungünstig zu bewerten ist auch der hohe Gehalt an Purinen (150–160mg pro 100g Muskelfleisch), die Harnsteinbildung und Gicht begünstigen.

Schadstoffe und Krankheitserreger:

Obwohl die Fleisch liefernden Tiere ziemlich am Ende der Nahrungskette stehen, ist Muskelfleisch grundsätzlich schadstoffärmer als pflanzliche Erzeugnisse, da zahlreiche Schadstoffe selektiv in Nieren und Leber ausgefiltert werden und sich daher auch dort anreichern. Dies gilt für Schwermetalle wie Blei, Kadmium und Quecksilber und für organische Rückstände (z.B. aus Pestiziden oder →Tierarzneimitteln). Die →Massentierhaltung begünstigt die Verbreitung von Krankheitserregern; so ist Geflügel besonders häufig mit →Salmonellen belastet. Die Schweinepest, eine unheilbare Virusinfektion mit großer Ansteckungsgefahr, überträgt sich nach bisheriger Erkenntnis nicht auf den Menschen. Die umgangssprachlich als »Rinderwahnsinn« bezeichnete Krankheit →BSE ist noch wenig erforscht; eine Übertragung auf den Menschen durch den Verzehr erkrankter Tiere lässt sich nicht ausschließen.

Wann ist Fleisch gar?

Helles und bindegewebsreiches Fleisch wird grundsätzlich durchgegart; zartes (Rind-)Fleisch bleibt blutig oder rosa gegart saftiger und hat ein intensiveres Aroma. Die Garstufen lassen sich mithilfe der Löffelprobe bestimmen: Dazu wird mit einem Löffel auf das Fleisch gedrückt. Weiches Fleisch mit austretendem rotem Saft ist innen fast roh (blau). Die Temperatur im Fleischkern liegt bei 45–50 °C. Federnd nachgebendes Fleisch ist rosa oder halb durchgebraten und hat eine Kerntemperatur von etwa 60 °C. Festes Fleisch ist durchgebraten (Kerntemperatur: ab 72°C). Genaue Temperaturwerte liefert das Bratenthermometer, ein Stab mit eingebautem Thermometer, den man in die dickste Stelle des Bratens steckt. Der Braten ist fertig, sobald die erforderliche Temperatur erreicht ist.

Umweltbelastung durch Fleischkonsum:

Wirtschaftlich ist die Ernährung mit Fleisch durch erhebliche Veredlungsverluste von importierten Futtermitteln und Getreide belastet. Um ein tierisches Lebensmittel zu erzeugen, muss ein Vielfaches an pflanzlichen Lebensmitteln eingesetzt (»veredelt«) werden, z.B. erfordert die Produktion von 100g Schweinefleisch die dreifache Menge an Weizen, Rindfleisch die zehnfache Menge. Ökologische Folgen der Tiermast sind u.a. eine erhöhte Nitratbelastung des Grundwassers durch die Gülle (→Düngemittel) und der intensive Futtermittelanbau. Eine artgerechte Tierhaltung ist im Rahmen der verbreiteten Massentierhaltung nicht möglich.

LESETIPPS:

Beef. Von Steak bis Tafelspitz. Teubner Küchenlexikon. München (Gräfe & Unzer) [2]*1994.*

Werner Frey, Eckart Witzigmann und Christian Teubner: *Das große Buch vom Fleisch. Schlachtfleisch vom Rind, Kalb, Schwein, Lamm und Ziege. Teubner Edition. München (Gräfe & Unzer) 2000.*

Fleischbeschau, heute **Schlachttier- und Fleischuntersuchung:** gesetzlich geregelte amtliche Untersuchung der Schlachttiere vor und nach der Schlachtung. Die Untersuchung dient dem Schutz der menschlichen Gesundheit und dem Schutz der Verbraucher vor Übervorteilung durch nicht vollwertiges Fleisch. Untersuchungspflicht besteht in Deutschland für Rinder, Schweine, Schafe, Ziegen, Pferde, andere Paar- und Einhufer, Kaninchen, die als Haustiere gehalten werden, und Haarwild. Bei Notschlachtungen darf die Schlachttieruntersuchung unterbleiben. Schweine und Einhufer, deren Fleisch zum Genuss für Menschen verwendet werden soll, sind grundsätzlich nach der Schlachtung auch auf Trichinen zu untersuchen (Trichinenuntersuchung, früher Trichinenschau).

Die Schlachttier- und Fleischuntersuchung wird von einem amtlich bestellten Tierarzt oder fachlich ausgebildeten Fleischkontrolleur vorgenommen. Er erteilt die Schlachterlaubnis und erklärt das Fleisch gegebenenfalls für tauglich zum Genuss für Menschen. Untaugliches Fleisch darf nicht als Lebensmittel in den Verkehr gebracht werden; es ist nach den Bestimmungen des Tierkörperbeseitigungs-Gesetzes zu vernichten. Ergibt die Untersuchung, dass ein Grund zur Beanstandung vorliegt, kann das Fleisch, sofern gesundheitliche Bedenken nicht entgegenstehen, als tauglich nach Brauchbarmachung beurteilt werden. Bedingt taugliches oder minderwertiges Fleisch darf nur unter besonderen Voraussetzungen und mit behördlicher Zulassung verarbeitet oder abgegeben werden. Importiertes frisches oder zubereitetes Fleisch unterliegt einer amtlichen Einfuhruntersuchung. Das gilt nicht für die Einfuhr von Fleisch aus anderen Mitgliedstaaten der Europäischen Union; diese Sendungen können stichprobenweise auf Vorhandensein der vorgeschriebenen Urkunden und Einhaltung der rechtlichen Vorschriften überprüft werden. In Österreich besteht Untersuchungspflicht für dieselben Tierarten wie in Deutschland. In der Schweiz wird die Fleischbeschau in der eidgenössischen Fleischschau-Verordnung vom 11. 10. 1957 (mit zahlreichen Änderungen) geregelt. Der Vollzug der Verordnung ist Sache der Kantone, die in der Regel den jeweiligen Kantonstierarzt, die örtlichen Gesundheitsbehörden sowie die Fleischschauer mit dieser Aufgabe betrauen. Die Oberaufsicht liegt beim Bundesamt für Gesundheitswesen.

Fleischbrühe, Bouillon [bʊlˈjɔ̃, frz.]: durch Auskochen v. a. von Rindfleisch und/oder Knochen, meist zusammen mit Gewürzen, gewonnene Brühe. Da beim Kochen z. T. wertvolle Inhaltsstoffe des Fleisches in die Brühe übergehen, sollte sie auf jeden Fall verwertet werden. Sie kann durch ein Tuch passiert, leicht entfettet und als Suppe bzw. Suppengrundlage verwendet werden.

Fleisch|ersatz: Oberbegriff für aus pflanzlichem Eiweiß nach verschiedenen Herstellungsverfahren gewonnene eiweißreiche Lebensmittel. Aufgrund zahlreicher Fleischskandale, der umstrittenen →Massentierhaltung und der BSE-Problematik (→BSE) gewinnt Fleischersatz für immer mehr Menschen an Bedeutung. Wichtig ist er wegen seines hohen Eiweißgehalts v. a. für Vegetarier. Dementsprechend vielfältig ist die auf dem Markt erhältliche Produktpalette: Neben koch- oder bratfertigen Fleischersatzprodukten und verschiedenen vegetarischen Aufschnitten mit wurstähnlichem Geschmack gibt es auch viele vegetarische Fertiggerichte, die pflanzliche Fleischalternativen enthalten.

Für die Herstellung von Fleischersatz dienen verschiedene pflanzliche Eiweißquellen, beispielsweise →Tofu, der aus Sojamilch hergestellt und entweder zu Sojawürstchen verarbeitet (→Sojaerzeugnisse) oder – gekocht oder gebraten und gewürzt – als Fleischersatz verwendet wird. **Sojafleisch** (Textured Vegetable Protein, Abk. TVP, texturiertes Pflanzenprotein), derzeit neben Tofu die häufigste Fleischalternative, wird aus isoliertem Soja- oder Weizeneiweiß produziert. Das durch Extraktion und Zentrifugieren gewonnene Eiweiß wird zu feinen Fäden »versponnen«, die man anschließend in Formen presst. **Seitan** ist ein ähnlich wie Tofu aus Sojabohnen und Weizen oder nur aus Weizenmehl hergestellter Fleischersatz. Um das Weizeneiweiß zu isolieren, wird Weizenmehl in Wasser gelöst und so lange geknetet, bis das Eiweiß zurückbleibt. **Lopino** wird aus Lupinensamen gewonnen. Es enthält das in Fleisch vorhandene, in Tofu aber fehlende, v. a. für Veganer wichtige Vitamin B_{12}. In Fachkreisen ist die Herkunft des Vitamins umstritten, denn Lupinensamen enthalten kein Vitamin B_{12}. Diskutiert wird eine mögliche Verunreinigung von Lopino während des Herstellungsprozesses mit Bakterien, die Vitamin B_{12} liefern. Von einem Schimmelpilz wird der Fleischersatz →Quorn produziert.

Fleisch|erzeugnisse: Produkte, die ganz oder überwiegend aus Fleisch bestehen. Hierzu zählen Speck, Schinken, Fleischgemenge wie →Wurst, gestückeltes Fleisch (z. B. Gulasch, Geschnetzeltes), durch den Fleischwolf gedrehtes Fleisch (z. B. →Hackfleisch, Frikadellen) und das aus kleineren Fleischstücken zusammengefügte →Formfleisch. Fleischkonserven sind in Dosen oder Gläsern luftdicht verschlossene, hitzekonservierte Fleischzubereitungen. Verarbeitet wird Fleisch mit unterschiedlichen Anteilen an Bindegewebe, Fett, Sehnen, Knochen und Knorpeln, Schwarten und Innereien, wobei die Zusammensetzung und Auswahl der Teilstücke die Qualität bestimmt. Bei hochwertigen Fleischerzeugnissen überwiegt sehnen- und fettarmes Fleisch. Der mengenmäßig größte Anteil der Fleischerzeugnisse entfällt auf Wurst und Pökelware.

Pökelfleischerzeugnisse, zu denen u.a. Schinken, Kasseler, Speck, Rauchfleisch und Corned Beef zählen, werden mit →Pökelsalzen bestreut oder in eine Pökellake gelegt. Dabei bildet sich die hitze- und lagerbeständige rote Pökelfarbe und das typische würzige Pökelaroma entsteht. Nach dem Pökeln werden die Fleischteile getrocknet und gegebenenfalls geräuchert; Kochpökelware wird im Gegensatz zur Rohpökelware zusätzlich noch gegart.

Schinken stammt von der Schweinekeule oder -schulter. Es gibt ihn als Rohschinken (gepökelt und geräuchert) und gekocht. Beim Rohschinken unterscheidet man nach verarbeiteten Teilstücken – Oberschale, Unterschale oder Nuss – und Zubereitung zahlreiche Sorten, z.B. Schwarzwälder Schinken (über Tannenreisig kalt geräuchert), Nussschinken (aus der Nuss geschnitten) usw. Rohschinken guter Qualität erkennt man daran, dass er mager, zart und saftig ist. Gekochter Vorderschinken wird aus der Schweineschulter geschnitten und ist fester und grobfaseriger als Hinterschinken (aus der Keule). Roher Schinken ist mit ca. 35% Fett am energiereichsten (383kcal/1600kJ pro 100g); Kochschinken besteht nur zu ca. 13% aus Fett und liefert 193kcal/808kJ pro 100g. Es empfiehlt sich, bei Schinken etwaige Fettränder vor dem Verzehr wegzuschneiden, um den Fett- und Kaloriengehalt zu reduzieren.

Kasseler (Kassler) ist gepökeltes und geräuchertes Schweinefleisch, meist vom Rippenstück (Kasseler Rippenspeer); es kann aber auch von Kamm, Schulter oder Bauch stammen. Der Fettgehalt liegt bei ca. 17%, der Energiegehalt bei 237kcal/990kJ pro 100g. Kasseler ist reich an den Vitaminen A, B_1 und B_{12}.

Unter **Speck** versteht man das zwischen Haut und Muskelfleisch liegende Fettgewebe v.a. des Schweins. In den Handel kommt Speck frisch (grüner Speck), gepökelt und geräuchert (Räucherspeck) bzw. luftgetrocknet (Luftspeck). Rückenspeck ist fast reines gepökeltes und geräuchertes Fettgewebe (Fettgehalt: ca. 82%); Bauchspeck ist im Unterschied dazu mehr oder minder von Muskelfleisch durchzogen (durchwachsener Speck, Fettgehalt: 65%). Frühstücksspeck ist Rückenspeck mit angrenzendem Muskelfleisch. Speck reichert organische Schadstoffe an und ist dementsprechend belastet. Wegen seines hohen Fettgehalts sollte er nur in kleinen Mengen verzehrt werden.

Rauchfleisch ist gepökeltes und kalt geräuchertes Rind- oder Schweinefleisch. Aus dem Schweizer Kanton Graubünden kommt das **Bündner Fleisch,** zarte, fettfreie Muskelstücke aus der Rinderkeule, die mit einer Pökellake aus Salz, Pfeffer, Wacholderbeeren und Gebirgskräutern eingerieben und anschließend drei bis sechs Monate an der Luft getrocknet werden. Die Fleischkonserve **Corned Beef** besteht aus magerem Rindfleisch, das gepökelt, gekocht, zerkleinert, in Dosen gepresst und mit Gelee aufgegossen wird. Corned Beef enthält relativ wenig Fett (ca. 6%) und Kalorien (140kcal/590kJ pro 100g) und reichlich Vitamin B_{12}. Ebenfalls aus Rindfleisch besteht das **Frühstücksfleisch** (Luncheon meat). Es ist eine grobe, brühwurstartige, fett- und kalorienreiche Zubereitung (Fettgehalt: ca. 25 %, Kaloriengehalt: 287kcal/1190kJ pro 100g).

Bei Fleischerzeugnissen ist in begrenztem Umfang der Einsatz von Lebensmittelzusatzstoffen erlaubt: Verwendet werden Pökelsalze und Umrötestoffe (z.B. Salze der Ascorbinsäure), Sorbinsäure gegen Schimmelpilze bei rohem Schinken, Antioxidationsmittel zum Schutz vor Fettverderb, bestimmte Geschmacksverstärker (z.B. Glutamate, Zucker) und Milcheiweiß. Zu den bereits im Fleisch, v.a. im Fett, angereicherten Schadstoffen kommen beim Pökeln und Räuchern weitere gesundheitlich bedenkliche Substanzen hinzu, z.B. polyzyklische aromatische Kohlenwasserstoffe wie das →Benzpyren. Das in Pökelsalzen enthaltene bzw. beim Pökeln entstehende Nitrit kann mit den im Fleisch natürlich vorkommenden Aminen Krebs erregende →Nitrosamine bilden. Negativ zu bewerten ist auch der z.T. sehr hohe Salz-, Fett- und Energiegehalt von Fleischerzeugnissen.

Fleischextrakt: eingedickter Auszug aus frischem Fleisch von pastenförmiger Konsistenz. Bei der Herstellung wird mageres Fleisch in Extrahierungskolonnen mit 90°C heißem Wasser ausgelaugt. Das mit Extraktstoffen angereicherte Wasser (Brühe) wird von Fett und den Eiweißen Albumin und Fibrin gereinigt und bis zu einem Wassergehalt von ca. 20% eingedickt. Fleischextrakt, den der deutsche Chemiker Justus von Liebig (1803–73) erstmals herstellte, wird zur Produktion von Fleischbrühe und zur Verfeinerung von Suppen und Saucen verwendet.

Fleischfäulnis: durch Mikroorganismen bedingte Zersetzung von Fleisch (→Fäulnis).

Fleischkonsum: →S. 232 ff.

Fleischreifung: →Abhängen.

Fleischwolf: Küchengerät, mit dem in erster Linie Fleisch gemahlen wird.

flexible Kontrolle: ernährungspsychologischer Begriff für ein bestimmtes Kontrollverhalten bei der Nahrungsaufnahme mit dem Ziel der Gewichtsreduktion. Die Energiezufuhr wird bei der flexiblen Kontrolle zwar beschränkt, allerdings werden im Gegensatz zur →rigiden Kontrolle keine Lebensmittel (z. B. Süßigkeiten) aus dem Speiseplan ausgeklammert, um nicht den Heißhunger darauf zu verstärken. Außerdem darf dem Körper bei Bedarf an manchen Tagen auch etwas mehr Energie zugeführt werden. Die Strategie der flexiblen Kontrolle kann daher auch über einen längeren Zeitraum durchgehalten werden und ist einer rigiden Kontrolle vorzuziehen.

Fliege: ein →Vorratsschädling.

Flohsamen: Samen eines Wegerichgewächses, die als leichtes →Abführmittel verwendet werden.

Flomen: Bauch- und Nierenfett vom →Schwein.

Flugente, Barbarieente, Moschusente: eine →Ente.

Flugwild: →Federwild.

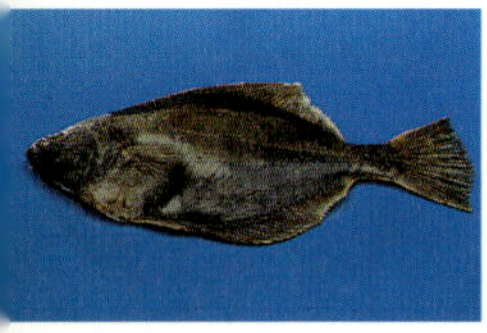

Flunder

Flunder, Graubutt, wiss. Name **Platichthys flesus:** schollenähnlicher Plattfisch, der in allen europäischen Küstengewässern von der Nordsee bis zum Schwarzen Meer vorkommt und häufig auch in Flussmündungen vordringt. Der 30 bis maximal 50 cm lange Fisch mit gefleckter, bräunlicher, graubrauner oder grünlicher Haut wird geräuchert oder frisch zum Backen oder Braten angeboten. Er enthält wenig Fett (ca. 0,5 %) und ist reich an Vitamin B_{12}.

Fluor: Spurenelement, das als Baustein für die Knochensubstanz und den Zahnschmelz dient und in Form von Fluoriden vom menschlichen Körper aufgenommen wird.

Funktionen: Das im menschlichen Organismus in Form von Fluoriden vorliegende Spurenelement Fluor sorgt (v. a. während des Wachstums) dafür, dass die Knochen Stabilität und Festigkeit erhalten. Auch am Aufbau des Zahnschmelzes ist Fluor beteiligt.

Vorkommen: Fluoride kommen v. a. in Wasser (Trinkwasser, Mineralwasser) sowie in pflanzlichen Lebensmitteln (z. B. Vollkornprodukten, Nüssen) und in schwarzem Tee vor. Auch viele Fischarten haben einen relativ hohen Fluoridgehalt. Der Richtwert für die tägliche Fluorid-Gesamtzufuhr liegt für Männer bei 3,8 mg, für Frauen bei 3,1 mg. Aufgenommen wird Fluor v. a. in Form von wasserlöslichen Fluoriden (beispielsweise Natriumfluorid, das nahezu vollständig vom Körper resorbiert wird). Die Ausscheidung erfolgt über den Harn.

Mangelerscheinungen: Bislang ist noch nicht bekannt, ob ein Mangel an dem Spurenelement zu Mangelerscheinungen führt. In Tierversuchen wurde bei Fluormangel jedoch ein verringertes Wachstum sowie eine niedrigere Lebenserwartung festgestellt. Ob diese Ergebnisse auf den Menschen übertragbar sind, ist bislang nicht geklärt.

Überschuss: Fluor gehört zu den Spurenelementen, die bei Überdosierung toxisch auf den Organismus wirken. Eine Tagesdosis von mehr als 1 mg pro Kilogramm Körpergewicht verursacht Übelkeit und Erbrechen. Bei länger anhaltender leichter Überdosierung kann es bei Kindern bis zum Alter von acht Jahren zur →Dentalfluorose kommen. Bei höherer Überdosierung verfärben sich die Zähne bräunlich. Bei Erwachsenen kommt es nach jahrelanger Überdosierung zur Schädigung des Skeletts, der so genannten Skelettfluorose, die sich mit schmerzenden Gelenken sowie Gelenkversteifung äußert.

Hilfe bei Erkrankungen: Die vorbeugende Wirkung von Fluor gegen Karies wird kontrovers diskutiert. Verschiedene Studien ergaben einen Rückgang der Karieserkrankungen bei Verwendung von fluoridiertem Trinkwasser (→Trinkwasserfluoridierung) bzw. fluoridiertem Speisesalz (→Kochsalz). Zur Vorbeugung von Karies können außerdem Fluoridtabletten eingenommen werden. Insbesondere in der Entwicklungsphase der Zähne vom ersten bis zum zwölften Lebensjahr an tragen Fluoride, die in den Zahnschmelz eingebaut werden, zur Härtung des Zahnschmelzes bei. In den ersten vier Lebensjahren werden Kindern in Deutschland meistens Fluoridtabletten verordnet; die Dosierung hängt vom Alter und Fluoridgehalt des Trinkwassers ab. (Im Säuglings- und Kleinkindalter – bis unter vier Jahre – ist die Kochsalzzufuhr so gering, dass für diesen Altersbereich die zusätzliche Verabreichung von Fluoridtabletten in jedem Fall empfehlenswert ist, selbst wenn die Familie Fluorsalz verwendet.)

Kindern, die Fluoridtabletten einnehmen, sollten die Zähne nicht mit fluoridhaltiger Zahnpasta geputzt werden, da es dann schon durch Schlucken geringer Mengen zu einer Überdosierung von Fluor kommen kann. Erst bei Kindern ab einem Alter von drei Jahren ist

FLUOR: RICHTWERTE FÜR DIE FLUORIDZUFUHR UND DIE EINNAHME VON FLUORIDTABLETTEN ZUR KARIESPROPHYLAXE BEI KINDERN

Alter	angemessene Fluoridzufuhr (mg/Tag)		Fluoridzufuhr durch Tabletten[1] (mg)	
	männlich	weiblich	Trinkwasserfluorid <0,3 mg/l	Trinkwasserfluorid 0,3-0,7 mg/l[2]
Säuglinge				
0-3 Monate	0,25	0,25	0,5	0,00
4-11 Monate	0,50	0,50	0,5	0,00
Kinder und Jugendliche				
1-3 Jahre	0,70	0,70	0,5	0,00
4-6 Jahre	1,10	1,10	0,5	0,25
7-9 Jahre	1,10	1,10	1,0	0,50
10-12 Jahre	2,00	2,00	1,0	0,50

[1] bei Verwendung von Fluorsalz
[2] Bei einem Trinkwasserfluoridgehalt über 0,7 mg/l dürfen weder Fluoridtabletten eingenommen noch darf Fluorsalz verwendet werden. [3]

das Putzen mit einer Kinderzahnpasta mit niedriger Fluoridkonzentration sinnvoll.

Bei der Behandlung der Osteoporose können Fluoride ebenfalls eingesetzt werden, um die Neubildung von Knochenzellen anzuregen. Allerdings müssen dann unbedingt regelmäßig Röntgenbilder der Knochen angefertigt werden, um die Entstehung einer Skelettfluorose, die u. a. mit einer Versteifung der Gelenke einhergeht, frühzeitig feststellen und verhindern zu können.

Fluoride: Salze der Fluorwasserstoffsäure (→Fluor).

Fluorsalz, fluoridiertes Salz: mit Fluorid angereichertes →Kochsalz.

Flussbarsch, Barsch, wiss. Name **Perca fluviatilis:** bis 45 cm langer und bis 1 kg schwerer Raubfisch, der zur Familie der Echten Barsche gehört und in zahlreichen Flüssen und Seen Europas zu Hause ist. Wegen seines festen, schmackhaften fettarmen Fleisches ist er ein beliebter Speisefisch. Kleine Flussbarsche werden in der Regel gebacken, größere gedünstet oder als Filet in der Pfanne gebraten. Das Fleisch des Flussbarschs ist reich an Vitamin D.

Flüssigkeitsbedarf: die tägliche Zufuhr an Flüssigkeit, die nötig ist, um verloren gegangenes Wasser im Körper wieder zu ersetzen und alle Körperfunktionen aufrechtzuerhalten.

Funktionen des Wassers im Organismus: Der menschliche Körper besteht zu 55–60 % aus Wasser. Dieses wird u. a. als Lösungsmittel für Substanzen benötigt, die nur in gelöster Form in die Zellen transportiert werden können. Außerdem trägt es aufgrund seiner hohen Wärmespeicherkapazität und der Verdunstungskälte, die es beim Verdunsten hinterlässt, dazu bei, äußere Temperaturschwankungen auszugleichen. Weiterhin spielt Wasser auch für die Aufrechterhaltung des Körpergleichgewichts und des Körpervolumens eine wichtige Rolle.

Verluste: Täglich gehen dem menschlichen Körper zwischen 1,8 und 2,3 l Wasser verloren. Über die Nieren werden täglich mindestens wieder 700–900 ml Wasser ausgeschieden; harnpflichtige Substanzen (insbesondere Harnstoff) sowie überschüssiges Kalium und Kochsalz in gelöster Form verlassen auf diese Weise den Körper. Je mehr Kochsalz und Flüssigkeit dem Körper zugeführt werden, umso mehr Flüssigkeit scheiden die Nieren aus. Werden dagegen nur geringe Mengen Flüssigkeit aufgenommen, reabsorbieren die Nieren Wasser, das nicht zur Lösung für die auszuscheidenden Substanzen benötigt wird.

Über den Darm, d. h. den Stuhl, verliert der Körper täglich etwa 160–200 ml Wasser. Bei Durchfall und Erbrechen gehen weitaus größere Mengen Wasser verloren. Die Haut gibt täglich etwa 450–700 ml (durchschnittlich: 550 ml) Wasser über Verdunstungsprozesse und den Schweiß ab; bei hohen Temperaturen oder intensiver körperlicher Betätigung kann sich die Wasserabgabe über den Schweiß auf bis zu 4 l erhöhen; bei Ultra-Ausdauersportarten können es sogar 10 l pro Tag sein. Über die Atmung gehen dem Körper täglich etwa 500 ml Wasser verloren.

Zufuhr: Verlust und Zufuhr von Flüssigkeit müssen einander die Waage halten, damit der Körper seine Funktionen erfüllen kann. In der Regel führen die Menschen ihrem Körper aufgrund des →Durstes, der sich bei Wasserverlusten einstellt, die verloren gegangene Flüssigkeit wieder zu. Etwa 2,65 l Flüssigkeit

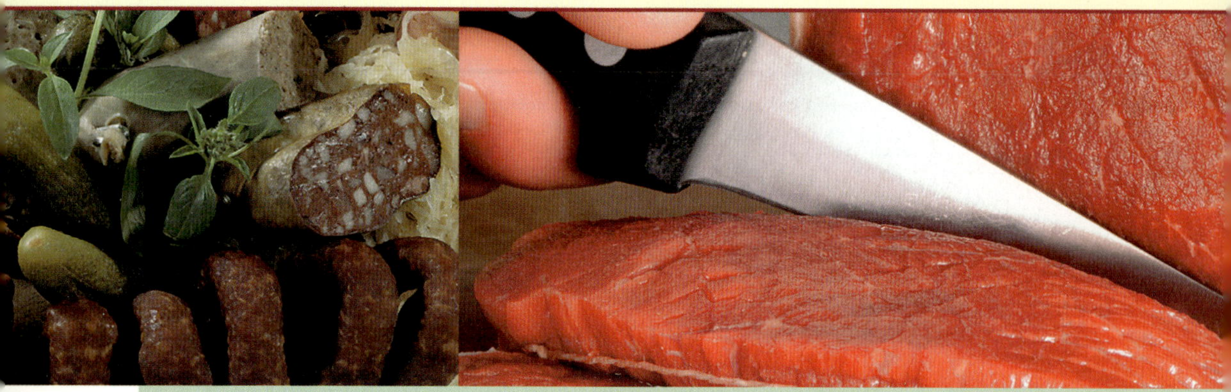

FLEISCHKONSUM

EIN KONTROVERSES THEMA

Es gibt nur wenige Ernährungsthemen, über die so intensiv gestritten, kontrovers publiziert und ideologisch geprägt verhandelt wird wie über das Fleisch. Obschon die deutschen Verbraucher mit circa 65 Kilogramm Fleisch pro Kopf und Jahr im europäischen Vergleich einen relativ hohen Fleischkonsum haben, heizen immer wieder Schlagzeilen – vor allem über »Rinderwahnsinn« und »Schweinepest« – die öffentliche Diskussion an und tragen zu einer erheblichen Verunsicherung der Verbraucher bei.

Verstärkend thematisieren Bildberichte und Fernsehreportagen über Massentierhaltung sowie nicht sachgemäße Schlachtung und Transporte die ethischen Probleme, mit denen jeder Fleischesser konfrontiert wird. Sein schlechtes Gewissen erwacht – eine typische Konstellation in Überflussgesellschaften mit überladenen Supermärkten, durch die sich die emotionalen Beziehungen zum Lebensmittel stark verändert haben und der Bezug zur originären Herkunft der Lebensmittel verloren gegangen ist. Wer denkt beim Verzehr eines Hamburgers noch an das Rind als Fleischlieferant? Viele Kinder antworten auf die Frage nach der Herkunft der Milch ernsthaft: »Aus dem Supermarkt«.

Nachdem Schnitzel, Steaks und Wurstaufschnitt zu sauber abgepackten Konsumgütern geworden sind, müssen Bilder und Filme über die Herkunft der Konsumware Fleisch zu emotionalen Erschütterungen führen. Darüber hinaus gibt es immer wieder negative Medienberichte zum Thema Fleisch.

Dabei haben Experten festgestellt, dass die Belastung mit Schadstoffen in Fleisch und Fleischerzeugnissen – beispielsweise Blei, radioaktivem Cäsium, polychlorierten Biphenylen (PCB) und Pestiziden – gering ist und ständig weiter zurückgeht. Lediglich bei Wild werden noch immer höhere Werte gemessen. So liegt der PCB-Gehalt bei Wild im Vergleich zum Rind teilweise zehnmal so hoch.

Dennoch ist gerade die Einstellung der Verbraucher zum Fleisch in all ihren Facetten eher durch Meinungen als durch Tatsachen geprägt. In einer repräsentativen Erhebung wurde ohne Vorgaben gefragt, welche Lebensmittel für »gesund« und welche für »ungesund« gehalten werden. Die befragten Personen konnten bis zu fünf Lebensmittel in jeder Rubrik nennen. Bezogen auf Fleisch- und Wurstwaren sowie auf Fett allgemein ergaben sich dabei folgende Ergebnisse: »Ungesund« sind Fett (39 Prozent) und fettes Fleisch (29 Prozent), Schweinefleisch (24 Prozent), Wurst (14 Prozent), Fleisch (sieben Prozent) und Kalbfleisch (sechs Prozent). Dagegen erscheinen lediglich die Positionen »Fleisch« mit acht Prozent und »einzelne Fleischsorten« mit sechs Prozent der Nennungen auf der Liste der »gesunden« Lebensmittel.

PRO UND KONTRA

Der Fleischverzehr in der Bundesrepublik wird aus ernährungsphysiologischer Sicht ambivalent bewertet. Einerseits ist Fleisch ein exzellenter Nährstofflieferant. So weist beispielsweise die Deutsche Gesellschaft für Ernährung im Ernährungsbericht des Jahres 1992 darauf hin, dass Eisen aus Fleisch etwa fünfmal besser verwertet wird als aus den meisten Lebensmitteln pflanzlicher Herkunft oder aus Milch und Milchprodukten. Andererseits, so heißt es in

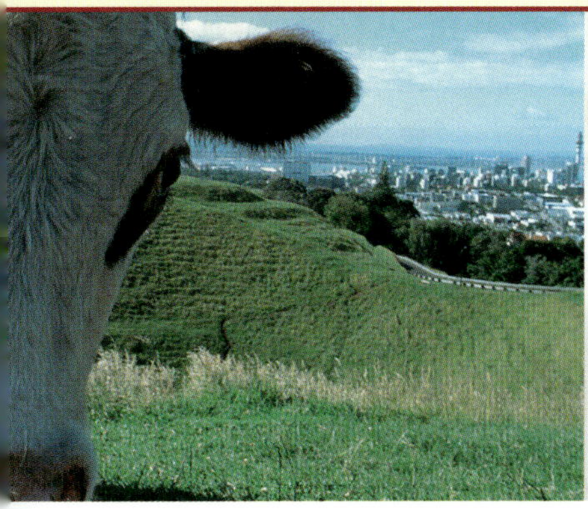

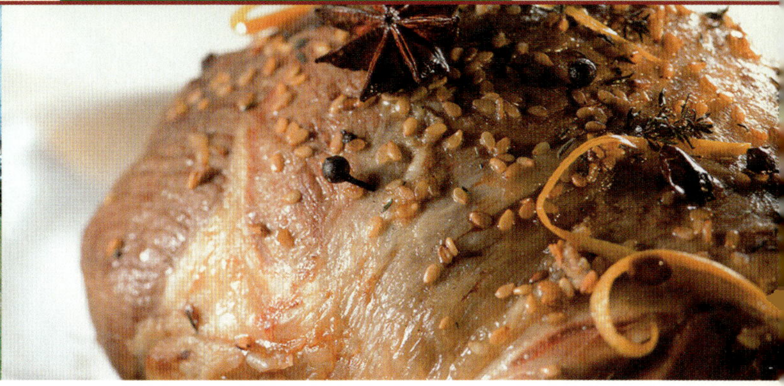

dem Bericht weiter, liefern Fleisch und insbesondere Fleischprodukte wie Wurst auch eine Menge Nahrungsfett; daher rät die Deutsche Gesellschaft für Ernährung, den Verzehr von Fleisch- und Wurstwaren auf 300 bis 600 Gramm pro Woche zu beschränken.

Doch die Diskussion um Fleisch und Wurstwaren ist niemals trennscharf genug geführt worden. Undifferenziert werden immer wieder Fett und Fleisch gleichgesetzt. Alle ernährungsphysiologischen Argumente, die die Kontra-Seite gegen das Fleisch ins Feld führte, galten im Grunde dem Fett und dem Cholesterin. Ein ernährungsphysiologisches Argument gegen Fleisch an sich – außer eben Fett und Cholesterin – wurde nicht genannt. In dieser »Fettdiskussion«, weiter angereichert durch die Kontroverse um das Cholesterin, kommen aber im Wesentlichen nur Wurst und andere Fleischerzeugnisse in die Schusslinie der Anklage. Unterfüttert werden die Argumente durch Trendanalysen, die einen enormen Anstieg des Fleisch- und Wurstkonsums in den letzten 40 Jahren auf gegenwärtig circa 65 Kilogramm pro Kopf und Jahr vermelden. Gleichwohl ist der Fleischverzehr tendenziell in den letzten Jahren in Deutschland rückläufig.

VEGETARIER LEBEN GESÜNDER

Studien an Vegetariern zeigen, dass deren gesundheitliche Situation günstiger ist als die von Menschen, die Fleisch essen. Vegetarier haben im Durchschnitt bessere Blutfettwerte und erkranken weniger häufig an Diabetes mellitus oder Bluthochdruck. Solche Studien leiden aber immer unter dem methodischen Nachteil, dass Vegetarier nicht nur auf Fleisch verzichten, sondern sich auch in anderen Lebensbereichen anders verhalten. Sie rauchen beispielsweise weniger, bewegen sich mehr, sind durchweg schlanker, haben eine bessere Schulbildung und sind daher meist auch besser über die Ernährungsphysiologie aufgeklärt. Es ist schwierig, ihre gesundheitliche Situation ausschließlich auf den Fleischverzicht zurückzuführen, denn Fleischverzicht ist häufig auch Ausdruck einer allgemeinen, auf Gesundheit bedachten Lebenseinstellung.

VERALTETE NÄHRWERTDATEN

Ein weiteres Problem ist die unzureichende Methodik. Ernährungstagebücher werden aufgrund von vorliegenden Nährwertdatenbanken wie dem Bundeslebensmittelschlüssel beurteilt, die zum Teil veraltet sind, so zum Beispiel in der großen deutschen Nationalen Verzehrsstudie. Auch sie belegt einen zu hohen Fettkonsum, der auch, aber nicht nur auf Fleisch- und Wurstkonsum zurückgeführt wird. Neueren Untersuchungen zufolge ist heute jedoch von einem erheblich geringeren Fettgehalt in Fleisch- oder Wurstwaren auszugehen, als er in den Datenbanken noch aufgelistet ist. Die Unterschiede können bis zu 50 Prozent betragen. So hat das 1991 analysierte Durchschnittskotelett beispielsweise 8,3 Prozent Fett, während der Bundeslebensmittelschlüssel von 1991 noch von 15 Prozent Fett ausgeht. Im Schweinebauch wurden nur 18 Prozent Fett gemessen, der Bundeslebensmittelschlüssel von 1991 hingegen kündet von 79 Prozent Fett. Ähnlich krasse Diskrepanzen finden sich bei Wurst.

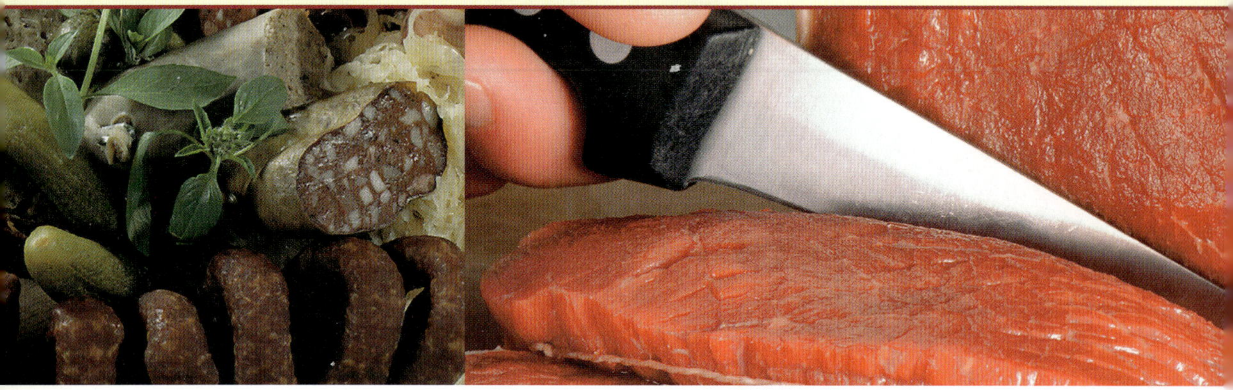

Was für das Fett gilt, trifft in ähnlichem Ausmaß auch auf den Cholesteringehalt zu. Wenn man grundsätzlich davon ausgehen könnte, dass der Fettgehalt von Fleisch- und Wurstwaren im Durchschnitt aufgrund veralterter Analysendaten um bis zu 50 Prozent überschätzt wird, würde dies die Diskussion um das Thema Fleisch und Wurst erheblich ernüchtern. Im übrigen ist Fett – in Maßen verzehrt – nicht grundsätzlich negativ zu bewerten, denn es ist unter anderem ein wichtiger Träger von Geschmacksstoffen. Gut mit Fett durchzogenes (marmoriertes) Fleisch ist Kennzeichen gesunder Tiere, während extrem fettarme, auf Muskelmasse gezüchtete Tiere häufig an Erkrankungen des Muskelsystems leiden.

EIN WICHTIGER NÄHRSTOFFLIEFERANT

Fleisch- und Wurstwaren sind wichtige und für die Allgemeinbevölkerung nahezu unverzichtbare Nährstoffquellen, beispielsweise für Eisen und B-Vitamine. Doch zum Leben benötigt der Organismus auch Kalzium und Ballaststoffe, die Fleisch nicht liefern kann. Eine vollwertige Ernährung setzt sich daher aus Lebensmitteln unterschiedlicher Herkunft zusammen.

Verzichtet man also nicht auf Fleisch, ist es einfacher, sich bedarfsgerecht zu ernähren. Gleichwohl zeigen die Vegetarier-Studien, dass dieses Ziel auch mit einer fleischlosen Ernährung erreicht werden kann, wenn die Auswahl an pflanzlichen Lebensmitteln, angereichert mit Milchprodukten und Eiern, sorgfältig vorgenommen wird. Dagegen ist eine streng vegane Ernährung, die im Gegensatz zur ovolaktovegetabilen Kost auch auf Milch, Milchprodukte und Eier verzichtet, auf Dauer keine uneingeschränkt empfehlenswerte Kostform, da insbesondere Kalzium und Vitamin B_{12} im Defizit bleiben.

Für Fleisch und Fleischprodukte gelten somit zwei Feststellungen. Erstens: Fleisch ist ein wertvolles Nahrungsmittel, zweitens: Fleisch ist nicht lebensnotwendig.

Diesen scheinbaren Widerspruch teilt Fleisch übrigens auch mit allen anderen wertvollen Lebensmitteln, denn kein Lebensmittel ist für sich allein betrachtet lebensnotwendig. So sollte nicht die Frage gestellt werden: Fleisch oder Gemüse? Wichtig sind beide, und entscheidend ist die verzehrte Fleischmenge.

Für sehr wichtig halten Ernährungswissenschaftler eine Erhöhung der Kohlenhydrataufnahme, insbesondere durch Gemüseverzehr. Als Vorbild sei hier die traditionelle Mittelmeerkost mit einem ausgewogeneren Verhältnis von Fleisch und Fleischprodukten einerseits und vegetabilen Bestandteilen der Ernährung andererseits genannt.

DIE DISKUSSION GEHT WEITER

Die Kontroverse um das Lebensmittel Fleisch wird auch in den kommenden Jahren sowohl die öffentliche als auch die veröffentlichte Meinung beherrschen. Die wissenschaftliche Forschung wird weitergeführt, die Berichte in den Medien setzen Schwerpunkte und bringen positive wie negative Details in ihre Schlagzeilen. Der interessierte Bürger, dem das Essen ein sehr positiv besetztes Erlebnis bietet, freut sich einerseits über das üppige Steak auf dem Teller und beginnt andererseits nachzudenken, wenn ihm die

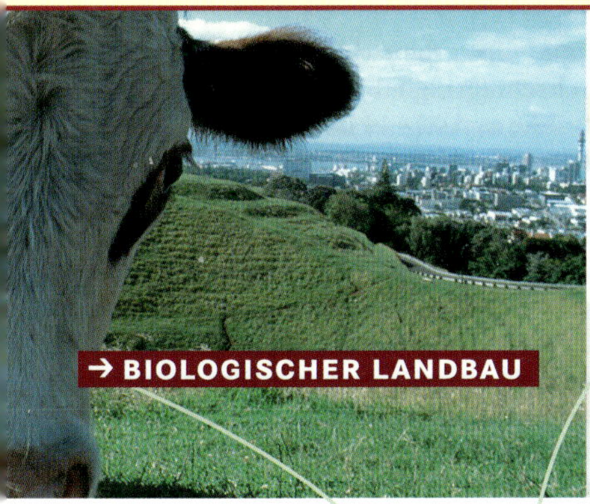

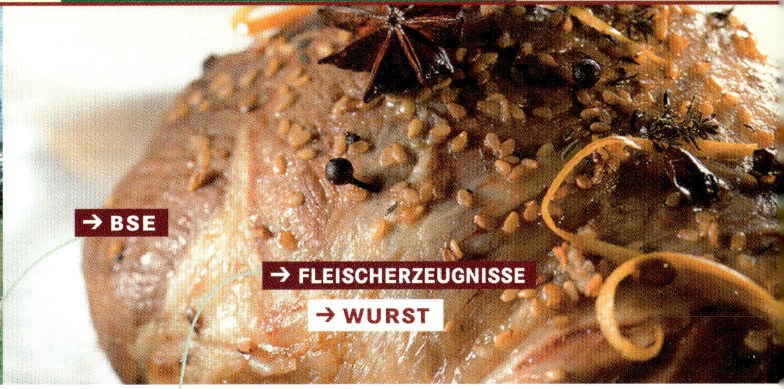

→ BIOLOGISCHER LANDBAU

→ BSE

→ FLEISCHERZEUGNISSE
→ WURST

FLEISCHKONSUM

→ FLEISCH
- → RINDFLEISCH
- → KALBFLEISCH
- → SCHWEINEFLEISCH
- → SCHAF
- → PFERDEFLEISCH
- → GEFLÜGEL
- → ENTEN
- → GÄNSE
- → HÜHNER
- → WILD
- → HAARWILD
- → FEDERWILD
- → INNEREIEN

→ GEMÜSE

→ TIERHALTUNG
- → MASSENTIERHALTUNG
- → GEFLÜGELHALTUNG
- → MAST
- → TIERARZNEIMITTEL
- → SCHLACHTUNG

→ SCHADSTOFFE
- → BLEI
- → CHLORIERTE KOHLENWASSERSTOFFE
- → PESTIZIDE
- → CÄSIUM

- → CHOLESTERIN
- → FETT

→ NÄHRSTOFFE
- → EIWEISS
- → EISEN
- → KALZIUM
- → B-VITAMINE
- → VITAMIN B_{12}

→ VEGETARISCHE ERNÄHRUNG
- → OVOLAKTOVEGETABILE ERNÄHRUNG
- → LAKTOVEGETABILE ERNÄHRUNG
- → VEGANE ERNÄHRUNG

→ VOLLWERTIGE ERNÄHRUNG

→ MITTELMEERKOST

Kehrseite seiner Esslust durch emotional bestürzende Reportagen von Tierhaltung oder -transporten im Fernsehen vor Augen geführt werden. Auch mögliche Risiken wie beispielsweise die Ansteckungsgefahr durch die Rinderseuche BSE machen viele Verbraucher nachdenklich und unsicher. Solche negativen Informationen zum Thema Fleisch können das Essverhalten nachhaltig verändern. Nur eine vorbildliche, tiergerechte Produktion des Lebensmittels Fleisch mit lückenlosem Herkunftsnachweis und erträglichen Haltungs-, Transport- und Schlachtungsbedingungen trägt dazu bei, dass die Verbraucher das wertvolle Nahrungsmittel »Fleisch« mit Genuss und Augenmaß verzehren können.

LESETIPPS:

Wie funktioniert das? Die Ernährung, herausgegeben von Erich Menden u.a. Mannheim (Meyers Lexikonverlag) 1990.

CLAUS LEITZMANN UND ANDREAS HAHN: *Vegetarische Ernährung. Gesund und bewußt essen. Stuttgart (Trias) 1998.*

Kreislauf-Erkrankungen schützt. Man vermutet, dass weitere positive Gesundheitswirkungen der →Mittelmeerkost, die sich in mehreren Aspekten von der mitteleuropäischen Kost unterscheidet, Herz-Kreislauf-Erkrankungen vorbeugen.

Frauen haben einen geringeren Kalorienbedarf als Männer; auch was die empfohlene Nährstoffzufuhr anbelangt, gelten für Frauen z.T. andere Richtlinien. Für schwangere und stillende Frauen gibt es jeweils besondere Ernährungsempfehlungen (→Schwangerschaft, →Stillzeit).

Frauenmilch: →Muttermilch.

freie Fettsäuren: die nicht an ein Glyzerinmolekül gebundenen →Fettsäuren. Sie zählen zu den unerwünschten Stoffen in Fetten, da sie in bestimmten Konzentrationen den Geschmack beeinträchtigen. Freie Fettsäuren entstehen durch Oxidation bei der Warmpressung von →Speiseölen und werden im Zuge der Raffination entfernt. Werden fetthaltige Lebensmittel unsachgemäß gelagert, können Enzyme die Nahrungsfette in ihre Bestandteile aufspalten und dabei auch freie Fettsäuren freisetzen (→Fettverderb). Bei verdorbener Butter z.B. verursacht Buttersäure, eine freie Fettsäure, den ranzigen Geschmack und Geruch. Bei der Verdauung von →Fett im menschlichen Körper werden die Nahrungsfette u.a. in Glyzerinmoleküle und freie Fettsäuren aufgespalten, damit der Organismus sie verwerten kann.

freie Radikale: sehr reaktive Atome oder Moleküle mit einem ungepaarten Elektron. Elektronen sind im Normalfall mit einem anderen Elektron verbunden. Die freien Radikale versuchen das ihnen fehlende Elektron anderen Molekülen (z.B. Fettsäuremolekülen in der Membran einer Körperzelle) zu entreißen. Chemisch betrachtet ist die Abgabe eines Elektrons eine Oxidation. Durch diesen Vorgang entstehen immer wieder neue freie Radikale, da dem angegriffenen Molekül anschließend ebenfalls ein Elektron fehlt. Es kommt zu einer Kettenreaktion, bei der Substanzen und Verbindungen im menschlichen Organismus (v.a. Fette und Eiweiße aus den Zellwänden sowie die Nukleinsäuren im Zellkern, die Träger des Erbguts) zerstört werden. Auf diese Weise begünstigen freie Radikale die Entstehung verschiedener Krankheiten.

In unserem Körper entstehen im Rahmen von Stoffwechselprozessen ständig freie Radikale; außerdem werden sie über Luft und Nahrung aufgenommen. Vermehrt entstehen sie u.a. durch Rauchen, bei Stress, durch Umweltverschmutzung und die UV-Strahlen der Sonne sowie bei Erkrankungen, die mit Fieber einhergehen, und durch die Einnahme bestimmter Medikamente. Aufgrund der wachsenden Umweltverschmutzung sind die Menschen heute vermehrt dem Angriff von freien Radikalen (der auch als »oxidativer Stress« bezeichnet wird) ausgesetzt.

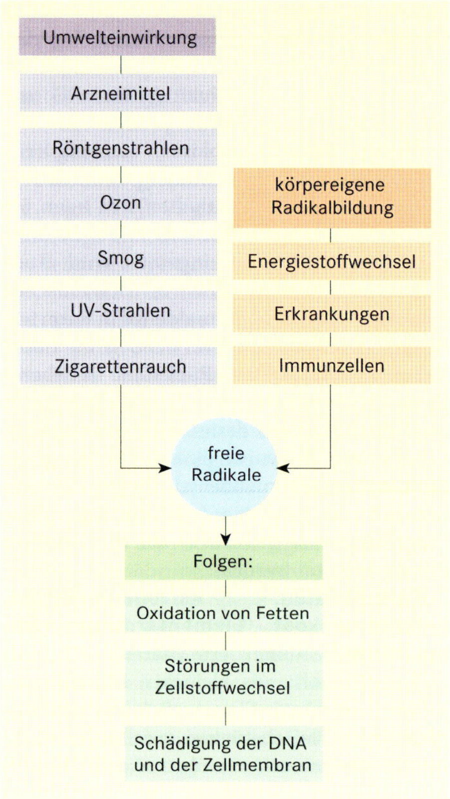

freie Radikale: Entstehung und Wirkungen

Zu den Erkrankungen, an deren Entstehung freie Radikale beteiligt sein können, gehören Arteriosklerose, die zu Herzinfarkt und Schlaganfall (→Herz-Kreislauf-Erkrankungen) führen kann, grauer Star und Krebs. Zudem schwächen die freien Radikale das körpereigene Abwehrsystem, machen den Organismus anfälliger für Infektionen aller Art und sind an der Hautalterung beteiligt. Vermutet wird, dass freie Radikale auch die Entstehung von Asthma, rheumatischen Erkrankungen sowie die Entwicklung der Alzheimer-Krankheit und der Parkinson-Krankheit begünstigen. Antioxidanzien können freie Radikale unschädlich machen; daher sollte man darauf achten, mit der Nahrung stets eine ausreichende Menge dieser Substanzen aufzunehmen (→Antioxidanzien).

LESETIPPS:

MICHAEL HAMM: *Schutz vor freien Radikalen. Das Sofortprogramm für Jugend und Gesundheit. München (Mosaik) 2000.*

HANS-W. MÜLLER-WOHLFAHRT: *So schützen Sie Ihre Gesundheit. München (Zabert Sandmann) 2000.*

Freilandgemüse: in landwirtschaftlichen und gärtnerischen Betrieben im Freien oder unter Folien angebautes →Gemüse.

Freilandhaltung: eine Form der →Geflügelhaltung.

Freizeitumsatz: der →Energiebedarf für Freizeitaktivitäten wie z. B. Sport. Freizeitumsatz und →Arbeitsumsatz ergeben zusammen den Leistungsumsatz.

Frischkäse: Oberbegriff für bestimmte Käsesorten (→Käse).

Frisée, Krause Endivie: eine Sorte der →Endivie.

frittieren: Speisen in 140–190 °C heißem Fett schwimmend garen. Zum Frittieren eignet sich ein Fetttopf mit hochstellbarem Einsatzkorb oder eine Fritteuse. Topf bzw. Fritteuse werden mit einer so großen Menge Frittierfett gefüllt, dass das Frittiergut darin schwimmen kann. Als Fett sind besonders Kokosfett, Erdnuss- oder Palmöl, aber auch spezielle Frittierfette zu empfehlen (→Brat- und Backfette). Zum Frittieren eignen sich Gemüse, Fleisch, Fisch, Kartoffeln, aber auch Gebäck wie z. B. Krapfen (→Fettgebackenes). Ob das Fett eine ausreichende Temperatur erreicht hat, lässt sich an der Temperaturanzeige der Fritteuse ablesen; es ist auch daran zu erkennen, dass sich an einem ins Fett getauchten Kochlöffelstiel kleine Bläschen bilden. Die zu frittierenden Speisen werden nun im Korb in das Fett eingetaucht; sie müssen im Fett schwimmen, ohne einander zu berühren. Steigen die Speisen an die Oberfläche, sind sie in der Regel gar. Mit dem Korb oder einem Schaumlöffel wird das Frittiergut herausgenommen und auf saugfähiges Papier gelegt, damit das überschüssige Fett abtropfen kann. Erst dann wird gewürzt. Frittierte Speisen sollten wegen ihres hohen Fettgehalts (der dem in der Pfanne gebratener Lebensmittel entspricht) nicht zu häufig verzehrt werden.

Fruchtbehandlungsmittel, Schalenbehandlungsmittel: zur Behandlung mancher Früchte eingesetzte →Oberflächenbehandlungs- und Überzugsmittel.

Früchte: →Obst.

Früchtetees: teeähnliche Erzeugnisse, die Früchte bzw. Bestandteile von Früchten enthalten, z. B. getrocknete Apfelstücke, Orangen- und Zitronenschalen, Hagebutten, Holunder- oder Schwarze Johannisbeeren. Als weitere Zutaten enthalten sie häufig Hibiskusblüten und Aromastoffe. Erhältlich sind sie in loser Form, als Aufgussbeutel oder als gefriergetrocknetes Instantprodukt. Bei Letzterem muss mit Geschmacks- und Aromaverlusten gerechnet werden; außerdem ist meist Zucker zugesetzt. Früchtetees können heiß oder gekühlt serviert werden. Zu den beliebtesten Früchtetees zählt der **Hagebuttentee**, der aus dem getrockneten Fruchtfleisch von →Hagebutten besteht und zur Farbverstärkung manchmal mit Hibiskusblüten vermischt wird. Er hat einen hohen Vitamin-C-Gehalt.

Fruchtgemüse: Gruppe von →Gemüsen, von denen die Früchte verzehrt werden, z. B. Aubergine, Paprika und Tomate.

Fruchtmark: Fruchtfleisch von Obst, bei dem die die Zellen verbindende Zellulose durch Enzyme aufgelöst worden ist, wodurch der Geschmack der jeweiligen Obstart hervortritt. Fruchtmark wird u. a. zur Herstellung von Fruchtsäften, Süßspeisen und Speiseeis verwendet. Dem durch →Sterilisation haltbar gemachten Fruchtmark dürfen bis zu 10 % Zucker beigefügt werden.

Was beim Frittieren zu beachten ist

Das Frittierfett sollte maximal sechs- bis achtmal verwendet werden. Beißender Geruch, starke Rauchentwicklung beim Frittieren, Schäumen und eine dunkle Farbe des Fetts sowie klebrige Ablagerungen am Rand des Frittiergefäßes deuten darauf hin, dass das Fett verdorben ist. In diesem Fall sollte es sofort komplett ausgetauscht werden. Das Verhältnis von Frittiergut und Fettmenge sollte ca. 1:6 (beim Frittieren von Tiefkühlkost 1:10) betragen. So wird verhindert, dass die Temperatur beim Eintauchen des Frittierguts ins Fett stark absinkt, was eine hohe Fettaufnahme zur Folge hätte. Nach dem Frittieren sollte der Topf bzw. die Fritteuse geleert und mit einem milden Spülmittel gereinigt werden.

Fruchtmus: ein →Brotaufstrich.

Fruchtnektar: aus →Fruchtsaft, →Fruchtsaftkonzentrat, →Fruchtmark oder konzentriertem Fruchtmark unter Zusatz von Wasser und Zucker hergestelltes Erfrischungsgetränk. Der Saftanteil beträgt je nach Fruchtart 25 bis 50 % und muss auf dem Etikett deklariert sein. Man unterscheidet verschiedene Arten: Fruchtnektare aus Früchten (z. B. Sauerkirschen und Schwarze Johannisbeeren), deren Saft so viel Fruchtsäure enthält, dass er ohne Zusatz von Wasser und Zucker nicht genießbar wäre, haben einen Fruchtsaftanteil zwischen 25 und 50 %; sie wurden früher als Süßmost bezeichnet. Bei dickflüssigen, aus Fruchtmark hergestellten Nektaren (z. B. Aprikosennektar) bzw. Nektaren aus Früchten, deren Saft auch unverdünnt genießbar ist (z. B. Apfelsinen, Äpfeln, Grapefruits), beträgt der Fruchtsaftanteil mindestens 45 %. Aufgrund des geringeren Fruchtsaftanteils ist der Gehalt an Vitaminen und Mineralstoffen in Fruchtnektaren niedriger als in Fruchtsäften. Negativ zu bewerten ist der häufig ziemlich hohe Zuckergehalt (meist 40–80 g pro Liter); es gibt jedoch auch Light- oder Diabetikernektare, die mit Süßstoff gesüßt werden. Doch auch solche Getränke sind nicht zuckerfrei, sondern besitzen einen natürlichen, aus den verarbeiteten Früchten stammenden Zuckergehalt.

Fruchtpulpe, Obstpulpe, Pulpe: aus zerkleinerten frischen Früchten hergestellte, breiige Masse (auch mit größeren Fruchtstücken und ganzen Früchten). Der Zusatz von Konservierungsstoffen ist erlaubt; Fruchtpulpen können auch durch Tiefkühlen haltbar gemacht werden. Sie sind nicht zum unmittelbaren Verzehr geeignet, sondern dienen als Ausgangsprodukt für die Bereitung von Konfitüren, Fruchtsäften und Süßigkeiten.

Fruchtsaft: in Deutschland laut Fruchtsaftverordnung unvergorene, zu 100 % aus Früchten oder Fruchtsaftkonzentraten hergestellte Säfte, denen bis zu 15 g Zucker pro Liter zugefügt werden dürfen.

Herstellung: Zur Herstellung von Fruchtsaft wird das Obst entweder durch Pressen oder durch Extraktion entsaftet. Anschließend wird der Saft entweder gleich abgefüllt (Direktsaft) oder zunächst konzentriert und später mit Wasser rückverdünnt. Bei Direktsäften bleibt das typische Aroma der jeweiligen Frucht besser erhalten; die meisten Fruchtsäfte (v. a. Orangen- und Grapefruitsaft) werden jedoch aus Konzentraten hergestellt, da diese haltbarer sind und sich aufgrund des geringeren Volumens preisgünstiger lagern und transportieren lassen. Solche Säfte müssen den Vermerk »aus Fruchtsaftkonzentrat« tragen.

Um die Haltbarkeit zu erhöhen, werden die Rohsäfte kurz vor dem Abfüllen für einige Sekunden auf Temperaturen bis ca. 85 °C erhitzt und anschließend gleich wieder abgekühlt. Dadurch wird die Keimzahl (d. h. die Anzahl an Mikroorganismen) ausreichend reduziert, Aroma und hitzeempfindliche Vitamine bleiben aber weitgehend erhalten. Nach der Hitzebehandlung werden die Getränke in Glasflaschen oder Kartons abgefüllt und auf den Markt gebracht.

Arten und Inhaltsstoffe: Fruchtsäfte können aus einer Fruchtart (z. B. **Apfelsaft, Orangensaft**) oder aus einer Mischung verschiedener Früchte hergestellt werden. Der Gesundheitswert von Fruchtsäften beruht v. a. auf dem Mineralstoff- und Vitamingehalt. Sie enthalten viel Kalium und Magnesium sowie sekundäre Pflanzenstoffe (z. B. Betakarotin), Vitamin C und B-Vitamine (v. a. Niacin). Einen hohen Vitamin-C-Gehalt haben v. a. Säfte aus Apfelsinen, Grapefruits, Johannisbeeren, Weintrauben und Holunderbeeren. Der Vitamin-C-Gehalt nimmt jedoch bei längerer Lagerung temperaturabhängig ab (je höher die Lagertemperatur, desto größer der Vitaminverlust). Durch längere Lagerung kommt es außerdem zu Aromaeinbußen. Daher sollten Fruchtsäfte

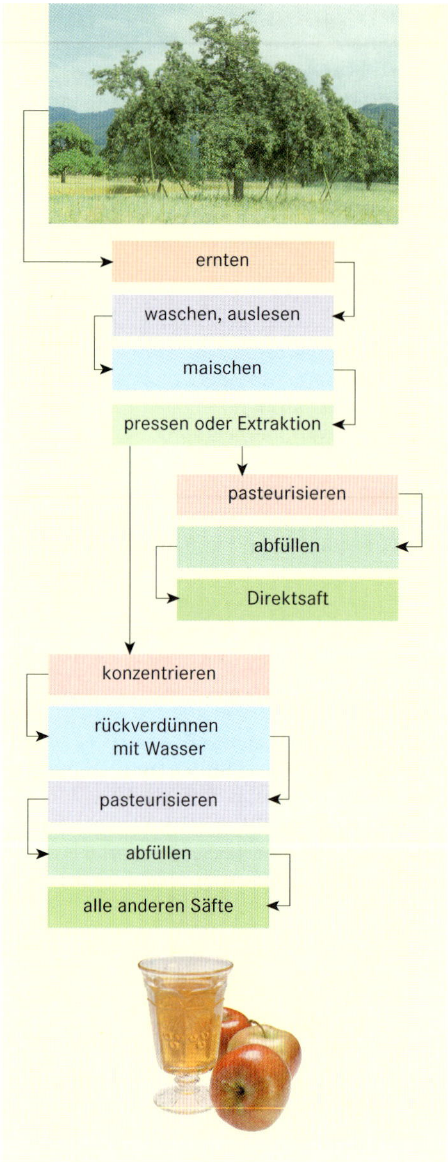

Fruchtsaft: Herstellung

kühl und lichtgeschützt aufbewahrt und nicht zu lange gelagert werden. Der Ballaststoffgehalt von Fruchtsäften ist gering. Kern- und Steinobstsäfte besitzen einen natürlichen Gehalt an dem Zuckeralkohol Sorbit (0,5–3%). Hinsichtlich ihres Gesundheitswerts sind Fruchtsäfte den Fruchtnektaren und Fruchtsaftgetränken vorzuziehen, da sie einen höheren Gehalt an Fruchtsaft und somit auch an Vitaminen und Mineralstoffen haben. Negativ zu bewerten ist allerdings der hohe Zuckergehalt vieler Säfte. Apfelsaft enthält z. B. 111 g Zucker pro Liter, Grapefruitsaft 101 g Zucker pro Liter, Orangensaft 90 g Zucker pro Liter und Traubensaft 166 g Zucker pro Liter.

Vitaminisierte Fruchtsäfte sind so angereichert, dass eine Portion bzw. 100 ml Saft mindestens 15% der empfohlenen Tageszufuhr an den deklarierten Vitaminen abdecken. Bei **Multivitaminsaft** handelt es sich um eine mit verschiedenen Vitaminen angereicherte Mischung aus Saft und Mark verschiedener Früchte; das kräftige, fruchtige Aroma ist auf die Mitverwendung von Südfrüchten (z. B. Passionsfrucht, Mango, Papaya) zurückzuführen.

Schadstoffe: Fruchtsäfte enthalten nur selten Schadstoffe wie Rückstände von Pestiziden oder Schwermetallen. Zitrusfrüchte, deren Schale mit Oberflächenbehandlungs- und Überzugsmitteln behandelt wurden, dürfen nicht zu Saft verarbeitet werden. Da Obst kaum Nitrat enthält, ist auch der Nitratgehalt in Fruchtsäften entsprechend gering.

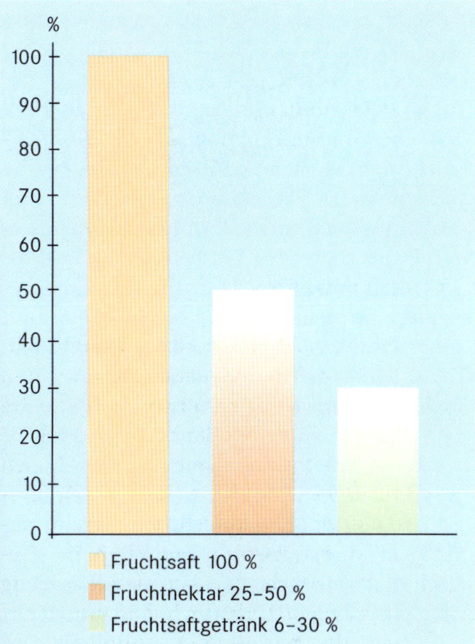

Fruchtsaft: Fruchtsaftanteil in verschiedenen Getränken

Fruchtsaftgetränk: Oberbegriff für Erfrischungsgetränke aus mindestens 6% →Fruchtsaft sowie Wasser und Zucker oder Süßstoff. Wegen des geringen Fruchtsaftanteils (der auf dem Etikett angegeben sein muss) ist auch der Gehalt an Vitaminen und Mineralstoffen niedrig. Negativ ist außerdem der hohe Zuckeranteil zu bewerten, der in der Regel bei ca. 100 g pro Liter liegt.

Fruchtsaftkonzentrat: Fruchtsaft, dem durch schonendes Eindampfen oder Gefrierkonzentrierung ein großer Teil seines Wassers entzogen wurde. Durch diesen Prozess wird das Volumen des Saftes auf ein Sechstel reduziert. Auf diese Weise lassen sich Transport- und Lagerkosten sparen; überdies verlängert sich die Lagerdauer. Durch Rückverdünnung mit Wasser wird das Konzentrat wieder weitgehend in seinen ursprünglichen Zustand gebracht, doch sind Aromaeinbußen nicht zu vermeiden. Aus Konzentraten hergestellte →Fruchtsäfte müssen den Hinweis »aus Fruchtsaftkonzentrat« tragen.

Fruchtsäuren: organische Säuren, die v. a. in säuerlichen Obst- und Gemüsearten vorkommen. Je höher der Fruchtsäuregehalt ist, desto erfrischender ist der Geschmack der betreffenden Frucht- oder Gemüseart. Besonders viel Apfelsäure enthält Kern- und Steinobst (z. B. Äpfel). Beeren- und Südfrüchte sind reich an Zitronensäure; Weinsäure kommt in der gesamten Pflanzenwelt vor. Fruchtsäuren werden in der Lebensmittelproduktion als geschmacksgebende Inhaltsstoffe, z. B. zur Herstellung von Limonade, verwendet.

Fruchtsirup: dickflüssige Zubereitung aus Fruchtsaft, Fruchsaftkonzentrat oder Früchten mit höchstens 68 % Zucker. Am bekanntesten ist Himbeersirup, der als fruchtig schmeckendes Süßungsmittel für Süßspeisen verwendet wird oder (mit Wasser oder Mineralwasser vermischt) als Getränk dient.

Fruchtwein: weinhaltiges Getränk, das aus vergorenen Früchten oder dem vergorenen Saft von Früchten (mit Ausnahme von Weintrauben) hergestellt wird und mindestens 8 Vol.-% Alkohol enthält. Die Vergärung erfolgt unter Zusatz von Reinhefe und meist auch von Zucker, damit der nötige Alkoholgehalt erreicht werden kann. Zur Verminderung des Säuregehalts wird Wasser zugegeben. **Obstwein** (regional auch als Most bezeichnet) wird aus vergorenem Apfel- oder Birnensaft hergestellt und hat mindestens 5 Vol.-% Alkohol.

Fruchtzucker, Fructose: →Fruktose.

Frühgeborenen-Ernährung: Säuglinge, die vor Vollendung der 37. Schwangerschaftswoche geboren wurden, v. a. solche mit einem sehr geringen Geburtsgewicht (unter 2000 g), benötigen vielfach eine besondere Ernährung. Sie haben einen höheren Nährstoff- und Energiebedarf als termingerecht geborene Kinder, vertragen aber wegen mangelnder Reife des Verdauungstrakts normale Säuglingsnahrung (Muttermilch oder Flaschennahrung) oft noch nicht oder nur schlecht bzw. sind noch nicht in der Lage zu saugen.

Bei sehr unreifen Säuglingen (v. a. mit einem Geburtsgewicht unter 1000 g) ist in der ersten Zeit oft nur eine künstliche Ernährung mit nährstoffreichen Infusionen unter Umgehung des Verdauungstrakts möglich; Kinder, die noch nicht saugen können (vor Vollendung der 32. Schwangerschaftswoche), werden mithilfe von Magen- oder Dünndarmsonden, die durch die Nase eingeführt werden, ernährt. Kurz nach der Geburt verabreicht man Frühgeborenen zunächst eine sterile Glukoselösung (notfalls per Sonde), um festzustellen, wie ihr Verdauungstrakt darauf reagiert. Wird die Lösung vertragen, bekommen die Kinder ab dem zweiten Lebenstag entweder mit Nährstoffen und Kalorien angereicherte, abgepumpte Muttermilch oder eine spezielle Frühgeborenen-Formulamilch, wenn nötig ebenfalls per Sonde.

Da der Magen Frühgeborener nur ein geringes Fassungsvermögen hat, wird die Nahrung auf acht (bei Frühgeborenen über 1500 g) bis 24 (bei Frühgeborenen unter 1000 g) Mahlzeiten aufgeteilt. Um das Geburtsgewicht rasch zu erhöhen und eine Gewichtszunahme zwischen 20 und 40 g pro Tag zu erreichen, erhöht man die Nahrungsmenge von Tag zu Tag. Ab der 32. Woche kann die Mutter versuchen, das Kind an die Brust anzulegen bzw. ihm die Flasche zu geben.

Frühlingszwiebel, wiss. Name **Allium fistulosum:** Zwiebelart mit mild-würzigem Geschmack, die keine richtige Zwiebel ausbildet, sondern lediglich bauchig verdickte Wurzeln besitzt. Sie wird nicht nur im Frühling, sondern das ganze Jahr über angeboten und mitsamt den langen, schmalen, hohlen grünen Blättern verzehrt. Roh eignet sie sich zur Verfeinerung von Quark und Salaten, geschmort oder gekocht als Zutat zu Gemüse- und Fleischgerichten. Die Frühlingszwiebel ist reich an Betakarotin, Vitamin C, Eisen, Folsäure und Zink. Wegen ihres hohen Wassergehalts hält sie sich nur fünf bis sechs Tage; sie sollte im Gemüsefach des Kühlschranks gelagert werden.

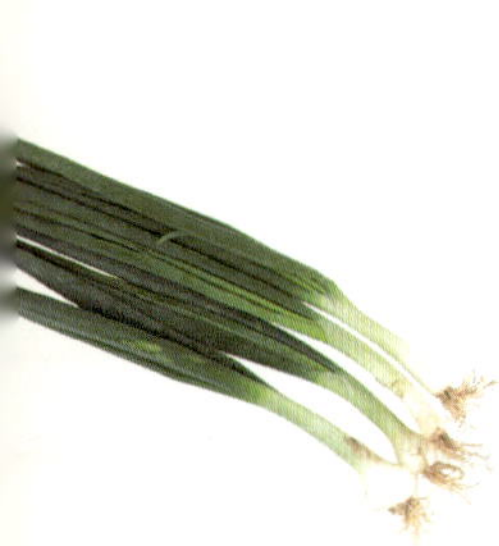

Frühlingszwiebeln

Frühstück: morgendliche →Mahlzeit.

Frühstücksfleisch, Luncheon meat: ein →Fleischerzeugnis.

Fruktose, Fruchtzucker, Fructose: ein Einfachzucker, der u. a. in Obst und Honig vorkommt, aber auch Bestandteil verschiedener Zuckerarten, u. a. des Haushaltszuckers, ist (→Zucker) und auch als Süßungsmittel im Handel erhältlich ist. Im Vergleich zu →Glukose wird Fruktose nur langsam vom Dünndarm resorbiert, sodass sie den Blutzuckerspiegel nicht rasch, sondern ganz allmählich erhöht. Hinzu kommt, dass für den Stoffwechsel von Fruktose kein Insulin notwendig ist, weshalb sie sich auch als Süßungsmittel für Diabetiker eignet. Allerdings wird eine gewisse Menge der Fruktose vom Körper (v. a. in Leber und Nieren) in Glukose umgewandelt, sodass auch Fruktose bei Diabetes mellitus nur in Maßen konsumiert werden sollte. Gesünder als Haushaltszucker ist Fruktose nicht – ähnlich wie dieser ist sie sehr energiereich, ohne dabei wichtige Nährstoffe zu enthalten.

Fruktose|intoleranz, Fructose|intoleranz: erbliche Störung des Fruktosestoffwechsels, die durch ein Fehlen des Enzyms Fruktose-1-Phosphataldolase hervorgerufen wird. Als Folge sammelt sich beim Verzehr von Fruktose das giftige Abbauprodukt Fruktose-1-Phosphat in Leber, Nieren und Darm an. Die Fruktose selbst und die offene Alkoholform der Fruktose (Sorbit) können nicht verwertet werden.

Symptome: Erstmals macht sich eine Fruktoseintoleranz in der Regel im Säuglingsalter nach dem Abstillen bemerkbar. Erhält der Säugling Nahrung, die Fruktose enthält (z. B. Obst, bestimmte Gemüsearten, Süßigkeiten), kommt es zu einer Unterzuckerung, die mit Übelkeit, Erbrechen, Schwitzen und manchmal auch mit Krampfanfällen einhergeht. Führt man dem Kind weiterhin Fruktose zu, können Leber, Darm und Nieren geschädigt werden, auch Schockzustände und Koma können eintreten. Die betroffenen Kinder leiden unter Gedeihstörungen.

Behandlung und Ernährung: Die Therapie besteht in einem weitgehenden Verzicht auf fruktosehaltige Lebensmittel sowie auf Haushaltszucker, Invertzucker (→Zucker) und den →Zuckeraustauschstoff Sorbit, der häufig in Medikamenten enthalten ist. Der Säugling darf im ersten Lebensjahr kein Obst und Gemüse zu sich nehmen. Um einem Vitaminmangel vorzubeugen, verabreicht man dem Kind nach ärztlicher Anweisung Vitaminpräparate. Später dürfen u. a. grüner Salat, Chicorée, grüne Bohnen, Brokkoli, Erbsen, Spinat, Blumenkohl und Zitronen verzehrt werden. Lebenslang verboten sind Süßigkeiten, Weiß- und Vollkornbrot, Haushaltszucker, verschiedene Gemüse- und Obstarten, Mayonnaise, Ketchup und Marmelade. Bei Erkrankungen, die eine intravenöse Ernährung erforderlich machen, dürfen keine fruktosehaltigen Infusionslösungen verabreicht werden.

Fuchsbandwurm: ein parasitischer Bandwurm (→Wurmkrankheiten).

Fugu: in Japan sehr geschätztes Fleisch von Speisefischarten aus der Familie der Kugelfische. Eierstöcke, Gallenblase, Leber und Darm enthalten das Gift Tetrodotoxin und müssen nach dem Tod des Fischs rasch und vollständig entfernt werden. Tetrodotoxin wird beim Kochen nicht zerstört und führt beim Menschen zu Erbrechen, Blutdruckabfall, Lähmungen und schließlich zum Tod. Fugu darf in Japan deshalb nur von speziell ausgebildeten Köchen zubereitet werden; in Deutschland ist der Verkauf verboten. Das Fleisch wird in hauchdünne Scheiben geschnitten und roh serviert.

Füllstoffe: Lebensmittelzusatzstoffe, die das Volumen von Lebensmitteln vergrößern, ohne nennenswert zu dessen Gehalt an verwertbarer Energie beizutragen. Damit wird der Gesamtenergiegehalt des Lebensmittels reduziert. Füllstoffe kommen daher überall dort zum Einsatz, wo eine Reduktion des Nährwertes erreicht werden soll, z. B. in kalorienreduzierten Lebensmitteln.

Da Füllstoffe meist noch weitere Eigenschaften besitzen, die in der Lebensmitteltechnologie gefragt sind, werden sie sehr vielfältig eingesetzt: **Gummi arabicum** (**E 414**, Akaziengummi), **Zellulose** (**E 460**, Cellulose, auch deklariert als mikrokristalline Zellulose), **Methylzellulose** (**E 461**), **Hydroxypropylzellulose** (**E 463**), **Hydroxypropylmethylzellulose** (**E 464**), **Ethylmethylzellulose** (**E 465**, Methylethylcellulose) und **Karboxymethylzellulose** (**E 466**, Natriumcarboxymethylcellulose, CMC) werden auch als →Gelier- und Verdickungsmittel verwendet. **Polydextrose** (**E 1200**) findet auch als →Feuchthaltemittel Verwendung. Auch →**Glyzerin** (**E 422**, Glycerin) wird häufig als Füllstoff verwendet, z. B. in Kuchen und Konfekt.

Functional Food [ˈfʌŋkʃənl fuːd, engl. »funktionelle Lebensmittel«]: Lebensmittel, die durch zugesetzte Nährstoffe und andere Substanzen einen zusätzlichen gesundheitlichen Nutzen für den Verbraucher bieten sollen. Zum Functional Food zählen u. a. mit Vitaminen angereicherte Säfte, Sauermilchprodukte, die bestimmte Milchsäurebakterien enthalten (→Probiotika), Lebensmittel, denen sekundäre Pflanzenstoffe wie z. B. Lycopin zugesetzt wurden, und mit →Ballaststoffen angereicherte Lebensmittel (z. B. Brote oder Joghurt), die die Darmtätigkeit anregen sollen. Vielfach handelt es sich beim Functional Food um industriell stark verarbeitete Lebensmittel, die reich an Fett oder Zucker und oft auch an Lebensmittelzusatzstoffen sind. Durch die Verarbeitung können außerdem wertvolle Inhaltsstoffe der Lebensmittel verloren gehen.

Functional Food kann nach Meinung von Ernährungswissenschaftlern Verbraucher dazu verleiten, Ernährungsfehler (beispielsweise eine zu fettreiche Ernährung) in dem Glauben beizubehalten, dass sie durch den Verzehr von Functional Food genug für ihre Gesundheit tun. Hinzu kommt, dass solche Lebensmittel stets nur eine gewisse Auswahl an lebensnotwendigen Nährstoffen (z. B. bestimmte Vitamine) enthalten, während andere wichtige Substanzen fehlen. Functional Food kann deshalb zwar durchaus einen Beitrag zur gesunden Ernährung leisten; die wichtigste Voraussetzung für die Gesunderhaltung des Organismus ist Ernährungswissenschaftlern zufolge jedoch eine abwechslungsreiche vollwertige Ernährung entsprechend den →Ernährungsempfehlungen.

LESETIPPS:

Richard Fuchs: *Functional Food. Medikamente in Lebensmitteln. Chancen und Risiken. Leopoldsdorf bei Wien (Verlag Gesundheit) 1999.*

Marcus Brian: *Essen auf Rezept. Wie Functional Food unsere Ernährung verändert. Stuttgart (Hirzel) 2000.*

Fungizide: eine Gruppe von →Pestiziden.

Fusel|öle: ein Alkoholgemisch, das als Nebenprodukt der alkoholischen Gärung entsteht. In geringen Mengen dienen die Fuselöle als aromabestimmende Bestandteile von →Branntweinen, in höheren Konzentrationen sind sie gesundheitsschädlich.

Gäa: ein →Anbauverband.

Galaktosämie, Galaktose|intoleranz: eine Störung bei der Verwertung des v. a. in Laktose enthaltenen Einfachzuckers Galaktose. Sie wird durch einen angeborenen Mangel an dem Enzym Galaktose-1-Phosphat-Uridyltransferase hervorgerufen, das an der Umwandlung von Galaktose in Glukose beteiligt ist. Als Folge der verringerten Verstoffwechselung von Galaktose fallen größere Mengen des für den Organismus giftigen Galaktose-1-Phosphats sowie des Alkohols der Galaktose (Galaktit) an, der eine Trübung der Augenlinse bedingt.

Symptome: Die Beschwerden hängen davon ab, wie stark der Enzymdefekt ausgeprägt ist. In leichteren Fällen kommt es zu Gedeihstörungen beim Säugling sowie zur Milz- und Lebervergrößerung und zur Trübung der Augenlinsen. Bei schweren Verlaufsformen treten schon nach der ersten Milchmahlzeit des Säuglings Erbrechen, Durchfälle, Nahrungsverweigerung und schwere Störungen von Leber- und Nierenfunktion, Krampfanfälle und Gehirnschäden auf. Aus diesem Grund wird bereits am fünften Lebenstag ein Bluttest durchgeführt, mit dessen Hilfe ermittelt werden kann, ob eine Galaktosämie vorliegt.

Ernährung: Bei Galaktosämie muss lebenslang auf laktose- und damit galaktosehaltige Lebensmittel verzichtet werden. Besteht beim Säugling der Verdacht auf Galaktosämie, wird die Ernährung sofort umgestellt, um körperlichen Schäden vorzubeugen. Auf das Stillen sowie das Füttern herkömmlicher Flaschennahrung muss verzichtet werden, stattdessen erhalten die Säuglinge z. B. Milch auf Soja-, Fleischprotein- oder Proteinhydrolysatbasis, da diese im Gegensatz zu mit Milch hergestellten Säuglingsnahrungen keine Laktose enthält. Zu den Lebensmitteln, die bei Galaktosämie verboten sind, zählen in erster Linie Milch und Milcherzeugnisse, aber auch Produkte, die mit Laktose zubereitet werden, z. B. Schokolade und viele andere Süßigkeiten, z. T. aber auch Brot, Wurst, Nudeln, Fertiggerichte sowie aus Kartoffeln hergestellte Lebensmittel.

Zahnpasta enthält in der Regel ebenfalls Laktose, ebenso wie die meisten Medikamente in Tablettenform, weshalb Zahnpasta nicht geschluckt werden sollte und vor der Einnahme von Medikamenten nachgefragt werden muss, ob sie laktosefrei sind. Weiterhin sollte auf Lebensmittel verzichtet werden, die den Einfachzucker Galaktose enthalten. Dazu gehören u. a. Linsen, Erbsen, Bohnen, Tomaten, Rote Bete, Spinat, Bananen, Wassermelonen, Papaya, Sommerkürbis, Leinsamen, Johannisbrotkernmehl sowie die Innereien Leber und Hirn. Da es bei einer galaktosefreien Kost zu einem Mangel an Vitamin B_2, Vitamin D, Zink und Kalzium kommen kann, müssen diese Nährstoffe dem Organismus u. U. gezielt zugeführt werden. Schwangere, die bereits ein an Galaktosämie erkranktes Kind geboren haben oder wissen, dass sie diesen Enzymdefekt vererben können, müssen sich während der Schwangerschaft ebenfalls galaktosefrei ernähren.

Galaktose, Schleimzucker: ein Einfachzucker, der u. a. in Laktose vorkommt und hauptsächlich in Milch und Milchprodukten enthalten ist. Galaktose wird vom Organismus zur Energiegewinnung für die Zellen genutzt, da sie in Glukose umgewandelt werden kann. Außerdem kommt sie im Nervengewebe und in vom Körper gebildeten Schleimstoffen vor. Bei der angeborenen Erkrankung Galaktosämie kann die Galaktose vom Körper nicht verwertet werden.

Galaktoseintoleranz: →Galaktosämie.

Galgant, Siam-Ingwer, wiss. Name **Alpina officinarum:** in Südchina heimisches Ingwergewächs, das auch in Thailand angebaut wird. Der Wurzelstock enthält ätherische Öle und wird zur Herstellung von Fertigarzneimitteln und Gewürzmischungen (z. B. Curry) sowie als Zutat zu Likören und Magenbittern verwendet. Galgant hilft gegen Appetitlosigkeit und Verdauungsstörungen. Als Gewürz wird er in Deutschland kaum eingesetzt, obwohl er sich gut für Fleisch- und Fischgerichte sowie Eintöpfe eignet. Im Handel erhältlich sind ähnlich wie Ingwer aussehende Wurzelstücke, die vor dem Verzehr im Mörser pulverisiert werden können, und Galgantpulver, dessen Verwendung sich jedoch nicht empfiehlt, da die ätherischen Öle sich aus Pulver rasch verflüchtigen und damit auch das Aroma und die gesundheitsfördernde Wirkung verloren gehen.

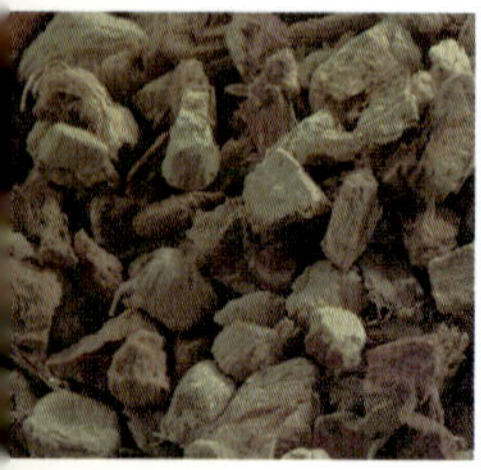

Galgant

Galle, Gallenflüssigkeit, Gallensaft: von der Leber kontinuierlich hergestelltes Sekret, das für die Fettverdauung sowie für die Ausscheidung von Stoffwechselabbauprodukten und Giftstoffen notwendig ist. Die Leber stellt täglich 0,5–1 l so genannter Lebergalle (A-Galle) her, die in der Gallenblase eingedickt wird, damit sie von ihr gespeichert werden kann (Blasen- oder B-Galle).

Zusammensetzung und Freisetzung: Die Galle besteht hauptsächlich aus Wasser, **Gallensäuren** (Gallensalzen), Bilirubin (einem Abbauprodukt der roten Blutkörperchen), Elektrolyten, Lezithin, Schleim und z. T. auch Cholesterin. Sie hat einen äußerst bitteren Ge-

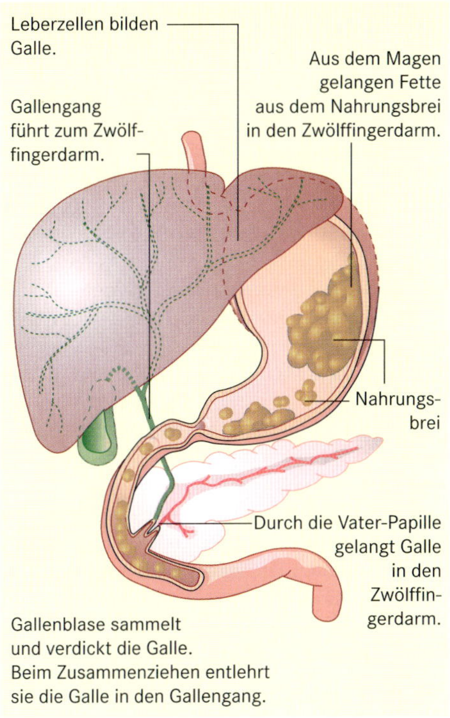

Galle: Die Galle gelangt durch Gallengang und Vater-Papille in den Zwölffingerdarm, wo sie bei der Fettverdauung mitwirkt.

schmack. Wenn Galle zur Verdauung benötigt wird, setzt der Zwölffingerdarm das Hormon Cholezystokinin-Pankreozymin (CCK-PKZ) frei, welches die Kontraktion der Gallenblasenmuskulatur bedingt. Dadurch wird die Galle in den Gallengang gepresst und der Schließmuskel an der Mündung des Gallengangs in den Zwölffingerdarm erschlafft, sodass die Galle in den Zwölffingerdarm abgegeben wird. Auch der zehnte Hirnnerv und das Gewebshormon Sekretin wirken an der Freisetzung der Galle mit.

Funktion: Die in der Galle enthaltenen Gallensäuren, die vom Körper aus Cholesterin hergestellt werden, sorgen dafür, dass das wasserunlösliche Fett aus der Nahrung in eine Emulsion überführt wird. Durch die Darmbewegungen wird diese Emulsion dann in winzige Tröpfchen zerteilt, sodass die in Bauchspeichel und Darmsaft enthaltenen Enzyme das Fett in kleine Bestandteile spalten können. Die Gallensäuren bleiben mit den Spaltprodukten vermischt und bilden die wasserlöslichen so genannten Mizellen, welche die Darmschleimhaut passieren können. Die Gallensäuren bleiben dabei im Dünndarm zurück. Sie werden in einem der unteren Dünndarmabschnitte zum größten Teil wieder aufgenommen und über das Blut zur Leber transportiert, die daher nur geringe Mengen Gallensäuren neu bilden muss.

Gallensäuren sind auch dafür zuständig, schlecht wasserlösliche Substanzen wie medikamentöse Wirkstoffe oder Stoffwechselabbauprodukte in eine Emulsion zu überführen und diese in den Darm zu transportieren, sodass sie mit dem Stuhl ausgeschieden werden können. Außerdem ist sie notwendig, um die Verdauungsenzyme des Dünndarms und des Bauchspeichels zu aktivieren.

Gallenblase: ein kleiner, mit Schleimhaut ausgekleideter Muskelsack mit einem Fassungsvermögen von 40–100 ml, der unterhalb der Leber liegt. Er besteht aus Gallenblasenhals, -körper und -grund. Der Gallenblasenhals ist mit dem Gallenblasengang verbunden, einem Verbindungsgang zum von der Leber abgehenden Lebergallengang, der die in der Leber produzierte Lebergalle in die Gallenblase leitet. Die Gallenblase hat die Funktion, diese Lebergalle einzudicken und zu speichern. Deshalb trägt ihre Schleimhaut zahlreiche kleine Ausstülpungen, die der Lebergalle Wasser und Salze entziehen und diese zurück ins Blut leiten. Das Endprodukt, die Blasengalle oder B-Galle, wird bei Bedarf durch Muskelkontraktionen der Gallenblase in den Gallenblasengang ausgeschüttet und von dort aus über weitere Gallenwege in den Zwölffingerdarm geleitet.

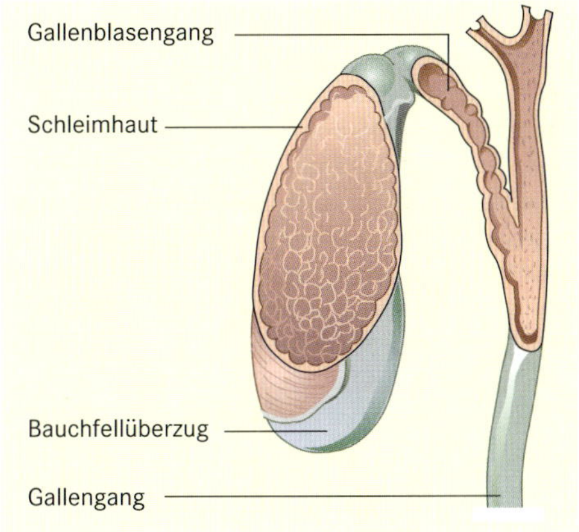

Gallenblase: Aufbau

LESETIPPS:

Handbuch für Leberkranke und Gallenkranke. Bircher-Benner-Handbuch Bd. 1. Friedrichsdorf/Ts. (Bircher-Benner-Verlag) [30]1994.

HEINRICH LIEHR: *Leber, Galle, Bauchspeicheldrüse. Wirksame Hilfe bei Beschwerden. Stuttgart (Trias) 1999.*

HEINRICH LIEHR: *Probleme mit Leber und Galle? Signale des Körpers rechtzeitig deuten. Stuttgart (Trias) 1999.*

Gallenblasenentfernung, Cholezystektomie: operative Entfernung der Gallenblase. Sie kann bei Gallensteinen, chronischen Entzündungen oder Tumoren der Gallenblase notwendig werden. Die Gallenblasenentfernung wird – wenn möglich – im Rahmen einer Bauchspiegelung durchgeführt. Im Anschluss an die Operation wird der Patient meist zunächst unter Umgehung des Magen-Darm-Trakts künstlich ernährt; nach zwei bis drei Tagen erfolgt der Kostaufbau mithilfe von Schleimsuppen (z.B. Haferschleim) (→Aufbaudiät); daran schließt sich eine flüssige Kost, bestehend u.a. aus Brühe und Milchmixgetränken an, die durch Breie aufgestockt wird und schließlich in eine leichte →Vollkost übergeht, bei der zunächst weitgehend auf Fett sowie blähende und stark gewürzte Speisen verzichtet wird. Soweit kein →Postcholezystektomie-Syndrom vorliegt, sind später in der Regel wieder alle Speisen erlaubt.

Gallenblasenentzündung, Cholezystitis: Eine Entzündung der Gallenblase wird meist durch einen →Gallenstein sowie durch Reizung der Gallenblasenwände oder Verstopfung des Gallenblasenhalses hervorgerufen. Oft erfolgt im Anschluss eine Ansiedlung von Bakterien, die die Entzündung verstärkt. Eine akute Gallenblasenentzündung ruft heftige Schmerzen im Oberbauch hervor, die oft mit Fieber, bei Verstopfung des Gallenblasenganges mit Gelbsucht einhergehen; bei einer chronischen Gallenblasenentzündung treten v. a. nach fettreicher Kost Schmerzen auf. Eine Gallenblasenentzündung muss stets im Krankenhaus behandelt werden. Zunächst wird der Patient künstlich ernährt, um die Gallenblase zu schonen. Wenn möglich, werden die Gallensteine medikamentös aufgelöst und die Entzündung wird mit Antibiotika zum Abklingen gebracht. Häufig muss die Gallenblase entfernt werden. Nach Ausheilung einer Gallenblasenentzündung muss der Patient auf Lebensmittel verzichten, die er nicht verträgt.

Gallenflüssigkeit: →Galle.

Gallengrieß: sehr kleine →Gallensteine.

Gallenkolik, Gallensteinkolik: krampfartige, starke Schmerzen im rechten Oberbauch, die durch heftige Kontraktionen der Gallenblase hervorgerufen werden. Die Gallenblase versucht, durch krampfartiges Zusammenziehen der Muskulatur einen →Gallenstein herauszuspülen, der sich im Gallenblasengang befindet oder ihn verschließt. Wird der Stein in den Darm ausgeschieden, klingen die Schmerzen ab, ebenso, wenn er wieder in die Gallenblase zurückgelangt. Da dies jedoch häufig nicht von selbst gelingt, müssen meist krampflösende Medikamente verabreicht werden; manchmal ist auch eine →Gallenblasenentfernung notwendig.

Gallensaft: →Galle.

Gallensäuren, Gallensalze: wichtige Bestandteile der →Galle.

Gallensäurenverlustsyndrom: Beschwerden, die infolge eines Mangels an den zur Fettverdauung notwendigen Gallensäuren auftreten (→Galle). Dazu zählen fettreiche Stühle, Durchfall, Krämpfe des Dickdarms sowie das vermehrte Auftreten von Gallen- und Nierensteinen. Vielfach liegt die Ursache in einer Entfernung des letzten Dünndarmabschnitts (→Kurzdarmsyndrom): Gallensäuren gelangen aufgrund einer verminderten Rückresorption vermehrt in den Dickdarm und werden ausgeschieden. Da die Gallensäuren die Resorption von Wasser durch den Dickdarm reduzieren, treten Durchfälle auf. Die Fettverdauung ist gestört, weil die Leber mit der Herstellung von Gallensäuren nicht nachkommt – das Nahrungsfett kann nicht mehr vollständig verwertet werden und wird ausgeschieden. Auch Gallenblasenoperationen und verschiedene Darmerkrankungen (z. B. Entzündungen) können zu einem Gallensäurenverlustsyndrom führen. Abhängig davon, wie stark die Fettresorption gestört ist, müssen 50–75% des Nahrungsfetts in Form von →mittelkettigen Triglyzeriden aufgenommen werden, die der Organismus im Gegensatz zu langkettigen Triglyzeriden auch ohne Hilfe von Gallensäuren verdauen kann. Es ist darauf zu achten, dass dennoch ausreichende Mengen lebensnotwendiger essenzieller, meist langkettiger Fettsäuren aufgenommen werden.

Gallensteine: steinähnliche Gebilde, die sich v.a. in der Gallenblase, seltener in den großen Gallenausführungsgängen der Leber bilden. Viele winzig kleine Steinchen werden als **Gallengrieß** bezeichnet.

Ursachen: Gallensteine entstehen, wenn in der Galle eine Substanz in größeren Mengen vorkommt als normalerweise üblich. Zu den Stoffen, die dann ausgefällt werden und auskristallisieren, gehören Cholesterin, Bilirubin (der orangerote Hauptfarbstoff der Galle) und Kalzium. Es können sich Cholesterin-, Bilirubin-, Kalziumbilirubinat- oder Mischsteine bilden. Gallensteine können z.B. als Folge einer erhöhten Zufuhr von Cholesterin mit der Nahrung, aufgrund von erhöhten Blutfettwerten,

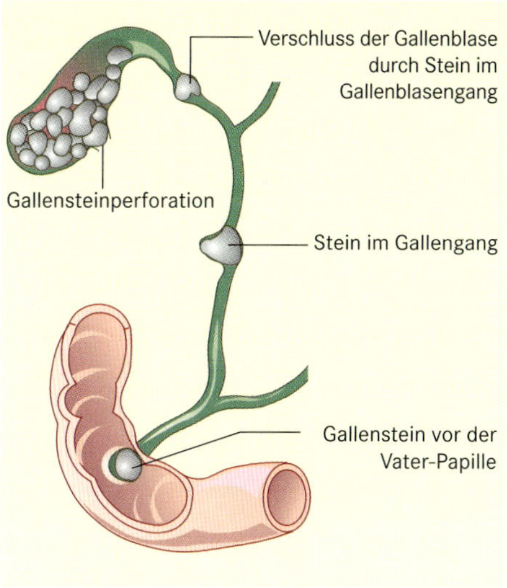

Gallensteine können an verschiedenen Stellen die Gallenwege verstopfen oder die Gallenblase perforieren.

Übergewicht oder Diabetes mellitus entstehen. Auch erbliche Veranlagung spielt eine Rolle.

Symptome: Beschwerden verursacht ein Gallenstein erst, wenn er die Gallenblase stark reizt und diese sich entzündet (→Gallenblasenentzündung) oder wenn er die Gallenwege verstopft und eine →Gallenkolik auslöst. In beiden Fällen treten heftige Schmerzen im rechten Oberbauch auf. Manchmal kommen Übelkeit und Erbrechen hinzu.

Behandlung: Gallensteine können zwar über längere Zeit symptomfrei bestehen, werden jedoch (v. a. wegen des erhöhten Krebsrisikos) in der Regel als behandlungsbedürftig angesehen. Bei Beschwerdefreiheit und funktionstüchtiger Gallenblase können die Steine z. T. medikamentös aufgelöst werden. Dabei muss der Patient über einen längeren Zeitraum entweder Stein auflösende Tabletten einnehmen oder in die Gallenblase wird mittels eines Schlauchs eine Stein auflösende Substanz eingebracht. Bei Beschwerden ist die Steinauflösung nicht möglich; in manchen Fällen ist dann eine →Gallenblasenentfernung erforderlich. Häufig kann man die Steine auch durch von außen an den Körper herangeleitete Stoßwellen zertrümmern, sodass sie über die Gallenwege ausgeschieden werden können.

Ernährung: Verursachen Gallensteine Beschwerden, sollte man die Fettzufuhr auf maximal 20–30% der Energiezufuhr verringern, um die Gallenblase zu schonen; Lebensmittel, nach deren Genuss Schmerzen auftreten, müssen gemieden werden. Während der Steinauflösungsbehandlung muss die tägliche Fettzufuhr auf weniger als 60 g Fett beschränkt werden; die Kost muss cholesterinarm sein (es dürfen maximal 200 mg Cholesterin pro Tag aufgenommen werden), um einer erneuten Steinbildung vorzubeugen. Auch wenn Gallensteine keinerlei Beschwerden hervorrufen, sollte der Fettkonsum maximal 30% der Energiezufuhr und die Cholesterinzufuhr höchstens 300 mg täglich betragen. Übergewicht sollte abgebaut, Blutfette sollten gesenkt werden. Diese Ernährungsrichtlinien gelten auch für die Vorbeugung von Gallensteinen.

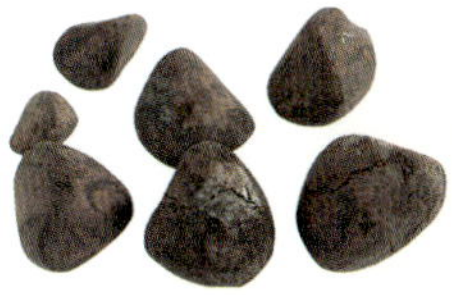

Gallensteine

Gallensteinkolik: →Gallenkolik.

Gallensteinkrankheit, Cholelithiasis: durch Gallensteine in den Gallenwegen hervorgerufene Beschwerden.

Gallenwege: Sammelbezeichnung für die Gallengänge und die →Gallenblase. Unterschieden wird zwischen Gallenwegen in der Leber (intrahepatische Gallenwege) und außerhalb der Leber (extrahepatische Gallenwege). In der Leber befinden sich zwischen den Leberzellen kleinste Gallengänge, die Gallenkapillaren, deren Wände von den Membranen gegenüber und nebeneinander liegender Leberzellen gebildet werden. In diese Gallenkapillaren gibt die Leber die →Galle ab. Die Gallenkapillaren münden schließlich in kleinere Gallengänge, die wiederum in den linken und rechten Lebergallengang führen. Diese beiden Gänge werden bereits zu den extrahepatischen Gallenwegen gezählt und schließen sich zum Lebergallengang zusammen. Von diesem zweigt der Gallenblasengang ab, der zur Gallenblase führt, in der die Galle eingedickt wird. Der Lebergallengang, der nach Abzweigung

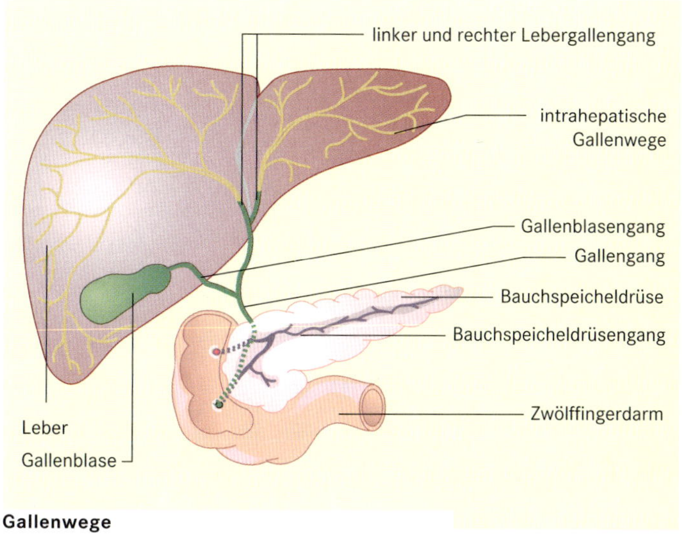

Gallenwege

des Gallenblasengangs als Gallengang bezeichnet wird, führt weiter durch einen Abschnitt der Bauchspeicheldrüse und mündet zusammen mit dem Pankreasgang (dem Ausführungsgang der Bauchspeicheldrüse) in den Zwölffingerdarm. An dieser Mündung, Vater-Papille genannt, ist die Wand des Gallengangs etwas verdickt. Dadurch wirkt sie wie ein Schließmuskel und lässt nur Galle in den Zwölffingerdarm, wenn diese zur Verdauung benötigt wird.

Galleschonkost: fettreduzierte Kost zur Linderung von Beschwerden, die durch →Gallensteine verursacht werden.

Gamba, Riesengarnele: eine Garnelenart (→Krustentiere).

Gämse: ein →Haarwild.

Gänse, wiss. Name **Anserinae**: zahlreiche Arten in mehreren Gattungen umfassende Unterfamilie der Gänsevögel. Die Stammform unserer heutigen Hausgans ist die Graugans (Anser anser; →Federwild), die wegen ihres fetten Fleischs, ihrer zarten Brust und v.a. ihrer delikaten Leber bereits von den alten Ägyptern und Babyloniern gezüchtet wurde.

Neben den Weide- und Legerassen gibt es reine Mastrassen (u.a. die Pommersche, die Oldenburgische und die Lüneburgische Gans). Man unterscheidet zwischen Frühmastgänsen, die vor der ersten Federreife geschlachtet werden und bis zu zehn Wochen alt sind, jungen Gänsen, die nach der ersten Federreife geschlachtet werden und ca. sieben Monate alt sind, und Gänsen, die nach der Geschlechtsreife geschlachtet werden und älter als ein Jahr sind. Da älteres Gänsefleisch weniger schmackhaft ist, kommen über ein Jahr alte Tiere nur noch selten in den Handel. Hauptsaison für Gänsefleisch sind die Monate September bis Dezember; Gänse werden v.a. zu Martini (11. November) als »Martinsgans« sowie an Weihnachten verzehrt. Die wichtigsten Importländer sind Polen, Ungarn und Tschechien. Zu den Gänseprodukten zählen u.a. →Gänseschmalz, Gänseleberpastete und Gänseleberwurst. Gänseleberpastete besteht zu rund 70% aus grob zerkleinerter Gänseleber (→Stopfleber) als Einlage in einer Grundmasse aus Schweineleber, Schweinefleisch, Speck, Gewürzen, Trüffeln usw. Gänseleberwurst ist eine Streichwurst, die mindestens 20% Gänseleberstücke enthält.

Gänsefleisch ist kalorienreich und hat von allen Geflügelarten den höchsten Fettanteil. 100g Gänsefleisch enthalten im Durchschnitt 30g Fett und 16g Eiweiß und haben im gegarten Zustand einen Energiegehalt von 404kcal/1690kJ. Um den hohen Fettanteil zu reduzieren, sticht man die Haut an verschiedenen Stellen ein, legt die Gans auf den Bratrost und lässt das Fett in die Fettpfanne tropfen. Gänsefleisch enthält sehr viel Eisen, Kalium, Magnesium, Zink, Kupfer und Niacin.

Gänseeier: →Eier von Gänsen.

Gänsefett: →Gänseschmalz.

Gänsekraut: →Beifuß.

Gänseschmalz, Gänsefett: aus dem Eingeweide- und/oder Brustfett von Gänsen gewonnenes weißes bis blassgelbes Fett. Es besteht vorwiegend aus den Fettsäuren Palmitin-, Stearin-, Öl- und Linolsäure. Der Schmelzpunkt von Gänseschmalz liegt bei 25–37°C; daher sollte es gekühlt aufbewahrt werden. Wegen seiner Empfindlichkeit gegenüber Licht, Feuchtigkeit und Sauerstoff empfiehlt sich eine dunkle, trockene und vor Luft geschützte Lagerung (z.B. in Töpfen aus Steinzeug). Gänseschmalz eignet sich gut zum Dünsten verschiedener Kohlarten (z.B. Grünkohl, Rotkohl) sowie als Brotaufstrich. Wegen seines hohen Fett- und Kaloriengehalts (Gänseschmalz besteht zu ca. 99,5% aus Fett; 100g haben 896kcal/3749kJ) sollten Menschen, die auf eine fettarme und/oder kalorienreduzierte Ernährung achten müssen, es nur in Maßen verzehren.

Gänsestopfleber: →Stopfleber von Gänsen.

Garmethoden: verschiedene Techniken des Genießbarmachens von rohen Lebensmitteln durch chemische Behandlung (z.B. Salzen) oder Wärmebehandlung, durch die das jeweilige Lebensmittel zarter, saftiger und leichter kaubar wird. Durch Garen wird die Verdaulichkeit und Ausnutzbarkeit von Eiweiß und Kohlenhydraten erhöht. Es werden Pflanzengifte unschädlich gemacht, etwa die in Bohnen enthaltenen Hämagglutinine, Krankheitserreger (z.B. Salmonellen) abgetötet und Schwermetalle sowie Rückstände von Pflanzenschutzmitteln reduziert oder zerstört. Die jeweils optimale Garmethode richtet sich v.a. nach der Art des Lebensmittels. Für manche Garmethoden (z.B. Druckgaren, Garen im Mikrowellenherd, Grillen) werden spezielle Töpfe bzw. Gerätschaften benötigt.

Unterschiedliche Garmethoden: Bei den Garmethoden durch Wärmebehandlung unterscheidet man zwischen Garen mit feuchter und Garen mit trockener Hitze. Feuchte Hitze wird beim →Kochen, →Dämpfen, →Dünsten und →Pochieren eingesetzt, trockene Hitze beim →Backen, →Braten, →Grillen, →Frittieren, →Schmoren und Garen im →Mikrowellenherd. Garen mit feuchter Hitze (d.h. mit mehr oder weniger Wasser, Garflüssigkeit oder Wasserdampf) eignet sich v. a. für die Zubereitung von Teigwaren, Reis, Hülsenfrüchten und Gemüse sowie von Fleisch und Fisch, die keinen Bratengeschmack erhalten sollen oder nur mit Wasser gegart werden können. Die Gartemperatur beträgt bei Normaldruck 70–100 °C. Garen mit trockener Hitze (durch Heißluft, Fett, Wärmestrahlung oder Mikrowellen) eignet sich für Speisen, die außen trocken und braun werden und eine Kruste bilden sollen, insbesondere für eiweißreiche Lebensmittel wie Fleisch und Fisch. Die Gartemperatur ist relativ hoch (120–250 °C, kurzzeitig bis zu 300 °C).

Nährstoffverluste: Beim Garen kommt es zu unerwünschten Verlusten v. a. an wärme- und oxidationsempfindlichen sowie wasserlöslichen Vitaminen, wasserlöslichen Mineralstoffen und Aminosäuren. Dieser Verlust fällt je nach Garmethode und Gargrad unterschiedlich hoch aus. Je mehr Flüssigkeit verwendet wird und je länger die Garzeit beträgt, desto mehr Nährstoffe werden ausgelaugt. Beim Kochen und Garziehen von Gemüse gehen rund zwei- bis dreimal so viele Nährstoffe verloren wie beim Dämpfen und Dünsten. So nimmt der Vitamin-C-Gehalt aller Gemüsearten beim Kochen um rund 50 %, beim Dämpfen um ca. 15 % und beim Dünsten um ca. 10 % ab. Da das wasserlösliche Vitamin C z. T. ins Kochwasser übergeht, sollte dieses stets als Grundlage für Suppen oder Saucen weiterverwendet werden. Beim Braten, Grillen und Schmoren von Fleisch werden ebenfalls hitzeempfindliche Vitamine zerstört und wasserlösliche Nährstoffe gehen z. T. mit dem austretenden Wasser verloren. Letztere gehen in den Bratensatz über, der deshalb mitverzehrt werden sollte. Beim Garen in der Mikrowelle kommt es kaum zu Nährstoffverlusten.

Garnelen, Crevetten, Krevetten: eine Gruppe von →Krustentieren.

Gartenkresse: eine Kresseart (→Kresse).

Gartenlattich: →Gartensalat.

Gartenmelisse: →Melisse.

Gartenmelone, Zuckermelone: eine →Melone.

Gartensalat, Gartenlattich, wiss. Name **Lactuca sativa:** eine alte Kulturpflanze, die schon in der Antike als Salatpflanze beliebt war und in mehreren Varietäten angebaut wurde. Heute gibt es über 100 Sorten; zu den bekanntesten gehören →Kopfsalat, →Römischer Salat und →Pflücksalat.

Gartenthymian, Gemeiner Thymian: eine Thymianart (→Thymian).

Gärtopf: ein luftdichter Behälter zur Herstellung von →Gärungsgemüse wie z. B. →Sauerkraut. Im Handel sind Gärtöpfe in unterschiedlichen Größen (z. B. mit 5, 10, 30 oder 50 l Fassungsvermögen) und Materialien erhältlich. Besonders empfehlenswert sind Gärtöpfe aus Steinzeug, da sie bei 1200 °C gebrannt und mit einer bleifreien Glasur überzogen werden, sodass sie kein Wasser aufnehmen und leicht zu reinigen sind. Gärtöpfe schließen dank einer Wasserrinne luftdicht ab, sodass keine Geruchsbelästigung zu befürchten ist. Zum Gärtopf gehören zwei halbkreisförmige Beschwerungssteine, die auf das Gemüse gelegt werden, damit dieses stets mit Flüssigkeit bedeckt ist und der für die Gärung notwendige Druck erzeugt wird. Gärtöpfe mit dem entsprechenden Zubehör (z. B. Stampfer und Krauthobel) sind in größeren Haushaltswarengeschäften erhältlich.

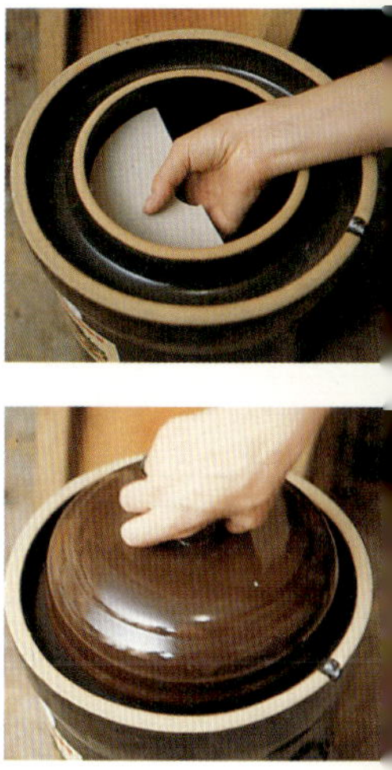

Gärtopf

Gärung: ein Prozess, bei dem Mikroorganismen (z. B. Hefepilze, Milchsäure- oder Essigsäurebakterien) den in einem Lebensmittel enthaltenen Zucker oder einen Teil davon in Alkohol, Essig oder Milchsäure umwandeln. Bei der **alkoholischen Gärung**, die u. a. zur Herstellung von Bier und Wein eingesetzt wird, spalten Hefepilze einen Teil des Zuckers der zugrunde liegenden Flüssigkeit in die Gärprodukte Kohlendioxid und →Ethanol.

Gärungsgemüse: durch Milchsäuregärung haltbar gemachtes Gemüse, das schon die Griechen und Römer wegen seines Gesundheitswerts schätzten und das die Chinesen bereits seit Jahrtausenden kennen. Die bekanntesten Gärungsgemüsearten sind das auf der Grundlage von Weißkohl hergestellte Sauerkraut und die sauren Gurken. Auch Rote Bete, Kürbisse, Bohnen, Oliven und Gemüsepaprika werden auf diese Art konserviert. Eine koreanische Spezialität, die sich inzwischen auch bei uns wachsender Beliebtheit erfreut, ist das →Kimchi. Gärungsgemüse ist im Handel erhältlich; man kann es jedoch auch selbst herstellen. Für manche Gemüsearten benötigt man hierzu einen →Gärtopf und entsprechendes Zubehör (z. B. Stampfer und Krauthobel zur Herstellung von →Sauerkraut).

Bei der Milchsäuregärung werden die Kohlenhydrate des Gemüses in Milchsäure umgewandelt, die dem Gemüse den typischen pikant-säuerlichen Geschmack verleiht und es gleichzeitig konserviert und bekömmlicher macht. Die in Gärungsgemüse enthaltene →Milchsäure regt die Verdauung an und verbessert die Darmflora. Unpasteurisiertes Gärungsgemüse (z. B. selbst hergestelltes Sauerkraut) enthält außerdem lebende →Milchsäurebakterien, die ebenfalls zu einer gesunden Darmflora beitragen. Die meisten wichtigen Nährstoffe bleiben bei der Gärung erhalten.

garziehen: →pochieren.

Gastrektomie: →Magenentfernung.

Gastrin: ein Verdauungshormon (→Hormone).

Gastritis: →Magenschleimhautentzündung.

Gastroduodenitis: akute oder chronische Form der →Magenschleimhautentzündung, die mit einer Entzündung des Zwölffingerdarms einhergeht und z. B. durch übermäßigen Alkoholkonsum, Medikamente, verdorbene Lebensmittel oder das Bakterium →Helicobacter pylori hervorgerufen werden kann. Bei einer akuten Gastroduodenitis sollte ein bis drei Tage lang nur flüssige Nahrung aufgenommen werden. Bei einer chronischen Gastroduodenitis sollte man auf schwer verträgliche Nahrungs- und Genussmittel (v. a. fettreiche Speisen, Kaffee, Alkohol) verzichten.

Gastro|enteritis: eine Entzündung der Magen- und Dünndarmschleimhaut, die in der Regel durch Bakterien (z. B. nach dem Genuss verdorbener Lebensmittel) oder Viren hervorgerufen wird. Die Symptome entsprechen denen einer →Magenschleimhautentzündung und einer →Dünndarmentzündung. Bei einer Gastroenteritis muss der Arzt aufgesucht werden. Zudem sollte man ein bis drei Tage auf feste Nahrung verzichten, dem Körper gleichzeitig aber ausreichend Flüssigkeit zuführen.

Gastro|enterokolitis: eine Entzündung der Schleimhaut des Magen-Darm-Trakts, die sich u. a. mit Übelkeit, Erbrechen sowie Bauchschmerzen äußert und v. a. durch Mikroorganismen (z. B. Bakterien) oder deren Gifte hervorgerufen wird. Bei einer Gastroenterokolitis sollte zunächst auf feste Nahrung verzichtet werden; allerdings benötigt der Körper viel Flüssigkeit, die ihm über Getränke und Elektrolytlösungen oder auch durch Infusion zugeführt werden muss (→Magenschleimhautentzündung, →Dünndarmentzündung, →Dickdarmentzündung).

Gastro|intestinaltrakt, Magen-Darm-Trakt: ein Teil des →Verdauungstrakts.

Gastroplastik, vertikale: ein Verfahren zur →Magenverkleinerung.

Gebäck, Feinbackwaren, feine Backwaren: Oberbegriff für süße oder salzige Backwaren wie Kuchen, Torten, Kekse, Waffeln, Baisers (Meringen), Biskuits, Zwieback, Knabbergebäck (→Knabbererzeugnisse) und →Fettgebackenes. Alles Gebäck (außer Vollkorngebäck) wird aus niedrig ausgemahlenem Weizenmehl (Type 405 oder 550) hergestellt (→Mehl). Im Unterschied zu Brot enthält es außer Mehl mindestens 10 % Fett (meist Butter oder Margarine) und/oder Zucker. Zum Süßen wird in der Regel Haushaltszucker verwendet, daneben auch Stärkesirup; für weiches Gebäck eignet sich Invertzucker oder Honig. Weitere Zutaten können Eier, Milch, Quark, Obst, Nüsse, Rosinen und verschiedene Gewürze sein. Diese Rohstoffe werden zu festen oder weichen →Teigen geknetet oder zu Massen (schaumig-cremigen Gemischen) verrührt oder geschlagen.

Eine Untergruppe des Gebäcks stellen die **Dauerbackwaren** dar: Sie zeichnen sich durch einen niedrigen Wassergehalt aus und sind daher im Unterschied zum übrigen Gebäck relativ lange haltbar. Zu den Dauerbackwaren gehören u. a. Kekse, Biskuits, Lebkuchen und Zwieback.

Arten:

Kekse werden ohne Hefe aus Teig hergestellt, der besonders fest und dehnbar und daher gut zum Ausrollen und Formen geeignet ist. Die kleinen, mundgerechten Stücke werden bei recht hohen Temperaturen in kurzer Zeit (ca. vier bis fünf Minuten) gebacken. Sie enthalten Mehl und/oder Stärke, Zucker, Milch, Fett, Eier, Gewürze und Backtriebmittel in unterschiedlichsten Zusammensetzungen. Die bekanntesten Keksarten sind die relativ fettarmen, flachen Hartkekse sowie die fettreicheren Mürbekekse und Butterkekse (für deren Herstellung als Fett ausschließlich Butter verwendet wird). **Biskuits** sind leichte Gebäcke aus Mehl, Eiern und Zucker; am bekanntesten sind die fingerförmigen Löffelbiskuits.

Weizenmehl, Stärke, Zucker, Honig, Eier und Milch sind die Grundbestandteile der **Lebkuchen.** Je nach Art enthalten sie noch weitere Zutaten wie Mandeln, Nüsse, Obst, Schokolade oder Gewürze. Man unterscheidet weiße und braune Lebkuchen. Die Masse zur Herstellung weißer Lebkuchen muss mindestens 15 % Vollei und/oder Ei- oder Milcheiweißerzeugnisse enthalten; der Anteil an Getreidemahlerzeugnissen oder Stärke darf nicht höher sein als 40 %. Sie werden auf Oblaten gebacken; es gibt sie nur in rechteckiger Form und unglasiert. Braune Lebkuchen werden in zahlreichen verschiedenen Sorten angeboten. Ihr Teig besteht aus mindestens 50 Teilen Zucker auf 100 Teile Mehl. Sie haben keine Oblatenunterlage und sind häufig mit Nüssen verziert. Pfefferku-

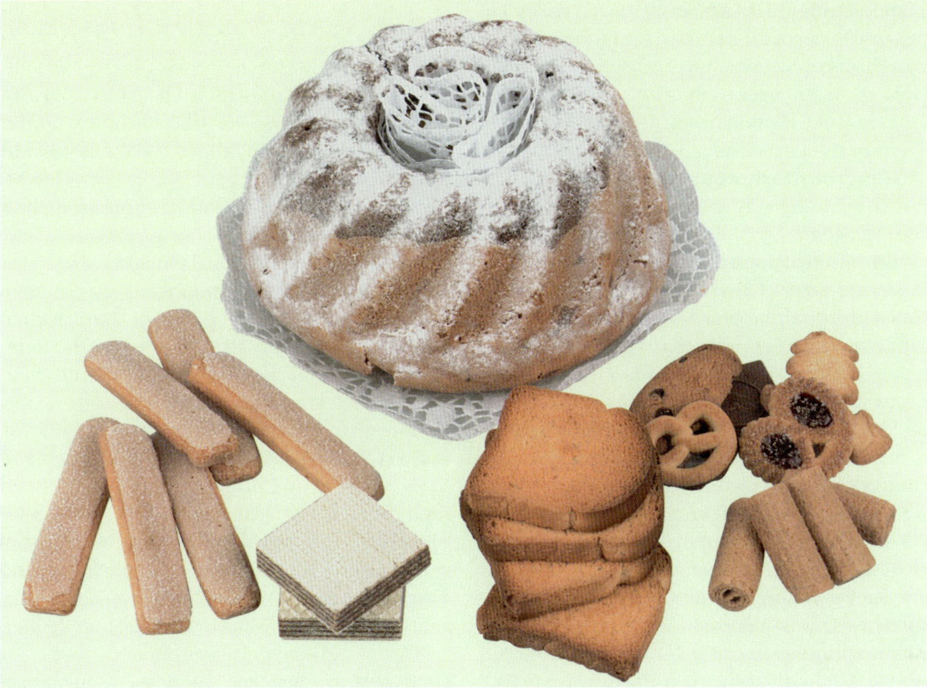

Gebäck

chen (Gewürzkuchen) sind braune Lebkuchen, die ihren kräftig würzigen Geschmack der Beigabe von Gewürznelken oder Piment verdanken. Bei Honigkuchen – die ebenfalls zu den braunen Lebkuchen gehören – werden 50% des Zuckers durch Honig ersetzt.

Zwieback ist eine zweimal gebackene, trockene Dauerbackware aus Weizenmehl und Milch, die manchmal auch mit Butter oder Eiern hergestellt wird. (Dann bezeichnet man sie als Butter- bzw. Eierzwieback.) Als leicht verdauliches Gebäck wird Zwieback in der Diätetik bei der Behandlung von Erkrankungen des Verdauungsapparats verwendet.

Für **Kuchen** gibt es diverse Formen und Zubereitungsarten. Napfkuchen (Gugelhopf) wird aus Hefe- oder Rührteig mit Zutaten wie Rosinen, Haselnüssen oder Mandeln hergestellt, in Formen gebacken und manchmal mit einer Glasur (z.B. Schokolade) überzogen oder mit Puderzucker bestäubt. Blechkuchen sind meist aus Hefeteig auf dem Backblech gebackene flache Kuchen mit verschiedenen Belägen, z.B. Streuseln (aus Mehl, Butter und Zucker) oder Mandeln. Obstkuchen bestehen in der Regel aus einer Unterlage (meist aus Hefe- oder Mürbeteig), die mit verschiedenen Obstarten (z.B. Äpfeln, Pflaumen, Kirschen) belegt wird. Sandkuchen (Rührkuchen) werden aus Mehl, Fett, Zucker und Eiern in einer Backform hergestellt und können u.a. Obst, Kakaopulver oder Nüsse enthalten. Die bekanntesten Sandkuchen sind Marmor-, Nuss- und Schokoladenkuchen.

Torten sind meist runde, aus mehreren Schichten bestehende Kuchen aus Biskuit- oder Mürbeteig oder anderen leichten Teigen und/oder Massen, die mit Sahne oder Creme, oft auch mit Obst gefüllt sind. Sie werden häufig mit Mandeln, Nüssen oder verschiedenen Früchten belegt und/oder mit Sahne, Creme, Eiweiß- oder Schokoladenglasur überzogen.

Unter **Waffeln** versteht man fladenartig dünne, meist wabenartig vertieft geprägte Gebäcke aus Mehl, Eiern, Zucker, Milch und Fett (meist Butter). Sie werden in einem Waffeleisen (d.h. einem gusseisernen, auch antihaftbeschichteten Pfannenpaar) oder in einem elektrisch beheizten Waffelautomaten hergestellt und mit verschiedenen Zutaten (z.B. Obst, Cremes) serviert. **Baisers** (Meringen) sind Schaumgebäcke aus Eischnee (steif geschlagenem Eiweiß), Zucker und oft auch noch verschiedenen geschmacksgebenden Zutaten wie Mandeln, Nüssen und Schokolade.

Inhaltsstoffe und Gesundheitswert:

Aufgrund seines hohen Zucker- und Fettgehalts und des niedrigen Gehalts an Ballast- und anderen wertvollen Inhaltsstoffen (Vitaminen,

Mineralstoffen) ist Gebäck kein wertvolles Lebensmittel; es wird in erster Linie zum Genuss verzehrt. An Lebensmittelzusatzstoffen kann Gebäck u.a. Backtriebmittel, Mehlbehandlungsmittel, Emulgatoren, Farbstoffe und Trennmittel enthalten.

Gebärmutterkrebs: →Krebs der Gebärmutterschleimhaut, des Gebärmutterkorpus oder -halses.

Gedeihstörungen: Verzögerungen oder Stillstand des Längenwachstums und der Gewichtszunahme von Säuglingen und Kleinkindern. Um diese rechtzeitig erkennen und behandeln zu können, werden regelmäßige Kontrolluntersuchungen empfohlen, bei denen der Arzt das Gewicht und die Körpergröße des Kindes kontrolliert und in Kurven einträgt. Häufig sind Gedeihstörungen ein erster Hinweis auf bestimmte Erkrankungen (z.B. Zöliakie, Morbus Crohn, Mukoviszidose, Funktionsstörungen der Bauchspeicheldrüse) und Anlass zur Suche weiterer Krankheitszeichen wie beispielsweise Mangelernährung oder mangelnde Ausnutzung bestimmter Nahrungsbestandteile (z.B. Vitamine, Mineralstoffe oder Eiweiß).

Geflügel: Sammelbezeichnung für diejenigen Vogelarten, die als Nutz- und Haustiere (Haus- und →Mastgeflügel) gehalten werden oder zum jagdbaren Wild (→Federwild) gehören. Geflügelfleisch ist bei allen Völkern der Erde von alters her ein wichtiger Nahrungsbestandteil. Hausgeflügel wurde schon vor 4000–5000 Jahren gehalten, wie archäologische Funde aus dem asiatischen Raum belegen, und bereits die alten Ägypter kannten die künstliche Bebrütung von Eiern. Im Mittelalter wurde Geflügel am Bratspieß zubereitet, im Ganzen aufgetischt und mit den Fingern zerlegt.

Geflügel: So schützt man sich vor Salmonellen

Nach Möglichkeit sollte stets Geflügel aus Freilandhaltung verwendet werden, da Salmonelleninfektionen sich bei dieser Form der Tierhaltung nicht so leicht ausbreiten. Bei der Vor- und Zubereitung ist auf strengste Hygiene zu achten: Tiefgekühltes Geflügel wird im Kühlschrank in einem verschließbaren Gefäß mit Siebeinsatz aufgetaut. Das Auftauwasser wird danach weggeschüttet; es darf keinesfalls mit anderen Speisen in Kontakt kommen. Vor der Zubereitung wird das Geflügel unter fließend warmem Wasser abgespült und mit Küchenpapier getrocknet. Es darf nicht mit anderen Lebensmitteln in Berührung kommen. Nach der Zubereitung werden alle verwendeten Geräte, Arbeitsfläche und Hände mit heißem Wasser gründlich gereinigt. Die sicherste Methode, möglicherweise vorhandene Salmonellen abzutöten, ist gutes Durchgaren. Dabei muss über eine Zeitspanne von mindestens zehn Minuten eine Kerntemperatur von 80–90 °C aufrechterhalten werden; das Fleisch darf nach dem Garen nicht mehr rosa oder gar blutig sein.

Arten, Handelsklassen und wirtschaftliche Bedeutung:

Zu den Hausgeflügelarten zählen →Hühner, →Perlhühner, →Enten, →Gänse, Puten und Puter (→Truthühner), →Wachteln und →Tauben. Im Handel wird Geflügel frisch oder (in erster Linie) tiefgekühlt angeboten, und zwar entweder teilweise ausgenommen (mit Herz, Leber, Lungen, Muskelmagen, Kopf und Nieren), bratfertig (mit Innereien) oder grillfertig (ohne Innereien). Es gibt drei Handelsklassen für Schlachtgeflügel: Fleisch der Handelsklasse A ist von bester Qualität, vollfleischig, einwandfrei gerupft, ohne Verletzungen und Verfärbungen. Die Bezeichnung »Handelsklasse B« steht für gesundes Geflügel mit geringen Verletzungen und ungleichmäßigem Fettansatz. Fleisch der Handelsklasse C wird ausschließlich industriell verarbeitet. Neben ganzen Tieren kommen auch Geflügelteile und Innereien auf den Markt. Zu den Geflügelteilen gehören u.a. Brust, Flügel, Schenkel und Keulen.

Der Geflügelfleischverbrauch hat in Deutschland steigende Tendenz. Mengenmäßig rangiert das Huhn (v.a. das Grillhähnchen) mit Abstand an erster Stelle, gefolgt von der Pute. Von untergeordneter Bedeutung sind Ente und Gans; alle übrigen oben genannten Arten spielen fast keine wirtschaftliche Rolle. Zunehmende Marktbedeutung gewinnen Wurst und andere Fleischerzeugnisse v.a. aus mageren Geflügelarten wie Pute und Hähnchen. Hauptlieferanten für Geflügelfleisch sind Frankreich, die Niederlande, Polen und Ungarn.

Schadstoffe und Krankheitserreger:

Die meisten Tiere stammen aus intensiver →Massentierhaltung. Dieses Fleisch ist aufgrund des Einsatzes von Kraftfutter und Tierarzneimitteln von minderer Qualität und es besteht, insbesondere bei Gefrierhähnchen, eine erhöhte Salmonellengefahr. Vor dem Tiefkühlen werden die geschlachteten, gebrühten, entfederten und entdärmten Tiere zu Hunderten in Eiswasserbottichen gekühlt, wobei schon wenige mit Salmonellen infizierte Tiere ausreichen, um alle anderen zu verseuchen. Gegen die massiv eingesetzten Antibiotika sind viele Bakterienstämme bereits resistent. Dies hat zur Folge, dass bei Infektionserkrankungen, die durch resistente Bakterien hervorgerufen werden, die Antibiotikatherapie häufig nur schwer oder gar nicht anschlägt. Qualitativ höherwertiges, aber auch teureres Geflügel stammt aus artgerechter, extensiver Tierhaltung (→Geflügelhaltung). Eine gute Bezugsquelle für solches Geflügelfleisch sind direktvermarktende (Bio-)Bauernhöfe (→biologischer Landbau).

Inhaltsstoffe und Gesundheitswert:

Aufgrund seiner Nährstoffzusammensetzung zählt Geflügel zum gesündesten Fleisch. Es hat einen hohen Gehalt an B-Vitaminen und liefert Eisen, Kupfer, Kalium und Zink. Den höchsten Eisengehalt haben Gans und Ente. Geflügelleber enthält besonders viel Vitamin A, Folsäure, Pantothensäure, Biotin, Vitamin B_{12} und Vitamin C. Außerdem liefert Geflügelfleisch hochwertiges Eiweiß; je nach Geflügelart liegt der Eiweißanteil zwischen 18 und 24 %. Reines Muskelfleisch (z. B. Puten- oder Hähnchenschnitzel) enthält etwa 24 % Eiweiß; das eiweißreichste Fleisch ist Putenbrust.

Der Fettgehalt variiert je nach Geflügelart stark. Mageres Geflügel (Hähnchen, Pute, Wachtel, Perlhuhn, Taube) hat einen geringeren Kaloriengehalt und ist leichter verdaulich, fettes Geflügel (Gans, Ente) enthält mehr Kalorien und ist schwerer verdaulich. Bei allen Geflügelarten ist das reine Muskelfleisch extrem fettarm; es enthält weniger als 1 % Fett. Der überwiegende Fettanteil befindet sich in den Flomen (Fettstücken in der Bauchhöhle) und unter der Haut. Da die Flomen vor der Zubereitung entfernt werden und ein Großteil des Unterhautfetts beim Garen austritt, wird der Fettgehalt durch die Vor- und Zubereitung jedoch automatisch reduziert. Bei Garmethoden wie Braten oder Frittieren wiederum erhöht sich der Fettgehalt erheblich, da das Fleisch (insbesondere die Haut) viel von dem Brat- bzw. Frittierfett aufnimmt. Um Fett und Kalorien einzusparen, empfiehlt es sich, die Haut vor oder nach der Zubereitung zu entfernen.

Geflügelfett hat einen hohen Anteil an ungesättigten Fettsäuren, die den Blutcholesterinspiegel senken. Daher leiden Menschen, die häufig Gänseschmalz essen, selten an Herz-Kreislauf-Erkrankungen. Überdies hat Geflügelfleisch einen niedrigeren Cholesteringehalt als Rind- oder Schweinefleisch. Ernährungswissenschaftler empfehlen es v. a. bei Stoffwechsel- und Herz-Kreislauf-Erkrankungen.

Einkauf und Lagerung:

Geflügelfleisch verdirbt sehr leicht. Qualitätsmängel bei gefrorenem Geflügel entstehen v. a. durch überfüllte Gefriertruhen, nicht eingehaltene Mindesttemperaturen und Unterbrechungen der Kühlkette. Ware, die vorübergehend zu warm gelagert wurde, ist an einer starken Schneebildung zu erkennen. Ware mit →Gefrierbrand, der bei Geflügel besonders häufig auftritt, sollte nicht gekauft werden.

Frisches Geflügel ist besonders verderbnisanfällig. Ursache für Verderb bei Frischgeflügel ist häufig eine Unterbrechung der Kühlkette. Man erkennt verdorbenes Geflügel am unangenehmen Geruch. Beim Kauf frischer, verpackter Ware ist auf das Verbrauchsdatum zu achten und Ware mit der längsten Haltbarkeit vorzuziehen.

Beim Heimtransport von frischem oder tiefgekühltem Geflügel sollte (am besten durch Benutzung einer Kühltasche) die Aufrechterhaltung der Kühlkette sichergestellt werden. Zu Hause muss das Geflügel möglichst umgehend im Kühlschrank bzw. in der Gefriertruhe gelagert werden. Frischgeflügel hält sich im Kühlschrank (bei 0–2 °C) maximal fünf bis sieben Tage, tiefgekühltes Geflügel in der Gefriertruhe je nach Art zwei bis zehn Monate. Einmal aufgetautes Fleisch darf nicht wieder eingefroren werden.

Zubereitung:

Da Schlachtgeflügel im Handel kochfertig angeboten wird, sind vor dem Garen nur noch wenige Vorbereitungen zu treffen. Nach dem Säubern unter fließend warmem Wasser und dem anschließenden Trockentupfen wird Geflügel, das im Ganzen gegart werden soll, dressiert, d. h. mit Küchengarn in Form gebunden. Alle abstehenden Teile (Flügel und Beine) werden möglichst eng am Körper befestigt. Das Tier kann auch zerlegt und in Teilstücken gegart werden. Als Garmethoden bieten sich Kochen, Braten, Grillen, Schmoren und Frittieren an. Wichtig ist, dass das Fleisch gut durchgegart wird. Ganzes Geflügel wird vor dem Servieren tranchiert, d. h. in portionsgerechte Stücke zerlegt.

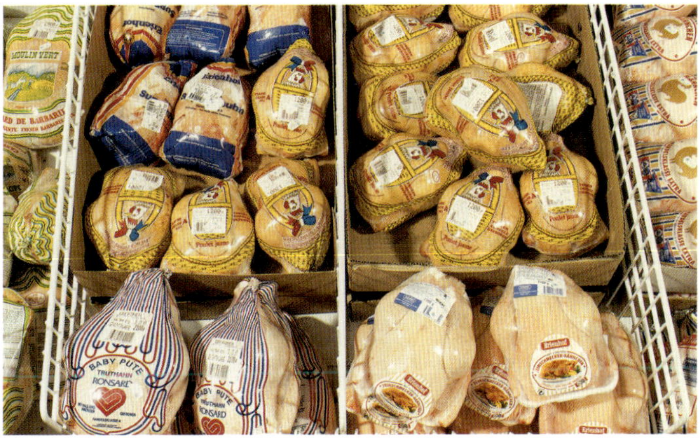

Geflügel: Tiefkühlwahre

LESETIPP:
Das große Buch vom Geflügel. Zuchtgeflügel und Kaninchen. Warenkunde, Küchenpraxis und Rezepte. Teubner Edition. München (Gräfe & Unzer) [2]*1995.*

Geflügelhaltung: Haltungsbedingungen für Hühner, Truthühner, Enten und Gänse zur Erzeugung von Eiern und Geflügelfleisch. Bei der **Käfighaltung** (Batteriehaltung) sind die Tiere in großer Zahl auf engem Raum untergebracht. Nach den Normen der Europäischen Union muss jede Henne 450 cm^2 Bodenfläche zur Verfügung haben, in der Bundesrepublik sind 550 cm^2 Vorschrift. Drei bis fünf Hühner pro Käfig stehen auf einem Drahtrost, der zum besseren Abrollen der Eier leicht nach vorn geneigt ist. Futter und Eier werden automatisch transportiert; künstliches Licht verlängert den Tag. Die Käfige stehen in drei oder vier Etagen übereinander. Tiere in Käfighaltung weisen häufig schwere Verhaltensstörungen auf oder sterben vorzeitig an Stress oder Verletzungen. Da die Tiere auf sehr kleinem Raum zusammenleben, können Salmonellen sich rasch ausbreiten. Hühner aus Käfighaltung werden mit Antibiotika (z. B. gegen Parasitenbefall), arsenhaltigen Arzneimitteln, Psychopharmaka und Östrogenen behandelt (allerdings nicht in allen Ländern der Europäischen Union, auch in Deutschland ist es nicht erlaubt). Das Futter ist mit Farbstoffen angereichert, die die typische Blassfärbung des Eidotters bei Käfighaltung aufheben. Solche Farbstoffe und Tierarzneimittel können zu Rückständen im Geflügelfleisch und Ei führen.

Bei der **Bodenhaltung** ist das Geflügel in Hallen untergebracht, wobei sieben Tiere pro Quadratmeter Bodenfläche erlaubt sind. Die Bodenhaltung ist ebenfalls nicht artgerecht, da die Tiere in ihrer Bewegungsfreiheit stark eingeschränkt sind und viele natürliche Verhaltensweisen ihnen nicht möglich sind. Die einzige artgerechte Form der Hühnerhaltung ist die **Freilandhaltung.** Jedem Huhn steht tagsüber eine zum größten Teil bewachsene Auslauffläche im Freien von mindestens 10 m^2 zur Verfügung, auf der sie ihrem natürlichen Pick- und Scharrtrieb nachgehen können. Die Tiere bekommen ausgewogenes Mischfutter oder suchen sich ihr Futter selbst.

Geflügelklein: Teilstücke von Schlachtgeflügel (beispielsweise Flügel, Beine, Hals und Magen), die vorwiegend in tiefgekühltem Zustand angeboten werden. Geflügelklein dient in erster Linie zur Herstellung von Suppen und Saucen, ist jedoch auch Grundlage für spezielle Gerichte (z. B. Gänsepfeffer, ein ragoutähnliches Gericht aus Kopf, Hals, Flügeln, Magen und Herz von Gänsen, versetzt mit Gänseblut und Essig).

Gefrierbrand: ein Mangel bei tiefgekühltem Fleisch (v. a. →Geflügel), der durch ungleich-

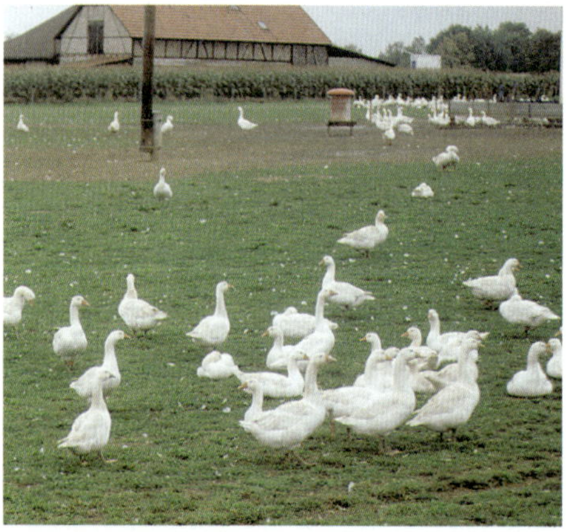

Geflügelhaltung: Freilandhaltung

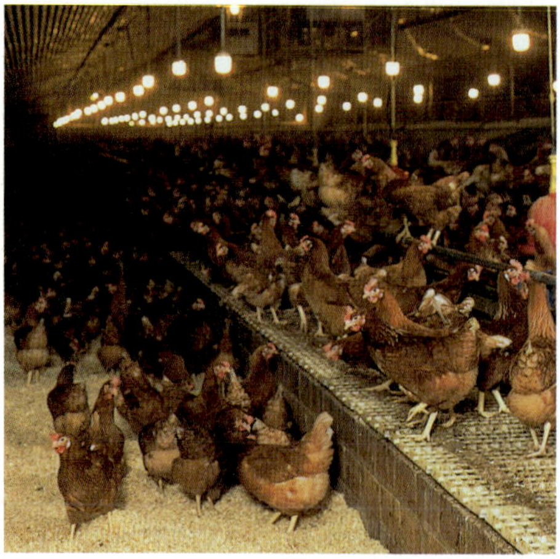

Geflügelhaltung: Bodenhaltung

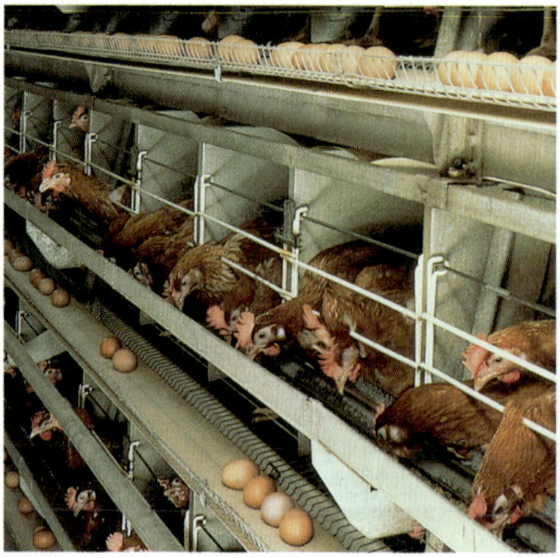

Geflügelhaltung: Käfighaltung

mäßige Lagertemperaturen entsteht; dabei trocknet das Fleisch an der betreffenden Stelle aus und es bilden sich verfärbte runde Flecken.

Gefriertrocknung: ein Trocknungsverfahren (→Trocknung).

Gehacktes →Hackfleisch.

gehärtete Fette: von Natur aus flüssige Fette (Öle), die mithilfe industrieller Verfahren in feste Fette umgewandelt wurden (→Fetthärtung).

geklärte Butter: →Butterschmalz.

Gekröse: essbares Gedärm und Magen von Schlachttieren (→Innereien).

Gelatine [ʒe..., frz., aus lat. gelatus »gefroren«, »erstarrt«]: fast ausschließlich aus tierischem Bindegewebseiweiß bestehendes geschmack-, geruch- und farbloses Hydrolyseprodukt, das in kaltem Wasser quillt, sich bei Erwärmen des Wassers auflöst und beim Wiederabkühlen zu einer festen Gallerte erstarrt. Ausgangsstoff ist das Kollagen, das in den Häuten von Rindern und Kälbern, entfetteten und entmineralisierten Knochen sowie in Schweineschwarten enthalten ist. Zur Herstellung von Gelatine werden die Häute und Knochen einer mehrmonatigen Einwirkung von Kalkmilch ausgesetzt, anschließend gewaschen und mit Säure neutralisiert; Schweineschwarten werden 24 Stunden lang direkt in einer Säurelösung gequollen. Durch die chemische Vorbehandlung werden die Quervernetzungen des Kollagens so weit gespalten und die Struktur wird so gelockert, dass bei der anschließenden Extraktion in heißem Wasser oder heißer Säurelösung die Umwandlung zur Gelatinestruktur in schonender Weise durchgeführt werden kann. Reinigungs- und Filtrierprozesse führen zu einem Produkt, aus dem durch Trocknung u.a. Gelatinepulver, -granulat und Blattgelatine hergestellt werden können. Instantgelatine ist feinstgemahlene oder auf einen Trägerstoff aufgetragene und danach walzen- oder sprühgetrocknete Gelatine, die bereits in kalter Flüssigkeit geliert. Handelsübliche Gelatine setzt sich aus 84–86% Eiweiß, 8–12% Wasser und 2–4% Salzbestandteilen zusammen. Nach heutigem Kenntnisstand ist durch entsprechende Auswahl der Rohstoffe und das Herstellungsverfahren (Säurebehandlung, Erhitzung) ausreichend Schutz vor →BSE gegeben.

Gelatine wird im Haushalt als →Gelier- und Verdickungsmittel, z.B. für Sülzen, Geleewaren, Tortengüsse und Speiseeis, verwendet. Trocken und luftig aufbewahrt, ist sie nahezu unbegrenzt haltbar. Zunehmend wird Gelatine auch als Präparat zur Nahrungsergänzung angeboten. Es gibt sie als Pulver zum Einrühren in Flüssigkeit, trinkfertig oder auch in Kapselform. Bei langfristiger und regelmäßiger Einnahme kann Gelatine zu einer Verbesserung der Struktur von Haaren und Fingernägeln führen. Wissenschaftliche Studien und Erfahrungsberichte lassen vermuten, dass Gelatinepräparate bei Arthrose eine schmerzlindernde und entzündungshemmende Wirkung haben. Man nimmt an, dass die in Gelatine enthaltenen Aminosäuren (Hydroxyprolin, Hydroxylysin und Arginin) wichtige Ausgangsstoffe für die Kollagensynthese im Knorpelgewebe darstellen.

Gelbe Rübe: →Mohrrübe.

Gelbsucht, Icterus, Ikterus: Ablagerung des Gallenfarbstoffs Bilirubin im Gewebe, die zu einer Gelbverfärbung der Augenbindehaut und später auch der Haut führt. Bilirubin wird beim Zerfall roter Blutkörperchen aus dem Blutfarbstoff Hämoglobin freigesetzt, zur Leber transportiert und dort zum wasserlöslichen Bilirubinglukuronid umgebaut. Dieses wird anschließend mit der Galle in den Darm abgegeben und in Form eines bräunlichen Stuhlfarbstoffs (Sterkobilin) ausgeschieden.

Übersteigt der Bilirubingehalt des Blutes 2 mg pro 100 ml, so kommt es zur Ablagerung von Bilirubin im Gewebe. Ursache ist entweder ein plötzlicher, übermäßiger Zerfall roter Blutkörperchen infolge von Blutkrankheiten (prähepatischer Ikterus), eine Entzündung der Leber (→Hepatitis), in deren Folge das Bilirubin aus dem Blut nicht vollständig oder nicht rasch genug aufgenommen, umgebaut und in die Gallenwege abgegeben werden kann (intrahepatischer Ikterus) oder ein Verschluss der Gallenwege (z.B. durch Gallensteine, Entzündungen oder Tumoren), sodass die Galle und damit auch das Bilirubin nicht in den Darm abfließen kann. Die Behandlung hängt von der zugrunde liegenden Erkrankung ab. Bei Hepatitis sollte auf Alkohol verzichtet werden, da dieser die ohnehin angegriffene Leber weiter schädigt.

Gelbwurz, Curcuma, Kurkuma, Turmerik: südostasiatisches Gewürz aus dem Wurzelstock eines Ingwergewächses (Curcuma longa), das im Handel in pulverisierter Form erhältlich ist. Das Gewürz hat einen bitterscharfen Geschmack und wird u.a. als Bestandteil von Senf, Worcestersauße und Currymischungen sowie für asiatische Gerichte verwendet. Gelbwurz enthält den Farbstoff Curcumin, der zu den sekundären Pflanzenstoffen gehört und eine antioxidative Wirkung besitzt. Das Gewürz regt die Gallenabsonde-

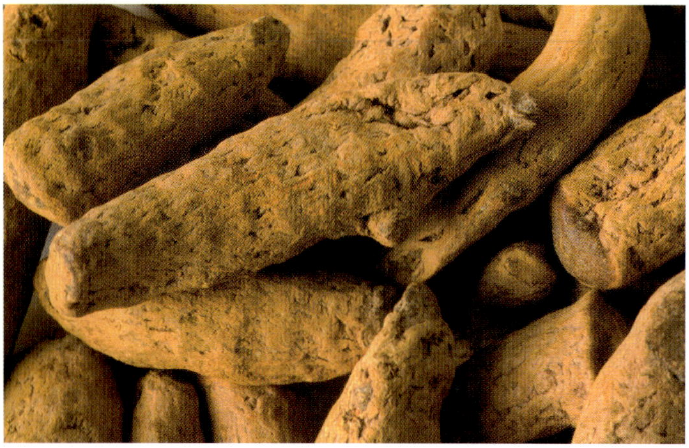

Gelbwurz

rung in den Leberzellen an und wird daher gegen Verdauungsstörungen eingesetzt; darüber hinaus wurden in wissenschaftlichen Studien entzündungshemmende und leberschützende Wirkungen festgestellt. Allerdings kann Gelbwurz bei empfindlichen Personen Magenschleimhautreizungen hervorrufen.

Gelee: ein →Brotaufstrich.

Geleeerzeugnisse: eine Art von →Süßigkeiten.

Gelée royale [ʒəˈle: rwaˈjal, frz. »königlicher Saft«], **Weiselfuttersaft:** gallertiger Futtersaft für Bienenköniginnenlarven. Das in den Schlunddrüsen der Arbeiterbienen gebildete Sekret enthält u.a. Eiweiß, Kohlenhydrate, Fett, B-Vitamine, Enzyme und Spurenelemente. Gelée royale ist im Handel als Nahrungsergänzungsmittel erhältlich und außerdem in kosmetischen und geriatrischen Mitteln enthalten; die ihm nachgesagte stärkende und regenerierende Wirkung ist wissenschaftlich nicht erwiesen.

Geleespeise: →Götterspeise.

Gelier- und Verdickungsmittel: Substanzen, die Lebensmitteln durch Gelbildung oder Verdickung eine festere Konsistenz verleihen. Durch Verdickungsmittel werden die Produkte sämig und breiig, während Geliermittel eher Gele und gelartige Massen bilden. Ihre Wirkung ist somit sehr ähnlich.

Gelier- und Verdickungsmittel werden sowohl im Haushalt als auch in der Lebensmittelverarbeitung eingesetzt. Im Haushalt verwendet man Geliermittel, z.B. Pektin, →Gelatine und Zitronensäure, u.a. für die Herstellung von Marmeladen, Gelees, Konfitüren und manchen Süßspeisen. Als Verdickungsmittel zum Andicken von Saucen und Suppen wird im Haushalt meist →Stärke benutzt.

Als Lebensmittelzusatzstoffe verwendet man Geliermittel u.a. in Konfitüren und Fertignahrung. Verdickungsmittel kommen in erster Linie in Cremes, Desserts, Füllungen, Saucen, Suppen, Speiseeis, Milcherzeugnissen, Bäckerei- und Konditoreiprodukten zum Einsatz. Da Gelier- und Verdickungsmittel oft auch Wasser aufnehmen und so zu einer Reduktion des Nährwerts beitragen, werden sie häufig Lightprodukten zugesetzt. Viele Gelier- und Verdickungsmittel können von den menschlichen Verdauungsenzymen nicht abgebaut werden und gehören somit zu den →Ballaststoffen.

Die einzelnen Gelier- und Verdickungsmittel: **Alginsäure (E 400)** und ihre Salze – **Natriumalginat (E 401), Kaliumalginat (E 402), Ammoniumalginat (E 403), Kalziumalginat (E 404)** und **Propylenglykolalginat (E 405)** (auch deklariert als Alginat oder Alginate) – sind pflanzliche Quellstoffe, die Wasser in einer Konzentration von 1–3% vollständig speichern können; in chemischer Hinsicht handelt es sich um Vielfachzucker. Sie stabilisieren Farbe und Konsistenz von Lebensmitteln und beeinflussen Kaugefühl und Mundeindruck positiv. Da Kalzium die Gelbildung fördert, werden diese Stoffe bevorzugt in Milcherzeugnissen eingesetzt. Außerdem finden sie in Diät- und Lightprodukten, Backwaren, Tiefkühl- und Fertigerzeugnissen (Fleisch- und Gemüsekonserven, Suppen), Mayonnaisen, Salatsaucen und Speiseeis Verwendung. Hergestellt werden sie aus Braunalgen: Die Alginsäure wird mittels Sodalösung aus den Zellwänden herausgelöst. Alle genannten Stoffe bis auf das Propylenglykolalginat sind für Lebensmittel ohne Höchstmengenbeschränkungen zugelassen. Für Propylenglykolalginat gelten als Höchstmengen je nach Anwendungsgebiet 300 mg bis 10 g pro Kilogramm Lebensmittel.

Alginsäure bildet mit Mineralstoffen (z.B. Eisen) schwer lösliche Verbindungen, was die Aufnahme wichtiger Mineralstoffe und Spurenelemente durch die Darmschleimhaut behindern kann; Ähnliches gilt u.U. auch für Nahrungseiweiße. Die Alginate werden im Magen zu Alginsäure abgebaut und haben somit die gleiche Wirkung. Der ADI beträgt für Alginsäure und Alginate zusammen 0–25 mg pro Kilogramm Körpergewicht.

Agar-Agar (E 406) ist ein Vielfachzucker, der v.a. in Algen vorkommt. In Japan hat Agar-Agar als Gelier- und Verdickungsmittel eine lange Tradition; es wird dort schon seit dem 17. Jh. verwendet. Man gewinnt es aus Rotalgen, indem man es mit Wasser aus den Zellwänden herauslöst. Agar-Agar ist hitzestabil und geschmacksneutral und kann auch im Haushalt statt Gelatine als Geliermittel verwendet werden, hat aber im Vergleich zu dieser einen relativ hohen Preis. Als Lebensmittelzusatzstoff ist Agar-Agar ohne Höchstmengenbeschränkungen zugelassen und wird u.a. für Marmeladen, Süßwaren und Eiscreme verwendet. Es dient auch als Abführmittel; die wirksame Menge liegt bei 4–15g pro Tag (in Lebensmitteln sind normalerweise 1–2g Agar-Agar pro 100g enthalten). Für den menschlichen Organismus ist die Substanz unverdaulich,

Carrageen (E407) ist wie Agar-Agar ein natürlicher, in Algen vorkommender Vielfachzucker. Man stellt es in der Regel aus Rotalgen her, indem man es mit Alkoholen (z.B. Methanol) aus den Zellwänden herauslöst; es kann aber auch durch Extraktion gewonnen werden. Carrageen ist als Lebensmittelzusatzstoff ohne Höchstmengenbeschränkungen zugelassen, z.B. für Lightprodukte, Wein und Bier (wo es Trübungen beseitigt), Babynahrung und Milchprodukte (z.B. wärmebehandelte Sahne, in der es das Entmischen von Fett und Wasser verhindert), Milchmixgetränke, Eiscreme und Desserts. Im Tierversuch wurden Geschwürbildungen und Veränderungen im Immunsystem festgestellt. Carrageen steht im Verdacht, bei hierfür empfindlichen Menschen allergieauslösend zu wirken. Möglicherweise wird darüber hinaus die Aufnahme von wichtigen Nährstoffen (z.B. Spurenelementen) im Darm behindert.

Johannisbrotkernmehl (E410, Carubenmehl) ist ein pflanzlicher Vielfachzucker, der aus den Kohlenhydraten Mannose und Galaktose besteht und aus den Samen des Johannisbrotbaums (Ceratonia siliqua) gewonnen wird. Johannisbrotkernmehl ist als Lebensmittelzusatzstoff ohne Höchstmengenangaben zugelassen, z.B. in Diabetikerlebensmitteln, Milcherzeugnissen wie Joghurt und Milchmixgetränken, Speiseeis, Salatsaucen, Dressings und Suppen. Verwendet wird es v.a., um die Konsistenz des betreffenden Lebensmittels zu stabilisieren. Zudem verhindert es die Entmischung von Öl- und Wasserphase in Emulsionen und eine Kristallbildung (z.B. bei Laktose). Im Haushalt wird Johannisbrotkernmehl u.a. zum Binden von Saucen und Suppen und für die Zubereitung von Pudding verwendet. Wegen seiner Unverdaulichkeit ist es ein ideales Bindemittel für Diabetiker. Johannisbrotkernmehl verfügt über ein gewisses Quellvermögen im menschlichen Darm. Es wird von den Verdauungsenzymen nicht abgebaut und hat daher eine abführende Wirkung. Darüber hinaus senkt es den Cholesterinspiegel und verringert in geringem Maß die Eiweißverdauung. Möglicherweise kann es bei hierfür empfindlichen Menschen allergieauslösend wirken.

Guarkernmehl (E412, Guar) wird aus den Keimlingen der Guarpflanze gewonnen und enthält neben Kohlenhydraten 6–7% Eiweiß. Es vergrößert das Volumen von Lebensmitteln und verringert die Kristallbildung. Gleichzeitig bindet es Flüssigkeit; die Produkte bleiben dadurch länger frisch. Guarkernmehl ist für Lebensmittel ohne Höchstmengenbeschränkungen zugelassen und wird z.B. in Saucen, Fertigsalaten, Eiscreme, Brot und Backwaren, Backmitteln und Backgrundstoffen (zur Erhöhung der Wasserbindung) eingesetzt. Es scheint eine Rolle bei der Auslösung von Allergien zu spielen. Der Verzehr großer Mengen kann Blähungen und Bauchkrämpfe auslösen. Möglicherweise führt die Substanz auch zu Störungen der Eiweißverdauung. Eine abschließende toxikologische Bewertung steht allerdings noch aus.

Der Pflanzengummi **Tragant (E413,** Traganth) ist ein Gemisch aus zwei Vielfachzuckern. Es handelt sich um einen Pflanzensaft bestimmter in Asien beheimateter Arten der Gattung Tragant (Astragalus), der durch Einritzen von Rinden und Ästen der Sträucher gewonnen und anschließend an der Luft getrocknet wird. Da die Gewinnung von Tragant aufwendig und teuer ist, wird es nur in sehr eingeschränktem Maß verwendet. Tragant ist als Gelier- und Verdickungsmittel ohne Höchstmengenbeschränkung zugelassen und wird u.a. in Salatdressings, Suppen, Saucen, Schmelz- und Streichkäse, Backmitteln und Backgrundstoffen (zur Erhöhung der Wasserbindung) eingesetzt. Es verfügt über ein erhebliches allergenes Potenzial; bei Hautkontakt kann es zu Dermatitis kommen. Tragant wird im Magen-Darm-Trakt abgebaut und anschließend vom Körper aufgenommen. Bislang wurden noch keine Langzeitversuche durchgeführt und es liegt auch keine abschließende toxikologische Beurteilung vor.

Gummi arabicum (E414, Akaziengummi), das Harz verschiedener afrikanischer Akazienarten, wird durch Einritzen der Stämme gewonnen; geerntet wird der austretende Pflanzengummi in Form walnussgroßer Kugeln. Gummi arabicum wird nicht nur als Gelier- und Verdickungsmittel, sondern auch als Füllstoff, Trägerstoff und Stabilisator eingesetzt. Er ist für Lebensmittel ohne Höchstmengenbeschränkungen zugelassen, stabilisiert Getränkeschäume und verhindert die Ausbildung von Eis- und Zuckerkristallen, die sich ungünstig auf das Mundgefühl des jeweiligen Lebensmittels auswirken können. Verwendet wird er u.a. in Colagetränken, Pilsener Bieren (außerhalb Deutschlands), Süßigkeiten, Eiscreme, Emulsionen (z.B. Dressings), fertigen Kuchenmischungen, Backmitteln und Backgrundstoffen (zur Erhöhung der Wasserbindung). Gelegentlich kann er bei hierfür empfindlichen Personen allergische Reaktionen auslösen.

Xanthan (E 415) ist eine für den menschlichen Organismus unverdauliche (und somit in gesundheitlicher Hinsicht unbedenkliche) Stärke, die von verschiedenen Mikroorganismen gebildet wird. Man stellt sie biotechnisch mithilfe von Bakterien der Art Xanthomonas campestris her. Im gereinigten Endprodukt dürfen keine lebenden Bakterien mehr zu finden sein. Xanthan ist als Lebensmittelzusatzstoff ohne Höchstmengenbeschränkungen zugelassen; verwendet wird es z. B. in Milch- und Molkereierzeugnissen, Saucen, Tomatenketchup, Mayonnaisen, Dressings und Fertigpulver.

Karaya (**E 416,** Indischer Traganth, Karayagummi) ist ein aus Kohlenhydraten und Galakturonsäure bestehender Pflanzengummi. Hergestellt wird er aus Sekreten einer in Indien wachsenden Art der Gattung Stinkbaum (Sterculia), die durch Anritzen der Stämme gewonnen werden. Karaya besitzt eine hervorragende Quellfähigkeit und ist für Knabbererzeugnisse auf Kartoffel- und Getreidebasis, Überzüge von Nüssen, emulgierte Saucen, Kaugummi, Eierlikör und Nahrungsergänzungsmittel zugelassen. Die Höchstmengen liegen je nach Anwendungsgebiet bei 5–10 g pro Kilogramm Lebensmittel, der ADI beträgt 0–12,5 mg pro Kilogramm Körpergewicht. Karaya kann abführend wirken und die Aufnahme von Mineralstoffen (z. B. Kalzium) behindern.

Tarakernmehl (E 417) ist ein unverdaulicher Vielfachzucker, der aus den Samen des Tara-Strauches (Caesalpinia spinosa) gewonnen wird. Tarakernmehl ist als Lebensmittelzusatzstoff ohne Höchstmengenbeschränkungen zugelassen und wird in vielen Lebensmitteln verwendet. Es ist für den menschlichen Organismus unverdaulich; schädliche Nebenwirkungen sind nicht bekannt.

Auch bei **Gellan (E 418)** handelt es sich um einen unverdaulichen Vielfachzucker. Er wird biotechnisch mithilfe von Bakterien der Art Pseudomonas elode hergestellt. Im gereinigten Endprodukt dürfen keine Bakterien mehr enthalten sein. Im Zuge der Harmonisierung in der Europäischen Union wurde Gellan auch in Deutschland ohne Höchstmengenbeschränkungen zugelassen. Man verwendet es z.B. in Knabbererzeugnissen, Konfitüren, Marmeladen, Gelee und Bratpanaden, wo es für Knusprigkeit sorgt und das Anhaften von Gewürzen und Aromen verbessert. Gellan wird vom menschlichen Organismus nicht aufgenommen und kann abführend wirken.

Pektin (E 440) ist der Oberbegriff für eine Gruppe löslicher Ballaststoffe, die in allen Landpflanzen vorkommen und zusammen mit Zellulose die Gerüstsubstanz der Zellwände bilden. Die einzelnen Pektine unterscheiden sich in ihrer Geliergeschwindigkeit und ihrem Gelierverhalten. Gewonnen werden sie aus Orangenschalen und den Pressrückständen der Apfelsaft- und Apfelweinherstellung. Sie sind als Lebensmittelzusatzstoffe ohne Höchstmengenbeschränkung zugelassen und werden u.a. in Ketchup, Mayonnaisen, Konfitüren, Marmeladen, Milchprodukten und kalorienreduzierten Lebensmitteln verwendet. **Amidierte Pektine (E 440 b)** entsprechen in ihrem Einsatz den Pektinen. Sie werden auch ähnlich wie diese hergestellt, jedoch schließt sich bei amidierten Pektinen an das Herauslösen aus dem pflanzlichen Material eine Behandlung mit Ammoniak (Amidierung) an. In gesundheitlicher Hinsicht sind beide Substanzgruppen unbedenklich; sie besitzen als Ballaststoffe sogar eine gesundheitsfördernde Wirkung.

Zellulose (E 460, Cellulose, auch deklariert als mikrokristalline Zellulose) bildet zusammen mit Pektin die Gerüstsubstanz der pflanzlichen Zellwände und liegt in Ketten aus bis zu ca. 14 000 Einzelgliedern (Glukosemolekülen) vor. In der Lebensmittelverarbeitung wird vorwiegend eine aufgespaltene Form der Zellulose, die mikrokristalline Zellulose, verwendet, die nur aus etwa 40–50 Glukosemolekülen besteht. Zellulosepulver wird aus pflanzlichen Rohstoffen (Holz, Mais- und Sonnenblumenstängeln, Baumwollabfällen) gewonnen. Mikrokristalline Zellulose wird mechanisch aus Zellulose hergestellt. Sie verringert durch Volumenvergrößerung den Energiegehalt der jeweiligen Lebensmittel. Außerdem stabilisiert sie verpackte Lebensmittel und sorgt so für eine Standardqualität. Zellulose ist für Lebensmittel ohne Höchstmengenbeschränkungen zugelassen und wird u.a. in Speiseeis, künstlicher Sahne, Dressings, Saucen, Kaugummi und kalorienreduzierten Lebensmitteln eingesetzt. In gesundheitlicher Hinsicht ist sie unbedenklich.

Methylzellulose (E 461), Hydroxypropylzellulose (E 463), Hydroxypropylmethylzellulose (E 464), Ethylmethylzellulose (E 465, Methylethylzellulose) und **Karboxymethylzellulose (E 466,** Natriumkarboxymethylzellulose, CMC) sind Zelluloseether oder so genannte modifizierte Zellulosen. Zelluloseether werden synthetisch aus Zellulose hergestellt und sind für Lebensmittel ohne Höchstmengenbeschränkungen zugelassen. Verwendung finden sie u.a. in Backwaren, Speiseeis, Dressings und Mayonnaisen, Dessertspeisen wie Joghurt, Pudding, Marmeladen, Pasteten, Kuchenmischungen, Schmelzkäse und tiefgefrorenen Fischstäbchen, wo sie Konsistenz, Form, Flüssigkeitsgehalt und Farbe erhalten. Karboxymethylzellulose verhindert außerdem die Bildung unerwünschter Eiskristalle.

Zelluloseether werden im menschlichen Organismus nicht verdaut und können sowohl abführende als auch verstopfende Wirkungen haben. Bei Bäckern sind vereinzelt allergische Hautreaktionen beobachtet worden. Der ADI liegt bei 0–25 mg (bezogen auf die Summe aller modifizierten Zellulosen).

Auch sämtliche →modifizierte Stärken werden als Gelier- und Verdickungsmittel eingesetzt, und zwar u.a. in Tiefkühlprodukten, Fertiggerichten, Puddings, Dessertspeisen, Tortenfüllungen und Instantprodukten.

Gelierzucker: ein →Zucker.

Gemeiner Thymian, Gartenthymian: eine Art des →Thymians.

Gemeinschaftsverpflegung: die Versorgung von Verbrauchergruppen mit Speisen und Getränken in bestimmten Einrichtungen, z.B. Betrieben, Krankenhäusern, Heimen, Kasernen, Kindergärten und Schulen; eine Form der Außer-Haus-Verpflegung. Die Verpflegung kann sich auf einzelne Mahlzeiten beschränken oder alle Tagesmahlzeiten umfassen.

Die Aufgaben der Gemeinschaftsverpflegung sind: Angebot einer vollwertigen und wohlschmeckenden Ernährung zur Erhaltung der Gesundheit und Leistungsfähigkeit (ein Ziel, das bei der →Kantinenverpflegung nicht immer erreicht wird), Vorbeugung ernährungsmitbedingter Krankheiten sowie (in Krankenhäusern) eine Unterstützung der Heilprozesse. Um diesem gesundheitspolitischen Auftrag zu entsprechen, sollte sich die Gemeinschaftsverpflegung an den Empfehlungen der Deutschen Gesellschaft für Ernährung orientieren (→Ernährungsempfehlungen). Um hygienische Risiken möglichst gering zu halten, ist in den Betrieben der Gemeinschaftsverpflegung eine kontinuierliche Überwachung von Temperatur- und Zeitabläufen (z.B. Vermeidung von Warmhaltephasen, gründliches Durcherhitzen der Speisen, kurze Abkühlzeiten) notwendig.

Gemüse [mhd. gemüese, ursprünglich »Brei (aus gekochten Nutzpflanzen)«]: die roh oder nach besonderer Zubereitung genießbaren Teile meist einjähriger Pflanzen, die der menschlichen Ernährung dienen, mit Ausnahme der Früchte mehrjähriger Pflanzen (Obst und Nüsse) sowie der Getreidesamen und Ölsaaten.

Geschichte:

Gemüse wurde schon von den ältesten Kulturvölkern angebaut, so von den Ägyptern u.a. Bohnen, Kürbisse, Melonen, Zwiebeln, Knoblauch und wahrscheinlich auch mehrere Kohlarten. Dasselbe gilt für Griechen und Römer. Spargel von Ravenna wurde hoch geschätzt, Salatgewächse der Gattung Lactuca waren beliebt. Seit dem 5.Jh. sind Lauch, Zwiebel und Knoblauch in Deutschland bekannt; Kohl, Wirsing, Mangold und Radieschen wurden im frühen Mittelalter aus den romanischen Ländern eingeführt.

Arten:

Man unterscheidet zwischen →Wildgemüse (z.B. Löwenzahn) und Kulturgemüse oder auch nach der Zartheit der Zellwandstruktur zwischen Grobgemüse (z.B. Weißkohl, Grünkohl, Mohrrüben, Gurken, Zwiebeln) und Feingemüse (z.B. Erbsen, Rosenkohl, Spargel, Salat). Eine detailliertere Unterscheidung ergibt sich aus dem jeweils verzehrten Pflanzenteil: Knollen- und Wurzelgemüse, Zwiebel-, Kohl-, Stängel-, Blatt- und Fruchtgemüse.

Zum **Knollen- und Wurzelgemüse** zählen u.a. Meerrettich, Mohrrübe, Kartoffel, Radieschen, Rettich, Rote Bete, Schwarzwurzel, Sellerie und Speiserübe. Mit Ausnahme von Sellerie, den man als ganze Pflanze verzehrt, werden bei dieser Art von Gemüse nur die im Boden wachsenden Speicherorgane (Knollen und

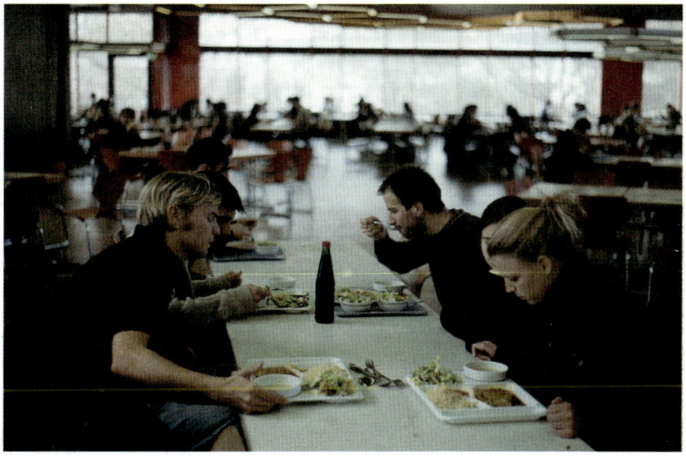

Gemeinschaftsverpflegung: Mensa

Wurzeln), nicht aber die grünen Blattteile verzehrt. Vom **Zwiebelgemüse,** das neben Zwiebeln auch Knoblauch, Lauch und Schnittlauch umfasst, isst man bei manchen Arten die Speicherorgane (Zwiebeln), bei anderen Arten (beispielsweise Frühlingszwiebeln, Schnittlauch) auch oder nur die überirdischen Pflanzenteile. Zum **Kohlgemüse** gehören u.a. Blumenkohl, Brokkoli, Chinakohl, Grünkohl, Kohlrabi, Rosenkohl, Rotkohl, Weißkohl und Wirsing; zum **Stängelgemüse,** das auch mehrjährige Arten umfasst, zählen Rhabarber und Spargel. **Blattgemüse** werden vielfach auch roh gegessen; dazu zählen neben den verschiedenen Salatsorten beispielsweise Artischocke, Mangold, Petersilie und Spinat. Zum **Fruchtgemüse** gehören Auberginen, Gurken, Kürbisse, Gemüsepaprika, Tomaten, Zucchini und Mais. Fruchtgemüse wird je nach Art roh oder gekocht verzehrt.

SAISONKALENDER HEIMISCHER GEMÜSEARTEN

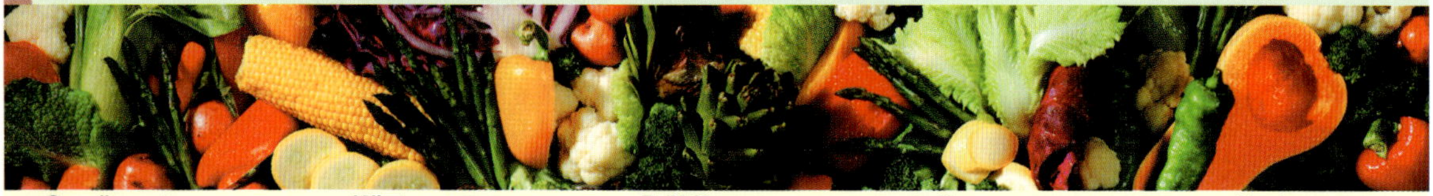

Gemüseart	Winter			Frühling			Sommer			Herbst		
	Jan.	Feb.	März	April	Mai	Juni	Juli	Aug.	Sept.	Okt.	Nov.	Dez.
Blumenkohl						■	■	■	■	■		
Bohnen, grüne						■	■	■	■	■		
Brokkoli						■	■	■	■	■		
Chinakohl	■	■	■	■	■		■	■	■	■	■	■
Endivie	■	■	■				■	■	■	■	■	■
Erbsen						■	■	■	■			
Feldsalat	■	■	■	■			■	■	■	■	■	■
Gemüsefenchel	■	■					■	■	■	■	■	■
Grünkohl	■	■	■							■	■	■
Gurken						■	■	■	■			
Kohlrabi	■	■			■	■	■	■	■	■	■	■
Kohlrüben	■	■	■	■		■	■	■	■	■	■	■
Kürbisse	■	■	■	■				■	■	■	■	■
Lauch	■	■	■	■	■		■	■	■	■	■	■
Mangold				■	■	■	■	■	■	■	■	
Mohrrüben	■	■	■	■	■	■	■	■	■	■	■	■
Paprika[1]							■	■	■	■		
Pastinaken	■	■	■	■						■	■	■
Pflücksalat	■	■	■	■	■	■	■	■	■	■	■	■
Radieschen				■	■	■	■	■	■	■	■	
Rettich	■	■	■	■	■	■	■	■	■	■	■	■
Rosenkohl	■	■	■	■						■	■	■
Rote Bete	■	■	■	■	■		■	■	■	■	■	■
Rotkohl	■	■	■	■	■		■	■	■	■	■	■
Schwarzwurzeln	■	■	■	■						■	■	■
Spargel				■	■	■						
Spinat				■	■	■	■	■	■	■	■	■
Tomaten							■	■	■	■		
Topinambur	■	■	■	■	■					■	■	■
Weißkohl	■	■	■	■	■	■	■	■	■	■	■	■
Wirsing	■	■	■	■	■		■	■	■	■	■	■
Zucchini						■	■	■	■	■		

[1] Gemüse- und Gewürzpaprika

NITRATGEHALTE IN GEMÜSE

Hohe Nitratgehalte (1000–4000 mg/kg Frischmasse)	Mittlere Nitratgehalte (500–1000 mg/kg Frischmasse)	Niedrige Nitratgehalte (unter 500 mg/kg Frischmasse)
Blattgemüse:	**Knollen- und Wurzelgemüse:**	**Fruchtgemüse:**
Eisbergsalat	Frühmohrrübe	Erbsen
Endivie	Knollensellerie	Bohnen, grüne
Feldsalat		Gurke
Kopfsalat	**Fruchtgemüse:**	Gemüsepaprika
Spinat	Aubergine	Tomate
Stielmangold	Zucchini	
		Kohlgemüse:
Knollen- und Wurzelgemüse:	**Kohlgemüse:**	Rosenkohl
Radieschen	Blumenkohl	
Rettich	Chinakohl	**Zwiebelgemüse:**
Rote Bete	Grünkohl	Knoblauch
	Kohlrabi	Lauch
	Rotkohl	Zwiebel
	Weißkohl	**Knollen- und Wurzelgemüse:**
	Wirsing	Kartoffel

Inhaltsstoffe und Gesundheitswert:

Gemüse ist ein wichtiger Bestandteil einer gesunden, ausgewogenen Ernährung. Früher wurde es vorwiegend als Beilage gereicht, nach modernen ernährungswissenschaftlichen Erkenntnissen sollte es mengenmäßig eher den Hauptbestandteil einer Mahlzeit ausmachen. Die ernährungsphysiologische Bedeutung des Gemüses liegt v. a. in seiner großen Nährstoffdichte. Es besitzt einen hohen Gehalt an Vitaminen, Mineralstoffen, Spurenelementen, sekundären Pflanzenstoffen und Ballaststoffen; einige Gemüsearten haben auch einen hohen Eiweißgehalt (z. B. Sojabohnen), andere einen hohen Stärkegehalt (z. B. Kartoffeln). Der Energiegehalt ist dagegen meist niedrig, da Gemüse einen hohen Wasseranteil hat. Pflücksalate liefern mit rund 10–15 kcal/40–60 kJ pro 100 g am wenigsten Energie; die meisten anderen Gemüsearten haben einen Energiegehalt von 20–30 kcal/80–130 kJ. So trägt Gemüse im Durchschnitt nur zu 1 % zur Energieversorgung der deutschen Bevölkerung bei, liefert aber rund 60 % der insgesamt aufgenommenen Karotinoide, 25 % des Vitamins C, 15 % der Folsäure und 10 % des Kaliums und der Ballaststoffe. Neben Obst stellt Gemüse die wichtigste Vitamin-C-Quelle in der Ernährung des Menschen dar; die meisten Gemüsearten enthalten 10–50 mg Vitamin C pro 100 g. Besonders Vitamin-C-haltig sind Brokkoli, Grünkohl und Gemüsepaprika. Die meisten Gemüsearten haben auch einen hohen Vitamin-K-Gehalt.

An Mineralstoffen liefert Gemüse v. a. größere Mengen an Kalium, Phosphor und Magnesium; die meisten Gemüsearten enthalten auch viel Eisen. Der Natriumgehalt des Gemüses ist dagegen niedrig. Die im Gemüse enthaltenen Mineralstoffe können vom menschlichen Körper nicht vollständig ausgenutzt werden. Sie sind fest im Zellgefüge gebunden und lassen sich durch den normalen Verdauungsvorgang nicht erschließen. So werden etwa nur 20–30 % des Eisens resorbiert. Durch Tiefkühlen, bei dem das Zellgefüge zerstört wird, erhöht sich die Bioverfügbarkeit der Mineralstoffe auf rund 70 %.

Gemüse besitzt viele gesundheitsfördernde Eigenschaften. Zahlreiche wissenschaftliche Studien haben ergeben, dass Personen, die viel Obst und Gemüse verzehren, seltener an Zivilisationskrankheiten, v. a. Herz-Kreislauf-Erkrankungen und Krebs, leiden als Menschen mit geringem Gemüsekonsum. So verringert sich z. B. das Risiko für Magenkrebs um rund 60 %, wenn man den täglichen Gemüseverzehr von 100 g auf 350 g steigert. Neben Vitamin C, Folsäure und Ballaststoffen ist diese Schutzwirkung v. a. den im Gemüse enthaltenen sekundären Pflanzenstoffen zu verdanken. Besonders viele dieser Substanzen kommen im Kohlgemüse vor. Da jedes Gemüse andere sekundäre Pflanzenstoffe enthält, ist es wichtig, regelmäßig eine vielseitige Auswahl an Gemüse zu sich zu nehmen.

Die Deutsche Gesellschaft für Ernährung empfiehlt, täglich 400 g Gemüse und Salat zu verzehren; tatsächlich nahm der Durchschnittsbundesbürger im Wirtschaftsjahr 1998/99 aber nur 240 g am Tag zu sich. Damit wird in Deutschland nur etwa halb so viel Gemüse wie in südeuropäischen Ländern gegessen, wo die Zahl der Krebserkrankungen wesentlich geringer ist.

Schadstoffe:

In einigen Gemüsearten sind natürliche Giftstoffe enthalten, die durch Kochen aber meist zerstört werden. So enthalten z. B. einige Kohlarten wie Blumenkohl, Weiß- und Rotkohl Thioglykoside, die zur Kropfbildung beitragen können, und verschiedene Bohnenarten enzymhemmende Substanzen (Bohnengifte). Als Folge übermäßiger Nitratdüngung weisen viele Gemüsearten einen erhöhten Gehalt an →Nitraten auf, aus denen sich im menschlichen Körper die giftigen →Nitrite und →Nitrosamine bilden können. Zu diesen Gemüsearten zählen v. a. Rote Bete, Kopfsalat, Rettich, Grünkohl, Kohlrabi und Spinat. Weiterhin können im Gemüse Umweltgifte, v. a. Pestizidrückstände und Schwermetalle, enthalten sein.

Anbau:

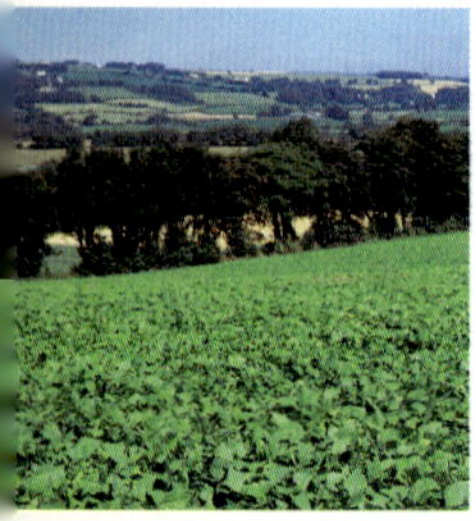

Gemüse: Freilandgemüse

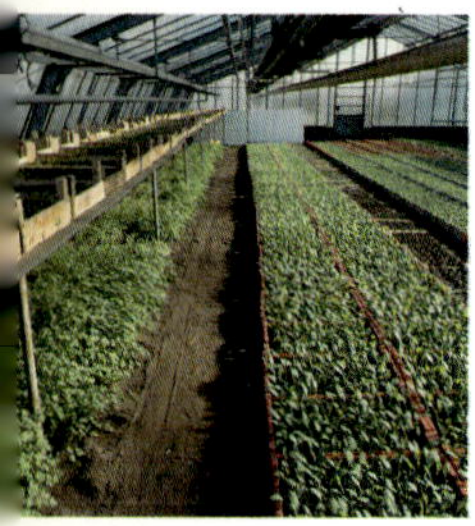

Gemüse: Treibhausgemüse

In Bezug auf die Art des Anbaus unterscheidet man Freilandgemüse und Treibhausgemüse. **Freilandgemüse** (z. B. Gartenbohnen, Erbsen, Spinat, Mohrrüben, Sellerie, Zwiebeln, Lauch und Kohl) wird in landwirtschaftlichen und gärtnerischen Betrieben angebaut. Ein beträchtlicher Teil des Freilandgemüses ist für die Lebensmittelindustrie bestimmt und wird zu Konserven oder Tiefkühlerzeugnissen verarbeitet. Durch Folienanbau kann die Ernte um einige Wochen vorgezogen werden. Dabei werden die Pflanzen im Freiland mit licht- und luftdurchlässigen, dünnen Kunststofffolien bedeckt, um sie vor Kälte und anderen Witterungseinflüssen zu schützen. **Treibhausgemüse** (v. a. Tomaten, Gurken, Kopf- und Feldsalat, Frühkohlrabi, Gemüsepaprika, Radieschen und Rettich) wird in Gewächshäusern angebaut. In den gläsernen Hallen können Luftfeuchtigkeit und Temperatur reguliert werden, sodass der Markt auch im Winter, außerhalb der natürlichen Erntezeiten, mit Frischgemüse versorgt werden kann. Treibhausgemüse zeichnet sich meist durch ein makelloses äußeres Erscheinungsbild und besondere Zartheit aus, reicht aber hinsichtlich seines Aromas und seines Gehalts an wertvollen Inhaltsstoffen nicht an das Freilandgemüse heran. Aufgrund der steigenden Nachfrage kommt Freiland- und Treibhausgemüse zunehmend auch aus biologischem Landbau.

Einkauf, Lagerung und Zubereitung:

Beim Einkauf von Gemüse ist v. a. auf Frische zu achten. Bereits binnen 24 Stunden kann Gemüse je nach Art fast 50 % seines Vitamingehalts einbüßen. Ernährungswissenschaftler raten daher zum Kauf von frischem, in der Region gereiftem Gemüse, das möglichst noch am gleichen Morgen geerntet wurde. Man erhält es direkt beim Erzeuger oder auf dem Wochenmarkt. Das ganze Jahr über erhältliche Gemüseimporte aus fernen, klimabegünstigteren Ländern ergänzen das hiesige Gemüseangebot. Allerdings wird dieses Gemüse oft noch unreif geerntet und verliert auf dem langen Transportweg einen Großteil seiner wertvollen Inhaltsstoffe.

Frischgemüse muss kühl und dunkel, z. B. im Gemüsefach des Kühlschranks, gelagert werden. Dabei ist darauf zu achten, dass Obst und Gemüse nicht zusammen in einem Fach aufbewahrt werden. Viele Obstarten scheiden das Gas Ethylen aus, das den Reifeprozess beschleunigt und bei gemeinsamer Lagerung die Haltbarkeit von Gemüse beeinträchtigt. Frisches Blattgemüse und Fruchtgemüse ist nur befristet (ca. zwei Tage im Kühlschrank) haltbar. Kohl, Zwiebeln und Knollen- und Wurzelgemüse wie Mohrrüben, Knollensellerie und Rote Bete halten länger. Gemüse sollte schonend zubereitet werden, da die darin enthaltenen Vitamine z. T. sehr empfindlich sind. Durch Einwirkung von Hitze und Wasser gehen bei der üblichen Vor- und Zubereitung in der Küche 20–50 % der Vitamine verloren. Deshalb soll man Gemüse zwar gründlich, aber nicht zu lange waschen, nicht einweichen, möglichst kurz garen (besonders schonende Garmethoden sind z. B. Dämpfen und Dünsten) und nicht warm halten.

LESETIPPS:

Gemüse. München (Gräfe & Unzer) 1996.

Hans-Georg Levin und Elisabeth Lange: *Das große Buch der Gemüse aus aller Welt. Teubner Edition. München (Gräfe & Unzer) [4]1999.*

Günther Liebster und Hans-Georg Levin: *Warenkunde Obst und Gemüse. Bd. 2, Gemüse. Weil der Stadt (Hädecke) 2001.*

Gemüsebanane, Kochbanane, Mehlbanane, Pferdebanane, Pisang, Plante: eine Bananenart (→Bananen).

Gemüsebrühe: ein Extrakt aus gekochten Pflanzen oder Pflanzenteilen (z. B. Mohrrüben, Lauch, Zwiebeln, Sellerie), oft auch noch verschiedenen Gewürzen und/oder Kräutern (z. B.

Pfeffer, Petersilie, Lorbeerblättern, Wacholderbeeren). Die Gemüsebrühe dient als Basis für Suppen und Saucen oder zur Geschmacksabrundung verschiedenster Gerichte; daneben kann sie auch als trinkfertige Brühe oder tischfertige Suppe konsumiert werden. Gemüsebrühe kann man durch Kochen von Gemüse selbst zubereiten oder aber als fleischfreie Würze in Pulver- oder Pastenform oder als »Brühwürfel« im Handel erwerben. Vom ernährungsphysiologischen Standpunkt aus ist selbst zubereitete Gemüsebrühe vorzuziehen, da sie wertvolle Inhaltsstoffe (Vitamine, Mineralstoffe) des Gemüses enthält. Außerdem haben die im Handel erhältlichen Produkte häufig einen ziemlich hohen Kochsalzgehalt.

Gemüse|erzeugnisse, Gemüsedauerwaren: industriell oder im Haushalt verarbeitetes und haltbar gemachtes Gemüse.

Arten: Zu den Gemüseerzeugnissen zählen Gemüsekonserven, Sauergemüse, Tiefkühl- und Trockengemüse. Zur Herstellung von Gemüsekonserven kommt das geerntete Gemüse in der Regel direkt vom Feld in die Verarbeitungsbetriebe, wo es maschinell gewaschen, geputzt, zerkleinert und blanchiert wird. (Das Blanchieren dient der Inaktivierung von Enzymen, die sonst wertvolle Inhaltsstoffe des Gemüses abbauen würden.) Anschließend wird die Ware zu →Konserven weiterverarbeitet, die im Handel in Gläsern und Dosen erhältlich sind. Durch die Sterilisation kommt es zu ziemlich hohen Vitaminverlusten, die je nach Art des Gemüses 10–50% betragen können; besonders betroffen sind Vitamin C und die B-Vitamine.

Auch Sauergemüse ist in Form von Konserven im Handel erhältlich, man kann es jedoch auch selbst herstellen (→einlegen, →Gärungsgemüse). Man unterscheidet zwei Arten von Sauergemüse: das durch Milchsäuregärung haltbar gemachte Gärungsgemüse und das **Essiggemüse,** das seine Haltbarkeit der Zugabe von 2,5-prozentigem Essig verdankt; zum Würzen werden außerdem Kochsalz, Zucker und verschiedene Kräuter und/oder Gewürze hinzugefügt. Zum Essiggemüse zählen z. B. die 5–10 cm langen **Gewürzgurken,** die kleineren **Cornichons** und die in Essig mit Senfkörnern und anderen Gewürzen eingelegten **Senfgurken** (→Gurke). Auch Gemüsepaprika, Silberzwiebeln, Sellerie, kleine Maiskolben, Kürbis, Rote Bete, Champignons, Artischockenherzen, Blumenkohlröschen und Mohrrüben werden häufig zu Essiggemüse verarbeitet. Unter **Mixed Pickles** versteht man eine Mischung verschiedener in Essig eingelegter Gemüsearten.

Auch Gemüse, das zu Tiefkühlkost verarbeitet werden soll, wird in der Regel zunächst blanchiert und erst danach tiefgekühlt. Um die Verluste an Vitaminen und anderen wichtigen Inhaltsstoffen so gering wie möglich zu halten, wird bis zur Abgabe an den Verbraucher eine Temperatur von mindestens –18 °C eingehalten (→Tiefkühlkost). Trockengemüse ist als Gemüseerzeugnis heute kaum noch von Bedeutung, da bei der Trocknung ein sehr großer Teil an Vitaminen und aromagebenden Inhaltsstoffen verloren geht.

Inhaltsstoffe und Gesundheitswert: Bei der Verarbeitung von Gemüse zu Konserven ist der Verlust an wertvollen Inhaltsstoffen (v. a. Vitaminen) größer als bei der Herstellung von Tiefkühlgemüse. Für Diabetiker und Menschen, die auf eine kochsalzarme Ernährung achten müssen, kann außerdem der relativ hohe Gehalt an Kochsalz und häufig auch an Zucker problematisch sein. Unter den Sauergemüsen ist Gärungsgemüse vom ernährungsphysiologischen Standpunkt aus positiver zu beurteilen als Essiggemüse, da es die gesundheitlich wertvolle Milchsäure und (im unpasteurisierten Zustand) auch lebende Milchsäurebakterien enthält.

Gemüsefenchel, Knollenfenchel: Varietät des Gartenfenchels (→Fenchel).

Gemüsegetränke: Sammelbezeichnung für Gemüsesaft, Gemüse-Cocktails und Gemüsetrunk (Gemüsenektar).

Arten und Herstellung: Gemüsesaft wird auf ähnliche Weise wie →Fruchtsaft entweder aus Gemüse, Gemüsesaftkonzentrat oder konzentriertem Gemüsemark hergestellt. Neben unvergorenen gibt es milchsauer vergorene Gemüsesäfte, die entweder nach Zugabe von Milchsäurebakterienkulturen oder von selbst vergären, sehr zucker- und somit auch kalorienarm sind und aufgrund ihres Milchsäuregehalts eine verdauungsfördernde Wirkung haben, wie z. B. **Sauerkrautsaft.** Solche Säfte tragen auf dem Flaschenetikett den Vermerk »milchsauer vergoren«. Gemüse-Cocktails sind Mischungen aus verschiedenen Gemüsesäften, manchmal auch mit Zusatz von Fruchtsaft. Unter Gemüsetrunk (Gemüsenektar), dem Äquivalent des Fruchtnektars, versteht man ein Getränk aus Gemüse, Gemüsesaft, Gemüsesaft- oder Gemüsemarkkonzentrat, das mit Trinkwasser verdünnt wurde. Der Gemüseanteil muss mindestens 40% (bei Rhabarber 25%) betragen. Außerdem darf Gemüsetrunk dieselben Zusätze enthalten wie Gemüsesaft. Der Gehalt an Gemüsesaft oder -mark muss auf dem Etikett angegeben sein.

Inhaltsstoffe: Ähnlich wie Fruchtsäfte und -nektare enthalten Gemüsesäfte und -trünke viel Wasser und wenig Ballaststoffe, haben aber in der Regel einen niedrigeren Zuckergehalt und sind damit kalorienärmer. Gemüsesäfte liefern weniger Vitamine, aber dafür mehr Mineralstoffe als Fruchtsäfte (v. a. Kalium). An Vitaminen und sekundären Pflanzenstoffen ist v. a. der Gehalt an Betakarotin (z. B. in **Mohrrübensaft**) und Lycopin (in **Tomatensaft**) hervorzuheben; viel Vitamin C ist hauptsächlich im Saft der Gemüsepaprika enthalten. Ungesalzene Gemüsegetränke sind natriumarm. Die Zugabe von Salz oder Zucker ist dem Vermerk »gesalzen« bzw. »gezuckert« auf dem Etikett oder der Verpackung zu entnehmen. Schadstoffe sind in Säften (mit Ausnahme von Nitraten in Säften aus Blatt- sowie Wurzel- und Knollengemüse, beispielsweise Spinat- und Rote-Bete-Saft) selten nachweisbar. Ähnlich wie Fruchtsäfte sollten auch Gemüsesäfte lieber frisch gepresst als fertig gekauft werden, da durch die Pasteurisation und Lagerung wertvolle Vitamine verloren gehen. Fertigsäfte sollten kühl und lichtgeschützt gelagert werden.

Gemüsemais, Süßmais, Zuckermais: eine Maissorte (→Mais).

Gemüsepaprika: fleischige, relativ milde Sorte der →Paprika.

Gentechnik: → S. 268 ff.

Gentechnologie: ein Teilgebiet sowohl der Molekularbiologie als auch der Biotechnologie, das sich unter den verschiedensten Aspekten (z. B. Erkenntnisgewinn, medizinische oder wirtschaftliche Anwendung) mit der Isolierung, Analyse und Veränderung des genetischen Materials befasst. Die Begriffe Gentechnologie und Gentechnik werden häufig synonym verwendet, was allerdings nicht ganz richtig ist, da die Gentechnologie als methodisches Arsenal der Gentechnik anzusehen ist: Gentechnik setzt die Erkenntnisse aus der gentechnologischen Forschung in praktische Anwendungen um.

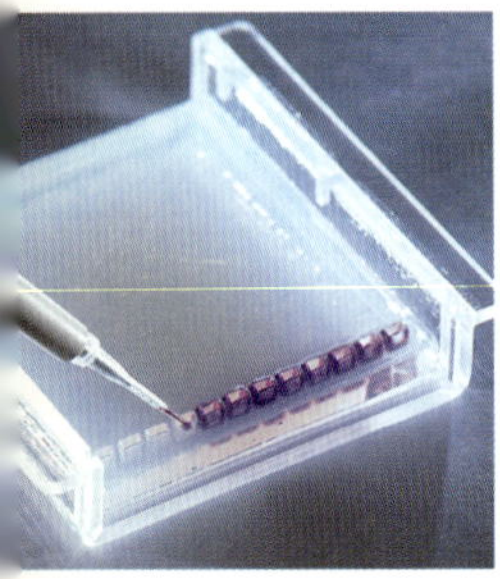

Gentechnologie: Die DNS wird in das (Agarose-) Gel hineinpipetiert, durch elektrische Spannung aufgetrennt und mit Farbstoff sichtbar gemacht.

Bedeutsam ist, dass es mithilfe der Gentechnologie möglich ist, ein Gen als biologischen Informationsträger von einem Organismus (z. B. dem Menschen) in einen anderen (z. B. ein Bakterium) zu übertragen und den Wirtsorganismus zur Bildung des fremden Genproduktes zu veranlassen. Aus dieser Möglichkeit erwuchs auch sehr schnell die wirtschaftliche Bedeutung der Gentechnologie. Bereits 1982 konnte durch Bakterien produziertes Humaninsulin auf dem Pharmamarkt angeboten werden. Bis zu diesem Zeitpunkt mussten Diabetiker mit tierischem Insulin, vorwiegend Schweineinsulin, oder mit Humaninsulin, das durch eine chemische Modifizierung aus Schweineinsulin hergestellt wird, behandelt werden. (Die Gewinnung bzw. Herstellung solchen Insulins ist wesentlich aufwendiger als die Produktion auf gentechnischem Weg.)

Ihre größte Nutzanwendung hat die Gentechnologie in der biologischen Grundlagenforschung und in der Medizin gefunden; doch weitere Anwendungsgebiete sind bereits erschlossen und erweitern sich ständig. Die Gentechnologie erlaubt heute mannigfaltige Veränderungen in Mikroorganismen, Pflanzen und Tieren, die den Organismen neuartige, durch klassische Züchtungsverfahren nicht oder nur in langwierigen Prozessen erreichbare Eigenschaften verleihen. Es sind bereits viele Produkte auf dem Markt, die mithilfe solcher gentechnisch veränderter Organismen produziert werden.

Genussgifte: Genussmittel, die die Gesundheit stark schädigen können.

Genussmittel: solche konsumierbaren Stoffe, die – im Gegensatz zu den Lebensmitteln – nicht der Ernährung dienen, sondern die der Mensch aufgrund ihres Wohlgeschmacks, ihrer stimulierenden oder euphorisierenden Wirkung konsumiert. Dazu zählen v. a. →Kaffee, →Tee, →Mate, →Colagetränke, →alkoholische Getränke und Tabak. Die in diesen Genussmitteln enthaltenen, auf das Nervensystem wirkenden Stoffe sind →Koffein, Ethanol (→Alkohol) und →Nikotin. Im weitesten Sinn gehören auch →Süßigkeiten zu den Genussmitteln; sie haben jedoch im Gegensatz zu vielen anderen Genussmitteln (mit Ausnahme von Colagetränken und Alkohol) einen hohen Energiegehalt.

Werden Genussmittel in größeren Mengen konsumiert, können die darin enthaltenen Stoffe den Organismus schädigen. Alkohol im Übermaß schadet beispielsweise insbesondere dem Nervensystem und der Leber (→Alkoholmissbrauch); das →Rauchen von Tabak schädigt aufgrund der im Rauch enthaltenen Krebs erregenden Substanzen v. a. die Lunge. Zu große Mengen Koffein können u. a. Schlaflosigkeit und Magenbeschwerden hervorrufen; der Konsum von zu vielen Süßigkeiten fördert die Entstehung von Karies und führt in der Regel zu Übergewicht, wodurch wiederum die Entstehung von Krankheiten wie Diabetes mellitus begünstigt wird. Alkohol und Tabak werden wegen ihrer starken gesundheitsschädlichen Wirkung auch als **Genussgifte** bezeichnet.

Genusssäuren: organische Säuren, die meist in der Natur vorkommen, daneben auch bestimmten Lebensmitteln (z. B. Erfrischungsgetränken, Obsterzeugnissen) zugesetzt werden, um ihnen das charakteristische säuerliche Aroma zu verleihen. Zu ihnen zählen u. a. Apfelsäure, Weinsäure, Zitronensäure, →Milchsäure und →Essigsäure. Genusssäuren werden heute meistens synthetisch hergestellt und in der Lebensmitteltechnik als Säuerungsmittel, Konservierungsstoffe, teilweise auch als Antioxidationsmittel eingesetzt. Sie senken den pH-Wert von Lebensmitteln und hemmen damit das Wachstum vieler Mikroorganismen.

Gerbstoffe: chemische Verbindungen, welche Kollagenmoleküle vernetzen, ein Effekt, den die Industrie sich z. B. bei der Gerbung von tierischen Häuten zu Leder zunutze macht. Man unterscheidet pflanzliche, anorganische und synthetische Gerbstoffe. Für die Ernährung haben die pflanzlichen Gerbstoffe als Farb- und Geschmacksstoffe und auch wegen ihrer gesundheitsfördernden Wirkung Bedeutung. Pflanzliche Gerbstoffe sind u.a. in Blättern (z. B. Tee) und Samen (z. B. Kaffeebohnen) zu finden. Zu den Gerbstoffen gehören z. B. die →Tannine.

Germanium: ein chemisches Element, das in geringen Mengen in der Nahrung enthalten ist. Germanium zählt zu den so genannten Ultraspurenelementen. Das sind Elemente, von denen bislang noch nicht bekannt ist, ob sie für den Menschen eine lebensnotwendige Funktion besitzen, bei deren Fehlen in der Nahrung im Tierversuch jedoch Mangelerscheinungen auftreten. Mangelerscheinungen, die beim Menschen auf das Fehlen von Germanium zurückzuführen sind, wurden bislang jedoch noch nicht entdeckt – möglicherweise weil Germanium in ausreichender Menge in der Nahrung vorkommt. Insbesondere Knoblauch, Kräuter und Muscheln enthalten Germanium. Mit der Nahrung nimmt der Mensch täglich rund 1,5 mg Germanium auf. In höheren Dosierungen kann die Einnahme von Germanium schwere Gesundheitsschäden (u. a. an Leber, Nerven und Nieren) hervorrufen. (Daher warnt das Bundesinstitut für gesundheitlichen Verbraucherschutz und Veterinärmedizin vor der Einnahme von Germanium-Kapseln, die – v. a. aus dem Ausland – zur Gewichtsreduktion angeboten werden.)

Gerste, wiss. Name **Hordeum vulgare:** eine in vielen Sorten angebaute einjährige Getreideart. Sie ist 0,5–1,3 m hoch und besitzt einblütige Ährchen mit zwei schmalen Hüllspelzen, die bei den meisten Sorten in langen Grannen auslaufen. Die anspruchslose Getreideart wird v. a. in Europa, Russland, Kanada und den USA angebaut und stammt ursprünglich wahrscheinlich aus Südasien. Sie ist eine der ältesten kultivierten Getreidearten; im vorderasiatischen Raum wurde sie bereits im 9. Jt. v. Chr. als Lebensmittel verwendet. Gerstenähren sind auf altägyptischen Wandmalereien abgebildet. Gerste wurde zunächst geröstet und zerkleinert als Brei, später auch als fladenartiges Brot gegessen. In Europa wurde sie in der Jungsteinzeit verbreitet.

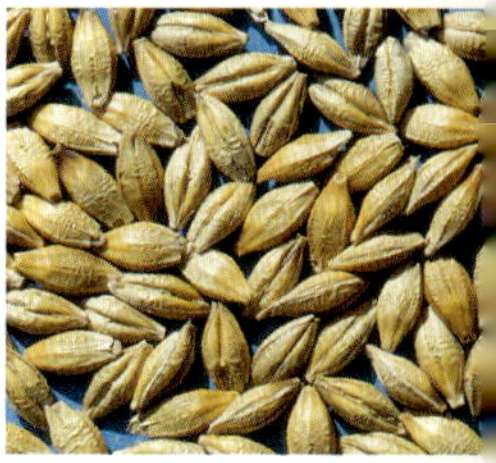
Gerste

Verwendet wird Gerste außer als Viehfutter v. a. zur Bier- und Whiskyherstellung, daneben in der Vollwertküche und zur Herstellung von Kaffee-Ersatz (Malzkaffee). Ein Grundnahrungsmittel stellt sie in ärmeren Regionen Asiens und Afrikas dar; in extremen Klimaten (z. B. in den Anden) dient sie auch als Brotgetreide. Gerstenkörner müssen vor dem Verzehr geschliffen und poliert werden; Frucht- und Samenschale werden dabei fast vollständig entfernt und es entstehen rundliche Körner, die man als Graupen bezeichnet und die u. a. als Suppeneinlage und zur Herstellung von Süßspeisen verwendet werden können. Außer Graupen sind im Handel Gerstengrütze, -mehl und -flocken erhältlich. Gerste ist ballaststoffreich und hat einen hohen Eisen-, Zink- und Mangangehalt.

Gerstenweizen, Durumweizen, Glasweizen, Hartweizen: eine Weizenart (→Weizen).

Gesamtkörperfett: der Anteil des menschlichen Körpers, der ausschließlich aus Fett besteht. Zur Berechnung des Gesamtkörperfetts muss zunächst die Körperdichte (D) einer Person ermittelt werden. Sehr präzise Werte liefert die Dichteberechnung auf der Basis von Unterwasserwägungen. Das Gesamtkörperfett errechnet sich dann nach folgender Formel: Gesamtkörperfett (kg) = Körpergewicht (kg) x ([4,95 : D] – 4,5). Es dient als ein Maß zur Berechnung der →Körperzusammensetzung und kann Rückschlüsse auf den Ernährungsstatus bzw. auf die körperliche Aktivität einer Person liefern. Je mehr Gesamtkörperfett vorhanden ist, umso weniger körperlich aktiv ist ein Mensch in der Regel.

Gesamtkörperwasser: ein Maß für die Berechnung der →Körperzusammensetzung. Das Gesamtkörperwasser setzt sich aus den Flüssigkeiten innerhalb und außerhalb der Zellen (intra- bzw. extrazelluläre Flüssigkeiten) zusammen. Es beträgt in der Regel 50–65 % des Körpergewichts, wobei die extrazelluläre Flüssigkeit einen Anteil von 18–24 % des Körpergewichts ausmacht.

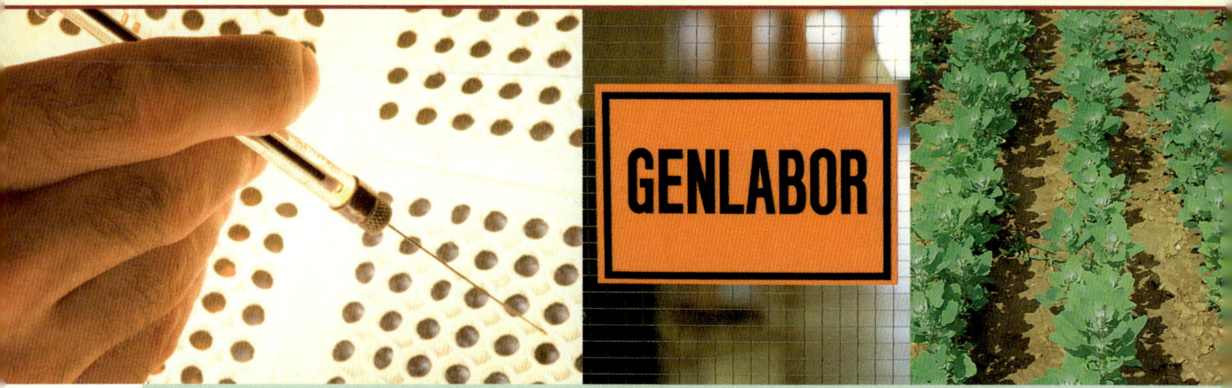

GENTECHNIK

GENTECHNIK UND ZÜCHTUNG

Essen und Trinken gehören zu unseren elementaren Grundbedürfnissen. Zur Sicherung seiner überlebensnotwendigen Ernährung versucht der Mensch schon seit langem, seine Umwelt nach seinen Bedürfnissen, Wünschen und Vorstellungen zu verändern. Hierfür selektierte er Tiere, Pflanzen und Mikroorganismen und optimierte sie zu seinem Wohl und Nutzen. Dabei richtet(e) er die Züchtung nach seinen Ansprüchen an Menge und Qualität der Produkte sowie an agrarischen und klimatischen Bedingungen aus. Diesen gezielten Züchtungsbemühungen verdankt die Menschheit große Erfolge in der Steigerung und im Erhalt von Erträgen sowie auch in der Verbesserung der Produktqualität.

Seit circa 20 Jahren wird hierfür auch die Gentechnik eingesetzt. Gentechnik stellt die Methoden zur Auswahl geeigneter Zuchtlinien und Stämme, zur Erforschung und Kartierung von Merkmalen (Genen) sowie zur Isolierung und Übertragung einzelner Gene bereit. Sie kann zwar die klassische Züchtung nicht ersetzen, eröffnet ihr jedoch neue und zielgerichtetere Wege in der Gewinnung von Nutzorganismen für die agrarische Urproduktion und für die Lebensmittelverarbeitung. Gentechnisch veränderte Organismen werden häufig auch als transgene Organismen oder (abgekürzt) als GVO bezeichnet. Lebensmittel, die aus beziehungsweise mithilfe von gentechnisch veränderten Organismen gewonnen oder verarbeitet werden, nennt man in der Umgangssprache gentechnisch veränderte, gentechnisch hergestellte oder – wertend – gentechnisch manipulierte Erzeugnisse. Mit der Gentechnik selbst können jedoch keine Lebensmittel hergestellt oder verändert werden, sondern immer nur die entsprechenden Organismen.

LANDWIRTSCHAFTLICHE URPRODUKTION

Nahezu alle Pflanzen werden heute in einer Kombination von Gentechnik und klassischer Züchtung fortentwickelt. Außer an den Hauptnutzpflanzen wie Mais, Reis, Weizen, Roggen, Sojabohnen, Süßkartoffeln und Kartoffeln wurden gentechnische Modifizierungen bisher an mehr als 90 weiteren Pflanzenarten durchgeführt. Gegenwärtig sind weltweit 54 transgene Pflanzen nach eingehender Prüfung zugelassen. Allein in Nordamerika stehen 21 im gewerbsmäßigen Anbau; weltweit (ohne China) betrug die Anbaufläche mit transgenen Pflanzen im Jahr 2000 circa 44 Millionen Hektar.

Fast alle kommerziell genutzten Pflanzen weisen Änderungen in agronomischen Merkmalen wie Herbizidtoleranz (71 Prozent), Insektenresistenz (22 Prozent) oder eine Kombination von Herbizidtoleranz und Insektenresistenz (7 Prozent) auf; der Rest verteilt sich auf Virusresistenz und Veränderungen in den Qualitätseigenschaften.

Transgene Sojabohnen, transgene Baumwolle, transgener Mais und Raps haben bereits eine hohe wirtschaftliche Bedeutung erlangt, während transgene Kartoffeln, Papayas und Kürbisse noch eine untergeordnete Rolle spielen. Die prozentuale Verteilung im Anbau betrug 1999 für herbizidtolerante Sojabohnen 54 Prozent, insektenresistenten Mais 28 Prozent, Raps neun Prozent, Baumwolle neun Prozent und sonstige transgene Pflanzen ein Prozent. Die

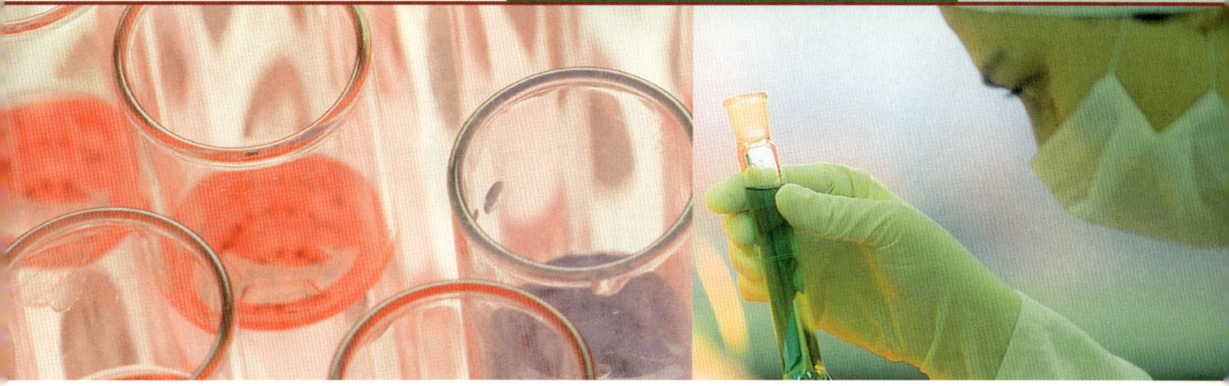

Hauptanbauflächen befinden sich in den USA. In den Ländern der Europäischen Union dürfen bislang keine transgenen Pflanzen großflächig angebaut werden. Allein der Import von Sojabohnen, Mais und Raps ist für Verarbeitungszwecke erlaubt.

Alle transgenen Pflanzen und die daraus gewonnenen Erzeugnisse werden umfassend und intensiv einer staatlichen Sicherheitsbewertung unterzogen. Erst wenn die Unbedenklichkeit für Mensch und Umwelt auf wissenschaftlicher Basis festgestellt wurde, dürfen die Erzeugnisse frei in den Handel gebracht werden. Gentechnisch veränderte Tiere werden voraussichtlich in den nächsten 20 Jahren keine Bedeutung für die Lebensmittelproduktion erlangen.

ANWENDUNGSFELDER DER GENTECHNIK

Entsprechend den Anwendungsfeldern und den gesetzlichen Vorgaben kann man gentechnisch veränderte Lebensmittel in drei Kategorien einteilen: Bei der ersten Kategorie ist das Lebensmittel selbst der lebende gentechnisch veränderte Organismus – beispielsweise transgene Tomaten oder Sojabohnen. Lebensmittel der zweiten Kategorie enthalten lebende gentechnisch veränderte Organismen (zum Beispiel Joghurt mit gentechnisch veränderten Milchsäurebakterien). Lebensmittel der dritten Kategorie enthalten isolierte oder verarbeitete Produkte aus gentechnisch veränderten Organismen (etwa Enzyme, Vitamine oder Öle), aber nicht mehr den lebenden gentechnischen Organismus selbst. Gegenwärtig sind in der Europäischen Union und damit auch in Deutschland noch keine Lebensmittel, die selbst lebende gentechnisch veränderte Organismen darstellen oder enthalten (Kategorien eins und zwei), in Verkehr gebracht worden beziehungsweise für Verbraucher erhältlich. Verbraucher erhalten nur die Verarbeitungsprodukte aus importierten transgenen Sojabohnen, Mais und Raps, beispielsweise Öl, Sojaprotein oder Lezithin.

Derzeit gehören in der Europäischen Union alle im Handel befindlichen Lebensmittel zu dieser dritten Kategorie. Man kann davon ausgehen, dass heute 60 bis 70 Prozent aller verarbeiteten Lebensmittel in irgendeiner Weise bereits mit Gentechnik in »Berührung« gekommen sind; in der Regel sind diese Endprodukte jedoch nicht gentechnisch verändert. In Nord- und Südamerika, Japan, Australien und anderen Ländern sind Lebensmittel der ersten und dritten Kategorie im Handel. Von der zweiten Kategorie wurden jedoch weltweit noch keine Erzeugnisse auf den Markt gebracht.

LEBENSMITTELVERARBEITUNG

Gentechnisch modifizierte Mikroorganismen werden in vielfältiger Weise zur umweltschonenden und kostengünstigen Produktion von technologischen Enzymen und Lebensmittelzusatzstoffen eingesetzt. Gegenwärtig sind mehr als 40 unterschiedliche Enzyme aus gentechnisch veränderten Organismen kommerziell erhältlich. Sie werden in nahezu allen Bereichen der Lebensmittelverarbeitung (etwa bei der Herstellung beziehungsweise Verarbeitung von Stärke, Fleisch, Milch, Backwaren, Bier, Wein und Obstsäften) eingesetzt. Jedoch sind weder die Enzyme selbst noch die Lebensmittel gentechnisch verändert.

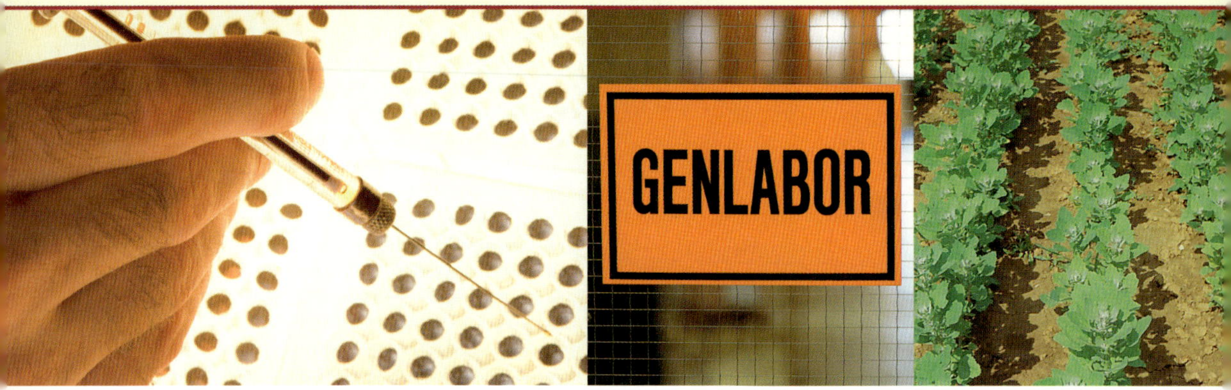

Auch zur Gewinnung von Lebensmittelzusatzstoffen und Lebensmittelzusätzen (wie beispielsweise Vitaminen) werden verstärkt biotechnische Verfahren eingesetzt. Chemische Synthesen sollen weitgehend durch biologische Synthesen ersetzt und durch die Verwendung gentechnisch veränderter Organismen sicherer, effektiver und rentabler gestaltet werden. Am weitesten fortgeschritten ist der Einsatz von transgenen Organismen zur Gewinnung von Aminosäuren (etwa als Tierfutterzusatz) und Vitaminen (zum Beispiel Vitamin C, B_2 und B_{12}).

KÜNFTIGE ENTWICKLUNGEN

Die heutigen gentechnisch veränderten Erzeugnisse, die fast ausschließlich von herbizid- oder insektentoleranten Pflanzen abstammen oder Hilfs- und Zusatzstoffe aus gentechnisch veränderten Organismen enthalten, entsprechen weitgehend unseren konventionellen Lebensmitteln. Bei diesen Lebensmitteln ist ein unmittelbarer persönlicher Nutzen oder Vorteil der Gentechnik gegenüber traditionellen Verfahren für den Verbraucher nicht erkennbar.

In Zukunft wird dies anders sein. Die künftigen gentechnischen Veränderungen werden sich auf eine Verbesserung der ernährungsphysiologischen und sensorischen Qualität von Rohstoffen und Lebensmitteln, eine Erhöhung der hygienischen Sicherheit, die Qualitätserhaltung und die Erweiterung des Spektrums landwirtschaftlich nutzbarer Pflanzen richten. Diese gentechnischen Ziele haben Bedeutung für den vorbeugenden Gesundheitsschutz (beispielsweise vor Herz-Kreislauf-Erkrankungen, Krebs, Nahrungsmittelallergien), die Konkurrenzfähigkeit nachwachsender Rohstoffe (Fasern, Öle, Stärken) und die Erschließung neuer Einnahmequellen landwirtschaftlicher Betriebe.

KENNZEICHNUNG

Gentechnisch veränderte Lebensmittel müssen immer dann als solche gekennzeichnet werden, wenn in den Erzeugnissen noch die neu eingeführte Erbinformation analytisch nachweisbar enthalten ist, das heißt, es muss sich entweder die neu eingeführte DNA oder das neu eingeführte Eiweiß nachweisen lassen. Damit nicht schon der Spurennachweis neu eingeführter Erbinformationen zur Kennzeichnungspflicht führt, wurde ein Schwellenwert von 1% eingeführt. Erst wenn dieser Schwellenwert überschritten wird und das gentechnisch veränderte Material nachweislich technologisch unvermeidbar in das Produkt gelangt ist, müssen gentechnisch veränderte Produkte gekennzeichnet werden. Eine Kennzeichnung mit dem Vermerk »ohne Gentechnik« ist immer dann möglich, wenn nachweislich auf keiner Stufe der Lebensmittelerzeugung Gentechnik beziehungsweise gentechnisch veränderte Zutaten zur Anwendung gekommen sind. Dies gilt auch für die Tierernährung. Milch von Kühen, die mit »Gen-Soja« gefüttert wurden, darf also nicht als »ohne Gentechnik« kenntlich gemacht werden – obwohl die Milch selbst natürlich nicht gentechnisch verändert ist.

WIE SICHER IST GENTECHNIK?

Die wesentliche Voraussetzung für das Inverkehrbringen von Lebensmitteln ist die gesundheitliche Unbedenklichkeit der Erzeugnisse.

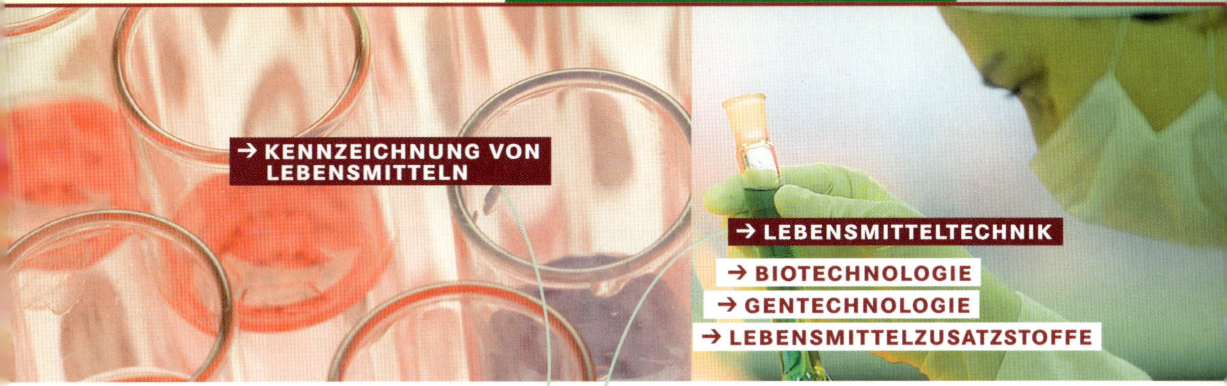

GENTECHNIK

→ LEBENSMITTELRECHT
→ LEBENSMITTEL- UND BEDARFSGEGENSTÄNDEGESETZ
→ VERBRAUCHERSCHUTZ

→ ENZYME
→ TECHNOLOGISCHE ENZYME

→ NOVEL FOOD

Gentechnisch modifizierte Lebensmittel sind nicht a priori unsicher oder gar gesundheitsgefährdend, wie viele Verbraucher fürchten. Mögliche Risiken könnten in einem Transfer von Antibiotika-Resistenzgenen auf den Menschen, in der Entstehung neuer Allergien oder in negativen Veränderungen der ernährungsphysiologischen Wertigkeit und Bioverfügbarkeit von Inhaltsstoffen liegen.

Gentechnisch veränderte Lebensmittel unterliegen im Gegensatz zu konventionellen Produkten strengen und umfassenden Sicherheitsprüfungen. Im Zulassungsverfahren werden die Untersuchungen zur Sicherheit der Produkte staatlicherseits überprüft und bewertet. Gentechnisch veränderte Lebensmittel gehören somit zu den am besten untersuchten Erzeugnissen (vor allem hinsichtlich ihres allergenen Potenzials). Bei den bislang zugelassenen Produkten lassen sich keine gesundheitlichen Gefährdungen erkennen und bisher sind auch noch keine negativen Effekte bekannt geworden. Allerdings können aufgrund der kurzen Zeitspanne und der wenigen bisher in Verkehr gebrachten Erzeugnisse weder Mediziner noch Toxikologen absolut gesicherte Aussagen über Gesundheitsrisiken durch den Verzehr gentechnisch veränderter Lebensmittel machen. Durch die umfassende Sicherheitsbewertung lassen sich mögliche Risiken minimieren – aber eine Technik, die ein »Null-Risiko« garantieren kann, gibt es nicht.

Grundsätzlich gilt, dass mit und ohne Gentechnik in der Regel nur gesundheitlich unbedenkliche und qualitativ hochwertige Lebensmittel in den Handel kommen. Mit Sicherheit gehen von dem in den westlichen Industrienationen verbreiteten falschen Ernährungsverhalten – zu viel und zu fett, zu viel tierische und zu wenig pflanzliche Kost – wesentlich größere Gefahren aus als von möglichen Risikofaktoren gentechnisch veränderter Organismen.

LESETIPPS:

Die blaue Paprika. Globale Nahrungsmittelproduktion auf dem Prüfstand. Basel (Birkhäuser) 1999.

Gentechnik. Grenzzone menschlichen Handelns?, herausgegeben vom GESAMTVERBAND DER DEUTSCHEN VERSICHERUNGSWIRTSCHAFT. *Karlsruhe (Verlag Versicherungswirtschaft) 1999.*

gesättigte Fettsäuren: eine Gruppe von →Fettsäuren.

Geschmackssinn: insbesondere der Geschmacksprüfung dienender chemischer Sinn bei Tieren und beim Menschen. Der Geschmackssinn schützt in begrenztem Maß vor dem Verzehr verdorbener Speisen – schlecht schmeckende Lebensmittel erregen Übelkeit.

Auf der Zunge befinden sich in den so genannten Geschmacksknospen (kleinen, tönnchenartigen Organen) Geschmacksrezeptoren (Geschmackszellen). Diese nehmen – je nach Rezeptortyp – die vier Geschmacksrichtungen Süß, Salzig, Sauer und Bitter wahr. Die Rezeptoren für die unterschiedlichen Geschmacksempfindungen sind auf verschiedene Areale der Zunge verteilt. Beim Verzehr von Lebensmitteln gelangen die in den Speisen enthaltenen Geschmacksstoffe in den Speichel und von dort in die Geschmacksrezeptoren. Durch die Aufnahme der Stoffe werden die entsprechenden Rezeptoren erregt. Diese Erregung wird auf Nervenfasern übertragen, die sich zusammen mit dem VII. und dem IX. Hirnnerv zum Geschmackskern im Hirnstamm ziehen. Der Geschmackskern leitet die Erregung weiter ans Großhirn, wo sich das Geschmackszentrum befindet, das die Nervenimpulse übersetzt und die Geschmacksempfindung auslöst.

An der Wahrnehmung der Geschmacksempfindungen ist neben dem Geschmackssinn auch der Geruchssinn wesentlich beteiligt.

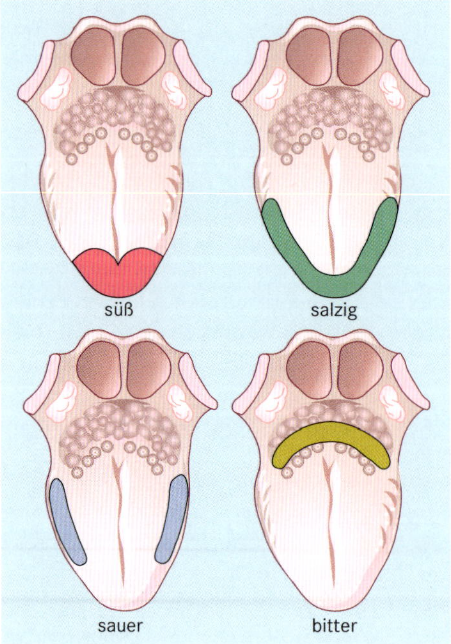

Geschmackssinn

Die Unterscheidung zwischen Geruchs- und Geschmackssinn ist daher nur beschränkt möglich. Wichtigstes Kriterium hierfür ist die Reizschwelle, die beim Geschmackssinn im Unterschied zum Geruchssinn in der Regel relativ hoch liegt und den Geschmackssinn somit als Nahsinn kennzeichnet. Bei Schnupfen kann sowohl der Geruchs- als auch der Geschmackssinn vorübergehend gestört sein.

Geschmacksverstärker: Lebensmittelzusatzstoffe, die den Geschmack und/oder Geruch eines Lebensmittels verstärken. Sie werden bei Produkten eingesetzt, bei denen man den Einsatz teurer Gewürze verringern möchte oder deren Eigengeschmack abgeschwächt ist (z. B. bei Fertiggerichten). Geschmacksgebende Inhaltsstoffe gehen bei der Verarbeitung von Lebensmitteln (etwa durch Hitzebehandlung, Gefrier- und Trocknungsprozesse) oftmals verloren. Durch die Zugabe von Geschmacksverstärkern wird der noch vorhandene Eigengeschmack intensiviert. Geschmacksverstärker selbst besitzen keinen oder nur einen schwach ausgeprägten Geschmack.

Die einzelnen Geschmacksverstärker:

Natriumlaktat (E 325), Kaliumlaktat (E 326) und **Kalziumlaktat (E 327)** werden auch als Salze der Milchsäure deklariert und chemisch aus Milchsäure hergestellt. Man verwendet sie auch als →Festigungsmittel, Konservierungsstoffe, Säureregulatoren und Schmelzsalze. Als Geschmacksverstärker dienen sie der Verbesserung der geschmacklichen Qualität bei Fertiggerichten.

Adipinsäure (E 355) und deren Salze, **Natriumadipat (E 356)** und **Kaliumadipat (E 357)** (auch deklariert als Adipat), werden auch als Säuerungsmittel und Säureregulatoren eingesetzt. Adipinsäure kommt u. a. im Saft der Roten Bete und der Zuckerrübe vor und wird durch chemische Synthese gewonnen; die Adipate werden aus Adipinsäure hergestellt. Zugelassen sind diese Stoffe als saure Komponenten in Füllungen und Überzügen von feinen Backwaren, Trockendesserts, Getränkepulvern (wo sie gleichzeitig das Stauben verhindern und das Pulver trocken halten) und Geleedesserts. Die zugelassenen Höchstmengen betragen je nach Produkt 1–10 g pro Kilogramm Lebensmittel; der ADI liegt bei 0–5 mg pro Kilogramm Körpergewicht. In gesundheitlicher Hinsicht sind Adipinsäure und Adipate unbedenklich.

Bernsteinsäure (E 363) wird auch als Säuerungsmittel eingesetzt und kommt in vielen Harzen sowie in Algen, Pilzen, Flechten, Toma-

Geschmacksverstärker: das Chinarestaurant-Syndrom

Um sich vor dem Chinarestaurant-Syndrom zu schützen, sollten Menschen, die empfindlich auf Glutaminsäure und Glutamate reagieren, auf verpackten Lebensmitteln die Zutatenliste lesen. Wurde Glutaminsäure oder eines der Glutamate als Geschmacksverstärker verwendet, so ist dieser Stoff auf der Verpackung mit dem Einsatzgebiet (Geschmacksverstärker) und dem Namen oder der E-Nummer der Substanz deklariert. Fertigspeisen, die auf asiatischen Rezepturen beruhen, sollten gemieden werden. Beim Besuch in einem asiatischen Restaurant sollte man sich nach dem Glutamatgehalt der Speisen erkundigen und zum Würzen keine Sojasauce verwenden.

ten und Rhabarber vor. Hergestellt wird sie durch chemische Synthese oder biotechnisch mithilfe von Mikroorganismen. Sie ist nur zur Säuerung von Desserts und Getränkepulver sowie als Zusatz zu Suppen und Brühen zugelassen; die Höchstmengen liegen je nach Produkt zwischen 3 und 6 g pro Kilogramm Lebensmittel. Negative gesundheitliche Wirkungen sind nicht zu befürchten.

Kaliumchlorid (E 508), **Kalziumchlorid (E 509)** und **Magnesiumchlorid (E 511)** werden auch als →Festigungsmittel verwendet. Als Geschmacksverstärker setzt man sie bei Fertiggerichten und Würzmischungen ein.

Glutaminsäure (E 620) ist als Aminosäure Grundbestandteil aller Eiweiße. In besonders großen Mengen kommt Glutaminsäure im Sojaeiweiß vor; aber auch in der Leber und im Getreide ist sie enthalten. Täglich werden mit den natürlichen Eiweißen der Nahrung ca. 0,3 g Glutaminsäure aufgenommen. Als Lebensmittelzusatzstoff sorgt sie, besonders in Verbindung mit Kochsalz, für einen intensiven würzig-fleischigen Geschmack, der in der Regel als angenehm empfunden wird. Hergestellt wird sie durch chemische Synthese, biotechnisch mithilfe von Bakterien der Art Corynebacterium glutamicus oder durch Fermentation aus Bakterien. Vor allem in Japan, dem Weltmarktführer in der Glutaminsäureproduktion, werden hierzu auch gentechnisch veränderte Bakterien eingesetzt.

Glutaminsäure wird v. a. in Fertiggerichten (Fleisch, Fisch, Gemüse) und Tiefkühlprodukten, daneben auch in Konserven, Suppen, Brühwürfeln, Knabbererzeugnissen (z. B. Kartoffelchips) und Würzmitteln eingesetzt. Sojasauce, in Japan ein traditionelles und weit verbreitetes Lebensmittel, enthält Glutaminsäure in großen Mengen. Auch die italienische Küche ist reich an glutaminsäurereichen Produkten wie etwa Tomatenmark und Parmesankäse.

Die Salze der Glutaminsäure (Glutamate, E 621–625) werden als Geschmacksverstärker ähnlich wie diese verwendet. Im Einzelnen sind dies: **Natriumglutamat (E 621**, Mononatriumglutamat), **Kaliumglutamat (E 622**, Monokaliumglutamat), **Kalziumglutamat (E 623**, Calciumdiglutamat), **Ammoniumglutamat (E 624**, Monoammoniumglutamat) und **Magnesiumglutamat (E 625**, Magnesiumdiglutamat). (Alle diese Stoffe werden oft auch als Glutamat deklariert.) Natriumglutamat ist die am häufigsten verwendete Form der Glutaminsäure: 90 % der Glutaminsäureproduktion wird in Form von Natriumglutamat als Geschmacksverstärker in der Lebensmittelindustrie eingesetzt. Kaliumglutamat findet auch als Kochsalzersatzmittel Verwendung,

Durch erhöhten Verzehr von Glutaminsäure und Glutamaten können bei hierfür empfindlichen Menschen Herzklopfen, Kopfschmerzen, Taubheit im Nacken, Gliederschmerzen, Schwächegefühl und Übelkeit auftreten. Diese Symptome werden auch als »Chinarestaurant-Syndrom« bezeichnet (die Beschwerden treten besonders häufig nach Chinarestaurantbesuchen auf, vermutlich aufgrund der in Sojasauce in hohen Konzentrationen enthaltenen Glutaminsäure). Neuere Untersuchungen machen allerdings nicht mehr die Glutamate, sondern ein →biogenes Amin, das Histamin, für diese Symptome verantwortlich. Möglicherweise spielen auch allergische oder pseudoallergische Reaktionen bei der Entstehung der Beschwerden eine Rolle. Abschließende Untersuchungen liegen noch nicht vor. Der ADI für Glutaminsäure und Glutamate liegt bei 120 mg pro Kilogramm Körpergewicht. Beim Verzehr stark glutamathaltiger Lebensmittel ist dieser Wert schnell erreicht.

Guanylsäure (E 626, Guanosinmonophosphat) ist als Bestandteil der Nukleinsäuren in jeder tierischen und pflanzlichen Zelle enthalten. Sie wird biotechnisch hergestellt und unterstützt als Geschmacksverstärker die Glutaminsäure. Im Zuge der Harmonisierung in der Europäischen Union ist Guanylsäure nun auch in Deutschland als Lebensmittelzusatzstoff zugelassen. Geschmacklich rundet sie vorwiegend salzige Lebensmittel ab. Man verwendet sie z. B. in Suppen, Saucen, Würzmitteln, Fertiggerichten, Tiefkühl-, Tomaten- und Fleischprodukten.

Ebenso wie Guanylsäure werden die aus Guanylsäure hergestellten Guanylate – **Natriumguanylat (E 627**, Dinatriumguanylat), **Kaliumguanylat (E 628**, Dikaliumguanylat) und **Kalziumguanylat (E 629**, Calciumguanylat) – verwendet. Die zulässige Höchstmenge für

Guanylsäure und Guanylate liegt bei 500 mg pro Kilogramm Lebensmittel (berechnet als Guanylsäure), mit Ausnahme von Würzmitteln, bei denen es keine Höchstmengenbeschränkung gibt.

Inosinsäure (**E 630,** auch deklariert als Inosinat) ist ein Abkömmling des Purins und im Kern jeder lebenden Zelle, besonders in Muskelzellen, zu finden. Hergestellt wird sie auf biotechnischem Weg. Die geschmacksverstärkende Wirkung von Inosinsäure ist ca. zehn- bis zwanzigfach höher als die der Glutaminsäure. Da sich beide Geschmacksverstärker ergänzen, werden sie häufig miteinander kombiniert. Inosinsäure ist im Zuge der Harmonisierung in der Europäischen Union auch in Deutschland als Lebensmittelzusatzstoff zugelassen, mit Ausnahme bestimmter Lebensmittel wie z. B. Milch, Butter, Honig und Teigwaren. Die zulässige Höchstmenge liegt bei 500 mg pro Kilogramm Lebensmittel; für Würzmittel gelten keine Höchstmengenbeschränkungen. Die Inosinate – **Natriuminosinat** (**E 631,** Dinatriuminosinat), **Kaliuminosinat** (**E 632,** Dikaliuminosinat) und **Kalziuminosinat** (**E 633,** Dicalciuminosinat) – werden aus Inosinsäure hergestellt, wie diese verwendet und oft als Inosinat deklariert. Inosinsäure und Inosinate haben eine appetitanregende Wirkung.

Guanylsäure, Guanylate, Inosinsäure und Inosinate bestehen überwiegend aus →Purinen. Gichtkranke sollten Lebensmittel mit diesen Zusatzstoffen daher meiden.

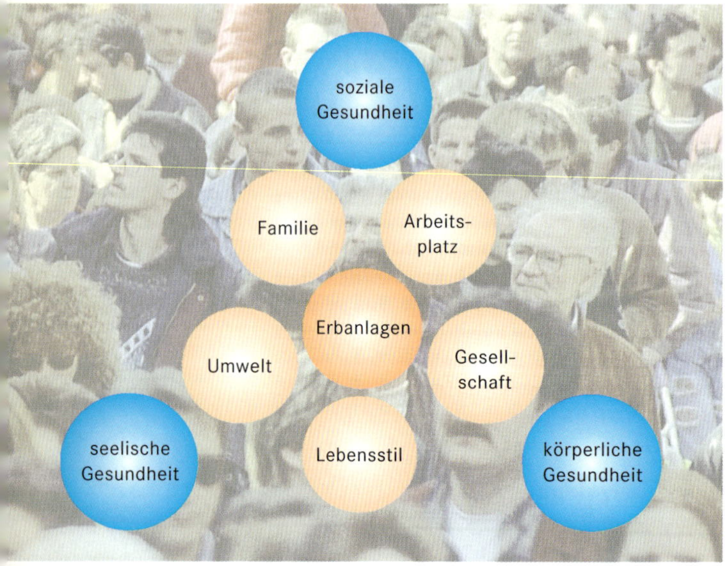

Gesundheit: Faktoren, die nach Definition der Weltgesundheitsorganisation die Gesundheit beeinflussen

Kalzium-5-Ribonucleotid (**E 634,** Calcium-5-Ribonucleotid) ist in jeder lebenden Zelle vorhanden und entscheidend am Eiweißstoffwechsel beteiligt. Gewonnen wird die Kalziumverbindung aus natürlichem Zellmaterial. Sie wird wie Inosinsäure mit den gleichen Höchstmengenbeschränkungen verwendet und wirkt wie diese appetitanregend. **Natrium-5'-Nucleotid** (**E 635,** Dinatrium-5-Ribonucleotid) wird wie Kalzium-5-Ribonucleotid hergestellt und eingesetzt und hat auch die gleichen Eigenschaften wie dieses.

Die Bezeichnung **Glyzin** (**E 640,** Glycin) schließt in der Lebensmitteltechnik auch die Natriumsalze des Glyzins mit ein. Glyzin ist eine Aminosäure und damit am Aufbau vieler körpereigener Eiweiße beteiligt. Als Lebensmittelzusatzstoff wird sie auf biotechnischem Weg hergestellt. Glyzin und dessen Natriumsalze haben einen leicht süßen Eigengeschmack und werden daher vorwiegend in Süßstofftabletten zur Geschmacksabrundung eingesetzt. Die Süßkraft von Glyzin ist mit 60 % geringer als die der Saccharose. Auch in Marzipan und in Überzugsmassen wird Glyzin verwendet, v. a. bei Fleischerzeugnissen (z. B. bei der Oberflächenbehandlung von Schinken).

Thaumatin (**E 957**) ist ein →Süßstoff, der die Wirkung verschiedener Aromen verstärkt.

Geschwulst: →Tumor.

Geselchtes, Selchfleisch: gepökeltes und geräuchertes Schweinefleisch (→Schwein).

Gestreifter Seewolf, Katfisch, Steinbeißer: eine Art der →Seewölfe.

Gesundheit: das »normale« (also nicht krankhafte) Befinden, Aussehen und Verhalten sowie das Fehlen von der Norm abweichender ärztlicher Befunde. Gesundheit wird auch häufig entsprechend der Definition der Weltgesundheitsorganisation von 1948 interpretiert. Diese beschreibt Gesundheit nicht nur als Abwesenheit von Krankheit, sondern als Zustand des vollkommenen physischen, psychischen und sozialen Wohlbefindens.

Die Gesundheit muss durch krankheitsvorbeugendes Verhalten aktiv bewahrt werden. Wesentlich ist dabei auch eine gesunde Ernährung zur Vorbeugung von →ernährungsmitbedingten Erkrankungen und damit zur Gesunderhaltung (→Ernährungsempfehlungen).

Getränke: Oberbegriff für Flüssigkeiten, die zu den Nahrungs- und Genussmitteln gehören. Unterschieden werden: →alkoholfreie Getränke wie →Mineralwasser, →Tafelwasser, →Brausen, →Limonaden, →Fruchtsäfte, →Gemüsegetränke und →Colagetränke, von denen viele zu den →Erfrischungsgetränken zählen; →alkoholische Getränke wie →Bier, →Wein und →Branntwein, außerdem →Tee, →Kaffee, →Kaffee-Ersatz und →teeähnliche Getränke sowie aus Pulver oder Granulat zubereitete Getränke. Milch und flüssige Milcherzeugnisse (z.B. Kefir) zählen nicht zu den Getränken, sondern gelten aufgrund ihres hohen Nährstoff- und Energiegehalts als Lebensmittel.

Getränke können kalt oder warm getrunken werden. Während einige Getränke in erster Linie →Genussmittel sind (z.B. alkoholische Getränke, Tee, Kaffee), dienen andere v. a. dem Löschen des Dursts und der Deckung des →Flüssigkeitsbedarfs. Zu den Getränken, die den Durst am besten löschen, gehören Mineralwasser, ungesüßte →Früchtetees und →Kräutertees sowie Mixgetränke aus einem Teil Wasser und ein bis zwei Teilen Fruchtsaft. Limonaden, Brausen und andere stark zuckerhaltige Getränke sollten nur in Maßen konsumiert werden, da sie aufgrund des hohen Energiegehalts zur Entstehung von Übergewicht beitragen können.

Getränke, weinähnliche: →weinähnliche Getränke.

Getränke, weinhaltige: →weinhaltige Getränke.

Getreide [ahd. gitregidi »Ertrag«, »Besitz«, eigentlich »das, was getragen wird«]: Sammelbezeichnung für landwirtschaftlich kultivierte, einjährige Pflanzenarten aus der Familie der Gräser mit einsamigen Früchten, die als Körner bezeichnet werden und eine Hauptnahrungsquelle für Mensch und Tier darstellen. Insgesamt gibt es sieben Getreidearten, von denen →Weizen, →Gerste, →Roggen und →Hafer v.a. in den gemäßigten, →Mais, →Reis und →Hirse in den warmen Gebieten vorkommen. Aufgrund seiner Früchte wird häufig auch der →Buchweizen als Getreide bezeichnet, obwohl er botanisch gesehen zu den Knöterichgewächsen gehört. Gesät wird Getreide in Mitteleuropa im Frühjahr (Sommer-

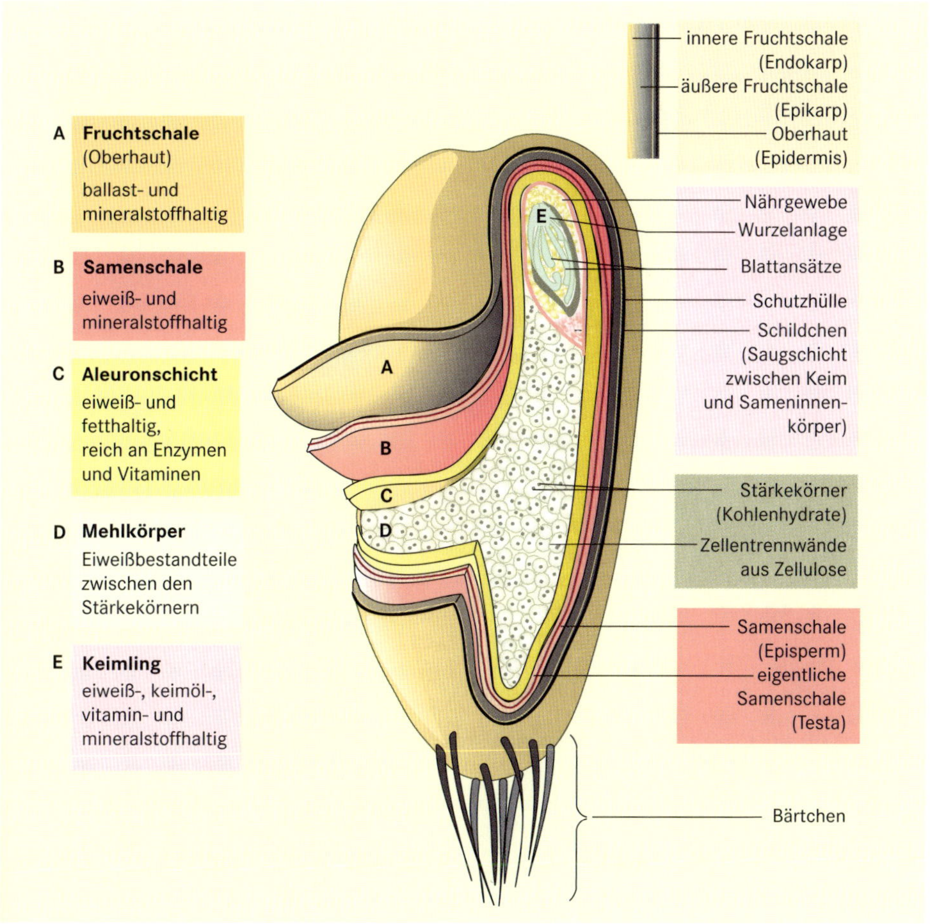

Getreide: Aufbau eines Getreidekorns

getreide) oder im Herbst (Wintergetreide). Die Befruchtung erfolgt in vielen Fällen in Form einer Selbstbefruchtung (z.B. Weizen, Gerste, Hafer), in einigen Fällen auch durch Windbestäubung (z.B. Roggen).

Bei der Frucht, dem Getreidekorn, sind meist Deck- und Vorspelze (bei Gerste, Hafer, Hirse, Reis) oder die Hüllspelzen (bei Spelzweizen, z.B. den Arten Dinkel und Emmer) miteinander verwachsen, sodass beim Dreschen einzelne Ährchen vorliegen (Spelzgetreide). Die anderen Arten sind »nackt« (Nacktgetreide), d.h., sie verlieren beim Dreschen die harten Spelzen und die Körner fallen heraus (Nacktweizen, Roggen, Mais und nackte Zuchtformen von Gerste und Hafer).

Geschichte:

Archäologische Funde sprechen für die Entstehung des Getreideanbaus im 9.Jt. v.Chr. in Vorderasien, wo mit Beginn der Sesshaftwerdung den Menschen die Züchtung von festen Ähren und großen Körnern gelang. Die aus Vorderasien stammenden (ältesten) Getreidearten Weizen und Gerste erreichten über Thessalien im 5.Jt. Mitteleuropa. Hafer und Roggen kamen als Wildkräuter vor und wurden erst später zu Kulturpflanzen herangezüchtet. Im alten Ägypten galt Weizen als Pflanze der Wahrheit; den sterbenden Menschen verglich man mit einem Getreidekorn, das in die Erde fiel, um in ihr zu neuem Leben zu erwachen. Emmer, die älteste Weizenart, wurde daher auch häufig den Verstorbenen als Grabbeigabe mitgegeben. Getreidebrei war die Hauptspeise der römischen Legionäre. In ihrem Marschgepäck befanden sich neben dem Korn auch einfache Getreide-Handmühlen.

Ein auf Überschusserzeugung abgestellter Getreideanbau wurde nördlich der Alpen erst im Mittelalter mit Einführung des von Ochsen oder Pferden gezogenen Wendepflugs und mit Anwendung der Sense (seit dem 14.Jh.) möglich. Getreideanbau und -handel erlebten einen Aufschwung, als man in den Städten nach Hungersnöten und Pestepidemien Getreidespeicher anlegte. Die Verbesserung der Düngung sowie die Einführung von Dränage und Dampfpflug (um 1860 in Großbritannien) führten schließlich zum modernen Getreideanbau. Die große Wertschätzung des Getreideanbaus lässt sich heute noch an überlieferten Bräuchen wie dem Erntedankfest ablesen.

Anbau und Verarbeitung:

In den Entwicklungsländern ist Getreide heute das wichtigste Lebensmittel. In Deutschland werden von der gesamten Ernte jedoch rund 60–70% als Viehfutter verwendet. Der Getreideanbau stellt weltweit den größten Anteil in der landwirtschaftlichen Produktion dar. Bevor das Getreide nach der Ernte gelagert wird, werden Verunreinigungen wie Unkrautsamen, →Mutterkorn, Steine und Insekten durch spezielle Reinigungsmaschinen entfernt. Danach wird es zur Verhütung von Schimmelbildung trocken und kühl gelagert. Aufgrund steigender Nachfrage seitens gesundheits- und umweltbewusster Verbraucher stammt neuerdings immer mehr Getreide aus dem biologischen Landbau.

Getreidekörner werden gewöhnlich nicht roh gegessen, sondern verarbeitet. Dabei entstehen u.a. Mehl, Flocken, Graupen, Grieß und Grütze (→Getreideerzeugnisse), die dann zu einer Fülle weiterer Produkte verarbeitet werden können. Daneben werden Getreidekörner z.B. in der Brauerei und Brennerei (v.a. Gerste und Roggen) sowie zur Herstellung von →Kaffee-Ersatz (Gerste, Weizen, Hirse, Roggen) verwendet. Aus dem Keimling können wertvolle Getreidekeimöle gewonnen werden (→Speiseöle).

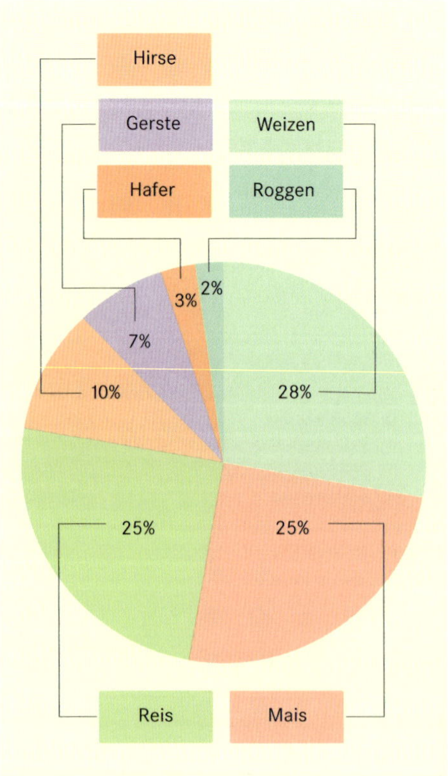

Getreide: Anteil der Getreidearten an der Welternährung (1998)

INHALTSSTOFFE VON GETREIDE UND MEHL IM VERGLEICH (MITTELWERTE IN 100 g VERZEHRBAREN ANTEIL)

Getreideart	Energiegehalt	Wasser	Eiweiß	Fett	Kohlenhydrate	Ballaststoffe	Mineralstoffe	Vitamine				
								E	B_1	B_2	Niacin	B_6
	(kcal/kJ)	(g)	(g)	(g)	(g)	(g)	(g)	(mg)	(µg)	(µg)	(mg)	(mg)
Weizen (ganzes Korn)	363/1520	13,2	11,7	2,0	61,0	10,4	1,8	1,6	480	140	5,1	0,27
Roggen (ganzes Korn)	359/1503	13,7	8,7	1,7	60,7	13,2	1,9	2,0	350	170	1,8	0,29
Hafer (entspelzt)	387/1620	13,0	12,6	7,1	62,9	1,5	2,8	1,0	520	170	2,4	0,96
Gerste (entspelzt)	370/1549	11,7	10,6	2,1	63,3	9,8	2,3	0,6	430	180	4,8	0,56
Mais	375/1570	12,5	9,2	3,8	71,0	2,2	1,3	2,5	360	200	1,5	1,40
Hirse (geschältes Korn)	382/1599	12,1	10,6	3,9	70,7	1,1	1,6	0,4	260	140	1,8	0,75
Reis (unpoliert)	371/1553	13,1	7,4	2,2	75,4	0,7	1,2	4,5	410	91	5,2	0,35-1,00
Reis (poliert)	368/1540	12,9	7,0	0,6	78,7	1,4	0,5	0,4	60	32	1,3	0,15
Buchweizen (geschältes Korn)	364/1524	12,8	9,8	1,7	72,4	3,7	1,7	1,3	240	150	2,9	0,58
Weizenmehl (Type 405)	368/1540	13,9	10,6	0,98	71,0	4,0	0,39	0,3	60	30	0,7	0,18

Inhaltsstoffe und Gesundheitswert:

Die Hauptbestandteile des Getreidekorns sind Schale, Mehlkörper und Keimling. Die Schale macht rund 14 % der Kornmasse aus und gliedert sich von außen nach innen in die ballast- und mineralstoffhaltige Fruchtschale, die mit ihr verwachsene eiweiß- und mineralstoffreiche Samenschale und die Aleuronschicht. Die würfelförmigen Zellen dieser Schicht enthalten biologisch hochwertiges Eiweiß, Enzyme, Fett, B-Vitamine, Mineral- und Ballaststoffe, aber keine Stärke. Die Hauptmasse des Getreidekorns (rund 83 %) nimmt der kohlenhydratreiche Mehlkörper ein, der das Nährgewebe (Endosperm) für den Keimling darstellt. Der Mehlkörper enthält neben Stärke auch Eiweiß, aber nur wenig Fett und Mineralstoffe. Der Keimling selbst (rund 3 %, bei Mais rund 12 % der Kornmasse) stellt das eigentliche Nährstoffkonzentrat des Korns dar. Er enthält viel Eiweiß mit einem hohen Gehalt an unentbehrlichen Aminosäuren, Fett mit einem hohen Anteil an ungesättigten Fettsäuren und Lezithin sowie Vitamine und Mineralstoffe. Der Keimling besitzt fünfmal mehr Vitamin B_1 und zehnmal mehr Vitamin E als der Mehlkörper. Insgesamt enthält ein ausgereiftes Getreidekorn rund 12 % Wasser, 11 % Eiweiß, 2 % Fett, 70 % Stärke, 2,5 % Ballaststoffe sowie Mineralstoffe und Spurenelemente (v. a. Kalium, Phosphor, Eisen, Mangan und Zink) und Vitamine (v. a. Vitamin E, B_1 und B_2), wobei der Gehalt an Mineralstoffen und Vitaminen sich von Getreideart zu Getreideart unterscheidet. Überdies hängt der Nährstoffgehalt des Getreides stark vom Boden ab, auf dem es angebaut wird. Daher enthält beispielsweise auf selenarmem Boden kultiviertes Getreide nur wenig Selen.

Aufgrund seiner einzigartigen Nährstoffzusammenstellung stellt das Getreidekorn eine der bedeutendsten Grundlagen der menschlichen Ernährung dar und ist ein wichtiger Energielieferant. Von allen Getreidearten besitzt Reis den höchsten Stärkegehalt, Hafer den höchsten Fettgehalt. Hirse, Hafer und Roggen liefern am meisten Eisen, Weizen, Reis und Hirse am meisten Magnesium. Hafer hat den höchsten Gehalt an Vitamin B_1 und B_6; Niacin findet sich am meisten in Reis, Weizen, Hirse und Gerste, der Vitamin-E-Gehalt ist im Mais am höchsten.

Getreide besitzt nicht nur gesundheitsfördernde Eigenschaften, sondern kann auch unerwünschte Reaktionen hervorrufen. Gerste, Roggen, Hafer, Weizen, Dinkel und Grünkern enthalten →Gluten und müssen von Personen, die an →Zöliakie leiden, gemieden werden.

Lagerung und Schadstoffe:

Im Haushalt können ganze Getreidekörner in der Regel lange Zeit (ca. 2 Jahre) gelagert werden. Man sollte sie trocken, aber nicht

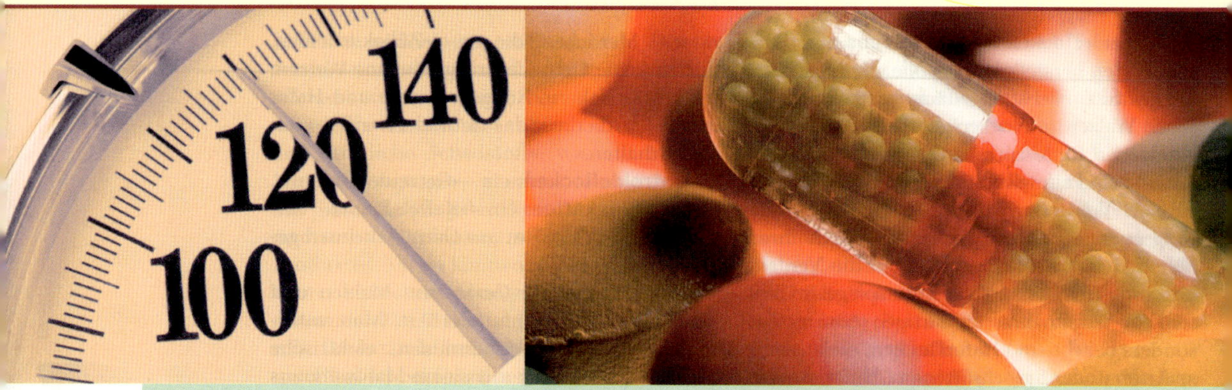

GEWICHTSREDUKTION

HINTERGRÜNDE

Herz-Kreislauf-Erkrankungen sind die häufigste Todesursache in den Industrieländern. Einen Risikofaktor für die Entstehung dieser Erkrankungen stellt die Zunahme des Körperfettgehalts über das normale Maß hinaus dar. Aber auch ernährungsmitbedingte Krankheiten wie Bluthochdruck, erhöhte Blutfettwerte oder Diabetes mellitus, deren Auftreten ihrerseits durch Übergewicht begünstigt wird, erhöhen das Risiko, einen Herzinfarkt oder Schlaganfall zu erleiden. Weitere Risikofaktoren sind beispielsweise Alter, Rauchen, Alkoholmissbrauch und Bewegungsarmut. Eine Verminderung der Risikofaktoren, insbesondere von Übergewicht, erhöht die Lebenserwartung.

Von lebensbedrohlicher Fettleibigkeit spricht man bei einem Bodymass-Index (BMI) über 40, von behandlungsbedürftiger Fettleibigkeit bei einem Bodymass-Index über 30. Liegt der Bodymass-Index zwischen 30 und 25 (für Männer) beziehungsweise 24 (für Frauen), ist eine Gewichtsreduktion nicht zwingend erforderlich. Sie sollte aber ins Auge gefasst werden, wenn neben dem Übergewicht noch andere Risikofaktoren bestehen.

Übergewicht, das in den USA mit schätzungsweise 5,5 bis 7,8 Prozent zu den Ausgaben im Gesundheitswesen beiträgt, ist die Folge einer langfristig positiven Energiebilanz (das heißt einer den Energieverbrauch übersteigenden Energiezufuhr), in den meisten Fällen hervorgerufen durch hyperkalorische Ernährung bei gleichzeitigem Bewegungsmangel. Eine Gewichtsabnahme lässt sich durch Umwandlung der positiven in eine negative Energiebilanz erzielen. Hierfür muss die Energiezufuhr auf einen unter dem Energiebedarf liegenden Wert reduziert und/oder der Energieverbrauch erhöht werden. Eine Kombination von moderater Kalorienrestriktion und regelmäßiger körperlicher Aktivität wirkt sich erwiesenermaßen am günstigsten sowohl auf die Gewichtsabnahme als auch auf die Stabilisierung des Körpergewichts aus. Hilfestellung für das Erreichen der angestrebten Ziele können das soziale Umfeld und Selbsthilfegruppen geben. Für eine dauerhafte Änderung des Essverhaltens und des Lebensstils kann auch eine begleitende Verhaltenstherapie erforderlich sein. Chirurgische und medikamentöse Maßnahmen sind nur bei lebensbedrohlichem Übergewicht angezeigt.

MAGENVERKLEINERUNG UND MEDIKAMENTE

Extrem Fettleibige können durch eine operative Verkleinerung des Magens behandelt werden. Ein solcher Eingriff ist aber nur im Notfall indiziert und sollte von einer Psychotherapie begleitet sein, weil langfristig eine Verhaltensänderung bezüglich der Nahrungswahl und der Bewegungsmuster angestrebt werden muss.

Die Verwendung verschreibungspflichtiger Appetitzügler wie beispielsweise Sibutramin (Reductil®), das im Gehirn ein verstärktes Sättigungsgefühl bewirkt, sollte (stark) Fettleibigen vorbehalten sein und nur unter ärztlicher Aufsicht erfolgen, weil in Einzelfällen starke Nebenwirkungen (beispielsweise Bluthochdruck und Fettstühle) auftreten können. Der Einsatz dieser Mittel ist als unterstützende Maßnahme für eine Änderung der Ernährungs- und Bewegungsgewohnheiten zu verstehen. Dasselbe gilt für Medikamente, die die Nahrungsverwertung

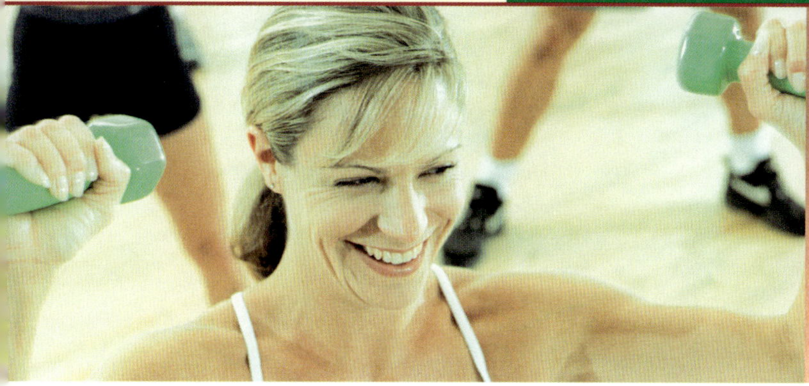

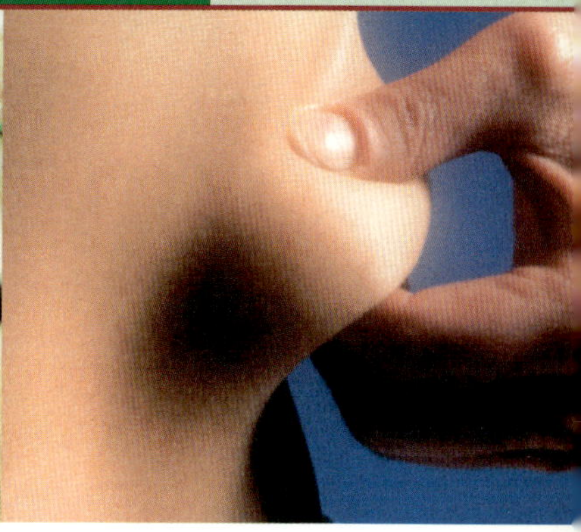

stören, wie zum Beispiel Orlistat (Xenical®), das die Ausscheidung unverdauter Fette mit dem Stuhl bewirkt.

GEWICHTSREDUKTIONSDIÄTEN

Kalorienrestriktion ist ein wichtiger Bestandteil von Gewichtsreduktionsprogrammen. Sie sollte aber mit Techniken zur bewussten Steuerung des Essverhaltens (zum Beispiel flexibler Kontrolle) und mit Änderungen im Lebensstil (beispielsweise weniger Stress, mehr Bewegung) kombiniert werden, um das Wunschgewicht ohne Rückfälle zu erreichen – eine Gewichtsabnahme um 0,5 bis ein Kilogramm pro Woche wird als optimal erachtet – und langfristig stabil zu halten. Die Kenntnis der Kaloriengehalte einzelner Lebensmittel ist nicht ausreichend. Vielmehr muss gelernt werden, Lebensmittel nicht in erlaubte und verbotene einzuteilen und auf gelegentliche Überschreitungen einer selbstauferlegten Kaloriengrenze nicht mit Frustessen zu reagieren. Auch das Erkennen von Appetit- und Sättigungssignalen muss wieder erlernt werden.

Fastenkuren sind nur bei extremer Fettleibigkeit angezeigt. Sie sollten stationär unter ärztlicher Aufsicht durchgeführt werden. Modifiziertes (proteinsparendes) Fasten ist dem totalen Fasten (Nulldiät) vorzuziehen, weil körpereigene Eiweiße hierbei weniger stark angegriffen werden. Um den Übergang auf eine kalorienreduzierte Kost zu erleichtern, sollte begleitend eine Psychotherapie erfolgen.

Formuladiäten haben ebenso wie einseitige Kostformen (Diäten mit extremen Nährstoffrelationen) den Nachteil, dass sie geschmacklich wenig ansprechend sind und keinen Lerneffekt mit sich bringen. In Form von »Schalttagen« (zum Beispiel Saft- oder Reistagen) im Verlauf einer längerfristigen Gewichtsreduktionsdiät angewendet, können sie – bedingt durch den aus der Entwässerung resultierenden größeren Gewichtsverlust – jedoch durchaus zu einer Steigerung des Selbstwertgefühls und damit auch zu einer Verbesserung des Durchhaltevermögens führen.

Auf Dauer ist eine kalorienreduzierte Mischkost (zum Beispiel die Brigitte-Diät) empfehlenswert, die sich an den Ernährungsempfehlungen der Deutschen Gesellschaft für Ernährung orientiert und täglich mindestens 1200 Kilokalorien/5020 Kilojoule liefert. Denn bei darunter liegender Energiezufuhr ist der Nährstoffbedarf kaum noch zu decken. Um eine ausreichende Nährstoffversorgung zu sichern, ist es ratsam, sich von Ernährungsfachkräften in Beratungsstellen betreuen zu lassen.

Eine 1200 Kilokalorien-Diät mit der empfohlenen Menge aller Vitamine würde beispielsweise folgende Nahrungsmittel(mengen) über den Tag verteilt beinhalten: vier Scheiben Vollkornbrot, 50 Gramm Trauben-Nuss-Getreideflocken, je eine Portion Mohrrüben, Blumenkohl und Brokkoli, eine Apfelsine, einen halben Liter Magermilch, je 80 Gramm Hühnerbrust und Thunfisch in Wasser sowie zwei Esslöffel Butter oder Margarine. Für jeden halbstündigen Spaziergang dürften weitere 150 Kilokalorien verzehrt werden, wobei Obst zwar zu bevorzugen, die eine oder andere kleine »Nascherei« aber ebenfalls gestattet ist.

Eine besondere Bedeutung wird der Reduktion des Fettgehalts in der Nahrung zugunsten

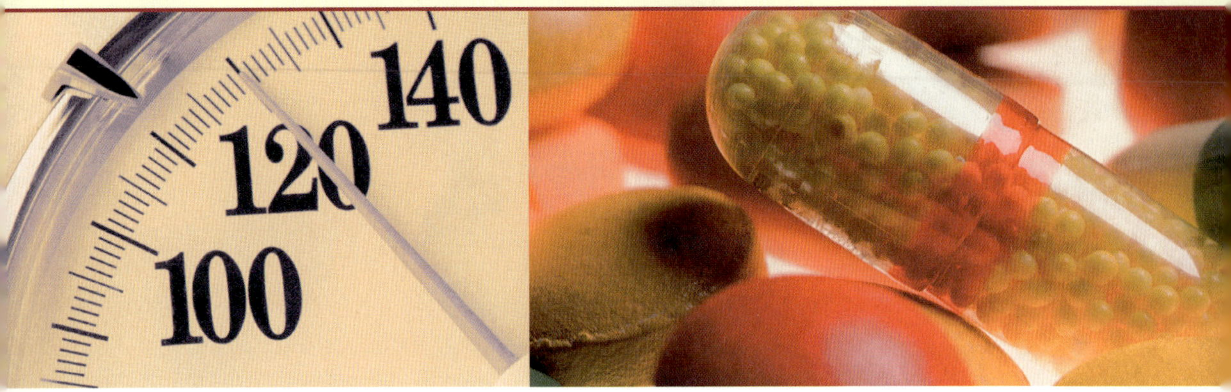

der Kohlenhydrate zugesprochen (beispielsweise in der Pfundskur). Erstens liefern Kohlenhydrate nicht einmal halb so viel Energie pro Gramm wie Fett. Zweitens regt eine kohlenhydratreiche Mahlzeit sowohl deren oxidativen Abbau als auch die Speicherung in Form von Glykogen an. Erst wenn diese Möglichkeiten der Verwendung ausgeschöpft sind, erfolgt die Umwandlung in Glyzerin und Fettsäuren und die Speicherung als Körperfett. Für diese Umwandlung von Kohlenhydraten in Fett benötigt der Körper überdies Energie. Es ist erwiesen, dass eine kohlenhydratreiche Kost bei insgesamt hyperkalorischer Ernährung, das heißt einer über dem Bedarf liegenden Energiezufuhr, zu einer geringeren Einlagerung von Fett in die Körperspeicher führt als eine fettreiche Kost. Es wird vermutet, dass bei einer insgesamt hypokalorischen Kost, das heißt einer unter dem Bedarf liegenden Kalorienzufuhr, mehr Energie aus den Fettreserven mobilisiert wird, wenn die Nahrung fettarm beziehungsweise kohlenhydratreich ist. Zu bevorzugen sind Lebensmittel, die reich an komplexen Kohlenhydraten und Ballaststoffen sind, weil sie den Blutzucker- beziehungsweise Insulinspiegel weniger starken Schwankungen aussetzen und weniger schnell zu Hungergefühlen führen als zuckerhaltige Produkte.

BEWEGUNG UND SOZIALE UNTERSTÜTZUNG

Jegliche muskuläre Aktivität verbraucht Energie. Somit fördert auch bescheidene körperliche Betätigung wie Treppensteigen oder Spazierengehen die Gewichtsabnahme. Außerdem vermindert regelmäßige Bewegung das Ausmaß der mit einer Kalorienrestriktion einhergehenden Abnahme des Grundumsatzes. Wichtig ist, dass der Übergewichtige eine körperliche Betätigung wählt, die ihm Freude bereitet, da das Bewegungsprogramm sonst kaum langfristig durchzuhalten ist.

Familie, Partner und Gleichaltrige können dem Übergewichtigen Hilfestellung in Form von Ermutigung und Zuspruch geben.

SELBSTHILFEGRUPPEN

In Selbsthilfegruppen werden Erfahrungen bei der Gewichtsreduktion ausgetauscht, Schwierigkeiten besprochen und mögliche Lösungen gesucht. Die Übergewichtigen lernen, sich selbst zu beobachten und Vorsätze zu bilden. Bedingt durch die Betonung diätetischer Aspekte und den Anpassungsdruck innerhalb der Gruppe, aber auch durch finanzielle Selbstbeteiligung (zum Beispiel bei den Weight Watchers) werden im Allgemeinen gute Ergebnisse bei der Gewichtsreduktion erzielt – vor allem bei Menschen, die allein nicht das Durchhaltevermögen und die Motivation haben, ihre Ernährung dauerhaft umzustellen. Oft ist eine Teilnahme an den Sitzungen auch nach Erreichen des Wunschgewichtes möglich, sodass Rückfälle – der gefürchtete Jo-Jo-Effekt – weitgehend vermieden werden können.

PSYCHOTHERAPIE

Die Verhaltenstherapie zielt auf eine Änderung erworbenen Essverhaltens ab. Sie macht sich die Erkenntnis zunutze, dass eine bewusste Steuerung des Essverhaltens einer der wichtigsten Faktoren ist, die die Ernährungsweise und da-

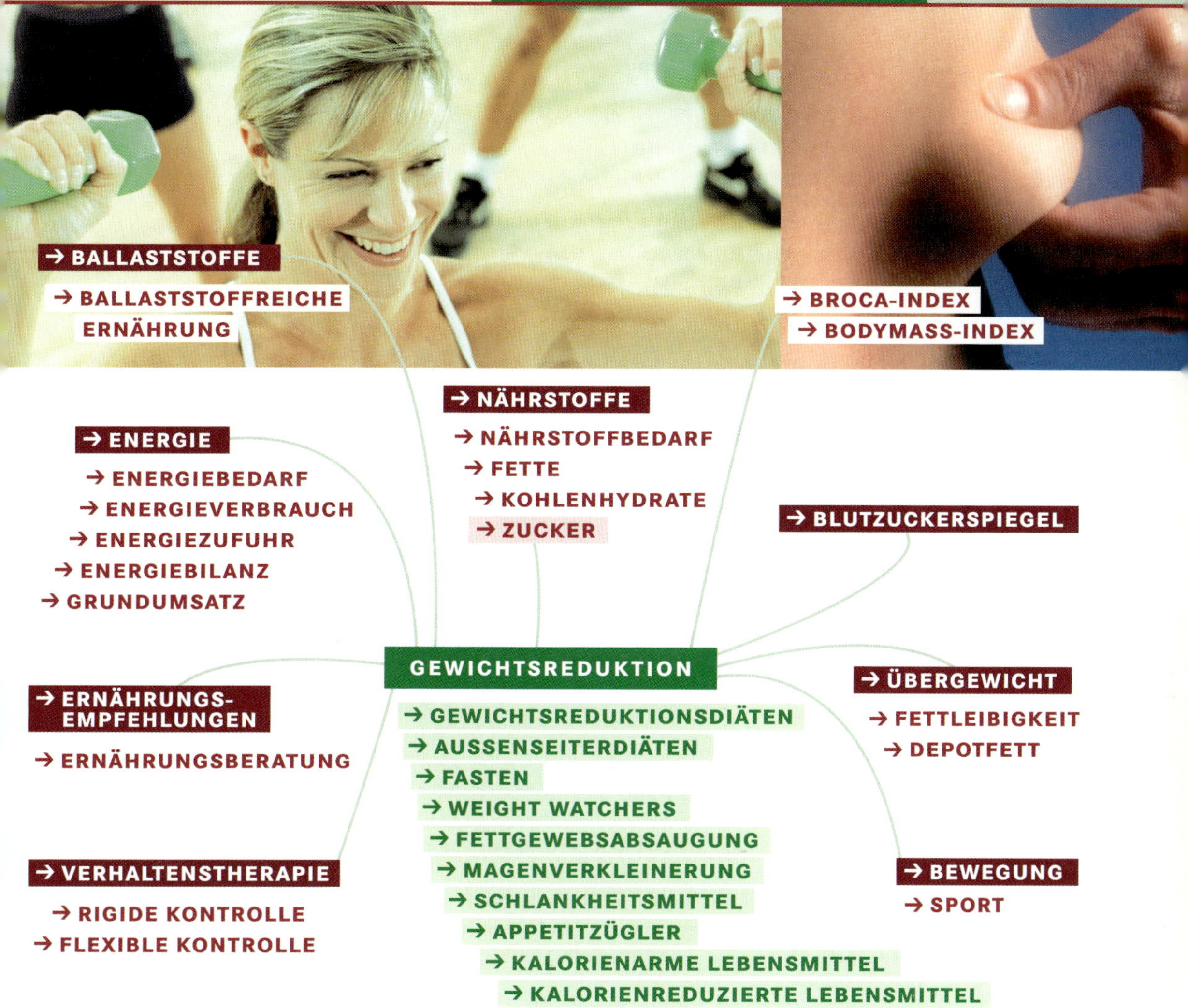

mit auch das Körpergewicht beeinflussen. Therapieziel ist Selbstkontrolle im Umgang mit Nahrungsmitteln. Die Betroffenen sollen überwachen, was und warum sie essen, und lernen, auslösende Situationen zu erkennen und mit geeigneten Strategien zu bewältigen. Bei einer längerfristigen (ungefähr einjährigen) Therapie, die eine moderate Kalorienrestriktion und körperliche Betätigung in ihr Programm einbezieht, sind die Erfolgsaussichten für eine Gewichtsreduktion und anschließende Stabilisierung des erreichten Wunschgewichts gut.

Die Psychoanalyse verfolgt das Ziel, dem Betroffenen verdrängte Konflikte bewusst zu machen, die als Ursache für das Übergewicht angesehen werden. Es ist dabei allerdings oft nicht klar, inwieweit die gefühlsmäßigen Konflikte tatsächlich den Ursprung des Übergewichts und nicht etwa eine Folge davon darstellen. Nur in seltenen Fällen wird eine auslösende Situation aufgedeckt, deren Verarbeitung sich positiv auf das Essverhalten und damit auf das Körpergewicht auswirkt.

LESETIPPS:

Marie-Luise Götz und Udo Rabast: *Diättherapie. Lehrbuch mit Anwendungskonzepten. Stuttgart (Thieme) ²1998.*

Schek, Alexandra: *Ernährungslehre kompakt. Frankfurt am Main (Umschau) 1998.*

Heinrich Kasper: *Ernährungsmedizin und Diätetik. München (Urban & Fischer) ⁹2000.*

Organismus aus seinen Energiedepots decken, was zur Gewichtsreduktion führt.

Grundsätzlich ist dieses Prinzip richtig; dennoch gibt es Probleme bei der Stabilisierung der erreichten Gewichtsreduktion. Bei den meisten Diäten kommt es nur zu einer kurzfristigen Gewichtsreduktion mit anschließender Wiederzunahme – ein Phänomen, das man als →Jo-Jo-Effekt bezeichnet. Um eine langfristige Stabilisierung der Gewichtsreduktion zu erreichen, muss der Übergewichtige mithilfe eines entsprechenden Trainings sein Essverhalten umstellen und seine körperliche Bewegung im Alltag steigern (→Übergewicht, →Gewichtsreduktion).

Energie liefernde Stoffe sind (neben Alkohol) Kohlenhydrate, Fett und Eiweiß. So lassen sich verschiedene Diätkonzepte danach klassifizieren, welchen Nährstoff sie besonders betonen. Man kann die Gewichtsreduktionsdiäten in fettreiche, eiweißreiche und kohlenhydratreiche Diäten, kalorienreduzierte Mischkost, Formuladiäten, Blitzdiäten und Trennkost-Diäten einteilen. Etliche dieser Diäten gehören zu den →Außenseiterdiäten. Da sie auf Behauptungen basieren, die wissenschaftlich nicht haltbar sind, und meist eine sehr einseitige Ernährung empfehlen, sollten sie nicht über einen längeren Zeitraum hinweg durchgeführt werden.

Die Hauptkomponenten **fettreicher Diäten** sind fett- und eiweißreiche Lebensmittel wie fettes Fleisch, fetter Fisch, Eier, fetter Käse und andere fettreiche Milchprodukte. Kohlenhydratreiche Lebensmittel wie Kartoffeln, Getreideerzeugnisse oder Brot sind entweder gar nicht oder nur in sehr geringer Menge erlaubt. Theoretische Grundlage dieser Diäten bildet die Annahme, dass ein gestörter Stoffwechsel die Ursache für die Entstehung des Übergewichts sei. Mithilfe einer eingeschränkten Kohlenhydratzufuhr lassen sich angeblich diese Störungen beheben und überflüssige Fettreserven mobilisieren.

Zu den fettreichen Diäten gehört z. B. die von dem amerikanischen Arzt Robert C. Atkins entwickelte **Atkins-Diät.** Nach Dr. Atkins dürfen alle fettreichen Lebensmittel tierischer Herkunft (z. B. Eier, fettreiches Fleisch, Speck, Käse, Sahne) in beliebiger Menge gegessen werden. Dazu gibt es zweimal am Tag Salat. Andere Kohlenhydratquellen (z. B. Vollkornprodukte, Nudeln, Obst, Gemüse, Reis, Kartoffeln und Hülsenfrüchte) sind nicht erlaubt; insbesondere Süßes ist verboten. Die dadurch induzierte Blutzuckersenkung soll viele gesundheitliche Beschwerden einschließlich des Übergewichts beheben. Die gesamte Tagesenergiezufuhr ist nicht beschränkt.

Die Atkins-Diät und andere fettreiche Diäten können für viele Menschen aufgrund ihres extrem einseitigen Speiseplans eine ernsthafte Gesundheitsgefährdung bedeuten. Durch den Kohlenhydratmangel und den Verzehr von großen Mengen tierischer Fette und Purine erhöht sich bei langfristiger Durchführung das Risiko für Stoffwechselentgleisungen, Gichtanfälle und eine Erhöhung der Blutfettwerte. In Einzelfällen können sogar Nierenfunktionsstörungen und Herz-Kreislauf-Probleme auftreten. Negativ ist auch die Tatsache zu bewerten, dass solche Diäten aufgrund ihres geringen Anteils an pflanzlichen Lebensmitteln äußerst ballaststoffarm sind, was bei längerfristiger Durchführung zu Verdauungsproblemen führen kann. Auch eine ausreichende Vitaminversorgung wird bei vielen solchen Diäten – beispielsweise bei der Atkins-Diät – nicht erreicht; Atkins empfiehlt daher die Einnahme von Vitamin- und Mineralstoffpräparaten.

Die Speisepläne **eiweißreicher Diäten** beinhalten in erster Linie fettarme Eiweißquellen wie z. B. magere Fleisch- und Fischarten, Meeresfrüchte und fettarme Milchprodukte. Dazu darf reichlich Gemüse und Salat gegessen werden. Kohlenhydrat- und fettreiche Lebensmittel stehen nur in kleinen Mengen auf dem Speiseplan. Die Vertreter dieser Diätformen sehen in Kohlenhydraten den Hauptverursacher von Übergewicht, wobei sie v. a. den Einfachzuckern in Süßigkeiten und Weißmehlerzeugnissen die Schuld geben. Sie gehen davon aus, dass es nach dem Verzehr von Kohlenhydraten in der Nahrung im Körper nur zu einer kurzzeitigen Sättigung, schnell zum erneuten Hunger-

Woran erkennt man seriöse Gewichtsreduktionsdiäten?

Die meisten Gewichtsreduktionsdiäten sind aus ernährungswissenschaftlicher Sicht abzulehnen, da sie zu gesundheitlichen Beeinträchtigungen führen können. Außerdem halten nur die wenigsten das Versprechen vom dauerhaften Wunschgewicht auch nach Beendigung der Diät. Seriöse Gewichtsreduktionsdiäten erkennt man daran, dass sie ein sinnvolles, ausgewogenes Ernährungssystem darstellen und sich an ernährungswissenschaftlich belegten Erkenntnissen orientieren. Diäten, die eine nur kleine Auswahl von Lebensmitteln erlauben, lassen sich auf Dauer nicht durchhalten, weil sie keine Geschmacksvielfalt bieten; außerdem droht bei ihnen aufgrund der Einseitigkeit der Kost die Gefahr von Nährstoffmängeln. Diäten, die die Menge der aufgenommenen Nahrung stark einschränken, werden meist schnell abgebrochen, weil sie nicht sättigen. Lediglich Diäten, die von diesen typischen Mustern der Blitzdiäten abweichen, lohnt es sich auszuprobieren. Grundsätzlich gilt: Je langsamer die Gewichtsreduktion eintritt, umso positiver ist die Langzeitprognose.

gefühl und somit zu einer ständigen, unkontrollierbaren Nahrungsaufnahme kommt.

Zu den eiweißreichen Diäten gehören u.a. die Hollywood-Diät, die Mayo-Diät, die Max-Planck-Diät und die Scarsdale-Diät. Bei der **Hollywood-Diät** werden viele frische Südfrüchte gegessen; hinzu kommen mageres rotes Fleisch und Salat, Seefisch und Schalentiere. Die Diät stützt sich auf die Behauptung, Nudeln, Kartoffeln und Brot seien verantwortlich für die Entstehung überflüssiger Fettreserven; deshalb werden diese Lebensmittel völlig aus dem Speiseplan verbannt. Damit widerspricht die Hollywood-Diät gesicherten ernährungswissenschaftlichen Erkenntnissen. Der hohe Eiweißverzehr wird mit der Aussage begründet, Fisch, Fleisch und Schalentiere seien die wahren Schlankmacher. Außerdem sollen bestimmte Enzyme der Südfrüchte im Stoffwechsel als so genannte Fatburner (»Fett verbrennende Substanzen«) wirken und damit die Gewichtsreduktion beschleunigen. Dies ist nachweisbar nicht der Fall. Mit der Hollywood-Diät wird viel zu wenig Energie aufgenommen. Dadurch wird die körperliche und geistige Leistungsfähigkeit beeinträchtigt. Außerdem enthält diese Diät zu wenig Kalzium.

Die **Mayo-Diät** (Eier-Diät) wurde von Ärzten der berühmten Mayo-Klinik in Minnesota (USA) entwickelt. Hauptbestandteil der Diät sind hart gekochte Eier (bis zu sechs Stück pro Tag). Daneben enthält sie fettarmen Fisch, fettarmes Fleisch und Geflügel, Soja- und Vollkornerzeugnisse, Käse und andere Milchprodukte, Gemüse, Obst und Nüsse. Um einem Vitaminmangel vorzubeugen, sollen zusätzlich Vitaminpräparate eingenommen werden. Kritisch ist der hohe Eierverzehr zu bewerten, über den dem Organismus täglich extrem große Cholesterinmengen zugeführt werden. Dementsprechend erhöht diese Ernährungsform, über eine längere Zeit durchgeführt, das Risiko für die Entstehung einer Hypercholesterinämie. Eine adäquate Nährstoffversorgung ist durch die recht abwechslungsreiche Kost weitgehend gesichert.

Der Urheber der **Max-Planck-Diät** ist unbekannt; das Max-Planck-Institut distanziert sich entschieden von dieser Diät, die in Form eines fotokopierten Textes in Deutschland schon seit Jahrzehnten im Umlauf ist. Die Diät erlaubt Obst, einige Gemüsearten, Fleisch, Eier und kleine Mengen Milch. Die Unausgewogenheit des Speiseplans führt relativ schnell zu einem Nährstoffmangel, insbesondere bei Kalzium, Jod, Ballaststoffen und essenziellen Fettsäuren. Außerdem birgt der extrem hohe Eiweiß- und Cholesterinverzehr ein erhöhtes Risiko für die Entstehung von Herz-Kreislauf-Erkrankungen und Nierenfunktionsstörungen. Das Versprechen, dass bei dieser Diät kein Jo-Jo-Effekt eintritt, ist wissenschaftlich nicht haltbar.

Die **Scarsdale-Diät** wurde nach der amerikanischen Stadt Scarsdale benannt, wo der Kardiologe Dr. H. Tarnower sie entwickelte. Bei dieser Diät sollen alle Arten von Nahrungsfett absolut vermieden werden. Erlaubt sind fettarme Fleisch- und Fischarten, Shrimps, Geflügel, Soja, fettarme Milchprodukte und Käse. Da zusätzlich auch Vollkorngetreide, Obst und Gemüse bzw. Salat auf dem Plan stehen, sind trotz der eindeutig zu niedrigen Tagesenergiezufuhr keine gravierenden Nährstoffmängel zu befürchten. Allerdings stellt der hohe Eiweiß- und Cholesterinkonsum auf Dauer auch bei dieser Diät ein gesundheitliches Risiko dar. Unrealistisch ist das Versprechen einer Gewichtsreduktion von 10 kg innerhalb von 14 Tagen bei einer Energiezufuhr von 1000 kcal/4180 kJ am Tag.

Für Menschen mit eingeschränkter Nierenfunktion bedeutet der enorme Eiweißverzehr bei den eiweißreichen Diäten auf Dauer eine ernst zu nehmende gesundheitliche Gefährdung, da die großen Mengen des harnpflichtigen Eiweißabbauprodukts Harnstoff die Ausscheidungsleistung der Nieren extrem fordern. Das Endprodukt des Purinstoffwechsels kann zu erhöhten Harnsäurespiegeln führen, sodass entsprechend vorbelastete Menschen bei der Durchführung eiweißreicher Diäten vermehrt mit Gichtanfällen rechnen müssen. Für einen Gewichtsverlust sorgt die stark verminderte Gesamtkalorienzufuhr.

Bei den **kohlenhydratreichen Diäten** kommen hauptsächlich stärkereiche Lebensmittel wie Vollkornerzeugnisse, Gemüse, Obst, Hülsenfrüchte und Kartoffeln auf den Teller. Zusätzlich sind geringe Mengen an fettarmem Fleisch, Geflügel und Fisch erlaubt. Der Fettverzehr ist insgesamt sehr niedrig. Durch ihren hohen Anteil an komplexen Kohlenhydraten und Ballaststoffen sättigen diese Diäten besonders gut. Dadurch erleichtern sie nicht nur das Durchhalten, sondern können auch zur Senkung erhöhter Blutfettspiegel beitragen. Zu den kohlenhydratreichen Diäten gehören die Pritikin-Diät, die Reisdiät und die Kartoffeldiät.

Bei der **Pritikin-Diät** – benannt nach ihrem Erfinder, dem amerikanischen Ernährungswissenschaftler N. Pritikin – handelt es sich um eine äußerst fett- und eiweißarme, jedoch kohlenhydrat- und ballaststoffreiche Ernährungsweise, bei der Getreideerzeugnisse, Reis, Nudeln, Obst, Gemüse, Salat und Magermilch und ergänzend dazu wenig Fleisch, Fisch und Käse verzehrt werden. Zusätzlich wird ein einfaches Bewegungsprogramm absolviert. Es gibt verschiedene Diätpläne. Der höher kalorische Diätplan deckt den Tagesbedarf an allen wichtigen Nährstoffen mit Ausnahme von Eisen, Kalzium, Jod und den fettlöslichen Vitaminen. Problematisch ist der niedrig kalorische Plan mit nur 650 kcal/2720 kJ am Tag. Bei einer derart niedrigen Energiezufuhr muss mit Beeinträchtigungen der körperlichen und geistigen Leistungsfähigkeit gerechnet werden, v. a. wenn gleichzeitig ein körperliches Training stattfindet.

Bei der **Reisdiät** stehen neben ungeschältem Naturreis als Hauptbestandteil der Nahrung Salat und Obst, Milch und Vollkorngetreide auf dem Speiseplan. Dank seines hohen Gehaltes an Kohlenhydraten und des niedrigen Fettgehalts bietet sich Reis als Basis für eine Gewichtsreduktionsdiät durchaus an. Für eine längerfristige Durchführung der Reisdiät wird der Verzehr von täglich 1200 kcal/5020 kJ und eine Ergänzung der Kost durch Fleisch, Fisch, Geflügel oder Soja empfohlen. Ohne diese Lebensmittel ist die Reisdiät auf Dauer zu einseitig und bietet keine ausreichende Nährstoffversorgung.

Bei der **Kartoffeldiät** sind jeden Tag 600 bis 1000 g Pellkartoffeln und dazu salz- und fettfrei zubereitetes Gemüse erlaubt. Auf diese Weise werden täglich zwischen 800 und 1200 kcal (3350 und 5020 kJ) aufgenommen. Außerdem darf der Speiseplan alle zwei bis drei Tage durch ebenfalls fettfrei zubereitetes Fleisch, Fisch oder Geflügel ergänzt werden. Die Kartoffel liefert viele Kohlenhydrate, aber auch hochwertiges Eiweiß, B-Vitamine, Vitamin C und – wenn sie als Pellkartoffel zubereitet wird – zudem eine Menge Ballaststoffe. Sie hat einen hohen Sättigungswert und wirkt aufgrund ihres hohen Kaliumgehalts entwässernd. Trotz dieser positiven Eigenschaften sollte die Kartoffeldiät wegen ihrer Einseitigkeit nicht über einen längeren Zeitraum durchgeführt werden.

Daneben gibt es auch eine Variante der Kartoffeldiät, bei der ausschließlich Kartoffeln verzehrt werden. Diese ist den sehr einseitigen Monodiäten zuzuordnen, die auf S. 287 besprochen werden.

Der Nachteil aller kohlenhydratreichen Diäten ist die Einseitigkeit der größtenteils pflanzlichen Ernährung, die oft keine optimale Eiweißversorgung ermöglicht. Bei langfristiger Durchführung drohen v. a. eine Unterversorgung mit Eisen und Kalzium sowie ein Mangel an essenziellen Fettsäuren und fettlöslichen Vitaminen. Außerdem verursacht die plötzliche Umstellung auf eine Kostform mit ungewohnt hohem Ballaststoffanteil bei vielen Menschen Blähungen (→Ballaststoffe). Der mit hoher Wahrscheinlichkeit eintretende Gewichtsverlust wird durch den geringen Fettverzehr und eine insgesamt niedrige Energiezufuhr bewirkt.

Diäten, die auf dem Prinzip einer **kalorienreduzierten Mischkost** beruhen, orientieren sich im Wesentlichen an den Empfehlungen für eine vielseitige ausgewogene Ernährung, deren Gesamtenergie zu 30 % aus Fett und zu über 50 % aus Kohlenhydraten stammt. Das bedeutet, dass grundsätzlich alle Speisen erlaubt sind, die sich durch einen begrenzten Energiegehalt und eine ernährungsphysiologisch günstige Kombination auszeichnen, d. h. eine Kombination der Lebensmittel dergestalt, dass der Bedarf an allen essenziellen Nährstoffen gedeckt werden kann. Ziel dieser Diäten ist ausdrücklich nicht nur eine gesunde und leistungserhaltende Gewichtsreduktion, sondern auch die Erhaltung des verringerten Gewichts auf lange Sicht. Sofern man bei der Durchführung für genügend Abwechslung im täglichen Speiseplan sorgt, sind die meisten dieser Diäten für eine Gewichtsreduktion erfolgversprechend. Der Gewichtsverlust, der sich meist relativ langsam einstellt, ist das Resultat der verminderten Energiezufuhr und des niedrigeren Fettverzehrs.

Zu den Diäten auf Basis einer kalorienreduzierten Mischkost gehören z. B. das Gewichtsreduktionsprogramm der →Weight Watchers, die fettarme Ernährung, die Brigitte-Diät und die Punkte-Diät.

Bei der **fettarmen Ernährung** ist keine Einschränkung der Kalorienzufuhr vorgegeben. Die einzige Vorgabe lautet: »nicht mehr als 30 g Fett am Tag«. Bei stark übergewichtigen Menschen wird der Fettverzehr noch weiter eingeschränkt: Sie sollen nicht mehr als 15 g Nahrungsfett täglich zu sich nehmen, aber auch nicht weniger. Um eine ausreichende Sättigung sowie eine gute Nährstoffversorgung zu erreichen, verwendet man bevorzugt fettarme und kohlenhydratreiche Lebensmittel – Getreideerzeugnisse, Brot, Nudeln, Reis, Frischobst und Gemüse – sowie fettarme Fleischsorten und Milchprodukte. Alkohol ist in beschränktem Maß erlaubt. Die fettarme Ernährung hat gegenüber vielen anderen Diätprogrammen den großen Vorteil, dass sie ohne rigide Verbote funktioniert (→rigide Kontrolle, →flexible Kontrolle) und daher langfristig gute Aussichten für eine Gewichtsreduktion bietet. Sie ermöglicht eine dauerhafte Ernährungsumstellung. Eine negative Energiebilanz (Energiezufuhr geringer als -verbrauch) ist allerdings auch bei dieser Kostform unumgänglich

Den Hauptbestandteil der **Brigitte-Diät** bilden pflanzliche Lebensmittel, v.a. Getreide und Brot, Nudeln, Reis, Hülsenfrüchte sowie Obst und Gemüse. Hinzu kommen fettarme Eiweißlieferanten wie mageres Fleisch, Geflügel, Milch und Milchprodukte. Es gibt verschiedene Diätpläne (von 1000 kcal/4180 kJ bis 1500 kcal/6280 kJ am Tag). Der gesundheitlich günstigste ist der Tagesplan mit der höchsten Energiezufuhr; er kann zur schonenden Gewichtsreduktion auf Dauer empfohlen werden. Beim 1000 kcal/4180 kJ-Plan kann die Versorgung mit Eisen, Kalzium und Jod kritisch werden.

Die **Punkte-Diät** (Punkt-Diät, Nutripoints) wurde von den amerikanischen Ernährungswissenschaftlern Dr. R. E. Vartabedian und K. Matthews entwickelt. Sie ordneten allen Lebensmitteln je nach ihrer →Nährstoffdichte eine bestimmte Punktzahl zu. Statt eines Diätplanes gibt es eine Vielzahl spezieller Listen, in denen Lebensmittel nach ihrer Punktzahl aufgeführt sind. Prinzipiell sind also alle Lebensmittel erlaubt. Beim Verzehr müssen nur die Punkte gezählt werden. Das Ziel sind 100 Punkte am Tag. Grundsätzlich gilt: je mehr Punkte, desto besser. Auf diese Weise werden fett- und zuckerreiche Speisen wegen ihrer geringen Punktzahl uninteressant, Obst und Hülsenfrüchte aber umso attraktiver, da deren Punktzahl kaum zu überbieten ist. Mit dem Erreichen dieser Zahl ist die Deckung des Tagesbedarfs an wichtigen Nährstoffen weitestgehend gesichert. Einziger Nachteil der Punkte-Diät ist der hohe zeitliche Aufwand. Darin besteht aber gleichzeitig auch der große Vorteil, denn mit dem zeitaufwendigen Durcharbeiten der Listen kommt es oft zu einer Änderung der bisherigen Ernährungsgewohnheiten.

Formuladiäten (Formeldiäten) nutzen keine üblichen Lebensmittel, sondern spezielle Nährstoffgemische, wie sie auch im Rahmen →bilanzierter Diäten eingesetzt werden. Diese Pulver werden mit Wasser oder Magermilch angerührt und sind als Drinks, Cremespeisen oder Suppen verzehrfähig. Mit dieser Pulverkost werden alle Mahlzeiten vollständig ersetzt. Ihre Zusammensetzung (»Formel«) unterliegt einer gesetzlichen Regelung der Diätverordnung, die u.a. festlegt, dass eine Tagesration 1200 kcal/5020 kJ nicht überschreiten darf. Vorteile dieser Diätform sind die einfache und bequeme Durchführung, die Sicherung einer ausreichenden Nährstoffzufuhr durch die vorgeschriebenen Inhaltsstoffe und der schnell eintretende Gewichtsverlust. Nachteilig ist der eintönige Speiseplan, der ohne ein gleichzeitiges Ernährungstraining keine Umstellung der Ernährungsgewohnheiten für einen langfristigen Erfolg sicherstellt. Aufgrund des fehlenden Lerneffekts ist eine erneute Gewichtszunahme nach der Diät sehr wahrscheinlich. Optimal geeignet sind Formuladiäten für schwerere Formen der →Fettleibigkeit, wenn sie in ein umfassendes Verhaltenstraining eingebunden sind, wie dies u.a. in den OPTIFAST-Zentren angeboten wird.

Die meisten **Blitzdiäten** (Crashdiäten, Crashkuren) sind im ernährungswissenschaftlichen Sinn den Monodiäten zuzuordnen, d.h., bei ihnen stehen ausschließlich ein oder zwei verschiedene Lebensmittel auf dem Speiseplan. Begründet wird die Einseitigkeit dieser Kost mit angeblich gesundheits- oder schlankheitsfördernden Wirkungen spezieller Inhaltsstoffe dieser Lebensmittel. Beispiele für Monodiäten sind der Reistag, die Milch-Brötchen-Diät, die Kartoffeldiät usw. Solche Diäten sollten keinesfalls über längere Zeit durchgeführt werden; andernfalls besteht die ernsthafte Gefahr einer Entstehung von Stoffwechselerkrankungen und Mangelerscheinungen. Zwar ist der »Erfolg« bei diesem Diättypus in den meisten Fällen sehr schnell auf der Waage festzustellen, die Gewichtsreduktion beruht jedoch zumeist auf eher kurzfristigen Wasserverlusten aufgrund der katabolen Stoffwechsellage: Die Stoffwechselbilanz ist negativ, d.h., es wird mehr ab- als aufgebaut, und zwar neben Fett auch Eiweiß (Eiweiß bindet mehr Wasser als Fett).

Auch das Prinzip der **Trennkost** wird zur Gewichtsreduktion eingesetzt. Nach der Theorie des amerikanischen Arztes Dr. Howard Hay (1866–1940), auf der alle Trennkost-Diäten basieren, behindern sich eiweißreiche (säurebildende) und kohlenhydratreiche (basenbildende) Lebensmittel gegenseitig beim Abbau, sofern sie gleichzeitig aufgenommen werden. Darauf führte Hay die Entstehung von Verdauungsstörungen und Übergewicht zurück. Die Speisepläne der Trennkost beinhalten grundsätzlich alle Lebensmittel einer gesunden und ausgewogenen Ernährung mit der Einschränkung, dass eiweißreiche und kohlenhydratreiche Lebensmittel zeitlich getrennt aufgenommen werden müssen. Zudem liegt der Schwerpunkt auf pflanzlichen (basenbildenden) Lebensmitteln; der Verzehr säurebildender eiweißreicher Lebensmittel ist eingeschränkt. Dadurch soll eine »Übersäuerung« des Körpers verhindert werden, auf die Hay die Störungen im Stoffwechsel zurückführt. Stark verarbeitete Lebensmittel wie Weißmehl und Zucker, Fertiggerichte, Süßigkeiten und Fettreiches sind nur in äußerst geringen Mengen erlaubt. Auch Alkohol ist verboten.

Der aktuellste Vertreter der Trennkost-Diäten ist die **Fit-for-Life-Diät.** Entwickelt wurde dieses Ernährungsprogramm in den USA von dem Schriftsteller Harvey Diamond und der Ernährungswissenschaftlerin Marilyn Diamond; es basiert aber im großen und ganzen auf der jahrzehntealten Trennkost-Theorie nach Dr. Hay. So soll Kohlenhydratreiches am Vormittag und Mittag, Eiweißreiches erst abends gegessen werden. Zudem gibt es bis zum Mittag nur Obst. Der größte Teil der Nahrung (70%) muss stark wasserhaltig sein, also aus Obst, Gemüse und Salat bestehen. Nach dem Mittagessen sind dann ohne Mengenbeschränkung Gemüse, Hülsenfrüchte, Milch- und Vollkornprodukte (z. B. Naturreis und Vollkornnudeln), aber auch Fleisch und Fisch erlaubt. Durch diese Kostform sollen Körper und Geist neue Energie auftanken. Der Gewichtsverlust, der sich bei dieser Diät mit hoher Wahrscheinlichkeit einstellt, ist eher ein Nebeneffekt und Folge des verminderten Energie- und geringeren Fettverzehrs. Das »Fit-for-Life«-Prinzip ermöglicht eine ausgewogene und abwechslungsreiche Kost, sodass kein Nährstoffmangel zu befürchten ist. Ein Problem besteht möglicherweise darin, dass vormittags durch den ausschließlichen Verzehr von Obst zu wenig Kohlenhydrate aufgenommen werden, was zu Leistungs- und Konzentrationsschwäche führen kann.

Die Trennkost-Theorie entbehrt jeglicher wissenschaftlicher Grundlage. Keine der Behauptungen ihrer Verfechter lässt sich biochemisch auch nur annähernd rechtfertigen. Die These von der Übersäuerung ist angesichts der vielfältigen und leistungsfähigen Puffersysteme im menschlichen Organismus nicht haltbar (→Säure-Basen-Haushalt). Dass trotzdem viele Menschen mithilfe dieser Diätform abnehmen, liegt am hohen Anteil energie- und fettarmer Lebensmittel und an dem Verzicht auf Fettes, Süßigkeiten und Alkohol. Die Trennkost würde somit auch bei einem Verzicht auf ihr Grundprinzip – die zeitliche Trennung eiweiß- und kohlenhydratreicher Lebensmittel – zu einer Gewichtsreduktion führen.

Auch Fastenkuren werden häufig zur Gewichtsreduktion eingesetzt. Beim →Fasten wird der schnelle Gewichtsverlust durch die sehr negative Energiebilanz hervorgerufen. Mit Fastenkuren allein lässt sich jedoch aufgrund der fehlenden Ernährungsumstellung und des anschließend eintretenden Jo-Jo-Effekts kein dauerhafter Gewichtsverlust erzielen.

Gewichtsverlust: Reduktion des Körpergewichts infolge verringerter Energiezufuhr und/oder Erhöhung des Energiebedarfs, z. B. durch sportliche Betätigung (→Energiebilanz). Erwünscht ist ein Gewichtsverlust bei der Durchführung von Gewichtsreduktionsdiäten zur Verringerung von →Übergewicht. Zu einem unerwünschten Gewichtsverlust kann es aufgrund eines Mangels an Lebensmitteln kommen; aber auch viele Erkrankungen (z. B. schwere Erkältungskrankheiten, Magen-Darm-Erkrankungen, Krebs) ziehen einen Gewichtsverlust nach sich, u. a. infolge von Appetitverlust oder erhöhtem Energiebedarf.

Gewichtszunahme: Erhöhung des Körpergewichts meist infolge vermehrter Energiezufuhr und/oder Verringerung des Energiebedarfs (z. B. durch Bewegungsmangel; →Energiebilanz), z. T. aber auch als Folge von Erkrankungen (z. B. Wassereinlagerungen im Gewebe). Erwünscht ist eine Gewichtszunahme bei starkem →Untergewicht, zu dem es u. a. durch Unterernährung, Magersucht oder andere Erkrankungen kommen kann. Zu einer unerwünschten Gewichtszunahme kommt es meist mit zunehmendem Alter, da in der Regel der Energiebedarf sinkt, die Energiezufuhr jedoch nicht in gleichem Maße verringert wird (→Übergewicht, →Ernährung im Alter, S. 176 ff.).

Gewiegtes: →Hackfleisch.

Gewürze: Speisezutaten meist pflanzlicher Herkunft, die zur Zubereitung von Speisen und Getränken benutzt werden, und zwar v. a. um deren Geschmack und Aroma zu verbessern. Von den Gewürzpflanzen werden Wurzeln (z. B. Ingwer, Gelbwurz), Rinde (Zimt), Blätter (Salbei, Basilikum), Blüten oder Blütenteile (Safran), Früchte (Chili, Vanille), Beeren (Pfeffer, Piment), Knospen (Gewürznelken) und/oder Samen (Muskatnuss, Anis) verwendet. Aromagebende Bestandteile von Gewürzen sind die darin enthaltenen →ätherischen Öle.

Geschichte:

Über 4500 Jahre alte ägyptische Aufzeichnungen belegen, dass bereits zu dieser Zeit Gewürze aus Indien über Arabien an den Nil transportiert wurden. Der griechische Arzt Hippokrates führte vor rund 2400 Jahren in seinen medizinischen Schriften neben anderen Heilmitteln auch viele Gewürze auf. Die Römer, die Pfeffer, Zimt, Ingwer und andere kostbare Gewürze ebenfalls über arabische Händler aus Indien bekamen, verwendeten sie v.a. zum Würzen und Verfeinern ihrer Speisen. Die Germanen lernten viele Gewürze erst durch die Römer kennen. Im 11. Jh. kamen die orientalischen Gewürze mit den Kreuzfahrern nach Europa. Da sie jedoch überaus teuer waren, konnte sich nur die Oberschicht diesen Luxus leisten. Im späten Mittelalter lag der einträgliche Gewürzhandel fast ausschließlich in der Hand von Arabern und Venezianern; v.a. der Wunsch, diesen Zwischenhandel auszuschalten, trieb die Spanier und Portugiesen auf die Suche nach dem direkten Seeweg nach Indien. Nach der Entdeckung dieses Seewegs durch Vasco da Gama übernahmen die Portugiesen Anfang des 16. Jh. das Gewürzmonopol. Im 17. Jh. eroberten es die Niederländer. Sie wurden 1795 von den Briten verdrängt, doch teilten sich nach dem Wiener Kongress (1814/15) schließlich die Niederlande und Großbritannien den Gewürzhandel.

Inhaltsstoffe und Gesundheitswert:

Gewürze haben im Allgemeinen nur einen geringen Nährwert, allerdings z.T. einen sehr hohen Gehalt an Mineralstoffen, Spurenelementen, sekundären Pflanzenstoffen und Vitaminen. Letztere sind jedoch nur in frischen Gewürzen enthalten. Gewürze regen über die Geruchs- und Geschmacksorgane den Appetit an und fördern die Sekretion von Speichel im Mund und von Verdauungssäften in Magen und Darm. Neben dieser verdauungsanregenden Wirkung besitzen viele Gewürze jedoch noch weitere gesundheitsfördernde oder sogar heilende Eigenschaften; so wirken sie u.a. durchblutungsfördernd, antibakteriell, antioxidativ, schmerzlindernd und immunstärkend, steigern die Gallensekretion oder helfen gegen Übelkeit.

Schadstoffe und negative Wirkungen:

Manche Gewürze können allergische Reaktionen hervorrufen oder in zu hoher Dosierung eine toxische Wirkung haben (z.B. Muskat, Safran). Untersuchungen haben ergeben, dass Gewürze teilweise auch mit Schadstoffen wie Schwermetallen, Schimmelpilzen und Rückständen von Pflanzenschutzmitteln belastet sind. Bei vielen Gewürzen wird die Keimzahl durch Begasung (z.B. mit Ethylenoxid) reduziert, was gesundheitlich jedoch nicht unbedenklich ist. Vielfach werden Gewürze auch durch →Lebensmittelbestrahlung entkeimt, ein Verfahren, das zwar in Deutschland nicht zugelassen ist, aber in vielen anderen Ländern praktiziert wird. Rückstände entstehen dabei nicht; lediglich die Geschmacksintensität lässt nach. In vielen Ländern der Dritten Welt werden zur Schädlingsbekämpfung Pestizide eingesetzt, die in Deutschland nicht mehr zugelassen sind (z.B. DDT); daher können Gewürze aus diesen Ländern Rückstände solcher Präparate enthalten.

Verwendung:

Gemahlene Gewürze werden erst kurz vor Ende der Garzeit unter die Speisen gerührt, da sich sonst durch die Hitzeeinwirkung die ätherischen Öle verflüchtigen. Manche Gewürze wie Pfefferkörner, Wacholderbeeren oder Thymian, die in Flüssigkeit ziehen müssen, werden gleich zu Beginn des Garvorgangs zugegeben. Um den Eigengeschmack der Speisen nicht zu überdecken, sollte man grundsätzlich sparsam würzen.

LESETIPPS:

MONIKA KELLERMANN: *Kräuter und Gewürze. Geschichte, Anbau, Verwendung, Heilkraft.* München (Zabert Sandmann) 1999.

WANDA LEMANCZYK: *Würzig essen, länger leben. Die gesündesten Gewürze aus aller Welt.* Stuttgart (Trias) 1999.

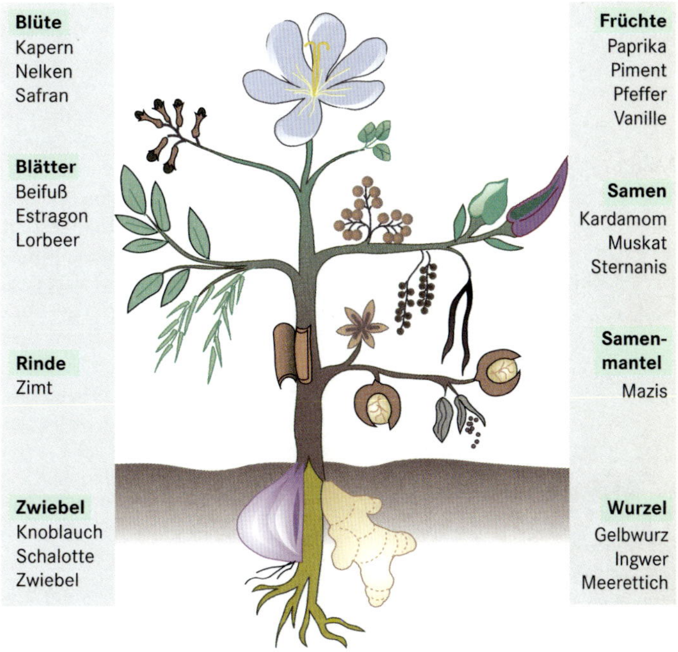

Gewürze: verwendete Pflanzenteile

Einkauf und Lagerung von Gewürzen

Frische Gewürze erkennt man am intensiven, aromatischen Duft und an den kräftigen Farben. Ganze Stücke in kleinen Mengen sind fertigem Gewürzpulver vorzuziehen, denn die meisten Gewürze entfalten ihr Aroma, ihre Würzkraft und Heilwirkung nur dann voll, wenn man sie erst unmittelbar vor dem Verzehr mahlt oder im Mörser zerkleinert. Pulverisiert eingekaufte Gewürze besitzen deutlich weniger gesundheitsfördernde Eigenschaften, v. a. wenn sie längere Zeit aufbewahrt werden. Zerkleinerte Gewürze sollten maximal ein Jahr gelagert, angebrochene Packungen nach einem halben Jahr weggeworfen werden. Ganze Gewürze halten mehrere Jahre lang. Gewürze werden licht- und luftgeschützt an einem kühlen, trockenen Platz aufbewahrt, keinesfalls über dem Herd, da sie durch Wärme und Feuchtigkeit verderben. Nach dem Kauf nimmt man sie aus ihrer Papier- oder Plastikverpackung und lagert sie in braunen, gut schließenden Gläsern, Keramikgefäßen oder Dosen aus Weißblech, Holz oder Aluminium.

Jill Norman: *Das große Buch der Gewürze. Aarau (AT-Verlag)* [6]*1999.*

Jochen G. Bielefeld: *Gewürz-Kompass. München (Gräfe & Unzer) 2001.*

Gewürzextrakte: durch Extraktion oder Destillation aus natürlichen Gewürzen hergestellte Auszüge, die eine sehr intensive Würzwirkung haben und wegen ihrer geringen Keimbelastung in der industriellen Lebensmittelherstellung (z. B. bei der Produktion von Wurst) häufig eingesetzt werden.

Gewürzfenchel, Süßer Fenchel: Varietät des Gartenfenchels, dessen Samen zum Würzen von Speisen und zur Herstellung von Fencheltee (→Kräutertees) verwendet werden (→Fenchel).

Gewürzgurken: ein →Gemüseerzeugnis.

Gewürzmischungen: Mischungen von meist zerkleinerten oder gemahlenen Gewürzen, die entweder aus einer bestimmten Region stammen (z. B. Kräuter der Provence), nach einem bestimmten Rezept zusammengestellt (z. B. Curry) oder auf einen bestimmten Würzzweck ausgerichtet sind (z. B. Braten- oder Einmachgewürz). Da das Aroma und die gesundheitsfördernde Wirkung bei gemahlenen und bei zerkleinerten Gewürzen rasch nachlässt, v. a. wenn sie längere Zeit gelagert werden, ist es empfehlenswerter, die Gewürze selbst zu trocknen bzw. in kleinen Stücken zu kaufen und erst bei Bedarf zu mahlen oder zu zerkleinern und auf diese Weise für jede Speise eine individuelle, frische Gewürzmischung herzustellen.

Gewürznelken

Gewürznelke, Nelke, wiss. Name **Caryophylli flos:** als Gewürz verwendete getrocknete Blütenknospe des Gewürznelkenbaums (Syzygium aromaticum), der in den Tropen weltweit kultiviert wird. Die in ihrem Aussehen an Nägel erinnernde bräunliche Knospe wird bis zu 2 cm lang und enthält Gerbstoffe, Flavonoide und ätherische Öle (16–21 %), v. a. das Eugenol, das eine desinfizierende, schmerzlindernde und blutverdünnende Wirkung hat. Studien haben gezeigt, dass Gewürznelken die Ausheilung von Magengeschwüren positiv beeinflussen und eine krebshemmende Wirkung besitzen. Man verwendet sie u. a. zum Würzen von asiatischen Gerichten, Lebkuchen, Gebäck, Glühwein, Punsch, Bowlen und Tees. Das aus ihnen gewonnene Nelkenöl wird in der Zahnheilkunde zur Schmerzstillung und Desinfektion eingesetzt und ist Bestandteil von Mundwässern. Gewürznelken sind auch in pulverisierter Form (als Nelkenpulver) im Handel erhältlich; ganze Nelken sind jedoch vorzuziehen, da Aromastoffe und andere wertvolle Inhaltsstoffe sich bei pulverisierten Gewürzen rasch verflüchtigen.

Gewürzpaprika, Peperoni: eine Sorte der →Paprika.

Gewürzsalze: →Kräutersalze.

Gewürzzubereitungen: Mischungen aus Gewürzen (mindestens 60 %) und anderen aromagebenden Zutaten wie z. B. Zucker, Kochsalz, Glutamat. Wegen des oft recht hohen Salzgehalts ist die Verwendung von →Gewürzen oder →Gewürzmischungen vom ernährungsphysiologischen Standpunkt aus empfehlenswerter.

GI: Abk. für →glykämischer Index.

Gicht: eine Stoffwechselerkrankung, bei der das Stoffwechselendprodukt von in der Nahrung enthaltenen →Purinen, die Harnsäure, nicht in ausreichender Menge mit dem Harn ausgeschieden werden kann. Ab einem Harnsäuregehalt von 9 mg pro 100 ml Blut lagern sich Harnsäurekristalle v. a. in den Gelenken, Schleimbeuteln und Sehnen ab, was zu einer schmerzhaften Entzündung der Gelenkinnenhaut führt, die sich auch auf andere Teile des Gelenks ausdehnen kann. Die Veranlagung für Gicht ist erblich; die Entstehung von Gicht wird durch fett- und fleischreiche Ernährung, regelmäßigen Alkoholkonsum sowie Übergewicht begünstigt.

Akute und chronische Form: Ein akuter Gichtanfall tritt in der Regel nach dem Verzehr größerer Mengen purinhaltiger Lebensmittel und/oder dem Genuss von Alkohol auf. Er äußert sich durch eine schmerzhafte Schwellung, Rötung und Erwärmung des betroffenen Gelenks. Oft ist zunächst das Großzehengrundgelenk, ein Sprung-, Finger- oder Kniegelenk betroffen. Ohne Behandlung kann ein Gichtanfall Tage bis Wochen dauern. Immer wieder auftretende, unbehandelte akute Gicht-

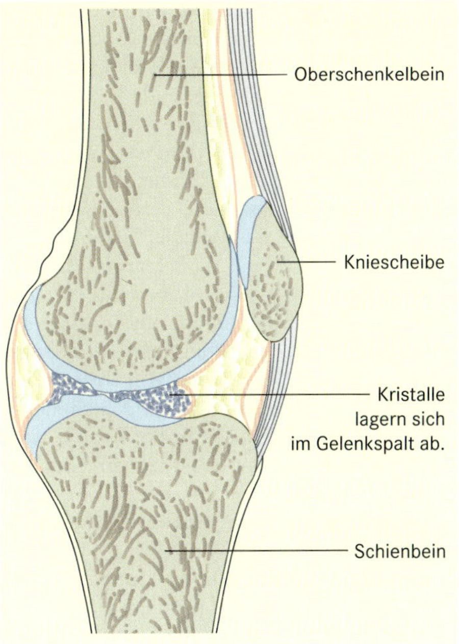

Gicht: Die Ablagerung von Harnsäurekristallen führt zu einer schmerzhaften Entzündung.

anfälle gehen nach fünf bis 15 Jahren in eine chronische Form der Gicht über, was zur Zerstörung von Gelenkknorpeln, Knochen und Sehnen führen kann. Bewegungseinschränkungen und Gelenkversteifungen sind die Folge. Harnsäurekristalle lagern sich zudem in Weichteilen, insbesondere an den Ohrmuscheln ab. Auch die Nieren können durch die Ablagerung von Harnsäurekristallen geschädigt werden (man spricht dann von einer Gichtniere oder Gichtnephropathie); chronisches Nierenversagen kann die Folge sein.

Behandlung und Ernährung: Die Behandlung des akuten Gichtanfalls besteht in der Gabe von entzündungshemmenden Schmerzmitteln; zur Vorbeugung weiterer Anfälle wird die Harnsäurebildung mithilfe von Allopurinol gehemmt bzw. die Harnsäureausscheidung durch Benzbromaron erhöht. Außerdem müssen die Betroffenen purinreiche Lebensmittel wie fette Fischsorten (z.B. Räucherlachs, Bückling), Innereien und Wild meiden. Der Konsum von tierischen Lebensmitteln sollte insgesamt eingeschränkt werden. Auch auf purinreiche Gemüsearten wie Linsen, Erbsen, Spargel, Spinat und Speisepilze sollten die Patienten möglichst verzichten, ebenso auf Alkohol, Kaffee, Mayonnaise und Remoulade. Zudem sollten Gichtkranke mindestens 2 l Flüssigkeit am Tag trinken, um die Bildung von →Harnsteinen zu verhindern.

LESETIPPS:

Elisabeth Lange: *Die richtigen Lebensmittel bei Gicht. München (Mosaik) 1999.*

Günther Wolfram und Ingeborg M. Husemeyer: *Abwechslungsreiche Diät bei Gicht. Stuttgart (Trias) 1999.*

Giftpilze: Pilzarten, deren Verzehr zu Vergiftungserscheinungen führen kann (→Speisepilze).

Giftstoffe, Toxine: natürliche, von Pflanzen, Tieren oder Mikroorganismen gebildete wasserlösliche Substanzen, die im menschlichen Körper Beschwerden bzw. Erkrankungen auslösen. Giftstoffe können in frischen, v.a. aber in verdorbenen Lebensmitteln zu finden sein.

Giftstoffe in frischen Lebensmitteln: Zu den in pflanzlichen Lebensmitteln vorkommenden Giftstoffen zählt z.B. das →Solanin, das u.a. in Kartoffelkeimen und grünen Kartoffelteilen enthalten ist. Die schon nach der Aufnahme geringer Mengen zum Tod führende →Blausäure kommt z.B. in Bittermandeln vor. Bestimmte in rohen Hülsenfrüchten enthaltene Eiweiße, die →Hämagglutinine, können u.a. Darmschleimhautentzündungen hervorrufen. Die Gewebe oder Organe mancher Fischarten können ebenfalls giftig sein; so enthält das Blut des →Aals z.B. ein Nervengift, das bei der Zubereitung (Kochen, Räuchern) jedoch zerstört wird.

Giftstoffe in verdorbenen Lebensmitteln: Das zu den →biogenen Aminen zählende Histamin kann, wenn es in einem Lebensmittel (z.B. in verdorbenem Fisch) in größeren Mengen vorkommt, u.a. Erbrechen und Hautausschlag hervorrufen. In verdorbenen Lebensmitteln spielen sich außerdem bakterielle Zersetzungsprozesse ab, wodurch im Einzelfall gefährliche Giftstoffe entstehen können. Befindet sich in einem Lebensmittel z.B. eine bestimmte Clostridienart, so kann es zur Verseuchung des Lebensmittels mit dem von diesen Bakterien abgesonderten Giftstoff kommen, der den lebensgefährlichen →Botulismus hervorruft. Daneben gibt es noch andere durch bakterielle Giftstoffe erzeugte →Lebensmittelvergiftungen wie z.B. die Salmonellose (→Salmonellen) und die Staphylokokkenenteritis (→Staphylococcus aureus). Schimmelpilze können die Leberschäden hervorrufenden Aflatoxine bilden (→Schimmelpilzgifte).

Schutz: Verdorbene Lebensmittel, die schlecht riechen, schmecken oder auf denen sich Schimmel gebildet hat, sollte man stets wegwerfen. Daneben gibt es noch weitere Hygienevorschriften, die im Umgang mit Lebensmitteln beachtet werden sollten (→Küchenhygiene). Die in pflanzlichen und tierischen Lebensmitteln natürlich vorkommenden Giftstoffe stellen in der Regel keine Gefahr dar, wenn die Lebensmittel sachgerecht verarbeitet und zubereitet werden.

Gin: ein →Branntwein.

Ginger Ale: eine →Limonade.

Gingerbeer, Ingwerbier: eine Biersorte (→Bier).

Ginsengwurzel: Wurzelstock eines bis 50 cm hohes Araliengewächses (Panax ginseng), der v. a. als kräftigendes Mittel verwendet wird. Die in ihrer Form an eine Menschengestalt erinnernde Ginsengwurzel steht in China seit ältesten Zeiten als Aphrodisiakum und lebensverlängerndes (Allheil-)Mittel in hohem Ansehen und wurde zeitweise mit dem dreifachen Goldgewicht aufgewogen. Wild kommt der Ginseng nur noch selten am Ussuri im Fernen Osten Russlands, in der Mandschurei und in Korea vor; angebaut wird er u. a. in Korea und Japan. In China wird die Ginsengwurzel, die ein süßliches Aroma besitzt, feinen Suppen beigefügt. In den westlichen Ländern wird sie in Form von Pulver, Kapseln oder Tonikum (seltener auch als ganze getrocknete Wurzel) als stärkende und die Abwehr stimulierende Arznei angeboten. Vielfach ist die Wurzel auch Bestandteil von geriatrischen Medikamenten und Nahrungsergänzungsmitteln; in Kombination mit Vitaminen entfaltet sie ihre Wirkung besonders gut. Wirksame Inhaltsstoffe sind die Ginsenoside. Ginseng stärkt die Immunabwehr, verbessert die Anpassung an Stresssituationen, wirkt kräftigend bei Erschöpfung und Schwächezuständen und hilft gegen nachlassende Leistungs- und Konzentrationsfähigkeit. Die Wirkung gegen Impotenz, die der Wurzel vielfach zugeschrieben wird, ist jedoch nicht erwiesen und sehr umstritten. Ginsengpräparate müssen über einen längeren Zeitraum (mindestens drei Monate) eingenommen werden, damit sie ihre Wirkung entfalten. Ginseng sollte stets in der Apotheke gekauft werden; nur so kann man sichergehen, Präparate guter Qualität zu erhalten. Als Ginsengersatz wird v. a. der aus Nordamerika stammende Amerikanische Ginseng (Panax quinquefolius) verwendet.

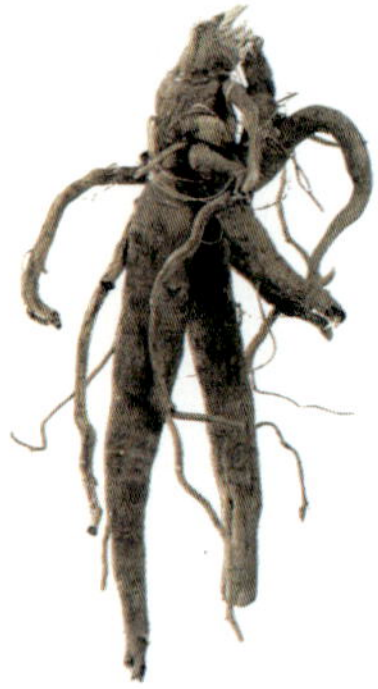

Ginsengwurzel

Glänzender Lackporling, Ling-zhi-Pilz, Reishi, wiss. Name **Ganoderma lucidum:** ein Pilz, der in Asien und Europa in Au-, Eichen- und Hainbuchenwäldern vorkommt. Der lange, manchmal verzweigte Stiel und der Hut sind rötlich- bis schwarzbraun und wirken wie lackiert. Da das Fleisch des Glänzenden Lackporlings hart und holzig ist, wird er nicht als Speisepilz verzehrt. Für Heilzwecke verwendet man ihn in China, wo er wegen seiner gesundheitsfördernden Wirkungen den Beinamen »Pilz der Unsterblichkeit« trägt, hingegen schon seit 4000 Jahren. In Asien wurden zahlreiche klinische Tests durchgeführt, die die Heilkraft dieses Pilzes belegen, deren Ergebnisse von der westlichen Schulmedizin jedoch kaum beachtet wurden. Er wirkt u. a. immunstabilisierend, tumorhemmend und vermutlich auch gegen Bluthochdruck und Leberinsuffizienz. Empfohlen wird der Glänzende Lackporling außerdem gegen Schlaf- und Appetitlosigkeit, Bronchitis, Asthma und für die Nachbehandlung von Krebs. Bei uns wird der Pilz als Nahrungsergänzungsmittel in Form von Tees, Tabletten, Tinkturen oder Kapseln angeboten.

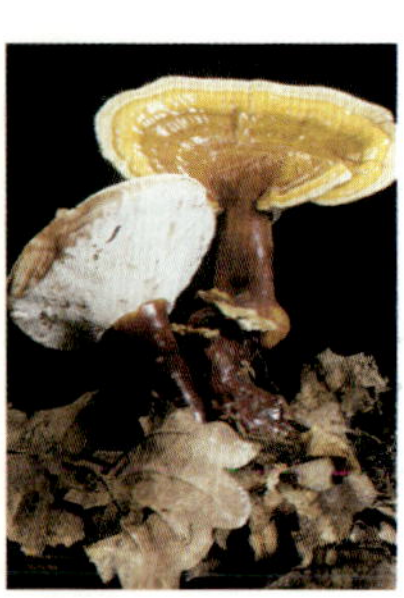

Glänzender Lackporling

Glasweizen, Durumweizen, Gerstenweizen, Hartweizen: eine Weizenart (→Weizen).

Glattbutt, Kleiß, Kleist, Tarbutt, wiss. Name **Scophthalmus rhombus:** ein Plattfisch aus der Familie der Steinbutte (Scophthalmidae). Die wichtigsten Fanggebiete sind die Küstengewässer von Nordatlantik, Nordsee, westlicher Ostsee, Schwarzem Meer und Mittelmeer. Der Glattbutt ist vorwiegend schwarzbraun und hell marmoriert und wird ca. 70 cm lang. Er gilt als hochwertiger Speisefisch, ist allerdings weniger schmackhaft als der Steinbutt (Scophthalmus maximus) und wird auch seltener auf dem Markt angeboten. Glattbutt eignet sich v. a. zum Kochen, Pochieren und Braten und ist reich an Jod, Vitamin D und B_{12}.

Glatte Endivie, Escariol, Escarol, Winterendivie: eine Sorte der →Endivie.

Glaubersalz, Natriumsulfat: ein →Abführmittel. In der Lebensmittelindustrie wird die Substanz als →Festigungsmittel, Säureregulator und Trägerstoff eingesetzt.

Glomerulo|nephritis: eine entzündliche Nierenerkrankung, die vorwiegend die Nierenkörperchen beider Nieren betrifft. Die Nierenkörperchen sind wichtig für die Bildung des Harns: Sie filtern das Blut, lassen dabei Wasser und kleine Plasmamoleküle ins Harnkanälchensystem austreten, sorgen aber gleichzeitig dafür, dass keine Blutkörperchen, Blutplättchen und Eiweiße in den Harn gelangen. Infolge der Glomerulonephritis wird die Filtermembran beschädigt, sodass es zum Übertritt von Blut und Eiweißen in den Harn kommt. Zu den Verlaufsformen der Glomerulonephritis zählen u. a. eine akute und eine chronische Form. Unbehandelt kann die Krankheit zu →Niereninsuffizienz führen, die eine →Dialyse notwendig macht.

Ursachen: Der Glomerulonephritis gehen in der Regel schwere Entzündungen an anderen Organen voraus, die beispielsweise durch Streptokokken hervorgerufen worden sein können (z. B. eine Mandelentzündung). Zur Bekämpfung der Infektion bildet das Immunsystem Antikörper, die sich an die Krankheitserreger (Antigene) heften und so genannte Immunkomplexe bilden. Diese können in manchen Fällen Entzündungsreaktionen im Körper, u. a. an den Nierenkörperchen, hervorrufen. In manchen Fällen bildet das Immunsystem auch Antikörper gegen das körpereigene Gewebe in den Nierenkörperchen. Warum es letztlich zur Glomerulonephritis kommt, ist noch nicht vollständig geklärt.

Symptome: Eine akute Glomerulonephritis äußert sich v. a. durch Wasseransammlungen (Ödemen) im Gesicht, insbesondere an den Augenlidern. Auch Atemnot, Bluthochdruck, eine geringe Harnmenge sowie Herzschmerzen können zu den Symptomen gehören. Im Harn sind Eiweiß und rote Blutkörperchen nachweisbar. Die akute Glomerulonephritis kann in die chronische Form übergehen, die in der Regel nur geringe, manchmal gar keine Beschwerden bereitet. Bluthochdruck, Eiweiß und Blut im Harn deuten auf die Krankheit hin.

Behandlung und Ernährung: Die Behandlung der akuten Glomerulonephritis besteht v. a. in strenger Bettruhe, bei bakterieller Infektion in der Gabe von Antibiotika bzw. anderen Medikamenten, je nachdem, welche Grunderkrankung Ursache für die Glomerulonephritis ist. Meist verordnet der Arzt in den ersten acht bis zehn Tagen eine eiweiß- und →natriumarme Diät, um Ödemen, Bluthochdruck und Funktionsstörungen der Nieren vorzubeugen bzw. diese Symptome zum Rückgang zu bringen. Maximal 0,6 g Eiweiß pro Kilogramm Körpergewicht und 1 g Kochsalz dürfen pro Tag aufgenommen werden (→eiweißdefinierte Diäten).

Zur Behandlung der chronischen Glomerulonephritis werden z. T. Immunsuppressiva verordnet. In der Regel wird darauf geachtet, dass der Patient nicht zu viel Eiweiß aufnimmt (maximal 0,8 g pro Kilogramm Körpergewicht); falls sehr viel Eiweiß mit dem Harn ausgeschieden wird und der Bluteiweißgehalt auf unter 6 g pro 100 ml Blut fällt, muss er allerdings eine eiweißreiche Kost (1,2–1,5 g Eiweiß pro Kilogramm Körpergewicht) erhalten. Bei Bluthochdruck und Ödembildung wird die Kochsalzzufuhr eingeschränkt – je schwerer die Symptome, umso natriumärmer muss die Nahrung sein. (Die Natriumaufnahme liegt zwischen 1 und 4 g Kochsalz pro Tag.) Bei eingeschränkter Nierenfunktion muss die Flüssigkeitszufuhr verringert werden.

Glomerulosklerose, diabetische: →diabetische Nephropathie.

Gluconsäure: →Glukonsäure.

Glucose: →Glukose.

Glucosinolate: eine Gruppe von sekundären Pflanzenstoffen. Glucosinolate kommen vorwiegend in Pflanzen der Familie der Kreuzblütler (z. B. Raps, allen Kohlarten, Senf, Rettich) vor und tragen zu deren typischem Geruch und Geschmack bei. Geruch, Geschmack und gesundheitsfördernde Wirkungen werden jedoch nicht durch die Glucosinolate selbst, sondern durch deren enzymatische Abbauprodukte, die →Senföle, Thiozyanate und Indole hervorgerufen. Dieser Abbau wird durch pflanzeneigene Enzyme (β-Thioglucosidasen) infolge einer Beschädigung (z. B. Zerkleinerung) des pflanzlichen Zellgewebes ausgelöst. Durch Kochen oder Fermentierung kommt es zu Verlusten an diesen sekundären Pflanzenstoffen. Glucosinolate haben eine krebsvorbeugende und antimikrobielle Wirkung und senken den Cholesterinspiegel.

GLUCOSINOLATGEHALT VERSCHIEDENER NAHRUNGSPFLANZEN

Nahrungspflanze (pro 100 g verzehrbaren Anteil)	Glucosinolate (mg)
Gartenkresse	121
Kohlrabi	109
Rotkohl	67
Brokkoli	61
Rettich	13

[21]

Glühwein: ein heiß serviertes Mischgetränk aus Rotwein (oder Fruchtwein), Zucker und Gewürzen (z. B. Zimt, Gewürznelken, Zitronenschalen). Glühwein ist als Fertigprodukt mit einem Mindestweinanteil von 50 % erhältlich, kann aber auch selbst zubereitet werden. Dazu erhitzt man sämtliche Zutaten in einer Kasserolle, bringt sie aber nicht zum Kochen.

Glukagon: ein Hormon, das von der Bauchspeicheldrüse und der Schleimhaut der oberen Abschnitte des Magen-Darm-Trakts gebildet wird und als Gegenspieler des Hormons →Insulin einen Anstieg des →Blutzuckerspiegels bedingt. Glukagon sorgt dafür, dass die Leber Glykogen, die Speicherform der Glukose, freisetzt und dass diese in →Glukose umgewandelt und den Körperzellen zur Energiegewinnung bereitgestellt wird. Außerdem fördert

Glukagon die Herstellung von Glukose aus körpereigenem Eiweiß und Fett (Glukoneogenese). Dadurch trägt das Hormon zu einem Abbau der Muskelmasse und der Fettreserven sowie zu einer vermehrten Bildung der Stoffwechselabbauprodukte Harnsäure, Harnstoff und Kreatinin bei. Freigesetzt wird Glukagon bei einem Glukosemangel der Zellen, d.h. bei Hunger und nach kohlenhydratarmen Mahlzeiten.

Glukoneogenese: die Gewinnung von Glukose aus körpereigenem Eiweiß und Fett. Zur Glukoneogenese kommt es, wenn den Körperzellen nicht genug Glukose zur Energiegewinnung zur Verfügung steht, z.B. in Zeiten des Hungers, während des Fastens sowie bei Mangel an Kohlenhydraten (z.B. nach kohlenhydratarmen Mahlzeiten). Die Glukoneogenese wird durch Hormone (u.a. Glukagon) gesteuert und läuft in Leber und Nieren ab, die aus Fetten und Eiweißen in mehreren Umbauschritten Glukose gewinnen. Bei einer länger andauernden Glukoneogenese verliert der Organismus an Gewicht und bei einer gleichzeitigen zu geringen Eiweißzufuhr auch an Muskelmasse.

Glukonsäure, Gluconsäure: eine Fruchtsäure, die bei der Verstoffwechselung von Kohlenhydraten entsteht und im Rahmen von Stoffwechselprozessen auch im menschlichen Organismus gebildet wird. Einige Lebensmittel, z.B. Wein und Honig, haben einen natürlichen Gehalt an Glukonsäure. Glukonsäure wird in der Lebensmittelindustrie als Komplexbildner, Säureregulator, Stabilisator und Oberflächenbehandlungs- und Überzugsmittel eingesetzt und zu diesem Zweck enzymatisch oder durch Schimmelpilz-Fermentation aus Glukose hergestellt. Sie ist als Lebensmittelzusatzstoff ohne Höchstmengenbeschränkungen zugelassen und wird in Desserts und bei verarbeitetem Obst und Gemüse eingesetzt. Als körpereigene Substanz wird sie als unbedenklich eingestuft.

Glukose, Dextrose, Glucose, Traubenzucker: ein Einfachzucker, der bei der Energiegewinnung im menschlichen Organismus eine zentrale Rolle spielt. Glukose kommt in Lebensmitteln entweder in freier Form vor, ist an Zweifachzucker gebunden (z.B. in Laktose oder Haushaltszucker) oder als Hauptbaustein in den Mehrfachzuckern Zellulose und Stärke enthalten. Nur Pflanzen sind in der Lage, durch den Prozess der Photosynthese Glukose aus Wasser und Kohlendioxid herzustellen. Glukose ist daher v.a. in pflanzlichen Lebensmitteln enthalten, kommt aber auch in tierischen Produkten (z.B. in Milch in Form von Laktose) vor.

Aufnahme und Energiegewinnung: Glukose wird über den Dünndarm direkt ins Blut aufgenommen und von der Pfortader zur Leber transportiert, die sie in ihre Speicherform Glykogen umwandeln kann und andererseits bei Glukosemangel zur Gewinnung von Glukose aus Eiweiß und Fetten (→Glukoneogenese) fähig ist. Im Blut beträgt die Glukosekonzentration (Höhe des →Blutzuckerspiegels) im Normalfall 80–120 mg pro 100 ml; bei Hunger liegt sie darunter, nach einer kohlenhydratreichen Mahlzeit kann sie darüber liegen. Damit die Körperzellen die Glukose verwerten können, ist das Hormon →Insulin notwendig, das die Zellwände für Glukose durchgängig macht. Innerhalb der Zellen wird die Glukose durch den Prozess der Zellatmung, d.h. durch Oxidation, abgebaut, wobei eine energiereiche Verbindung (Adenosintriphosphat, Abk. ATP) entsteht, die z.B. für Aufbau- oder Transportprozesse und andere chemische Reaktionen verwendet werden kann.

Speicherung: Wird dem Organismus mehr Glukose zugeführt, als er benötigt, wandeln Leber und Skelettmuskeln einen Teil der überschüssigen Glukose in die Speicherform Glykogen um, die bei Energiebedarf rasch wieder mobilisiert werden kann. Sind die Glykogenspeicher voll, kommt es bei weiterer Zufuhr von Glukose zu deren Umwandlung in Körperfett, aus dem Glukose bei Bedarf ebenfalls wieder mobilisiert werden kann, wenn auch nur in geringem Umfang, weil die Fettsäuren nicht mehr in Glukose zurückverwandelt werden können. An der Umwandlung von Glykogen in Glukose bzw. an der Gewinnung von Glukose aus körpereigenem Fett und Eiweiß sind v.a. die Hormone →Glukagon und Adrenalin beteiligt.

Funktion: Glukose ist für den Körper deshalb von so großer Bedeutung, weil das Gehirn, die roten Blutkörperchen und das Nierenmark für ihre Funktion Glukose benötigen. Andere Organe sind in der Lage, sowohl Glukose als auch Fettsäuren aus der Nahrung zur Energiegewinnung heranzuziehen. Bei Hunger sind die Glukosevorräte des Körpers in der Regel rasch verbraucht, weshalb aus körpereigenem Eiweiß v.a. zur Versorgung des Gehirns Glukose gebildet wird. Nach einer Gewöhnungszeit verwertet das Gehirn jedoch auch Ketonkörper zur Energiegewinnung.

Glukose-Galaktose-Malabsorption: eine angeborene Störung der Aufnahme von in der Nahrung enthaltener Glukose und Galaktose, die sich erstmals bei Neugeborenen mit schweren Durchfällen nach dem Trinken von Muttermilch oder herkömmlicher Flaschennahrung äußert. Die Behandlung besteht darin, den Verzehr von glukose- und galaktosehaltigen Lebensmitteln zu meiden. Die einzigen Kohlenhydrate, die oral aufgenommen werden dürfen, sind Fruktose und Inulin. Säuglinge müssen anstelle von Muttermilch oder herkömmlicher Flaschennahrung zunächst kohlenhydratfreie Milchersatznahrungen erhalten, denen nach und nach Fruktose zugesetzt wird. Um einem Mangel an Mineralstoffen wie Kalzium und Vitaminen vorzubeugen, muss man ihnen Vitamin- und Mineralstoffpräparate verabreichen. Beim Übergang zur festen Nahrung muss auf Gemüse und Obst zunächst weitgehend verzichtet werden; nur der inulinhaltige Topinambur wird in der Regel vertragen. Auch Brot, Nudeln und Kartoffeln sind für die Ernährung ungeeignet. Quark, Fleisch, Käse, Fisch, Eier sowie Pflanzenfette und tierische Fette werden hingegen meist gut vertragen. Später können die Eltern versuchen, weitere Gemüsearten, Obst (zunächst saure Früchte) sowie Milch und Brot in die Ernährung mit einzubeziehen, da diese Lebensmittel mit zunehmendem Alter oft besser vertragen werden.

Glukose|intoleranz: verringerte Aufnahme von im Blut enthaltener Glukose durch die Körperzellen, ausgelöst durch einen Mangel an →Insulin oder durch eine verringerte Insulinempfindlichkeit der Zellen. Glukoseintoleranz ist ein sicheres Zeichen für das Vorliegen der Stoffwechselerkrankung →Diabetes mellitus.

Glukose|oxidase: ein vorwiegend von Mikroorganismen (z.B. Penicillium notatum) synthetisiertes Enzym, das →Glukose unter Verbrauch von Sauerstoff zu →Glukonsäure oxidiert. Es findet sich in natürlicher Form z.B. im Honig. Industriell hergestellte Glukoseoxidase wird v.a. zur Entfernung von Glukose aus Trockeneiprodukten verwendet, wodurch z.B. Verfärbungen verhindert werden sollen.

Glukosesirup: →Stärkesirup.

Glukosetoleranz: Grad der Aufnahme von mit der Nahrung zugeführter Glukose durch die Körperzellen. Die Glukosetoleranz zeigt an, inwieweit der Organismus die Glukose aus dem Blut entfernt, sodass sie den Körperzellen zur Energiegewinnung zur Verfügung steht. Gemessen wird sie mithilfe des →oralen Glukosetoleranztests. Bei einer verringerten Glukosetoleranz erhöht sich der Blutzuckerspiegel nach der Zufuhr von Glukose im Vergleich zu gesunden Menschen stark. Der maximale Blutzuckerspiegel liegt bei Gesunden nach Zufuhr von Glukose etwa zwischen 160 und 180 mg Glukose pro 100 ml Blut. Ein höherer Wert kann auf das Vorliegen der Stoffwechselerkrankung →Diabetes mellitus hindeuten.

Glukosurie, Glucosurie, Glykosurie: Ausscheidung von Glukose mit dem Harn, zu der es kommt, wenn der Blutzuckerspiegel einen Wert von 180 mg Glukose pro 100 ml Blut übersteigt. Normalerweise ist im Harn keine Glukose enthalten; daher besteht bei der Glukosurie, die man mithilfe eines in den Harn gehaltenen Teststreifens feststellen kann, stets der Verdacht auf die mit erhöhten Blutzuckerwerten einhergehende Stoffwechselerkrankung →Diabetes mellitus und es sollten eingehendere ärztliche Untersuchungen stattfinden. Allerdings kann es auch während der Schwangerschaft, nach dem Verzehr kohlenhydratreicher Speisen, bei einer Gehirnerschütterung oder einem Schlaganfall eine Zeitlang zur Glukosurie kommen.

Glutamate: die Ester und Salze der Glutaminsäure, von denen einige (Natrium-, Kalium-, Kalzium-, Ammonium- und Magnesiumglutamat) in der Lebensmittelverarbeitung als →Geschmacksverstärker eingesetzt werden.

Glutamin: eine →Aminosäure.

Glutaminsäure: eine →Aminosäure. In der Lebensmittelverarbeitung wird Glutaminsäure als →Geschmacksverstärker eingesetzt.

Gluten, Kleber, Klebereiweiß [lat. »Leim«]: Oberbegriff für Getreideeiweiße, die aus zwei Fraktionen bestehen, von denen eine alkohollöslich ist. Die Glutene der einzelnen Getreidearten unterscheiden sich geringfügig voneinander, und die Fraktionen haben größtenteils unterschiedliche Namen. Das Weizengluten enthält die alkohollösliche Fraktion Gliadin, das Roggengluten Secalin und das Gerstengluten Hordein. Für die Backeigenschaften eines Getreidemehls ist der Glutenanteil von entscheidender Bedeutung. Der Bäcker spricht von »kleberstarkem« oder »kleberschwachem« Mehl, je nachdem, ob das Mehl einen hohen oder niedrigen Anteil an Gluten besitzt. Weizengluten weist die besten Backeigenschaften auf. Es beeinflusst die Wasserbindung im Teig, die Krumen- und Krustenbildung, die Elastizität des Teiges und auch die Frischhaltung der Gebäcke. Weizengluten ist in Pulverform im Handel erhältlich und kann zur Anreicherung herkömmlicher Mehle zur Verbesserung der Backeigenschaften verwendet werden. Hinsichtlich seines Nährwerts ist Gluten allerdings eher ein minderwertiges Eiweiß. Manche Menschen reagieren allergisch auf Gluten, einige vertragen es aufgrund einer speziellen Erkrankung (→Zöliakie) nicht.

gluteninduzierte Enteropathie, glutensensitive Enteropathie: →Zöliakie.

Glycerin: →Glyzerin.

Glycin: eine →Aminosäure. In der Lebensmittelindustrie wird Glyzin als →Geschmacksverstärker verwendet.

Glycogen: →Glykogen.

Glycolyse: →Glykolyse.

Glycyrrhizin: eine Substanz, die in den Wurzeln des Süßholzstrauchs vorkommt und u. a. in Lakritze enthalten ist. Über einen längeren Zeitraum hinweg in höheren Dosen verabreicht, führt sie zu Hypokaliämie, Hypernatriämie, Ödemen und Bluthochdruck; daher sollte →Lakritze nur in Maßen verzehrt werden.

glykämischer Index, Abk. **GI:** blutzuckererhöhende Wirkung von kohlenhydrathaltigen Lebensmitteln in Prozent im Vergleich zur gleichen Menge reiner Glukose. Die blutzuckererhöhende Wirkung der Glukose wird dabei mit 100% angegeben; ihr glykämischer Index liegt damit also bei 100. Die meisten anderen kohlenhydrathaltigen Lebensmittel haben einen niedrigeren glykämischen Index. Besonders gering ist dieser bei unerhitzten Getreideprodukten; auch Fruktose besitzt nur einen glykämischen Index von ca. 50. Bei Weißmehlprodukten hingegen liegt der glykämische Index höher. Personen mit →Diabetes mellitus, die ihren Blutzuckerspiegel möglichst konstant halten müssen, sollten die Höhe des glykämischen Indexes von Lebensmitteln kennen.

Beeinflussende Faktoren: Der glykämische Index von kohlenhydratreichen Lebensmitteln wird u. a. durch die Zusammensetzung der Speisen beeinflusst. So erhöhen z. B. Kohlenhydrate in der Regel den Blutzuckerspiegel in geringerem Maß, wenn gleichzeitig Fett und Ballaststoffe in der Nahrung enthalten sind. Bestimmte Enzymhemmer (z. B. in Hülsenfrüchten oder Getreide enthaltene Amylasehemmer) scheinen den glykämischen Index ebenfalls zu senken. Wird beim Verzehr galaktosehaltiger Speisen Alkohol getrunken, so wird die Galaktose langsamer verarbeitet – der Blutzuckerspiegel steigt weniger rasch an, somit ist im Prinzip auch der glykämische Index der aufgenommenen Lebensmittel verringert. Auch die Verarbeitung und/oder Zubereitung der Speisen spielt eine Rolle. So ist der glykämische Index erhitzter Lebensmittel meist höher als der unerhitzter; der glykämische Index von Mais-, Reis- oder Kartoffelstärke liegt dann umso höher, wenn diese stark verarbeitet wurde (z. B. in Cornflakes).

Zu den Faktoren, die den glykämischen Index beeinflussen, gehört außerdem das Geschlecht einer Person: Fruktose wird von Männern z. B. rascher abgebaut als von Frauen; der glykämische Index von Fruktose liegt bei ihnen somit höher als bei Frauen. Das intensive Kauen von Lebensmitteln erhöht die Verwertbarkeit der darin enthaltenen Nährstoffe – als Folge kann sich der Blutzuckerspiegel ebenfalls rascher erhöhen. Man vermutet, dass es noch eine Reihe weiterer Faktoren gibt, die den glykämischen Index eines Lebensmittels beeinflussen. Aus diesem Grund sollte seine Rolle in der Ernährungstherapie von Diabetes mellitus nicht überbewertet werden.

Glykogen, Glycogen: ein Mehrfachzucker; Speicherform der Glukose im menschlichen Körper. Bei einem Überangebot an Glukose aus der Nahrung filtern Leber und (bei Bedarf) Skelettmuskeln Glukose aus dem Blut und wandeln sie in Glykogen um, das gespeichert

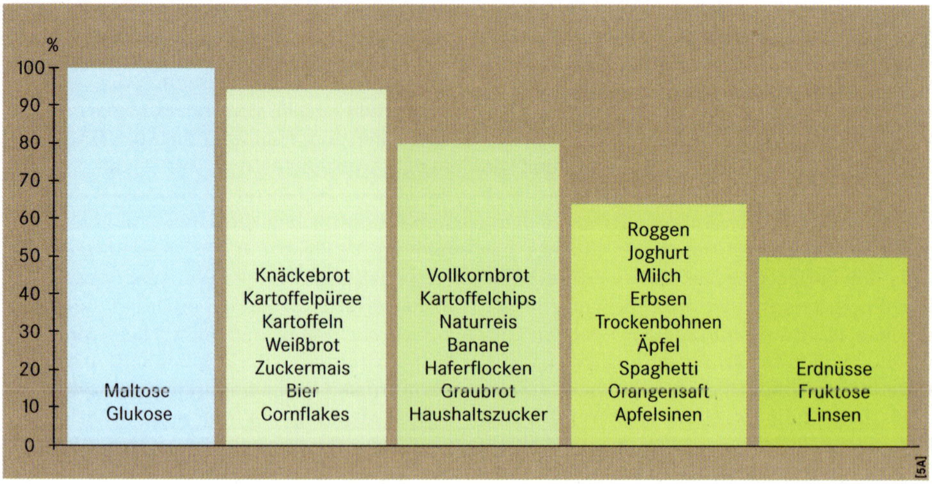

glykämischer Index verschiedener Lebensmittel und Zuckerarten werden kann – allerdings nur in der relativ geringen Menge von maximal 400 g. Bei Glukosemangel spaltet die Leber das in ihr gespeicherte Glykogen wieder in einzelne Glukosemoleküle, die dem Körper über das Blut zur Verfügung gestellt werden. Das in den Skelettmuskeln gespeicherte Glykogen steht den Muskeln als Energiequelle für Kontraktionen zur Verfügung.

Glykogenspeicherkrankheiten, Glycogenosen, Glycogenspeicherkrankheiten, Glykogenosen: Gruppe seltener Speicherkrankheiten, bei denen es zu einer Anhäufung von Glykogen in den Organen (v. a. Leber, Nieren, Herz) und in der Skelettmuskulatur kommt, da dessen Abbau zu Glukose aufgrund erblicher Enzymdefekte gestört ist. Dadurch kommt es rasch zu einer →Unterzuckerung, da der Blutzuckerspiegel bei Glukosebedarf des Körpers nicht aus den körpereigenen Vorräten aufrecht erhalten werden kann.

Die verbreitetste Glykogenspeicherkrankheit ist der **Morbus von Gierke** (Glykogenspeicherkrankheit Typ I), bei dem ein Mangel an dem Enzym Glukose-6-Phosphatase vorliegt. Als Folge kann weder die Glukose aus dem Glykogen freigesetzt werden noch kann der Körper aus Eiweiß (→Glukoneogenese), Fruktose oder Galaktose Glukose gewinnen.

Behandlung: Die Behandlung besteht in erster Linie in der kontinuierlichen Gabe von Glukose (per Nasensonde, insbesondere in der Nacht), um eine Unterzuckerung zu verhindern. Zudem gewährleistet die Zufuhr langsam aufschließbarer Kohlenhydrate (z. B. 1,5–3 g ungekochte Maisstärke pro Kilogramm Körpergewicht täglich) normale Blutzuckerwerte. Beim Morbus von Gierke muss zusätzlich weitgehend auf Fruktose und Galaktose, d. h. auf Milch und zahlreiche Milchprodukte sowie auf Obst und bestimmte Gemüsearten, verzichtet werden, weil diese nicht verwertet werden können. Bei der Glykogenspeicherkrankheit Typ II, bei der ein Mangel an dem Enzym Alpha-1,4-Glucosidase vorliegt und die oft zu einer Herzinsuffizienz führt, kann manchmal eine eiweißreiche Kost hilfreich sein. Bei der Glykogenspeicherkrankheit Typ III, der ein Mangel an dem Enzym Amylo-1,6-Glucosidase zugrunde liegt, sollte die Nahrung eiweißreicher und fettärmer sein als die normale Vollkost. (Der Anteil des Eiweißes an der Energiezufuhr sollte ca. 25 % betragen.) Zudem soll wenig Zucker konsumiert werden. Alle drei Stunden sollte der Patient eine kleine Mahlzeit einnehmen. Falls nötig, muss nachts einer Unterzuckerung durch die Zufuhr von Glukose oder ungekochter Maisstärke per Nasensonde vorgebeugt werden. Die Glykogenspeicherkrankheit Typ IV erfordert keine größere Nahrungsumstellung; allerdings sollte dem Organismus wie beim Morbus von Gierke eine gewisse Menge ungekochter Maisstärke zugeführt werden, um einer Unterzuckerung vorzubeugen. Bei der Glykogenspeicherkrankheit Typ V, die auf einen Mangel an Muskelphosphorylase zurückzuführen ist, muss dem Körper bei anstrengenden Tätigkeiten zusätzlich Zucker zugeführt werden. Bei der Glykogenspeicherkrankheit Typ VI ist eine eiweißreiche, fett- und zuckerarme Diät nur notwendig, falls es häufig zu Unterzuckerungen kommt.

Glykolyse, Glycolyse: Abbau von im Blut bzw. in Körperzellen vorhandener Glukose zwecks Energiegewinnung oder Bereitstellung von Vorstufen für die Bildung u. a. von Fett.

Glykosurie: →Glukosurie.

Glyzerin, Glycerin [zu griech. glykýs »süß«]: ein dreiwertiger, süß schmeckender Alkohol. Glyzerin kommt in allen pflanzlichen und tierischen Zellen vor. Der menschliche Organismus kann daraus im Rahmen der →Glukoneogenese den Energieträger Glukose gewinnen. In Lebensmitteln bindet Glyzerin Feuchtigkeit und verhindert so den Wasser- und damit Qualitätsverlust. Daher wird es in der Lebensmittelindustrie als Feuchthaltemittel und Füllstoff eingesetzt. Zu diesem Zweck wird es hauptsächlich aus tierischen Fetten und Kokosfett gewonnen oder chemisch aus Propylen hergestellt. Glyzerin ist als Lebensmittelzusatzstoff ohne Höchstmengenbeschränkungen zugelassen und wird u. a. in Fleischerzeugnissen, Kuchen, Konfekt und Überzügen verwendet. Bei Aufnahme größerer Mengen kann es zu Kopfschmerzen kommen.

Goldbarsch: →Rotbarsch.

Goldbrasse, Dorade: eine Art der →Meerbrassen.

Goldbutt: →Scholle.

Gomasio [japan. goma »Sesam« und s(h)io »Salz«], **Sesamsalz:** ein traditionelles asiatisches Würzmittel aus Sesamkernen und Meersalz, das in Naturkostläden erhältlich ist. Für die Herstellung des Würzmittels wird das Meersalz (zur Entfernung von Restfeuchte) erhitzt und dann in einem Mörser zu Pulver zermahlen. Die Sesamkerne werden ohne Fett geröstet, ebenfalls mit dem Mörser zerkleinert und anschließend mit dem Meersalz vermischt (in der Regel in einem Verhältnis von fünf bis sieben Teilen Sesam zu einem Teil Meersalz). In der Küche kann man Gomasio u. a. als Würzmittel für Salate, Suppen und Getreidegerichte verwenden; allerdings soll man es nicht erhitzen, da dies den Geschmack beeinträchtigt. Daher sollte es bei warmen Speisen erst nach dem Kochen darüber gestreut werden.

Gombo: →Okra.

Götterspeise, Geleespeise: puddingähnliche Süßspeise aus Fruchtsaft oder in Wasser gelösten Aromastoffen, Zucker und Gelier- und/oder Verdickungsmitteln (Gelatine oder Pektin). Fertige Götterspeise kommt als Pulver in den Handel und muss nur noch in heißem Wasser aufgelöst und nach dem Erkalten gestürzt werden.

Granadilla: →Passionsfrucht.

Granat, Nordseegarnele: eine Garnelenart (→Krustentiere).

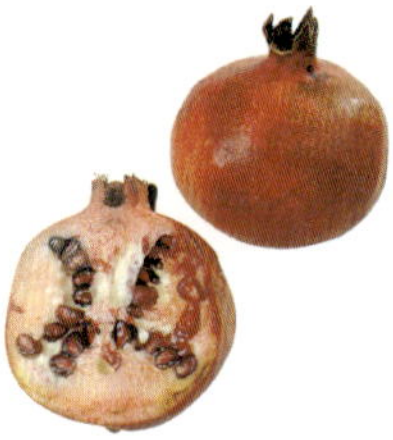

Granatäpfel

Granatapfel: apfelähnliche, 1,5–12 cm breite, rote Frucht des Granatapfelbaums (Punica granatum), eine samenreiche Beere. Bei der reifen Frucht liefern die Samenschalen in ihrer äußeren, fleischig saftigen Schicht den eigentlich essbaren Teil; die von einer durchscheinend rötlichen, weichen, saftigen Fruchtfleischhülle umgebenen Samenkerne werden entfernt oder mitgegessen. Der vielen Kerne wegen werden Granatäpfel häufig zu Saft ausgepresst. Das Samenfleisch findet auch zur Herstellung von Sirup (Grenadine) Verwendung. Der Granatapfel stammt ursprünglich aus Persien, wo er schon weit vor Christi Geburt angebaut wurde, und galt seit je als Symbol der Liebe und Fruchtbarkeit. Heute werden die Früchte, deren süßsäuerlicher Geschmack entfernt an Johannisbeeren erinnert und die einen hohen Kaliumgehalt haben, in nahezu allen tropischen und subtropischen Ländern angebaut.

Granatapfelsirup: →Grenadine.

Grapefruit ['gre:pfru:t, engl., eigentlich »Traubenfrucht«]: Frucht des Grapefruitbaums (Citrus paradisi); vermutlich handelt es sich um eine Kreuzung aus Pampelmuse und Apfelsine. Haupterzeugerländer sind die USA (Florida) und Israel. Die gelben, kugeligen Früchte haben einen Durchmesser von 10 bis 15 cm und eine feinporige, hell- bis rötlich gelbe Schale. Das saftige Fruchtfleisch ist je nach Sorte gelb, rosa oder rot und hat ein süßsäuerliches, leicht bitteres Aroma. Die Grapefruit wird umgangssprachlich, aber unkorrekt häufig auch als →Pampelmuse bezeichnet; von dieser Frucht unterscheidet sie sich außer in der Größe (Pampelmusen sind mit bis zu 6 kg Gewicht wesentlich größer als Grapefruits) durch eine dünnere Schale, ein saftreicheres Fruchtfleisch und einen etwas süßeren Geschmack. Grapefruits werden überwiegend frisch verzehrt oder zu Fruchtsäften verarbeitet. Sie haben einen hohen Gehalt an Ballaststoffen (u. a. Pektin), Vitamin C und Kalium.

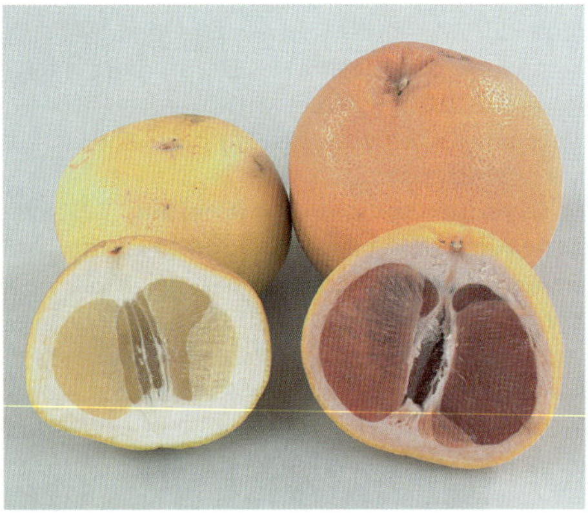

Grapefruits

gratinieren: →überbacken.

Graubutt: →Flunder.

grauer Star, Katarạkt: Trübung der Augenlinse. Der graue Star äußert sich durch eine Verschlechterung des Sehvermögens; es bilden sich Schleier vor der Augenlinse, helles Tageslicht wird als grell empfunden, Konturen können nicht mehr klar erkannt werden. Im fortgeschrittenen Stadium wirkt das Auge trüb. In seltenen Fällen ist der graue Star angeboren; meist bricht die Krankheit im Alter aufgrund von Enzymveränderungen, durch Schädigungen infolge der Einwirkung von ultraviolettem Licht oder als Folge von Fehlernährung, Galaktosämie oder Diabetes mellitus aus. Auch Verletzungen können den grauen Star auslösen. Die Behandlung besteht in der Regel in einer Staroperation, bei der entweder der getrübte Teil der Augenlinse oder die gesamte Linse entfernt wird. Die dadurch verringerte Sehfähigkeit wird entweder durch eine Starbrille, durch Kontaktlinsen oder durch Einsetzen von Kunststofflinsen ausgeglichen.

Vorbeugung: Bis zu einem gewissen Maß kann man dem grauen Star durch eine gezielte Ernährung vorbeugen. Wichtig ist es, Vitamine und Mineralstoffe, v. a. die antioxidativ wirkenden Vitamine C, E und Betakarotin (→Antioxidanzien), Vitamin B_2, Zink und Selen in ausreichender Menge aufzunehmen. Alkohol sollte nur in geringem Maß konsumiert werden. Für Diabetiker ist eine adäquate Einstellung des Stoffwechsels wichtig; denn ein zu hoher Blutzuckerspiegel kann zu einer Ansammlung von Sorbit in der Augenlinse führen, was eine Trübung der Linse nach sich zieht. Ob die Zufuhr größerer Mengen Milch im Erwachsenenalter grauen Star hervorrufen kann, ist noch umstritten. Die in der Milch enthaltene Laktose steht im Verdacht, in größeren Mengen eine Linsentrübung zu fördern.

Graupen: ein →Getreideerzeugnis.

Grenadilla: →Passionsfrucht.

Grenadine [...'di:n, frz.], **Granatapfelsirup:** süß-säuerlich schmeckender, mit Zucker versetzter Saft aus dem Samenfleisch des →Granatapfels. Grenadine erinnert im Geschmack an Johannisbeeren und wird als aromatisierender Zusatz zu Süßspeisen und Getränken, insbesondere zu Cocktails verwendet.

Grieß: ein →Getreideerzeugnis.

grillen, grillieren: garen in trockener Luft mittels Wärmestrahlung bei Umgebungstemperaturen von 250 °C, wobei das Gargut gleichzeitig gebräunt wird. Je nach Art der Wärmequelle wird mit Strom, Gas oder Glut (Holzkohle) gegrillt. Beim Kontaktgrillen (ohne Geschirr, direkt auf der Heizfläche) wird die Wärme durch zwei beheizte Platten aus beschichtetem Aluminium, Stein oder Gußeisen durch unmittelbaren Kontakt auf das Grillgut übertragen. Beim Strahlungsgrillen, z. B. am Spieß oder auf dem Grillrost, gelangt die Wärme über glühende Holzkohle, Elektro- oder Gasstrahlungsheizkörper in Form von Infrarotstrahlung auf die Oberfläche der Lebensmittel.

Durch die hohe Temperatur an der Gargutoberfläche werden Eiweißstoffe denaturiert und Kohlenhydrate karamellisiert. Es bildet sich rasch eine Kruste. Je nach Art und Beschaffenheit des Lebensmittels werden Aromastoffe intensiviert und unterschiedliche Bräunungsgrade erzeugt. Die Art der Beheizung spielt dabei ebenso eine Rolle wie die Vorbereitung des Produktes mit Gewürzen und Marinaden. Beim Holzkohlengrill werden durch die Rauchentwicklung mehr bzw. zusätzliche Aromastoffe gebildet.

Geeignete Lebensmittel: Ebenso wie das Braten dient auch das Grillen v. a. zur Zubereitung von Fleisch. Da der Grillprozess aufgrund der hohen Temperatur relativ kurz ist, sollten gut abgehangene, bindegewebsarme und nicht zu dicke Teilstücke verwendet werden; nur diese werden beim Grillen ausreichend zart. Vom Rind eignen sich v. a. Hüft-, Rump- und Lendensteak, vom Schwein Schnitzel, Kotelett, Nacken und Filet. Geflügel wird im Ganzen oder als Teilstück (z. B. Hähnchenschenkel, Putenbrust) gegrillt. Kalb- und Wildfleisch wird beim Grillen schnell trocken und verliert an Geschmack.

Außer Fleisch eignen sich auch Süßwasserfische wie Aal, Forelle, Lachs und Schleie und Seefische wie Hering, Makrele, Seezunge und Steinbutt zum Grillen. Von den Gemüsearten lassen sich v. a. festfleischige, saftige Gemüsepaprika, Tomaten, Zwiebeln, Champignons, Maiskolben und Kartoffeln schmackhaft auf dem Grill zubereiten. Auch Obstarten mit festem Fruchtfleisch wie Äpfel, Aprikosen, Bananen und Pfirsiche eignen sich – in Stücke geschnitten, mit Fruchtsaft oder Alkohol sowie Gewürzen mariniert – zum Grillen.

Gesundheitswert und Gefahren: Die sich an der Oberfläche des Garguts bildende Kruste verhindert, dass Fleischsaft, Nähr- und Geschmacksstoffe austreten. Daher gehen beim Grillen im Vergleich zu anderen Garmethoden relativ wenig Nährstoffe verloren. (Lediglich hitzeempfindliche Vitamine wie Vitamin B_1 und B_6 werden aufgrund der hohen Wärmezufuhr zerstört.) Es empfiehlt sich, das Grillgut erst nach dem Garen zu würzen, denn Salz öffnet die Poren, sodass es zu einem Austreten von Saft kommen kann.

Beim Grillen von Fleisch können teilweise Krebs erregende chemische Verbindungen – die so genannten →polyzyklischen aromatischen Kohlenwasserstoffe – entstehen, deren typischer Vertreter das →Benzpyren ist. Polyzyklische aromatische Kohlenwasserstoffe bilden sich bei der unvollständigen Verbrennung von organischem Material wie Holz, Öl, Benzin, Kunststoff, Papier sowie pflanzlichen oder tierischen Substanzen. Beim Grillen über offener Holzkohle kann Fleischsaft und Fett in die Glut tropfen und dort unter Bildung von bläulichem Rauch verbrennen. Der aufsteigende Qualm schlägt sich an der Oberfläche des Grillguts nieder und durch den Verzehr gelangen die beim Verbrennen gebildeten polyzyklischen aromatischen Kohlenwasserstoffe in den menschlichen Körper. Untersuchungen an Steaks, die auf dem offenen Grill zubereitet worden waren, ergaben Benzpyren-Konzentrationen, die dem Gehalt von 600 Zigaretten entsprachen.

Diese Gefahr lässt sich durch sachgerechtes Grillen jedoch weitgehend vermeiden. Ein Grill, bei dem die Wärmequelle seitlich oder über dem Grillgut angebracht ist, bietet die besten Voraussetzungen; auf diese Weise kann kein Fett in die Glut tropfen. Befindet sich die Wärmequelle unter dem Grillgut, sollte man mageres Fleisch verwenden und ölhaltige Marinaden vor dem Grillen abtupfen, um das Tropfen von Fett zu vermeiden. Das Bestreichen des Fleisches mit Bier erzeugt zwar ein besonderes Aroma; die organischen Substanzen der Flüssigkeit können aber ebenfalls Rauch bilden, der polyzyklische aromatische

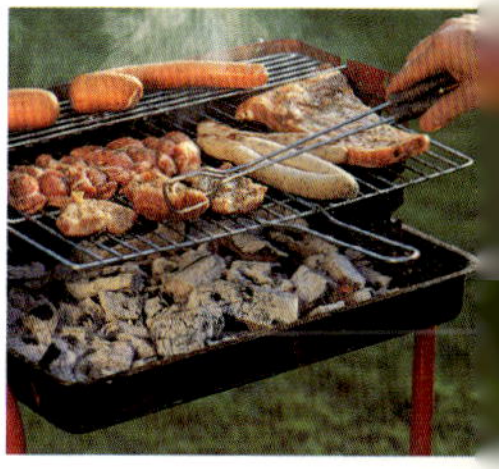

grillen

Haaranalyse: ein Verfahren zur →Nährstoffstatusbestimmung.

Haarwild: alle Fell tragenden, jagdbaren Säugetiere. Die wichtigsten Arten in Deutschland sind Reh, Rot- und Damhirsch, Gämse, Wildschwein, Hase und Wildkaninchen. Ein großer Teil des heute im Handel erhältlichen Wildfleischs stammt nicht aus Deutschland, sondern wird u. a. aus Polen, Ungarn und Argentinien importiert. Auch das heimische Wild wird nicht immer auf der Jagd erlegt, sondern in zunehmendem Maß wie Nutztiere in Gehegen aufgezogen. Dank Auslandsimporten und moderner Tiefkühltechnik ist Haarwild heute auch außerhalb der Jagdzeit das ganze Jahr über erhältlich. Fleisch von Haarwild, das in Deutschland und anderen westeuropäischen Ländern in freier Wildbahn erlegt wurde, das in Wildgewinnungsbetrieben abgeliefert und über den Großhandel vertrieben wird, unterliegt einer veterinärmedizinischen Untersuchung. Auch Fleisch, das in Länder der Europäischen Union exportiert wird, muss von Veterinärmedizinern der Europäischen Union kontrolliert werden.

Arten: Das bei uns am meisten verzehrte Haarwild ist das **Reh** (Capreolus capreolus), die kleinste heimische Hirschart. Das Fleisch der Jungtiere ist rotbraun, zart, saftig und wohlschmeckend, das von über dreijährigen Tieren grobfaserig. Der **Rothirsch** (Rotwild, Cervus elaphus) zählt zu den größten Hirscharten Mitteleuropas. Sein Fleisch ist dunkelbraun und kernig. Das zarte, saftige Fleisch von Jungtieren eignet sich sehr gut zum Braten oder Grillen, das von älteren Tieren zum Schmoren. Der **Damhirsch** (Damwild, Dama dama) wird hierzulande in Gehegen gehalten. Sein Fleisch ist rotbraun, zart und saftig und gilt als noch schmackhafter als das des Rothirschs.

Die **Gämse** (Rupicapra rupicapra) ist eine ziegengroße Art der Paarhufer mit dunkel- bis schwarzbraunem, kernigem Fleisch, das besonders aromatisch schmeckt und als Delikatesse gilt. Das Fleisch von älteren Tieren eignet sich für Schmorbraten und Ragouts.

Das **Wildschwein** (Schwarzwild, Sus scrofa) liefert dunkelrotes, sehr saftiges und äußerst aromatisches Fleisch, das bei den Jungtieren (Frischlingen, Überläufern) besonders delikat ist und als Braten, Ragout, Rollbraten, Steak, Filet oder Medaillon zubereitet werden kann. Von älteren Tieren werden meist nur die Keulen verwendet.

Vom **Hasen** kommen in Europa zwei Arten vor: der Feldhase (Lepus capensis) und der in kühleren Regionen lebende Schneehase (Lepus timidus). Beide besitzen braunrotes, zartes Fleisch, das vorzüglich schmeckt. Am schmackhaftesten ist das Fleisch von drei bis acht Monate alten Tieren. Rücken und Keulen eignen sich zum Braten, Schulter, Rippen und Bauchlappen für Ragout. Das **Wildkaninchen** (Oryctolagus cuniculus) liefert weißliches bis blassrosafarbenes, zartes, saftiges und würziges Fleisch, das wie beim Hasen zubereitet wird.

Einkauf, Zubereitung und Lagerung: Reh, Hirsch, Gämse und Wildschwein kommen meist in Teilstücken in den Handel, Hase und Wildkaninchen auch als ganze Tiere. Die besten und teuersten, gut zum Braten geeigneten Teile sind Rücken und Keule, die billigsten Hals, Brust und Bauch; diese eignen sich für die Zubereitung von Gulasch und Ragout. Grundsätzlich ist das Fleisch von Jungtieren zarter und saftiger als das von älteren. Frisches Wildfleisch besitzt einen angenehmen, leicht säuerlich aromatischen Geruch. Da Wildfleisch in der Regel zäher ist als Fleisch von Schlachttieren, legt man es vor der Zubereitung häufig in eine →Wildbeize ein, um es zarter zu machen.

Um möglicherweise vorhandene Krankheitserreger abzutöten, muss Wildfleisch stets gut durchgegart werden. Dazu ist eine Kerntemperatur von 80 °C über einen Zeitraum von mindestens zehn Minuten erforderlich. Reh-, Hirsch- und Gämsenfleisch sind im Gefriergerät bei einer Mindesttemperatur von −18 °C zwölf Monate, Hase und Wildkaninchen acht Monate und Wildschwein sechs Monate lagerfähig.

Inhaltsstoffe, Gesundheitswert und Schadstoffbelastung: Haarwildfleisch enthält im Vergleich zu Schlachtviehfleisch mehr Eiweiß und weniger Fett. Je nach Art beträgt der Fettanteil 1–8 %. Dadurch ist auch der Energiegehalt deutlich geringer. Allerdings hat das Fett von Haarwild einen hohen Anteil an gesättigten und nur einen sehr geringen Anteil an ungesättigten Fettsäuren.

Wildfleisch ist bekömmlich. Es hat einen sehr hohen Gehalt an Eisen und B-Vitaminen, kann aber mit Schadstoffen (u. a. Rückständen von Pestiziden und Schwermetallen) belastet sein. Dies trifft in besonderem Maß auf die Innereien zu, die auch wegen ihres hohen Puringehalts nicht gegessen werden sollten. Da das Fleisch von Jungtieren einen wesentlich höheren Puringehalt hat als das von über dreijährigen Tieren, sollten Gichtpatienten und Personen mit Nieren- oder Blasensteinen auf Jungtierfleisch verzichten.

HACCP: Abk. für →Hazard Analysis of Critical Control Points.

Hachse: →Haxe.

Hackfleisch, Gehacktes, Gewiegtes: rohes, von groben Sehnen befreites und stark zerkleinertes Rind- oder Schweinefleisch. Durch das Zerkleinern wird die Faserstruktur des Fleisches stark aufgelockert; deshalb wird es sehr schnell gar. Man verwendet es v. a. zur Herstellung von Frikadellen, Hackbraten und Saucen (z. B. Sauce bolognese). Die stark vergrößerte Oberfläche von Hackfleisch bietet einen idealen Nährboden für Mikroorganismen. Hackfleisch verdirbt daher schnell und kann dann eine →Lebensmittelvergiftung (z. B. durch →Salmonellen) auslösen. Deshalb darf es nur am Tag der Herstellung verkauft werden. Um einer Lebensmittelvergiftung vorzubeugen, empfiehlt es sich, das Fleisch noch am Kauftag zuzubereiten und gut durchzugaren.

Obwohl seit 1992 in Deutschland der maximale Fettgehalt für die verschiedenen Hackfleischzubereitungen nicht mehr gesetzlich geregelt ist, sind die vorher geltenden Richtwerte immer noch üblich. Danach beträgt der Fettanteil in **Tatar** (Schabefleisch), das aus sehnen- und fettarmem Rindfleisch hergestellt wird, höchstens 6 %. Bei **Rinderhackfleisch** (aus grob entsehntem Rindfleisch) beträgt der Fettanteil üblicherweise nicht mehr als 20 %, bei **Schweinehackfleisch** (Mett) höchstens 35 % und bei gemischtem Hackfleisch (aus grob entfettetem Schweine- und grob entsehntem Rindfleisch) höchstens 30 %. Im Handel ist außerdem gewürztes Schweinehackfleisch erhältlich, dem Kochsalz, Gewürze und Zwiebeln beigefügt werden dürfen und das als Thüringer Mett oder Hackepeter bezeichnet wird.

Hafer [altsächs. hafero, eigentlich »Futter für den Ziegenbock«], wiss. Name **Avena:** Gattung der Süßgräser mit über 30 vom Mittelmeerraum bis Zentralasien und Nordafrika verbreiteten Arten; einjährige Pflanzen mit zwei- bis mehrblütigen Ährchen in Rispen. Wichtigster Vertreter der Gattung ist der in verschiedenen Sorten kultivierte Saathafer (Gemeiner Hafer, Avena sativa).

Geschichte: Funde von Haferkörnern in den Pfahlbauten am Bieler See und Zürichsee belegen, dass Hafer bereits in der mitteleuropäischen Bronzezeit angebaut wurde. Die Römer fanden bei den Germanen Haferanbau vor. Bis zum 18. Jh. war Hafer, besonders in Form von Hafergrütze, ein wichtiger Bestandteil der Ernährung breiter Bevölkerungsschichten. Erst mit dem Sinken der Getreidebrotpreise verlor er an Bedeutung.

Anbau und Verwendung: Saathafer benötigt ein gemäßigtes Klima mit reichlich Niederschlag und hoher Luftfeuchtigkeit. Er wird daher in Europa v. a. in den mittleren und nördlichen Ländern angebaut. Daneben kultiviert man ihn in Westasien und Nordamerika. Hafer wird überwiegend als Futtermittel (v. a. zur Kraftfutterherstellung) verwendet. Als Brotgetreide nutzt man ihn nur selten, da er sehr glutenarm ist. Die entspelzten Körner werden v. a. zu Haferflocken (→Getreideerzeugnisse), daneben auch zu Hafergrieß und Hafermehl verarbeitet.

Inhaltsstoffe und Gesundheitswert: Aufgrund seines hohen Gehalts an unentbehrlichen Aminosäuren, ungesättigten Fettsäuren sowie Vitaminen (v. a. Vitamin K und Biotin) und Mineralstoffen (v. a. Magnesium, Eisen, Zink und Kupfer) ist Hafer eine sehr wertvolle Getreideart. Da er das Schleim bildende Kohlenhydrat Lichenin enthält, wird er in Form von Haferschleim diätetisch bei Magen-Darm-Erkrankungen eingesetzt.

Haferflocken: ein →Getreideerzeugnis.

Haferkleie: ein →Getreideerzeugnis.

Hagebutte: Frucht verschiedener Rosenarten, v. a. der Wilden Heckenrose (Rosa canina). Die vollreifen Früchte sind rot und haben einen herb-säuerlichen Geschmack. Sie werden im Herbst geerntet und zu Mark, Gelee, Konfitüre, Saucen, Tee (→Früchtetees), Saft, Wein und Likör verarbeitet. Wegen ihres hohen Vitamin-C-Gehalts werden Zubereitungen aus Hagebutten zur Vorbeugung und Behandlung von Erkältungskrankheiten und grippalen Infekten sowie zur Immunstärkung verzehrt.

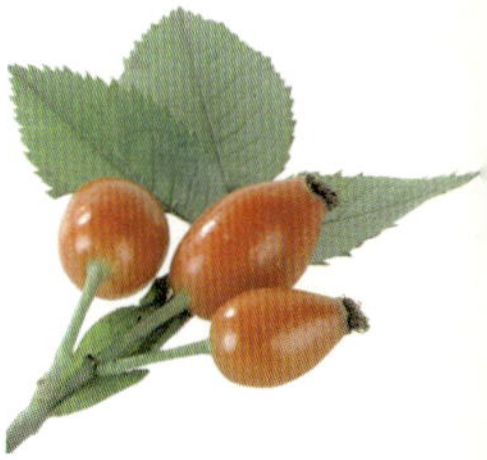
Hagebutten

Hagebuttentee: ein →Früchtetee.

Hagelzucker: ein →Zucker.

Hähnchen: männliche und weibliche →Hühner im Alter von fünf bis sechs Wochen.

Halbwertszeit, Abk. **HWZ:** Zeitraum, innerhalb dessen ein bestimmter Wert (z. B. der Grad der Radioaktivität) auf die Hälfte seines Anfangswerts sinkt. Als biologische Halbwertszeit wird die Zeitspanne bezeichnet, in der die Hälfte einer Substanz (z. B. eines Medikaments) von einem Lebewesen ausgeschieden oder abgebaut wird. Beim Menschen hängt die biologische Halbwertszeit u. a. von Geschlecht, Größe, Alter und Gewicht ab. Für die Ernährung spielt die Halbwertszeit z. B. bei der radioaktiven Verseuchung von Nahrungspflanzen eine Rolle.

haltbare Milch, H-Milch: ultrahocherhitzte →Milch.

Haltbarkeit: Zeitspanne, während der Lebensmittel genießbar sind. Da Lebensmittel

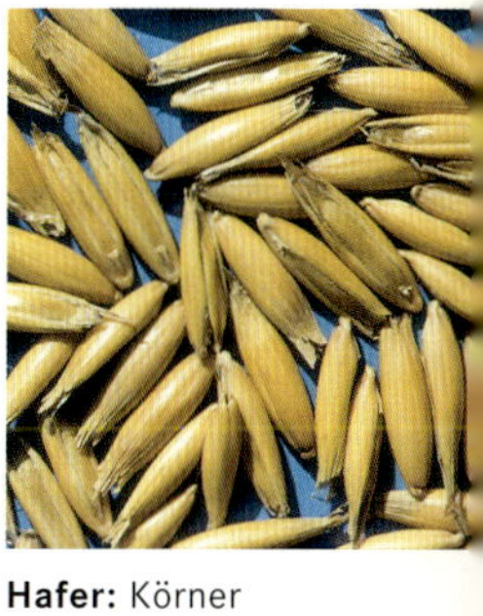
Hafer: Körner

HALTBARKEIT VON LEBENSMITTELN BEI UNTERSCHIEDLICHEN LAGERBEDINGUNGEN

Lebensmittel	Lagerbedingungen	Lagerdauer
Rohmilch, abgepackt	3 °C	3 Tage
	8 °C	2 Tage
	15 °C	1 Tag
pasteurisierte Milch	3 °C	10 Tage
	8 °C	5 Tage
	15 °C	1-2 Tage
H-Milch	20 °C	6 Wochen
sterilisierte Milch	15-20 °C	6-12 Monate
Rindfleisch, frisch	-18 °C	12 Monate
	-25 °C	18 Monate
	-30 °C	24 Monate
Vollei, flüssig	-18 °C	12 Monate
	-25 °C	24 Monate
	-30 °C	über 24 Monate
Fettfisch	-18 °C	4 Monate
	-25 °C	8 Monate
	-30 °C	12 Monate
Weizenschrotbrot	12-18 °C, trocken	bis zu 8 Tage
	-18 °C	3 Monate
Weizenschrotbrot, in Scheiben	12-18 °C, trocken	4-5 Tage

[3]

heute vielfach aus anderen Ländern importiert und auch außerhalb der saisonalen Ernte- und Angebotsperioden nachgefragt werden und viele Verbraucher nur einmal pro Woche einkaufen, ist es notwendig, Lebensmittel möglichst lange lagerfähig zu machen.

Die Haltbarkeit eines Lebensmittels hängt u.a. von seiner Zusammensetzung (z.B. seinem Wassergehalt), dem Zerkleinerungsgrad, dem pH-Wert, der Licht- und Sauerstoffeinwirkung, der Anfangskeimbelastung (d.h. der Anzahl an unerwünschten Mikroorganismen im Ausgangsprodukt) und seinem Anteil an oxidativen bzw. antioxidativen Substanzen ab. Letztere sind von entscheidender Bedeutung, da viele Inhaltsstoffe des Lebensmittels – überwiegend Fett, aber auch Eiweiße – durch Luftsauerstoff verändert werden. Der →Verderb von Lebensmitteln kann aber nicht nur oxidativ, sondern auch mikrobiell (→Fäulnis, →Lebensmittelinfektionen, →Lebensmittelvergiftungen), enzymatisch, durch Entmischen der Bestandteile, durch Austrocknen feuchter Produkte oder durch Wasseraufnahme trockener Produkte erfolgen.

Um Oxidationsprozesse, z.B. das Ranzigwerden von Butter oder Margarine (→Fettverderb) zu unterbinden, werden vielen Lebensmitteln →Antioxidationsmittel zugesetzt. Auch →Konservierungsstoffe und verschiedene →Konservierungsmethoden werden zur Haltbarmachung eingesetzt.

Trotz dieser Schutzmaßnahmen lässt sich der Verderb von Lebensmitteln nicht auf unbegrenzte Dauer verhindern. Zum Schutz des Verbrauchers muss daher das Mindesthaltbarkeitsdatum eines Lebensmittels auf der Verpackung angegeben sein. Falls die Mindesthaltbarkeit bestimmte Lagerungsbedingungen erfordert, müssen auch diese deklariert werden (→Kennzeichnung von Lebensmitteln).

Hämagglutinine, Lectine, Lektine: Substanzen, die eine Verklumpung von roten Blutkörperchen hervorrufen. Hämagglutinine kommen z.B. in rohen Hülsenfrüchten vor und können u.a. Entzündungen der Darmschleimhaut auslösen. Daher sollten Hülsenfrüchte nur gekocht verzehrt werden.

Hämatokrit: Maß für den prozentualen Anteil der festen Blutbestandteile (Blutzellen) am Gesamtblut. Der Normwert liegt bei Frauen zwischen 36 und 46 %, bei Männern zwischen 42 und 50%. Die roten Blutkörperchen (Erythrozyten) bilden mit rund 96% den größten Anteil an den festen Blutbestandteilen. Der Hämatokrit kann Hinweise auf das Vorliegen von Erkrankungen geben: Bei →Anämien ist er z.B. erniedrigt.

Hamburger ['hæmbə:gə, engl.]: aus magerem Rinderhackfleisch hergestellte, kurz gebratene, flache Frikadelle, meist zwischen zwei Brötchenhälften eingelegt und mit Ketchup oder Mayonnaise sowie einem Salatblatt, manchmal auch noch mit einer Tomaten- oder Gurkenscheibe versehen. Hamburger, bei denen zusätzlich noch eine Scheibe Chester Schmelzkäse eingelegt wird, heißen Cheeseburger. Die typische Fast-Food-Mahlzeit aus den USA hat einen geringen Nährwert, ist sehr fett-, natrium- und kalorienreich, dafür ballaststoffarm und enthält verschiedene Lebensmittelzusatzstoffe (u.a. Konservierungsstoffe). 100g Hamburger enthalten ca. 9,4g Fett und haben einen Energiegehalt von rund 255kcal/1070kJ.

Hammelfleisch: Fleisch von kastrierten männlichen oder nicht zur Zucht zugelassenen weiblichen →Schafen.

Hämochromatose: eine →Eisenspeicherkrankheit.

Hämodialyse: eine Form der →Dialyse.

Hämosiderose: eine →Eisenspeicherkrankheit.

Handel, fairer: →fairer Handel.

Handelsklassen: Einteilungsnormen für land- und fischereiwirtschaftliche Produkte. Eingeführt wurden diese Normen mit der Absicht, die Qualität landwirtschaftlicher Produkte zu verbessern, die Marktübersicht und damit den Absatz zu fördern sowie den Verbraucher über die Qualität der Lebensmittel aufzuklären. Die übliche Einteilung in die Handelsklassen »Auslese«, »A«, »B«, »C« wurde inzwischen bei Obst und Gemüse weitgehend durch die innerhalb der Europäischen Union geltende Einteilung in die →Güteklassen »Extra« (auserlesene Ware), »I« (hochwertige Ware), »II« (gute Ware), »III« (Industrieware) abgelöst. Eingeteilt werden die Produkte nach Größe, Aussehen, Geschmack, Qualität, Herkunft, Angebotszustand, Reinheit, Zusammensetzung, Sortierung, Beständigkeit sowie Art und Zeitpunkt der Erzeugung. Ernährungsphysiologisch relevante Eigenschaften wie Mineralstoff-, Vitamin- oder Schadstoffgehalt werden nicht berücksichtigt.

Harn, Urin: von den Nieren aus dem Blut herausgefilterte Flüssigkeit, die über die ableitenden Harnwege (Harnleiter, Harnblase, Harnröhre) ausgeschieden wird. Über den Harn verlassen Stoffwechselabbauprodukte, überschüssige Salze, Säuren, Medikamente und Gifte den Körper. Er spielt eine wichtige Rolle bei der Regulation des →Wasserhaushalts, des Elektrolythaushalts und des →Säure-Basen-Haushalts (S. 560 ff.).

Bei Wassermangel (→Flüssigkeitsbedarf) wird so wenig Flüssigkeit wie möglich ausgeschieden, sodass sich der Harn aufgrund der erhöhten Konzentration von Stoffwechselabbauprodukten dunkler färbt. Auch bestimmte Lebensmittel (z. B. Rote Bete, Rhabarber) und Medikamente können den Harn dunkel färben. Bei einer deutlich erhöhten Wasseraufnahme wird wesentlich mehr, oft nahezu farbloser Harn ausgeschieden.

Durchschnittlich produzieren die →Nieren insgesamt pro Tag etwa 1,5 l auszuscheidenden Harn; bei Nierenerkrankungen kann sich diese Menge verringern oder erhöhen. Der Harn setzt sich zu 95% aus Wasser und zu 5% aus →Harnstoff, →Harnsäure, Kreatinin sowie aus Salzen und Säuren, Farbstoffen, Hormonen und wasserlöslichen Vitaminen zusammen. Bei bestimmten Erkrankungen können sich auch noch andere, normalerweise nicht im Harn enthaltene Bestandteile wie Glukose (bei Diabetes mellitus), rote Blutkörperchen, Eiweiß oder Bakterien darin finden.

Harnblasenkrebs: eine Krebsart (→Krebs).

Harnsäure: stickstoffhaltige chemische Verbindung, die beim Abbau von Nukleinsäuren (Bestandteilen des Zellkerns) gebildet und mit dem Harn ausgeschieden wird. Sie entsteht durch den normalen Zerfall von Zellen, aber auch beim Stoffwechsel der mit der Nahrung aufgenommenen →Purine. Ab einer bestimmten Konzentration von Harnsäure im Harn kristallisiert diese aus, sodass sich →Harnsteine bilden können. Ein erhöhter Harnsäurespiegel im Blut (der Normwert liegt bei 2–7 mg pro 100 ml Blutserum) deutet entweder auf eine Erkrankung der Nieren (→Niereninsuffizienz), →Gicht, Leukämie oder einen vermehrten Zerfall von Zellen im Anschluss an eine Strahlentherapie hin.

Harnsteine: steinartige Gebilde, die aus normalerweise mit dem Harn auszuscheidenden Stoffen bestehen und in den Harnleitern, der Harnblase **(Blasensteine)** oder im Nierenbecken, selten auch im Nierengewebe selbst zu finden sind **(Nierensteine).** Bei einem bestimmten Säuregrad des Harns besteht ein erhöhtes Risiko für die Bildung von Harnsteinen, ebenso bei einer erhöhten Konzentration der Harnstein bildenden Substanzen im Harn (z. B. infolge von Flüssigkeitsmangel) und bei einer Ernährung, die große Mengen →Purine oder →Oxalsäure enthält. Weitere Risikofaktoren sind übermäßiger Konsum von Alkohol, Stoffwechselerkrankungen wie Gicht und Diabetes mellitus sowie Entzündungen der ableitenden Harnwege. Die meisten Harnsteine bestehen aus Kalziumphosphat, Kalziumoxalat oder Kalziumkarbonat; es gibt aber auch Steine, die aus Harnsäure, Cystin oder Xanthin gebildet werden.

Symptome: Solange die Harnsteine keine Beschwerden bereiten, werden sie in der Regel nicht bemerkt. Erst wenn sie z. B. mit dem Harnstrom in den Harnleiter gelangen und diesen verengen oder verschließen oder das Nierenbecken verschließen bzw. sich dort verklemmen, kommt es zur Nierenkolik mit heftigen Bauch- und Unterleibsschmerzen. Allerdings können auch symptomlose Steine die Entstehung von Nierenbecken- und Nierenentzündungen begünstigen und so im Einzelfall eine dauerhafte Schädigung der Nieren verursachen.

Behandlung: Meist wird versucht, die Harnsteine durch Aufnahme großer Mengen Flüssigkeit (mindestens 2–3 l pro Tag) bei gleichzeitiger Gabe krampf- und schmerzlindernder Medikamente herauszuspülen. Gelingt dies nicht, versucht der Arzt, den Stein mithilfe eines in die ableitenden Harnwege eingeführten Endoskops zu entfernen. Harnsäuresteine können durch Alkalisierung des Harns aufgelöst werden. Manchmal zertrümmert man die Steine auch durch Stoßwellen, sodass die Fragmente ausgeschieden werden können.

Vorbeugen kann man Harnsteinen u. a. durch Zufuhr ausreichender Trinkmengen

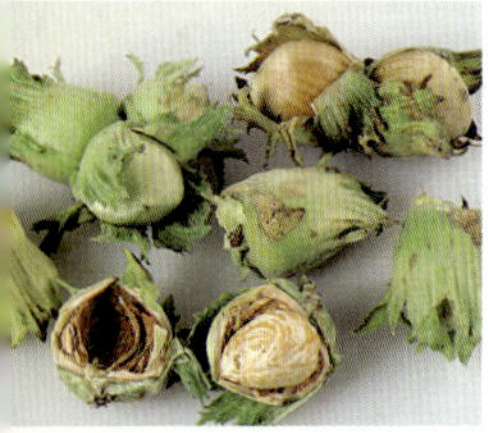

Haselnuss: unreife Früchte

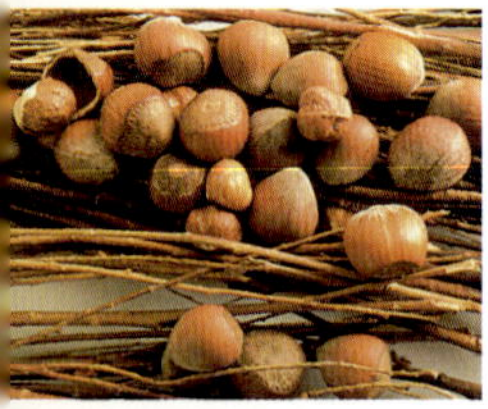

Haselnuss: reife Früchte

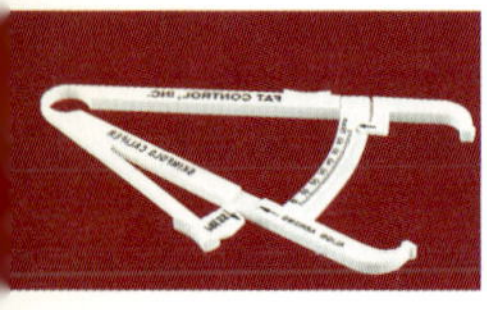

Hautfaltendicke: Messzange

(mindestens 1,5 l pro Tag, →Flüssigkeitsbedarf) und durch eine fleischarme Kost, da v. a. Fleisch und Fleischerzeugnisse Purine enthalten. Bei Steinen aus Harnsäure sollte man außerdem weitgehend auf Alkohol verzichten. Bei Kalziumoxalat- oder Kalziumphosphatsteinen ist eine kalziumarme Kost sinnvoll, die allerdings den täglichen Bedarf an dem Mineralstoff decken muss. Bei Kalziumoxalat- und Cystinsteinen sollte die Nahrung außerdem so zusammengesetzt sein, dass sie den Harn alkalisiert (dies lässt sich z. B. durch reichliche Zufuhr von Zitrusfrüchten und Zitrusfruchtsäften erreichen). Bei Kalziumoxalatsteinen muss zusätzlich auf eine oxalsäurearme Kost geachtet werden (→Oxalsäure). Bei Kalziumphosphatsteinen sollte man versuchen, den pH-Wert des Harns durch eine Ernährungsumstellung (z. B. reichlich Vollkorngetreide) anzusäuern. Bei Xanthinsteinen muss auf eine purinarme Ernährung (wenig Fleisch und Fisch, v. a. wenig Innereien) geachtet werden.

LESETIPP:

KARL F. MAIER: *Kursbuch Blase und Nieren. Leoben (Kneipp) 1998.*

Harnstoff: mit dem Harn ausgeschiedenes stickstoffhaltiges Abbauprodukt des Eiweißstoffwechsels, das beim Um- und Abbau körpereigener Eiweiße bzw. ihrer Bausteine, der Aminosäuren, anfällt. Beim Abbau von Aminosäuren wird das für den menschlichen Organismus hochgiftige Ammoniak gebildet, das die Leber in den ungefährlichen Harnstoff umwandelt. Findet sich im Blut ein erhöhter Harnstoffgehalt (mehr als 55 mg Harnstoff pro 100 ml Blut), deutet dies auf eine Störung der Nierenfunktion hin; ein verringerter Harnstoffgehalt im Blut ist meist auf Lebererkrankungen (z. B. Hepatitis) zurückzuführen.

harntreibende Mittel: →Diuretika.

Härtegrade: Einheiten der Wasserhärte (→Trinkwasserhärte).

Hartkäse: Oberbegriff für bestimmte Käsesorten (→Käse).

Hartnup-Krankheit: eine Stoffwechselerkrankung, bei der der Körper bestimmte Aminosäuren (u. a. Tryptophan) nicht in ausreichender Menge aus der Nahrung aufnehmen kann. Zu den Symptomen gehören in erster Linie entzündliche Hautveränderungen, wie sie auch bei der Vitaminmangelkrankheit →Pellagra auftreten, im schlimmsten Fall kommt es zum geistigen Verfall. Die Behandlung besteht v. a. im Verzehr eiweißreicher Kost (mehr als 1 g Eiweiß pro Kilogramm Körpergewicht), wobei das Eiweiß zu zwei Dritteln tierischer Herkunft sein sollte. Zusätzlich wird oft noch die tägliche Einnahme von 50–200 mg des Vitamins Niacin verordnet.

Hartweizen, Durumweizen, Gerstenweizen, Glasweizen: eine Weizenart (→Weizen).

Hase: ein →Haarwild.

Haselnuss, wiss. Name **Corylus avellana:** sehr fett- und ölreiche, wohlschmeckende Frucht des Haselnussstrauchs, der in Europa wild vorkommt, v. a. in den Mittelmeerländern und in Anatolien aber auch angebaut wird. Haselnüsse haben eine rötlich braune Schale und einen hellen Nusskern, den ein braunes Häutchen schützt. Sie werden v. a. zur Herstellung von Gebäck und Süßigkeiten (z. B. Nugat) verwendet. Ihr Fettgehalt beträgt ca. 61 %, der Eiweißgehalt liegt bei 13 %. Haselnüsse sind reich an Mineralstoffen, v. a. Magnesium, Kupfer und Mangan, und enthalten zahlreiche Vitamine, insbesondere Vitamin E und Biotin.

Haselnussöl: ein →Speiseöl.

Hauptmahlzeiten: →Mahlzeiten, die 20 % oder mehr der Tagesenergie enthalten.

Hauptnährstoffe, Grundnährstoffe, Makronährstoffe: Oberbegriff für Kohlenhydrate, Fette und Eiweiße (→Nährstoffe).

Haushaltswissenschaft: ein Teilgebiet der →Ökotrophologie.

Haushaltszucker, Saccharose: ein →Zucker.

Hauterkrankungen: krankhafte Veränderungen der Haut. Bei manchen Hauterkrankungen wie →Dermatitis, →Nesselsucht, →Neurodermitis, →Psoriasis und →Akne kann eine Ernährungsumstellung helfen.

LESETIPPS:

Hauterkrankungen und Ernährung. Frankfurt am Main (pmi) 1992.

LUTZ KOCH: *Stutenmilch. Ein altbewährtes Naturheilmittel bei Hauterkrankungen und Darmerkrankungen. Heidelberg (Hüthig) 1994.*

Hautfaltendicke: die Dicke der unter der Haut liegenden Fettschicht. Die Messung der Hautfaltendicke dient zur Beurteilung der Körperfettmenge. Gemessen wird u. a. die Dicke der Hautfalte am Trizeps, mit deren Hilfe man relativ rasch den ungefähren Körperfettgehalt feststellen kann. Die Messung der Hautfaltendicke unterhalb des Schulterblatts gibt v. a. Aufschluss über das Körpergewicht. Zur Ermittlung des →Gesamtkörperfetts wird in erster Linie die Dicke von vier Hautfalten gemessen: der Trizeps- und Bizepshautfalte und der Hautfalten oberhalb des Darmbeinkamms und unterhalb des Schulterblatts. Die Dicke aller vier Hautfalten wird addiert; anhand der Summe lässt sich aus einer Tabelle der Fettgehalt des Körpers ermitteln.

Haxe, Hachse: der Kniebug (Vorderhaxe) bzw. das Sprunggelenk (Hinterhaxe) geschlachteter Kälber oder Schweine. Meist ist die Hinterhaxe fleischiger und zarter als die Vorderhaxe. Beide eignen sich zum Braten.

Hay'sche Trennkost: eine →Gewichtsreduktionsdiät.

Hazard Analysis of Critical Control Points ['hæzəd ə'næləsɪs əv 'krɪtɪkl kən'trəʊl pɔɪnts, engl.], Abk. **HACCP:** ein Konzept zur Sicherung der Qualität, insbesondere der Hygiene, bei der Produktion von Lebensmitteln in den USA und der Europäischen Union.

HDL-Cholesterin: eine Transportform des →Cholesterins.

Hecht, wiss. Name **Esox lucius:** ein Süßwasser-Raubfisch, der in stehenden und fließenden Gewässern Europas und Nordamerikas sowie Nordasiens lebt. Sein lang gestreckter Körper hat eine grünliche bis bläuliche Färbung und gelbliche Punkte. Einjährige Hechte sind meist hellgrün; man bezeichnet sie als Grashechte. Hechte zählen zu den Edelfischen und werden in der Regel 35–70 cm lang und 1–2,5 kg schwer. Ihr weißes Fleisch ist zart, fest und wohlschmeckend, aber sehr grätenreich. Das Fleisch junger (bis zwei Jahre alter) Hechte ist besonders zart und schmackhaft; das grobfaserige, trockene Fleisch älterer Hechte wird vorwiegend zu Füllungen, Klößen oder Pasteten verarbeitet. Hechtfleisch ist mit nur 0,7 g Fett pro 100 g sehr fettarm und enthält viel Vitamin D. Rogen und Milch laichender Hechte (die Laichzeit liegt nach der Eisschmelze) sollten nicht verzehrt werden, da sie leicht giftig sind.

Hechtbarsch: →Zander.

Hechtdorsch: →Seehecht.

Hefen, Hefepilze, Sprosspilze: heterogene Gruppe von Pilzen, die ausschließlich oder vorwiegend als Einzelzellen wachsen und sich unter günstigen Bedingungen (Wärme, Feuchtigkeit, Vorhandensein von Zucker) schnell vermehren. In der Getränke- und Lebensmittelherstellung werden einige Hefen in großem Umfang eingesetzt. Die Hefezellen können aerob (in Gegenwart von Sauerstoff) atmen und anaerob (in Abwesenheit von Sauerstoff) gären (→Gärung). Bei der Vergärung von Kohlenhydraten entstehen Ethanol und Kohlendioxid. Backhefen werden aus obergärigen Rassen des Hefepilzes Saccharomyces cerevisiae hergestellt, die sich durch Hitzebeständigkeit, Haltbarkeit und starke Kohlendioxidbildung auszeichnen. Beim Backen mit Hefe lockern die während der Gärung entstehenden Kohlendioxidbläschen den Teig auf und machen ihn leichter verdaulich. Backhefe wird in zuckerhaltigen Nährlösungen (meist Melasse) bei starker Belüftung vermehrt und kommt als Press- oder Trockenhefe in den Handel. Bei den Bierhefen unterscheidet man obergärige und untergärige Hefen (→Bier).

In Form von Hefeextrakt, -pulver, -flocken, -paste oder -trunk ist Hefe eine vielseitige Nahrungsergänzung, die den Körper mit wertvollem Eiweiß, Enzymen, Vitaminen (v.a. B-Vitaminen) und Mineralstoffen wie Selen, Eisen, Kalium und Phosphor versorgt und die Darmflora stärkt. Frische Hefe ist im Kühlschrank ca. zwei Wochen haltbar, Trockenhefe etwa zwei Jahre.

Bestimmte Hefepilze (z.B. Candida) können den menschlichen Körper besiedeln und Erkrankungen (→Candidosen, →Darmmykosen) hervorrufen.

Hefeteig: eine Teigart (→Teig).

Heidekorn: →Buchweizen.

Heidelbeere: →Blaubeere.

Heilbutte: zu den Plattfischen gehörende, im Atlantik und Pazifik heimische Raubfische. Der bis zu 4 m lange und bis 300 kg schwere Weiße Heilbutt (Hippoglossus hippoglossus) wird gekocht, gedünstet oder gebraten. Sein Fleisch ist schmackhaft, mit einem Fettgehalt von nur 2% sehr fettarm, eiweißreich und enthält reichlich Vitamin D, B_{12} und Jod. Der Schwarze Heilbutt (Reinhardtius hippoglossoides), der in der Fischereiwirtschaft mittlerweile eine wichtigere Rolle spielt als der Weiße Heilbutt, enthält mehr Fett (13%) und auch mehr Jod. Schwarzer Heilbutt wird meistens geräuchert angeboten.

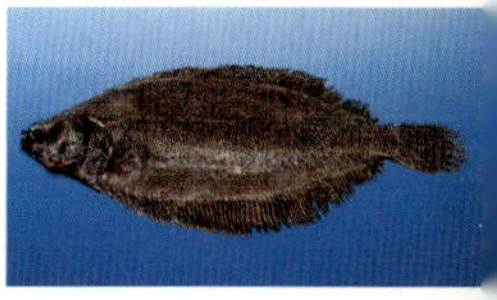

Heilbutte: Schwarzer Heilbutt

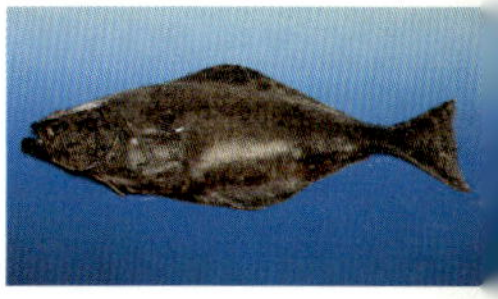

Heilbutte: Weißer Heilbutt

Heilfasten: eine Form des →Fastens.

Heilkräuter: Pflanzen mit besonderen Heilkräften (z.B. Kamille, Brennnessel oder Arnika). Heilkräuter werden von den Menschen schon seit Jahrtausenden genutzt. Das von Generation zu Generation weitergegebene Wissen wurde zur Volksheilkunde und bildet die Basis der heutigen Pflanzenheilkunde. Nach der Wirkungsweise ihrer Inhaltsstoffe unterscheidet man weniger stark wirksame und stark wirksame Heilkräuter, wobei die heilkräftige Wirkung der Letzteren v.a. bei Überdosierung in eine schädliche umschlagen kann. Die wichtigsten Wirkstoffe sind die leicht flüchtigen, aromatischen ätherischen Öle. Außerdem enthalten Heilkräuter u.a. Alkaloide, Harze, Bitter-, Gerb- und Schleimstoffe, organische Säuren, Mineralstoffe und Vitamine. Es empfiehlt sich, Heilkräuter in der Apotheke zu kaufen, da man dort Ware mit standardisiertem Wirkstoffgehalt erhält. Man kann sie auch in

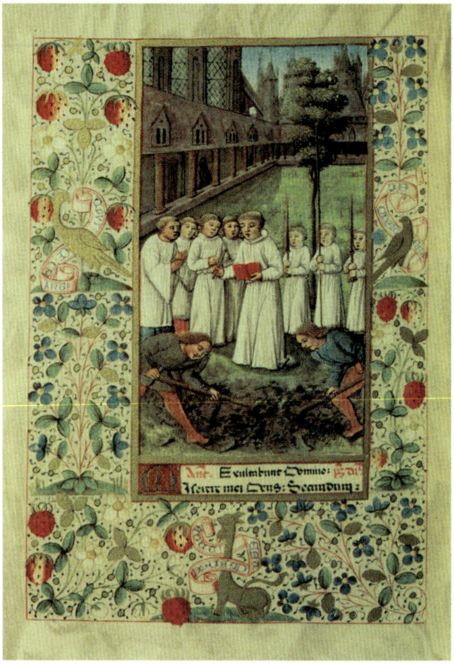

Heilkräuter: Seite aus dem Stundenbuch Ludwigs von Orleans (13. Jahrhundert)

freier Natur sammeln, was allerdings eine genaue Kenntnis der Pflanzen voraussetzt, da bei vielen Kräutern Verwechslungsgefahr mit Giftpflanzen besteht. Manche Heilkräuter kann man auch im Garten ziehen. Innerlich finden Heilkräuter in Form von Tees, Arzneiweinen, Tinkturen oder Frischpflanzensäften Verwendung. Äußerlich werden sie als Badezusätze, Öle, Tinkturen, Breiumschläge, Salben, Inhalationen oder auch als Kräuterkissen eingesetzt.

Heilnahrung: ein Nahrungsgemisch, das bei akuten, vorwiegend infektiös bedingten Durchfallerkrankungen eingesetzt wird, die Vermehrung von Krankheitserregern im Darm hemmt und den Aufbau verloren gegangener Körpersubstanzen (z.B. Elektrolyte) fördert. Die industriell gefertigten Produkte wurden v.a. für Säuglinge entwickelt, eignen sich aber auch für ältere Kinder und Erwachsene.

Heilpilze: Pilze mit gesundheitsfördernder oder heilender Wirkung. Die Heilbehandlung mit Pilzen oder pilzlichen Substanzen (Mykotherapie) hat in Asien, v.a. in China, eine lange Tradition. Von dort kommen auch die neuesten klinischen Erkenntnisse über deren medizinische Wirksamkeit. In Europa sind viele Heilpilze erst in den letzten Jahrzehnten bekannt geworden. Auch heute werden in Europa nur vereinzelt Arznei- und Nahrungsergänzungsmittel aus dem Fruchtkörper und/oder Myzel solcher Pilze angeboten. Heilende oder krankheitsvorbeugende Wirkungen wurden in wissenschaftlichen Studien u.a. beim →Austernpilz, beim →Glänzenden Lackporling, beim →Shiitakepilz und beim →Mu-Err-Pilz festgestellt.

LESETIPP:

JAN LELLEY: *Die Heilkraft der Pilze. Gesund durch Mykotherapie. München (Econ) 1999.*

Heilwasser: natürliches →Quellwasser aus Heilquellen. Heilwasser gilt als Arznei und ist daher dem Arzneimittelgesetz unterworfen; seine Zusammensetzung wird mindestens in zweijährigen Abständen untersucht. Heilwässer müssen eine nachweislich heilkräftige Wirkung besitzen, d.h., sie müssen entweder Beschwerden lindern, Krankheiten vorbeugen oder der Gesundheit auf andere Weise förderlich sein. Quellwasser wird nur dann als Heilwasser zugelassen, wenn darin entweder mindestens 1g Mineralstoffe pro Kilogramm Wasser gelöst ist oder das Quellwasser einen Mineralstoff (z.B. Brom, Chlor, Eisen, Jod) in bestimmter Menge enthält oder eine Temperatur von wenigstens 20°C besitzt, wenn es aus der Erde kommt. Die gesundheitsfördernde Wirkung vieler Heilwässer entfaltet sich nicht nur, wenn sie getrunken werden, sondern auch wenn man in ihnen badet oder ihre Dämpfe inhaliert. Daher sind in der Nähe von Heilquellen in der Regel auch Kurbäder zu finden. Heilwässer werden jedoch auch in Flaschen abgefüllt und zum Verkauf angeboten. Auf den Flaschen müssen die Inhaltsstoffe sowie die heilkräftigen Wirkungen des Wassers angegeben sein.

Heißhungerattacke: spontan auftretendes, nicht kontrollierbares Verlangen nach Essen, das zu einer Zufuhr großer Energiemengen (bis zu 10 000kcal/41 840kJ pro Mahlzeit) führt. Heißhungerattacken haben normalerweise →Übergewicht zur Folge. Sie sind ein typisches Symptom der Essstörungen →Bulimie und →Binge-eating-disorder.

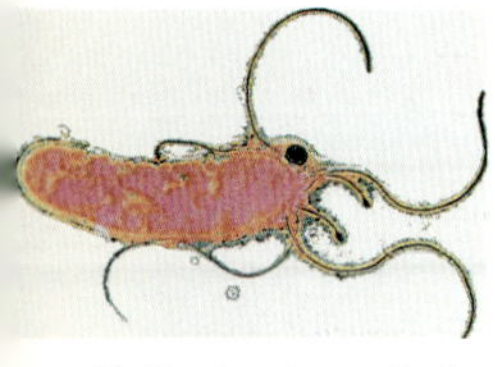

Helicobacter pylori

Helicobacter pylori: zur Gattung Helicobacter gehörendes Bakterium, das sich v.a. unter dem Schleim der Magenschleimhaut ansiedelt und chronische →Magenschleimhautentzündung, Zwölffingerdarmgeschwüre und →Magengeschwüre, möglicherweise sogar →Magenkrebs hervorrufen kann. Übertragen wird Helicobacter pylori vermutlich von Mensch zu Mensch oder über mit menschlichem Stuhl verunreinigte Lebensmittel. Ruft eine Besiedelung des Magens mit dem Bakterium Erkrankungen hervor, werden Medikamente, die die Bildung von Magensäure hemmen, sowie Antibiotika verordnet, die jedoch nicht immer gegen das Bakterium wirksam sind. Geforscht wird derzeit auch an einem Impfstoff gegen Helicobacter pylori.

Helminthiasen: →Wurmkrankheiten.

Hemizellulosen, Hemicellulosen, Polyosen: eine Gruppe von →Ballaststoffen.

Hepatitis, Leberentzündung: akute oder chronische Entzündung der Leber, die in der Regel entweder durch eine Infektion oder aber durch die Einwirkung von Giften (v. a. Alkohol) hervorgerufen wird und zur Schädigung der Leberzellen führen kann. Auch das körpereigene Immunsystem kann sich gegen Lebergewebe richten und eine Hepatitis hervorrufen; ebenso kann sie durch Stoffwechselerkrankungen ausgelöst werden.

Symptome: Zu den mit einer akuten Hepatitis einhergehenden Beschwerden gehören Appetitlosigkeit, Mattigkeit, Übelkeit, Erbrechen sowie ein Anstieg der Körpertemperatur, Durchfall und Bauchschmerzen. In vielen Fällen äußert sie sich durch →Gelbsucht und Dunkelfärbung des Harns. Im schlimmsten Fall kann es zu einer anhaltenden Schädigung des Lebergewebes kommen, die zum lebensgefährlichen Leberkoma führt.

Die am häufigsten auftretenden Hepatitiden A, B, C, D und E werden durch Viren, Bakterien oder Parasiten hervorgerufen, die – je nach Typ – durch verunreinigte Lebensmittel oder durch Blut- bzw. Sexualkontakte übertragen werden. Während die Hepatitiden vom Typ A und E in vielen Fällen vollständig ausheilen, nehmen die anderen Virushepatitiden oft einen chronischen Verlauf. Eine chronische Hepatitis kann sich mit ähnlichen Symptomen äußern wie die akute Form; häufig ist bei ihr die Gelbsucht besonders ausgeprägt. Auch können die Innenflächen der Hände gerötet sein und sich Gefäßsternchen (deutlich sichtbare sternförmige Blutgefäße) in der Haut bilden. Problematisch bei der chronischen Hepatitis ist die allmähliche Zerstörung von gesundem Lebergewebe, die zu anhaltender Schädigung der Leber führen kann.

Behandlung und Ernährung: Eine Virushepatitis kann mit Medikamenten nicht wirksam behandelt werden; Hepatitiden, die durch Bakterien oder Parasiten hervorgerufen werden, lassen sich mithilfe von Antibiotika oder Arzneimitteln gegen Parasiten bekämpfen. Bei jeder Form der Hepatitis ist Bettruhe erforderlich; auf Leber schädigende Substanzen, insbesondere Alkohol und Medikamente, muss verzichtet werden. Die Kost sollte fettreduziert sein; bei leichtem Verlauf der Hepatitis ist eine tägliche Zufuhr von maximal 50–60 g Fett sinnvoll, bei schwerem Verlauf sollten es nicht mehr als 30–50 g Fett pro Tag sein. Außerdem sollte viel Flüssigkeit aufgenommen und möglichst viel Obst gegessen werden.

Bei einer Hepatitis mit schwerem Verlauf sollte zudem das Nahrungseiweiß auf weniger als 0,5 g Eiweiß pro Kilogramm Körpergewicht reduziert werden. Auch bei chronischen Hepatitiden ist auf die Zufuhr von Leber schädigenden Stoffen zu verzichten. Bei chronischem Verlauf einer Virushepatitis werden Medikamente (z. B. Alpha-Interferon) verordnet.

Herbizide: eine Gruppe von →Pestiziden.

Herbstrübe, Wasserrübe, Weiße Rübe: eine →Speiserübe.

Heringe, wiss. Name **Clupeidae:** zur Klasse der Knochenfische zählende Fischfamilie mit rund 180 Arten. Der wichtigste europäische Vertreter ist der Atlantische Hering (Clupea harengus). Der bis zu 35 cm lange und etwa 30 g schwere Fisch, der zu den weltweit wichtigsten Speisefischen zählt, lebt in riesigen Schwärmen im Nordatlantik, in Ost- und Nordsee sowie an den Küsten der nördlichen USA und Kanadas. Hering lässt sich zu zahlreichen schmackhaften Fischerzeugnissen verarbeiten. **Bückling** wird aus vorgesalzenen grünen (frischen) Heringen heiß geräuchert und hat ein sehr zartes Fleisch. Für die Herstellung von **Lachshering,** dessen Fleisch fester ist als beim Bückling, werden große, fette Heringe kräftig gewässert und gesalzen und anschließend geräuchert. Die besonders zartfleischigen **Matjesheringe** sind junge, noch nicht geschlechtsreife Heringe. Sie werden von Mai bis Juni gefangen und sollten ganz frisch verzehrt werden, denn sie sind nur mild gesalzen und deshalb eingeschränkt haltbar. Heringsfilets, gewürzt, aufgerollt, mit einem Holzstäbchen fixiert und in mildem Essig eingelegt, heißen **Rollmops.**

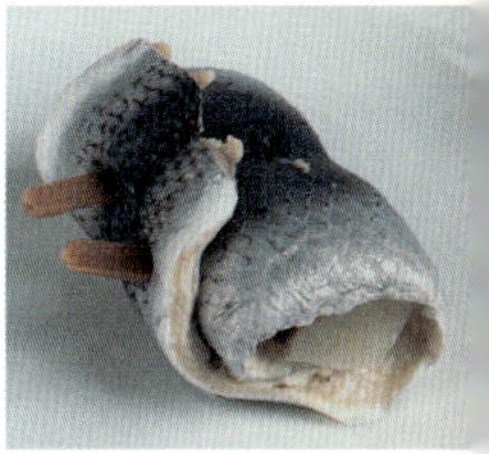
Heringe: Rollmops

Hering zählt mit einem Fettgehalt von 17,8 % zu den Fettfischen und ist reich an den Vitaminen D und B_{12}. Beim Verzehr von rohem, vorher nicht tiefgekühltem Hering kann man sich mit Larven des Heringswurms infizieren, der eine →Wurmkrankheit verursacht.

Heringskönig: →Petersfisch.

Heringswurm: ein Wurm, der die Anisakiasis (eine →Wurmkrankheit) verursacht.

Herkunftsbezeichnungen: Angaben über Herkunftsland, -region oder -ort eines Produkts durch den Warenanbieter. Bei Lebensmitteln mit Herkunftsbezeichnung muss ein großer bis überwiegender Teil der verwendeten Rohstoffe aus dem angegebenen Gebiet stammen bzw. der Produktionsbetrieb dort ansässig sein.

Bei vielen Herkunftsbezeichnungen sind die Hersteller an feste Qualitätskriterien und Prüfbestimmungen gebunden sowie z.T. auch Qualitätskontrollen unterworfen. Herkunftszeichen werden u.a. von Verbänden und Landesbehörden vergeben. Geographische Herkunftszeichen mit Registrierung beim Deutschen Institut für Gütesicherung und Kennzeichnung, die es zurzeit in Schleswig-Holstein und Baden-Württemberg gibt, werden für frische und verarbeitete landwirtschaftliche Produkte vergeben und weisen diese als qualitätsgeprüfte Lebensmittel aus der Region aus. Geographische Herkunftszeichen ohne neutrale Qualitätskontrolle bezeichnen lediglich die Ursprungsregion, sagen aber nichts über die Qualität des Produkts aus.

Die »geschützte Ursprungsbezeichnung« (»g.U.«), z.B. »Allgäuer Bergkäse«, »Dresdner Stollen«, bezeichnet aufs Engste mit der Region verbundene Produkte. Lebensmittel mit dem Zeichen »geschützte geographische Angabe« (»g.g.A.«), z.B. »Schwarzwälder Schinken«, sind weniger an die Region gebunden. Der Hinweis »garantiert traditionelle Spezialität« (»g.t.S.«) bezieht sich auf die traditionelle Zusammensetzung des Erzeugnisses. Die Zeichen »g.U.«, »g.g.A,« und »g.t.S.« werden von der Europäischen Kommission vergeben. Wird eine Herkunftsbezeichnung von einem Anbieter irreführend benutzt, können Mitbewerber und Verbände gegen ihn auf Unterlassung und Schadenersatz klagen.

Herzinfarkt: eine →Herz-Kreislauf-Erkrankung.

Herz|insuffizi|enz: Unfähigkeit des Herzmuskels, den Körper im Ruhezustand und/oder während Belastungen ausreichend mit Blut zu versorgen bzw. das ins Herz zurückströmende venöse Blut aufzunehmen. Man unterscheidet zwischen Rechtsherz-, Linksherz- und Globalinsuffizienz. Bei der Rechtsherzinsuffizienz, die sich u.a. durch einen Rückstau des venösen Bluts mit Bildung von Wasseransammlungen im Gewebe äußert, kann die rechte Herzkammer keine ausreichende Pumpleistung mehr erbringen. Bei der Linksherzinsuffizienz, bei der die linke Herzhälfte betroffen ist, kann es zu Atemnot, Reizhusten und Lungenödemen kommen. Die Globalinsuffizienz erstreckt sich auf beide Herzhälften.

Zu den Ursachen gehören u.a. →Bluthochdruck, der zu einer Überlastung des Herzmuskels führt, Störungen der Funktion der Herzkranzgefäße (z.B. infolge eines Herzinfarkts) sowie Herzklappenschäden und Herzrhythmusstörungen. Die Behandlung besteht in der Therapie der Grunderkrankung; falls dies nicht möglich ist, wird die Funktionsfähigkeit des Herzmuskels medikamentös (z.B. durch Digitalispräparate) gestärkt und es werden gefäßerweiternde Mittel verabreicht. Daneben wird dem Patienten eine →natriumarme Diät verordnet mit dem Ziel, den Blutdruck zu senken. Die Flüssigkeitszufuhr wird eingeschränkt; die Zufuhr des entwässernd wirkenden Kaliums sollte erhöht werden, ebenso die Magnesiumzufuhr, da Magnesium die Übertragung von Nervenimpulsen an die Muskeln fördert. Übergewicht sollte abgebaut, auf Alkohol und Rauchen sollte verzichtet werden.

Herz-Kreislauf-Erkrankungen: Oberbegriff für alle krankhaften Veränderungen des Herzens, der Blutgefäße und des Blutkreislaufs. Dazu gehören →Bluthochdruck, →Fettstoffwechselstörungen wie z.B. die →Hypercholesterinämie und die →Hypertriglyzeridämie, Arteriosklerose, koronare Herzkrankheit, Herzinfarkt, Schlaganfall und Erkrankungen der Venen (z.B. Venenthrombose). Herz-Kreislauf-Erkrankungen zählen zu den häufigsten Todesursachen in den Industriestaaten.

Arteriosklerose (Atherosklerose, umgangssprachlich auch als »Arterienverkalkung« bezeichnet) ist eine Verengung und Verhärtung der Arterien. Sie entsteht infolge von Ablagerungen (Plaques), die u.a. aus Kalk und Fett aus der Nahrung sowie aus körpereigenen Zellen bestehen, an den Arterieninnenwänden.

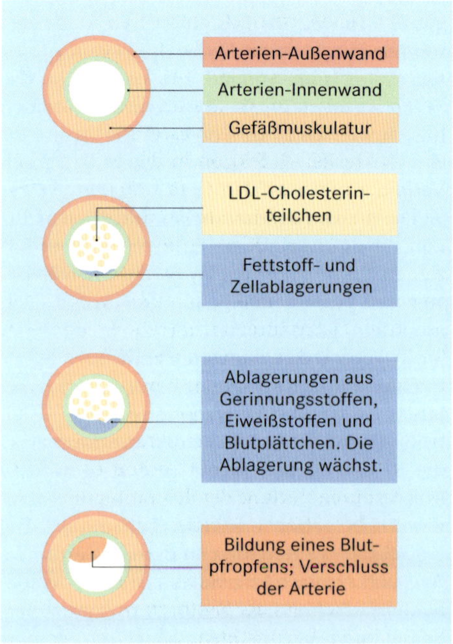

Herz-Kreislauf-Erkrankungen: Arteriosklerose – Entstehung und mögliche Folgen

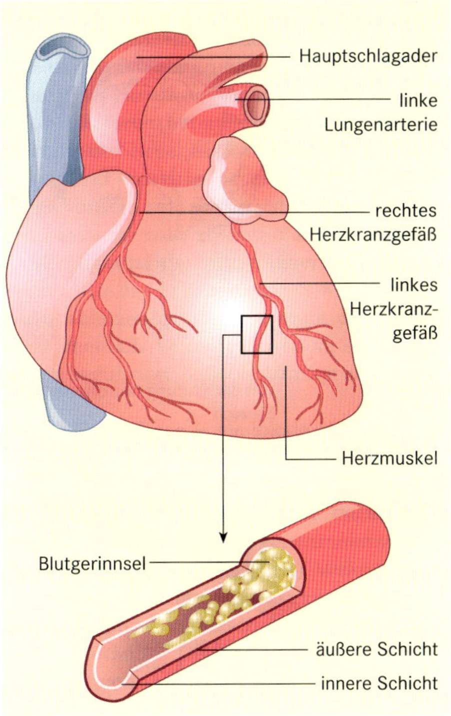

Herz-Kreislauf-Erkrankungen: Ein die Arterie verschließendes Gerinnsel verursacht einen Herzinfarkt.

Ursache sind Verletzungen der Blutgefäße. Warum an den Gefäßinnenwänden Verletzungen entstehen, ist noch umstritten. Diskutiert werden mechanische Verletzungen durch den Blutstrom (insbesondere bei Bluthochdruck), Veränderungen durch das im Blut befindliche LDL-Cholesterin (→Cholesterin), außerdem eine bakterielle Infektion in den Arterien, die Veränderungen an den Gefäßwänden auslöst. Sicher ist, dass bestimmte Faktoren die Entstehung von Arteriosklerose begünstigen. Dazu zählen Bluthochdruck, Hypercholesterinämie, Hypertriglyzeridämie, Übergewicht, Rauchen, erhöhte Harnsäurekonzentration im Blut, Stoffwechselerkrankungen wie Diabetes mellitus, erbliche Veranlagung, Bewegungsmangel, Stress. Durch die Verengung der Gefäße (betroffen sind häufig die Herzkranzgefäße, d.h. die Arterien des Herzens) kommt es zu einer Minderdurchblutung der Körperregionen, die von den betroffenen Arterien versorgt werden.

Bei der Vorbeugung und Behandlung der Arteriosklerose ist in erster Linie der weitgehende Ausschluss der Faktoren wichtig, die die Erkrankung begünstigen. So muss versucht werden, erhöhte Blutfettwerte mithilfe cholesterinarmer Ernährung (weniger als 100–300 mg Cholesterin pro Tag) zu senken. Der Anteil von Fett an der Energiezufuhr darf maximal 25 bis 30 % betragen, bei stark erhöhten Blutfettwerten muss er unter 20 % liegen. Bei Übergewicht sollte eine →Gewichtsreduktion erfolgen, bei Bluthochdruck ist eine →natriumarme Diät sinnvoll. Auf das Rauchen sollte verzichtet werden. Zusätzlich werden oft Medikamente verabreicht (z.B. Acetylsalicylsäure, die die Verklumpung von Blutplättchen hemmt, oder blutfettsenkende Präparate).

Unter die Bezeichnung **koronare Herzkrankheit** fallen alle Erkrankungen des Herzens, die durch eine Verengung der das Herz mit Sauerstoff und Nährstoffen versorgenden Herzkranzgefäße verursacht werden. Die Verengung von Herzkranzgefäßen ist in der Regel Folge arteriosklerotischer Veränderungen. Werden bestimmte Bereiche des Herzens aufgrund einer Verengung der sie versorgenden Arterien nicht mehr ausreichend mit Blut versorgt, kommt es dort zu einem Mangel an Sauerstoff. Zu den Symptomen gehört in erster Linie die Angina pectoris (Brustenge), bei der es zu heftigen, plötzlichen Schmerzen hinter dem Brustbein oder in der linken Brusthälfte kommt. Meist verspüren die Betroffenen zugleich Todesangst; die Schmerzen können bis in den linken Arm, in den Oberbauch, Hals und Kiefer ausstrahlen. Auch Herzrhythmusstörungen können auf eine koronare Herzkrankheit hinweisen.

Die Risikofaktoren für die Entstehung einer solchen Erkrankung sind die gleichen wie bei der Arteriosklerose; daher ist bei ihr auch eine Ernährungsumstellung auf eine cholesterinarme, fettreduzierte Ernährung notwendig. Unter Umständen empfiehlt der Arzt außerdem eine medikamentöse Supplementierung der antioxidativ wirkenden Vitamine C und E (→Antioxidanzien), die die Gefäßinnenwände vor Ablagerungen schützen. Personen, die häufig unter Angina-pectoris-Anfällen leiden, sollten auf Getränke, die Koffein oder Kohlensäure enthalten oder eisgekühlt sind, verzichten.

Zur Behandlung werden außerdem Medikamente eingesetzt, die den Sauerstoffbedarf des Herzens senken (Betablocker), die Herzkranzgefäße erweitern (z.B. Nitrate beim akuten Angina-pectoris-Anfall) und/oder die Verklumpung von Blutplättchen hemmen, sodass einer Blutgerinnselbildung und einem möglichen Verschluss einer Arterie vorgebeugt wird. Falls nötig wird ein Bypass gelegt, d.h., es wird eine künstliche Überbrückung zwischen den nicht geschädigten Anteilen des betroffenen Herzkranzgefäßes geschaffen.

Ernährung – insbesondere die Vermeidung von Überernährung – sind auch aus der Sicht der heutigen Ernährungswissenschaft noch aktuell; das gilt auch für die Empfehlung, viele Vollkornerzeugnisse, Obst und Gemüse zu essen. Eine Ernährung wie die von Hildegard empfohlene kann durchaus bis zu einem gewissen Grad manchen Krankheiten (beispielsweise Krebs) vorbeugen. Wissenschaftlich nicht nachvollziehbar ist hingegen die Ablehnung bestimmter Lebensmittel als »Küchengifte« und die Empfehlung, auf (vitaminreiche) Rohkost zu verzichten. Eine Fastenkur sollte nur nach Rücksprache mit dem Arzt durchgeführt werden (→Fasten).

LESETIPP:

Gottfried Hertzka und Wighard Strehlow: *Die Küchengeheimnisse der Hildegard-Medizin. Freiburg im Breisgau (Bauer)* [10]*1998.*

Hilfsstoffe, technische: →technische Hilfsstoffe.

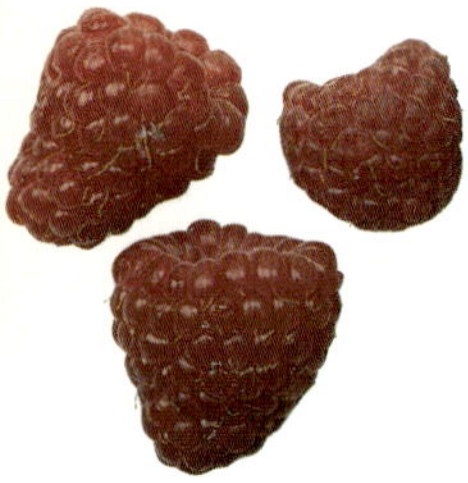
Himbeeren

Himbeere: beerenartige, aus zahlreichen kleinen Einzelfrüchten bestehende Sammelfrucht der Himbeerstaude (Rubus idaeus), die zur Familie der Rosengewächse gehört. Die sehr saftigen, süßen Früchte sind leicht verderblich und druckempfindlich und müssen daher rasch verzehrt bzw. verarbeitet werden, z. B. zu Konfitüre, Marmelade, Gelee, Eis oder Saft. Sie enthalten reichlich Vitamine (v. a. Vitamin C) und Mineralstoffe (v. a. Eisen, Magnesium und Mangan).

Hirn, Brägen, Bregen: Gehirn von Schlachttieren (→Innereien).

Hirschhornsalz, Ammoniumcarbonat, Ammoniumkarbonat: ein →Backtriebmittel, das in der Lebensmittelindustrie auch als Säureregulator und Trennmittel eingesetzt wird.

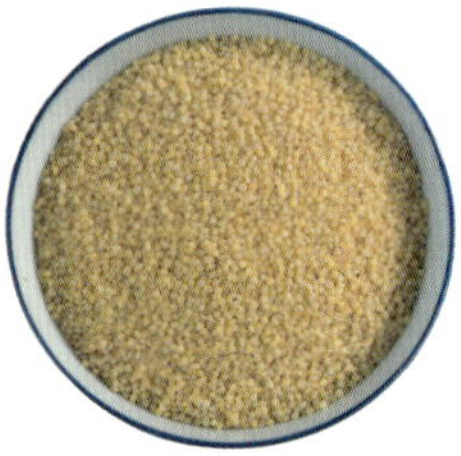
Hirse

Hirse: Sammelbezeichnung für verschiedene Getreidearten der Tropen und Subtropen mit kleinen, rundlichen Körnern ohne Längsfurche, deren Farbe je nach Art von Weißgrau über Gelb bis hin zu Rötlich-Braun reicht.

Geschichte: Ursprünglich stammt die Hirse aus Ost- bis Mittelasien und Ostafrika. Sie wurde dort als eine der ersten Getreidearten schon in vorgeschichtlicher Zeit angebaut. Bis ins Mittelalter war Hirsebrei aber auch in Mitteleuropa eines der wichtigsten täglichen Grundnahrungsmittel.

Anbau, Arten und Verwendung: Hirse wächst schnell, benötigt Wärme, verträgt aber Trockenheit und schlechte Böden. Der Anbau erfolgt v. a. in den Tropen und Subtropen. Die bedeutendsten Anbauländer sind heute Entwicklungsländer in Asien und Afrika, die rund 90 % der Welternte produzieren (beispielsweise Indien und Nigeria). In den Entwicklungsländern stellt Hirse eines der wichtigsten Grundnahrungsmittel dar, in Europa und Nordamerika dagegen wird sie in erster Linie als Viehfutter verwendet, spielt aber auch in der Vollwertküche eine Rolle. Die weltwirtschaftlich wichtigsten Hirsearten sind Sorghum (Besenkorn, Durra, Durrha, Mohrenhirse, Sorghum bicolor), Echte Hirse (Gewöhnliche Hirse, Rispenhirse, Panicum miliaceum) und Kolbenhirse (Italienische Hirse, Vogelhirse, Setaria italica).

Im Handel sind v. a. geschälte Körner und Hirseflocken erhältlich, ferner gibt es Hirsemehl und -grieß. Man kann die kleinen, runden, gelblichen Körner ähnlich wie Reis als Beilage zu verschiedenen Gerichten zubereiten. Sie quellen aber beim Kochen stärker auf als Reis und benötigen daher mehr Wasser. Da Hirsemehl kein Gluten enthält, lässt es sich nicht zu hohen Brotlaiben verarbeiten, sondern nur zu flachen Fladen.

Inhaltsstoffe und Gesundheitswert: Hirse enthält reichlich Magnesium, Eisen, Kupfer, Mangan und Silizium. Als glutenfreies Getreide eignet sie sich auch als Lebensmittel für Personen, die an Zöliakie leiden.

Hirsemelde: →Quinoa.

Histamin: ein →biogenes Amin.

Histaminliberatoren: Stoffe, die eine vermehrte Ausschüttung des zu den →biogenen Aminen gehörenden Hormons Histamin im menschlichen Organismus bewirken. Zu ihnen gehören die in verschiedenen Lebensmitteln (z. B. den meisten Obstarten) vorkommenden →Salicylate und in Medikamenten (z. B. Hustenmitteln) enthaltene Substanzen wie Kodein. Die vermehrte Freisetzung von Histamin kann allergische Symptome wie Kopfschmerzen, Erbrechen und Durchfall hervorrufen. Zu den Lebensmitteln, die größere Mengen Histaminliberatoren enthalten, gehören u. a. Hartkäse, Erdbeeren, Tomaten, Fisch, Schalentiere, Schweinefleisch und Rotwein.

H-Milch, haltbare Milch: ultrahocherhitzte →Milch.

Hochrippe: Rückenstück des Rindes zwischen der sechsten und zwölften Rippe. Das Fleisch ist zartfaserig und gleichmäßig mit Fett durchwachsen. Es ist reich an Vitamin B_{12} und eignet sich gut zum Kochen und Schmoren; Hochrippe von jungen Tieren ist auch zum Braten geeignet.

Höchstmengen: auf dem Verordnungsweg festgesetzte höchste erlaubte Konzentrationen chemischer Substanzen (z. B. Pflanzenschutzmittel- und Tierarzneimittelrückstände, Lebensmittelzusatzstoffe, Umweltschadstoffe) in Lebensmitteln. Die Höchstmengen sind nicht allein Ergebnis wissenschaftlicher Erkenntnisse (→ADI), sondern berücksichtigen auch die Anwendungspraxis. Die Werte liegen in den meisten Fällen weit unterhalb der gesundheitlich akzeptablen Konzentrationen. Lebensmittel, bei denen die staatlichen Untersuchungsämter unerwünschte Stoffe oberhalb der Höchstmengen entdecken, werden beschlagnahmt und vernichtet. Das Vergehen der Hersteller kann durch ein Bußgeld geahndet werden. Die Einhaltung der Höchstmengen dient dem Schutz der Gesundheit des Verbrauchers.

Holder, Holler: →Holunder.

Hollywood-Diät: eine →Gewichtsreduktionsdiät.

Holunder, Holder, Holler, Schwarzer Holunder, wiss. Name **Sambucus nigra:** zu den Geißblattgewächsen gehörender Strauch oder kleiner Baum mit beerenartigen Steinfrüchten, der fälschlicherweise auch als »Deutscher Flieder« oder »Flieder« bezeichnet wird (aber nicht mit dem Zierflieder identisch ist). Der Holunder wächst in gemäßigten und subtropischen Gebieten und ist u. a. in Mitteleuropa heimisch. Er wird aber auch in Gärten und landwirtschaftlichen Betrieben angebaut und ist eine beliebte Gartenpflanze. Die Früchte wurden schon in vorgeschichtlicher Zeit als Nahrungs- und Färbemittel sowie (ebenso wie Blüten, Blätter und Wurzeln) auch als Arznei genutzt.

Verwendung und Gesundheitswert: Der Holunder trägt gelblich weiße, stark duftende Blüten und violettschwarze, kugelige Beeren. Die Blüten werden u. a. zu Sirup und Tee (Holunderblüten- oder »Fliedertee«), die Früchte zu Saft und Marmelade verarbeitet. Tee aus getrockneten Holunderblüten hat eine schweißtreibende Wirkung und wird daher bei Erkältungen getrunken. Die Beeren wirken harntreibend und leicht abführend. Sie dürfen nur ganz reif (also schwarz) und gekocht verzehrt werden, da unreife und rohe Früchte eine giftige Substanz enthalten, die Übelkeit, Erbrechen und Durchfall hervorruft.

Verwechslungsmöglichkeiten: Verwandte Arten, mit denen der Holunder in freier Natur verwechselt werden kann, sind der Traubenholunder (Sambucus racemosa) und der Zwergholunder oder Attich (Sambucus ebulus). Der Traubenholunder trägt grünlich gelbe Blüten und rote Beeren, die nicht verzehrt werden dürfen, da sie giftige Samenkörnchen enthalten. Der Zwergholunder ist kleiner, hat weiße oder rötliche Blüten und schwarze, leicht giftige Beeren.

LESETIPP:

Roswitha Eichinger: *Holunder. Ein bewährtes Hausmittel neu entdeckt. Stuttgart (Trias) 1999.*

Holzkohlengrill: zum →Grillen von Fleisch, Geflügel, Fisch und Gemüse verwendetes Gerät, das mit brennender Holzkohle bestückt und meist im Freien verwendet wird.

Homocyste|inurie: angeborene Stoffwechselerkrankung, bei der die Aminosäure Homocystein aufgrund eines Enzymmangels nicht in die Aminosäure Methionin umgewandelt werden kann. Dadurch kommt es zu erhöhten Konzentrationen von Homocystein im Blut, die u. a. zu geistiger Retardierung führen können. Je nach Art des Enzymmangels kann die Gabe von Vitamin B_6, Vitamin B_{12} oder Folsäure dazu beitragen, den Homocysteingehalt im Blut zu verringern.

Homogenisierung: ein Verfahren zur Bearbeitung von →Milch. Die Homogenisierung verhindert, dass sich das in der Milch enthaltene Fett nach einiger Zeit als Sahne auf der Milch absetzt. Dazu wird die Milch mit hohem Druck durch feine Düsen gespritzt, sodass die Fetttröpfchen in der Milch zerkleinert werden. Als Folge entsteht eine stabile Emulsion aus Wasser und Fett. Im Handel erhältliche Milch ist in der Regel homogenisiert.

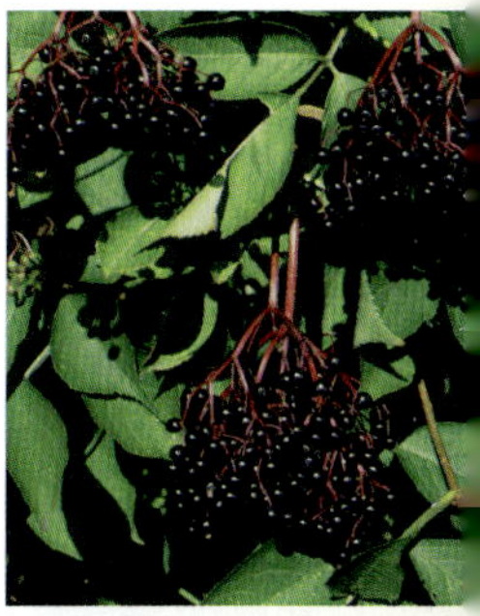

Holunder

Honeybushtee [ˈhʌnɪbʊʃ..., engl.]: ein Tee, der aus den fermentierten Blättern und Zweigspitzen des in Südafrika heimischen Honigbuschs (Cyclopia intermedia) bereitet wird. Er ist koffeinfrei, hat ein honigartig süßes Aroma und enthält viele Mineralstoffe (Eisen, Kupfer, Zink, Mangan, Magnesium, Kalium und Kalzium). In Deutschland ist er erst seit einigen Jahren erhältlich. Die südafrikanischen Buschleute trinken ihn u. a. bei Erkältungen und bei chronischen Altersbeschwerden. Da er bis jetzt nicht kultiviert, sondern nur in freier Natur geerntet wird und in abgelegenen Bergregionen wächst, ist er frei von Pestizidrückständen und sonstigen Schadstoffen.

Honig: ein von Honigbienen erzeugtes Lebensmittel. Die Bienen nehmen Blütennektar, Pflanzensäfte oder Honigtau (zuckerreiche Ausscheidungen von Blattläusen) auf. Diese Säfte werden mit körpereigenen, enzymhaltigen Sekreten der Bienen angereichert und in Waben gespeichert. Dort reift der Honig heran. Bei der Ernte ist der Honig klar und flüssig, im Lauf der Lagerung kristallisiert die enthaltene Glukose aus und der Honig wird fester. Die wichtigsten Honigerzeugerländer sind China, die USA, die Türkei, Russland und Argentinien.

Geschichte: Honig wurde bereits in der Steinzeit geschätzt. Die Imkerei lässt sich seit

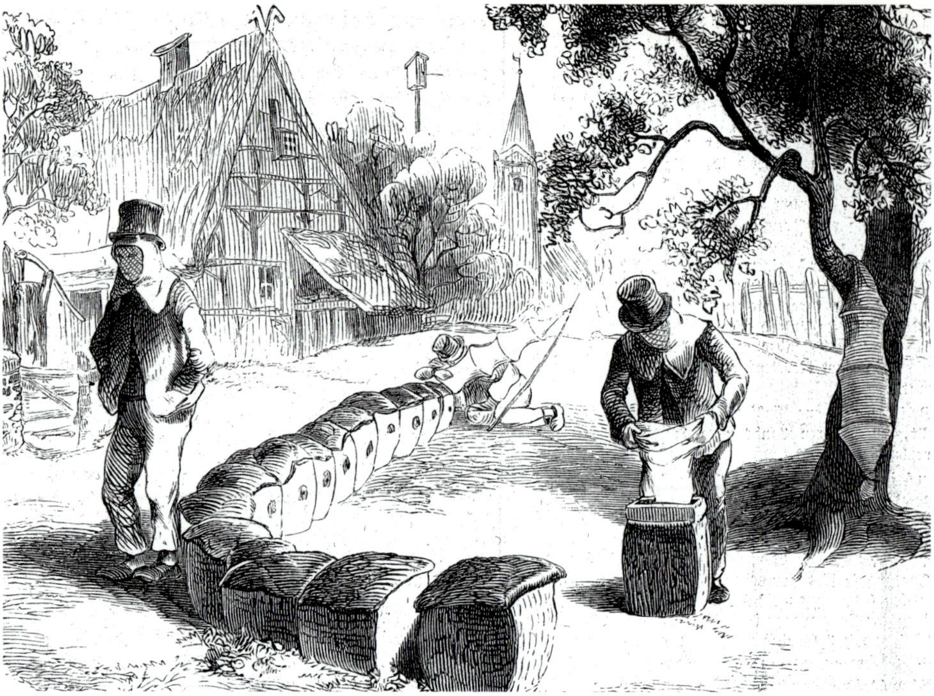

Honig: »Der Imker«, Holzstich, 1853

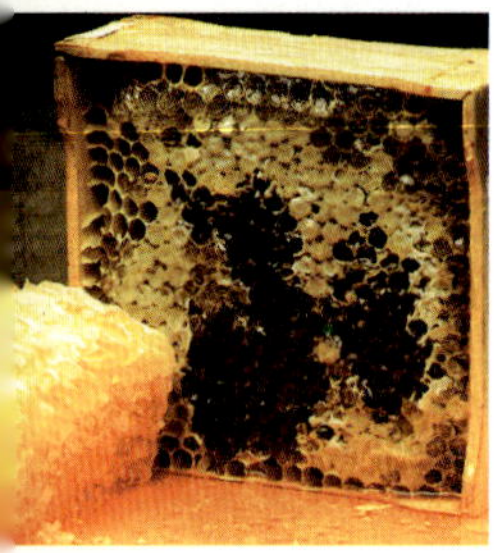

Honig: Waben

dem 1. Jt. v. Chr. nachweisen. Bis ins Spätmittelalter stellte Honig in Europa das einzige verfügbare Süßungsmittel dar. Außer als Lebensmittel wurde er seit dem Altertum auch als Heil- und Schönheitsmittel sowie als Opfergabe für Götter verwendet. Ägypter und Griechen schätzten den Honig als Heilmittel, die alten Germanen bereiteten ihren Met aus Honig.

Sorten: Die Honigmasse ist klebrig und reicht in ihrer Konsistenz von dünnflüssig über dickflüssig und cremig bis hin zu körnig kristallin und fest. Aussehen und Geschmack hängen v. a. davon ab, ob der Honig aus Blütennektar oder aus Honigtau gewonnen wurde. Blütenhonig ist heller (die Färbung kann von fast Weiß über Gelb bis Braun reichen) und eher fest, der Geschmack ist süß. Honigtauhonig (Waldhonig) ist meist flüssig, dunkler (braun bis fast schwarz) und herber im Geschmack. Im Allgemeinen nimmt die Intensität des Aromas mit der Dunkelheit der Färbung zu. Neben Honigen, die ausschließlich oder hauptsächlich von ein und derselben Blüten- oder Pflanzenart stammen (Tracht- oder Sortenhonig), werden im Handel oft auch Mischungen ver-

DIE WICHTIGSTEN HONIGSORTEN

Herkunft (Tracht)	Farbe	Aroma	Konsistenz
Akazie (Robinie)	klar bis hellgelb	sehr mild	dünnflüssig, kristallisiert kaum
Alfalfa	gelbweiß	mild	dünnflüssig
Esskastanie	hellbraun	herb, leicht bitter	dünnflüssig
Heide	goldgelb bis rotbraun	aromatisch	sehr dickflüssig, kristallisiert leicht
Klee	weißlich bis hellbraun	mild	fest
Lindenblüten	grünlichgelb	mild-aromatisch	flüssig, kristallisiert langsam
Löwenzahn	gelb	aromatisch	körnig
Obstblüten	hell- bis dunkelgelb	mild	fest, kristallisiert schnell
Raps	weißlich bis hellgelb	süß, mild	cremig, kristallisiert schnell
Sommerblüten	braun	aromatisch	cremig
Tannen (Honigtau)	braun bis grünschwarz	sehr würzig	zähflüssig
Wald (Honigtau)	gelb- bis rotbraun	würzig, herb	zähflüssig

schiedener Pflanzenarten (Mischhonig) angeboten.

Je nach Gewinnungsart unterscheidet man außerdem Scheibenhonig (Wabenhonig), der in weißen, verdeckelten Waben gehandelt wird, weiterhin Tropf-, Lauf- oder Senkhonig, der ohne Erwärmung aus zerkleinerten, brutfreien Waben ausfließt, den durch Schleudern brutfreier Waben gewonnenen Schleuderhonig sowie den durch Auspressen mit Erwärmung (Seimhonig) und ohne Erwärmung (Presshonig) gewonnenen Honig. Die Bezeichnung »Kunsthonig« ist aufgrund einer Regelung in der Europäischen Gemeinschaft seit 1981 unzulässig; künstlich hergestellter Honig kommt jetzt unter der Bezeichnung →Invertzuckercreme auf den Markt.

Lagerung: Trocken und vor Licht geschützt lässt sich Honig über ein Jahr lang lagern. Soll kristallisierter Honig im Wasserbad wieder verflüssigt werden, ist eine Erhitzung auf über 50°C zu vermeiden, da sonst wertvolle Inhaltsstoffe zerstört werden.

Inhaltsstoffe und Gesundheitswert: Honig besteht zu 70 bis 80% aus Zucker. Es handelt sich dabei um ein Invertzucker genanntes Gemisch aus gleichen Teilen von Fruktose und Glukose. Rund 20% des Honigs sind Wasser. Daneben sind kleine Mengen weiterer Zuckerarten, Mineralstoffe sowie über 100 Aromastoffe und Spuren von Fett, Eiweiß, Enzymen und Vitaminen vorhanden. Honig ist aufgrund seines hohen Zuckergehalts sehr energiereich (100g Honig haben 325kcal/1360kJ) und fördert die Entstehung von Karies. In der Volksmedizin wird ihm u.a. eine Erkältungen und Halsentzündungen lindernde Wirkung zugesprochen, die jedoch nicht nachgewiesen ist. Bedenkliche Schadstoffbelastungen konnten im Honig bislang nicht festgestellt werden.

Honigmelone: eine Sorte der Zuckermelone (→Melonen).

Honigwein: →Met.

Hopfen, wiss. Name **Humulus:** Gattung der Hanfgewächse mit drei Arten. Die wichtigste Art ist der Gemeine Hopfen (Humulus lupulus), eine in Auwäldern, Erlenbrüchen und an Ufern der nördlichen gemäßigten Zone vorkommende, bis 6m hoch rankende Pflanze.

Geschichte: Schon die Griechen und Römer kannten den Hopfen als Gemüse und Heilmittel. Der Zusatz von Hopfen zu →Bier zum Zweck, dieses würziger und haltbarer zu machen, geht wohl auf finno-ugrische Stämme zurück. Vom Ostseeraum aus scheint der Hopfengebrauch zwischen dem 5. und 7.Jh. nach Westen vorgedrungen zu sein, seit der Karolingerzeit ist die Hopfenkultur in Mitteleuropa nachweisbar.

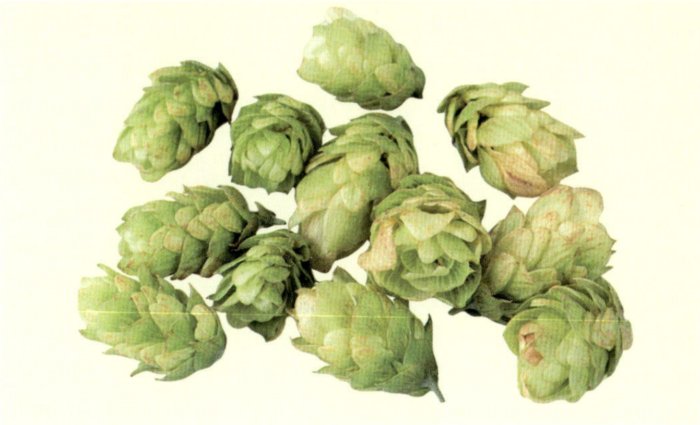

Hopfen: Zapfen

Anbau und Verarbeitung: Wichtigste Hopfenanbauländer sind die USA und Deutschland; das wichtigste Hauptanbaugebiet in Deutschland ist die Hallertau in Bayern. Kultiviert werden nur die weiblichen Pflanzen, bei denen die Hoch- und Vorblätter der Blütendolden (so genannten Hopfenzapfen) dicht mit becherförmigen Drüsen (Hopfendrüsen, Lupulindrüsen) besetzt sind. Nach Ernte und Trocknung der Dolden werden die Hopfendrüsen abgesiebt und bilden das gelbliche, leicht klebrige Hopfenmehl, einen wichtigen Bestandteil des Biers. Das Mehl enthält u.a. Flavonoide, ätherische Öle und Bitterstoffe (Humulon, Lupulon), die dem Bier Haltbarkeit, Schäumvermögen und den bitteren Geschmack verleihen. Hopfentee wird wegen seiner beruhigenden, schlaffördernden Wirkung gegen Schlafstörungen, Unruhe und Angstzustände eingesetzt.

Hopfenspargel, Hopfensprossen: die aromatischen jungen Triebe des Hopfens. Sie können roh als Salat oder leicht gedünstet als Gemüse verwendet werden. Frischer Hopfenspargel ist von März bis Mai erhältlich, in den anderen Monaten muss auf konservierte Ware zurückgegriffen werden. Er wird wie Spargel in Salzwasser mit etwas Zitronensaft gekocht oder gedünstet.

Hormone: vom Körper gebildete Botenstoffe, die Informationen im Organismus weiterleiten und schon in geringen Mengen auf Stoffwechsel, Wachstum, Sexualität und Fortpflanzung wirken. Hormone werden meist von den Zellen bestimmter Drüsen (z.B. Schilddrüse, Eierstöcke) hergestellt und ins Blut ausgeschüttet. Daneben gibt es die Gewebshormone, die von anderen Körperzellen hergestellt wer-

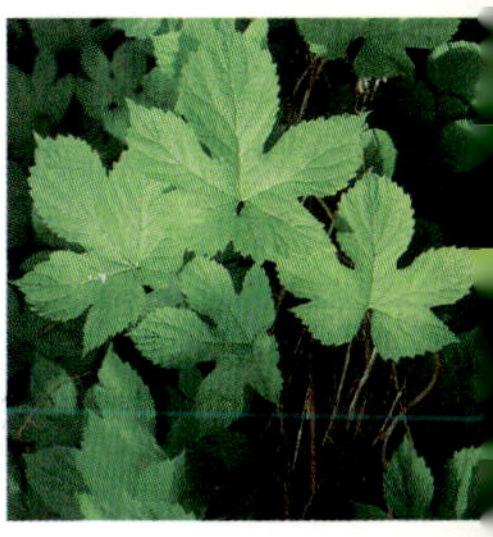

Hopfen: Pflanze

den und sich im Gewebe verteilen. Die Zielzellen, auf die das Hormon wirken soll, besitzen an der Zelloberfläche oder im Inneren spezifische Rezeptoren, an die das Hormon andocken kann. Dadurch wird die jeweilige Wirkung, z. B. eine chemische Reaktion, ausgelöst. Gesteuert wird die Hormonausschüttung der Drüsen in vielen Fällen durch bestimmte Abschnitte des Gehirns, den Hypothalamus und den Hypophysenvorderlappen.

Die Verdauungsorgane, darunter v. a. die Schleimhaut von Magen und Dünndarm, stellen **Verdauungshormone** her, die an der Aufspaltung der Nährstoffe aus der Nahrung sowie an deren Aufnahme beteiligt sind. Die Magenschleimhaut bildet das Hormon **Gastrin,** das die Magenbewegung steigert, die Bildung von Salzsäure im Magen fördert und die Ausschüttung von Galle und Bauchspeichel anregt. Freigesetzt wird es nach einer Dehnung des Pförtnervorraums des →Magens oder bei einer Reizung des Eingeweidenervs (Nervus vagus), z. B. durch Geruchs- oder Geschmackswahrnehmungen.

Dünndarm- und Zwölffingerdarmschleimhaut stellen die Hormone Sekretin und Cholezystokinin-Pankreozymin (CCK-PKZ) her. Sekretin fördert die Bildung des die Magensäure neutralisierenden Bikarbonats, regt die Bildung von →Galle an und hemmt die Magenbewegung. Cholezystokinin-Pankreozymin stimuliert die Ausschüttung von Bauchspeichel, sorgt dafür, dass die Gallenblase sich zusammenzieht und Galle in den Zwölffingerdarm ausschüttet, und fördert die Darmbewegungen. Die so genannten G-Zellen, die sich über den gesamten Verdauungstrakt verteilen, bilden das Hormon Somatostatin, welches die Ausschüttung von Magensaft sowie von Bauchspeichel vermindert und die Magen- und Darmbewegungen hemmt. Die Langerhans-Inseln der →Bauchspeicheldrüse produzieren die blutzuckersenkenden bzw. -erhöhenden Hormone →Insulin und →Glukagon.

Hormone werden auch in der Tiermast eingesetzt, um z. B. das Wachstum und die Muskelbildung bei Tieren anzuregen. Der Einsatz von Hormonen als Tierarzneimittel ist in Deutschland allerdings verboten.

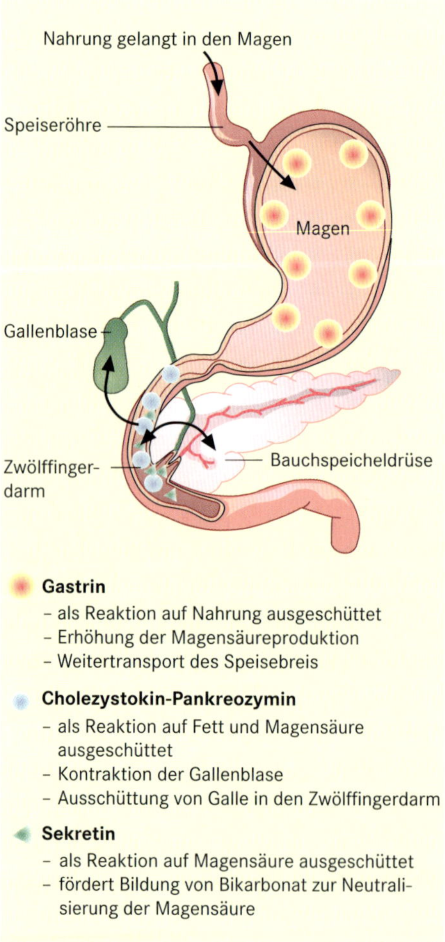

Hormone: Zusammenspiel der Verdauungshormone

Hühner, wiss. Name **Gallus domesticus:** allgemeine Bezeichnung für die verschiedenen Rassen des Haushuhns, das vom asiatischen Bankivahuhn (Gallus bankiva) abstammt. Haushühner werden in Deutschland wegen ihrer →Eier und ihres zarten, bekömmlichen Fleisches gehalten, und zwar überwiegend in Massentierhaltung. Die Hühnermast findet normalerweise in Bodenhaltung statt.

Einkauf und Verwendung: Je nach Alter der Tiere unterscheidet man Stubenküken, Hähnchen, Kapaun, Masthuhn und Suppenhuhn. Bis zum Alter von vier Wochen spricht man von **Stubenküken;** sie sind 300–750 g schwer. Am häufigsten kommen **Hähnchen** (männliche und weibliche Jungtiere vor der Geschlechtsreife im Alter von fünf bis sechs Wochen, die zwischen 750 und 1400 g wiegen) auf den Markt. Ein **Kapaun** (Kapphahn) ist ein vor der Geschlechtsreife kastrierter Junghahn mit einem Gewicht zwischen 1,5 und 3,5 kg. Sein Fleisch ist besonders zart, saftig und schmackhaft. Ein **Masthuhn** (Poularde) ist ein 1500–2500 g schweres, gemästetes junges Huhn, dessen Fleisch fest und zart ist. Stubenküken, Hähnchen, Masthuhn und Kapaun eignen sich gefüllt oder ungefüllt zum Braten, Schmoren und Grillen. Ein **Suppenhuhn** ist kein Masttier, sondern eine rund 15 Monate alte, 1–2 kg schwere Legehenne. Das feste Fleisch wird meist gekocht und findet in Suppen, Eintöpfen und Ragouts Verwendung.

Im Handel sind – frisch oder gefroren – ganze Hühner oder Hühnerteile erhältlich, z. B. Schenkel, Flügel, Hähnchenbrust, Geschnetzeltes, Innereien und Geflügelklein. Bei Gefrierhähnchen besteht eine erhöhte Salmonellengefahr (→Geflügel). Bei Tieren aus Freilandhaltung (→Geflügelhaltung) ist die Salmonellengefahr geringer.

Inhaltsstoffe und Gesundheitswert: Hühnerfleisch liefert hochwertiges Eiweiß und hat einen hohen Gehalt an Eisen. Hühnerbrust ist fettärmer als Hühnerkeule und Suppenhuhn und besonders reich an den Vitaminen B_1, B_2, B_6 und Niacin. Am vitaminreichsten ist Hühnerleber: Sie liefert alle fettlöslichen Vitamine (A, D, E, K), Vitamin C und sämtliche B-Vitamine.

Hühner|eier-Verordnung: von der Europäischen Union festgelegte Vermarktungsnormen für Hühnereier. Nach dieser Verordnung müssen im Handel angebotene Hühnereier (→Eier) mit Mindesthaltbarkeits- und Abpackdatum sowie Adresse des Abpackbetriebes gekennzeichnet und nach Güte- und Gewichtsklassen sortiert werden.

Hühner|eiweißallergie: Überempfindlichkeit gegen das im Eiklar von Hühnereiern enthaltene Eiweiß. Hühnereier gehören zu den häufigsten Auslösern von →Nahrungsmittelallergien. Etwa 30 % der durch Lebensmittel hervorgerufenen allergischen Reaktionen bei Kindern und rund 12 % bei Erwachsenen beruhen auf dem Verzehr von Eiern oder eihaltigen Produkten. Eine Hühnereiweißallergie kann sich durch Hautausschläge, Übelkeit, Erbrechen, Blähungen oder Bronchialasthma äußern. In seltenen Fällen besteht zugleich eine Allergie gegen Hühnerfleisch. Inwieweit auch andere Sorten von Geflügeleiern (Enten-, Gänse-, Möwen- oder Wachteleier) allergische Reaktionen auslösen, muss durch geeignete Tests (z. B. durch eine Additionsdiät; →Allergensuchkost) ermittelt werden.

Die Behandlung besteht in der Meidung aller Lebensmittel, die Hühnerei enthalten; das gilt auch für Flüssigei oder getrocknetes Eipulver. Betroffene müssen u. a. darauf achten, dass Suppen, Saucen und Gerichte wie Frikassee oft mithilfe von Hühnereiern zubereitet werden. Panierte Speisen enthalten ebenfalls Hühnerei.

Hühnerhaltung: die Haltung von Hühnern zur Produktion von Fleisch und Eiern (→Geflügelhaltung).

HÜHNEREIWEISSALLERGIE: LEBENSMITTEL MIT UND OHNE HÜHNEREI

Lebensmittel mit Hühnerei
Backwaren (Brot, Brötchen, Kleingebäck, Kuchen, Zwieback, Lebkuchen, Baiser)
Suppen, Brühen, Suppeneinlagen
Sauce hollandaise, Mayonnaise
Wurst und andere Fleischerzeugnisse
Kartoffelgerichte, Kartoffelerzeugnisse (z. B. Püreepulver, Klöße)
Eierteigwaren
Süßigkeiten (z. B. Schaumzuckerwaren, Schokolade, Pralinen, Nugat)
Süßspeisen (Speiseeis, Cremedesserts, Pudding, Mousse au chocolat)
Getränke (Eierlikör, Schokoladenlikör, Cocktails)
Margarine
Fertigerzeugnisse aller Art
Lebensmittel ohne Hühnerei
nicht verarbeitete Naturprodukte (z. B. Obst, Gemüse, Getreide, Mehl, Stärke, Milch und Milchprodukte, Pflanzenfette, Fleisch und Fisch, Zucker, Kochsalz, Gewürze)
Hartgrießteigwaren, Diätmargarinen, vegetarische Brotaufstriche. Vegetarische Saucen sind meistens eifrei (Zutatenliste beachten!)

[14]

Kochen und backen ohne Eier bei Hühnereiweißallergie

Herkömmliche Pfannkuchen, Kuchen und andere Gebäcksorten werden meistens mit Hühnereiern zubereitet. Bei einer Hühnereiweißallergie sollte auf im Handel erhältlichen Ei-Ersatz – ein Pulver aus Maisstärke, Pflanzenfett und Sojaeiweiß – zurückgegriffen werden, der sowohl für die Zubereitung von süßem als auch pikantem Gebäck geeignet ist. Auch durch zwei Teelöffel Sojamehl, die man mit der doppelten Menge Wasser verrührt, lässt sich das Ei beim Backen ersetzen. Der einzige Nachteil dieses Verfahrens besteht darin, dass der Teig nicht ganz so locker wird, was sich jedoch durch Zugabe von etwas Backpulver beheben lässt. Saucen können mit Speisestärke oder mit Wasser vermischtem Mehl statt mit Ei gebunden werden.

Hülsenfrüchte, Leguminosen: reife, getrocknete Samen von →Bohnen, →Erbsen, →Kichererbsen, →Linsen und →Sojabohnen. Bereits im 8. Jt. v. Chr. waren Hülsenfrüchte im Nahen Osten, im Mittelmeergebiet und in Europa bekannt. Karl der Große ordnete im Mittelalter ihren breitflächigen Anbau an.

Inhaltsstoffe und Gesundheitswert: Hülsenfrüchte sind mit Ausnahme der Sojabohne fettarm und liefern große Mengen an Ballaststoffen und Kohlenhydraten. Sie besitzen den höchsten Eiweißgehalt aller pflanzlichen Lebensmittel (20–33,7 %), was sie zu einer nahrhaften Fleischalternative v. a. für Vegetarier macht. Außerdem liefern Hülsenfrüchte wichtige Mineralstoffe (Eisen, Kalium, Phosphor, Magnesium, Mangan), Vitamin K, C, E und B-Vitamine (außer B_{12}). Einen noch höheren Nährstoffgehalt haben die Sprossen der Hülsenfrüchte (→Sprossengemüse), die zudem auch bekömmlicher sind. Die in den Hülsenfrüchten enthaltenen →Saponine und →Protease-Inhibitoren haben eine Krebs vorbeugende Wirkung.

Allerdings können Hülsenfrüchte auch allergische Reaktionen auslösen und Blähungen verursachen. Für die Blähungen sind unverdauliche Oligosaccharide, v. a. Stachyose und Verbascose, verantwortlich, für deren Abbau der menschliche Organismus keine Verdauungsenzyme besitzt und die im unteren Darmabschnitt von Darmbakterien vergoren werden. Die dabei entstehenden Gase können zu Blähungen führen. Wegen ihres hohen Anteils an Purinen sollten Gichtkranke Hülsenfrüchte nur in geringen Mengen verzehren.

Da Hülsenfrüchte natürliche Giftstoffe (u. a. →Hämagglutinine) enthalten, dürfen sie keinesfalls roh gegessen werden, denn diese giftigen Substanzen werden erst durch längeres Kochen (mindestens 15 Minuten) zerstört.

Lagerung und Zubereitung: Da Hülsenfrüchte nur sehr wenig Wasser enthalten, sind sie lange (mindestens ein bis zwei Jahre) haltbar, sofern sie trocken, dunkel, luftig und gut verpackt gelagert werden. Vor dem Kochen werden die meisten Hülsenfrüchte über Nacht eingeweicht, wodurch ein Teil der unverdaulichen Kohlenhydrate abgebaut wird. Salzen sollte man die Hülsenfrüchte erst, nachdem sie weich gekocht sind. Durch Würzen mit Kümmel, Fenchel, Dill oder Thymian lässt sich die blähende Wirkung mildern.

Hummer: ein →Krustentier.

Hummerkrabbe: eine Tiefseegarnele (→Krustentiere).

Humplik-Kur: von dem Wiener Arzt Heinz Humplik (1913–71) entwickelte Diät, bei der alles Ess- und Trinkbare in zwei Gruppen eingeteilt wird: unrationelle und rationelle Lebensmittel. Die rationellen Lebensmittel verwandelt der Körper laut Humplik direkt in Energie.

Wenn Übergewichtige ihrem Appetit entsprechend unrationell essen, nehmen sie nach der These von Humplik ab, denn der Körper braucht für die Verdauung solcher Lebensmittel viel Energie. Zur unrationellen Ernährung gehört alles, was das Gewicht reduziert, so z. B. mageres Fleisch; nur darf es nicht paniert, gehackt, in Mehl gewälzt oder mit einer Sauce gegessen werden. Nicht erlaubt sind zu Anfang der Diät Milch und Milchprodukte, kohlenhydratreiche Lebensmittel wie Kartoffeln, Teigwaren, Brot, Zucker, Getreideprodukte, Reis und Hülsenfrüchte sowie Alkohol. Es sollte dem Appetit entsprechend mindestens zehnmal täglich gegessen werden. Sobald man das Idealgewicht erreicht hat, ist außer zuckerhaltigen Getränken kaum noch etwas verboten. Laut Humplik sollten einmal am Tag eine unrationelle Hauptmahlzeit und 250 g Obst gegessen werden.

Die Thesen Humpliks sind wissenschaftlich nicht haltbar. Die sehr eiweißreiche Diät muss aus ernährungsphysiologischer Sicht abgelehnt werden.

Hunger: im engeren Sinn ein physiologisches Allgemeingefühl, das den Menschen zur Nahrungsaufnahme veranlasst; im weiteren Sinn eine unzureichende Nahrungszufuhr hinsichtlich Quantität (Nahrungsmenge) und/oder Qualität (Nährstoffzufuhr), die zu schweren Formen der →Mangelernährung und →Unterernährung führen kann (→Welternährung, S. 684 ff.).

Hungergefühl tritt v. a. bei leerem Magen auf und verschwindet normalerweise nach Füllung des Magens. Verschiedene Mechanismen im Körper steuern das Hungergefühl; so kann es z. B. durch Geschmacks- und Geruchsreize aus der Umgebung ausgelöst werden, die von Geschmacksknospen auf der Zunge bzw. von der Nase aufgenommen und an bestimmte Zentren im Zwischenhirn geleitet werden. Auch die Dehnungsrezeptoren im Magen senden bei mangelnder Füllung Signale an das Zwischenhirn. Weiterhin sind Hormone im Magen-Darm-Trakt sowie Botenstoffe im Gehirn an der Auslösung des Hungergefühls beteiligt. Auch durch einen zu geringen Blutzuckerspiegel wird Hunger hervorgerufen. Durch das Überangebot an Nahrung ist vielen Menschen in den Industriestaaten jedoch das Hungergefühl verloren gegangen – sie essen nicht mehr allein aus Hunger, sondern weil die Nahrung vorhanden ist. Dies ist einer der auslösenden Faktoren für Übergewicht.

Hungerstoffwechsel: Oberbegriff für biochemische Reaktionen des Körpers, die in Zeiten des Hungers dem Auf-, Um- und Abbau von Stoffen dienen. Der Hungerstoffwechsel unterscheidet sich in verschiedenen Punkten vom normalen Stoffwechsel.

Während einer Fastenperiode verlangsamt sich der Stoffwechsel und damit auch der Energiebedarf; der Grundumsatz sinkt. Die Nahrungskarenz bewirkt zudem eine Freisetzung körpereigener Energiereserven. Zunächst wird die in der Leber und den Muskeln in Form von Glykogen gespeicherte Glukose freigesetzt, um den Energiebedarf des Körpers zu decken. Nach maximal drei Tagen sind die Glykogenspeicher geleert und der Organismus greift auf das Depotfett, die körpereigenen Fettreserven, zurück, um die Energieversorgung zu sichern.

Die Fettreserven eines normalgewichtigen Mannes decken dessen Energiebedarf für 40 bis 70 Tage. Darüber hinaus gewinnt der Körper während längerer Fastenperioden (→Fasten) nicht nur aus körpereigenem Fett, sondern auch aus körpereigenem Eiweiß Glukose. Der mit dem Hungern einhergehende Gewichtsverlust (→Gewichtsreduktion, S. 280 ff.) resultiert somit aus einer Reduktion des körpereigenen Fetts und des körpereigenen Eiweißes, d. h. der Muskelmasse. Im Verlauf einer Fastenperiode reguliert der Hungerstoffwechsel den Eiweißverlust durch sparsamen Umgang mit Aminosäuren, z. B. durch deren Wiederverwendung, auf ein Minimum. Auf welche Weise die Regulation und Anpassung des Stoffwechsels erfolgt, ist noch nicht völlig geklärt; vermutlich sind hauptsächlich Hormone an der Stoffwechselumstellung beteiligt, z. B. Glukagon, Insulin und Kortison.

HWZ: Abk. für →Halbwertszeit.

Hygiene in der Küche: →Küchenhygiene.

Hyper|aktivität: ein Verhaltensmuster bei Kindern, das durch starken Bewegungsdrang, schlechte Impulskontrolle, Schlaf- und Konzentrationsstörungen gekennzeichnet ist. Eine genaue Ursache für dieses Syndrom ist bislang noch nicht gefunden worden. Untersuchungen haben jedoch ergeben, dass sich die Störungen deutlich bessern, wenn bestimmte Lebensmittel wie Kuhmilch, Schokolade, Weintrauben, Weizen, Zitrusfrüchte, Käse, Eier oder Erdnüsse weitgehend gemieden werden. Auf aufputschende Getränke wie koffeinhaltige Limonade, Kaffee und Schwarztee sollte völlig verzichtet werden. Jüngste Forschungen haben ergeben, dass der Hyperaktivität in manchen Fällen ein Magnesiummangel zugrunde liegt, den man durch Einnahme entsprechender Nahrungsergänzungsmittel beheben kann. Hyperaktivität muss vom →hyperkinetischen Syndrom unterschieden werden, bei dem die Symptome viel stärker ausgeprägt sind.

Hyperalimentation: →Überernährung.

Hyperazidität: →Magenübersäuerung.

Hypercholesterinämie: erhöhte Konzentration von →Cholesterin im Blut; eine Fettstoffwechselstörung. Als zu hoch gelten Cholesterinwerte von mehr als 240 mg pro 100 ml Blut. Wichtig für die Diagnose einer Hypercholesterinämie ist v. a. der Wert des LDL-Cholesterins, das die Innenwände der Blutgefäße schädigt – ein Wert von mehr als 160 mg pro 100 ml Blut wird allgemein als zu hoch angesehen.

HYPERCHOLESTERINÄMIE: CHOLESTERINARME LEBENSMITTEL

Lebensmittel (pro 100 g verzehrbaren Anteil)	Cholesterin (mg)	Lebensmittel (pro 100 g verzehrbaren Anteil)	Cholesterin (mg)
Gemüse (alle Arten)	0	**Käse** (0,5% Fett)	3
Obst (alle Arten)	0	**Milch** (1,5% Fett)	5
Roggenbrot	0	**Romadur** (20% Fett)	21
Vollkornmüsli	0	**Putenbrust**	60
Nudeln, eifrei	0	**Hähnchenbrust in Aspik**	30
Joghurt (0,3 % Fett)	<1	**Schweineschnitzel**	70
Joghurt (1,5 % Fett)	5	**Rindfleisch, ohne Fett**	60
Molke	2	**Hähnchenbrust, mit Haut**	66

[18]

HYPERCHOLESTERINÄMIE: CHOLESTERINREICHE LEBENSMITTEL

Lebensmittel (pro 100 g verzehrbaren Anteil)	Cholesterin (mg)	Lebensmittel (pro 100 g verzehrbaren Anteil)	Cholesterin (mg)
Geflügelleber	500	**Miesmuscheln**	150
Eier	535	**Kaisergranat**	140
Kalbsnieren	380	**Weichkäse** (60 % Fett)	93
Austern	260	**Crème fraîche** (40 % Fett)	131
Butterschmalz	340	**Schinken, roh**	110
Butter	240	**Rinderzunge**	108
Räucheraal	190	**Entenbrust mit Haut**	103

[18]

Ursachen: Zu den Ursachen für eine Hypercholesterinämie gehören Erkrankungen wie Diabetes mellitus, Schilddrüsenunterfunktion, Fettleibigkeit und einige Nierenerkrankungen. Auch eine zu fettreiche Ernährung, übermäßiger Alkoholkonsum und Übergewicht können eine Hypercholesterinämie begünstigen. Daneben kann es sich auch um eine angeborene Fettstoffwechselstörung handeln; dann spricht man von einer familiären Hypercholesterinämie. Hierbei ist die Zahl der körpereigenen Rezeptoren für LDL-Cholesterin auf etwa die Hälfte verringert, sodass schon bei betroffenen Kleinkindern der Gehalt an LDL-Cholesterin im Blut erhöht ist.

Risiken: Eine Hypercholesterinämie begünstigt die Entstehung von Arteriosklerose und →Bluthochdruck und damit auch von koronarer Herzkrankheit und Herzinfarkt (→Herz-Kreislauf-Erkrankungen). Insbesondere bei Personen, die bereits ein erhöhtes Risiko für Herz-Kreislauf-Erkrankungen haben und unter Hypercholesterinämie leiden, sollte daher der Cholesterinspiegel gesenkt werden. Beschwerden verursacht eine Hypercholesterinämie in der Regel nicht; sie wird häufig nur bei Routineuntersuchungen der Blutfettwerte oder im Rahmen der Behandlung anderer Leiden, z. B. Durchblutungsstörungen, festgestellt.

Behandlung und Ernährung: Die Behandlung einer Hypercholesterinämie besteht in erster Linie in einer Umstellung der Ernährung auf eine Kost, die arm an Cholesterin, Fett und gesättigten Fettsäuren ist (→fettreduzierte Ernährung, →fettmodifizierte Ernährung).

Da v. a. die gesättigten →Fettsäuren den Cholesterinspiegel ungünstig beeinflussen, muss deren Anteil an der Energiezufuhr auf etwa 7 % gesenkt werden. Zu den Hauptnahrungsquellen für gesättigte Fettsäuren gehören tierische Fette und fettreiche tierische Lebensmittel wie bestimmte Wurstsorten (z. B. Leberwurst) und fettreicher Käse. Dagegen hat fettreicher Fisch einen hohen Anteil an den ungesättigten Omega-3-Fettsäuren und nur einen geringen Anteil an gesättigten Fettsäuren. Der Anteil der einfach gesättigten Fettsäuren (die z. B. in Olivenöl enthalten sind) an der Nahrung sollte auf 10–15 % erhöht werden; der Anteil mehrfach ungesättigter Fettsäuren soll bei 7–10 %, jedoch nicht höher liegen, da diese, in großen Mengen zugeführt, im Tierversuch die Entstehung von Krebs begünstigen.

Das in der Nahrung enthaltene Cholesterin sollte 300 mg pro Tag nicht überschreiten, d. h., cholesterinreiche Lebensmittel wie Eier, Innereien, Schalen- und Krustentiere sind weitgehend zu meiden. Eine fettarme und fettmodifizierte Ernährung ist in der Regel jedoch gleichzeitig auch cholesterinarm.

Bei Hypercholesterinämie ist es außerdem sinnvoll, dem Körper einen großen Anteil der täglichen Energie (50–60 %) in Form von Kohlenhydraten zuzuführen. Dabei sind ballaststoffreiche Lebensmittel (z. B. rohes Obst und Gemüse, Vollkornerzeugnisse) ballaststoffarmen Speisen (z. B. Weißbrot) vorzuziehen. Der Ballaststoffgehalt der Nahrung sollte bei mindestens 35 g täglich, besser noch bei über 50 g liegen, denn →Ballaststoffe tragen dazu bei, den Cholesterinspiegel zu senken. Sinnvoll kann bei Hypercholesterinämie auch eine Umstellung auf vegetarische Ernährung (unter Verzicht auf Eier) sein. Auf Alkohol sollte weitgehend verzichtet werden.

In den meisten Fällen reichen diese Maßnahmen bereits aus, um einen erhöhten Cholesterinspiegel zu senken. Bei gleichzeitig bestehender koronarer Herzkrankheit, einem LDL-Cholesterinspiegel von mehr als 350 mg pro Deziliter Blut oder bei familiärer Hypercholesterinämie müssen allerdings von Anfang an zusätzlich Medikamente verabreicht werden, die die Blutfettwerte senken. Bei Patienten, die unter Übergewicht leiden, ist zudem eine →Gewichtsreduktion sinnvoll. Im Durchschnitt lässt sich der Cholesterinspiegel durch eine Ernährungsumstellung um 20–25 % senken; oft ist nach drei bis sechs Monaten der Ernährungsumstellung die Einnahme von blutfettsenkenden Medikamenten nicht mehr nötig.

Ratschläge für die Ernährung bei Hypercholesterinämie

Um den Anteil der gesättigten Fettsäuren an der Nahrung zu reduzieren und den der einfach und mehrfach ungesättigten Fettsäuren zu erhöhen, ist es sinnvoll, tierische Fette (z. B. Butter oder Butterschmalz) durch pflanzliche Fette (mit Ausnahme von Kokosfett) zu ersetzen. Besonders zu empfehlen ist Olivenöl, das große Mengen einfach ungesättigter Fettsäuren enthält. Beim Kochen kann man Fett einsparen, indem man beschichtete Pfannen und Töpfe verwendet und Speisen grillt oder dünstet, statt sie zu braten. Obst und Gemüse sollten in größeren Mengen verzehrt werden. Fettreiche Käse- und Wurstsorten kann man leicht durch fettarme oder fettreduzierte Sorten (z. B. Harzer Käse, Geflügelwurst) ersetzen.

Hyperglykämie: →Überzuckerung.

Hyperinsulinismus: →Insulinismus.

Hyperkali|ämie: Erhöhung der Konzentration von →Kalium im Blut auf Werte über 5,5 mmol pro Liter. Ein solcher Kaliumüberschuss wird häufig durch die Einnahme blutdrucksenkender Medikamente hervorgerufen; auch chronische Niereninsuffizienz kann eine

Hyperkaliämie verursachen. Sie äußert sich zunächst in Hautkribbeln, später in Muskelschwäche und Herzrhythmusstörungen; sogar zum Herzversagen kann es kommen. Liegt der Hyperkaliämie eine Erkrankung zugrunde, so muss diese behandelt werden, Medikamente, die den Kaliumüberschuss herbeigeführt haben, müssen abgesetzt, der Verzehr kaliumreicher Lebensmittel (z. B. Obst, Gemüse, Vollkornerzeugnisse, Milch, Sauermilchprodukte) muss zunächst reduziert werden.

Hyperkalzämie: Erhöhung der Konzentration von →Kalzium im Blut auf Werte über 2,8 mmol pro Liter. Hervorgerufen wird ein Überschuss an Kalzium meist durch eine vermehrte Freisetzung von Kalzium aus den Knochen infolge bösartiger Tumoren oder durch eine Überfunktion der Nebenschilddrüsen, die zu einer vermehrten Freisetzung des Kalzium mobilisierenden →Parathormons führt. Zu den ersten Symptomen zählen Übelkeit, Erbrechen, Muskelschwäche, Appetitverlust sowie ein häufig auftretender Harndrang. Übersteigt der Kalziumgehalt des Blutes 3,5 mmol pro Liter, kann es aufgrund der damit verbundenen hohen Wasserausscheidung über den Harn zu Herzversagen kommen. Neben der Behandlung der Grunderkrankung ist eine Umstellung der Ernährung auf eine kalziumarme Kost (weniger als 400 mg Kalzium pro Tag) erforderlich. Auf besonders kalziumreiche Lebensmittel wie Milch, Milchprodukte und kalziumreiche Mineralwässer sollte verzichtet werden, ebenso auf Lebensmittel, die reich an →Vitamin D sind, da diese die Aufnahme von Kalzium aus dem Darm fördern. Gleichzeitig muss dem Organismus viel Flüssigkeit zugeführt werden (möglichst mehr als 3 l pro Tag).

hyperkinetisches Syndrom: eine Verhaltensstörung bei Kindern, die umgangssprachlich auch als »Zappelphilipp-Syndrom« bezeichnet wird. Bereits im Kleinkindalter, spätestens jedoch nach Schuleintritt fallen betroffene Kinder durch extreme Unruhezustände, durch Klassenclown-Verhalten und Störung von Gemeinschaftsaktionen und Unterricht auf. Die Kinder können nicht stillsitzen und nicht zuhören, wirken überdreht und agieren unvorsichtig.

Ursachen, Behandlung und Ernährung: Als Ursache der Störung wird ein kurzfristiger Sauerstoffmangel im Gehirn (meist während der Geburt) vermutet. Zu den Auslösern gehören vermutlich Reizüberflutung, besondere familiäre Situationen und Lebensmitteleinflüsse. Auf der Verdachtsliste stehen Nahrungsmittelallergien und allergische Reaktionen auf Phosphate (z. B. in Wurst, Käse, Colagetränken), Zucker, Farb-, Konservierungs- und bestimmte Eiweißstoffe. Es steht jedoch nicht fest, ob diese das hyperkinetische Syndrom auslösen; vermutlich spielen von Kind zu Kind individuell verschiedene Auslöser eine Rolle. Die positiven Wirkungen einer phosphatarmen Diät sind daher umstritten und es gibt auch keine festgelegten Ernährungsvorschriften beim hyperkinetischen Syndrom. Betroffene tauschen in Selbsthilfegruppen ihre Erfahrungen mit verschiedenen Diätversuchen aus.

Bevor rigide Nahrungseinschränkungen vorgenommen werden, sollte eine geplante Ernährungsumstellung mit einem Arzt oder Diätassistenten abgeklärt werden. Als vorrangige Therapiemaßnahme werden Erziehungsberatung, Heilpädagogik, Ergo-, Verhaltens- und Familientherapie empfohlen. In schweren Fällen wird das hyperkinetische Syndrom mit Medikamenten (Psychopharmaka) behandelt.

Hyperlipoproteinämien, Hyperlipidämien: eine Gruppe von →Fettstoffwechselstörungen.

Hypernatri|ämie: Erhöhung der Konzentration von →Natrium im Blut auf Werte über 150 mmol pro Liter. Eine Hypernatriämie ist meist die Folge eines Flüssigkeitsmangels, sodass Kreislaufstörungen (z. B. Schwindelgefühl) auftreten und ein Kreislaufversagen droht. Aber auch eine übermäßige Kochsalzzufuhr kann zu einer Hypernatriämie führen. Die Behandlung besteht in einer Umstellung der Ernährung auf →natriumarme Diät. Bei Wassermangel muss das Flüssigkeitsdefizit ausgeglichen werden; oft reicht schon eine reichliche Zufuhr von gezuckertem Tee aus, um die Hypernatriämie zu beseitigen.

Hyperoxalurie: erhöhte Ausscheidung von →Oxalsäure mit dem Harn (mehr als 300 mg in 24 Stunden). Ursache dafür ist eine durch Enzymdefekte bedingte angeborene Störung des Oxalsäurestoffwechsels. Dadurch kommt es zur Bildung von Kalziumoxalatsteinen, einer Art von →Harnsteinen, die sich im Nierengewebe absetzen und es zerstören können. Auch in anderen Geweben können sich Kalziumoxalatsteine ablagern. Die Behandlung besteht in erster Linie in einer oxalsäurearmen Kost, bei der auf oxalsäurereiche Lebensmittel wie Rhabarber, Spinat, Rote Bete, Nüsse, Schokolade und Schwarztee verzichtet werden muss.

Hyperparathyreodismus: eine Überfunktion der an der Rückseite der Schilddrüse liegenden Nebenschilddrüsen, die das für die Regulation des Kalzium- und Phosphatstoffwechsels wichtige →Parathormon herstellen. Beim Hyperparathyreodismus ist die Produktion des Parathormons gesteigert. Zu den Ursachen gehören gutartige oder bösartige Geschwülste der Nebenschilddrüsen, Nierenerkrankungen und anhaltender Vitamin-D-Mangel, die zu einem so geringen Kalziumgehalt im Blut führen, dass die Nebenschilddrüsen ständig Parathormon ausschütten, um Kalzium aus den Knochen freizusetzen. Zu den Symptomen gehören schmerzende Knochen infolge von Knochenveränderungen, Magen- und Darmbeschwerden sowie die Bildung von Harnsteinen. Bei einer anhaltend gesteigerten Parathormonproduktion kann es zu Osteoporose kommen. Die Behandlung besteht in der Therapie der zugrunde liegenden Erkrankung; manchmal ist eine Entfernung der Nebenschilddrüsen erforderlich.

Hyperphosphatämie: Erhöhung des Gehalts an anorganischem →Phosphat im Blut auf mehr als 1,5 mmol pro Liter. Ursache kann z. B. eine Unterfunktion der Nebenschilddrüsen (→Hypoparathyreodismus) sein. Behandelt wird Hyperphosphatämie durch Umstellung der Ernährung auf eine kalziumreiche, phosphatreduzierte Kost, bei der kalziumreiche Gemüsearten in größeren Mengen verzehrt werden dürfen (→Kalzium), der Konsum von Milch und Milchprodukten wegen ihres verhältnismäßig hohen Phosphatgehalts aber eingeschränkt werden muss. Auf Lebensmittel, die phosphathaltige Lebensmittelzusatzstoffe enthalten (E 101 a, E 339–343, E 450–452, E 541, E 626, E 1410–1414, E 1442; →E-Nummern), sollte verzichtet werden.

Hyperthyreose, Schilddrüsenüberfunktion: eine →Schilddrüsenerkrankung.

Hypertonie: →Bluthochdruck.

Hypertriglyzeridämie: erhöhter Gehalt an →Triglyzeriden im Blut; eine Fettstoffwechselstörung. Bei Menschen, die älter als 20 Jahre sind, liegt eine Hypertriglyzeridämie vor, wenn der Triglyzeridwert 200 mg pro Deziliter Blut überschreitet, bei unter 20-Jährigen schon bei Werten über 140 mg pro 100 ml, bei Kindern unter 14 Jahren bei einem Triglyzeridwert über 100 mg pro 100 ml. Eine Hypertriglyzeridämie kann angeboren sein; weitere mögliche Ursachen sind eine zu fettreiche Ernährung, Übergewicht, zu hoher Alkoholkonsum sowie bestimmte Erkrankungen wie Diabetes mellitus und Schilddrüsenunterfunktion.

Risiken: Erhöhte Blutfettwerte begünstigen die Entstehung einer Arteriosklerose, die wiederum das Risiko für →Herz-Kreislauf-Erkrankungen (u. a. Bluthochdruck, Herzinfarkt und Schlaganfall) erhöht. Insbesondere bei der angeborenen familiären Hypertriglyzeridämie besteht zudem die Gefahr einer Bauchspeicheldrüsenentzündung und einer Vergrößerung von Leber und Milz. Bei dem seltenen Chylomikronämie-Syndrom, bei dem die Chylomikronen (aus Eiweiß und Fett bestehende Transportvehikel für die Nahrungsfette in der Lymphbahn und im Blut) stark vermehrt sind, kommt es zu Triglyzeridwerten über 1000 mg pro 100 ml Blut und häufig zu einer Bauchspeicheldrüsenentzündung.

Behandlung und Ernährung: Die Therapie besteht in erster Linie in der Behandlung der Grundkrankheit und einer Umstellung der Ernährung, durch die die Triglyzeridwerte sich in den meisten Fällen bereits senken lassen. Auf Zucker und zuckerhaltige Produkte (u. a. Limonaden, Süßigkeiten) muss weitgehend verzichtet werden, da Ein- und Zweifachzucker (→Kohlenhydrate) die Herstellung der für die Gefäße sehr ungünstigen VLDL-Triglyzeride durch die Leber fördern. Der Zuckergehalt der Nahrung sollte einen Anteil von 6 % an der Gesamtenergiezufuhr nicht überschreiten. Auch auf →Zuckeraustauschstoffe muss verzichtet werden, da sie die Triglyzeridproduktion ebenfalls steigern; →Süßstoffe sind hingegen erlaubt.

Lebensmittel, die Mehrfachzucker enthalten (Obst, Gemüse, stärkereiche Produkte), sollen in größeren Mengen verzehrt werden; sie sollten möglichst reich an →Ballaststoffen sein, da diese eine vermehrte Herstellung von VLDL-Triglyzeriden verhindern. Insgesamt sollte die Nahrung mehr als 50 g Ballaststoffe täglich enthalten.

Auf Alkohol sollte verzichtet werden, denn ebenso wie Zucker fördert er die Bildung von VLDL-Triglyzeriden. Der Fettanteil der Nahrung sollte bei höchstens 25–30 % der Gesamtenergiezufuhr liegen, wobei einfach und mehrfach ungesättigte →Fettsäuren den gesättigten vorzuziehen sind. Der Patient sollte Lebensmittel bevorzugen, die reich an Omega-3-Fettsäuren sind (sie kommen v. a. in fettem Seefisch wie Lachs und Makrele vor), da diese Fettsäuren die Produktion von Triglyzeriden durch die Leber einschränken. Weiterhin sollte bestehendes Übergewicht abgebaut werden (→Gewichtsreduktion).

Beim Chylomikronämie-Syndrom ist die Zufuhr sowohl gesättigter als auch einfach und mehrfach ungesättigter langkettiger Fettsäuren einzuschränken. Die Nahrung sollte somit nahezu fettfrei sein: 10 % der täglichen Energiezufuhr sollten aus Fett bestehen; das entspricht einer Fettzufuhr von 20–25 g. Es müssen daher v.a. Obst und Gemüse sowie sehr magere Milchprodukte, mageres Fleisch und magerer Fisch auf dem Speisezettel stehen. Gleichzeitig sollte der Patient auch beim Chylomikronämie-Syndrom weitgehend auf Zucker verzichten. Haben sich die Triglyzeridwerte dauerhaft normalisiert, so darf der Fettanteil der Nahrung auf bis zu 25% der Energiezufuhr erhöht werden.

Hyperurikämie: Erhöhung des Gehalts an →Harnsäure im Blut (der Normwert liegt bei 2–7 mg pro 100 ml Blutserum). Zu einer Hyperurikämie kann es infolge einer verringerten Ausscheidung von Harnsäure (z.B. durch Nierenschädigungen) oder einer übermäßigen Produktion von Harnsäure (z.B. durch vermehrten Zerfall von Körperzellen bei einer Strahlentherapie) kommen. Eine Hyperurikämie kann →Gicht hervorrufen, außerdem besteht die Gefahr einer Bildung von →Harnsteinen. Zur Behandlung der Hyperurikämie ist eine Umstellung der Ernährung auf purinarme Kost (keine Innereien, wenig Fleisch, keine Hülsenfrüchte; →Purine) notwendig; gleichzeitig sollte der Patient seinem Körper viel Flüssigkeit zuführen und weitgehend auf Alkohol verzichten. Übergewicht ist zu reduzieren.

Hypervitaminose: Gesundheitsstörung, die durch eine übermäßige Zufuhr bestimmter Vitamine hervorgerufen wird. Nur eine Überdosierung von fettlöslichen Vitaminen (→Vitamin A, →Vitamin D, →Vitamin E und →Vitamin K) kann eine Hypervitaminose auslösen, da diese im Gegensatz zu den wasserlöslichen Vitaminen nicht mit dem Harn ausgeschieden, sondern im Körper eingelagert werden. Ursache ist meist der Konsum hochdosierter Vitaminpräparate, selten eine erhöhte Zufuhr über die Nahrung. Die Symptome einer Hypervitaminose bilden sich bei verringerter Vitaminzufuhr in der Regel zurück.

Hypoglykämie: →Unterzuckerung.

Hypokali|ämie: Verringerung des Gehalts an →Kalium im Blut mit Werten unter 3,6 mmol pro Liter. Hervorgerufen wird eine Hypokaliämie v.a. durch anhaltende Einnahme von entwässernden Medikamenten (Diuretika) oder Abführmitteln sowie durch Erbrechen und Durchfall. Zu den Symptomen einer Hypokaliämie zählen Muskelschwäche, Verstopfung und Herzrhythmusstörungen. Man kann ihr u.a. durch eine kaliumreiche Kost mit viel Obst und Gemüse entgegenwirken. Bei sehr starkem Kaliummangel, anhaltendem Erbrechen oder Durchfall kann die Einnahme oder sogar die intravenöse Zufuhr von Kaliumpräparaten notwendig werden. Bei Nierenversagen darf der Patient ohne ärztliches Anraten jedoch weder eine kaliumreiche Kost verzehren noch Kaliumpräparate einnehmen.

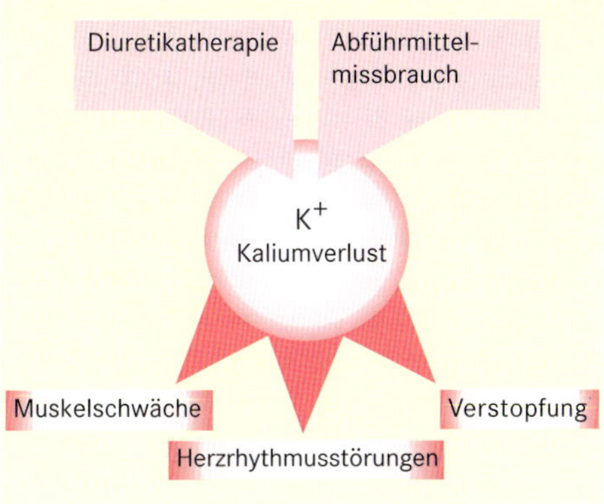

Hypokaliämie: Ursachen und Folgen

Hypokalz|ämie: Verringerung des Gehalts an →Kalzium im Blut mit Werten unter 2,3 mmol pro Liter. Hauptursache einer Hypokalzämie ist eine Kalziumzufuhr, die um einiges unter dem tatsächlichen Bedarf liegt – dies kann v.a. in Schwangerschaft und Stillzeit vorkommen, da hier der Kalziumbedarf erhöht ist. Aber auch Erkrankungen können zur Hypokalzämie führen: z.B. eine Unterfunktion der Nebenschilddrüsen (→Hypoparathyreodismus), die eine zu geringe Ausschüttung des Kalzium mobilisierenden →Parathormons bedingt, →Kalzitonin produzierende Tumoren, Vitamin-D-Stoffwechselstörungen oder ein Mangel an Vitamin D, das die Aufnahme von Kalzium über den Darm fördert.

Zu den Symptomen einer akuten Hypokalzämie gehören Hautkribbeln, Übererregbarkeit von Muskeln und Nerven sowie Muskelkrämpfe; bei lange anhaltendem Mangel (chronischer Hypokalzämie) kann es zur Knochenerweichung kommen. Bei akuter Hypokalzämie muss Kalzium intravenös verabreicht werden, bei chronischer Hypokalzämie ist gegebenenfalls die Grunderkrankung zu behandeln; gleichzeitig muss die Ernährung auf eine kalziumreiche Kost mit einer täglichen Zufuhr von mindestens 1,2–2 g Kalzium in der Nahrung umgestellt werden. Das kann u.a. durch reichliche Verwendung von Magermilchpulver, das z.B. Suppen beigefügt wird, sowie durch Trinken von kalziumreichen Mineralwässern und mit Kalzium angereicherten Säften erfolgen. Gleichzeitig sollten phosphatreiche Lebensmittel und Getränke (z.B. Colagetränke) gemieden werden, da →Phosphat die Aufnahme von Kalzium behindert. Falls nötig, müssen zusätzlich Kalzium- und Vitamin-D-Präparate eingenommen werden.

Hypolipoproteinämien, Hypolipidämien: eine Gruppe von →Fettstoffwechselstörungen.

Hyponatri|ämie: Verringerung des Gehalts an →Natrium im Blut mit Werten unter 130 mmol pro Liter. Eine Hyponatriämie entsteht oft als Folge von Erkrankungen mit großem Flüssigkeitsverlust, z. B. Erbrechen und Durchfall, durch die Einnahme von Diuretika oder aber durch Wasserüberschuss (z. B. bei mit Wassereinlagerungen einhergehender Herzinsuffizienz). Auch Nierenerkrankungen können eine Hyponatriämie hervorrufen. Zu den Symptomen gehören niedriger Blutdruck, Muskelkrämpfe, beschleunigter Herzschlag und Apathie. Bei einem Wasserüberschuss besteht die Behandlung in vorübergehender Flüssigkeitsrestriktion sowie natriumarmer Kost, damit nicht noch mehr Wasser im Gewebe eingelagert wird; nur bei Apathie oder anderen Symptomen erhält der Patient geringe Mengen Natrium per Infusion oder als Medikament. Liegt der Hyponatriämie hingegen ein Flüssigkeitsverlust zugrunde, besteht die Behandlung in einer mit Kochsalz angereicherten Kost und dem Ausgleich des Flüssigkeitsverlusts.

Hypoparathyreodismus: Oberbegriff für eine Unterfunktion der an der Rückseite der Schilddrüse liegenden Nebenschilddrüsen, die das für die Regulation des Kalzium- und Phosphatstoffwechsels wichtige →Parathormon herstellen und eine Entfernung der Nebenschilddrüsen (z. B. infolge einer Schilddrüsenoperation). Infolgedessen ist der Kalziumgehalt des Bluts verringert (→Hypokalzämie), der Phosphatgehalt jedoch erhöht (→Hyperphosphatämie), was zu einer verstärkten Erregbarkeit von Nerven und Muskeln führt und sich u. a. durch Kribbeln an Händen und Füßen sowie durch Muskelkrämpfe äußert. Bei Fortschreiten der Krankheit kann es u. a. zur Verkalkung von Gehirn und Lunge kommen. Behandelt werden die Symptome des Hypoparathyreodismus mit einer →kalziumreichen Diät, bei der dem Körper mehr als 2 g Kalzium täglich zugeführt werden müssen; zusätzlich kann die Gabe von Kalziumpräparaten und von Vitamin D notwendig sein.

Hypophosphatämie: Verringerung des Gehalts an →Phosphat im Blut mit Werten unter 0,57 mmol pro Liter. Eine Hypophosphatämie kommt bei normaler Ernährung fast nie vor, da nahezu alle Lebensmittel Phosphat in einer zur Deckung des Bedarfs ausreichenden Menge enthalten. Allerdings können eine anhaltende parenterale Ernährung, eine Überfunktion der Nebenschilddrüsen sowie Nierenerkrankungen mit vermehrter Ausscheidung von Phosphat eine Hypophosphatämie auslösen. Zu den Symptomen einer länger andauernden Hypophosphatämie zählen bei Kindern Rachitis, bei Erwachsenen Knochenerweichung. Zur Besserung einer Hypophosphatämie ist die Behandlung der jeweiligen Grunderkrankung erforderlich.

Hypoproteinämie: Verringerung des Gehalts an →Eiweiß im Blut mit Werten unter 60 g pro Liter. Zu den Ursachen einer Hypoproteinämie gehören Nierenerkrankungen, bei denen vermehrt Eiweiß mit dem Harn ausgeschieden wird, eine zu geringe Aufnahme von Eiweiß mit der Nahrung, durch starke Verbrennungen ausgelöste große Eiweißverluste und Leberzirrhose, da bei dieser Erkrankung die Herstellung körpereigener Eiweiße durch die Leber nicht mehr gewährleistet ist. Zu den Symptomen zählen Wassereinlagerungen im Gewebe (Ödeme). Die Behandlung besteht in erster Linie in der Therapie der Grunderkrankung sowie bei bestehenden Ödemen in einer natriumarmen und flüssigkeitsreduzierten Kost, die zudem eiweißreich ist (→natriumarme Diät). Pro Tag sollten 1,2–1,3 g Eiweiß pro Kilogramm Körpergewicht mit der Nahrung aufgenommen werden.

Hypothyreose, Schilddrüsenunterfunktion: eine →Schilddrüsenerkrankung.

Hypovitaminose: eine →Vitaminmangelkrankheit.

Icterus: →Gelbsucht.

Idealgewicht: Körpergewicht, das 10–15% unter dem nach dem →Broca-Index definierten Normalgewicht liegt und das in den 60er-Jahren fälschlich für das Gewicht gehalten wurde, bei dem Menschen die höchste Lebenserwartung haben. Inzwischen ist diese Regel nicht mehr gültig; heute orientieren sich gesunde Erwachsene am →Normalgewicht, das meist nicht mehr nach dem Broca-Index, sondern nach dem präziseren →Bodymass-Index errechnet wird.

IE: Abk. für →Internationale Einheit.

Ikterus: →Gelbsucht.

Ileus: →Darmverschluss.

Imitat: Nachahmung, z.B. von Lebensmitteln (→Lebensmittelimitate).

Immunglobuline: →Antikörper.

Immuno|nutrition: Ernährung, die das Immunsystem positiv beeinflusst. Zu den so genannten immunaktiven Substanzen gehören hauptsächlich →Antioxidanzien wie Betakarotin, Vitamin C und E, Selen und Zink. Diese sollten dem Körper in ausreichender Menge über die Nahrung (v.a. Obst und Gemüse) zugeführt werden. Verschiedene →sekundäre Pflanzenstoffe haben ebenfalls einen günstigen Einfluss auf das Immunsystem. Auch der Ernährungsstatus wirkt sich auf das Immunsystem aus. Ein Mangel an Nährstoffen bzw. Unterernährung verschlechtert den Immunstatus. Überernährung und ernährungsmitbedingte Erkrankungen wie Diabetes mellitus schwächen die körpereigene Abwehr ebenfalls.

Immunsystem: das für die Immunreaktionen zuständige Abwehrsystem. Es hat u.a. die Aufgabe, in den Körper eingedrungene schädliche Substanzen und Mikroorganismen sowie veränderte Körperzellen unschädlich zu machen. Das Immunsystem besteht zellulär aus den weißen Blutkörperchen (Leukozyten), die sich aus gemeinsamen Stammzellen des Knochenmarks entwickeln. Zu ihnen gehören B-Lymphozyten, T-Lymphozyten, natürliche Killerzellen, Granulozyten und Monozyten. Im Knochenmark findet bei allen Säugetieren auch die Differenzierung der weißen Blutkörperchen statt, mit Ausnahme der T-Lymphozyten, die im Thymus reifen. Die reifen Zellen des Immunsystems befinden sich in den überall im Organismus verteilten Lymphknoten, der Milz, dem Wurmfortsatz des Blinddarms sowie in Lymphbahnen und Blut. Lymph- und Blutgefäße ermöglichen die Zirkulation der Zellen des Immunsystems und damit das Aufspüren von →Antigenen. Von den weißen Blutkörperchen besitzen nur Lymphozyten die Fähigkeit, Antigene zu erkennen und spezifisch darauf zu reagieren. Die anderen Leukozyten sind an der Regulation von Immunreaktionen beteiligt.

Je stärker das Immunsystem ist, umso besser gelingt es dem Körper, Krankheitserreger abzuwehren, veränderte Zellen auszuschalten und Erkrankungen zu überstehen. Günstig beeinflussen lässt sich das Immunsystem beispielsweise durch eine gezielte Ernährung (Immunonutrition), ausreichende Bewegung, Reduktion von Übergewicht, Verzicht aufs Rauchen sowie weitgehenden oder völligen Verzicht auf Alkohol.

Impedanzanalyse, bioelektrische: →bioelektrische Impedanzanalyse.

Indikatorkeime: →Fäkalindikatoren.

Infektionserkrankungen: Krankheiten, die durch in den Körper gelangte Mikroorganismen (Viren, Bakterien, Pilze) oder Parasiten (Einzeller, Würmer) hervorgerufen werden. Übertragen werden Infektionserkrankungen v.a. von Mensch zu Mensch, von Tier zu Mensch sowie über Nahrung und Trinkwasser. Zu den Infektionserkrankungen zählen u.a. →Cholera, →Typhus und →Lebensmittelinfektionen.

Infektionserkrankungen nehmen alle einen ähnlichen Verlauf. Die Krankheitserreger dringen in den Körper ein und vermehren sich dort. Nach einem – je nach Erreger unterschiedlich langen – Zeitraum (Inkubationszeit) kommt es zum Ausbruch von Krankheitssymptomen, z.B. Fieber, Mattigkeit und Durchfall. In der Überwindungsphase verschwinden die Symptome allmählich wieder, bis der Körper gänzlich geheilt ist. In der Regel kommt es nach dem Kontakt mit dem Erreger zu einer Immunität, sodass eine erneute Erkrankung nicht oder zumindest erst nach einer gewissen Zeit wieder möglich ist.

Die Ernährung während der Erkrankung hängt von den Symptomen ab: Bei Durchfall und Erbrechen kann z.B. eine parenterale Ernährung erforderlich sein, während bei Fieber eine flüssigkeitsreiche, leicht verdauliche Kost sinnvoll ist. Vielen Infektionserkrankungen kann man durch eine Impfung vorbeugen. Außerdem sind bestimmte hygienische Vorsichtsmaßnahmen sinnvoll: Auf Fernreisen oder Reisen in südliche Länder sollte man z.B. nie Leitungswasser trinken oder Lebensmittel verzehren, die nicht geschält oder gegart wurden (→Reisen).

Infertilität: →Unfruchtbarkeit.

Ingwer: knolliger Wurzelstock einer südasiatischen Staude (Zingiber officinale), der in China und Indien seit ältesten Zeiten als Heil-

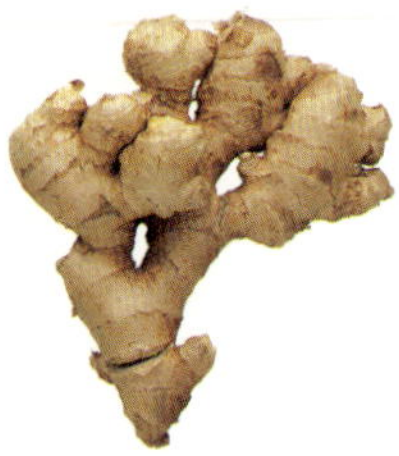

Ingwer

mittel und Gewürz verwendet wird. In chinesischen Arzneibüchern und im Ayurveda wird Ingwer mehrfach erwähnt. Römer und Griechen erhielten das Gewürz im 1. Jh. auf dem Handelsweg durch das Rote Meer. Im 8./9. Jh. war Ingwer in Deutschland und Frankreich, im 10. Jh. in England bekannt. Heute wird er weltweit in tropischen Gebieten angebaut und kommt ungeschält, geschält, kandiert, getrocknet, gemahlen oder in Sirup eingelegt in den Handel. Er riecht und schmeckt würzig-scharf und ist u. a. Bestandteil des Currypulvers. Außerdem wird er als Backgewürz für Süßspeisen wie Lebkuchen oder Biskuit und als Zutat zu exotischen Gerichten, Marinaden und Saucen verwendet. Ingweröl nutzt man zum Aromatisieren von Getränken, z. B. Likör oder Ginger Ale. Wirksame Inhaltsstoffe des Ingwers sind ätherische Öle und Bitterstoffe. Das Gewürz regt den Appetit an, hilft bei Verdauungsstörungen, Reisekrankheit und Übelkeit (jedoch nicht bei Schwangerschaftserbrechen). In der ayurvedischen Ernährungslehre wird es zur Behandlung von Migräne eingesetzt.

Ingwerbier, Gingerbeer: eine Biersorte (→Bier).

Inhaltsstoffe: sämtliche in Lebensmitteln enthaltenen Stoffe. Dazu gehören z. B. Grundnährstoffe, Vitamine, Mineralstoffe, ätherische Öle und sekundäre Pflanzenstoffe.

Innereien: Oberbegriff für innere Organe von Schlachttieren.

Arten: Als **Beuschel** werden in Süddeutschland und Österreich Lunge und Herz bezeichnet. Am zartesten und wohlschmeckendsten ist Kalbsherz; aber auch das Herz von Rindern, Schafen und Schweinen kann verwendet werden. Das eiweißreiche, fettarme Muskelfleisch ist reich an Vitamin B_1; man kann es z. B. braten, grillen, kochen oder schmoren. Zur Vorbereitung muss man das Herz halbieren und die Adern entfernen; anschließend wird es gut gewässert, um das Blut herauszuziehen. Kalbs- oder Lammlunge kann ebenfalls zu schmackhaften Gerichten verarbeitet werden; meist wird sie gekocht. Die Lunge von Rindern und Schweinen wird zu Blut- und Leberwurst verarbeitet. **Bries** (Kalbsbries, Kalbsmilch), die das Wachstum steuernde Thymusdrüse aus dem Brustkorb des jungen Kalbes, gilt als besondere Spezialität und ist teurer als alle anderen Innereien. Im Kühlschrank hält es nur einen Tag frisch, eingefroren kann es bis zu einem Monat aufbewahrt werden. Das **Euter** (Kuheuter), die Milchdrüse der Kuh, wird ausschließlich in ländlichen Regionen verzehrt. Unter **Gekröse** versteht man das essbare Gedärm und den Magen zumeist vom Kalb; es eignet sich v. a. für die Wurstherstellung. **Hirn** (Brägen, Bregen) stammt in der Regel von Lamm, Kalb oder Schwein. Es ist nicht lagerfähig und muss daher unbedingt ganz frisch zubereitet werden. Zum Tiefkühlen eignet es sich nicht. Unter **Kronfleisch** versteht man das Zwerchfellfleisch des jungen Rindes. **Kutteln** (Kaldaunen), die zarten essbaren Teile des Magen-Darm-Traktes von Rind, Kalb und Lamm, sind nicht nur in Deutschland, sondern auch in zahlreichen mediterranen und arabischen Ländern eine Spezialität. Hauptbestandteil der Kutteln ist **Pansen,** der größte Abschnitt des Wiederkäuermagens. Leber ist reich an Vitaminen (v. a. A, B_1, B_2, C und D); die Leber junger Tiere (z. B. von Kälbern und Lämmern) ist am zartesten. Man sollte sie nur kurz garen (braten oder dünsten), um die wertvollen Vitamine zu schonen. Geflügelleber gilt als Delikatesse (→Stopfleber). Wegen ihres eigenwilligen Geschmacks bei manchen Feinschmeckern beliebt sind die Nieren von Kälbern, Rindern, Schweinen, Schafen und Geflügel. Kalbs- und Rindernieren werden gedünstet, gegrillt, geschmort oder gebraten; Nieren vom Schaf und Schwein kann man braten oder grillen. Innereien sollten so frisch wie möglich, d. h. am Schlachttag, verkauft und zu Hause innerhalb von zwölf Stunden zubereitet werden.

Inhaltsstoffe und Gesundheitswert: Im Mittelalter schrieb man Innereien heilende Wirkung zu. Tatsächlich sind sie reich an Vitamin A und C, B-Vitaminen und den Mineralstoffen Kalium, Kalzium, Phosphor und Eisen. Einen besonders hohen Gehalt an diesen Nährstoffen hat die Leber, die jedoch gemeinsam mit den Nieren zu den Entgiftungsorganen gehört, welche im Vergleich zu Muskelfleisch größere Mengen an Schadstoffen (z. B. Schwermetallen) enthalten können. Der Schadstoffgehalt von Leber und Nieren erhöht sich mit steigendem Alter der Tiere, weshalb heute nur noch Organe jüngerer Tiere in den Handel kommen, die relativ wenig mit Schadstoffen belastet sind. Der Verkauf von Innereien älterer Tiere ist nicht mehr gestattet.

Möglicherweise enthalten die Innereien von Rindern (v. a. das Hirn), vielleicht auch die anderer Schlachttiere, die Erreger der Krankheit →BSE, die im Verdacht steht, auf den Menschen übertragbar zu sein. An Gicht Erkrankte sollten Innereien meiden, da sie größere Mengen an →Purinen enthalten.

Inosit, Inositol: in vielen Lebensmitteln vorkommender, süß schmeckender Alkohol.

Inosit ist Bestandteil des Lezithins und am Fett- und Kohlenhydratstoffwechsel beteiligt. In besonders hohen Konzentrationen findet es sich in Gehirn, Hoden, Nieren und Milz. Der menschliche Organismus kann es selbst herstellen; größere Mengen Inosit werden ihm zudem über die Nahrung zugeführt. Die Substanz ist u.a. in Fleisch, Obst, Gemüse, Getreide, Milch und Milchprodukten enthalten.

Insektizide: eine Gruppe von →Pestiziden.

Instantkaffee, Extraktkaffee, Kaffee-Extrakt, löslicher Kaffee, Pulverkaffee: Röstkaffeepulver, das sich in heißem Wasser auflöst (→Kaffee).

Instantprodukte ['ɪnstənt..., engl. instant »sofortig«]: industriell hergestellte, häufig gefriergetrocknete, pulverisierte Fertigerzeugnisse, die besonders rasch löslich oder quellbar sind und durch Hinzufügen von Wasser ohne Kochen zubereitet werden können. Instantprodukte sind jedoch in aller Regel weniger wertvoll als frisch zubereitete Speisen, weil sie weniger Vitamine, Mineral- und Ballaststoffe und mehr Lebensmittelzusatzstoffe enthalten.

Instinctotherapie: Die Instinctotherapie wurde von dem 1934 in Frankreich geborenen Physiker Guy-Claude Burger entwickelt. Dabei handelt es sich um eine 100%ige Rohkosternährung, bei der rohes Obst und Gemüse, Nüsse, Samen, rohes Fleisch, roher Fisch, rohe Meeresfrüchte und rohe Eier, aber weder Milch noch Milchprodukte verzehrt werden. Die Auswahl der Lebenssmittel soll nach dem Ernährungsinstinkt erfolgen. Nach Burgers Theorie werden die Nährstoffbedürfnisse des Körpers über die Geruchs- und Geschmacksempfindungen – die zwei Sinnesorgane des Instinkts – vermittelt.

Burger empfiehlt, vor einer Mahlzeit zunächst an verschiedenen Lebensmitteln zu riechen, um zu prüfen, ob der Organismus sie auch wirklich braucht. Sollte das nicht der Fall sein, wird aufgrund einer »instinktiven Sperre« ihr Geruch und auch ihr Geschmack nicht als angenehm empfunden. Da nach seiner Theorie dieser angeborene Instinkt aber nur bei einer reinen Rohkosternährung funktioniert, lehnt er alle gekochten Lebensmittel ab.

Burgers Thesen entbehren jeglicher wissenschaftlichen Grundlage und lassen keine haltbaren Begründungen erkennen. Der Verzehr von rohem Fleisch und Fisch, rohen Meeresfrüchten und rohen Eiern ist aus hygienischen Gründen (wegen der mikrobiellen Belastung) strikt abzulehnen. Der Verzicht auf Milch und Milchprodukte wirkt sich ungünstig auf die Vitamin- und Kalziumversorgung aus. Insbesondere für Schwangere, Stillende, Kinder und kranke Menschen ist die Instinctotherapie abzulehnen. Als Dauerkost kann sie zu Mangelerscheinungen führen.

Insulin: von den Langerhans-Inseln der Bauchspeicheldrüse hergestelltes Hormon. Insulin ist als einziger Stoff des menschlichen Körpers in der Lage, den Blutzuckerspiegel zu senken; dies bewirkt das Hormon, indem es die Zellwände für Glukose durchlässig macht. Außerdem regt Insulin die Herstellung von körpereigenem Fett und Eiweiß an und fördert die Herstellung von Glykogen, der Speicherform der Glukose. Damit ist es Gegenspieler des Hormons →Glukagon.

Durch einen Mangel an Insulin oder eine Insulinresistenz wird →Diabetes mellitus ausgelöst. In vielen Fällen müssen sich Diabetiker daher einer →Insulintherapie unterziehen.

Insulinismus, Hyper|insulinismus: vermehrte Bildung des Hormons Insulin. Zu den Ursachen eines Insulinismus gehören in erster Linie eine verringerte Ansprechbarkeit der Körperzellen auf Insulin, wie sie beim →Diabetes mellitus vom Typ II, aber auch bei Erkrankungen der Bauchspeicheldrüse vorkommt. Infolge des Insulinismus kann der Blutzuckerspiegel so stark sinken, dass es zur →Unterzuckerung kommt.

Insulinresistenz: Verringerung der Wirkung von Insulin im Organismus. Ursache ist meist eine verringerte Ansprechbarkeit der Zellen für Insulin, wie sie bei →Diabetes mellitus vom Typ II auftritt.

Insulintherapie: Behandlung von →Diabetes mellitus mit →Insulin. Dieses wird als Human-Insulin gentechnisch mithilfe von Kolibakterien hergestellt; in seltenen Fällen wird auch noch aus den Bauchspeicheldrüsen von Schlachttieren (v.a. Rindern, Schweinen) gewonnenes Insulin verwendet. Eine Insulintherapie ist bei Typ-I-Diabetikern und bei jenen Typ-II-Diabetikern notwendig, bei denen andere Formen der Behandlung (z.B. Ernährungsumstellung, andere Diabetesmedikamente) nicht ausreichen. Bei der Insulintherapie werden Insuline ins Unterhautfettgewebe gespritzt. Diese unterscheiden sich v.a. hinsichtlich ihrer Wirkungsdauer. Das Normal- oder Altinsulin wirkt rasch, hat aber auch die kürzeste Wirkdauer; Depotinsuline lassen den Wirkstoff allmählich ins Blut übergehen und sind bis zu 24 Stunden wirksam. Mischinsuline sind Mischformen zwischen Alt- und Depotinsulin.

Die täglichen Insulindosen muss sich der Patient stets etwa zur gleichen Zeit selbst inji-

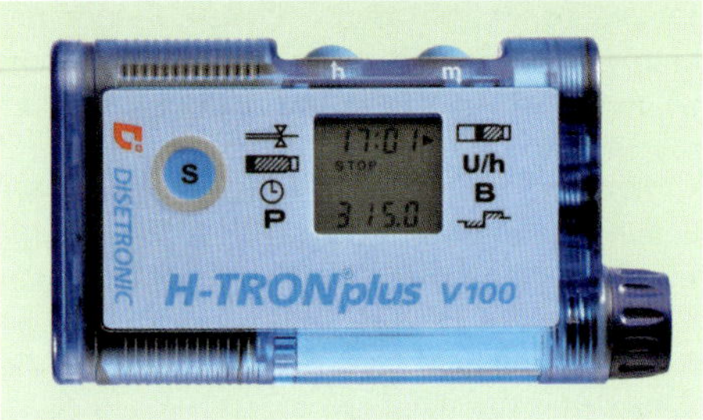

Insulintherapie: Insulinpumpe

zieren. Bei der konventionellen Insulintherapie muss Mischinsulin vor dem Frühstück und vor dem Abendessen gespritzt werden. Dabei müssen die Mahlzeiten der Wirkung des Insulins angepasst werden: Der Patient muss stets etwa zur gleichen Zeit essen und darf keine Mahlzeiten auslassen.

Die intensivierte konventionelle Insulintherapie sieht einmal am Tag das Spritzen eines Depotinsulins vor; etwa 20 Minuten vor den Mahlzeiten wird zusätzlich eine auf die Mahlzeit abgestimmte, rasch wirkende Dosis Altinsulin injiziert. Die Mahlzeiten müssen bei dieser Form der Therapie nicht immer zum gleichen Zeitpunkt eingenommen werden. Insulinpumpen wiederum geben ständig eine geringe Menge Altinsulin über einen Unterhautkatheter ab; vor den Mahlzeiten muss der Patient zusätzlich eine größere, in ihrer Höhe auf die folgende Mahlzeit abgestimmte Dosis Altinsulin abrufen. Bei Überdosierung von Insulin kann es zu einer →Unterzuckerung kommen.

Internationale Einheit, Abk. **IE:** von der Weltgesundheitsorganisation und anderen Organisationen festgelegte, international gültige Maßeinheit für biochemisch wirksame Stoffe: bei Hormonen, Vitaminen und Antibiotika eine Wirkstoffmenge, die auf Referenzpräparate bezogen ist, die anhand ihrer biologischen Wirkung (z. B. in Tierversuchen) standardisiert sind; bei Enzymen die Substanzmenge, die unter genau definierten Bedingungen (u. a. Zeit, Temperatur) eine bestimmte Stoffmenge umsetzt.

Intoxikationen: →Vergiftungen.

Intrinsic Factor [ɪnˈtrɪnsɪk ˈfæktə, engl.]: ein Eiweiß, das von den Belegzellen des Magens hergestellt wird und notwendig ist, damit Vitamin B_{12} aus der Nahrung über den Dünndarm in den Körper aufgenommen werden kann. Kann der Körper den Intrinsic Factor – z. B. aufgrund einer Magenentfernung – nicht mehr herstellen, wird Vitamin B_{12} durch im Darm lebende Bakterien abgebaut, wodurch es zu einem Mangel an dem Vitamin und infolgedessen zu Störungen der Blutbildung und einer →Anämie kommt. Dann muss Vitamin B_{12} dem Körper intravenös zugeführt werden.

Inulin: ein Mehrfachzucker, der etwa 95 % Fruktose und 5 % Glukose enthält und in vielen Pflanzen (z. B. Löwenzahnwurzeln, Artischocken, Topinambur, Roggen) als Reservekohlenhydrat vorkommt. Das leicht süß schmeckende, mit etwa 1 kcal/4,184 kJ pro Gramm vergleichsweise energiearme Inulin wird als Zuckerersatz verwendet (z. B. in Backwaren). Inulin kann im Dünndarm nicht verdaut werden und gelangt nahezu unverändert in den Dickdarm, wo die Darmflora es zu kurzkettigen organischen Säuren abbaut. Dadurch wird wiederum das Wachstum der Darmbakterien angeregt und die Darmflora gesund erhalten, weshalb Inulin zu den →Prebiotika zählt.

Invertzucker: ein →Zucker.

Invertzuckercreme: ein Lebensmittel, das bis zu einer Regelung der Europäischen Gemeinschaft im Jahr 1981 auch als »Kunsthonig« bezeichnet werden durfte; inzwischen ist diese Bezeichnung unzulässig. Es wird aus Invertzucker (→Zucker) hergestellt. Die Creme kann außerdem Stärkesirup, Aroma- und Farbstoffe enthalten. Auch Honig darf zur Aromatisierung zugesetzt werden. Invertzuckercreme ähnelt in ihrer hellgelben bis bräunlichen Farbe, ihrer cremigen Konsistenz und ihrem Geschmack dem Honig. Sie findet v. a. in der Süßwarenindustrie Verwendung. Da sie im Wesentlichen aus Zucker besteht, ist sie ein kalorienreicher Energielieferant und kann sie Karies fördern.

ionisierende Strahlen: Oberbegriff für Strahlen, die organische Substanzen verändern können, z. B. Röntgen-, Elektronen- oder Gammastrahlen. Ionisierende Strahlen werden in der →Lebensmittelbestrahlung eingesetzt; sie bewirken eine längere Haltbarkeit und gewährleisten den einwandfreien hygienischen Zustand des bestrahlten Produktes. Eingesetzt werden bisher hauptsächlich Gammastrahlen von Kobalt 60 und Cäsium 137.

Isoflavonoide: eine Untergruppe der →Phytoöstrogene.

Isoglukose, Maissirup, Maiszucker: ein →Zucker.

Isolate: Oberbegriff für durch verschiedene Verfahren (z. B. Extraktion, Destillation) gewonnene pflanzliche Substanzen, die von anderen Inhaltsstoffen der jeweiligen Pflanze abgetrennt wurden. So entzieht man z. B. der Sojabohne alle Nicht-Eiweißbestandteile, um Sojaeiweiß-Isolate mit einem Eiweißgehalt von bis zu 90 % zu gewinnen. Isolate finden Verwendung bei der Herstellung von →Designer Food, wo sie u.a. als Imitation von Milcherzeugnissen (z.B. Speiseeis) oder als →Fleischersatz eingesetzt werden.

Isoleucin: eine →Aminosäure.

Isomalt, Palatinit®: ein →Zuckeraustauschstoff.

Isop: →Ysop.

Isothiocyanate: Salze und Ester der Isothiocyansäure. Bekannt sind v.a. die Ester, die auch als →Senföle bezeichnet werden. Die scharf riechenden und hautreizenden Isothiocyanate werden von Pflanzen der Familie der Kreuzblütler zur Abwehr von Fraßschädlingen produziert und haben z.T. eine antimikrobielle Wirkung. Zu den Kreuzblütlern zählen neben der Senfpflanze beispielsweise auch Meerrettich, Radieschen und Kresse sowie alle Kohlarten.

Itai-Itai-Krankheit [japan. itai »schmerzhaft«]: durch den Verzehr von mit größeren Mengen →Kadmium verseuchten Lebensmitteln hervorgerufene, erstmals 1955 in Japan beobachtete Krankheit, die sich mit rheumaähnlichen Gelenkschmerzen, Knochenerweichung sowie Nieren- und Leberschädigungen äußert und häufig tödlich endet. Hervorgerufen werden die Veränderungen in den Knochen durch den Austausch des Knochenbausteins Kalzium gegen das Schwermetall Kadmium.

J

J: Abk. für →Joule.

Jackfrucht, Nangka: bis zu 40 kg schwere, kopfgroße Scheinfrucht des indischen Jackfruchtbaums (Artocarpus heterophyllus) mit grünlich gelber, von noppenartigen Ausstülpungen bedeckter Schale. Nach Aufschneiden der harten Schale werden die im Inneren der Scheinfrucht befindlichen sechseckigen Einzelfrüchte aus der sie umgebenden gelatineartigen Haut herausgelöst und von den braunen Kernen befreit. Das Fruchtfleisch hat ein angenehm süßes, an Feigen erinnerndes Aroma und wird roh verzehrt. Es ist reich an Zucker und Kalzium.

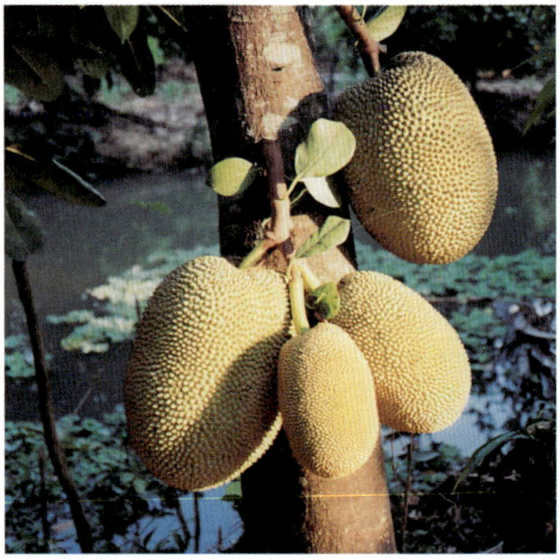

Jackfrüchte

Jakob-Creutzfeldt-Krankheit: →Creutzfeldt-Jakob-Krankheit.

JOD: EMPFOHLENE TÄGLICHE ZUFUHR

Alter	Jod Deutschland Österreich (µg/Tag)	Jod WHO[1] Schweiz (µg/Tag)
Säuglinge		
0 bis unter 4 Monate	40	50
4 bis unter 12 Monate	80	50
Kinder		
1 bis unter 4 Jahre	100	90
4 bis unter 7 Jahre	120	90
7 bis unter 10 Jahre	140	120
10 bis unter 13 Jahre	180	120
Jugendliche und Erwachsene		
13 bis unter 51 Jahre	200	150
51 und älter	180	150
Schwangere	230	200
Stillende	260	200

[1] Empfehlungen der Weltgesundheitsorganisation [3]

Jakobsmuschel: essbare →Muschel.

Jamswurzel: →Yams.

japanische Mispel: →Loquat.

Japankohl: →Chinakohl.

Jerusalemartischocke: →Topinambur.

Jod: zu den Spurenelementen zählender Mineralstoff, der 1811 erstmals aus der Asche von Braunalgen isoliert wurde. Zur Behandlung des Kropfes wurde er bereits 1816 eingesetzt.

Funktionen: Jod ist Bestandteil der von der Schilddrüse ausgeschütteten Hormone Trijodthyronin (Abk. T_3) und Thyroxin (Tetrajodthyronin, Abk. T_4). Diese Schilddrüsenhormone erfüllen wichtige Funktionen im Kohlenhydrat-, Fett- und Eiweißstoffwechsel und regulieren u.a. Wasserhaushalt, Körpertemperatur, Herzfrequenz und die Funktion des zentralen Nervensystems.

Vorkommen: Reich an Jod sind in erster Linie Meeresfische, -früchte und -algen. Auch in anderen pflanzlichen und tierischen Lebensmitteln ist Jod enthalten; in welcher Menge, hängt davon ab, wie viel Jod in den Böden des jeweiligen Gebiets vorkommt. In Deutschland sind die Böden und damit auch die darauf angebauten Lebensmittel eher arm an Jod – Deutschland zählt deshalb zu den Jodmangelgebieten (→Jodmangel, S. 334 ff.). Der Großteil (bis zu 80%) des Körperbestands an Jod (10–15 mg) befindet sich in der Schilddrüse, aber auch alle Gewebe und das Blut enthalten Jod (in der Regel in Form der Schilddrüsenhormone). In der Nahrung liegt Jod v.a. in Form von Jodid vor, das über den Darm nahezu vollständig aufgenommen wird. Jod wird hauptsächlich mit dem Harn ausgeschieden, ein Teil jedoch auch über den Stuhl und den Schweiß.

jodiertes Salz, jodiertes Speisesalz: →Jodsalz.

Jodmangel: →S. 334 ff.

Jodsalz, jodiertes Salz, jodiertes Speisesalz: mit Jod angereichertes Kochsalz. 1 g Jodsalz enthält durchschnittlich 20 µg Jod. Jodsalz trägt dazu bei, den täglichen Bedarf an dem essenziellen Spurenelement Jod zu decken und auf diese Weise Schilddrüsenerkrankungen vorzubeugen. Vielen fertigen Lebensmitteln (z.B. Brot) wird deshalb mittlerweile anstelle von herkömmlichem Kochsalz Jodsalz zugesetzt – dies muss auf der Packung deklariert werden (→Jodmangel, S. 334 ff.).

Joghurt [türk.]: ein Sauermilcherzeugnis, das seinen Ursprung in Südosteuropa hat. Dort wurde es zunächst aus Ziegen-, Schafs- und Büffelmilch hergestellt. Heute verwendet man Vollmilch, im Fettgehalt eingestellte Milch, entrahmte Frischmilch oder Sahne, die eingedampft wird und der bestimmte →Milchsäurebakterien (meist Lactobacillus bulgaricus, Streptococcus thermophilus) zugefügt werden. Danach lässt man die Milch bei 42–45 °C zwei bis drei Stunden stehen. Dabei wandeln die Milchsäurebakterien die in der Milch enthaltene Laktose in Milchsäure um, wodurch die Milch gerinnt und dickflüssig wird. Anschließend wird der so entstandene Joghurt auf 6–8 °C abgekühlt. Die Milchsäure wirkt konservierend und verleiht dem Joghurt sein leicht säuerliches Aroma.

Sorten: Joghurt gibt es sowohl in stichfester als auch in trinkfähiger Konsistenz und in verschiedenen Fettgehaltsstufen: Sahnejoghurt mit mindestens 10 % Fett, Joghurt mit mindestens 3,5 % Fett, fettarmen Joghurt (mit 1,5 % Fett) und Magerjoghurt (entrahmter Joghurt mit 0,3 % Fett). Zur Erzeugung von Joghurt mild (mit weniger säuerlichem Aroma) verwendet man andere Bakterienkulturen, die nicht so stark nachsäuern (z. B. Lactobacillus acidophilus und Bifidobacterium bifidum). Es ist auch probiotischer Joghurt im Handel (→Probiotika), der dank der ihm zugesetzten besonderen Milchsäurebakterien eine positive Wirkung auf die Darmflora hat.

Neben dem so genannten Naturjoghurt gibt es eine Vielzahl von Joghurtprodukten mit Geschmack gebenden Zusätzen. Fruchtjoghurt werden Früchte oder Fruchtmark bzw. -saft und in den meisten Fällen Zucker, häufig auch Aroma- und Konservierungsstoffe, Gelatine, Gelier- und Verdickungsmittel, modifizierte Stärke, Stabilisatoren und Farbstoffe zugesetzt.

Inhaltsstoffe und Gesundheitswert: Joghurt ist gut bekömmlich und verhältnismäßig energiearm: 100 g Joghurt mit 3,5 % Fett enthalten 70 kcal/293 kJ. Er hat einen hohen Gehalt an Eiweiß und Kalzium. Die Milchsäure verbessert die Eiweißverdaulichkeit und fördert damit die Resorption von Aminosäuren und Kalzium. Aufgrund seines geringeren Anteils an Laktose vertragen auch Personen mit einer Laktoseintoleranz, die keine Milch zu sich nehmen können, Joghurt häufig gut. Dank seiner Zusammensetzung wirkt Joghurt verdauungsfördernd und -regulierend.

Joghurt selbst herstellen

Zur Joghurtzubereitung erhitzt man 1 l H-Milch bis kurz vor den Siedepunkt und kühlt die Milch dann auf 42–45 °C ab. Die auf der Milch gebildete Haut muss entfernt werden. Nun fügt man der Milch eine im Handel erhältliche Joghurtkultur hinzu und vermischt Milch und Joghurtkultur vorsichtig miteinander. Die Mischung gießt man aus dem Topf in eine ofenfeste Form und stellt diese für sechs bis zwölf Stunden in den auf 42–45 °C vorgeheizten Backofen, damit sich die Milchsäurebakterien der Joghurtkultur ausreichend vermehren können. Der dickflüssige Joghurt muss anschließend etwa zwölf Stunden lang im Kühlschrank abkühlen und kann dann in kleinere Gefäße umgefüllt und serviert werden. Noch einfacher lässt sich Joghurt mit einem im Handel erhältlichen Joghurtbereiter herstellen. Hausgemachter Joghurt unterscheidet sich in Qualität und Gesundheitswert meist nicht von industriell hergestelltem.

Johannisbeere: Sammelbezeichnung für mehrere Arten der Steinbrechgewächsgattung Ribes und deren Früchte. Zwei Arten werden als Nutzpflanzen kultiviert: die Rote Johannisbeere (Ribes rubrum) mit roten (bei der Kulturform Weiße Johannisbeere gelblichen) Beeren und die Schwarze Johannisbeere (Ahlbeere, Aalbeere, Ribes nigrum) mit schwarzen Beeren. Die Rote Johannisbeere schmeckt säuerlich herb und wird roh verzehrt oder zu Saft, Fruchtwein und Gelee verarbeitet. Sie ist reich an Vitamin C und den Mineralstoffen Kalium, Eisen und Mangan. Die Schwarze Johannisbeere hat die meisten wertvollen Inhaltsstoffe: Sie enthält ca. viermal so viel Vitamin C (177 mg pro 100 g) wie die Rote Johannisbeere und hat auch einen wesentlich höheren Gehalt an Kali-

BESONDERS REICHE JODQUELLEN

Lebensmittel (pro 100g verzehrbaren Anteil)	Jod (µg)
Milch	
Trinkmilch (1,5 und 3,5 % Fett)	3
Fisch, Fischprodukte, Meeresfrüchte	
Lebertran	4
Brathering	131
Flunder	29
Sardine	32
Lachs	34
Ostseehering, Thunfisch	50
Bückling, Heilbutt, Hering	52
Makrele	74
Rotbarsch	99
Kabeljau	120
Garnele, Miesmuschel	130
Scholle	190
Seelachs	200
Schellfisch	243
Seezunge	26
Gemüse und Pilze	
Feldsalat	62
Grünkohl und Spinat	12
Brokkoli und Mohrrüben	15
Champignons	18

[19]

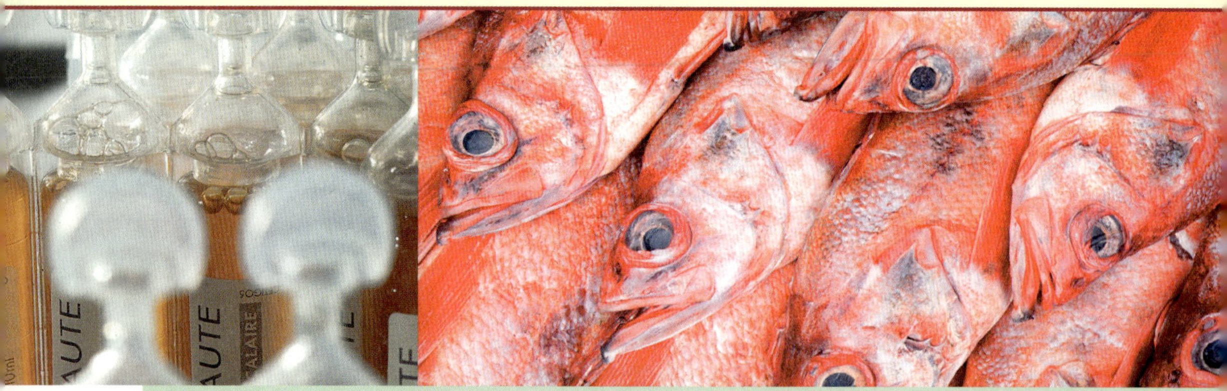

JODMANGEL

EIN WELTWEITES PROBLEM

Die unzureichende Versorgung mit Jod stellt ein globales Problem dar. Nach Berichten der Weltgesundheitsorganisation sind davon 1,6 Milliarden Menschen betroffen. Sie leben in Mangelregionen. Mehr als 200 Millionen haben einen Jodmangelkropf. Weiterhin leiden 20 Millionen Menschen weltweit an einer reduzierten geistigen Entwicklung durch Jodmangel, die bis zur schweren Intelligenzminderung reicht.

Zu den Ländern, in denen eine zu niedrige Jodaufnahme endemisch auftritt, gehört auch Deutschland. Während unsere Nachbarländer wie die Schweiz und die skandinavischen Länder schon seit der Mitte des 20. Jahrhunderts gegen den Jodmangel vorgehen, werden in Deutschland erst seit etwa 15 Jahren wirksame Prophylaxemaßnahmen durchgeführt. Seitdem hat sich die Jodversorgung wesentlich verbessert. Allerdings gehört Deutschland immer noch zu den Jodmangelgebieten.

Ursache des Defizits an Jod ist die Jodarmut unserer Böden. Dadurch sind auch die Pflanzen jodarm. Dieses Defizit ist nicht erkennbar, da das Element Jod nur für Menschen und Tiere, nicht aber für Pflanzen lebensnotwendig ist. Der Jodmangel des Bodens wird durch die Jodarmut des Viehfutters und der Nahrungspflanzen in der Nahrungskette Boden–Pflanze–Tier–Mensch weitergereicht.

Jod im Gestein wurde im Verlauf der prähistorischen Entwicklung durch Verwitterung freigesetzt, im Oberflächenwasser gelöst und ins Meer abtransportiert. Den Weg zurück gibt es kaum. Demnach ist Meerwasser eine gute Jodquelle und Seefische sowie andere Meerestiere sind reich an Jod.

Noch in den 70er-Jahren des 20. Jahrhunderts bestanden große Unterschiede im Jodgehalt der Lebensmittel zwischen dem Norden und dem Süden Deutschlands. Durch den intensiven nationalen und internationalen Handel sowie eine wirksame Jodprophylaxe sind derartige Unterschiede verwischt worden. Der Jodmangel tritt demnach im Norden Deutschlands fast ebenso häufig auf wie im Süden. Regelrechte »Kropfgebiete« gibt es in Deutschland nicht mehr.

Theoretisch gelingt es leicht, dem Jodmangel zu begegnen. Es reicht aus, wenn zwei- bis dreimal in der Woche eine Portion Seefisch verzehrt wird. Tatsächlich ist der durchschnittliche Seefischkonsum in Deutschland jedoch wesentlich geringer. Bei der Be- und Verarbeitung und Zubereitung des Fischs geht weiterhin relativ viel Jod verloren, sodass die tatsächliche Jodaufnahme meist geringer ist, als sich aus Nährwerttabellen ergibt. Süßwasserfische sind jodarm.

In Deutschland lebende Erwachsene sollten 180 bis 200 Mikrogramm Jod täglich aufnehmen, schwangere und stillende Frauen 230 bis 260 Mikrogramm, Kleinkinder zwischen ein und vier Jahren immerhin auch schon 100 Mikrogramm. In der Ernährungspraxis werden diese Werte nicht erreicht. Die Jodzufuhr ist zwar seit Mitte der 70er-Jahre von 30 bis 70 Mikrogramm auf inzwischen rund 100 Mikrogramm angestiegen, womit jedoch immer noch ein deutliches Defizit besteht. Nur ein relativ geringer Anteil der Bevölkerung erreicht die empfohlenen Mengen. Risikogruppen sind insbesondere schwangere und stillende Frauen. Ihr Jodmangel überträgt sich auf Neugeborene und gestillte Säuglinge. Eine weitere Risikogruppe sind junge Männer. Das

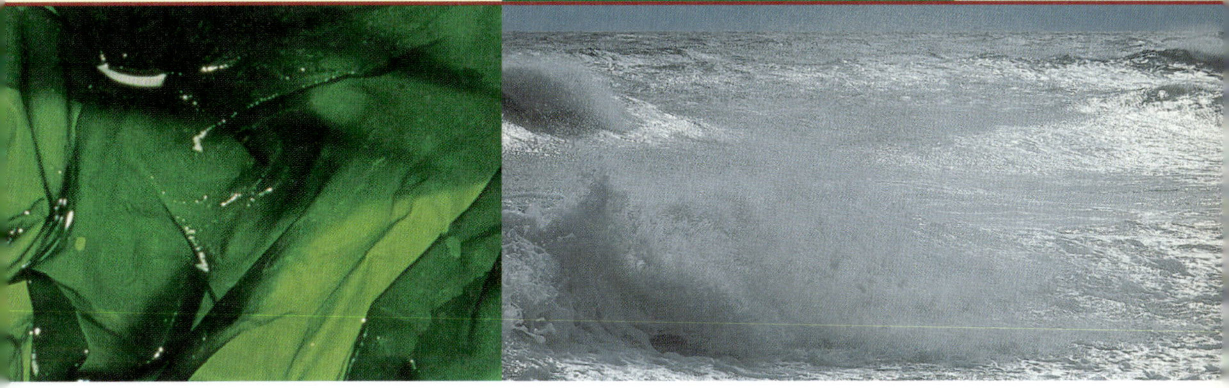

liegt vermutlich daran, dass junge Menschen Warnungen vor gesundheitlichen Gefahren meist geringere Aufmerksamkeit schenken als ältere und von Prophylaxemaßnahmen weniger Gebrauch machen.

VORBEUGUNG – GAR NICHT SO SCHWIERIG

Es gibt verschiedene Möglichkeiten, dem Nahrungsmangel an Jod zu begegnen. Weltweit hat sich die Kochsalzjodierung bewährt. In bestimmten Situationen (vor allem Schwangerschaft und Stillzeit) ist Tabletten der Vorzug zu geben. Die Empfehlung, Jodtabletten einzunehmen, gilt im Übrigen immer dann, wenn Jodsalz nicht verwendet werden darf oder die Jodmengen bei dieser Form der Prophylaxe nicht ausreichen. In Ländern mit hohem Selbstversorgungsgrad an Lebensmitteln, in denen der Handel nur eine geringe Rolle spielt, wendet man eine Methode an, bei der ein- bis zweimal im Jahr ein »Körperdepot an Jod« an die Bevölkerung verabreicht wird. Für Bevölkerungsgruppen, bei denen eine Überfunktion der Schilddrüse zu befürchten ist, ist diese Methode allerdings ungeeignet.

In Deutschland und vergleichbaren Ländern ist die Verwendung von Jodsalz das Mittel der Wahl. Kochsalz stellt bei dieser Methode den Trägerstoff für die ausreichende Zufuhr von Jod dar. Da die Salzaufnahme weit verbreitet und relativ konstant ist, wird durch Kochsalzjodierung dafür gesorgt, dass einerseits der überwiegende Anteil der Bevölkerung zusätzliche Jodmengen erhält und dass andererseits »Vergiftungen« mit Jod nicht möglich sind, weil die verzehrten Kochsalzmengen eine obere Mengenbegrenzung gewährleisten. (Bei überhöhtem Gebrauch würden die Speisen »versalzen«.)

Bei der Konzipierung der Jodmangelprophylaxe ist man in Deutschland davon ausgegangen, dass mindestens 100 Mikrogramm Jod im Durchschnitt pro Tag fehlen. Da andererseits die täglich aufgenommene Kochsalzmenge im Bereich von fünf Gramm liegen sollte, ergibt sich eine Jodkonzentration von 20 Mikrogramm Jod pro Gramm Kochsalz beziehungsweise 20 Milligramm Jod pro Kilogramm.

Dieses Konzept führt jedoch nur dann zum gewünschten Erfolg, wenn auch tatsächlich alles Kochsalz in Form von Jodsalz verzehrt wird. Dabei muss man allerdings berücksichtigen, dass heutzutage nur ein bis zwei Gramm Kochsalz im Haushalt selbst Verwendung finden. Der größere Anteil wird beim Außer-Haus-Verzehr und mit vorgefertigten Lebensmitteln und Fertigerzeugnissen aufgenommen. Bei der Gemeinschaftsverpflegung und bei der Verwendung von Jodsalz im Lebensmittelgewerbe (vor allem in Fleischereien und Bäckereien) liegt also die Hauptbedeutung der Verwendung von Jodsalz für die Jodprophylaxe. In diesen Bereichen besteht allerdings noch ein deutlicher Nachholbedarf. Jodsalz reicht zur Bedarfsdeckung des Einzelnen nur dann aus, wenn es in ausreichenden Mengen verzehrt wird. Der Verbraucher muss daher selbst dafür sorgen, dass er tatsächlich Lebensmittel verzehrt, die mit Jodsalz hergestellt wurden. Auch im Haushalt soll Jodsalz verwendet werden. Wenn diese Voraussetzungen nicht gegeben sind, lässt sich durch die Einnahme von Jodtabletten in geeigneter Dosierung Abhilfe schaffen.

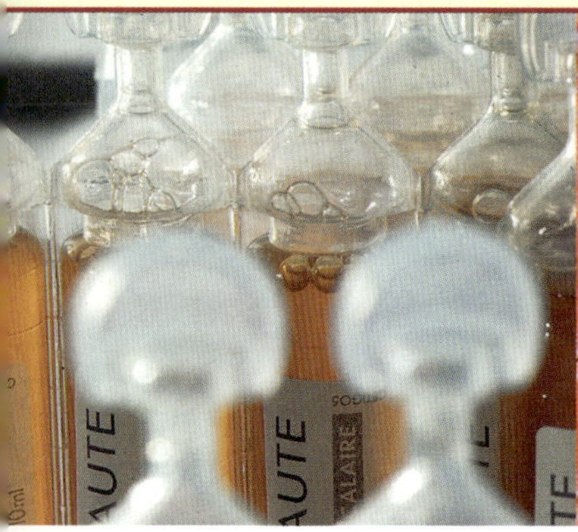

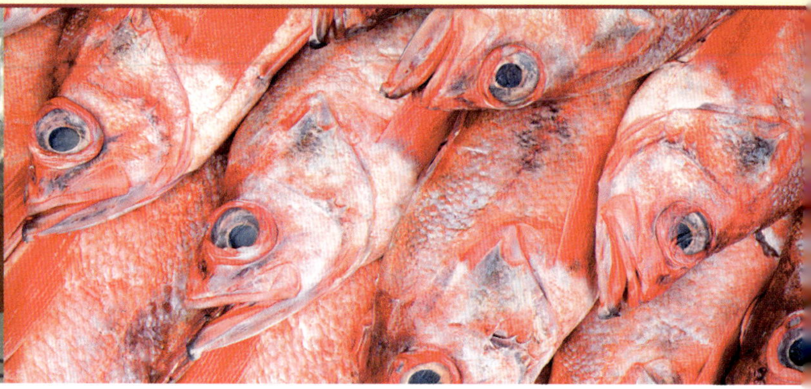

FOLGEN EINER HÖHEREN JODAUFNAHME

Intensiv wird die Frage diskutiert, ob die Jodaufnahme so hoch werden könnte, dass Schäden zu befürchten sind. Dazu muss man wissen, dass Jod zu den Stoffen gehört, die bemerkenswert ungiftig sind. Ein gesunder Erwachsener verträgt bis zu 1000 Mikrogramm Jod pro Tag über einen längeren Zeitraum. Diese relativ gute Verträglichkeit ist vor allem dadurch bedingt, dass bei hohen Gaben die Schilddrüse für Jod »gesperrt« wird. Damit wird verhindert, dass die Schilddrüse bei einem Angebot zu großer Mengen Jod überschießende Hormonmengen bildet.

Die oft angeführte Behauptung, dass Jod in höherer Dosierung Hautkrankheiten hervorrufe, entbehrt der wissenschaftlichen Grundlage. Tatsächlich gibt es bestimmte Hauterkrankungen, die durch Halogene (Fluor, Chlor, Brom, Jod) hervorgerufen werden. Risiken sind in dieser Hinsicht jedoch eher durch Chlorid als Bestandteil des Kochsalzes zu erwarten als durch Jod, das in viel kleineren Mengen zugeführt wird. Als angeblich nachteilige Wirkung des Jods wird auch angeführt, dass es allergische Reaktionen hervorrufen könne. Diese Befürchtung ist gegenstandslos, soweit es sich um die Aufnahme von Jod mit Lebensmitteln handelt.

Sonderbedingungen liegen dann vor, wenn die normale Funktion der Schilddrüse gestört ist. Hier hat insbesondere die Schilddrüsenüberfunktion Bedeutung. Darunter versteht man eine Schilddrüsenfunktion, die sich der Kontrolle durch die üblichen Steuerungsmechanismen des Körpers entzieht. In diesen Fällen tritt bei einem Überangebot an Jod eine überhöhte Synthese von Schilddrüsenhormonen auf, die im Organismus zu Störungen führt. Zur korrekten Einschätzung des Gefährdungspotenzials muss jedoch darauf hingewiesen werden, dass bei »physiologischen Joddosen«, wie sie bei üblicher Verwendung von Jodsalz auftreten, derartige Störungen nicht zu beobachten sind. Weiterhin ist zu beachten, dass die Schilddrüsenüberfunktion meist durch einen Jodmangel, der zu einem Kropf führt, bedingt ist. Beim Jodmangelkropf können in der Schilddrüse Areale (so genannte autonome Adenome oder »heiße Knoten«) entstehen, die Schilddrüsenhormone im Überschuss produzieren, wenn entsprechend hohe Jodmengen zugeführt werden. In solchen Fällen ist die Ursache der Störung im chronischen Jodmangel und nicht primär im Überschuss zu sehen. Auch Menschen mit Schilddrüsenüberfunktion müssen ausreichende Mengen Jod zu sich nehmen.

Generell gilt, dass auch bei einer Überschreitung der physiologischen Jodmengen Gesundheitsstörungen im Regelfall nicht zu befürchten sind. Allerdings können durch unkontrollierten Verzehr von Meeresalgen und die Zufuhr von Jod zur medizinischen Diagnostik dem Körper so hohe Jodmengen zugeführt werden, dass es bei Empfindlichkeit zu Störungen kommt.

SO ENTSTEHT EIN JODMANGELKROPF

Jod zählt zu den essenziellen Spurenelementen. Seine biologische Aufgabe liegt darin, das Ausgangsmaterial für die Synthese der Schilddrüsenhormone Trijodthyronin und Thyroxin bereitzustellen. Der Mangel an Jod bedingt eine unzureichende Produktion von Schilddrüsenhormonen, wodurch die Stoffwechselaktivität des Organismus reduziert wird. Je früher im Ver-

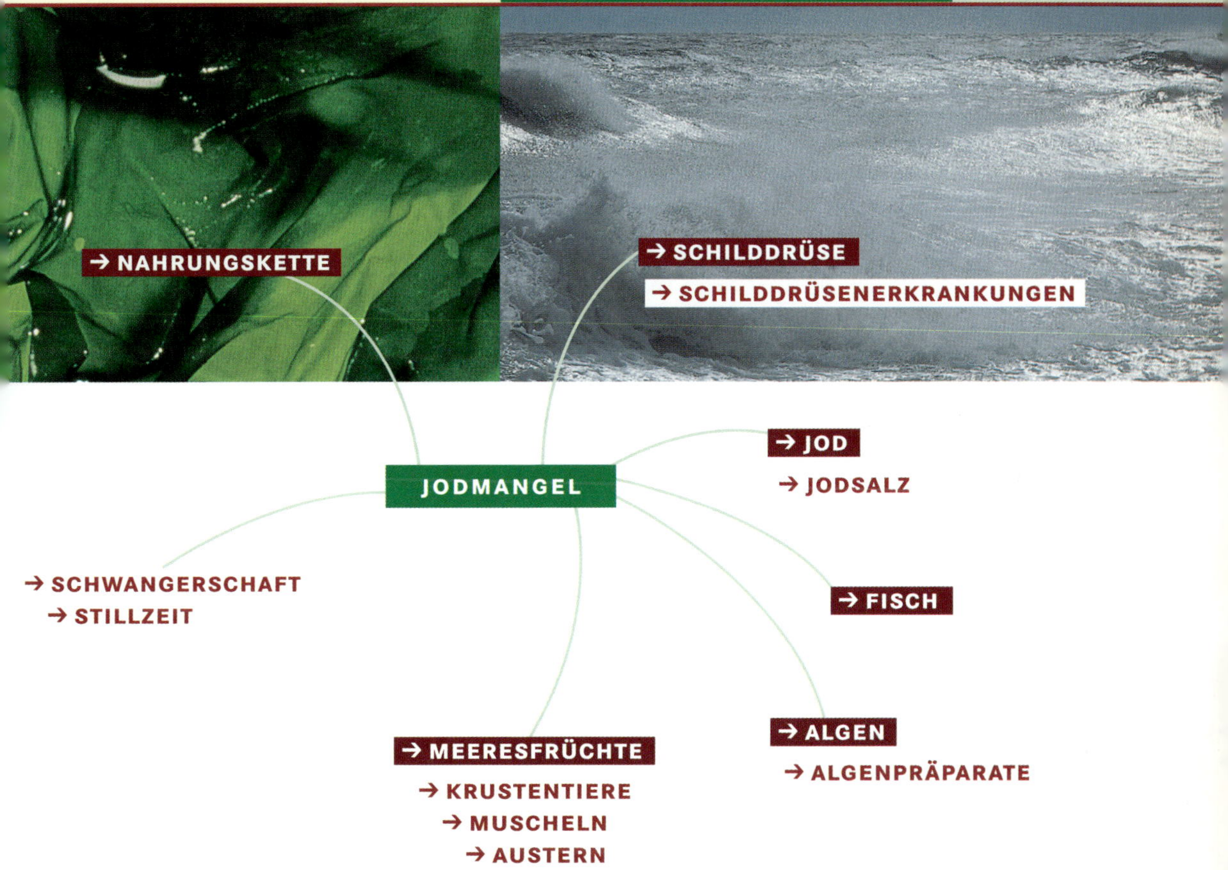

lauf des Lebens der Jodmangel einsetzt, desto schwerwiegender sind die durch das Defizit an Schilddrüsenhormonen hervorgerufenen Folgen. Bereits in der zwölften Lebenswoche benötigt das ungeborene Kind genügend Jod für die Synthese seiner Schilddrüsenhormone. Die Biosynthese der Schilddrüsenhormone und ihre Abgabe in die Blutbahn werden durch einen Regelkreis den Bedürfnissen des Organismus angepasst. Bedarfsübersteigende Jodmengen können dieses System nicht stören, da überschüssiges Jod vom gesunden Menschen mit dem Harn ausgeschieden wird. Gefährlich ist hingegen der Jodmangel, weil der Regelkreis ohne ausreichende Jodmengen nicht funktionieren kann: Die Schilddrüse versucht durch Gewebsvermehrung ausreichende Hormonmengen herzustellen, ist dazu jedoch nicht in der Lage.

Der Mangel an Jod erzeugt auf längere Sicht durch fortschreitende Gewebsvermehrung eine krankhafte Größenzunahme der Schilddrüse, die im Volksmund als Kropf, in der Wissenschaft als Struma bezeichnet wird. Zu den Folgen des Jodmangels und der Strumenbildung zählen in erster Linie Störungen im Stoffwechsel und bei der körperlichen und geistigen Entwicklung von Kindern, daneben auch mechanische Beeinträchtigungen durch die Größenzunahme der Schilddrüse. Hierbei handelt es sich um Verlegungen oder Einengungen der Luftröhre mit Folgeschäden, die einen operativen Eingriff erforderlich machen.

LESETIPPS:

Rainer Hehrmann: *Schilddrüsenerkrankungen. Ursachen, Erkennung, Verhütung und Behandlung. München (Urban & Fischer) ³1998.*

Peter Pfannenstiel, Lothar-Andreas Hotze und Werner Schwarz: *Der große Trias-Ratgeber zur Schilddrüse. Stuttgart (Trias) ⁶1999.*

Heike Kovacs: *Hilfe für die Schilddrüse. München (Südwest) 2000.*

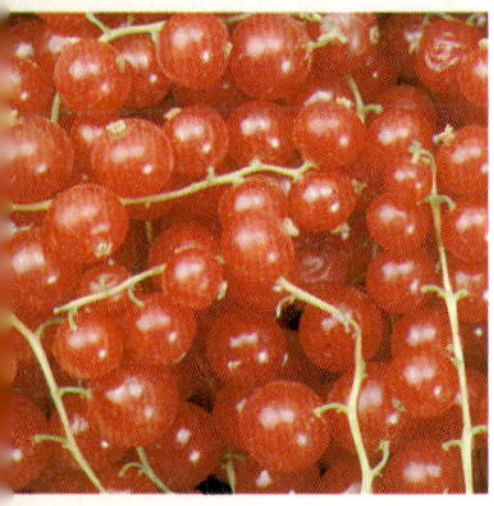

Johannisbeeren: Rote Johannisbeeren

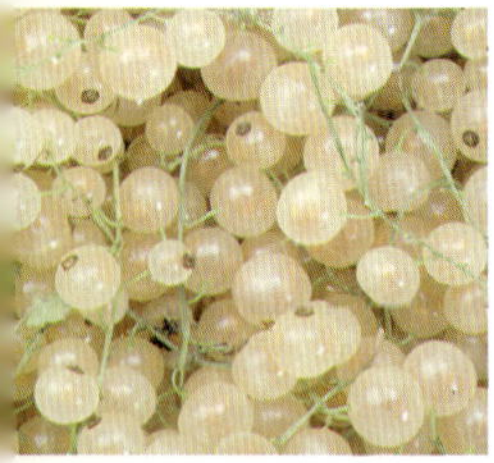

Johannisbeeren: Weiße Johannisbeeren

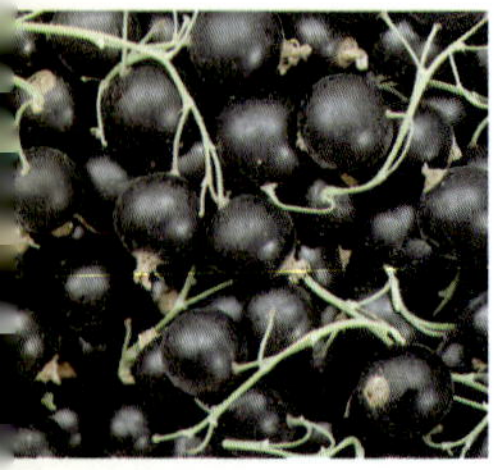

Johannisbeeren: Schwarze Johannisbeeren

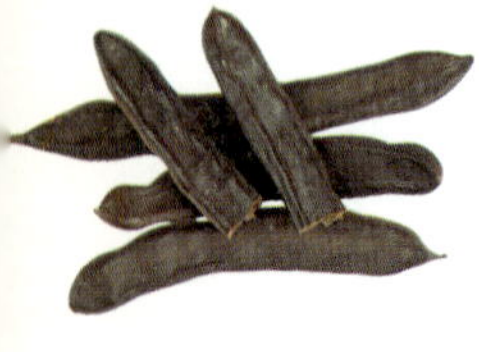

Johannisbrot

um, Eisen und Mangan. Wegen ihres charakteristischen säuerlich bitteren Eigengeschmacks wird sie selten roh verzehrt, sondern hauptsächlich zu Saft verarbeitet.

Johannisbrot, Carobe, Karobe, Karube: dunkelbraune bis schwarze, 20 cm lange und 3 cm breite Hülsenfrucht des im östlichen Mittelmeergebiet beheimateten, in warmgemäßigten Gebieten kultivierten Johannisbrotbaums (Ceratonia siliqua). Nach der Legende ernährte sich Johannes der Täufer in der Wüste von diesen Früchten. Unreif geerntetes Johannisbrot dient als Viehfutter, geröstetes als Lebensmittel oder zur Herstellung von Kaffee-Ersatz (Karobkaffee).

Johannisbrotkernmehl, Carubenmehl: ein pflanzlicher Vielfachzucker, der im Haushalt und in der Lebensmittelverarbeitung als →Gelier- und Verdickungsmittel eingesetzt wird.

Jo-Jo-Effekt: Bezeichnung für das Phänomen, dass das bei kurzfristig durchgeführten →Gewichtsreduktionsdiäten verloren gegangene Gewicht nach Beendigung der Diät schnell wieder zugenommen wird (oft steigt das Gewicht sogar über das Ausgangsgewicht an). Ursachen für die erneute Gewichtszunahme sind die Rückkehr zu den alten Ernährungsgewohnheiten sowie ein durch die Diät verringerter Energiebedarf des Körpers. Übersteigt die Energiezufuhr den Energieverbrauch, wird die überschüssige Energie in Fett umgewandelt und dient dem Körper in Form von Depotfett als Energiereserve für kommende »Notzeiten«, zu denen für den Organismus auch Fastenkuren und Gewichtsreduktionsdiäten zählen. Bei häufigen Blitzdiäten gerät der Energiestoffwechsel durcheinander und es ergibt sich ein ständiges Auf und Ab des Gewichts ohne dauerhaften Gewichtsverlust. Bleibenden Erfolg bei der Gewichtsreduktion verspricht daher nur eine dauerhafte Ernährungsumstellung, kombiniert mit ausreichender Bewegung.

Jostabeere: Beerenfrucht eines bis 2 m hohen, dornenlosen Strauches (Ribes divaricatum), der aus einer Kreuzung zwischen Schwarzer Johannisbeere (Jo) und Stachelbeere (sta) hervorgegangen ist. Die schwarzen, glatthäutigen Früchte sind fast stachelbeergroß, schmecken süßsäuerlich und haben einen sehr hohen Vitamin-C-Gehalt. Jostabeeren werden hauptsächlich zur Herstellung von Konfitüren, Marmeladen und Säften verwendet.

Joule [dʒuːl], Abk. **J:** Maßeinheit für die Energie, die der menschliche Körper bei verschiedenen Tätigkeiten verbraucht und die ihm über die Nahrung zugeführt werden muss. Auch der Energiegehalt von Lebensmitteln wird in Joule angegeben. 1 Joule (0,239 →Kalorien) entspricht der Energie, die notwendig ist, um einen Gegenstand mit der Kraft von 1 N um 1 m zu versetzen. 1000 Joule entsprechen einem Kilojoule (kJ).

Jugendliche: Die Ernährung von Menschen zwischen 15 und 18 Jahren entspricht im wesentlichen einer ausgewogenen Erwachsenenernährung (→Erwachsene, →Ernährungsempfehlungen). Jugendliche haben im Vergleich zu jungen Erwachsenen allerdings einen leicht erhöhten Energie- und Flüssigkeitsbedarf; außerdem benötigen sie etwas mehr Kalzium und Phosphat. Auf einen täglichen Verzehr von Milch und Milchprodukten ist daher zu achten.

Im Jugendalter machen sich in den westlichen Industrienationen häufig die negativen Konsequenzen falscher Ernährungsgewohnheiten in der Kindheit bemerkbar. Viele Jugendliche leiden an →Übergewicht (S. 638 ff.) und nehmen (hauptsächlich durch Fast Food und gesüßte Erfrischungsgetränke) zu viel tierisches Eiweiß, zu viel Fett und zu viel Zucker zu sich. Gleichzeitig ist häufig eine Unterversorgung mit Vitaminen, Mineral- und Ballaststoffen festzustellen.

Bei übergewichtigen Jugendlichen ist eine Gewichtsreduktionsdiät zweitrangig. Wichtiger sind eine Korrektur falscher Ernährungsgewohnheiten und mehr körperliche Bewegung. Neben dem Übergewicht ist das häufig übersteigerte Figurbewusstsein junger Mädchen ein Problem. Viele fasten, um schlanker zu werden. Teilweise werden jetzt die Weichen für die Entstehung von →Essstörungen (S. 188 ff.) wie →Magersucht und →Bulimie gestellt. Daher ist es wichtig, das Essverhalten der jungen Menschen zu beobachten und falls nötig korrigierend einzugreifen. Hilfreich kann es sein, die Jugendlichen praxisnah mit Lebensmitteln arbeiten zu lassen, z. B. durch Ausprobieren neuer Rezepte oder gemeinsames Kochen in der Familie oder mit Freunden. Wenn die Küche eine »unberührbare Zone« ist, kann sich bei Kindern und Jugendlichen kein vernünftiger Umgang mit Lebensmitteln entwickeln.

Junk-Food: abwertende Bezeichnung für →Fast Food.

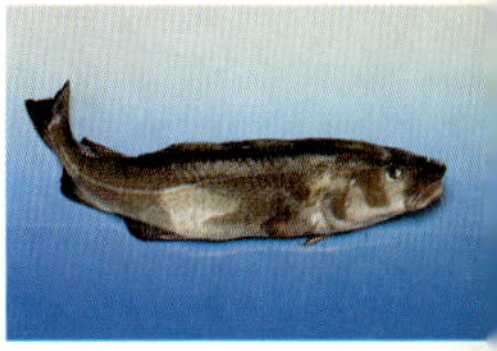

Kabeljau

Kabeljau: ein Seefisch, der im Nordatlantik, in Nord- und Ostsee sowie in den Gewässern bei Nordnorwegen vorkommt und zu den wichtigsten Nutzfischen gehört. Kabeljau aus der Ostsee und jungen Kabeljau bezeichnet man als Dorsch. Das Fleisch des Kabeljaus ist weiß, fest und mager und wird frisch, tiefgekühlt, als Räucherfisch oder Trockenfisch (Stockfisch) sowie gesalzen und getrocknet (Klippfisch) angeboten. Frischer Kabeljau kann gebraten, gebacken, gegrillt, gedünstet, gedämpft oder geschmort werden. Aus Kabeljau wird Lachsersatz hergestellt; seinen Rogen verarbeitet man zu Kaviarcreme und seine Leber liefert den Vitamin-D-reichen Lebertran. Der Fisch enthält viel Kalium und Jod: 100 g Kabeljau decken mit 120 µg Jod bereits über die Hälfte der durchschnittlich empfohlenen Tageszufuhr an diesem wichtigen Spurenelement.

Kabis: →Weißkohl.

Kachexie: →Auszehrung.

Kạdmium, Cạdmium: giftiges Spurenelement (Schwermetall), das durch Industrieabgase (z. B. aus Metallhütten und Müllverbrennungsanlagen) in die Luft gelangt und von Pflanzen und Tieren gespeichert wird, weshalb sowohl tierische als auch pflanzliche Lebensmittel mit Kadmium belastet sein können. Auch Klärschlamm, Phosphatdünger und Zigarettenrauch sind kadmiumhaltig.

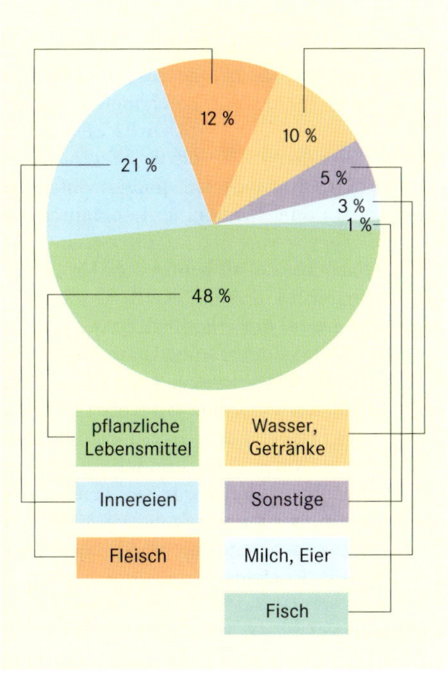

Kadmium: durchschnittliche prozentuale Kadmiumaufnahme aus verschiedenen Lebensmitteln

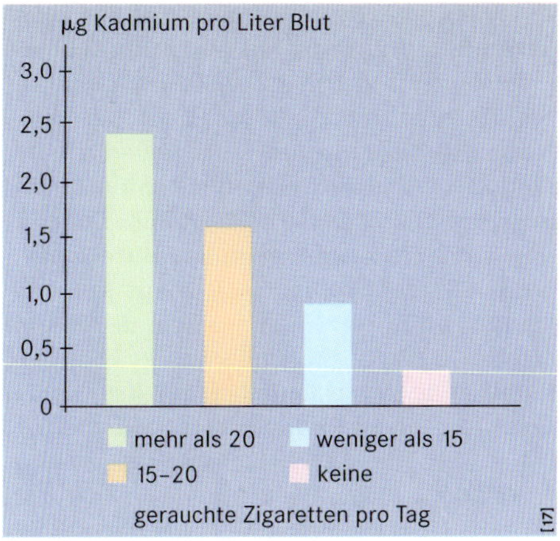

Kadmium: Kadmiumgehalt im Blut von Rauchern und Nichtrauchern

Aufnahme: Kadmium wird hauptsächlich über die Atemwege aufgenommen. Bis zu 8 % des in Lebensmitteln enthaltenen Kadmiums werden vom Dünndarm resorbiert. Das über den Darm ins Blut gelangte Kadmium wird v. a. von der Nierenrinde, der Leber und der Bauchspeicheldrüse gespeichert; nur etwa 1 µg wird täglich über den Harn ausgeschieden.

Der Weltgesundheitsorganisation zufolge soll die Aufnahme von Kadmium 530 µg pro Woche nicht überschreiten. Tatsächlich beträgt die durchschnittliche wöchentliche Aufnahme von Kadmium über Lebensmittel und über die Luft nur 210–490 µg pro Person. Raucher und Menschen, die im näheren Umkreis von Metallhütten leben, nehmen mehr Kadmium auf als Nichtraucher und Personen, die in weniger belasteten Gebieten wohnen. Mit dem Rauch von 15 Zigaretten werden dem Körper etwa 2 µg Kadmium zugeführt.

Wirkung: Kadmium reichert sich im Organismus an. Seine biologische Halbwertszeit, d. h. die Zeit, in der die Hälfte des gespeicherten Kadmiums ausgeschieden wird, liegt zwischen 13 und 37 Jahren. Bei längerer übermäßiger Kadmiumzufuhr über die Nahrung (ca. 300 µg pro Tag) entwickelt sich die in Japan erstmals beobachtete →Itai-Itai-Krankheit, die mit Nierenfunktionsstörungen und Knochenerweichung einhergeht. Zu den weiteren Symptomen einer anhaltenden übermäßigen Kadmiumzufuhr zählen Entzündungen der Nasenschleimhaut, Störungen des Geruchssinns und Ausscheidung von Eiweiß mit dem Harn. Außerdem hemmt Kadmium die Aufnahme der lebensnotwendigen Mineralstoffe Kalzium, Kupfer, Mangan und Selen, sodass Mangelerscheinungen auftreten können.

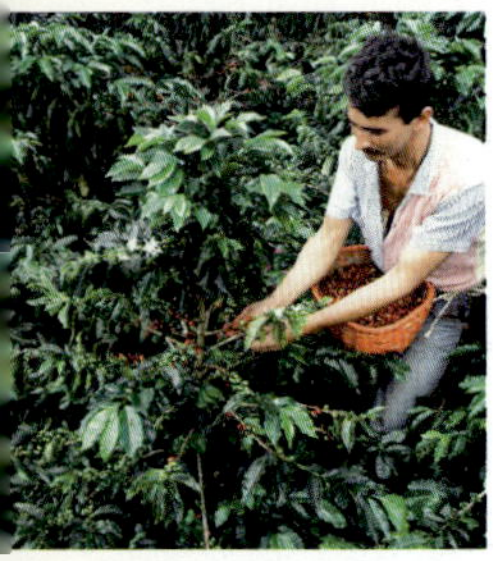

Kaffee: Pflücken

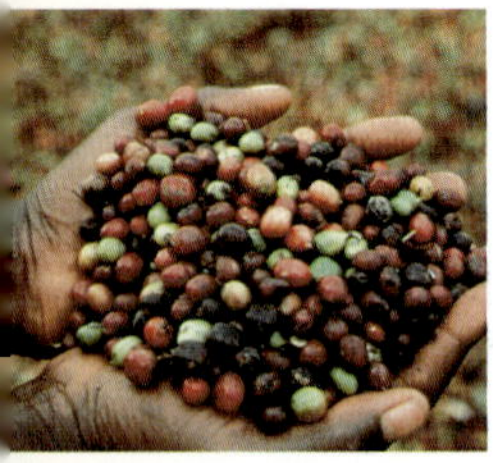

Kaffee: Kaffeebohnen

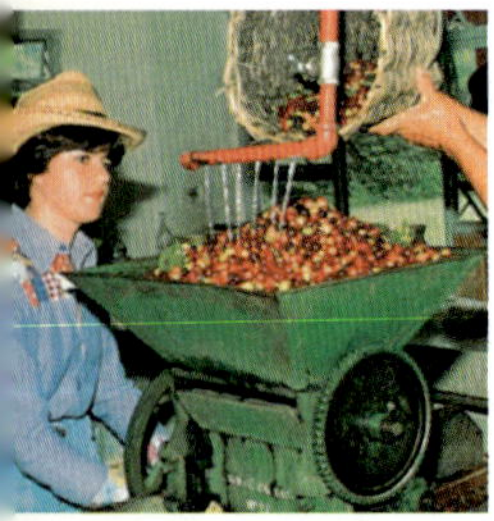

Kaffee: Aufbereitung

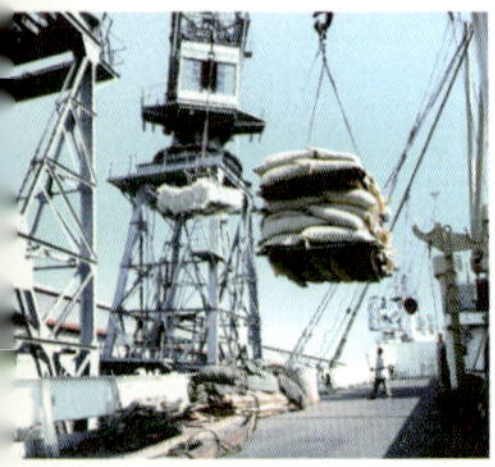

Kaffee: Transport

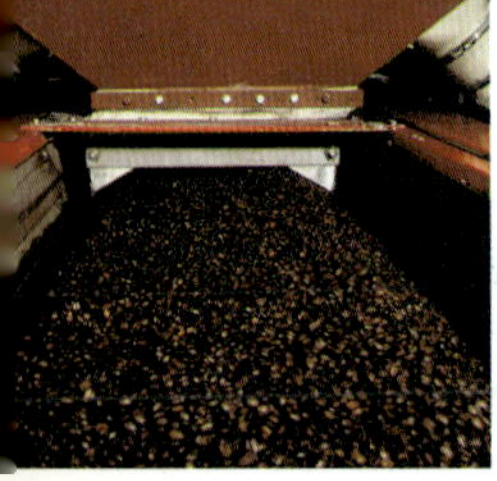

Kaffee: Röstprozess

Vorbeugung: Der Aufnahme größerer Mengen Kadmium über die Nahrung kann man nur vorbeugen, indem man möglichst keine Lebensmittel verzehrt, die auf stark belasteten Böden angebaut wurden. Dazu zählen z. B. Böden in der Nähe von Metallhütten und Müllverbrennungsanlagen sowie mit Phosphatdünger oder Klärschlamm gedüngte Böden. Auch auf den Verzehr saurer Speisen aus Keramikgeschirr sollte verzichtet werden, da sich im Keramiküberzug möglicherweise Kadmium befindet, das durch Säure herausgelöst werden kann. Um die Kadmiumbelastung zu senken, sollte zudem das Rauchen aufgegeben werden.

Kaffee: aus gemahlenen Kaffeebohnen und heißem Wasser zubereitetes Getränk. Kaffeebohnen sind die Samen der kirschenähnlichen Steinfrüchte (Kaffeekirschen) des Kaffeestrauchs (Coffea), einer ca. 60 Arten umfassenden Gattung der Rötegewächse.

Geschichte: Die Früchte des Kaffeestrauchs wurden ihrer anregenden Wirkung wegen zuerst in der Provinz Kaffa in Südwestäthiopien verwendet, vermutlich bereits im 9. Jh. Von Äthiopien aus gelangte der Kaffee um die Wende zum 14. Jh. in den Jemen und von dort Anfang des 16. Jh. auch nach Mekka. Von Mekka aus verbreitete sich die Sitte des Kaffeetrinkens in der gesamten islamischen Welt. Anfang des 17. Jh. brachte Pietro della Valle den Kaffee nach Rom und Venedig, von wo er seinen Siegeszug über ganz Europa antrat.

Sorten und Herstellung: Etwa 75% der Weltproduktion liefert der Arabische Kaffee (Coffea arabica), der ursprünglich wohl aus Äthiopien stammt und heute v. a. in Brasilien und Kolumbien kultiviert wird; rund 24% stammen vom Robustakaffee (Coffea canephora) mit Anbauschwerpunkt in den afrikanischen Gebieten, aber auch Indonesien und Indien. Nur von geringer Bedeutung ist der v. a. in West- und Ostafrika, auf Ceylon und Java angebaute Liberiakaffee (Coffea liberica).

Nach der Ernte werden die vollreifen Beeren entweder in der (billigeren) trockenen Aufbereitung oder in der nassen Aufbereitung (die eine bessere Qualität ergibt) von Fruchtfleisch, Hornschale und Silberhäutchen befreit und getrocknet. Der so entstandene helle, grünliche Rohkaffee wird erst in den Verbraucherländern bei 200–220 °C geröstet und erhält dadurch seine braune Farbe und sein typisches Aroma. Anschließend werden aus verschiedenen Sorten Standardmischungen hergestellt. Es gibt drei Geschmacksrichtungen: die hocharomatische Spitzensorte, den kräftigen Mokka (Mocca) und den naturmilden Kaffee. Kaffeebohnen kommen teilweise auch gemahlen in den Handel. Während Rohkaffee fast unbegrenzt haltbar ist, verliert gerösteter und v. a. gemahlener Kaffee rasch sein Aroma und wird ranzig. Daher sollte man stets nur kleine Mengen frisch gemahlenen oder vakuumverpackten Kaffees kaufen. Nach dem Öffnen der Packung sollte er in luftdichte Dosen umgefüllt und rasch aufgebraucht werden.

Einkauf: Im Handel ist Röstkaffee aus ganzen Bohnen sowie gemahlen und vakuumverpackt erhältlich oder er wird beim Kauf frisch gemahlen. Daneben gibt es Spezialkaffee, dem bestimmte Inhaltsstoffe entzogen worden sind, um ihn bekömmlicher zu machen, koffeinfreien Kaffee und Schonkaffee, bei dem bestimmte Reiz- und Bitterstoffe entfernt wurden, um ihn magenverträglicher zu machen. **Instantkaffee** (Extraktkaffee, Kaffee-Extrakt, löslicher Kaffee, Pulverkaffee) ist ein sprüh- oder gefriergetrocknetes Röstkaffeepulver, das sich in heißem Wasser auflöst und die gleichen Bestandteile besitzt wie der normale Röstkaffee, nicht aber sein volles Aroma. Zu den Kaffeespezialitäten zählen u. a. Instantkaffees, die bereits den Milchanteil löslich enthalten oder aromatisiert sind (etwa mit Vanille oder Amaretto).

Zubereitung: Kaffee kann mit oder ohne Verwendung von Filtern zubereitet werden. Beim Filterkaffee wird das Kaffeepulver auf einer filtrierenden Unterlage mit heißem Wasser extrahiert. Dieses Prinzip liegt den meisten Kaffeemaschinen zugrunde. In Espressomaschinen wird sehr fein gemahlenes Kaffeepulver mit 100–110 °C heißem Wasser kurz extrahiert und die Filtration durch Druck beschleunigt. Für diesen besonders starken **Espresso** werden lange und heiß geröstete Kaffeebohnen verwendet. **Cappuccino** wird ebenfalls aus spezialgeröstetem Kaffee in der Espressomaschine zubereitet. Es wird heiße Milch zugegeben; außerdem wird er mit einer Haube aus geschäumter Milch oder Schlagsahne serviert und mit Kakao oder Zimt bepudert. Der starke **Mokka** (Mocca) wird aus staubfein gemahlenen Bohnen zubereitet, die mit kaltem Wasser angesetzt, zum Kochen erhitzt und als Trübgetränk genossen werden.

Für die Zubereitung von Filterkaffee und Cappuccino verwendet man ca. 5 g Röstkaffee pro 100 ml, für Espresso 15 g pro 100 ml und für Mokka 10 g pro 100 ml.

Inhaltsstoffe und Wirkung: Beim Rösten der rohen Kaffeebohnen entwickelt sich das charakteristische bittere Aroma. Außerdem wird Niacin gebildet, das in gebrühtem Kaffee in einer Konzentration von 0,8 mg pro Tasse vorliegt. Der Gehalt an Mineralstoffen (Kalium, Kalzium, Magnesium, Phosphor) und Fetten in den Kaffeebohnen ändert sich durch den Röstprozess nicht, der an Koffein nimmt geringfügig ab. Die mengenmäßig wichtigste Säure des Kaffees, die Chlorogensäure, wird bei normaler Röstung um ca. 30 %, bei starker Röstung (z. B. für Espresso) um bis zu 70 % abgebaut. Chlorogensäure steigert die Salzsäureproduktion im Magen. Deshalb sollte bei Magen- und Zwölffingerdarmgeschwüren auf den Genuss von Kaffee verzichtet werden. Sowohl die Chlorogensäure als auch die im Kaffee enthaltenen Röststoffe wirken stimulierend auf den Magen-Darm-Trakt und das Leber-Galle-System, weshalb Kaffee eine leicht abführende Wirkung hat.

Die fettlösliche Fraktion des Kaffees, die durch Kaffeefilter um 80 % vermindert wird, erhöht die Konzentration an LDL-Cholesterin im Blut (koffeinfreier Kaffee stärker als koffeinhaltiger). Es ist jedoch nicht klar, ob hierdurch das Herzinfarktrisiko ansteigt.

Das Alkaloid Koffein wirkt 20–30 Minuten nach dem Genuss anregend auf das Zentralnervensystem, außerdem leicht abführend und harntreibend. Deshalb sollte man am besten zu jeder Tasse Kaffee ein Glas Wasser trinken. Bei empfindlichen Personen und in größeren Mengen führt Koffein u. a. zu Unruhe, Nervosität, Schlafstörungen und Herzklopfen. Bei Schwangeren verbleibt das Koffein länger im Körper und kann möglicherweise sogar die Bauchspeicheldrüse des Kindes schädigen. Der Blutdruck wird durch den Genuss von einer Tasse Kaffee (150 ml), die je nach Zubereitungsart 50–150 mg Koffein enthält, für ein bis drei Stunden um höchstens 10 mm Hg erhöht, bei Gewöhnung ist diese Erhöhung nicht mehr nachweisbar. Entzug von Koffein kann Migräneanfälle auslösen.

Kaffee steigert die Ausscheidung von Kalzium im Harn. Hierdurch könnte, v. a. bei geringer Kalziumzufuhr, das Osteoporoserisiko ansteigen. Außerdem kann Kaffee den Reflux von Mageninhalt in den Mund fördern (→Refluxösophagitis).

Kaffee-Ersatz, Kaffeesurrogat: aus gerösteten Pflanzenteilen hergestelltes Produkt, das durch Aufkochen oder Überbrühen mit Wasser ein in Geschmack und Geruch dem Kaffee ähnliches Getränk ergibt. Kaffee-Ersatz wird hauptsächlich aus geröstetem Getreide wie Gerste (v. a. Gerstenmalz für **Malzkaffee**), Roggen und Weizen für **Getreidekaffee** hergestellt. Daneben können u. a. Zichorien, Zuckerrüben und andere Wurzeln, zuckerhaltige Früchte, Feigen, Sojabohnen, Erdnüsse und Eicheln zu Kaffee-Ersatz verarbeitet werden. Für **Zichorienkaffee** (Landkaffee) werden die getrockneten, gerösteten Wurzeln der Wurzelzichorie verwendet. Er ist dickflüssiger und schmeckt bitterer als Bohnenkaffee. Kaffee-Ersatz darf geringe Mengen an Speiseölen, Zuckerarten, Melasse, Kochsalz und Pflanzenauszügen enthalten. Bei den meisten im Handel erhältlichen Sorten handelt es sich um Kaffee-Ersatzmischungen, die aus mehreren Rohstoffen hergestellt werden, teilweise auch mit Bohnenkaffeezusatz. Kaffee-Ersatz gibt es auch in Form von Instantpulver (Kaffee-Ersatzextrakt). Da er kein Koffein enthält, kann er unbedenklich auch in größeren Mengen getrunken werden und ist auch für Kinder geeignet. Allerdings enthält er ebenso wie Kaffee Reizstoffe.

Kaffee-Extrakt, Extraktkaffee, Instantkaffee [ˈɪnstənt...], **löslicher Kaffee, Pulverkaffee:** Röstkaffeepulver, das sich in heißem Wasser auflöst (→Kaffee).

Kaffeesahne: ein Sahneerzeugnis (→Sahne).

Kaffeesäure: ein →Polyphenol.

Kaffeesurrogat: →Kaffee-Ersatz.

Käfighaltung, Batteriehaltung: eine Form der →Geflügelhaltung.

Kaisergranat, Scampo: ein →Krustentier.

Kakao: Als Kakao bezeichnet man sowohl das aus den Samen des Kakaobaums (Theobro-

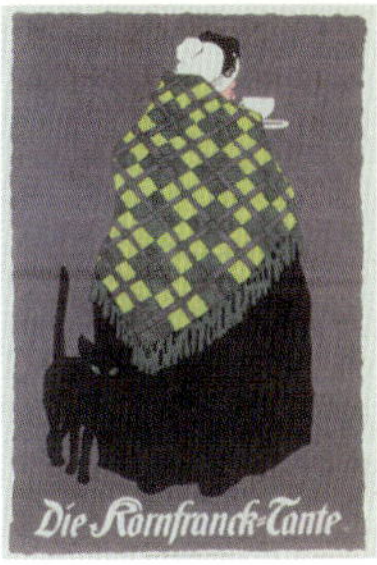

Kaffee-Ersatz: Werbeplakat

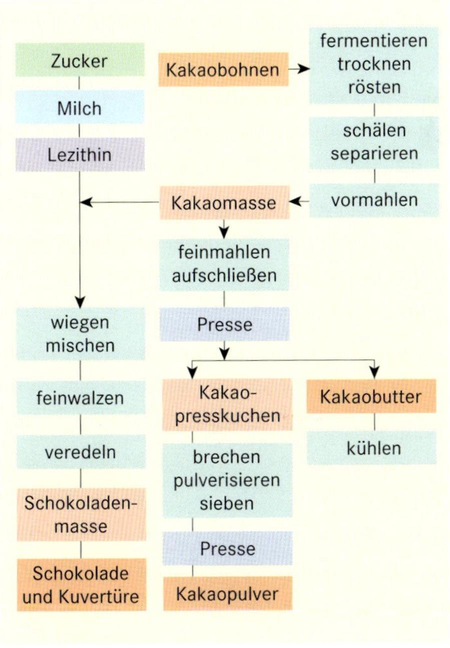

Kakao: Herstellung von Kakaopulver, Kakaobutter und Schokolade

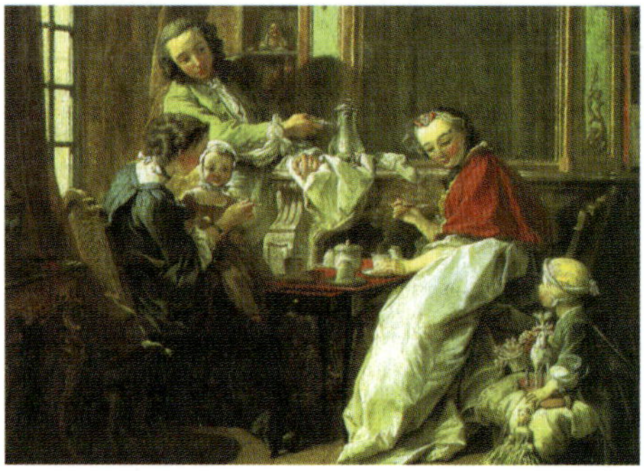

Kakao: »Kakaokränzchen«, unbekannter Meister (18. Jahrhundert)

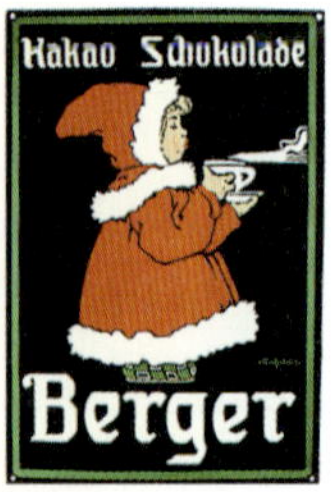

Kakao: historisches Werbeplakat

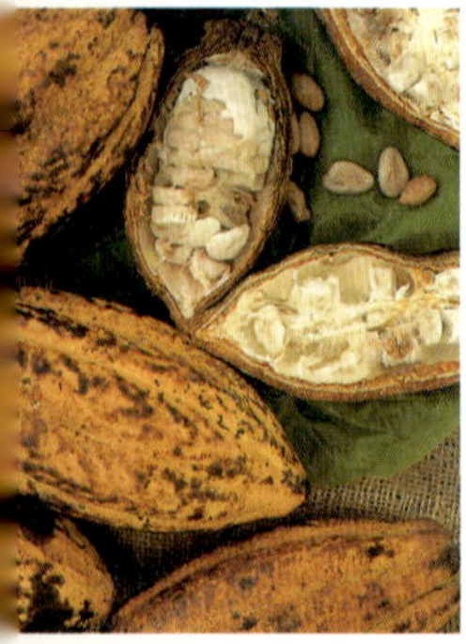

Kakao: Kakaobohnen

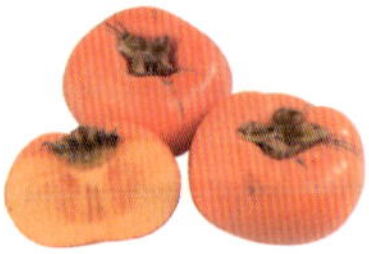

Kakis

ma cacao) gewonnene Kakaopulver als auch das aus Kakaopulver mit Milch oder Wasser unter Zugabe von Zucker hergestellte Kakaogetränk.

Geschichte: Kakao wurde bereits von den Maya um 600 n. Chr. in Plantagen auf der Halbinsel Yucatán angebaut. Als die Azteken die Maya um 1200 unterwarfen, verlangten sie u. a. Kakaobohnen (aztekisch: Cacauatl) als Tribut. Diese Bohnen dienten sowohl als Zahlungsmittel als auch zur Zubereitung eines Getränks, welches sie Chocoatl nannten. Mit dem spanischen Konquistador Hernán Cortez gelangten die Kakaobohnen 1528 nach Spanien. Die Herstellung des Kakaopulvers erhielt erst Anfang des 19. Jh. größere Bedeutung, als Conrad van Houten in den Niederlanden die Entölung der Kakaomasse und das Aufschließen mit Alkalien einführte.

Anbau und Herstellung: Zentren des Kakaoanbaus sind Mittel- und Südamerika, Westafrika, Indien und Südostasien. Die Kakaosamen (Kakaobohnen) enthalten etwa 40–53 % Fett, 15 % Eiweiß, 8 % Stärke, 7 % Gerbstoffe und die beiden Alkaloide Theobromin (1–2 %) und Koffein (0,2–0,3 %). Nach der Ernte werden die reifen Früchte geöffnet und die weißlichen Bohnen entnommen, die man dann zwei bis 20 Tage gären lässt. Bei diesem Fermentationsprozess entwickeln sich die Aromastoffe und die braune Farbe. Anschließend werden die Bohnen getrocknet; erst in den Konsumländern werden sie geröstet, gebrochen, von Schale und Keimling befreit und zu Kakaomasse vermahlen, die dann zu Schokolade oder Kakaopulver weiterverarbeitet wird.

Zur Herstellung von Kakaopulver als Grundlage für Trinkkakao wird der Kakaokernbruch meist noch aufgeschlossen, etwa mit Alkalikarbonaten und -hydroxiden. Danach wird ein Teil des als Kakaobutter bezeichneten Fetts herausgepresst und der dabei entstandene Presskuchen gepulvert und gesiebt. »Schwach entöltes« Kakaopulver enthält 20–22 % Kakaobutter (dieses Pulver wird v. a. für Kakaogetränke verwendet), »stark entöltes« enthält weniger als 20 %, aber mindestens 10 % (es eignet sich u. a. zum Backen), Industriekakaopulver hat einen Kakaobuttergehalt von 8 %.

Inhaltsstoffe und Gesundheitswert: Als Kakaogetränke werden v. a. kakaohaltige Instantgetränkepulver und fertige Kakaotrünke angeboten. Instantpulver ist auch in kalter Milch leicht löslich und hat einen hohen Anteil (bis zu 80 %) an Zucker und Glukose; außerdem enthält es meist 20 % stark entöltes Kakaopulver. Oft werden auch noch Vitamine, Mineral- und Aromastoffe zugesetzt. Als Kakaotrünke werden Milchmischgetränke aus Vollmilch, teilentrahmter oder entrahmter Milch bezeichnet, der Kakaopulver und Zucker zugesetzt wurden. Sie werden entweder pasteurisiert, ultrahocherhitzt oder sterilisiert. Gesünder als diese fertigen, zuckerhaltigen Kakaogetränke sind selbst bereitete. Ein Becher eines aus 200 ml Vollmilch, 8 g schwach entöltem Kakaopulver und 10 g Zucker selbst zubereiteten Kakaogetränks enthält 190 kcal/795 kJ, 8 g Eiweiß, 8 g Fett, 20 g Kohlenhydrate, reichlich Kalzium, Magnesium, Eisen und Vitamin B_2 sowie 180 mg Theobromin und geringe Mengen Koffein. Theobromin hat wie Koffein eine anregende Wirkung, die aber wesentlich schwächer ist; deshalb eignet Kakao sich auch gut als Getränk für Kinder. Allerdings hat er einen relativ hohen Nickelgehalt und kann daher bei empfindlichen Personen allergische Reaktionen auslösen. Kakao wird trocken in verschließbaren Gefäßen aufbewahrt.

Kakaobutter: bei 28–36 °C schmelzendes Pflanzenfett, das v. a. aus Palmitin-, Stearin-, Öl- und Linolsäure besteht. Kakaobutter wird als Zusatz zu Schokoladen und Konditorwaren verwendet.

Kaki, Kakidattel, Kakifrucht, Kakipflaume: apfelgroße, gelbe bis orangefarbene Beerenfrucht eines aus Japan und China stammenden, bis 15 m hohen, zu den Ebenholzgewächsen gehörenden Baums (Diospyrus kaki), der in vielen tropischen und subtropischen Gebieten kultiviert wird.

Sorten: Die ursprünglichen Kaki-Sorten enthalten meist (bis zu acht) Kerne. Diese Früchte sind im unreifen Zustand wegen ihres hohen Gerbstoffgehalts (der erst mit zunehmender Reife abgebaut wird) nicht genießbar, da sie noch zu bitter schmecken. Erst im vollreifen Zustand, wenn die Frucht sich weich anfühlt, die Haut glasig durchscheinend und das

Fruchtfleisch puddingähnlich ist, sind sie zum Verzehr geeignet. Die Schale sollte wegen der Gerbstoffe jedoch nicht mitgegessen werden. Das Fruchtfleisch ist süß und erinnert im Geschmack ein wenig an Birnen, Quitten und Aprikosen.

Eine neuere Züchtung, die in Israel angebaut wird, heißt **Sharon.** Sie ist meist etwas kleiner und kernlos, hat eine weichere Schale, enthält keine Gerbstoffe und kann daher mit Schale und auch schon vor der Vollreife verzehrt werden. Während das Fruchtfleisch der Kaki im vollreifen Zustand sehr weich und druckempfindlich ist und rasch verzehrt bzw. verwertet werden muss, sind Sharons auch im reifen Zustand noch ziemlich fest.

Einkauf, Lagerung und Verwendung: Kakis und Sharons werden unreif geerntet und reifen auf dem Transport und im Lager nach. Beim Kauf sollte man weiche, unverletzte Früchte ohne Druckstellen wählen. Vollreife Früchte sollten im Kühlschrank aufbewahrt werden, halten sich dort aber nur wenige Tage. Nicht ganz reife Früchte kann man bei Zimmertemperatur nachreifen lassen. Die Früchte werden roh verzehrt oder zu Kompott, Obstsalat und süßen Desserts verarbeitet.

Inhaltsstoffe: Kakis sind besonders reich an Vitamin C und Betakarotin.

Kaktusfeige, Kaktusbirne, Kaktusfrucht: Frucht des Feigenkaktus (Opuntia ficus-indica). Die Kaktusfeige stammt ursprünglich aus dem tropischen Amerika, in Mexiko wurde sie schon vor Jahrtausenden angebaut. Heute ist sie weltweit verbreitet, u.a. im Mittelmeerraum, in Asien, Südafrika und Australien. Die stacheligen Früchte sind kugelförmig bis oval, werden bis zu 10 cm groß und haben eine grüngelbe bis dunkelrote Schale. Das Fruchtfleisch hat ein feinsäuerliches Aroma. Kaktusfeigen haben einen hohen Gehalt an Betakarotin und sind aufgrund der vielen kleinen Samen sehr ballaststoffreich.

Kalb: Jungrind im Alter von unter zwölf Monaten. Für die Fleischproduktion werden in der Regel Kälber geschlachtet, die maximal sechs Monate alt sind und deren Schlachtgewicht maximal 180 kg beträgt. Die beste Fleischqualität liefern vier bis sechs Wochen alte Kälber; denn je jünger das Tier ist, desto höher ist auch der Wassergehalt seines Fleisches und umso saftiger ist es somit.

Mast: Um eine Verkürzung der Mastzeit zu erreichen, mengt man dem Futter in manchen Ländern, z.B. in den USA, Geschlechtshormone bei. Geschlechtshormone und ähnlich wirkende synthetische Substanzen haben eine anabole (muskelaufbauende) Wirkung. Die Wachstumssteigerungsraten aufgrund von Masthilfsmitteln liegen zwischen 10 und 25 %, sodass im Idealfall bis zu 25 % der Futterkosten eingespart werden können. In den Staaten der Europäischen Union besteht seit 1988 ein generelles Verbot der Verfütterung hormonell wirksamer Substanzen.

Die Gruppe der Geschlechtshormone, die als Masthilfsmittel v.a. in der Kälbermast eingesetzt werden, umfasst natürliche Hormone wie das männliche Hormon Testosteron (Androgen) und die weiblichen Hormone Progesteron (Gestagen), Östradiol und Östron (Östrogene). Darüber hinaus werden auch synthetische Substanzen als Masthilfsmittel eingesetzt. Hierzu zählen das mittlerweile in Europa und den USA verbotene Diethylstilböstrol (DES), das eine östrogene Wirkung hat, das ebenfalls östrogenwirksame Zeranol sowie das androgenähnliche Trenbolon, das z.B. in den USA, Kanada und Australien zugelassen ist. Der Einsatz solcher Masthilfsmittel ist problematisch, da Geschlechtshormone im Verdacht stehen, beim Menschen bestimmte Arten von Krebs (z.B. Brustkrebs) hervorzurufen.

Verwendung, Inhaltsstoffe und Gesundheitswert: Kalbfleisch ist besonders reich an hochwertigem, gut verdaulichem Eiweiß und ausgesprochen fettarm. Außerdem enthält es mit Ausnahme von Biotin alle B-Vitamine und ist reich an Eisen und Zink. Der Cholesteringehalt liegt unter dem von Rindfleisch. Aufgrund seiner geringen Belastung mit Schadstoffen wird Kalbfleisch in der Säuglingsernährung häufig als Beikost verwendet. Darüber hinaus lässt sich Kalbfleisch auch zu Wurst (z.B. Kalbsleberwurst) verarbeiten und wird u.a. als Schnitzel, Filet oder Frikassee zubereitet. Beliebte Spezialitäten sind die →Innereien des Kalbes (z.B. Bries und Kalbshirn). Insbesondere beim Verzehr dieser Innereien besteht jedoch wahrscheinlich erhöhte Gefahr einer Übertragung der Rinderseuche →BSE auf den Menschen.

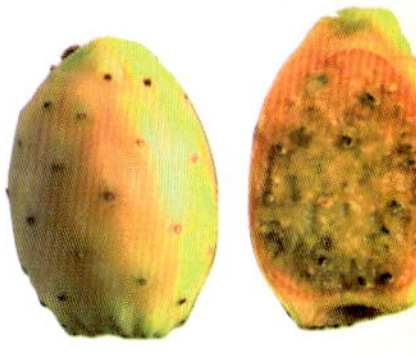

Kaktusfeigen

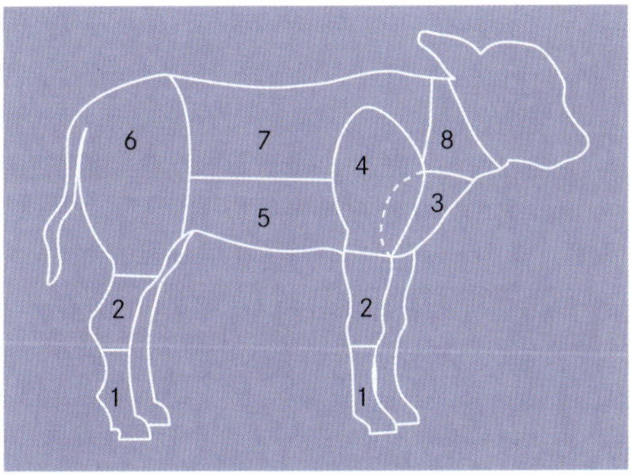

Kalb:
1 Fuß
2 Haxe (Vorderhaxe, Hinterhaxe)
3 Brust
4 Bug (Schulter)
5 Bauch
6 Keule
7 Kotelett mit Filet
8 Hals

Kalbfleischpilz: →Austernpilz.

Kalbsbries, Bries, Kalbsmilch: die Thymusdrüse des Kalbes (→Innereien).

Kaldaunen, Kutteln: essbare Teile des Magen-Darm-Traktes von Rind, Kalb und Lamm (→Innereien).

Kalium: ein Mineralstoff, der zu den Mengenelementen zählt, die im Körper in Konzentrationen von mehr als 50 mg pro Kilogramm Körpergewicht vorliegen. Entdeckt wurde Kalium 1808, seine Bedeutung für den menschlichen Organismus erkannte man allerdings erst zu Beginn des 20. Jahrhunderts.

Funktionen:

Kalium kommt v. a. in den Körperzellen vor und spielt eine wichtige Rolle für den Elektrolythaushalt. Für den Transport des Kaliums in die Zellen ist größtenteils die so genannte Natrium-Kalium-Pumpe verantwortlich – sie sorgt dafür, dass sich innerhalb der Zellen mehr Kaliumionen befinden als im extrazellulären Raum, d. h. außerhalb der Zellen. Dort wiederum übersteigt die Konzentration an Natriumionen die der Kaliumionen. Diese unterschiedliche Konzentration von Kalium und Natrium in den Zellen und im extrazellulären Raum ist notwendig, damit es zur Entstehung von Nervenimpulsen und zu deren Übertragung innerhalb des Nervensystems, an die Muskelfasern und ans Herz kommen kann. Außerdem wird Kalium zum Transport des Blutzuckerspiegel senkenden Hormons Insulin in die Zellen benötigt. Es ist auch für das Wachstum der Zellmasse (insbesondere in der Kindheit), für die Herstellung körpereigener Eiweiße sowie für die Aktivierung verschiedener Enzyme notwendig und besitzt eine blutdrucksenkende Wirkung.

Vorkommen:

Kalium ist v. a. in pflanzlichen Lebensmitteln enthalten. Reich an Kalium sind die meisten Obst- und Gemüsearten; auch Nüsse und insbesondere Trockenobst sind gute Kaliumquellen. Kaliumarm sind hingegen stark verarbeitete Lebensmittel wie Weißmehl und die daraus hergestellten Produkte. Der Schätzwert für die tägliche Kaliumzufuhr liegt für Frauen und Männer bei mindestens 2000 mg. In den Körper wird Kalium zu 90 % aufgenommen, v. a. in den oberen Dünndarmabschnitten; fast ebenso viel Kalium, wie aufgenommen wird, scheidet der Organismus über den Harn wieder aus. Auch über den Schweiß geht Kalium verloren. Bei einem zu hohen Konsum an Kochsalz (Natriumchlorid) erhöht sich die Kaliumausscheidung.

BESONDERS REICHE KALIUMQUELLEN

Lebensmittel (pro 100 g verzehrbaren Anteil)	Kalium (mg)
Obst	
Apfelsinensaft, frisch gepresst	143
Bananen	382
Honigmelonen	330
Johannisbeeren, schwarz	310
Kiwis	295
Zuckermelonen	320
Gemüse	
Artischocken	350
Bambussprossen	470
Blumenkohl	328
Brokkoli	373
Erbsen, grün	340
Gemüsefenchel	494
Grünkohl	490
Kartoffeln	411
Kohlrabi	372
Kürbisse	383
Mais	300
Mangold	376
Rettich	322
Rosenkohl	390
Rote Bete	335
Schwarzwurzeln	320
Spinat	633
Süßkartoffeln	400
Hülsenfrüchte	
Bohnen, weiß	1300
Linsen	810
Sojabohnen	1750
Pilze	
Birkenpilze	360
Champignons (Zucht-)	418
Morcheln	390
Pfifferlinge	367
Steinpilze	341
Brot	
Pumpernickel	338
Sonstiges	
Forelle	413
Gans	420
Hase	400

[19]

KALIUM: SCHÄTZWERTE FÜR EINE ANGEMESSENE TÄGLICHE ZUFUHR	
Alter	Kalium (mg)
Säuglinge	
0 bis unter 4 Monate	400
4 bis unter 12 Monate	650
Kinder	
1 bis unter 4 Jahre	1000
4 bis unter 7 Jahre	1400
7 bis unter 10 Jahre	1600
10 bis unter 13 Jahre	1700
Jugendliche und Erwachsene	
13 bis unter 15 Jahre	1900
ab 15 Jahre	2000 [3]

Mangelerscheinungen:

Ein Kaliummangel kommt bei normaler Ernährung in der Regel nicht vor. Eine einseitige Ernährung, starkes Schwitzen, Durchfall und Erbrechen, Abführmittelmissbrauch, längere Einnahme von Medikamenten (Diuretika), die entwässern, und bestimmte Erkrankungen (beispielsweise chronische Niereninsuffizienz, Nieren Störungen des Säure-Basen-Haushalts) können jedoch zu einem Mangel führen.

Bei einer zu niedrigen Konzentration von Kalium im Blut (Hypokaliämie) funktionieren die Muskeln nicht mehr richtig; Muskelschwäche oder sogar eine Muskellähmung ist die Folge. Da auch der Herzmuskel betroffen ist, treten oft Herzrhythmusstörungen auf. Verstopfung, Appetitlosigkeit, Übelkeit und Erbrechen gehen ebenfalls oft mit einem Kaliummangel einher. Ein lang anhaltender Mangel kann zur Nierenschädigung und eventuell zum Koma führen. Ein Kaliummangel lässt sich u.a. durch eine Blutuntersuchung feststellen. Bei hohen Kaliumverlusten, z.B. infolge von Brechdurchfall, muss das verloren gegangene Kalium schnellstmöglich ersetzt werden, beispielsweise durch Elektrolytgetränke aus der Apotheke, im Notfall intravenös.

Überschuss:

Unter normalen Bedingungen wird jeder Kaliumüberschuss innerhalb von 24 Stunden mit dem Harn ausgeschieden. Zu einer erhöhten Konzentration von Kalium im Blut (Hyperkaliämie) kann es u.a. bei bestimmten Erkrankungen kommen, bei denen die Ausscheidung von Kalium über die Nieren gestört ist (z.B. bei chronischer Niereninsuffizienz), außerdem bei einer Übersäuerung des Blutes (Azidose) und bei längerer Einnahme bestimmter Medikamente (z.B. blutdrucksenkender Mittel). Wie beim Kaliummangel treten Muskelschwäche und Herzrhythmusstörungen auf, im schlimmsten Fall kommt es zum Herzstillstand.

Kaliumkarbonat, Pottasche: ein →Backtriebmittel.

Kaliumtartrat, Weinstein: Oberbegriff für zwei Substanzen (Mono- und Dikaliumtartrat), die im Haushalt und in der Lebensmittelindustrie als →Backtriebmittel, Säuerungsmittel, Säureregulatoren und Stabilisatoren eingesetzt werden.

Kalmare, Calmare, wiss. Name **Teuthoidea:** Tintenfische mit acht Armen und zwei langen Fangarmen, die im Mittelmeer und im Westatlantik zu Nahrungszwecken gefischt werden, und zwar insbesondere der ungefähr 20 cm lange Gemeine Kalmar (Loligo vulgaris). Kalmarfleisch ist fest, mager (100 g haben nur 68 kcal/285 kJ) und eiweißreich (der Eiweißgehalt liegt bei rund 15 %); allerdings enthält es viel Cholesterin. Kalmare sind insbesondere in der Mittelmeerküche sehr beliebt. Hierzulande werden meist die festfleischigen Fangarme zu Ringen geschnitten und frittiert, in Suppen und Salate gegeben oder als Beilage verwendet.

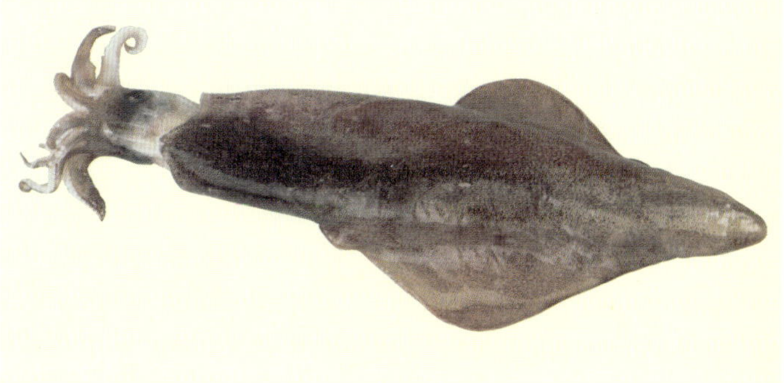

Kalmar

Kalmus, Deutscher Ingwer, Magenwurz: Wurzel eines aus Asien und Amerika stammenden, mittlerweile aber in fast ganz Europa eingebürgerten Aronstabgewächses (Acorus calamus). Das gelblich weiße Wurzelfleisch enthält ätherisches Öl und Bitterstoffe; es wirkt appetitanregend und verdauungsfördernd und hilft gegen Blähungen. Früher wurde die Kalmuswurzel kandiert und ähnlich wie Ingwer verwendet; heute wird sie hauptsächlich von der Likörindustrie zur Herstellung von Magenbitter genutzt, sie eignet sich aber auch für die Teebereitung. Durch Wasserdampfdestillation gewinnt man aus Kalmuswurzeln das würzig riechende Kalmusöl, das in der Parfümerie, in der Aromenindustrie und zu Heilzwecken verwendet wird.

Kalorie [frz. zu lat. calor »Wärme«], Abk. **cal:** Maßeinheit für Energie, mit der der Energiegehalt von Lebensmitteln bzw. der Energiebedarf des Organismus angegeben wird. Eine Kalorie entspricht der Energie, die nötig ist, um 1 ml Wasser von 14,5 °C auf 15,5 °C zu erhitzen. Die Kalorie ist zwar eine veraltete Maßeinheit und wurde im wissenschaftlichen Gebrauch international durch die Einheit →Joule ersetzt, aber im allgemeinen Gebrauch wird häufig noch immer die Kalorie verwendet. 1 Kalorie entspricht 4,184 Joule, eine Kilokalorie (kcal) 1000 Kalorien. Als →leere Kalorien bezeichnet man Energie aus Lebensmitteln, die arm an wichtigen Nährstoffen sind.

kalorienarme Lebensmittel, brennwertarme Lebensmittel: Lebensmittel, die sich durch eine niedrige →Energiedichte auszeichnen, z. B. Salate und Gemüse mit hohem Wassergehalt. Gleichzeitig sind solche Lebensmittel reich an Vitaminen und Ballaststoffen. Der Energiegehalt eines Lebensmittels steigt mit dem Zucker- und Fettanteil. Süßes Obst liegt im Energiehalt drei- bis viermal höher als Gemüse; 100 g Haselnüsse liefern aufgrund ihres hohen Fettgehalts so viel Energie wie z. B. 5 kg Gurken. Kalorienarme Lebensmittel eignen sich besonders zum Verzehr bei Hungerattacken, wenn man abnehmen möchte.

kalorienreduzierte Lebensmittel: Laut Diät-Verordnung darf ein Lebensmittel dann als kalorienreduziert bezeichnet und auch auf der Verpackung so deklariert werden, wenn der Energiegehalt gegenüber dem herkömmlichen Lebensmittel um mindestens 30 % reduziert wurde. Die Kalorien werden insbesondere durch den Ersatz von Fett und Zucker eingespart. Zucker wird durch →Süßstoffe ersetzt, die keine oder nur sehr wenig Energie liefern, Fett wird meist gegen Wasser und ein Bindemittel oder gegen synthetische →Fettersatzstoffe ausgetauscht. So gibt es z. B. kalorienreduzierte Joghurts und andere kalorienreduzierte Milcherzeugnisse, Marmeladen und auch Wurst- und Käsesorten. Auch Halbfettbutter und -margarine haben einen reduzierten Kaloriengehalt.

kalorienreduzierte Mischkost: eine Kategorie von →Gewichtsreduktionsdiäten.

Kalzitonin, Calcitonin: von der Schilddrüse produziertes Hormon, das regulierend eingreift, wenn im Blut zu große Mengen des als Knochengrundbaustein dienenden Mineralstoffs →Kalzium enthalten sind. Bei einem solchen Kalziumüberschuss wird Kalzitonin ausgeschüttet. Das Hormon sorgt dafür, dass mehr Kalzium mit dem Harn ausgeschieden wird, die Freisetzung von Kalzium aus den Knochen gehemmt und mehr Kalzium ins Skelett eingebaut wird. Dadurch trägt es u. a. zur Stabilität der Knochen bei. Kalzitonin wird auch als Medikament gegen Osteoporose eingesetzt.

Kalzium, Calcium: ein Mineralstoff, der zu den Mengenelementen zählt, die im Körper in Konzentrationen von mehr als 50 mg pro Kilogramm Körpergewicht vorliegen. Kalzium wurde im Jahr 1808 entdeckt.

Funktionen: Mit einem Körperbestand von 1–1,1 kg ist Kalzium der mengenmäßig am stärksten vertretene Mineralstoff im menschlichen Organismus. 99 % des im Körper vorkommenden Kalziums befinden sich in Knochen und Zähnen – Kalzium verleiht ihnen Stabilität und Festigkeit. Gleichzeitig dienen die Knochen als Speicher für Kalzium – bei Kalziummangel kann ein Teil davon aus den Knochen gelöst und für andere Aufgaben zur Verfügung gestellt werden. Kalzium ist an der Blutgerinnung, an der Erregung von Muskeln und Nerven sowie an der Aktivierung einiger Enzyme und Hormone beteiligt. Im Blut muss ständig eine Konzentration von 100 mg Kalzium pro Liter gegeben sein. Sie wird durch die Hormone →Kalzitonin und →Parathormon reguliert.

Vorkommen: Kalzium ist v. a. in Milch und Milchprodukten enthalten. Gute Kalziumquellen sind daneben v. a. pflanzliche Lebensmittel, insbesondere grünes Blattgemüse und grüner Kohl. Die empfohlene Tageszufuhr für Erwachsene liegt bei 1000 mg. Voraussetzung dafür, dass Kalzium in größeren Mengen vom Körper aufgenommen werden kann, ist eine ausreichende Versorgung mit Vitamin D. Durch die gleichzeitige Zufuhr von Oxalsäure, Phytinsäure und Ballaststoffen wird die Kalziumaufnahme verringert. Ausgeschieden wird Kalzium über den Harn und über den Stuhl, wobei u. a. eine hohe Zufuhr von Eiweiß, Speisesalz, Kaffee oder Alkohol die Kalziumausscheidung erhöht.

Mangelerscheinungen: Risikogruppen für eine unzureichende Kalziumzufuhr sind junge Frauen, Schwangere, Stillende und Senioren. Zu den Gründen gehören ein verringerter Konsum von Milchprodukten und eine erhöhte Aufnahme von Lebensmitteln, die Substanzen enthalten, welche die Absorption von Kalzium hemmen, z. B. Oxalsäure. Auch verstärkte Darmbewegungen, eine zu geringe Produktion von Magensäure, Darmerkrankungen (z. B.

BESONDERS REICHE KALZIUMQUELLEN

Lebensmittel (pro 100 g verzehrbaren Anteil)	Kalzium (mg)
Milch und Milchprodukte	
Buttermilch	109
Dickmilch, 3,5 % Fett	120
H-Milch, fettarm, 1,5 % Fett	123
Joghurt, 3,5 % Fett	120
Joghurt, fettarm, 1,5 % Fett	123
Kefir, 3,5 % Fett	120
Käse	
Appenzeller, 50 % Fett i. Tr.	800
Bavariablu, 70 % Fett i. Tr.	360
Bergkäse, 45 % Fett i. Tr.	1100
Brie, 50 % Fett i. Tr.	400
Butterkäse, 30 % Fett i. Tr.	800
Butterkäse, 60 % Fett i. Tr.	600
Edamer, 30 % Fett i. Tr.	800
Emmentaler, 45 % Fett i. Tr.	1100
Gouda, 40 % Fett i. Tr.	800
Gouda, 48 % Fett i. Tr.	751
Greyerzer, 45 % Fett i. Tr.	1000
Leerdamer, 45 % Fett i. Tr.	751
Limburger, 20 % Fett i. Tr.	510
Limburger, 40 % Fett i. Tr.	534
Mozzarella	450
Parmesan, 32 % Fett i. Tr.	1180
Romadur, 20 % Fett i. Tr.	448
Schmelzkäse, 45 % Fett i. Tr.	547
Tilsiter, 30 % Fett i. Tr.	851
Tilsiter, 45 % Fett i. Tr.	858
Ziegenweichkäse, 45 % Fett i. Tr.	430
Gemüse	
Bleichsellerie	80
Brokkoli	105
Brunnenkresse	180
Grünkohl	212
Löwenzahn	158
Spinat	126

[19]

Morbus Crohn, Colitis ulcerosa), Vitamin-D-Stoffwechselstörungen, schwere Leber- und Bauchspeicheldrüsenerkrankungen und Bewegungsmangel können zu einer verringerten Aufnahme von Kalzium führen. Bei unzureichender Kalziumzufuhr entzieht der Körper den Knochen Kalzium, wodurch die Knochendichte verringert wird. Kalziummangel begünstigt daher die Entstehung von →Osteoporose. Sinkt der Kalziumspiegel im Blut zu stark, kommt es zur so genannten →Hypokalzämie, die sich u.a. durch eine Übererregbarkeit von Nerven und Muskeln und durch Muskelkrämpfe bemerkbar macht. Ein über längere Zeit bestehender Kalziummangel kann zu trockener Haut, zu Veränderungen der Nägel (beispielsweise brüchige Nägel, Nagelmissbildungen) und zur Knochenerweichung führen.

KALZIUM: EMPFOHLENE TÄGLICHE ZUFUHR

Alter	Zufuhr (mg)
Säuglinge	
0 bis unter 4 Monate	220
4 bis unter 12 Monate	400
Kinder	
1 bis unter 4 Jahre	600
4 bis unter 7 Jahre	700
7 bis unter 10 Jahre	900
10 bis unter 13 Jahre	1100
Jugendliche und Erwachsene	
13 bis unter 19 Jahre	1200
ab 19 Jahre	1000

[3]

Überschuss: Die Aufnahme von bis zu 2500 mg Kalzium pro Tag hat nach bisherigen Untersuchungen keine größeren negativen Auswirkungen auf den Organismus; allerdings wird die Aufnahme von Eisen durch Kalzium gehemmt. Es kann zu Verstopfung kommen. Als Folge bestimmter Erkrankungen (z.B. einer Überfunktion der Nebenschilddrüsen und verschiedener bösartiger Tumoren) kann sich eine →Hyperkalzämie mit erhöhten Kalziumblutwerten entwickeln. Diese äußert sich u.a. durch Muskelschwäche, Appetitlosigkeit und Herzrhythmusstörungen.

Hilfe bei Erkrankungen: Diskutiert wird, ob Kalzium Dickdarmkrebs vorbeugen und den Blutdruck senken kann. Bei der Behandlung von Osteoporose wird Kalzium in Kombination mit anderen Präparaten eingesetzt. Auch zur Behandlung von Sonnenallergien wird Kalzium verordnet.

kalziumreiche Diät, calciumreiche Diät: zur Vorbeugung und im Rahmen der Behandlung von →Osteoporose und →Knochenerweichung geeignete Kost, bei der der Kalziumgehalt der Nahrung 1200–2000 mg beträgt. Es werden vermehrt kalziumreiche Lebensmittel wie Milch und Käse sowie mit Kalzium angereicherte Getränke konsumiert. Gleichzeitig reduziert man den Genuss von Lebensmitteln, die Oxalsäure, Phytinsäure und Ballaststoffe enthalten, da diese die Kalziumaufnahme verringern.

Kamillentee: ein →Kräutertee.

Kamut: eine Weizenart (→Weizen).

kandieren [frz. candir »einzuckern«]: Verfahren zur Haltbarmachung von Früchten und anderen Pflanzenteilen, etwa Wurzeln (z. B. Ingwer) und Blüten (z. B. Veilchenblüten zu Dekorationszwecken). Die Früchte und Pflanzenteile werden je nach Art entsteint, entstielt, geschält, gewaschen, oft auch blanchiert und in eine konzentrierte Zucker-Stärkesirup-Lösung eingetaucht. Die Dauer des Kandiervorgangs, bei dem das Zellwasser durch Zucker ersetzt wird, hängt von der Größe und Dicke der Früchte bzw. Pflanzenteile ab. Ganze Birnen z. B. werden zehn bis zwölf Tage kandiert. Anschließend lässt man die Früchte bzw. Pflanzenteile trocknen.

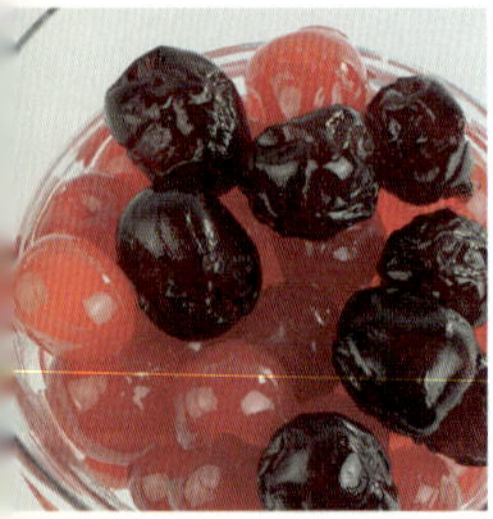

kandierte Früchte

kandierte Früchte, Kanditen [österr.]: Früchte, die in eine konzentrierte Zucker-Stärke-Sirup-Lösung eingelegt (kandiert) wurden. Zum Kandieren eignen sich u. a. Ananas, Äpfel, Aprikosen, Bananen, Birnen, Feigen, Kirschen, Pfirsiche, Quitten, Orangen- und Zitronenscheiben. Der Anteil an Zucker und Stärkesirup liegt bei rund 60 %. 100 g kandierte Feigen haben z. B. einen Energiegehalt von 296 kcal/1238 kJ. Die Früchte werden oftmals gefärbt, z. T. noch zusätzlich überzuckert, glasiert oder mit Schokolade überzogen. Wegen ihres hohen Zuckergehalts sind sie kein Bestandteil einer gesunden Ernährung.

Kandiszucker, Kandis: ein →Zucker.

Kanditen: →kandierte Früchte.

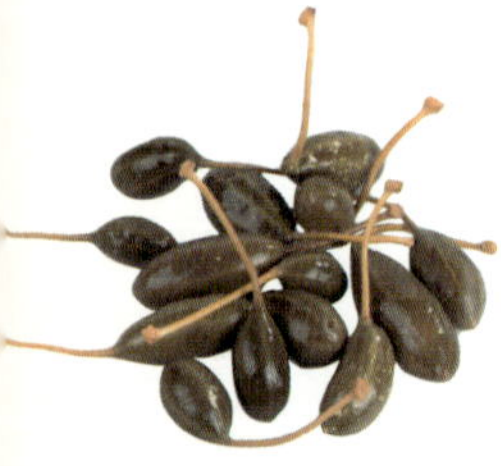

Kapern: Riesenkapern

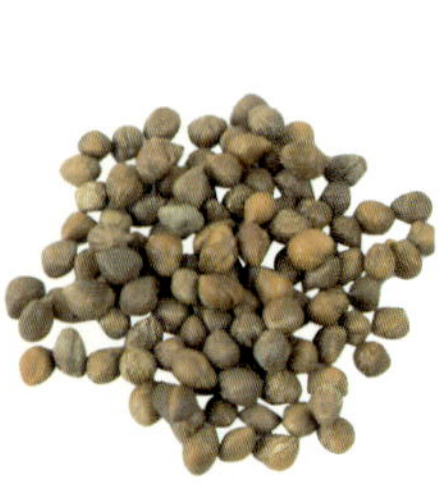

Kapern

Kaninchen, wiss. Name **Oryctolagus cuniculus:** Als Kaninchen werden sowohl Wildkaninchen (→Haarwild) als auch die aus diesen gezüchteten Rassen bezeichnet. Das Hauskaninchen (Oryctolagus cuniculus forma domestica) dient als Fleisch- und Fellieferant. Seine Domestikation geht wohl auf westfränkische Mönche im 6.–10. Jh. zurück. Heute werden die Tiere immer häufiger in →Massentierhaltung gehalten und im Alter von rund drei Monaten mit einem Gewicht von ca. 1,5 kg geschlachtet. Das Fleisch von Jungmastkaninchen ist hellrosa, zart und saftig; es hat einen geringen Fettgehalt (7,6 %) mit einem hohen Anteil an ungesättigten Fettsäuren und enthält viel hochwertiges Eiweiß (20,8 %). Am fettärmsten sind Keulen, Läufe und Rücken. Kaninchenfleisch enthält viel Vitamin B_{12}, Niacin, Kalium, Eisen und Mangan. Es ist gut verdaulich und eignet sich daher gut als Diätkost. Wildkaninchen haben ein würzigeres Aroma als Hauskaninchen, deren Geschmack dem von Hühnerfleisch vergleichbar ist. Ausgewachsene Tiere werden in der Regel in Rücken, Keule und sonstiges Fleisch zerlegt, kleine können auch im Ganzen zubereitet werden. Das Fleisch eignet sich zum Braten oder Schmoren.

Kantalupe, Cantaloupe: eine Sorte der Zuckermelone (→Melonen).

Kantinenverpflegung, Betriebsverpflegung: Kost, die für einen bestimmten Personenkreis angeboten wird, der sich aufgrund seiner Tätigkeit für eine längere Zeit an einem bestimmten Ort (z. B. im Betrieb, in der Universität) aufhalten muss. In der Regel ist sie durch Subventionen (z. B. des Arbeitgebers) im Preis limitiert. In Deutschland werden etwa sechs Millionen Menschen täglich in über 20 000 Betriebskantinen verköstigt. Vielfach entspricht die Zusammensetzung der Kantinenkost nicht den Erfordernissen einer gesunden, ausgewogenen Ernährung – sie enthält oft zu wenig Vitamine und zu viel Fett und Salz. Die Ursachen liegen u. a. in der Art der Zubereitung des Essens und in der Wahl der Zutaten. Da viele Kantinen möglichst kostengünstig produzieren müssen, werden manchmal minderwertige Rohstoffe gewählt. Um die Kantinenverpflegung zu ergänzen, sollte man daher fettarme Zwischenmahlzeiten (beispielsweise eine fettarme Quarkspeise) einnehmen und zusätzlich reichlich Rohkost verzehren.

Kapaun, Kapphahn: kastrierter Junghahn (→Hühner).

Kapern: die etwa erbsengroßen, grünlich braunen Blütenknospen des im Mittelmeerraum heimischen Echten Kapernstrauchs (Capparis spinosa), die in Salzlake, Essig oder Öl konserviert in den Handel kommen. Sie haben einen pikanten, bitter säuerlichen Geschmack und werden als Gewürz oder Garnitur für Salate, Saucen, Gemüse-, Fleisch- und Fischgerichte verwendet. Kapern sind in verschiedenen Größen erhältlich, wobei die kleinsten am besten schmecken. Sie haben eine appetitanregende Wirkung. Schon die Griechen und Römer verwendeten Kapern, nicht nur als Gewürz, sondern auch als Mittel gegen Milzbeschwerden.

Kappes: →Weißkohl.

Kapphahn, Kapaun: kastrierter Junghahn (→Hühner).

Kapstachelbeere: →Physalis.

Kapuzinerkresse: eine Kresseart (→Kresse).

Karambola, Karambole: →Sternfrucht.

Karamell [frz., von span. und portugies. caramelo »Zuckerrohr«], **Karamellzucker:**

durch trockenes Erhitzen von Zucker oder Zuckerlösungen auf rund 200 °C (Karamellisieren) entstehende Röstprodukte von hellgelber bis dunkelbrauner Farbe und typischem bittersüßem bis rauchig aromatischem Geschmack. Die glasige Masse wird in der Süßwaren- und Spirituosenindustrie als Geschmacks- und Farbstoff verwendet, z. B. zur Herstellung von Karamellbonbons.

Kardamom: Samen einer Gattung der Ingwergewächse (Elettaria). Es gibt zwei Arten: den v. a. an der indischen Malabarküste beheimateten Malabar-Kardamom (Elettaria cardamomum) und den weniger wertvollen Ceylon-Kardamom (Elettaria major). Beide Pflanzen sind 2–4 m hohe, schilfartige Stauden mit bräunlichen Fruchtkapseln. Die Samen enthalten ein würzig riechendes, ätherisches Öl und werden ganz oder gemahlen als Gewürz für süße und pikante Speisen (v. a. asiatische Gerichte) verwendet. Um ein Verflüchtigen des Öls zu vermeiden, öffnet man die Kapseln erst kurz vor Gebrauch und entnimmt die Samen. Kardamom wird in der ayurvedischen Heilkunde traditionell als herzstärkendes und schleimlösendes Heilmittel eingesetzt. Er hat eine appetitanregende, verdauungsfördernde und krampflindernde Wirkung und hilft somit gegen Verdauungsprobleme aller Art, v. a. Durchfall, Koliken und Blähungen.

Kardone, Cardy, Karde, Kardonen|artischocke, wiss. Name **Cynara cardunculus:** eine mit der Artischocke verwandte, im Mittelmeerraum beheimatete Gemüsepflanze. Verwendet werden anders als bei der Artischocke jedoch nicht die Blütenköpfe, sondern die dickfleischigen Blattstiele, die man von den Blättern trennt, in Salzwasser kocht und als Beilage zu Fleischgerichten reicht oder mit anderen Gemüsearten mischt. Die Kardone enthält Vitamin C, Kalium, Magnesium, Kalzium und Eisen; der in ihr enthaltene Bitterstoff Cynarin fördert die Verdauung.

Karenz [spätlat. carentia »Nichthaben«, »Entbehren«, von lat. carere »frei sein von«]: im medizinischen Sinn Enthaltsamkeit, Verzicht (z. B. auf bestimmte Lebensmittel oder Alkohol). Karenz ist beispielsweise bei Nahrungsmittelallergien erforderlich.

Kari|es: Zerstörung zunächst des Zahnschmelzes und später auch des darunter liegenden Zahnbeins. Als Folge kann auch das Zahnmark mit den zahnversorgenden Gefäßen und Nerven geschädigt und zerstört werden. Besonders kariesgefährdet sind die Fissuren (kleine physiologische Einkerbungen) der Backenzähne. Karies ist eine Volkskrankheit, unter der im Lauf des Lebens fast jeder Mensch leidet.

Entstehung: Auf Nahrungsresten, die auf den Zähnen nach einer Mahlzeit zurückbleiben, siedeln sich Bakterien aus der Mundhöhle an, die insbesondere Kohlenhydrate aus den Nahrungsresten verwerten. (Diese Ablagerungen aus Bakterien und Nahrungsresten bezeichnet man als bakterielle Zahnbeläge oder Plaques). Dabei entstehen als Stoffwechselprodukte der Bakterien Säuren (v. a. Milchsäure). Diese Säuren greifen den Zahnschmelz an. Es entstehen kleine Zahndefekte an der Oberfläche des Zahnschmelzes, die als weiße Flecken sichtbar sind. Breitet sich der Defekt weiter aus, werden nach und nach auch die anderen Zahnstrukturen aufgeweicht und zerfallen.

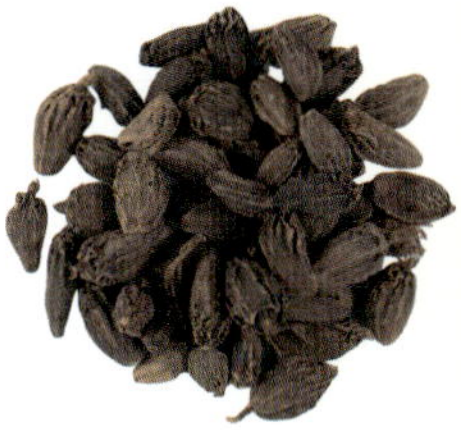

Kardamom

Ursachen: Besonders zahnschädigend ist das Bakterium Streptococcus mutans. Es ernährt sich vorwiegend von Zucker, der in vielen Lebensmitteln enthalten ist. Daher begünstigt Zucker die Entstehung von Karies. Doch auch andere Kohlenhydrate fördern die Kariesentstehung, darunter v. a. Glukose, Fruktose und Laktose, die u. a. in Obst, Fruchtsäften, Milch und Milcherzeugnissen vorkommen, und Stärke (die bereits im Mund teilweise zu Glukose abgebaut wird).

Nicht nur Süßigkeiten oder stark gesüßte Fertigprodukte tragen somit zur Kariesentstehung bei, sondern auch so vermeintlich zahngesunde Lebensmittel wie Äpfel. Das Kauen von harten Lebensmitteln wie Äpfeln reduziert nämlich nicht – wie oft behauptet – den bakteriellen Zahnbelag und damit das Kariesrisiko. Auch Süßungsmittel wie Honig und Dicksaft sind an der Entstehung von Karies beteiligt. Dagegen sind die meisten Zuckeraustauschstoffe nur in geringem Maß, Süßstoffe gar nicht kariogen.

Kariesprophylaxe

Den effektivsten Schutz vor Karies bietet die Mundhygiene. Dabei ist gründliches Zähneputzen (mindestens zweimal täglich drei Minuten, am besten nach jeder Mahlzeit, und zwar vom Zahnfleisch zu den Zähnen hin) allein nicht ausreichend, auch die Zahnzwischenräume müssen, z. B. mit Zahnseide, gereinigt werden. Insbesondere bei Kindern sollten die Fissuren der Backenzähne versiegelt werden, damit die bakteriellen Säuren diese bei der Mundhygiene schwer zugänglichen Einkerbungen nicht angreifen können. Daneben sollte man möglichst wenig Zucker bzw. zuckerhaltige Lebensmittel zu sich nehmen; besonders sinnvoll ist es, Zucker und andere Karies begünstigende Kohlenhydrate nur zu den Hauptmahlzeiten zu essen und sich anschließend die Zähne zu putzen. Kinder sollten nur zum Durstlöschen eine Nuckelflasche (möglichst aus Glas, da diese schwerer ist) erhalten und spätestens mit einem Jahr lernen, aus dem Becher oder Glas zu trinken.

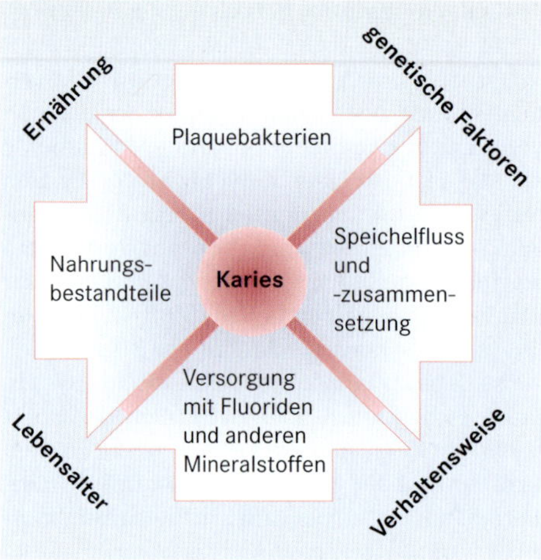

Karies: Faktoren, die Einfluss auf die Kariesentstehung haben

Eine Sonderform der Karies ist die **Saugerflaschenkaries** (Zucker-Saugerflaschenkaries, Zuckertee-Karies), die die Milchzähne von Säuglingen und Kleinkindern betrifft. Sie beginnt an den oberen Schneidezähnen, kann sich über das ganze Gebiss ausbreiten und die Milchzähne völlig zerstören. Ursache ist das ständige Nuckeln an Saugerflaschen mit kohlenhydrathaltigen Getränken (Milch, gesüßtem Tee, Fruchtsäften).

Die Ursachen für Karies sind vielfältig. Dazu gehören z. B. unzureichende Mundhygiene, die Zusammensetzung der Mundflora und Fissuren. Vermutlich wird Karies auch durch häufige kleine Mahlzeiten begünstigt, da die im Mund lebenden Bakterien nach jeder Zufuhr von Kohlenhydraten eine Zeit lang zahnschädigende Säuren bilden. Man sollte sich daher nach jeder Mahlzeit die Zähne putzen.

Vorbeugung und Behandlung: Eine Schutzwirkung auf die Zähne entfalten Fluoride, z. B. in Form von Fluoridtabletten oder fluoridhaltiger Zahnpasta (→Fluor). Bei Kindern und Erwachsenen kann der Zahnarzt als zusätzliche Schutzmaßnahme eine Fissurenversiegelung vornehmen. Zur Behandlung von Karies entfernt der Zahnarzt die geschädigte Zahnsubstanz und füllt das entstandene Loch mit einem Füllmaterial auf.

LESETIPPS:

HEINZ FURTNER UND FRANZ WITZMANN: *Keine Angst vorm Zahnarzt. Ein praktischer Ratgeber. Steyr (Ennsthaler) [2]1996.*

REINHOLD MAIER: *Gesunde Zähne ein Leben lang. Leoben (Kneipp) 2000.*

ROSEMARIE MIEG: *Krankheitsherd Zähne. München (Ehrenwirth) 2000.*

kariogen: Karies auslösend.

Karmin, Karminsäure, Cochenille: ein →Farbstoff.

Karnitin: →Carnitin.

Karobe: →Johannisbrot.

Karotin, Carotin: gelbroter, fettlöslicher Naturfarbstoff, der in drei Formen (v. a. als →Betakarotin, daneben auch als Alphakarotin und Gammakarotin) im Pflanzen- und Tierreich weit verbreitet vorkommt. In der Lebensmittelindustrie wird Karotin als →Farbstoff eingesetzt.

Karotinoide, Carotinoide: eine Gruppe weit verbreiteter Naturfarbstoffe, die in Pflanzen enthalten sind, aber auch synthetisch oder biotechnisch hergestellt werden können. Karotinoide kommen u. a. in Obst und Gemüse vor und bewirken deren gelbe, orangerote oder rote Farbe. Es gibt ungefähr 700 Karotinoide, von denen 40 bis 50 eine Vorstufe des Vitamins A (so genanntes Provitamin A) darstellen. Viele wirken als →Antioxidanzien und schützen damit u. a. vor Krebs und Herz-Kreislauf-Erkrankungen. Für ihre gesundheitsfördernde Wirkung besonders bekannte Karotinoide sind →Betakarotin und →Lycopin. In der Lebensmittelindustrie werden Karotinoide als →Farbstoffe verwendet.

Karotte: →Mohrrübe.

Karpfen, wiss. Name **Cyprinus carpio:** Art der Karpfenfische. Der etwa 1 m lange, hochrückige Fisch mit langer Rückenflosse wird weltweit in Teichen als Speisefisch gezüchtet; seine ursprüngliche Heimat liegt in Asien. Verbreitete Formen sind der schlanke Schuppenkarpfen, der aus ihm gezüchtete Spiegelkarpfen mit einigen wenigen großen Schuppen und der langsam wachsende schuppenlose Lederkarpfen. Der Karpfen liefert ein grätenreiches, weiches Fleisch und gilt traditionell als Festtagsspeise; größere Tiere schmecken besser als kleinere. Karpfen hat einen Fettgehalt von 4,8 % und enthält viel Vitamin D und Vitamin B_{12}.

Kartoffel: an unterirdischen Ausläufern gebildete Sprossknolle der Kartoffelpflanze (Solanum tuberosum), eines aus Südamerika stammenden, mehrjährigen (in Kultur einjährigen) Nachtschattengewächses. Kartoffelpflanzen werden heute weltweit in vielen verschiedenen Sorten angebaut. Von der Gesamtmenge der hierzulande produzierten Kartoffeln kommt aber nur etwa ein Drittel als Speisekartoffeln in den Handel; der Großteil wird industriell zu →Kartoffelerzeugnissen oder Kartoffelstärke, aber auch zu alkoholischen Getränken, z. B. Wodka, weiterverarbeitet, ein Teil wird an Vieh verfüttert.

Geschichte: Schon vor 2000 Jahren wurden in den Hochländern Südamerikas zahlreiche Kartoffelsorten gezüchtet. Die spanischen Eroberer entdeckten die Kartoffel 1537 im Andendorf Sorocota und nutzten sie als Proviant für die Rückfahrt nach Spanien. Dort wurde sie Mitte des 16. Jh. erstmals angebaut. 1588 kam die Knolle nach Deutschland, wo sie zunächst aber nur von botanischem Interesse war. Erst in der zweiten Hälfte des 18. Jh. erkannte Friedrich der Große ihren Wert als Lebensmittel und ordnete ihren Anbau an. Damit wurde die Kartoffel zur Volksspeise.

Sorten und Zubereitung: Bei Speisekartoffeln unterscheidet man nach der Reifezeit sehr frühe, frühe, mittelfrühe, mittelspäte und späte Sorten, hinsichtlich der Kocheigenschaften feste, vorwiegend feste und mehlig kochende Sorten. Frühkartoffeln (z. B. Sieglinde) sollten möglichst rasch verbraucht werden, da sie sich nicht zur Lagerung eignen. Sie gelten als Delikatesse und sollten mit der zarten Schale verzehrt werden. Man kann sie kochen, backen oder braten. Mittelfrühe Sorten (z. B. Hansa) eignen sich zum Einkellern und werden als Pellkartoffeln, in Folie gegrillt, gebacken und für Kartoffelsalat verwendet. Mittelspäte bis späte Kartoffeln (z. B. Aula) sind ideal für die Vorratshaltung.

Fest kochende Kartoffeln eignen sich v. a. für Salate, Bratkartoffeln und Gratins, vorwiegend fest kochende für Salz-, Pell- oder Bratkartoffeln sowie als Beilage zu Speisen mit Sauce; mehlig kochende Sorten sind wegen ihres hohen Stärkegehalts besonders gut für die Zubereitung von Püree, Suppen oder Klößen geeignet.

Da die Kartoffelstärke im Gegensatz zur Getreidestärke in rohem Zustand schlecht verdaulich ist, müssen Kartoffeln stets gegart werden. Dabei gehen jedoch Vitamine und Mineralstoffe verloren. Um den Verlust möglichst gering zu halten, sollte man Kartoffeln in wenig Wasser in der Schale garen, die Garzeit möglichst kurz halten, die rohen Knollen nicht wässern und wenig oder gar nicht zerkleinern. Außerdem sollte man gegarte Kartoffeln nicht warm halten. Am besten dämpft man sie ungeschält (Pellkartoffeln); die Kartoffelschale enthält wertvolle Ballaststoffe und kann, wenn sie dünn ist und im rohen Zustand gründlich gewaschen wurde, mitgegessen werden. Im Vergleich zu Pellkartoffeln verlieren Salzkartoffeln bei der Zubereitung doppelt so viel Vitamin C und viermal so viel Vitamin B_1. Bei schonendem Frittieren dagegen bleibt relativ viel Vitamin C erhalten. Am wenigsten Vitamine enthält Kartoffelpüree.

Lagerung: Folienverpackte Kartoffeln sollten nach dem Kauf sofort ausgepackt werden. Zum Einlagern eignen sich nur völlig unbeschädigte Kartoffeln ohne Druckstellen. Die Kartoffeln werden am besten bei einer Temperatur von 3–6 °C in trockenen, dunklen, gut belüfteten Räumen lose auf Lattenrosten gelagert. Tiefere Temperaturen führen zu einem Abbau der Stärke zu Zucker, was den Kartoffeln einen unangenehm süßen Geschmack verleiht. Höhere Temperaturen und Lichteinwirkung führen zu Keimung, Aromaverlusten, Schrumpfen und verstärkter Bildung von Solanin.

Inhaltsstoffe und Gesundheitswert: Da Kartoffelknollen die Reservestoffe für das Auskeimen einer neuen Pflanze enthalten, haben sie einen hohen Nährstoffgehalt. Der Hauptbestandteil der Kartoffel ist Stärke (14,8 %), dennoch ist sie relativ kalorienarm, da sie nur wenig Fett, aber viel Wasser enthält. Die Kartoffel liefert hochwertiges Eiweiß (2 %), das von der

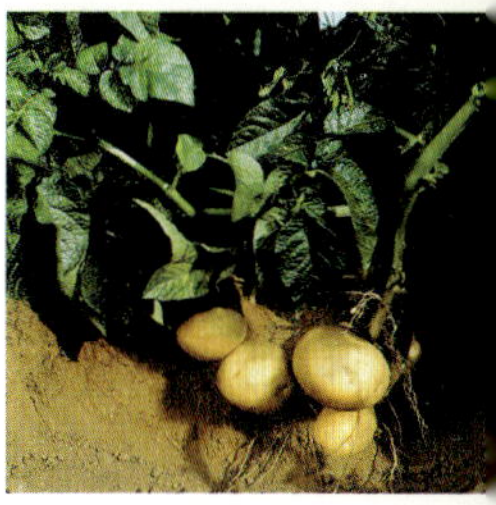

Kartoffel: Pflanze

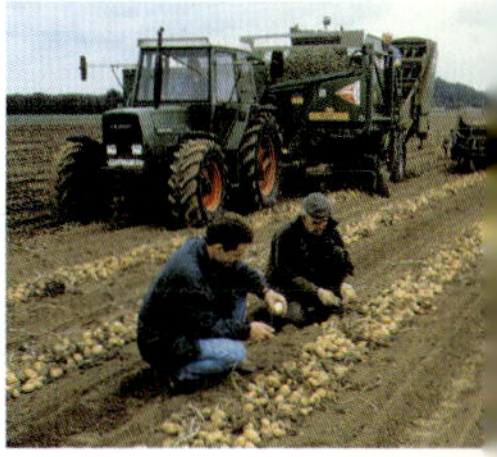

Kartoffel: Ernte

INHALTSSTOFFE VON KARTOFFELN UND KARTOFFELERZEUGNISSEN (ENERGIE, NÄHR- UND BALLASTSTOFFE)

Kartoffeln und Kartoffelerzeugnisse (100 g)	**Energie** (kcal/kJ)	**Eiweiß** (g)	**Fett** (g)	**Kohlenhydrate** (g)	**Ballaststoffe** (g)
Backofen-Pommes-frites, vorfrittiert	257/1075	4,1	9,7	37,5	2,5
Bratkartoffeln	161/674	2,5	8,0	19,2	2,2
Kartoffelchips	539/2255	5,5	39,4	40,6	4,17
Kartoffelknödel	100/418	1,8	1,09	21,3	1,1
Kartoffeln, gebacken mit Schale	85/356	2,5	0,1	17,9	3,1
Kartoffeln, gekocht	70/293	2,0	0,1	14,8	1,7
Kartoffeln, roh	70/293	2,0	0,1	14,8	2,1
Kartoffelpüree	75/314	2,0	1,9	12,2	1,4
Kartoffelpuffer (Tiefkühlware)	292/1222	3,2	19,2	25,7	1,8
Pommes frites, ungesalzen	290/1213	4,2	14,5	35,7	4,0
Rösti (Tiefkühlware)	201/841	2,5	9,8	25,1	2,7

Kartoffeln Kalorien sparend zubereiten

Kartoffeln sind von Natur aus keine Dickmacher; kalorienreich werden sie erst durch Braten in Fett und dazu gereichte Saucen. Die kalorienärmste Zubereitungsart ist das Kochen oder Backen. 100 g mit Schale gekochte Kartoffeln haben nur 70 kcal/293 kJ, mit Schale gebackene 85 kcal/356 kJ. Im Vergleich zu gekochten Kartoffeln liefern Bratkartoffeln mehr als das Doppelte an Kalorien. In Kombination mit gedünstetem Gemüse, Salat oder Magerquark ergeben Pellkartoffeln ein fett- und kalorienarmes Essen, das auch gut zur Gewichtsreduktion geeignet ist.

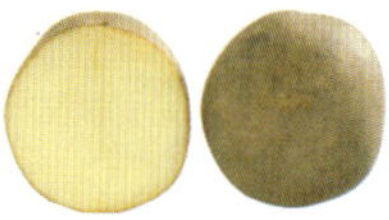

Kartoffel: Adretta

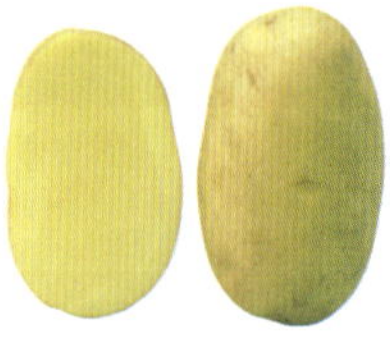

Kartoffel: Christa

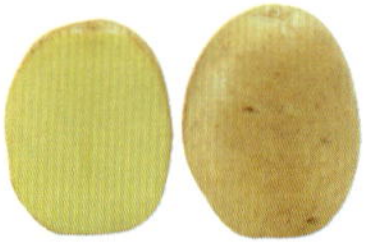

Kartoffel: Likaria

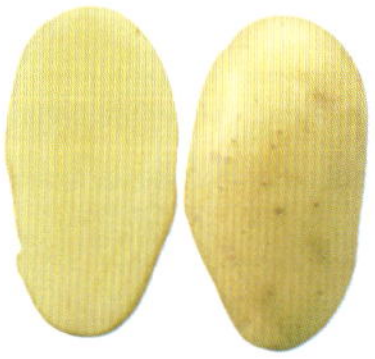

Kartoffel: Sieglinde

biologischen Wertigkeit her nach Sojaeiweiß an zweiter Stelle aller pflanzlichen Eiweiße steht. Kartoffeln mit Ei ergeben eine Eiweißkombination, die sogar noch hochwertiger ist als das Eiweiß aus Milch oder Rindfleisch. Darüber hinaus enthält die Kartoffel Ballaststoffe (2,1 %), Mineralstoffe (v. a. Kalium, Magnesium, Kupfer) und Vitamine (insbesondere Vitamin C). Kochsalzloser oder -armer selbst bereiteter Kartoffelbrei hilft bei Übersäuerung des Magens. Bei schwerer oder chronischer Magenübersäuerung wird roher Kartoffelsaft empfohlen.

Schadstoffe: Alle oberirdischen Teile der Kartoffelpflanze sowie unreife Kartoffeln enthalten das sehr giftige Alkaloid Solanin. In besonders hoher Konzentration ist es auch in am Licht ergrünten Teilen und den Keimen der Kartoffel enthalten. Deshalb müssen unreife und grüne Kartoffeln weggeworfen und die Keime vor der Verwendung sorgfältig herausgeschnitten werden. Bei angegrünten Kartoffeln sollte die Schale großzügig abgeschnitten und zum Kochen viel Wasser verwendet werden. Durch sachgerechte Lagerung lässt sich die Solaninbildung weitgehend vermeiden.

Zur Hemmung der Keimbildung werden oft Keimhemmungsmittel (z. B. Propham, Chlorpropham) eingesetzt. Der durchschnittliche Rückstandsgehalt in den Kartoffeln liegt aber weit unter dem gesetzlichen Grenzwert. Je nach Herkunftsland werden die Knollen zur

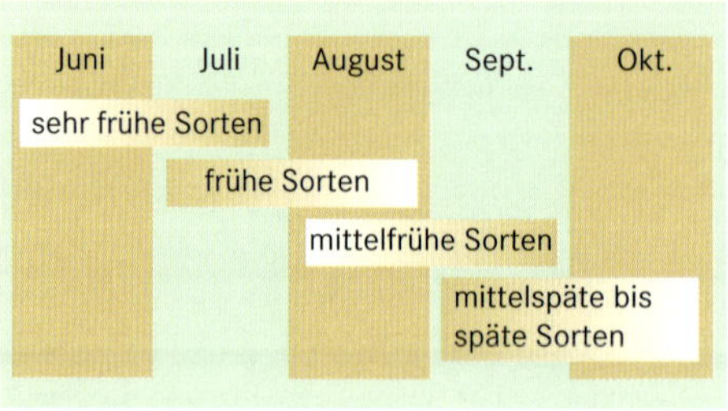

Kartoffel: Reifezeiten

Keimhemmung auch bestrahlt. Außerdem werden im konventionellen Anbau Pestizide eingesetzt, auf die der biologische Landbau verzichtet. Kartoffeln sind relativ nitratarm.

Kartoffelchips: ein →Kartoffelerzeugnis.

Kartoffeldiät: eine →Gewichtsreduktionsdiät.

Kartoffel-Ei-Diät: eine streng eiweißarme Ernährungsform, die z. B. bei chronischer Niereninsuffizienz eingesetzt werden kann (→eiweißdefinierte Diäten). Bei dieser Diät kommt es darauf an, dem Körper auf natürlichem Weg wenig Eiweiß in besonders hochwertiger Kombination anzubieten (→biologische Wertigkeit). Die Kartoffel-Ei-Diät enthält neben eiweißarmen Lebensmitteln täglich eine Kombination aus Kartoffeln und Vollei, die immer zusammen zu einer Mahlzeit gegessen werden müssen, und sollte nur nach Beratung durch einen Arzt bzw. eine Diätfachkraft durchgeführt werden. Sie ist auf Dauer sehr eintönig und erfordert daher vom Patienten viel Disziplin.

Kartoffel|erzeugnisse: Zu den industriell hergestellten Erzeugnissen aus Kartoffeln zählen in erster Linie tiefgekühlte, meist vorgegarte Produkte wie Pommes frites, Trockenprodukte zur Herstellung von Klößen, Püree und Ähnlichem sowie Knabbererzeugnisse.

Pommes frites kommen in erster Linie vorfrittiert und tiefgefroren auf den Markt. Sie werden aus zuvor schonend in Dampf geschälten Kartoffeln hergestellt und zu Streifen unterschiedlicher Länge geschnitten. Zu Hause werden sie entweder erneut frittiert oder im Backofen oder Grill ohne Zugabe von Fett fertig gestellt. Pommes frites liefern reichlich Vitamin C, sind aber meist sehr fetthaltig. Dies gilt v. a. für Pommes frites von Imbissständen und Fast-Food-Gaststätten, deren Fettgehalt weit über 20 % liegen kann.

Tiefgefroren werden u. a. Kartoffelknödel, Kartoffelkroketten, Kartoffelpuffer (Reibekuchen) und Rösti angeboten. Zu den Trockenprodukten gehören Kartoffelpüree, Bratkartoffelmischungen, Knödelmehle, Puffer- und Röstimischungen sowie Kartoffelsuppen. Meist enthalten diese Zubereitungen Stabilisatoren und Antioxidationsmittel. **Kartoffelpüree** kommt als Granulat, Flocken oder Pulver in den Handel und muss meist in eine Mischung aus Wasser und Frischmilch eingerührt werden. Bei der Herstellung werden geschälte, in Scheiben geschnittene Kartoffeln gekocht, zerkleinert und getrocknet. **Knödelmehl** wird aus zerkleinerten, getrockneten Kartoffeln, Kartoffelstärke oder anderen stärkehaltigen Bindemitteln und weiteren Lebensmittelzusatzstoffen hergestellt. Aufgrund der zugesetzten Stärke hat es einen hohen Energiegehalt.

Zu den beliebtesten Knabbererzeugnissen gehören **Kartoffelchips** aus geschälten und in hauchdünne Scheiben geschnittenen Kartoffeln. Sie werden in meist gehärtetem Pflanzenfett gebacken, gesalzen und teilweise gewürzt (z. B. mit Paprika, Kräutern oder Essig). Zudem wird den meisten Produkten der Geschmacksverstärker Natriumglutamat zugefügt. Der Fettgehalt liegt bei rund 40 %. Viele Kartoffelchips haben zudem einen hohen Gehalt an schädlichen trans-Fettsäuren (bis zu 7 %). Daher sollte man sie nicht regelmäßig essen.

Gesundheitswert: Während der Verzehr von Kartoffeln kontinuierlich abnimmt, werden die verarbeiteten Erzeugnisse immer häufiger gekauft. Sie sind oft sehr kalorienreich. 100 g in der Schale gekochte Kartoffeln haben nur einen Energiegehalt von 70 kcal/293 kJ; 100 g Pommes frites enthalten dagegen 290 kcal/1213 kJ und 100 g Kartoffelchips 539 kcal/2255 kJ.

Kartoffelstärke: eine →Stärke.

Karube: →Johannisbrot.

Karzinogene: Stoffe oder Faktoren, die →Krebs erregen bzw. sein Wachstum begünstigen. Dazu gehören so genannte biologische Karzinogene (z. B. Bakterien, Viren und Würmer, die Krebs auslösen können), chemische Karzinogene (Substanzen, deren Moleküle eine chemische Verbindung mit dem Erbgut eingehen und dieses verändern können) und physikalische Karzinogene wie ionisierende Strahlung (z. B. Röntgenstrahlung), UV-Strahlung und Mineralfasern wie Asbest. Neben diesen **Prokarzinogenen**, die Krebs hervorrufen können, gibt es noch **Kokarzinogene**, die den Krebs zwar nicht auslösen, aber das Tumorwachstum begünstigen – dazu gehören u. a. Umwelteinflüsse, in manchen Nahrungs- und Genussmitteln enthaltene Substanzen, z. B. die Aflatoxine (→Schimmelpilzgifte), und bestimmte Ernährungsgewohnheiten, z. B. übermäßiger Konsum von Fett oder Alkohol. Das Rauchen bzw. die im Zigarettenrauch enthaltenen Schadstoffe fördern die Entstehung von Mundhöhlen-, Speiseröhren-, Kehlkopf- und Lungenkrebs (→Krebsvorbeugung, S. 396 ff.).

Kaschin-Beck-Krankheit: eine Erkrankung, die v. a. in China, Korea und Sibirien auftritt und zuerst von N. I. Kaschin und von E. V. Beck beschrieben wurde. Sie äußert sich durch Verformungen der Hand- und Fußgelenke sowie durch Entzündungen der Nerven und innere Blutungen, z. T. auch Minderwuchs. Die Ursache ist noch nicht geklärt, als Auslöser wird aber u. a. ein Mangel an dem Spurenelement Selen diskutiert. Außerdem vermutet man, dass ein Pilz, der über das Getreide in den Körper gelangt, die Krankheit hervorrufen könnte. Möglicherweise wird die Entstehung der Kaschin-Beck-Krankheit auch durch hohe Huminsäuregehalte des Trinkwassers begünstigt.

Käse: aus Kuh-, Schafs-, Büffel- oder Ziegenmilch hergestelltes Lebensmittel, bei dem durch Zugabe von Lab und/oder Milchsäurebakterien die wasserreiche Molke abgeschieden wird, sodass ein mehr oder weniger festes Milchprodukt entsteht. Dieses kann dann durch Zugabe von Schimmelpilzen oder Bakterienkulturen noch weiter verfeinert werden. Man schätzt, dass es weltweit über 4000 Käsesorten gibt.

Geschichte:

Wahrscheinlich wurde Käse schon vor 7000 Jahren hergestellt – davon zeugen u. a. bildliche Darstellungen aus Mesopotamien und Ägypten vom Ende des 4. Jt. v. Chr. sowie ägyptische Grabbeigaben, in denen man Käserückstände fand. In Europa ist die Käseherstellung mindestens seit dem Bronzezeitalter (3000–1000 v. Chr.) bekannt, wovon Behälter zur Käseherstellung zeugen.

Herstellung:

Die frische Milch (Rohmilch) wird in der Regel zunächst gereinigt, anschließend – außer bei der Herstellung von Rohmilchkäse – noch erwärmt (thermisiert oder pasteurisiert), um Bakterien abzutöten. Je nach Käsesorte wird sie vorgereift, d. h. für einige Zeit stehen gelassen und mit Sahne angereichert bzw. entrahmt, um den Fettgehalt zu erhöhen bzw. zu verringern. Anschließend setzt man der Milch meist Milchsäurebakterien zu, die durch die Umwandlung der Laktose zu Milchsäure und das dadurch ausgelöste Ausfällen des Milcheiweißbestandteils Kasein für eine Dicklegen genannte Eindickung (Gerinnung) sowie für eine Ansäuerung der Milch sorgen. Um den Bakterien ideale Bedingungen für ihre Tätigkeit zu bieten, wird die Milch erwärmt. Statt der Milchsäurebakterien oder zusätzlich kann man der Milch auch Lab hinzufügen, das ebenfalls die Dicklegung der Milch bewirkt. Bei Lab handelt es sich um ein meist aus Kälbermägen gewonnenes Enzym. Es gibt auch aus Pflanzen wie Labkraut gewonnenes Lab; außerdem wird Lab mittlerweile unter Zuhilfenahme von gentechnisch veränderten Bakterien hergestellt, was in Deutschland allerdings

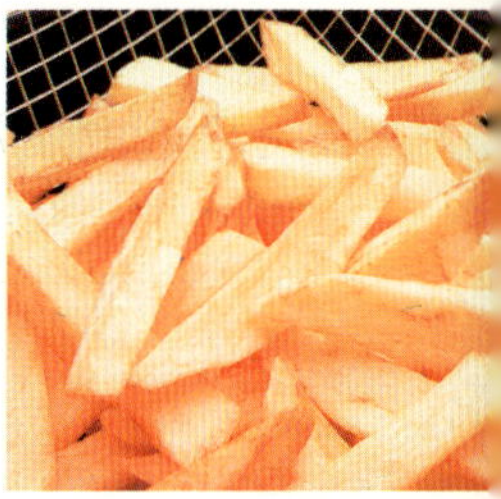

Kartoffelerzeugnisse: Pommes frites

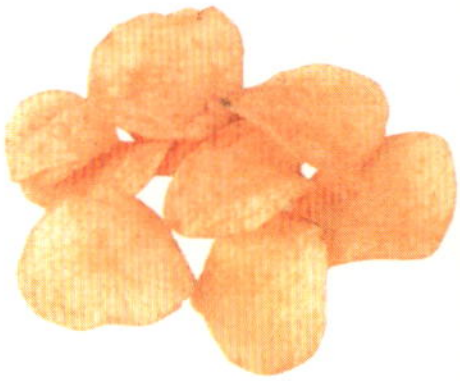

Kartoffelerzeugnisse: Kartoffelchips

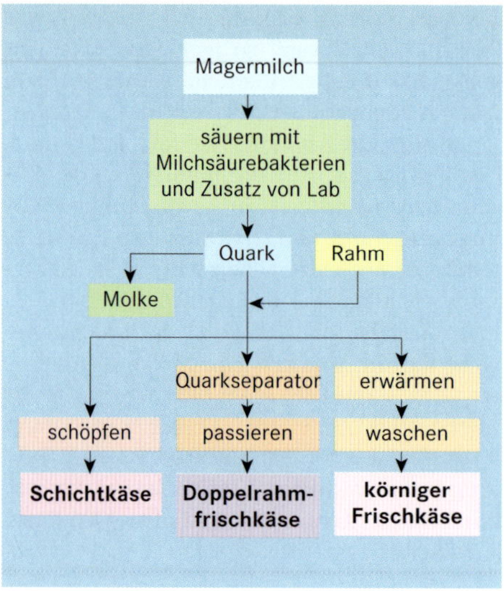

Käse: Herstellung von Frischkäse

bislang nicht erlaubt ist. In den USA z. B. wird gentechnisch hergestelltes Lab bei der Käseherstellung verwendet.

Mithilfe von so genannten Käseharfen (Schneideinstrumenten) wird die dick gelegte Milch dann zerteilt und gerührt. Dabei entstehen kleinere oder größere Käsekörner, der Bruch. Bei der Herstellung des Bruchs scheidet sich die hauptsächlich aus Wasser bestehende Molke ab, die anschließend abgelassen wird; nur die festen Milchinhaltsstoffe (u. a. Kasein, Milchfett, Mineralstoffe und Vitamine) bleiben zurück. Zum Schluss wird die Bruchmasse in einem groben Käsetuch aus dem Kessel gehoben, sodass noch mehr Molke abfließen kann. Bei der Herstellung mancher Käsesorten wird die Bruch-Molke-Mischung auch in Formen gefüllt, gepresst, geschnitten und gesalzen.

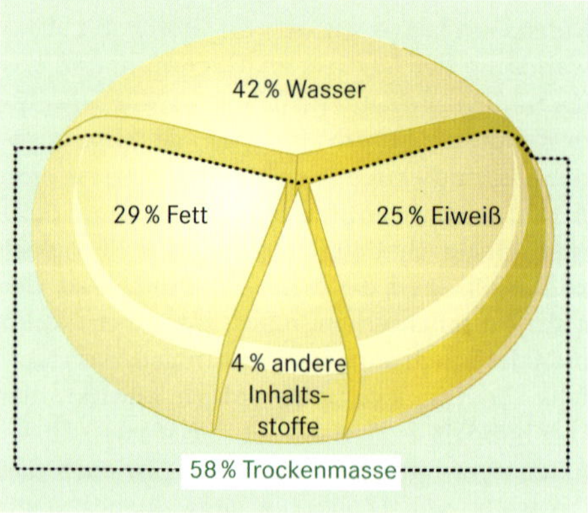

Käse: Bei diesem Käse beträgt der Fettgehalt in der Trockenmasse 50 % (29 % Fett x 100, dividiert durch die Trockenmasse von 58 %).

Anschließend reift der Käse in besonderen Räumen mit spezieller Temperatur und Luftfeuchtigkeit je nach Sorte mehr oder weniger lange heran. Dem Käse können dabei noch Edelschimmel, Hefepilze oder Rotschimmel (Käserotflora, Rotschmiere) beigefügt werden, die dem Käse die sortentypischen Eigenschaften (Geschmack, Farbe usw.) verleihen. Während der Reifung laufen im Käse chemische Prozesse ab, die v. a. durch die in ihm enthaltenen Bakterien ausgelöst werden und für seinen typischen Geruch und Geschmack entscheidend sind. Der Reifungsprozess unterscheidet sich von Käsesorte zu Käsesorte.

Sorten:

Nach Herstellungsart, Konsistenz und Rohstoffen werden verschiedene »Käsefamilien« unterschieden. Ein wichtiges Einteilungskriterium ist die Härte bzw. der Wassergehalt: Je härter ein Käse ist, umso weniger Wasser und umso mehr Trockenmasse – bestehend aus Fett, Eiweiß und anderen festen Inhaltsstoffen wie Laktose – enthält er. Ob es sich bei einem Käse um einen Hart-, einen Schnittkäse, einen halbfesten Schnittkäse, einen Weich- oder einen Frischkäse handelt, hängt von seinem Gehalt an Wasser in der so genannten fettfreien Käsemasse ab; darunter versteht man die Käsemasse einschließlich Wasser ohne Fettanteil. Enthält ein Käse z. B. 30 % Fett, so liegt die fettfreie Käsemasse bei 70 %.

Als **Frischkäse** bezeichnet man Käsesorten, deren Wassergehalt in der fettfreien Käsemasse mehr als 73 % beträgt. Frischkäse ist für den Verzehr gleich nach der Herstellung bestimmt, er reift also nicht oder nur kurz nach. Man teilt die verschiedenen Frischkäsesorten nach ihrer Konsistenz ein: Es gibt pastose Frischkäse wie →Quark und Ricotta, Frischkäse, die etwas fester sind (z. B. Doppelrahmfrischkäse, Schichtkäse) und körnig weichen Frischkäse (z. B. den auch als Cottage Cheese bezeichneten Hüttenkäse). Außerdem gibt es Frischkäse in verschiedenen Fettstufen: Der säuerlich frisch schmeckende Hüttenkäse z. B. ist in den Fettstufen unter 10 %, 10 % und 20 % Fett i. Tr. erhältlich; der milde Doppelrahmfrischkäse enthält mindestens 60 % Fett i. Tr. Den deutschen, säuerlich schmeckenden Schichtkäse gibt es von 10 % bis 60 % Fett i. Tr. Der italienische Ricotta wird im Gegensatz zu den meisten anderen Frischkäsen nicht aus Milch, sondern aus Molke hergestellt; das Molkeneiweiß wird dabei meist durch Erwärmen der Molke abgeschieden. Diese säuerliche Käsesorte gibt es u. a. gesalzen, geräuchert und ofengebacken.

Ein weiterer bekannter italienischer Frischkäse ist der milde, fette Mascarpone. Er wird hergestellt, indem man erhitzter Sahne Säure hinzufügt, die die Sahne gerinnen lässt. Mozzarella wird meist in Salzlake verkauft. In bestimmten Regionen Italiens wird Mozzarella traditionell aus Büffelmilch hergestellt, allerdings bestehen die meisten im Handel erhältlichen Mozzarellasorten heute aus Kuhmilch.

Zu den **Weichkäsen** werden sämtliche Käsesorten gezählt, deren Wassergehalt in der fettfreien Käsemasse nach Einteilung der Landwirtschaftsorganisation der UNO mehr als 67% beträgt. Im Gegensatz zu Frischkäse sind sie schnittfest und häufig von einer Schicht aus Weiß- oder Rotschimmel ummantelt. Bei der Herstellung von Weichkäse wird der Käsebruch in Formen gefüllt; die Käseoberfläche kann dann u.a. mit einer Schimmelpilzkultur behandelt werden wie etwa beim Brie und beim Camembert. Während Weißschimmel von verschiedenen Penicillium-Arten gebildet wird, ist für die Bildung von Rot- und Gelbschimmel z.B. Brevibacterium linens verantwortlich. Rotschmierebakterien werden u.a. bei Romadur und Limburger verwendet, die in Fettstufen zwischen 20 und 60% Fett i.Tr. erhältlich sind. Der ursprünglich aus Frankreich stammende Brie muss mindestens 40% Fett i.Tr. enthalten. Einige Briesorten (z.B. Brie de Melun) werden aus Rohmilch, andere aus pasteurisierter Milch hergestellt. Je nach Herstellung und Reife schmeckt Brie mild bis aromatisch. Camembert enthält in der Regel mindestens 45%, oft jedoch bis zu 60% Fett i.Tr. Brie und Camembert schmecken mit zunehmendem Alter würziger. Bei jungem Käse ist das Innere noch hellgelb und mild; je länger er gereift ist, umso dunkler, würziger und weicher wird die gesamte Käsemasse.

Als halbfeste Schnittkäse bezeichnet man Käsesorten mit einem Wassergehalt in der fettfreien Käsemasse von über 61% bis maximal 69%. In anderen Ländern werden sie auch halbweiche Käse genannt. Allen gemeinsam ist, dass sie sich gut schneiden lassen. Der leicht säuerlich schmeckende italienische Bel Paese (50% Fett i.Tr.) gehört ebenso wie der französische milde Bonbel (50% Fett i.Tr.) zu den halbfesten Schnittkäsen. Sehr beliebt ist auch Butterkäse, der in vielen Ländern hergestellt wird (deutscher Butterkäse hat bis zu 60% Fett i.Tr., schmeckt mild und ein bisschen säuerlich). Der aus Dänemark stammende, mit feinen Löchern durchsetzte Esrom (45% und 60% Fett i.Tr.) hingegen hat ein würziges Aroma. Ihm werden u.a. auch Pfeffer und Kräuter beigemischt. Der Trappistenkäse stammt ursprünglich aus Frankreich, doch in Deutschland und den Niederlanden werden ebenfalls würzig schmeckende Trappistenkäsesorten hergestellt. Auch die in Salzlösung eingelegten **Lakekäse** gehören zu den halbfesten Schnittkäsen. Traditionell werden sie aus Schafsmilch hergestellt (dann bezeichnet man sie als Feta), heute sind jedoch meist Sorten aus Kuhmilch auf dem Markt.

Schnittkäse dürfen einen Wassergehalt in der fettfreien Käsemasse von mehr als 54% bis maximal 63% haben. Zu den bekanntesten Schnittkäsesorten gehört der Gouda. Während junger Gouda (der mindestens vier Wochen alt ist) einen sehr milden Geschmack besitzt, ist der alte Gouda (der zwölf Monate alt ist) hart, bröckelig und würzig. Auch der meist milde Edamer ist ein Schnittkäse. Er enthält zwischen 30 und 50% Fett i.Tr. und reift in Folie oder Rinde heran, die mit Wachs überzogen ist. Der Havarti ist ein würziger, mit vielen kleinen Löchern durchsetzter dänischer Schnittkäse, der 30%, 45% oder 60% Fett i.Tr. enthält. Auch der Tilsiter schmeckt in der Regel kräftig und würzig und weist kleine Löcher auf. Oft ist er mit Käserotflora ummantelt, manchmal in Folie gereift. Er enthält mindestens 45% Fett i.Tr.

Unter **Hartkäse** versteht man Käsesorten, deren Wassergehalt in der fettfreien Käsemasse 56% nicht übersteigen darf. Durch diesen niedrigen Wassergehalt bedingt, bestehen Hartkäsesorten aus einer sehr festen, z.T. sogar ausgesprochen harten Käsemasse. Hartkäse entsteht aus sehr kleinem Bruch, der noch eine Zeit lang erwärmt wird, sodass er weiter an Wasser verliert. Dann folgt die Verteilung auf mit Tüchern ausgeschlagene Wannen, in denen die Molke aus dem Käse abfließen kann. Bei den meisten Sorten wird der Käse anschließend in eine Form gefüllt und gepresst. Dann wird er gesalzen und muss nun weiter heranreifen.

Man unterteilt Hartkäse in vier Familien. Die erste Familie bilden die Käsesorten, bei denen sich durch Gärung Löcher im Teig bilden. Dazu gehören u.a. der aus Rohmilch hergestellte Emmentaler (es gibt Allgäuer und Schweizer Emmentaler) und der Greyerzer (Gruyère). Bei der zweiten Familie bilden sich während der Reifung keine Löcher, sie sind aber besonders fest oder sogar hart und eignen sich daher gut als Reibekäse, z.B. Parmesan. Die dritte Familie bilden die Brüh- und Knetkäse, zu denen auch die Filata-Käse gehören. Ihr Bruch bildet zunächst keine einheitliche Masse, wächst dann aber zusammen und wird

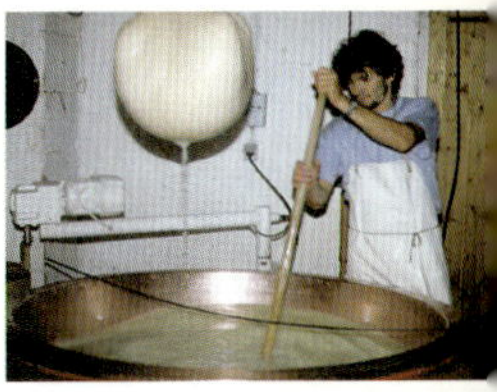

Erwärmen der Molke mit dem Käsebruch

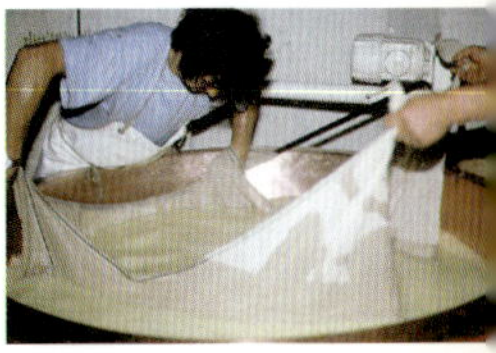

Käseschöpfen

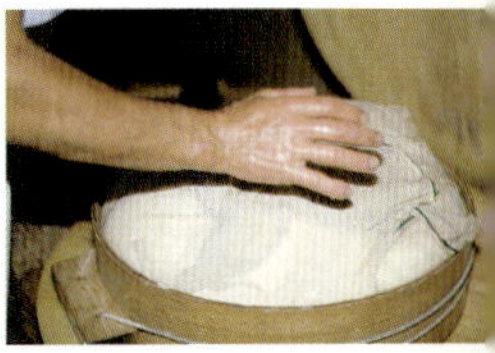

Der Bruch kommt in eine Form.

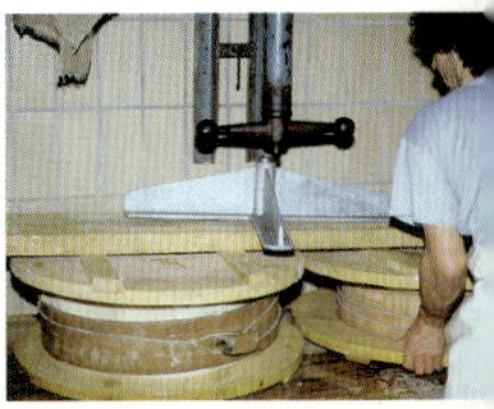

Der Bruch wird zum Laib gepresst.

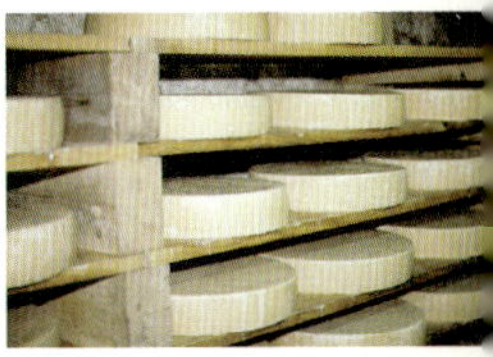

Reifen im Käselager

Käse: Herstellung

dabei durch die Entstehung von Milchsäure nachgesäuert. Anschließend zerschneidet man den Bruch in Stücke, die mit heißem Wasser überbrüht und geknetet werden, sodass sie sehr gut formbar sind. Einige dieser Käse – die Filata-Käse – werden zunächst zu Strängen gezogen und erst dann in eine Form gebracht. Anschließend reifen sie z.T. noch weiter. Zu den am weitesten verbreiteten Hartkäsen vom Filata-Typ gehört der italienische Provolone. Bei der vierten Hartkäse-Familie, dem Cheddar, der seinen Ursprung in Großbritannien hat, wird der Bruch mehrfach umgeschichtet, was man im Englischen als »cheddaring« bezeichnet. Dann zerteilt man die Käsemasse in kleine Schnitzel, die gesalzen, geformt und gepresst werden. Im Anschluss daran muss der Cheddar in Folie, Wachs oder Tüchern reifen. Er wird häufig mit dem Farbstoff Bixin gefärbt. In Deutschland bezeichnet man den Cheddar auch als Chester. In einer zylindrischen Form hergestellter Cheddar heißt Longhorn.

Zu den Hartkäsen zählen die Berg- oder Alpkäse, die in den höher gelegenen Bergregionen produziert werden und zu denen u.a. der Tiroler Alpkäse aus Österreich und der Allgäuer Bergkäse aus Deutschland gehören. Auch der Greyerzer ist ein Bergkäse. Pecorino – ebenfalls ein Hartkäse – wird nur in Mittel- und Süditalien hergestellt. Von ihm gibt es viele Varianten, weil er aus verschiedenen Milchsorten (von Kuh, Schaf, Ziege) und Labsorten (von Kalb, Lamm, Zicklein) hergestellt wird. Spaniens bekanntester Hartkäse ist der Manchego, der aus Milch einer ganz bestimmten Schafrasse produziert wird. Er darf nur in wenigen Regionen Spaniens hergestellt werden und muss mindestens zwei Monate lang reifen.

Als **Schmelzkäse** bezeichnet man Käseerzeugnisse, die durch Erhitzen und Beimischung von →Schmelzsalzen längere Zeit haltbar gemacht werden. Dazu wird Käse (z.B. Frischkäse oder Cheddar) zerkleinert und fein gerieben, anschließend vermischt man ihn mit

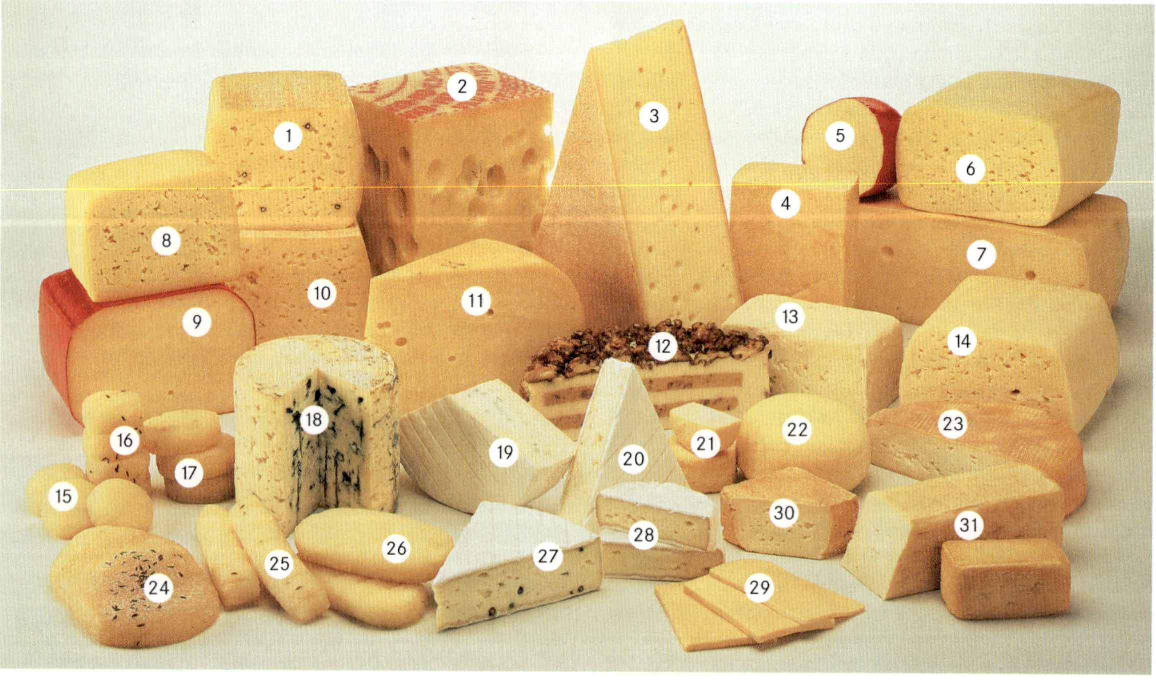

1 Tilsiter mit Pfeffer
2 Allgäuer Emmentaler
3 Allgäuer Bergkäse
4 Steppenkäse
5 Edamer in Rollen
6 Butterkäse
7 Gouda im Viereck-Laib
8 Trappistenkäse
9 Deutscher Edamer
10 Tilsiter
11 Gouda
12 Käsetorte
13 Weißlacker
14 Wilstermarschkäse
15 Olmützer Quargel
16 Harzer Käse
17 Mainzer Käse
18 Schimmelkäse
19 Weichkäse mit Blauschimmel
20 Brie
21 Weinkäse
22 Geheimratskäse
23 Münster
24 Korbkäse
25 Sauermilchkäse in Stangen
26 Bauernhandkäse
27 gepfefferter deutscher Brie
28 Camembert
29 Schmelzkäse
30 Seinbuscher
31 Romadur

Schmelzsalzen und Würzmischungen. Dann wird die Mischung erhitzt, in Formen gefüllt und abgekühlt. Zu den Schmelzkäsesorten gehören z.B. der Kochkäse, dessen Grundlage Sauermilchquark ist, und der Räucherkäse, ein schnittfester Schmelzkäse, der nach der Herstellung noch geräuchert wurde. Auch Käsetorten wie z.B. Walnusstorte zählen zu den Schmelzkäsen.

Rohmilchkäse sind Käsesorten, die aus frischer, unbehandelter Milch hergestellt werden. Die Rohmilch wird vor der Weiterverarbeitung zu Käse zwar oft gereinigt, aber nicht erhitzt.

Als **Sauermilchkäse** bezeichnet man alle aus Sauermilchquark hergestellten Käsesorten. Dem Quark werden Natrium- und Kalziumkarbonat und normales Kochsalz beigefügt, dann lässt man ihn einige Zeit stehen. Im Anschluss daran formt man aus dem gereiften Sauermilchquark Käsestücke, deren Oberfläche entweder mit Gelbschimmelbakterien (Gelbschmierebakterien) oder Camembert-Schimmel behandelt wird, sodass die charakteristische Oberfläche des Käses entsteht – beim Zusatz von Gelbschimmel ist sie schmierig klebrig, bei der Behandlung mit Camembert-Schimmel weißlich. Die meisten Sauermilchkäsesorten enthalten nur wenig Fett (z.T. weniger als 1% Fett i.Tr.) und gehören zu den so genannten Magerkäsen. Sehr beliebt ist z.B. der auch Handkäse genannte Harzer Käse (mit oder ohne Kümmel), der mit Gelbschmiere behandelt wird und äußerst würzig schmeckt – v.a. wenn er schon einige Zeit gelagert wurde. Auch Mainzer Käse gehört zu den mit Gelbschmiere behandelten Sauermilchkäsesorten und hat ein würziges Aroma.

Schimmelkäse (Blauschimmelkäse, Edelpilzkäse) sind Käsesorten, in deren Innerem sich essbarer Edelschimmel befindet. Sie gehören entweder zu den halbfesten Schnittkäsen oder zur Gruppe der Weichkäse. Bei der Käseherstellung wird der Milch in der Regel eine Schimmelpilzkultur beigefügt. Damit sich der Schimmelpilz unter Sauerstoffzufuhr im Käse ausbreiten kann, stanzt man Löcher in den fertigen Käse ein; bei Käsesorten mit Bruchlochung (die aufgrund von Gärprozessen kleine Löcher enthalten) kann der Pilz sich in diesen natürlichen Löchern ausbreiten. Als Schimmelpilz für die Käseherstellung werden v.a. die verschiedenen, oft bläulich gefärbten Stämme des Penicillium roqueforti verwendet. Zu den bekanntesten Schimmelkäsesorten gehören der französische Roquefort und der italienische Gorgonzola. Roquefort wird traditionell aus mit Penicillium roqueforti vermischter Schafsmilch hergestellt. Der frische Käse reift vier bis fünf Monate lang in Höhlen in der Nähe des Ortes Roquefort heran. Gorgonzola, von dem es eine milde und eine würzige Variante gibt, stammt aus Norditalien. Bei der Herstellung von Gorgonzola wird der Milch ebenfalls ein Stamm des Schimmelpilzes Penicillium roqueforti beigefügt. Zu den so genannten Blauweißschimmelkäsesorten, die außen weißen Camembert-Schimmel und innen blaugrünen Edelschimmel haben, gehört der Bavariablu mit 70% Fett i.Tr.

Schafskäse wird aus Schafsmilch oder einer Mischung aus Schafs- und Kuhmilch hergestellt. Es gibt Hartkäse, Schnittkäse, Weichkäse und Frischkäse aus Schafsmilch. Zu den bekanntesten Schafskäsesorten gehören der italienische Pecorino, manche Lakekäse und der spanische Manchego. **Ziegenkäse** wird aus Ziegenmilch hergestellt, die auch mit Schafs- oder Kuhmilch vermischt sein kann. Es gibt weiche, camembertähnliche und harte Ziegenkäse. Im Aroma unterscheiden sich die einzelnen Schafs- und Ziegenkäsesorten stark voneinander: Das Geschmacksspektrum reicht von mild bis hin zu würzig scharf. Im Vergleich zu Käse aus Kuhmilch haben Schafs- und Ziegenkäse jedoch stets einen ausgeprägteren Eigengeschmack.

Neben dieser Einteilung wird Käse noch nach dem →Fettgehalt in der Trockenmasse (Fett i. Tr., F. i. Tr.) klassifiziert. Je mehr Fett ein Käse enthält, umso geschmeidiger ist die Käsemasse.

Inhaltsstoffe und Gesundheitswert:

Käse ist reich an dem hochwertigen Milcheiweißbestandteil Kasein, der alle unentbehrlichen Aminosäuren enthält. Schon 100g Käse decken bis zu 45% der empfohlenen täglichen Eiweißzufuhr. Das wichtigste im Käse vorkommende Kohlenhydrat ist Laktose. Sie wird von den im Darm lebenden Milchsäurebakterien zu Milchsäure umgewandelt, die die Verdauung anregt. Daneben spalten bestimmte Enzyme im Darm die Laktose auf, damit sie vom Organismus verwertet werden kann. Außerdem enthält Käse viel Kalzium, das u.a. für den Aufbau der Knochen wichtig ist: Bereits 100g Hartkäse können die empfohlene tägliche Zufuhr an Kalzium annähernd decken.

Allerdings sind die meisten Käsesorten ziemlich fettreich. Als Lebensmittelzusatzstoffe sind u.a. verschiedene Farbstoffe (z.B. Betakarotin, Bixin), Nitrate (die die Reifung steuern), Phosphate (v.a. bei Schmelzkäse), Aromastoffe sowie das Antibiotikum Natamycin zur Behandlung der Rinde gegen Schimmelpilze erlaubt. Einige Käse (vielfach Hartkäse) sind sehr kochsalzhaltig, was besonders für

Menschen, die sich aufgrund einer Erkrankung natriumarm ernähren müssen, problematisch sein kann.

Als Schadstoffe kommen im Käse u. a. Schwermetalle wie Blei und Kadmium vor, die schon in der Milch enthalten sind, im Käse jedoch in größeren Mengen auftreten, da für die Produktion von etwa 10 kg Käse 100 kg Milch benötigt werden. Auch chlorierte Kohlenwasserstoffe können über die Milch in den Käse gelangen.

Einkauf, Lagerung und Verwendung:

Die Qualität eines Käses ist beim Einkauf nicht leicht zu beurteilen. An der Käsetheke kann der Verbraucher auf einen Blick nur feststellen, ob der Käse frisch angeschnitten ist oder trocken wirkt und ob seine Farbe und Konsistenz typisch für die Sorte ist. Beim abgepackten Weichkäse kann er durch Druck fühlen, wie reif (weich) der Käse ist.

Sinnvoll ist es, PVC-Verpackungen zu Hause zu entfernen und den Käse möglichst kühl und dunkel zu lagern. Außerdem empfiehlt es sich, Käse am Stück zu kaufen, da Käse in Scheiben rascher austrocknet, und Reibekäse selbst frisch herzustellen, da länger gelagerter Reibekäse schnell ranzig wird oder schimmelt. Rohmilchkäse sollte der Verbraucher möglichst im Fachgeschäft kaufen. Diese Käse sind manchmal mit Listeriose-Bakterien verunreinigt, die v. a. für Kinder und alte Menschen gefährlich sein können. Schwangere sollten auf Rohmilchkäse verzichten, da eventuell enthaltene Listeriose-Bakterien das ungeborene Kind schädigen können. Die Rinde von mit Natamycin behandelten Käsesorten darf nicht mitgegessen werden; auch andere Käserinden sollte man besser nicht verzehren, denn es besteht die Gefahr der Schimmelbildung. Ist ein Käse schimmelig, sollte er nicht mehr gegessen werden. Es empfiehlt sich, Käse etwa 30 Minuten bis eine Stunde vor dem Verzehr aus dem Kühlschrank zu nehmen, damit er sein typisches Aroma entfalten kann.

LESETIPPS:

JOCHEN G. BIELEFELD: *Der Käse-Kompass. München (Gräfe & Unzer) 1999.*
Das große Buch vom Käse. Teubner Edition. München (Gräfe & Unzer) ^{6}1999.

Käsegebäck: ein →Knabbererzeugnis.

Kasein, Casein: ein Bestandteil des →Milcheiweißes.

Kasseler: ein →Fleischerzeugnis.

Katabolismus: abbauende Reaktionen im menschlichen Stoffwechsel, bei denen im Ge-

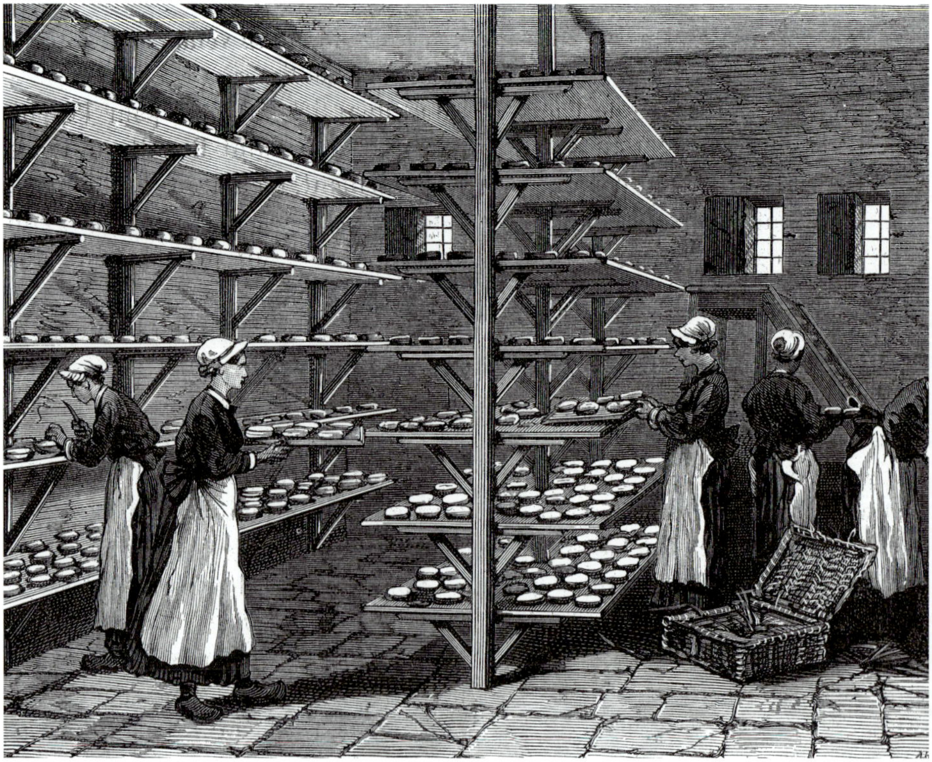

Käse: Camembert-Reifelager, Holzstich von 1876

gensatz zum aufbauenden Stoffwechsel, dem →Anabolismus, Energie frei wird. In Zeiten des Hungers (z. B. beim →Fasten; →Hungerstoffwechsel) laufen im Körper mehr katabole als anabole Prozesse ab, der Körper gewinnt die notwendige Energie aus dem Abbau von körpereigenem Fett und Eiweiß. Die Folge ist ein Gewichtsverlust.

Katalase: ein Enzym, das Eisen enthält und im menschlichen Körper v. a. in der Leber und den roten Blutkörperchen vorkommt. Die Katalase besitzt eine antioxidative Wirkung (→Antioxidanzien).

Katarakt: →grauer Star.

Katechine: →Catechine.

Katfisch, Gestreifter Seewolf, Steinbeißer: eine Art der →Seewölfe.

Kauen: Zerkleinerung der Nahrung mithilfe von Zähnen, Kiefergelenken und Kaumuskulatur. Gesteuert wird der Kauvorgang durch das zentrale Nervensystem. Beim Kauen wird die Nahrung mit Speichel durchmischt, wodurch der Nahrungsbrei gleitfähig wird, sodass er die Speiseröhre ohne Probleme passieren kann. Im Speichel enthaltene Enzyme beginnen bereits mit der Aufspaltung der in der Nahrung enthaltenen Kohlenhydrate. Gut gekaute Nahrung kann vom Körper leichter verwertet werden.

Kaugummi: feste, durch Kauen gummiartig werdende Masse aus 20–25% Kaumasse, 15–20% Stärkesirup und 50–60% Puderzucker. Die Kaumasse besteht aus Chiclegummi (dem Milchsaft eines Baumes) oder anderen natürlichen oder synthetischen Grundstoffen, Weichmachern, Füllstoffen (z. B. Silikaten), Gleitmitteln (z. B. Mineralölen) und Aromastoffen. Zuckerfreie Ware enthält als Süßungsmittel Aspartam oder Sorbit. Kaugummi ist als flache, geschnittene und einzeln verpackte Streifenware oder dragiert in Kissen- oder Kugelform erhältlich. Beim Auskauen löst sich zunächst der Zucker heraus und die verbleibende Masse wird durch den Speichel weich und elastisch. Positive Auswirkungen des Kaugummikauens sind die Anregung der Speichelbildung und die Massage des Zahnfleischs. Zuckerhaltiger Kaugummi ist jedoch wegen seines Kaloriengehalts und der Karies fördernden Eigenschaften vom gesundheitlichen Standpunkt aus eher negativ zu bewerten.

Kau|insuffizienz: vorübergehende oder anhaltende, weitgehende oder völlige Unfähigkeit, Nahrung mithilfe der Zähne zu zerkleinern. Die Ursache einer Kauinsuffizienz kann z. B. in einer Schädigung des Unterkiefergelenks oder aber in fehlenden Zähnen liegen. Bei einer akuten Kauinsuffizienz, wie sie z. B. nach Operationen an der Mundhöhle vorkommt, erhalten die Patienten – je nach Ausmaß der Kauinsuffizienz – entweder flüssige, breiige oder pürierte Kost; in schweren Fällen kommt nur →künstliche Ernährung durch eine Nasensonde infrage. Bei anhaltender, chronischer Kauinsuffizenz sollten Lebensmittel, die nur schwer zu kauen sind, so zerkleinert (oder püriert) werden, dass der Betroffene sie verzehren kann.

Kaviar [türk.]: Als echten (Russischen) Kaviar bezeichnet man den gesalzenen Rogen verschiedener Störarten, die hauptsächlich im Schwarzen und Kaspischen Meer gefangen werden. Frischer Kaviar ist hell und durchsichtig. Durch Zusatz von Kochsalz und Konservierungsmitteln nimmt er eine schwärzliche Färbung an. Je nach der Art des Störs wird zwischen mehreren Kaviararten unterschieden; der grobkörnige Kaviar (Beluga) gilt als die beste Qualität. Nach der Art der Zubereitung unterscheidet man außerdem den mild gesalzenen Malossol, der im Geschmack am natürlichsten ist, und den mit 10–12% Kochsalz gemischten Fasskaviar (Salzkaviar). Grobkörniger Kaviar wird nicht gekocht und meistens pur oder mit etwas Zitronensaft serviert. Aufgrund seines hohen Eiweiß- und Vitamingehalts ist echter Kaviar ernährungsphysiologisch sehr wertvoll: Er ist reich an den Vitaminen D, E, B_{12} und Niacin und enthält außerdem viel Jod. Kaviarersatz (Deutscher Kaviar) wird aus gesalzenem, gefärbtem, mit Binde- und Würzmitteln behandeltem Rogen von Seehasen oder anderen Seefischen hergestellt. Roter Kaviar (Keta-Kaviar) vom Rogen des Ketalachses ist sehr aromatisch und grobkörnig. Kaviarersatz hat einen geringeren Gehalt an Eiweiß sowie an den meisten wichtigen Vitaminen und Mineralstoffen als der echte Kaviar. Sowohl echter Kaviar als auch Kaviarersatz enthalten viel Natrium und Cholesterin.

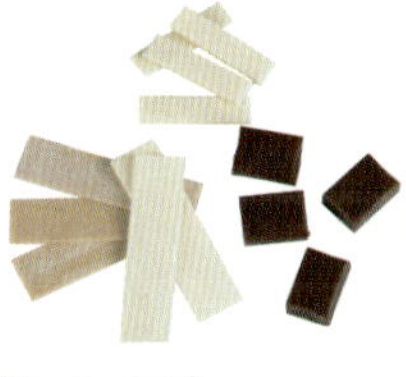

Kaugummi

kcal: Abk. für →Kilokalorie.

Kefir [russ.]: dickflüssiges, leicht schäumendes Sauermilchgetränk. Ursprünglich stammt Kefir aus den Kaukasusländern, wo er als »Getränk der Hundertjährigen« bezeichnet wird. Er wird meist aus Kuh-, aber auch aus Ziegen- oder Schafsmilch hergestellt, die mit so genanntem Kefirpilz (Kefirkörnern) versetzt wird. Die Kefirkörner bestehen aus einem Gemisch von getrockneten Mikroorganismen, u. a. Milchsäurebakterien (z. B. Lactobacillus caucasicus, Lactobacillus casei), Streptokokken, Mikrokokken und Hefepilzen (Saccharomyces kefir, Candida kefir). Die Milchsäu-

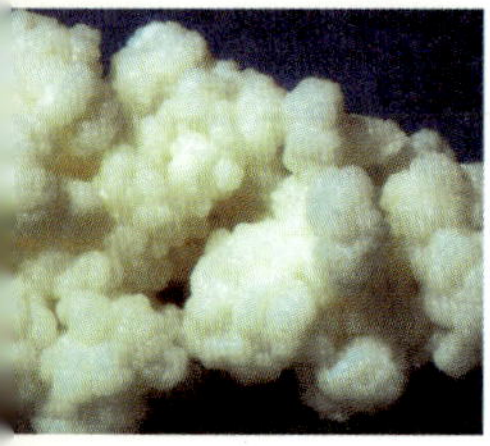

Kefir: Kefirpilz

regärung erfolgt innerhalb von ein bis zwei Tagen bei 15–22 °C. Während dieses Prozesses wird ein Teil der in der Milch enthaltenen Laktose in Milchsäure umgewandelt, ein anderer in Alkohol und Kohlensäure. Danach werden die Kefirkörner entfernt. Kefir ist kalorienarm, reich an Mineralstoffen (v. a. Kalzium) und enthält etwa 3,3 % Eiweiß, 1,5–3,5 % Fett und ca. 4 % Kohlenhydrate, daneben je nach Reifungsgrad 0,6–0,9 % Milchsäure und 0,2–0,8 % Alkohol. Das Getränk hat einen pikant-säuerlichen Geschmack, wirkt erfrischend und regt die Verdauung an. Aufgrund der Kohlensäurebildung kann es zu einer Deckelwölbung kommen, die jedoch keinesfalls als Zeichen von Verderb zu werten ist. Man kann Kefir auch selbst zu Hause mithilfe einer Kefirpilzkultur herstellen.

Kehlkopfkrebs: eine Krebsart (→Krebs).

Keim: **1)** Bezeichnung für verschiedene, in der Regel unerwünschte Mikroorganismen (Pilze, Viren, Bakterien). **2)** Keimling (→Getreide).

Keime, coliforme: →coliforme Keime.

Keimling: Bestandteil des Getreidekorns (→Getreide).

Keimlinge: →Sprossengemüse.

Keimzahl: Anzahl der in einer Probe (z. B. einem Lebensmittel) enthaltenen Bakterien.

Kekse: ein →Gebäck.

Kellogg, John Harvey: amerikanischer Arzt, * Tyrone (Michigan) 26. 2. 1852, † Battle Creek (Michigan) 14. 12. 1943. Kellogg leitete ab 1876 ein Sanatorium der Adventisten in Battle Creek, wo er mehrere neue vegetarische Produkte für seine Patienten entwickelte, darunter Cornflakes (→Getreideerzeugnisse), die er als Frühstück empfahl. Sein Bruder Will Keith Kellogg gründete 1906 die Kellogg Company, die u. a. Cornflakes produziert und weltweit vertreibt.

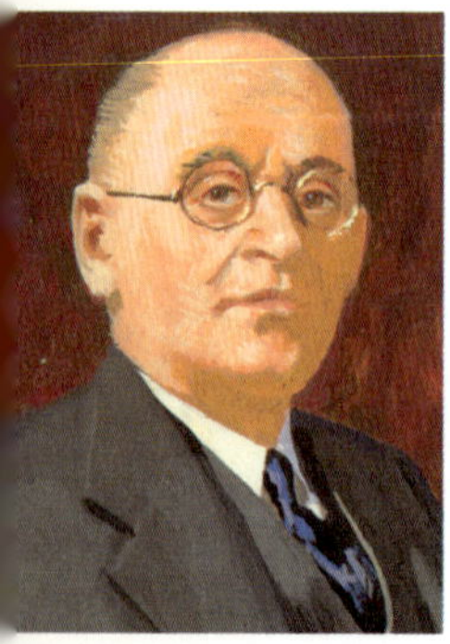

John Harvey Kellogg

Kelter: heute meist aus Metall bestehende hydraulische Horizontalpresse zum Auspressen von Weintrauben für die Weinherstellung und zum Auspressen von Oliven.

Kennzeichnung von Lebensmitteln, Lebensmittelkennzeichnung: Die Kennzeichnung von Lebensmitteln ist in Europa durch Rechtsvorschriften der Europäischen Union, insbesondere die Etikettierungsrichtlinie, festgelegt. In Deutschland fallen Lebensmittel unter das →Lebensmittel- und Bedarfsgegenständegesetz und die diesem Gesetz anhängenden Verordnungen. Die vorgeschriebenen Angaben sind z. B. in der Lebensmittel-Kennzeichnungsverordnung, der Nährwert-Kennzeichnungsverordnung, der Zusatzstoff-Zulassungsverordnung, der Preisangabenverordnung, der Fertigverpackungsverordnung, dem Eichgesetz sowie in verschiedenen zusätzlichen, für einzelne Lebensmittel geltenden Verordnungen (z. B. für Wein, Käse, Fleisch und diätetische Produkte) festgelegt. Zusätzlich gibt es noch Verordnungen über den biologischen Landbau und die Kennzeichnung der so erzeugten Lebensmittel. Für unverpackte Waren gelten hauptsächlich die Zusatzstoff-Zulassungsverordnung und die Verordnung der Europäischen Union über die gemeinsame Marktorganisation für Obst und Gemüse. Insgesamt gibt es mehrere hundert Einzelverordnungen zur Kennzeichnung von Lebensmitteln.

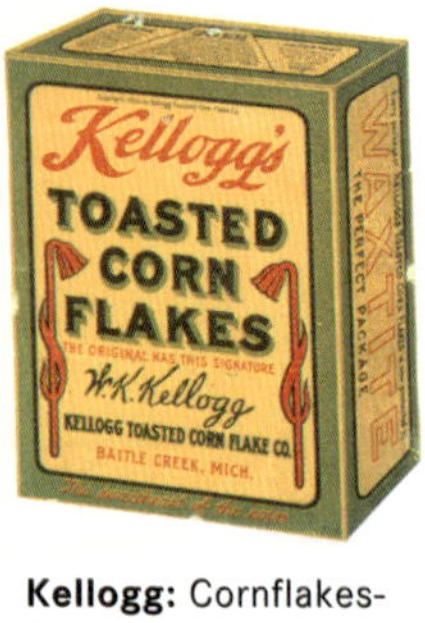

Kellogg: Cornflakes-Schachtel um 1919

Zweck: Generell gilt, dass die Kennzeichnung den Verbraucher über Art, Eigenschaften, Inhaltsstoffe, Qualitätsmerkmale, Zubereitung und Verwendung des betreffenden Lebensmittels informieren soll. Es gibt Pflichtangaben, die gemacht werden müssen, freiwillige Angaben, die gemacht werden dürfen, und Angaben, die zu unterbleiben haben. So dürfen z. B. irreführende Angaben bei der Etikettierung nicht gemacht werden. Wenn beispielsweise ein Verpackungsbild Zutaten zeigt, die nicht enthalten sind, so ist der Hinweis »Garniervorschlag« oder »Serviervorschlag« vorgeschrieben.

Pflichtangaben: Bei verpackten Lebensmitteln muss die **Verkehrsbezeichnung** angegeben werden. Das ist kein Markenname, sondern die übliche Bezeichnung für das Produkt. (So handelt es sich beispielsweise bei Sago um ein Stärkeprodukt; ein Milchriegel ist eine Frischkäsezubereitung und die Verkehrsbezeichnung für ein Colagetränk lautet »koffeinhaltiges Erfrischungsgetränk«.) Die Verkehrs-

KENNZEICHNUNG VON LEBENSMITTELN: NÄHRWERT

»Dunkles Weizenmehl Type 1050
Besonders wertvoll durch Mineral- und Ballaststoffe«
100 g Weizenmehl Type 1050 enthalten:

Energiegehalt	330,0 kcal / 1380 kJ
Eiweiß	11,2 g
Kohlenhydrate	67,2 g
davon Zucker	1,4 g
Fett davon	1,8 g
gesättigte Fettsäuren	0,4 g
Ballaststoffe	5,2 g
Natrium	2,0 g
Phosphor	208,0 mg = 30 %[1]
Eisen	2,9 mg = 29 %[1]
Magnesium	53,0 mg = 17 %[1]

[1] % der empfohlenen Tagesdosis

bezeichnung muss (mit Ausnahme gängiger fremdsprachiger Bezeichnungen wie »Pommes frites«) in deutscher Sprache deklariert sein.

In der **Zutatenliste (Zutatenverzeichnis)** müssen bei verpackten Lebensmitteln die Zutaten in der Reihenfolge des Gewichtsanteils angegeben werden. Sammelbezeichnungen wie »Fisch«, »Käse« oder »Zugabe von Kräutern« werden verwendet, wenn diese Zutaten in kleineren Mengen enthalten sind (beispielsweise in Fertiggerichten); →Lebensmittelzusatzstoffe müssen ebenfalls deklariert werden, und zwar entweder mit ihrem Klassennamen und der →E-Nummer oder mit ihrem Klassen- und Stoffnamen. Nicht deklariert werden müssen Lebensmittelzusatzstoffe, wenn sie durch einzelne Zutaten in ein Lebensmittel hineingebracht werden, z. B. Konservierungsstoffe und Geliermittel in der Fruchtzubereitung eines Fruchtquarks.

Auch bei unverpackten, lose verkauften Lebensmitteln muss auf bestimmte Lebensmittelzusatzstoffe und Zusätze hingewiesen werden, beispielsweise auf →Farbstoffe, →Konservierungsstoffe, Schwefeldioxid und Sulfite (→Antioxidationsmittel), →Süßstoffe, →Oberflächenbehandlungs- und Überzugsmittel sowie Zucker. Hier genügt die Angabe des Oberbegriffs, z. B. »gewachst«, »mit Süßungsmittel(n)«, »enthält Süßstoff« oder »geschwefelt«. Bei Obst und Gemüse muss auch die →Güteklasse angegeben werden. Bei losem Verkauf müssen diese Angaben an oder neben der Ware gemacht werden; in Gaststätten sind Lebensmittelzusatzstoffe auf der Speisekarte zu deklarieren. Wenn Lebensmittel in einem Geschäft, z. B. beim Metzger oder Bäcker, zum baldigen Verbrauch verpackt werden, gilt die Kennzeichnungspflicht auf der Verpackung nicht. Auch bei frischem, unbehandeltem Obst und Gemüse, bei Erzeugnissen, die nur aus einer Zutat bestehen (z. B. Käse) und bei Getränken mit mehr als 1,2 Vol.-% Alkohol ist eine Zutatenliste nicht vorgeschrieben.

Auf der Verpackung sind daneben Angaben über Vorbehandlung und Anwendungsbeschränkungen, Handelstyp und Sorte zu machen, sofern hier Verwechslungsgefahr besteht. So sind z. B. die Angabe »homogenisiert« oder »Vollmilch« bei Milch und der Hinweis »zum Braten nicht geeignet« bei Halbfettmargarine vorgeschrieben.

Bei verpackten Lebensmitteln muss auch ein Mindesthaltbarkeitsdatum bzw. Verbrauchsdatum angegeben werden. Das **Mindesthaltbarkeitsdatum** gibt an, bis zu welchem Datum das Lebensmittel seine spezifischen Eigenschaften und seinen Geschmack unter den angegebenen Lagerbedingungen und in der verschlossenen Packung beibehält. Es darf zwar auch danach noch verkauft werden, allerdings muss sich der Verkäufer dann vergewissern, dass die Ware noch in Ordnung ist. Bei geöffneter Verpackung gilt das Mindesthaltbarkeitsdatum nicht mehr; ab diesem Zeitpunkt setzt der normale Verderb ein. Sofern die Lagerbedingungen ab diesem Zeitpunkt geändert werden müssen, ist auch dies auf der Verpackung anzugeben. (So trägt z. B. H-Milch stets Hinweise wie: »nach dem Öffnen kühl aufbewahren«, »nach dem Öffnen auch gekühlt nur begrenzt haltbar«).

Die Mindesthaltbarkeitsfrist, d. h. der Zeitraum, in dem das Lebensmittel nach der Herstellung insgesamt haltbar ist, wird nicht angegeben. Diese Frist wird bei den meisten Lebensmitteln von den Herstellern festgelegt. Ist sie länger als 18 Monate, so reicht für das Mindesthaltbarkeitsdatum die Jahresangabe, z. B. »bis Ende 2002«. (Solche Angaben findet man meist bei Konserven.) Beträgt sie mehr als ein Vierteljahr (z. B. bei Fruchtnektar oder Getreideerzeugnissen), so muss im Mindesthaltbarkeitsdatum der Monat angegeben werden, z. B. »bis Ende August 2001«. Bei weniger als einem Vierteljahr muss das Mindesthaltbarkeitsdatum auch den Tag enthalten, z. B. »bis 24. 11. 2000«. (Dies ist z. B. bei Milchprodukten und Aufschnitt der Fall.)

Bei Waren, die bei Verderb schnell gesundheitsschädlich werden (v. a. vielen Fisch- und Fleischerzeugnissen), wird statt des Mindesthaltbarkeitsdatums ein **Verbrauchsdatum** angegeben: »zu verbrauchen bis ...« Nach diesem Datum darf die Ware nicht mehr verkauft werden.

Bei Tiefkühlkost ist zusätzlich zum Mindesthaltbarkeitsdatum ein Hinweis auf die notwendige Lagertemperatur oder Art der Kühleinrichtung (z. B. Gefrierfach mit drei Sternen) und auf die eingeschränkte Haltbarkeit bei Aufbewahrung unter anderen Bedingungen vorgeschrieben.

Auch der Preis und die Füllmenge eines Produkts müssen bei verpackten Lebensmitteln stets deklariert werden. Bei Lebensmitteln in Aufgussflüssigkeit (z. B. Obst- und Gemüsekonserven) sind das Gesamtgewicht und das Gewicht der enthaltenen essbaren Ware (Abtropfgewicht) anzugeben.

Der Name bzw. die Firma und die Anschrift des Herstellers, Verpackers oder Verkäufers müssen ebenfalls genannt werden; dies bezeichnet man als Herkunftsnachweis. Pflicht ist außerdem die Angabe der **Losnummer** (Chargennummer), denn anhand dieser Nummer kann das Produkt (beispielsweise bei Beanstandungen) zurückverfolgt werden. Bei Getränken mit mehr als 1,2 Vol.-% Alkohol ist auch der Alkoholgehalt zu deklarieren.

Bei diätetischen Lebensmitteln und Getränken muss die besondere Eigenschaft des betreffenden Produktes angegeben sein (z. B. durch Hinweise wie »zur Ernährung bei Diabetes mellitus«, »natriumarm« usw.). Bei Lebensmitteln, bei denen besonders auf den Nährwert hingewiesen wird (z. B. mit Vermerken wie »kalorienarm« oder »kalorienreduziert«), muss außer dem Kaloriengehalt mindestens auch der Gehalt an Eiweiß, Kohlenhydraten und Fett angegeben sein. Wird auf der Verpackung auf bestimmte Vitamine oder Mineralstoffe hingewiesen, die ein Lebensmittel enthält, so muss auch der genaue Gehalt an diesem Nährstoff deklariert werden; außerdem muss angegeben sein, wie viel Prozent der empfohlenen Tageszufuhr in 100 g des Produktes oder in einer Portion enthalten sind. Bei der Angabe »kalorienreduziert« muss ein Lebensmittel mindestens 30 % weniger Kalorien enthalten als vergleichbare Erzeugnisse.

Lebensmittel, die mit einem Hinweis auf →biologischen Landbau versehen sind, müssen aus einem Betrieb stammen, der wenigstens die Mindestanforderungen für diese Art des Anbaus erfüllt; um dies sicherzustellen, werden regelmäßig Kontrollen durchgeführt. Bei Rindfleisch und Rindfleischprodukten müssen das Herkunftsland bzw. die Herkunftsländer, der Name des Handels-, Schlacht- oder Verarbeitungsbetriebes sowie die Referenznummer angegeben werden. Auf diese Weise kann das Produkt bis zum Zuchtbetrieb zurückverfolgt werden.

LESETIPP:

Lebensmittel-Kennzeichnung. Die Zutatenliste. Kleines Lexikon der Zusatzstoffe. Bonn (aid) 1996.

Kerbel, wiss. Name **Anthriscus:** Gattung der Doldengewächse mit 13 Arten in Europa und Vorderasien; ein- oder zweijährige oder ausdauernde Kräuter mit fiederschnittigen bis gefiederten Blättern und meist weißen Blüten. In Deutschland kommen drei Arten vor, u. a. der Wiesenkerbel (Anthriscus sylvestris), ein 60–150 cm hohes Kraut mit kantigem, gefurchtem Stängel. Einige Arten werden als Gewürzpflanzen kultiviert, v. a. der Gartenkerbel (Anthriscus cerefolium) mit bis 60 cm hohem, gerilltem Stängel. Im Geschmack erinnert das süßlich duftende Kraut leicht an die verwandte Petersilie sowie an Anis und Fenchel. Vor der Blüte ist das Aroma am intensivsten. Man sollte nur die frischen oder tiefgefrorenen jungen Blätter verwenden, da ältere, getrocknete Blätter keine Würzkraft mehr besitzen. Kerbel sollte nicht mitgekocht, sondern an die fertig gegarten Speisen gegeben werden. Er eignet sich als Würze für Suppen, Eintöpfe, Kräutersaucen, Gemüse, Salate und Fisch und hat eine appetitanregende Wirkung.

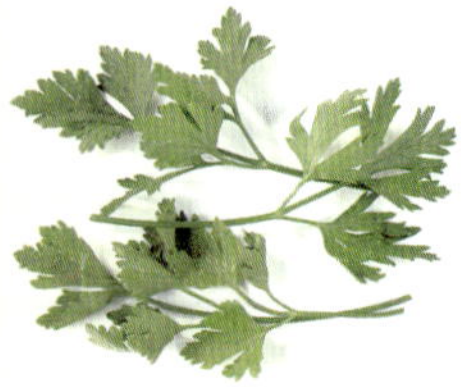

Kerbel

Kernobst: Obst, das ein Kernhaus besitzt (→Obst).

Keshan-Krankheit [ˈkɛʃan..., nach der chines. Provinz Keshan]: eine Erkrankung, die v. a. in selenarmen Regionen Chinas bekannt ist und vermutlich durch das Zusammenwirken von Selenmangel und einer Virusinfektion hervorgerufen wird. Sie befällt v. a. Jugendliche und äußert sich durch eine Verdickung des Herzmuskels und/oder Ausweitung der Herzhöhlen. Zu den Symptomen gehören Atemnot unter Belastung, Leistungsabfall und Schwindel. Bei fortgeschrittener Erkrankung kommt es zur Herzinsuffizienz. Behandelt wird die Keshan-Krankheit durch medikamentöse Substitution von Selen und zusätzliche Gabe von Vitamin E.

Kesselfleisch, Wellfleisch: in gewürztem Wasser gekochtes Bauchfleisch von frisch geschlachteten →Schweinen.

Ketchup: eine Würzsauce.

Ketoazidose: durch vermehrte Bildung von Ketonkörpern entstehende →Azidose.

Ketone: eine Klasse organischer Verbindungen, von denen einige, z. B. →Aceton, zu den Stoffwechselprodukten zählen.

Ketonkörper, Acetonkörper: Gruppe von Stoffwechselprodukten, u. a. Aceton, Acetessigsäure und Betahydroxybuttersäure. Die Leber stellt diese Verbindungen, die in der Regel weiter abgebaut werden, beim Abbau von Fettsäuren her. In Zeiten des Hungers oder bei unbehandeltem →Diabetes mellitus, also in Zeiten des vermehrten Fettabbaus, werden größere Mengen von Ketonkörpern hergestellt, die sich im Blut anreichern können. Bei dieser so genannten Ketonämie kann eine Verschiebung des pH-Werts des Blutes in den sauren Bereich (Ketoazidose) auftreten (→Azidose). Im schwersten Fall kommt es zum diabetischen Koma.

Keton|urie, Aceton|urie: Ausscheidung von Aceton mit dem Harn. Insbesondere in Zeiten des Hungers und bei Kohlenhydratstoffwechselstörungen wie Diabetes mellitus kommt es zu einem vermehrten Abbau von Depotfett, damit der Energiebedarf des Körpers aus freigesetzten Fettsäuren gedeckt werden kann. Beim Abbau der Fettsäuren wiederum entstehen vermehrt Ketonkörper, zu denen Aceton gehört. Diese überschüssigen Ketonkörper werden z. T. mit dem Harn ausgeschieden.

KHE: Abk. für →Kohlenhydrateinheit.

Kichererbse, wiss. Name **Cicer arietinum:** ein Schmetterlingsblütler, dessen kurze, leicht bauchige Hülsen jeweils ein bis drei erbsengroße Samen enthalten. Die Pflanze wird in Mittelmeerländern, Mittel- und Südasien sowie Lateinamerika angebaut, wo die nussig schmeckenden Samen wie Erbsen als Gemüse gegessen oder zu Mehl vermahlen werden. Wie alle Hülsenfrüchte ist die Kichererbse fettarm, aber reich an Eiweiß und Ballaststoffen. Außerdem hat sie einen hohen Gehalt an Magnesium, Eisen, Zink, Kupfer, Vitamin K, Vitamin E und B-Vitaminen. Reich an wertvollen Inhaltsstoffen sind auch die Kichererbsenkeimlinge (→Sprossengemüse).

Kieselerde, Diatomeenerde: ein Süßwassersediment, das zu über 70% aus den Kieselschalen von Kieselalgen (Diatomeen) besteht. Kieselalgen kommen v. a. in Süß- und Salzwasser und im Ackerboden vor. Nach dem Absterben der Kieselalgen bilden deren unverwesliche Schalen dicke Ablagerungen im Boden, wie sie z. B. in der Lüneburger Heide vorkommen. Wichtigster Bestandteil der Kieselerde ist →Silizium, ein wichtiger Baustoff u. a. für Haare, Nägel und Bindegewebe. Daher wird Kieselerde (in Pulver- und Tablettenform) als Nahrungsergänzungsmittel v. a. bei brüchigen Haaren und Nägeln eingenommen. Die Wirksamkeit ist allerdings wissenschaftlich nicht bewiesen.

Kilojoule [...dʒu:l], Abk. **kJ:** Maßeinheit für Energie; ein Kilojoule entspricht 1000 →Joule.

Kilokalorie, Abk. **kcal:** Maßeinheit für Energie; eine Kilokalorie entspricht 1000 →Kalorien.

Kimchi ['kimçi, korean.]: sehr scharfes, milchsauer vergorenes Lebensmittel, das in erster Linie aus Chinakohl und Rettich, aber auch aus anderen Gemüsesorten (z. B. Lauch, Mohrrüben, Zwiebeln) sowie Gewürzen (z. B. Knoblauch, Ingwer, Cayennepfeffer) hergestellt wird. Es enthält ebenso wie Sauerkraut Milchsäurebakterien, außerdem viele Mineralstoffe und Vitamine (v. a. Vitamin A, C, B_1, B_2, Niacin, Kalzium, Eisen und Zink) und Ballaststoffe. Die Gewürze liefern überdies wertvolle sekundäre Pflanzenstoffe, u. a. das in Knoblauch enthaltene Allicin, das in Cayennepfeffer enthaltene Capsaicin und das in Ingwer enthaltene Gingerol.

Kimmelstiel-Wilson-Syndrom: →diabetische Nephropathie.

Kinderernährung: →S. 364 ff.

Kinderlebensmittel: Viele Lebensmittel werden in bunter, vermeintlich kindgerechter Aufmachung als Kinderlebensmittel vermarktet, die keinerlei Vorteile für die Ernährung von Kindern bieten. Die Werbung arbeitet mit bekannten Figuren aus Kinderfilmen und Märchen, die Kinder besonders ansprechen. Gleichzeitig wird den Eltern durch entsprechende Werbung die angeblich positive Zusammensetzung der Lebensmittel insbesondere für Kinder suggeriert. Häufig sind solche Produkte jedoch besonders süß und relativ fett- und kalorienhaltig. Kinder benötigen keine speziellen Lebensmittel. Sie sollten in der Hauptsache weitgehend naturbelassene Lebensmittel erhalten, die keinen großen Verarbeitungsprozessen ausgesetzt waren.

Kindertees, Babytees: Die meisten gebrauchsfertigen Instanttees für Säuglinge und Kleinkinder enthalten neben verschiedenen Kräuterauszügen Zucker. Wenn das Baby immer wieder an dem mit dem Tee gefüllten Fläschchen saugt und die Zähne mit der Flüssigkeit umspült werden, kann dies zu schwerer →Karies am Milchgebiss, v. a. im Bereich der oberen Schneidezähne, führen. Daher sollte man dem Kind das Fläschchen nach dem Trinken wegnehmen und es nicht länger als nötig daran saugen lassen. Nach Möglichkeit sollte man ganz auf gesüßten Tee verzichten und dem Kind stattdessen lieber ungesüßten geben. Gesüßten Tee sollten Kleinkinder so bald wie möglich aus der Tasse trinken.

Kinetose: →Reisekrankheit.

Kirsche: Steinfrucht verschiedener zur Rosengewächsgattung Prunus zählender Steinobstgehölze. Die lang gestielte Frucht ist prall und fest und hat ein saftiges Fruchtfleisch. Kir-

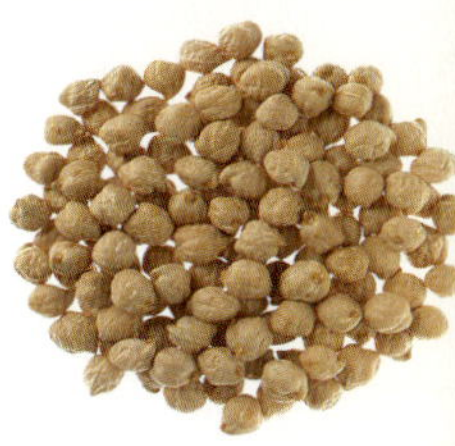

Kichererbsen

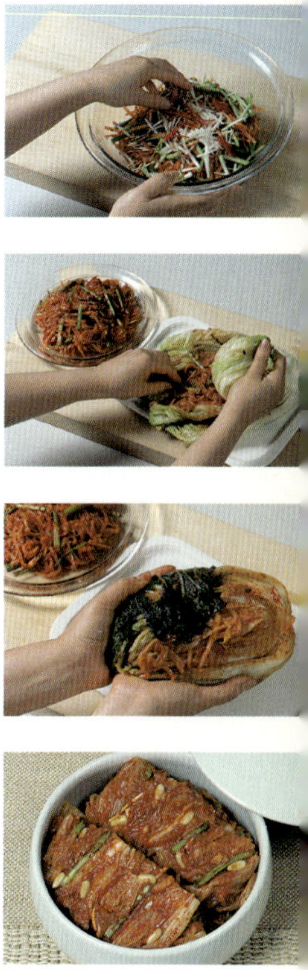

Kimchi: Zubereitung

So stellt man Kimchi selbst her

Kimchi besteht zu 80 % aus Chinakohl und zu 8 % aus Rettich. Die Kohlköpfe werden der Länge nach geteilt und in ein Gefäß mit 15%iger Salzlösung gelegt. Wenn sie voll gesogen sind, legt man sie für zehn Stunden in eine andere Schüssel und wendet sie hin und wieder um. Danach werden sie unter kaltem Wasser gespült und zum Abtropfen in ein Sieb gegeben. In einer weiteren großen Schüssel mischt man gehobelten Rettich, geriebene Mohrrüben, klein geschnittene Frühlingszwiebeln, Lauch und Ingwer sowie gepressten Knoblauch und Cayennepfeffer oder Paprikapulver. Diese Mischung verteilt man auf dem Kohl und zwischen den Blättern, formt die einzelnen Hälften zu Päckchen und umwickelt sie mit jeweils einem Kohlblatt. Die Päckchen legt man in einen Steinguttopf, deckt sie mit Frischhaltefolie ab und beschwert sie mit einem Stein. Mit Deckel lässt man sie 24 Stunden bei Raumtemperatur gären und stellt den Topf dann für sieben Tage in den Kühlschrank. Dann ist das Kimchi verzehrfertig.

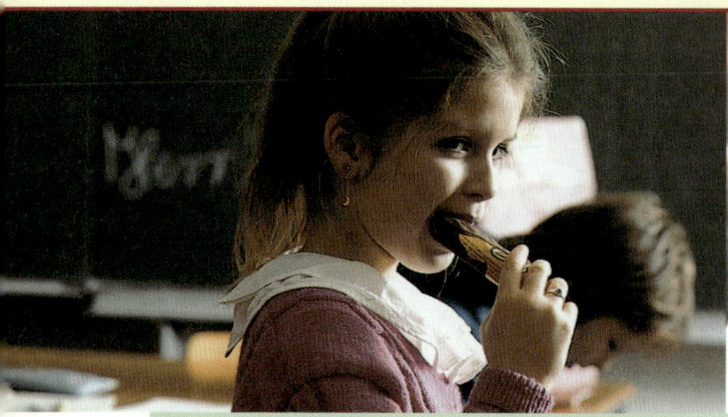

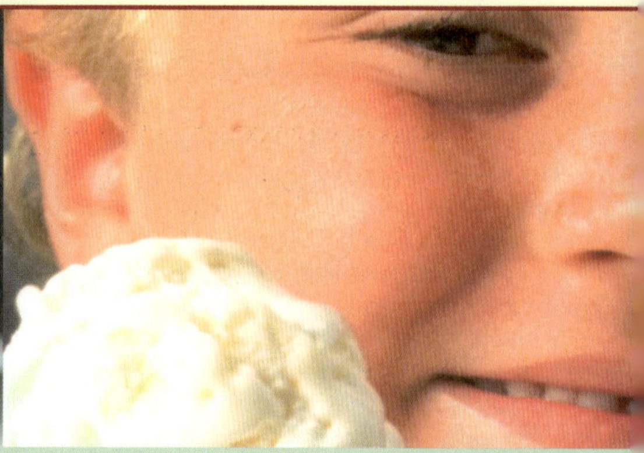

KINDERERNÄHRUNG

ESSVERHALTEN WIRD GELERNT

Kinderernährung ist ein Thema, mit dem alle Eltern konfrontiert werden. Oft sind sie verzweifelt, wenn ihr Kind ständig auf Spaghetti besteht, von Hamburgern schwärmt, nach Cola verlangt oder nur Nussnugatcreme akzeptiert. In Gedanken verwünschen sie die Werbung, die offenbar mit ihren attraktiven Clips im Fernsehen die Kinder erst »auf den schlechten Geschmack« bringt. Die Süßigkeiten im »Quengelregal« kurz vor der Kasse fordern von Müttern schon harte Nerven, wenn sie ihre Kinder zum Einkaufen mitnehmen. Kinderernährung erscheint als fast unlösbare Aufgabe, wenn das Vollkornbrot auf dem Teller mit der Milchschnitte im Fernsehen konkurriert.

Das Problem ist eigentlich allen Müttern und Vätern klar: Die Kinder sollen sich gesund ernähren, also beispielsweise viel Gemüse und Obst essen und Milch trinken. Und sie sollen keine Cola, keine Pommes frites und keine Hamburger mögen, denn diese Lebensmittel gelten als ungesund. In China zum Beispiel haben die Eltern andere Probleme und Zielvorstellungen, denn dort wird keine Milch getrunken und Kinder lernen, ganz andere Speisen zu mögen.

Essen muss also gelernt werden. Die Ziele dieses Lernprozesses gibt die jeweilige Esskultur vor, in die die Kinder hineingeboren werden. Doch unabhängig von diesen Lernprozessen scheint es auch, wie die Forschung beweisen konnte, einige Basisbedürfnisse zu geben, die allen Kindern dieser Welt gemeinsam sind.

Ein gutes Beispiel ist die Vorliebe für die Geschmacksqualität süß. Träufelt man Neugeborenen einen Wassertropfen auf die Zunge, der süß, salzig, bitter oder sauer schmeckt, dann reagieren alle Kinder dieser Welt gleich: Sauer, bitter oder salzig erzeugt Aversion, die sich ganz deutlich im Gesicht der Babys widerspiegelt. Süß dagegen schmeckt allen Babys und wird mit offenkundigem Wohlbehagen akzeptiert. Eine Reaktion, die nicht nur menschlich ist: Auch Tiere reagieren auf den Süßgeschmack positiv.

EVOLUTIONÄR BEDINGTE PROGRAMME

US-Professor Paul Rozin sieht in dieser Vorliebe für Süßes den »Sicherheitsgeschmack der Evolution«, denn es gibt keine süß schmeckende Nahrung auf der Welt, die giftig ist. So müssen Eltern bei ihren Kindern naturgemäß damit rechnen, dass sie alles mögen, was süß schmeckt. Die Vorliebe für die anderen Geschmacksrichtungen stellt sich erst einige Jahre später ein – ungefähr im Alter von vier bis fünf Jahren, wenn die Kinder andere Speisen mit anderen Geschmacksprofilen kennen gelernt haben.

Daran beteiligt ist der Mere-Exposure-Effekt, den man mit »erfahrungsbedingter Gewohnheitsbildung« übersetzen könnte. Er umschreibt die Tatsache, dass Kinder eine Speise umso eher mögen, je häufiger sie sie essen. Möglicherweise hat auch dieser Effekt eine evolutionsbiologische Grundlage – denn Speisen, die man ohne negative Folgewirkungen gegessen hat, können am Geschmack als gut verträglich wiedererkannt werden. So ist der bekannte Geschmack auch immer ein Sicherheitssignal für die Bekömmlichkeit der Speise.

Dem Mere-Exposure-Effect wirkt die spezifisch-sensorische Sättigung entgegen. Dieses biologische Programm sorgt dafür, dass Menschen nicht permanent die gleiche Speise essen.

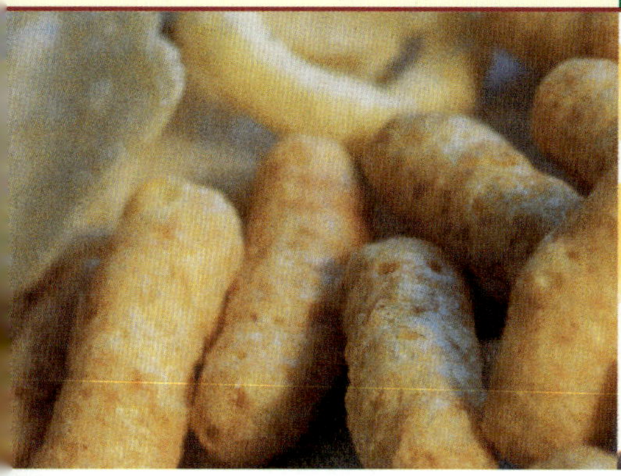

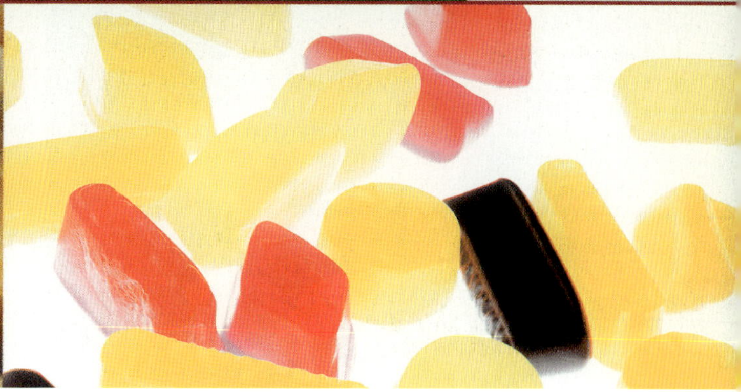

Die spezifisch-sensorische Sättigung baut kurzfristig eine Aversion gegen den gerade erlebten Geschmack auf und sorgt so für Abwechslung in der Speisenwahl. Wir alle kennen diesen Effekt: Wenn wir unser Leibgericht allzu oft essen, schmeckt es uns irgendwann nicht mehr.

Doch bei Kindern muss sich dieses Programm erst entwickeln. Wenn Mütter der sensorischen Sättigung vorgreifen und Spaghetti verknappen, erreichen sie genau das Gegenteil: Sie verstärken die Spaghetti-Vorliebe ihrer Kinder. Lässt man Kinder dagegen ihrem Wunsch entsprechend essen, so wird sich (manchmal erst nach Wochen) die sensorische Sättigung melden: Spaghetti werden nicht mehr gemocht.

RATIONALE ARGUMENTE SIND NUTZLOS

Nach einer bevölkerungsrepräsentativen Erhebung bei 2900 Familien mit Kindern wurde schon 1984 im Ernährungsbericht der Deutschen Gesellschaft für Ernährung festgestellt, dass die rationale Ernährungserziehung offenbar gerade zu den Problemen geführt hat, die sie vermeiden wollte. In dieser Untersuchung wurden Kindern und Jugendlichen im Alter von vier bis 16 Jahren Fotos von Lebensmitteln vorgelegt, die sie nach verschiedenen Kriterien sortieren sollten: »macht stark«, »ist gesund«, »macht dick«, »ist ungesund« und »mag ich« beziehungsweise »mag ich nicht«.

Es war erstaunlich, wie übereinstimmend deutsche Kinder die insgesamt 52 Lebensmittel nach diesen Kriterien bewerteten. So ergab sich eine charakteristische Gruppe von Lebensmitteln, die die Befragten mit »macht stark«, »macht nicht dick« und »ist gesund« bewerteten und in der unter anderem Vollkornbrot, Kartoffeln, Nudelsuppe und Graubrot enthalten waren. In die Gruppe der gegenteiligen Bewertung – »macht dick«, »ist ungesund«, »macht nicht stark« – stuften die Kinder und Jugendlichen Lebensmittel wie Pudding, Bonbons, Hamburger, Schokolade und Cola ein.

So wurde deutlich, dass die Ernährungserziehung in Elternhaus und Schule tatsächlich einen nachhaltigen Effekt erzielt hat, denn diese Einstufungen der Kinder müssen gelernt sein. Nachdenklich stimmt jedoch das Ergebnis, dass alle Lebensmittel der ersten Gruppe von den Befragten als »mag ich nicht«, die der zweiten Gruppe hingegen durchweg als »mag ich« bewertet wurden.

Eltern verweisen häufig auf den Einfluss der Werbung, die bestimmte Lebensmittel für Kinder und Jugendliche attraktiv macht. Ein gutes Beispiel hierfür ist der Spinat, der Generationen von Kindern wegen seines angeblich so hohen Eisengehalts offeriert wurde. Für viele Kinder entwickelte sich der so hoch gelobte Spinat zum »Ekelgemüse«. Erst in den 80er-Jahren – offenbar unter dem Einfluss der Werbung im Fernsehen – wandelte sich der Spinat mit »Blubb« zu einem Lieblingsgemüse für Kinder.

Angesichts dieser Tatsache stellt sich die Frage, wie Kinder überhaupt essen lernen. Offenbar überzeugt sie das Gesundheitsargument ihrer Eltern nicht; auch der Verweis auf »Dickwerden« oder »Starkwerden« wirkt nicht so überzeugend, dass sie entsprechende Vorlieben oder Abneigungen entwickeln. Im Gegenteil: Manchmal hat man den Eindruck, als fördere eine solche Erziehung geradezu eine gewisse Lust am

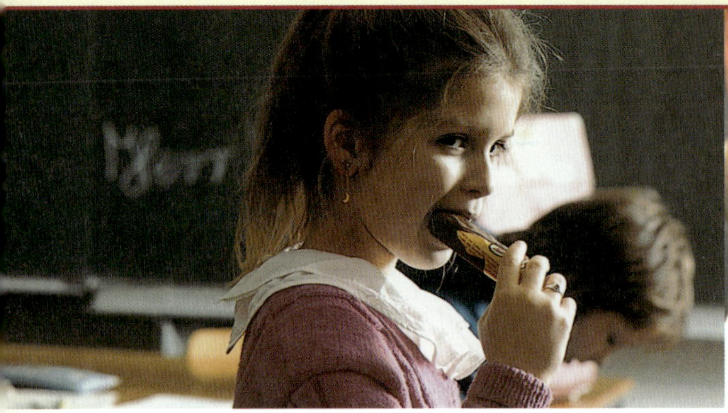

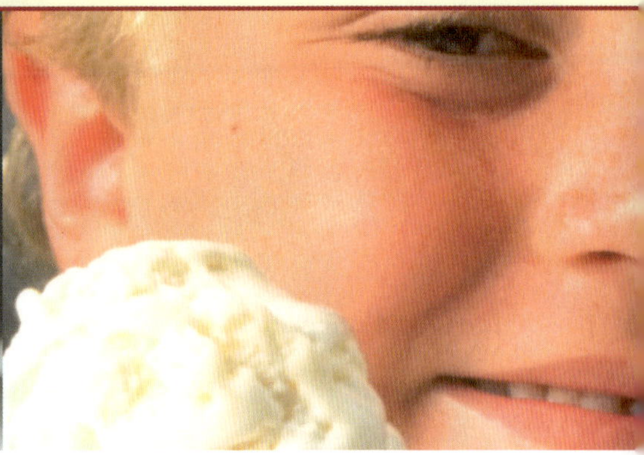

»ungesunden Geschmack«. So ist beispielsweise Cola das Wunschgetränk deutscher Kinder, aber gleichzeitig auch das Getränk, das sie nur in Maßen trinken dürfen.

Auch das Beobachtungslernen spielt eine wichtige Rolle. Kinder imitieren beim Essen und Trinken die Verhaltensweisen, die sie bei ihren Eltern, Mitschülern oder in Film und Fernsehen beobachten. Sie schauen ihren »Modellen« das Essverhalten einfach ab, vor allem wenn sie zu diesen Modellen einen positiven emotionalen Bezug haben. Damit kommt Müttern und Vätern natürlich eine große Bedeutung als Imitationsmodellen zu. Wenn Eltern keine Milch trinken, wird in der Regel auch ihr Sohn oder ihre Tochter keine Milch trinken. Gesundheitsargumente helfen hier nur wenig, denn Essen und Trinken sind gefühlsmäßige Verhaltensweisen, die sich kaum – und bei Kindern gar nicht – durch rationale Argumente beeinflussen lassen.

ERNÄHRUNGSERZIEHUNG – JA, ABER WIE?

Es gibt einige Hinweise darauf, dass man nicht versuchen sollte, Kinder in ihrem Essverhalten allzu sehr zu beeinflussen und zu kontrollieren. Eine rigide Verhaltenssteuerung führt genau zu den Ergebnissen, die man eigentlich vermeiden möchte.

Bereits 1928 führte Clara Davis in Kanada ein einzigartiges Ernährungsexperiment durch. Drei Kleinkinder mussten nach dem Abstillen ein Jahr lang ihre Nahrung selbst auswählen. Die ausführliche Dokumentation dieses Experiments in einer Fachzeitschrift beschreibt, wie eintönig diese drei Kinder ihren Speiseplan phasenweise zusammenstellten. Meistens wählten sie für einige Tage nur ein einziges Lebensmittel; danach änderten sie abrupt ihre Wahl und bevorzugten ein anderes Lebensmittel – ein gutes Beispiel für den Mere-Exposure-Effekt und die spezifisch-sensorische Sättigung. Doch als die Forscherin die ernährungsphysiologische Monatsbilanz zog, hatten sich alle drei Kinder ausgesprochen bedarfsgerecht ernährt. Ein zweites Ergebnis sorgte für große Überraschung: Eines der Kinder erkrankte an Rachitis. Daraufhin wurde Lebertran ins Speisenangebot aufgenommen – das einzige damals bekannte Mittel zur Linderung dieser Erkrankung. Nur das erkrankte Baby trank von diesem Lebertran – ein Beispiel für die offenbar hervorragende biologische Regulation der Nahrungsaufnahme.

Die Übertragung dieser Ergebnisse von 1928 in unsere Zeit ist sicherlich schwierig, da in der heutigen Überflussgesellschaft ungleich mehr Lebensmittel zur Verfügung stehen. Aber diese erstaunlichen Resultate können doch eine Anregung dazu sein, gerade kleinen Kindern ein Mitbestimmungsrecht bei der Wahl ihrer Speisen einzuräumen. Das Essverhalten der Eltern ist häufig als Modell für das Beobachtungslernen nicht gerade ideal, sodass eine Ernährungserziehung ohne Ge- und Verbote durchaus eine gute Chance bietet.

WICHTIG: DER EMOTIONALE BEZUG

Der heutige Lebensmittelmarkt mit seiner fast unübersehbaren Vielfalt an Produkten lässt gerade für Kinder nicht mehr die originäre Quelle der Herkunft erkennen. Lebensmittel sind zu »Sachen« geworden, die man beliebig einkaufen

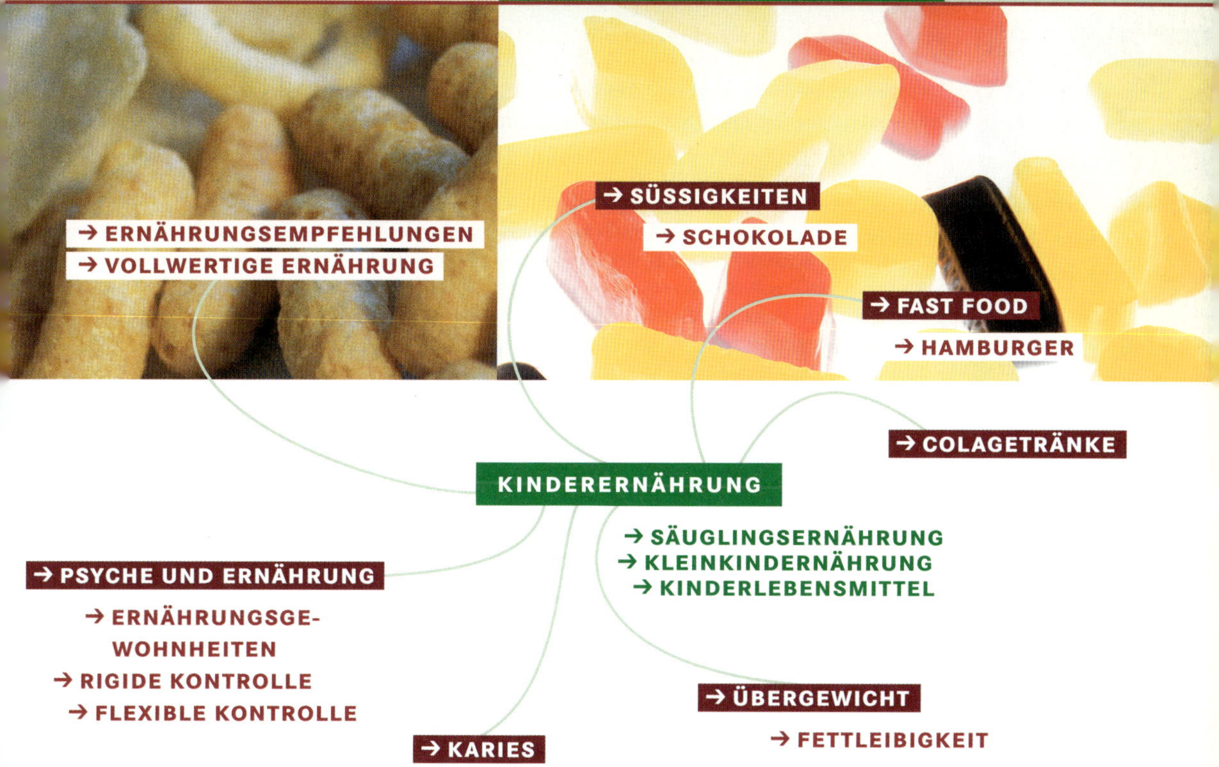

kann – man braucht nur ins Supermarktregal zu greifen. In der Ernährungserziehung sollte der emotionale Bezug zum Essen wieder deutlich werden: Woher kommt die Milch? Und was steckt im Hamburger? Wie wird eigentlich Wurst hergestellt? Das sind Fragen, die viele Kinder heutzutage kaum mehr beantworten können.

Und genau hier könnte eine spielerische Ernährungserziehung ansetzen. Kinder kochen gern; also sollten die Eltern sich die Zeit nehmen, gemeinsam mit ihnen zu kochen und zu backen. Außerdem können sie ihre Kinder am Einkauf beteiligen, mit ihnen warenkundliche Dinge besprechen. Essen und Trinken sind ganz wesentliche Dimensionen der Lebensqualität. Diese Dimensionen zu erfahren, das sollte ein vorrangiges Ziel der Ernährungserziehung sein, die man sinnvoller und treffender als Erziehung zu genussvollem Essen und Trinken bezeichnen könnte.

Die Unterscheidung der Lebensmittel in »gesunde« und »ungesunde« war schon immer falsch, denn nur Menschen können gesund sein, nicht aber Lebensmittel. Lebensmittel, die die Gesundheit des Verbrauchers gefährden, sind nach geltendem Lebensmittelrecht nicht verkehrsfähig. So bleibt bei der Erziehung zu genussvollem Essen und Trinken nur ein sinnvolles Ziel: die richtige Dosierung bei richtiger Kombination der Lebensmittel zu lernen. Und dieses Lernen ist immer ein Training bei Tisch, es soll den Kindern Spaß machen und ihren natürlichen Spieltrieb, ihre Neugierde und Experimentierfreudigkeit berücksichtigen. Auf gar keinen Fall sollte es eine kognitive Unterrichtung mit rationalen Gesundheitsargumenten sein, die eher unerwünschte Vorlieben entwickelt, wo sie eigentlich Aversionen erzeugen wollte – und umgekehrt.

LESETIPPS:

Kinderernährung, herausgegeben von der Katalyse, Institut für angewandte Umweltforschung. *Köln (Kiepenheuer & Witsch) 1995.*

Ingrid Kiefer, Rudolf Schoberberger und Michael Kunze: *Was Kinder wirklich brauchen. Ernährung zwischen Tradition und Fernsehspots. Leoben (Kneipp) 1996.*

Dagmar von Cramm: *Kochen für Kinder quick and easy. München (Gräfe & Unzer) 2000.*

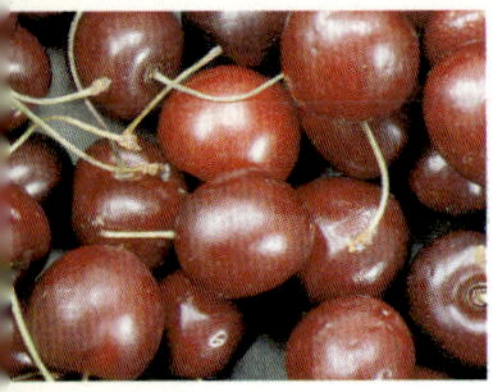
Kirschen

schen werden frisch verzehrt oder u. a. zu Konfitüre, Saft, Gelee und Kirschwasser verarbeitet. Es gibt rund 500 Sorten Süßkirschen und 250 Sorten Sauerkirschen. Süßkirschen werden in die Herzkirschen mit roten bis schwarzen, weichen, saftigen Früchten und die helleren, festfleischigeren Knorpelkirschen eingeteilt. Sie eignen sich gut für den Rohverzehr. Sauer- oder Weichselkirschen wie z. B. die dunkelrote Schattenmorelle schmecken säuerlich und eignen sich zum Kochen, Backen, Einmachen oder zur Herstellung von Marmelade und Saft. Kirschen sind reich an Folsäure, Kalium und Eisen.

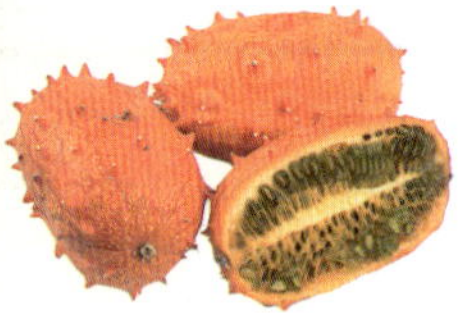
Kiwanos

Kiwano: Frucht einer zur Familie der Kürbisgewächse gehörenden, in Südwestafrika heimischen Pflanze (Cucumis metuliferus), die eine orangefarbene, feste Schale mit hornähnlichen Stacheln besitzt. Die länglich runde Frucht wird etwa 10 cm lang und wiegt 250–500 g. Das grüne, saftige Fruchtfleisch ist mit zahlreichen essbaren Kernen durchsetzt, schmeckt erfrischend säuerlich und erinnert an eine Mischung aus Limone, Banane und Passionsfrucht. Die Vitamin-C-reiche Kiwano wird frisch verzehrt, kann aber auch zur Herstellung von Cocktails, Eis und Sorbets verwendet werden.

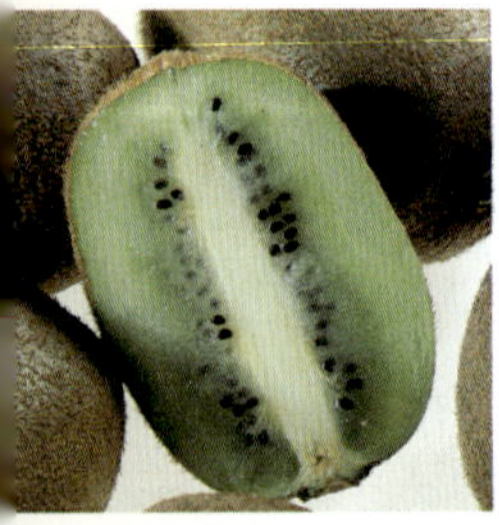
Kiwis

Kiwi, Chinesische Stachelbeere: essbare Frucht des Chinesischen Strahlengriffels (Actinidia chinensis), eines bis 8 m hoch rankenden, windenden Strauches. Die Kiwi stammt ursprünglich aus China, gelangte aber bereits Anfang des 20. Jh. nach Neuseeland. Außer in Neuseeland werden Kiwis u. a. in Kalifornien und im Mittelmeerraum angebaut. Das grüne, saftige Fruchtfleisch hat ein säuerlich süßes Aroma und wird roh (mit den kleinen schwarzen Samen) verzehrt oder zu Getränken und Konfitüren verarbeitet. Kiwis enthalten mit bis zu 300 mg pro 100 g sehr viel Vitamin C. Hoch ist auch der Gehalt an Vitamin K, Kalium und Magnesium. Das eiweißspaltende Enzym Actinidin fördert die Verdauung. Bei längerem Kontakt mit Milchprodukten bildet es allerdings Bitterstoffe; daher sollte man Süßspeisen, die Sahne, Quark oder andere Milchprodukte enthalten, nicht mit Kiwis zubereiten oder sofort nach der Zubereitung essen.

Kleinkinder zu gesundem Essverhalten erziehen
Im Kleinkindalter werden viele Grundsteine für eine gesunde Lebensweise gelegt. Das Kind sollte daher möglichst viele verschiedene Lebensmittel ausprobieren und auch in Einkauf und Zubereitung einbezogen werden. Mit Hilfe von Abbildungen von Lebensmitteln kann ein Kind kurz vor dem Kindergartenalter bereits spielerisch bei der Gestaltung des Menüplanes mithelfen. »Schlechte Esser« sind erst dann Anlass zur Sorge, wenn das Körpergewicht sinkt und auch der Kinderarzt auf ein zu niedriges Gewicht aufmerksam macht. Ansonsten sollten Eltern es akzeptieren, wenn ihr Kind satt ist, und ihm nicht noch das letzte Häppchen aufzwingen. Der Appetit eines Kleinkindes kann Schwankungen unterliegen (beispielsweise durch Wachstumsschübe, Bewegung an frischer Luft, Durchbrechen der Backenzähne, Halsschmerzen usw.). Oft leiden Kleinkinder bereits an Übergewicht, das häufig dadurch verursacht wird, dass die Eltern das Kind zum »Aufessen« animieren.

kJ: Abk. für →Kilojoule.

Kleber, Klebereiweiß: →Gluten.

Kleesäure: →Oxalsäure.

Kleie: ein →Getreideerzeugnis.

Kleingebäck: Sammelbegriff für kleine Backwaren aus Brotteig, die lebensmittelrechtlich als Brot angesehen werden, wovon sie sich nur durch ihre Größe und Form unterscheiden. Ihre Oberfläche wird häufig mit Mohn, Sesam, Kümmel, grobem Kochsalz usw. bestreut. Zum Kleingebäck zählen u. a. Brötchen, Brezeln, Hörnchen, Croissants, Salz- und Kümmelstangen sowie Käsegebäck.

Kleinkindernährung: die Ernährung von Kindern im Alter von einem bis drei Jahre. Die Kinder sollten in diesem Alter schon am Familientisch mitessen. Eltern sollten Kleinkinder möglichst selbstständig essen lassen, jedoch auf gleich bleibende Essenszeiten an einem immer gleichen Platz achten. Nach und nach werden Breie und eventuell noch bestehende Flaschen- oder Brustmahlzeiten durch feste Lebensmittel ersetzt.

Kleinkinder benötigen im Verhältnis zu ihrem Körpergewicht viel Energie. Deshalb sollte man ihnen anstelle von drei großen Hauptmahlzeiten fünf bis sechs kleinere Mahlzeiten anbieten. Täglich sollten sie mindestens einen halben Liter Milch oder Milchprodukte zu sich nehmen. Wegen der Kariesgefahr (→Karies) sollten Kleinkinder jedoch auf keinen Fall Milch oder Kakao aus der Saugerflasche trinken. Trinklerntassen oder auch ganz normale, unzerbrechliche Becher und Tassen sind spätestens mit anderthalb Jahren angezeigt.

In der Lebensmittelauswahl kann man sich ungefähr an der Zusammensetzung der Kost zum Ende des ersten Lebensjahres orientieren, nur dass jetzt die Lebensmittel in der Regel nicht mehr in Breiform, sondern in ihrer natürlichen Konsistenz angeboten werden. Breie, Eintöpfe und Aufläufe werden von Kindern in diesem Alter häufig abgelehnt. Falls nötig, kann man die Speisen vor den Augen des Kindes grob mit der Gabel zerdrücken. Sie fein zu passieren ist nicht mehr erforderlich.

Zucker und Süßigkeiten sollten äußerst sparsam und niemals zur Belohnung angeboten werden (→Kinderernährung, S. 364 ff.). Frisches Obst und auch Gemüse gehören täglich auf den Speiseplan. Nicht empfehlenswert sind stark blähende Gemüsearten wie z. B. Dicke Bohnen oder Sauerkraut. Rohes Fleisch und Rohmilch sind wegen der Gefahr einer Lebensmittelinfektion oder -vergiftung für die Kleinkinderernährung nicht geeignet, ebenso wenig Alkohol (auch nicht zum Abschmecken). Auch nitratreiches Gemüse und gepökelte Lebensmittel sollten Kinder nicht verzehren, da dies zu einer →Methämoglobinämie führen kann.

Kleiß, Kleist: →Glattbutt.

Klementine, Clementine: kernlose Mandarinensorte (→Mandarine).

Klippfisch: ein →Fischerzeugnis.

Klöße: →Knödel.

Knabbererzeugnisse: Oberbegriff für salziges, würziges Dauergebäck, das u. a. aus Kartoffeln, Mais, Reis und Erdnüssen hergestellt wird. Dazu zählen Kartoffelchips (→Kartoffelerzeugnisse), Laugengebäck, Käsegebäck, Kräcker, Extrudererzeugnisse, Popcorn und Studentenfutter. Bis auf Letzteres handelt es sich um stark bearbeitete Lebensmittel, die meist viel Fett, Weißmehl, Kochsalz und Lebensmittelzusatzstoffe enthalten. Knabbererzeugnisse sind außerdem sehr kalorienreich.

Laugengebäck (z. B. Salzstangen, Salzbrezeln) wird aus Weizen- oder Roggenmehl hergestellt und vor dem Backen in wässrige Natronlauge getaucht; dadurch entstehen die braune Kruste und der charakteristische Geschmack. Es ist z. T. mit grobem Kochsalz, z. T. auch mit Kümmel bestreut und fettarm, aber reich an Kochsalz. **Käsegebäck** (z. B. Käsestangen, -plätzchen und -waffeln) enthält ein- oder aufgebackenen Käse. Die meist blättrigen **Kräcker** aus Weizenmehl und Hefe sind mit Kochsalz, teilweise auch mit Kümmel, Mohn oder Sesamkernen bestreut und reich an Fett und Kochsalz. **Extrudererzeugnisse** (z. B. Erdnussflips) sind knusprig lockere Produkte aus Getreide- und Kartoffeltrockenerzeugnissen, die in Extrudern bei Überdruck und großer Hitze (200–250 °C) aufgebläht (aufgepufft) und in kleine Stückchen geschnitten werden. Das im Rohstoff enthaltene Wasser verdampft bei diesem Prozess. Zur Herstellung von Erdnussflips werden die Rohlinge anschließend mit Erdnusscreme versetzt; Erdnussflips sind daher sehr fettreich. **Popcorn (Puffmais)** wird aus aufgepufften Maiskörnern hergestellt und anschließend gesalzen oder gezuckert.

Gesunde Alternativen zu den im Supermarkt erhältlichen Knabbererzeugnissen sind solche aus dem Reformhaus oder Naturkostläden, die weniger Kochsalz und höherwertige Fette (mit einem höheren Anteil an ungesättigten Fettsäuren) enthalten, sowie ungesalzene Nüsse und **Studentenfutter** – eine Mischung aus Nüssen, Samen, Mandeln, Rosinen und anderem Trockenobst.

Knäckebrot: eine Brotart (→Brot).

Knacksalat: →Eisbergsalat.

Kneipp, Sebastian: deutscher katholischer Geistlicher und Naturheilkundiger, *Stephansried (bei Ottobeuren) 17. 5. 1821, †Bad Wörishofen 17. 6. 1897. Kneipp propagierte in mehreren Schriften eine naturgemäße, gesunde Lebensweise. Seine Naturheilverfahren, v. a. seine Wasseranwendungen, beeinflussten die moderne Heilbäderkunde. Kneipp empfahl eine überwiegend →laktovegetabile Ernährung, wobei er die Lebensmittel auf der Grundlage ihres Stickstoffgehaltes in drei Gruppen einteilte. Dabei stufte er stickstoff- bzw. eiweißreiche Lebensmittel als günstiger ein als die stickstoffarmen und eiweißfreien Lebensmittel. Sebastian Kneipps Vorstellungen von einer gesunden Ernährungsweise sind in etwa vergleichbar mit dem heutigen Konzept der →Vollwerternährung.

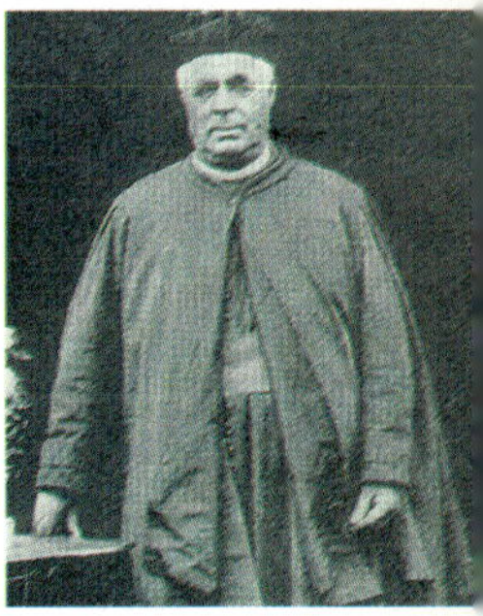

Sebastian Kneipp

Knoblauch, wiss. Name **Allium sativum:** zur Gattung Lauch zählendes, ursprünglich in Zentralasien beheimatetes Liliengewächs, dessen aus vielen kleinen Brutzwiebeln (»Zehen«) bestehende Zwiebel als Gewürz und in der Medizin verwendet wird.

Inhaltsstoffe und Gesundheitswert: Knoblauchzehen enthalten schwefelhaltige Aromastoffe (→Sulfide), darunter das beim Zerkleinern der Zehen aus Alliin entstehende Allicin. Diese Substanzen sind für den charakteristischen Geruch des Knoblauchs verantwortlich. Ein Teil davon wird nach dem Verzehr über Haut und Atemluft wieder ausgeschieden; so kommt es zu dem typischen Körpergeruch nach dem Verzehr von Knoblauch.

Die Inhaltsstoffe des Knoblauchs beugen wissenschaftlichen Untersuchungen zufolge →Herz-Kreislauf-Erkrankungen vor, indem sie dazu beitragen, den Cholesterin- und Triglyzeridspiegel zu senken, und die Verklumpung der Blutplättchen (Thrombozyten) hemmen. Außerdem wurde eine leicht blutdrucksenkende Wirkung festgestellt. Allerdings kann diese Wirkung nur durch den regelmäßigen Verzehr von Knoblauch oder Knoblauchkapseln, -dragees oder -pulver erzielt werden, wobei zu beachten ist, dass nur diejenigen Präparate therapeutische Wirkung haben, die den charakteristischen Geschmack und Geruch des Knoblauchs besitzen. Außerdem wird Knoblauch we-

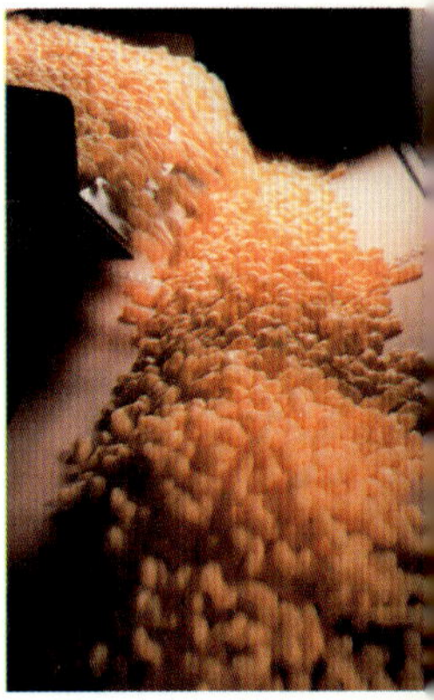

Knabbererzeugnisse: Produktion von Erdnussflips

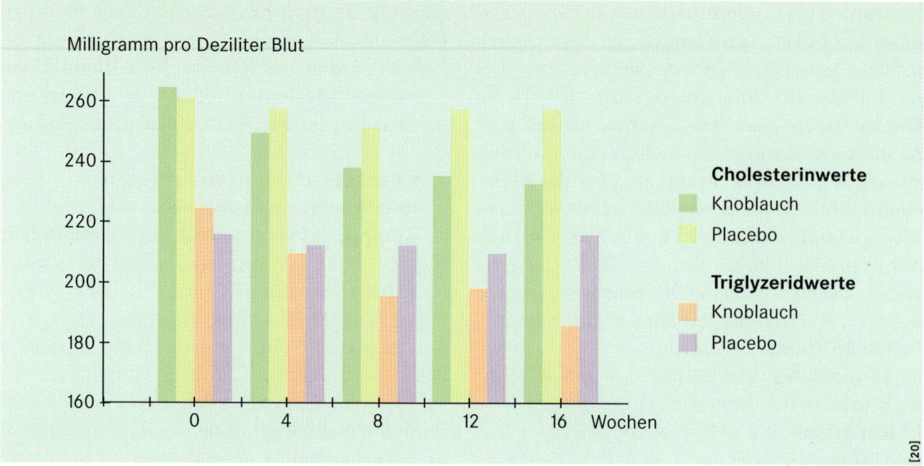

Knoblauch: Cholesterin- und Triglyzeridsenkung durch Knoblauchpräparate

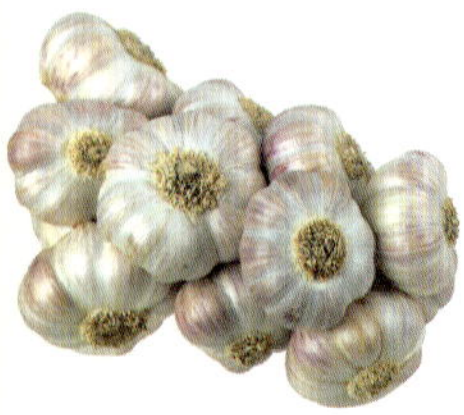

Knoblauch

gen der antibakteriellen Wirkung des Allicins bei der Behandlung von Fieber, Erkältungskrankheiten und Husten eingesetzt.

LESETIPPS:

Kräuter und Knoblauch. Teubner Edition. München (Gräfe & Unzer) 1993.

KATY HOLDER UND GAIL DUFF: *Knoblauch. Rezepte und Tips für Küche und Gesundheit. München (Hugendubel) 1998.*

MANNFRIED PAHLOW: *Kräuter und Wildfrüchte. GU Kompaß. München (Gräfe & Unzer) [9]2000.*

Knoblauchöl: aus Knoblauch durch Destillation gewonnenes, gelbes bis bräunliches Öl mit charakteristischem Knoblaucharoma, das v. a. in der Lebensmittelindustrie bei der Herstellung von Salatdressings und Gewürzen, aber auch in der Küche bei der Herstellung von Saucen verwendet wird. Anders als beim Knoblauch konnte in einer wissenschaftlichen Studie bei Knoblauchöl keine triglyzerid- und cholesterinsenkende Wirkung festgestellt werden.

Knochen: feste Stützelemente von Wirbeltieren. Die Knochensubstanz besteht zu rund 55 % aus anorganischen Salzen, die die Stabilität bewirken (Kalziumphosphat, Kalziumkarbonat, Magnesiumphosphat), zu 25 % aus organischem Material (das die Biegeelastizität bewirkt) und zu 20 % aus Wasser. Man unterscheidet lange, Knochenmark enthaltende Röhrenknochen (Markknochen) sowie ausschließlich aus Knochensubstanz bestehende Knochen. Aus Knochen von Schlachttieren wird u. a. Gelatine gewonnen. In der Küche verwendet man Knochen zur Bereitung von Suppen, Kraftbrühen usw. (durch Auskochen). Nach derzeitigem Kenntnisstand besteht hierbei keine Gefahr einer Übertragung der Rinderseuche BSE (Stand: 2001). Tiefgefroren sind Knochen bis zwei Monate haltbar.

Knochenerweichung, Osteomalazie: eine Störung des Einbaus der Mineralstoffe Kalzium und Phosphat in die Knochengrundsubstanz des Erwachsenen, in deren Folge es zu einer reduzierten Verkalkung der Knochen kommt, die dadurch weicher werden und sich verbiegen können. Beim Kind wird dieses Phänomen →Rachitis genannt.

Symptome und Ursachen: Von der Verformung des Skeletts sind v. a. Wirbelsäule, Oberschenkelknochen und Becken betroffen. Die Verbiegungen äußern sich v. a. durch Rückenschmerzen, O- oder X-Beine und Schmerzen bei Belastung.

Hauptursache der Knochenerweichung sind Störungen des Vitamin-D-Stoffwechsels. Ohne →Vitamin D, das vom Körper unter Sonneneinstrahlung gebildet wird, können Kalzium und Phosphat nicht über den Darm in den Körper aufgenommen werden. Hervorgerufen wird die Stoffwechselstörung z. B. durch zu geringe Bestrahlung der Haut mit UV-Licht (bei Menschen, die sich zu selten im Freien aufhalten), durch eine zu eiweißarme Nahrung oder durch Erkrankungen des Dünndarms, die eine ausreichende Resorption von Kalzium und Phosphat verhindern. Bei Niereninsuffizienz und Leberschäden wird Vitamin D in zu geringen Mengen gebildet und Kalzium in zu großen Mengen ausgeschieden. Auch bei übermäßiger Aufnahme von Aluminium über die Nahrung kann die Mineralisierung der Knochen gehemmt werden. Ebenso kann eine Unterfunktion der Nebenschilddrüsen (Hypoparathyreodismus) zu einer Knochenerweichung führen.

Behandlung und Ernährung: Die Therapie der Knochenerweichung besteht in erster Linie in der Behandlung der Grunderkrankung. Daneben erhält der Patient in der Regel Vitamin-D-Präparate, muss seine Ernährung auf →kalziumreiche Diät umstellen und u. U. zusätzlich Kalziumpräparate einnehmen. Wird die Knochenerweichung durch Nierenversagen hervorgerufen, muss die Phosphatzufuhr über die Nahrung auf unter 750 mg pro Tag reduziert werden. Vorbeugen kann man einer Knochenerweichung durch regelmäßigen Aufenthalt im Freien sowie ausreichende Zufuhr von Kalzium und Phosphat über die Nahrung.

Knochenmark: gelbes, zartes Zellgewebe in den langen Röhrenknochen von Wirbeltieren, das vornehmlich aus Fett, Blut und Lymphgefäßen besteht. Die Knochen von Schlachttieren kocht man kurz ab oder legt sie in den heißen Backofen und drückt danach das Mark heraus. Dann lässt man es kurz abkühlen und hackt es klein bzw. schneidet es in Scheiben. Es wird als Einlage für klare Suppen oder Belag auf geröstetem Weißbrot verwendet oder mit Semmelbröseln, Butter und Eiern zu Markklößchen verarbeitet. Knochenmark schmeckt leicht nussig und mild würzig. Der Verzehr von Knochenmark birgt nach derzeitigem Kenntnisstand nicht das Risiko einer Ansteckung mit der Rinderseuche BSE (Stand: 2001).

Knödel, Klöße: Die kugelförmigen Beilagen aus Kartoffeln, Grieß, Mehl, Semmeln, Hefeteig, Fleisch, Fisch usw. kann man aus frischen Zutaten selbst herstellen. Man kann aber auch auf eines der zahlreichen Fertig- bzw. Halbfertigprodukte wie beispielsweise Knödelmehl zurückgreifen (→Kartoffelerzeugnisse). Knödel haben einen hohen Gehalt an Kohlenhydraten. Sie werden in Salzwasser gekocht oder gedämpft: Man gibt sie in sprudelnd heißes Wasser und lässt sie dann bei verminderter Wärmezufuhr pochieren. Viele Knödel haben ein leicht salziges Aroma wie z. B. Speckklöße oder die u. a. aus geriebenen rohen und gekochten Kartoffeln und gerösteten Brotwürfeln bestehenden Thüringer Klöße. Manche schmecken aber auch süß wie die mit gewürztem Pflaumenmus gefüllten Germknödel, eine in Österreich sehr beliebte Spezialität. Knödel lassen sich gut tiefkühlen.

Knödelmehl: ein →Kartoffelerzeugnis.

Knollenfenchel, Gemüsefenchel: Varietät des Gartenfenchels (→Fenchel).

Knollensellerie, Wurzelsellerie: eine Sorte des Selleries (→Sellerie).

Knollen- und Wurzelgemüse: Gemüsearten, bei denen in der Regel nur die Speicherorgane (Sprossknollen und Wurzelrüben) verzehrt werden (→Gemüse).

Knurrhähne, Seehähne, wiss. Name **Triglidae:** Familie der Knochenfische, die ihren Namen »Knurrhähne« den knurrenden Tönen verdankt, die viele Arten mithilfe ihrer Schwimmblase erzeugen können. Die beiden bekanntesten Arten sind der Graue Knurrhahn (Eutrigla gurnardus) und der Rote Knurrhahn (Trigla lucerna), die an der europäischen Atlantikküste vorkommen. Der Knurrhahn liefert ein festes, weißes, sehr aromatisch schmeckendes, grätenloses Fleisch, das sich besonders für Suppen und Eintöpfe eignet.

Kobalt: ein Spurenelement, das erstmals im Jahr 1872 isoliert wurde. Für den menschlichen Organismus ist Kobalt nur als Bestandteil von →Vitamin B_{12} wichtig, das für die Bildung der roten Blutkörperchen notwendig ist. Reich an Vitamin B_{12} und damit auch an Kobalt sind nahezu ausschließlich tierische Lebensmittel, insbesondere Leber. Anorganisches Kobalt, das dem Körper in größeren Mengen (über 25 mg pro Tag) zugeführt wird, kann zur Schädigung des Herzmuskels, zu einer Vergrößerung der Schilddrüse, zu Appetitlosigkeit und Gewichtsverlust führen. Eine zu hohe Zufuhr von Kobalt über die Nahrung ist jedoch praktisch ausgeschlossen.

Kochbanane, Gemüsebanane, Mehlbanane, Pferdebanane, Pisang, Plante: eine Bananenart (→Bananen).

Koch-, Brat- und Backgeschirr: Behälter, in denen Speisen auf einer Kochstelle oder im Backofen gegart werden.

Materialien und Qualität: Gebräuchliche Materialien sind Edelstahl, Email und Gusseisen, seltener findet man Geschirr aus Aluminium und Kupfer im Handel. Für den Backofen eignen sich außerdem feuerfestes Glas-, Keramik- und Porzellangeschirr und Tontöpfe wie z. B. der Römertopf.

Der für Kochgeschirr verwendete, nicht rostende Edelstahl besteht aus Eisen, Chrom und Nickel, was bei einer →Nickelallergie möglicherweise Probleme bereiten kann. Der Vorteil von Edelstahl liegt darin, dass das Geschirr sehr haltbar ist. Da das Material Wärme nicht sehr gut leitet, haben Edelstahltöpfe zur besseren Wärmeleitung oft einen so genannten Sandwichboden, d. h. eine Einlage aus gut leitendem Aluminium oder Kupfer. Emailkochgeschirr besteht aus nickelfreiem Stahl, der mit einer sehr harten, allerdings stoßempfindlichen Emailglasur beschichtet ist. Sowohl Edelstahl- als auch Emailgeschirr ist spülmaschinenfest.

Nierenerkrankungen muss daher eine natriumarme Diät eingehalten werden.

kochsalzarme Diät: →natriumarme Diät.

kochsalzarme Lebensmittel: →natriumarme Lebensmittel.

Kochsalzempfindlichkeit, Kochsalzsensibilität, Salzempfindlichkeit: individuelle Anfälligkeit für eine Blutdruckerhöhung durch die Aufnahme von Kochsalz. Eine hohe Kochsalzzufuhr ruft zwar bei den meisten Menschen →Bluthochdruck hervor, allerdings erhöht sich der Blutdruck von Person zu Person unterschiedlich stark. Die Ursache hierfür ist unbekannt; man vermutet, dass die individuelle Kochsalzempfindlichkeit angeboren ist.

Kochsalzersatzmittel, Diätsalze: wie Kochsalz verwendbare Würzmittel, die anstelle von Natriumchlorid Kalium-, Kalzium- und Magnesiumchlorid enthalten. Kochsalzersatzmittel werden v.a. im Rahmen einer →natriumarmen Diät (z.B. zur Senkung des Blutdrucks oder bei chronischem Nierenversagen) eingesetzt. Auch →natriumarme Lebensmittel werden mit Kochsalzersatzmitteln hergestellt. Dies muss auf der Packung vermerkt sein. Der Geschmack von Kochsalzersatzmitteln ist oft etwas bitter. Im Fall einer →Hyperkaliämie oder eines erhöhten Risikos für die Entstehung einer Störung des Kaliumhaushalts, wie sie oft bei Niereninsuffizienz auftritt, dürfen kaliumhaltige Kochsalzersatzmittel nicht bzw. nur nach Absprache mit dem Arzt verwendet werden.

kochsalzreduzierte Lebensmittel: →natriumreduzierte Lebensmittel.

Kochsalzsensibilität: →Kochsalzempfindlichkeit.

kochsalzverminderte Lebensmittel: →natriumreduzierte Lebensmittel.

Kochwürste: eine Wurstart (→Wurst).

Koenzym Q, Ubichinone: Oberbegriff für mehrere in der Mitochondrienmembran tierischer und pflanzlicher Zellen vorkommende Substanzen, die an den Reaktionen von →Enzymen beteiligt sind. Die Mitochondrien haben die Aufgabe, aus den zugeführten Nährstoffen Energie zu gewinnen. Bei einem Mangel an Koenzym Q ist daher die Energiegewinnung der Zellen gestört. Außerdem werden dem Koenzym Q antioxidative, also zellschützende Funktionen zugeschrieben. Der menschliche Organismus kann Koenzym Q selbst herstellen; allerdings benötigt er dafür ausreichende Mengen verschiedener B-Vitamine sowie die Aminosäure Phenylalanin. Außerdem ist das Koenzym in der Nahrung, v.a. in Vollkornprodukten, enthalten.

LESETIPP:

ULLA UNGER-GÖBEL UND GISELA RAUCH-PETZ: *Fit und gesund durch Koenzym Q10. München (Südwest) 2000.*

Koffein, Coffein: in →Kaffee, →Schwarztee, →Mate und der Colanuss natürlich vorkommendes Alkaloid, das außerdem →Colagetränken und vielen →Energydrinks zugesetzt wird.

Wirkungen: Koffein besitzt eine das Zentralnervensystem erregende Wirkung und trägt damit dazu bei, Müdigkeit (zumindest für eine gewisse Zeit) zu überwinden und die Leistungsfähigkeit leicht zu steigern. Es regt Atem-, Kreislauf- und Zentralnervensystem an, trägt zur Erweiterung der Herzkranzgefäße bei, erhöht die Herzfrequenz und stimuliert die Harnproduktion. Schon nach dem Genuss einer Tasse Kaffee oder Tee (150 ml), die durchschnittlich 60–120 mg Koffein enthält, treten diese Wirkungen ein; je nach Koffeinempfindlichkeit sind sie jedoch unterschiedlich stark ausgeprägt.

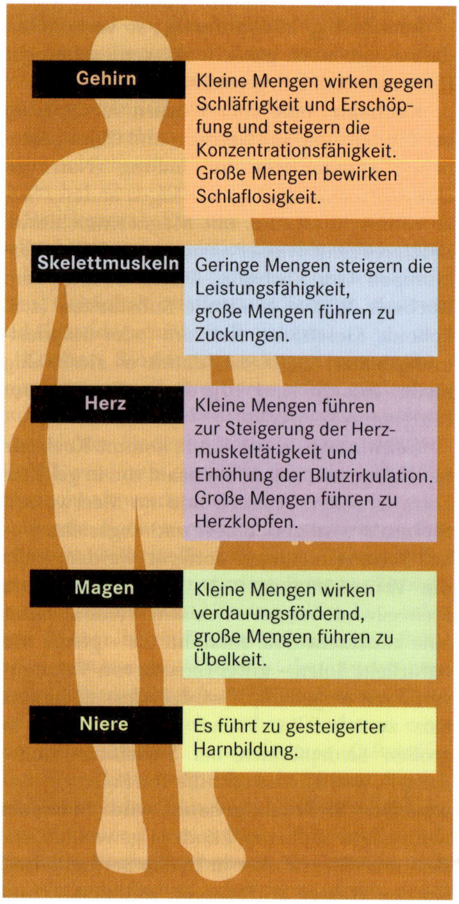

Koffein: Wirkungen auf den Körper

In großen Mengen genossen, kann Koffein Beschwerden hervorrufen. Dazu zählen Unruhe, Zittern, Schlaflosigkeit, Magenbeschwerden, Schweißausbrüche und Herzrasen. Wird Koffein über einen längeren Zeitraum im Übermaß genossen, kann dies zu stärkeren Schlafproblemen (Einschlaf- und Durchschlafstörungen) führen. In Maßen genossen ist Koffein für den Erwachsenen jedoch nach dem heutigen Stand der Forschung nicht schädlich, u. a. weil Koffein nicht zu den süchtig machenden Substanzen gezählt wird; eine leichte Abhängigkeit kann sich jedoch einstellen. Diskutiert wird, ob Koffein die Blutfettwerte negativ beeinflussen und damit das Risiko für Herz-Kreislauf-Erkrankungen erhöhen kann. Vermutet wird außerdem, dass die Aufnahme von mehr als 300 mg Koffein pro Tag (was vier bis fünf Tassen Kaffee entspricht) in der Schwangerschaft zu einem niedrigeren Geburtsgewicht des Kindes führen und dass Koffein außerdem die Bauchspeicheldrüse des ungeborenen Kindes schädigen kann. Ob der Konsum von Koffein das Risiko für eine Fehlgeburt erhöht, ist umstritten.

Die Zufuhr von 11 g reinen Koffeins oder mehr ist für einen Erwachsenen tödlich; allerdings ist diese Dosis durch den Konsum koffeinhaltiger Getränke oder die Einnahme koffeinhaltiger Schmerzmittel nicht erreichbar.

LESETIPP:

STEPHEN BRAUN: *Der alltägliche Kick. Von Alkohol und Koffein. Basel (Birkhäuser) 1998.*

koffeinfrei, entkoffeiniert: kein bzw. maximal 0,1 % Koffein enthaltend. Kaffee und Schwarztee wird mithilfe von Lösungsmitteln oder Hochdruckverfahren das Koffein entzogen.

Kognak, Brandy, Weinbrand: ein →Branntwein.

Kohl, wiss. Name **Brassica:** Gattung der Kreuzblütler mit etwa 30 meist ein- oder zweijährigen Arten (v. a. im Mittelmeergebiet). Der Kohl im engeren Sinn ist der Gemüsekohl (Gartenkohl, Brassica oleracea), eine zwei- oder mehrjährige (als Kulturform auch einjährige) Pflanze mit kräftigem Stiel, dicken Blättern und schwefelgelben (seltener weißen) Blüten.

Formen: Der Gemüsekohl ist eine alte Kulturpflanze mit zahlreichen Zuchtformen, die sich morphologisch in verschiedene Formen unterteilen lassen: Der Blätterkohl, heute fast allein durch den →Grünkohl vertreten, ist eine krausblättrige, auf Blattmasse gezüchtete Form; Stammkohl (z. B. →Kohlrabi) ist eine Wuchsform mit besonders kräftig entwickelter Sprossachse. Beim Kopfkohl (z. B. →Weißkohl, →Rotkohl) schließen die Blätter sich zu einem Kopf zusammen; beim Blütenstands- oder Infloreszenzkohl (z. B. →Blumenkohl, →Brokkoli) werden Teile des Blütenstandes als Gemüse genutzt. Beim →Rosenkohl verwendet man die im Knospenstadium verbleibenden Achselknospen. Neben dem Gemüsekohl sind zahlreiche andere Kohlarten in Kultur, so z. B. der →Chinakohl.

Kohlenhydrate: zu den Grundnährstoffen gehörende Gruppe von Substanzen, die in der Natur weit verbreitet sind, aus Kohlenstoff, Wasserstoff und Sauerstoff bestehen und v. a. in pflanzlichen Lebensmitteln vorkommen. Zu den Kohlenhydraten zählen u. a. alle Zucker- und Stärkearten und fast alle Ballaststoffe. An der täglichen Energiezufuhr sollten Kohlenhydrate einen Anteil von 50–60 % haben.

Arten: Als **Einfachzucker** (Monosaccharide) bezeichnet man Kohlenhydrate, deren Molekül drei bis sieben Kohlenstoffatome enthält. Für die Energiegewinnung von besonderer Bedeutung sind die Hexosen, zu denen u. a. →Glukose, →Fruktose und →Galaktose zählen. Wichtigster Energieträger ist die Glukose, die jedoch nur in Traubenzucker als reiner Einfachzucker vorliegt, ansonsten Bestandteil von Zweifach- oder Mehrfachzuckern wie der Stärke ist.

Zweifachzucker (Disaccharide) setzen sich jeweils aus zwei Molekülen Einfachzucker zusammen. Zu den Zweifachzuckern gehören u. a. der Haushaltszucker (→Zucker), die in Milch und Milchprodukten enthaltene →Laktose und die →Maltose. **Oligosaccharide** sind aus drei bis neun miteinander verbundenen Einfachzuckern zusammengesetzt. Sie kommen in freier Form nur in pflanzlichen Lebensmitteln vor. Zu den Oligosacchariden zählen z. B. die →Raffinose und die in →Hülsenfrüchten vorkommenden Kohlenhydrate Stachyose und Verbascose.

Mehrfachzucker (Polysaccharide) bestehen aus mindestens zehn Molekülen Einfachzucker. Zu den Mehrfachzuckern zählt die →Stärke, die für die Energiegewinnung des menschlichen Organismus von großer Bedeutung ist, da sie gut verwertet werden kann. Auch die Dextrine, die bei der Spaltung von Stärke als Erstes entstehen, gehören zu den Mehrfachzuckern, ebenso das →Glykogen, die Speicherform der Glukose im Körper von Mensch und Tier.

Neben diesen für die Energiegewinnung bedeutenden Mehrfachzuckern gibt es auch solche, die nur in geringer Menge vom Dünndarm resorbiert werden können. Darunter fallen z. B.

die Gelier- und Verdickungsmittel Agar-Agar und Carrageen. Vom Dünndarm überhaupt nicht aufgenommen werden die nur in pflanzlichen Lebensmitteln vorkommenden →Ballaststoffe Zellulose, Hemizellulosen und Pektine. Sie werden jedoch teilweise von den Darmbakterien in kurzkettige Fettsäuren umgewandelt und als solche resorbiert. Auch →Inulin, das u.a. in Artischocken enthalten ist, gehört zu den Mehrfachzuckern, die die Enzyme des Dünndarms nicht spalten können.

Funktionen und Verwertung: Für den menschlichen Körper sind Kohlenhydrate in erster Linie Energielieferanten. So nutzen z.B. die Zellen des Gehirns nahezu ausschließlich das Kohlenhydrat Glukose zur Energiegewinnung. Weiterhin sind Kohlenhydrate Bestandteile von Schleimstoffen im menschlichen Organismus und kommen in Knochen und Bindegewebe vor.

Bereits im Mund wird mit der Aufspaltung der Stärke, des häufigsten in der Nahrung vorkommenden Mehrfachzuckers, in kleinere Bruchstücke durch ein Enzym namens Speichelamylase begonnen. Die hauptsächliche Verdauung, die Aufspaltung der Stärkebruchstücke in Glukose, geschieht jedoch im Darm durch im Bauchspeichel enthaltene bzw. von der Darmschleimhaut produzierte Enzyme wie Pankreasamylase und Maltase.

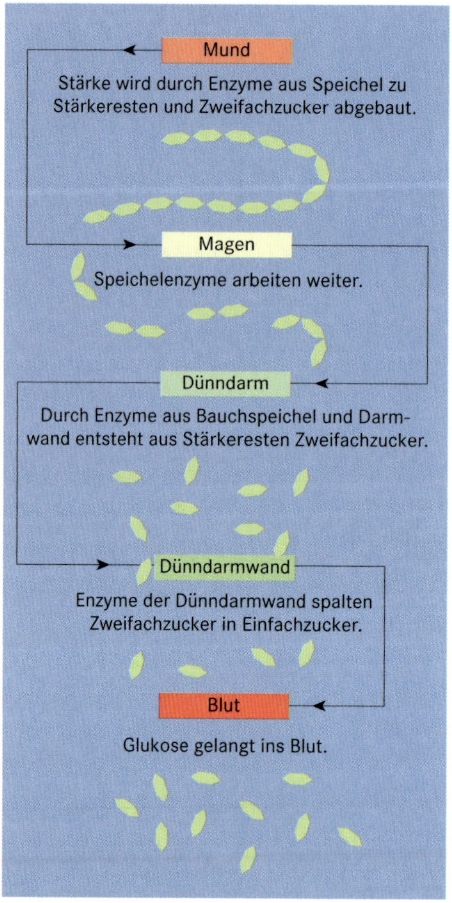

Kohlenhydrate: Verdauung

In der Nahrung enthaltene Zweifachzucker werden durch verschiedene Enzyme, die Disaccharidasen, in Einfachzucker aufgespalten. Während die Resorption von Glukose und Galaktose durch die Darmschleimhaut Energie verbraucht, kann Fruktose die Darmschleimhaut durch Diffusion passieren und so ins Blut gelangen. Mit dem Blut werden die Einfachzucker über die Pfortader zur Leber transportiert, welche überwiegend Glukose an den peripheren Blutkreislauf abgibt.

Die Aufnahme von Kohlenhydraten erhöht vorübergehend den Blutzuckerspiegel. Besonders rasch über den Dünndarm aufgenommen werden Glukose und Galaktose, weniger schnell die Fruktose – nach glukose- und galaktosereichen Mahlzeiten steigt der Blutzuckerspiegel daher rasch an, nach der Aufnahme von Fruktose hingegen langsamer. Der Blutzuckerspiegel erreicht sein Ausgangsniveau, sobald die Körperzellen die Glukose aufgenommen haben.

Zufuhr: In den Industrienationen beträgt der Kohlenhydratanteil an der täglichen Nahrung durchschnittlich 40–45%, empfohlen werden jedoch 50–60%. Der Großteil der Kohlenhydratzufuhr sollte aus stärke- und/oder ballaststoffhaltigen Lebensmitteln (Getreideerzeugnissen, Kartoffeln, Obst, Gemüse) bestehen, da diese in der Regel gleichzeitig reich an lebensnotwendigen Vitaminen und Mineralstoffen sind. Lebensmittel, die reich an Haushaltszucker sind, enthalten vielfach nur geringe Mengen weiterer Nährstoffe.

Kohlenhydrateinheit, Abk. **KHE:** Maßeinheit für die Aufnahme von Kohlenhydraten. Eine Kohlenhydrateinheit entspricht 10g Kohlenhydraten. Die Kohlenhydrateinheit hilft Diabetikern, die Insulin spritzen müssen, dabei, Lebensmittel auf ihren Kohlenhydratgehalt hin einzuschätzen und zu den jeweiligen Mahlzeiten die richtige Menge an Kohlenhydraten zu verzehren. Die Menge der in bestimmten Lebensmitteln enthaltenen Kohlenhydrateinheiten kann aus Tabellen abgelesen werden. Eine weitere Maßeinheit zur Einschätzung der Kohlenhydratzufuhr ist die →Broteinheit.

kohlenhydratreiche Diäten: eine Kategorie von →Gewichtsreduktionsdiäten.

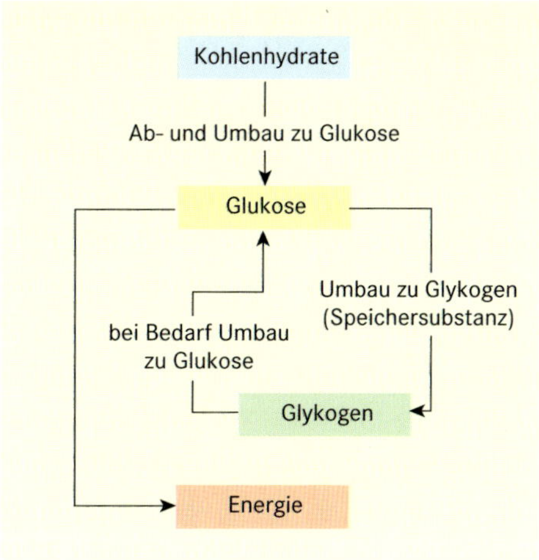

Kohlenhydrate: Umwandlung von Kohlenhydraten in Energie

Kohlensäure: schwache, nur in wässriger Lösung vorliegende Säure mit der chemischen Formel H_2CO_3, die beim Einleiten von Kohlendioxid in Wasser entsteht; gemeinsprachlich und in der Technik wird auch ihr Anhydrid, das Kohlendioxid, das in der Lebensmittelindustrie als →Backtriebmittel, →Konservierungsstoff und →Packgas Verwendung findet, als Kohlensäure bezeichnet. Manche Mineralwässer enthalten von Natur aus Kohlensäure, anderen wird sie zugesetzt. Auch viele Erfrischungsgetränke werden mit Kohlensäure angereichert. Personen mit empfindlichem Magen sollten auf kohlensäurehaltige Getränke weitgehend verzichten, da Kohlensäure den Magen reizt.

Kohlenwasserstoffe, chlorierte: →chlorierte Kohlenwasserstoffe.

Kohlenwasserstoffe, polyzyklische aromatische: →polyzyklische aromatische Kohlenwasserstoffe.

Köhler: →Seelachs.

Kohlgemüse: Gruppe von →Gemüsen, zu der u.a. Blumenkohl, Brokkoli, Rotkohl und Weißkohl gehören.

Kohlrabi, wiss. Name **Brassica oleracea var. gongylodes:** Kulturform des Gemüsekohls (→Kohl), bei der durch kräftige Verdickung der Sprossachse apfelgroße, fleischige oberirdische Knollen entstehen. Man unterscheidet weißen und blauen Kohlrabi, wobei Letzterer würziger schmeckt und holziger ist. Die jungen Knollen werden roh, gedünstet oder gekocht verzehrt. Kohlrabi schmeckt leicht süßlich und hat keinen sehr ausgeprägten Kohlgeschmack. Er liefert reichlich Vitamin C, Folsäure, Kalium, Kalzium, Magnesium, Eisen und Ballaststoffe.

Kohlrübe, Erdrübe, Steckrübe, Wruke, wiss. Name **Brassica napus var. napobrassica:** Gemüse- und Futterpflanze mit fleischig verdickter Rübe, die vermutlich aus einer Kreuzung von Kohlrabi und Herbstrübe entstanden ist. Die Knolle kann bis zu 1,5 kg schwer werden und hat ein gelbliches Fleisch, das süßlich und mohrrübenähnlich schmeckt. In Deutschland bildeten Kohlrüben v.a. im Ersten Weltkrieg die Hungernahrung in den Städten, insbesondere im Winter (weshalb auch von »Steckrübenwinter« gesprochen wurde). Kohlrüben werden roh oder gekocht verzehrt, häufig auch zu Püree verarbeitet. Sie sind reich an Vitamin C, Kalium und Kalzium.

Kokarzinogene: Stoffe oder Faktoren, die das Tumorwachstum begünstigen (→Karzinogene).

Kokosfett, Kokosöl: weißes bis schwach gelbliches Fett, das durch Auspressen des frischen oder getrockneten Fleisches der Kokosnuss gewonnen wird; es schmilzt bei 20–23°C und wird als Speisefett sowie zur Herstellung von Margarine verwendet. Das Planzenfett eignet sich dank seines hohen Schmelzpunktes gut zum Frittieren, insbesondere für Süßspeisen, da es einen zarten, nussartigen Geschmack hat. Kokosfett hat einen hohen Anteil an gesättigten Fettsäuren (ca. 65%).

Kokosflocken, Kokosraspeln: geröstete oder ungeröstete Flocken, die aus getrocknetem Kokosfleisch hergestellt werden. Sie haben einen hohen Fettgehalt (62%) und sind sehr kalorienreich, enthalten aber auch viele Ballaststoffe, Kalium und Magnesium. Die ungerösteten Flocken verwendet man als Zutat zu Obstsalat, Pudding, Backwaren, Saucen oder Speiseeis; geröstete Kokosflocken eignen sich u.a. für Currygerichte. Als Kokosflocken bezeichnet man auch häppchengroße Zuckerwaren, die aus Kokosraspeln und Fondantmasse hergestellt werden.

Kokosmilch: **1)** Bestandteil der →Kokosnuss; **2)** Mischung aus geriebenem Kokosfleisch und warmer Milch oder Wasser, die zur Verfeinerung von Saucen und Currygerichten verwendet wird. Die Flüssigkeit ist auch als Konzentrat u.a. in Dosen erhältlich.

Kokosnuss: kopfgroße, bis zu 1 kg schwere Steinfrucht der Kokospalme (Cocos nucifera), die seit über 4000 Jahren in Indien vielseitig verwendet wird: Fruchtfleisch und Kokosmilch dienen als Nahrung, die Blattsegmente als Flecht-, das Holz als Baumaterial. Der Blutungssaft der Blütenstände (Toddy) wird zu einer Art Sirup (Jaggery) eingedickt oder zu Palmwein und Arrak vergoren. Die Kokosnuss

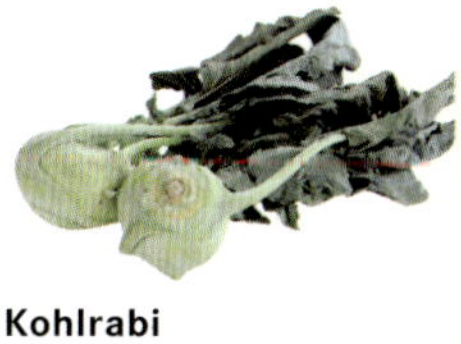

Kohlrabi

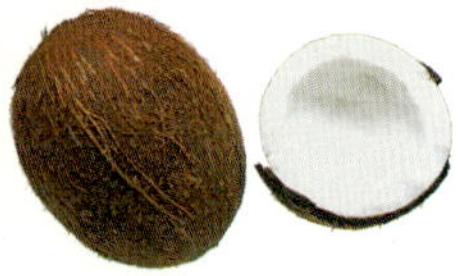

Kokosnuss

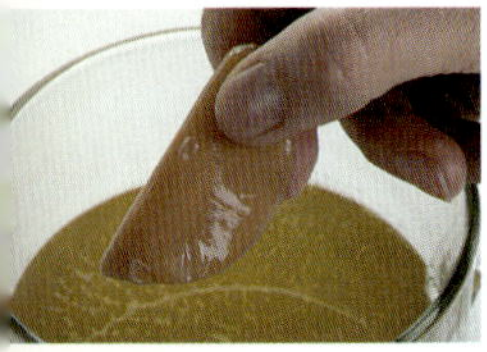

Kombucha: Der Pilz kommt in die Nährlösung (Tee mit Zucker).

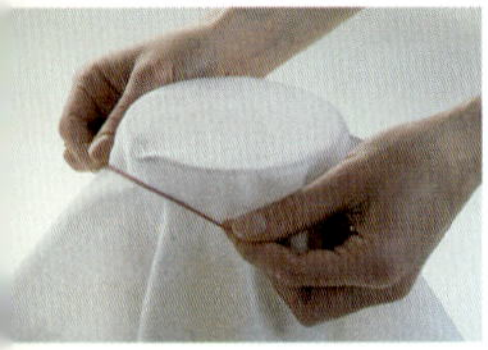

Kombucha: Im abgedeckten Gefäß gärt die Flüssigkeit 14 Tage lang.

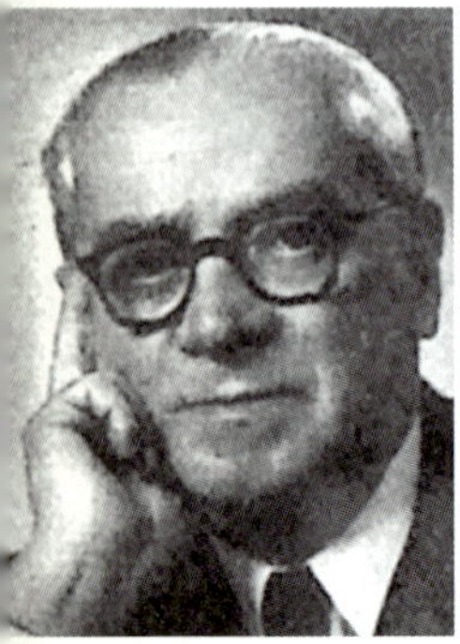

Werner Kollath

hat eine dunkelbraune, faserige, sehr harte Schale, die weißes Fruchtfleisch bzw. süßlich schmeckende Kokosmilch umgibt. Die Milch verwandelt sich mit zunehmender Reife in festes Fruchtfleisch. Ist die Milch gänzlich vertrocknet, schmeckt das Fruchtfleisch seifig; daher sollte man beim Kauf darauf achten, dass die Kokosnuss noch Milch enthält, was sich durch Schütteln feststellen lässt. Um eine Kokosnuss zu öffnen, durchbohrt man mit einem spitzen Gegenstand (z.B. einem Nagel) die dunklen Keimstellen der Schale und gießt die Milch ab. Dann kann man die Schale mit einer Säge öffnen und das nussig schmeckende Fruchtfleisch herauslösen. Kokosnüsse werden roh verzehrt, zu Süßspeisen verarbeitet oder als Zutat zu exotischen Gerichten verwendet; außerdem stellt man daraus Kokosflocken und Kokosmilch her. Sie haben einen hohen Fettgehalt (36,5%) und enthalten viel Biotin und Mangan.

Kokosöl: →Kokosfett.

Kokosraspeln: →Kokosflocken.

Kolanuss: →Colanuss.

Kolibakterium: →Escherichia coli.

Kolik [griech. »Darmleiden«]: wiederholt auftretende, teils mit Schweißausbrüchen und Brechreiz verbundene, krampfartige Bauchschmerzen, die durch Zusammenziehen (Spasmen) der glatten Muskulatur von Magen, Darm, Galle, Nieren oder Blase ausgelöst werden. Besonders häufig sind →Gallenkoliken und →Darmkoliken.

Kolitis: →Dickdarmentzündung.

Kollath, Werner: Arzt und Ernährungsforscher, Begründer der modernen Vollwerternährungslehre, * Gollnow 11. 6. 1892, † Porza (Kt. Tessin) 19. 11. 1970. Kollath empfahl den Verzehr wenig bearbeiteter Lebensmittel und schuf ein Bewertungsschema, mit dem alle Lebensmittel hinsichtlich ihres Vollwertcharakters beurteilt werden können (→Vollwerternährung). Seine wichtigste Veröffentlichung ist »Die Ordnung unserer Nahrung« (1942).

Kolon, Colon, Grimmdarm: ein Teil des Dickdarms (→Darm).

kolorektales Adenom: →Dickdarmpolyp.

Kolostralmilch, Kolostrum: die in den ersten Tagen nach der Geburt von den Brustdrüsen einer Frau gebildete Muttermilch. Die Kolostralmilch enthält besonders viele mütterliche Antikörper, um die Abwehrkräfte des Neugeborenen zu stärken. Zudem ist sie im Vergleich zur reifen Muttermilch reich an Eiweiß und Vitaminen (v.a. Vitamin A und C), aber ärmer an Fett.

Kölsch: eine Biersorte (→Bier).

Kombucha, Teepilz: Mischkultur aus Essigsäurebakterien und säurebeständigen Hefen, die zur Herstellung eines säuerlich aromatischen Gärgetränks aus (meist schwarzem) Tee und Zucker verwendet wird. Das Kombucha-Gärgetränk stammt ursprünglich aus dem ostasiatischen Raum und kam Anfang des 20. Jh. über Russland nach Deutschland. Ihm werden zahlreiche gesundheitsfördernde Eigenschaften (beispielsweise Stärkung der Darmflora, Anregung des Stoffwechsels) zugeschrieben, die jedoch nicht wissenschaftlich bewiesen sind.

LESETIPP:

ANDREA-ANNA CAVELIUS UND BIRGIT FROHN: *Natürlich heilen mit Kombucha. München (Südwest)* ^{4}*1998.*

Komplexbildner: Lebensmittelzusatzstoffe, die Schwermetallspuren in Lebensmitteln an sich binden und unwirksam machen. Schwermetalle beschleunigen oft den Verderb von Lebensmitteln; durch das Binden von Schwermetallen wirken die Komplexbildner somit wie Konservierungsstoffe. Außerdem verstärken sie als so genannte Synergisten die Wirkung von Antioxidationsmitteln. Verwendet werden sie in Speiseölen, verschiedenen Kartoffelprodukten, Nusserzeugnissen und anderen Fett oder Öl enthaltenden Lebensmitteln, denen auch Antioxidationsmittel zugesetzt werden.

Die einzelnen Komplexbildner:

Isoascorbinsäure (E 315, Isoaskorbinsäure) und ihr Salz **Natriumisoascorbat (E 316)** werden auch als →Antioxidationsmittel eingesetzt. Als Komplexbildner sorgen sie für Farb- und Vitaminstabilität bei Obst und Gemüse; außerdem verzögern sie bei fetthaltigen Lebensmitteln den Fettverderb. Isoascorbinsäure und Natriumisoascorbat werden auch beim Pökeln von Wurst und anderen Fleischerzeugnissen eingesetzt: Sie beschleunigen die Umrötung und hemmen die Bildung gesundheitsschädlicher Nitrosamine. Im Zuge der Harmonisierung in der Europäischen Union wurden sie auch in Deutschland zugelassen, und zwar für Fleischerzeugnisse, anstelle von Ascorbinsäure zur Umrötung von Wurst und Schinken und bei der industriellen Obst- und Gemüseverarbeitung.

Zitronensäure (E 330, Citronensäure) wird auch als →Antioxidationsmittel und Säuerungsmittel eingesetzt. Als Komplexbildner findet sie bei Limonade, Konfitüren, Milchpulver, Kondensmilch, Schmelzkäse, Brühwürsten, Fetten, Backwaren, Frucht- und

Gemüsekonserven, Eiscreme, Fertigsuppen, tiefgefrorenen Fischen und Krabben Verwendung. Bei Backpulver wirkt sie als Säureträger; im Haushalt dient sie als Geliermittel zum Einkochen von Marmelade, Gelees und Konfitüren.

Natriumzitrat (**E 331**, Natriumcitrat) und **Kaliumzitrat** (**E 332**, Kaliumcitrat) kommen ebenfalls als Antioxidations- und Säuerungsmittel zum Einsatz. **Kalziumzitrat** (**E 333**, Calciumcitrat) wird wie Zitronensäure verwendet (→Antioxidationsmittel). Alle drei Substanzen werden auch als Salze der Zitronensäure deklariert.

Weinsäure (**E 334**) ist eine Fruchtsäure, die in vielen Pflanzen (z. B. Weintrauben) enthalten ist. Sie wird auf chemischem Weg aus Weinstein, einem Nebenprodukt bei der Weinherstellung, gewonnen und ist als Lebensmittelzusatzstoff im Allgemeinen ohne Höchstmengenbeschränkungen zugelassen; für Kekse und Zwieback in Säuglingsentwöhnungsnahrung ist der Zusatz auf 5 g pro Kilogramm beschränkt. Weinsäure wird häufig in Backwaren, Backpulver, Süßwaren, Speiseeis, Limonade, Sülzen, Desserts, Brühwürsten, Fetten, Frucht- und Gemüsekonserven verwendet. Der ADI liegt bei 0–30 mg pro Kilogramm Körpergewicht. In gesundheitlicher Hinsicht ist Weinsäure unbedenklich.

Kalziumdinatriumethylendiamin (E 385, Kalzium-Dinatrium-EDTA) wird auch als →Antioxidationsmittel und Stabilisator eingesetzt.

Polysorbate (auch deklariert als Polyoxyethylen-Sorbitan-Monolaurat) – **Polysorbat 20** (**E 432**), **Polysorbat 80** (**E 433**), **Polysorbat 40** (**E 434**) und **Polysorbat 60** (**E 435**) – werden in erster Linie wegen ihrer emulgierenden Wirkung (→Emulgatoren) verwendet, wirken daneben aber auch als Komplexbildner.

Glukonsäure (**E 574**) sorgt für Farb- und Vitaminstabilität bei Obst und Gemüse; außerdem verzögert sie den Fettverderb. Man verwendet sie auch zur Spülung von Getränkeleitungen in Molkereien und Brauereien, um Verunreinigungen (Milch- und Bierstein) vorzubeugen (→Glukonsäure).

Kondensmilch, Dosenmilch: durch teilweisen Wasserentzug (eventuell nach Zuckerzugabe) auf die Hälfte bis auf ein Drittel eingedickte sterile und ultrahocherhitzte Milch. Kondensmilch ist vorwiegend in Konservendosen, aber auch in Glasflaschen, Kunststoffkännchen oder Ähnlichem im Handel. Der Fettgehalt ungezuckerter Kondensmilch beträgt entweder 10 %, 7,5 % oder 4 %. Die leicht nach Karamell schmeckende Kondensmilch wird vorwiegend zum Weißen von Kaffee, aber auch zur Zubereitung von Puddings und Saucen verwendet.

Konfekt: eine →Süßigkeit.

Konfitfrüchte: →Belegfrüchte.

Konfitüre: ein →Brotaufstrich.

Königskrabbe, Königskrebs: ein →Krustentier.

Konserven [lat. conservare »erhalten«, »bewahren«]: durch spezielle Behandlung (→Konservierungsmethoden, S. 382 ff.) und geeignete Verpackung (in der Regel Gläser oder Dosen) vor mikrobiellem Verderb geschützte und daher lange Zeit haltbare Lebens- und Genussmittel.

Arten: Man unterscheidet Gefrier-, Trocken- und Rohkonserven. Gefrierkonserven werden bei mindestens –30 °C eingefroren und bei –18 °C gelagert; ihre Haltbarkeit beträgt wenigstens sechs Monate. Trockenkonserven werden durch Trocknen sechs bis zwölf Monate haltbar gemacht. Rohkonserven werden durch Milch- oder Essigsäuregärung, Einsalzen, Einzuckern, Einlegen in Alkohol oder durch Zusatz chemischer Konservierungsstoffe konserviert und sind ebenfalls sechs bis zwölf Monate haltbar. Besonders weit verbreitet sind die Vollkonserven (Dosenkonserven), die durch Sterilisation keimfrei gemacht und in luftdicht schließenden Gläsern oder Dosen verpackt werden. Durch das einmalige Erhitzen auf ca. 120 °C werden Mikroorganismen und deren Sporen abgetötet und auch ihre Enzyme inaktiviert. Konservierungsstoffe dürfen bei diesem Prozess (außer bei kochfertig zubereiteten Champignons) nicht zugesetzt werden. Als Dosenkonserven kommen v. a. Obst und Gemüse in den Handel. Die erste Konservenfabrik wurde 1812 in Frankreich gegründet.

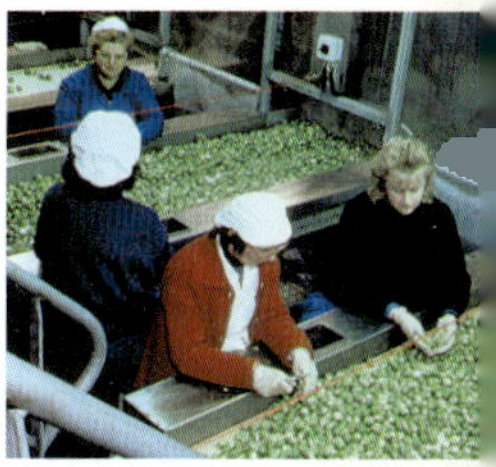

Konserven: Reinigen und Verlesen der Erbsen

Einkauf und Lagerung: Vollkonserven werden trocken, dunkel und kühl aufbewahrt. Sie können ohne Qualitätsverlust mehrere Jahre lang bevorratet werden (Gemüse drei bis vier Jahre, Obst zwei Jahre). Wegwerfen sollte man rostige Dosen oder solche, die eingedellt, anderweitig beschädigt oder aufgewölbt sind (Letztere bezeichnet man als Bombagen). Hier besteht die Gefahr einer Lebensmittelvergiftung (→Botulismus). Den Restinhalt geöffneter Konserven kann man in einen verschließbaren Behälter umfüllen und im Kühlschrank bis zu zwei Tage aufbewahren. Belässt man ihn in der Dose, besteht die Gefahr, dass Metalle (z. B. Zinn) in das Lebensmittel übergehen.

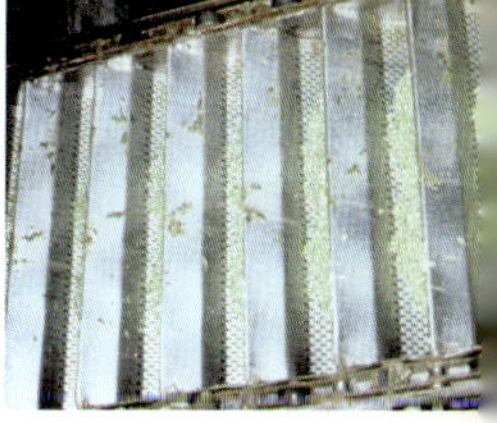

Konserven: Sortieren der Erbsen auf dem Vibriertisch

Nachteile: Durch das Konservieren kommt es zu Veränderungen von Farbe, Konsistenz

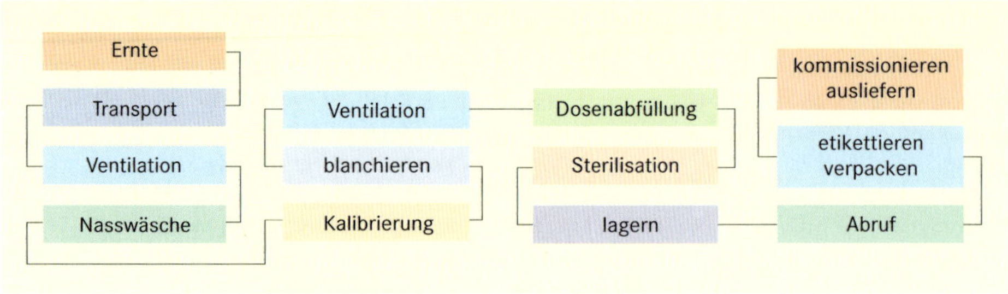

Konserven: die verschiedenen Arbeitsschritte der Konservenherstellung

und Geschmack der Ware. Vielen Konserven werden Kochsalz oder Zucker sowie Lebensmittelzusatzstoffe (z. B. Aroma-, Farbstoffe, Geschmacksverstärker) in ziemlich großen Mengen zugesetzt. Ferner büßen Obst und Gemüse durch die hohen Temperaturen während der Sterilisation wertvolle Vitamine ein.

Konservierungsmethoden: →S. 382 ff.

Konservierungsstoffe: der Konservierung von Natur- und Industrieprodukten, insbesondere von Lebensmitteln, dienende Stoffe. In der Lebensmittelverarbeitung verlängern sie die Haltbarkeit von Lebensmitteln, indem sie das Wachstum von Mikroorganismen hemmen und die Produkte so vor Verderb schützen. Die seit alters bekannten Konservierungsmittel Kochsalz, Zucker und Essig gehören rechtlich nicht zu den Lebensmittelzusatzstoffen; sie erscheinen in der Zutatenliste als eigenständige Zutaten. Die meisten Konservierungsstoffe unterliegen in Menge und Verwendung Einschränkungen.

Die einzelnen Konservierungsstoffe:

Sorbinsäure (E 200) wird sowohl als freie Säure als auch in Form ihrer Salze (Sorbate, E 201–203) verwendet. Sorbinsäure kommt in Vogelbeeren in Form von Sorbinöl vor. Heute wird sie ausschließlich durch chemische Synthese hergestellt. Zugelassen ist sie für Feinkostprodukte, Mayonnaisen, Suppenkonzentrate, Kartoffelzubereitungen, Käse, abgepacktes Schnittbrot (gegen die Bildung von Aflatoxinen), Hart- und Brühwürste (gegen unerwünschtes Schimmelwachstum), Geflügelfleisch, Essiggemüse (gegen das Wachstum von Hefen und Schimmelpilzen), Tomatenprodukte, Marmeladen, Margarine und Fruchtsäfte (gegen Gärung und Schimmelbefall); in Wein verhindert sie die Nachgärung.

Sorbinsäure wird im menschlichen Körper wie eine Nahrungsfettsäure verwertet. Ihr allergenes Potenzial wird als gering eingestuft. In seltenen Fällen kann sie jedoch Unverträglichkeiten hervorrufen. Als freie (d. h. nicht veresterte oder als Salz gebundene) Säure kann sie bei sehr empfindlichen Personen Haut und Schleimhäute reizen. Da sie in gesundheitlicher Hinsicht relativ unbedenklich ist, wird Sorbinsäure zunehmend anstelle anderer Konservierungsstoffe, z. B. Benzoesäure, eingesetzt.

Natriumsorbat (E 201), **Kaliumsorbat** (E 202) und **Kalziumsorbat** (E 203, Calciumsorbat), alle auch deklariert als Sorbinsäure, sind Salze der Sorbinsäure und werden durch chemische Modifikation aus dieser hergestellt. Sie sind allerdings sehr instabil und kaum lagerfähig und haben als Konservierungsstoffe daher nur eine geringe Bedeutung. Im Gegensatz zu Sorbinsäure, Kalium- und Kalziumsorbat kann bei Natriumsorbat nicht von einer gesundheitlichen Unbedenklichkeit ausgegangen werden: Ein Oxidationsprodukt von Natriumsorbat kann das Erbgut schädigen.

Der ADI für Sorbinsäure und die Sorbate liegt bei 0–25 mg pro Kilogramm Körpergewicht, die zugelassenen Höchstmengen betragen je nach Anwendungsgebiet 0,3–2, in Ausnahmefällen bis 6 g pro Kilogramm Lebensmittel. Dabei wird die Gesamtmenge verschiedener Konservierungsstoffe (E 200–219) vorgeschrieben.

Benzoesäure (E 210) kommt natürlich in vielen Beeren und Früchten (z. B. Pflaumen, Blaubeeren, Preiselbeeren und Johannisbeeren) vor; als Konservierungsstoff wird sie durch chemische Synthese hergestellt. Man verwendet sie als freie Säure sowie in Form ihrer Salze, der Benzoate **Natriumbenzoat (E 211), Kaliumbenzoat (E 212)** und **Kalziumbenzoat** (**E 213**, Calciumbenzoat), die ebenfalls als »Benzoesäure« deklariert werden. Ihre konservierende, antimikrobielle Wirkung basiert auf dem Säureanteil. Im Gegensatz zu Sorbinsäure ist Benzoesäure nur zur Konservierung saurer oder gesäuerter Produkte geeignet. Sie schützt v. a. vor Schimmelbefall und unerwünschter Nachgärung, in Kombination mit Schwefeldioxid auch vor enzymatischem und bakteriellem

Verderb. Außerdem wirkt sie gegen Hefen und aflatoxinbildende Schimmelpilze.

Benzoesäure und die Benzoate sind als Konservierungsstoffe für Mayonnaisen und mayonnaisehaltige Feinkostprodukte (z. B. Fleisch- und Wurstsalate), Marinaden, Gemüsekonserven (v. a. Sauergemüse wie z. B. Essiggurken), saure Obstkonserven und Fruchtsaftkonzentrate (ein Zwischenprodukt bei der Herstellung von Fruchtsäften) zugelassen. Häufig werden sie in Kombination mit Schwefeldioxid verwendet. Die Höchstmengen betragen je nach Anwendungsgebiet 0,3–2, in Ausnahmefällen bis 6 g pro Kilogramm Lebensmittel. Dabei wird die Gesamtmenge verschiedener Konservierungsstoffe (E 200–219) vorgeschrieben. Der ADI beträgt 0–5 mg pro Kilogramm Körpergewicht.

In den zur Konservierung erforderlichen Konzentrationen kann Benzoesäure geschmacklich unangenehm auffallen. Mehrere Fütterungsstudien mit verschiedenen Tierarten haben außerdem Hinweise auf verschiedene gesundheitlich problematische Wirkungen von Benzoesäure und Benzoaten geliefert. Fest steht ihre allergene Wirkung bei empfindlichen Personen. Heute wird der Einsatz von Benzoesäure daher zugunsten anderer, toxikologisch weniger bedenklicher Konservierungsstoffe eingeschränkt.

Die Deklaration **PHB-Ester (E 214–219)** umfasst eine Reihe von Verbindungen mit ähnlichen Eigenschaften: **Natrium-p-hydroxybenzoat** (**E 214**, Ethyl-p-hydroxybenzoat), **PHB-Ethylester Natriumsalz** (**E 215**, Natriumethyl-p-hydroxybenzoat), **PHB-Propylester** (**E 216**, Propyl-p-hydroxybenzoat), **PHB-Propylester Natriumsalz** (**E 217**, Natriumpropyl-p-hydroxybenzoat), **PHB-Methylester** (**E 218**, Methyl-p-hydroxybenzoat) und **PHB-Methylester Natriumsalz** (**E 219**, Natrium-p-hydroxybenzoat). Die Basis all dieser Substanzen, die durch chemische Synthese aus Benzoesäure und verschiedenen Alkoholen hergestellt werden, ist PHB-Ester, eine Verbindung aus Benzoesäure und dem aromatischen Kohlenwasserstoff Phenol. Die konservierende Wirkung von PHB-Ester-Verbindungen beruht darauf, dass sie die Zellmembranen und Eiweiße im Zellkern von unerwünschten Mikroorganismen zerstören. Sie wirken gegen Hefen, Pilze und Bakterien (Escherichia coli, Salmonellen, Staphylokokken). Die einzelnen PHB-Ester-Varianten unterscheiden sich u. a. in ihrer Wirksamkeit gegen Mikroorganismen und in ihrer Löslichkeit in Fetten oder Wasser. Oft werden Mischungen verschiedener PHB-Ester eingesetzt, die optimal auf das zu konservierende Lebensmittel zugeschnitten sind. Zugelassen sind PHB-Ester für Anchosen, Fischpasten, Marinaden, Garnelen- und Feinkostprodukte, Würzsaucen und gelatinehaltige Überzüge von Wurst und anderen Fleischerzeugnissen, eingeschränkt auch zur Konservierung von Süß- und Backwarenfüllungen sowie in einigen Ländern in Käsedeckmassen und bei der Reifung von Hartkäsen (gegen Schimmelbefall), in den USA in geringen Mengen auch zur Konservierung von Bier zum Schutz vor Nachgärung. Die Höchstmengen liegen je nach Anwendungsgebiet bei 0,3–2, in Ausnahmefällen bis 6 g pro Kilogramm Lebensmittel. Dabei wird die Gesamtmenge verschiedener Konservierungsstoffe (E 200–219) vorgeschrieben. Der vorläufige ADI beträgt 0–10 mg pro Kilogramm Körpergewicht.

Nachteilig ist der starke metallische Eigengeschmack dieser Substanzen, der oft keine hohen Dosierungen zulässt. Darüber hinaus wird bei PHB-Estern ein starkes allergenes Potenzial vermutet. Auch pseudoallergische Reaktionen sind möglich (→Benzoatintoleranz). PHB-Ester haben eine leicht betäubende Wirkung, die auf der Zunge zu spüren ist. Sie werden zum großen Teil unverändert wieder ausgeschieden.

Schwefeldioxid (**E 220**, schweflige Säure) und seine Salze, die Sulfite – im Einzelnen: **Natriumsulfit (E 221)**, **Natriumhydrogensulfit** (**E 222**, Natriumbisulfit), **Natriumdisulfit** (**E 223**, Natriummetabisulfit), **Kaliumdisulfit** (**E 224**, Kaliummetabisulfit), **Kalziumsulfit** (**E 226**, Calciumsulfit), **Kalziumhydrogensulfit** (**E 227**, Calciumhydrogensulfit) und **Kaliumhydrogensulfit** (**E 228**, Kaliumbisulfit), alle auch als Schwefeldioxid deklariert – werden auch als →Antioxidationsmittel eingesetzt. Als Konservierungsstoffe hemmen sie das Wachstum von Schimmelpilzen, Hefen und Bakterien und machen Wein haltbar. Sie werden häufig mit Sorbinsäure und/oder Benzoesäure kombiniert.

Biphenyl (**E 230**, Diphenyl) gehört zu den aromatischen Kohlenwasserstoffen. Es unterdrückt das Wachstum von Schimmelpilzen und verhindert insbesondere den Befall mit Blau- und Grünschimmel, den häufigsten Verderbniserregern von Zitrusfrüchten. Hergestellt wird es durch Destillation von Schwerölen. Biphenyl ist ausschließlich zur äußerlichen Behandlung von Zitrusfrüchten zugelassen, und zwar in einer Höchstmenge von 70 mg pro Kilogramm. Da die Schalen solchermaßen behandelter Früchte nicht zum Verzehr geeignet

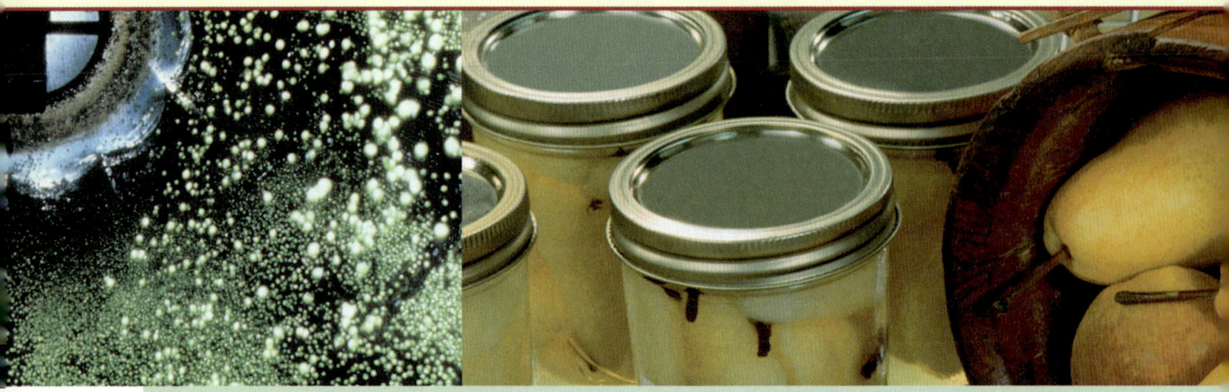

KONSERVIERUNGSMETHODEN

GRÜNDE FÜR DAS KONSERVIEREN

Lebensmittel tierischer und pflanzlicher Herkunft unterliegen vom Zeitpunkt ihrer Gewinnung an ständigen Veränderungen, die in der Regel eine Minderung ihrer Qualität, bei weiterem Fortschreiten sogar ihren völligen Verderb zur Folge haben. Diese Nachteile können nur durch den sofortigen Verzehr im frischen Zustand verhindert werden. Die meisten Lebensmittel sind jedoch lediglich saisonal beziehungsweise lokal verfügbar. Periodisch wiederkehrende Zeiten des Überangebots stehen somit im Wechsel mit Phasen des akuten Mangels. In Industriegesellschaften stellt die Verarbeitung pflanzlicher und tierischer Rohwaren zu haltbaren Zwischen- und Endprodukten ein unverzichtbares Bindeglied zwischen der Urproduktion und dem Verzehr der Lebensmittel dar.

Um den Menschen durch Vorratshaltung unabhängig von der täglichen Nahrungsbeschaffung zu machen, wurden schon in vielen alten Kulturen Konservierungsmethoden entwickelt. Im Haushalt sind vorzugsweise Verfahren wie Einlegen, Einkochen und Milchsäuregärung üblich. Viele dieser althergebrachten Konservierungsmethoden wurden später auf der Grundlage wissenschaftlicher Erkenntnisse optimiert und durch neue Verfahren ergänzt. Ziel der Lebensmittelkonservierung ist es, den Ursachen des Verderbs entgegenzuwirken und Qualität und Genusswert des Lebensmittels zu erhalten.

URSACHEN DES VERDERBS

Im Unterschied zu anderen verderblichen Lebensmitteln handelt es sich bei Gemüse und Obst um lebende Organe, das heißt, die Pflanzen oder Pflanzenteile atmen und wachsen teilweise sogar noch nach der Ernte. Dabei treten Wasserverluste ein und es wird eine beträchtliche Wärmemenge freigesetzt, wobei wertvolle Reservestoffe verbraucht werden. Wärmeentwicklung, Abbau von Reservestoffen, Verschlechterung der Farbe, des Geruchs, Geschmacks und der Textur begrenzen die Haltbarkeit der Frischprodukte. Die Wärmeentwicklung begünstigt außerdem den chemischen, enzymatischen und mikrobiellen Abbau.

Frische, unverarbeitete Lebensmittel sind mehr oder weniger keimbelastet und verderben bevorzugt unter dem Einfluss von Mikroorganismen. Die wichtigsten Verderbsorganismen sind Schimmelpilze, Hefen und Bakterien. Verderbsorganismen schließen durch ausgeschiedene Enzyme, die Eiweißstoffe, Fette und Stärke abbauen, das besiedelte Lebensmittel auf und zerstören die Gerüststoffe von Pflanzen. Die Abbauprodukte dienen ihnen dabei als Nährsubstrat.

Aufgrund der günstigen Wachstumsbedingungen für pathogene und toxinbildende Bakterien sind nicht saure Gemüsearten, Fisch, Fleisch sowie schwach saure Lebensmittel (mild gesäuerter Joghurt, Tomaten) besonders kritische Produkte. Wegen der Giftigkeit ihrer Toxine sind insbesondere die Lebensmittelvergiftungen verursachenden Clostridien sehr gefürchtet. Sie bilden hitzeresistente Dauerformen (Sporen), die erst bei Dampfdrucksterilisation (beispielsweise achtminütiger Erhitzung auf 120 °C) abgetötet werden. Vergiftungsfälle durch die von Clostridium botulinum gebildeten Botulinustoxine (Botulismus) waren oft auf das häusliche Einwecken von Bohnen zurückzuführen, da die

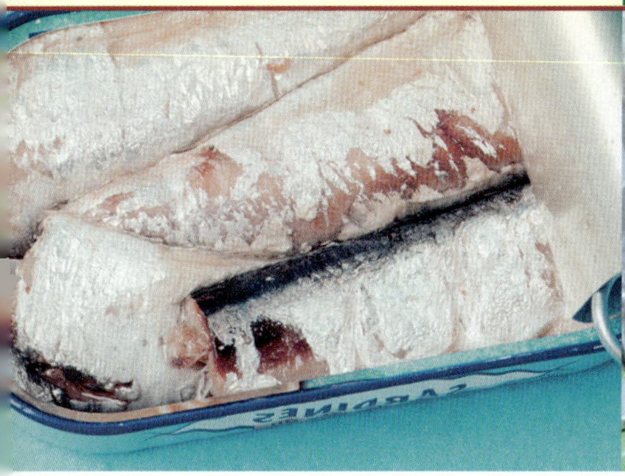

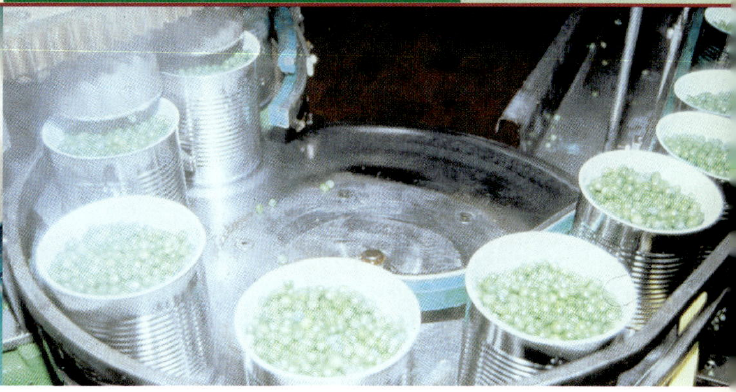

Sporen bei unzureichender Erhitzung überleben und nach dem Auskeimen in Abwesenheit von Sauerstoff Botulinustoxine bilden. Weniger problematisch sind stark saure Lebensmittel (zum Beispiel Fruchtsäfte und Sauergemüse), die bevorzugt von Hefen und Schimmelpilzen besiedelt werden. Hefen führen zwar ebenfalls zum Verderb des Lebensmittels, sind jedoch keine Krankheitserreger beziehungsweise Bildner akut toxischer Stoffwechselprodukte. Ein Schimmelpilzbefall eines Lebensmittels ist (im Gegensatz zur Verseuchung mit Botulinustoxinen) in der Regel eindeutig zu erkennen. Solche Lebensmittel sollten wegen der Gefahr der Bildung von Krebs erregenden Schimmelpilzgiften stets weggeworfen werden.

Lebensmittelverderb wird nicht nur durch Mikroorganismen verursacht. Sowohl in geschlachteten Tierkörpern als auch in geernteten Pflanzenteilen finden »postmortale« Veränderungen statt, die auf Aktivitäten tier- beziehungsweise pflanzeneigener Enzyme zurückzuführen sind. Die Enzymaktivitäten kommen unter Umständen selbst bei sehr tiefen Temperaturen nicht zum Stillstand und setzen beim Auftauen tiefgefrorener Lebensmittel wieder ein. Enzymatische Veränderungen der Rohware können daher nur durch eine Hitzeinaktivierung der Enzyme unterbunden werden. Durch Blanchieren können zwar Enzyme weitgehend inaktiviert werden. Diese Methode ist jedoch zur Verlängerung der Haltbarkeit unzulänglich, da sie den mikrobiellen Verderb nicht verhindert.

Die Reaktion von Sauerstoff oder Licht mit tierischen und pflanzlichen Lebensmitteln erfolgt teilweise ohne Beteiligung von Enzymen und führt zu Fettverderb, Fehlaroma oder zu einem Farbverlust der Produkte. Dieser chemische Verderb lässt sich durch die Verwendung von licht- und sauerstoffundurchlässigen Packmaterialien oder durch Lebensmittelzusatzstoffe (Antioxidationsmittel) unterbinden. Da sich die Geschwindigkeit chemischer Reaktionen bei einer Temperaturerhöhung um 10 °C annähernd verdoppelt, kann der chemische Verderb von Lebensmitteln durch Kühllagerung minimiert werden.

Viele Konservierungsmethoden zielen auf die Entfernung oder Abtötung der Verderbsmikroorganismen und ihrer Sporen beziehungsweise auf die Unterdrückung ihres Wachstums durch Beeinflussung ihrer Entwicklungsbedingungen ab. Nach ihren Wirkprinzipien lassen sie sich in physikalische, biologische und chemische Verfahren einteilen.

BIOLOGISCHE VERFAHREN

Biologische Konservierungsmethoden beruhen auf dem Einsatz von Mikroorganismen, deren Wachstum und Stoffwechsel die Entwicklung pathogener Konkurrenzkeime unterbinden. Zu den traditionellen biologischen Konservierungsmethoden zählt die Milchsäuregärung durch Laktobazillen. Bei der Herstellung von Sauerkraut kommt die Fermentation durch die das Pflanzenmaterial natürlich besiedelnde Mikroflora in Gang. Entstehende Milchsäure und Kohlendioxid säuern das Produkt und verhindern das Wachstum pathogener und toxinbildender Bakterien. Die Entwicklung von Schimmelpilzen, die als aerobe Mikroorganismen auf Sauerstoff angewiesen sind, wird durch Verdrängung

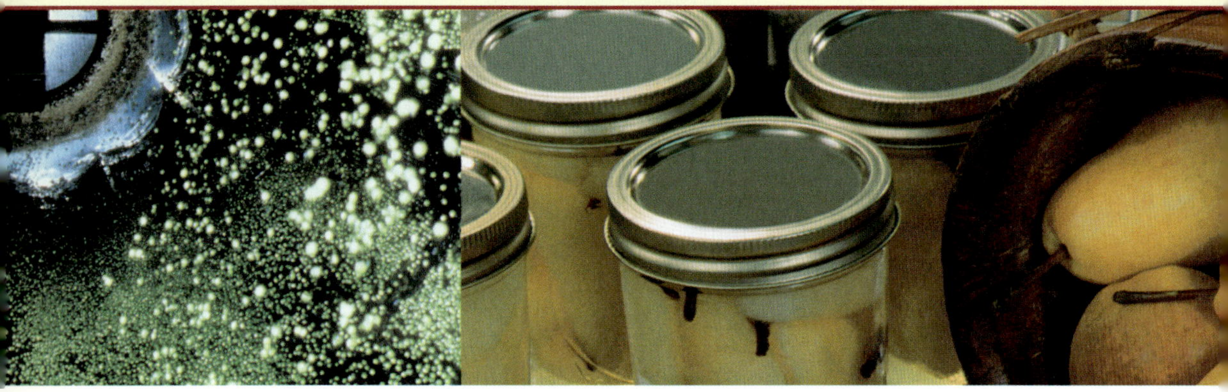

von Sauerstoff unterdrückt. Zur dauerhaften Haltbarmachung wird Sauergemüse überwiegend pasteurisiert. Bei der Joghurtherstellung erfolgt die Säuerung der Milch durch Zusatz von Milchsäurebakterien. So genannte Starterkulturen werden auch bei der Herstellung von Rohwürsten eingesetzt, da Säuerung und Wasserentzug im Verlauf des Reifungsprozesses zur Haltbarkeitsverlängerung beitragen.

Neben der Milchsäuregärung ist die alkoholische Gärung eine der ältesten biologischen Konservierungsmethoden. Wird der beispielsweise in Most enthaltene Zucker durch Hefen zu Alkohol vergoren, so entsteht ein haltbares Getränk. Auch durch Einlegen in Alkohol lassen sich Lebensmittel konservieren, da Alkohol in hohen Konzentrationen (14 bis 20 Volumenprozent) Mikroorganismen abtötet.

CHEMISCHE VERFAHREN

Obwohl auch Alkohol, Kochsalz und bestimmte Bestandteile des Rauchs antimikrobielle Eigenschaften besitzen, werden diese Stoffe nicht den chemischen Konservierungsstoffen zugerechnet. Konservierungsstoffe im Sinn der Zusatzstoff-Zulassungsverordnung sind vielmehr solche antimikrobiell wirksamen Substanzen, die Mikroorganismen bereits in sensorisch nicht oder kaum wahrnehmbaren Konzentrationen abtöten beziehungsweise in ihrer Entwicklung so weit hemmen, dass ein Verderb des Lebensmittels unterbleibt. Bei Fleisch, Fruchtsäften und Milcherzeugnissen sind Konservierungsstoffe grundsätzlich verboten, während für einzelne in der Zusatzstoff- und Zulassungsverordnung aufgeführte Lebensmittel begrenzte Mengen zugelassen sind. Nitrite verwendet man zur Erzielung des typischen Pökelaromas und des hitzebeständigen Pökelfarbstoffs. Gleichzeitig werden durch Nitrite Clostridien in ihrer Entwicklung gehemmt, wodurch Fleischvergiftungen vermieden werden. Zur Frischhaltung von Zitrusfrüchten werden vielfach Fruchtbehandlungsmittel eingesetzt.

PHYSIKALISCHE VERFAHREN

Zur Haltbarmachung von Lebensmitteln werden überwiegend physikalische Konservierungsmethoden eingesetzt. Das Wachstum von Mikroorganismen und die Aktivität von Enzymen sind an die Gegenwart von Wasser gebunden. Deshalb beruhen verschiedene physikalische Konservierungsmethoden auf der Reduzierung des Anteils an frei verfügbarem Wasser. Beim Tiefkühlen wird das Wasser im Lebensmittel ausgefroren. Dadurch denaturieren Enzyme und das Wachstum von Mikroorganismen kommt zum Erliegen. Bei der Gefrierkonzentrierung von Fruchtsäften werden die beim Ausfrieren des Wassers entstandenen Eiskristalle vom verbleibenden Konzentrat abgetrennt; in diesem ist kein Bakterienwachstum mehr möglich. Auch der Zusatz von größeren Mengen an Zucker (Kandieren) oder Kochsalz entzieht dem Lebensmittel durch osmotische Effekte so viel Wasser, dass ein Bakterienwachstum unterbleibt. Schließlich wird auch der vollständige Wasserentzug durch Trocknen zur Konservierung von Lebensmitteln genutzt.

Weitere wichtige Konservierungsmethoden beruhen auf der Einwirkung von Hitze. Entscheidend für das Erhitzungskonzept ist der Gehalt

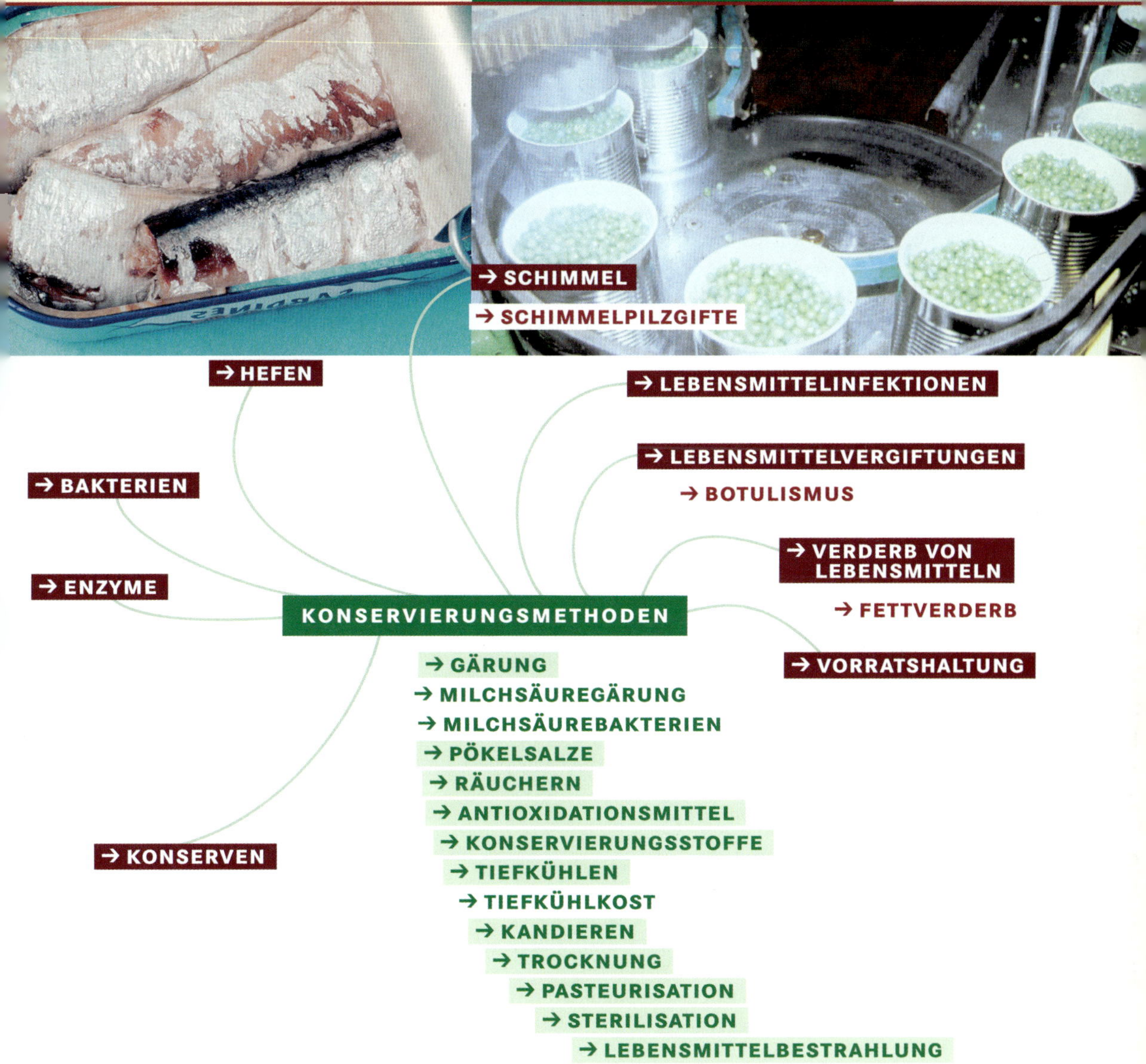

an freien Säuren im Lebensmittel. Bei der Pasteurisation (Anwendung von Temperaturen unter 100 °C) werden zwar die hitzeresistenten Sporen von Clostridien nicht abgetötet. Da diese aber in sauren Lebensmitteln nicht auskeimen können, ist dieses Verfahren zur Haltbarmachung solcher Produkte ausreichend. Um jedoch das Auskeimen von Clostridium-Sporen in schwach sauren Lebensmitteln sicher zu verhindern, muss man die Erhitzungstemperatur auf ungefähr 120 °C anheben. Durch diese so genannte Sterilisation entstehen völlig keimfreie Konserven mit mehrjähriger Haltbarkeit. Erhitzungsprozesse sind allerdings meist mit Qualitätseinbußen (Vitamin-, Farb- und Aromaveränderungen sowie Weichwerden von Obst und Gemüse) verbunden. Deshalb haben Konserven beim Verbraucher eine geringe Akzeptanz. Zur Qualitätserhaltung ist eine kurzzeitige Hocherhitzung günstiger als eine längere Erhitzung bei niedrigeren Temperaturen.

LESETIPPS:

RUDOLF HEISS UND UND KARL EICHNER: *Haltbarmachen von Lebensmitteln. Berlin (Springer)* [3]*1995.*

sind, ist die Kennzeichnung »mit Biphenyl behandelt« vorgeschrieben.

Der vorläufige ADI liegt bei 0–0,05 mg pro Kilogramm Körpergewicht. Im Tierversuch sind gesundheitliche Beeinträchtigungen durch Biphenyl festgestellt worden, z. B. verminderte Fruchtbarkeit, Wachstumsstörungen und Nierenschädigungen. Arbeiter, die der Substanz ausgesetzt waren, klagten über Beschwerden wie Übelkeit und Erbrechen. Unklar ist, in welchem Maß der Konservierungsstoff aus der Schale in das Fruchtfleisch gelangt; möglich ist dies auch beim Schälen. Daher sollte man sich nach dem Anfassen behandelter Früchte die Hände waschen. Heute werden Biphenyle vielfach durch andere Konservierungsstoffe ersetzt (→Oberflächenbehandlungs- und Überzugsmittel).

Orthophenylphenol (E 231) ist chemisch eng mit Biphenyl verwandt und hat die gleichen Wirkungen. Es ist ausschließlich zur äußerlichen Behandlung von Zitrusfrüchten zugelassen, und zwar in einer Höchstmenge von 12 mg pro Kilogramm. Auch die Schalen mit dieser Substanz behandelter Früchte sind nicht zum Verzehr geeignet; die Kennzeichnung »mit Orthophenylphenol behandelt« ist vorgeschrieben. **Natriumorthophenylphenolat** (**E 232**, auch deklariert als Orthophenylphenol) ist eine Natriumverbindung von Orthophenylphenol und wird genauso verwendet wie dieses. Der vorläufige ADI für beide Substanzen liegt bei 0–0,02 mg pro Kilogramm Körpergewicht.

Thiabendazol (E 233) wird auch als →Oberflächenbehandlungs- und Überzugsmittel eingesetzt.

Nisin (E 234) ist ein von Bakterien gebildeter Wirkstoff, der andere Mikroorganismen wie ein Antibiotikum hemmt oder abtötet. Er wird biotechnisch durch nisinbildende Bakterienstämme (Streptococcus lactis) hergestellt und gehört zu den infolge der Harmonisierung in der Europäischen Union in Deutschland neu zugelassenen Lebensmittelzusatzstoffen. Nisin wirkt nur gegen ein schmales Spektrum von Bakterien, darunter auch gegen Clostridien und einige in der Milch- und Käseerzeugung unerwünschte Bakterien (z. B. solche, die Buttersäure bilden und damit Fehlaromen verursachen). Daher eignet sich Nisin auch besonders gut zum Einsatz bei der Käseproduktion. Außerdem ist es u. a. für Grieß- und Tapiokapudding zugelassen. Die Höchstmengen liegen bei 3–12,5 mg pro Kilogramm Lebensmittel, der ADI beträgt 0–13 mg pro Kilogramm Körpergewicht. Von Nisin sind keine schädlichen Nebenwirkungen bekannt. Es kommt natürlich in Milch und Käse vor und wird im menschlichen Verdauungstrakt schnell abgebaut.

Bei **Natamycin** (**E 235**, Pimaricin) handelt es sich um einen biotechnisch durch Pilzkulturen (verschiedene Streptomyces-Arten) hergestellten Wirkstoff, der Mikroorganismen wie ein Antibiotikum hemmt und abtötet. Natamycin wirkt nur gegen Hefen und Schimmelpilze, v. a. gegen Pilze, die auf der menschlichen Haut wachsen (Candida), aber nicht gegen Bakterien und Viren. In verschiedenen Formen wird es auch in der Human- und Tiermedizin eingesetzt, etwa bei Geschlechtskrankheiten, Mundfäule oder Fußpilz. Als Konservierungsstoff ist Natamycin nur zur Oberflächenbehandlung von Hart- und Schnittkäse, getrockneter, gepökelter Wurst und in Käsedeckmassen auf Kunststoffbasis zur Beschichtung von bestimmten Käsen zugelassen. Die Höchstmenge beträgt 1 mg pro Quadratdezimeter Oberfläche; 5 mm unterhalb der Oberfläche des behandelten Lebensmittels darf Natamycin nicht mehr nachweisbar sein.

Die Substanz gilt als unbedenklich. Da sie auch in der Medizin eingesetzt wird, besteht allerdings die Gefahr, dass sich bei Mikroorganismen entsprechende Resistenzen entwickeln und ausbreiten.

Hexamethylentetramin (**E 239**, auch deklariert als Hexamine) wird durch chemische Synthese aus Formaldehyd und Ammoniak hergestellt und hat selbst keine konservierende Wirkung. Für diese Wirkung ist das Formaldehyd verantwortlich, das bei Anwesenheit von Säuren aus der Verbindung freigesetzt wird. Formaldehyd greift Eiweiße an und hat damit eine allgemeine antimikrobielle Wirkung. Es ist nur zur Konservierung von Provolone-Käse zugelassen, und zwar in einer Höchstmenge von 25 mg pro Kilogramm (berechnet als Formaldehyd). Der ADI liegt bei 0–0,15 mg pro Kilogramm Körpergewicht. Hexamethylentetramin gilt in kleinen Mengen als unschädlich. Aufgrund seiner guten Wasserlöslichkeit wird der Stoff schnell vom Organismus aufgenommen und mit dem Harn wieder ausgeschieden. Allerdings wird ein Teil davon durch die Magensäure in toxikologisch bedenkliches Formaldehyd umgewandelt, bei dem in Laborversuchen eine Krebs erregende Wirkung festgestellt wurde. Dieses Formaldehyd reagiert auf verschiedenste Weise mit Eiweißen und Aminosäuren des menschlichen Körpers. In hohen Dosierungen können Übelkeit, Erbrechen und Hautreaktionen auftreten. Über Langzeitwirkungen ist bislang nichts bekannt.

Das ebenfalls durch chemische Synthese hergestellte **Dimethyldikarbonat** (**E 242**, Dimethyldicarbonat) wirkt sehr schnell und wird daher oft bei der Abfüllung von Getränken eingesetzt, um Gärhefen abzutöten (ein Verfahren, das man als Kaltpasteurisierung bezeichnet). Bei Raumtemperatur ist Dimethyldikarbonat flüssig und zerfällt in Methanol und Kohlendioxid. Diese haben keine antimikrobielle Wirkung. Bei der Abfüllung mit Dimethyldikarbonat konservierte Getränke müssen daher in geschlossenen Behältern aufbewahrt werden, die einen erneuten Befall mit Verderbniserregern verhindern.

Zugelassen ist Dimethyldikarbonat nur für alkoholfreie Getränke, z. B. aromatisierte Getränke auf Wasser- und Fruchtbasis, alkoholfreien Wein sowie Tee- und Kräuteraufgüsse in Dosen. Die Substanz darf in den Endprodukten nicht mehr nachweisbar sein. (Nach der Anwendung muss eine gewisse Zeit gewartet werden, bis das zugesetzte Dimethyldikarbonat zerfallen ist.) Da die Endprodukte kein Dimethyldikarbonat mehr enthalten, ist der Einsatz dieser Substanz in gesundheitlicher Hinsicht völlig unbedenklich und eine Deklaration auf der Zutatenliste nicht vorgeschrieben.

Kaliumnitrit (E 249), **Natriumnitrit (E 250)**, **Kaliumnitrat** (**E 252**, Salpeter) und **Natriumnitrat** (**E 251**, Natronsalpeter) werden zusammen mit Kochsalz zum Pökeln von Wurst und anderen Fleischerzeugnissen eingesetzt (→Pökelsalze).

Essigsäure (E 260) wird in verdünnter Form (als Essig) schon lange zur Konservierung von Lebensmitteln eingesetzt. Die Acetate (E 261–263) – im Einzelnen: **Kaliumacetat (E 261)**, **Natriumdiacetat (E 262)** und **Kalziumacetat** (**E 263**, Calciumacetat), auch deklariert als Salze der Essigsäure – werden aus Essigsäure hergestellt und wie diese verwendet.

Milchsäure (E 270) wird auch als Antioxidations- und Säuerungsmittel eingesetzt. Als Konservierungsstoff wirkt sie v. a. gegen Bakterien, die unter Sauerstoffabschluss gedeihen (so genannte Anaerobier) und wird u. a. für eingelegtes Gemüse (Kohl, Bohnen, Gurken, Sauerkraut, Oliven, Mixed Pickles usw.), Getränke (zur Verbesserung der Lagerfähigkeit), Konfekt und Salatsaucen eingesetzt. In Kindernahrung verbessert sie die Verdaulichkeit (→Milchsäure).

Die konservierende Wirkung von **Propionsäure (E 280)** beruht auf einer Blockierung des Enzymsystems der Mikroorganismen. Propionsäure fällt als Nebenprodukt bei der Essigherstellung an oder wird durch chemische Synthese hergestellt und hauptsächlich gegen Schimmelpilzbefall eingesetzt. Sie muss in relativ hohen Konzentrationen zugegeben werden, um eine konservierende Wirkung zu entfalten. Wird sie in hohen Dosierungen eingesetzt, kann sie allerdings geruchlich hervortreten (sie hat einen unangenehm stechenden Geruch) oder einen ranzigen Geschmack verursachen. Daher wird sie im Lebensmittelbereich nur begrenzt verwendet. Sie wurde im Zuge der Harmonisierung in der Europäischen Union in Deutschland neu zugelassen für industriell hergestellte Backwaren, z. B. abgepacktes, geschnittenes Brot und Kuchen aller Art.

Reine Propionsäure wird eher in der Futtermittelindustrie verwendet; bei Lebensmitteln setzt man lieber ihre Salze ein, die Propionate **Natriumpropionat (E 281)**, **Kalziumpropionat** (**E 282**, Calciumpropionat) und **Kaliumpropionat (E 283)**, auch deklariert als Propionsäure oder Salze der Propionsäure. Die zulässigen Höchstmengen liegen bei 1–3 g pro Kilogramm Lebensmittel (als Summe von Propionsäure und Propionaten berechnet). Propionsäure und die Propionate werden wie Fettsäuren verstoffwechselt und sind in gesundheitlicher Hinsicht unbedenklich.

Borsäure (E 284), die aus dem natürlich vorkommenden Mineral Borax hergestellt wird, verdankt ihre konservierende Wirkung ebenfalls einer Blockade der Enzymsysteme von Mikroorganismen, v. a. Hefen. **Natriumtetraborat** (**E 285**, Borax, auch deklariert als Borsäure) ist ein natürlich vorkommendes Mineral, das ähnliche biochemische Eigenschaften hat wie Borsäure und ebenso wie diese verwendet wird. Lange Zeit hatten Borsäure und Borax einen wichtigen Stellenwert bei der Konservierung von Lebensmitteln, etwa bei Milcherzeugnissen oder Zitrusfrüchten. Heute sind sie aufgrund ihrer Giftigkeit als Konservierungsstoffe unbedeutend und nur noch für Kaviar zugelassen. Die Höchstmenge liegt bei 4 g pro Kilogramm Lebensmittel (als Summe von Borsäure und Borax berechnet). Borsäure wird im Körper, v. a. in Fettgewebe und Zentralnervensystem, angereichert. Dadurch kann es zu Vergiftungserscheinungen kommen. Besonders gefährdet sind Kinder.

Kohlendioxid (**E 290**, auch deklariert als Kohlensäure), ein unbrennbares, farbloses und leicht säuerlich schmeckendes Gas, entsteht bei vielen natürlichen Prozessen, z. B. bei der alkoholischen Gärung. Es wird entweder aus natürlichen Quellen oder nach Verbrennung von Koks aus dem daraus entstehenden Gasmeisten Wirkstoffe und schmecken am aromatischsten. Ungesüßte Kräutertees versorgen den Körper mit Flüssigkeit, ohne Energie zu liefern. Sie sind koffeinfrei und enthalten z.T. Vitamine, Mineralstoffe und sekundäre Pflanzenstoffe. Viele sind seit alters bewährte Hausmittel gegen vielerlei Beschwerden.

Krebs: Oberbegriff für bösartige Erkrankungen, bei denen es zu vermehrtem Zellwachstum und zur Bildung von Geschwülsten kommt, wodurch gesunde Zellen verdrängt werden. Krebs kann jedes Gewebe des Körpers betreffen und gehört zu den häufigsten Todesursachen in den Industrienationen.

Entstehung: Jede Krebserkrankung entwickelt sich aus einer entarteten Zelle, deren Erbsubstanz durch Mutationen verändert ist. Diese Veränderungen im Erbgut bedingen eine ungebremste Vermehrung der entarteten Zelle, sodass es zu Zellwucherungen kommt. Zudem sind die Zellen weniger differenziert als die Zellen des umgebenden Gewebes und können ihre ursprünglichen Funktionen kaum noch oder gar nicht mehr ausüben. Durch Einwachsen des Tumors in umliegendes Gewebe können Krebszellen in Blut oder Lymphbahnen gelangen, sich über den Körper verbreiten und in anderen Geweben Tochtergeschwülste (Metastasen) bilden. Zu den Folgen der unkontrollierten Ausbreitung der Krebszellen gehören u.a. →Auszehrung, Schädigung von Blutgefäßen und Verschluss von Hohlorganen (z.B. des Darms). Nach einiger Zeit kann das Immunsystem aufgrund der Auszehrung seine Funktionen nicht mehr erfüllen; es kommt zu lebensbedrohlichen Infektionen. Auch zieht eine Krebserkrankung oft das Versagen lebenswichtiger Organe nach sich. Unbehandelt führt Krebs daher in der Regel zum Tod.

Ursachen: Die Ursachen für die Entstehung von Krebs sind noch nicht hundertprozentig geklärt; es gibt eine Reihe von Faktoren, die Krebs auslösen können bzw. seine Entstehung begünstigen. Dazu zählen u.a. eine erbliche Veranlagung, bestimmte Viren, Sexualverhalten, Medikamente und medizinische Verfahren (z.B. Röntgen), geophysikalische Faktoren (z.B. radioaktive Quellen) sowie schädliche Substanzen, die (u.a. bei Risikoberufen) über die Atemluft oder die Nahrung aufgenommen werden (→Karzinogene). Man vermutet, dass etwa ein Drittel aller Krebserkrankungen durch die Ernährung hervorgerufen werden. Andererseits können bestimmte in der Nahrung enthaltene Stoffe – u.a. die →Antioxidanzien – zur Krebsvorbeugung beitragen (→Krebsvorbeugung, S. 396ff.).

Zu den begünstigenden Faktoren für **Brustkrebs** gehört neben erblicher Veranlagung u.a. Übergewicht. Übergewichtige Frauen haben mehr Körperfett, was die Östrogenproduktion des Körpers steigert und die Entstehung von Brustkrebs begünstigt. Umstritten ist, ob ein erhöhter Fettkonsum bei gleichzeitiger geringer Zufuhr einfach und mehrfach ungesättigter Fettsäuren ebenfalls ein Risikofaktor für die Brustkrebsentstehung ist. Auch Alkoholkonsum fördert Brustkrebs, wobei sich das Risiko erhöht, je mehr Alkohol getrunken wird.

Beim **Eierstockkrebs** konnten verschiedene wissenschaftliche Untersuchungen eine Beziehung zwischen einem erhöhten Fettkonsum und der Krebsentstehung feststellen. Beim **Gebärmutterkrebs**, der – je nach Auftreten des Tumors – in Krebs der Gebärmutterschleimhaut (Endometriumkarzinom), Krebs des Gebärmut-

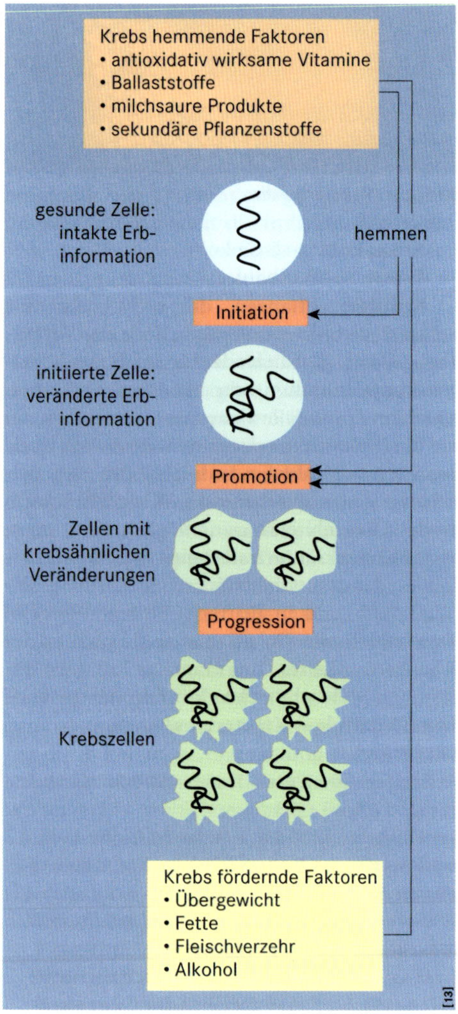

Krebs: Phasen der Krebsentstehung

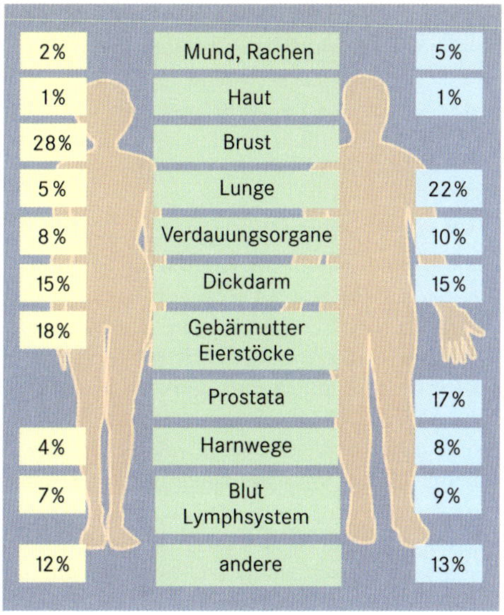

Krebs: die häufigsten Krebsarten bei Frauen und Männern

terkorpus (Korpuskarzinom) und Gebärmutterhalskrebs (Zervixkarzinom) unterteilt wird, sind ebenfalls ernährungsbedingte Ursachen gefunden worden. Beim Endometriumkarzinom ist dies ein erhöhter Fettkonsum; beim Zervixkarzinom scheint ein geringer Obst- und Gemüsekonsum die Krebsentstehung zu begünstigen. Das Risiko für **Prostatakrebs** erhöht sich bei vermehrtem Verzehr tierischer Lebensmittel und Übergewicht. **Harnblasenkrebs** wird durch eine zu geringe Flüssigkeitszufuhr begünstigt, **Lungenkrebs** durch Rauchen und geringen Obst- und Gemüsekonsum. Zu den begünstigenden Faktoren für die Entstehung von **Speiseröhrenkrebs** und von **Kehlkopfkrebs** zählt in erster Linie die Kombination von Alkoholkonsum und Rauchen. Insbesondere hochprozentige Spirituosen erhöhen das Krebsrisiko.

Auch bei der Entstehung von →Darmkrebs, →Bauchspeicheldrüsenkrebs, →Leberkrebs und →Magenkrebs spielen Alkoholkonsum und/oder Ernährung eine wichtige Rolle.

Ernährung: Eine bestimmte Kostform bei Krebs gibt es nicht; die Wirkung von so genannten →Krebsdiäten, die den Anspruch erheben, Krebs heilen zu können, ist wissenschaftlich nicht erwiesen, manche dieser Diäten können sogar gesundheitsschädlich sein. Eine Ernährungstherapie allein kann Krebs nicht heilen; aber eine vollwertige Ernährung kann Mangelernährung verhindern, Widerstandskraft und Wohlbefinden fördern, Beschwerden lindern, die Wirksamkeit der medizinischen Therapie unterstützen und die Lebensqualität verbessern. Insgesamt kann die Ernährung in der Krebstherapie einen wichtigen Beitrag zur positiven Beeinflussung des Krankheitsverlaufs leisten.

Empfohlen wird eine leicht verdauliche, abwechslungsreiche, vitamin- und mineralstoffreiche und schmackhafte Kost. Wichtig ist eine ausreichende Energie- und Nährstoffzufuhr. Je nach Stadium der Krankheit und Verlauf der Behandlung sind individuelle Wünsche, Vorlieben und Abneigungen zu berücksichtigen. Es ist empfehlenswert, den Betroffenen eine Wunschkost anzubieten. Was ihnen schmeckt und bekommt, stärkt ihre Abwehrkräfte und verbessert das Allgemeinbefinden. Günstig ist es, mehrere kleine, appetitlich angerichtete Mahlzeiten über den Tag verteilt einzunehmen.

LESETIPPS:

Beat Grossenbacher und Simon Hauser: *Ernährung und therapeutische Diäten bei Krebspatienten. Bern (Huber) 1992.*

Werner Zabel: *Die interne Krebstherapie und die Ernährung des Krebskranken. Friedrichsdorf (Bircher-Benner) [15]1994.*

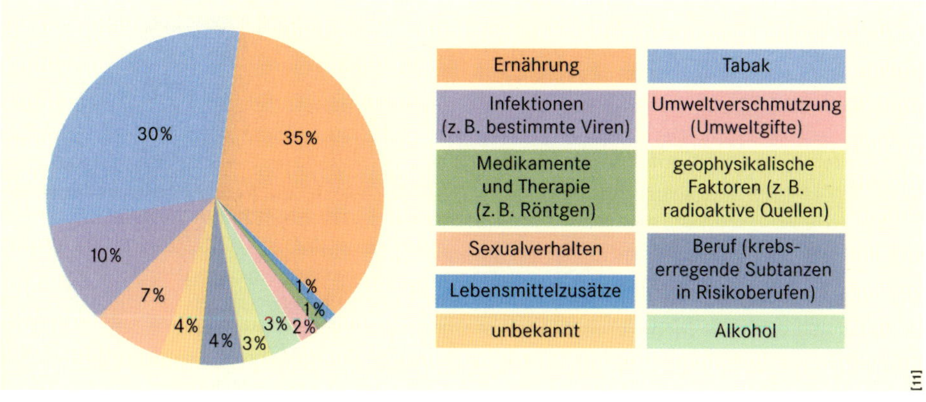

Krebs: Risikofaktoren für die Krebsentstehung

Zigaretten pro Tag / Gemüse	täglich	gelegentlich	selten/nie
25 +	7	9	12
1–24	5	5	6
keine	1	1,5	2

Krebs: Lungenkrebsrisiko (in Prozent) in Abhängigkeit von Gemüseverzehr und Zigarettenkonsum

CHRISTINE KRETSCHMER UND ALEXANDER HERZOG: *Gesunde Ernährung bei Krebs. Heidelberg (Hüthig)* [12]*1998.*

HERMANN DELBRÜCK: *Ernährung für Krebskranke. Rat und Hilfe für Betroffene und Angehörige. Stuttgart (Kohlhammer) 1999.*

Krebsdiäten, Anti-Krebs-Diäten: spezielle Kostformen, die den Anspruch erheben, Krebs heilen zu können. Bisher liegen keine wissenschaftlichen Beweise dafür vor, dass Krebs durch eine Diät oder spezielle Ernährungsform bekämpft werden kann. Krebsdiäten können weder bösartige Geschwülste heilen noch deren Wachstum verzögern. Diäten mit diesen Versprechungen wecken bei Krebskranken und deren Angehörigen lediglich falsche Hoffnungen.

In Beschreibungen der Krebsdiäten, z. B. der **Kuhlschen Diät** (Kuhlschen Milchsäurekost, entwickelt von Johannes Kuhl), findet man als Erklärung für angebliche Wirkmechanismen Aussagen, die sich wissenschaftlich nicht belegen lassen, z. B. »Aktivierung der Widerstandskraft und der natürlichen Abwehrkräfte«. Bei der Kost nach Kuhl sind »denaturierte« Kohlenhydrate wie Weißmehl und Zucker, Fleisch, Fisch, tierische Fette, Vollmilch, Tee, Kakao und Alkohol zu meiden. Empfehlenswert sind dagegen Gemüse, Hirse, Buchweizen, Dr. Kuhls Müsli (ein spezielles, von Kuhl entwickeltes Müsli aus vergorenem, angeschimmeltem Getreideschrot, das wegen des Schimmelgehalts vom gesundheitlichen Standpunkt her abzulehnen ist) und Brot sowie spezielle Sauermilchprodukte. Dagegen glaubt die Apothekerin und Heilpraktikerin Johanna Budwig an die positiven Effekte von kaltgepressten Pflanzenölen, insbesondere Leinöl, Quark, milchsauer vergorenem und rohem Gemüse sowie speziellen Margarinesorten. Zu meiden sind bei der von ihr empfohlenen Kost Fleisch, Fisch, denaturierte Kohlenhydrate, Margarine und alle tierischen Fette.

Obwohl sich die Aussagen der Verfechter der verschiedenen Krebsdiäten oft erheblich unterscheiden, gibt es folgende Gemeinsamkeiten in den Empfehlungen: Verzicht auf Weißmehl und Zucker, reichlicher Verzehr von rohem Obst, Gemüse und Vollkornprodukten, Trinken von Obst- und Gemüsesäften. Fleisch, Fisch und tierische Fette, manchmal auch Milchprodukte sind entweder verboten oder ihr Konsum wird stark eingeschränkt. Insgesamt stellen alle Befürworter bzw. Begründer der auf den verschiedensten Vorstellungen beruhenden Krebsdiät Behauptungen über Wirkmechanismen und Heilerfolge auf, ohne exakte wissenschaftliche Beweise vorzulegen. Vor Krebsdiäten muss v. a. dann gewarnt werden, wenn keine ausreichende Energie- und Nährstoffversorgung gewährleistet ist. Besonders abzuraten ist von Fastenkuren wegen des damit verbundenen Gewichtsverlusts und weil das Immunsystem dadurch geschwächt wird. Gerade bei Krebspatienten ist es ein wichtiges Behandlungsziel, Appetitlosigkeit, Gewichtsverlust und Mangelernährung zu verhindern; daher muss auf eine ausreichende Energie- und Nährstoffzufuhr geachtet werden (→Krebs).

Krebse: →Krustentiere.

Krebsprävention: →Krebsvorbeugung (S. 396 ff.).

Krebstherapie: Die Behandlung von Krebs mithilfe von Zytostatika, d. h. Substanzen, die das Wachstum und die Vermehrung von Krebszellen hemmen **(Chemotherapie)**, bzw. mit ionisierenden Strahlen **(Strahlentherapie, Radiotherapie)** führt bei vielen Patienten zu Appetitlosigkeit, Übelkeit, Erbrechen, Durchfall, Schleimhautentzündungen, Malabsorption, Schluckbeschwerden und Abneigungen gegen bestimmte Speisen. Damit die Krebstherapie nicht zu einem schlechten Ernährungsstatus führt, bedarf es daher oft besonderer Ernährungsformen bzw. einer besonderen Betreuung, z. B. durch Ernährungsberater. Wenn möglich, sollte eine künstliche Ernährung weitgehend vermieden werden.

Untersuchungen haben gezeigt, dass der Ernährungsstatus von Patienten, die sich einer Chemotherapie unterzogen, wesentlich besser war, wenn ihnen Wunschkost angeboten wurde und sie eine diätetische Schulung erhielten. Der

Ernährungsstatus kann durch eine leicht verdauliche Kost optimiert werden, die sich durch eine hohe Energie- und Nährstoffdichte auszeichnet. Es empfiehlt sich, reichlich antioxidative Vitamine (Vitamin C, Vitamin E, Betakarotin) mit der Nahrung oder durch entsprechende Nahrungsergänzungsmittel aufzunehmen (→Antioxidanzien). Ist es nicht möglich, das Gewicht durch orale Nahrungszufuhr zu halten bzw. zu erhöhen, muss der Patient sowohl bei Chemo- als auch bei Strahlentherapie künstlich ernährt werden, wenn möglich mithilfe einer Magensonde. Eine intravenöse Ernährung ist u.a. dann notwendig, wenn Nährstoffe über den Darm nur unzureichend aufgenommen werden können. Das ist z.B. bei Magen- und Darmentzündungen der Fall.

Krebstiere: →Krustentiere.

Krebsvorbeugung: →S. 396 ff.

Kreislauf, enterohepatischer: →enterohepatischer Kreislauf.

Kren: →Meerrettich.

Kresse: Oberbegriff für verschiedene Würzkräuter und Salatpflanzen, die unterschiedlichen botanischen Gattungen angehören und die scharf schmeckenden →Isothiocyanate enthalten. Zu den Kreuzblütlern gehören die →Brunnenkresse und die aus Vorderasien stammende **Gartenkresse** (Lepidium sativum), die frisch gekeimt als Salat oder Küchenkraut zum Würzen und Garnieren von Mayonnaise, Quark, Kartoffelsalat und Nudelgerichten oder als Grundlage für Suppen verwendet wird. Die aus Peru eingeführte **Kapuzinerkresse** (Tropaeolum majus) ist botanisch zwar nicht mit der Gartenkresse verwandt, sondern zählt zu den Kapuzinerkressegewächsen, wird in der Küche aber ähnlich wie Gartenkresse verwendet.

Inhaltsstoffe und Gesundheitswert: Kresse liefert reichlich Vitamin C, Kalium, Kalzium, Magnesium, Eisen und Mangan und hat aufgrund ihres Gehalts an Isothiocyanaten eine antibiotische Wirkung.

Kretadiät: →Mittelmeerkost.

Kreuzallergien: Formen der →Allergie, bei denen die auf ein Allergen hin vom Körper gebildeten Antikörper auch mit anderen Antigenen reagieren und allergische Reaktionen hervorrufen. Die Stoffe, die eine Kreuzallergie verursachen, weisen Ähnlichkeit mit den bisher bekannten Allergenen auf. Dies kommt z.B. bei biologischer Verwandtschaft von pflanzlichen Lebensmitteln oder Blütenpollen vor. So kann bei Menschen, die allergisch gegen Baumpollen sind, z.B. eine →Nahrungsmittelallergie gegen Nüsse, Stein- und Kernobst auftreten.

KREBSTHERAPIE: ERNÄHRUNG BEI CHEMO- UND STRAHLENTHERAPIE

Symptome	Ernährungsmaßnahmen
Schluckbeschwerden	keine feste Nahrung hochkalorische, flüssige Nahrungsergänzungsmittel häufig kleine Mengen trinken (z. B. Pfefferminztee)
Entzündungen des oberen Verdauungstraktes und Magenkrebs	keine scharfen Gewürze keine stark gesalzenen Speisen keine säurehaltigen Lebensmittel (Essig, Obst, Südfrüchte, Rhabarber, Tomaten) Speisen nicht zu heiß verzehren kohlensäurehaltige Getränke meiden Nahrungsergänzungsmittel mit Vitaminen, Mineralstoffen und Spurenelementen u. U. nötig
Durchfall, Erbrechen	kein frisches Obst keine blähenden Gemüse oder Salate 2,5–3 l Flüssigkeit pro Tag Ersatz der verloren gegangenen Mineralstoffe
Abneigung gegen Fleisch und Wurst	auf Milch, Milchprodukte, Eier und Fisch wechseln
Appetitlosigkeit	bei Appetit essen starke Essensgerüche vermeiden kleine Portionen gepflegte, appetitliche Darbietung der Speisen appetitanregende Getränke

[3]

Kreuzkümmel, Cumin, Kumin: als Würzmittel verwendete reife Samen des in Zentralasien heimischen Doldenblütlers Cuminum cyminum, der im Mittelmeergebiet, in Vorderasien und Nordamerika kultiviert wird. Der schon im Altertum als Gewürz und Arzneimittel beliebte Kreuzkümmel schmeckt eigenartig scharf und etwas bitter. Er wird in der orientalischen und asiatischen Küche als Zutat in Currygerichten, Suppen, Braten, Käse

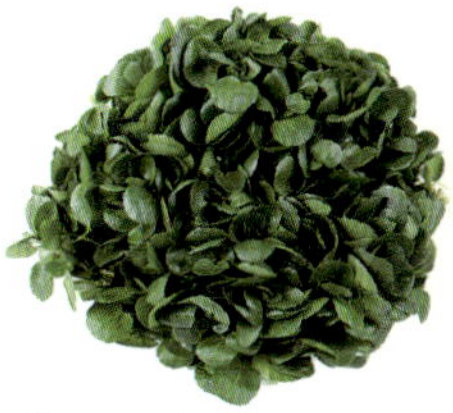

Kresse: Brunnenkresse

DIE WICHTIGSTEN KREUZALLERGIEN

Allergie gegen	mögliche weitere Allergieauslöser
Beifuß, Wegerich	Anis, Artischocke, Banane, Basilikum, Chili, Curry, Dill, Fenchel, Gurke, Kamille, Knoblauch, Kümmel, Lorbeer, Mango, Melone, Mohrrübe (roh), Paprika, Paprikagewürz, Petersilie, Pfeffer, Pfefferminze, Sellerie, Senf, Tomate, Zwiebel
Birke, Hasel, Erle	Apfel, Aprikose, Avocado, Birne, Curry, Erdnuss, Haselnuss, Kirsche, Knollensellerie, Litschi, Mandel, Pfirsich, Pflaume, Pollen von Kätzchenbäumen, Walnuss
Gräser, Getreide	Bohne, Buchenpollen, Curry, Eichenpollen, Erbse, Erdnuss, Getreidekörner, Gräserpollen, Honigmelone, Kartoffel, Kiwi, Linse, Mangold, Tomate, Spinat
Latex	Ananas, Avocado, Banane, Kartoffel, Kiwi, Mango, Melone, Pfirsich, Tomate

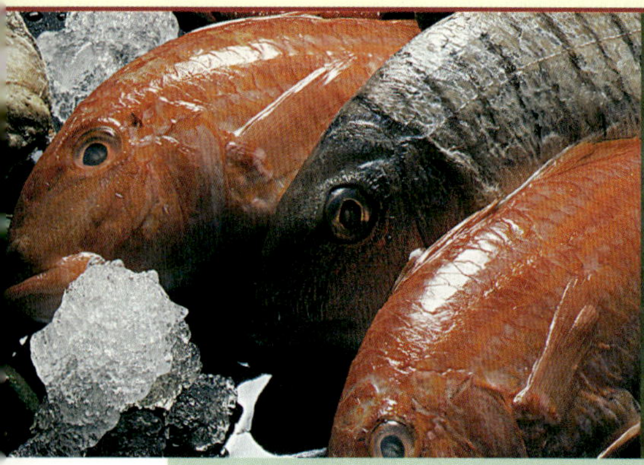

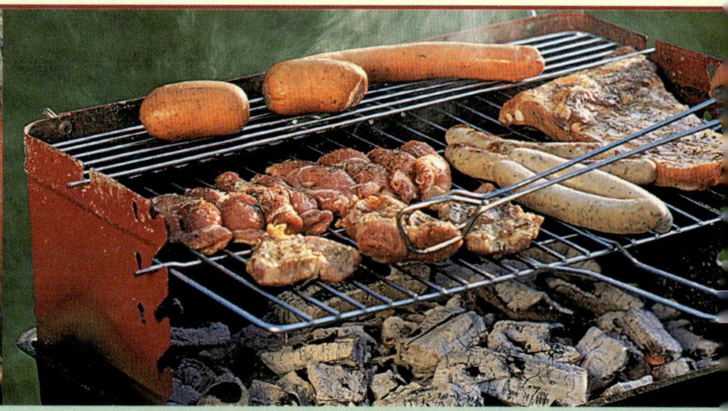

KREBSVORBEUGUNG

ERNÄHRUNG UND KREBS

Nahezu 90 Prozent aller Krebserkrankungen sind durch äußere Ursachen bedingt oder zumindest mitverursacht. Schätzungsweise sind 35 Prozent aller Krebserkrankungen auf eine Fehlernährung zurückzuführen.

Ziel der Krebsvorbeugung durch Ernährung ist es, die Entstehung einer Krebserkrankung zu vermeiden (was man als primäre Prävention bezeichnet) beziehungsweise eine maligne Entartung bereits gebildeter Krebsvorstufen im Körper zu verhindern (so genannte sekundäre Prävention). Dabei ist einerseits von Interesse, welche Ernährungsfaktoren einen hemmenden Einfluss auf die Krebsentstehung haben, das heißt, welche Ernährungsweise letztendlich vor der Entstehung einer Krebserkrankung schützen kann. Andererseits müssen aber auch Risikofaktoren in der Nahrung identifiziert werden, damit man diese nach Möglichkeit vermeiden oder minimieren kann.

Bei der Krebsentstehung handelt es sich um ein sehr komplexes Geschehen. Sie verläuft in mehreren Phasen (von der Initiation über die Promotion bis hin zur Progression), und zwar zum Teil über lange Zeiträume hinweg. Sehr viele Inhaltsstoffe unserer Ernährung greifen auf unterschiedliche Weise in das Krebsgeschehen ein, wobei die Kenntnisse über die Zusammenhänge zwischen Krebs und Ernährung allerdings noch ziemlich lückenhaft sind. Dementsprechend allgemein sind auch die derzeitigen Ernährungsempfehlungen zur Krebsvorbeugung formuliert.

Der Einfluss der Ernährung auf die verschiedenen Krebsarten ist unterschiedlich groß. Während für die Entstehung von Darm-, Brust- und Gebärmutterkrebs sowie Tumorerkrankungen in Mund, Speiseröhre, Magen, Leber und Lunge verschiedene konkrete Ernährungseinflüsse bekannt sind, besteht bei den meisten Leukämie- und Lymphomformen und auch bei Hodentumoren kein Zusammenhang mit der Ernährung.

DATEN AUS BEVÖLKERUNGSSTUDIEN

Die meisten derzeit verfügbaren Daten über die Zusammenhänge zwischen Krebs und Ernährung stammen aus Bevölkerungsstudien, die entweder auf Ernährungserhebungen oder aber auf der Beurteilung von Blutplasmaspiegeln basieren.

Wichtige Hinweise stammen aus den so genannten Immigrantenstudien. Einwanderer aus anderen Ländern, die sich im Lauf weniger Generationen an die Ernährungsgewohnheiten des Gastlandes anpassen, weisen dann auch deren spezifische Krebshäufigkeit und -verteilung auf. So erkrankte die erste Generation von nach Hawaii eingewanderten Japanern sehr selten an Dickdarmkrebs, während die zweite Generation bereits die gleiche Krebshäufigkeit wie die eingeborenen Hawaiianer hatte. Der Grund: Die in Japan übliche sehr hohe Ballaststoffzufuhr und der häufige Verzehr von Fisch waren bei den Einwanderern im Lauf der Jahre stark zurückgegangen. Daraus kann man ableiten, dass eine hohe Ballaststoffzufuhr und regelmäßiger Fischverzehr einen gewissen Schutz vor Dickdarmkrebs bieten. Ähnliche Beobachtungen wurden für eine Reihe weiterer Krebsarten gemacht, so zum Beispiel für Lungenkrebs und Gemüseverzehr.

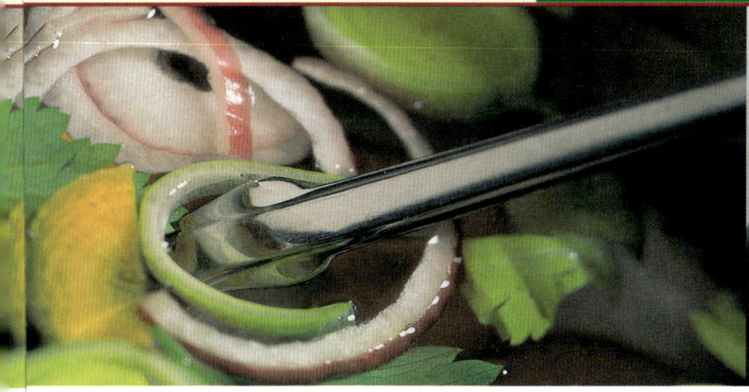

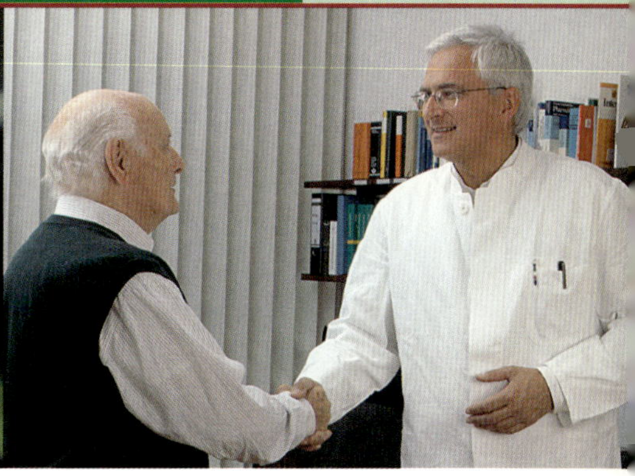

MITTELMEERKOST

Im Zusammenhang mit der Vorbeugung gegen Krebs (und koronare Herzkrankheiten) fällt mittlerweile immer häufiger das Stichwort der Mittelmeerkost. Ausschlaggebend war die Erfassung der Krebshäufigkeit in verschiedenen Ländern im Vergleich zu den unterschiedlichen landestypischen Ernährungsgewohnheiten. So treten im Mittelmeerraum bestimmte Arten von Krebs, zum Beispiel Lungen-, Brust- und Dickdarmkrebs, deutlich seltener auf als in Nordeuropa. Als Ursache hierfür wird die »klassische« südländische Küche diskutiert, die weniger tierische Fette, mehr Olivenöl und einen hohen Anteil an Gemüse enthält.

Da Bevölkerungsstudien allerdings zwar viele Hinweise, aber keine konkreten Beweise für die Wirkung eines einzelnen Inhaltsstoffs liefern können, kommt es immer wieder zu kontroversen Diskussionen über die Bedeutung solcher Ergebnisse.

ANTIOXIDANZIEN

Um festzustellen, welche Inhaltsstoffe eine krebsschützende Wirkung haben, wurden die Blutplasmaspiegel von Krebspatienten mit denen gesunder Probanden verglichen. Von besonderem Interesse waren die Antioxidanzien, also die Vitamine E und C, Betakarotin und das Spurenelement Selen. Es zeigte sich, dass bei einzelnen Krebserkrankungen die Plasmakonzentration bestimmter Antioxidanzien verringert war. So ließ sich nachweisen, dass erniedrigte Vitamin-C-Plasmaspiegel die Ursache und nicht etwa die Folge von Magenkrebs sind. Ähnliches gilt für erniedrigte Betakarotinspiegel als Ursache von Lungenkrebs.

Als folgenschwer erweist sich jedoch der vorschnelle Schluss, dieses Defizit an Betakarotin bei Rauchern einfach durch erhöhte Gaben (und zwar die zehnfache Dosis der normalen Aufnahme) auszugleichen. Diese Interventionsstudie musste vorzeitig abgebrochen werden, da die Häufigkeit von Lungenkrebs in der mit Betakarotin behandelten Gruppe um nahezu 20 Prozent anstieg.

Ein einzelner Inhaltsstoff genügt nicht, um das deutlich erhöhte Lungenkrebsrisiko durch jahrelanges Rauchen auszugleichen. Es wurde deutlich, dass man von einem hohen Gehalt einer Einzelsubstanz im Blut und einem damit verbundenen geringen Krebsrisiko nicht automatisch schließen kann, dass die Verringerung des Risikos ausschließlich auf dieser einen Substanz beruht.

Der hohe Betakarotinspiegel, der als Schutzfaktor gegen Lungenkrebs angesehen wurde, resultierte aus einer ausgewogenen, gemüsereichen Ernährung, die außer Betakarotin noch eine Vielzahl anderer bioaktiver Substanzen enthält, die direkt in das Krebsgeschehen eingreifen können. Der Betakarotingehalt im Blutplasma oder im Gewebe kann also als Marker für einen reichlichen Verzehr von Gemüse (und Ballaststoffen) verwendet werden. In ähnlicher Weise dient Vitamin E als Marker für die Aufnahme von pflanzlichen Fetten und ungesättigten Fettsäuren, während ein hoher Plasmaspiegel an Vitamin C wiederum für einen reichlichen Obstverzehr, besonders von Zitrusfrüchten, spricht. Diese Erkenntnisse sprechen aber auch dagegen, die Defizite einer Fehlernährung allein durch Vitamin- und Mineralstoffpräparate aus-

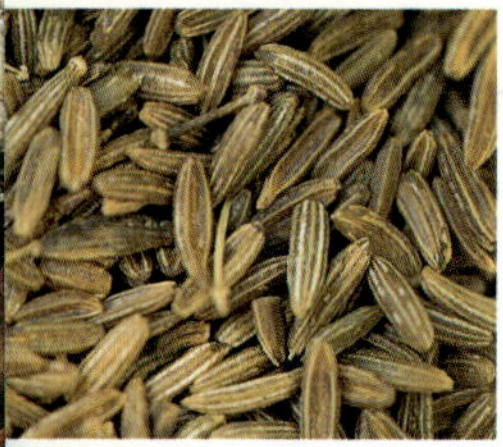

Kreuzkümmel

und Brot verwendet. Kreuzkümmel hilft bei Verdauungsbeschwerden (z. B. Blähungen und Koliken).

Krevetten, Crevetten, Garnelen: eine Gruppe von →Krustentieren.

Krill: ein →Krustentier.

kritische Nährstoffe: Nährstoffe, die in einer bestimmten Region oder von einer bestimmten Bevölkerungsgruppe nicht bzw. häufig nicht in ausreichender Menge aufgenommen werden, sodass die Gefahr eines Mangels besteht. So gehört z. B. Jod in Deutschland aufgrund der jodarmen Böden zu den kritischen Nährstoffen, d. h., ein großer Teil der Deutschen ist mit Jod unterversorgt.

Krokant: eine →Süßigkeit.

Kronfleisch: Zwerchfellfleisch von jungen Rindern (→Innereien).

KRITISCHE NÄHRSTOFFE IN DEUTSCHLAND BEI BESTIMMTEN PERSONENGRUPPEN

kritische Nährstoffe	Personengruppe
Eiweiß, unentbehrliche Aminosäuren	alte Menschen, Veganer
Mineralstoffe	
Eisen	Säuglinge ab dem 2. Lebenshalbjahr, Kleinkinder, weibliche Jugendliche, Frauen im gebärfähigen Alter, Schwangere, stillende Mütter, alte Menschen, Veganer
Jod	Personen aller Altersstufen
Kalium	alte Menschen
Kalzium	Kinder, Jugendliche, Schwangere, stillende Mütter, Frauen in den Wechseljahren, alte Menschen, Veganer
Magnesium	Jugendliche, v. a. Schwangere, stillende Mütter, alte Menschen
Zink	Schwangere, alte Menschen, Veganer
Vitamine	
Folsäure	Jugendliche, Frauen im gebärfähigen Alter, v. a. Schwangere, stillende Mütter, Alkoholiker
Niacin	Schwangere, alte Menschen
Vitamin A	Säuglinge, Schwangere, stillende Mütter, alte Menschen, Veganer
Vitamin B_1, B_2	Kinder, Jugendliche, v. a. Schwangere, alte Menschen, stillende Mütter
Vitamin B_6	Schulkinder, Jugendliche, jüngere Erwachsene, Schwangere, stillende Mütter, alte Menschen
Vitamin B_{12}	Veganer (speziell deren Säuglinge und Kleinkinder)
Vitamin C	Kleinkinder, Schulkinder, Jugendliche, Schwangere, stillende Mütter, alte Menschen, Raucher
Vitamin D	Säuglinge, Kleinkinder, stillende Mütter, alte Menschen, Veganer
Vitamin K	Neugeborene

[8]

Kronsbeere: →Preiselbeere.

Kropf, Struma: eine durch →Jodmangel hervorgerufene Schilddrüsenerkrankung.

Krummdarm: ein Teil des Dünndarms (→Darm).

Krustentiere, Krebse, Krebstiere, wiss. Name **Crustacea:** meist getrenntgeschlechtige Gliederfüßer, die hauptsächlich Meeresbewohner sind, aber auch alle Süßgewässer besiedeln; einige Gruppen wurden trotz Kiemenatmung zu Landbewohnern. In der Ernährung des Menschen spielen fast nur die Zehnfußkrebse (Decapoda) eine Rolle. Bei ihnen unterscheidet man grob die Garnelen bzw. garnelenartigen Langschwanzkrebse mit schlankem, seitlich etwas zusammengepresstem Körper und die meist kräftig gepanzerten Panzer- bzw. Ritterkrebse mit kraftvollen Scheren am ersten Laufbeinpaar.

Garnelen: Die **Garnelen** (Crevetten, Krevetten, Natania) sind in vielen Arten in allen Meeren der Welt anzutreffen und die populärsten Krustentiere überhaupt. Ihr Fleisch ist zart und dennoch fest und würzig. (In Deutschland wird der Begriff Crevetten synonym zu Garnelen verwendet, in anderen Ländern, z. B. der Schweiz, synonym zu Shrimps.) Die im Handel üblichen Bezeichnungen **Shrimps** und **Prawn** beziehen sich meist lediglich auf die Größe, nicht die Art der Tiere. Bei den kleineren Shrimps, die in Deutschland auf den Markt kommen, handelt es sich zumeist um Tiefseegarnelen (die auch als **Hummerkrabben**, Pandalus borealis, bezeichnet werden; im Handel ist diese Bezeichnung aber nicht erlaubt). Sie kommen hauptsächlich aus dem europäischen Nordmeer, werden bis zu 16 cm lang und sind durchscheinend rosa. Prawn sind größer als Shrimps. Als King Prawn werden die noch größeren Riesengarnelen aus Ostasien bezeichnet. Die **Riesengarnele** (Gamba) kommt in südlicheren Gewässern vor und schmeckt weniger delikat als die beliebte, fälschlicherweise auch als Nordseekrabbe bezeichnete **Nordseegarnele** (Granat, Crangon crangon), die in riesigen Mengen im Wattenbereich der Nordsee gefangen wird. Garnelen kommen in erster Linie tiefgefroren oder konserviert, an der Küste auch frisch auf den Markt.

Panzerkrebse: Unter den **Panzerkrebsen** (Reptantia) gelten Hummer und Langusten als besondere Delikatesse. Beide werden meist in Körben gefangen. Die **Langusten** (Palinuridae) kommen in zahlreichen Arten an allen felsigen Küsten der Weltmeere vor. **Hummer** (Homaridae) sind vorwiegend in kühleren Gewässern mit felsigem Grund zu finden. Besonders begehrt ist das weiße Fleisch der Scheren des Männchens und der Schwanzteile des Weibchens. Die Tiere kommen größtenteils lebend in den Handel. Der Europäische Hummer kann bis 60 cm lang und 5–6 kg schwer werden. Wegen Überfischung wird verstärkt Amerikanischer Hummer aus Kanada und den USA importiert. Vom bis zu 24 cm langen **Kaisergranat** (Scampo, Nephros norvegicus), der entlang der ganzen europäischen Atlantikküste bis Marokko sowie im westlichen Mittelmeer vorkommt und vornehmlich mit Schleppnetzen gefangen wird, wird meist nur der Schwanzteil verkauft, seltener ganze Tiere. Die **Flusskrebse** (Astacidae) leben in Süßgewässern und werden teilweise auch gezüchtet. Da die Tiere in Deutschland fast ausgestorben sind, werden hier zum großen Teil aus der Türkei importierte Flusskrebse, v. a. Galizierkrebse, verkauft. Der bis 25 cm lange, delikate **Langostino** (der in zwei Arten – Pleuroncodes monodon und Cervimunida johni – vorkommt) wird meist tiefgekühlt aus Chile und dem südostpazifischen Raum importiert. Die **Krabbe** (Brachyura) ist in zahlreichen Arten auf dem Markt vertreten. Von der **Königskrabbe** (Königskrebs, Paralithodes camtschatica) werden nur die deutlich größeren, bis zu 1 m langen männlichen Tiere gefangen. Hierzulande werden sie meist als Konserven (King Crab Meat) verkauft.

Krill (Euphansia superba) zählt nicht zu den Zehnfußkrebsen. Die winzige Leuchtkrebsart lebt in riesigen Schwärmen v. a. in polarnahen Gewässern und dient manchen Fischen als Hauptnahrung. Mit einem Eiweißgehalt von mehr als 60 % könnte Krill auch zu einer wichtigen Nahrungsquelle für den Menschen werden. Bislang findet er aber, abgesehen von Krillfleischpaste, vorwiegend in Tierfutter Verwendung.

Inhaltsstoffe und Gesundheitswert: Generell sind Krustentiere arm an Energie und gesättigten Fettsäuren, aber reich an leicht verdaulichem Eiweiß, Vitaminen (v. a. Vitamin E und B-Vitaminen), Mineralstoffen und Spurenelementen wie z. B. Kalzium, Magnesium, Eisen, Kupfer, Selen, Zink und Jod. Außerdem enthalten sie wertvolle Omega-3-Fettsäuren. Da sie sehr rasch verderben, sollte man sie am besten fangfrisch noch am selben Tag verzehren. Überdies können Krustentiere Rückstände von Schwermetallen enthalten. Gichtkranke sollten sie eher meiden, da sie einen hohen Puringehalt haben.

Kuchen: ein →Gebäck.

küchenfertig: →kochfertig.

Küchenhygiene: Durch die Einhaltung bestimmter Hygienevorschriften in der Küche soll u. a. die Übertragung von Krankheiten durch Lebensmittel auf den Menschen vermieden werden. Hauptinfektionsquellen sind mit Krankheitserregern verseuchte Lebensmittel oder damit in Berührung gekommene Geräte. Zu Infektionen kommt es häufig durch Lagerung von Lebensmitteln bei zu hohen Temperaturen und unzureichende Erhitzung (zu kurz oder bei zu niedrigen Temperaturen).

Mikroorganismen und Schädlinge: Ausgelöst werden →Lebensmittelvergiftungen oder →Lebensmittelinfektionen durch Mikroorganismen wie Bakterien, Viren und Pilze. Zu den häufigsten Bakterienarten in der Küche zählen →Salmonellen, →Staphylococcus aureus und Clostridien wie z. B. das →Botulismus verursachende Clostridium botulinum. Die häufigsten Pilze sind Schimmelpilze (→Schimmel), deren Gifte z. T. eine Krebs erregende Wirkung haben. Hefen, die überall in der Luft vorkommen, befallen v. a. kohlenhydratreiche Lebensmittel wie Kompott, Desserts, Saucen und Fruchtsäfte. Schaben, Ameisen, Ratten, Mäuse, Mehlmotten und andere →Vorratsschädlinge verunreinigen nicht nur Lebensmittel, sondern übertragen auch Infektionskrankheiten.

Hygienemaßnahmen: Die keimfreie Küche gibt es nicht. Ziel der Küchenhygiene ist es, einen Befall mit Vorratsschädlingen sowie die Vermehrung und Ausbreitung der überall vorhandenen Mikroorganismen zu vermeiden, denn nur in großer Zahl sind sie gefährlich. Folgende Maßnahmen tragen dazu bei: Lebensmittel sollten grundsätzlich kühl gelagert bzw. im Kühlschrank aufbewahrt werden, denn die meisten Mikroorganismen vermehren sich am stärksten bei Zimmertemperatur oder noch höheren Temperaturen. Doch auch im Kühlschrank können sich Mikroorganismen – wenn auch wesentlich langsamer – vermehren. Deshalb sollte man Speisen selbst dort nicht zu lange aufbewahren. Auch auf eine trockene Lagerung ist zu achten. Lose Lebensmittel müssen immer in fest verschlossenen Gefäßen aufbewahrt werden.

Saubere und ungewaschene Lebensmittel sind stets getrennt voneinander zu lagern und zu verarbeiten. Man sollte Lebensmittel (v. a. solche, die leicht verderben, wie z. B. Fleisch, Eier und Fisch) immer zügig verarbeiten, um eine erhöhte Vermehrung von Bakterien in Raumtemperatur zu verhindern. Bei der Verarbeitung sind grundsätzlich saubere Geräte zu verwenden. Tiefgekühlte Speisen sollten inner-

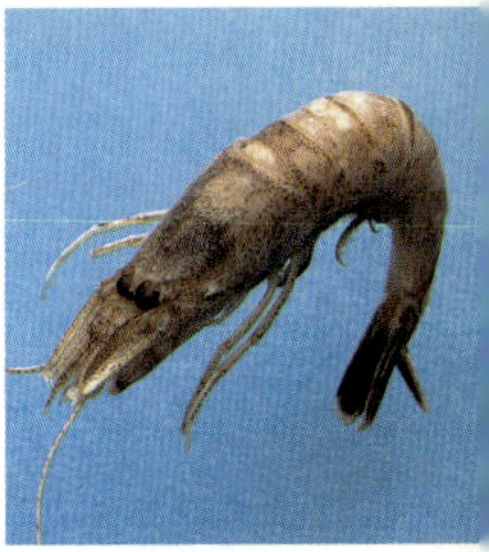

Krustentiere: Nordseegarnele

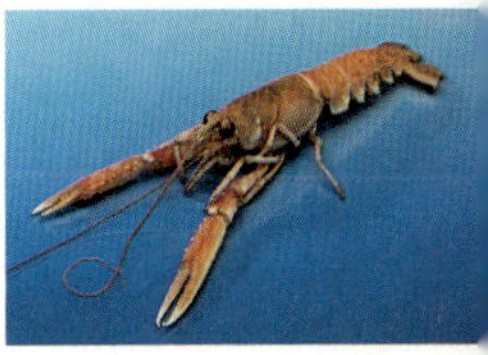

Krustentiere: Kaisergranat

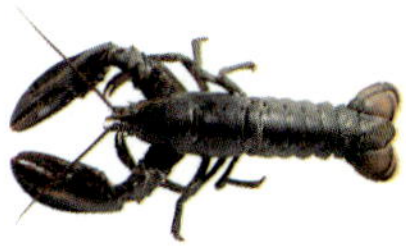

Krustentiere: Hummer

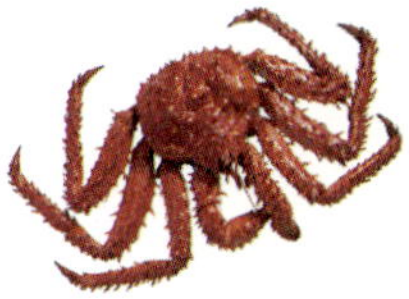

Krustentiere: Königskrabbe

halb von vier bis sechs Stunden nach dem Auftauen verarbeitet werden.

Gegarte Zutaten sollte man vor der weiteren Verarbeitung kühlen. Das Warmhalten von Speisen ist zu vermeiden, da sich sonst schädliche Mikroorganismen zu sehr vermehren können. Deshalb ist es besser, sie abkühlen zu lassen, in den Kühlschrank zu stellen und bei Bedarf erneut zu erhitzen. Dadurch sind außerdem auch die Vitaminverluste nicht so groß.

Bei Lebensmitteln, die leicht verderben oder häufig mit Bakterien verseucht sind (z. B. Eier, Wild, Geflügel), schützt ausreichendes Durchgaren vor Krankheitserregern. Ein Erhitzen auf mindestens 80 °C über einen Zeitraum von sieben bis zehn Minuten tötet einen großen Teil der Mikroorganismen ab.

Die Küche sollte immer sauber gehalten werden. Hand-, Geschirr- und Wischtücher sind häufig zu wechseln; am hygienischsten sind Einwegtücher. Die hygienisch einwandfreie Verarbeitung von Lebensmitteln und Zubereitung von Speisen setzt saubere Hände voraus, die man auch zwischen den Arbeitsgängen immer wieder waschen sollte. Der Mülleimer muss regelmäßig geleert werden.

Bei der Lagerung und Verarbeitung von →Eiern und →Geflügel sind wegen der Salmonellengefahr besondere Hygienemaßnahmen zu beachten. Mit Schimmel befallene Lebensmittel müssen weggeworfen werden,

Großküchen und Restaurants: Wo Lebensmittel in großen Mengen verarbeitet werden, muss man zusätzliche Hygienevorschriften einhalten, damit Lebensmittelinfektionen und -vergiftungen vermieden werden: Das Personal muss auf angemessene Körperhygiene achten. Kopfbedeckungen verhindern, dass Schuppen und Haare in die Speisen fallen. Die Arbeitskleidung sollte täglich gewechselt und bei 95 °C gewaschen werden. Schmuck ist vor der Arbeit abzulegen, da sich unter Ringen und Armbanduhren Bakterien ansammeln können. Das Rauchen in der Küche ist untersagt. Speisen, Bestecke sowie der Innenbereich von Tellern und Tassen sollten niemals mit der Hand berührt werden. Dem Personal sollten getrennte Arbeitsbereiche für den Umgang mit sauberen und noch nicht gesäuberten Lebensmitteln (z. B. das Gemüseputzen) zur Verfügung stehen. Pausenräume müssen außerhalb der Küche liegen.

Küchenkräuter: Die zum Würzen von Speisen verwendeten Kräuter werden im Handel in getrockneter oder tiefgefrorener Form angeboten; sie sind jedoch aromatischer und haben einen höheren Gehalt an wertvollen Inhaltsstoffen, wenn man sie selbst zieht und direkt nach der Ernte frisch verwendet. Küchenkräuter sind kalorienarm und liefern zahlreiche Vitamine, Mineralstoffe und sekundäre Pflanzenstoffe. Duft und Geschmack sind auf ihre ätherischen Öle zurückzuführen. Die meisten Kräuter werden nicht mitgegart, sondern der Speise erst kurz vor dem Anrichten zugegeben. Durch das Würzen mit Küchenkräutern lässt sich die Kochsalzmenge in den Speisen reduzieren, was v. a. für Menschen wichtig ist, die krankheitshalber auf eine natriumarme Ernährung achten müssen. Die meisten Küchenkräuter haben auch milde Heilwirkungen, wie z. B. Appetitanregung und Verdauungsförderung. Zu den häufig in der Küche verwendeten Kräutern gehören →Basilikum, →Bohnenkraut, →Dill, →Estragon, →Kerbel, →Liebstöckel, →Lorbeer, →Majoran, →Oregano, →Petersilie, →Rosmarin, →Salbei und →Thymian. Daneben gibt es verschiedene Kräutermischungen wie z. B. Kräuter der Provence.

Küchenschabe: ein →Vorratsschädling.

Küchenzwiebel: →Zwiebel.

Kugelfische, wiss. Name **Tetraodontidae:** Familie der Haftkiefer mit 131 Arten im Brack- und Süßwasser der Tropen. Aus verschiedenen Kugelfischarten (→Fugu) bereiten die Japaner ein Fischgericht zu.

Kuheuter, Euter: Milchdrüse der Kuh (→Innereien).

Kühlen, Kühllagerung: Durch Aufbewahrung im Kühlschrank sind leicht verderbliche Lebensmittel deutlich länger haltbar als bei normaler Raumtemperatur. Lebensmittel werden meist durch Bakterien, Schimmelpilze und Hefen verdorben (→Verderb von Lebensmitteln). Der Großteil dieser Mikroorganismen vermehrt sich bei Temperaturen zwischen 20 und 40 °C am besten; im Kühlschrank wird ihr Wachstum gehemmt. Es gibt nur wenige kälte-

Küchenkräuter selbst ziehen und trocknen

Die meisten Küchenkräuter lassen sich ohne großen Aufwand im Garten oder auf der Fensterbank ziehen. Wer sich einen Kräutervorrat anlegen möchte, kann die Kräuter gleich nach der Ernte bei Temperaturen von 21–32 °C an einem warmen, dunklen, luftigen Ort trocknen. Man bindet sie zu kleinen Sträußen zusammen und hängt sie so auf, dass die Stängel nach oben zeigen. Sobald die Blätter brüchig sind, werden sie von den Stängeln genommen. Blüten und besonders große Blätter trocknet man auf einem über einen Rahmen gespannten Tuch. Die getrockneten Kräuter werden in dunklen, luftdicht schließenden Gefäßen aus getöntem Glas, Holz oder Weißblech aufbewahrt und sind so bis zu anderthalb Jahren haltbar.

tolerante Mikroorganismen, die sich selbst bei 0 °C noch vermehren. Die Kälte zögert außerdem den natürlichen Alterungsprozess von Obst und Gemüse hinaus und verhindert somit ein frühzeitiges Vertrocknen oder Verfaulen und den Verlust wertvoller Nährstoffe. So büßt z. B. Spinat bei einer Kühltemperatur von 4–8 °C täglich 3 % seines Vitamin-C-Gehalts ein, bei Raumtemperatur hingegen das Neunfache.

Kühlgeräte: Gängige Kühlschränke sind in verschiedene Temperaturbereiche (2–12 °C) unterteilt. Da warme Luft nach oben steigt, nimmt die Temperatur von unten nach oben zu; die kälteste Etage ist die auf der Glasplatte. Ebenfalls niedrige Temperaturen herrschen in der Nähe des Verdampfers und an der Rückwand. Wärmer ist es in den Türfächern sowie im Obst-und-Gemüse-Fach, da die Glasplatte die Kälte abschirmt. Je nach Art des Lebensmittels ist es zur optimalen Lagerung in einen ganz bestimmten Bereich einzusortieren. Bei vielen neueren Kühlschrankmodellen und so genannten No-Frost-Geräten herrschen überall weitgehend gleiche Temperaturen, sodass es hier keine Rolle spielt, wo das Lebensmittel gelagert wird.

Moderne Mehrzonenkühlgeräte zeichnen sich durch verschiedene, räumlich voneinander getrennte Temperaturbereiche aus. Viele bieten Kältebereiche bis zu 0 °C, wodurch sich die Haltbarkeit der Lebensmittel deutlich verlängert und ihre Qualität besser erhalten bleibt. Ein Mehrzonenkühlgerät ist in der Regel in folgende Bereiche unterteilt: Gefrierfach (–18 °C, für Tiefkühlkost), 0 °C-Fach mit geringer Luftfeuchtigkeit (für verpackte empfindliche Lebensmittel wie Fisch, Fleisch, Wurst, Milchprodukte, Käse), 0 °C-Fach mit hoher Luftfeuchtigkeit (für unverpackte Lebensmittel wie Gemüse, heimisches Obst, Kräuter, Salate, Pilze), Kühlzone (ca. 4–8 °C, für Eier, Margarine, Mayonnaise, Marmelade, Kuchen, gegarte Speisen und Fertiggerichte) und Kellerzone (ca. 8–12 °C, für kälteempfindliche Lebensmittel wie Butter, Südfrüchte, unreife Tomaten, Gurken, Kartoffeln).

KÜHLEN: KÄLTEEMPFINDLICHES OBST UND GEMÜSE[1]

Obst	Gemüse
Ananas	Auberginen
Avocados	Gemüsepaprika
Bananen	grüne Bohnen
Cherimoyas	Gurken
Feijoas	Kartoffeln
Granatäpfel	Kürbisse
Guaven	Melonen
Mangos	Okra
Oliven	Tomaten
Papayas	Wassermelonen
Zitrusfrüchte	Zucchini

[1] Bei Kühlschranktemperaturen treten Kälteschäden auf (z. B. Verbräunungen, wässrig glasige Stellen, Ausbleiben der Nachreife).

KÜHLEN: KÜHLSCHRANKVERTRÄGLICHES OBST UND GEMÜSE

Obst	Gemüse
Äpfel	Artischocken
Aprikosen	Blumenkohl
Birnen	Brokkoli
Erdbeeren	Erbsen
Feigen	Mohrrüben
Kirschen	Pflücksalate
Kiwis	Rosenkohl
Nektarinen	Rote Bete
Pfirsiche	Sellerie
Pflaumen	Spargel
Weintrauben	Spinat

Die meisten Kühlschränke besitzen ein Gefrierfach, in dem man Tiefkühlkost aufbewahren und Eiswürfel herstellen kann. Je nachdem, wie hoch die maximale Temperatur in diesem Fach ist und wie lange das Gefriergut haltbar ist, wird es mit einem bis vier Sternen gekennzeichnet. Geräte, die aus einem Kühlteil und einem Viersternegefrierfach bestehen, nennt man Kühl-und-Gefrier-Kombinationsgeräte. Die Größe des Kühlschranks sollte sich nach der Anzahl der im Haushalt lebenden Personen richten. Für ein bis zwei Personen reicht ein Fassungsvermögen von 120–160 l, jede weitere Person benötigt etwa 60 l zusätzlich.

Lagerung von Lebensmitteln im Kühlschrank: In den Kühlschrank gehören nur Lebensmittel, die auch wirklich gekühlt werden müssen. Unangebrochene Konserven z. B.

KÜHLEN: HALTBARKEIT VON LEBENSMITTELN IM GEFRIERFACH

Temperatur	tiefgekühlte Lebensmittel	Speiseeis
* (– 6 °C oder kälter)	1–3 Tage	ein paar Stunden
** (– 12 °C oder kälter)	3–14 Tage	1–2 Tage
*** (– 18 °C)	bis zu 3 Monate	einige Wochen
**** (– 18 °C oder kälter)	Fleisch 3–12 Monate Obst 8–12 Monate Gemüse 6–12 Monate Fertiggerichte bis 3 Monate	einige Monate

KÜHLEN: HALTBARKEIT GEKÜHLTER LEBENSMITTEL

Lebensmittel	Lagerdauer (Tage)	Lebensmittel	Lagerdauer (Tage)
Milch und Milchprodukte		**Fleisch, Fleischprodukte**	
Dickmilch	3-4	Brühwurst, geräuchert	2-4
Frisch- und Weichkäse	3-4	Brühwurst, ungeräuchert	1-3
Hart- und Schnittkäse	8-10	Fleisch, gegart	2-3
Joghurt, geöffnet	3-4	Fleisch, roh	2-3
Kondensmilch, geöffnet	4-5	Hähnchen, gegart	2-3
Milch, frisch	1-2	Hähnchen, roh, frisch	1-2
Milch, pasteurisiert	3-4	Hackfleisch, gegart	2-3
Sahne	3-4	Hackfleisch, roh	bis 1
Speiseeis	bis 6 Stunden	Innereien, roh	bis 1
Obst		Kochwurst, geräuchert	2-4
Beerenobst	1-2	Schinken, gekocht	1-3
Kompott	2-3	Schinken, geräuchert	4-5
Obstkonserven, geöffnet	2-3	**Fisch**	
Steinobst	5-10	gegart	1-2
Gemüse		geräuchert	1-2
Bohnen	1-3	roh	bis 1
Erbsen	1-3	**Sonstiges**	
Gemüse, gegart	1-2	Eier, gekocht	8-10
Kopfsalat	1-2	Eier, roh	15-20
Spinat	1-2	Reis, gegart	1-2
Wurzelgemüse	2-8	Teigwaren, gegart	1-2
Zitrusfrüchte	8-10	Tiefkühlkost, aufgetaut	bis 1

brauchen nicht im Kühlschrank gelagert zu werden, Honig wird in der Kälte fest, Bananen werden braun und matschig. Südfrüchte wie Ananas und Zitrusfrüchte büßen durch den Kälteschock ihr Aroma ein und Rotwein verliert sein Bouquet. Um frische Lebensmittel vor dem Verderb zu bewahren, müssen sie nach dem Kauf sofort in geeigneten Verpackungen (Glas-, Porzellan-, Kunststoffbehältern, Frischhaltefolie) in den Kühlschrank geräumt werden. Damit die kalte Luft gut zirkulieren kann, ist zwischen den einzelnen Lebensmitteln genügend Platz zu lassen. Rohes Fleisch und roher Fisch dürfen wegen der Gefahr der bakteriellen Verseuchung nicht mit gegarten oder roh zu verzehrenden Lebensmitteln in Kontakt kommen. Obst und Gemüse sollte in luftdurchlässigen Folienbeuteln im Gemüsefach lagern; Pilze werden in Papiertüten aufbewahrt. Warme Speisen muss man erst abkühlen lassen, bevor man sie in den Kühlschrank stellt, da der Energieverbrauch sonst zu hoch wäre.

Pflege von Kühlgeräten: Der Kühlschrank muss regelmäßig einschließlich aller Roste gereinigt sowie abgetaut werden. Zum Säubern verwendet man warmes Wasser und ein mildes Reinigungsmittel. Ausrangierte Kühlgeräte müssen sachgerecht entsorgt werden, da die meisten umweltschädliche FCKW (Fluor-Chlor-Kohlenwasserstoffe) enthalten. Mittlerweile gibt es auch FCKW-freie Geräte auf dem Markt.

Kühlkette: ununterbrochene Kühlung von Kühl- bzw. Tiefkühlprodukten während Verarbeitung, Lagerung, Transport und Distribution (→Tiefkühlkost).

Kühllagerung: →Kühlen.

Kuhlsche Diät, Kuhlsche Milchsäurekost: eine →Krebsdiät.

Kuhmilch: →Milch von Kühen.

Kuhmilchallergie: →Milcheiweißallergie.

Kulturpilze: in speziellen Betrieben gezüchtete →Speisepilze.

Kumarin, Cumarin [durch frz. Vermittlung aus indian. (Tupi) cumaru »Tonkabohne«]: eine kristalline, wasserlösliche Substanz, die in der Natur als Geruchsstoff v.a. im →Waldmeister, in geringeren Mengen aber auch in Aprikosen, Brombeeren, Datteln, Erdbeeren und Kirschen vorkommt. Kumarin wirkt als Gegenspieler von Vitamin K und hemmt die Blutgerinnung. In hohen Dosen kann es Kopfschmerzen, Schwindel, Atemlähmung sowie Leber- und Nierenschäden verursachen.

Kumin: →Kreuzkümmel.

Kümmel: als Gewürz verwendete sichelförmige Spaltfrüchte (Kümmelkörner) des zur Gattung der Doldenblütler zählenden Echten Kümmels (Carum carvi). Der herb-aromatisch schmeckende Kümmel gehört zu den ältesten europäischen Gewürzen und passt zu Brot, Gebäck, Wurst, Käse, Quark, Sauerkraut, Gemüse (v.a. Kohl), Kartoffel- und Fleischgerichten. Wichtigster Inhaltsstoff ist das Kümmelöl. Kümmel hilft gegen Verdauungsbeschwerden wie Blähungen, Völlegefühl und wirkt krampflösend.

Kumquat, Limequat ['laım...], **Zwergorange, Zwergpomeranze:** Bezeichnung für die nur bis 3,5 cm großen, eiförmigen bis kugeligen Früchte verschiedener in Asien, Nord- und Südafrika sowie in Amerika kultivierter Rautengewächse. Die ursprünglich aus China stammende Kumquat ähnelt in der Oberflächenstruktur ihrer goldgelben, feinporigen, dünnen Schale einer kleinen Apfelsine; die Schale ist jedoch essbar. Das orangefarbene Fruchtfleisch ist nicht sehr saftig. Der Geschmack ist herbsüß und erinnert ein wenig an englische Orangenmarmelade. Die Kumquat enthält viel Vitamin C und Betakarotin.

Kunstafter, Anus praeter, Enterostoma, künstlicher Darmausgang, Stoma: chirurgisch gelegte Darmöffnung meist zur Bauchoberfläche hin, durch die der Stuhl vorübergehend (z.B. zur Entlastung von nachfolgenden Darmabschnitten) oder ständig nach außen abgeleitet wird.

Formen: Bei einer Entfernung des Mastdarms (z.B. infolge einer Krebserkrankung) wird der Krummdarm in der Regel am linken Unterbauch flach an die Baucheroberfläche angenäht (Sigmoidostoma); bei Entfernung des gesamten Dickdarms wird der Dünndarm meist an der Bauchoberfläche am rechten Unterbauch befestigt, sodass noch ein kleiner Darmrand über die Bauchdecke steht (Ileostoma). Falls möglich, wird ein Reservoir angelegt, das den Stuhl auffängt und mehrmals täglich über einen Katheter über die Bauchoberfläche entleert werden kann. Vorübergehend wird manchmal auch der Blinddarm oder ein mittlerer Abschnitt des Dickdarms an die Bauchoberfläche ausgeleitet (Kolostoma). Dann wird an der Bauchoberfläche ein Plastikbeutel befestigt, der den Stuhl auffängt.

Ernährung: Kolostomaträger dürfen alle Lebensmittel zu sich nehmen, die ihnen bekommen und die zu einer verhältnismäßig festen Konsistenz des Stuhls sowie zu gleich bleibenden, regelmäßigen Entleerungszeiten führen. Verschiedene Lebensmittel (v.a. Hülsenfrüchte, Zwiebeln, kohlensäurehaltige Getränke, Eier oder Fisch) sollten, wenn sie zu Geruchsbelästigungen führen, gemieden werden. Bei einem Ileostoma sollte der Patient eine sehr ballaststoffreiche Kost meiden, da dadurch der Kunstafter verstopft werden kann. Wichtig ist es, harte Lebensmittel gut zu zerkauen. Da der Darminhalt beim Ileostoma nicht eingedickt wird, scheidet der Patient vermehrt Flüssigkeit und Salze aus, die ersetzt werden müssen, damit der Wasser- und Elektrolythaushalt nicht durcheinander gerät. Daher müssen ca. 6–10 g Kochsalz täglich aufgenommen werden; auch eine ausreichende Kalium-, Kalzium- und Magnesiumversorgung muss sichergestellt werden. Außerdem sollte der Patient ca. 2 l Flüssigkeit pro Tag trinken. Günstig sind Lebensmittel, die den Darminhalt ein wenig eindicken wie z.B. Bananen und Kartoffeln. Lebensmittel wie Zitrusfrüchte, die dazu führen, dass der Stuhl die Haut um den Kunstafter stark reizt, sollte der Patient meiden. Auch auf Alkohol sollte bei jeder Art von Kunstafter weitgehend verzichtet werden.

Kunsthonig: →Invertzuckercreme.

künstliche Ernährung: den Bedarf voll oder zumindest teilweise deckende Energie- und Nährstoffversorgung, die einem Patienten unter Umgehung der normalen Nahrungsaufnahme zugeführt wird. Eine künstliche Ernährung wird notwendig, wenn der Patient, z.B. aufgrund von Bewusstlosigkeit, Schluckstörungen oder schwerer Krankheit, oral (d.h. durch den Mund) keine Nahrung zu sich nehmen kann bzw. wenn ein Mangel an bestimmten Nährstoffen (z.B. Salzen) rasch gedeckt werden muss und dies auf oralem Weg nicht möglich ist (beispielsweise bei anhaltendem Erbrechen).

Bei der **enteralen Ernährung** (Sondenernährung) wird die breiige oder dünnflüssige Nahrung über einen in Nase oder Mund eingeführten Schlauch bis zum Magen, zum Zwölffingerdarm oder zum oberen Dünndarm geleitet (gastrale bzw. duodenale/jejunale Ernährung). Die enterale Ernährung wird u.a. bei Nahrungsverweigerung der Patienten eingesetzt. Eine vorübergehende gastrale Ernährung besteht aus sechs- bis achtmaliger Zufuhr von 200–400 ml einer →bilanzierten Diät pro Tag. Bei der duodenalen oder jejunalen Ernährung wird die Nahrung (meist eine vom oberen Dünndarm komplett resorbierbare bilanzierte Diät) kontinuierlich über die Sonde zugeführt. Eine enterale Ernährung darf u.a. dann nicht

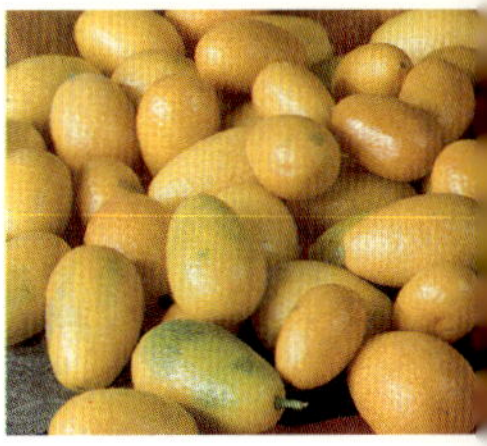

Kumquats

durchgeführt werden, wenn der Kreislauf nicht stabil ist oder der Patient unter anhaltendem Erbrechen leidet.

Bei der **parenteralen Ernährung** wird der Magen-Darm-Trakt völlig umgangen; eine sterile, alle lebensnotwendigen Nährstoffe enthaltende Lösung wird kontinuierlich über eine Infusion in eine größere Vene eingeleitet. Bei verschiedenen Erkrankungen darf die Infusion bestimmte Stoffe nicht oder nur in geringen Mengen enthalten, z. B. darf sie bei Aminosäurenstoffwechselstörungen nur die Aminosäuren enthalten, die vertragen werden. Bei lang andauernder, ausschließlicher parenteraler Ernährung ist darauf zu achten, dass dem Patienten die Vitamine A, E, B_2, B_6, Biotin, Pantothen- und Folsäure sowie die Mineralstoffe Kalium, Magnesium, Natrium, Phosphat, Chrom, Eisen, Kupfer, Molybdän, Selen und Zink in ausreichender Menge zugeführt werden.

künstlicher Darmausgang: →Kunstafter.

Kupfer: zu den Spurenelementen zählender Mineralstoff, der in pflanzlichen und tierischen Lebensmitteln enthalten ist. Kupfer ist bereits seit 5000 v. Chr. bekannt, seine Bedeutung für den menschlichen Organismus wurde aber erst im 20. Jh. festgestellt.

Funktionen: Die Mobilisierung des Spurenelements Eisen ist die wichtigste Funktion von Kupfer im menschlichen Organismus. Als Bestandteil des Enzyms Caeruloplasmin sorgt Kupfer dafür, dass eine bestimmte Form des Eisens oxidiert wird. Das ist die Voraussetzung dafür, dass das aus dem Abbau der roten Blutkörperchen (in der Milz) bzw. Hämoglobinabbau (in der Leber) stammende Eisen größtenteils wieder verwendet werden kann, indem es an Transferrin gebunden und zum Ort der Herstellung des roten Blutfarbstoffs Hämoglobin (in den roten Blutkörperchen) transportiert wird. Weiterhin ist Kupfer wichtig für das Wachstum der Zellen und den Eiweißstoffwechsel. Es ist notwendig für die Bildung der Myelinschicht, die die Nerven schützend umhüllt, und für die Herstellung des Pigments Melanin, das die Farbe von Augen, Haut und Haaren bewirkt.

KUPFER: SCHÄTZWERTE FÜR EINE ANGEMESSENE TÄGLICHE ZUFUHR

Alter	Kupfer (mg)
Säuglinge	
0 bis unter 4 Monate	0,2–0,6
4 bis unter 12 Monate	0,6–0,7
Kinder und Erwachsene	
1 bis unter 7 Jahre	0,5–1,0
ab 7 Jahre	1,0–1,5

[3]

Vorkommen: Gute Nahrungsquellen für Kupfer sind Innereien, Nüsse, Getreide und Kakao. Der Schätzwert für die angemessene tägliche Zufuhr beträgt für Männer und Frauen 1–1,5 mg. Ein großer Teil des Körperbestands an Kupfer (ca. 100 mg) ist in Muskeln und Knochen zu finden, auch in der Leber und im Gehirn befinden sich größere Kupferkonzentrationen. Kupfer wird zum größten Teil über den Dünndarm in den Organismus aufgenommen; ist die Nahrung reich an Zink, so ist die Absorptionsrate geringer. Ausgeschieden wird Kupfer v. a. über den Stuhl.

Mangelerscheinungen: Ein schwerer Kupfermangel, der mit körperlichen Mangelerscheinungen einhergeht, ist beim Menschen selten. Allerdings kann eine lang anhaltende künstliche, intravenöse Ernährung einen Kupfermangel hervorrufen. Auch Säuglinge, die längere Zeit ausschließlich mit Kuhmilch ernährt werden, können davon betroffen sein. Als Folge eines Kupfermangels entsteht Blutarmut infolge einer gestörten Bildung des roten Blutfarbstoffs; außerdem kommt es zu Gewichtsverlust, Pigmentstörungen (erkennbar an einer Depigmentierung von Haut und Haaren), Veränderungen der Knochen und Blutgefäße sowie einer höheren Anfälligkeit gegenüber Infektionskrankheiten. Feststellen lässt sich ein Kupfermangel durch eine Blutuntersuchung.

Überschuss: Zu einer überhöhten Aufnahme von Kupfer kann es z. B. durch den Genuss saurer Getränke aus kupferhaltigen Behältern kommen, da Säure das Kupfer herauslöst. Auch stark kupferhaltiges Trinkwasser (z. B. infolge einer Verunreinigung mit kupferhaltigen Pestiziden) kann zu einem Kupferüberschuss führen. Als Folge kommt es zu Erbrechen und Durchfall, wodurch das Kupfer in der Regel größtenteils wieder aus dem Körper ausgeschieden wird. Bei anhaltender Kupfervergiftung entstehen schwere Leberschäden. Bei der Kupferspeicherkrankheit lagert der Körper vermehrt Kupfer ein, was ebenfalls zu Leberschäden führt. Auch Nervenstörungen aufgrund von Kupfereinlagerungen im Gehirn und eine graubraune Färbung der Haut können auftreten.

Hilfe bei Erkrankungen: Diskutiert wird, ob Kupfer zur Vorbeugung von Herz-Kreislauf-Erkrankungen beitragen kann, da es die Blutgefäße elastisch hält.

Kupferspeicherkrankheit, Morbus Wilson [-ˈwilsn], **Wilson-Krankheit:** eine erbliche Kupferstoffwechselstörung.

Ursachen und Symptome: Bei der Kupferspeicherkrankheit sind infolge eines Eiweißdefekts die Kupferausscheidung mit der Galle und die Herstellung des Enzyms Caeruloplasmin reduziert, dessen Bestandteil Kupfer ist. Kupfer wird deshalb vermehrt im Gewebe gespeichert, v. a. in der Leber, der Augenhornhaut und im Gehirn. Als Folge kann es zu Leberzirrhose und neurologischen Störungen wie Muskelkrämpfen, Sprech-, Schluck- und Gehstörungen sowie einer Rückentwicklung der geistigen Fähigkeiten kommen.

Behandlung und Ernährung: Die Behandlung besteht in der Gabe eines Medikaments (Penicillamin), das die Kupferaufnahme aus dem Darm einschränkt. Zusätzlich sollte wenig Kupfer mit der Nahrung aufgenommen, d. h. auf Lebensmittel mit hohem Kupfergehalt weitgehend verzichtet werden. Es empfiehlt sich auch, das Trinkwasser auf seinen Kupfergehalt zu untersuchen; falls dieser über 100 µg pro Liter liegt, sollte anderes Wasser zum Trinken und Kochen verwendet werden. Kupferhaltige Töpfe und kupferhaltiges Geschirr sollten durch kupferfreies Material ersetzt werden. In Absprache mit dem Arzt kann auch die Zinkzufuhr erhöht werden, da Zink die Aufnahme von Kupfer aus dem Darm einschränkt.

Kürbis, wiss. Name **Cucurbita:** Gattung der Kürbisgewächse mit etwa 27 in Amerika beheimateten Arten, heute z. T. in vielen Gebieten der Erde kultiviert; liegende oder kletternde Kräuter mit Blattranken, großen, gelben Blüten und fleischigen, oft sehr großen, in Form und Farbe verschiedenen Beerenfrüchten. Schon die Azteken, Inka und Maya bauten Kürbisse an. Die fleischigen Früchte des Speise- oder Gartenkürbisses (Cucurbita pepo) werden als Gemüse oder Salat verzehrt, die bis 50 kg schweren Früchte des Riesenkürbisses (Cucurbita maxima) v. a. zu Kompott und Marmelade verarbeitet. Das weiße, gelbe, orangefarbene oder grünliche Fruchtfleisch hat einen sehr milden Geschmack. Sommerkürbisse haben ein saftigeres, Winterkürbisse ein faserigeres, trockeneres Fruchtfleisch. Kürbisfleisch ist kalorienarm, enthält nur wenig Zucker und keine Säure, aber viel Betakarotin, Kalium und Eisen und eignet sich gut als Kost für Magenkranke. Eine beliebte Zuchtform ist die Zucchinipflanze mit gurkenähnlichen Früchten (→Zucchini). Kleinfrüchtige Formen sind als Zierpflanzen in Kultur.

Sommerkürbisse sind im Kühlschrank nur etwa eine Woche, Winterkürbisse je nach Sorte mehrere Wochen bis Monate kühl und dunkel lagerfähig. Kürbisse werden v. a. eingekocht, mitunter süßsauer, oder aber in Würfel geschnitten und gegart als Gemüsebeilage gereicht oder zu schmackhaften Suppen verarbeitet.

LESETIPP:

HELGA BUCHTER-WEISBRODT: *Natürlich gesund durch Kürbis und Kürbiskernöl. Stuttgart (Trias) 1999.*

Kürbiskerne, Kürbissamen, wiss. Name **Semen cucurbitae:** Kerne, die aus dem Fruchtfleisch geöffneter Kürbisse herausgelöst werden. Die kleinen, flachen, ovalen Kerne werden getrocknet und dienen als Lebensmittel (z. B. als Knabberartikel oder zum Bestreuen von Brötchen und anderem Gebäck); die Samen des Ölkürbisses werden zu →Speiseöl verarbeitet. Kürbiskerne werden geröstet und ungeröstet angeboten. Sie bestehen bis zu 50 % aus Fett und haben einen Eiweißgehalt von 35 %. Außerdem sind sie reich an Magnesium, Eisen, Zink, Kupfer und Vitamin E. Kürbiskerne beugen Prostataerkrankungen vor bzw. lindern sie und helfen auch bei einer Reizblase.

Kürbiskernöl: ein →Speiseöl.

Kürbissamen: →Kürbiskerne.

Kurkuma: →Gelbwurz.

Kurzdarmsyndrom: Oberbegriff für Krankheitssymptome, die infolge einer Entfernung großer Dünndarmabschnitte auftreten, da über den Dünndarm nicht mehr alle Nährstoffe in ausreichender Menge in den Körper aufgenommen werden können. Auch eine Fistel (eine Verbindung zwischen zwei Abschnitten des Dünndarms) kann das Kurzdarmsyndrom hervorrufen.

Ernährung: Abhängig davon, wie stark die Gewichtsreduktion und die Mangelerscheinungen ausgeprägt sind, erfolgt entweder eine orale oder eine künstliche Ernährung. Beim Kurzdarmsyndrom muss die Nahrung mehr Energie enthalten als die Ernährung eines Gesunden: Circa 50 kcal/210 kJ pro Kilogramm Körpergewicht müssen täglich aufgenommen werden, damit es nicht zu Gewichtsverlusten kommt. Die Nahrung sollte leicht verdaulich sein; z. B. ersetzt man langkettige weitgehend durch leichter verwertbare mittelkettige Triglyzeride, wobei darauf geachtet werden muss, dass dennoch ausreichende Mengen langkettiger, essenzieller Fettsäuren aufgenommen werden. Der Eiweißanteil der Nahrung ist gegenüber dem von Gesunden um 5–10 % auf 20 % erhöht. Es sollen gut verdauliche Kohlenhydrate wie Stärke bevorzugt und Ballaststoffe weitgehend gemieden werden. Ihren Anteil an der Nahrung sollte der Patient auf ca. 15 g oder weniger reduzieren. Deshalb soll nur wenig rohes Obst und Gemüse auf dem

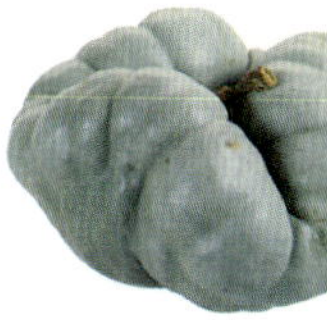

Kürbis: Triamble

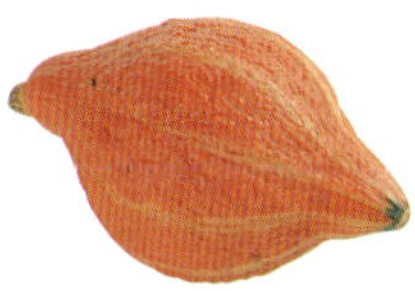

Kürbis: Golden Hubbard

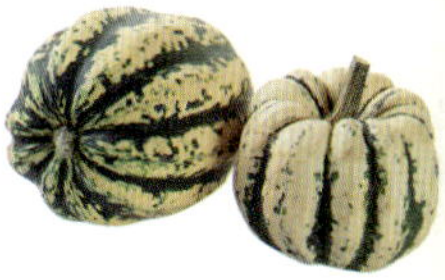

Kürbis: Sweet Dumpling

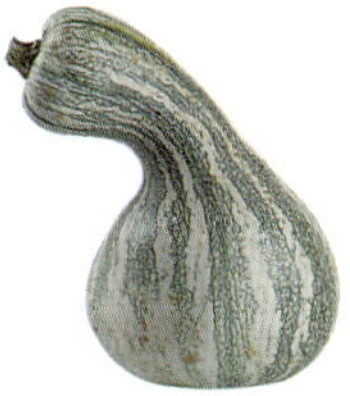

Kürbis: Cushawkürbis

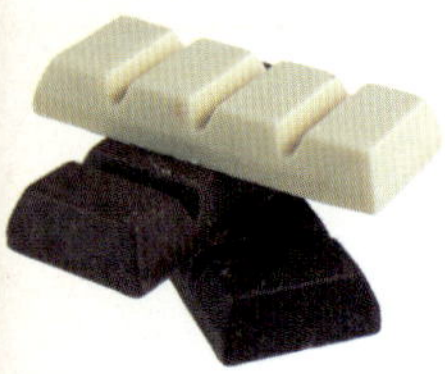
Kuvertüre

Speiseplan stehen; der Vitamin- und Mineralstoffbedarf kann z. B. über Säfte gedeckt werden. Falls es zu Vitamin- oder Mineralstoffmangel kommt, müssen die fehlenden Nährstoffe medikamentös zugeführt werden. Wichtig ist eine ausreichende Flüssigkeitszufuhr. Eine künstliche Ernährung über Magen- bzw. Darmsonde oder Infusion ist meist dann notwendig, wenn bei einer Dünndarmresektion große Abschnitte des Dünndarms (mehr als 75 %) entfernt wurden. Eine intravenöse Ernährung wird jedoch erst dann in Betracht gezogen, wenn der Nährstoff- und Energiebedarf über eine enterale Ernährung nicht mehr gedeckt werden kann. Allerdings soll – sofern möglich – zusätzlich auch auf oralem Weg Nahrung zugeführt werden. Bei Entfernung des letzten Dünndarmabschnitts kommt es zum →Gallensäurenverlustsyndrom.

Kushi-Diät: eine Form der →Makrobiotik.

Kutteln, Kaldaunen: essbare Teile des Magen-Darm-Traktes von Rind, Kalb und Lamm (→Innereien).

Kutterhilfsmittel: eine Gruppe von →technischen Hilfsstoffen.

Kuvertüre: Schokolade mit mindestens 31 % →Kakaobutter und 2,5–16 % fettfreier Kakaotrockenmasse, die zum Überziehen von Kuchen, Torten, Pralinen und anderen Backwaren verwendet wird. Kuvertüre wird grob zerkleinert im warmen Wasserbad geschmolzen, dann unter Rühren bis kurz vor Erstarrung abgekühlt, erneut erwärmt und schließlich über die Speisen gegeben.

Kwas, Kwass: traditionelles russisches Volksgetränk mit einem Alkoholgehalt von etwa 0,5 Vol.-%. Zur Herstellung von Kwas wird zerkleinertes Roggenbrot mit heißem Wasser verrührt. Dieser Maische, die ein bis drei Tage gären sollte, werden Malz, manchmal auch Pfefferminzblätter, Rosinen und Zucker zugefügt. Das säuerlich wässrige Getränk enthält etwa 0,4 % Milchsäure, 0,03 % Essigsäure, 2 % Glukose und 5 % Extraktstoffe. Die in dem Getränk enthaltene Milchsäure trägt zur Anregung der Verdauung bei.

Kwashiorkor [kwaʃi̯orˈkoːr]: ein Beschwerdebild, das durch ernährungs- oder krankheitsbedingten Eiweißmangel hervorgerufen wird (→Protein-Energie-Malnutrition).

Lab, Labferment, Chymosin, Rennin: ein Enzym, das aus dem Labmagen von Kälbern gewonnen oder gentechnisch von Bakterien hergestellt wird und durch die Spaltung des Kaseins, eines Milcheiweißbestandteils, Milch gerinnen lässt. Lab wird bei der Herstellung von Käse eingesetzt.

Labmagen: bei Wiederkäuern wie z.B. Kühen der letzte Abschnitt des Magens, in dem die eigentliche Verdauung, d.h. die enzymatische Spaltung des Nahrungsbreis, beginnt. Aus dem Labmagen von Kälbern wird →Lab zur Käseherstellung gewonnen.

Lachse: Sammelbezeichnung für einige Arten der Lachsfische. Die meisten Lachse sind Wanderfische, die im Süßwasser geboren werden, den größten Teil ihres Lebens im Meer verbringen und zur Fortpflanzung wieder ins Süßwasser der Flüsse zurückkehren.

Arten: Wirtschaftlich von Bedeutung ist der bis 1,5 m lange und bis 36 kg schwere Atlantische Lachs (Salmo salar), der in der Ostsee sowie an den europäischen und nordamerikanischen Atlantikküsten (USA, Kanada) vorkommt; daneben gibt es mehrere pazifische Lachsarten. Der Atlantische Lachs steigt bei seinen Laichwanderungen bis in die Oberläufe der Flüsse auf. Dort legt er im Herbst/Winter im kiesigen Grund etwa 1 m große Laichgruben an und bis zu 30 000 Eier ab. Die meisten Atlantischen Lachse sterben nach dem Ablaichen vor Erschöpfung. Nach einem bis fünf Jahre langen Aufenthalt im Süßwasser, wo seine Nahrung erst aus Kleinkrebsen und Insekten, später aus Fischen besteht, wandert der Junglachs (Sälmling) ins Meer. Kehrt er nach einem Jahr in den Fluss zurück, heißt er Jakobslachs, nach zwei bis fünf Jahren Salm.

Einkauf und Verwendung: Lachsfleisch ist zartrosa bis orangerot, nahezu grätenlos und sehr schmackhaft. Frischen Lachs kann man pochieren, dünsten oder braten. Als Vorspeise oder Brotbelag beliebt sind Räucherlachs und Graved Lachs, der mit Kochsalz, Zucker, Pfeffer und Dill gepökelt wird. Aufgrund von Überfischung, Wasserverschmutzung und der Errichtung unüberwindbarer Staudämme sind die meisten Wildlachsarten heute vom Aussterben bedroht; lediglich die Lachsbestände vor Alaska sind bisher noch nicht dezimiert. Daher stammt der Lachs, der in Europa angeboten wird, zu über 90% aus (v.a. skandinavischen) Aquakulturen. Das Fleisch von Zuchtlachsen ist fetter und weniger fest und aromatisch als das wild lebender Lachse.

Inhaltsstoffe und Gesundheitswert: Lachs ist sehr reich an Vitaminen (v.a. Vitamin D, B_6, B_{12}, Niacin und Folsäure) und enthält viel Kalium und Jod. Er hat allerdings auch einen relativ hohen Fettgehalt (frischer Lachs: 13,6%; Räucherlachs: 19,4%). Fleisch von Zuchtlachsen ist mit Rückständen von Tierarzneimitteln belastet.

Lachs|ersatz: in Aussehen und Geschmack an Lachs erinnerndes Fischfleisch, hauptsächlich von Seelachs oder Kabeljau. Das Fleisch wird lachsrot eingefärbt, gesalzen, kalt geräuchert und mit Gewürzen in Öl eingelegt. Lachsersatz ist in Form von Schnitzeln oder in Scheiben erhältlich.

Lachsforelle, Meerforelle: eine Art der →Forelle.

Lachshering: geräucherter →Hering.

Lackporling, Glänzender: →Glänzender Lackporling.

Lactalbumin: ein Bestandteil des →Milcheiweißes.

Lactase: →Laktase.

Lactoflavin, Laktoflavin: **1)** veraltete Bezeichnung für →Vitamin B_2; **2)** Riboflavin, ein →Farbstoff.

Lactoglobulin: ein Bestandteil des →Milcheiweißes.

Lactose: →Laktose.

lactovegetabile Ernährung: →laktovegetabile Ernährung.

Lactulose: →Laktulose.

Ladyfinger: →Okra.

Laetril: →Amygdalin.

Lagerung: Aufbewahrung von Lebensmitteln unter Bedingungen, die ihre Qualität erhalten und sie vor Verderb schützen (→Vorratshaltung). Da bei der Lagerung von Frischprodukten grundsätzlich Vitamine und bioaktive Substanzen verloren gehen, sollten sie möglichst kurz aufbewahrt werden. Doch auch länger haltbare Lebensmittel wie Getreide, Teigwaren, Konserven usw. können nicht unbegrenzt gelagert werden. Daher ist stets das auf der Verpackung angegebene Mindesthaltbarkeitsdatum zu beachten (→Kennzeichnung von Lebensmitteln).

Lake: 10- bis 18%ige Salzlösung zum Einlegen von Fleisch, Fisch, Schalentieren und Gemüse. Das Einlegen in Lake dient einerseits der Haltbarmachung des Lebensmittels, andererseits auch der Geschmacksverbesserung.

Lakekäse: in Salzlösung eingelegte halbfeste Schnittkäse (→Käse).

Lakritze [lat. glycyrriza, von griech. glykýrrhiza »Süßholz, Süßwurzel«]: dunkle, süß schmeckende Masse, die aus mindestens 5% getrocknetem Süßholzextrakt hergestellt und mit Mehl und Zucker, häufig auch unter Zuga-

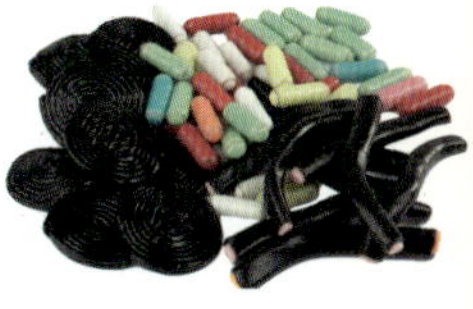

Lakritze: verschiedene Formen von Lakritzekonfekt

be von Gelatine, geruchs- und geschmacksgebenden Stoffen sowie Zuckercouleur zu Süßigkeiten verarbeitet wird. Diese werden in vielfältigen Formen (z.B. Stangen, Spiralen) angeboten. Da Süßholzextrakt das u.a. Blutdruck erhöhende und Ödeme verursachende →Glycyrrhizin enthält, ist der Verzehr größerer Mengen Lakritze (mehr als 100 g pro Tag) gesundheitlich bedenklich. Vor allem Schwangere und Herz-Kreislauf-Kranke sollten Lakritze nur in Maßen genießen, zumal immer noch Lakritzprodukte mit sehr hohem Gehalt an Glycyrrhizin im Verkehr sind und der Glycyrrhizingehalt auf der Verpackung nicht deklariert werden muss.

Laktase, Lactase [lat. lac »Milch«]: von der Darmschleimhaut ausgeschüttetes, zu den Disaccharidasen gehörendes Enzym, das den in Milch und vielen Milcherzeugnissen enthaltenen Zweifachzucker →Laktose in die Einfachzucker Glukose und Galaktose aufspaltet, die vom Körper resorbiert werden können. Der Organismus des gesunden Säuglings, für den Milch die ausschließliche Nahrung ist, stellt größere Mengen Laktase her; im fortgeschrittenen Kindesalter wird die Laktaseproduktion reduziert. Der Organismus mancher Menschen produziert so wenig Laktase, dass es zu einem Laktasemangel und infolgedessen zur →Laktoseintoleranz kommt.

Laktasemangel: insbesondere bei Erwachsenen, seltener im Säuglings- und Kleinkindalter vorkommende mangelnde Produktion des Enzyms Laktase durch die Darmschleimhaut. Bei einem Laktasemangel, der vermutlich durch genetische Veränderungen in bestimmten Kulturen (v.a. bei Asiaten, den australischen Ureinwohnern und Schwarzen) vermehrt auftritt, kann die in Milch und Milchprodukten enthaltene →Laktose nicht aufgespalten werden, sodass es zu einer →Laktoseintoleranz kommt.

Laktit: ein →Zuckeraustauschstoff.

Laktobazillen: eine Gattung von →Milchsäurebakterien.

Laktoflavin, Lactoflavin: 1) veraltete Bezeichnung für →Vitamin B_2; 2) Riboflavin, ein →Farbstoff.

Laktose, Lactose, Milchzucker: zu den Kohlenhydraten gehörender Zweifachzucker, der sich aus jeweils einem Molekül Glukose und einem Molekül Galaktose zusammensetzt und im Darm von dem Enzym Laktase in diese beiden Bestandteile aufgespalten wird, damit er vom Körper resorbiert werden kann.

Laktose ist in Milch, vielen Milcherzeugnissen und zahlreichen Tabletten (als Hilfsstoff) enthalten. Sie besitzt eine leicht Stuhl erweichende Wirkung; die Zufuhr von Laktose kann deshalb bei Verdauungsschwierigkeiten und Verstopfung hilfreich sein. Für den gesunden gestillten oder mit der Flasche ernährten Säugling ist Laktose das einzige in der Nahrung enthaltene Kohlenhydrat. Sie sorgt dafür, dass sich die Darmflora des Säuglings ausbildet und in der Milch enthaltenes Kalzium vom Körper besser verwertet werden kann. Im Erwachsenenalter wird Laktose meist weniger gut vertragen, da die Produktion des Enzyms →Laktase zurückgeht. Bei Menschen, die unter Laktasemangel leiden, kommt es zu einer →Laktoseintoleranz.

laktosefreie Diät, milchzuckerfreie Diät: eine Ernährung, die auf →Laktose weitgehend verzichtet. Milch und Milcherzeugnisse sowie Produkte, denen bei der Herstellung Laktose zugesetzt wird (z.B. Schokolade), müssen gemieden werden. Eine laktosefreie Diät wird in der Regel bei einer Laktoseintoleranz verordnet. Auch die →Galaktosämie, eine seltene erbliche Störung des Galaktosestoffwechsels, erfordert eine laktosefreie Diät.

Laktose|intoleranz, Milchzuckerunverträglichkeit: Beschwerdenkomplex, der infolge eines angeborenen oder erworbenen Mangels an dem Laktose abbauenden Enzym →Laktase nach dem Genuss von →Laktose auftritt.

Ursachen und Symptome: Im Säuglingsalter, in dem die Nahrung ausschließlich aus Muttermilch oder einer anderen Säuglingsmilch besteht, ist die mit Gedeihstörungen einhergehende Laktoseintoleranz sehr selten. Ein →Laktasemangel entwickelt sich – auch wenn die Veranlagung dazu erblich ist – in den meisten Fällen erst im Erwachsenenalter. Außerdem tritt die Laktoseintoleranz häufig als Begleiterscheinung von akuten und chronischen Erkrankungen des Magen-Darm-Traktes auf. Ist die Darmschleimhaut aufgrund einer Erkrankung gereizt oder entzündet, kann nicht mehr genügend Laktase gebildet werden. Die Laktose gelangt nahezu unverändert in den Dickdarm und wird von der Darmflora vergoren. Leitsymptome der Laktoseintoleranz sind Blähungen, krampfartige Bauchschmerzen und Durchfälle.

Behandlung und Ernährung: Die Laktoseintoleranz als Begleiterkrankung gibt sich häufig wieder, sobald die Grunderkrankung erfolgreich behandelt wurde. Besteht ein angeborener Laktasemangel, muss sich der Betroffene hingegen auf eine dauerhafte Beeinträchtigung einstellen. Laktase-Enzymtropfen oder -tabletten können die Beschwerden lindern, wenn man sie vor dem Verzehr einer milchhaltigen Mahlzeit einnimmt. Außerdem ist eine laktosearme oder laktosefreie Diät erforderlich. Bei völlig fehlender Laktaseaktivität muss die Ernährung praktisch laktosefrei sein, d.h., sie darf höchstens 1 g Laktose pro Tag enthalten. Außer Hart-, Schnitt-, Sauermilch- und Weichkäse dürfen keinerlei Milchprodukte verzehrt werden.

LAKTOSEINTOLERANZ: LAKTOSEGEHALT VERSCHIEDENER MILCHPRODUKTE

Lebensmittel (pro 100 g verzehrbaren Anteil)	Laktose (g)
Kondensmilch (7,5 % Fett)	9,6
Schmelzkäse (30 % Fett)	5,7
Trinkmilch (1,5 % Fett)	4,9
Trinkmilch (3,5 % Fett)	4,8
Buttermilch	4,0
Joghurt	4,0
saure Sahne	3,4
Schlagsahne	3,4
Sahnequark	3,3
körniger Hüttenkäse	3,3
Crème fraîche	2,5
Doppelrahmfrischkäse	2,5
Butter	0,7
Mozzarella	0,7
Quark, mager	0,7
Briekäse	–[1]
Camembert	–[1]
Edamer	–[1]
Emmentaler	–[1]
Gouda	–[1]
Parmesan	–[1]

[1] in Spuren enthalten

Häufig ist jedoch nur eine laktosearme Kost nötig. Diese enthält maximal 10 g Laktose pro Tag. Sauermilcherzeugnisse wie Joghurt, Kefir und Quark sind in eingeschränkten Mengen oft unproblematisch, wenn sie Milchsäurebakterien enthalten, die das Enzym Laktase herstellen und die in den Milchprodukten enthaltene Laktose in Milchsäure umwandeln. Butter wird meist ohne Probleme vertragen. Milch, Milchmischgetränke und auch Sahne haben einen relativ hohen Laktosegehalt und sind ohne Einnahme eines Laktase-Enzympräparats nicht verträglich.

Laktose kommt jedoch nicht nur in Milchprodukten vor, sondern wird auch in anderen Lebensmitteln als Zusatzstoff eingesetzt. So enthalten z.B. viele Wurstsorten und auch Süßstofftabletten sowie zahlreiche Medikamente in Tablettenform Laktose; daher sollte man auf die Zutatenliste achten. Für die tägliche Küchenpraxis hat sich die Verwendung von Sojamilch als Milchersatz (z. B. bei der Herstellung von Pudding; →Sojaerzeugnisse, →Milchimitate) bewährt. Um dem Körper ausreichende Mengen Kalzium und Eiweiß zuzuführen, sollten die Betroffenen genügend Fleisch, Fisch, Eier sowie Sojaerzeugnisse und Hülsenfrüchte verzehren. Für von Laktoseintoleranz betroffene Säuglinge gibt es laktosefreie Fertigmilch (z. B. Sojamilch), die mit allen notwendigen Inhaltsstoffen angereichert ist.

LESETIPPS:

ELLEN MAUSHAGEN-SCHNAAS UND KARIN HOFELE: *Abwechslungsreiche Diät bei Milch-Allergie und Hühnereiweiß-Allergie. Stuttgart (Trias) 1999.*

NORA KIRCHER: *Milchallergie und Laktoseintoleranz. Wiesbaden (Oesch) ⁶2000.*

laktovegetabile Ernährung, lactovegetabile Ernährung: eine vegetarische Ernährungsform, die neben pflanzlichen Lebensmitteln auch Milch und Milcherzeugnisse zulässt. Dadurch ist die Lebensmittelauswahl gegenüber der rein pflanzlichen (veganen) Ernährung erheblich erweitert. Joghurt, Buttermilch, Dickmilch, Molke, Quark und Käse decken in der Regel den Bedarf an Kalzium und den Vitaminen B_{12} und D, sodass man bei einer laktovegetabilen Ernährung nur auf eine ausreichende Eisen- und Jodzufuhr zu achten braucht. Neben eisenreichen Gemüsearten wie Fenchel, Grünkohl, Spinat oder Brokkoli sollten häufig Haferflocken und möglichst einmal in der Woche ein Hirsegericht auf dem Speiseplan stehen; zu eisenreichen Nahrungsmitteln trinkt man am besten ein Glas frisch gepressten Orangen- oder Apfelsaft, da Vitamin C die Eisenverwertung verbessert. Rote Obstsäfte wie z. B. roter Traubensaft tragen ebenfalls zur Deckung des Eisenbedarfs bei. Jod lässt sich in der Regel über Jodsalz in ausreichender Menge zuführen (→Jodmangel, S. 334 ff.).

Laktulose, Lactulose: aus Galaktose und Fruktose bestehender Zweifachzucker, der vom Dünndarm nicht abgebaut wird und nahezu unverändert in den Dickdarm gelangt. Laktulose entsteht z.B. beim Erhitzen und Lagern von Milch aus Laktose. Sie wird von den Bakterien im Dickdarm abgebaut, fördert die Vermehrung der Bifidobakterien (→Milchsäurebakterien) und stärkt somit die Darmflora. Gleichzeitig hat sie eine abführende Wirkung und kann daher bei Verdauungsproblemen und Verstopfung helfen.

Lammfleisch: Fleisch von sechs bis zwölf Monate alten →Schafen.

Landbau, biologischer: →biologischer Landbau.

Landkaffee, Zichorienkaffee: ein →Kaffee-Ersatz.

Langerhans-Inseln: über die Bauchspeicheldrüse verteilte Zellgruppen, die u.a. das Blutzuckerspiegel senkende Hormon →Insulin und das Blutzuckerspiegel erhöhende Hormon →Glukagon produzieren.

Langostino: ein →Krustentier.

Langusten: →Krustentiere.

Lapacho-Tee: ein teeähnliches Getränk, das aus der roten inneren Rinde des in Latein- und Südamerika heimischen Lapachobaums (Tabebuia avellanedeae) hergestellt wird. Lapacho-Tee ist koffeinfrei und hat einen milden Geschmack. Er enthält sekundäre Pflanzenstoffe (Chinone), die die Immunabwehr stärken sollen. Diskutiert wird, ob sie auch eine krebshemmende Wirkung besitzen. In der Naturheilkunde wird Lapacho-Tee bei Infekten, Bronchitis, Magenbeschwerden, Asthma und Rheumatismus eingesetzt.

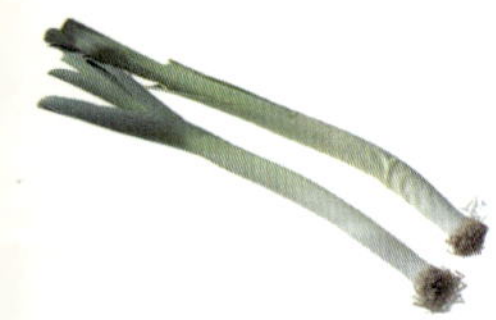

Lauch

Lauch, Porree, wiss. Name **Allium porrum:** in Europa angebaute, zweijährige, zu den Liliengewächsen gehörende Gemüsepflanze. Stängelbasis und Blattscheiden bilden einen weißen bis grünlich weißen, fast geschlossenen Schaft mit nach oben hin auseinander gehenden Blättern. Schaft und Blätter werden als Gemüse verzehrt. Lauch liefert viel Vitamin C, Vitamin K und Folsäure; außerdem ist er reich an Kalium, Kalzium, Magnesium, Eisen und Mangan und enthält neben anderen Schwefelverbindungen Alliin, aus dem beim Schneiden des Gemüses das →Sulfid Allicin entsteht. Dieses ist für den typischen Geschmack und Geruch des Lauchs und seine antibakterielle und antioxidative Wirkung verantwortlich. Bei hierfür empfindlichen Menschen kann Lauch Blähungen verursachen.

Laugengebäck: ein →Knabbererzeugnis.

Läuterzucker, Zuckersirup: gekochte und vom Schaum befreite Zucker-Wasser-Lösung, die zum Tränken bestimmter Kuchenarten, als Garflüssigkeit für Früchte, zum Süßen von Speisen oder eingekocht als Obstglasur verwendet wird.

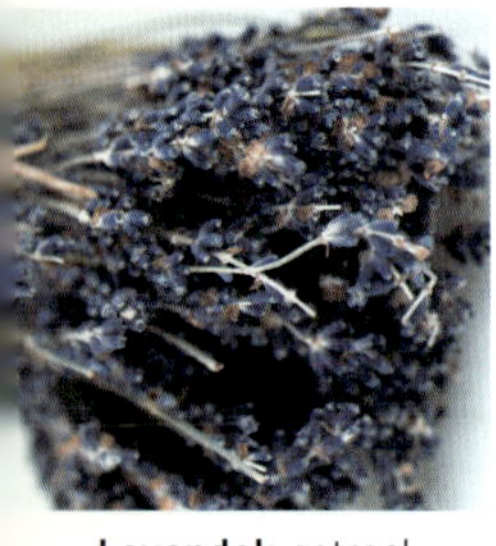

Lavendel: getrocknete Blüten

Lavendel, wiss. Name **Lavandula:** Gattung der Lippenblütler mit 26 von den Kanarischen Inseln über das Mittelmeergebiet bis nach Vorderasien verbreiteten Arten. Die bekanntesten Arten, der Echte Lavendel (Lavandula angustifolia) und der Große Lavendel (Lavandula latifolia), stammen aus dem westlichen Mittelmeerraum und haben lanzettförmige, silbergraue Blätter. Die Blüten des Echten Lavendels enthalten ätherisches Öl (Lavendelöl), das wegen seiner beruhigenden Wirkung für Heilzwecke genutzt wird. Lavendelöl und Lavendelblütentee helfen gegen Unruhezustände, Einschlafstörungen, Reizmagen und nervöse Darmbeschwerden. Die jungen Blätter und Triebspitzen v.a. des Großen Lavendels schmecken rosmarinähnlich und werden als Gewürz (z.B. in Kräuterwürzmischungen) verwendet. Mit Lavendel kann man Fischsuppen und Saucen würzen; er wird mitgekocht, sollte jedoch wegen seines intensiven Geschmacks nur sparsam verwendet werden.

Laxanzien: →Abführmittel.

LDL-Cholesterin: eine Transportform des →Cholesterins.

L-Dopa: →Levodopa.

LD50-Wert: in der Forschung diejenige Dosis von Prüfsubstanzen, die nach einmaliger Verabreichung 50% der Versuchstiere (z.B. Mäuse, Ratten, bestimmte Vogel- oder Fischarten) tötet. (»LD« ist die Abkürzung für »letale Dosis«.) Der Wert dient der Abschätzung der akuten Toxizität der Substanz, ihrer Einordnung in Giftklassen und der Kennzeichnung ihrer Verpackung (z.B. Aufschrift »Gift«, aufgedruckter Totenkopf). Für die Beurteilung von Verunreinigungen oder Schadstoffrückständen in Lebensmitteln spielt der Wert keine Rolle. Aus Gründen des Tierschutzes wird heute weitgehend auf die Bestimmung des LD50-Werts verzichtet.

Lean Body Mass ['li:n 'bɔdɪ mæs]: fettgewebefreie Körpermasse, die als ein Maß zur Berechnung der →Körperzusammensetzung dient und mit deren Hilfe u.a. der Ernährungsstatus eines Menschen beurteilt werden kann. Je mehr Muskelmasse ein Mensch besitzt, umso größer ist auch seine Lean Body Mass. Im Gegensatz zur →fettfreien Körpermasse wird bei der Lean Body Mass das wasser- und eiweißhaltige Fettgewebe (ohne Fett) nicht mit in die Berechnung aufgenommen.

Lebensmittel: nach der Definition des →Lebensmittel- und Bedarfsgegenständegesetzes zusammenfassende Bezeichnung für alle Stoffe, die dazu bestimmt sind, zum Zweck der Ernährung (→Nahrungsmittel) oder des Genusses (→Genussmittel) in rohem, zubereitetem, be- oder verarbeitetem Zustand von Menschen aufgenommen zu werden. Zu den Lebensmitteln zählen auch die Lebensmittelzusatzstoffe und Nahrungsergänzungsmittel. Es gibt zahlreiche auf spezielle Bedürfnisse (z.B. von übergewichtigen oder kranken Menschen) zugeschnittene Lebensmittel, so z. B. →kalorienarme Lebensmittel und →kalorienreduzierte Lebensmittel zur Gewichtsreduktion, →natriumarme Lebensmittel und →natriumreduzierte Lebensmittel für die Ernährung bei Bluthochdruck und bestimmten Nierenerkrankungen.

Lebensmittelallergien: →Nahrungsmittelallergien.

Lebensmittelbestrahlung: die Behandlung von Lebensmitteln (z. B. Obst, Gemüse, Fleisch, Meeresfrüchte und Gewürzen) mit energiereichen, ionisierenden Strahlen (z. B. Röntgenstrahlen) mit dem Zweck, ihre Haltbarkeit zu verlängern sowie Schädlinge und krankheitserregende Mikroorganismen abzutöten. In einigen europäischen Staaten (z. B. Belgien, Niederlande, Spanien) ist die Bestrahlung bestimmter Lebens-mittel erlaubt, ebenso in den USA; in Deutschland ist sie bisher verboten. Allerdings besteht immer die Möglichkeit, dass bestrahlte Lebensmittel importiert werden; eine Kennzeichnungspflicht besteht in Deutschland nicht. Auch ist es nicht einfach, die Bestrahlung später nachzuweisen. Radioaktive Rückstände entstehen durch die Bestrahlung in den Lebensmitteln nicht; die Lebensmittel und ihre Inhaltsstoffe können jedoch durch die Bestrahlung verändert werden. So kommt es z. T. zu einer Verringerung des Gehalts an Vitaminen (v. a. A, B_1, C und E). Auch Geschmack, Geruch und Aussehen der Lebensmittel können sich verändern.

Lebensmittelbuch: Sammlung von Leitsätzen, in denen Herstellung, Beschaffenheit oder sonstige Merkmale von Lebensmitteln, die für den Handel und Verbrauch von Bedeutung sind, beschrieben werden. In Deutschland werden diese Leitsätze von der Deutschen Lebensmittelbuch-Kommission unter Berücksichtigung des →Lebensmittel- und Bedarfsgegenständegesetzes und der von der Bundesregierung anerkannten internationalen Lebensmittelstandards (Codex Alimentarius) beschlossen. Das Lebensmittelbuch wird vom Bundesminister für Gesundheit im Einvernehmen mit den Bundesministerien für Justiz, für Ernährung, Landwirtschaft und Forsten und für Wirtschaft veröffentlicht. In Österreich und in der Schweiz gibt es ebenfalls ein entsprechendes Lebensmittelbuch.

Lebensmittel|imitate, Lebensmittel|imitationsprodukte: Imitationen bestimmter Lebensmittel, die in Geschmack, Aussehen und Konsistenz den Originalen ähneln. Sie werden aus anderen, meist kostengünstigeren Rohstoffen hergestellt und enthalten häufig Lebensmittelzusatzstoffe. Zu den Lebensmittelimitaten gehören z. B. →Fleischersatz, →Milchimitate (beide werden häufig aus Sojabohnen hergestellt; →Sojaerzeugnisse) und die aus Fischen hergestellte Krebsfleischimitation →Surimi. Manche Lebensmittelimitate sind bekömmlicher oder enthalten größere Mengen Vitamine bzw. Mineralstoffe als das Original, andere sind nur ein preiswerter, in ihrem Gehalt an wertvollen Inhaltsstoffen meist nicht an das Original heranreichender Ersatz.

Lebensmittel|infektionen: durch den Verzehr mit Bakterien verunreinigter Lebensmittel übertragene Erkrankungen, deren Ursache der Kontakt von Lebensmitteln oder Trinkwasser mit infizierten menschlichen Fäkalien ist. Zu den Lebensmittelinfektionen gehören u. a. →Cholera, →Typhus und die durch →Shigellen ausgelöste Ruhr. Eine →Lebensmittelvergiftung kann auch durch Mikroorganismen hervorgerufen werden, doch im Unterschied zur Lebens-

ANWENDUNGSMÖGLICHKEITEN DER LEBENSMITTELBESTRAHLUNG

Anwendung	Lebensmittel	Dosis (kGy)
Keimungshemmung	Kartoffeln, Zwiebeln, Knoblauch, Ingwer	0,05–0,15
Bekämpfung von Insekten und Parasiten	Getreide, frisches und getrocknetes Obst, Hülsenfrüchte, Trockenfleisch und -fisch, roher Fisch, Schweinefleisch, Schinken	0,15–0,75
Verzögerung physiologischer Prozesse (z. B. Reifung, Alterung)	Obst und Gemüse	0,25–1,0
Verringerung verderbniserregender und krankheitserregender Keime	frische und gefrorene Meeresfrüchte, rohes sowie gefrorenes Geflügel und Fleisch, Eierzeugnisse, Gewürze, Trockengemüse, Erdbeeren	1,0–10,0
Abtötung verderbniserregender und krankheitserregender Keime	Fleisch, Geflügel, Meeresfrüchte, Fertiggerichte, sterilisierte Krankenhausdiäten	30–75

Ξ

mittelinfektion wird sie durch die Giftstoffe mancher Mikroben ausgelöst.

Lebensmittelintoleranzen: →Nahrungsmittelintoleranzen.

Lebensmittelkennzeichnung: →Kennzeichnung von Lebensmitteln.

Lebensmittelkonservierung: →Konservierung von Lebensmitteln.

Lebensmittelkunde: Lehre von den Lebensmitteln. Die Lebensmittelkunde beschreibt Art, Eigenschaft, Genusstauglichkeit, Verwendungszweck, Angebotszustand und -form, Handels- und Güteklassen, Nährwert und Inhaltsstoffe von Lebensmitteln.

Lebensmittelmikrobiologie: Lehre von den Kleinstlebewesen in der Nahrung. Die Lebensmittelmikrobiologie beschäftigt sich mit der technologischen Nutzung von Bakterien, Hefen und Pilzen im Rahmen der Lebensmittelverarbeitung und mit unerwünschten Verderbsprozessen, die durch Mikroorganismen ausgelöst werden.

Lebensmittelqualität: die Summe sämtlicher bewertbarer Eigenschaften und Merkmale eines Lebensmittels.

Genusswert: Der Genusswert eines Lebensmittels (auch als sensorischer Wert oder sensorische Qualität bezeichnet) umfasst alle Eigenschaften, die beim Verzehr mit den Sinnen wahrnehmbar sind, also u. a. Aussehen, Geruch, Geschmack und Konsistenz. Hieraus ergeben sich Bewertungsmöglichkeiten für Frische und Reife.

Gesundheitswert: Der Gesundheitswert eines Lebensmittels (auch als ernährungsphysiologische Qualität oder Nährwert bezeichnet) wird u. a. bestimmt durch die Merkmale Nährstoffgehalt (Eiweiß, Kohlenhydrate, Fett, Vitamine, Mineralstoffe), Energiegehalt, Sättigungswirkung, Bekömmlichkeit sowie den Gehalt an Schadstoffen und an gesundheitsgefährdenden Keimen (z. B. Salmonellen in rohen Eiern).

Eignungswert: Der Eignungswert (Nutzwert, Gebrauchswert) eines Lebensmittels unterscheidet sich je nach Zielgruppe, d. h. danach, ob es sich um Erzeuger, Verarbeiter, Händler oder Verbraucher handelt. Für den Händler entspricht der Eignungswert dem ökonomischen Wert; für den Verbraucher hingegen sind v. a. Haltbarkeit, Preis und Zeitaufwand für Einkauf und Zubereitung von Interesse.

Sonstige Qualitätskriterien: Der psychologische Wert eines Lebensmittels basiert auf individuellen, meist schwer messbaren Bewertungen. Eine wichtige Rolle spielen die Vorstellungen, Meinungen und Erwartungen des Konsumenten. Hinzu kommen soziokulturelle Aspekte wie der Imagewert eines Lebensmittels und das damit verbundene Gemeinschaftserlebnis.

Wichtige ökologische Kriterien sind der Energieverbrauch und die Umweltbelastung bei der Produktion und dem Transport eines Lebensmittels und bei der Entsorgung seiner Verpackung. Der ökonomische Wert (Marktwert, Handelswert) bezieht sich auf die Lebensmittel in ihrer Eigenschaft als Ware. Für die Erzeuger sind Ertrag, Ernteeigenschaften, Lagerfähigkeit, Erzeugerkosten und Verkaufspreis wichtige Faktoren; für die Händler spielen Haltbarkeit, Lagerfähigkeit, Transportfähigkeit sowie der Einkaufs- und Verkaufspreis eine Rolle.

Der politische Wert eines Lebensmittels spielt heute zunehmend eine Rolle bei der Bewertung von Qualität, besonders im Hinblick auf die Ernährungsprobleme in den Entwicklungsländern und die ungleiche Verteilung von Nahrung in der Welt. Am Beispiel des Futtermittelexports eines Entwicklungslandes nach Europa wird diese Problematik deutlich: Getreide wird für die Massentierhaltung exportiert, das Land muss aber Nahrungsmittelhilfe erhalten, da die eigene Bevölkerung hungert.

Lebensmittelrecht: →S. 416 ff.

Lebensmitteltechnik: Teilgebiet der Verfahrenstechnik, das sich mit der Erzeugung und Verarbeitung von Lebensmitteln befasst. Unter den mechanischen Methoden spielen z. B. Reinigen, Sortieren, Zerkleinern, Sieben, Mischen, Filtrieren, Pressen, Emulgieren, Zentrifugieren und Extrahieren eine Rolle; thermische Methoden (Erhitzen, Gefrieren, Kühlen) haben v. a. bei der Konservierung von Lebensmitteln (→Konservierungsmethoden, S. 382 ff.) Bedeutung. Daneben gibt es zahlreiche biochemische Verfahren, die meist zu einer tief greifenden Veränderung der Ausgangsmaterialien führen (z. B. Gärungsprozesse, Säuerung).

Lebensmitteltoxikologie [griech. toxikón »Gift«]: Lehre von den chemischen Inhaltsstoffen in Lebensmitteln und ihren schädlichen Wirkungen auf Lebewesen. Die Lebensmitteltoxikologie versucht, das Risiko von natürlichen Schadstoffen (z. B. Schimmelpilzgiften), synthetischen Substanzen (z. B. Lebensmittelzusatzstoffen) und Stoffen abzuschätzen, die durch Umwelteinflüsse in die Nahrung gelangen (z. B. Schwermetallen), um Gefahren für die Gesundheit des Verbrauchers abzuwenden. Mithilfe der Lebensmitteltoxikologie werden duldbare Höchstmengen an Schadstoffen in Lebensmitteln festgelegt (→ADI).

Lebensmittelüberwachung: von staatlichen Behörden durchgeführte Überwachung und Untersuchung von Lebensmitteln und Betrieben, die Lebensmittel erzeugen, verpacken, transportieren, lagern oder vertreiben.

Aufgaben: Die Lebensmittelüberwachung hat die Aufgabe, die Einhaltung der lebensmittelrechtlichen Vorschriften zu kontrollieren, darüber zu wachen, dass Gefahren vom Verbraucher abgewendet werden, ihn vor Irreführung und Täuschung zu schützen sowie für eine Ahndung von Rechtsverstößen zu sorgen. Sie liegt in der Hoheit der Bundesländer und wird von den Lebensmittelüberwachungsämtern oder anderen Behörden der Kreise und kreisfreien Städte durchgeführt.

Vorgehensweise: Die Verantwortung für die Produkte tragen grundsätzlich diejenigen, die sie herstellen, behandeln oder in Verkehr bringen, also u. a. Erzeuger, Hersteller, Transporteure, Einzelhändler und Dienstleistungsbetriebe. Sie haben dafür zu sorgen, dass ihre Erzeugnisse den rechtlichen Vorschriften entsprechen. Von der Einhaltung dieser Vorschriften überzeugen sich die Behörden durch regelmäßige Überprüfungen und Probennahmen ohne vorherige Anmeldung. Speziell ausgebildete Beamte führen die Kontrollen in Herstellerbetrieben, Mineralwasserabfüllbetrieben, Groß- und Supermärkten, Einzelhandelsgeschäften, Eisdielen, Imbissständen, Gaststätten, Kantinen, Altenheimen sowie auf Wochenmärkten und bei landwirtschaftlichen Direktvermarktern durch. Die Lebensmittelkontrolleure besichtigen alle Betriebsräume, Gegenstände und Fahrzeuge, die mit den Lebensmitteln in Kontakt kommen. So überprüfen sie z. B. die Sauberkeit von Arbeitstischen, Maschinen und Geräten, Kühl- und Tiefkühleinrichtungen, aber auch Abfalllagerung, sanitäre Einrichtungen, Personalhygiene, Gesundheitszeugnisse, Schutzkleidung und Haarschutz. Außerdem überwachen sie Lagerung, Konservierung und Transport von Lebensmitteln und sämtliche anderen Arbeitsabläufe. Ferner kontrollieren sie Ware und Räume auf eventuellen Ungezieferbefall.

Die Stichproben werden in amtlichen lebensmittelchemischen oder Veterinäruntersuchungsämtern überprüft. Hier wird z. B. untersucht, ob die Grenzwerte für bestimmte Schadstoffe eingehalten wurden oder ob die Lebensmittel krankheitserregende Keime enthalten. Bei der Fleischproduktion wird nicht nur das Fleisch kontrolliert, sondern auch die noch lebenden Tiere werden auf mögliche übertragbare Krankheiten untersucht. Jeder Betrieb wird mindestens ein- bis zweimal im Jahr kontrolliert. Betriebe, die leicht verderbliche Lebensmittel wie Fleisch, Milch oder Speiseeis erzeugen oder verarbeiten, werden besonders intensiv überwacht. Wenn nach dem Verzehr von Lebensmitteln Erkrankungen auftreten (z. B. Brechdurchfälle nach dem Essen in einer Gaststätte oder Kantine), werden die Behörden umgehend tätig, ebenso bei Verbraucherbeschwerden.

Bei Beanstandungen trifft die zuständige Behörde die notwendigen Maßnahmen, um die Einhaltung der Vorschriften und die Unbedenklichkeit der Produkte wieder sicherzustellen. Verstöße werden angemessen geahndet. Der Maßnahmenkatalog reicht von Verwarnung, Bußgeld und Strafanzeige über Beschlagnahmung von Ware und Rückruf bis hin zur Warnung der Verbraucher über die Medien, Schließung des Betriebs und Freiheitsstrafe.

Verbraucher sollten sich mit Reklamationen zunächst an den Verkäufer oder Filialleiter des betreffenden Lebensmittelgeschäfts wenden. Ansonsten nehmen die Lebensmittelüberwachungsämter, aber auch die Polizei Beschwerden entgegen.

Lebensmittel- und Bedarfsgegenständegesetz, Abk. **LMBG:** das Kernstück des deutschen →Lebensmittelrechts (S. 416 ff.). Es ist ein Rahmen- oder Dachgesetz, das allgemeine Grundsätze für Lebensmittel, Tabakerzeugnisse, kosmetische Mittel und Bedarfsgegenstände enthält. Außerdem sind darin Bestimmungen zur Überwachung, zur Ein- und Ausfuhr sowie zu Straftaten und Ordnungswidrigkeiten im Verkehr mit Lebensmitteln, Tabakerzeugnissen, kosmetischen Mitteln und Bedarfsgegenständen festgelegt. Spezielle lebensmittelrechtliche Regelungen sind in Einzelgesetzen (z. B. Milch- und Margarinegesetz, Fleischhygienegesetz, Biergesetz) und zahlreichen Verordnungen enthalten.

Eine wichtige Aufgabe des Lebensmittel- und Bedarfsgegenständegesetzes ist der →Verbraucherschutz. So verbietet das Gesetz beispielsweise, Lebensmittel für andere Menschen derart herzustellen oder zu behandeln, dass ihr Verzehr geeignet ist, die Gesundheit zu schädigen. Ferner ist es untersagt, zum Zweck der Täuschung Lebensmittel nachzumachen oder zu verfälschen und nachgemachte oder verfälschte Lebensmittel ohne ausreichende Kenntlichmachung in Verkehr zu bringen(→Verfälschung von Lebensmitteln).

Da der Nachweis der Gesundheitsschädlichkeit durch den Zusatz von Stoffen (→Lebensmittelzusatzstoffe) oft langwierig und

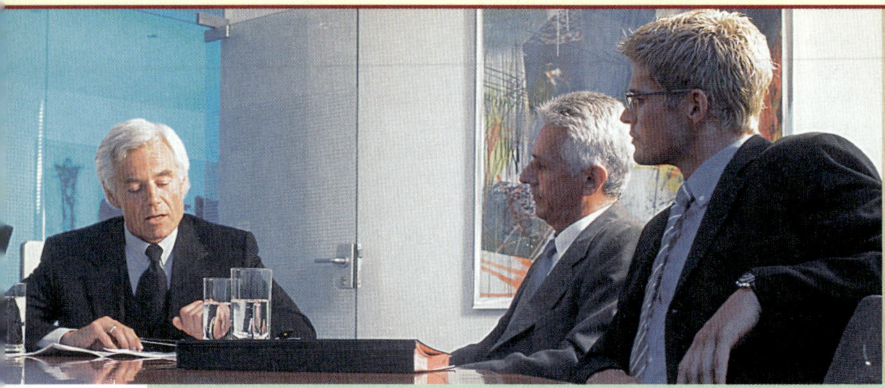

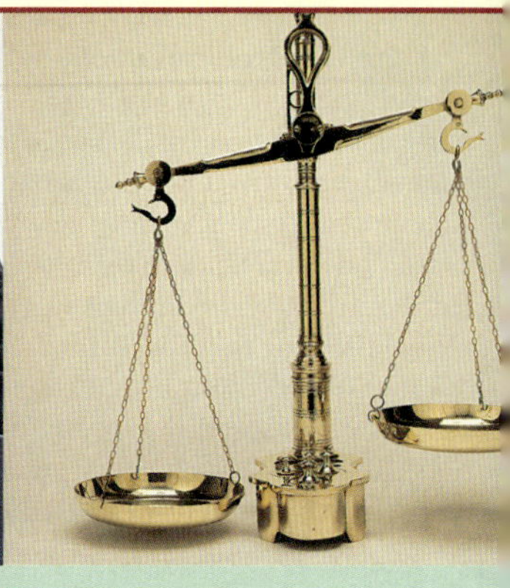

LEBENSMITTELRECHT

WAS SIND LEBENSMITTEL?

In Deutschland sind Lebensmittel nach dem Lebensmittel- und Bedarfsgegenständegesetz definiert als Stoffe, die nach ihrer Zweckbestimmung aus Gründen der Ernährung oder des Genusses verzehrt werden. In Österreich und der Schweiz existieren sinngemäße Definitionen. Auf die physikalische Eigenschaft der Stoffe kommt es dabei nicht an; sie können fest (wie Kochsalz), flüssig (wie Wasser) oder gasförmig (wie Kohlensäure) sein. Nicht nur Enderzeugnisse, sondern auch Rohstoffe, Vor- und Halberzeugnisse können dazu bestimmt sein, in zubereitetem oder verarbeitetem Zustand verzehrt zu werden. Zu den Lebensmitteln gehören auch diätetische Lebensmittel, Nahrungsergänzungsmittel und Novel Food.

In Deutschland gelten Zusatzstoffe, die Lebensmitteln hinzugefügt werden, als Lebensmittel, sofern sie mitverzehrt werden sollen. In Österreich und der Schweiz gelten Zusatzstoffe dagegen nicht als Lebensmittel. Trotzdem führen die unterschiedlichen Definitionen zu vergleichbaren Ergebnissen.

Abzugrenzen sind Lebensmittel von Arzneimitteln, Medizinprodukten und Gebrauchsgegenständen (nach deutscher Terminologie: Bedarfsgegenständen). Gebrauchsgegenstände sind beispielsweise Geräte und Objekte, die im Zusammenhang mit der Herstellung, Verwendung oder Verpackung von Lebensmitteln eingesetzt werden, etwa Geschirr oder Verpackungsmaterial. Für Arzneimittel, Kosmetika und Medizinprodukte sind besondere Gesetze vorgesehen. Österreich unterscheidet noch zwischen Lebensmitteln und Verzehrsprodukten, unterwirft diese aber im Wesentlichen gleichen Regelungen. Für Tabakerzeugnisse gelten jeweils Sonderregeln.

ZWECK DES LEBENSMITTELRECHTS

Das Lebensmittelrecht hat drei Zielrichtungen. Zunächst soll es den Verbraucher vor Lebensmitteln schützen, welche die Gesundheit gefährden können. Weiterhin soll der hygienische Umgang mit Lebensmitteln sichergestellt werden. Darüber hinaus soll der Konsument im Zusammenhang mit Lebensmitteln vor Täuschungen geschützt und über die wesentlichen Eigenschaften informiert werden.

Unter Lebensmittelrecht versteht man die Gesamtheit der rechtlichen Bestimmungen, die diesem Zweck dienen. Wegen der Vielzahl der Regelungen ist das Lebensmittelrecht sehr unübersichtlich. So ist etwa die Herstellung, Behandlung und das Inverkehrbringen von Lebensmitteln in Deutschland in rund 250 Einzelgesetzen und -verordnungen geregelt. Das wichtigste Gesetz ist allerdings in Deutschland das Lebensmittel- und Bedarfsgegenständegesetz, in Österreich und der Schweiz das Lebensmittelgesetz. Zahlreiche Verordnungen finden ihre Ermächtigung in diesen Hauptgesetzen und füllen diese aus. Von besonderer Bedeutung sind dabei die Regelungen, die die Kennzeichnung und Zulässigkeit von Zusatzstoffen betreffen.

EUROPÄISCHES LEBENSMITTELRECHT

Das Lebensmittelrecht in den einzelnen europäischen Ländern ist nicht vollständig harmonisiert. Insbesondere fehlt es an einer einheitlichen Definition des Begriffs »Lebensmittel«. Das Gemeinschaftsrecht gewinnt allerdings zu-

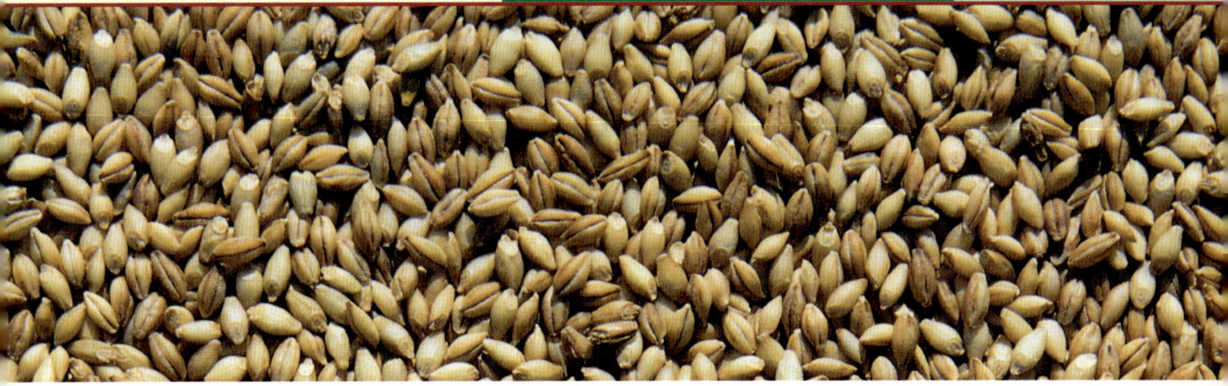

nehmend an Bedeutung. Insbesondere gilt dies für die Kennzeichnungsrichtlinie betreffend die Etikettierung von Lebensmitteln. Sie enthält Irreführungsverbote, schreibt bestimmte Kennzeichnungselemente vor und enthält detaillierte Anforderungen an die Art und Weise der Kennzeichnung. Zu den Irreführungsverboten gehört neben einem allgemeinen Irreführungsverbot ein Verbot der krankheitsbezogenen Werbung. Als verbindliche Kennzeichnungselemente werden etwa eine Verkehrsbezeichnung und ein Verzeichnis der Zutaten vorgesehen. Eine Änderung der Kennzeichnungsrichtlinie wird zudem eine quantitative Zutatenkennzeichnung einführen. Danach müssen bestimmte Zutaten in der Zutatenliste nicht nur in absteigender Reihenfolge ihres Gewichtsanteils aufgeführt, sondern zusätzlich mit ihrer Menge angegeben werden.

Aber es sind auch noch weitere Richtlinien und Verordnungen von Bedeutung. So schreibt die Richtlinie zur Los-Kennzeichnung Angaben vor, mit denen sich das Los, zu dem ein Lebensmittel gehört, feststellen lässt; anhand dieser Losnummer lässt sich ein Produkt bei Beanstandung zurückverfolgen. Die Richtlinie zur Nährwert-Kennzeichnung sieht bei nährwertbezogenen Angaben eine Verpflichtung zur Nährwert-Kennzeichnung vor. Die Nährwert-Kennzeichnung muss dann Angaben zu den »Big Four« enthalten, nämlich eine Angabe des Energiewerts sowie des Eiweiß-, Kohlenhydrat- und Fettgehalts. Nährwertbezogene Angaben sind dabei Aussagen über den Energiewert und über die einzelnen in der Richtlinie aufgeführten Nährstoffe.

Die EU-Öko-Verordnung regelt im Einzelnen den Vertrieb und die Bewerbung von Erzeugnissen aus biologischem Landbau und legt die Modalitäten der Hinweise auf entsprechende Zutaten fest. Die Unternehmen müssen sich dabei einem bestimmten Kontrollverfahren unterstellen. Die Verordnung über Herkunftsbezeichnungen regelt den Schutz von geographischen Angaben oder Ursprungsbezeichnungen von Agrarerzeugnissen und Lebensmitteln durch Eintragung in ein Gemeinschaftsregister. Die grundsätzlichen Anforderungen an Lebensmittelzusatzstoffe finden sich in der Zusatzstoff-Rahmenrichtlinie. Diese erfasst beispielhaft Regelungen für Süßungsmittel und Farbstoffe sowie Reinheitskriterien für Emulgatoren. Die Novel-Food-Verordnung sieht eine Prüfung von neuartigen Lebensmitteln und Lebensmittelzutaten, die aus der Anwendung chemischer, biochemischer, biotechnischer oder insbesondere gentechnischer Verfahren resultieren, vor dem ersten Inverkehrbringen vor.

Eine Richtlinie zur Angleichung der Rechtsvorschriften der Mitgliedstaaten der Europäischen Union für Nahrungsergänzungen ist in Vorbereitung. Dagegen bestehen keine konkreten Pläne für eine Harmonisierung der Werberegeln für Lebensmittel insgesamt.

Das Gemeinschaftsrecht hat zu einer erheblichen Verbesserung des Verbraucherschutzniveaus und zu einem Abbau von Handelshemmnissen geführt. Auch wenn nun das Gemeinschaftsrecht in der Schweiz nicht unmittelbar zur Anwendung kommt, ist die Schweiz bestrebt, ein vergleichbares Schutzniveau durch nationales Recht zu gewährleisten.

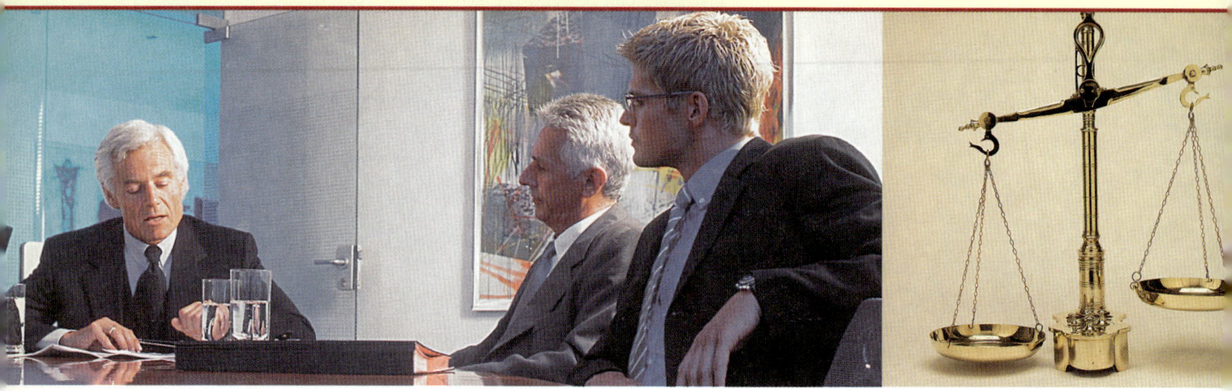

Soweit es an einer Harmonisierung des Lebensmittelrechts in der Gemeinschaft fehlt, sind die Regeln des primären Gemeinschaftsrechts zum Schutz des freien Warenverkehrs bei einem grenzüberschreitenden Verkehr zu beachten. Damit nicht in Einklang zu bringen ist etwa das Verbot des Inverkehrbringens von »Sauce hollandaise« in Deutschland mit der Begründung, dass beim Verbraucher die Vorstellung geweckt werde, diese Erzeugnisse seien entsprechend der in Deutschland üblicherweise befolgten Rezepturvorschrift unter Verwendung von Eiern und Butter hergestellt. So hat der Europäische Gerichtshof im Jahr 1995 entschieden, dass dem Informationsbedürfnis der Verbraucher über die Beschaffenheit eines Erzeugnisses durch die Angaben im Zutatenverzeichnis ausreichend Rechnung getragen werde.

VERKEHR MIT LEBENSMITTELN

In Deutschland sind die Verbote und Ermächtigungen zum Schutz der Gesundheit sowie der Hygiene im Lebensmittel- und Bedarfsgegenständegesetz im Abschnitt »Verkehr mit Lebensmitteln« geregelt. In Österreich und der Schweiz befinden sich entsprechende Regelungen. Danach ist es verboten, Lebensmittel in Verkehr zu bringen, die zur Gesundheitsschädigung geeignet sind. Dieses Verbot wird auf mit Lebensmitteln verwechselbare Erzeugnisse ausgedehnt. Von der Ermächtigung, Herstellungs-, Behandlungs- und Verkehrsverbote sowie Verkehrsbeschränkungen für Lebensmittel zu erlassen, machen etwa in Deutschland Vorschriften der Eiprodukteverordnung, der Diätverordnung und der Hackfleischverordnung Gebrauch. Von der Ermächtigung für Hygienevorschriften machen eine Reihe von Gesetzen und Verordnungen durch das Vorsehen von Hygienestandards bei der Lebensmittelherstellung und -behandlung Gebrauch. Neben Vorschriften für besondere Arten von Lebensmitteln gehört hierzu die Lebensmittel-Hygieneverordnung. Diese enthält ein generelles Hygienegebot und verpflichtet Lebensmittelunternehmen, im Rahmen ihrer betriebseigenen Maßnahmen und Kontrollen zur Gewährleistung der Lebensmittelsicherheit angemessene Sicherheitsmaßnahmen auf Basis von Gefahrenanalysen durchzuführen und ein System zur Beherrschung und Überwachung risikoträchtiger Stellen konsequent einzuführen und aufrechtzuerhalten. Der Lebensmittel-Hygieneverordnung liegt entsprechend den europäischen Vorgaben das Konzept der obligatorischen Präventivstrategie zugrunde. Die Anforderungen an die bauliche Ausstattung von Betriebsstätten, Räumen, Vorrichtungen und Geräten in Betriebsstätten, an Gegenstände und Ausrüstungen sowie beim Umgang mit Lebensmitteln werden im Einzelnen geregelt.

TÄUSCHUNGSSCHUTZ

Die Regelungen und die Rechtsprechung zum Täuschungsschutz sind in Deutschland am ausgeprägtesten. Das Lebensmittel- und Bedarfsgegenständegesetz sieht neben dem allgemeinen Irreführungsverbot Sondervorschriften vor, die auch Sachverhalte erfassen, bei denen eine Täuschungsgefahr typischerweise vorliegt, ohne dass eine Täuschung in einem konkreten Einzelfall festgestellt werden muss (so genannte abstrakte Täuschungsgefahr). So erfordert das In-

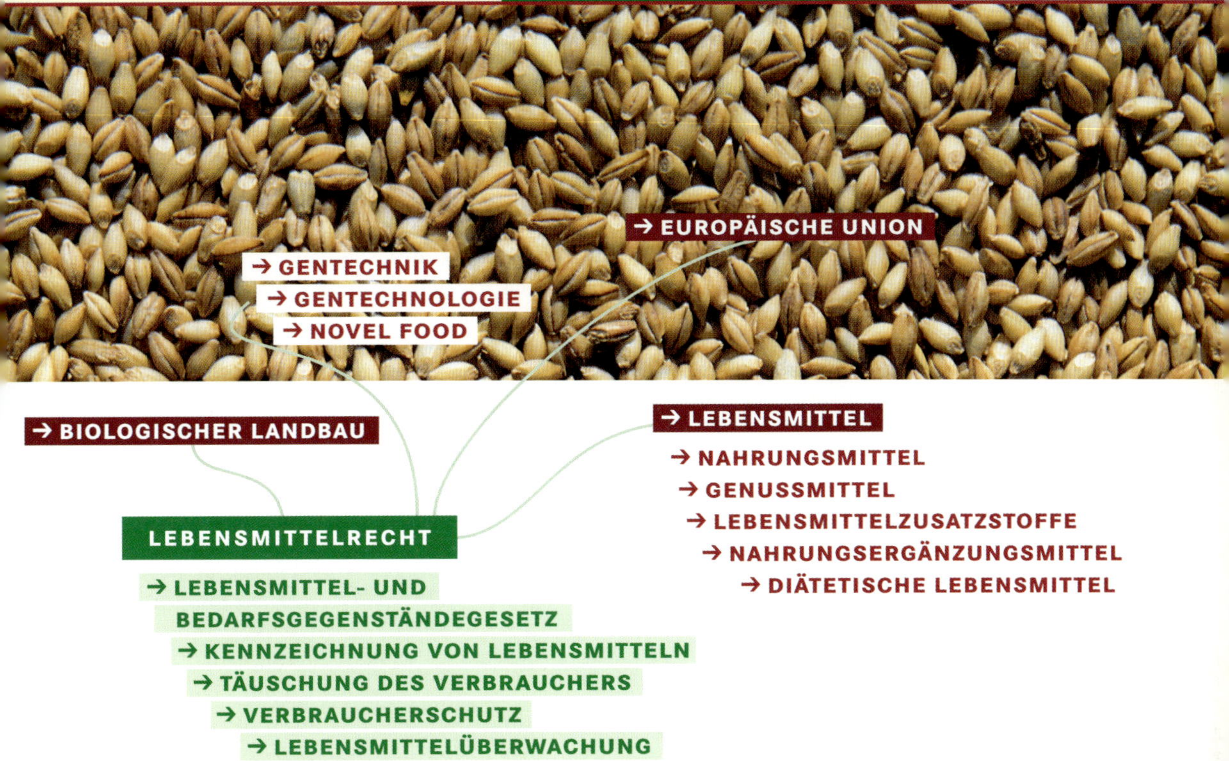

verkehrbringen eines Lebensmittels, das in seiner Beschaffenheit von der Verkehrsauffassung abweicht, eine entsprechende Kenntlichmachung. Verboten ist es etwa, Lebensmittel, die einem Bestrahlungsverfahren ausgesetzt wurden oder Rückstände wie Umweltchemikalien enthalten, als »natürlich«, »naturrein« oder »frei von Rückständen oder Schadstoffen« zu bezeichnen. Das allgemeine Irreführungsverbot ist erfüllt, wenn Lebensmitteln Wirkungen beigelegt werden, die ihnen nach Erkenntnissen der Wissenschaft nicht zukommen oder die wissenschaftlich nicht hinreichend gesichert sind, oder wenn zur Täuschung geeignete Aussagen über die Herkunft, Eigenschaft oder sonstige Umstände des Lebensmittels gemacht werden. Entsprechend den europäischen Vorgaben ist dabei auf einen verständigen Verbraucher abzustellen.

WER ÜBERWACHT DIE EINHALTUNG?

Zuständig für die Lebensmittelüberwachung sind die Aufsichtsbehörden, in Deutschland die – von Land zu Land unterschiedlichen – Landesbehörden, in Österreich der Landeshauptmann und in der Schweiz die Kantone. Zur Durchführung der Überwachung haben sich die Behörden durch regelmäßige Überprüfungen und Probenahmen davon zu überzeugen, dass die lebensmittelrechtlichen Vorschriften eingehalten werden. Zu ihren Eingriffsbefugnissen gehören das Betreten von Grundstücken, Betriebs- und Geschäftsräumen, die Einsichtnahme in Schrift- und Datenträger und auch die Einholung von Auskünften. Die zuständigen Aufsichtsbehörden sind meistens auch zur Erteilung von Auskünften bei Fragen von Verbrauchern bereit. Zahlreiche Verstöße gegen lebensmittelrechtliche Vorschriften werden darüber hinaus als Ordnungswidrigkeiten und Straftaten geahndet.

Ein Verstoß gegen lebensmittelrechtliche Vorschriften stellt außerdem unlauteren Wettbewerb dar, sodass in einem solchen Fall Mitbewerber des betreffenden Lebensmittelunternehmens im Wettbewerbsprozess, auch im einstweiligen Verfügungsverfahren, auf Unterlassung vorgehen können.

LESETIPPS:

Peter Lips und Gabriele Beutner: *Ratgeber Lebensmittelrecht. Praktischer Wegweiser für Verbraucher, Händler und Produzenten. München (Beck)* [5]*2000.*

schwierig ist, wurde das Verbotsprinzip eingeführt: Der Einsatz von Lebensmittelzusatzstoffen ist grundsätzlich verboten; nur solche Stoffe, die ausdrücklich zugelassen sind (Zusatzstoff-Zulassungs-Verordnung), dürfen zugesetzt werden. Zur frühzeitigen Erkennung von Gesundheitsgefährdungen durch Pestizide, Schwermetalle und Mykotoxine ist das Lebensmittel-Monitoring vorgeschrieben. Es verpflichtet die Untersuchungsbehörden zur ständigen Analyse repräsentativer Stichproben einzelner in Verkehr befindlicher Lebensmittel.

Lebensmittelunverträglichkeiten: →Nahrungsmittelunverträglichkeiten.

Lebensmittelverarbeitung: →Verarbeitung von Lebensmitteln.

Lebensmittelverderb: →Verderb von Lebensmitteln.

Lebensmittelverfälschung: →Verfälschung von Lebensmitteln.

Lebensmittelvergiftungen: Erkrankungen, die durch den Verzehr mit →Giftstoffen belasteter Lebensmittel hervorgerufen werden (im Gegensatz zu →Lebensmittelinfektionen, die durch Bakterien verursacht werden).

Bakterielle Giftstoffe: Zu den Lebensmittelvergiftungen, die durch von Bakterien abgesonderte Giftstoffe hervorgerufen werden, zählen die Salmonellose (→Salmonellen) und der lebensgefährliche →Botulismus. Die vom Bakterium →Staphylococcus aureus erzeugten Giftstoffe, die v. a. in verdorbenen Milch- und Eiprodukten sowie in Fleischwaren vorkommen, rufen die so genannte Staphylokokkenenteritis hervor.

Natürliche Giftstoffe: Zu den natürlichen in Lebensmitteln vorkommenden Giftstoffen zählen Substanzen, die bei der →Fäulnis von Fisch oder Fleisch entstehen (z. B. Histamin; →biogene Amine), →Schimmelpilzgifte wie die Krebs erregenden Aflatoxine und Inhaltsstoffe wie die in Bittermandeln enthaltene →Blausäure und das u. a. in ergrünten Kartoffelteilen enthaltene →Solanin.

Rückstände: In Lebensmitteln vorkommende größere Rückstände von Pestiziden sowie aus Kochgeschirr gelöste Schwermetalle (z. B. Blei) können ebenfalls eine Lebensmittelvergiftung hervorrufen.

Symptome, Behandlung und Vorbeugung: Die meisten Lebensmittelvergiftungen äußern sich mit Übelkeit, Durchfall, Erbrechen und Bauchschmerzen und klingen nach einigen Tagen wieder ab. Nach spätestens drei Tagen muss allerdings der Arzt aufgesucht werden, bei Kleinkindern schon nach 24 Stunden. Bei manchen Vergiftungen, z. B. beim Botulismus, kann es zu schweren Krankheitserscheinungen (z. B. Atemstörungen) kommen. In diesem Fall muss sofort der Arzt konsultiert werden. Wichtig ist während der Erkrankung v. a. eine ausreichende Flüssigkeits- und Mineralstoffzufuhr. Vorbeugen kann man einer Lebensmittelvergiftung u. a. durch gute →Küchenhygiene sowie durch das Wegwerfen verdorbener Lebensmittel.

Lebensmittelzusatzstoffe: laut lebensmittelrechtlicher Definition Stoffe, die Lebensmitteln zur Beeinflussung ihrer Beschaffenheit oder zur Erzielung bestimmter Eigenschaften oder Wirkungen zugesetzt werden. Zu diesen Wirkungen gehören z. B. die Stabilisierung von Wasser-Öl-Emulsionen, bestimmte Auswirkungen auf Genuss und Aussehen des Lebensmittels (Farbe, Konsistenz usw.) sowie ernährungsphysiologische Eigenschaften.

Nach ihrer Wirkung werden Lebensmittelzusatzstoffe in verschiedene Gruppen eingeteilt: →Antioxidationsmittel, →Backtriebmittel, →Emulgatoren, →Farbstabilisatoren, →Farbstoffe, →Festigungsmittel, →Feuchthaltemittel, →Füllstoffe, →Gelier- und Verdickungsmittel, →Geschmacksverstärker, →Konservierungsstoffe, →Komplexbildner, →Mehlbehandlungsmittel, →modifizierte Stärken, →Oberflächenbehandlungs- und Überzugsmittel, →Packgase, →Säuerungsmittel, →Säureregulatoren, →Schaummittel, →Schaumverhüter, →Schmelzsalze, →Stabilisatoren, →Süßstoffe, →Trägerstoffe, →Treibgase, →Trennmittel und →Zuckeraustauschstoffe. Viele Lebensmittelzusatzstoffe haben unterschiedliche Wirkungen und können somit in verschiedenen Bereichen Anwendung finden. So kann es z. B. sein, dass ein Antioxidationsmittel gleichzeitig auch Konservierungsstoff ist oder ein Treibgas auch als Packgas fungiert.

Welche Zusatzstoffe Lebensmitteln zu technologischen Zwecken zugesetzt werden dürfen, wird durch die zum Lebensmittel- und Bedarfsgegenständegesetz erlassene Zusatzstoff-Zulassungsverordnung in der Fassung vom 29. 1. 1998 geregelt. Lebensmittelzusatzstoffe dürfen meist nur in ganz bestimmten Fällen bei der Herstellung von Lebensmitteln verwendet werden; ihre Zugabe ist in einzelnen Verordnungen geregelt. Die Verwendung von Lebensmittelzusatzstoffen muss auf der Verpackung deklariert werden (→Kennzeichnung von Lebensmitteln) – es sei denn, diese Lebensmittelzusatzstoffe werden als →technische Hilfsstoffe eingesetzt. In diesem Fall besteht keine Kennzeichnungspflicht.

Nach deutschem Lebensmittelrecht sind folgende Substanzen keine Lebensmittelzusatzstoffe und damit in Deutschland auch von den Zulassungs- und Kennzeichnungsbestimmungen für Lebensmittelzusatzstoffe ausgenommen: Stoffe natürlicher Herkunft wie z. B. Gewürze, Früchte, Pflanzenteile, Kochsalz; durch physikalische Verfahren aus natürlichen Stoffen gewonnene Substanzen wie Eiklar, Stärke, Molke, Weizeneiweiß; natürliche und naturidentische Aromastoffe. Vitamine werden normalerweise aufgrund ihrer ernährungsphysiologischen Bedeutung als Lebensmittel eingestuft. Werden Vitamine jedoch wegen ihrer technologischen Wirkung eingesetzt – z. B. Vitamin C als Antioxidationsmittel oder Riboflavin (Vitamin B_2) als Farbstoff –, dann sind sie Lebensmittelzusatzstoffe und müssen dementsprechend deklariert werden.

LESETIPPS:

Fremdstoffe in Lebensmitteln. Zusätze, Verunreinigungen und Rückstände, herausgegeben von der EUROPÄISCHEN AKADEMIE FÜR UMWELTFRAGEN. *Stuttgart (Hirzel) 1997.*

IBRAHIM ELMADFA, ERICH MUSKAT UND DORIS FRITZSCHE: *E-Nummern. Zusatzstoffe in unseren Lebensmitteln. München (Gräfe & Unzer) [5]2000.*

UDO POLLMER, CORNELIA HOICKE UND HANS-ULRICH GRIMM: *Vorsicht Geschmack. Was ist drin in Lebensmitteln. Reinbek (Rowohlt) 2000.*

GABRIELE SPARRENBERGER UND MARLIES KELZENBERG: *Zusatzstoffe in Lebensmitteln. E-Nummern und was sie bedeuten. München (Mosaik) 2000.*

Leber: ein Organ, das für den Stoffwechsel von Eiweiß, Kohlenhydraten und Fetten von Bedeutung ist, eine Entgiftungsfunktion besitzt und die für die Verdauung wichtige →Galle produziert und diese an die Gallenblase weiterleitet.

Aufbau: Die Leber ist mit einem durchschnittlichen Gewicht von 1,5 kg die größte Drüse des erwachsenen menschlichen Organismus. Sie unterteilt sich in vier Leberlappen: den linken und den (größeren) rechten Leberlappen und die beiden an der Unterseite des Organs liegenden Leberlappen, von denen der eine quadratisch und der andere geschwänzt ist. Zwischen dem quadratischen und dem geschwänzten Lappen liegt die Leberpforte. Hier treten die Leberarterie, die die Leber mit Sauerstoff versorgt, und die Pfortader, deren Blut die vom Darm resorbierten Nährstoffe mit sich führt, in die Leber ein; hier vereinigen sich auch die beiden Lebergallengänge, die dann zur Gallenblase führen. Die einzelnen Leberlappen setzen sich aus kleinen, sechseckigen Leberläppchen zusammen, die wiederum vorrangig aus Leberzellen bestehen. An jeder Ecke eines Leberläppchens befinden sich die Periportalfelder – Öffnungen, durch die sich Verästelungen von Pfortader und Leberarterie ziehen, die Blut zu den Leberzellen bringen. Ferner sind die Periportalfelder von kleinen Gallenkanälchen durchzogen, die die von den Leberzellen produzierte Galle in die Gallengänge leiten. In den Leberläppchen selbst befinden sich kleine Blutgefäße, die Lebersinusoide. Diese leiten sowohl Pfortaderblut als auch arterielles Blut in die in der Mitte des Leberläppchens liegende Vene. An die Lebersinusoide grenzt ein Hohlraum, der so genannte Disse-Raum, an. Die Leberzellen filtern über den Disse-Raum Giftstoffe und Stoffwechselabbauprodukte aus dem Blut, die dann über Galle oder Nieren ausgeschieden werden.

Stoffwechselaufgaben: Die Leber spielt eine wichtige Rolle im Kohlenhydratstoffwechsel: Sie kann den wichtigsten Energieträger des Körpers, die →Glukose, in ihre Speicherform →Glykogen umwandeln und speichern, dieses Glykogen bei Bedarf aber auch wieder in Glukose umwandeln. Falls es zu einem Glukosemangel kommt (z. B. in Zeiten des Hungers), kann die Leber auch aus körpereigenem Eiweiß und dem Glyzerinanteil der Fette Glukose herstellen (→Glukoneogenese) und Fettsäuren in →Ketonkörper umwandeln. Aus in der Nahrung enthaltenem Eiweiß bzw. dessen Grundbausteinen, den Aminosäuren, bildet die Leber körpereigene Eiweiße, u. a. Plasmaeiweiße (z. B. Albumine) und Blutgerinnungsfaktoren. Freie Fettsäuren aus der Nahrung wandelt sie in Triglyzeride um, die wiederum in →Lipoproteine eingebaut oder gespeichert werden. Die Leber stellt zudem das u. a. als Grundstoff für Hormone genutzte körpereigene →Cholesterin her.

Entgiftung: Die Leberzellen entziehen dem Blut Stoffe, die dem Organismus gefährlich werden können, z. B. das die Nervenzellen schädigende Ammoniak, ein Endprodukt des Eiweißstoffwechsels. Diese wandeln sie mithilfe von Enzymen in unschädliche Substanzen um. Ammoniak wird z. B. in Harnstoff und die Aminosäure Glutamin überführt. Sind die Endprodukte dieses Umwandlungsprozesses gut wasserlöslich (z. B. Harnstoff), werden sie wieder an das Blut abgegeben. Die Nieren schließlich filtern die Substanzen aus dem Blut und scheiden sie mit dem Harn aus. Stoffe, die nicht oder nur schlecht wasserlöslich sind (z. B. Bilirubin, das Abbauprodukt des roten Blutfarbstoffs Hämoglobin), werden an die Galle abgegeben und mit dem Stuhl ausgeschieden.

Auch Alkohol und Arzneiwirkstoffe werden von den Leberzellen – zumindest teilweise – aus dem Blut gefiltert und abgebaut.

Die Leber bestimmter Schlachttiere (z. B. Kalb, Ente, Gans) ist zum Verzehr geeignet (→Innereien, →Stopfleber).

LESETIPPS:

HEINRICH LIEHR: *Leber, Galle, Bauchspeicheldrüse. Wirksame Hilfe bei Beschwerden. Stuttgart (Trias) 1999.*

HEINRICH LIEHR: *Probleme mit Leber und Galle? Signale des Körpers rechtzeitig deuten. Stuttgart (Trias) 1999.*

HEIKE KOVACS UND MONIKA PREUK: *Fit und gesund durch Leberentgiftung. München (Südwest) 2000.*

Leberentzündung: →Hepatitis.

Leberkrebs: bösartige Tumoren der Leber, deren Entwicklung von den Leberzellen selbst ausgehen kann (primäres Leberzellkarzinom) oder die als Tochtergeschwülste (Metastasen) anderer Krebsarten die Leber befallen (sekundärer Leberkrebs). An der Entstehung des primären Leberzellkarzinoms können u. a. eine Infektion mit Hepatitis-B-Viren sowie bestimmte →Schimmelpilzgifte in der Nahrung (z. B. Aflatoxine) beteiligt sein. Auch eine Leberzirrhose, die häufig durch übermäßigen Alkoholkonsum ausgelöst wird, erhöht das Risiko für Leberkrebs. Zur Vorbeugung des primären Leberzellkarzinoms sollte man schimmelige Lebensmittel gar nicht und Alkohol nur in Maßen konsumieren.

Zu den Symptomen von Leberkrebs gehören u. a. Gewichts- und Appetitverlust sowie Gelbsucht. Falls möglich wird zur Behandlung der Erkrankung der betroffene Teil der Leber entfernt oder es wird eine Lebertransplantation durchgeführt. Zudem findet eine Chemotherapie statt. Oft ist allerdings eine chirurgische Behandlung des Leberkrebses nicht mehr möglich, sodass die Prognose insgesamt schlecht ist.

Lebertran, aus der Leber von Fischen (z. B. Heilbutt, Dorsch, Kabeljau) gewonnenes klares, fettes, gereinigtes Öl von gelblicher Farbe mit einem hohen Anteil an ungesättigten Fettsäuren, Jod und den Vitaminen A und D. Medizinisch wird Lebertran zur Vorbeugung von →Rachitis verabreicht. Da Lebertran stark mit Schadstoffen belastet sein kann, sollte man nur rückstandskontrollierte Produkte kaufen.

Leberverfettung: →Fettleber.

Leberzirrhose: chronische Schädigung der Leber, bei der es zum Umbau von Lebergewebe in funktionsloses Narben- und Bindegewebe kommt. Als Folge verhärtet sich die Leber zur so genannten Schrumpfleber und wird nur noch schlecht durchblutet. Außerdem erhöht sich der Druck in der zur Leber führenden Pfortader; z. T. kommt es deshalb zu Umgehungskreisläufen und es können sich Krampfadern in der Speiseröhre oder in der Bauchhaut bilden, wobei es beim Platzen von Speiseröhrenkrampfadern zu lebensgefährlichen Blutungen kommen kann. All diese Veränderungen bedingen eine verringerte Leberfunktion. Als Folge einer mangelnden Entgiftung des Körpers kann z. B. das Gehirn geschädigt werden (hepatische →Enzephalopathie) und es kann zu einem lebensgefährlichen Leberkoma (Bewusstseinsstörung bis hin zur Bewusstlosigkeit) kommen.

Ursachen und Symptome: Hauptursache der Leberzirrhose in den Industriestaaten ist ein übermäßiger Alkoholkonsum; auch eine chronische Virushepatitis, Stoffwechselerkrankungen oder Medikamentenwirkstoffe und Gifte können eine Leberzirrhose auslösen. Zu den Symptomen gehören u. a. abnehmende Leistungsfähigkeit, Gefäßsternchen unter der Haut sowie in der Regel auch eine Gelbsucht.

Behandlung und Ernährung: Liegt der Leberzirrhose eine Erkrankung zugrunde, muss diese behandelt werden, um ein Fortschreiten der Leberveränderungen zu verhindern. Außerdem muss völlig auf Alkohol und weitestgehend auf die Einnahme von Medikamenten verzichtet werden. Wichtig ist außerdem eine ausreichende Energie-, Vitamin- und Mineralstoffzufuhr. Oft wird Fett schlechter vertragen, weil die Leber nicht mehr ausreichend Galle produzieren kann. In diesem Fall muss der Fettkonsum eingeschränkt werden; sonst sollte der Fettanteil der Nahrung bei höchstens 30 % liegen.

Lebkuchen, Gewürzkuchen, Honigkuchen, Pfefferkuchen: ein Feingebäck (→Gebäck).

Lecithin: →Lezithin.

Lectine: →Hämagglutinine.

Leerdarm: ein Abschnitt des Dünndarms (→Darm).

leere Kalorien: Energie aus Lebensmitteln, die arm an lebenswichtigen Nährstoffen (z. B. Vitaminen, Mineralstoffen) sind. Zu den Lebensmitteln, die einen hohen Anteil leerer Kalorien liefern, zählen z. B. Alkohol und Zucker.

Legehennenhaltung: Haltung von Hühnern zur Eierproduktion (→Geflügelhaltung).

Leguminosen: →Hülsenfrüchte.

leichte Vollkost: eine Form der →Vollkost.

Leichtprodukte: →Lightprodukte.

Leinöl: ein →Speiseöl.

Leinsamen, wiss. Name **Semen lini:** Samen des Ölleins (Linum usitatissimum). Die Jahrtausende alte Kulturpflanze wird heute überwiegend in Kanada, Argentinien, Ungarn und Indien angebaut. Die Samen werden geerntet, wenn sie sich braun färben. Leinsamen enthalten bis zu 40% Fett mit einem hohen Gehalt an ungesättigten Fettsäuren, 2% Eiweiß und 5–7% Schleimstoffe. Außerdem sind sie reich an Vitaminen (v. a. Vitamin E und Biotin) und Mineralstoffen (v. a. Magnesium, Eisen und Mangan). Aus den Samen wird Leinöl hergestellt, außerdem verwendet man sie als Zutat zu Müsli und zum Bestreuen von Brot und Backwerk. Aufgrund des hohen Schleim- und Ballaststoffgehalts dienen Leinsamen in ganzem, leicht gequetschtem oder geschrotetem Zustand als mildes Abführmittel; zu diesem Zweck müssen sie mit viel Flüssigkeit eingenommen werden. Nimmt man sie ohne Flüssigkeit ein, quellen sie im Rachenraum und in der Speiseröhre und können diese verstopfen.

Leistungsumsatz: im Gegensatz zum →Grundumsatz jene Energie, die für körperliche Aktivitäten umgesetzt wird. Der Leistungsumsatz unterteilt sich in →Arbeitsumsatz und →Freizeitumsatz.

Lektine: →Hämagglutinine.

Leptin [griech. leptós »dünn« »schmal«]: 1994 entdecktes, vom Fettgewebe gebildetes Hormon, das vermutlich an der Regulation des Körperfettgehalts beteiligt ist, indem es dem Organismus Sättigung signalisiert. Diese Annahmen sind das Resultat von Tierversuchen: Mäuse, deren Leptin-Gen geschädigt ist und deren Organismus daher kein Leptin herstellt, leiden unter Fettleibigkeit. Nachdem man diesen Mäusen Leptin verabreichte, nahm ihr Körperfettgehalt jedoch ab. Wissenschaftler fanden heraus, dass Leptin dem Gehirn bei Mäusen signalisiert, die Futteraufnahme einzuschränken und sich mehr zu bewegen. Auf diese Weise trägt Leptin bei diesen Tieren dazu bei, das Körperfett zu reduzieren.

Bei fettleibigen Menschen konnte von außen zugeführtes Leptin eine solche Körperfett verringernde Wirkung nur in geringem Maß erzielen; auch eine Schädigung des für die Herstellung von Leptin zuständigen Gens wurde bei ihnen nicht festgestellt. Dennoch versprechen Wissenschaftler sich von der Erforschung des Leptins weiterhin Hilfe gegen Fettleibigkeit. Bisher weiß man nur, dass die appetitvermindernde Wirkung des Leptins bei Übergewichtigen gestört ist. Worauf diese Störung zurückzuführen sein könnte, ist bislang jedoch nicht klar.

Leucin: eine →Aminosäure.

Levodopa, L-Dopa: Arzneimittel zur Behandlung der Parkinson-Krankheit. Je leerer der Magen ist und je weniger Eiweiß der Patient im Magen hat, umso besser wirkt das Medikament; daher sollte man es 30 Minuten vor oder 90 Minuten nach dem Essen einnehmen.

Lezithin, Lecithin [griech. lékithos »Eigelb«]: Oberbegriff für eine Gruppe fettähnlicher Stoffe. Lezithin ist ein wichtiger Bestandteil von Zellwänden; insbesondere das Nervengewebe (v. a. das Gehirn) hat einen hohen Gehalt an Lezithin.

Vorkommen und Funktion: Lezithin ist an der Regulation der Durchlässigkeit der Zellwände für bestimmte Stoffe beteiligt. Als Bestandteil der Galle sorgt es dafür, dass das Nahrungsfett in eine Emulsion übergeht und vom Körper resorbiert werden kann. Auch am Stoffwechsel von Kohlenhydraten und Eiweißen wirkt Lezithin mit. Zu den Lebensmitteln, die reich an Lezithin sind, gehören Eigelb, alle Arten verzehrbarer Pflanzenwurzeln und -knollen (z. B. Mohrrübe, Knollensellerie), Pflanzenöle und Hülsenfrüchte. Ein lebensnotwendiger Nahrungsbestandteil ist Lezithin nicht. Es ist als Nahrungsergänzungsmittel in Form von Kapseln oder Granulat erhältlich und wird auch diätetischen Lebensmitteln manchmal wegen der ihm zugeschriebenen gesundheitsfördernden Wirkung zugesetzt. Hersteller solcher Nahrungsergänzungsmittel und Lebensmittel werben damit, dass Lezithin den Cholesterinspiegel senke und die körperliche und geistige Leistungsfähigkeit steigere. Diese Wirkungen sind jedoch wissenschaftlich nicht erwiesen.

Verwendung in der Lebensmittelindustrie: Bei der Lebensmittelverarbeitung wird Lezithin (E 322) als Antioxidationsmittel, Emulgator, Stabilisator und Mehlbehandlungsmittel eingesetzt. Dieses Lezithin wird meist aus Sojabohnen gewonnen. Basismaterial ist durch Pressung und Extraktion gewonnenes Sojaöl, aus dem die Lezithine durch Wasserdampf herausgelöst werden. Andere mögliche Rohstoffe für die Lezithingewinnung sind Raps, Erdnüsse, Sonnenblumenkerne und Hühnereier.

Liebig, Justus von: deutscher Chemiker, * Darmstadt 12. 5. 1803, † München 18. 4. 1873. Liebig forschte v. a. auf dem Gebiet der organischen Chemie und entdeckte neue Stoffe (u. a. Chloroform und Aldehyde). Er gilt als Begründer der modernen Düngelehre und der Agrikulturchemie. 1847 erfand er den →Fleischextrakt, der seit 1857 industriell hergestellt wird.

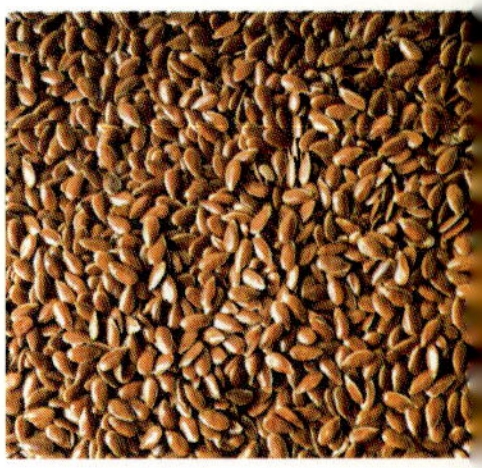

Leinsamen

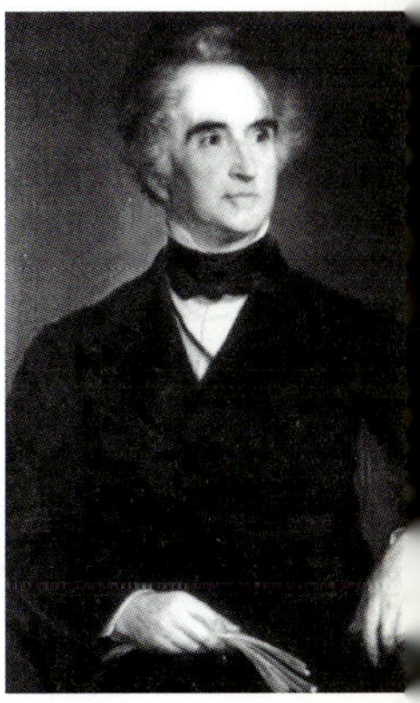

Justus von Liebig

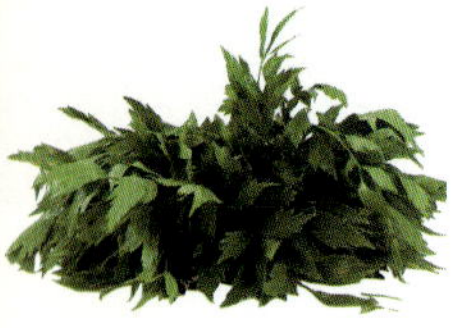

Liebstöckel: Blätter

Liebstöckel, Maggikraut, wiss. Name **Levisticum officinale:** eine aus dem östlichen Mittelmeerraum stammende, als Gewürzpflanze verwendete Art der Doldenblütlergattung Levisticum. Man kocht die dunkelgrünen, zwei- bis dreifach gefiederten Blätter frisch oder getrocknet in Suppen, Saucen und Eintöpfen mit; die getrockneten Rüben werden zur Herstellung von Kräuterschnäpsen verwendet. Alle Pflanzenteile enthalten ein ätherisches Öl, das harntreibend wirkt. Aus Liebstöckelwurzeln wird ein Tee bereitet, der gegen Verdauungsbeschwerden (z. B. Sodbrennen, Völlegefühl) hilft und sich auch zur Durchspülungstherapie bei entzündlichen Harnwegserkrankungen und zur Vorbeugung von Nierengrieß eignet. Bei eingeschränkter Nierenfunktion darf der Tee nicht angewendet werden.

Lightprodukte [laɪt..., engl.], **Leichtprodukte:** Lebensmittel oder Getränke, denen bestimmte Stoffe (z. B. Zucker, Fett, Alkohol, Koffein) entzogen wurden. Um welche Inhaltsstoffe es sich im einzelnen handelt, ist lebensmittelrechtlich nicht festgelegt; ebenso wenig gibt es eine lebensmittelrechtliche Definition für die Begriffe »light« oder »leicht«. Enthalten Lightprodukte weniger Zucker, so wurde statt Zucker meist ein Süßstoff oder Zuckeraustauschstoff zugesetzt; Fett wird durch modifizierte Stärke oder Fettersatzstoffe ersetzt. Koffeinarme oder -freie Produkte entstehen durch Entzug von Koffein, alkoholarme oder -freie Getränke durch Entzug von Alkohol.

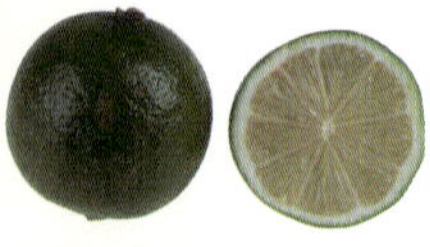

Limetten

Lignane: eine Gruppe von →Phytoöstrogenen.

Lignin: ein →Ballaststoff.

Liköre [frz. liqueur, eigentlich »Flüssigkeit«]: süße, aromatische Spirituosen, die pro Liter mindestens 100 g (oft deutlich mehr) Zucker oder Stärkesirup enthalten und mit Kornfeindestillat oder Edelbränden unter Zusatz von Säften bzw. Extrakten aus Früchten, Kräutern und Gewürzen oder ätherischen Ölen und Essenzen hergestellt werden. Liköre haben einen sehr hohen Energiegehalt.

Sorten: Man unterscheidet Fruchtsaftliköre (die mindestens 20 % Saft der namengebenden Frucht enthalten müssen, z. B. Kirschlikör), Fruchtaromaliköre (die Aromastoffe und Essenzen enthalten, z. B. Aprikosenlikör), Bitter-, Kräuter- und Gewürzliköre (z. B. Pfefferminzlikör), Kaffee-, Mokka-, Kakao- und Teeliköre, Emulsionsliköre (z. B. Eierlikör) und Punschextrakte (z. B. Honiglikör).

Bekannte Fruchtaromaliköre sind Curaçao® und Grand Marnier®. Curaçao® wird mit Auszügen aus den Schalen der Curaçao-Pomeranze und feinen Gewürzen aromatisiert und v. a. für Cocktails verwendet. Grand Marnier® wird auf der Basis von Cognac oder Weingeist mit Auszügen aus Curaçao-Pomeranzen und feinen Kräutern hergestellt. Für Kräuterliköre werden Auszüge aus Wurzeln, Kräutern, Blüten, Früchten, Rinden usw. verwendet; man reicht sie vornehmlich als →Digestifs, d. h. zur Verdauungsförderung nach dem Essen. Ein berühmter Kräuterlikör ist der Chartreuse®, für den 130 Kräuter verwendet werden. Eierlikör muss mindestens 14 Vol.-% Alkohol und 240 g frisches Hühnereigelb pro Liter enthalten.

Likörweine: →Dessertweine.

Limande: →Rotzunge.

Limequat: →Kumquat.

Limette, Limone, Limonelle: Frucht der in feuchten Tropengebieten, v. a. auf den Westindischen Inseln, kultivierten Zitruspflanze Citrus aurantiifolia, die in ihrer Form an eine kleine Zitrone erinnert und je nach Sorte eine grüne bis gelbe, dünne Schale hat (die Farbe der Schale sagt nichts über den Reifegrad der Frucht aus.) Das Fruchtfleisch ist hellgrün bis hellgelb und schmeckt etwas weniger sauer als das der Zitrone. Da Limetten nur kurze Zeit haltbar sind, werden sie v. a. zur Gewinnung von Limettensaft (Lime juice), z. B. für Cocktails und Mixgetränke, genutzt. Ähnlich wie Zitronen haben Limetten einen hohen Vitamin-C-Gehalt.

Limonaden [frz., eigentlich »Zitronenwässer«]: alkoholfreie, süße Erfrischungsgetränke, die aus Trink-, Mineral-, Tafel- oder Quellwasser mit oder ohne Kohlensäure sowie aus natürlichen Frucht- oder Pflanzenauszügen (auch Fruchtsaft, -nektar oder -sirup), Zucker oder Süßstoff (auch Invertzucker oder

Wie sinnvoll sind Lightprodukte?

Viele Menschen versprechen sich vom Verzehr von Lightprodukten eine Gewichtsreduktion. Häufig wird bei Lightprodukten jedoch nur Zucker durch energiefreien Süßstoff ersetzt, während der Fettgehalt weiterhin beträchtlich hoch ist und das Lebensmittel damit sehr energiereich bleibt. Ein weiterer Nachteil solcher Lightprodukte ist, dass die Vorliebe für Süßes durch die Süßstoffe oder Zuckeraustauschstoffe aufrechterhalten wird. Hinzu kommt, dass Lightprodukte in der Regel erheblich teurer sind als von Natur aus energiearme Lebensmittel wie Obst, Gemüse und fettarme, ungesüßte Milchprodukte. Gerechtfertigt ist der hohe Preis häufig nicht, da die energiearmen Zutaten in Lightprodukten oft billiger sind (z. B. Wasser anstelle von Fett in Diätbutter). In jedem Fall lohnt sich der Verzehr von Lightprodukten nur, solange die eingesparten Kalorien nicht an anderer Stelle zu einem Mehrverzehr führen.

Glukose) und Genusssäuren (Wein-, Zitronen-, Apfel-, Milchsäure) hergestellt werden. Auch der Zusatz von natürlichen Farbstoffen, Antioxidations-, Gelier- und Verdickungsmitteln und Koffein (bei →Colagetränken) ist erlaubt. Limonaden dürfen nicht chemisch konserviert werden; allerdings ist es zulässig, konservierte Vorprodukte zu verwenden. Limonaden sind bei dunkler und kühler Lagerung bis zwölf Monate haltbar.

Einige Limonaden enthalten als Geschmacksgeber →Chinin, das ihnen ein bitteres Aroma verleiht, etwa **Bitter Lemon** und **Tonic Water.** Es dürfen nur bis zu 85 mg Chinin pro Liter zugesetzt werden und das betreffende Getränk muss als chininhaltig gekennzeichnet werden. Für Kräuterlimonaden wie **Ginger Ale** oder Pfefferminzlimonade werden natürliche Kräuteraromen verwendet. Da Limonaden aufgrund ihres hohen Zuckergehalts (mindestens 7 %; eine Begrenzung nach oben existiert nicht) sehr energiereich sind und nahezu keine wertvollen Nährstoffe enthalten, sollte man sie nicht zu häufig trinken.

Limone, Limonelle: →Limette.

Lindenblütentee: ein →Kräutertee.

Ling-zhi-Pilz: →Glänzender Lackporling.

Linolensäure: eine →Fettsäure.

Linolsäure: eine →Fettsäure.

Linse, wiss. Name **Lens culinaris:** ein aus dem Orient stammender Hülsenfrüchtler. Die Hülsen enthalten jeweils ein bis drei scheibenförmige Samen, die ebenso wie die Pflanze als Linsen bezeichnet werden.

Geschichte: Die Linse ist eine der ältesten Kulturpflanzen überhaupt und wird bereits seit 8000–10 000 Jahren angebaut. Über Ägypten und Rom, wo sie ein Volksnahrungsmittel war, gelangte sie nach Mitteleuropa. Hier ist sie heute nach Erbse und Bohne die drittwichtigste Hülsenfrucht.

Anbau: Linsen gedeihen am besten in warmem, trockenem Klima. Sie werden fast auf der ganzen Welt angebaut.

Einkauf, Lagerung und Verwendung: Die grünen Linsen, die bei uns am verbreitetsten sind, haben bei der Ernte eine grüngelbe Farbe und werden durch die Lagerung bräunlich und härter. Daneben gibt es auch Linsensorten in anderen Farben, z. B. Du-Puy-Linsen, Belugalinsen, Trojalinsen und die v. a. in Indien und der Türkei angebauten roten Linsen, die sich gut für die Zubereitung von Currygerichten eignen. Außer nach der Sorte unterscheidet man Linsen auch nach ihrer Größe: Riesenlinsen haben einen Durchmesser von 7 mm, die am häufigsten angebotenen Tellerlinsen einen Durchmesser von 5–7 mm. Am kleinsten sind Mittellinsen mit einem Durchmesser von 4,5–6 mm. Kleinere Linsen schmecken besser, da sie einen höheren Schalenanteil haben und die linsentypischen Aromastoffe in der Schale sitzen. Kühl und trocken gelagert sind Linsen sehr lange haltbar. Man verwendet sie v. a. für Suppen und Eintöpfe oder als Beilage.

Inhaltsstoffe und Gesundheitswert: Linsen sind dank ihres hohen Gehalts an Eiweiß und Kohlenhydraten besonders nahrhaft. Um die biologische Wertigkeit ihres Eiweißes zu erhöhen, sollte man sie zusammen mit Getreide oder Getreideprodukten wie Reis oder Brot verzehren, wie es die Inder tun; dann ergänzen sich die jeweils enthaltenen Aminosäuren gegenseitig. Außerdem sind Linsen reich an Ballast- und Mineralstoffen (v. a. Kalium, Magnesium, Eisen, Zink, Kupfer und Mangan). Gichtkranke sollten Linsen wegen ihres hohen Puringehalts meiden.

Lipide [griech. lípos »Fett«]: Oberbegriff für →Fette und fettähnliche Substanzen (→Lipoide), die von pflanzlichen und tierischen Organismen gebildet werden. Gemeinsam ist allen Lipiden, dass sie in Wasser unlöslich sind.

Lipidosen: eine Gruppe von →Fettstoffwechselstörungen

Lipoide: fettähnliche Stoffe, die in fast allen Zellen tierischer und pflanzlicher Organismen enthalten sind. Sie werden in drei Gruppen eingeteilt: Phospholipide (z. B. →Lezithin), Sphingolipide und Lipoproteine.

Lipoproteine: wasserlösliche Stoffe, die aus einer Eiweißkomponente (**Apolipoprotein**) und einer Fettkomponente bestehen. Sie dienen dem Transport von Fetten und fettähnlichen Stoffen, die anders im Blut nicht transportiert werden könnten, da sie nicht wasserlöslich sind. Die Lipoproteine werden nach ihrer Dichte in VLDL (Abk. von engl. »very low density lipoproteins«, Lipoproteine sehr geringer Dichte), LDL (»low density lipoproteins«, Lipoproteine geringer Dichte) sowie HDL (»high density lipoproteins«, Lipoproteine hoher Dichte) unterteilt. Die VLDL transportieren vornehmlich →Triglyzeride, die LDL und die HDL hauptsächlich →Cholesterin.

Listeriose: Infektionskrankheit, die durch Listerien (Bakterien der Art Listeria monocytogenes) hervorgerufen wird und über tierische Lebensmittel oder den Kontakt zu infizierten Tieren (insbesondere Rindern und Schweinen) auf den Menschen übertragen werden kann.

Infektionsherde: Zu den Lebensmitteln, die mit Listerien verseucht sein können, gehören u. a. rohes Rind- und Schweinefleisch (z. B. Thüringer Mett, nicht durchgebratenes Fleisch).

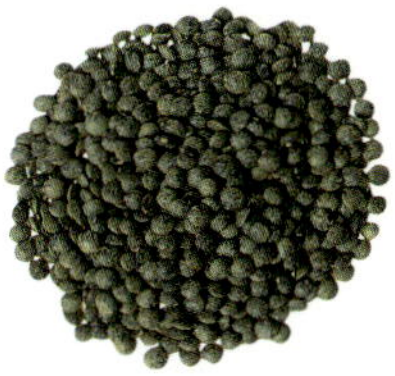

Linsen: Du-Puy-Linsen

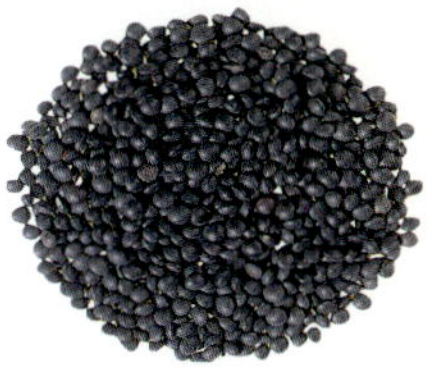

Linsen: Belugalinsen

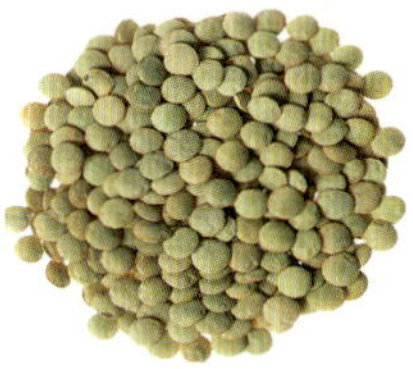

Linsen: Trojalinsen

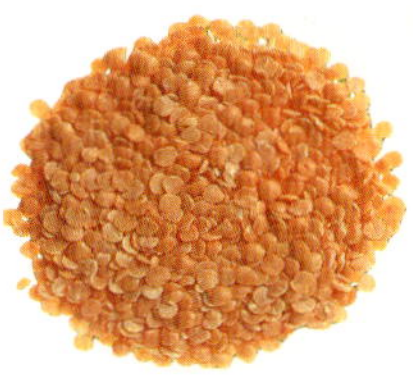

Linsen: rote Linsen

Auch über rohe Eier, Rohmilch und Rohmilchprodukte, beispielsweise Rohmilchkäse, können Listerien auf den Menschen übertragen werden.

Symptome: Eine Infektion wird von den Betroffenen oft gar nicht wahrgenommen, da nicht immer Beschwerden wie Abgeschlagenheit und Leistungsschwäche auftreten. Für Kleinkinder und alte Menschen kann eine Listeriose jedoch tödlich sein. Bei einer Infektion im letzten Schwangerschaftsdrittel gehen die Listerien von der Mutter auf das ungeborene Kind über und können Früh- oder Totgeburten verursachen und/oder das Neugeborene schädigen. Oft kommt es beim Kind zu einer Gehirn- und Gehirnhautentzündung, die zur geistigen und körperlichen Behinderung führen und sogar tödlich enden kann.

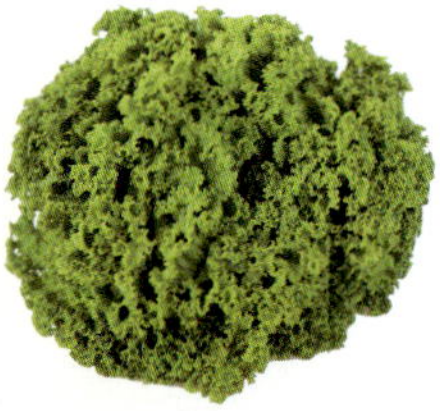

Lollo bionda

Vorbeugung: Schwangere sollten v. a. im letzten Schwangerschaftsdrittel auf Rohmilch und Rohmilchprodukte, mit rohen Eiern zubereitete Speisen sowie auf rohes oder halbrohes Fleisch verzichten. Auch ungekochtes Gemüse von mit Gülle gedüngten Äckern und ungekochtes Fallobst können mit Listerien verseucht sein. Durchgegartes Fleisch, gekochte Eier und gekochtes Gemüse dürfen jedoch verzehrt werden, da Hitze die Listerien abtötet.

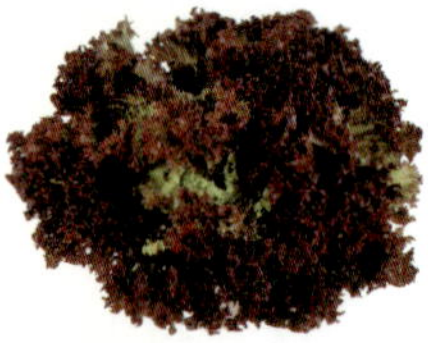

Lollo rossa

Litchi: →Litschi.

Lithium: ein Spurenelement, dessen Aufnahme für den Menschen wahrscheinlich nicht lebensnotwendig ist. Welche Funktionen Lithium im menschlichen Organismus erfüllt, ist bislang noch nicht bekannt; vermutet wird u. a., dass es den Cholesteringehalt des Blutes senken kann. Zu große Mengen Lithium können zu Verwirrtheit, entzündlichen Veränderungen der Haut und Durchfall führen; über einen längeren Zeitraum zugeführt, können sie Herz, Nieren und Schilddrüse schädigen. Über die Nahrung nimmt der Mensch pro Tag jedoch nur 1–2,5 mg Lithium zu sich.

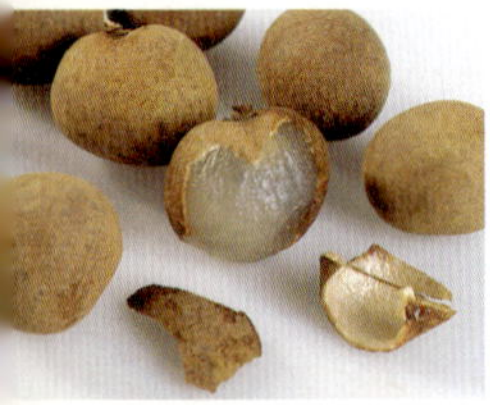

Longanen

Litschi, Chinesische Pflaume, Litchi, Litschipflaume, Lychee, wiss. Name **Litchi chinensis:** Art der Seifenbaumgewächse, die in warmtrockenen Gebieten als Obstbaum kultiviert wird und etwa pflaumengroße Nussfrüchte hervorbringt. Die Früchte sind von einer harten, rötlich braunen Schale mit zahlreichen spitzen Erhebungen umhüllt. Der glänzend dunkelbraune, ungenießbare Samen ist von einem fleischigen, weißen, erdbeerähnlich schmeckenden Samenmantel eingehüllt, der frisch oder eingemacht genossen oder zu Saft verarbeitet werden kann.

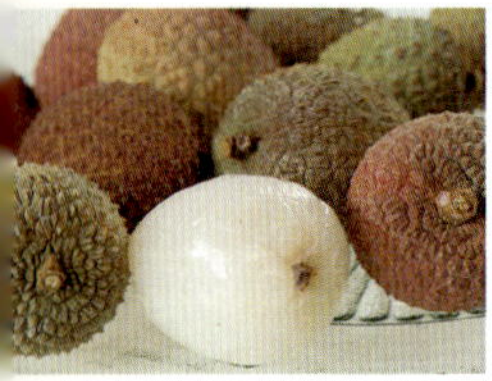

Litschis: ungeschält und geschält

LMBG: Abk. für →Lebensmittel- und Bedarfsgegenständegesetz.

Löffelprobe, Löffeltest: Verfahren zur Feststellung der Garstufen von →Fleisch.

Loganbeere, wiss. Name **Rubus loganobaccus:** eine Kreuzung aus Brombeere und Himbeere. Die süß-säuerlich schmeckende Beerenart ist in den USA, Großbritannien und Neuseeland weit verbreitet; bei uns wird sie nur selten angeboten. Die Beeren haben einen hohen Vitamin-C-Gehalt. Sie können roh gegessen oder zu Marmelade und Sirup verarbeitet werden.

Lollo bionda, wiss. Name **Lactuca sativa var. crispa:** ein Salat aus der Gruppe der Pflücksalate. Der in Italien beheimatete Lollo bionda wird heute u. a. auch in Frankreich und den Niederlanden angebaut. Er hat einen Durchmesser von etwa 30 cm und stark gekrauste, zarte, knackige, gelbgrüne Blätter. Der Geschmack ist nussartig herb und leicht bitter. Lollo bionda ist sehr kalorienarm und entspricht in seinem Gehalt an Vitaminen und Mineralstoffen in etwa dem Kopfsalat. Besonders reich ist er an Vitamin B_1, B_2, Niacin, Vitamin B_6, Folsäure und Mangan.

Lollo rossa, wiss. Name **Lactuca sativa var. crispa:** ein ursprünglich aus Italien stammender Pflücksalat, der heute u. a. auch in Frankreich und den Niederlanden angebaut wird. In Geschmack, Aussehen und Inhaltsstoffen entspricht er dem →Lollo bionda, hat aber im Unterschied zu diesem dunkelrote Blätter.

Longane, Longan, Longanpflaume: haselnussgroße, süß schmeckende Frucht des in China heimischen Longanbaums (Dimocarpus longan). Sie wird v. a. in Südchina, Indien, Taiwan und Thailand kultiviert. Das glasig-weiße Fruchtfleisch der Longane erinnert im Geschmack an Stachelbeeren oder Kirschen; der große Kern ist nicht essbar. Die Südfrucht liefert viel Vitamin C. Frisch ist sie hierzulande nur selten erhältlich; gezuckerte Konservenware wird dagegen ganzjährig verkauft.

Lopino: ein →Fleischersatz.

Loquat, japanische Mispel: apfelähnliche, pflaumengroße, behaarte Scheinfrucht eines in China und Japan beheimateten und heute in den Subtropen weltweit kultivierten Rosengewächses (Eriobotrya japonica). Das saftige Fruchtfleisch schmeckt süß-säuerlich und erfrischend. Loquats werden ganzjährig als Konserven angeboten, von Januar bis Mai (selten) auch frisch. Man verzehrt sie nach dem Abziehen der Haut roh oder verarbeitet sie zu Kompott, Marmelade, Säften oder Gelee. Sie sind reich an Kalium und Betakarotin.

Lorbeer, wiss. Name **Laurus nobilis:** ein Baum (seltener Strauch), der v. a. in den warmen Klimazonen rund um das Mittelmeer heimisch ist. Die getrockneten oder frischen Blätter und Triebspitzen werden als Gewürz verwendet. Sie enthalten 1–3 % ätherische Öle (v.a. Eucalyptol) sowie Gerb- und Bitterstoffe und haben ein sehr kräftiges, würzig bitteres Aroma, das bei frischen Blättern intensiver ist als bei getrockneten. Daher verwendet man das Gewürz sparsam; meist genügt schon ein halbes Blatt. Verwendet wird Lorbeer v.a. zum Abschmecken von Sauerkraut, Rotkohl, eingelegtem Gemüse, deftigen Eintöpfen, Bratensaucen, Fisch-, Fleisch- und Wildmarinaden. Das Blatt wird mitgekocht. Lorbeer hat eine appetitanregende Wirkung und hilft gegen Verdauungsbeschwerden und Blähungen.

Lorchel, wiss. Name **Helvella**: Gattung der Schlauchpilze mit etwa zehn einheimischen Arten. Besonders bekannt sind die Frühjahrslorchel (Frühlorchel, Giftlorchel, Helvella esculenta, Gyromitra esculenta) und die Herbstlorchel (Helvella crispa). Die Frühjahrslorchel wächst von März bis Mai in dichten Gruppen in sandigen Kiefernwäldern in Nord- und Osteuropa sowie in Norddeutschland; im Süden Deutschlands ist sie selten. Sie hat einen kurzen, grauweißen, stark gefurchten Stiel und einen rotbraunen Hut, der im Alter dunkler wird und dann die charakteristischen, sehr unregelmäßigen gehirnartigen Windungen aufweist. Die Frühjahrslorchel enthält ein wasserlösliches Zellgift, das Leber und Nieren angreift, und darf daher nicht verzehrt werden. Die Beschwerden, die vier bis acht Stunden nach dem Verzehr auftreten, können in schweren Fällen tödlich verlaufen. Verwechslungsgefahr besteht mit verschiedenen essbaren Morchelarten. Die Herbstlorchel hat einen weißen, tief gefurchten Stiel, der nach oben in mehrere gelbliche, verbogene, bizarr geformte Lappen übergeht. Sie wächst von August bis November an Weg- und Straßenrändern und ist essbar, sollte aber vor dem Verzehr abgekocht werden.

löslicher Kaffee, Extraktkaffee, Instantkaffee, Kaffee-Extrakt, Pulverkaffee: Röstkaffeepulver, das sich in heißem Wasser auflöst (→Kaffee).

Losnummer, Chargennummer: eine Nummer, die im Rahmen der →Kennzeichnung von Lebensmitteln angegeben werden muss.

Lösungsmittel: Flüssigkeiten, in denen sich andere Stoffe bis zu einzelnen Molekülen, Ionen oder anderen Teilchen vergleichbarer Größe verteilen lassen, sodass eine Lösung entsteht. Viele Lösungsmittel sind gesundheitsschädlich, wenn man sie über den Magen-Darm-Trakt oder die Haut aufnimmt oder ihre Dämpfe einatmet. Besonders gefährlich sind die →chlorierten Kohlenwasserstoffe, von denen einige Nerven, Leber und Nieren schädigen können. Industriell verwendete Lösungsmittel können z.B. über die Luft (über Autoabgase) oder Futtermittel in die Nahrungskette gelangen. Auch bei der Produktion von Speiseölen und -fetten werden Lösungsmittel eingesetzt.

Lotosblume, Lotusblume, wiss. Name **Nelumbo:** Gattung der Seerosengewächse mit zwei Arten im östlichen Nordamerika und in warmen Gebieten Asiens bis Australiens. Wurzelstock, Stiele, Blätter und Blütenknospen sind essbar und ergeben eingeweicht und gekocht ein stärkehaltiges Gemüse. Die mandelähnlichen Samen werden geschält, gebrüht und gesalzen und sind in Dosen erhältlich.

Lotte: →Seeteufel.

Löwenzahn, wiss. Name **Taraxacum officinale:** eine v.a. in den gemäßigten Zonen verbreitete Pflanze aus der Familie der Korbblütler, die schon seit Jahrhunderten als Heilpflanze verwendet wird. Löwenzahn wächst wild auf Wiesen und an Wegrändern und wird (v.a. in Frankreich) auch kultiviert. Die jungen Blätter eignen sich v.a. als Salat. In freier Natur sollten sie vor der Blüte gesammelt werden, da sie sonst einen bitteren Geschmack haben. Kultursorten haben einen geringeren Bitterstoffgehalt und daher ein milderes Aroma als wild wachsender Löwenzahn; ihr Geschmack erinnert an Chicorée oder Endivie. Man kann die Blätter entbittern, indem man sie für 30 Minuten in Salzwasser einlegt. Löwenzahnblätter eignen sich auch als Wildgemüse: Sie werden wie Spinat zubereitet. Löwenzahn enthält viel Betakarotin, Kalium, Kalzium, Magnesium und Eisen. Löwenzahntee und -presssaft haben eine harntreibende Wirkung.

Lulo: →Naranjilla.

Luncheon meat, Frühstücksfleisch: ein →Fleischerzeugnis.

Lunge: Luftatmungsorgan der Wirbeltiere. Die Lunge von Kälbern, Lämmern, Rindern und Schweinen wird zu Wurst und verschiedenen Gerichten verarbeitet (→Innereien).

Lungenkrebs: eine Krebsart (→Krebs).

Lychee: →Litschi.

Lycopin, Lykopin [griech. lykopérsikon »Tomate«]: roter Pflanzenfarbstoff aus der Gruppe der →Karotinoide. Lycopin ist der Hauptfarbstoff der Tomate und kommt außerdem in bedeutenden Mengen in Guaven, roten Grapefruits und Wassermelonen vor. Es wirkt antioxidativ und krebsvorbeugend.

Lysin: eine →Aminosäure.

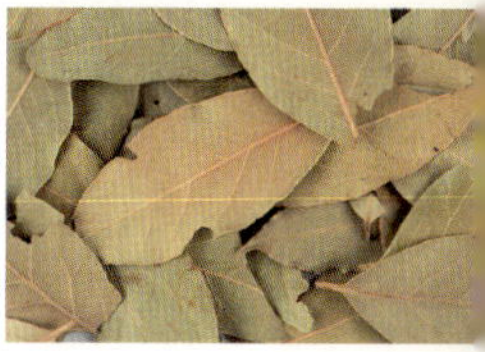

Lorbeer: getrocknete Blätter

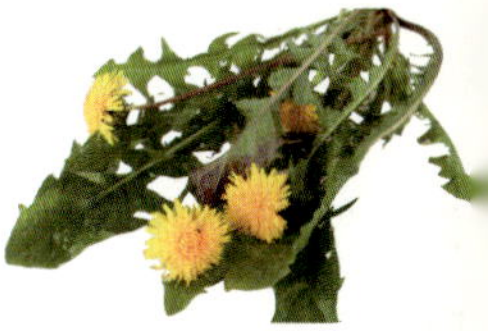

Löwenzahn

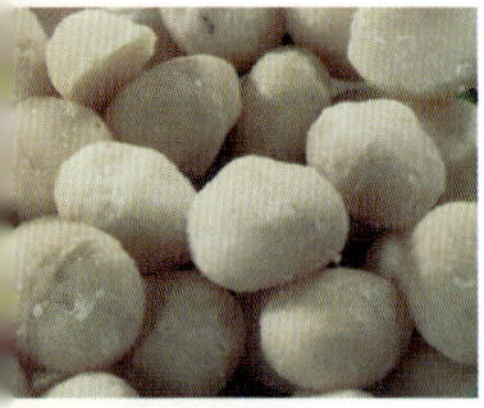

Macadamianüsse

Macadamianuss: kugelige Steinfrucht mehrerer Arten der Gattung Macadamia, die der deutsche Pharmazeut Ferdinand Müller 1847 in Australien entdeckte und nach dem Naturforscher John MacAdam (1827–65) benannte. Hauptanbaugebiete sind heute Australien und Hawaii. Die reifen Nüsse des Baumes fallen zu Boden, wobei die grüne Schale aufplatzt. Der beigefarbene Kern wird als Knabberartikel verzehrt oder Speiseeis bzw. Süßigkeiten zugesetzt. Die Macadamianuss hat den höchsten Fettgehalt aller Nüsse (76 %) mit einem hohen Anteil an ungesättigten Fettsäuren. Sie ist reich an Kalium, Kalzium und B-Vitaminen. Es empfiehlt sich, die Nüsse ohne Schale zu kaufen, da die harte Schale in der Regel nur maschinell geknackt werden kann.

Macis, Mazis, Muskatblüte: Samenmantel der →Muskatnuss.

Madenwurm: ein parasitischer Fadenwurm (→Wurmkrankheiten).

Magen: muskulöser, hakenförmiger Abschnitt des Verdauungstrakts, der der Speicherung, Durchmischung und Zerkleinerung der aufgenommenen Nahrung dient. Der so aufbereitete und durch Enzyme im →Magensaft teilweise in kleinere Nährstoffe aufgespaltene Nahrungsbrei wird vom Magen portionsweise an den Zwölffingerdarm, den ersten Abschnitt des Dünndarms, weitergeleitet.

Aufbau: Der unterhalb des Zwerchfells liegende Magen grenzt nach hinten an die Milz und nach vorn an die Leber an. Die Speiseröhre, die den Nahrungsbrei zum Magen führt, tritt schräg seitlich am 1–2 cm breiten Mageneingang (Magenmund) in den Magen ein. Der Magenmund öffnet sich ausschließlich für den Übertritt von Nahrungsbrei. Oberhalb des Magenmundes bildet der Magen eine mit Luft gefüllte Kuppel, den Magengrund. Die Luft im Magengrund gelangt während des Schluckakts in den Magen. An den Magengrund schließt sich der ein wenig nach links unten gekrümmte Magenkörper an. Nach unten geht der Magenkörper in den letzten Teil des Magens, den Magenvorhof, über, der zum Zwölffingerdarm hin durch den aus starken Ringmuskeln bestehenden Magenpförtner verschlossen ist. Dieser öffnet sich nur, um Nahrungsbrei an den Zwölffingerdarm weiterzuleiten. Dabei wird jeweils nur eine so große Menge Speisebrei weitertransportiert, wie der Dünndarm auf einmal verarbeiten kann. Das Fassungsvermögen des Magens beträgt beim Erwachsenen zwischen 1,6 und 2,4 l.

Magenwand: Die Magenwand hat eine Dicke von 2–3 mm. Im Inneren des Magens liegt die Magenschleimhaut, die Falten wirft, welche die so genannte Magenstraße bilden. Durch diese wird der Großteil der aufgenommenen Flüssigkeit direkt in Richtung Darm weitergeleitet, ohne mit dem Speisebrei vermischt zu werden, damit der Magensaft nicht zu stark verdünnt wird. An die Schleimhaut schließt sich eine verschiebbare Bindegewebsschicht an. Dann folgt eine dreilagige Muskelschicht, die aus längs und schräg verlaufenden Muskelfasern sowie aus Ringmuskelfasern besteht. Diese Muskelschicht hat die Aufgabe, den Speisebrei durch verschiedene Bewegungen zu durchmischen, zu zerkleinern und durch wellenartige Kontraktionen (Magenperistaltik) zum Pförtner weiterzutransportieren. An diese Muskelschicht schließen sich wiederum das verschiebbare Unterbauchfell und der Bauchfellüberzug des Magens an.

Die Magenschleimhaut stellt den Magensaft her; außerdem produziert sie das →Hormon Gastrin, das die Erzeugung und Ausschüttung des Magensafts anregt. Auch der →Intrinsic Factor, der zur Aufnahme von Vitamin B_{12} aus der Nahrung notwendig ist, wird von der Magenschleimhaut ausgeschüttet. Der Magensaft wird von schlauchförmigen Drüsen der Magenschleimhaut, den Magendrüsen, produziert. Diese bestehen aus verschiedenen Zelltypen: Die Belegzellen stellen Salzsäure her, die Hauptzellen schütten Pepsinogen aus, und die Nebenzellen stellen einen Schleim her, der das Salzsäure neutralisierende Bikarbonat enthält und die Magenwand vor Schädigung durch die aggressive Magensäure schützt.

Verweildauer von Speisen: Abhängig von ihrer Zusammensetzung bleiben Lebensmittel unterschiedlich lange im Magen. Kohlenhy-

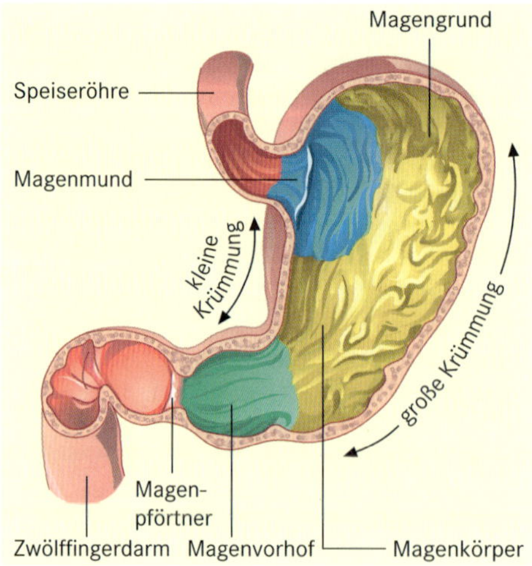

Magen

drathaltige Nahrung passiert den Magen am schnellsten; so bleibt das an Stärke reiche Weißbrot nur ungefähr eine Stunde lang im Magen. Eiweißreiche Lebensmittel verweilen etwa drei bis sechs Stunden im Magen, da hier die Aufspaltung der Eiweiße in kleinere Nährstoffe beginnt. Die Magenpassage fetthaltiger und v.a. fettreicher Speisen dauert mit bis zu acht Stunden am längsten. Hinzukommt, dass die Magenpassage sich verlängert, je schlechter die Nahrung zerkaut wurde.

Magenballon: ein Ballon, der zur →Magenverkleinerung in den Magen eingeführt wird.

Magenband: ein Band, das zum Zweck der →Magenverkleinerung um den Magen gewickelt wird.

Magenbypass: ein Verfahren zur →Magenverkleinerung.

Magen-Darm-Trakt, Gastrointestinaltrakt: ein Teil des →Verdauungstrakts.

Magendiät, Magenschonkost: Nach den neuesten medizinischen Erkenntnissen gibt es keine Magendiät bzw. Magenschonkost mit einem therapeutisch nachgewiesenen Effekt. Alle Versuche, Magengeschwüre mit speziellen Diäten und Kostformen zu behandeln, die den Magen ruhig stellen und so die Abheilung der Geschwüre fördern sollen, haben sich als wirkungslos erwiesen. Diäten begünstigen eher eine Mangelernährung; oft werden lebensnotwendige Nährstoffe nur in unzureichender Menge aufgenommen. Daher lautet die Empfehlung für Magenkranke außer bei speziellen Krankheitsbildern wie z.B. dem Dumping-Syndrom: »Alles, was vertragen wird, ist erlaubt.« Für die Praxis bedeutet dies, dass der Einzelne selbst ausprobieren muss, was ihm bekommt. Sinnvoll ist bei Magenbeschwerden eine vollwertige Ernährung, die leicht verdaulich ist. Die Betroffenen sollten auf die Lebensmittel verzichten, die erfahrungsgemäß Beschwerden wie Magendruck, Blähungen, Sodbrennen und Völlegefühl auslösen. Als schwer verdaulich gelten folgende Lebensmittel: Hülsenfrüchte, frittierte und fette Speisen, Kohl, Zwiebeln, hart gekochte Eier, Bohnenkaffee, Mayonnaise, Geräuchertes. Ferner sind Zubereitungsarten wie Dämpfen, Dünsten, Grillen günstig. Bei frischen Magengeschwüren sollte man scharf gewürzte Speisen weglassen und den Kaffeekonsum reduzieren. Nach einer Magenentfernung sind spezielle Ernährungsempfehlungen zu beachten.

Magenentfernung, Gastrektomie, Magenresektion: chirurgische Entfernung eines Magenteils oder des gesamten Magens. Eine Magenteilentfernung ist v.a. bei Magenblutungen oder beim Durchbruch eines Magengeschwürs in die Bauchhöhle notwendig. Magenkrebs kann entweder eine teilweise oder eine vollständige Entfernung des Magens erforderlich machen.

Bei der Magenteilentfernung gibt es verschiedene Operationsverfahren: Bei der Operation nach Billroth I wird der Magenrest am Zwölffingerdarm befestigt, bei der Operation nach Billroth II wird der Magenrest statt mit dem Zwölffingerdarm mit einer Dünndarmschlinge verbunden; das offene Ende des Zwölffingerdarms, das zuvor mit dem Magen verbunden war, wird chirurgisch verschlossen. Die Operation nach Billroth II wird durchgeführt, wenn der Zwölffingerdarm, z.B. durch ein Geschwür, geschädigt ist. Damit Bauchspeichel und Galle dennoch weiterhin ihre Wirkung auf den Speisebrei ausüben können, wird zwischen Zwölffinger- und Dünndarm eine Verbindung geschaffen.

Bei einer vollständigen Magenentfernung kann ein Teil des oberen Dünndarms mit der Speiseröhre und dem Zwölffingerdarm verbunden werden; es kann aus einer Dünndarmschlinge aber auch ein Ersatzmagen geformt werden, welcher den Speisebrei zwischenspeichert und verhindert, dass der Darm zu stark gedehnt wird.

Durch eine Magenentfernung kommt es zum →Dumping-Syndrom und zum →Postgastrektomie-Syndrom.

Magengeschwür: entzündliche Erkrankung mit Bildung von Wunden in der Magenschleimhaut und oft auch in den darunter liegenden Schichten der Magenwand.

Ursachen und Symptome: Magengeschwüre werden durch die im →Magensaft enthaltene Salzsäure verursacht. Sie wandelt das von den Hauptzellen hergestellte Pepsinogen in das Eiweiß verdauende Pepsin um, das dann die Magenwand andaut. Die Salzsäure selbst greift die Magenwand zusätzlich an.

Voraussetzung für die Entstehung eines Magengeschwürs sind Schädigungen der die Magenwand bedeckenden Schleimschicht, welche normalerweise die Salzsäure neutralisiert. Häufig ist das Magengeschwür Folge einer chronischen →Magenschleimhautentzündung. Zu den weiteren Ursachen gehören der Rückfluss von Inhalt des Zwölffingerdarms in den Magen sowie eine zu geringe Erneuerungsrate der Magenschleimhaut. Schmerzen im Oberbauch im nüchternen Zustand sowie nach den Mahlzeiten können auf ein Magengeschwür hindeuten, ebenso Magenkrämpfe, Fettunverträglichkeit, Erbrechen, Völlegefühl und Sodbrennen. Zu den Komplikationen eines Magengeschwürs gehören der lebensgefährliche Durchbruch der Magenwand in die Bauchhöhle und die – bei starkem Blutverlust – ebenfalls lebensgefährliche Magenblutung.

Behandlung und Ernährung: Die Behandlung besteht v.a. in der Gabe von Medikamenten, die die Salzsäureproduktion unterbinden oder Salzsäure binden (Antazida). Bei Befall mit →Helicobacter pylori werden zudem Anti-

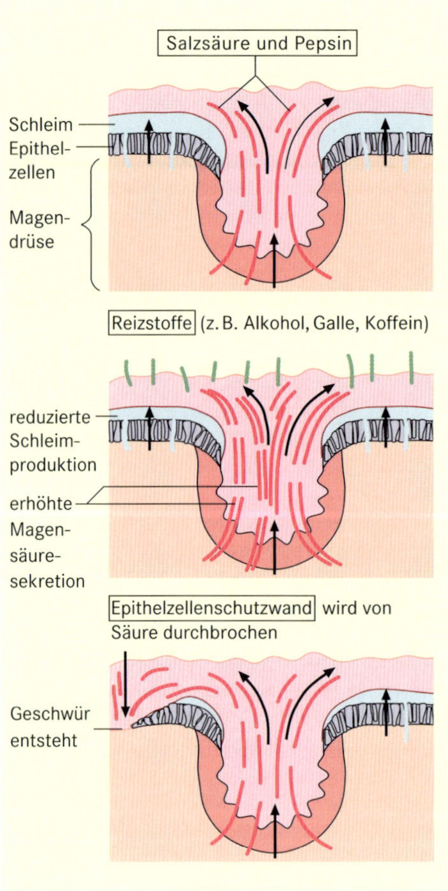

Magengeschwür: Entstehung

biotika verordnet. Bei Durchbruch eines Magengeschwürs muss das Loch in der Magenwand chirurgisch verschlossen oder ein Teil des Magens entfernt werden. Bei einer Magenblutung versucht man die Blutung medikamentös oder mithilfe von Laserstrahlen zu stillen; ist das nicht möglich, ist manchmal ebenfalls eine Magenteilentfernung notwendig. Falls sich trotz Behandlung immer wieder Magengeschwüre bilden, werden in seltenen Fällen die Fasern des Vagusnervs durchtrennt (→Vagotomie), sodass der Magen keine Salzsäure mehr herstellt.

Spezielle Diäten bei Magengeschwüren werden nicht mehr empfohlen, denn es hat sich gezeigt, dass solche Diäten nicht zur Heilung beitragen. Auf das Rauchen sollte allerdings verzichtet werden, da es die Magenschleimhaut angreift. Bei frischen Magengeschwüren sollte der Patient scharf gewürzte Speisen und Kaffee meiden.

Magenkrebs: bösartige, von der Magenschleimhaut ausgehende Geschwülste.

Ursachen und Symptome: Die Entstehung von Magenkrebs wird u.a. durch bestimmte Ernährungsfaktoren begünstigt, z.B. durch die Aufnahme von →Nitrosaminen oder auch durch die Bildung von Nitrosaminen durch den Magen selbst nach Aufnahme von Nitrit. Ein Mangel an den antioxidativ wirkenden Vitaminen C und E kann ebenfalls an der Entstehung von Magenkrebs beteiligt sein. Auch bei hohem Kochsalzkonsum ist das Magenkrebsrisiko erhöht. Weitere Magenkrebs begünstigende Faktoren sind eine Besiedelung des Magens mit dem Bakterium →Helicobacter pylori, eine chronische →Magenschleimhautentzündung sowie Alkohol- und Tabakkonsum. Zu den Symptomen gehören Magenschmerzen, Gewichtsverlust, teilweise auch eine Abneigung gegen Fleisch sowie (meist im fortgeschrittenen Stadium) Magenblutungen.

Behandlung und Vorbeugung: Die Behandlung besteht in erster Linie in der Entfernung eines Magenteils oder des gesamten Magens (→Magenentfernung). Zur Vorbeugung von Magenkrebs sollte man viel frisches Obst und Gemüse essen, Kochsalz sparsam verwenden und auf geräucherte oder gepökelte Fleischwaren weitgehend verzichten. Auch Alkohol sollte weitgehend gemieden und das Rauchen aufgegeben werden.

Magenmittel: Arzneimittel und Heilkräuter, die gegen vom Magen ausgehende Beschwerden eingesetzt werden. Dazu zählen verdauungsfördernde und Appetit anregende Medikamente, Mittel gegen Erbrechen, Mittel, die die Sekretion des Magensafts hemmen oder anregen, und Arzneien gegen →Magengeschwüre.

Verdauungsfördernd wirken in erster Linie Heilpflanzen wie →Pfefferminze, →Fenchel und Kamille (→Kräutertees). Zu den Appetit anregenden Mitteln zählen u.a. **Magentees**, die fertig in der Apotheke erhältlich sind und Heilpflanzen wie Tausendgüldenkraut, Enzianwurzel, Schafgarben- oder Wermutkraut enthalten (→Appetitlosigkeit). Diese enthalten →Bitterstoffe, die u.a. die Ausschüttung von Magensaft anregen. Bei Magen- und Zwölffingerdarmgeschwüren dürfen Magentees in der Regel nicht getrunken werden, weil sie die Beschwerden verstärken.

Zu den Arzneiwirkstoffen, die gegen Erbrechen helfen, zählen Metoclopramid, Cisaprid und Domperidon. Sie fördern zudem die Entleerung des Magens, ziehen häufig aber Nebenwirkungen wie Schwindel und Müdigkeit nach sich.

Magenresektion: →Magenentfernung.

Magensaft: von den Zellen der Magenschleimhaut hergestellte Flüssigkeit, die an der Aufspaltung der Nahrung in kleinere, vom Dünndarm resorbierbare Nährstoffe beteiligt ist. Der Magensaft setzt sich v.a. aus **Magensäure** (Salzsäure) und dem Enzym Pepsin zusammen. Die Magensäure sorgt für den niedrigen pH-Wert des Magensafts von 1,0–2,0, leitet die Aufspaltung der Nahrungseiweiße ein, wandelt die von den Hauptzellen des →Magens ausgeschüttete Enzymvorstufe Pepsinogen in **Pepsin** um und tötet in den Magen gelangte Bakterien ab. Das Enzym Pepsin spaltet das Nahrungseiweiß auf.

Gesteuert wird die Produktion von Magensaft durch den vom Gehirn u.a. zum Magen ziehenden Vagusnerv und das →Hormon Gastrin. Der Vagusnerv sendet fördernde Signale an die Magensaft produzierenden Zellen, wenn der Geruch oder Geschmack von Speisen wahrgenommen oder an Lebensmittel nur gedacht wird. Das Hormon Gastrin, das von den G-Zellen der Magenschleimhaut gebildet wird, regt die Herstellung von Magensaft an, wenn Nahrung in den Magen gelangt ist. Es wirkt über das Blut auf die Magensaft produzierenden Zellen ein. Gehemmt wird die Magensaftherstellung, wenn mit Magensaft vermischte Nahrung in den Magenvorhof (den letzten Abschnitt des Magens, in dem die G-Zellen lokalisiert sind) gelangt. Auf den Anstieg des Säuregehalts sowie die Dehnung durch den Nahrungsbrei im Magenvorhof reagieren die G-Zellen mit einer Verringerung der Gastrin-Ausschüttung. Der die Magensaftausschüttung fördernde Reiz des Vagusnervs wird durch sympathische Nervenfasern gehemmt, wenn ein Gefühl der Sättigung eintritt.

Magensaftmangel: verringerte Herstellung und Ausschüttung des an der Verdauung beteiligten Magensafts. Ursache für einen Magensaftmangel ist in den meisten Fällen eine chronische →Magenschleimhautentzündung, durch die die Magensaft bildenden Zellen geschädigt werden. Da der Magensaft die Verdauung nur einleitet, eine vollständige Aufspaltung der Nährstoffe aber erst im Dünndarm stattfindet, stellt ein Magensaftmangel für die Verdauung meist kein größeres Problem dar. Auf unverträgliche Lebensmittel sollte man bei Magensaftmangel verzichten. Da ein Magensaftmangel oft zusammen mit einem Mangel an dem →Intrinsic Factor auftritt, der für die Aufnahme von Vitamin B_{12} notwendig ist, muss Vitamin B_{12} eventuell per Injektion verabreicht werden.

Magensäure: im →Magensaft enthaltene Salzsäure.

Magenschleimhautentzündung, Gastritis: Entzündung der den Magen auskleidenden Schleimhaut, die in akuter oder chronischer Form auftreten kann.

Ursachen und Symptome: Eine akute Magenschleimhautentzündung wird durch Krankheitserreger, die z.B. in verdorbenen Speisen enthalten sind, oder die Magenschleimhaut reizende Substanzen (z.B. größere Mengen Alkohol, den v.a. in Schmerzmitteln enthaltenen Wirkstoff Acetylsalicylsäure, Laugen, Säuren) hervorgerufen. Sie äußert sich mit starken Bauchschmerzen, Übelkeit, Erbrechen und allgemeinem Unwohlsein. In seltenen Fällen kommt es zur Magenblutung.

Auslöser einer chronischen Magenschleimhautentzündung ist in den meisten Fällen eine Besiedelung des Magens mit dem Bakterium →Helicobacter pylori; auch übermäßiger Alkohlkonsum kann ihre Entstehung begünstigen. Die Krankheit äußert sich mit Schmerzen im Oberbauch sowie Völle- und Druckgefühl in der Magengegend nach Einnahme der Mahlzeiten, kann aber auch ohne Beschwerden verlaufen. Zu den Komplikationen einer chronischen Magenschleimhautentzündung gehört die so genannte atrophe Gastritis, in deren Folge kaum noch Magensaft und →Intrinsic Factor, der für die Aufnahme von Vitamin B_{12} notwendig ist, gebildet werden.

Behandlung und Ernährung: Die Behandlung einer akuten Magenschleimhautentzündung besteht im vorübergehenden Verzicht auf Nahrung und, v.a. bei Erbrechen, in ausreichender Zufuhr von Flüssigkeit in Form von gesüßtem Schwarztee oder Kamillentee. Bei Verätzungen des Magens mit Säuren oder Laugen ist rasche ärztliche Hilfe erforderlich. Die Behandlung der chronischen Magenschleimhautentzündung besteht in der Gabe von Medikamenten gegen das Bakterium Helicobacter pylori; außerdem sollte man auf den Konsum von Alkohol und auf sämtliche Lebensmittel verzichten, die man nicht verträgt. Wird der Intrinsic Factor nicht mehr gebildet, so muss dem Organismus das Vitamin B_{12} intravenös zugeführt werden.

Magenschonkost: →Magendiät.

Magensonde: durch Mund oder Nase bis in den Magen vorgeschobener Schlauch, über den eine →künstliche Ernährung erfolgt.

Magentees: Tees, die zu den →Magenmitteln gehören.

Magenübersäuerung, Hyperazidität: erhöhter Gehalt an Salzsäure im →Magensaft infolge einer vermehrten Salzsäureproduktion der Belegzellen der Magenschleimhaut. Eine Magenübersäuerung äußert sich durch Sodbrennen, Magendruck und Aufstoßen. Zu den Auslösern zählen u.a. übermäßiger Alkoholkonsum, die Einnahme von Medikamenten, Stress, aber auch das seltene Zollinger-Ellison-Syndrom, bei dem permanent das Verdauungshormon Gastrin ins Blut ausgeschüttet wird, das die Belegzellen zur Salzsäureproduktion anregt. Eine Magenübersäuerung fördert bei vorgeschädigter Magenschleimhaut die Entstehung eines →Magengeschwürs. Hilfe gegen die Beschwerden bieten Säure bindende Medikamente (Antazida).

Magenverkleinerung: Oberbegriff für verschiedene chirurgische Verfahren, mit deren Hilfe man das Fassungsvermögen des Magens reduzieren kann und die bei Fettleibigkeit angewandt werden, um die Nahrungsaufnahme einzuschränken. Dazu zählt das Einführen eines **Magenballons** mit einem Fassungsvermögen von mehr als 400 ml. Dieses Verfahren wird allerdings nur selten angewendet, da es bei der Einführung des Ballons in den Magen zu Verletzungen der Speiseröhre oder des Mageneingangs kommen kann und der Ballon die Magenwand schädigen kann. Außerdem lässt die Wirkung des Ballons nach rund einem Vierteljahr nach; der Magen passt sich dann an die neuen Bedingungen an, sodass die Nahrungsaufnahme wieder gesteigert werden kann.

Durch einen **Magenbypass** wurden früher Dünndarmabschnitte künstlich umgangen, sodass der Dünndarm die Nährstoffe nicht mehr vollständig resorbieren konnte. Diese Methode zur Behandlung von Fettleibigkeit wird jedoch nicht mehr eingesetzt, da sie zu Mangelerscheinungen, zu Schädigungen der Leber und sogar zum Tod führen kann.

Eine gewisse Bedeutung für die Therapie der Fettleibigkeit haben dagegen die **vertikale Gastroplastik** und das **Magenband.** Bei beiden Verfahren wird der Magen unterhalb des Mageneingangs eingeschnürt. Es bildet sich ein kleines Reservoir (Pouch), in das der Speisebrei nach der Nahrungsaufnahme zunächst gelangt. Zwischen dem Pouch und dem Rest des Magens besteht zwar eine Verbindung, jedoch ist diese so eng, dass nur geringe Mengen Nahrung auf einmal durchtreten können. Während bei der vertikalen Gastroplastik eine Klammernaht unter dem Mageneingang angebracht wird, wickelt man das Magenband um den Magen, sodass dieser eingeschnürt wird.

Sowohl Magenband als auch vertikale Gastroplastik können wissenschaftlichen Untersuchungen zufolge zur Reduktion von Übergewicht beitragen. Nach der Operation kommt es oft zunächst zu Erbrechen, weil die Patienten mehr Nahrung aufnehmen, als der Pouch fasst. Sie müssen daher stärker darauf achten, wann das Sättigungsgefühl eintritt. Zudem muss die Nahrung gut gekaut werden, um die Durchtrittsstelle in den Rest des Magens nicht zu verstopfen. Neben dieser Verstopfungsgefahr besteht das Risiko eines Vitamin- und Mineralstoffmangels aufgrund der sehr geringen Nahrungsaufnahme.

Magenverstimmung, verdorbener Magen: in der Regel rasch vorübergehende Beschwerden, die vom Magen ausgehen und sich u.a. mit Völlegefühl, Bauchschmerzen, Übelkeit und Erbrechen äußern. Eine Magenverstimmung kann beispielsweise durch verdorbene Lebensmittel ausgelöst werden (→Lebensmittelinfektionen, →Lebensmittelvergiftungen). Auch sehr üppige oder fettreiche Mahlzeiten, enge Kleidung sowie übermäßiger Alkoholkonsum und Rauchen können Magenbeschwerden auslösen. In manchen Fällen kann auch ein →Reizmagen die Ursache sein. Bei einer Magenverstimmung sollte man zunächst auf Nahrung verzichten; anschließend muss der Magen ganz allmählich wieder an feste Nahrung gewöhnt werden. Dauern die Beschwerden länger als drei Tage an, sollte der Arzt aufgesucht werden.

Magenwurz: →Kalmus.

Magerfische: →Fische mit einem Fettgehalt von weniger als 1 %.

Magerstufe: fettarme Stufe bei Milcherzeugnissen. Bei Käse gehören alle Sorten zur Magerstufe, bei denen der Anteil an →Fett in der Trockenmasse unter 10 % liegt. Gleiches gilt auch für Magerquark. Magerjoghurt (entrahmter Joghurt) wird aus Magermilch hergestellt und enthält höchstens 0,3 % Fett. Auch Magermilch (entrahmte Milch) enthält maximal 0,3 % Fett.

Magersucht, Anorexia nervosa: psychisch bedingte Essstörung, bei der die Betroffenen ihre Nahrungsaufnahme stark einschränken und es zu einer starken Gewichtsreduktion kommt. Etwa 95 % der Magersüchtigen sind Frauen; ihren Anfang nimmt die Magersucht meist während oder nach der Pubertät.

Symptome: Zu den typischen Merkmalen einer Magersucht gehören neben der starken Einschränkung der Nahrungsaufnahme die von den Betroffenen vorgenommene Einteilung der Lebensmittel in »verbotene«, energiereiche und »erlaubte«, energiearme Speisen sowie häufiges Wiegen. Ein →Bodymass-Index unter 17,5, die Einnahme von Abführmitteln und/oder Appetitzüglern und häufig auch intensives Sporttreiben mit dem Ziel, Gewicht zu verlieren, können auf eine Magersucht hindeuten, ebenso das Trinken großer Mengen Wasser, um den Hunger einzudämmen.

Allen Magersüchtigen gemeinsam ist, dass sie ein falsches Bild von ihrem eigenen Körper haben – selbst wenn sie sehr dünn sind, fühlen sie sich noch zu dick. Gelingt es ihnen nicht, ihren Hunger zu unterdrücken, beginnen manche, nach der Nahrungsaufnahme Erbrechen auszulösen. Der Übergang von der Magersucht zur →Bulimie ist daher in manchen Fällen fließend.

Ursachen: Man vermutet, dass es eine Reihe von Gründen gibt, die zur Magersucht führen. Dazu zählen das Streben nach einem übertriebenen Schlankheitsideal, wie es von den Medien verbreitet wird, und ein mangelndes Selbstwertgefühl, oft gekoppelt mit einem überhöhten Leistungsdenken. Auch das Verdrängen der eigenen Bedürfnisse, fehlende oder falsche Mechanismen zur Stressbewältigung und (bei weiblichen Magersüchtigen) eine innere Abgrenzung von der weiblichen Rolle und dem weiblichen Körper können wahrscheinlich zur Entstehung einer Magersucht beitragen. Traumatische Erlebnisse (z. B. sexueller Missbrauch) werden ebenfalls als Auslöser vermutet.

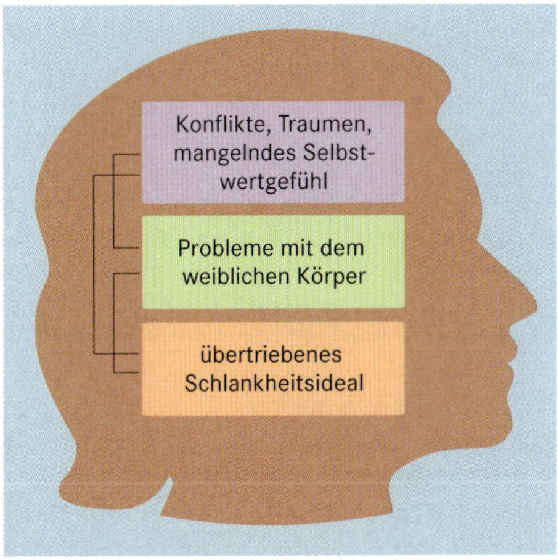

Magersucht: häufige Ursachen

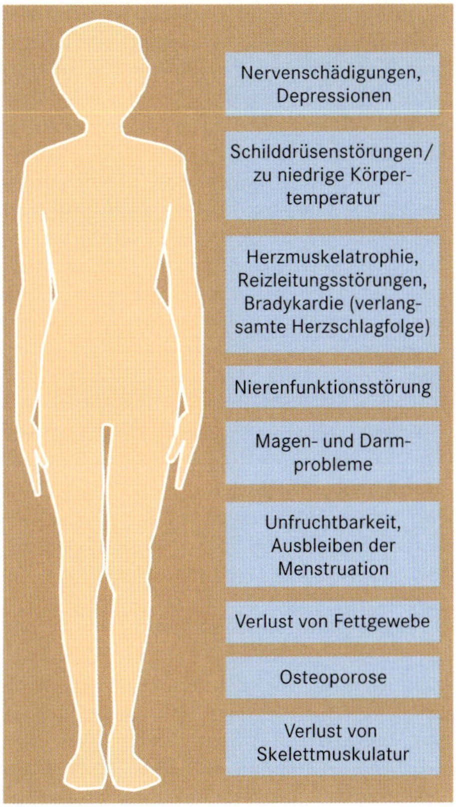

Magersucht: mögliche Folgeerkrankungen

Folgen: Zu den möglichen körperlichen Folgen einer Magersucht gehören Nierenschäden, Herzrhythmusstörungen, Schwindelgefühle, niedriger Blutdruck, das Ausbleiben der Menstruation, Magenbeschwerden, hormonelle Veränderungen, die u. a. zu Haarausfall und Hauttrockenheit führen, Schädigungen der Nerven (im schlimmsten Fall des Gehirns) und Depressionen.

Behandlung: Die Behandlung einer Magersucht besteht in erster Linie in einer Psychotherapie. Bei sehr starkem, lebensbedrohlichem →Untergewicht, bei einer Schwangerschaft oder schweren körperlichen Schäden ist ein Aufenthalt in einer Klinik notwendig, wo – bei lebensbedrohlicher Unterversorgung mit Energie und Nährstoffen – u. U. eine künstliche Ernährung stattfindet.

Als Psychotherapie kommen psychoanalytische Therapieansätze, eine Gesprächspsychotherapie oder eine Verhaltenstherapie infrage. Die Verhaltenstherapie erzielt vergleichsweise die größten Erfolge bei der Behandlung der

Magersucht. Während psychoanalytische Therapien die unbewussten Konflikte der Betroffenen aufzudecken suchen, deren Grundlagen z. T. schon in der Kindheit gelegt wurden und zur Essstörung geführt haben sollen, stehen in der Gesprächspsychotherapie v. a. die derzeitigen Probleme der Betroffenen im Mittelpunkt. Die Betroffenen sollen selbst nach Lösungen für ihre Probleme suchen und so ihre Magersucht überwinden. Das Ziel der Verhaltenstherapie liegt darin, das gestörte Essverhalten zu verändern. Das geschieht u. a. durch Festlegung eines Zielgewichts und durch die Gewöhnung an eine normale →Vollkost (→Essstörungen, S. 188 ff.).

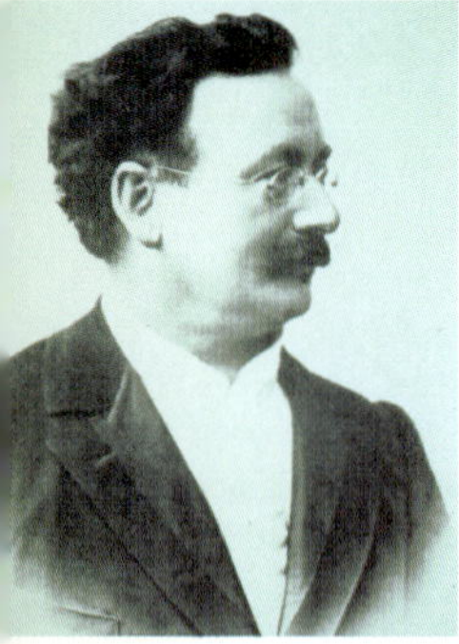

Julius Maggi

Maggi, Julius: schweizerischer Unternehmer, *Frauenfeld 9. 10. 1846, †Küsnacht bei Zürich 19. 10. 1912. Maggi war der Erfinder der Fertigsuppen und -saucen und der Maggi-Würze, einer Suppen- und Saucenwürze aus Getreide- und Hülsenfruchtschalen.

Maggikraut: →Liebstöckel.

Magnesium: ein Mineralstoff, der zu den Mengenelementen zählt, von denen im Körper mehr als 50 mg pro Kilogramm Körpergewicht gespeichert sind. Im Jahr 1808 wurde Magnesium erstmals isoliert; 1933 stellten Forscher fest, dass die Zufuhr von Magnesium für den Menschen lebensnotwendig ist.

Funktionen:

Magnesium aktiviert rund 300 Enzyme im menschlichen Körper, d. h., ohne Magnesium könnten zahlreiche Reaktionen beispielsweise im Kohlenhydrat-, Eiweiß- und Fettstoffwechsel nicht mit der erforderlichen Geschwindigkeit ablaufen. Der Mineralstoff spielt eine wichtige Rolle bei der Erregungsübertragung von Nerven auf Muskeln sowie bei der Muskelkontraktion. Als Gegenspieler des Kalziums blockiert Magnesium den Eintritt von Kalzium in die Gefäß- und Herzmuskelzellen. Außerdem ist Magnesium ein Bestandteil der Knochen (0,7 %).

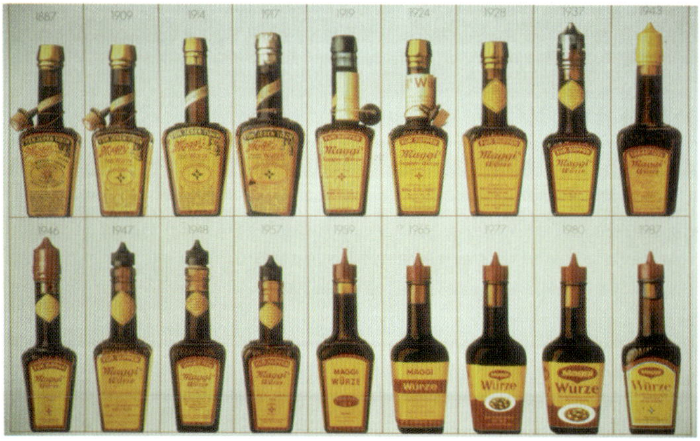

Maggi: historische Würzflaschen

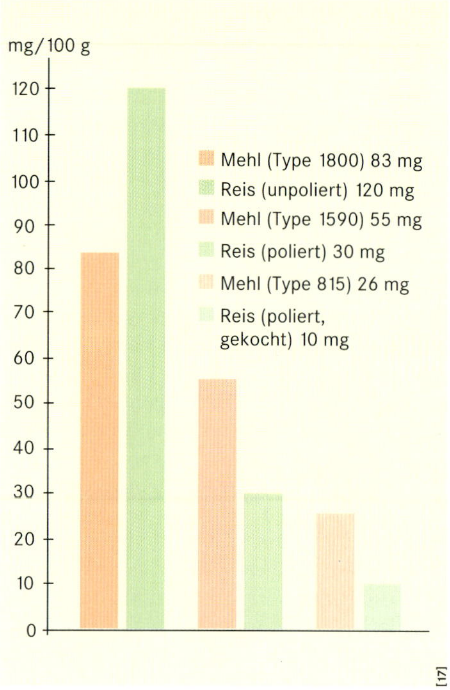

Magnesium: Magnesiumgehalt von Roggenmehl und Reis

Vorkommen:

Magnesium kommt hauptsächlich in pflanzlichen Lebensmitteln vor. Besonders gute Magnesiumquellen sind Vollkornprodukte, Gemüse, Sojabohnen und Nüsse. Auch in Fleisch und Fisch ist Magnesium enthalten, wenn auch in geringeren Mengen als in pflanzlicher Kost. Die empfohlene Tageszufuhr liegt für Männer ab 25 Jahren bei 350 mg, für Frauen ab 25 Jahren bei 300 mg (Schwangere und Stillende haben einen erhöhten Bedarf). Durch Kochen und Wässern von Lebensmitteln sowie durch Ausmahlen von Getreide geht viel Magnesium verloren.

Im Körper ist Magnesium zum großen Teil in den Knochen gespeichert, doch auch in allen anderen Geweben und allen Körperflüssigkeiten ist der Mineralstoff enthalten. Die Aufnahme des Magnesiums in den Körper erfolgt hauptsächlich im Dünndarm – bis zu 55 % des in der Nahrung enthaltenen Magnesiums werden resorbiert, der Rest wird mit dem Stuhl ausgeschieden. Erhöhter Alkoholkonsum führt zu einer geringeren Magnesiumaufnahme.

BESONDERS REICHE MAGNESIUMQUELLEN

Lebensmittel (pro 100 g verzehrbaren Anteil)	**Magnesium** (mg)
Obst	
Ananas	17
Avocados	29
Bananen	36
Erdbeeren	15
Feigen	20
Himbeeren	30
Johannisbeeren, schwarz	17
Kiwis	24
Mangos	18
Papayas	40
Nüsse, Kerne, Nussprodukte	
Cashewnüsse	267
Erdnussbutter	180
Erdnüsse	160
Kokosraspeln	45
Kürbiskerne	534
Leinsamen	350
Mandeln	170
Mandelnussmus	300
Mohn	333
Paranüsse	160
Pinienkerne	234
Pistazien	158
Sesamkerne	347
Sonnenblumenkerne, geschält	420
Walnüsse	129
Gemüse	
Artischocken	26
Blumenkohl	17
Brokkoli	24
Grünkohl	34
Kartoffeln	20
Kohlrabi	43
Mais	27
Mohrrüben	17
Rosenkohl	22
Rote Bete	25
Rotkohl	18
Spargel	18
Spinat	58
Süßkartoffeln	25
Topinambur	20
Weißkohl	23
Hülsenfrüchte, getrocknet	
Bohnen, weiß	140
Erbsen	116
Kichererbsen	155
Linsen	77
Sojabohnen	220
Getreide	
Buchweizen	85
Gerste, Korn	113
Gerstengraupen	125
Gerstenvollkornmehl	155
Grünkern, Korn	130
Grünkernmehl	113
Haferflocken, Vollkorn	138
Hafer, Korn	128
Hirse, Korn	170
Mais, Korn	120
Naturreis	157
Reis, poliert	63
Roggen, Korn	120
Roggenvollkornmehl	83
Weizen, Korn	128
Weizenvollkornmehl	140
Brote	
Pumpernickel	80
Roggenbrot	35
Roggenmischbrot	40
Roggenschrot- u. Vollkornbrot	70
Weizenmischbrot	75
Seefische	
Flunder, Sardine, Schellfisch	24
Hering	31
Kabeljau	25
Rotbarsch	29
Seezunge	49
Steinbutt	45
Süßwasserfische	
Felchen, Karpfen	30
Forelle	27
Lachs	29
Geflügel	
Huhn (Brathuhn)	37
Truthahn	27
Rindfleisch	
Hackfleisch, 14 % Fett	33
Schweinefleisch	
Muskelfleisch, ohne Fett	27
Wild und sonstige Fleischarten	
Hirsch, Kaninchen	29

[19]

Hingegen fördert Laktose die Resorption von Magnesium.

Mangelerscheinungen und Überschuss:

Ein Magnesiummangel kann auftreten bei Alkoholmissbrauch, Abführmittelmissbrauch, erhöhtem Magnesiumbedarf, wie ihn Schwangere und Stillende haben, sowie bei manchen Krankheiten (z. B. Durchfallerkrankungen, chronischen Nierenleiden). Zu den Symptomen eines Mangels zählen Muskelschwäche, Kribbeln oder Taubheitsgefühle in Armen und Beinen, Zittern und Muskelkrämpfe. Auch Herzbeschwerden (beispielsweise Herzschmerzen, Herzrhythmusstörungen) können auftreten.

Über die Nahrung ist es kaum möglich, zu viel Magnesium aufzunehmen. Selbst bei der Einnahme hoch dosierter Magnesiumpräparate kommt es in der Regel nicht zu einem Magnesiumüberschuss, da das überschüssige Magnesium entweder mit dem Stuhl ausgeschieden wird, was sich in Durchfall äußert, oder Erbrechen hervorruft. Bei Nierenfunktionsstörungen kann jedoch die Magnesiumausscheidung verringert sein – zu den Folgen zählen niedriger Blutdruck, Müdigkeit und Rötung der Haut. Erhöht sich die Konzentration von Magnesium im Blut sehr stark, kann dies zur Atemlähmung führen.

Hilfe bei Erkrankungen:

Muskelkrämpfe, die sich auf einen Magnesiummangel zurückführen lassen, können mit Magnesiumpräparaten erfolgreich behandelt

MAGNESIUM: EMPFOHLENE TÄGLICHE ZUFUHR		
Alter	Magnesium	
	weibliche Personen (mg)	männliche Personen (mg)
Säuglinge		
0 bis unter 4 Monate	24	24
4 bis unter 12 Monate	60	60
Kinder		
1 bis unter 4 Jahre	80	80
4 bis unter 7 Jahre	120	120
7 bis unter 10 Jahre	170	170
10 bis unter 13 Jahre	250	230
13 bis unter 15 Jahre	310	310
Jugendliche und Erwachsene		
15 bis unter 19 Jahre	350	400
19 bis unter 25 Jahre	310	400
ab 25 Jahre	300	350
Schwangere	310	–
Stillende	390	–

werden. Als Arzneimittel wird Magnesium bei Eklampsie eingesetzt, einem lebensbedrohlichen Zustand im letzten Schwangerschaftsdrittel, bei dem es zu Krämpfen in den Gefäßen (Arterien und Venen) kommt. Verschiedene Studien ergaben außerdem eine gute Wirkung von Magnesiumpräparaten bei Bluthochdruck und Angina pectoris.

Mahlzeiten: die regelmäßige Zufuhr von Lebensmitteln (zu festgelegten Tageszeiten).

Arten: Man unterscheidet zwischen Haupt- und Zwischenmahlzeiten. Als **Hauptmahlzeiten** werden Mahlzeiten bezeichnet, die 20% oder mehr der Tagesenergie enthalten. Dazu gehören **Frühstück, Mittagessen** und **Abendessen. Zwischenmahlzeiten** (Snacks) sind Mahlzeiten mit kleineren Nahrungsportionen, die höchstens 10% der Tagesenergiemenge ausmachen, z. B. zweites Frühstück, Nachmittagsmahlzeit (Vesper), eventuell auch eine Spätmahlzeit.

Empfehlungen: Anzahl und Verteilung der Mahlzeiten können die Leistungskurve und die Leistungsbereitschaft beeinflussen. Fünf kleinere Mahlzeiten – gleichmäßig über den Tag verteilt – wirken sich günstig auf den Stoffwechsel aus. Leistungstiefs und Müdigkeit treten nur in abgeschwächter Form auf, außerdem werden die Verdauungsorgane weniger beansprucht und starke Blutzuckerschwankungen vermieden. Diese Einteilung hat für überwiegend geistig geforderte Menschen den Vorteil, dass es keine längeren Pausen zwischen den Mahlzeiten gibt und die Konzentrations- und Leistungskurve daher nicht so stark abfällt wie bei nur drei Mahlzeiten.

Kleinere, leicht verdauliche Mahlzeiten sind auch deshalb empfehlenswert, weil der Körper dadurch kontinuierlich mit den wichtigsten Nährstoffen, Vitaminen und Mineralstoffen versorgt wird. Außerdem wirkt sich eine kleine, wohlschmeckende Zwischenmahlzeit positiv auf die Stimmung aus. Wer die bequemen Fertigsnacks bevorzugt, sollte auf den Fett- und Energiegehalt achten. Ein Blick auf die Zutatenliste gibt Aufschluss.

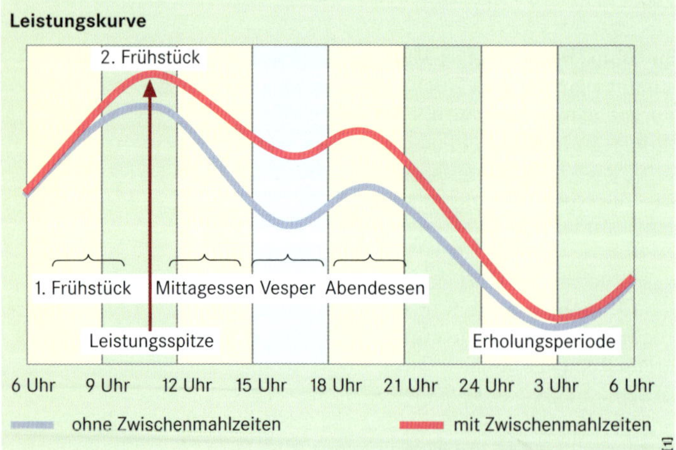

Mahlzeiten: Ein zweites Frühstück und ein Vesper erhöhen die Leistungsfähigkeit.

Maibowle, Waldmeisterbowle: ein →weinhaltiges Getränk.

Mailing: →Äsche.

Maillard-Reaktion [ma'ja:r...]: nach dem französischen Biochemiker Louis Camille Maillard (1878–1936) benannte chemische Reaktion, die durch Erhitzen, manchmal auch durch längere Lagerung in eiweißhaltigen Lebensmitteln vonstatten geht und auf einer Umsetzung von Aminosäuren mit reduzierenden Zuckern beruht. Sie führt über zahlreiche Zwischenstufen zur Bildung von braunen, pigmentartigen Substanzen (so genannten Melanoiden). Die Maillard-Reaktion geht häufig mit ernährungsphysiologischen oder geschmacklichen Verbesserungen der Lebensmittel und einer Erhöhung der Verdaulichkeit einher (z. B. beim Backen, Braten, Grillen, Rösten), tritt aber auch bei Vorgängen auf, die zu einer Geschmacksverschlechterung führen (z. B. bei übermäßiger Sterilisation von Fleisch- oder Milchprodukten).

Mairübe: eine →Speiserübe.

Mais, wiss. Name **Zea:** Gattung der Süßgräser mit der einzigen Art Zea mays, einem bis 2,5 m hohen Getreide. Die Früchte (Maiskörner) sind gelb, weiß, rot oder blau und stehen in Längsreihen am Kolben.

Geschichte: Der Mais ist nur als Kulturform bekannt; seine Abstammung ist noch nicht endgültig geklärt. Er wurde zwischen 5000 und 3400 v. Chr. im mexikanischen Tehuacántal (dem heutigen Bundesstaat Puebla) kultiviert. Sehr rasch gelangte primitiver Kulturmais über die Handelsdrehscheibe Ecuador in das Andengebiet Südamerikas, wo man ihn ab 3000 v. Chr. züchterisch veredelte. Die Europäer lernten den Mais im 15. Jh. auf den Antillen kennen. In der Alten Welt wird er erst seit dem 17. Jh. in Feldkulturen angebaut.

Sorten, Anbau und Ernte: Heute wird Mais weltweit in den (wärmeren) gemäßigten Gebieten kultiviert. Er benötigt wenig Niederschlag, aber Wärme und ist frostempfindlich. Hauptanbaugebiete sind die USA, China und Brasilien. Die Ernte erfolgt häufig noch von Hand, z. T. aber auch schon maschinell (v. a. in den USA). Vor der Lagerung muss der Mais getrocknet werden, wodurch sein Wasseranteil von ca. 50 auf etwa 15% sinkt. Die zahlreichen Varietäten werden in folgende Großgruppen zusammengefasst: Der Hart- oder Hornmais (Zea mays convar. vulgaris) besitzt ein größtenteils hornartiges Endosperm und wird vielfach in Europa angebaut. Das Endosperm des besonders in den USA kultivierten Zahnmais (convar. dentiformis) ist an den vier Seiten hornig und in der Mitte weich. Der Weich- oder Stärkemais (convar. amylacea) wird meist in Südamerika angebaut (v. a. zur Stärkegewinnung) und hat ein mehliges, weiches Endosperm. Der Puff-, Perl- oder Reismais (convar. microsperma) besitzt außen ein horniges, innen ein mehliges Endosperm und platzt daher beim Erhitzen leicht auf. Das Endosperm des in erster Linie in den USA angebauten Wachsmais (convar. ceratina) besteht fast nur aus Amylopektin und wird wegen der besonderen Quellfähigkeit zur Herstellung von Klebstoffen und Puddingpulver verwendet. Beim **Zuckermais** (Gemüsemais, Süßmais) (convar. saccharata) wird im oberen Teil des Endosperms Zucker, im unteren Amylodextrin gespeichert; er wird in den USA und in Europa als Gemüse und Viehfutter verwendet.

Verwendung: In den Ländern der gemäßigten Zone wird Mais v. a. als Futtermittel verwendet. Maiskörner sind wegen ihres hohen Energiegehalts z. B. im Mischfutter für Masthähnchen enthalten; auch Legehennen werden damit gefüttert, da sich der hohe Karotinoidgehalt positiv auf die Dotterfärbung der Eier auswirkt. Für die menschliche Ernährung wird Mais zu Maismehl, Maisgrieß, Flocken (Cornflakes), Popcorn usw. verarbeitet; gekocht kann er als Gemüse verzehrt werden. In vielen Entwicklungsländern stellt Mais die Ernährungsgrundlage dar.

Inhaltsstoffe und Gesundheitswert: Mais hat einen hohen Anteil an Kohlenhydraten (ca. 16%) und Eiweiß (ca. 3%). Das Maiseiweiß (Zein) ist allerdings im Unterschied zu dem anderer Getreidearten arm an den unentbehrlichen Aminosäuren Lysin und Tryptophan; somit ist seine biologische Wertigkeit ziemlich niedrig. Außerdem liegt das B-Vitamin Niacin im Mais in nicht resorbierbarer Form vor, was bei einseitiger Ernährung mit einem sehr hohen Maisanteil (in den Entwicklungsländern) zur Vitaminmangelerkrankung Pellagra führt. Dafür ist Mais reich an Betakarotin, Magnesium und Zink.

Maische: breiiger Grundstoff für die Herstellung von alkoholischen Getränken oder Fruchtsäften, der reich an Kohlenhydraten ist und sich daher gut zum Gären (→Gärung) eignet. Zu den Substanzen, die zu Maische verarbeitet werden, zählen Früchte, bei denen das Pektin in den Zellwänden z. T. enzymatisch aufgelöst wurde. Aus ihnen wird Fruchtsaft hergestellt. Getrocknetes und geschrotetes →Malz, vermischt mit Wasser, wird zur Herstellung von Bier genutzt.

Maisgrieß, Polenta: grob gemahlene Maiskörner, die u. a. zur Zubereitung von Crêpes, Gebäck und dem (ebenfalls als Polenta bezeichneten) italienischen Maisbrei verwendet werden. Maisgrieß hat einen hohen Gehalt an Betakarotin.

Maiskeimöl: ein →Speiseöl.

Maismehl: gemahlene Maiskörner. Maismehl wird u. a. zum Brotbacken verwendet, muss aber zu diesem Zweck mit Roggen- oder Weizenmehl vermischt werden, damit das Brot locker wird. Aus reinem Maismehl lassen sich nur dünnfladige Brote, wie beispielsweise die mexikanische Tortilla, backen. Maismehl kann auch zum Binden von Suppen verwendet werden. Es ist reich an Magnesium und B-Vitaminen.

Maissirup, Isoglukose, Maiszucker: ein →Zucker.

Maisstärke: eine →Stärke.

Maiszucker, Isoglukose, Maissirup: ein →Zucker.

Maiwein, Waldmeisterwein: ein →weinhaltiges Getränk.

Majonäse: →Mayonnaise.

Majoran, wiss. Name **Majorana:** Gattung der Lippenblütler mit sechs v. a. im östlichen

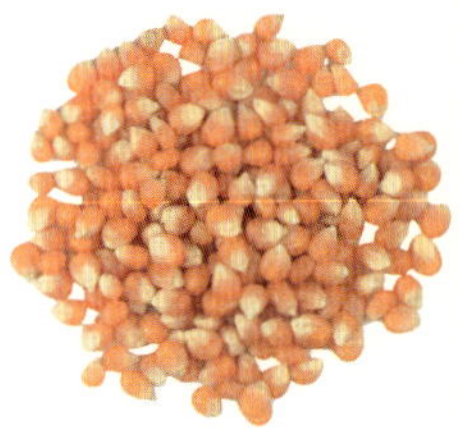

Mais: Maiskörner

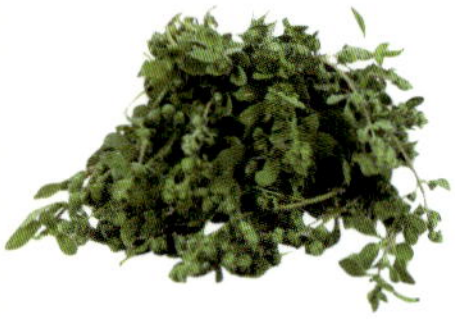

Majoran

Mittelmeergebiet beheimateten Arten; behaarte Kräuter oder Halbsträucher mit in köpfchenförmigen Scheinähren stehenden Blüten. Heute wird diese Pflanzengruppe meist zur Gattung Dost (Origanum) gezählt. Am bekanntesten ist der weiß blühende, 20–50 cm hohe Echte Majoran (Majorana hortensis bzw. Origanum majorana), der mittlerweile in fast allen Ländern der gemäßigten Zone kultiviert wird. Majoran diente bereits im alten Ägypten als Heilmittel und Gewürz, seit hellenistischer Zeit wurde er auch in Gärten angepflanzt. Im Altertum war er Bestandteil duftender Salben und Essenzen. In deutsche Gärten gelangte er wohl erst gegen Ende des Mittelalters. Die Blätter des Majorans enthalten neben Gerb- und Bitterstoffen ätherische Öle; sie haben einen leicht bitteren Geschmack und werden u. a. zum Würzen von Wurst, Kartoffelsuppen, Gänse- und Entenbraten verwendet. Ein sehr ähnliches Aroma hat der verwandte, auch als Wilder Majoran bezeichnete →Oregano.

Makrelen, wiss. Name **Scombridae:** Familie der Makrelenfische mit 45 in der Hochsee lebenden Arten in tropischen und gemäßigten Gewässern.

Arten: Viele Makrelen sind geschätzte Speisefische, insbesondere die →Thunfische, aber auch die Europäische oder Atlantische Makrele (Scomber scombrus) und die Mittelmeermakrele (Scomber japonicus). Beide Arten haben einen lang gestreckten, stromlinienförmigen Körper mit spitzer Schnauze; sie sind in der Regel 30–50 cm lang und 0,5–1 kg schwer, können aber bis zu 60 cm Länge und 2 kg Gewicht erreichen. Die Europäische Makrele ist an den dunklen Wellenbändern auf dem blaugrauen Rücken zu erkennen. Hauptfangsaison ist das Frühjahr und der Frühsommer, wenn sie (u. a. auch in der Nordsee) zum Ablaichen in Küstennähe kommt. Die Mittelmeermakrele hat weniger deutlich erkennbare Streifen auf dem Rücken, aber dafür dunkle Flecken auf der Bauchhaut und wird v. a. im Mittelmeer gefischt.

Verwendung: Makrelenfleisch ist rötlich weiß und wie beim Thunfisch von einer dunklen Außenschicht umgeben. Es ist saftig und aromatisch, aber sehr fett und verdirbt leicht. Daher wird es v. a. geräuchert oder als Konserve (in Öl eingelegt) angeboten. Frische Makrelen eignen sich am besten zum Braten und Grillen.

Inhaltsstoffe und Gesundheitswert: Aufgrund seines hohen Fettgehalts (ca. 12 %) ist Makrelenfleisch schwer verdaulich und kann außerdem stärker mit fettlöslichen Umweltgiften belastet sein als das Fleisch magerer Fische. Es hat einen hohen Gehalt an ungesättigten Fettsäuren, darunter die Omega-3-Fettsäure, die vor Herz-Kreislauf-Erkrankungen schützt. Außerdem enthält es viel Vitamin D, Niacin, Vitamin B_6, B_{12} und Jod.

Makrelendiät: eine →fettreduzierte und →fettmodifizierte Ernährung zur Senkung des Blutcholesterinspiegels. Nach der Makrelendiät werden täglich neben möglichst fettarm zubereiteter pflanzlicher Kost 100 bis 200 g Makrelenfilet in unterschiedlicher Zubereitung verzehrt. (Stattdessen können auch andere Kaltwasserfische mit einem hohen Gehalt an Omega-3-Fettsäuren gegessen werden; diese Fettsäuren haben nicht nur eine blutfettsenkende, sondern gleichzeitig auch eine gerinnungshemmende Wirkung und beugen auf diese Weise Herz-Kreislauf-Erkrankungen vor.) Gleichzeitig wird der Fleischkonsum stark reduziert. Bei einer Blutgerinnungsstörung darf die Makrelendiät nicht durchgeführt werden.

Makrobiotik [griech. makrós »lang«, bíos »Leben«]: eine alternative Ernährungsform. Die Makrobiotik basiert auf dem Taoismus, einer im 4. Jh. v. Chr. in China entstandenen philosophischen und religiösen Lehre. Mittelpunkt dieser Anschauung ist das Prinzip der beiden entgegengesetzten Kräfte Yin und Yang. Dabei steht Yin für Ausdehnung, für das weibliche, passive Prinzip, Yang hingegen für Zusammenziehung, für das Männliche und die Aktivität. Alles auf der Welt – auch alle Lebensmittel und alle menschlichen Organe – lässt sich dem Taoismus zufolge einem dieser beiden Prinzipien zuordnen, Gesundheit ist nur durch ein harmonisches Gleichgewicht zwischen Yin und Yang möglich.

Die Verbreitung der makrobiotischen Ernährung geht auf den japanischen Naturphilosophen Georges Oshawa (1892–1966) zurück, der ein sehr radikales Ernährungskonzept aufstellte: Die menschliche Nahrung soll zu mindestens 60 % aus Naturreis bestehen; hinzu kommen gekochtes Gemüse und Hülsenfrüchte, Meeresalgen, viel Kochsalz und wenig Flüssigkeit. Rohkost, Obst, Kaffee, Zucker und Milcherzeugnisse sind nach Oshawas Lehre zu meiden. Bei Erkrankungen empfahl er eine reine Getreidekost.

Nach dem Tod von Oshawa übernahm der 1926 geborene japanische Politikwissenschaftler Mishio Kushi die Führung der makrobiotischen Bewegung und entwickelte die **Kushi-Diät.** Kushi modernisierte den makrobiotischen Speisenplan und passte ihn an westliche Ernährungsgewohnheiten an. Er empfiehlt eine überwiegend vegetabile, d. h.

pflanzliche Kost. In der Kushi-Diät macht der Anteil von Vollgetreide 50–60 % aus. Neben Getreide sollen frisches Gemüse, Hülsenfrüchte, Sojabohnen und -erzeugnisse, Tofu, Meeresalgen und gelegentlich magerer Fisch verzehrt werden. Meiden sollte man Fleisch (da es »Fäulnisprozesse« im Darm verursache und zu einer »Übersäuerung« des Organismus führe) und Milch (wegen ihrer »Schleim bildenden« Wirkung und weil sie angeblich Giftstoffe erzeuge). Nur gesäuerte Milchprodukte sind erlaubt. Obst soll nur in mäßigen Mengen verzehrt werden. Zucker wird wegen seiner starken Verarbeitung und seines geringen Nährstoffgehalts abgelehnt; auch von Kaffee, Schwarztee, Alkohol, Tiefkühlkost, Konserven und Lebensmitteln mit Lebensmittelzusatzstoffen wird abgeraten. Ebenso wie sein Vorgänger Oshawa empfiehlt Kushi den täglichen Verzehr einer Suppe mit Miso (einer milchsauer vergorenen Paste aus Sojabohnen, Kochsalz und meist auch Getreide) oder Tamari (einer Sojasauce; →Sojaerzeugnisse). Im Gegensatz zu Oshawa betont er aber, dass man hauptsächlich Lebensmittel aus der Region verzehren sollte, in der man lebt, und zwar dem jahreszeitlichen Angebot entsprechend und nach Möglichkeit aus biologischem Landbau. Anders als Oshawa empfiehlt Kushi, mit Kochsalz sparsam umzugehen und nicht möglichst wenig, sondern dem Durstgefühl entsprechend Flüssigkeit aufzunehmen. Insgesamt ergibt sich aus diesen Empfehlungen eine größtenteils →vegane Ernährung mit Beimischung geringer Mengen von Fisch und Sauermilchprodukten.

Ernährungswissenschaftliche Sicht: Die ursprüngliche Form der makrobiotischen Ernährung nach Oshawa ist die am meisten umstrittene der alternativen Ernährungsformen. Aus ernährungsphysiologischer Sicht äußerst problematisch sind ihre Einseitigkeit (z. B. die weitgehende Beschränkung auf Vollgetreide) und ihr hoher Kochsalzkonsum. In den USA wurde diese extreme Kostform aufgrund der geringen Trinkmengen sogar verboten, da es bei ihren Verfechtern z. T. zu schwerwiegenden gesundheitlichen Problemen kam. So traten z. B. aufgrund des geringen Gehalts der Kost an Kalzium, Vitamin D und Vitamin C bei Kindern aus Makrobiotiker-Familien Fälle von Skorbut und Rachitis auf. Abzulehnen ist auch die Empfehlung einer reinen Getreidekost für Kranke, da sie langfristig zu Mangelerscheinungen führt. Die gemäßigte, modernere Form der Makrobiotik nach Kushi ist für Erwachsene durchaus durchführbar. Allerdings ist nur bei sorgfältiger Auswahl und ausreichendem Wissen über gesunde Ernährung eine vollwertige Ernährung möglich. Für Kinder ist die weitgehend vegane Kost nach Kushi nicht geeignet, weil sie zu einseitig, zu energiearm und zu kalziumarm ist.

Makronährstoffe, Grundnährstoffe, Hauptnährstoffe: Oberbegriff für Kohlenhydrate, Fette und Eiweiße (→Nährstoffe).

Makuladegeneration: Schädigung der Augennetzhaut im Bereich des gelben Flecks (Macula lutea), dem Ort des schärfsten Sehens, die zu einer Einschränkung der Sehschärfe bis hin zur fast vollständigen Erblindung führen kann. Zu den Ursachen zählen u. a. arteriosklerotische Veränderungen der Blutgefäße des Auges (verursacht durch die unter Lichteinfluss vermehrt entstehenden freien Radikale) und eine erbliche Veranlagung. Nur selten ist eine wirksame Behandlung mithilfe der Lasermedizin möglich, bei der veränderte Gefäße mittels Laserstrahlen verödet werden. Vorbeugen kann man der Makuladegeneration in gewissem Maß vermutlich durch eine an →Antioxidanzien reiche Ernährung sowie eine ausreichende Zufuhr der Mineralstoffe Zink, Kupfer und Selen. Wissenschaftlichen Untersuchungen zufolge hemmen Betakarotin, Vitamin C und Vitamin E, kombiniert mit Selen, in hohen Dosen das Fortschreiten der Erkrankung.

Mal|absorption: mangelnde oder unzureichende Nährstoffresorption im Dünndarm. Eine Malabsorption tritt z. B. bei entzündlichen Darmerkrankungen, bei →Zöliakie, nach einer →Dünndarmresektion oder auch bei →Disaccharidasemangel auf. Die Ernährung wird auf die jeweilige Ursache der Malabsorption abgestimmt: Entweder wird auf den Verzehr von Substanzen verzichtet, die die Resorptionsstörung auslösen (z. B. Gluten bei Zöliakie), oder die Nährstoffe werden über die Nahrung in leicht resorbierbarer Form angeboten.

Mal|assimilation: Oberbegriff für Störungen der Nährstoffausnutzung im Dünndarm. Normalerweise werden die Nährstoffe unter Einfluss der Verdauungssäfte aus der Bauchspeicheldrüse und der Galle im Dünndarm verdaut. Die Nährstoffresorption findet vorwiegend in den Darmwandzellen statt. Bei Erkrankungen des Dünndarms oder fehlender Gallen- und Bauchspeicheldrüsensaftproduktion ist die Nährstoffausnutzung gestört. Ist die Ursache für die Malassimilation eine ungenügende Verdauung der Nährstoffe, so spricht man von einer Maldigestion. Beruht die Ursache auf ungenügender Resorption der Nährstoffe im Dünndarm, so wird dies als Malabsorption bezeichnet.

Maldigestion, Verdauungsinsuffizienz: unzureichende Verdauung von Nährstoffen, z. B. bei verringerter Gallebildung, nach einer →Magenentfernung oder bei →Bauchspeicheldrüseninsuffizienz.

Malnutrition: Mangelernährung, z. B. aufgrund von Krankheiten, →Unterernährung oder Fehlernährung. Wenn dem Körper über einen bestimmten, meist längeren Zeitraum hinweg Nährstoffe und Energie nicht ausreichend zugeführt werden, ergibt sich ein schlechter Ernährungsstatus. Durch Eiweißmangel kann es zu Kwashiorkor (→Protein-Energie-Malnutrition) kommen. Der Ernährungsstatus wird u. a. anhand von Körpergewicht, Unterhautfettgewebe und Blutparametern ermittelt.

Maltit: ein →Zuckeraustauschstoff.

Maltose, Malzzucker: zu den →Kohlenhydraten zählender, aus zwei Glukosemolekülen zusammengesetzter Zweifachzucker, der in der Natur nicht in freier Form vorkommt. Maltose entsteht während der Verdauung beim enzymatischen Abbau von Stärke und kommt z. B. in der Maische von Bier und Branntwein sowie in Stärkesirup vor.

Maltosesirup: →Stärkesirup.

Malz: gekeimtes und gedarrtes Getreide. Durch die Keimung werden Enzyme (Amylase, Protease) gebildet und aktiviert, die Stärke verzuckern und Eiweiß abbauen. Wegen der starken Amylasebildung beim Keimen wird für die Malzbereitung bevorzugt Gerste verwendet.

Nach (maschineller) Reinigung werden die Körner in Wasser eingeweicht. Sie quellen und beginnen nach ein bis zwei Tagen zu keimen. Der Keimungsprozess wird unterbrochen, sobald die Wurzelkeime die Länge oder anderthalbfache Länge des Korns, die Blattkeime das Dreiviertelfache der Kornlänge erreicht haben. In dem so gewonnenen Grünmalz ist die Stärke erst teilweise enzymatisch abgebaut. Es wird nun bei allmählich steigender Temperatur auf Darren an der Luft zu Darrmalz getrocknet. Je nach Darrtemperatur entstehen die charakteristischen Aroma- und Farbstoffe. Das fertige Malz wird von den Wurzelkeimen befreit, entstaubt und poliert. Es dient v. a. zur Herstellung von →Bier, daneben als Grundstoff für Malzkaffee (→Kaffee-Ersatz).

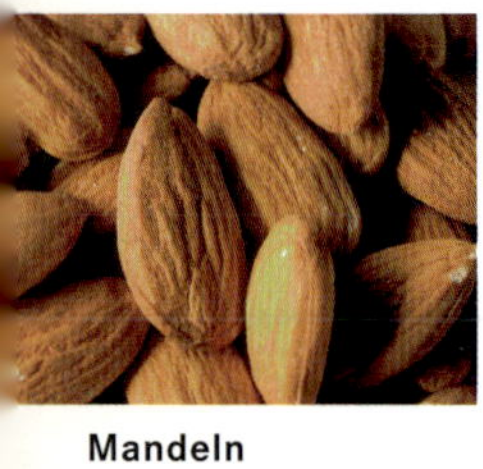

Mandeln

Malzbier, Nährbier: eine Biersorte (→Bier).

Malzkaffee: ein →Kaffee-Ersatz.

Malzzucker: →Maltose.

Mandarine: im Durchmesser 5–6 cm große, gelbliche bis orangefarbene Frucht des in Südostasien beheimateten, heute v. a. in Japan, China, den USA, Südamerika und im Mittelmeergebiet kultivierten Mandarinenbaums (Citrus reticulata). In China wurden Mandarinen schon vor mehr als 3000 Jahren angebaut, nach Europa und Amerika gelangten sie jedoch erst im 19. Jh. Die Schale lässt sich im Allgemeinen sehr leicht ablösen. Das Fruchtfleisch ist süß und sehr aromatisch.

Sorten: Die Früchte der Wildform sind reich an Samen (Kernen); dagegen sind die 1912 bei Oran in Algerien entdeckten **Klementinen** (Clementinen) samenlos. Sie schmecken süßer und reifen etwas früher als die eigentlichen Mandarinen. Auch die nach der einstigen japanischen Provinz Satsuma (der heutigen Präfektur Kagoshima) benannten und dort sowie in den USA und im Mittelmeergebiet kultivierten **Satsumas** sind meist kernlos. Während die Mandarinen im englischsprachigen Raum als »tangerine« bezeichnet werden, sind die **Tangerinen** im botanischen Sinn die Früchte der Art Citrus deliciosa. Sie ähneln stark den Mandarinen (und werden deshalb im allgemeinen Sprachgebrauch auch als Mandarinen bezeichnet); sie sind aber kleiner, kernlos und kommen häufig als Dosenobst in den Handel. Mandarinen werden vorwiegend im Winter (Oktober bis März) angeboten.

Inhaltsstoffe und Gesundheitswert: Mandarinen enthalten weniger Säure und mehr Zucker als die meisten anderen Zitrusfrüchte und haben daher auch einen etwas höheren Kaloriengehalt (46 kcal/192 kJ). Sie sind sehr reich an Vitamin C (30 mg pro 100 g). Insbesondere die Häutchen und Fasern zwischen den einzelnen Mandarinenscheiben haben einen hohen Gehalt an dem Ballaststoff Pektin.

Mandel: Frucht des Mandelbaums (Prunus), eines kleinen Baumes oder Strauchs, der vom westlichen Mittelasien bis Iran und Syrien verbreitet ist und in Ostasien, im Mittelmeergebiet und in den wärmeren Regionen Europas und Amerikas kultiviert wird. Die Frucht ist eine abgeflacht eiförmige, samtig behaarte, trockene Steinfrucht mit glattem, mit Gruben versehenem Steinkern, der jeweils nur einen einzigen Samen, die Mandel, enthält.

Geschichte: Die Römer lernten die Pflanze durch süditalienische Griechen kennen. Im 1. Jh. n. Chr. wurden von den Römern bittere und süße Mandeln unterschieden; beide verwendete man im Altertum und Mittelalter als Arznei- und Hautpflegemittel.

Sorten: Man unterscheidet die Süßmandel (Prunus dulcis var. dulcis), die zur Gewinnung der süßen Mandeln angebaut wird, die →Bittermandel (var. amara) und die Knackmandel (Krachmandel, var. fragilis), die vorwiegend in

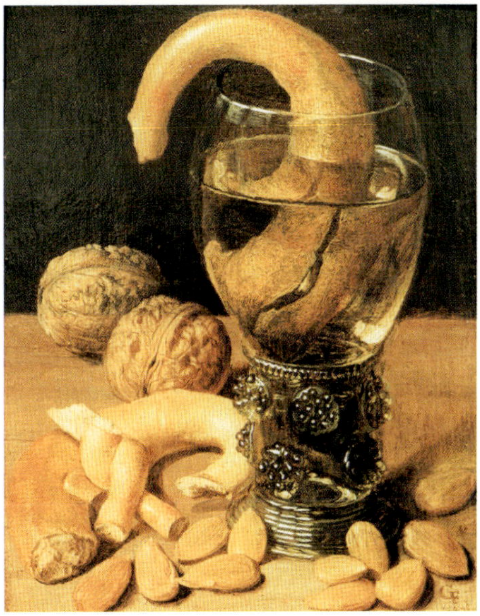

Mandeln: »Stillleben mit Römer, Brezel und Mandeln« von Georg Flegel (1637)

Spanien und Südfrankreich bekannt ist. Die bei uns verbreitete süße Mandel wird bei der Süßwarenherstellung (u. a. für Marzipan) verwendet und roh gegessen.

Inhaltsstoffe und Gesundheitswert: Süße Mandeln haben einen Fettgehalt von 54%, einen Eiweißgehalt von 20% und einen Zuckergehalt von 10%. Darüber hinaus enthalten sie viel Vitamin E und B_2 und sind reich an Magnesium und Mangan.

Mandelöl: ein →Speiseöl.

Mangan: zu den Spurenelementen zählender Mineralstoff. Im Jahr 1788 wurde erstmals das Vorkommen von Mangan in Pflanzen untersucht; dass das Spurenelement auch für den menschlichen Organismus von Bedeutung ist, weiß man erst seit 1958.

Funktionen: Mangan ist Bestandteil einiger Enzyme und aktiviert darüber hinaus andere Enzyme, ohne die bestimmte Reaktionen im menschlichen Körper nicht ablaufen können. Außerdem ist das Spurenelement für die Bildung von Bindegewebe und Harnstoff notwendig. Auch an der Herstellung von körpereigenen Eiweißen und Fettsäuren ist es beteiligt.

Vorkommen: Gute Manganquellen sind Nüsse, Getreideerzeugnisse, Hülsenfrüchte und Gemüse. Geringe Mengen Mangan sind auch in Fleisch, Milch und Milchprodukten enthalten. Der Schätzwert für die angemessene tägliche Manganzufuhr liegt für Männer und Frauen zwischen 2 und 5 mg. Der Körperbestand an Mangan beträgt 10–40 mg; hauptsächlich ist es in den Knochen zu finden, aber auch Leber, Bauchspeicheldrüse und Nieren enthalten größere Mengen Mangan. Über den Dünndarm werden 4% des in der Nahrung enthaltenen Mangans in den Körper aufgenommen. Eisen, Kobalt, Kalzium und Phosphat aus der Nahrung hemmen die Resorption von Mangan.

Mangelerscheinungen: Ein Mangel an Mangan kommt unter normalen Ernährungsbedingungen nicht vor. Bei einer Studie, bei der eine Versuchsperson eine Vitamin-K-arme Kost erhielt, die aufgrund eines Versehens auch manganfrei war, stellte man Gewichtsreduktion, eine Hautentzündung sowie erniedrigte Blutfettwerte fest. Bei Tieren treten bei Manganmangel u. a. Unfruchtbarkeit und Knochenveränderungen auf.

Überschuss: Mangan gehört zu den vergleichsweise ungiftigen Spurenelementen.

BESONDERS REICHE MANGANQUELLEN

Lebensmittel (pro 100 g verzehrbaren Anteil)	Mangan (µg)
Obst	
Bananen	530
Blaubeeren	bis 4800
Brombeeren	590
Johannisbeeren, rot	600
Johannisbeeren, schwarz	680
Gemüse	
Artischocken	380
Grünkohl	550
Pastinaken	400
Rote Bete	1000
Schwarzwurzeln	410
Spinat	760

Lebensmittel (pro 100 g verzehrbaren Anteil)	Mangan (µg)
Hülsenfrüchte	
Bohnen, weiß	2000
Erbsen, gelb	1300
Sojabohnen	2800
Getreide	
Haferflocken	4900
Hafer, Korn	3700
Hirse, geschält	1900
Reis, parboiled	bis 3000
Reis, poliert	2000
Roggen, Korn	2400
Weizenkeime	9300
Weizen, Korn	3400

[19]

MANGAN: SCHÄTZWERTE FÜR EINE ANGEMESSENE TÄGLICHE ZUFUHR

Alter	Mangan (mg)
Säuglinge	
0 bis unter 4 Monate	keine Angabe
4 bis unter 12 Monate	0,6–1,0
Kinder	
1 bis unter 4 Jahre	1,0–1,5
4 bis unter 7 Jahre	1,5–2,0
7 bis unter 10 Jahre	2,0–3,0
Jugendliche und Erwachsene	2,0–5,0

[3]

Selbst wenn über die Nahrung größere Mengen Mangan aufgenommen werden als empfohlen, ruft dies keine körperlichen Beschwerden hervor. Nur bei einer lang andauernden Einnahme hoch dosierter Manganpräparate (z. B. Psychopharmaka) kann es zu Vergiftungserscheinungen kommen. Dazu zählen Konzentrations- und Gedächtnisstörungen, Müdigkeit, Gangunsicherheit, Zwangslachen und -weinen, Schweißausbrüche und Impotenz. Auch Depressionen und schwere psychische Störungen mit Halluzinationen wurden beobachtet.

Hilfe bei Erkrankungen: Diskutiert wird eine mögliche Wirksamkeit von Manganpräparaten bei Epilepsie: Studien stellten bei Epileptikern eine verringerte Mangankonzentration im Blut fest.

Mangelernährung: unzureichende Nährstoff- und/oder Energiezufuhr, die zu Gewichtsverlust, Anfälligkeit für Erkrankungen sowie Mangelkrankheiten (z. B. →Vitaminmangelkrankheiten) führen kann. Bei Kindern äußert sich eine Mangelernährung in →Gedeihstörungen. Zu den Ursachen für eine Mangelernährung gehört – v. a. in den Entwicklungsländern – eine Unterversorgung mit Nahrung oder bestimmten nährstoffhaltigen Lebensmitteln (→Welternährung). Oft ist das Nahrungsangebot so klein, dass es zu einer extremen Unterversorgung mit Energie und Nährstoffen, der →Unterernährung, kommt. Weitere mögliche Ursachen einer Mangelernährung sind ein (z. B. durch Krankheiten wie Schilddrüsenüberfunktion verursachter) stark erhöhter Energiebedarf, Erkrankungen, die zur mangelnden Resorption von Nährstoffen führen (z. B. entzündliche Darmerkrankungen), Essstörungen oder eine einseitige Ernährung. So ist bei einer →veganen Ernährung beispielsweise die Versorgung mit wichtigen Nährstoffen wie z. B. Kalium und Vitamin B_{12} problematisch. Ist die Mangelernährung auf eine Erkrankung zurückzuführen, so muss diese behandelt werden; ist dies nicht möglich, müssen fehlende Nährstoffe (Vitamine, Mineralstoffe) dem Körper medikamentös zugeführt werden.

Kalzium
Ursache: geringer Kalziumgehalt in Pflanzen, schlechte Resorption
Risiko: Osteoporose

Eisen
Ursache: geringer Eisengehalt in pflanzlichen Lebensmitteln, schlechte Resorption
Risiko: Anämie, Beeinträchtigung der körperlichen Leistungsfähigkeit

Eiweiß
Ursache: geringere Wertigkeit von pflanzlichem Eiweiß
Risiko: Abbau von körpereigenem Eiweiß, körperliche und geistige Unterentwicklung

Vitamin B_{12}
Ursache: fast nur in tierischen Lebensmitteln enthalten
Risiko: Anämie, Schädigung des Nervensystems

Energie
Ursache: geringer Kaloriengehalt von Gemüsen und Früchten; pflanzliche Nahrung nimmt viel Volumen ein
Risiko: Untergewicht, Wachstumsverzögerung

[7]

Mangelernährung: Risiken bei veganer Ernährung

Mangelkrankheiten: durch Mangelernährung, →Unterernährung oder eine gestörte Verwertung von Nährstoffen und/oder Energie hervorgerufene Erkrankungen. Insbesondere bei unterernährten Menschen tritt in der Regel sowohl ein Mangel an Energie und Eiweiß (→Protein-Energie-Malnutrition) als auch ein Mangel an anderen lebenswichtigen Stoffen wie Vitaminen und Mineralstoffen auf.

Auch wenn dem Körper genügend Nahrung zur Deckung seines Energiebedarfs zugeführt wird, können Mangelkrankheiten auftreten. Wird der Energiebedarf in erster Linie durch Kohlenhydrate gedeckt, kann es aufgrund der fehlenden Nahrungseiweiße zum Eiweißmangelsyndrom mit Ödembildung kommen. In den Industriestaaten treten →Vitaminmangelkrankheiten oder ein Mangel an Mineralstoffen insbesondere bei zu geringem Verzehr von Obst, Gemüse und Getreideprodukten auf. Liegt der Mangelkrankheit eine andere Erkrankung, z. B. eine chronische Darmerkrankung, zugrunde, die eine gestörte Resorption von Nährstoffen zur Folge hat, so muss diese behandelt werden. Eine einseitige Ernährung sollte – eventuell mithilfe einer Diätberatung – umgestellt werden. Auch die medikamentöse Gabe einzelner Nährstoffe kann u. U. nötig sein.

Mango: nieren- bis birnenförmige Steinfrucht des zu den Sumachgewächsen gehörenden Mangobaums (Mangifera indica). Die Mango ist eine der ältesten Obstarten. In Indien wurde die auch als »Apfel der Tropen« bezeichnete Frucht wohl schon weit vor 2000 v. Chr. angebaut. Ursprünglich wurde sie nur in den Tropen kultiviert; mittlerweile baut man sie auch in den Subtropen (z. B. Ägypten, Israel) an.

Einkauf, Lagerung und Verwendung: Die birnenförmigen Früchte werden bis etwa 15 cm lang und bis 2 kg schwer. Die je nach Sorte (nicht Reifegrad) grüne, gelbe oder rote ledrige Schale ist ungenießbar. Die Frucht enthält einen großen Stein, der sich nur schwer aus dem Fruchtfleisch herauslösen lässt. Das gelbe bis orangefarbene Fruchtfleisch ist saftig und aromatisch; unreife Früchte haben allerdings manchmal einen leicht harzigen oder terpentinartigen Beigeschmack. Mangos werden frisch verzehrt oder zu Getränken und Saucen (z. B. Mango-Chutney) verarbeitet. Sie sind bei uns das ganze Jahr über erhältlich. Reife Früchte erkennt man an ihrem kräftigen, aromatischen Duft; sie können auch kleine braune oder schwarze Flecken aufweisen, die kein Zeichen von Verderb oder mangelnder Qualität sind. Hart gekaufte Früchte kann man rund eine Woche lang bei Zimmertemperatur nachreifen lassen und verzehren, sobald sie bei leichtem Druck nachgeben.

Inhaltsstoffe und Gesundheitswert: Die Mango ist reich an Vitaminen und Mineralstoffen; besonders hoch ist ihr Gehalt an Vitamin C und Betakarotin. Allerdings hat sie auch einen recht hohen Energiegehalt: Aufgrund ihres hohen Zuckeranteils liefert die Mango rund 60 kcal/250 kJ pro 100 g.

Mangold, wiss. Name **Beta vulgaris ssp. vulgaris:** eine Unterart der Gemeinen Runkelrübe (Futterrübe). Mangold ist in den Küstenregionen des Mittelmeers heimisch, wird aber in ganz Europa kultiviert. Bedeutende Erzeugerländer sind Italien, Spanien, Frankreich und die Niederlande.

Sorten, Inhaltsstoffe und Gesundheitswert: Je nach Blattausbildung unterscheidet man zwei Sorten: Vom Blatt- oder Schnittmangold (var. vulgaris) werden nur die kleinen, breiten Blätter verwendet, die ein spinatartiges Gemüse ergeben. Der Stiel-, Rippen- oder Stängelmangold hat große Blätter und dicke, fleischige Blattstiele und -rippen, aus denen man ein spargelähnliches Gemüse zubereitet. Mangold hat einen hohen Gehalt an Folsäure, Betakarotin, Kalium, Kalzium, Eisen und Mangan.

Mangostane, wiss. Name **Garcinia mangostana:** wahrscheinlich aus dem Malaiischen Archipel stammende, heute v. a. in Südostasien und Mittel- bis Südamerika angebaute Art der Johanniskrautgewächse; 10–15 m hoher Baum mit kugeligen, bis 9 cm großen Früchten, die von einer harten, rötlich braunen bis violetten Schale umgeben sind. Das Fruchtfleisch ist weiß und weich; auch die länglichen grünen Kerne sind essbar. Da die Mangostane nach dem Pflücken nicht nachreift (infolgedessen nur reif geerntet werden kann) und außerdem sehr schnell verdirbt und ihr Aroma verliert, kann sie nur per Luftfracht nach Europa transportiert werden und ist dementsprechend selten und teuer. Sie ist reich an Vitamin C und wird oft als die wohlschmeckendste aller Südfrüchte bezeichnet. Ihr Geschmack erinnert an eine Mischung aus Pfirsichen, Aprikosen, Weintrauben und Ananas.

Maniok, Cassava, Tapioka: eine →Stärke.

Mannafrucht: bis 60 cm lange, schwarzbraune, röhrenähnliche Frucht der Manna (Röhrenkassie, Cassia fistula), in deren Innerem sich – durch dünne Querblättchen voneinander getrennt – ein dunkelbraunes, süßliches Fruchtmark befindet, das die Samen umhüllt. Man kann das Fruchtmark verzehren, indem man es herauskratzt oder die Stangen aufbricht und auslutscht.

Mannit: ein →Zuckeraustauschstoff.

Mannose: ein Einfachzucker, der u. a. in Johannisbrotsamen und Datteln vorkommt.

Maracuja: →Passionsfrucht.

Maränen: →Felchen.

Marasmus: körperlicher Entkräftungszustand, der bei der →Protein-Energie-Malnutrition auftritt.

Margarine [frz. acide margarique »perlfarbige Säure«, von lat. acidus »sauer« und griech. márgaron »Perle«]: streichbares Speisefett, das aus Ölen oder Fetten und Milch oder Wasser hergestellt wird. Wie bei Butter handelt es sich auch bei Margarine um eine erstarrte Wasser-in-Öl-Emulsion.

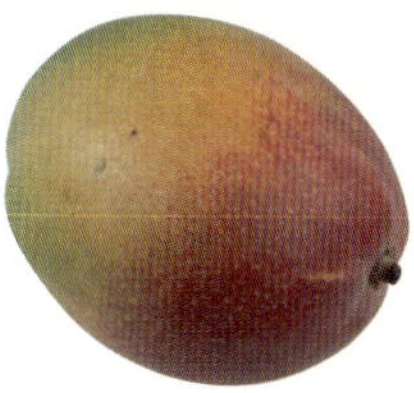

Mango

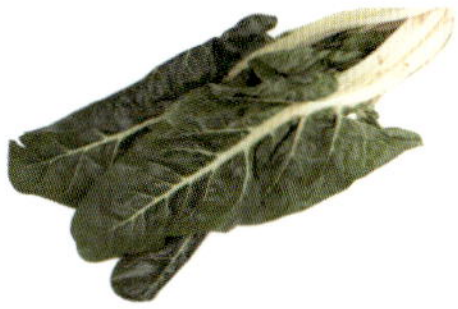

Mangold

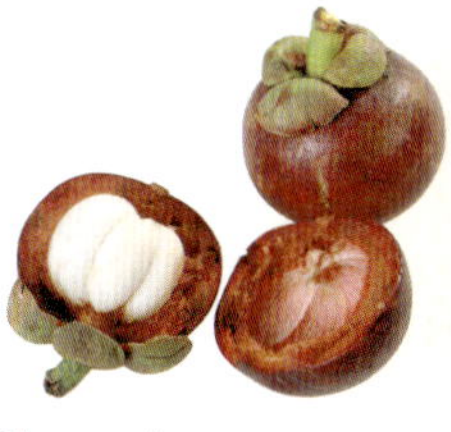

Mangostanen

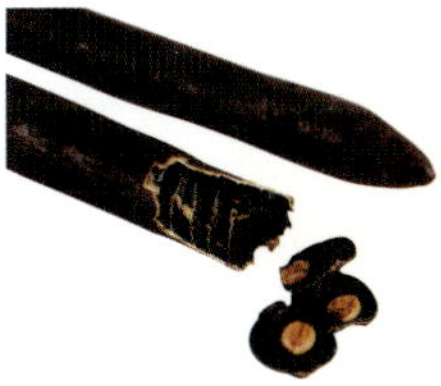

Mannafrüchte

Geschichte: Das erste Margarineprodukt kreierte der französische Lebensmittelchemiker Hippolyte Mège-Mouriès zwischen 1866 und 1869, nachdem Napoleon III. per Preisausschreiben dazu aufgerufen hatte, einen preiswerten Butterersatz zu entwickeln. Während dieses erste Margarineprodukt noch auf der Basis von Rindertalg entstand, ist es seit der Erfindung der Fetthärtung durch Wilhelm Normann im Jahr 1902 möglich, auch Pflanzenöle und Walöl zur Margarineherstellung zu verwenden. Der Handel mit Margarine, die man als nicht sehr hochwertige »nachgemachte Butter« betrachtete, war aus Gründen des Verbraucherschutzes lange streng reglementiert. Erst seit den 1970er-Jahren wird Margarine als eigenständiges Lebensmittel mit ernährungsphysiologischen Qualitäten anerkannt.

Herstellung: Die wichtigsten Schritte bei der technischen Herstellung der Margarine sind die Emulgierung der wässrigen Phase in der Fettphase, das Kühlen (Kristallisieren) und die mechanische Bearbeitung (Kneten). Früher wurden die getrennt hergestellten Phasen zusammengeführt und chargenweise emulgiert; dann wurde die Emulsion über Kühltrommeln zum Erstarren gebracht, abgeschabt und in Mischmaschinen oder Walzstühlen geknetet. Heute erfolgt die Herstellung vollautomatisch in einem Arbeitsgang, hygienisch und unter Luftabschluss im Kratzkühler. Anschließend wird die Margarine maschinell dosiert, geformt und verpackt.

Sorten, Inhaltsstoffe und Gesundheitswert: Margarine wird heute überwiegend aus pflanzlichen Rohstoffen hergestellt. Neben Soja-, Sonnenblumen-, Raps- und Palmöl sind dies Kokosfett und Palmkernöl. Tierische Rohstoffe wie Rindertalg oder Fischöl werden in geringerem Umfang eingesetzt, v.a. zur Herstellung von Spezialerzeugnissen für den gewerblichen Gebrauch.

Durch das Mischen von Fetten und Ölen werden je nach Verwendungszweck Margarinesorten mit unterschiedlichen Eigenschaften (z.B. Streichfähigkeit, Schmelzverhalten) erzeugt. Die einfachen Sorten der Haushaltsmargarine, die so genannte Standardware, werden in der Regel zum Kochen, Braten und Backen verwendet. Die in ihr enthaltenen Fette, oft Mischungen aus pflanzlichen und tierischen Fetten, werden daher so gewählt, dass sie hohe Temperaturen vertragen. Der Anteil ungesättigter Fettsäuren ist bei der Standardware gering.

In Deutschland muss Margarine nach dem Margarinegesetz mindestens 80% Öl oder Fett enthalten. Bei Dreiviertelfettmargarine ist ein Fettgehalt von 60 bis 62%, bei Halbfettmargarine ein Fettgehalt von 39 bis 41% vorgeschrieben. Werden gehärtete Fette verwendet, muss dies auf der Verpackung ausdrücklich vermerkt werden. Bei Pflanzenmargarine muss der Fettanteil zu 97% aus pflanzlichen Fetten bestehen, der Anteil der Linolsäure an den →Fettsäuren mindestens 15% betragen. Als »linolsäurehaltig« darf eine Margarine nur dann ausgewiesen werden, wenn der Anteil dieser Fettsäure mindestens 30% beträgt. Besteht der Fettanteil einer Pflanzenmargarine zu mindestens 97% aus dem Fett einer bestimmten Pflanzenart, darf der Name dieser Pflanze im Produktnamen auftauchen (z.B. Sonnenblumenmargarine). Reine Pflanzenmargarine ist cholesterinfrei.

Margarine kann neben Ölen und Fetten bis zu 20% entrahmte gesäuerte Milch, außerdem diverse Aromastoffe, Stärkesirup, Milcheiweiß und Laktose, Kochsalz und Wasser enthalten. Werden die Vitamine A und D hinzugefügt, muss dies samt Mengenangabe auf der Verpackung angegeben werden. Der Zusatz von Vitamin E ist auf maximal 0,5mg pro Gramm Margarine beschränkt und muss auf der Packung ebenfalls ausgewiesen werden. Als Emulgator dient Lezithin; für die appetitliche Gelbfärbung wird Karotin hinzugefügt.

Da bei Halbfettmargarine der geringere Fettanteil durch Wasser ausgeglichen wird, sind hier weitere Lebensmittelzusatzstoffe wie Gelatine, Säuerungsmittel, Emulgatoren und Konservierungsstoffe notwendig. Die kalorienärmeren Halbfettmargarinen sind aufgrund ihres hohen Wasseranteils zum Braten nicht geeignet, da sie beim Erhitzen spritzen können. Liegt ihr Fettgehalt unter 50%, muss deshalb auf der Packung ein entsprechender

Margarine oder Butter?

An der Frage, ob Butter oder Margarine gesünder ist, scheiden sich die Geister. Butter hat einen hohen Gehalt an Cholesterin und gesättigten Fettsäuren, was den Cholesterinspiegel erhöht und die Entstehung von Arteriosklerose fördert, während bei Margarine der Gehalt an Arteriosklerose vorbeugender Ölsäure und Linolensäure höher ist. Deshalb wurde Margarine vielfach als das gesündere Streichfett gepriesen. Inzwischen weiß man jedoch, dass die in der Margarine enthaltenen trans-Fettsäuren (von denen Butter nur sehr wenig enthält) sich mindestens ebenso negativ auf den Cholesterinspiegel auswirken. Deshalb geriet in letzter Zeit die Margarine ins Kreuzfeuer der Kritik. Doch nicht bei allen Margarinen ist der Gehalt an trans-Fettsäuren gleich hoch. Weiche Diätmargarine mit der Bezeichnung »reich an ungesättigten Fettsäuren«, Reform-Margarine mit dem Neuform-Zeichen oder Margarine aus biologischem Landbau ist zu bevorzugen; ihr Gehalt an trans-Fettsäuren ist relativ gering.

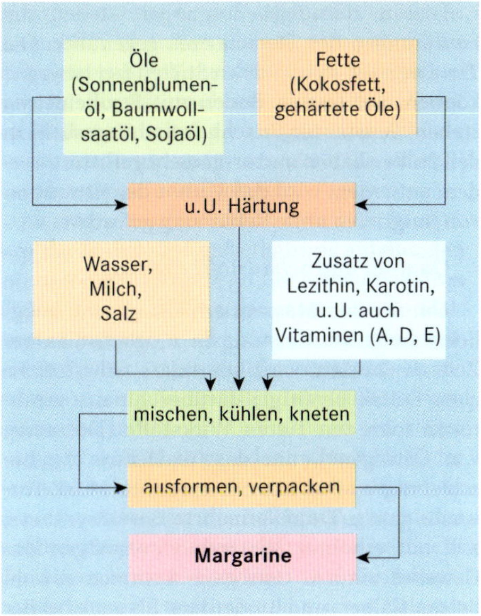

Margarine: Herstellung

Warnhinweis angebracht werden. Der Nutzen von Halbfettmargarine zum Zweck der Gewichtsreduktion ist umstritten: Verführt das Produkt zu einem höheren Margarineverbrauch, so werden keine Kalorien eingespart. Zum Abnehmen wird daher oft empfohlen, lieber die verwendete Menge des normalen Streichfetts zu halbieren.

Für Diätmargarine gelten in Deutschland die strengen Vorschriften der Diät-Verordnung. Diätmargarine dient besonderen Ernährungszwecken und ist dementsprechend zusammengesetzt. Für eine natriumarme Diät steht beispielsweise Diätmargarine mit der Bezeichnung »natriumarm« (maximal 120 mg Natrium pro 100 g Margarine) und »streng natriumarm« (maximal 40 mg Natrium pro 100 g Margarine) zur Verfügung. Diätmargarinen enthalten nur pflanzliche Öle und keine gehärteten Fette. Der Anteil wertvoller mehrfach ungesättigter Fettsäuren am Gesamtfettgehalt beträgt bei Diätmargarinen häufig mehr als 50%. Eine blutfettsenkende Wirkung lässt sich jedoch nur dann erzielen, wenn im Rahmen eines strengen Diätplanes gleichzeitig der Verzehr anderer Fette stark eingeschränkt wird. Relativ neu im Handel sind Mischfette (Butter-Margarine-Mischungen), für deren Fettgehalt die gleichen Vorschriften gelten wie bei Margarine.

Aus ernährungsphysiologischer Sicht am wertvollsten sind Margarinen aus ungehärteten Fetten (→Fetthärtung) mit einem hohen Anteil an mehrfach ungesättigten Fettsäuren.

Marille: →Aprikose.

Marinade: [lat.-frz. »in Meerwasser Eingelegtes«]: eine Mischung aus Essig, Genusssäuren (z.B. Zitronensäure, Weinsäure) und verschiedenen Gewürzen (z.B. Kochsalz, Pfeffer, Zwiebeln, Wacholderbeeren, Knoblauch), in die man Fleisch, Fisch oder Gemüse einlegen kann. Die Aromastoffe der Marinade durchdringen die Lebensmittel und verfeinern oder verändern deren Geschmack; darüber hinaus werden die marinierten Stücke zarter. Marinaden dienen zudem der Farbgebung (z.B. bei Gemüse und Fleisch) sowie der Konservierung (z.B. bei Fischmarinaden). Auch Salatsaucen werden manchmal als Marinaden bezeichnet.

Mark: **1)** Fleisch passierter oder enzymatisch behandelter Früchte (→Fruchtmark) oder Gemüse (z.B. →Tomatenmark); **2)** →Knochenmark.

Markenzeichen: Firmen-, Wort- oder Bildzeichen, unter denen bestimmte Artikel (so genannte Markenartikel) vertrieben werden. Sie dienen dazu, die Herkunft der Ware aus einem bestimmten Hersteller- oder Handelsbetrieb zu kennzeichnen und dadurch dem Käufer gegenüber für gleich bleibende sowie hohe Produktqualität zu bürgen. Markenzeichen sind auch werbepsychologisch von Bedeutung: Sie sollen ein Produkt einprägsam gestalten und so dem Kunden beim Einkauf das Wiedererkennen erleichtern (z.B. anhand des Namens einer Firma in einer bestimmten Farbe oder Schriftart). Häufig assoziiert der Käufer mit einer bestimmten Marke Innovationskraft und Produktkompetenz des Herstellers.

Marmelade: ein →Brotaufstrich.

Marmorierung: intramuskuläres Fett, das sich als feines Netz durch das →Fleisch zieht; ein wichtiges Qualitätskriterium.

Marone: →Esskastanie.

Marzipan: Zuckerware aus Mandeln, Zucker, Puderzucker und Aromastoffen. Marzipan stammt aus dem Orient, vermutlich aus Persien, woher es durch die Kreuzzüge nach Europa kam; hier fand es seit etwa 1300 rasche Verbreitung. Zur Herstellung werden geschälte süße Mandeln mit 35% Zucker fein vermahlen und auf ca. 90 °C erhitzt (»abgeröstet«); die so entstandene Marzipan-Rohmasse wird entweder als Backzutat angeboten oder durch Verkneten mit höchstens der gleichen Menge Puderzucker zu Marzipan weiterverarbeitet. Sie kommt häufig in Form von Figuren oder Laiben (so genannten Marzipanbroten) auf den Markt. Es gibt auch Marzipan, das einen höheren Marzipan-Rohmassenanteil aufweist (Edelmarzipan: mindestens 70%, Lübecker Marzipan: mindestens 90%); je höher

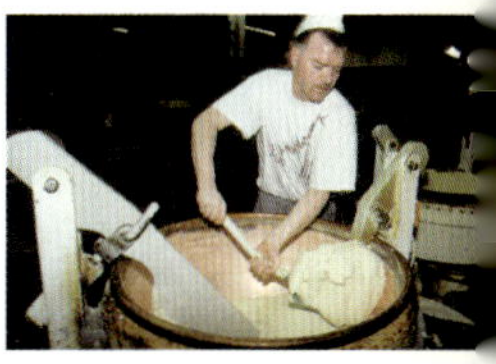

Marzipan: Herstellung der Masse

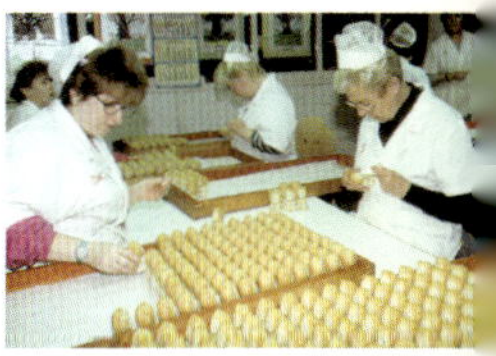

Marzipan: Kolorieren der fertigen Marzipanfiguren

Fettarme Mayonnaise selbst zubereiten

Man lässt 0,25 l Wasser aufkochen, gibt unter Rühren zwei Esslöffel mit Wasser angerührter Speisestärke dazu und lässt den Brei abkühlen. Dann verrührt man ein rohes Ei, eine Prise Jodsalz, eine Prise Zucker, eine Prise weißen Pfeffer, einen Esslöffel Essig und etwas Senf in einer Schüssel mit dem Mixer. Anschließend fügt man langsam unter ständigem Rühren bzw. Schlagen mit dem Mixer 60 g Speiseöl (z. B. Sonnenblumenöl) hinzu. In Sekundenschnelle ist die Mayonnaise steif. Danach rührt man den Brei aus Wasser und Speisestärke unter und schlägt die Mayonnaise, bis sie geschmeidig ist. Voraussetzung für das Gelingen einer selbst zubereiteten Mayonnaise ist eine gleichmäßige Temperatur aller Zutaten. Das Ei sollte unbedingt ganz frisch sein.

Sorten, Einkauf und Lagerung: Man kann Mayonnaise selbst herstellen oder auf industriell hergestellte Produkte zurückgreifen. Industriell hergestellte Einfach-Mayonnaise muss mindestens 80% Fett und mindestens 6% Eigelb enthalten. Im Handel erhältliche Salat-Mayonnaise hat einen Fettgehalt von mindestens 50% und ist mit Joghurt oder Sahne gestreckt, was sie nicht nur fettärmer, sondern gleichzeitig auch bekömmlicher macht. Da hierdurch aber die Emulgierfähigkeit des Eigelbs verloren geht, wird die dickflüssige Konsistenz durch Zusatz von Stärke, Milcheiweiß und/oder Gelier- und Verdickungsmitteln erzielt. Auch Emulgatoren und Stabilisatoren sind meist reichlich beigegeben. Konservierungsstoffe (u.a. Sorbinsäure, Benzoesäure) werden zugesetzt, um die Haltbarkeit zu verlängern. Im Handel erhältliche Mayonnaise (z.B. in Tuben, Beuteln, Gläsern oder Plastikflaschen) ist ungeöffnet bis zu acht Monate haltbar. Selbst hergestellte Mayonnaise sollte stets im Kühlschrank aufbewahrt werden, und zwar nicht länger als einen Tag, da sonst die Gefahr einer Salmonelleninfektion besteht.

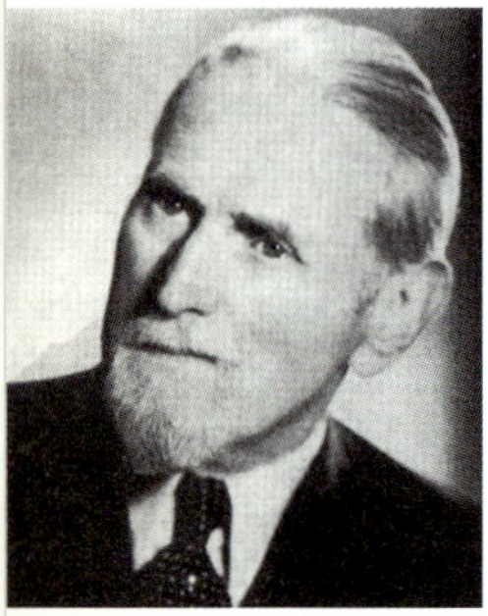

Franz Xaver Mayr

Mayr, Franz Xaver: österreichischer Arzt, * Gröbming 28. 11. 1875, † Gröbming 21. 9. 1965. Er entwickelte die Mayr-Kur.

Mayr-Kur, Milch-Semmel-Diät: eine Form des →Fastens.

Mazdaznan-Ernährung [masdas'na:n..., Awesta-Sprache ma »groß, gut«, zda »Wissen, Denken«, znan »beherrschen«]: eine alternative Ernährungsform, die von dem Propheten und Religionserneuerer Zarathustra (630–553 v.Chr.) entwickelt wurde. Die beiden Grundpfeiler der Mazdaznan-Lebenslehre sind Atmung und Ernährung. Atemübungen, eine natürliche Lebensmittelauswahl und eine maßvolle Lebensführung sollen die Kräfte für die Erreichung der Ziele der Mazdaznan-Lebensweise (Frieden und Erlangung einer höheren Kulturstufe) stärken.

In Europa wurde die Mazdaznan-Lehre durch den Arzt Otoman Zar-dush (bürgerlicher Name Otto Hansich, 1844 oder 1854-1936) verbreitet, der 1908 die erste deutschsprachige Ausgabe der Mazdaznan-Ernährungslehre herausbrachte. In dieser Schrift werden folgende Grundsätze deutlich: Die Lebensmittelauswahl ist ovolaktovegetabil, d. h., es wird eine pflanzliche Kost mit einem gewissen Anteil an Eiern und Milchprodukten empfohlen. Im Mittelpunkt stehen Rohkost und Getreidegerichte sowie schonend gegartes Gemüse. Eiweiß- und Kohlenhydratquellen sollen nicht gemischt, sondern getrennt verzehrt werden. Als Getränk wird destilliertes Wasser empfohlen. Auch in der Säuglingsernährung wird als Muttermilchersatz Kuh- oder Ziegenmilch mit destilliertem Wasser empfohlen. Gemieden werden sollen Weißmehl, Alkohol und Zucker.

Die Ernährung soll das individuelle Temperament berücksichtigen. Die Mazdaznan-Ernährungslehre unterscheidet zwischen drei verschiedenen Typen: dem materiellen Typ (der u. a. viel heimisches Obst, Salat, rohes und gekochtes Getreide essen soll), dem intellektuellen Typ (der Getreide vornehmlich gekocht, Gemüse gebacken verzehren, stein- und kernlose tropische Früchte bevorzugen und Milchprodukte und Eier eher meiden sollte) und dem spirituellen Typ (dem wenig Salat, viel gebackenes und gedünstetes Gemüse, rohes Getreide und Obst mit Samen empfohlen werden).

Ernährungswissenschaftliche Sicht: Ein wichtiges Grundprinzip der ovolaktovegetabilen Mazdaznan-Ernährung ist das hohe Maß an Abwechslung und die Berücksichtigung individueller Bedürfnisse. Damit ist für Erwachsene bei entsprechender Lebensmittelauswahl und guten Kenntnissen über gesunde Ernährung eine bedarfsdeckende Kost möglich. Kritisch zu sehen und aus ernährungswissenschaftlicher Sicht nicht nachvollziehbar ist das Verbot, eiweiß- und kohlenhydrathaltige Lebensmittel zu kombinieren. Strikt abzulehnen sind die Empfehlungen zur Säuglingsernährung. Die Ernährung eines Säuglings mit verdünnter Kuh- oder Ziegenmilch statt mit Muttermilch kann zu einer schweren Mangelernährung führen, da verdünnte Milch im Gegensatz zur Muttermilch keinesfalls bedarfsdeckend ist.

Mazls, Macls, Muskatblüte: Samenmantel der →Muskatnuss.

MCT: Abk. für →mittelkettige Triglyzeride.

Medaillon [medal'jõ, frz. »Rundrelief«]: runde oder ovale Scheibe, die aus dem →Filet von Rind, Kalb, Schwein, Geflügel oder Wild (z.B. Reh), aber auch aus Fisch oder Krustentieren (z.B. Hummer- oder Langustenschwänzen) geschnitten wird. Medaillons sind sehr zart und saftig und werden daher kurz gebraten. Zum Grillen eignen sie sich nicht, da das Fleisch dabei zu trocken wird.

Medikamente: →Arzneimittel.

mediterrane Kost: →Mittelmeerkost.

Meer|aal, wiss. Name **Conger conger:** bis 3m langer und bis 60kg schwerer Raub- und Speisefisch, der in den Küstengewässern Mittel- und Westeuropas und des Mittelmeers lebt. Der Meeraal sieht dem Flussaal (→Aal) sehr ähnlich, unterscheidet sich von diesem jedoch durch einen weiter vorn gelegenen Ansatz der Rückenflosse, eine hellere (graubraune) Körperfarbe sowie eine schwarze Mund- und Kiemenhöhle; zudem ist er größer als sein im Süßwasser lebender Verwandter. Meeraal hat festes weißes Fleisch und nur wenig Gräten und eignet sich für alle Zubereitungsarten, wird aber v.a. für Fischsuppen, Eintöpfe und Schmorgerichte verwendet und zu Räucherfisch verarbeitet. Aalblut enthält ein starkes Gift, das Ichthyotoxin, das erst durch die Hitzeeinwirkung beim Kochen bzw. Räuchern zerstört wird.

Meer|äschen, wiss. Name **Mugilidae:** eine Familie der Barschartigen Fische mit 281 Arten. Meeräschen leben als Schwarmfische v.a. in warmen Küstengewässern von Atlantik, Mittelmeer und Pazifik, z.T. auch im Brackwasser. Einige Arten sind geschätzte Speisefische. Die Großkopf-Meeräsche (Mugil cephalus) lebt im Mittelmeer, die Dünnlippige Meeräsche (Mugil capito) an den europäischen Küsten mit Ausnahme der Ostsee, die Dicklippige Meeräsche (Mugil larosus) an den Küsten von Südwestengland bis zur Westküste der Ostsee. Die lang gestreckten Meeräschen haben einen blaugrünen Rücken und silbrig glänzende Seiten sowie große Schuppen. Sie sind meist 30–40cm lang, können aber eine Länge von 1m und ein Gewicht von 3kg erreichen. Das zarte, weiße Fleisch ist fest und sehr schmackhaft. Es enthält 4,3% Fett. Kleinere Fische haben das beste Aroma; große, die oft aus Flussmündungen mit trübem Wasser stammen, schmecken häufig etwas moderig. Größere Meeräschen eignen sich am besten zum Schmoren und Dünsten, kleinere zum Braten. Meeräschen haben einen hohen Jodgehalt.

Meerbarben, Seebarben, wiss, Name **Mullidae:** eine Familie der Barschartigen Fische mit 55 Arten. Wichtige Arten sind die Streifenbarbe (Mullus surmuletus) und die Rote Meerbarbe (Mullus barbatus). Meerbarben leben als Bodenfische in Atlantik, Nordsee, Mittelmeer und Schwarzem Meer. Sie sind zwischen 15 und 40cm lang und meist bunt gefärbt. Die Rote Meerbarbe ist silbrig grau mit einem leichten Rotschimmer; die Streifenbarbe trägt einen dunkelroten und mehrere gelbbraune Längsstreifen. Das weiße, grätenarme Fleisch der Meerbarben ist sehr schmackhaft und hat einen hohen Jodgehalt.

Meerbrassen, wiss. Name **Sparidae:** eine Familie der Barschartigen Fische mit rund 100 Arten. Meerbrassen leben in Küstengewässern aller gemäßigten und tropischen Meere. Sie sind meist auffällig gefärbt und werden bis zu 1,30m lang. Die meisten Arten (z.B. Geiß-, Rot-, Streifen- und Zahnbrasse) sind als Speisefische sehr geschätzt. Als schmackhafteste Brasse gilt die in Ostatlantik und Mittelmeer vorkommende **Goldbrasse** (Dorade, Sparus auratus). Ihren Namen verdankt sie dem dunkel eingerahmten goldfarbenen Band, das sich von der Stirn zu den Augen zieht. Die Fische sind meist 30–40cm groß, maximal erreichen sie eine Länge von 70cm und ein Gewicht von 7kg. Goldbrassen eignen sich gut zum Braten oder Grillen; sie haben ein festes, mageres Fleisch und enthalten viel Jod.

Meeresalgen, Meeresgemüse: im Meer lebende →Algen.

Meeresfrüchte: Sammelbegriff für alle essbaren Meerestiere mit Ausnahme von Fischen (z.B. →Tintenfische, →Austern, →Muscheln und →Krustentiere). Meeresfrüchte sind frisch oder als Tiefkühlware im Handel erhältlich.

LESETIPPS:

ERIKA CASPAREK-TÜRKKAN: *Fische und Meeresfrüchte. Künzelsau (Sigloch) o. J.*

ANTONIO ARROYO: *Fischfibel und Krustentierfibel. Fachbuch für Köche, Einkäufer, Verkäufer und Liebhaber von Fischen und Meeresfrüchten. Weil der Stadt (Hädecke) 1995.*

Meeresgemüse, Meeresalgen: im Meer lebende →Algen.

Meerforelle, Lachsforelle: eine Art der →Forelle.

Meerkohl, Seekohl, Strandkohl, Weißer Meerkohl, wiss. Name **Crambe maritima:** eine am Atlantik, an der Ostsee und am Schwarzen Meer wild wachsende, in Großbritannien und Frankreich als Gemüsepflanze kultivierte Art der Kreuzblütler. Von der bis 60cm hohen Pflanze mit ihren fleischigen grünen Blättern werden v.a. die 2–3cm dicken Stängel, seltener die Blätter verzehrt. Die beim

Anbau oft durch Verdunkeln gebleichten Stiele werden wie Spargel gegessen und haben einen angenehmen kohlartigen Geschmack. Meerkohl besteht zu etwa 95% aus Wasser und hat einen hohen Vitamin-C-Gehalt.

Meerohren: →Abalonen.

Meerrettich, Kren, wiss. Name **Armoracia rusticana:** in Südosteuropa und Westasien heimische, ausdauernde Staude aus der Familie der Kreuzblütler, die durch Kultur mittlerweile weltweit verbreitet ist. Die sehr scharf schmeckenden Wurzeln des Meerrettichs werden gerieben, in Scheiben geschnitten Essiggemüse beigefügt oder z.B. zum Würzen von Saucen, Mayonnaise und Sahne verwendet. Meerrettich enthält viel Vitamin C und hat aufgrund seines hohen Gehalts an →Isothiocyanaten eine antimikrobielle Wirkung.

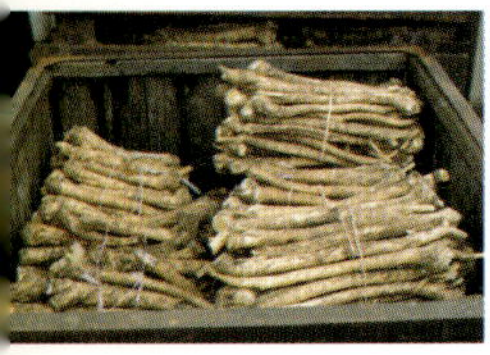

Meerrettich: Wurzeln

Meersalz: aus Meerwasser gewonnenes Salz (→Kochsalz).

Megadosierung [griech. mégas »groß«]: Verabreichung verschiedener Nährstoffe (v.a. von Vitaminen) in einer Dosis, die weit über dem eigentlichen Bedarf liegt. Ziele sind die Prävention oder die Therapie von Erkrankungen (→orthomolekulare Therapie). Megadosierungen sind sehr umstritten: zum einen wird ihre Wirksamkeit bezweifelt, zum anderen ist die unkontrollierte Einnahme hochdosierter Nährstoffe z.T. mit Gesundheitsrisiken verbunden.

Mehl: im weitesten Sinn Bezeichnung für alle pulverförmigen bis feinkörnigen Produkte, die durch Mahlen aus festen Materialien hergestellt werden (beispielsweise Gesteins-, Ziegel-, Fisch-, Erbsen- und Bohnenmehl); im engeren Sinn Bezeichnung für die Produkte, die man durch Mahlen von Getreide, besonders von Weizen und Roggen oder auch von Gerste, Hafer, Reis und Mais (→Maismehl), erhält und die u.a. zur Herstellung von Brot und anderen Backwaren sowie von Teigwaren verwendet werden.

Herstellung: Die Herstellung von Getreidemehl beginnt in der Mühle mit einer intensiven Reinigung der Körner. Mit Gebläsen (zur Abtrennung von leichten Verunreinigungen wie Staub, Spreu, Sackfasern), Rüttelsieben (zur Abtrennung von Sand und Erde), Magnetscheidern (zur Abtrennung von Eisenteilen), Sieben (zur Sortierung nach Korndicke) und Trieuren (zur Abtrennung von Unkrautsamen und Getreidebruch) werden die meisten unerwünschten Bestandteile (Verschmutzungen, mangelhaftes Getreide) entfernt. Danach erfolgt eine intensive Oberflächenreinigung der Körner durch Bürsten, Scheuern oder Schälen.

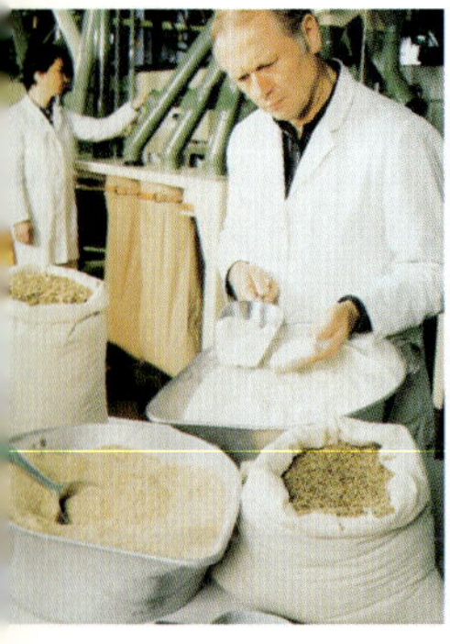

Mehl: Mehlprüfung

Das gereinigte Getreide wird durch Zugabe von Wasser auf den für die Vermahlung optimalen Feuchtigkeitsgehalt gebracht. Dann wird es zwischen zwei Mahlwalzen zerkleinert. Nach jeder Zerkleinerungsstufe wird in einer Siebmaschine das Mahlgut in verschiedene Fraktionen aufgeteilt. Aus diesen Passagemehlen werden die Typenmehle zusammengestellt.

Typen, Inhaltsstoffe und Gesundheitswert: Das wichtigste Merkmal eines Getreidemehls ist sein Ausmahlungsgrad, d.h. die in der Mühle anfallende Masse an Mehl bezogen auf 100 Masseteile Getreide. Bei niedrigem Ausmahlungsgrad besteht Mehl hauptsächlich aus dem zerkleinerten Mehlkörper, dem Stärkebestandteil der Getreidekörner (→Getreide). Bei höherem Ausmahlungsgrad enthält das Mehl auch die zerkleinerte, eiweißhaltige Aleuronschicht der Körner. Der Ausmahlungsgrad bestimmt die Farbe des Mehls und auch seinen Gehalt an wertvollen Inhaltsstoffen: Je höher der Ausmahlungsgrad, desto dunkler, eiweiß-, ballast- und mineralstoffreicher ist das Mehl. (In besonders großen Mengen sind die Mineralstoffe Magnesium, Eisen und Mangan enthalten.) Je niedriger der Ausmahlungsgrad, desto heller und stärkereicher und desto ärmer an Mineral- und Ballaststoffen ist es.

Zur Kennzeichnung der einzelnen Mehltypen wird heute v.a. der Mineralstoffgehalt herangezogen. Die Mehltype gibt an, wieviel Milligramm Mineralstoffe in 100g Mehltrockensubstanz enthalten sind. (Unter Trockensubstanz versteht man den nach dem Trocknen unter bestimmten Bedingungen verbleibenden wasserfreien Rückstand eines Lebensmittels.) Die Mehltypen werden durch den Anfangsbuchstaben der betreffenden Getreideart und die Mehltypenzahl gekennzeichnet. So steht WM 405 beispielsweise für Weizenmehl mit einem mittleren Mineralstoffgehalt von 405 mg in 100 g Mehltrockenmasse. Mehle der Type 405 fallen bei der ersten Schrotung an und haben somit den niedrigsten Ausmahlungsgrad. Sie werden als **Weißmehle** (Auszugmehle) bezeichnet.

Wegen der unterschiedlichen Kornstruktur – die Schale des Roggenkorns ist zäher als die des Weizenkorns – bereitet die völlige Trennung der Kleieanteile (→Getreideerzeugnisse) vom Mehlkern beim Roggen größere Schwierigkeiten als beim Weizen. Daher gelangen beim Roggen mehr Randpartien in das Mehl. Bei gleichem Ausmahlungsgrad enthalten Roggenmehle somit mehr Vitamine und Mineralstoffe als Weizenmehle.

Mehlbanane, Gemüsebanane, Kochbanane, Pferdebanane, Pisang, Plante: eine Bananenart (→Bananen).

Mehlbehandlungsmittel: Lebensmittelzusatzstoffe, die zur Verbesserung der Backeigenschaften bei Mehl (v. a. Weizenmehl) und Backmischungen eingesetzt werden. Sie sorgen für eine bessere Knetbarkeit der Teige und bei Backmischungen für eine gleichmäßige Krumen- und Porenbildung.

Oft wirken Mehlbehandlungsmittel gleichzeitig auch als →Emulgatoren, d. h., sie verbessern die Stabilität von Wasser-Fett-Gemischen. Dies gilt für folgende Substanzen: **Mono- und Diglyzeride von Speisefettsäuren (E 471), Essigsäuremonoglyzeride (E 472a,** Essigsäureester von Mono- und Diglyzeriden, Essigsäureester von Mono- und Diglyzeriden von Speisefettsäuren), **Milchsäuremonoglyzeride (E 472b,** Milchsäureester von Mono- und Diglyzeriden, Milchsäureester von Mono- und Diglyzeriden von Speisefettsäuren), **Zitronensäuremonoglyzeride (E 472c,** Zitronensäureester von Mono- und Diglyzeriden von Speisefettsäuren, auch deklariert als Salze der Speisefettsäuren), **Weinsäuremonoglyzeride (E 472d,** Weinsäureester von Mono- und Diglyzeriden, auch deklariert als Salze der Speisefettsäuren), **Diacetylweinsäuremonoglyzeride (E 472e,** Mono- und Diacetylweinsäureester von Mono- und Diglyzeriden von Speisefettsäuren, auch deklariert als Salze der Speisefettsäuren), **gemischte Essig- und Weinsäureester von Mono- und Diglyzeriden (E 472 f,** gemischte Essig- und Weinsäureester von Mono- und Diglyzeriden von Speisefettsäuren, auch deklariert als Salze der Speisefettsäuren), **Natriumstearoyllaktylat (E 481,** Natriumstearoyl-2-Laktylat), **Kalziumstearoyllaktylat (E 482,** Kalziumstearoyl-2-Laktylat) und **Stearyltartrat (E 483).**

Ascorbinsäure (E 300, L-Ascorbinsäure, Askorbinsäure, auch deklariert als Vitamin C), **Natrium-L-Ascorbat (E 301), Kalzium-L-Ascorbat (E 302,** Calcium-L-Ascorbat) und **→Lezithin (E 322,** Lecithin) werden nicht nur zur Mehlbehandlung, sondern auch als →Antioxidationsmittel eingesetzt.

Mehlkäfer: ein →Vorratsschädling.

Mehlmilbe: ein →Vorratsschädling.

Mehlmotte: ein →Vorratsschädling.

mehrfach ungesättigte Fettsäuren, MUF, Polyensäuren: eine Gruppe von →Fettsäuren.

Mehrfachzucker, Polysaccharide: eine Gruppe von →Kohlenhydraten.

Melasse: dunkler, sirupartig-zähflüssiger, bittersüß schmeckender Rückstand, der als Nebenprodukt bei der Raffination von Zucker anfällt. Je nach Rohmasse unterscheidet man Zuckerrüben- und Zuckerrohrmelasse. Melasse enthält etwa 50 % Zucker, 20 % Wasser sowie 30 % organische und anorganische Verbindungen, v. a. Stickstoffverbindungen und Kaliumsalze. Melasse wird zu Alkohol (für Rum und Arrak) vergoren und findet auch als Futtermittel in der Landwirtschaft Verwendung, darüber hinaus wird sie in der Biotechnologie eingesetzt (z. B. als Hilfsmittel zur Vermehrung von Hefen und zur Gewinnung von Alkohol). Man kann sie aber auch als Süßungsmittel verwenden; sie ist im Reformhaus erhältlich.

MEHL: MEHLTYPEN

Mehlart	Type	Mineralstoffgehalt[1) minimal	Mineralstoffgehalt[1) maximal
Weizenmehl (WM)	405	-	0,50
	550	0,51	0,63
	812	0,64	0,90
	1050	0,91	1,20
	1600	1,21	1,80
Dinkelmehl (DM)	630	-	0,70
	812	0,71	0,90
	1050	0,91	1,20
Roggenmehl (RM)	815	-	0,90
	997	0,91	1,10
	1150	1,11	1,30
	1370	1,31	1,60
	1740	1,61	1,80

[1) in mg pro 100 g Mehltrockensubstanz

Melisse, Gartenmelisse, Zitronenkraut, Zitronenmelisse, wiss. Name **Melissa officinalis:** in Südeuropa heimische, jedoch auch in anderen Teilen Europas als Heilpflanze und Küchenkraut kultivierte, 30–90 cm hohe Staude mit vierkantigem Stängel, ovalen bis rautenförmigen, gesägten Blättern und weißen Blüten. Die Blätter, die ein ätherisches Öl (das Melissenöl) enthalten, duften stark nach Zitrone und schmecken würzig. Sie werden frisch oder getrocknet zum Würzen von Salaten, Kräuterquark und Kräutersaucen verwendet. Man sollte sie vor der Blüte ernten, da sie dann das beste Aroma haben. Aus den getrockneten Blättern wird ein Tee bereitet, der gegen nervös bedingte Einschlafstörungen und funktionelle Magen-Darm-Beschwerden (»nervösen Magen«) hilft.

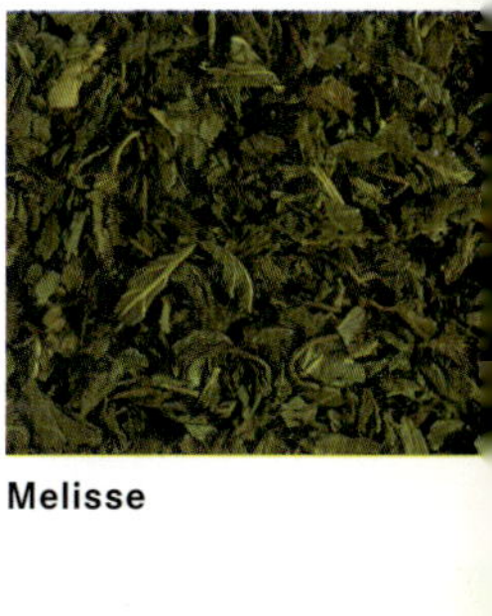
Melisse

Melissentee: ein →Kräutertee.

Melonen: Beerenfrüchte verschiedener Kürbisgewächse der Tropen, die auch in wärmeren Gebieten der gemäßigten Zonen kultiviert werden. Die fleischigen Beerenfrüchte werden in erster Linie roh gegessen.

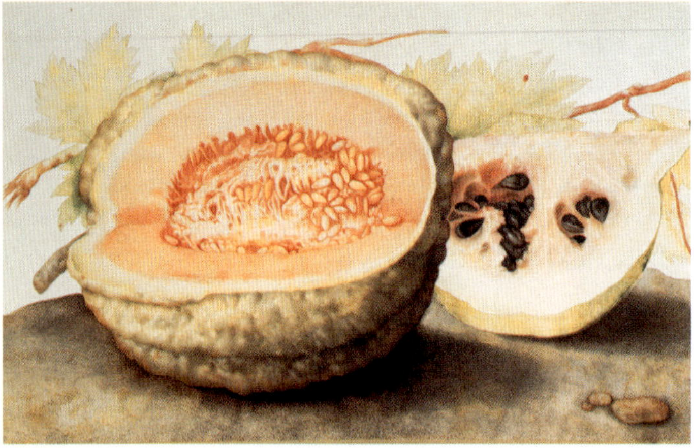

Melonen: »Stillleben mit Melone und Granatapfel« von Giovanna Garzoni (um 1650)

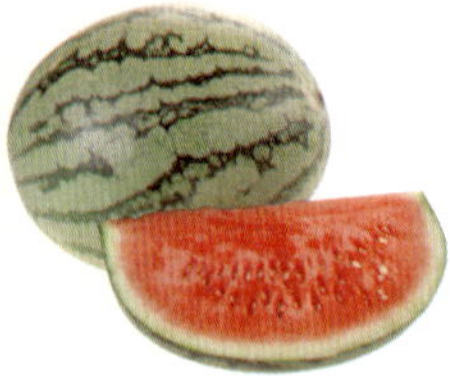

Melonen: Wassermelone

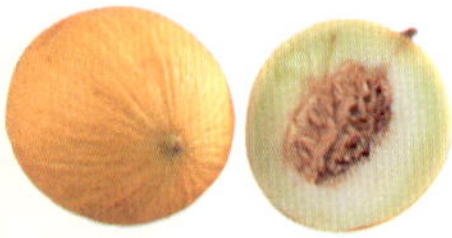

Melonen: Honigmelone

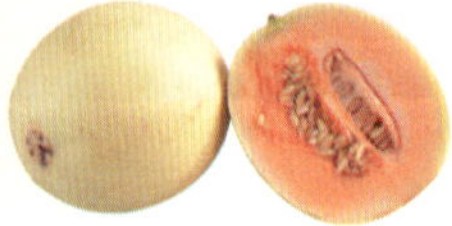

Melonen: Orange-Flesh-Melone

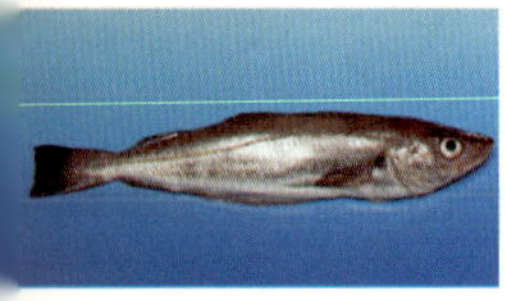

Merlan

Arten und Sorten: Man unterscheidet die große, grüne **Wassermelone** (Citrullus) mit rotem, säuerlichem Fruchtfleisch und die kleinere, süße **Zuckermelone** (Gartenmelone, Cucumis melo). Bekannte Kultursorten der Zuckermelone sind u.a. **Honigmelone, Netzmelone** und **Kantalupe** (Cantaloupe).

Inhaltsstoffe und Gesundheitswert: Zuckermelonen sind reich an Kalium, Betakarotin und Vitamin C. Wassermelonen enthalten weniger Vitamine und Mineralstoffe; mit einem Wassergehalt von bis zu 93% und ihrem im Vergleich zur Zuckermelone geringen Zucker- und Kaloriengehalt sind sie aber ideale Durstlöscher.

Melonenbirne: →Pepino.

Mengenelemente: →Mineralstoffe, von denen mehr als 50 mg pro Kilogramm Körpergewicht gespeichert sind.

Meringe, Baiser: eine Gebäckart (→Gebäck).

Merlan, Weißling, Wittling, wiss. Name **Merlangius merlangus:** ein zur Familie der Dorsche gehörender Meeresfisch, der in Atlantik, Mittelmeer und Schwarzem Meer lebt. Der Merlan hat einen bräunlichen, bläulichen oder grünen Rücken und wird in der Regel 30–40 cm groß, kann aber auch eine Länge von 70 cm erreichen. Das weiße Fleisch, das einen hohen Jodgehalt hat, ist sehr schmackhaft. Es eignet sich zum Braten und zum Pochieren, ist zart, fettarm und leicht verdaulich, aber auch schnell verderblich.

Met, Honigwein: durch Vergären von Honig gewonnenes weinähnliches Getränk mit einem Alkoholgehalt von mindestens 8 Vol.-%. Met entsteht aus einer Mischung von Wasser und Honig (im Verhältnis 2:1), die gekocht, abgeschäumt und nach dem Abkühlen mit Reinhefe vergoren wird. Dem Getränk wird kein Zucker zugesetzt, es kann jedoch u.a. mit Gewürznelken, Anis und Hopfen aromatisiert werden. Im germanischen Mythos war Met der Trank der Götter und Helden in Walhall.

metabolisches Syndrom: Bezeichnung für das gemeinsame Auftreten von androider Fettsucht (bei der das Körperfett vorrangig um den Bauch herum verteilt ist; →Fettleibigkeit), →Insulinresistenz, die zu einem →Diabetes mellitus führen kann, →Bluthochdruck, erhöhten Blutfettwerten (→Hypercholesterinämie, →Hypertriglyzeridämie) und in manchen Fällen auch → Gicht. Beim metabolischen Syndrom besteht eine erhöhte Gefahr für die Entstehung von Arteriosklerose und damit von →Herz-Kreislauf-Erkrankungen wie Herzinfarkt und Schlaganfall, außerdem ein erhöhtes Risiko für das Auftreten von →Gallensteinen und →Fettleber.

Zu den Ursachen für die Entstehung des metabolischen Syndroms gehören genetische Veranlagung, Überernährung, Bewegungsmangel und Ernährungsfehler wie z.B. ein zu hoher Fettkonsum. Diese führen zunächst zur androiden Fettsucht, aus der sich oft eine Insulinresistenz ergibt, da die Zellen des abdominellen (um den Bauch herum verteilten) Fettgewebes größere Mengen Insulin benötigen, um ausreichende Mengen Glukose für die Energiegewinnung aufnehmen zu können. Hinzu kommt, dass aus den Zellen des abdominellen Fettgewebes z.B. bei Stimulation durch Stresshormone mehr freie Fettsäuren ins Blut abgegeben werden. Dies wiederum trägt zur Entstehung

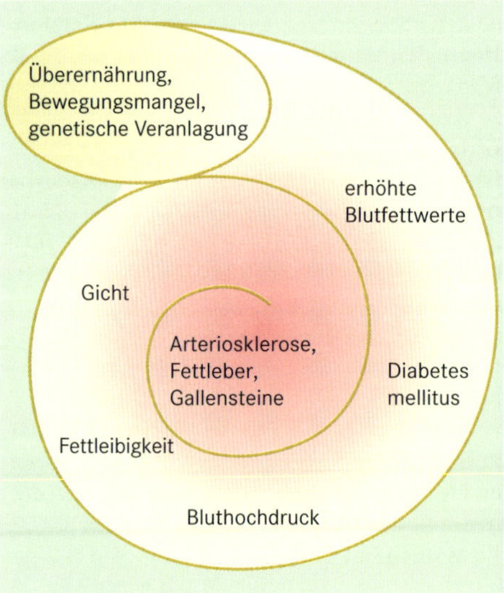

metabolisches Syndrom

von erhöhten Blutfettwerten bei, da die Leber die freien Fettsäuren zu einem Großteil in →Lipoproteine vom VLDL-Typ umwandelt, die einer Arteriosklerose Vorschub leisten.

Vorbeugen kann man dem metabolischen Syndrom durch eine fett- und fleischarme Ernährung, die reich an Obst, Gemüse und Vollkornprodukten ist, und durch regelmäßige körperliche Aktivität (z. B. Sport).

LESETIPP:

HEINER LAUBE: *Diabetestherapie bei Metabolischem Syndrom. Bremen (Uni-Med) 1999.*

Metabolismus: →Stoffwechsel.

Meteorismus: →Blähungen.

Met|hämoglobinämie: das Auftreten eines erhöhten Gehalts an Methämoglobin im Blut. Methämoglobin, die oxidierte Form des roten Blutfarbstoffs, ist nicht in der Lage, Sauerstoff zu speichern und zu den Körperzellen zu transportieren. Als Folge einer Methämoglobinämie kommt es daher zu einer schlechteren Sauerstoffversorgung der Zellen, die u. a. mit Herzrasen, Kopfschmerzen, Atemnot und Müdigkeit einhergeht. Außerdem können die roten Blutkörperchen geschädigt werden, Milz und Leber können sich unnatürlich vergrößern und das Nierengewebe kann funktionsunfähig werden. Bei hohen Methämoglobinkonzentrationen im Blut besteht Lebensgefahr.

Eine Methämoglobinämie kann sich u. a. nach der Einnahme größerer Mengen von bestimmten Arzneiwirkstoffen wie z. B. Chinin oder Sulfonamiden entwickeln. Säuglinge sind bei hoher Zufuhr von →Nitrat (z. B. über das Trinkwasser oder über grünes Gemüse wie Spinat) besonders gefährdet. Das Nitrat kann im menschlichen Organismus in →Nitrit umgewandelt werden, das zur Oxidation des Hämoglobins und damit zur Entstehung von Methämoglobin führt. Das Hämoglobin von Säuglingen ist leichter oxidierbar als das von Erwachsenen; außerdem ist bei Säuglingen das Enzym, welches Methämoglobin wieder zu Hämoglobin reduziert, noch nicht voll entwickelt. Zur Vorbeugung einer Methämoglobinämie bei Säuglingen muss darauf geachtet werden, dass das Wasser, mit dem Säuglingsnahrung zubereitet wird, maximal 10 mg Nitrat pro Liter enthält. Hat das Trinkwasser einen zu hohen Nitratgehalt, so muss die Säuglingsnahrung mit einem nitratarmen →Mineralwasser zubereitet werden. Sehr nitratreiche Gemüsearten sollte ein Kind im ersten Lebensjahr nicht erhalten, ebenso wenig gepökelte Fleischerzeugnisse, da diese Nitrit enthalten.

Methanol, Methylalkohol: einfachste Verbindung aus der Reihe der Alkohole, die als Esterkomponente in vielen Pflanzenstoffen enthalten ist. Während der alkoholischen Gärung kann sich Methanol aus den in Pflanzensäften enthaltenen Pektinen bilden. Es ist mit einem Gehalt von etwa 0,1 g pro Liter in Wein enthalten. Methanol wird u. a. als Lösungsmittel (z. B. für Farben und Reinigungsmittel) eingesetzt und ist eine farblose, brennbare, giftige Flüssigkeit. Methanolvergiftungen können nach Einnahme von 5 bis 15 ml Methanol eintreten; die tödliche Dosis beträgt beim Erwachsenen 30–50 ml. Vergiftungserscheinungen sind Übelkeit, heftige Leibschmerzen, Blausucht, Bewusstlosigkeit und Tod durch Atemlähmung; Sehstörungen können zu dauernder Erblindung führen.

Methionin: eine →Aminosäure.

Methylalkohol: →Methanol.

Mett, Schweinehackfleisch: →Hackfleisch vom Schwein.

Miesmuscheln, Pfahlmuscheln: eine Gattung der →Muscheln.

Migräne: anfallsweise auftretende, meist einseitige Kopfschmerzen. Eine Migräneattacke kann sich durch Funktionsstörungen im Gehirn, z. B. Sehstörungen (Migräne mit Aura), oder durch Änderungen der Befindlichkeit wie Heißhunger auf Süßes oder Appetitlosigkeit ankündigen. Begleitet wird die Attacke meist von Übelkeit und Erbrechen und dem Bedürfnis nach absoluter Ruhe.

Wie häufig und wodurch eine Migräneattacke ausgelöst wird, ist von Mensch zu Mensch verschieden. Zu den Stoffen oder auch Situationen, die erfahrungsgemäß Migräne verursachen können, gehören neben äußeren (z. B. Wetterumschwung), körperlichen (z. B. zu wenig Schlaf, Veränderungen im Hormonhaushalt) und seelischen Faktoren (z. B. Hektik, Angst) eine Reihe von Ernährungseinflüssen. Eine unregelmäßige Flüssigkeitszufuhr, Auslassung von Mahlzeiten, Fehlernährung und Verstopfung wirken migränefördernd. Manche Migränepatienten reagieren zudem überempfindlich auf Lebensmittel, die reich an →biogenen Aminen sind (z. B. Rotwein, Käse, Schokolade) oder die körpereigene Ausschüttung von Histamin beeinflussen (→Histaminliberatoren). Bei Kindern kann auch eine Nahrungsmittelallergie an der Migräneentstehung beteiligt sein.

Mithilfe vom Arzt durchgeführter Allergietests und einer →Allergensuchkost lässt sich feststellen, welche Lebensmittel oder Lebensmittelkombinationen im Einzelfall migränefördernd wirken. Daraus ergeben sich individuelle Diätempfehlungen.

LESETIPPS:
Handbuch Kopfschmerzen und Migräne. Friedrichsdorf (Bircher-Benner) [11]*1996.*
Robert M. Bachmann: *Die Migräne-Diät. München (Heyne) 1999.*
Hans-Christoph Diener: *Wirksame Hilfe bei Migräne. Stuttgart (Trias) 1999.*
Stefanie Braun: *Abwechslungsreiche Diät bei Migräne. Stuttgart (Trias) 2000.*

Mikroalgen: einzellige →Algen.

Mikroben: →Mikroorganismen.

Mikronährstoffe: Oberbegriff für →Vitamine und →Mineralstoffe. Mikronährstoffe sind lebensnotwendig und müssen mit der Nahrung zugeführt werden. Sie entfalten bereits in geringen Mengen physiologische Wirkungen.

Mikro|organismen, Mikroben: meist einzellige tierische oder pflanzliche Kleinstlebewesen, zu denen bestimmte Pilze (z. B. →Hefen), Bakterien und Algen zählen. Mikroorganismen sind von der Umgebungstemperatur abhängig: Schimmelpilze überleben auch im Kühlschrank, Fäulnisbakterien gedeihen besonders gut bei Temperaturen ab 30 °C. Die meisten Mikroorganismen benötigen Wasser und Sauerstoff und bevorzugen einen neutralen oder alkalischen pH-Wert. Diese Eigenschaften macht man sich bei der Konservierung von Lebensmitteln (z. B. durch Trocknen, Tiefkühlen, Vakuumverpacken oder Einlegen in Essig) zunutze (→Konservierungsmethoden, S. 382 ff.).

Mikrowellenherd: elektrisches Haushaltsgerät zum Garen, Auftauen und Aufwärmen von Lebensmitteln mittels Mikrowellen. Die ersten Mikrowellenherde kamen 1947 auf den Markt. Ihre Entwicklung ging auf das 1940 von britischen Forschern konstruierte Magnetron zurück, eine Lauffeldröhre zur Erzeugung von Mikrowellen.

Funktionsweise:

Das Magnetron erzeugt Mikrowellen, die über Koppelstift und Hohlleiter in den Garraum des Herdes geleitet werden. Da dieser metallene Wände besitzt, reflektiert und verstärkt er die auftreffende Strahlung. Ein rotierender Metallreflektor (Wobbler) in der Nähe der Eintrittsöffnung sorgt dafür, dass die Strahlung gleichmäßig verteilt wird. Das Magnetron wird durch ein Gebläse, einen Übertemperaturregler sowie eine Glas- oder Porzellanplatte im Garraum vor Überhitzung geschützt. Die elektrische und mechanische Verriegelung der Tür, ein Drahtgitter im Sichtfenster und eine doppelte Türabdichtung

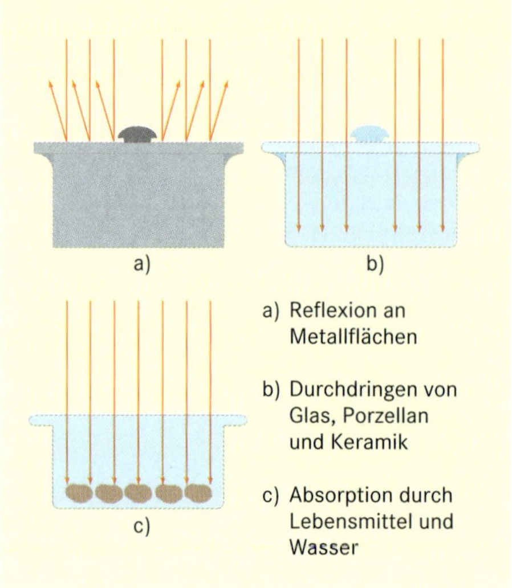

Mikrowellenherd: Interaktion von Mikrowellen mit verschiedenen Materialien

schützen vor dem unkontrollierten Austritt von Mikrowellen.

Garvorgang:

Die Art der Erwärmung von Speisen im Mikrowellenherd unterscheidet sich grundsätzlich von der anderer Herde. Die Hitze wird nicht von außen zugeführt, sondern entsteht im Gegensatz zu konventionellen Garmethoden im Inneren des Garguts, und zwar in den im Gargut enthaltenen Wassermolekülen. Diese absorbieren die Mikrowellen und werden dadurch erwärmt. Die Wellen dringen von allen Seiten etwa 2–4 cm tief in das Gargut ein. Im Inneren breitet sich die Wärme durch Fortleitung aus, d. h., die Speisen garen von innen nach außen. Da die Oberflächentemperatur relativ gering bleibt, wird das Gargut dabei weder gebräunt, noch entsteht eine Kruste.

Geschirr und Verwendung:

Im Mikrowellenherd darf man weder Geschirr aus Metall noch gewöhnliche Plastikbehälter verwenden. Bei Letzteren gehen ab einer Temperatur von ca. 70 °C Krebs erregende Weichmacher ins Gargut über. Metall lässt die Mikrowellen nicht durch, die Speisen können nicht erwärmt werden. Geeignet sind Glas, Keramik oder spezielles mikrowellentaugliches Plastikgeschirr. Da die Wellen Glas, Porzellan und Plastik durchdringen, ohne es zu erhitzen, bleibt dieses Geschirr beim Garvorgang kalt bzw. wird nur durch die erhitzte Speise erwärmt. Der Mikrowellenherd eignet sich v. a. zum schnellen, Energie und Zeit sparenden

GESCHIRR FÜR DEN EINSATZ IN DER MIKROWELLE

Geschirr[1]	Mikrowelle			Kombinationsgeräte		
	Auftauen	Erwärmen	Garen	Ober- und Unterhitze	Grillheiz-körper	Umluft
Glas/Porzellan	geeignet	geeignet	geeignet	nicht geeignet	nicht geeignet	nicht geeignet
Glas/Porzellan hitzebeständig	geeignet	geeignet	geeignet	geeignet	geeignet	geeignet
Glaskeramik	geeignet	geeignet	geeignet	geeignet	geeignet	geeignet
Keramik (Steingut, Ton)	bedingt geeignet	bedingt geeignet	bedingt geeignet	geeignet	geeignet	geeignet
Kunststoff-geschirr[2]	geeignet	geeignet	bedingt geeignet	bedingt geeignet	nicht geeignet	bedingt geeignet
Frischhalte-folien[2]	geeignet	geeignet	geeignet	nicht geeignet	nicht geeignet	nicht geeignet
Gefrierbeutel (kochfest)	geeignet	geeignet	geeignet	nicht geeignet	nicht geeignet	nicht geeignet
Bratfolien	geeignet	geeignet	geeignet	geeignet	nicht geeignet	geeignet
Metallback-formen	nicht geeignet	nicht geeignet	nicht geeignet	geeignet	nicht geeignet	geeignet
Aluschalen	bedingt geeignet	bedingt geeignet	nicht geeignet	geeignet	geeignet	geeignet
Papier und Pappe	bedingt geeignet	bedingt geeignet	nicht geeignet	nicht geeignet	nicht geeignet	nicht geeignet

[1] Herstellerangaben beachten; [2] müssen als mikrowellengeeignet gekennzeichnet sein

Aufwärmen von Gerichten sowie zum Auftauen und Erhitzen tiefgefrorener Fertigspeisen. Aber auch zum Dünsten von Fisch und vielen Gemüsearten ist er gut geeignet. Dabei kommt es nur zu minimalen Nährstoffverlusten; hitzeempfindliche Vitamine werden geschont. Außerdem braucht man zum Garen der meisten Lebensmittel weniger Fett und Garflüssigkeit als bei anderen Garmethoden.

Einige Lebensmittel (beispielsweise Hülsenfrüchte) sind für das Garen im Mikrowellenherd nicht geeignet. Eier oder Esskastanien in der Schale explodieren im Mikrowellenherd. Bei Kartoffeln, Nudeln oder Reis wird die Garzeit im Mikrowellenherd nicht wesentlich verkürzt, sodass hier andere Garmethoden vorzuziehen sind. Da die Eindringtiefe der Strahlung maximal 4 cm beträgt, sollten auch größere Garstücke (z. B Braten) nicht im Mikrowellenherd gegart werden. Fleisch wird bei diesem Garverfahren meist zäh und erhält nicht die oftmals erwünschte knusprige Kruste. Hier ist

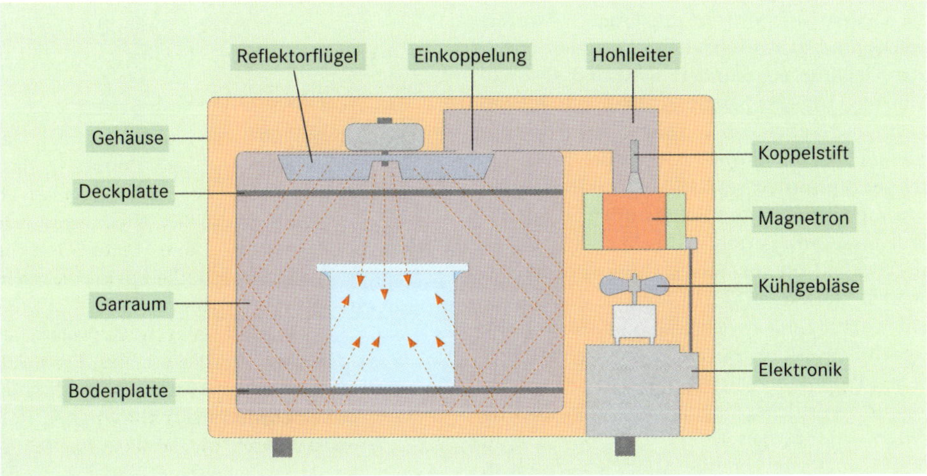

Mikrowellenherd: Aufbau

ein konventioneller Herd dem Mikrowellenherd überlegen. Es gibt auch Kombigeräte, die Mikrowelle, Backofen und Grill vereinen und zusätzlich zum Erwärmen auch ein Überbacken der Speisen ermöglichen.

Mögliche Probleme und Gesundheitsrisiken:

Da die Garzeit im Mikrowellenherd extrem kurz ist, besteht bei zu langem Erwärmen die Gefahr des Austrocknens des Garguts. Außerdem kann es vorkommen, dass die Speisen ungleichmäßig garen und heiße und kalte Stellen aufweisen. An den kalten Stellen können Bakterien den Garprozess überstehen. Die ungleichmäßige Temperaturverteilung lässt sich bei Flüssigkeiten durch Umrühren vermeiden, bei festen Speisen dadurch, dass sie nicht sofort nach dem Erhitzen verzehrt werden. So kann sich die Wärme gleichmäßig verteilen.

Nach Ansicht der Weltgesundheitsorganisation gehen von Mikrowellenherden keine Gesundheitsrisiken aus – vorausgesetzt, die Geräte sind in technisch einwandfreiem Zustand. Alte oder beschädigte Geräte können allerdings Strahlungslecks aufweisen, durch die hochfrequente Strahlung nach außen gelangt. Deren Energie wird vom menschlichen Körper absorbiert und in Wärme umgewandelt. Menschliche Organe werden erst ab einer Temperaturerhöhung von 3–5 °C geschädigt. Schlecht durchblutete Körperzonen wie etwa die Augenlinse können die aufgenommene Wärme nicht abführen und sind daher besonders gefährdet. Die Intensität der Strahlung nimmt aber mit zunehmendem Abstand immer mehr ab. Man sollte sich daher dem eingeschalteten Mikrowellenherd nur bis auf Armeslänge nähern und v. a. nicht hineinsehen.

Milch: weiße, undurchsichtige Flüssigkeit, die in den Milchdrüsen der Frau (→Muttermilch) und der weiblichen Säugetiere nach dem Gebären abgesondert wird und als erste Nahrung für die Säuglinge bzw. die Jungen dient. Im gesetzlichen und allgemeinen Sprachgebrauch wird in Europa unter Milch in der Regel nur **Kuhmilch** verstanden. Die Erzeugung von **Ziegenmilch** und **Schafsmilch** ist auf der Erde insgesamt gering, lokal aber wichtig (u. a. zur Produktion von Käse). Die von Milch gebenden Nutztieren durch Melken gewonnene Milch zählt zu den wichtigsten Lebensmitteln. Sie wird entweder getrunken oder zu verschiedenen Produkten wie beispielsweise Käse oder Joghurt (→Milcherzeugnisse, →Sauermilcherzeugnisse) verarbeitet.

Verarbeitung: Um die Milch vor raschem Verderb zu schützen und etwaige Krankheitserreger abzutöten, wird die ermolkene Milch **(Rohmilch)** einer Hitzebehandlung in der Molkerei unterworfen. Zulässig sind →Pasteurisation, →Ultrahocherhitzung und →Sterilisation. Bei der Pasteurisation bleiben Vitamingehalt und Geschmack weitgehend erhalten. Bei der Ultrahocherhitzung, bei der die Milch mindestens drei Sekunden lang, oft auch länger, auf mindestens 140 °C erhitzt wird, treten höhere Nährstoffverluste als beim Pasteurisieren auf und der Geschmack wird leicht verändert. Bei der Sterilisation wird die Milch nach der Abfüllung in der geschlossenen Packung 20–30 Minuten lang auf 115–118 °C erhitzt. Hierbei ist der Vitaminverlust am größten, der Geschmack wird stark verändert.

Direkt im Anschluss an die Hitzebehandlung wird die Milch gekühlt. Meist wird sie auch homogenisiert (→Homogenisierung) und ihr Fettgehalt durch teilweises Entrahmen auf einen bestimmten Wert eingestellt. Beim Baktofugieren, einem weiteren Verfahren zur Erhöhung der Haltbarkeit, werden durch Zentrifugieren bei Pasteurisationstemperatur Bakterien und Bakteriensporen entfernt und die Milch wird zugleich homogenisiert. Sämtliche Behandlungsverfahren sind auf der Milchpackung bzw. -flasche anzugeben.

Sorten, Haltbarkeit und Lagerung: Im Handel ist Trinkmilch mit unterschiedlichem Fettgehalt erhältlich, wobei mit dem Fettgehalt auch die Energiedichte steigt: Vollmilch hat mindestens 3,5 % Fett und eine Energiedichte

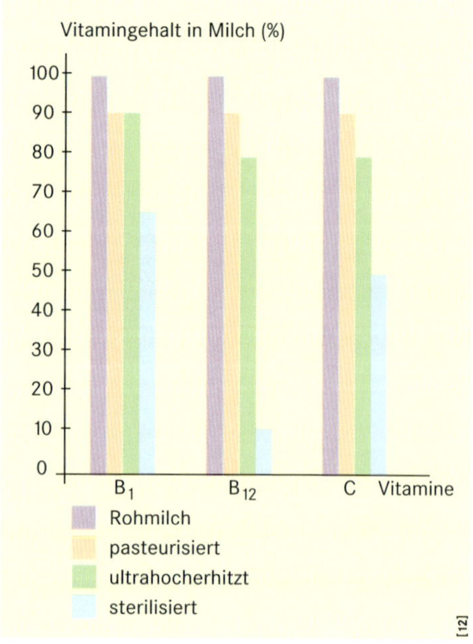

Milch: Vitaminverlust der Milch durch Erhitzen

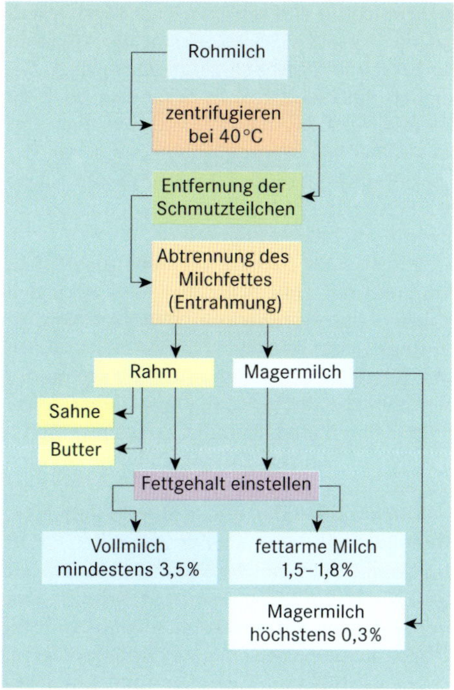

Milch: Herstellung

von 64 kcal/268 kJ, fettarme (teilentrahmte) Milch 1,5–1,8 % Fett und 47 kcal/197 kJ (bei 1,5 % Fett), Magermilch (entrahmte Milch) höchstens 0,3 % Fett und 35 kcal/146 kJ pro 100 ml.

Bei **H-Milch** (haltbarer Milch) handelt es sich um ultrahocherhitzte Milch, die unter aseptischen Bedingungen in sterile Packungen abgefüllt wird. Sie ist ungeöffnet ohne Kühlung mindestens sechs Wochen haltbar und eignet sich daher gut zur Bevorratung. Durch ihren Kochgeschmack wird sie oft aber als weniger schmackhaft empfunden als pasteurisierte Milch. Sterilisierte Milch ist ungeöffnet ohne Kühlung sechs bis zwölf Monate haltbar. Wegen der großen Vitaminverluste bei der Sterilisation ist sie für Babys und Kleinkinder ungeeignet.

Rohmilch darf unter bestimmten Auflagen unbehandelt direkt ab Hof an die Konsumenten abgegeben werden (Ab-Hof-Verkauf). **Vorzugsmilch** ist Rohmilch mit nicht standardisiertem Fettgehalt (mindestens aber 3,5 %), die ab Erzeugerbetrieb in verkaufsfertiger Packung in den Handel kommt. Sie darf nur aus streng überwachten Rinderbeständen stammen und nicht an Einrichtungen der Gemeinschaftsverpflegung abgegeben werden. Zur Abtötung eventueller Krankheitserreger sollte Vorzugs- wie auch Rohmilch unbedingt zu Hause kurz abgekocht werden, speziell wenn sie für Babys, Kinder, Kranke und ältere Menschen bestimmt ist. Allerdings gehen beim Abkochen zu Hause mehr Vitamine verloren als beim Pasteurisieren oder Ultrahocherhitzen.

Als leicht verderbliches Lebensmittel muss Milch stets dunkel und kühl aufbewahrt werden, da einige der enthaltenen Vitamine empfindlich auf Luft, Licht und Hitze reagieren. Angebrochene Packungen bzw. Flaschen sind im Kühlschrank noch zwei bis drei Tage haltbar. Auch angebrochene H-Milch verdirbt nach einigen Tagen.

Inhaltsstoffe und Gesundheitswert: Milch ist ein sehr gesundes Lebensmittel. Besonders hervorzuheben ist ihr hoher Kalziumgehalt. Die Deutsche Gesellschaft für Ernährung empfiehlt, täglich 0,5 l Milch bzw. Sauermilch, Joghurt oder Kefir zu trinken, u. a. um Knochen und Zähne mit diesem wichtigen Mineral zu versorgen. Dies gilt in besonderem Maß für Kinder und Jugendliche, deren Knochen sich noch im Aufbau befinden, sowie schwangere und stillende Frauen. Nehmen Kinder und Ju-

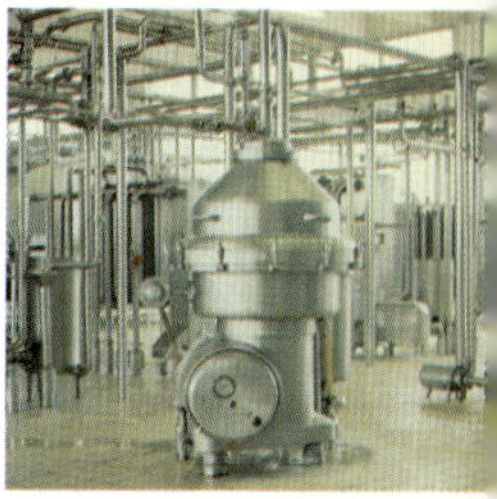

Milch: Wärmebehandlung

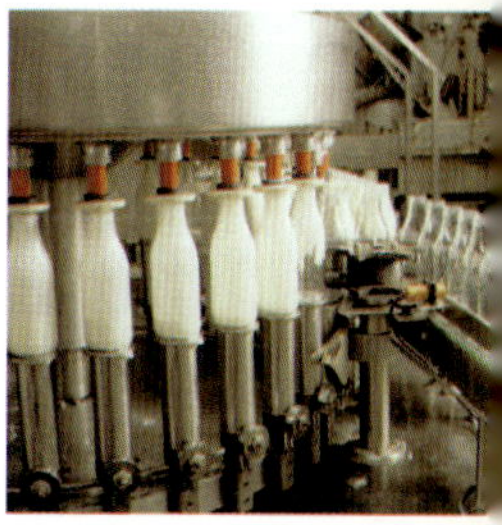

Milch: Abfüllung in Flaschen

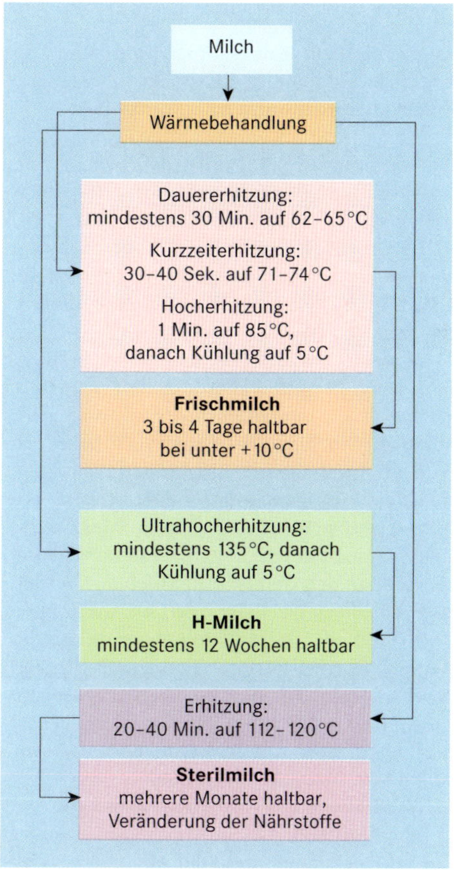

Milch: Wärmebehandlung

MILCHEIWEISSALLERGIE: MILCH- BZW. MILCHEIWEISSGEHALT VON LEBENSMITTELN

Lebensmittel, die Milch oder Milcheiweiß enthalten können
Gebäck (Kuchen, Backmischungen, Kekse, Lebkuchen, manche Brot-, Brötchen-, Zwieback- und Knäckebrotsorten)
Fertiggerichte (Suppen, Suppeneinlagen, Kaltschalen, Milchsuppen, Bechamelsauce, Fleischklößchen, Salatsaucen, Kartoffelpüree, Klöße, Wurst und andere Fleischerzeugnisse)
manche Margarinesorten
Süßspeisen und Süßigkeiten (z. B. Pudding, Cremes, Schokolade, Nugat, Pralinen, Bonbons)
manche Getränke (z. B. Kakaogetränke, Liköre)
Milcheiweißfreie Lebensmittel
unverarbeitete Naturprodukte (z. B. Obst, Gemüse, Getreide, Mehl, Stärke, Eier usw.)
als eiweißfrei deklarierte Margarinesorten
als Brotbelag dienende vegetabile Pasten
Milchimitate (z. B. Sojamilch oder Kaffeeweißer)
kuhmilchfreie Säuglingsnahrungen (so genannte Hydrolysatnahrungen oder H.A.-Nahrungen)

[14]

gendliche nicht genug Milch und Milchprodukte zu sich, steigt ihr Risiko, in späteren Jahren an Osteoporose zu erkranken.

Ferner ist Milch eine wichtige Eiweißquelle, da Milcheiweiß alle unentbehrlichen Aminosäuren enthält und somit besonders hochwertig ist. Milchfett ist bekömmlich und wird im Darm schnell abgebaut. Die in Milch enthaltene →Laktose verbessert die Aufnahme von Kalzium und Magnesium und fördert die Verdauung.

Manche Bestandteile der Milch sind für bestimmte Personen allerdings ungeeignet, da sie bei ihnen unerwünschte Reaktionen hervorrufen. Vor allem bei Säuglingen kann eine →Milcheiweißallergie auftreten, die sich aber meist bis zum Schulalter wieder verliert. Wer an →Laktoseintoleranz (einem Mangel des Laktose spaltenden Enzyms Laktase) leidet, reagiert auf den Genuss von Milch mit Verdauungsstörungen wie Blähungen, Darmkrämpfen und Durchfall. Da Milchfett einen relativ hohen Gehalt an gesättigten Fettsäuren (im Vollmilchfett ca. 65 %) und Cholesterin (110 mg pro Liter) hat, sollte man bei Fettstoffwechselstörungen oder Übergewicht eher fettarme Milch oder Magermilch trinken.

Milchallergie: →Milcheiweißallergie.

Milch|eiweiß: das aus mehreren Bestandteilen bestehende Eiweiß der Milch von Säugetieren (einschließlich des Menschen). Den mengenmäßig größten Anteil am Milcheiweiß hat das **Kasein** (Casein), das in der Milch an Kalzium und Phosphat gebunden vorliegt. Besonders hochwertig, d. h. besonders reich an unentbehrlichen Aminosäuren, sind allerdings die Molke- oder Serumproteine, zu denen das **Lactalbumin** und das **Lactoglobulin** sowie das Serumalbumin und verschiedene Immunglobuline zählen.

Milcheiweiß enthält alle unentbehrlichen Aminosäuren und wird bei der normalen Milchbe- und -verarbeitung nicht zerstört. Allerdings gehört es zu den häufigsten Auslösern von Allergien beim Menschen; im ersten Lebenshalbjahr sollten Säuglinge daher keine Kuhmilch erhalten, da ihr Organismus ansonsten gegen Milcheiweiß sensibilisiert werden könnte.

Milch|eiweißallergie, Kuhmilch|allergie, Milch|allergie: eine Allergie gegen das Eiweiß der Kuhmilch (→Milch). Die Milcheiweißallergie kommt bei Säuglingen und Kleinkindern am häufigsten vor und kann sich im Lauf des Lebens abschwächen oder auch völlig verlieren.

Die betroffenen Personen sind gegen bestimmte Milcheiweißgruppen allergisch, wobei die allergische Reaktion häufig vom Grad der Verarbeitung abhängt. Einige Allergiker können z. B. das Milcheiweiß in denaturierter Form (d. h. gekocht oder gesäuert in Sauermilcherzeugnissen oder verschiedenen Käsesorten) vertragen. Häufig wird auch Butter gut vertragen, da hier der Milcheiweißgehalt sehr gering ist. Die allergische Reaktion zeigt sich durch Symptome auf der Haut (Ausschlag oder Ekzem), bei Säuglingen und Kleinkindern als →Neurodermitis oder im Bereich des Magen-Darm-Trakts (mit Erbrechen, Darmkrämpfen, Durchfällen) oder der Atemwege. In seltenen Fällen kann es zu einer Kreuzreaktion mit Kalbfleisch kommen. Außerdem kann gleichzeitig eine Allergie gegen Schafs- oder Ziegenmilch vorliegen.

Behandlung: Um das Auftreten allergischer Reaktionen zu vermeiden, muss der Betroffene Milch und unverträgliche Milcherzeugnisse wie z. B. Molke, Buttermilch, Milchpulver, Kondensmilch, Dickmilch, Sahne, Joghurt, Kefir und Käse meiden. Auch Lebensmittel und Speisen, die Milcheiweiß enthalten könnten, darf er nicht verzehren. Lebensmittel des täglichen Gebrauchs sollten auf den Milcheiweißgehalt hin überprüft werden, entweder durch direktes Erfragen beim Hersteller oder durch Lektüre der Zutatenliste auf verpackten Lebensmitteln.

Milch|ersatzprodukte: →Milchimitate.

Milcherzeugnisse, Milchprodukte: aus Milch hergestellte Lebensmittel. Hierzu zählen z. B. →Käse, →Quark, →Sahne, →Kondensmilch, →Milchpulver, →Molke, →Milchmischerzeugnisse und Sauermilcherzeugnisse wie →Dickmilch, →Joghurt, →Kefir und →Buttermilch.

Milch|imitate, Milch|ersatzprodukte: wie Milch bzw. Milcherzeugnisse verwendbare Produkte. Milchimitate können aus pflanzlichen Eiweißen (v. a. Soja-, Erdnuss-, Baumwollsaateiweiß) und pflanzlichen Fetten (v. a. Kokosfett, gehärtetem Sojaöl, Sonnenblumenöl, Palmkernöl) durch Emulgieren in Wasser hergestellt werden. Sie haben in Aussehen, Farbe, Geruch und Geschmack eine große Ähnlichkeit mit Milch und Milchprodukten.

In Ländern mit geringer Milchproduktion dienen Milchimitate zur Versorgung mit eiweißhaltigen Lebensmitteln. In Deutschland ist die Herstellung solcher Kunstmilchprodukte seit 1990 zugelassen. Die Palette der Produkte, die teilweise aus dem europäischen Ausland kommen, umfasst u. a. Sojadrinks (als Ersatz für Milch; →Sojaerzeugnisse), →Tofu (als Quarkersatz), Mischdesserts (als Ersatz für Joghurt, Fruchtjoghurt und Desserts auf Milchbasis), Mischemulsionen (als Ersatz für Sahne, Frischkäse, Crème fraîche, Kondensmilch) und Schlagcremepulver (als Schlagsahneersatz). Ferner gibt es in der Angebotspalette der Milchimitate Mischpulver auf Sojabasis für Säuglingsnahrung, Mischpulver zur Bereitung von Trinknahrung (als Ersatz für Milchpulver), Kaffeeweißer (als Kondensmilchersatz) und Brotbeläge (als Käseersatz).

Inhaltsstoffe und Gesundheitswert: Milchimitate sind in der Regel stärker industriell be- und verarbeitet als Milch und Milchprodukte. Meist enthalten sie Konservierungsstoffe und -mittel (z. B. Sorbinsäure, Kochsalz), Emulgatoren (z. B. Lezithin), Säureregulatoren, Farb-, Aroma- und andere Lebensmittelzusatzstoffe. Manchen Produkten werden Mineralstoffe und Vitamine wie Vitamin A, D und Kalzium zugesetzt, sodass der Gehalt an diesen Nährstoffen den der Milch übertrifft.

Teilweise liefern Milchimitate weniger Energie, Fett, Laktose und Cholesterin; dagegen haben sie einen höheren Gehalt an mehrfach ungesättigten Fettsäuren als Milch. Somit sind Milchimitate empfehlenswert für Personen mit erhöhten Blutfettwerten. Für Menschen, die an einer Laktoseintoleranz oder einer Milcheiweißallergie leiden, stellen sie einen wichtigen Ersatz für Milch dar. Allerdings ist hier die Zutatenliste genau zu lesen, da manche Milchimitate Zusätze von Milcheiweiß bzw. Laktose enthalten. Die biologische Wertigkeit von Milcheiweiß ist höher als die von Sojaeiweiß und das den Milchimitaten zugesetzte Kalzium (v. a. bei reinen Sojaerzeugnissen) schlechter verfügbar. Ferner liefern Milchersatzprodukte weniger B-Vitamine, v. a. B_2 und B_{12}, als Milcherzeugnisse. Mischfette enthalten oft mehr Kochsalz als Butter, was v. a. Personen mit Bluthochdruck bedenken sollten. Da Milchersatzprodukte aus Sojabohnen wesentlich mehr Purine enthalten als Milch, sollten Gichtpatienten auf Milchimitate verzichten.

LESETIPP:

Milch-Ersatzprodukte, bearbeitet von Leonhard Flaskamp. *Bonn (aid)* ²*2000.*

Milchmisch|erzeugnisse: Fertigprodukte auf der Grundlage von Milch, Buttermilch, Joghurt, Kefir, Sahne oder Sauermilch, denen (in einem Anteil von maximal 30 % des Fertigerzeugnisses) andere Lebensmittel wie Obst, Kakao, Aromastoffe, Zucker, Malz oder Alkohol zugesetzt wurden. Besondere wirtschaftliche Bedeutung haben Fruchtjoghurts (→Joghurt). Milchmischerzeugnisse sind stets pasteurisiert, ultrahocherhitzt oder sterilisiert. Durch diese Behandlung wird ein Teil der für eine gesunde Ernährung bedeutsamen Bestandteile der Milch zerstört. Der werbewirksame Bestandteil »Milch« im Produktnamen ist insofern irreführend.

Milchprodukte: →Milcherzeugnisse.

Milchpulver, Trockenmilch: ein Milcherzeugnis, das durch Entzug von Wasser, Eindickung und Sprüh- oder Walzentrocknung von Voll- oder Magermilch, z. T. auch Buttermilch hergestellt wird. In Wasser löst sich das überwiegend aus Milcheiweiß bestehende Pulver zu einer milchähnlichen Flüssigkeit. Es enthält 25 % Fett und höchstens 5 % Wasser. Luftdicht verpackt ist Milchpulver jahrelang haltbar. Es wird als Grundlage für Säuglingsmilchnahrung sowie für die Backwaren- und Schokoladenherstellung verwendet und ist als Instantmilchpulver ein Ersatz für Frischmilch. Als solches wird es z. B. in den Entwicklungsländern eingesetzt. Bei der Sprühtrocknung bleibt der ernährungsphysiologische Wert der Milch weitestgehend erhalten. Bei der Walzentrocknung nimmt der Gehalt an B-Vitaminen und Vitamin C merklich ab.

Milchsäure: von Milchsäurebakterien aus Kohlenhydraten (u. a. Laktose) hergestellte Substanz, die im menschlichen Organismus z. B. im Darm entsteht, aber auch in milchsauer vergorenen Lebensmitteln (z. B. →Sauermilcherzeugnissen und →Gärungsgemüse wie

→Sauerkraut) und in Medikamenten zur Stabilisierung der Darmflora enthalten ist. Unterschieden werden die rechtsdrehende Milchsäure, die u.a. als Stoffwechselabbauprodukt im menschlichen Körper vorkommt, und die linksdrehende Milchsäure, die der Organismus nicht selbst herstellen kann und die daher etwas langsamer abgebaut wird. Sie unterscheiden sich nur in der räumlichen Anordnung einer ihrer Molekülgruppen. Lange Zeit wurde vermutet, dass die Aufnahme größerer Mengen linksdrehender Milchsäure zu einer Verschiebung des pH-Werts des Blutes in den sauren Bereich, d.h. zu einer Übersäuerung des Organismus, führen könne. Diese Annahme ist mittlerweile jedoch widerlegt. Milchsäure beeinflusst die Darmflora positiv, beschleunigt die Darmpassage des Stuhls und trägt damit dazu bei, Giftstoffe schneller aus dem Darm auszuscheiden und z.B. Darmkrebs vorzubeugen.

In der Lebensmitteltechnik wird Milchsäure als Antioxidationsmittel, Konservierungsstoff und Säuerungsmittel eingesetzt. Wird Milchsäure einem Lebensmittel in dieser Eigenschaft zugesetzt, so muss sie auf der Verpackung entweder mit ihrem Namen oder mit der E-Nummer 270 gekennzeichnet sein. Als Lebensmittelzusatzstoff wird Milchsäure heute v.a. biotechnisch mithilfe von Milchsäurebakterien hergestellt; als Nährmedium dient Mais- oder Kartoffelstärke. Dabei entsteht ein Gemisch aus rechtsdrehender und linksdrehender Form. Mithilfe von Enzymen kann linksdrehende in rechtsdrehende Milchsäure umgewandelt werden.

Da es sich bei Milchsäure um eine in der Natur weit verbreitete, in fast allen Tieren und Pflanzen vorkommende Substanz handelt, gilt sie als unbedenklich und unterliegt kaum lebensmittelrechtlichen Einschränkungen. Sie ist als Lebensmittelzusatzstoff ohne Höchstmengenbeschränkungen zugelassen. In Säuglingsnahrung ist nur die rechtsdrehende Form erlaubt, denn Kleinkindern und Säuglingen fehlt im Gegensatz zu Erwachsenen das Enzym zum Abbau linksdrehender Milchsäure.

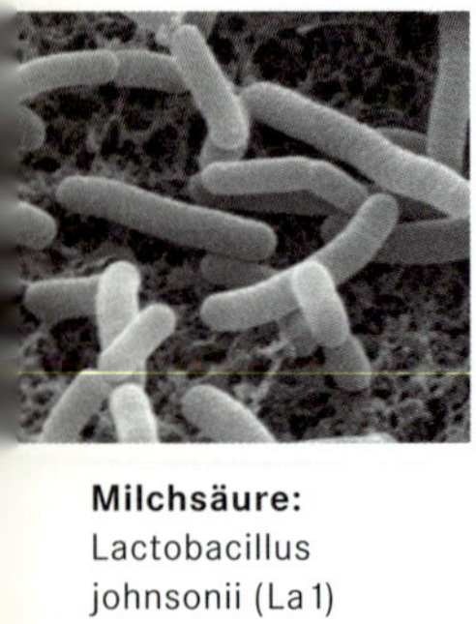

Milchsäure: Lactobacillus johnsonii (La 1)

Milchsäurebakterien: Bakterien, die Kohlenhydrate (z.B. Laktose) verwerten, wobei als bakterielles Stoffwechselabbauprodukt Milchsäure entsteht. Milchsäurebakterien leben im menschlichen Organismus; z.B. sind sie Bestandteil der Darmflora und des Scheidenmilieus. Durch die Herstellung von Milchsäure und die lebensfeindliche Ansäuerung des sie umgebenden Milieus sind sie an der Abwehr anderer, gesundheitsschädlicher Bakterien beteiligt. In der Lebensmittelverarbeitung werden sie zur Herstellung von Sauermilcherzeugnissen und milchsauer vergorenen Lebensmitteln wie Sauerkraut eingesetzt. Speziellen Sauermilchprodukten, den so genannten →Probiotika, werden besonders robuste Milchsäurebakterien zugesetzt, von denen ein Großteil die Passage durch den salzsäurehaltigen Magensaft überlebt und in den Darm gelangt.

Zu den Milchsäurebakterien gehören verschiedene Gattungen, darunter die **Bifidobakterien**, die bereits beim gestillten Säugling den Darm besiedeln, und die **Laktobazillen**, zu denen z.B. die sowohl in der Mundhöhle als auch in der Scheide vorkommende Art Lactobacillus acidophilus gehört. Lactobacillus bulgaricus wird zur Herstellung von Joghurt verwendet, Lactobacillus caucasicus und Lactobacillus casei zur Produktion von Kefir.

Milchsäuregärung: bakterielle Umsetzung von in bestimmten Lebensmitteln (z.B. Milch) enthaltener Laktose in →Milchsäure. Auf diese Weise entstehen →Sauermilchprodukte wie Joghurt oder →Gärungsgemüse wie Sauerkraut. Den als Grundstoff dienenden Lebensmitteln werden Milchsäurebakterien zugesetzt, um den Gärungsprozess in Gang zu setzen. Da viele durch Milchsäuregärung entstandene Lebensmittel keine oder nur noch geringe Mengen Laktose enthalten, können sie in der Regel auch bei Laktoseintoleranz verzehrt werden.

Milch-Semmel-Diät, Mayr-Kur: eine Form des →Fastens.

Milchstreichfette: streichfähige Fettprodukte, die aus Milch gewonnen werden; ihr Fettgehalt liegt mit 20–80 % unter dem von Butter. Milchstreichfette sind Gemische aus Wasser, Butterfett, Milcheiweiß, Kochsalz und Gelatine; außerdem sind meist Emulgatoren (z.B. Lezithin), Konservierungsstoffe (z.B. Sorbinsäure), Vitamine (A und D) sowie Farbstoffe (z.B. Betakarotin) enthalten. Zu den Milchstreichfetten zählen beispielsweise Dreiviertelfettbutter (mit einem Fettgehalt von 60–62 %) und Halbfettbutter (mit einem Fettgehalt von 39–41 %). Letztere darf als »fettreduziert« bezeichnet werden, muss jedoch durch den zusätzlichen Hinweis »zum Backen und Braten nicht geeignet« gekennzeichnet sein (das Fett würde beim Erhitzen aufgrund des hohen Wassergehalts spritzen). Milchstreichfette sollten im Kühlschrank aufbewahrt werden.

Milchzucker: →Laktose.

milchzuckerfreie Diät: →laktosefreie Diät.

Milchzuckerunverträglichkeit: →Laktoseintoleranz.

Milz: in der Bauchhöhle liegendes Organ des Menschen und der Wirbeltiere, das u. a. zur Bildung von weißen Blutkörperchen und zum Abbau von roten Blutkörperchen und Blutplättchen dient. Die Milz von Schlachttieren (v. a. Kälbern und Rindern) wird zu Wurst und zu verschiedenen Gerichten verarbeitet.

Mindesthaltbarkeitsdatum: ein Datum, das im Rahmen der →Kennzeichnung von Lebensmitteln angegeben werden muss.

Mineralquelle: natürlich hervorsprudelnde oder künstlich erschlossene Quelle, deren Wasser je Kilogramm mindestens 1 g gelöste Stoffe oder mindestens 250 mg freies Kohlendioxid enthält.

Mineralstoffanalysen: Analysen zur Bestimmung des Mineralstoffstatus (→Nährstoffstatusbestimmung).

Mineralstoffe: anorganische Substanzen, die sowohl in pflanzlichen als auch in tierischen Lebensmitteln enthalten sind und vom Körper zum Aufbau körpereigener Stoffe (z. B. der Knochensubstanz) sowie zur Aufrechterhaltung des Gleichgewichts des Körpers (z. B. zur Regulation des Elektrolythaushalts) benötigt werden. Eine zu geringe Mineralstoffaufnahme kann →Mangelkrankheiten verursachen; die übermäßige Aufnahme mancher Mineralstoffe (z. B. Fluor) kann zu Vergiftungserscheinungen führen.

Als **Mengenelemente** bezeichnet man die Mineralstoffe, von denen im Körper mehr als 50 mg pro Kilogramm Körpergewicht gespeichert sind. Von ihnen müssen mehr als 50 mg täglich zugeführt werden, damit der Organismus all seine Funktionen ausüben kann. Zu den Mengenelementen gehören →Kalzium, →Phosphor, →Magnesium, Chlor (→Chloride), →Natrium, →Kalium und →Schwefel. **Spurenelemente** sind jene Mineralstoffe, die in geringeren Konzentrationen als 50 mg pro Kilogramm Körpergewicht (Ausnahme Eisen: 60 mg pro Kilogramm Körpergewicht) im Organismus vorkommen. Es lassen sich drei Gruppen unterscheiden: essenzielle (d. h. für den menschlichen Organismus unentbehrliche) Spurenelemente, entbehrliche Spurenelemente (ohne bekannte Funktion) und giftige Spurenelemente. Zur ersten Gruppe zählen →Eisen, →Jod, →Fluor, →Zink, →Kupfer, →Selen, →Mangan, →Chrom, →Molybdän, →Kobalt, vermutlich auch →Nickel, →Silizium und →Brom, zur zweiten u. a. →Lithium und Rubidium. Giftig sind die Spurenelemente →Arsen, →Blei, →Kadmium, →Quecksilber, →Thallium, Wismut, Beryllium und Palladium.

	Natrium, Chlorid	Kalium	Kalzium	Magnesium	Phosphor	Eisen	Jod	Zink
Getreideprodukte	○	○	○	●	○	○		●
Kartoffeln		●						
Gemüse	○	●	○			○		
Hülsenfrüchte	○			○		○		
Obst		●						
Milcherzeugnisse	○	○	●	○	○		●	○
Fleisch	○	○		●	○	●	○	●
Innereien						●		
Fisch							●	○
Eier					○			○
Speisefette, Speiseöle								

● besonders bedeutende Nährstofflieferanten
○ bedeutende Nährstofflieferanten

Mineralstoffe: Lebensmittel als Mineralstofflieferanten

LESETIPPS:

HEINZ SCHOLZ: *Mineralstoffe und Spurenelemente. Stuttgart (Trias) 1996.*

IBRAHIM ELMADFA UND DORIS FRITZSCHE: *Die große GU-Vitamin-Tabelle und Mineralstoff-Tabelle. München (Gräfe & Unzer) 1999.*

PETRA HOPFENZITZ: *Mineralstoffe. Fitmacher für den Körper. GU Kompaß. München (Gräfe & Unzer) ^{4}2000.*

Mineralstoffpräparate: Nahrungsergänzungsmittel oder Arzneimittel, die einzelne oder auch mehrere Mineralstoffe (z. B. Kalzium, Magnesium, Eisen, Zink) enthalten und dazu dienen, diese Substanzen zu supplementieren (→Supplementierung). Es handelt sich dabei meist um Produkte in Form von Kapseln, Tabletten oder Brausetabletten, die einen definierten Mineralstoffgehalt aufweisen.

Bei einer ausgewogenen Ernährung ist die zusätzliche Aufnahme von Mineralstoffen nicht notwendig. Es gibt allerdings Situationen, in denen die Einnahme solcher Präparate durchaus sinnvoll sein kann. So nehmen viele Menschen mit der üblichen Ernährung nicht die empfohlene Menge an bestimmten kritischen Mineralstoffen (→kritische Nährstoffe), beispielsweise Jod, auf. Auch in bestimmten Altersgruppen sowie in der Schwangerschaft und Stillzeit ist der Bedarf an manchen Mineralstoffen erhöht. In solchen Fällen kann die Einnahme von Mineralstoffpräparaten durchaus sinnvoll sein.

Mineralwasser: Wasser, das aus →Mineralquellen stammt oder künstlich mit Mineralsalzen und/oder Kohlendioxid (→Kohlensäure) versetzt wurde. Bei dem aus Mineralquellen stammenden Wasser handelt es sich um Regenwasser, das auf seinem Weg durch den Boden beim Durchdringen verschiedener Gesteinsschichten viele Mineralstoffe herausgelöst und zur Quelle mittransportiert hat. Es wird direkt am Quellort abgefüllt.

Arten und Inhaltsstoffe: Die Bezeichnung »Mineralwasser« ist nur dann zulässig, wenn das Wasser aufgrund seines Gehalts an Mineralstoffen und anderen Bestandteilen eine ernährungsphysiologische Bedeutung hat. Enthält ein Mineralwasser mehr als 250 mg natürliches Kohlendioxid, darf es sich außerdem **Sauerbrunnen** (Säuerling) nennen. **Sprudel** ist ein Sauerbrunnen, dessen Wasser unter natürlichem Kohlensäuredruck aus der Quelle sprudelt oder der unter Kohlensäurezusatz abgefüllt wurde. Häufig wird einem Mineralwasser auch Kohlendioxid entzogen, so z. B. bei der Herstellung von **stillem Wasser.** Stark kohlensäurehaltiges Mineralwasser enthält 600–900 mg Kohlendioxid pro Liter, stilles Wasser nur 0–300 mg.

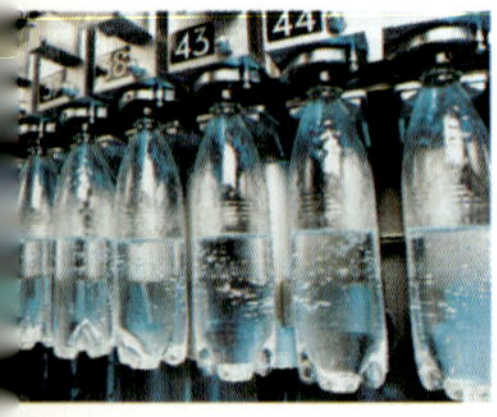

Mineralwasser: Abfüllen der Flaschen

Außerdem ist das Entfernen von Schwefel- und Eisenverbindungen durch Zufuhr von Luftsauerstoff, Filtrieren oder Abgießen des Bodensatzes zulässig. Diese Mineralwässer sind als »entschwefelt« oder »enteisent« gekennzeichnet. Je nach Mineralstoffgehalt dürfen die einzelnen Wässer als »kalziumhaltig« (bei mehr als 150 mg Kalzium pro Liter), »magnesiumhaltig« (bei über 50 mg Magnesium pro Liter) oder »fluoridhaltig« (bei über 1 mg Fluorid pro Liter) bezeichnet werden; übersteigt der Fluroidgehalt 1,5 mg pro Liter, so ist

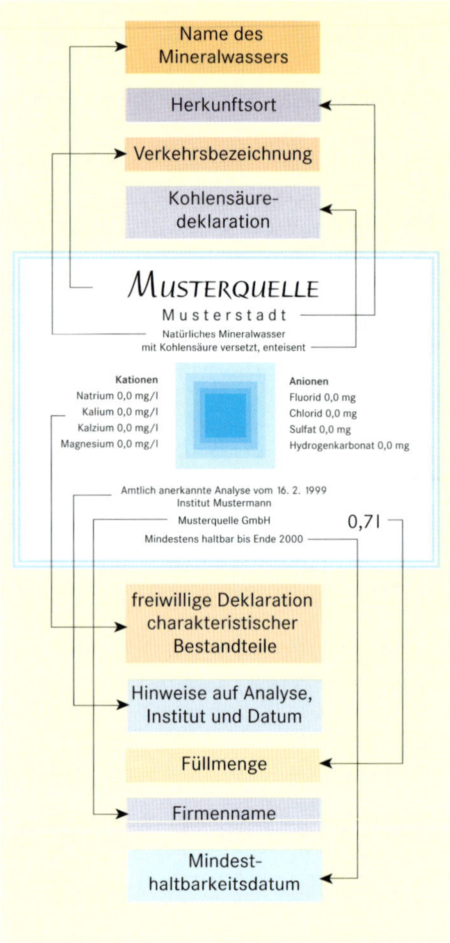

Mineralwasser: Angaben auf dem Etikett

die Angabe »fluoridhaltig« vorgeschrieben. Wenn der Natriumgehalt eines Mineralwassers unter 20 mg pro Liter liegt, ist die Angabe »geeignet für natriumarme Ernährung« zulässig. Die Angabe »geeignet für die Zubereitung von Säuglingsnahrung« ist erlaubt, wenn folgende Obergrenzen pro Liter nicht überschritten werden: 1,5 mg Fluorid, 20 mg Natrium, 10 mg Nitrat, 0,02 mg Nitrit und 240 mg Sulfat. In Bezug auf gesundheitsgefährdende Substanzen in Mineralwässern gelten festgelegte Grenzwerte.

Gesundheitswert: Mineralwasser ist ein gesunder, erfrischender Durstlöscher ohne Kalorien, der sich daher auch gut für Gewichtsreduktionsdiäten eignet. Den täglichen Bedarf an Mineralstoffen kann Mineralwasser nicht decken, doch stellt es in dieser Hinsicht eine gute Ergänzung zu anderen Lebensmitteln dar. Wer an Bluthochdruck oder einer Nierenerkrankung leidet und auf eine natriumarme

Die Wahl des richtigen Mineralwassers

In Deutschland sind rund 350 Mineralwässer auf dem Markt erhältlich. Beim Kauf ist besonders auf den Gehalt an Mineralstoffen und Spurenelementen zu achten, deren Konzentration von Wasser zu Wasser sehr unterschiedlich ist. Ein hoher Mineralstoffgehalt über 1500 mg pro Liter ist v. a. für Sportler und Personen wichtig, die körperlich hart arbeiten und viel schwitzen, um den dadurch entstandenen Flüssigkeits- und Mineralstoffverlust wieder auszugleichen. Mineralwasser mit hohem Natrium- und Chloridgehalt ist für Bluthochdruckpatienten und Nierenkranke nicht geeignet. Stark kalzium- und magnesiumhaltiges Wasser schmeckt leicht erdig, sulfathaltiges etwas bitter.

AUSGEWÄHLTE MINERALWÄSSER UND IHR MINERALSTOFFGEHALT PRO LITER

Quelle	Natrium (mg)	Kalium (mg)	Kalzium (mg)	Magnesium (mg)	Chlorid (mg)	Fluorid (mg)
Adelholzener	10	1,1	69,8	31	22,5	0,2
Apollinaris Classic	430	30	90	100	140	–
Bad Brückenauer Mineralwasser	3,6	13,3	67,5	21,2	2,3	0,4
Bad Nauheimer Mineralwasser	15	2,6	64	15,5	6,5	–
Bad Vilbeler Urquelle	97	17,5	126	20,7	69,3	–
Contrex	8,7	3,3	461	81,1	8,8	0,32
Emstaler Brunnen	194	8,2	68,9	19,7	188	0,37
Fontanis Mineralwasser	49	9	560	97	40	–
Gerolsteiner Sprudel	138	14	358	111	46,3	0,26
Göppinger Medium Mineralwasser	438	32	313	65	70,1	–
Imnauer Apollo	23,4	3,1	547,8	49,7	37,8	0,6
Perrier	9	0,4	147,3	3,4	21,5	–
Rhön Sprudel	3,2	16,6	45,2	216	8,5	0,6
San Pellegrino	45	–	205	59,7	71,5	–
Selters Mineralwasser	299	13	110	38	269	0,85
Spreequell Mineralwasser	48	4,1	208	22,8	93,9	–
Teinacher	119	8	120	28	17	0,9
Volvic	9,4	5,7	9,9	6,1	8,4	0,2

– = keine Daten

[10]

Ernährung achten muss, sollte kein Mineralwasser mit hohem Natrium- und Chloridgehalt trinken, da sich beide zu Kochsalz (Natriumchlorid) verbinden. Allerdings sagt der reine Natrium- und Chloridgehalt wenig über den Kochsalzgehalt des Wassers aus, es kommt vielmehr auf das Verhältnis der beiden zueinander an. Der Kochsalzgehalt lässt sich nach folgender Formel leicht berechnen: Chloridgehalt (in Milligramm pro Liter) x 1,66 = Kochsalzgehalt (in Milligramm pro Liter). Empfehlenswert sind bei einer natriumarmen Diät Mineralwässer mit einem Kochsalzgehalt von weniger als 500 mg pro Liter.

LESETIPP:

Wasserwerk. Wissenswertes über Mineralwasser, Quellwasser, Tafelwasser, Heilwasser, herausgegeben von APOLLINARIS. *Frankfurt am Main (Deutscher Fachverlag) 1994.*

Minze, wiss. Name **Mentha:** Gattung der Lippenblütler mit 25 Arten in den temperierten Gebieten der Alten Welt. Besonders Blätter und Stängel enthalten ätherische Öle. Als Küchengewürz wird die an feuchten Ufern und Gräsern wachsende Grüne Minze (Mentha spicata) kultiviert, die rosa- oder lilafarbene Blüten in bis 6 cm langen, ährenartigen Blütenständen und lanzettförmige Blätter mit starkem Pfefferminzgeruch hat. Die →Pfefferminze dient als Gewürz und als Heilpflanze zur Teebereitung.

Mirabelle: eine Unterart der →Pflaume.

Mischkost: Ernährung, die zu 10–15% aus Eiweiß, zu maximal 30% aus Fett und zu 55–60% aus Kohlenhydraten besteht. Die Mahlzeiten werden abwechslungsreich zusammengestellt, wobei der Großteil des Energiebedarfs durch pflanzliche Lebensmittel (Obst, Gemüse und Getreideerzeugnisse) und nur ein geringer Anteil durch tierische Produkte (Fleisch, Eier, Fisch) gedeckt wird. Die Mischkost entspricht in ihrer Zusammensetzung dem Ernährungskreis der Deutschen Gesellschaft für Ernährung (→Ernährungsempfehlungen) und deckt den Tagesbedarf an allen lebensnotwendigen Vitaminen und Mineralstoffen. Viele →Gewichtsreduktionsdiäten beruhen auf dem Prinzip einer kalorienreduzierten Mischkost.

Miso: ein →Sojaerzeugnis.

Mispel: grüne oder bräunliche Frucht eines in Südosteuropa und Vorderasien heimischen, bis 3 m hohen Strauches oder kleinen Baums aus der Familie der Rosengewächse (Mespilus germanica). Die bis 5 cm großen Früchte, die in ihrer Form an Äpfel oder Birnen erinnern, werden im Handel nur vereinzelt angeboten. Sie sind erst nach mindestens zweiwöchiger Lagerung oder nach Frosteinwirkung genießbar, wenn das Fruchtfleisch weicher geworden ist. Dann haben sie einen süß-säuerlichen Geschmack. Meist werden Mispeln zu Konfitüren

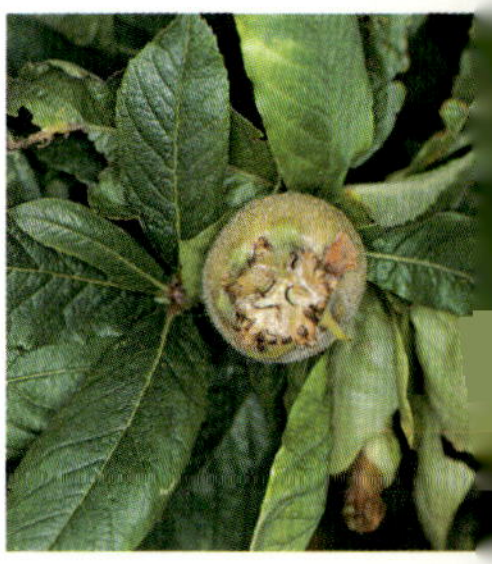

Mispel

oder Säften verarbeitet. Das Fruchtfleisch hat einen hohen Gehalt an dem Ballaststoff Pektin.

Mispel, japanische: →Loquat.

Missbrauch, Abusus: im medizinischen und ernährungswissenschaftlichen Sinn übermäßiger Konsum, z. B. von Arzneimitteln, Genussmitteln, Drogen (→Alkoholmissbrauch).

Mittagessen: eine →Mahlzeit.

mittelkettige Triglyzeride, Abk. **MCT** [für engl. middle chain triglycerides]: Fette aus einem Glyzerinmolekül, verbunden mit →Fettsäuren aus sechs bis zwölf Kohlenstoffatomen. Im Gegensatz zu langkettigen können mittelkettige Triglyzeride auch resorbiert werden, wenn die emulgierenden Gallensäuren und/oder fettspaltenden Enzyme fehlen. Bei Fettresorptionsstörungen (z. B. bei mangelnder Galleproduktion oder einer Bauchspeicheldrüsenentzündung) ist es oft sinnvoll, einen Großteil der langkettigen Triglyzeride durch mittelkettige zu ersetzen, um eine ausreichende Fettaufnahme zu gewährleisten. Allerdings muss sichergestellt werden, dass die lebensnotwendigen langkettigen Fettsäuren (z. B. Omega-3-Fettsäuren) in ausreichender Menge aufgenommen werden. Es gibt Speisefette und -öle mit hohem Anteil an MCT-Fetten von ceres®. Natürlicherweise sind sie fast nur in Milch und Milcherzeugnissen enthalten.

Mittelmeerkost, Kretadiät, mediterrane Kost, Mittelmeerdiät: in den Mittelmeerländern verbreitete Kostform. In den 70er-Jahren konnte in großen Bevölkerungsstudien gezeigt werden, dass Herz-Kreislauf-Erkrankungen in den Mittelmeerländern seltener vorkommen als in Nord- und Mitteleuropa und Nordamerika. Da der Fettkonsum in den Mittelmeerregionen gleich hoch, z. T. sogar noch höher ist als in Ländern mit einer hohen Rate an Herz-Kreislauf-Erkrankungen, identifizierte man auf der Suche nach dem Grund für diese Studienergebnisse einige besonders gesundheitsfördernde Inhaltsstoffe in den Lebensmitteln, die in Mittelmeerländern häufig verzehrt werden.

Die genaue Ursache für die positiven Wirkungen der Mittelmeerkost ist nicht sicher nachgewiesen. Es ist aber anzunehmen, dass verschiedene Ernährungsfaktoren bzw. Inhaltsstoffe dafür verantwortlich sind. Beim Vergleich der Ernährungsgewohnheiten in nord- und südeuropäischen Ländern zeigte sich, dass die Bewohner der Mittelmeerländer mehr Rotwein trinken (→französisches Paradoxon) und deutlich mehr Obst, Gemüse, Getreideerzeugnisse und Olivenöl verzehren. Olivenöl hat einen besonders hohen Gehalt an Ölsäure, einer einfach ungesättigten Fettsäure, die Untersuchungen zufolge einen besonders positiven Einfluss auf den Cholesterinspiegel hat. Eine hohe Bedeutung kommt auch der in der Mittelmeerkost enthaltenen großen Menge an →Antioxidanzien, →Ballaststoffen und →sekundären Pflanzenstoffen wie z. B. →Polyphenolen in Gemüse, Salaten und Obst zu. Der reichliche Fischverzehr und der geringere Fleischkonsum spielen ebenfalls eine wichtige Rolle für die Vorbeugung von Herz-Kreislauf-Erkrankungen. Wissenschaftler sehen weniger in einzelnen Inhaltsstoffen, sondern eher in der Gesamtkombination dieser Ernährungsfaktoren die Ursache für die positive Wirkung auf die Gesundheit. Neue Studien deuten darauf hin, dass die Mittelmeerkost nicht nur vor Herz-Kreislauf-Erkrankungen, sondern auch vor Krebs schützen kann (→Krebsvorbeugung, S. 396 ff.).

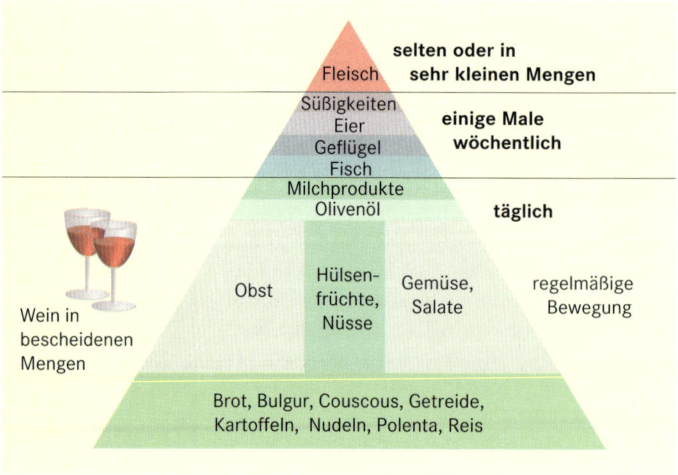

Mittelmeerkost: die Mittelmeerkost-Pyramide

LESETIPPS:

ROBERT GASSER UND JOHANN LAFER: *Die Kreta-Diät. Mediterrane Ernährung für ein gesundes Herz. Niedernhausen (Falken) 1998.*

MARIANNE KALTENBACH: *Meine Mittelmeerküche. München (Gräfe & Unzer) 1998.*

PETER SCHLEICHER: *Die sensationelle Kreta-Diät. München (Mosaik) 1999.*

PETER BÜHRER UND THOMAS MCKNIGHT: *Mediterrane Küche. München (Südwest) 2000.*

MYRSINI LAMBRAKI UND ROBERT GIELER: *Die Original-Kreta-Diät. Leoben (Kneipp) 2000.*

Mittelrippenstück, Entrecôte [ãtrəˈkoːt, frz. »zwischen der Rippe«], **Fehlrippe, Zwischenrippenstück:** eine 4–6 cm dicke Scheibe aus dem Rückenmuskel des Rindes. Ein Mittelrippenstück ist stark marmoriert, d. h. von feinen Fettadern durchzogen. Zudem weist es ein breites Fettband auf, das erst beim Verzehr entfernt werden sollte, damit das Fleisch saftig bleibt. Mittelrippenstücke werden in der Pfanne gebraten oder gegrillt.

Mixed Pickles: ein →Gemüseerzeugnis.

Mocca, Mokka: Name einer Kaffeesorte und einer besonderen Form der Kaffeezubereitung (→Kaffee).

modifiziertes Fasten, proteinsparendes Fasten, proteinsubstituiertes Fasten: eine Form des →Fastens.

modifizierte Stärken: durch ein- oder mehrmalige chemische Behandlung aus essbaren →Stärken gewonnene Stoffe. Die essbaren Stärken können z. B. durch Säure- oder Alkalibehandlung dünn kochend gemacht oder gebleicht werden. Modifizierte Stärken sind im Gegensatz zum Ausgangsprodukt Stärke wesentlich stabiler gegen Hitze und Kälte, haben eine verbesserte Quellfähigkeit und damit ein günstigeres Fließverhalten und verteilen sich gut in Lebensmitteln. Sie lassen sich daher in der industriellen Lebensmittelproduktion besser einsetzen. Ihre Eigenschaften lassen sich präzise auf den gewünschten technologischen Zweck einstellen. Dieser kann z. B. darin bestehen, Lebensmittel anzudicken und dafür zu sorgen, dass sich kein Wasser auf der Oberfläche absetzt – eine Eigenschaft, die auch für Tiefkühlkost genutzt wird. Modifizierte Stärken können aufgrund dieser Eigenschaften auch als Gelier- und Verdickungsmittel eingesetzt werden. Auch als Trägerstoffe finden sie Anwendung. Deklariert werden sie alle als modifizierte Stärke.

Zu den modifizierten Stärken gehören: oxidierte Stärke (E 1404), Monostärkephosphat (E 1410), Distärkephosphat (E 1412), phosphatiertes Distärkephosphat (E 1413), acetyliertes Distärkephosphat (E 1414), Stärkeacetat (E 1420, acetylierte Stärke), acetyliertes Distärkeadipat (E 1422), Hydroxypropylstärke (E 1440), Hydroxypropyldistärkephosphat (E 1442), Stärkenatriumoctenylsuccinat (E 1450) und acetylierte oxidierte Stärke (E 1451).

Modifizierte Stärken sind als Lebensmittelzusatzstoffe im Allgemeinen ohne Höchstmengenbeschränkungen zugelassen. Eingesetzt werden sie v. a. in Tiefkühlprodukten und Fertiggerichten, Puddings, Dessertspeisen, Tortenfüllungen und Instantprodukten. In gesundheitlicher Hinsicht sind sie unbedenklich.

Mohn: Samen des Schlafmohns (Papaver somniferum). Die vermutlich älteste Kulturpflanze überhaupt stammt aus Westasien und wurde bereits in der Antike zur Ölgewinnung verwendet. Heute kultiviert man den Schlafmohn mit seinen weißen oder violetten Blüten und den kugeligen, länglichen Kapselfrüchten in Europa und Asien. Aus den unreifen Samenkapseln kann Opium gewonnen werden, weshalb der Anbau in Deutschland verboten ist. Die kleinen, blaugrauen Mohnsamen haben ein nussiges Aroma und werden hauptsächlich als Würze für Backwaren verwendet. Sie enthalten ca. 40 % Fett mit einem hohen Anteil an der essenziellen Linolsäure. Ferner ist Mohn reich an Magnesium, Eisen, Zink, Kupfer und Mangan sowie an Vitamin B_1 und Biotin.

Mohrrübe, Gelbe Rübe, Karotte, Möhre, wiss. Name **Daucus carota ssp. sativus:** eine der weltweit wichtigsten Gemüsepflanzen. Die Mohrrübe ist aus der Wilden Möhre (Daucus carota) entstanden und wird schon seit Jahrtausenden angebaut. In Schweizer Pfahlbauten wurden Mohrrübensamen aus der Zeit um 2000 v. Chr. gefunden. Die gelb- bis rotorangefarbene Mohrrübe wird 5–90 cm lang und hat ein feines, süßliches Aroma. Sie wird gekocht als Gemüse oder als Rohkost (z. B. in Salaten) verzehrt oder zu Saft verarbeitet.

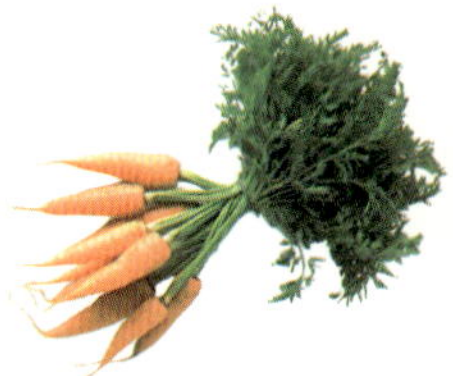

Mohrrüben

Inhaltsstoffe und Gesundheitswert: Die Mohrrübe spielt in der Säuglingsernährung und in der Diätküche eine wichtige Rolle. Ihr herausragender Inhaltsstoff ist das →Betakarotin, von dem die Mohrrübe so viel enthält wie keine andere Pflanze. Vom Organismus kann das Betakarotin dann am besten aufgenommen werden, wenn man die Mohrrübe zerkleinert, gart und mit etwas Fett (z. B. Butter oder Speiseöl) vermischt. 100 g Mohrrüben decken mit 1,7 mg Betakarotin annähernd die geschätzte angemessene tägliche Zufuhr an diesem Provitamin (2–4 mg). Außerdem sind Mohrrüben reich an Vitamin K, Folsäure, Kalium, Kalzium, Eisen und Mangan.

Mohrrübensaft: ein →Gemüsegetränk.

Mokka, Mocca: Name einer Kaffeesorte und einer besonderen Form der Kaffeezubereitung (→Kaffee).

Molke, Trinkmolke: aus geronnener Milch nach dem Abscheiden des Fettes und des Kaseins ablaufende grünlich gelbe Flüssigkeit, die als Nebenprodukt bei der Käseherstellung anfällt. Je nach Herstellungsart des Käses unterscheidet man zwischen Süß- und Sauermolke. Süßmolke (Labmolke) entsteht beim Dicklegen der Milch mit Lab, Sauermolke bei der natürlichen Säuerung (z. B. bei der Herstellung von Quark). Außer der Laktose, den Vitaminen und einem erheblichen Teil der Mineralstoffe der Milch enthält Molke 0,04–0,5 % Fett und 0,2–0,8 % Eiweiß, Sauermolke zudem noch Milchsäure. Süßmolke enthält im Gegensatz zu Sauermolke kein Kalzium, hat jedoch einen

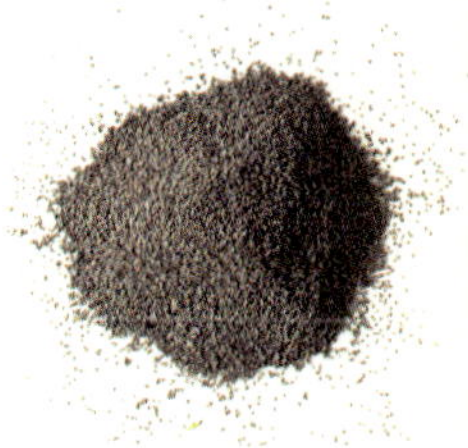

Mohn

recht hohen Gehalt an Laktose und Eiweiß. Aufgrund ihres im Vergleich zur Energiedichte hohen Nährstoffgehalts wird Süßmolke im Rahmen einer Molke-Trinkkur auch beim →Fasten eingesetzt. In der Landwirtschaft wird Molke als Viehfutter verwendet.

Molkediät, Molkefasten, Molke-Trinkkur: eine Form des →Fastens.

Molkerei|erzeugnisse, Molkereiprodukte: alle in einer Molkerei aus Rohmilch (→Milch) produzierten Lebensmittel. Dabei wird zwischen einem weißen und einem gelben Sortiment unterschieden. Zum weißen Sortiment zählen Milch und →Milcherzeugnisse wie Milchmischgetränke (z. B. Kakao), Sahne, Desserts (z. B. Pudding), →Sauermilcherzeugnisse (z. B. Buttermilch, Kefir, Dickmilch) und Frischkäse. Dem gelben Sortiment werden Produkte wie Butter, Butterschmalz und verschiedene Käsesorten (→Käse) zugerechnet.

Molke-Trinkkur, Molkediät, Molkefasten: eine Form des →Fastens.

Molybdän: zu den Spurenelementen zählender Mineralstoff, der in pflanzlichen und tierischen Lebensmitteln enthalten ist. 1953 wurde entdeckt, dass Molybdän für den menschlichen Organismus von Bedeutung ist.

Funktionen: Molybdän ist Bestandteil verschiedener Enzyme, z. B. des Enzyms Xanthinoxidase, das an der Bildung des Stoffwechselabbauprodukts Harnsäure beteiligt ist.

Vorkommen: Gute Molybdänquellen sind Innereien, Getreide, Hülsenfrüchte, Gemüse, Milch und Milchprodukte. Der Schätzwert für die angemessene tägliche Zufuhr liegt für Männer und Frauen zwischen 50 und 100 µg. Molybdän wird über den Dünndarm in den Körper aufgenommen und hauptsächlich über den Harn ausgeschieden. Insbesondere Leber und Nieren weisen eine hohe Konzentration an Molybdän auf.

Mangelerscheinungen und Überschuss: Ein Mangel an Molybdän kommt unter normalen

MOLYBDÄN: SCHÄTZWERT FÜR EINE ANGEMESSENE TÄGLICHE ZUFUHR

Alter	Molybdän (µg)
Säuglinge	
0 bis unter 4 Monate	7
4 bis unter 12 Monate	20–40
Kinder	
1 bis unter 4 Jahre	25–50
4 bis unter 7 Jahre	30–75
7 bis unter 10 Jahre	40–80
Jugendliche und Erwachsene	50–100

[3]

MOLYBDÄNGEHALT VON LEBENSMITTELN

Lebensmittel (pro 100 g verzehrbaren Anteil)	Molybdängehalt (µg)
Erdnüsse	25
Hühnerei	bis 84
Hühnerfleisch	bis 60
Innereien	bis 100
Kartoffeln	bis 60
Käse	bis 5
Nudeln	bis 50
Weizenkeime	130

[17]

Ernährungsbedingungen nicht vor. Im Tierversuch kam es bei einem Molybdänmangel u. a. zu Wachstumsstörungen, Knochenveränderungen und Störungen der Fruchtbarkeit. Molybdänvergiftungen infolge einer übermäßigen Aufnahme des Spurenelements über die Nahrung sind bislang nicht bekannt.

Hilfe bei Erkrankungen: Diskutiert wird, ob die Gabe von Molybdän bei der Behandlung der Kupferspeicherkrankheit sinnvoll sein kann. Im Tierversuch führte eine erhöhte Molybdändosis zu einer verringerten Aufnahme von Kupfer aus der Nahrung.

Monoensäuren, einfach ungesättigte Fettsäuren: eine Gruppe von →Fettsäuren.

Monosaccharide, Einfachzucker: eine Gruppe von →Kohlenhydraten.

Moosbeere, wiss. Name **Vaccinium oxycoccus:** eine kriechende Pflanze aus der Gattung der Heidelbeeren, zu der z. B. auch die →Preiselbeere gehört. Die kälteempfindliche Pflanze, die in Heide- und Moorgebieten Europas wächst, hat etwa 1 cm lange, ovale Blätter, die an der Oberseite dunkelgrün, an der Unterseite bläulich sind, und hellrote, in Trauben stehende Blüten. Die runden, roten, herb säuerlich schmeckenden Beeren werden in Europa nicht kultiviert, sondern in freier Natur gesammelt und auf den Märkten der Umgebung zum Verkauf angeboten. Ebenso wie Preiselbeeren werden sie wegen ihres hohen Säuregehalts selten roh gegessen, sondern hauptsächlich zu Saft, Kompott, Marmelade und Gelee verarbeitet. Die Beeren sind reich an Mangan, Kupfer und Vitamin C.

Morbus Crohn, Crohn-Krankheit: chronisch entzündliche Darmerkrankung, die meist im letzten Dünndarmabschnitt und im Dickdarm auftritt, aber auch den gesamten Verdauungstrakt befallen kann und in Schüben voranschreitet. Im Gegensatz zur →Colitis ulcerosa, bei der nur die Darmschleimhaut ent-

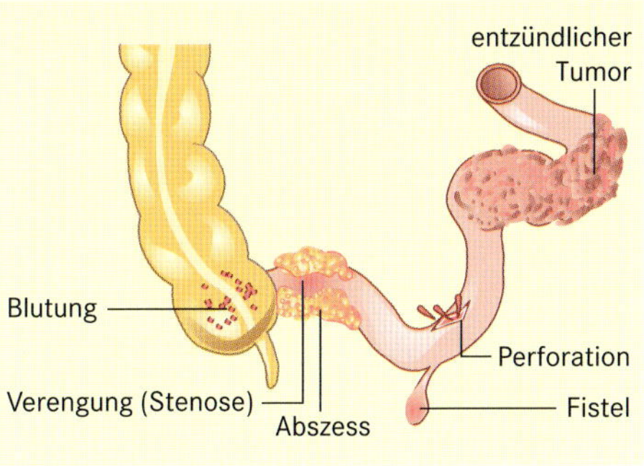

Morbus Crohn

zündliche Veränderungen aufweist, ist beim Morbus Crohn die gesamte Darmwand verändert. Es bilden sich z.T. große Geschwüre und Einrisse in der Darmwand; diese kann auch anschwellen. Zu den Komplikationen, die beim Morbus Crohn auftreten können, gehören eine Verdickung der Darmwand, durch die der Darm verengt wird; u.U. kann es sogar zum Darmverschluss kommen. Auch eitrige Abszesse und Fisteln (Gänge zu Nachbarorganen) können sich bilden; im Einzelfall kann der Morbus Crohn auf benachbarte Organe übergreifen. Außerdem kann es zu Darmblutungen und zum Darmdurchbruch kommen.

Symptome: Im Anfangsstadium treten häufig keine oder nur geringe Beschwerden auf. Dazu zählen Bauchschmerzen, v.a. im rechten Unterbauch, Durchfälle, manchmal auch Fieber. Aufgrund der verringerten Resorptionsfähigkeit des Dünndarms für Nährstoffe kann es zu einem Gewichtsverlust und zu Mangelerscheinungen kommen. Häufig nehmen die Betroffenen wenig Nahrung zu sich, weil die Beschwerden oft im Anschluss an die Nahrungsaufnahme auftreten. Auch ist die Ernährung oft sehr einseitig, weil bestimmte Lebensmittel nicht vertragen werden. Später können auch Blutbeimengungen im Stuhl auftreten; bei chronischen Blutungen aus dem Darm kann sich eine Anämie entwickeln.

Ursachen: Bislang sind die Ursachen für die Entstehung des Morbus Crohn nicht bekannt. Vermutet wird eine erbliche Veranlagung; möglicherweise handelt es sich um eine Autoimmunerkrankung, bei der sich das Immunsystem gegen den eigenen Körper richtet. Noch nicht geklärt ist, ob ein gesteigerter Zuckerkonsum und eine verringerte Ballaststoffaufnahme bei der Entstehung der Krankheit eine Rolle spielen. Es wird angenommen, dass ein hoher Konsum gehärteter Fette (insbesondere Margarine; →Fetthärtung) die Entstehung von Morbus Crohn fördert.

Behandlung und Ernährung: Morbus Crohn wird mit entzündungshemmenden Medikamenten (meist Kortikosteroiden) behandelt. In schweren Fällen muss der Patient ein Immunsuppressivum, d.h. ein Medikament einnehmen, das die Immunabwehr unterdrückt. Bei Komplikationen müssen häufig Darmabschnitte entfernt werden.

Bei einem Funktionsverlust des unteren Dünndarmabschnitts kann es zu einem Mangel an Vitamin B_{12} kommen; auch ein Folsäuremangel tritt bei ca. 50% der Patienten auf. Häufig sind außerdem Vitamin-A- und Vitamin-D-Mangel. Bei Darmblutungen entsteht ein Eisenmangel; oft ist auch die Aufnahme des Spurenelements Zink gestört. Wird ein solcher Mangel festgestellt, müssen die Nährstoffe medikamentös verabreicht werden. Infolge von Durchfällen kann es zu größeren Eiweißverlusten kommen, die über die Nahrung ausgeglichen werden sollten.

Eine spezielle Diät für Morbus-Crohn-Kranke wird nicht mehr empfohlen – solange keine Komplikationen auftreten, eignet sich eine leichte →Vollkost, bei der individuell unverträgliche Lebensmittel sowie mit stark erhitzten Fetten zubereitete Speisen (z.B. scharf angebratenes Fleisch) zu meiden sind. Auch auf stark gewürzte oder gesalzene Speisen sollte der Patient verzichten.

Bei Darmverengung empfiehlt sich eine Umstellung auf eine →ballaststoffarme Kost, da die unverdaulichen Ballaststoffe den Darm verschließen können. Wird bei großflächigem Befall des Darms Fett nur noch schlecht vertragen und kommt es zu vermehrter Fettausscheidung mit dem Stuhl (→Fettstuhl), so ist eine fettarme, eiweißreiche Ernährung sinnvoll; langkettige Triglyzeride werden dabei weitgehend durch besser verdauliche →mittelkettige Triglyzeride ersetzt.

Ein akuter Schub kann sowohl mit einer den Darmtrakt umgehenden parenteralen Ernährung (→künstliche Ernährung) als auch durch Verabreichung einer →bilanzierten Diät, bei der die Nährstoffe bereits vollständig von den oberen Dünndarmabschnitten aufgenommen werden, zum Abklingen gebracht werden.

Umstritten ist, ob eine Verringerung des Anteils der mehrfach ungesättigten →Fettsäure Linolsäure in der Nahrung die Erkrankung lindern kann. (Aus Linolsäure stellt der Körper so genannte Entzündungsmediatoren her, die zur Entstehung einer Entzündung beitragen.) Ebenfalls diskutiert wird die Frage, ob Omega-3-Fettsäuren, die v.a. in fettem Meeresfisch vorkommen, die entzündlichen Prozesse bei Morbus Crohn hemmen können.

LESETIPPS:

HARRO JENSS UND FRANZ HARTMANN: *Wirksame Hilfe bei Morbus Crohn und Colitis ulcerosa. Ein Ratgeber für Patienten mit chronisch entzündlichen Darmerkrankungen. Stuttgart (Trias)* [4]*1999.*

EDUARD F. STANGE: *Colitis ulcerosa, Morbus Crohn. Bremen (Uni-Med) 1999.*

Morbus von Gierke: eine →Glykogenspeicherkrankheit.

Morbus Wilson: →Kupferspeicherkrankheit.

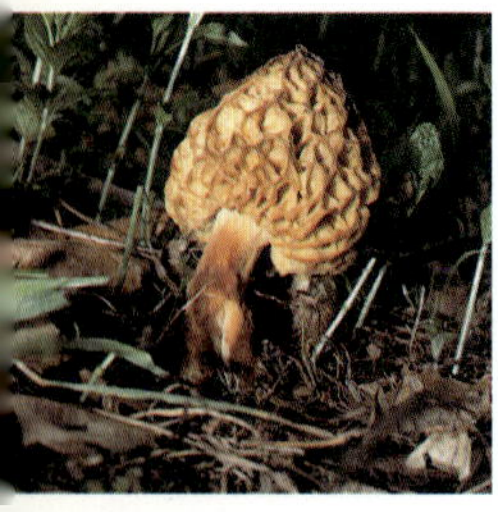

Morchel: Speisemorchel

Morcheln, wiss. Name **Morchella:** Gattung der Schlauchpilze mit 15 Arten. Der Fruchtkörper der Morcheln gliedert sich in einen hohlen Stiel und einen ebenfalls hohlen Hut mit wabenartig gekammerter Oberfläche, auf der die Sporen gebildet werden.

Arten: Einige Morcheln werden als Speisepilze geschätzt, v.a. die Speisemorchel (Morchella esculenta) und die Spitzmorchel (Morchella conica). Die Speisemorchel wächst von Mitte April bis Juni v.a. unter Eschen und Pappeln auf humus- und kalkreichen Böden. Sie hat einen weißlichen bis hellgelben Stiel und einen meist rundlichen, länglichen oder (selten) kegelförmigen Hut, der beige, ockergelb, oliv- oder schwarzbraun gefärbt sein kann. Man sollte Speisemorcheln nicht roh verzehren, da sie leichte Vergiftungen verursachen können. Außerdem empfiehlt es sich, das Brühwasser wegzugießen.

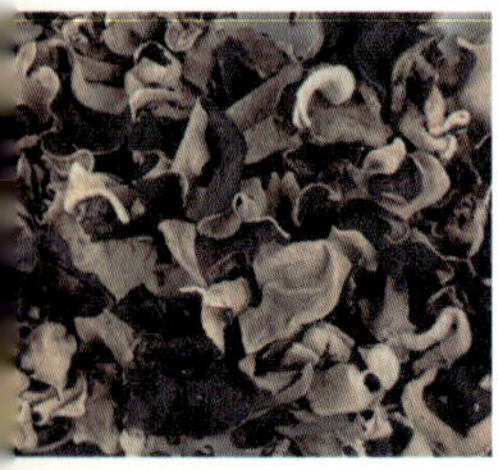

Mu-Err-Pilze

Die Spitzmorchel ist ebenfalls im Frühjahr v.a. in Nadelwäldern zu finden. Sie hat einen weißlich gelben bis blassbraunen Stiel; der Hut ist im Gegensatz zu dem der Speisemorchel kegelförmig zugespitzt und meist dunkler; bei jungen Pilzen ist er hellgrau bis graubraun, bei älteren dunkelbraun.

Als Chinesische Morchel wird der →Mu-Err-Pilz, ein chinesischer Speisepilz, bezeichnet, obwohl er mit den Morcheln nicht verwandt ist.

Verwechslungsmöglichkeiten: Ein giftiger Doppelgänger der essbaren Morcheln ist die an den charakteristischen gehirnartigen Windungen ihres Hutes erkennbare rotbraune Frühjahrslorchel (→Lorchel).

Inhaltsstoffe und Gesundheitswert: Morcheln enthalten reichlich Kalium, Eisen, Kupfer, Mangan, Jod und B-Vitamine.

Moschusente, Barbarieente, Flugente: eine →Ente.

Most: [lat. mustum »junger, frischer Wein«]: **1)** angegorener, d.h. noch nicht vollständig vergorener Traubensaft, der als Grundlage für die Weinbereitung (→Wein) dient und auch als neuer Wein, Federweißer, Sauser oder Bitzler bezeichnet wird.

2) frisch gepresster Saft aus Trauben (Traubenmost), Äpfeln (Apfelmost), Birnen (Birnenmost) oder Obstgemischen (Obstmost), der für den direkten Verzehr bestimmt ist, jedoch auch als Grundlage für die Herstellung von Wein und Obstweinen dienen kann.

3) in Württemberg Bezeichnung für →Apfelwein.

Mostert: →Senf.

Mostgewicht: das spezifische Gewicht von Trauben- und Obstsaft (Most), nach dem man den Zuckergehalt berechnet. Es wird in Öchslegraden angegeben (→Oechsle).

Mostrich: →Senf.

MS: Abk. für →multiple Sklerose.

Müdigkeitssyndrom, chronisches →chronisches Müdigkeitssyndrom.

Mu-Err-Pilz, Chinesische Morchel, wiss. Name **Auricularia:** ein sowohl in Europa als auch in Asien heimischer Pilz, der wild auf Baumstämmen wächst, auf Holz gezüchtet werden kann und in der chinesischen Heilkunde eine wichtige Rolle spielt. Mu-Err-Pilze sind in getrockneter Form im Handel erhältlich und müssen vor Verwendung mindestens 30 Minuten lang in Wasser eingeweicht werden, das mehrmals gewechselt werden sollte. Sie haben eine gallertartige Konsistenz und keinen sehr ausdrucksvollen Geschmack. In der Regel werden sie als Zutat in asiatischen Gerichten (z.B. Suppen und Gemüse) verwendet. Sie haben einen hohen Gehalt an Kalium, Kalzium und Magnesium.

MUF, mehrfach ungesättigte Fettsäuren, Polyensäuren: eine Gruppe von →Fettsäuren.

Mukoviszidose, zystische Fibrose: eine angeborene Stoffwechselerkrankung, bei der ein für die normale Schleimproduktion exokriner Drüsen erforderliches körpereigenes Eiweiß fehlt oder in seiner Funktion eingeschränkt ist. Infolgedessen ist der Schleim zäher als beim Gesunden und die Schleimproduktion ist erhöht. Dies führt zur Verstopfung der Drüsengänge, was eine Zerstörung des Drüsengewebes nach sich ziehen kann. Betroffen sind v.a. die Schleimdrüsen der Atemwege (insbesondere der Bronchien) und der Bauchspeicheldrüse.

Es kommt zu einer chronischen →Bauchspeicheldrüsenentzündung, in deren Folge geringere Mengen des insbesondere für die Fettverdauung, aber auch für die Aufspaltung von Kohlenhydraten und Eiweißen wichtigen Bauchspeichels hergestellt werden. Dies führt wiederum zu einer verringerten Aufnahme von Nährstoffen und damit bei Kindern zu Gedeihstörungen. Aufgrund der mangelnden Fettverdauung wird vermehrt Fett mit dem Stuhl ausgeschieden (Fettstuhl). Die Verstopfung der Bronchien ruft eine chronische Bronchitis und häufig auch Lungenentzündungen hervor. Bei einer Verdickung der Galle kann es zur Gallestauung und zu einer Schädigung der Leber kommen.

Behandlung und Ernährung: Eine ursächliche Behandlung der Krankheit ist nicht möglich. Um Gedeihstörungen bei Kindern zu vermeiden, müssen die im Bauchspeichel enthaltenen Enzyme medikamentös verabreicht werden. Der aus den Nährstoffverlusten resultierende erhöhte Nahrungs- bzw. Energiebedarf muss gedeckt werden. Dies kann u.a. durch eine Steigerung des Fettanteils der Nahrung auf 40% (normalerweise werden 30% empfohlen) oder aber durch eine Erhöhung der Aufnahme der ohne Bauchspeicheldrüsenenzyme vom Organismus verwertbaren Kohlenhydrate (z.B. Zucker) geschehen. Bei Fettstühlen müssen schlecht verdauliche langkettige weitgehend durch leicht verdauliche →mittelkettige Triglyzeride ersetzt werden. Da die Schweißproduktion und damit die Salzverluste bei Mukoviszidosekranken ebenfalls erhöht sind, benötigen sie größere Mengen Kochsalz (bis zu 10 g pro Tag). Vitamine müssen nach Bedarf medikamentös verabreicht werden. Bei hohen Gewichtsverlusten kommt auch eine zeitweise →künstliche Ernährung in Betracht.

multiple Sklerose, Abk. **MS:** eine Erkrankung des Zentralnervensystems, bei der sich in Gehirn und/oder Rückenmark durch Zerfall der die Nervenfasern umhüllenden Markscheiden und nachfolgende Gewebeverhärtung (Sklerose) verstreut Krankheitsherde bilden. Die multiple Sklerose tritt vorwiegend zwischen dem 20. und 40. Lebensjahr (häufiger bei Frauen) auf und verläuft entweder in Schüben oder langsam, z.T. aber auch rasch fortschreitend.

Das Zentralnervensystem kann in den verschiedensten Bereichen geschädigt werden. Entsprechend unterschiedlich ist die Symptomatik: Häufig finden sich Sehnerventzündungen mit meist vorübergehender Sehminderung oder Erblindung auf einem Auge, Gesichtsfeldausfälle und Augenmuskellähmungen mit Doppeltsehen. Außerdem können Gangstörungen und spastische Lähmungen auftreten. Ursächlich scheinen neben genetischen Faktoren Viruserkrankungen in der frühen Kindheit zu sein, die zu fehlgesteuerten Abwehrvorgängen führen.

Behandlung und Ernährung: Behandelt wird die multiple Sklerose u.a. mit Kortisonderivaten. Studien deuten darauf hin, dass eine hohe Zufuhr an (hauptsächlich in tierischen Fetten) enthaltenen gesättigten und eine niedrige Zufuhr an mehrfach ungesättigten →Fettsäuren die Entstehung der Erkrankung begünstigt. Daher sollten die Patienten die Fettsäurenzusammensetzung ihrer Nahrung dementsprechend verändern. Ein therapeutischer Effekt der →Evers-Diät bei multipler Sklerose konnte wissenschaftlich bislang nicht bewiesen werden.

Multivitaminpräparate: →Vitaminpräparate, die im Gegensatz zu Monopräparaten nicht nur ein einzelnes, sondern mehrere verschiedene, teilweise sogar alle Vitamine enthalten. Multivitaminpräparate werden als Nahrungsergänzungsmittel oder Arzneimittel angeboten.

Multivitaminsaft: ein →Fruchtsaft.

Mundgeruch: unangenehmer Geruch des Atems, der in der Regel durch mangelnde Mundhygiene oder mit Fäulnisprozessen einhergehende Erkrankungen der Mundhöhle oder des Rachens hervorgerufen wird. Dazu zählen →Karies in fortgeschrittenem Stadium, Zahnfleischprobleme sowie Entzündungen der Mandeln und des Magens. Ungewöhnlichem Mundgeruch (z.B. nach Harn oder Aceton) können auch schwerwiegende Erkrankungen (z.B. Niereninsuffizienz, Diabetes mellitus) zugrunde liegen. Zur Beseitigung von Mundgeruch muss die Grunderkrankung behandelt werden bzw. ist eine bessere Mundhygiene erforderlich.

Mundhygiene: alle Maßnahmen zur Gesunderhaltung von Zähnen, Zahnfleisch, Mundschleimhaut und Zunge. Die Mundhygiene dient u.a. der Kariesprophylaxe (→Karies) und der Vorbeugung von Parodontose.

Muränen, wiss. Name **Muraenidae:** eine Familie der Aalartigen Fische mit rund 100 Arten. Die Raubfische bewohnen die Küstengebiete der tropischen und subtropischen Meere einschließlich des Mittelmeers. Schon die alten Römer betrachteten sie als Delikatesse. Die Mittelmeer-Muräne (Muraena helena) mit dunklem Fleckenmuster auf hellbraunem Grund wird bis zu 1,50 m lang. Da sie wegen ihres weichen Fleisches nicht transportfähig ist, wird sie nur auf den Märkten der Mittelmeerländer zum Verkauf angeboten. Das schmackhafte weiße Fleisch ist recht fett und daher ziemlich unbekömmlich, außerdem sehr leicht verderblich. Darüber hinaus kann es je nach Region und Jahreszeit giftig sein und Magenkrämpfe oder nervöse Störungen verursachen. Giftig sind auch Biss und Blut der Muräne.

Mürbeteig, Mürbteig: eine Teigart (→Teig).

Muscheln, wiss. Name **Bivalvia, Lamellibranchia:** durch eine Kalkschale geschützte, meist getrenntgeschlechtige Weichtiere, die am Boden der Meere und Süßgewässer leben. Manche Muscheln sind essbar, z. B. →Austern, Herz-, Venus-, Jakobsmuscheln und die zur Gattung der **Miesmuscheln** (Pfahlmuscheln) gehörende, 6–10 cm lange Essbare Miesmuschel (Mytilus edulis). Sie kommt an den europäischen Atlantikküsten und in der Ostsee vor, wird heute aber vorrangig (v. a. in den Niederlanden und Spanien) in Anlagen gezüchtet und ist die wichtigste für den Verzehr geeignete Muschelart. Eine weitere beliebte Speisemuschel ist die bis 3,5 cm lange Gemeine **Venusmuschel** (Chamelea gallina), die eingegraben auf den Sandböden des Mittelmeers lebt; sehr häufig wird auch die etwas größere Raue Venusmuschel (Venus verrucosa) verzehrt. Die vorwiegend im Mittelmeer heimische, fast weißschalige **Jakobsmuschel** (Pecten jacobaeus) wird bis zu 15 cm lang und zählt zu den schmackhaftesten Muscheln. Die Gemeine **Herzmuschel** (Cerastoderma edule) lebt auf Weich- und Sandböden v. a. des Nordatlantiks, der Nordsee und des Mittelmeers und hat nur einen geringen Fleischanteil.

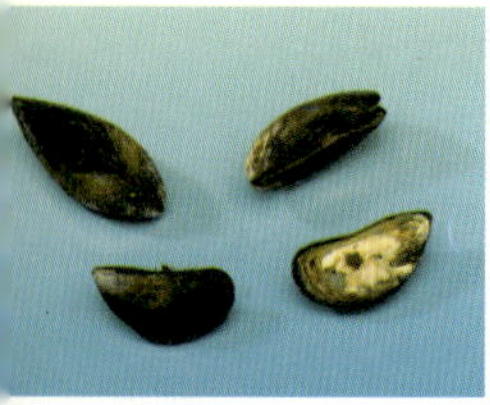

Muscheln:
Miesmuscheln

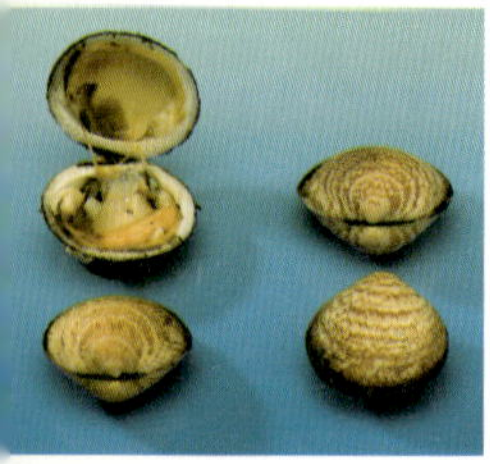

Muscheln:
Venusmuscheln

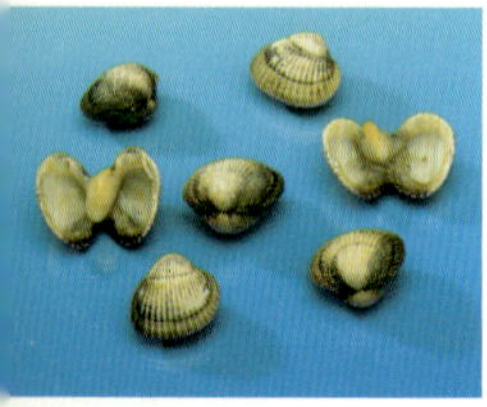

Muscheln:
Herzmuscheln

Einkauf und Verwendung: Austern und Miesmuscheln werden von September bis April lebend verkauft; in dieser Zeit schmecken sie am delikatesten. Jakobsmuscheln kommen lebend oder als frisches oder tiefgefrorenes Muschelfleisch in den Handel. Außerdem wird auch geräuchertes und in Gläsern oder Dosen konserviertes Muschelfleisch angeboten. Ganz frische Muscheln kann man mit etwas Zitronensaft oder Pfeffer würzen und roh verzehren; meist isst man sie jedoch gegart, z. B. als kalte Vorspeise, in Suppen oder Salaten.

Inhaltsstoffe und Gesundheitswert: Muscheln liefern viel hochwertiges Eiweiß und enthalten nur wenig gesättigte Fettsäuren und kaum Kohlenhydrate. Sie sind hervorragende Quellen für Vitamin B_{12} und verschiedene Spurenelemente, v. a. Eisen, Zink, Kupfer und Jod.

Da Miesmuscheln als Planktonfiltrierer v. a in stark verschmutzten Meeresregionen u. U. auch für den Menschen giftige Organismen aufnehmen, kommt es gelegentlich zu Muschelvergiftungen. Das Nervengift Saxitoxin, ein von bestimmten Algen (den Dinoflagellaten) gebildetes Stoffwechselprodukt, kann zu Muskellähmungen, Prickeln an Lippen, Armen und Beinen und in schweren Fällen sogar zum Tod durch Atemlähmung führen. Dinoflagellaten sind Teil des Planktons und werden von den Muscheln als Nahrung aufgenommen. Im Sommer vermehrt sich das Plankton bei steigenden Wassertemperaturen, sodass sich das Gift in den Muscheln anreichern kann. Da es beim Garen nicht zerstört wird, kommt es kurze Zeit nach dem Genuss zu den beschriebenen Vergiftungserscheinungen. Die meisten Muscheln werden heute allerdings in speziellen Meerwasserbecken gereinigt, bevor sie in den Handel gelangen, sodass die Gefahr einer Saxitoninvergiftung nicht besteht.

Muscheln können auch mit Schwermetallen wie Kadmium, Blei und Quecksilber belastet sein. Geräucherte Muschelkonserven enthalten darüber hinaus große Mengen des polyzyklischen aromatischen Kohlenwasserstoffs Benzpyren. Daher ist vom Genuss geräucherter Muscheln eher abzuraten; in jedem Fall sollte man das Öl, das einen besonders hohen Benzpyrengehalt hat, nicht mitverzehren.

Muskatnuss: fälschlicherweise als »Nuss« bezeichneter Same eines auf den Bandainseln und den Molukken heimischen, zu den Muskatnussgewächsen gehörenden Baums (Myristica fragrans). Die Muskatnuss wurde im Mittelalter durch arabische Ärzte als Heilmittel in Europa eingeführt. Seit dem 12. Jh. dient sie auch als Gewürz.

Verwendung: Die Samen werden von Schale und Samenmantel befreit, getrocknet und als Küchengewürz verwendet, das einen würzig harzigen bis leicht bitteren Geschmack hat. In den Handel kommt Muskat entweder zu Pulver zermahlen oder als ganze Nuss. Dunkle Nüsse sind naturbelassen, weiße wurden (zum Schutz vor Schädlingen) mit Kalk gebleicht. Es empfiehlt sich, Muskatnüsse im Ganzen zu kaufen und bei Bedarf mithilfe einer Muskatreibe frisch zu reiben, da Aroma und wertvolle Inhaltsstoffe auf diese Weise besser erhalten blei-

So lässt sich eine Vergiftung durch Muscheln verhindern

Zwar unterliegt die hierzulande auf den Markt kommende Ware strengen Qualitätskontrollen, doch sollte sich der Verbraucher allein darauf nicht verlassen. Frische ist beim Verzehr von Muscheln oberstes Gebot. Um die Gefahr einer Muschelvergiftung auszuschließen, muss man lebend gekaufte Muscheln daher so bald wie möglich verzehren. Rohe Muscheln müssen stets geschlossen sein. Vor der Zubereitung sollte man jede Muschel genau anschauen und folgende Exemplare aussortieren und wegwerfen: offene Muscheln, die sich nicht von allein schließen, wenn man sie mit Süßwasser in Kontakt bringt, ihren Schließmuskel mit einer Messerspitze berührt oder leichten Druck auf sie ausübt, sowie Ware, die fischig oder nach Ammoniak riecht. Ungenießbar sind auch Muscheln, die sich beim Kochen nicht öffnen.

ben. Sparsam dosiert, eignet Muskat sich u.a. zum Würzen von Suppen, Saucen, Fleisch-, Gemüse- und Kartoffelgerichten, Kuchen und Süßspeisen.

Die Muskatnuss ist von einem leuchtend roten, zerschlitzten, holzartigen Samenmantel umgeben, der getrocknet unter der Bezeichnung **Muskatblüte** (Macis, Mazis) in den Handel kommt und ebenfalls als Gewürz verwendet wird. Muskatblüte schmeckt ähnlich wie Muskat, aber etwas feiner und milder.

Inhaltsstoffe und Gesundheitswert: Muskat wirkt appetitanregend, verdauungsfördernd und hilft bei Blähungen, Durchfall und Übelkeit. Da die Muskatnuss das in größeren Mengen giftige Myristicin enthält, kann eine Überdosis Muskat (ab einer Menge von ca. 5 g) zu Vergiftungserscheinungen führen; der Verzehr von mehr als fünf Nüssen kann sogar tödlich sein. In kleinen Dosen hilft Myristicin gegen Übelkeit, Brechreiz, Blähungen und Durchfall und ist daher Bestandteil verschiedener Magenmittel. In größeren Mengen wirkt es narkotisierend und verursacht Vergiftungserscheinungen wie Herzjagen, Rauschzustände und Halluzinationen. Bei Schwangeren kann es zu Früh- und Fehlgeburten führen.

Muskelaufbau: Um den Aufbau der Muskulatur zu fördern, muss man ausreichende Mengen Eiweiß mit der Nahrung aufnehmen, da die Skelettmuskulatur zum Großteil aus Eiweiß besteht. Außerdem müssen die Muskeln durch Bewegung gefordert werden. Personen, die z.B. aufgrund längerer Bettlägerigkeit Muskelmasse verloren haben und während einer Rehabilitationsmaßnahme ein Muskeltraining durchführen, wird eine tägliche Eiweißzufuhr von 1–2 g pro Kilogramm Körpergewicht empfohlen. Die Aufnahme größerer Mengen →Eiweiß hat jedoch keine Wirkung auf den Muskelaufbau; bei einem Überschuss wird es als Energieträger genutzt. Möglicherweise ist eine zu hohe Eiweißzufuhr für den Organismus sogar schädlich, da sie die Nieren belastet. Für die Erhaltung der Muskelmasse genügt eine tägliche Eiweißzufuhr von 0,8 g pro Kilogramm Körpergewicht. Ausdauersportler benötigen täglich 1,5 g Eiweiß pro Kilogramm Körpergewicht, Kraftsportler maximal 1 g pro Kilogramm Körpergewicht (→Sportlerernährung).

Müsli: eine Mischung aus Getreideflocken oder -schrot, verschiedenen Nüssen und Kernen, Rosinen, frischem Obst oder Trockenobst und Milch oder einem Milcherzeugnis wie z.B. Joghurt. Oft wird auch noch ein Süßungsmittel, beispielsweise Honig, hinzugefügt. Ein Müsli wird meist als Frühstück oder als kleine Zwischenmahlzeit verzehrt. Man kann sich seine individuelle Müsli-Mischung zusammenstellen oder eine der im Handel erhältlichen Fertigmischungen kaufen.

Ein Müsli ist wegen seines hohen Sättigungsgrades und seines hohen Gehalts an Vitaminen, Mineral- und Ballaststoffen ein sehr wertvolles Nahrungmittel. Wird für ein Müsli frisch geschrotetes Getreide verwendet, sollte man dieses über Nacht im Kühlschrank in etwas Wasser oder Joghurt quellen lassen. Dadurch sind die Kohlenhydrate besser aufschließbar. Der ursprüngliche »Erfinder« des Müslis war der Schweizer Arzt Maximilian Oskar Bircher-Benner (→Bircher-Benner-Kost).

Müsliriegel: eine in Riegelform gepresste Mischung aus Getreideflocken (z.B. Haferflocken), ölhaltigen Samen (z.B. Nüssen) und Trockenobst (z.B. Rosinen, Feigen, Aprikosen). Als Bindemittel werden Emulgatoren, Stärkesirup und Fett zugesetzt, zudem sind in der Regel auch Aroma- und Konservierungsstoffe enthalten. Müsliriegel sind portionsweise verpackt und in verschiedenen Variationen (z.T. auch mit Schokolade) im Handel erhältlich. Der Ballaststoffgehalt eines Müsliriegels liegt entgegen der Verbrauchererwartung meist im mittleren bis niedrigen Bereich. Dafür kann der Zuckergehalt 20–54 % betragen; ein Blick auf die Zutatenliste ist also empfehlenswert. Neben Zucker steckt zudem viel Fett (v.a. aus Nüssen und Schokolade) in den nicht nur bei Kindern beliebten Pausen-Snacks.

Mutterkorn, wiss. Name **Secale cornutum**: hartes, schwarzviolettes Dauermyzel des Mutterkornpilzes (Claviceps purpurea), das anstelle des Getreidekorns hornartig aus den Ähren eines von dem giftigen Pilz befallenen Getreides (meist Roggen, seltener Weizen) herausragt. Es enthält giftige Alkaloide. Im Mittelalter traten durch mit Mutterkorn verunreinigtes Mehl schwere Vergiftungsepidemien mit Schwindel, Erbrechen, Durchfall, Bewusstlosigkeit und Krämpfen bis hin zum Atem- und Herzstillstand auf. Durch gesetzliche Vorschriften (die gesetzliche Mutterkorn-Höchstmenge liegt bei 0,05 % des Getreidegewichts), moderne Mühlentechnologie und den Einsatz von Pilzbekämpfungsmitteln ist die Gefahr einer Mutterkornvergiftung heute gering. Ohne Pilzbekämpfungsmittel angebauten Bio-Roggen sollte man aber vor dem Mahlen gründlich verlesen.

Muttermilch, Brustmilch, Frauenmilch: von den Brustdrüsen einer Frau zu Ende der Schwangerschaft, nach der Geburt und während der Stillzeit gebildete Milch, die dem

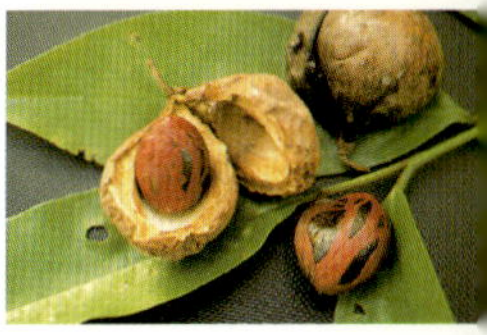

Muskatnuss: Muskatblüte

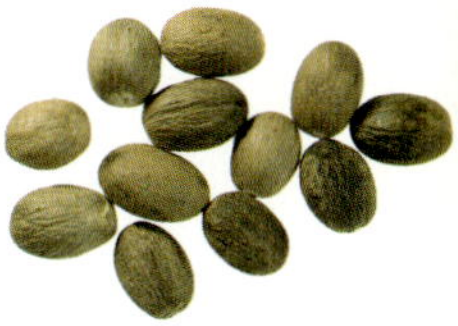

Muskatnüsse

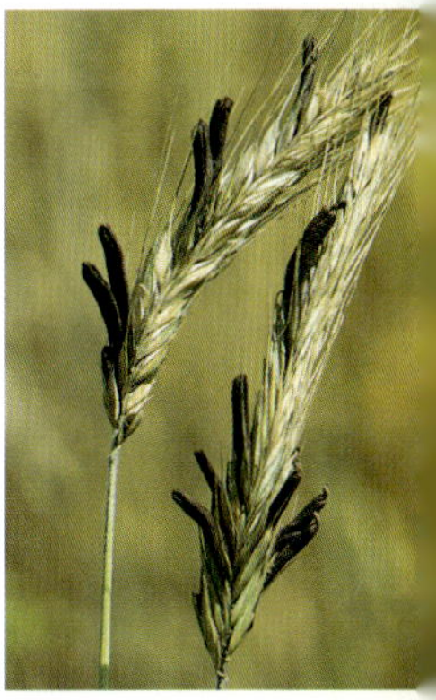

Mutterkorn

Säugling als Nahrung dient. Muttermilch ist die beste Nahrung für Säuglinge, da sie in ihrer Zusammensetzung genau auf deren Bedarf abgestimmt ist und zudem durch die in der Milch enthaltenen Antikörper Schutz vor Infektionskrankheiten bietet. In den ersten Tagen nach der Geburt bildet die Brust zunächst die Kolostralmilch, die besonders viele Abwehrstoffe enthält, anschließend produziert sie die energiereichere Übergangsmilch und nach 14 Tagen schließlich die reife Muttermilch (→Stillen).

Mykosen, Pilzerkrankungen: durch Pilze hervorgerufene Infektionskrankheiten bei Menschen, Tieren und Pflanzen. Die Mykosen treten in Form lokaler Infektionen, v.a. der Haut (einschließlich Schleimhaut, Haare, Nägel) auf oder verursachen als systemische Mykosen Erkrankungen der inneren Organe, z.B. der Lunge oder des Darms (→Darmmykosen, S. 116 ff.).

Mykotherapie [griech. mýkés »Pilz«]: die Heilbehandlung mit Pilzen. Sie zählt zu den klassischen Naturheilverfahren, geht auf chinesische Ursprünge zurück und wird bei zahlreichen Erkrankungen (z.B. Krebs, Herz-Kreislauf-Erkrankungen) als unterstützende Therapie angewendet. Die Mykotherapie setzt Heilpilze wie z.B. den →Shiitakepilz, den →Mu-Err-Pilz und den →Glänzenden Lackporling ein.

Mykotoxine, Pilzgifte: Stoffwechselprodukte von Pilzen (Schimmel-, Hefe- und Waldpilzen; →Speisepilze), die beim Menschen nach dem Verzehr Vergiftungen oder andere Erkrankungen auslösen. Zu den Mykotoxinen gehören die →Schimmelpilzgifte, die die Entstehung von Krebs begünstigen, die lebensbedrohlichen Gifte des leicht mit dem Champignon zu verwechselnden Knollenblätterpilzes (Amanitine, Phallotoxine), die Alkaloide des →Mutterkorns sowie das in Fliegenpilzen enthaltene Muskarin und Muskimol. Insgesamt wurden bislang etwa 300 verschiedene Mykotoxine entdeckt.

Myoglobin: hauptsächlich aus Aminosäuren bestehender Muskelfarbstoff, der Sauerstoff in den Muskeln speichert und bei Bedarf an sie abgibt. Das Myoglobin ist ähnlich wie der rote Blutfarbstoff, das Hämoglobin, aufgebaut und enthält ebenso wie dieser Eisen.

Myristicin: wichtigste Komponente des in der →Muskatnuss enthaltenen ätherischen Öls.

Nachtkerzenöl: pflanzliches Öl, das aus den Samen der u. a. in Westeuropa heimischen Gemeinen Nachtkerze (Oenothera biennis) gewonnen wird. Nachtkerzenöl ist Bestandteil von Arzneimitteln und wird auch als Nahrungsergänzungsmittel verwendet. Es enthält Gamma-Linolensäure, eine bedingt essenzielle Fettsäure, die nur in sehr wenigen Pflanzen vorkommt und zu den Omega-6-Fettsäuren zählt. In der Therapie von Arteriosklerose und Neurodermitis sowie bei Beschwerden vor der Menstruation wird Nachtkerzenöl eingesetzt.

Nährbier, Malzbier: eine Biersorte (→Bier).

Nährmittel: handelsübliche Sammelbezeichnung für Trockenerzeugnisse aus Getreide (z. B. Grieß, Grütze, Teigwaren), Stärke (z. B. Saucen- oder Puddingpulver) und getrocknete Hülsenfrüchte (z. B. Erbsen).

Nährstoffbedarf: Menge an →Nährstoffen (Kohlenhydraten, Eiweißen, Fetten, Vitaminen, Mineralstoffen), die zur Aufrechterhaltung aller Funktionen des Organismus sowie zu seiner Gesunderhaltung mit der Nahrung aufgenommen werden müssen. Man unterscheidet u. a. zwischen dem Grundbedarf an Nährstoffen, durch dessen Deckung Mangelerscheinungen vorgebeugt wird, und dem Speicherbedarf, der Körperreserven gewährleistet, die schnell in Anspruch genommen werden können, ohne dass Funktionsstörungen auftreten. Der Nährstoffbedarf ist eine individuelle Größe. Die →Ernährungsempfehlungen der Deutschen Gesellschaft für Ernährung basieren auf Untersuchungen zum durchschnittlichen Nährstoffbedarf an verschiedenen Bevölkerungskollektiven. Sicherheitszuschläge sollen gewährleisten, dass bei Aufnahme der empfohlenen Nährstoffmengen die Bedarfsdeckung bei allen gesunden Personen der Bevölkerung gesichert ist.

Nährstoffdichte: die Menge eines in einem Lebensmittel enthaltenen Nährstoffs im Verhältnis zum Energiegehalt dieses Lebensmittels. Mithilfe der Nährstoffdichte lässt sich ermitteln, wie hochwertig Lebensmittel in Bezug auf ihren Nährstoffgehalt sind, d. h., inwieweit sie den Bedarf an bestimmten Nährstoffen decken können.

Man errechnet die Nährstoffdichte, die in Milligramm, Gramm oder Mikrogramm pro Kilokalorie angegeben wird, indem man den Gehalt eines Nährstoffs in 100 g des betreffenden Lebensmittels durch dessen Energiegehalt pro 100 g teilt. So enthalten z. B. 100 g Gouda (mit 45 % Fett i. Tr.) 820 mg Kalzium und besitzen einen Energiegehalt von 365 kcal/1527 kJ. Die Nährstoffdichte (bezogen auf Kalzium) liegt somit bei über 2 mg pro Kilokalorie (und ist damit sehr hoch).

Viele in den westlichen Industrienationen häufig konsumierte Lebensmittel besitzen nur eine geringe Nährstoffdichte (z. B. Weißbrot, Süßigkeiten, Limonaden). Die höchste Nährstoffdichte haben Obst und Gemüse.

Nährstoffe: Nahrungsbestandteile, die Energie liefern und/oder für die Aufrechterhaltung von Körperfunktionen und die Gesunderhaltung des Organismus gebraucht werden. Die so genannten **Grundnährstoffe** (Haupt-

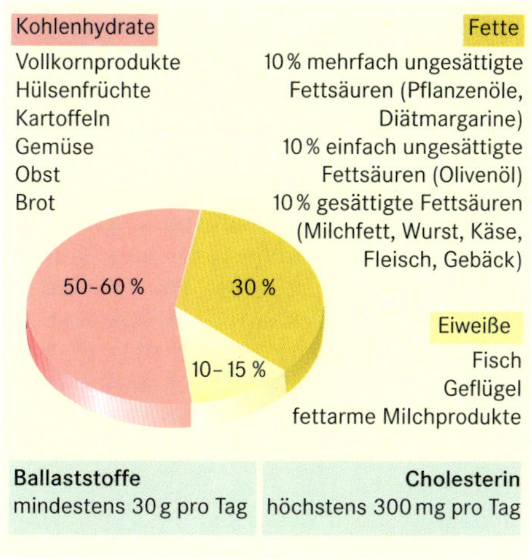

Nährstoffe: optimale Nährstoffverteilung

nährstoffe, Makronährstoffe) – →Kohlenhydrate, →Fette und →Eiweiße – sind in erster Linie Energielieferanten, üben daneben aber auch wichtige Funktionen im menschlichen Körper aus; so sind z. B. die Bestandteile der Eiweiße, die Aminosäuren, u. a. Grundstoff für die Herstellung körpereigener Enzyme. Eine für die Gesundheit ideale Kombination der Grundnährstoffe ist die Zufuhr von 50–60 %

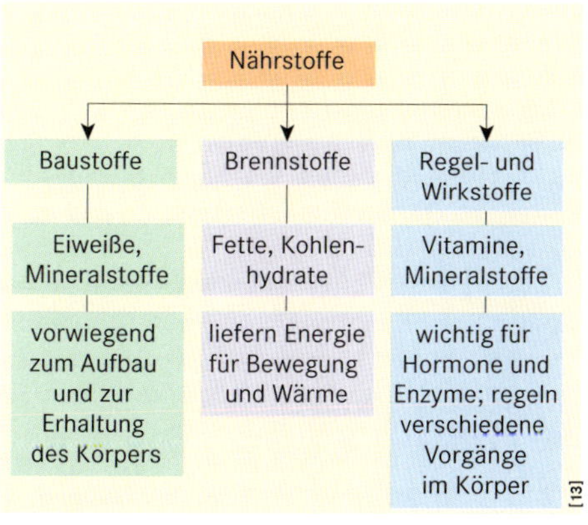

Nährstoffe: Aufgaben im Organismus

Kohlenhydraten, 30 % Fett und 10–15 % Eiweiß, gemessen am Energiebedarf des Organismus. Die übrigen Nährstoffe – →Vitamine und →Mineralstoffe – liefern hingegen keine Energie, sind aber für die Gesunderhaltung und für den Ablauf vieler Vorgänge im menschlichen Organismus unentbehrlich. Als →kritische Nährstoffe bezeichnet man Nährstoffe, die in einer bestimmten Region oder Bevölkerungsgruppe oft nicht in ausreichender Menge aufgenommen werden.

Nährstoffempfehlungen, Zufuhrempfehlungen: Empfehlungen für die Zufuhr bestimmter Nährstoffe (→Ernährungsempfehlungen).

Nährstoffstatusbestimmung: Oberbegriff für verschiedene Verfahren, mit denen sich feststellen lässt, ob eine Person ausreichend mit bestimmten wichtigen →Nährstoffen versorgt ist. Eine Nährstoffstatusbestimmung ist notwendig, wenn eine dauerhafte Unterversorgung mit wichtigen Nährstoffen befürchtet wird.

Untersuchungsmethoden: Ein Mangel an Nährstoffen lässt sich durch eine abnehmende Konzentration in den Körperflüssigkeiten oder Speicherorganen sowie anhand einer verminderten Ausscheidung dieser Nährstoffe bzw. deren Metaboliten feststellen. Als Untersuchungsmaterial für eine Nährstoffstatusbestimmung eignen sich neben Blut auch Harn oder Haare.

Für eine Nährstoffstatusbestimmung anhand von Blutproben kann je nach Substanz Kapillar- oder Venenblut herangezogen werden. Darüber hinaus unterscheidet man Bestimmungen anhand von Vollblut oder einzelnen Blutbestandteilen wie Blutplasma oder Blutserum. Zu den bekannteren Bestimmungen des Nährstoffstatus gehört die Ermittlung des →Blutzuckerspiegels. Für diese Untersuchung wird aus dem Finger oder dem Ohr ein Tropfen Kapillarblut entnommen und anschließend mit einem Blutzuckermessgerät der Blutzuckerspiegel bestimmt. Ähnlich verläuft die Bestimmung des Eisengehalts des Körpers anhand des Hämoglobinwertes. Für die Bestimmung der Blutfettwerte werden dagegen Blutserum oder z. T. auch Blutplasma verwendet. Der Eiweißstatus lässt sich mithilfe von Harnproben ermitteln.

In jüngster Zeit werden vermehrt Untersuchungen von Haarproben angeboten. Anhand einer gereinigten Haarprobe lassen sich neben einigen Mineralstoffen und Spurenelementen auch Schadstoffe bestimmen. Eine **Haaranalyse** eignet sich z. B. besonders gut für die Bestimmung des Zinkstatus. Anders als mit Blut oder Harn kann anhand der Haare nur die Langzeitversorgung und weniger der aktuelle Status bestimmt werden. Darüber hinaus werden solche **Mineralstoffanalysen** oft von Herstellern oder Vertreibern entsprechender Präparate durchgeführt. Ein Eigeninteresse dieser Anbieter lässt sich somit nicht ganz ausschließen. Die Kosten für eine Haaranalyse sind zudem mit 150 bis 600 DM nicht unerheblich.

Bei den **Vitaminbestimmungsmethoden** lassen sich mehrere Verfahren unterscheiden. Bei den Vitaminen, die als Koenzyme an biochemischen Reaktionen beteiligt sind, eignet sich die Bestimmung des Aktivierungskoeffizienten als Nachweismethode; Voraussetzung ist, dass diese Reaktionen auch in den Zellen des Blutes ablaufen. Hierbei wird ein Vergleich zweier Proben durchgeführt. Einer der beiden Proben wird eine definierte Menge des benötigten Vitamins zugesetzt. In der anderen Probe erfolgt die Reaktion dagegen lediglich mithilfe des körpereigenen Vitamins. Unterscheiden sich die Proben im Hinblick auf die Reaktion nicht, so beträgt der Aktivierungskoeffizient 1, d. h., es liegt kein Mangel an dem Vitamin vor; bei einem Mangel liegt er dagegen über 1.

Der Status mancher Vitamine lässt sich jedoch besser mit einem Belastungstest nachweisen. Einige Substrate werden nur unter Beteiligung von Vitaminen umgesetzt. Bei einer unzureichenden Umsetzung lassen sich die Zwischenprodukte im Blut oder Harn bestimmen. Bei anderen Vitaminen (v. a. den fettlöslichen) kann man den Gehalt direkt im Blutserum bestimmen.

Nahrungsergänzungsmittel: →S. 476 ff.

Nahrungskette: durch Nahrungsbeziehungen voneinander abhängige Reihe von Organismen, die aus grünen Pflanzen (Produzenten), Pflanzenfressern (Primärkonsumenten) und Fleischfressern (Sekundärkonsumenten) besteht. Zum Beispiel wird die Planktonalge (Produzent) vom Primärkonsumenten Wasserfloh gefressen; dieser dient wiederum einem Friedfisch (Sekundärkonsument) als Nahrung, der dann von einem zweiten Sekundärkonsumenten, z. B. einem Raubfisch, verzehrt wird. Am Ende dieser Kette steht der Mensch, der den Raubfisch fängt und isst.

Im Boden werden Nahrungsketten durch so genannte Zersetzer oder Destruenten (Bakterien, Pilze und niedere Tiere) geschlossen, deren Abbauprodukte dann wiederum den Anfangsgliedern der Kette zur Verfügung stehen. Der Mensch steht meist am Ende der jeweiligen Nahrungskette. Dabei besteht die Gefahr, dass biologisch nicht oder nur schwer abbaubare Substanzen, z. B. Schwermetalle, radioak-

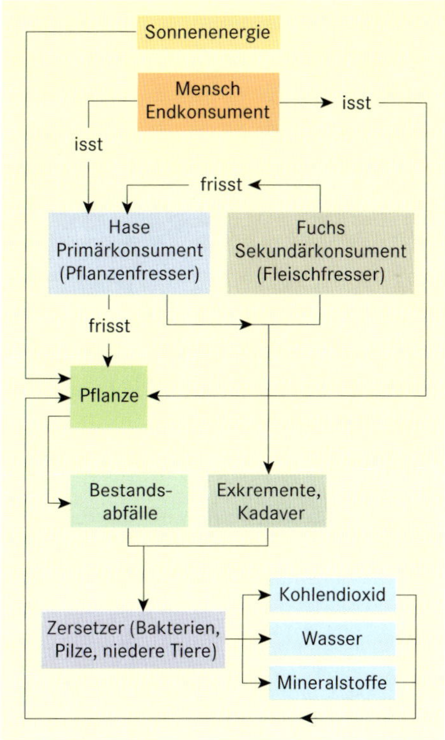

Nahrungskette: ein in sich geschlossener Kreislauf

tive Stoffe oder chlorierte Kohlenwasserstoffe, über die Nahrungskette in immer höheren Konzentrationen angereichert werden, sodass sie für den Menschen als Endkonsumenten gesundheitsschädigend sein können.

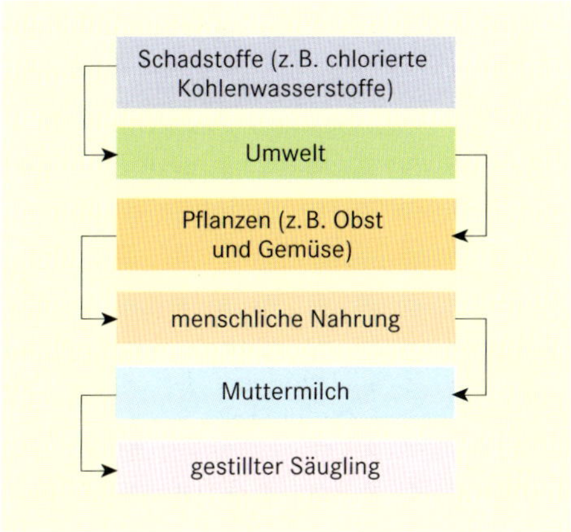

Nahrungskette: So gelangen Schadstoffe in den menschlichen Organismus.

Nahrungsmittel: zusammenfassende Bezeichnung für alle Stoffe, die dazu bestimmt sind, zum Zweck der Ernährung vom Menschen aufgenommen zu werden. Im Unterschied dazu umfassen →Lebensmittel außer den Nahrungsmitteln auch Genussmittel, Lebensmittelzusatzstoffe und Nahrungsergänzungsmittel.

Nahrungsmittelallergien, Lebensmittelallergien: krank machende Überempfindlichkeiten gegen körperfremde, in Lebensmitteln enthaltene Stoffe wie z. B. Eiweiße oder Lebensmittelzusatzstoffe (→Allergien). Nahrungsmittelallergien richten sich meistens nur gegen ein Lebensmittel, teilweise aber auch gegen mehrere aus einer Pflanzenfamilie (→Kreuzallergien). Eine Nahrungsmittelallergie kann sich u. a. durch Beschwerden des Magen-Darm-Trakts, durch Hautausschläge und Hauterkrankungen (→Neurodermitis) oder auch Atemwegsprobleme (Schleimhautschwellung, Fließschnupfen, Bronchialasthma) äußern. Bei Personen mit einer entsprechenden Veranlagung findet nach dem Verzehr eines Lebensmittels, das das Allergen enthält, eine so genannte Sensibilisierung statt, d. h. eine Immunreaktion, die zu einer verstärkten Antikörperbildung bei erneutem Kontakt mit demselben Antigen führt. Bei erneutem Kontakt mit diesem Lebensmittel reagieren sie dann mit allergischen Symptomen.

Diagnose: Der medizinische Nachweis einer Allergie erfolgt durch Erstellung der Familienanamnese, ein ausführliches Ernährungstagebuch, Hauttestung mit Allergenen, Messung spezifischer Antikörper (Immunglobulin E) im Blut und verschiedene diagnostische Diäten (→Allergensuchkost).

Behandlung und Ernährung: Sind die allergieauslösenden Lebensmittel identifiziert, gilt es, diese aus der Nahrung zu eliminieren. Bei einer →Milcheiweißallergie z. B. muss auf Milch und andere Milcheiweiß enthaltende Produkte verzichtet werden, bei einer →Hühnereiweißallergie auf alle Lebensmittel, die Hühnerei enthalten. Die Aneignung von Kenntnissen über die Zusammensetzung von Lebensmitteln und eine sorgfältige Auswahl der Speisen ist somit unerlässlich. Die Verarbeitung von Lebensmit-

HÄUFIGE AUSLÖSER VON NAHRUNGSMITTELALLERGIEN

tierische Lebensmittel	pflanzliche Lebensmittel
Fisch	Nüsse, Kerne
Hühnerei	Stein-, Kernobst
Kuhmilch	Sellerie, Fenchel
Fleisch	Hülsenfrüchte (z. B. Soja)
Geflügel	Gewürze, Kräuter

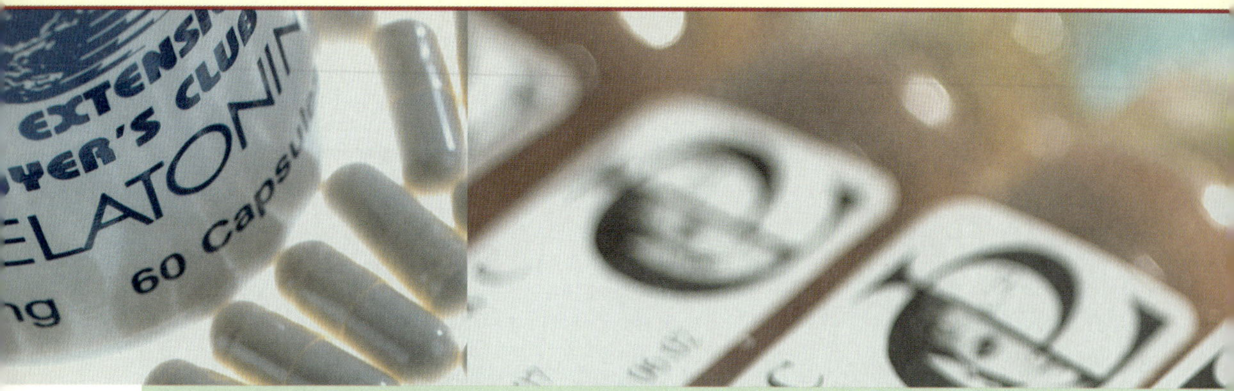

NAHRUNGSERGÄNZUNGSMITTEL

EIN FAST UNÜBERSCHAUBARES ANGEBOT

Nährstoffe in Form von Kapseln, Pulvern oder Brausetabletten begegnen dem Verbraucher heute nicht mehr nur in der Apotheke, sondern auch in Supermärkten, Drogerien und Reformhäusern. Die Werbung vermittelt vielfach den Eindruck, mit diesen Produkten könne die Leistungsfähigkeit erhalten oder verbessert werden. Zudem sollen sie vor Krankheiten schützen. Aufgrund dieser Aussagen wird kaum eine Produktgruppe auf dem Gesundheitsmarkt so kontrovers diskutiert wie diese als Nahrungsergänzungsmittel bezeichneten Präparate.

Der Begriff »Nahrungsergänzungsmittel« ist in Deutschland und anderen EU-Ländern bisher nicht eindeutig definiert. Im Allgemeinen werden darunter Tabletten, Kapseln, Brausetabletten oder Pulver verstanden, die ernährungsphysiologisch bedeutsame Substanzen wie Vitamine, Mineralstoffe, Aminosäuren, Fettsäuren und andere Stoffe enthalten.

Durch ihre arzneitypische Darreichungsform können Nahrungsergänzungsmittel leicht mit Arzneimitteln verwechselt werden, obwohl sie rechtlich den Lebensmitteln zuzuordnen sind. Während Arzneimittel einer Zulassung beim Bundesamt für Arzneimittel und Medizinprodukte bedürfen, können Nahrungsergänzungsmittel ohne Genehmigung in Verkehr gebracht werden. Für die Zulassung eines Arzneimittels muss dessen Wirksamkeit, Unbedenklichkeit und Qualität (beispielsweise der Gehalt an bestimmten Wirkstoffen) nachgewiesen werden. Bei Nahrungsergänzungsmitteln ist dies nicht erforderlich.

In den einzelnen Ländern der Europäischen Union sowie in den USA weichen die Rechtsvorschriften für Nahrungsergänzungsmittel zum Teil erheblich von denen in Deutschland ab. So sind dort teilweise deutlich höhere Dosierungen bestimmter Inhaltsstoffe erlaubt; zudem enthalten diese Produkte vielfach Stoffe, die in Deutschland als Arzneimittel gelten (beispielsweise Hormone wie DHEA und Melatonin oder Arzneipflanzen wie Johanniskraut). Da die unkontrollierte Aufnahme von hochdosierten Nährstoffen wie auch von Arzneistoffen unkalkulierbare Risiken mit sich bringt, sind solche Produkte in Deutschland verboten. Dennoch werden sie in Kleinanzeigen oder im Internet angeboten und erreichen auf dem Versandweg auch deutsche Verbraucher. Dies ist zwar illegal, aber in der Praxis kaum zu verhindern.

Wie alle Lebensmittel werden auch Nahrungsergänzungsmittel von den staatlichen Überwachungsbehörden – entweder routinemäßig oder auf einen besonderen Hinweis hin – kontrolliert. Dabei wird nicht nur geprüft, ob die Zusammensetzung eines Präparates zulässig ist, sondern es erfolgt auch eine Begutachtung der Aufmachung und Deklaration eines Produkts. Ist es zu beanstanden – zum Beispiel, weil es falsch deklariert oder unzulässig beworben wird –, muss der Hersteller dafür sorgen, dass die Mängel beseitigt werden. Sind die Verstöße gegen das Gesetz gravierend, beispielsweise weil ein Produkt gesundheitsgefährdende Bestandteile oder Stoffmengen enthält, oder ist die Lebensmittelüberwachung der Auffassung, dass es sich um ein Arzneimittel und nicht um ein Lebensmittel handelt, kommt es zu einem gerichtlich verfügten Verkaufsverbot. So werden die Produkte auf dem deutschen Markt überwacht.

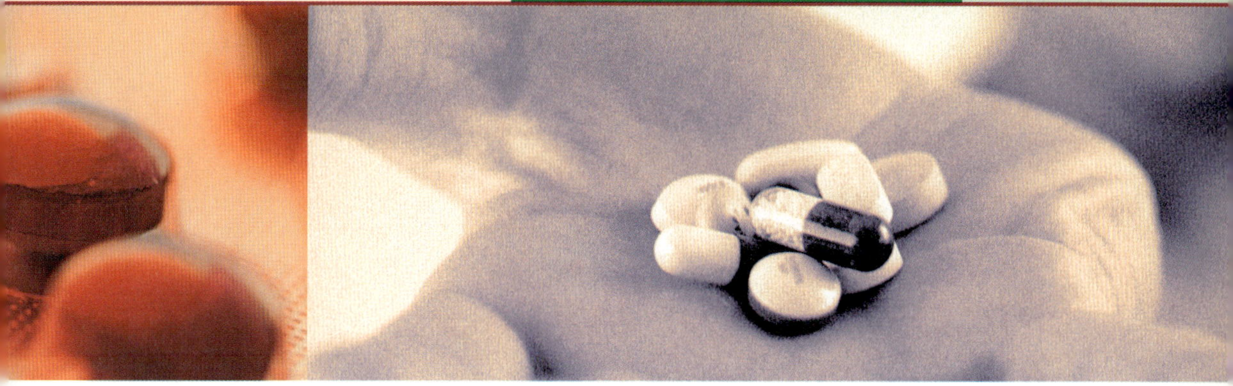

Die Möglichkeiten, gegen illegale Produkte aus dem Ausland vorzugehen, sind jedoch beschränkt, da die deutsche Justiz bei einem im Ausland ansässigen Unternehmen wenig bewirken kann.

WAS IST IN DER WERBUNG ERLAUBT?

Viele Diskussionen um Nahrungsergänzungsmittel entzünden sich jedoch nicht an den Inhaltsstoffen, sondern an der Werbung für diese Produkte. Da das Lebensmittel- und Bedarfsgegenständegesetz unter anderem auch dazu dient, den Verbraucher vor Täuschung zu schützen, verbietet es, Lebensmittel mit irreführenden Aussagen zu bewerben. Werbebotschaften, in denen einem Nahrungsergänzungsmittel eine besondere Wirkung zugesprochen wird, müssen daher bewiesen sein. Von vielen Präparaten wird jedoch ohne wissenschaftliche Belege behauptet, dass sie sich positiv auf Wohlbefinden und Vitalität auswirken sowie zur Vorbeugung von Krankheiten beitragen. So kommt es häufig zu Rechtsstreitigkeiten.

Diese entstehen auch dadurch, dass es generell verboten ist, ein Lebensmittel mit Angaben zu vermarkten, die sich auf Krankheiten oder deren Vorbeugung beziehen. Deshalb sind beispielsweise Aussagen wie »zur Vorbeugung gegen Osteoporose« verboten, selbst wenn sie wissenschaftlich korrekt sind. Hierdurch will man verhindern, dass an Lebensmittel überzogene Erwartungen im Hinblick auf die Verhütung und Heilung von Erkrankungen gestellt werden.

Leider finden sich auch im Bereich der Nahrungsergänzungsmittel unseriöse Anbieter, die mit wirkungslosen Produkten innerhalb kurzer Zeit hohe Gewinne erzielen wollen. Die dabei angebotenen Präparate versprechen scheinbar einfache Lösungen für weitverbreitete Probleme wie beispielsweise Übergewicht. Charakteristisch für diese Produktkategorie, zu der etwa Apfelessig- oder Pu-Erh-Tee-Kapseln gehören, ist, dass sie in »Modewellen« angeboten werden: Sie werden über einen kurzen Zeitraum hinweg mit viel Werbeaufwand verkauft und verschwinden dann wieder vom Markt. In der Regel sind diese Präparate harmlos; teilweise werden aber, hauptsächlich aus dem Ausland, auch gesundheitsgefährdende Stoffe angeboten, wie beispielsweise Germanium-Kapseln, deren Einnahme tödliche Folgen haben kann.

REICHT DIE NORMALE ERNÄHRUNG AUS?

Immer wieder ist die These zu hören, dass aufgrund unserer derzeitigen Lebensgewohnheiten und der schlechten Qualität der Lebensmittel eine ausreichende Versorgung mit Nährstoffen allein über die Nahrung nicht möglich sei. Für diese Behauptung gibt es jedoch keine wissenschaftlichen Belege. Es ist zwar richtig, dass sich der Gehalt verschiedener Mineralstoffe (beispielsweise Magnesium) im Boden durch die übermäßige Nutzung der Ackerflächen vermindert hat. Auch die Gehalte an Selen schwanken in Abhängigkeit vom Anbauort sehr stark. Daraus einen generellen Nährstoffmangel abzuleiten, ist jedoch nicht gerechtfertigt. So zeigen Untersuchungen von Menschen, die sich ausgewogen ernähren und reichlich Gemüse, Obst und Vollkornprodukte verzehren, dass ihre Versorgung mit allen Nährstoffen sogar überdurchschnittlich gut ist. Eine unzureichende Nähr-

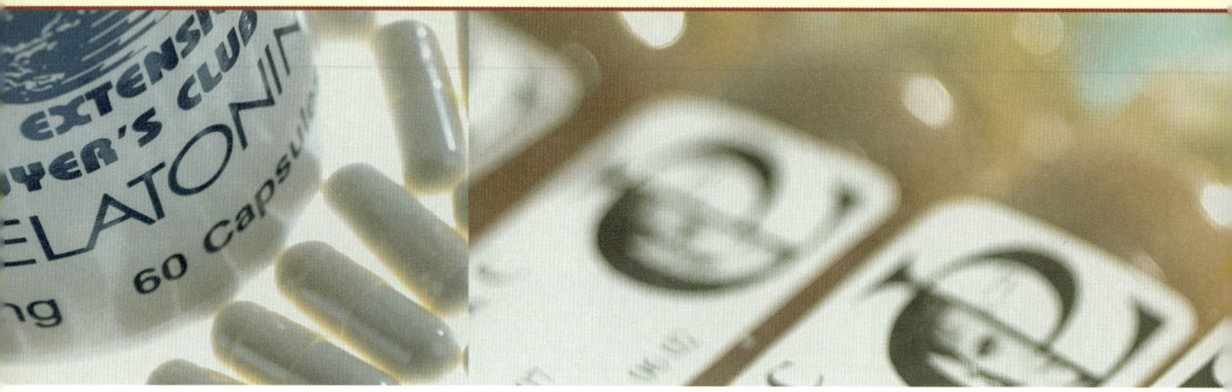

stoffversorgung ist somit in erster Linie auf eine ungünstige Lebensmittelauswahl zurückzuführen.

Zweifelsohne gehen die in den letzten 50 Jahren eingetretenen ungünstigen Veränderungen in der Ernährungsweise (weg von einer pflanzlich orientierten Ernährung hin zu einer Kostform mit hohen Anteilen tierischer Nahrungsmittel) mit Veränderungen der Nährstoffzufuhr einher. So erreicht die Aufnahme einiger Nährstoffe zumindest bei bestimmten Bevölkerungsgruppen nicht die wünschenswerte Höhe. Bei diesen Nährstoffen liegt die tatsächliche Aufnahme mit der Nahrung unterhalb des Wertes, der von Fachorganisationen wie der Deutschen Gesellschaft für Ernährung empfohlen wird. Am kritischsten ist die Situation bei Folsäure und Jod. Eine unterhalb der Empfehlung liegende Nährstoffzufuhr bedeutet aber keineswegs, dass auch ein Mangel an der jeweiligen Substanz vorliegt, denn die Empfehlungen sind bei den meisten Nährstoffen so hoch angesetzt, dass für viele Personen auch eine niedrigere Zufuhr noch ausreicht, um den individuellen Bedarf zu decken. Daher ist ein Nährstoffmangel in der Praxis relativ selten zu finden.

Erkrankungen (zum Beispiel Diabetes mellitus, Krebs), besondere Belastungssituationen und die Einnahme mancher Medikamente (etwa der Antibabypille) können den Nährstoffbedarf allerdings deutlich erhöhen, sodass eine Nahrungsergänzung sinnvoll ist. Auch bei älteren Menschen kann eine zusätzliche Gabe von Nährstoffen angebracht sein, da sie oft zu wenig Kalzium, Vitamin D und Vitamin C aufnehmen. Aufgrund ihres deutlich erhöhten Bedarfs sind auch Schwangere und Stillende oft nicht in der Lage, alle Nährstoffe mit der Nahrung in ausreichender Menge aufzunehmen. Für diese Personengruppen sind Nahrungsergänzungsmittel eine einfache Möglichkeit, ihre Nährstoffversorgung sicherzustellen. Grundsätzlich reicht aber auch in solchen Situationen eine vielseitige ausgewogene Ernährung aus.

NUTZEN UND RISIKEN

Seit einigen Jahren wird diskutiert, ob eine etwas höhere Aufnahme bestimmter Nährstoffe das Risiko für verschiedene Erkrankungen (beispielsweise Krebs) vermindern könnte. Auf großes Interesse sind dabei die Antioxidanzien gestoßen. Da sie freie Radikale neutralisieren, wurde die These aufgestellt, dass sie das Risiko für Erkrankungen reduzieren können, an deren Entstehung freie Radikale beteiligt sind, zum Beispiel Arteriosklerose und Krebs. Allerdings sind die Diskussionen zu diesem Thema nach wie vor kontrovers. So sind die Ergebnisse der bisherigen Untersuchungen über den Nutzen zusätzlicher Antioxidanzien nicht so vielversprechend, wie anfangs vermutet wurde. Unbestritten ist, dass bei einer schlechten Versorgung mit den Antioxidanzien Vitamin C, Vitamin E, Selen und Karotinoiden das Risiko für Arteriosklerose, Krebs und grauen Star erhöht ist. Dann ist die Gabe von Supplementen wirkungsvoll, was beispielsweise in schlecht versorgten Regionen Chinas nachgewiesen werden konnte. Ob dies auch bei einer eher guten Versorgung wie in Deutschland zutrifft, bleibt fraglich. Es gibt dafür zwar Hinweise, aber noch keinen eindeutigen wissenschaftlichen Nachweis.

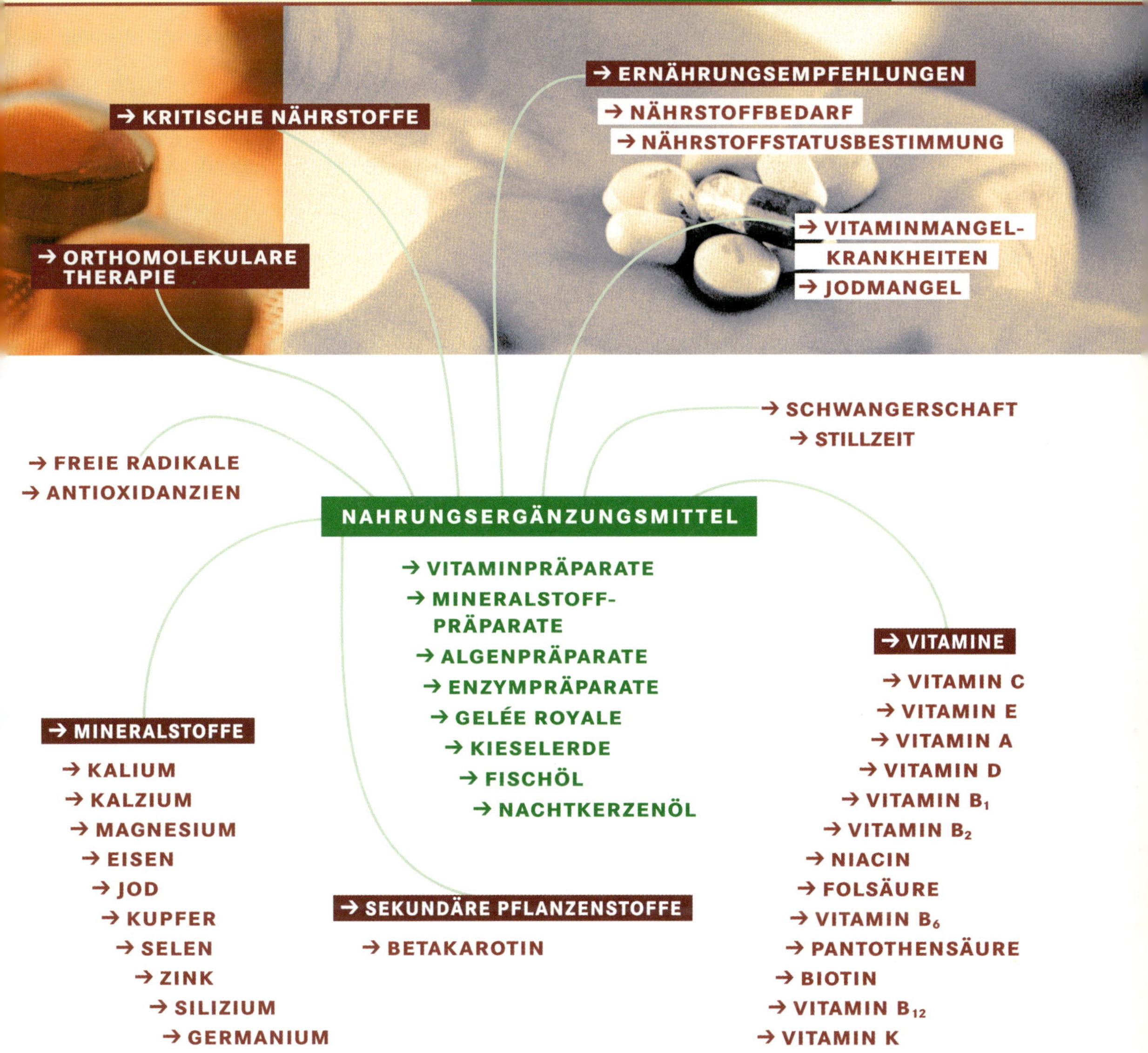

Grundsätzlich ist es auch bei Nährstoffen möglich, überhöhte Mengen aufzunehmen, die dann toxisch wirken. In der Diskussion um Nahrungsergänzungsmittel wird dies immer wieder als Risiko aufgeführt. Inzwischen ist recht gut bekannt, welche Nährstoffmengen dauerhaft ohne Risiken aufgenommen werden können. Bei den in Deutschland legal verkauften Vitamin- und Mineralstoffprodukten wird auf der Grundlage dieser Erkenntnisse gesetzlich sichergestellt, dass von ihnen keine Gefahr für die Gesundheit ausgeht, wenn sie in der angegebenen Menge verwendet werden. Bei Produkten mit sekundären Pflanzenstoffen wie Lycopin oder Flavonoiden liegen bisher nur wenige Daten bezüglich möglicher Risiken vor. Deshalb sollte man diese Substanzen nur in Dosierungen verwenden, die auch mit der normalen Ernährung erreicht werden können. Abzuraten ist von allen Produkten, die aus dem Ausland angeboten werden. Sie unterliegen nicht dem deutschen Lebensmittelrecht und können eine nicht kalkulierbare Gefahr für die Gesundheit darstellen.

LESETIPP:

ANDREAS HAHN: *Nahrungsergänzungsmittel. Stuttgart (Deutscher Apothekerverlag) 2001.*

teln mindert häufig ihr allergenes Potenzial, daher kann z. B. bei einer Milcheiweißallergie der Verzehr gekochter Milch (unter ärztlicher Aufsicht) ausprobiert werden.

Vorbeugung: Die Darmschleimhaut von Neugeborenen und Säuglingen ist besonders durchlässig für Allergene und ihr Immunsystem ist noch nicht voll entwickelt. Daher treten Nahrungsmittelallergien häufiger erstmals im Säuglings- und Kindesalter als im Erwachsenenalter auf. Wenn gleichzeitig eine Veranlagung aufgrund einer Allergie beider Eltern bzw. eines Elternteils gegeben ist, sollten Säuglinge vorsorglich zunächst allergenfrei ernährt werden.

Im Säuglingsalter tritt am häufigsten die Milcheiweißallergie auf, da unter Verwendung von Kuhmilch hergestellte Säuglingsmilchen bevorzugt als Muttermilchersatz gegeben werden. Zur Vorbeugung sollte ein Säugling daher so lange wie möglich gestillt werden; anstelle von herkömmlichen Säuglingsmilchen kann man aber auch eine hypoallergene Säuglingsmilch wählen. Von der Auswahl der Lebensmittel für die Beikost des Säuglings und die Ernährung des Kleinkindes hängt die weitere Sensibilisierung des Immunsystems ab. Außer

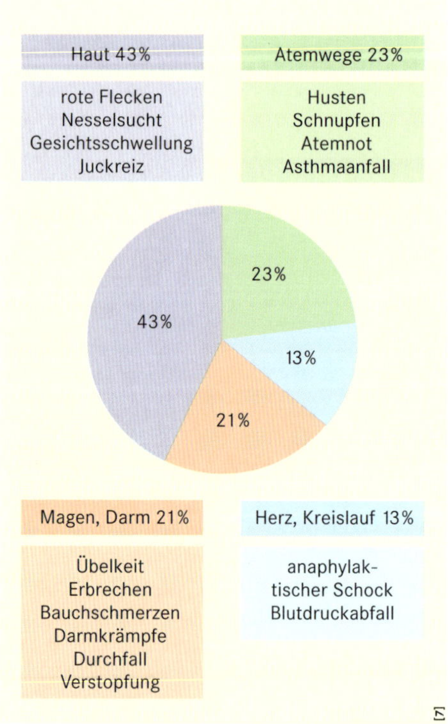

Nahrungsmittelallergien: durchschnittliche prozentuale Beteiligung verschiedener Organe bei Nahrungsmittelallergien

in Kuhmilch sind Allergene v. a. in Hühnerei, Fisch, Weizen, Sojaerzeugnissen, Zitrusfrüchten und Nüssen enthalten. Im ersten Lebensjahr sollten diese Lebensmittel daher möglichst gar nicht gegeben werden; falls doch, sollte man das Kind gut auf etwaige allergische Reaktionen beobachten. Bei allergiegefährdeten Babys sollte pro Woche stets nur ein neues Lebensmittel eingeführt werden, das keine weiteren Zusätze enthält (z. B. zuerst Mohrrüben, dann Kartoffeln, dann Äpfel usw.).

Durch Stillen und eine sorgfältige, schrittweise Einführung der Beikost lässt sich das Allergierisiko in den ersten drei Lebensjahren um rund 50 % senken. Durch eine allergenarme Ernährung der Schwangeren kann man der Entwicklung einer Nahrungsmittelallergie beim Säugling nicht vorbeugen.

LESETIPPS:

CLAUDIA THIEL: *Gut leben trotz Nahrungsmittel-Allergie. Stuttgart (Trias) 1997.*

Diät bei Nahrungsmittelallergien und Nahrungsmittelintoleranzen. München (Urban & Vogel) 1999.

Nahrungsmittel|intoleranzen, Lebensmittel|intoleranzen: Unverträglichkeit von Nahrungsbestandteilen, die im Gegensatz zu den →Nahrungsmittelallergien nicht mit der Bildung von Antikörpern einhergeht. Nahrungsmittelintoleranzen, die durch unvollständige Resorption von Nährstoffen gekennzeichnet sind, gehen mit Leibschmerzen, Blähungen und Durchfall einher. Bei darmgesunden Personen können diese Beschwerden bei übermäßigem Verzehr z. B. von Hülsenfrüchten und Zuckeraustauschstoffen auftreten. Wesentlich stärker ausgeprägt sind die Symptome bei einem Mangel an dem Enzym Laktase, der eine Unverträglichkeit von Milch und bestimmten Milcherzeugnissen zur Folge hat (→Laktoseintoleranz). Starke Durchfälle können auch bei →Zöliakie auftreten, einer Überempfindlichkeit gegen Gluten, bei der bestimmte Getreidearten nicht vertragen werden.

Ein Mangel an Enzymen, die am Stoffwechsel von Phenylalanin, verzweigtkettigen Aminosäuren, Fruktose und Galaktose beteiligt sind, kann eine so starke Schädigung des zentralen Nervensystems bewirken, dass u. U. der Tod eintritt (→Phenylketonurie, →Ahornsirupkrankheit, →Fruktoseintoleranz, →Galaktosämie).

Bei den →Pseudoallergien werden Botenstoffe (z. B. Histamin) freigesetzt, die körperliche Reaktionen ähnlich denen bei Nahrungsmittelallergien hervorrufen, z. B. Hautreizungen und -ausschläge, Niesen, Schnupfen, Erbrechen, Durchfall. Die Beschwerden sind umso stärker ausgeprägt, je mehr von dem auslösenden Stoff verzehrt wurde. Zu den Auslösern zählen insbesondere bestimmte Lebensmittelzusatzstoffe, biogene Amine und Salicylate.

Die Therapie der Nahrungsmittelintoleranzen besteht in der weitgehenden Vermeidung der Lebensmittel, die die unverträglichen Inhaltsstoffe enthalten.

Nahrungsmittel|unverträglichkeiten, Lebensmittel|unverträglichkeiten: 1) Oberbegriff für →Nahrungsmittelallergien und →Nahrungsmittelintoleranzen, zu denen auch die →Pseudoallergien gezählt werden. Während bei den Nahrungsmittelallergien im Blut Antikörper gegen bestimmte Nahrungsbestandteile nachweisbar sind, ist dies bei den Nahrungsmittelintoleranzen nicht der Fall. Bei ihnen wird die Unverträglichkeit spezifischer Nahrungsbestandteile meist durch ein Enzymdefizit hervorgerufen.

2) unspezifische Unverträglichkeiten, deren Kausalzusammenhang mit bestimmten Lebensmitteln schwer zu objektivieren ist. Es treten Beschwerden wie Druck- und Völlegefühl, Übelkeit, Blähungen und Durchfall auf.

In beiden Fällen besteht die Behandlung in der Elimination der Lebensmittel, die nicht vertragen werden, aus der Kost.

Nährwert: Nährstoffgehalt eines Lebensmittels, einer Speise oder einer Tageskost (→Nährstoffe).

Nährwertberechnung: Ermittlung bzw. Berechnung des Nährwerts von Lebensmitteln oder Speisen, meist anhand von Nährwerttabellen. Aus den Tabellen ist zu ersehen, welche Nährstoffmengen in 100 g essbarem Anteil von Lebensmitteln enthalten sind.

LESETIPPS:

WILLI WIRTHS: *Kleine Nährwerttabelle der Deutschen Gesellschaft für Ernährung. Frankfurt am Main (Umschau Braus)* [41]*1999.*

IBRAHIM ELMADFA, WALTRAUTE AIGN UND DORIS FRITZSCHE: *Nährwerte. GU Kompass. München (Gräfe & Unzer)* [4]*2000.*

Die große GU Nährwert-Kalorien-Tabelle. München (Gräfe & Unzer) [2]*2000.*

Nangka: →Jackfrucht.

Naranjilla [nara'xiʎa, span. »kleine Orange«], **Lulo, Quito-Orange** ['kito...]: tropische Beerenfrucht des in den nördlichen Anden heimischen Strauchs Solanum quitoense. Heute wird die runde, grünlich gelbe bis orangefarbene Frucht in subtropisch feuchten Höhenlagen u. a. in Costa Rica, Panama und Peru kultiviert. Das grünliche, geleeartige Fruchtfleisch mit zahlreichen essbaren Samen schmeckt säuerlich-süß und erinnert an Ananas und Erdbeere. In den Erzeugerländern werden die schnell verderblichen, Vitamin-C-reichen Früchte zu Fruchtnektar, Konfitüre, Erfrischungsgetränken, Cocktails und Speiseeis verarbeitet. Wegen ihrer geringen Haltbarkeit werden sie bislang nicht exportiert.

naschen: Verzehr von →Süßigkeiten außerhalb der regulären Mahlzeiten.

Nashi ['naʃi], **Apfelbirne, Chinesische Birne:** Frucht eines aus Asien stammenden Baumes aus der Gattung der Birnbäume (Pyrus pyrifolia), die erst in den 1980er-Jahren nach Europa gelangte. Heute wird die Nashi u. a. auch in Australien, Neuseeland und Kalifornien angebaut. Sie erinnert in Aussehen und Geschmack an eine Birne. Die leicht raue Schale ist gelblich bis bräunlich, das weiße Fruchtfleisch fest, saftig und süß. Mit rund 50 kcal/210 kJ pro 100 g ist die Nashi recht kalorienarm. Ihr Gehalt an Vitaminen und Mineralstoffen entspricht in etwa dem einer Birne.

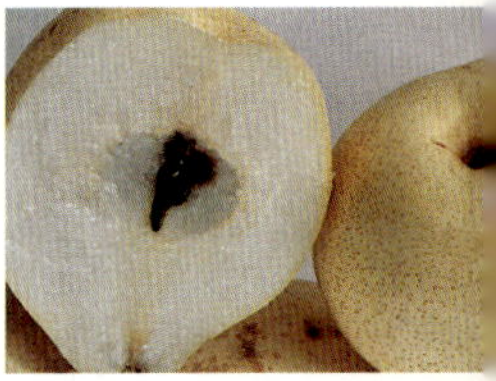

Nashi

Natrium: Mineralstoff, der zu den Mengenelementen zählt, von denen im Organismus mehr als 50 mg pro Kilogramm Körpergewicht gespeichert sind. Entdeckt wurde Natrium bereits im Jahr 1808; seine Bedeutung für den menschlichen Organismus wurde allerdings erst 1926/27 erkannt.

Funktionen: Natrium kommt v. a. in den extrazellulären Flüssigkeiten, d. h. in den Körperflüssigkeiten außerhalb der Zellen (z. B. im Blut), vor und ist an der Regulation des Wasserhaushalts des Körpers beteiligt – ohne Natrium könnte der Organismus kein Wasser speichern. Die so genannte →Natrium-Kalium-Pumpe sorgt dafür, dass die Natriumkonzentration in der extrazellulären Flüssigkeit höher ist als in den Zellen, in denen eine hohe Kaliumkonzentration vorherrscht, was für die Nervenreizleitung notwendig ist. Natrium ist weiterhin an der Aktivierung verschiedener Enzyme und an der Aufnahme von Einfach-

NATRIUM: SCHÄTZWERTE FÜR DIE TÄGLICHE MINDESTZUFUHR

Alter	Natrium (mg)
Säuglinge	
0 bis unter 4 Monate	100
4 bis unter 12 Monate	180
Kinder	
1 bis unter 4 Jahre	300
4 bis unter 7 Jahre	410
7 bis unter 10 Jahre	460
10 bis unter 13 Jahre	510
Jugendliche und Erwachsene	
ab 13 Jahre	550

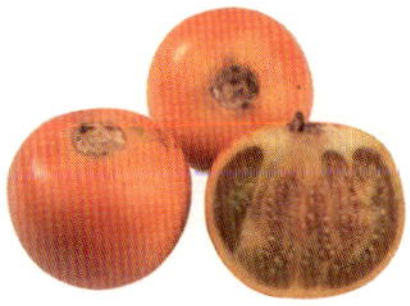

Naranjillas

zuckern und Aminosäuren über die Darmwand beteiligt. Zudem ist Natrium Bestandteil der Knochensubstanz. In größeren Mengen aufgenommen erhöht es den Blutdruck.

Vorkommen: Reich an Natrium sind v.a. verarbeitete, mit →Kochsalz (Natriumchlorid) angereicherte Lebensmittel wie Wurst und andere Fleischerzeugnisse, Käse und geräucherter oder in Salzlake eingelegter Fisch. Der Schätzwert für die Natriummenge, die täglich mindestens zugeführt werden soll, liegt für Erwachsene bei 550 mg. Der Mineralstoff wird hauptsächlich im Dünndarm aus der Nahrung aufgenommen; ausgeschieden wird er zum Großteil über den Harn, u.a. aber auch über den Schweiß und die Tränenflüssigkeit. Mit dem Stuhl werden nur geringe Mengen ausgeschieden, da das in den Dickdarm gelangte Natrium zum großen Teil vom Körper aufgenommen wird.

Mangelerscheinungen: Ein ernährungsbedingter Natriummangel (Hyponatriämie) kommt in den Industriestaaten aufgrund des in der Regel zu hohen Kochsalzkonsums nur selten vor; v.a. starkes Schwitzen, Durchfall und Erbrechen oder die längere Einnahme von entwässernden Medikamenten (Diuretika) können zu einem Mangel führen.

Überschuss: Wird mit der Nahrung zu viel Natrium aufgenommen, steigert sich auch der Durst. Durch eine erhöhte Aufnahme von Flüssigkeit wird die angestiegene Natriumkonzentration in der extrazellulären Flüssigkeit somit rasch wieder verdünnt, sodass es nicht zu gesundheitlichen Beschwerden kommt. Eine dauerhaft erhöhte Natriumzufuhr kann allerdings zu Wassereinlagerungen im Gewebe (Ödemen) führen. Durch den erhöhten Flüssigkeitsgehalt des Körpers steigt in der Regel auch der Blutdruck (→Bluthochdruck). Eine stark erhöhte Natriumkonzentration des Blutes (→Hypernatriämie) kommt allerdings meist nur bei unzureichender Flüssigkeitszufuhr, z.B. aufgrund fehlenden Durstreizes (etwa bei Kleinkindern) vor. Bei Nierenerkrankungen sowie bei Bluthochdruck und anderen Herz-Kreislauf-Erkrankungen ist die Einhaltung einer natriumarmen Diät sinnvoll. Im Handel erhältliche →natriumarme Lebensmittel und →natriumreduzierte Lebensmittel helfen bei der Einschränkung der Kochsalzzufuhr.

natriumarme Diät, kochsalzarme Diät: eine Ernährungsform, bei der die Zufuhr von Natrium auf höchstens 1,2 g pro Tag (das entspricht 3 g Kochsalz) reduziert wird. Daneben gibt es auch noch eine streng natriumarme Diät, bei der die Natriumzufuhr auf 0,4 g pro Tag (entspricht 1 g Kochsalz) begrenzt werden muss; diese kann nicht zu Hause, sondern nur bei stationärer Behandlung in der Klinik durchgeführt werden und wird nur noch in Einzelfällen verordnet. Eine natriumarme Diät ist v.a. bei →Bluthochdruck und bei bestimmten Nierenerkrankungen (z.B. →Niereninsuffizienz) notwendig.

Durchführung: Die Durchführung einer ambulanten natriumarmen Diät ist in der Regel nur nach vorheriger intensiver Diätberatung möglich, da die meisten im Handel erhältlichen Lebensmittel – auch Grundnahrungsmittel wie Brot – größere Mengen Kochsalz enthalten. Es kann auf →natriumreduzierte Lebensmittel, →natriumarme Lebensmittel und streng natriumarme Lebensmittel zurückgegriffen werden.

Zu den Lebensmitteln, deren Verzehr bei natriumarmer Diät eingeschränkt werden muss, gehören neben Kochsalz, Brot und anderen Backwaren auch Käse, Wurst und verschiedene Fleischerzeugnisse (v.a. Pökel- und Räucherwaren), Gemüsekonserven, Fertiggerichte und -saucen, Brühen aller Art, gesalzene But-

NATRIUMARME DIÄT: LEBENSMITTEL MIT HOHEM NATRIUMGEHALT

Lebensmittel (pro 100 g verzehrbaren Anteil)	Natrium (mg)	Lebensmittel (pro 100 g verzehrbaren Anteil)	Natrium (mg)
Steinsalz	39 000	**Senf**	1 200
gekörnte Brühe	25 000	**Frühlingsrolle**	1 142
Rauchfleisch	4 533	**Bratwurst**	1 054
Kasseler	4 390	**Roggenknäckebrot**	965
Matjeshering	2 500	**Cornflakes**	938
Roquefort	1 810	**Paniermehl**	600
Sauermilchkäse	1 520	**Kuchen**	577
Schimmelkäse	1 400	**Kartoffelchips**	450
Ketchup	1 200	**Nudeln ohne Ei**	391
Schmelzkäse (20 % Fett i. Tr.)	1 200	**Bleichsellerie**	136

ter, Margarine, Knabbererzeugnisse (z. B. Kartoffelchips, Erdnussflips), vorgefertigte Kartoffelprodukte wie Pommes frites, Würzmittel, Senf, Ketchup, Cornflakes und Lakritze. Viele dieser Lebensmittel sind allerdings auch in natriumreduzierter oder natriumarmer Form im Handel erhältlich. Milch und Milchprodukte enthalten zwar ebenfalls gewisse Mengen Natrium, dürfen jedoch (mit Ausnahme von Käse) in größeren Mengen verzehrt werden. Dasselbe gilt für Gemüsearten mit mehr als 50 mg Natrium pro 100 g und Eier.

Zu den uneingeschränkt erlaubten Lebensmitteln gehören natriumarme Gemüsearten (mit weniger als 50 mg Natrium pro 100 g), beispielsweise Brokkoli, Kopfsalat, Gurke, Gemüsepaprika, Hülsenfrüchte, Kartoffeln, alle Obstarten, frisches Fleisch und frischer Fisch (die bei der Zubereitung allerdings nicht gesalzen werden dürfen), ungesalzene Nüsse, Kräuter, Pflanzenöle und salzfreie Gewürze. Auch →Kochsalzersatzmittel dürfen verwendet werden. Bei Mineralwasser sollte man darauf achten, dass auf dem Etikett der Zusatz »für Hypertoniker geeignet« oder »geeignet für natriumarme Ernährung« verzeichnet ist – solche Mineralwässer enthalten weniger als 20 mg Natrium pro Liter.

natriumarme Lebensmittel, kochsalzarme Lebensmittel: Lebensmittel, die höchstens 120 mg Natrium pro 100 g enthalten, und Getränke mit maximal 20 mg Natrium je Liter. Sie werden im Rahmen einer natriumarmen Diät eingesetzt und ersetzen herkömmliche, mit Kochsalz zubereitete Lebensmittel. Streng natriumarme Lebensmittel dürfen höchstens 40 mg Natrium pro 100 g beinhalten.

Natriumchlorid: eine Verbindung aus Natrium und Chlor mit der chemischen Formel NaCl (→Kochsalz).

Empfehlungen für eine schmackhafte natriumarme Diät

Wer eine natriumarme Diät einzuhalten hat, sollte Kochsalz – egal ob Jod-, Kräuter- oder Meersalz – bei der Zubereitung von Lebensmitteln nur äußerst sparsam oder gar nicht verwenden. Um die Speisen geschmacklich zu verfeinern, kann man Knoblauch, Zwiebeln, Kräuter sowie andere salzfreie Gewürze in größeren Mengen hinzufügen. Zubereitungsarten, die das Aroma der Speisen verstärken, machen die natriumarme Kost schmackhaft. Dazu gehören z. B. Braten, Grillen sowie das Garen in Aluminiumfolie. Speiseöle mit starkem Eigengeschmack (z. B. Olivenöl) und Sahne tragen ebenfalls dazu bei, den Geschmack der Speisen zu verfeinern.

Natriumglutamat: ein Salz der Glutaminsäure, das in der Lebensmittelverarbeitung als →Geschmacksverstärker eingesetzt wird.

Natriumhydrogenkarbonat, Natron: ein →Backtriebmittel.

Natrium-Kalium-Pumpe: zur Aufrechterhaltung unterschiedlicher Ionenkonzentrationen in den Körperzellen und in der Flüssigkeit außerhalb der Körperzellen notwendiger Mechanismus. Außerhalb der Zellen sind in erster Linie Natriumionen zu finden, innerhalb der Zellen Kaliumionen. Diese unterschiedliche Konzentration von Natrium- und Kaliumionen in Zellinnerem und Zellumgebung ist notwendig, damit ein elektrisches Spannungsgefälle entsteht, das die Entstehung von Nervenimpulsen und deren Übertragung innerhalb des Nervensystems an die Muskelfasern und ans Herz ermöglicht. Da bei unterschiedlichen Ionenkonzentrationen in den Zellen und der Umgebung normalerweise Ionen in die Zelle hinein und aus ihr heraus diffundieren, um ein Konzentrationsgleichgewicht in beiden Flüssigkeiten zu schaffen, schleusen Tunnelproteine permanent Kaliumionen in die Zelle hinein und Natriumionen aus ihr heraus.

NATRIUMARME LEBENSMITTEL

Lebensmittel (pro 100 g verzehrbaren Anteil)	Natrium (mg)	Lebensmittel (pro 100 g verzehrbaren Anteil)	Natrium (mg)
Schellfisch	110	**Blumenkohl**	16
Steinbutt	110	**Weißkohl**	12
Brathähnchen	83	**Gurken**	9
Kürbiskerne	80	**Kopfsalat**	8
Leinsamen	80	**Kartoffeln**	3
Lachs	50	**Paprika**	3
Joghurt (3,5 % Fett)	48	**Pfifferlinge**	3
Forelle	40	**Äpfel**	3
Magerquark	40	**Bananen**	1
Sauerrahm (10 % Fett)	40	**Blaubeeren**	1
Brokkoli	19	**Olivenöl**	1

Natrium-Kalium-Quotient: Messwert, der das Verhältnis des mit dem Harn ausgeschiedenen Natriums und Kaliums angibt. Beim Gesunden liegt der Wert zwischen 1 und 2; liegt er unter 1, wird weniger Natrium als normal ausgeschieden. Die Ursache kann in einer vermehrten Speicherung des in der Nahrung enthaltenen Natriums, aber auch in einer natriumarmen Kost liegen. Liegt der Natrium-Kalium-Quotient über 2, wird vermehrt Natrium ausgeschieden, z. B. bei lang andauernden Durchfällen oder bei Abführmittelmissbrauch.

natriumreduzierte Lebensmittel, natriumverminderte Lebensmittel, kochsalzreduzierte Lebensmittel, kochsalzverminderte Lebensmittel: Lebensmittel, die höchstens 250 mg Natrium pro 100 g enthalten. Sie können im Rahmen einer →natriumarmen Diät oder zur allgemeinen Einsparung von Kochsalz verwendet werden.

Natriumsulfat, Glaubersalz: ein →Abführmittel. In der Lebensmittelindustrie wird Glaubersalz als →Festigungsmittel eingesetzt.

Natron, Natriumhydrogenkarbonat: ein →Backtriebmittel.

naturbelassene Nahrungsmittel: unverarbeitete Nahrungsmittel. Da durch jede Form der Verarbeitung, z. B. durch Zerkleinern, Erhitzen und Konservieren wichtige Vitalstoffe (u. a. Vitamine, bioaktive Substanzen) verloren gehen und andere Nährstoffe (z. B. Eiweiße) verändert werden, sind naturbelassene Nahrungsmittel wie beispielsweise rohes Obst qualitativ häufig höherwertig als verarbeitete. Sie sind deshalb ein wichtiger Bestandteil einer gesunden Ernährung. Die Naturbelassenheit eines Lebensmittels ist neben der Frische und der Belastung mit Schadstoffen eines der wichtigsten Kriterien zur Beurteilung seiner Qualität.

Naturkost: →S. 486 ff.

Naturland: ein →Anbauverband.

naturtrüb: natürliche Trübstoffe enthaltend; so gibt es z. B. naturtrübe Fruchtsäfte (v. a. Apfelsaft), naturtrübes Bier (z. B. Hefe-Weißbier) und naturtrüben Essig (z. B. Apfelessig). Ein Vorteil von naturtrüben Produkten ist, dass chemische Hilfsmittel, die manchmal für die Abfiltrierung von Trübstoffen verwendet werden, nicht notwendig sind und sich daher keine Rückstände dieser Substanzen in den Flüssigkeiten finden.

Nektar: 1) pflanzliches Drüsensekret, das aus den meist in der Blüte liegenden Nektarien (Honigdrüsen) ausgeschieden und blütensuchenden Insekten als »Lockspeise« geboten wird. Nach einem chemisch-physikalischen Umwandlungsprozess unter Einwirkung von Enzymen im Honigmagen der Bienen und unter dem Einfluss der Wärme im Bienenstock entsteht daraus in den Honigwaben der Blütenhonig (→Honig).

2) ein Erfrischungsgetränk (→Fruchtnektar).

Nektarine, wiss. Name **Prunus persica var. nucipersica:** nur in Kultur bekannte, glattschalige Varietät des Pfirsichs mit leicht herauslösbarem Steinkern. Herkunft und Entstehung der Nektarine sind nicht eindeutig geklärt. Einer Theorie zufolge handelt es sich um eine Mutation des Pfirsichs, eine andere besagt, dass die Nektarine aus einer Kreuzung von Pfirsich und Pflaume entstanden ist. Hauptanbauländer sind Griechenland, Italien, Frankreich, Spanien, Kalifornien, Chile und Südafrika. Das Fruchtfleisch der Nektarine, die viel Kalium und Betakarotin enthält, ist fester und aromatischer als das des Pfirsichs. Reife Nektarinen halten bei Raumtemperatur einige Tage, im Kühlschrank etwas länger.

Nelke: →Gewürznelke.

Nelkenpfeffer: →Piment.

Nelkenpulver: pulverisierte →Gewürznelken.

Nematoden, Fadenwürmer: Würmer, von denen etliche Arten als Parasiten den Menschen befallen können (→Wurmkrankheiten).

Neohesperidin, Neohesperidin DC: ein →Süßstoff.

Nephropathie, diabetische: →diabetische Nephropathie.

nephrotisches Syndrom: bei verschiedenen Nierenerkrankungen (z. B. Glomerulonephritis), manchmal auch bei Diabetes mellitus oder bestimmten Infektionserkrankungen auftretender Beschwerdenkomplex, der u. a. durch die Ausscheidung von mehr als 3 g Eiweiß mit dem Harn innerhalb von 24 Stunden gekennzeichnet ist. Ursache ist eine erhöhte Eiweißdurchlässigkeit der geschädigten Nierenkörperchen. Außerdem sind die Blutfettwerte erhöht und der Bluteiweißgehalt ist reduziert; die Betroffenen leiden unter großer Müdigkeit, Leistungsabfall und Durst und es kommt zu Wasseransammlungen im Gewebe (Ödemen).

Behandlung und Ernährung: Neben der Behandlung der Grunderkrankung besteht die Therapie in einer Umstellung der Ernährung. Während des Auftretens der Symptome werden eine →natriumarme Diät und Begrenzung der Flüssigkeitszufuhr verordnet, damit sich die Ödeme zurückbilden. Lange Zeit versuchte man die Eiweißverluste über eine eiweißreiche Diät auszugleichen; heute geht man vielfach davon aus, dass eine Eiweißzufuhr von ca. 0,8 g Eiweiß pro Kilogramm Körpergewicht, wie sie auch für den Gesunden empfohlen wird, sinnvoller ist, weil dadurch das Fortschreiten einer Glomerulonephritis gehemmt werden kann. Da die erhöhten Blutfettwerte ein Fortschreiten der Nierenschäden (v.a. durch arteriosklerotische Veränderungen) begünstigen können, wird zudem eine fettreduzierte und -modifizierte Ernährung verordnet, wie sie bei →Hypercholesterinämie allgemein üblich ist. Sind die Symptome abgeklungen, kann der Patient wieder eine normale Vollkost zu sich nehmen. Der Natriumgehalt der Nahrung sollte jedoch nicht zu hoch sein.

Nesselsucht, Urticaria, Urtikaria: mit Quaddelbildung und starkem Juckreiz einhergehende Hauterkrankung, die in vielen Fällen nach kurzer Zeit wieder abklingt, jedoch auch chronisch werden kann. Zu den Ursachen zählen allergische Reaktionen (z.B. auf bestimmte Lebensmittel; →Nahrungsmittelallergien), →Nahrungsmittelintoleranzen, Kälte, Wärme oder andere Reize sowie der Kontakt mit Stoffen, die Quaddeln hervorrufen können (z.B. Brennnesselgift). Zu den Lebensmitteln, die besonders häufig Nesselsucht hervorrufen, gehören Erdbeeren, Zitrusfrüchte, Fisch, Meeresfrüchte und Nüsse. Die Behandlung einer Nesselsucht besteht in der Meidung der Auslöser. Außerdem werden Antihistaminika verordnet, die die Symptome zum Abklingen bringen.

Netzmelone: eine Sorte der Zuckermelonen (→Melonen).

Neuform: das Qualitätssiegel der →Reformhäuser.

Neugewürz: →Piment.

Neuralrohrdefekte: Sammelbegriff für Fehlbildungen der Wirbelsäule, die umgangssprachlich als »offener Rücken« bezeichnet werden und darauf zurückzuführen sind, dass sich der Wirbelsäulenkanal während der Embryonalzeit nicht vollständig geschlossen hat. Als Folge können die das Rückenmark umgebenden Häute durch die Wirbelsäulenöffnung nach außen aussacken; es kann sich auch Rückenmark mit darin enthaltenen Nerven in der Aussackung befinden, was zu Lähmungen führen kann. Bei einer vollständigen Öffnung der Wirbelsäule ist das Kind nicht lebensfähig. Neuralrohrdefekten kann durch eine ausreichende Versorgung der Schwangeren mit →Folsäure bis zu einem gewissen Maß vorgebeugt werden. Sinnvoll ist es, schon vor der Empfängnis ausreichend Folsäure mit der Nahrung oder über entsprechende Präparate aufzunehmen.

Neurodermitis, atopische Dermatitis, endogenes Ekzem: eine entzündliche Hauterkrankung, die mit Juckreiz, Rötung, Schuppen-, Bläschen- und Krustenbildung sowie einer Vergröberung der Oberflächenstruktur der Haut einhergeht und chronisch ist oder aber in Abständen immer wieder auftritt. Im Säuglingsalter beginnt die Neurodermitis meist mit einer Rötung der Wangenpartie und breitet sich dann über Kopfhaut, Hals, Rumpf und Extremitäten aus. In der Kindheit und Jugend sind in erster Linie Nacken, Handgelenke, Kniekehlen, Ellenbeugen und Fußrücken betroffen. Dies gilt auch für Erwachsene; bei ihnen kommen jedoch oft noch Hautreaktionen an Oberkörper und Gesicht hinzu.

Ursachen: Die Ursachen sind noch nicht völlig geklärt, eine erbliche Veranlagung gilt jedoch als sicher. Außerdem können u.a. folgende Faktoren das Auftreten von Neurodermitis begünstigen bzw. die Beschwerden verstärken: Allergene (z.B. Lebensmittel oder darin enthaltene Lebensmittelzusatzstoffe; →Nahrungsmittelallergien, →Milcheiweißallergie), eine schlechte psychische Verfassung, starke seelische oder körperliche Belastungen sowie ein unverträgliches Klima.

Behandlung und Ernährung: Bislang gibt es noch keine Therapie, durch die Neurodermitis geheilt werden kann; daher werden (mit Juckreiz lindernden Antihistaminika und entzündungshemmenden Kortikosteroiden) in erster Linie die Symptome behandelt. Außerdem sollte die Haut mit Salben oder Cremes (v.a. zink-, harnstoff-, teer- oder kortisonhaltigen Präparaten) eingefettet werden. Auch eine Klimaveränderung oder ultraviolettes Licht kann helfen. Außerdem sollten unverträgliche Lebensmittel gemieden werden. Diese lassen sich u.a. mithilfe eines Ernährungstagebuchs ermitteln, in das alle verzehrten Lebensmittel und im Anschluss eventuell auftretende Verschlechterungen des Gesundheitszustands eingetragen werden. Zu den unverträglichen Lebensmitteln gehören häufig Ei, Kuhmilch, Fisch und Nüsse. Eine spezielle Neurodermitisdiät gibt es zwar nicht; Ernährungsfehler (z.B. Minder- oder Überversorgung mit bestimmten Nährstoffen) sollten aber ausgeschlossen werden. Noch nicht völlig gesichert ist, ob →Probiotika die Erkrankung lindern können; Untersuchungen deuten jedoch darauf hin. Zur Vorbeugung sollten Kinder aus Allergikerfamilien möglichst lange voll bzw. später teilweise gestillt werden.

LESETIPPS:

Rainer Disch und Kira Wagner: *Abwechslungsreiche Diät bei Neurodermitis. Stuttgart (Trias) 1999.*

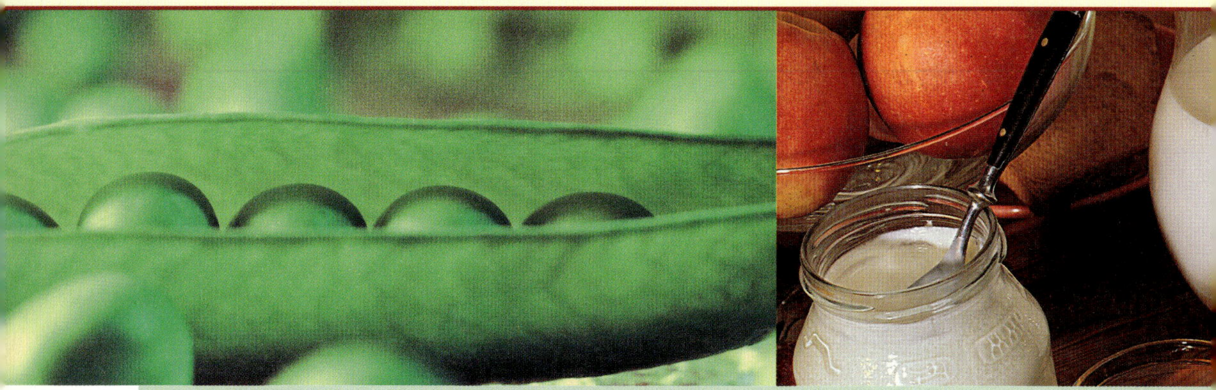

NATURKOST

NATURKOST – EIN WEIT GEFASSTER BEGRIFF

Unter dem Oberbegriff »Naturkost«, der nie genau definiert worden ist, lassen sich Reformkost, Vollwerternährung, vollwertige Ernährung und schließlich die typgerechte, gesunde Ernährung zusammenfassen. Sie alle haben grundlegende Gemeinsamkeiten, beispielsweise die Lebensmittelauswahl nach der höchstmöglichen Qualität, aus biologischem Landbau beziehungsweise artgerechter Tierhaltung und, wenn nötig, möglichst wertschonende Verarbeitung. Lebensmittel, die bei »Naturköstlern« auf den Tisch kommen, sind außerdem frisch und stammen vorzugsweise aus der Region. Gemüse, Obst und Lebensmittel aus Getreide sind die »Sattmacher«, während Fleisch, Fisch und Eier eher als Beilagen betrachtet und nur zwei- bis dreimal pro Woche serviert werden. Einen festen Platz in der Naturkost haben auch Milch und Milchprodukte; lediglich die strenge Ausprägung der Vollwertkost nach Bruker macht hier Einschränkungen. Neben Salz, das sparsam verwendet wird, runden frische Kräuter und Gewürze den Geschmack der Gerichte ab. Fett wird in der Naturkostküche sparsam eingesetzt, dafür ebenfalls in hochwertiger Qualität: Öle sind kaltgepresst, Margarine und Bratfette ungehärtet. Als Durstlöscher werden Schorlen aus frisch gepressten Fruchtsäften, Mineralwasser, Kräuter- und Früchtetees bevorzugt.

Zucker, Süßigkeiten und Genussmittel wie Kaffee, Tee und Alkohol werden von den einzelnen Ausprägungen der Naturkost unterschiedlich bewertet. Allgemein wird empfohlen, in erster Linie alternative Süßungsmittel wie Honig, Ahornsirup oder Vollzucker zu verwenden und sparsam damit umzugehen. Süßigkeiten und Genussmittel sollen in kleinen Mengen und hoher Qualität verzehrt werden. So sollten beispielsweise süße Riegel ohne gehärtete Fette hergestellt sein, Kaffee von Unternehmen des fairen Handels stammen, Weine vorzugsweise aus biologischem Landbau. Eine Ausnahme bildet auch hier wieder die strenge Vollwerternährung, die Süßes und Genussmittel weitestgehend aus dem Speiseplan ausschließt.

Die Verarbeitung der Lebensmittel soll sowohl in der eigenen Küche als auch in der Lebensmittelindustrie so schonend wie möglich erfolgen. Das bedeutet, Gemüse, Salat und Obst unzerkleinert kurz zu waschen, danach erst zu zerkleinern (falls nötig) und die Lebensmittel gerade so lange zu dämpfen, zu dünsten oder im Schnellkochtopf zu garen, dass sie – je nach Bekömmlichkeit – noch etwas Biss haben. Für Reform- und Naturkost hergestellte Produkte wie beispielsweise Brotaufstriche, Konfitüren oder Backwaren sind nicht begast, nicht bestrahlt und enthalten weder gehärtete Fette noch gentechnisch veränderte Rohstoffe. Die Zahl der Lebensmittelzusatzstoffe ist auf einige wenige beschränkt.

HISTORISCHE ENTWICKLUNG

Die Ursprünge der Naturkost lassen sich bis zum Beginn der Industrialisierung am Ausgang des 19. Jahrhunderts zurückverfolgen. Als Reaktion auf die sozialen und gesundheitlichen Nachteile, die die industrielle Revolution mit sich brachte, entstanden zahlreiche naturorientierte Gegenbewegungen, zum Beispiel die Vegetarier-Bewegung, die Naturfreunde-Bewegung, die Freikörperkultur und die Wandervogel-Bewegung.

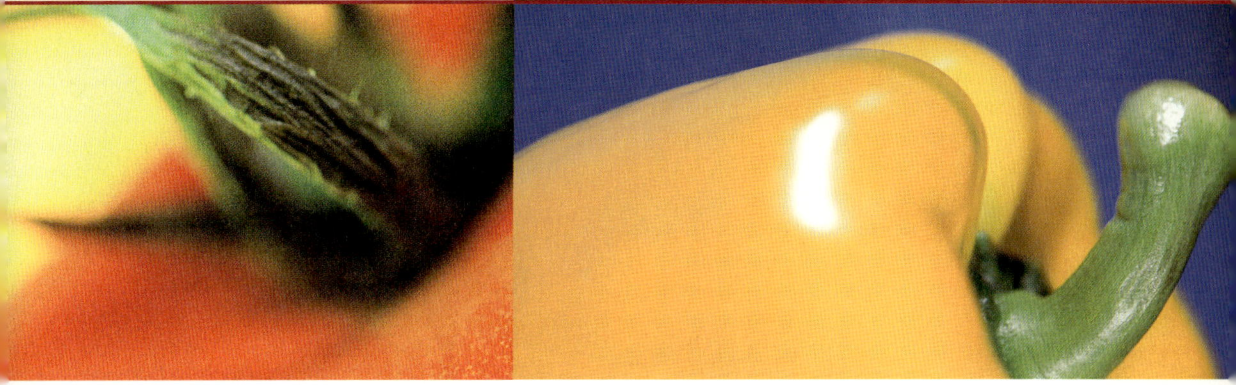

Einer der Vorreiter der natürlichen Ernährung war der Pfarrer Sebastian Kneipp, der als »Wasserdoktor von Wörishofen« berühmt wurde. Der Schweizer Arzt Max Bircher-Benner begründete die vegetarische Rohkost, die er erfolgreich bei Magenkrankheiten einsetzte. Ihm haben wir die Bircher-Kartoffeln zu verdanken, jene auf einem mit Olivenöl bestrichenen und mit Kümmel und Salz bestreuten Blech gebackenen Kartoffelhälften, die er als Ergänzung zur Rohkost empfahl. Das nach ihm benannte Birchermüsli bestand ursprünglich aus frischem Obst, dessen Säure durch Haferflocken abgemildert wurde. Im Gegensatz dazu besteht das Kollath-Frühstück aus geschrotetem, über Nacht in Wasser eingeweichtem Getreide, dem am Morgen Obst und andere Zutaten zugegeben werden. In seiner Klinik erzielte Bircher-Benner ebenso gute Erfolge wie Werner Kollath in der Zeit nach dem Ersten Weltkrieg in Rostock, wo er zahlreichen ausgehungerten Flüchtlingen mit seinem Frischkornmüsli neue Lebensenergie gab. Später konnte er in Tierversuchen die überragende Bedeutung des vollen Getreidekorns für Ernährung und Gesundheit untermauern. Sein Leitgedanke »Lasst unsere Nahrung so natürlich wie möglich« ist auch heute noch die Grundidee von Reform- und Naturkostprodukten.

Die Weiterentwicklung der Naturkost in den Jahren nach dem Zweiten Weltkrieg ist maßgeblich durch die beiden Ärzte Helmut Anemueller und Max Otto Bruker geprägt. Wie schon Kollath war auch Anemueller der Reformbewegung eng verbunden. Sein grundlegend neues Konzept der Ernährungstherapie, die er als Naturheilverfahren verstand, basiert auf einer vollwertigen Grundernährung und bettet gesundes Essen und Trinken in eine gesunde Lebensführung ein. Dazu gehören einander abwechselnde Phasen der Anspannung und der Entspannung, der Bewegung und der Ruhe, ausreichend frische Luft und Licht und eine gesunde Umwelt. Bruker vertritt eine eher dogmatische Linie, die in der Durchführung sehr viel Konsequenz und Disziplin erfordert. So sollen zum Beispiel prinzipiell keine industriell bearbeiteten Zucker (»Fabrikzucker«) gegessen werden, wozu auch Süßungsmittel wie Ahornsirup, Rübenkraut, Dicksäfte und Vollzucker gezählt werden. Produkte aus Weißmehl werden ebenfalls prinzipiell abgelehnt. Menschen mit Magen-, Darm-, Leber- und Gallenproblemen dürfen keine Obst- und Gemüsesäfte trinken und kein gekochtes Obst essen. Hingegen gehört der Frischkornbrei zum täglichen Muss, ebenso wie »Frischkost« aus rohem Obst, rohem Gemüse und Salat, die immer vor der gekochten Mahlzeit gegessen werden soll.

Diese Art der Naturkost ist erfahrungsgemäß für viele Menschen nicht gut verträglich und bedarf einiger Abwandlungen. Die typgerechte Ernährung bietet hier bekömmliche und vollwertige Alternativen.

MODERNE NATURKOST

Unterschiede in den heutigen Ausprägungen ergeben sich zum einen aus der geschichtlichen Entwicklung, zum anderen aus den unterschiedlichen Möglichkeiten, Schwerpunkte zu setzen und Naturkost individuell zu gestalten.

Die Deutsche Gesellschaft für Ernährung empfiehlt eine »gesunde, vollwertige Ernährung«, wobei sich ihre Lebensmittelauswahl mit

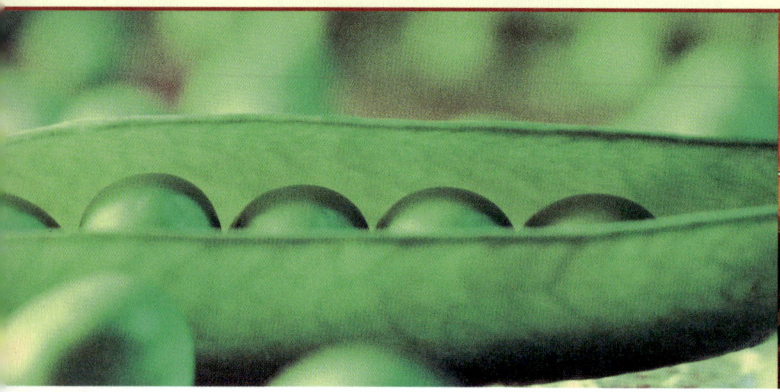

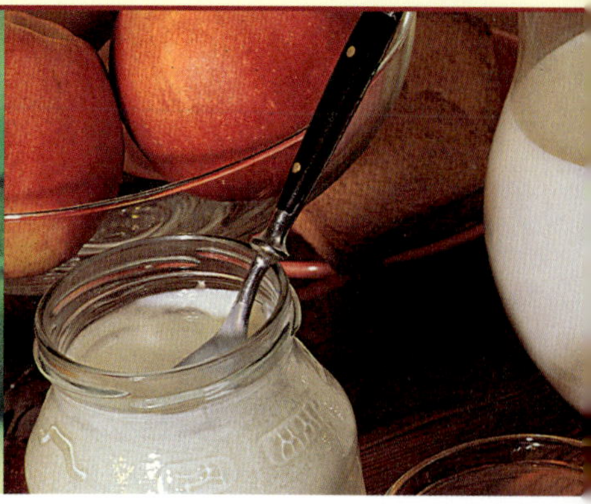

der der Naturkost deckt, allerdings weniger praktische Empfehlungen zur Lebensmittelqualität gegeben werden.

Den aktuellen Aspekt der Umwelt- und Sozialverträglichkeit brachte der Ernährungswissenschaftler Claus Leitzmann im Rahmen der Vollwerternährung in die Naturkost ein. Dadurch soll gewährleistet werden, dass die Produktion gesunder Lebensmittel die Ressourcen schont, die Lebensmittel selbst keine langen, die Umwelt belastenden Transportwege zurücklegen und der Verdienst der biologisch wirtschaftenden Landwirte ihrem hohen Arbeitseinsatz gerecht wird. Dazu zwei interessante Details: Für jedes Kilogramm Weintrauben, das aus Südafrika eingeflogen wird, entstehen beim Flug mehrere Kilogramm chlorierte Kohlenwasserstoffe, die dazu beitragen, die Ozonschicht zu zerstören. Ein biologisch wirtschaftender Landwirt erntet pro Hektar rund vier Tonnen Weizen, sein konventionell wirtschaftender Kollege erzielt einen Ertrag von circa sieben Tonnen. Dazu kommt, dass im Öko-Landbau für diese Menge ungefähr 20 bis 50 Prozent länger gearbeitet werden muss.

Werner Kollath, Helmut Anemueller und zeitweise auch Max Otto Bruker waren der Reformhaus-Fachakademie für gesundes Leben eng verbunden. Als Stiftung des öffentlichen Rechts hat sie es sich zur Aufgabe gemacht, allen Gesundheitsinteressierten Seminare zu gesundem Leben anzubieten, Informationsquelle und Orientierungshilfe zu sein. Auch die berufsbegleitende Ausbildung der Reformhausmitarbeiterinnen findet dort statt. Die typgerechte, gesunde Ernährung, die an der Reformhaus-Fachakademie entwickelt wurde, passt die Richtlinien der Vollwertkost an die unterschiedlichen Bedürfnisse der Menschen an und stellt Individualität, Gesundheit und Genuss in den Mittelpunkt der Naturkost.

FÜR JEDEN TYP DIE RICHTIGE ERNÄHRUNG

Mit der typgerechten gesunden Ernährung hat die Naturkost ihre bisher differenzierteste Ausprägung erfahren. Im Mittelpunkt steht für drei unterschiedliche Typen die jeweils schmackhafteste und bekömmlichste Variante einer vollwertigen, hochwertigen Kost und nicht mehr die gleiche gesunde Ernährung für alle. Diese Typen haben die Typenlehren der chinesischen und ayurvedischen Medizin zum Vorbild und wurden durch systematische Auswertung von über 300 Typentests an der Reformhaus-Fachakademie und durch positive Erfahrungen bei der Umsetzung mit etwa 2000 Teilnehmern entwickelt. Einen naturwissenschaftlichen Beleg für die Existenz dieser Typen gibt es jedoch nicht.

Für den »Bewegungstyp« eignet sich demnach zum Beispiel Frischkornmüsli, der »Empfindungstyp« bevorzugt ein Müsli aus feinen Haferflocken mit geriebenen Mandeln und zerdrückter Banane. Der »Entspannungstyp« kann sein kerniges Vollkornbrot mit einer hochwertigen Konfitüre bestreichen; er kann aber zum Beispiel auch Grahambrot aus fein vermahlenem Weizenvollkornmehl essen.

Die typgerechte Ernährung will individuelle Vorlieben und Abneigungen berücksichtigen und hat zum Ziel, mit einer qualitativ hoch stehenden, dem jeweiligen Typ angepassten Lebensmittelauswahl die Gesundheit zu erhalten.

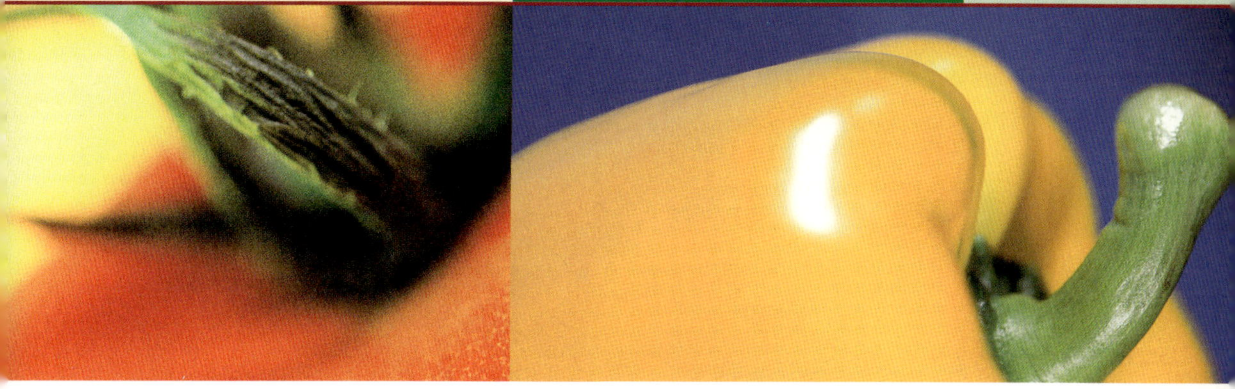

»Physiologische Schwachstellen« (zum Beispiel starke Beanspruchung des Herz-Kreislauf-Systems beim »Bewegungstyp«), die die Entstehung von Krankheiten begünstigen können, sollen nach dieser Theorie durch die Ernährung positiv beeinflusst werden. Eine nicht typgerechten Ernährung hingegen soll unter anderem zu Nährstoffmangel und Übergewicht beitragen. All diese Hypothesen sind jedoch wissenschaftlich umstritten.

KANN MAN SICH AUF »BIO« VERLASSEN?

Wenn das Etikett einer Verpackung die Bezeichnung »Bio«, »Öko«, »ökologisch«, »aus biologischem/ökologischem Anbau« oder Ähnliches trägt, kann sich der Verbraucher darauf verlassen, dass nach den Richtlinien des biologischen Landbaus beziehungsweise der artgerechten Tierhaltung gearbeitet wurde. Verbraucherschützer, Anbauverbände und Hersteller von Bio-Produkten haben entscheidend dazu beigetragen, dass seit 1991 eine EU-weite Bio-Verordnung gilt. Sie legt fest, dass Bio-Produkte zu mindestens 95 Prozent aus biologischem Landbau stammen müssen; fünf Prozent der Zutaten dürfen aus konventionellem Anbau sein. In diesem Fall darf »Bio« oder etwas Ähnliches auf der Packung stehen. Stammen mindestens 70 Prozent der Zutaten aus biologischem Anbau (zum Beispiel bei Müslimischungen), darf in der Zutatenliste darauf hingewiesen werden, und zwar mit eindeutigem Bezug auf die entsprechende Zutat. Für deutsche Bio-Produkte gelten zusätzlich zu den Mindestanforderungen der Europäischen Union die – strengeren – Richtlinien der einzelnen Anbauverbände.

Auch die Zusatzstoffe für die Verarbeitung von Bio-Rohstoffen sind detailliert festgelegt; von den EU-weit zugelassenen circa 600 sind für Bio-Produkte nur 36 nach Kriterien des Gesundheits- und Umweltschutzes ausgewählte erlaubt. Sicherheit für die Verbraucher gewährleistet die lückenlose Kontrolle aller pflanzlichen und tierischen Bio-Erzeugnisse, die von staatlich autorisierten Stellen durchgeführt wird. Von der Aussaat bis zur Ernte finden mehrere Feldbegehungen statt, die Tierhaltung wird regelmäßig kontrolliert. Die verarbeitenden Betriebe müssen ebenso über Wareneingang, Verarbeitung, Lagerbestand, Lagerung und Verkauf Buch führen wie die Geschäfte, die Bio-Produkte lose aus größeren Gebinden verkaufen (zum Beispiel Getreide, Nüsse, Trockenfrüchte, Käse, Fleisch und Wurstwaren). Unangemeldete Kontrollen gewährleisten höchstmögliche Sicherheit. Auf fertig verpackten Bio-Produkten muss sich immer eine EU-Kontrollnummer befinden. Reformkost unterliegt einer zusätzlichen Qualitätskontrolle durch die Genossenschaft der Reformhäuser (neuform). Sie überwacht die Einhaltung besonders niedriger Grenzwerte für Schadstoffe aus Boden oder Luft, die auch in Bio-Erzeugnissen enthalten sein können.

Bio-Produkte einzukaufen und wertschonend und schmackhaft zubereitet auf den Tisch zu bringen, bedeutet für den Naturköstler zweierlei: Einmal sind Bio-Produkte geringer mit Pestiziden und Nitraten belastet und dadurch gesünder – völlig unbelastet sind leider auch sie nicht. Dass Bio-Erzeugnisse in jedem Fall mehr Vitamine, Mineralstoffe und bioaktive Substanzen enthalten, wird oft behauptet, ist wissen-

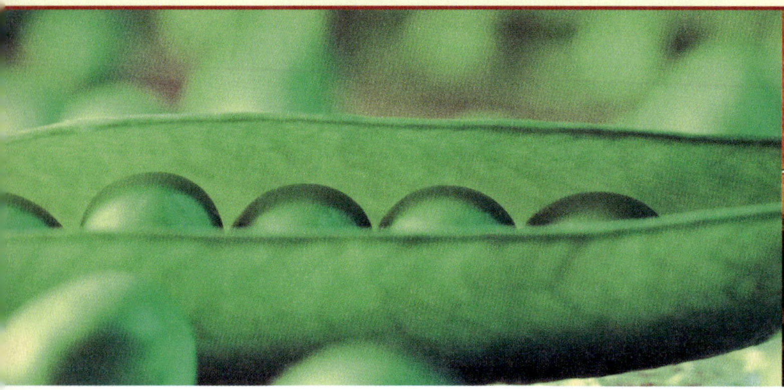

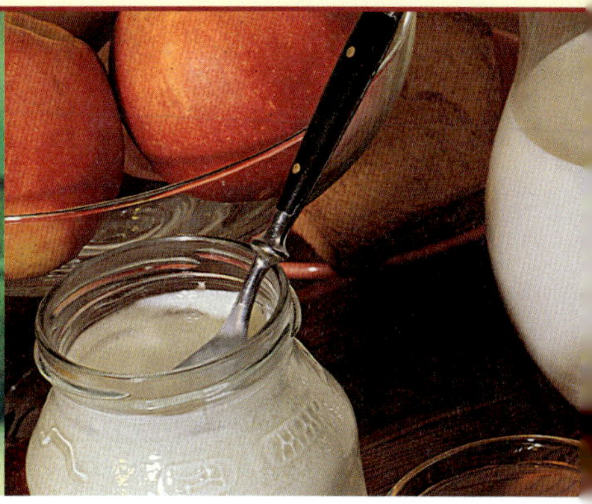

schaftlich jedoch nicht bewiesen. Zum Nachdenken regen Fütterungsversuche an, bei denen Kühe, Kaninchen und Hühner eindeutig Bio-Gras und Bio-Körnern den Vorzug gaben.

Der zweite Vorteil der Naturkost ist der schonende Umgang mit der Natur. Die Art der Bodenbearbeitung beziehungsweise Beweidung erhält die Bodenfruchtbarkeit und zum Teil einzigartige Pflanzen- und Tiergemeinschaften. Artgerechte Tierhaltung berücksichtigt weitmöglichst die natürlichen Verhaltensweisen der Tiere bei der Nahrungsaufnahme und im Sozialverhalten. Bewusster Einkauf, bewusstes Essen und Trinken sind für Naturköstler Teil einer ganzheitlichen Lebenseinstellung. Die Entscheidung für die Naturkost bedeutet für viele den Erhalt ihrer persönlichen Gesundheit und die Mitgestaltung natürlicher Kreisläufe in einer intakten ökologischen und sozialen Umwelt.

EMPFEHLUNGEN FÜR EINSTEIGER

Beim Einkauf sollte die Zutatenliste der Produkte stets sorgfältig gelesen werden. Je kürzer die Liste der E-Nummern, desto besser ist es, da es etliche Lebensmittelzusatzstoffe gibt, bei denen allergieauslösende und andere gesundheitsschädigende Wirkungen nicht auszuschließen sind. Zutaten der Zutaten brauchen übrigens nicht deklariert zu werden. So enthalten »Fruchtzubereitungen« eine Vielzahl von Farb-, Aroma- und Konservierungsstoffen sowie Zucker.

Bio-Produkte sind weniger schadstoffbelastet und werden auf umweltschonende Weise produziert. Am besten ist es, diese im Reformhaus, im Naturkostladen oder in den Bio-Abteilungen der Verbrauchermärkte einzukaufen. Das Reformhaus garantiert für alle Waren, auch Bio-Produkte, eine besonders geringe Luft- und Bodenschadstoff- sowie Strahlenbelastung. Auch auf die Herkunft der Produkte sollte geachtet werden. Je kürzer der Anlieferweg, desto besser ist dies aufgrund eines geringeren Schadstoffausstoßes für unsere Umwelt.

Es empfiehlt sich, möglichst oft Vollkornmehl zu verwenden und Vollkornbrot beim Bio-Bäcker, im Reformhaus oder Naturkostladen zu kaufen. Es enthält wirklich nur Mehl, Wasser, Hefe oder Sauerteig und Salz. Vollkornbrote aus bäckereiüblichen Fertigmischungen hingegen enthalten mehr Zusatzstoffe als konventionelles Mischbrot. Vollkornbrötchen vom konventionellen Bäcker brauchen übrigens nur 30 Prozent Vollkornmehl zu enthalten. Dunkles Brot mit Fantasienamen ist häufig mit Zuckercouleur dunkel gefärbt, damit es wie ein Vollkornprodukt aussieht. Vollkornmehl muss es nicht enthalten. Das lässt sich leicht überprüfen: Man braucht nur ein Stück Brot in ein Glas Wasser zu legen. Verfärbt sich das Wasser, enthält das Brot Zuckercouleur.

Bei Fertiggerichten, Suppen, Saucen, Keksen und Kuchen sollte man darauf achten, dass sie keine gehärteten Fette enthalten, denn die darin enthaltenen trans-Fettsäuren erhöhen den Cholesterinspiegel. Die Zutatenliste gibt auch hier Auskunft. Ferner sollte man Produkte mit überwiegend rechtsdrehender L(+)-Milchsäure bevorzugen. Sie wird vom Körper besser genutzt als die linksdrehende D(−)-Milchsäure. Beide Formen sind in unterschiedlichem Verhältnis in Joghurt, Buttermilch, Molke, Quark, Sauerkraut und Gemüsemosten enthalten. Je länger das

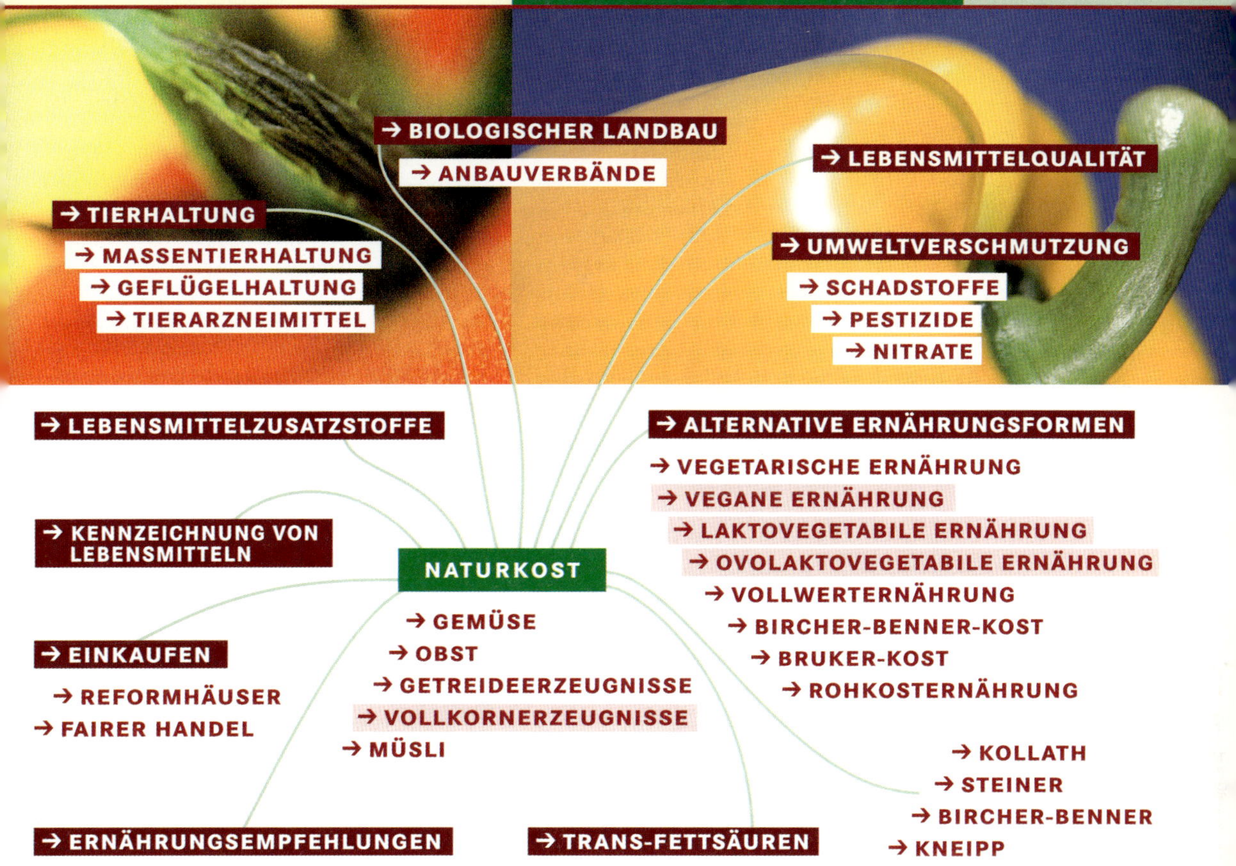

Herstellungsdatum zurückliegt, desto geringer ist der Anteil an L(+)-Milchsäure.

KRITIK AN DER NATURKOST

Kritik wird an extremen Ausprägungen der Naturkost geübt. Bei extrem fleischarmer Ernährung sollten häufiger Vitamin-B_{12}- und Eisenlieferanten in den Speiseplan eingebaut werden, zum Beispiel in Form von milchsauren Milch- und Gemüseprodukten beziehungsweise Gemüse, Hirse oder Quinoa, am besten kombiniert mit Vitamin C (beispielsweise aus Paprika oder Sanddorn), um die Eisenaufnahme zu erhöhen. Wird auf Fisch verzichtet, kann es zu einer Unterversorgung mit Jod kommen. Schließt man Milch und alle Milchprodukte aus der Ernährung aus, sollte die Kalziumversorgung durch Brokkoli, Gemüsefenchel, Sesam und andere kalziumreiche Lebensmittel sichergestellt sein. Bei strengen Kostformen ist ein umfassendes Ernährungswissen und eine besonders sorgfältige Lebensmittelauswahl erforderlich.

Ein weiterer Kritikpunkt an der Naturkost ist der höhere Preis, der für qualitativ hochwertige Lebensmittel gezahlt werden muss. Die höheren Ausgaben für Qualitätslebensmittel werden jedoch durch niedrigere Ausgaben für Fertiggerichte, Fleisch und Wurst und geringeren Außer-Haus-Verzehr in Gaststätten und im Straßenverkauf ausgeglichen.

LESETIPPS:

Helmut Anemueller: *Naturheilverfahren, Ernährungstherapie. Stuttgart (Hippokrates) ⁵1998.*

Max O. Bruker: *Unsere Nahrung, unser Schicksal. Lahnstein (emu) ³¹1999.*

Karl von Koerber, Thomas Männle und Claus Leitzmann: *Vollwert-Ernährung. Konzeption einer zeitgemäßen Ernährungweise. Heidelberg (MVH) ⁹1999.*

Claus Leitzmann: *Vollwerternährung. Heidelberg (Haug) ⁸1999.*

Gerd spelsberg: *Bio-Kost oder High-Tech Food? Düsseldorf (Verbraucherzentrale NRW) 2000.*

Reinhard K. Achenbach: *Neurodermitis. Ratgeber zur Vorbeugung, Behandlung und Hautpflege der Neurodermitis (Atopisches Ekzem).* Stuttgart (Trias) 2000.

Niacin, Vitamin B_3: Sammelbezeichnung für die zu den B-Vitaminen zählenden wasserlöslichen Substanzen **Nikotinsäure** und **Nikotinamid** (Nikotinsäureamid). Isoliert wurde die Nikotinsäure erstmals im Jahr 1914; mithilfe des Nikotinamids konnte 1937 erstmals die Mangelkrankheit Pellagra geheilt werden.

Funktionen: Niacin wird für den Aufbau der Koenzyme NAD und NADP benötigt. Diese Koenzyme sind für den gesamten Stoffwechsel von Bedeutung, da sie von allen Körperzellen benötigt werden, um Energie aus Kohlenhydraten, Eiweißen und Fetten zu gewinnen. Niacin ist u.a. auch an der Bildung von Botenstoffen (Neurotransmittern) im Gehirn beteiligt und trägt zur Gesunderhaltung der Haut bei, indem es ihren Feuchtigkeitshaushalt reguliert. Außerdem wirkt Niacin erweiternd auf die Blutgefäße und trägt zur Senkung der Blutfettwerte bei; daher wird es bei Arteriosklerose und Fettstoffwechselstörungen verordnet.

Vorkommen: Niacin kommt als Nikotinsäure v.a. in pflanzlichen, als Nikotinamid v.a. in tierischen Lebensmitteln vor. Zu den wichtigsten Niacinquellen zählen Hefe, Innereien und Fleisch (v.a. Geflügel), aber auch Milch, Nüsse, Hülsenfrüchte und grünes Blattgemüse enthalten größere Mengen Niacin. Zudem kann das Vitamin aus der Aminosäure Tryptophan vom Körper selbst hergestellt werden. Niacin ist in allen Körperzellen enthalten; ein Speicherorgan im eigentlichen Sinn existiert nicht, obwohl in Leber, Nieren und Fettgewebe mehr Niacin vorkommt als in anderen Geweben. Ausgeschieden wird das Vitamin über den Harn.

NIACIN: EMPFOHLENE TÄGLICHE ZUFUHR

Alter	Niacin (mg) weiblich	männlich
Säuglinge		
0 bis unter 4 Monate	2	2
4 bis unter 12 Monate	5	5
Kinder		
1 bis unter 4 Jahre	7	7
4 bis unter 7 Jahre	10	10
7 bis unter 10 Jahre	12	12
10 bis unter 13 Jahre	13	15
13 bis unter 15 Jahre	15	18
Jugendliche und Erwachsene		
15 bis unter 51 Jahre	13	16
51 bis unter 65 Jahre	13	15
ab 65 Jahre	13	13
Schwangere ab 4. Monat	15	–
Stillende	17	–

[3]

Mangelerscheinungen: Ein Mangel an Niacin durch Ernährungsfehler kommt in den Industriestaaten kaum vor. Gefährdet sind insbesondere Menschen, die unter chronischen Erkrankungen des Dünndarms leiden, da das Niacin dann aus der Nahrung nicht vollständig aufgenommen werden kann. Auch verschiedene Stoffwechselerkrankungen sowie Leberschäden können einen Mangel bedingen. Schwangere, Stillende, Personen, die harte körperliche Arbeit verrichten, Raucher, Menschen mit erhöhtem Alkoholkonsum und Drogensüchtige haben einen erhöhten Niacinbedarf und müssen ganz besonders auf eine ausreichende Zufuhr mit der Nahrung achten.

Zu den Symptomen eines leichten Niacinmangels gehören Kopfschmerzen, Nervosität und Reizbarkeit, Müdigkeit, Schlafstörungen, Schwindelgefühle, Verdauungsstörungen, Übelkeit, Erbrechen sowie Trockenheit und Brennen des Mundes. Wird der Mangel nicht behoben, kann sich die Erkrankung →Pellagra entwickeln.

Überschuss: Über die Nahrung zu viel Niacin aufzunehmen, ist kaum möglich; allerdings können Niacinpräparate zu einem Überschuss führen, wenn sie in hohen Dosen und über einen längeren Zeitraum eingenommen werden. Zu den Nebenwirkungen zählen Schweißausbrüche, Übelkeit, Erbrechen, Juckreiz, Kopfschmerzen, Herzrhythmusstörungen und Leberschäden. Eine höhere Dosis Niacin sollte daher nur auf Anweisung des Arztes genommen werden.

Hilfe bei Erkrankungen: Niacin senkt die Blutfettwerte und wird daher bei Arteriosklerose und Fettstoffwechselstörungen verordnet.

Nickel: zu den Spurenelementen zählender Mineralstoff, der v.a. in pflanzlichen Lebensmitteln enthalten ist. Nickel wurde im Jahr 1753 entdeckt; dass es im menschlichen Organismus vorkommt, wurde erst 1971 nachgewiesen.

Funktionen: Ob Nickel zu den essenziellen Spurenelementen gehört, ist bislang nicht vollständig geklärt. Vermutet wird, dass es zur Stabilisierung der Nukleinsäuren, der Träger des Erbguts, beiträgt. Zudem ist es wahrscheinlich für die Eisenverwertung von Bedeutung und an der Aktivierung von Enzymen beteiligt, die beim Glukoseabbau und für den Aminosäurestoffwechsel eine Rolle spielen. Mangelerscheinungen kommen bei Menschen nicht vor.

BESONDERS REICHE NIACINQUELLEN

Lebensmittel (pro 100 g verzehrbaren Anteil)	Niacin (mg)
Hefe	
Hefeflocken	34,0
Hülsenfrüchte	
Trockenerbsen, gegart	6,7
Pilze	
Austernpilze	10,0
Champignons (Zucht)	4,7
Pfifferlinge	6,5
Steinpilze	4,9
Nüsse und Samen	
Erdnüsse, frisch	15,3
Seefische	
Heilbutt	5,9
Hering	3,8
Heringsfilet	4,0
Makrele	7,7
Sardine	9,7
Scholle	4,0
Thunfisch	8,5
Süßwasserfische	
Lachs	7,5
Geflügel	
Gans	6,4
Huhn, Brathuhn	6,8
Huhn, Brust mit Haut	10,5
Huhn, Keule mit Haut	5,6
Huhn, Leber	11,6
Suppenhuhn	8,8
Truthahn, Brust ohne Haut	11,3
Truthahn, Keule ohne Haut	4,7
Hammelfleisch	
Brust	4,5
Filet	5,8
Leber	15,3
Lende	4,3
Keule	5,2
Kotelett	4,3
Muskelfleisch, ohne Fett	5,8
Kalbfleisch	
Brust	6,1
Filet	6,5
Haxe	5,4
Herz	6,3
Keule	6,6
Kotelett	6,5
Leber	15,0
Muskelfleisch, ohne Fett	6,3
Niere	6,5
Schnitzel	7,5
Rindfleisch	
Filet	4,6
Frühstücksfleisch	4,7
Hochrippe	4,3
Kamm	5,2
Keule	4,5
Leber	13,6
Lende	4,9
Rindfleisch in Dosen	4,6
Schweinefleisch	
Bug	4,5
Filet	6,5
Keule	4,3
Kotelett	4,3
Leber	15,7
Muskelfleisch, ohne Fett	4,5
Niere	8,4
Wild und sonstige Fleischarten	
Hase	8,1
Kaninchen	8,6
Ziege	4,9

[19]

Vorkommen: Gute Nickelquellen sind Kakaopulver, Nüsse, Getreide sowie Gemüse und Obst. Auch tierische Lebensmittel enthalten Nickel, jedoch nur in sehr geringen Mengen. Der Schätzwert für eine angemessene tägliche Zufuhr liegt bei Erwachsenen zwischen 25 und 30 µg; in der Regel werden jedoch größere Mengen (150–500 µg) aufgenommen. Von dem mit der Nahrung zugeführten Nickel werden höchstens 10% über den Dünndarm in den Körper aufgenommen; durch die gleichzeitige Aufnahme von Vitamin C sowie von Kaffee, Tee oder Milch wird die Resorption behindert. Ausgeschieden wird Nickel hauptsächlich über den Harn. Insgesamt kommen im menschlichen Organismus rund 10 mg Nickel vor.

Überschuss: Nickelvergiftungen infolge einer übermäßigen Aufnahme des Spurenelements über die Nahrung sind bislang nicht bekannt. Diskutiert wird, ob anhaltend hohe Nickelkonzentrationen in der Luft Krebs erregen können. Dauerhafter Kontakt mit Substanzen, die Nickel enthalten, kann möglicherweise Hautkrebs hervorrufen.

Nickel|allergie, Nickeldermatitis: Überempfindlichkeitsreaktion des Körpers nach

NICKELGEHALT IN LEBENSMITTELN

Lebensmittel (pro 100 g verzehrbaren Anteil)	Nickel (µg)
Milch, Milchprodukte	
Edamer Käse	89
Joghurt	1
Quark 20 %	1
Vollmilch	0,4-6
Obst	8-60
Gemüse	1-30
Kartoffeln	26
Wirsing	160
Pilze	5-10
Hülsenfrüchte	
Bohnen, weiß	285
Erbsen, geschält	180
Linsen, getrocknet	310
Sojabohnen	700
Vollkornbrot	20-130
Getreide	
Hafer	210
Weizenkeime	170
Nüsse und Kerne	
Pekannüsse	1500
Cashewnüsse	500
Erdnüsse	160
Walnüsse	130
Mandeln	130
Haselnüsse	122
Fische	2-48
Huhn	14-24
Hühnerei	3-8
Fleisch	6-28
Sonstiges	
Kakaopulver	980-1230
Schwarztee	650
Bierhefe	450
Kaffee, geröstet	77
Schokolade	120-460

[17]

Kontakt (v. a. Hautkontakt) mit nickelhaltigen Stoffen. Die Allergie äußert sich in Form von juckenden Hautausschlägen mit Bläschenbildung. Insbesondere nickelhaltiger Schmuck oder nickelhaltige Knöpfe rufen bei direktem Körperkontakt allergische Reaktionen hervor. Auch nach Inhalieren von Zigarettenrauch, der ebenfalls Nickel enthält, kann es bei empfindlichen Personen zu Hautirritationen kommen.

Nicotin: →Nikotin.

Nieren: paarig vorhandene Organe, die die Wasser- und Salzausscheidung kontrollieren und damit den →Wasserhaushalt des Organismus regulieren. Außerdem halten sie durch Ausscheidung von Bikarbonat oder Wasserstoffionen den Säure-Basen-Haushalt im Gleichgewicht und damit auch den pH-Wert des Blutes auf einem konstanten Wert. Über die Harnproduktion leiten sie schädliche Substanzen (z. B. Stoffwechselabbauprodukte wie Harnstoff) aus dem Körper. Außerdem stellen die Nieren das Hormon Renin her, das wesentlich an der Regulation des Blutdrucks beteiligt ist. Auch das Hormon Erythropoetin, das die Bildung der roten Blutkörperchen fördert, wird von den Nieren produziert. Weiterhin sind die Nieren an der Herstellung von Vitamin D beteiligt.

Lage und Aufbau: Die Nieren liegen unter dem Zwerchfell im hinteren Bauchraum beidseits der Wirbelsäule. Sie sind bohnenförmig, 10–12 cm lang, 6 cm breit und etwa 4 cm dick. Umgeben sind die Organe von einer Bindegewebsschicht (Nierenkapsel), die nach außen hin durch eine Fettschicht geschützt wird. Zur Wirbelsäule hin befindet sich in jeder Niere eine Einkerbung, die Nierenwurzel, in die Nierenarterie und Lymphgefäße münden und von der Nierenvene, Lymphgefäße und Harnleiter abgehen.

Unter der Nierenkapsel liegt die Nierenrinde. An diese schließt sich nach innen das Nierenmark an, das einen Hohlraum (das Nierenbecken) umgibt, in den der Harn geleitet wird. Das Nierenbecken wiederum mündet in den Harnleiter.

Was man bei einer Nickelallergie beachten sollte

Personen, die sehr empfindlich auf Nickel reagieren, sollten möglichst wenig Nickel mit der Nahrung aufnehmen. Das Spurenelement völlig aus der Kost zu eliminieren, ist nicht möglich, da nahezu alle Lebensmittel gewisse Mengen Nickel enthalten. Außerdem wäre es nicht sinnvoll, da der Organismus bestimmte Mengen Nickel benötigt. Bei Nickelallergie sollte man weitgehend auf nickelreiche Lebensmittel wie Vollkornerzeugnisse, Nüsse, Kakao und kakaohaltige Produkte (z. B. Schokolade), Hülsenfrüchte und Schwarztee sowie auf das Rauchen verzichten. Chromnickelstahlhaltiges Kochgeschirr (das unter der Bezeichnung Chromargan im Haushaltswarenhandel ist) darf nicht verwendet werden. Personen, die nur auf Hautkontakt mit Nickel allergisch reagieren, sollten darauf achten, dass die Haut nicht mit nickelhaltigen Jeansknöpfen oder nickelhaltigem Modeschmuck in Berührung kommt.

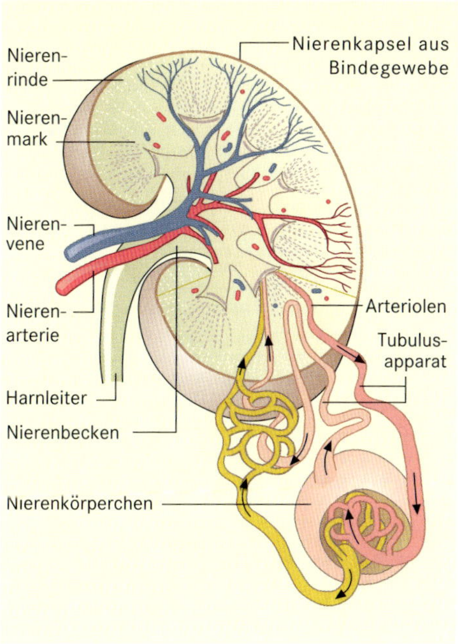

Nieren: Aufbau; das Nierenkörperchen ist stark vergrößert.

Feinbau: Die kleinsten Arbeitseinheiten der Nieren, die Nephronen, befindet sich in Nierenrinde und Nierenmark. Die Nieren enthalten über 1 Million dieser Nephronen. Jedes Nephron setzt sich aus einem Nierenkörperchen und einem System aus Harnkanälchen, dem Tubulusapparat, zusammen. Die Nierenkörperchen wiederum bestehen in ihrem Inneren jeweils aus einem Glomerulus (einem Blutgefäßknäuel, das den Harn aus dem Blut filtert) und einer Bowman-Kapsel, die den von den Glomeruli produzierten Harn (Primärharn) auffängt und an den Tubulusapparat weiterleitet. Das Blut wird aus den Glomerulusschlingen durch Membranen gefiltert.

Der Tubulusapparat leitet 99 % der Flüssigkeit des Primärharns wieder ans Blut zurück und unterteilt sich in den proximalen Tubulus, die Henle-Schleife und den distalen Tubulus. Die distalen Tubuli verschiedener Tubulusapparate münden gemeinsam in ein Sammelrohr, durch welches der nun als Sekundärharn bezeichnete Harn in einen Nierenkelch läuft. Bei diesem Prozess wird dem Sekundärharn unter Mithilfe des antidiuretischen Hormons noch mehr Flüssigkeit entzogen. Über das Nierenbecken wird der Harn nach außen abgeleitet.

Die Nieren verschiedener Schlachttiere sind zum Verzehr geeignet (→Innereien).

Niereninsuffizienz: erhebliche Herabsetzung des Nierenleistungsvermögens infolge unterschiedlicher Nierenerkrankungen. Die Niereninsuffizienz kann als akutes, rückbildungsfähiges **Nierenversagen** auftreten; meist verläuft sie jedoch chronisch mit allmählichem Rückgang der Nierenleistung bis hin zum Organversagen (terminale Niereninsuffizienz).

Ursachen und Verlauf: Die Niereninsuffizienz kann als Endstadium nahezu aller Nierenerkrankungen auftreten, v.a. bei chronischer Nieren- und Nierenbeckenentzündung, Gefäßschädigung durch Bluthochdruck, Arteriosklerose, Stoffwechselerkrankungen (z.B. diabetischer Nephropathie) und Fehlbildungen (z.B. Zystenniere).

Zwischen den einzelnen Stadien besteht ein gleitender Übergang; Anfangs ist lediglich die renale Clearance (d.h. die Blutplasma- oder Serummenge, die bei Durchfluss durch die Nieren je Minute von Harnstoff oder einer anderen harnfähigen, durch die Glomeruli der Nierenkörperchen filtrierbaren Substanz vollständig befreit wird) gemindert, wobei Symptome fehlen. Zunehmend kommt es im weiteren Verlauf zu einem Rückgang der Ausscheidung harnpflichtiger Substanzen, von Wasser und Elektrolyten mit entsprechendem Anstieg der Serumkonzentration und Abnahme der Harnkonzentration. Die Nieren entgiften den Körper nicht mehr ausreichend. So kommt es zur Störung des Gleichgewichts im Wasser-, Elektrolyt- und Säure-Basen-Haushalt und zu einer fortschreitenden Schädigung innerer Organe, v.a. des Herz-Kreislauf-Systems. Unter anderem kann eine fortschreitende Niereninsuffizienz zu Bluthochdruck führen. Mit zunehmender Niereninsuffizienz treten die Symptome der →Urämie und der Rückgang der Harnausscheidung in den Vordergrund. Schließlich kommt es ohne Dialyse zum Tod im urämischen Koma.

Behandlung und Ernährung: Die Behandlung richtet sich zunächst auf die Grunderkrankung, mit Fortschreiten der Niereninsuffizienz v.a. auf eine Förderung der Ausscheidung von Stoffwechselprodukten, Minderung ihrer Entstehung durch diätetische Maßnahmen (Eiweißreduktion; zu den eiweißdefinierten Diäten, die hierfür infrage kommen, gehören die →Kartoffel-Ei-Diät und die →Schwedendiät) und Normalisierung des Blutdrucks. Bei terminaler Niereninsuffizienz ist eine Dauerbehandlung mit der künstlichen Niere (→Dialyse) erforderlich, gegebenenfalls auch eine Nierentransplantation. Je nach Grad der Nierenfunktionsstörung wird der Verlauf in unterschiedliche Stadien eingeteilt, die

ERNÄHRUNG BZW. THERAPIE BEI VERSCHIEDENEN STADIEN DER NIERENINSUFFIZIENZ

Stadium	Definition/Symptome	Ernährung/Therapie
1. Stadium: grenzwertige Nierenfunktionseinschränkung	Untergang von funktionstüchtigem Nierengewebe ohne Symptomatik, geminderte renale Clearance, Verringerung der Filtrationsrate der Glomeruli	vollwertige Ernährung nach den Ernährungsempfehlungen der Deutschen Gesellschaft für Ernährung. Energiezufuhr: 32–35 kcal/134–146 kJ, Eiweißzufuhr: 0,8 g Eiweiß (beides pro Kilogramm Körpergewicht und Tag). Die Lebensmittel werden nach Verträglichkeit und Appetit ausgewählt. Dabei sollte darauf geachtet werden, dass die Kost nicht zu eiweißreich ist, da dies die Nierenleistung verschlechtern kann.
2. Stadium: kompensierte Retention	Nierenleistung auf 60–10 % der Norm eingeschränkt, verminderte Ausscheidung der harnpflichtigen Substanzen, z. B. aus dem Eiweißstoffwechsel, u. U. erhöhte Eiweißausscheidung mit dem Harn, Bluthochdruck. Harnstoff und Kreatinin im Serum erhöht, Phosphor leicht erhöht, Elektrolyte wie z. B. Kalzium leicht erniedrigt.	Energiezufuhr: 35 kcal/146 kJ, Eiweißzufuhr: 0,6 g Eiweiß (beides pro Kilogramm Körpergewicht und Tag) bzw. rund 40 g Eiweiß pro Tag. Die Fett- und Kohlenhydratzufuhr wird erhöht, um die Energiezufuhr zu sichern. Die Fette sollten vorwiegend pflanzlicher Herkunft sein. Die Mengen an Natrium, Kalium und Phosphor, die der Patient aufnehmen darf, werden per ärztlicher Diätverordnung definiert und die Lebensmittel entsprechend ausgewählt. Flüssigkeitsaufnahme nach Bilanz.
3. Stadium: präterminale Niereninsuffizienz (dekompensierte Retention)	Nierenleistung auf unter 10 % der Norm eingeschränkt, verminderte Ausscheidung der harnpflichtigen Substanzen, z. B. aus dem Eiweißstoffwechsel, u. U. erhöhte Eiweißausscheidung mit dem Harn, Bluthochdruck, rasche Ermüdbarkeit, Hautblässe, metabolische Azidose, Appetitlosigkeit, Frieren, Wassereinlagerung in Bindegewebe und Körperhohlräumen, Anämie. Harnstoff, Kreatinin und Elektrolyte im Serum wie z. B. Kalium und Phosphor im Serum erhöht, Kalzium erniedrigt.	Energiezufuhr: 35 kcal/146 kJ pro Kilogramm Körpergewicht und Tag; Eiweißzufuhr: 30 g Eiweiß pro Tag. Natrium-, Kalium- und Phosphoraufnahme nach ärztlicher Verordnung; Flüssigkeitsaufnahme nach Bilanz. Die Auswahl der Lebensmittel richtet sich nach deren Gehalt an Eiweiß, Natrium, Kalium und Phosphor. Wichtig ist eine ausreichende Energiezufuhr, um zu verhindern, dass körpereigenes Eiweiß abgebaut wird.
4. Stadium: terminale Niereninsuffizienz	Nierenleistung auf ca. 5 % oder weniger der Norm eingeschränkt, kaum noch Ausscheidung der harnpflichtigen Substanzen, Wasserausscheidung sehr stark eingeschränkt, Bluthochdruck, Leistungsunfähigkeit, metabolische Azidose, Appetitlosigkeit, Übelkeit, Erbrechen, Benommenheit, Juckreiz, Muskelkrämpfe, Neigung zu Blutungen der Haut, Anämie. Harnstoff, Kreatinin, Kalium und Phosphor im Serum stark erhöht, Kalzium erniedrigt, Säure-Basen-Haushalt aus dem Gleichgewicht.	streng eiweißdefinierte Diät mit 20–30 g Eiweiß am Tag unter besonderer Auswahl der Nahrungseiweiße hinsichtlich der Aminosäurenzusammensetzung. Hierfür haben sich die Kartoffel-Ei-Diät und die Schwedendiät als therapeutisch wirksame Maßnahmen erwiesen. Die unentbehrlichen Aminosäuren werden u. U. medikamentös verabreicht. Natrium, Kalium, Phosphor und Flüssigkeit werden entsprechend ärztlicher Verordnung aufgenommen. Spätestens in diesem Stadium, wenn nicht schon früher, ist eine Nierenersatztherapie (Dialyse oder Transplantation) erforderlich.

wiederum unterschiedliche therapeutische Maßnahmen erfordern. Die Ernährung wird dem jeweiligen Leistungsvermögen der Nieren angepasst.

LESETIPPS:

Ernst Kriehuber und Johanna Kriehuber: *Diät bei Erkrankungen der Nieren. Wien (Maudrich) 1992.*

Reinhold Kluthe und Herbert Quirin: *Abwechslungsreiche Diät für Nierenkranke. Stuttgart (Trias) 1998.*

Nierensteine: →Harnsteine im Nierenbecken oder -gewebe.

Nierenversagen: akute →Niereninsuffizienz.

Nikotin: in den Blättern der Tabakpflanze vorkommendes Alkaloid, das bei einer Aufnahme von mehr als 0,05 g tödlich wirkt. Nikotin, das v. a. beim →Rauchen des Genussmittels Tabak in den menschlichen Körper gelangt, wirkt auf das nicht willentlich beeinflussbare vegetative Nervensystem. Es steigert den Herzschlag, fördert die Ausschüttung von Magensaft und regt die Darmtätigkeit an. Außerdem lindert es Hunger und verengt die Blutgefäße. Die orale Aufnahme von Nikotin kann zur Nikotinvergiftung führen; für Kleinkinder kann bereits der Verzehr einer Zigarette tödlich sein. Bei einer Nikotinvergiftung, die auch durch exzessives Rauchen ausgelöst werden kann, kommt es zu Übelkeit, Erbrechen, Bauchschmerzen, Schwindelgefühlen, Schweißausbrüchen und Herzrasen. Behandelt wird sie v. a. durch Magenspülung und Verabreichung von Kreislaufmitteln.

Nikotinamid, Nikotinsäureamid: Substanz, die mit der Nikotinsäure zum B-Vitamin →Niacin zusammengefasst wird.

Nikotinsäure: Substanz, die mit dem Nikotinamid zum B-Vitamin →Niacin zusammengefasst wird.

Nitrate: Salze der Salpetersäure, die ein natürlicher Bestandteil der Erdkruste und aller Lebewesen sind. Pflanzen benötigen Nitrate als Stickstofflieferanten für die Synthese pflanzlicher Eiweiße. Die übermäßige Verwendung nitrathaltiger →Düngemittel in der landwirtschaftlichen Produktion führt jedoch zu einer Belastung des Trinkwassers und bestimmter Lebensmittel mit Nitraten (→Trinkwasser, S. 630 ff.). Im menschlichen Organismus werden Nitrate z. T. in die gesundheitsschädlichen Nitrite umgewandelt.

Nitrate in Lebensmitteln: Nitratüberschüsse werden in den Pflanzen gespeichert und von Menschen und Tieren, denen diese Pflanzen als Nahrung dienen, aufgenommen. Insbesondere Gemüse und Salat haben einen hohen Nitratgehalt, der z. T. vom natürlichen Nitratgehalt des Bodens, hauptsächlich aber von der Düngung kurz vor der Ernte herrührt. Treibhausgemüse ist stärker mit Nitrat belastet als Freilandgemüse. In Eiern, Milch und unbearbeitetem Fleisch kommen Nitrate dagegen nur in sehr geringen Mengen vor. In gepökelten Fleischerzeugnissen ist der Nitratgehalt höher, da zum Pökeln von Wurst und anderen Fleischprodukten Kalium- und Natriumnitrat eingesetzt werden (→Pökelsalze).

So sind in Fleischerzeugnissen, Kartoffeln, Gemüse und (aufgrund der Verwendung von Gemüse wie z. B. Spinat) auch in Säuglingsnahrung Konzentrationen von 50–90 mg Nitrat pro Kilogramm Frischgewicht zu finden. Die Aufnahme eines Erwachsenen an Nitrat über die Nahrung liegt zwischen 50 und 100 mg pro Tag. Mengen bis 1300 mg gelten für den Erwachsenen als unbedenklich; Säuglinge sollten jedoch möglichst wenig Nitrat aufnehmen, da Nitrit bei ihnen eine →Methämoglobinämie auslösen kann.

Nitrate: wie man die Belastung bei Gemüse verringert

Insbesondere Blattgemüse (v. a. Treibhausgemüse, das mit größeren Mengen nitrathaltigem Dünger behandelt wurde) ist stark mit Nitrat belastet. Um die Nitratbelastung zu verringern, empfiehlt es sich, Gemüse der Saison zu verzehren, das im Freiland angebaut wurde. Wird nitrathaltiges Gemüse gekocht, sollte man es sofort nach der Zubereitung verzehren, denn durch Stehenlassen erhöht sich der Nitratgehalt. Spinat, Grünkohl, Wirsing und Weißkohl sollten daher möglichst auch nicht wieder aufgewärmt werden. Kleinkinder sollten diese Gemüse nur selten essen (nie aufwärmen!), für Säuglinge sind sie nicht geeignet.

Nitrite: Salze und Ester der salpetrigen Säure. Gepökelte Lebensmittel enthalten häufig Natriumnitrit, einen Bestandteil des Nitritpökelsalzes (→Pökelsalze). Außerdem können bestimmte Mikroorganismen die in Lebensmitteln enthaltenen Nitrate in Nitrite umwandeln. Im menschlichen Organismus werden Nitrate von Bakterien in Mundhöhle und Magen in Nitrite überführt, wobei das saure Milieu des Magens der Nitritbildung allerdings entgegenwirkt. Auch beim Aufwärmen nitrathaltiger Lebensmittel entstehen Nitrite.

Gesundheitliche Gefahren: Werden mit der Nahrung gleichzeitig Nitrite und →biogene Amine (Abbauprodukte von Eiweiß) aufgenommen, so verbinden sich die Nitrite mit den Aminen zu den Krebs erregenden →Nitrosaminen. Bei Säuglingen kann die Aufnahme oder Bildung größerer Mengen Nitrite zur lebensgefährlichen →Methämoglobinämie führen. Daher sollten Kinder unter einem Jahr möglichst wenig nitrat- und nitrithaltige Lebensmittel zu sich nehmen. Durchschnittlich nimmt ein Erwachsener über die Nahrung täglich 2–3 mg Nitrit auf; 15 mg pro Tag gelten als unbedenklich. Um die Nitritbelastung so gering wie möglich zu halten, sollte jedoch der Verzehr von gepökelten Lebensmitteln eingeschränkt werden.

Nitritpökelsalze: Mischungen aus etwa 99,5 % Kochsalz und 0,5 % Natriumnitrit, die zu den →Pökelsalzen zählen.

Nitrosamine: organische Verbindungen, die durch Reaktion von Eiweißstoffen mit →Nitrit entstehen. Nitrosamine sind in gepökelten Fleischerzeugnissen, in Bier und im Tabakrauch enthalten; weitere Nitrosamine entstehen beim →Grillen oder Braten von gepökelten Fleischerzeugnissen. Außerdem können sich Nitrosamine auch im Körper aus

Nitrit und Eiweißabbauprodukten (→biogenen Aminen) bilden.

Nitrosamine wirken nach häufiger Aufnahme auch kleiner Mengen schwer leberschädigend; außerdem erzeugen sie Leberkrebs. Bei ungeborenen Versuchstieren verursachen sie Missbildungen und Veränderungen des Erbguts. Wissenschaftler schätzen, dass die Aufnahme von maximal 10 µg pro Kilogramm Lebensmittel für einen Erwachsenen gerade noch tolerierbar ist. Durch eine ausreichende Aufnahme von Vitamin C kann man der Bildung von Nitrosaminen im Magen vorbeugen. Zudem sollte auf den Verzehr gegrillter oder gebratener Pökelerzeugnisse weitgehend verzichtet und der Verzehr von Pökelerzeugnissen generell eingeschränkt werden.

NOEL, Abk. für **No Observable Effect Level** [ˈnəʊ əbˈzɜːvəbl ɪˈfekt ˈlevl, engl. »Stufe, bei der kein sichtbarer Effekt auftritt«]: höchste in Tierversuchen geprüfte Dosis einer chemischen Substanz, die keine oder keine nachteiligen Wirkungen bei diesen Tieren erkennen ließ. Zur Bestimmung erhalten Tiere unter standardisierten Bedingungen wiederholt mindestens vier Wochen, meist ein halbes Jahr oder mehr als zwei Jahre lang die Prüfsubstanz mit dem Futter oder Trinkwasser. Durch Staffelung der Dosierungen wird eine dosisabhängige Wirkung und eine Schwellendosis erkannt, unterhalb deren Wirkungen nicht mehr nachweisbar sind. Der NOEL dient der Ermittlung des →ADI.

Nordseegarnele, Granat: eine Garnelenart (→Krustentiere).

Normalgewicht, Sollgewicht: Körpergewicht, bei der eine Person weder unter- noch übergewichtig ist; das Gewicht, bei dem Menschen die höchste Lebenserwartung haben (→Broca-Index, →Bodymass-Index).

Nouvelle Cuisine [nuˈvɛl kɥiˈzin, frz. »neue Küche«]: um 1970 in Frankreich kreierte Art der Kochkunst. Für die Zubereitung von Gerichten und Menüs werden vorwiegend frische Produkte verwendet; die Hervorhebung des arttypischen Geschmacks der Speisen steht im Vordergrund. Daneben zeichnet sich die Nouvelle Cuisine durch eine fettarme Zubereitung und kurze Garzeiten aus, durch die wertvolle Inhaltsstoffe der Lebensmittel optimal erhalten bleiben.

Novel Food [nɔvl fuːd, engl. »neuartige Nahrung«]: im weiteren Sinn Lebensmittel, die mithilfe neuer Verfahren oder mithilfe von Rohstoffen hergestellt wurden, die bislang nur selten für die Herstellung von Lebensmitteln eingesetzt wurden; im engeren Sinn neuartige Lebensmittel, die gentechnisch verändert sind (→Gentechnik, S. 268 ff.).

Novel-Food-Verordnung: Die Novel-Food-Verordnung der Europäischen Union legt fest, welche Erzeugnisse als Novel Food anzusehen sind. Zwei Kriterien müssen diese Lebensmittel bzw. Lebensmittelzutaten erfüllen: Sie dürfen erstens bislang in der Europäischen Union noch nicht in nennenswertem Umfang verzehrt worden sein und sie müssen sich zweitens in eine von mehreren Lebensmittelgruppen einordnen lassen. Diese Gruppen umfassen Lebensmittel und -zutaten, die aus vermehrungsfähigen gentechnisch veränderten Organismen (GVO) bestehen oder solche enthalten (z. B. gentechnisch veränderte Tomaten oder Joghurts mit gentechnisch veränderten Milchsäurebakterien), sowie Lebensmittel und -zutaten, die aus GVO hergestellt wurden, aber keine lebenden GVO mehr enthalten (z. B. Sojamehl aus herbizidtoleranten Sojabohnen, Zucker aus virusresistenten Zuckerrüben). Daneben zählen zum Novel Food alle Lebensmittel und -zutaten, die neue oder gezielt veränderte primäre Molekülstrukturen aufweisen (z. B. Fettersatzstoffe, bei denen durch eine chemische Modifizierung die Fettsäuren nicht oder kaum verstoffwechselt werden können) oder die aus Mikroorganismen, Algen oder Pilzen (nicht traditionellen Rohstoffen) hergestellt wurden (z. B. Einzelzellproteine); außerdem Lebensmittel, bei denen nicht übliche technische Herstellungsverfahren angewandt werden, wodurch bedeutsame Veränderungen am Lebensmittel, z. B. in der Zusammensetzung, erfolgen (z. B. durch Lichtblitze oberflächensterilisierte Produkte).

Unbedenklichkeit und Kennzeichnungspflicht: Novel Food muss vor dem erstmaligen Verkauf vom Hersteller auf seine gesundheitliche Unbedenklichkeit geprüft werden. Im Anschluss überprüfen die Mitgliedsstaaten der Europäischen Union die Herstelleranalysen. Die EU-Kommission lässt solche Lebensmittel erst dann zu, wenn ihre gesundheitliche Unbedenklichkeit feststeht. Dagegen bedürfen konventionelle Lebensmittel keiner staatlichen Zulassung. Novel Food muss gekennzeichnet werden, wenn die Lebensmittel Unterschiede zu konventionellen Lebensmitteln aufweisen oder wenn sie lebende GVO enthalten oder darstellen. Die Kennzeichnung gilt auch für lose Ware. Nicht kennzeichnungspflichtig sind jedoch Lebensmittel oder Inhaltsstoffe von Lebensmitteln, die mithilfe von GVO hergestellt werden, wenn diese Lebensmittel dem konventionellen Produkt gleichwertig sind (z. B. aus gentechnisch veränderten Pflanzen gewonnenes Speiseöl).

LESETIPP:

Novel Food. Dokumentation eines Bürgerforums zu Gentechnik und Lebensmitteln, herausgegeben von ANJA HANIEL, STEPHAN SCHLEISSING UND REINER ANSELM. *München (Utz) 1998.*

Nudeln: →Teigwaren.

Nugat: eine →Süßigkeit.

Nulldiät, totales Fasten, Wasserfasten: eine Form des →Fastens.

Nüsse: im botanischen Sinn Schließfrüchte mit einer trockenen, harten, verholzten Fruchthülle. Im allgemeinen Sprachgebrauch werden zu den Nüssen jedoch auch andere hartschalige Früchte gezählt; so gehören z. B. Walnuss und Kokosnuss zu den Steinfrüchten und Erdnüsse zu den Hülsenfrüchten.

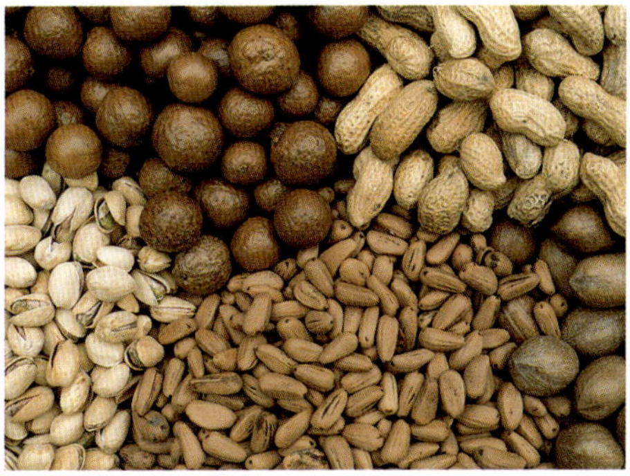

Nüsse

Inhaltsstoffe und Gesundheitswert: Nüsse speichern auf kleinstem Raum große Nährstoffmengen und sind sehr kalorienreich. (Der Energiegehalt der meisten Nüsse liegt über 560 kcal/2340 kJ pro 100 g; der Fettgehalt beträgt 35 bis über 70 %.) Das in Nüssen enthaltene Fett besteht hauptsächlich aus hochwertigen einfach und mehrfach ungesättigten Fettsäuren. (Eine Ausnahme bildet die Kokosnuss, die einen relativ hohen Anteil an gesättigten Fettsäuren hat.)

EIWEISS-, FETT- UND KALORIENGEHALT VON NÜSSEN

Nussart (100 g)	Eiweiß (g)	Fett (g)	kcal/kJ
Cashewnuss	17,2	42,0	569/2381
Erdnuss	26,0	48,1	570/2385
Haselnuss	13,0	61,0	647/2707
Kokosnuss	3,9	36,5	363/1519
Macadamianuss	7,5	73,0	749/3134
Paranuss	14,0	67,0	673/2816
Pistazie	20,8	51,6	618/2586
Walnuss	15,0	62,0	666/2787

[6A]

Nüsse sind gute Vitamin- und Mineralstofflieferanten. Sie enthalten viel Magnesium, Eisen, Selen, Zink, Kupfer und Mangan, außerdem Vitamin E und B-Vitamine. Allerdings werden die Mineralstoffe nur schlecht aufgenommen, da sie an Phytinsäure gebunden sind. Anrösten oder Garen der Nüsse verbessert die Resorption, zerstört jedoch teilweise die Vitamine (v. a. Vitamin E und B_1). Dank ihres hohen Gehalts an ungesättigten Fettsäuren, Kalium und Vitamin E beugen Nüsse Herz-Kreislauf-Erkrankungen vor; ihr hoher Gehalt an B-Vitaminen wirkt sich positiv auf Gehirn und Nervensystem aus. Allerdings gehören Nüsse auch zu den häufigsten Auslösern von Nahrungsmittelallergien und werden häufig von Schimmelpilzen befallen.

LESETIPPS:

HEIDE M. K. GEISS UND MARION ZERBST: *Topfit im Kopf durch Nüsse und Kerne. Stuttgart (Trias) 1999.*

LUCIEN F. TRUEB: *Früchte und Nüsse aus aller Welt. Stuttgart (Hirzel) 1999.*

Nüsslisalat: →Feldsalat.

Nutripoints, Punkt-Diät, Punkte-Diät: eine →Gewichtsreduktionsdiät.

O

Oberflächenbehandlungs- und Überzugsmittel: Lebensmittelzusatzstoffe, die die Oberfläche von Lebensmitteln vor dem Austrocknen und vor Aromaverlusten schützen und ihr oft auch ein glänzendes Aussehen verleihen. Meist handelt es sich dabei um Harze und Wachse, die warm und flüssig aufgetragen werden und beim Erkalten einen elastischen Oberflächenfilm ergeben. Es gibt auch Oberflächenbehandlungs- und Überzugsmittel, die ein Zusammenhaften und Verkleben der Lebensmittel vermeiden helfen. Viele wirken gleichzeitig als Konservierungsstoffe.

Oberflächenbehandlungs- und Überzugsmittel werden als **Fruchtbehandlungsmittel** (Schalenbehandlungsmittel) u.a. bei Zitrusfrüchten, außerdem bei Korinthen, Süßigkeiten, verschiedenen Käsesorten und Wurstwaren eingesetzt. Einige Käsesorten dürfen auch mit Kunststoff überzogen werden. Diese tragen dann den Hinweis »Kunststoffüberzug, nicht zum Verzehr geeignet«. Bei gewachsten Früchten ist der Vermerk »gewachst« vorgeschrieben. Solche Obstschalen sind nur dann zum Verzehr geeignet, wenn das betreffende Oberflächenbehandlungsmittel in gesundheitlicher Hinsicht unbedenklich ist.

Die einzelnen Oberflächenbehandlungs- und Überzugsmittel: **Thiabendazol (E 233)** wird durch chemische Synthese hergestellt und dient auch als Konservierungsstoff. Außerdem wird es in der Landwirtschaft als Pflanzenschutzmittel (Fungizid) eingesetzt, z.B. im Kartoffel- und Obstanbau. Es ist nur zur Oberflächenbehandlung von Zitrusfrüchten und Bananen in einer Höchstmenge von 3–6 mg pro Kilogramm zugelassen. Die Früchte, deren Schalen nicht zum Verzehr geeignet sind, müssen mit dem Vermerk »mit Thiabendazol behandelt« gekennzeichnet sein. Bei Bananen kann die Kennzeichnung entfallen.

Im Tierversuch sind gesundheitliche Beeinträchtigungen festgestellt worden, z.B. Hinweise auf die Entstehung von Blasenkrebs und auf Nierenschädigungen. Deshalb sollte man sich nach dem Anfassen behandelter Früchte die Hände waschen. Wahrscheinlich wird Thiabendazol jedoch in höheren Mengen als Pflanzenschutzmittel-Rückstand über Kartoffeln, Obst und Gemüse aufgenommen. Der ADI liegt bei 0–0,3 mg pro Kilogramm Körpergewicht.

Methylzellulose (E 461), Hydroxypropylzellulose (E 463), Hydroxypropylmethylzellulose (E 464), Ethylmethylzellulose (**E 465**, Methylethylcellulose) und **Karboxymethylzellulose** (**E 466**, Natriumkarboxymethylcellulose, CMC) werden u.a. auch als →Gelier- und Verdickungsmittel eingesetzt. Bei **Bentonit (E 558)** handelt es sich um ein natürlich vorkommendes Tongestein vulkanischen Ursprungs, das ein sehr hohes Quell- und Adsorptionsvermögen besitzt. **Kaolin (E 559)** besteht hauptsächlich aus Silizium- und Aluminiumoxid. Beide Substanzen werden aus natürlichen Vorkommen gewonnen und auch als Trägerstoffe für Farbstoffe und Emulgatoren sowie als Trennmittel für Milchpulver eingesetzt. Auf dem Etikett werden sie häufig als Kieselsäure oder Aluminiumsilikat deklariert. Die Höchstmengen betragen je nach Anwendungsbereich bis 10 g pro Kilogramm Lebensmittel; der ADI liegt bei 0–1 mg pro Kilogramm Körpergewicht. Als nur in geringen Mengen verzehrte Lebensmittelzusatzstoffe gelten →Aluminium und seine Verbindungen in gesundheitlicher Hinsicht als unbedenklich; in zu hohen Mengen können sie allerdings schädliche Wirkungen entfalten.

Stearinsäure (**E 570**, auch deklariert als Fettsäure oder Speisefettsäure) wird auch als →Emulgator eingesetzt; →**Glukonsäure** (**E 574**, Gluconsäure) wirkt auch als Komplexbildner, Säureregulator und Stabilisator.

Bienenwachs (E 901) wird von Honigbienen als Sekret ausgeschieden und zum Bau der Waben im Bienenstock verwendet. Zur Gewinnung des Wachses werden ausgeschleuderte Honigwaben geschmolzen, von Verunreinigungen getrennt und mit Oxidationsmittel (z.B. Chromsäure oder Wasserstoffperoxid) gebleicht. Das Wachs verleiht den verschiedensten Lebensmitteln ein glänzendes, frisches, für den Verbraucher attraktives Aussehen. Gleichzeitig verlängert es die Haltbarkeit der behandelten Produkte, indem es den Wasseraustritt verzögert. Eingesetzt wird es zur Oberflächenbehandlung von Zitrusfrüchten, Äpfeln, Melonen, Birnen, Süßigkeiten (z.B. Weingummi, Schokolade), Knabbererzeugnissen, Gebäck, Nüssen, Kaffeebohnen und Kaumasse für Kaugummi. Diskutiert wird ein allergenes Potenzial von Bienenwachs aufgrund der vom Imker im Bienenstock verwendeten Arzneimittel, die sich im Wachs ablagern. Prinzipiell ist Bienenwachs jedoch als unbedenklich einzustufen, da es unverdaulich ist und vom Körper nicht aufgenommen wird.

Candelillawachs (E 902) gewinnt man aus Wolfsmilchgewächsen (Euphorbiaceae), die mit Wasser ausgekocht werden. Das Rohwachs wird abgeschöpft und mit Schwefelsäure gereinigt. In der Lebensmitteltechnik wird Candelillawachs als glänzendes Überzugsmittel bei Backwaren und Süßigkeiten (z.B. Weingummi,

Gummibärchen) sowie als Kaumasse in Kaugummi und zur Oberflächenbehandlung von Zitrusfrüchten, Äpfeln, Melonen und Birnen verwendet; es bestehen keine Höchstmengenbeschränkungen.

Carnaubawachs (E 903, Karnauberwachs) wird aus den Blättern der in Brasilien beheimateten Fächerpalme (Copernicia prunifera) gewonnen; durch eine Behandlung mit Bleicherden wird die Farbe aufgehellt. Verwendet wird es wie Candelillawachs.

Schellack (E 904) ist eine harzige Substanz, die von der Lackschildlaus produziert wird. Die Läuse schützen damit ihre Brut und überziehen auch die Zweige ihres Wirtsbaumes (Lackbaum, Croton lacciferus), auf dem sie als Parasiten leben, mit einer Schicht dieses Harzes. Von diesen Zweigen wird das Harz gewonnen. Man verwendet es für Käseüberzüge, Kaumasse für Kaugummi und zur Oberflächenbehandlung von Zitrusfrüchten, Äpfeln, Melonen und Birnen. Auch Süßigkeiten wie z. B. Schokolade, Knabbererzeugnisse, Gebäck, Nüsse, Kaffeebohnen und bemalte Ostereier erhalten durch Schellack einen appetitlichen Glanz. Höchstmengenbeschränkungen existieren nicht. In gesundheitlicher Hinsicht sind Schellack, Carnaubawachs und Candelillawachs unbedenklich.

Montansäureester (E 912) werden aus Montanwachs gewonnen, das in der Braunkohle enthalten ist, und sind ohne Höchstmengenbeschränkungen ausschließlich zur Behandlung der Oberfläche von Zitrusfrüchten zugelassen. Über eine gesundheitsschädliche Wirkung ist nichts bekannt.

Polyethylenwachsoxidate (E 914) sind synthetische Wachse, die in ihrer chemischen Zusammensetzung den natürlichen ähneln. Im Gegensatz zu natürlichen Wachsen sind sie jedoch wesentlich billiger herzustellen (nämlich durch chemische Synthese aus Polyethylenwachsen). Sie sind ohne Höchstmengenbeschränkungen ausschließlich zur Behandlung der Oberfläche von Zitrusfrüchten zugelassen.

Polyvinylpyrrolidon (E 1201) und **Polyvinylpolypyrrolidon** (E 1202) werden durch chemische Synthese hergestellt und dürfen nur als Überzüge für Nahrungsergänzungsmittel in Form von Dragees verwendet werden. In den geringen Mengen, in denen sie als Lebensmittelzusatzstoffe eingesetzt werden, sind Polyethylenwachsoxidate, Polyvinylpyrrolidon und Polyvinylpolypyrrolidon gesundheitlich unbedenklich.

Obst, Früchte: Bezeichnung für die essbaren, meist saftreichen, fleischigen Früchte und Samenkerne von Kultursorten hauptsächlich mehrjähriger Obstgehölze. Man unterscheidet Kernobst, Steinobst, Beerenobst, Südfrüchte und →Schalenobst (z. B. Nüsse, Mandeln, Esskastanien). Nicht kultiviertes Obst, das in freier Natur gesammelt wird, bezeichnet man als →Wildfrüchte.

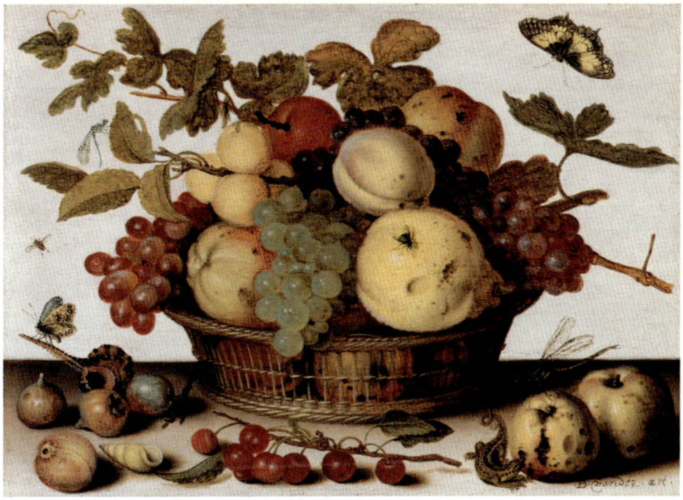

Obst: »Stillleben mit Fruchtkorb« von Balthasar van der Ast (17. Jahrhundert)

Arten:

Kernobst sind Obstarten aus der Familie der Rosengewächse, die ein Kernhaus besitzen; hierzu zählen u. a. Äpfel, Birnen und Quitten. **Steinobst** (z. B. Kirschen, Pflaumen, Pfirsiche, Nektarinen und Aprikosen) besitzt einen verholzten Kern. Zum **Beerenobst,** das weich ist und meist viele Samen enthält, gehören Erdbeeren, Johannisbeeren, Stachelbeeren, Himbeeren, Brombeeren, Blaubeeren und Weintrauben. **Südfrüchte** (Exoten, exotische Früchte) stammen aus tropischen oder subtropischen Ländern; hierzu zählen u. a. Ananas, Avocados, Bananen, Feigen, Granatäpfel, Kakis, Litschis, Kumquats, Mangos, Papayas, Passionsfrüchte sowie alle Zitrusfrüchte. Bei den **Zitrusfrüchten** (Früchten der Arten der Gattung Citrus) handelt es sich genau genommen um Beerenfrüchte; die bekanntesten Arten sind Grapefruit, Pampelmuse, Apfelsine, Mandarine, Zitrone und Pomeranze.

In Bezug auf Güte und Verwendungszweck wird Kulturobst je nach den Eigenschaften der Sorten (z. B. Aussehen und Geschmack) für den Frischverzehr als **Tafelobst** (Edelobst) genutzt oder als Wirtschaftsobst verwendet, das zu zahlreichen Obsterzeugnissen weiterverarbeitet wird, z. B. zu Trockenobst, kandierten

SAISONKALENDER HEIMISCHER OBSTARTEN

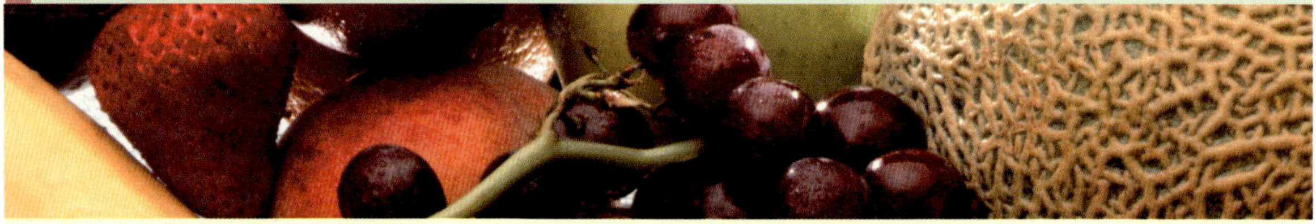

Obstart	Winter			Frühling			Sommer			Herbst		
	Jan.	Feb.	März	April	Mai	Juni	Juli	Aug.	Sept.	Okt.	Nov.	Dez.
Äpfel						■	■	■	■			
Birnen							■	■	■			
Blaubeeren							■	■	■			
Brombeeren							■	■	■			
Erdbeeren						■	■	■	■			
Himbeeren						■	■	■	■			
Johannisbeeren						■	■					
Pflaumen							■	■	■			
Sauerkirschen							■	■				
Stachelbeeren							■					
Süßkirschen						■	■					
Weintrauben									■	■		

Früchten, Obstkonserven, Tiefkühlobst, Marmelade usw. Eine weitere Möglichkeit der Unterscheidung ergibt sich aus dem Reifezeitpunkt und Verwendungszweck. Hier unterteilt man Früchte in Sommer-, Herbst- und Winterobst. Sommerobst ist zum sofortigen oder baldigen Verzehr bestimmt, da es sich nicht lange lagern lässt; dazu gehören z. B. Beeren und bis zur Reife (spätestens Ende September) am Baum bleibendes Kern- oder Steinobst. Herbstobst ist bis Mitte November reifendes Kernobst; Winterobst muss zur Erlangung der vollen Genussreife eingelagert werden.

Einkauf und Verwendung:

Um Zitrusfrüchte vor Schimmelbefall zu schützen, wird ihre Oberfläche in der Regel mit bestimmten Oberflächenbehandlungs- und Überzugsmitteln (z. B. Thiabendazol) oder Konservierungsstoffen (z. B. Biphenyl, Orthophenylphenol) behandelt. Ferner darf die Oberfläche von Zitrusfrüchten, Äpfeln, Birnen und Melonen mit einer Wachsschicht überzogen werden, um sie vor dem Austrocknen zu bewahren. Da einige dieser Stoffe eine gesundheitsschädliche Wirkung haben, dürfen die Schalen solcherart behandelter Zitrusfrüchte nicht mitverzehrt werden. Beim konventionellen Anbau werden meist auch Pflanzenschutzmittel verwendet. Früchte aus biologischem Landbau, der auf den Einsatz von Konservierungsstoffen und Pflanzenschutzmitteln verzichtet, sind die gesündere Alternative. Am wertvollsten und wohlschmeckendsten ist grundsätzlich vollreifes Obst der Saison, das aus der Region stammt. Früchte, die aus weit entfernten Ländern importiert werden, büßen auf dem langen Transportweg einen Teil ihrer wertvollen Inhaltsstoffe ein.

Obst kann entweder sofort verzehrt oder tiefgekühlt, eingekocht, entsaftet oder zu Marmelade und anderen Brotaufstrichen verarbeitet werden. Vor dem Verzehr oder der Weiterverarbeitung sind Früchte jeder Art stets gründlich zu waschen (aber nicht längere Zeit zu wässern), um sie von Schmutz zu befreien. Klein geschnittenes Obst sollte man möglichst sofort verzehren, um Vitaminverluste zu vermeiden. Eine in Scheiben geschnittene Banane büßt in zehn Minuten 10% ihres Vitamin-C-

So wird Obst richtig gelagert

Da Früchte mit jedem Lagerungstag Vitamine verlieren, sollte frisches Obst (mit Ausnahme von Winterobst bzw. lagerfähigem Obst) möglichst nur kurz aufbewahrt werden. Es wird idealerweise in kühlen Kellerräumen bei hoher Luftfeuchtigkeit gelagert. Dabei ist jedoch darauf zu achten, dass es nicht direkt neben Kartoffeln oder Gemüse liegt, da dies den Reifeprozess über Gebühr beschleunigen kann und die Früchte darüber hinaus einen unangenehmen Fremdgeschmack annehmen können. Kurzfristig kann man kleinere Mengen Obst (außer kälteempfindlichen Früchten wie z. B. Ananas oder Bananen), in dünnen Folienbeuteln verpackt, auch im Obst- und Gemüsefach des Kühlschranks unterbringen. Empfindliches Beerenobst hält sich im Kühlschrank maximal zwei bis drei Tage.

DURCHSCHNITTLICHER ZUCKERGEHALT VON OBST

Obstart (pro 100 g verzehrbaren Anteil)	**Gesamtzucker** (g)
Äpfel	9,8
Apfelsinen	8,2
Aprikosen	7,4
Birnen	8,0
Blaubeeren	5,8
Erdbeeren	5,2
Grapefruits	6,8
Himbeeren	5,3
Kirschen	11,7
Mandarinen	7,5
Pfirsiche	6,7
Trauben	13,6
Zwetschgen	8,6

Gehalts ein, in zwei Stunden mehr als 30%. Der Vitaminabbau lässt sich verzögern, wenn man etwas Zitronensaft darüber träufelt und das zerkleinerte Obst bis zum Verzehr in den Kühlschrank stellt.

Inhaltsstoffe und Gesundheitswert:

Wegen seines hohen Gehalts an Vitaminen, Mineralstoffen, Spurenelementen, sekundären Pflanzenstoffen und Ballaststoffen zählt Obst zu den wertvollsten Lebensmitteln. Der Gehalt an diesen Stoffen schwankt je nach Art und Umweltbedingungen beträchtlich. An Vitaminen ist in Obst v.a. Vitamin C in größeren Mengen enthalten, daneben Betakarotin (in Früchten mit tiefgelbem bis orangefarbenem

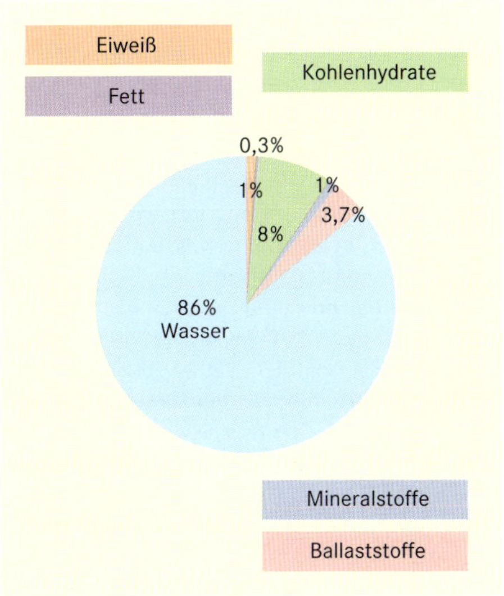

Obst: Zusammensetzung

Fruchtfleisch), Folsäure und geringe Mengen anderer B-Vitamine (bis auf Vitamin B_{12}). Der Vitamin-C-Gehalt beträgt im Durchschnitt 10–30 mg pro 100 g; bei Zitrusfrüchten, Erdbeeren, Schwarzen Johannisbeeren, Kiwis und Papayas liegt er deutlich höher. An Mineralstoffen sind Kalium, Kalzium, Magnesium, Mangan und Eisen in Obst in besonders hohem Maß enthalten, wobei die Aufnahme von Eisen durch das gleichzeitig vorhandene Vitamin C um ein Mehrfaches gesteigert wird. (Aus tierischen Lebensmitteln ist Eisen allerdings besser resorbierbar als aus pflanzlichen.) Der Ballaststoffgehalt liegt im Durchschnitt bei 3,7%; bei einigen Beerenarten (z.B. Brombeeren, Himbeeren, Blaubeeren, Schwarzen Johannisbeeren) beträgt er bis zu 5%.

Da Obst einen hohen Wassergehalt (in der Regel mehr als 80%) hat und kaum Eiweiß und Fett enthält, hat es (mit Ausnahme der sehr fett- und kalorienreichen Avocado) einen niedrigen Energiegehalt. Obst und Gemüse besitzen die höchste Nährstoffdichte aller Lebensmittelgruppen; sie liefern im Verhältnis zu ihrem Energiegehalt die meisten essenziellen Nährstoffe. So machen Obst und Fruchtsäfte nur rund 5% der Energiezufuhr der deutschen Bevölkerung aus, liefern aber 50% des insgesamt aufgenommenen Vitamins C, rund 20% der Folsäure und 10% des Kaliums und der Ballaststoffe.

All dies macht Obst zu einer idealen Zwischenmahlzeit, die den Körper dank ihrer leicht resorbierbaren Kohlenhydrate rasch mit Energie versorgt. Die Weltgesundheitsorganisation, die Deutsche Gesellschaft für Ernährung und andere Institutionen empfehlen fünfmal täglich eine Portion Obst oder Gemüse zu essen, wobei eine Portion etwa einer Frucht von der Größe eines Apfels oder einer Apfelsine oder einem Schälchen kleiner Früchte entspricht. Am größten ist der gesundheitliche Nutzen, wenn man dabei auf eine möglichst große Vielfalt achtet. Langzeitstudien haben gezeigt, dass ein hoher Obst- und Gemüsekonsum langfristig einen wirksamen Schutz vor Herz-Kreislauf-Erkrankungen und Krebs bietet. Diese Schutzwirkung ist v.a. auf den hohen Gehalt an Vitamin C, Betakarotin, Kalium, Ballaststoffen und sekundären Pflanzenstoffen zurückzuführen.

LESETIPPS:

Ernst Dassler und Gisela Heitmann: *Obst und Gemüse. Eine Warenkunde. Berlin (Blackwell) [4]1991.*

Günther Liebster: *Obst. Weil der Stadt (Hädecke) 1999.*

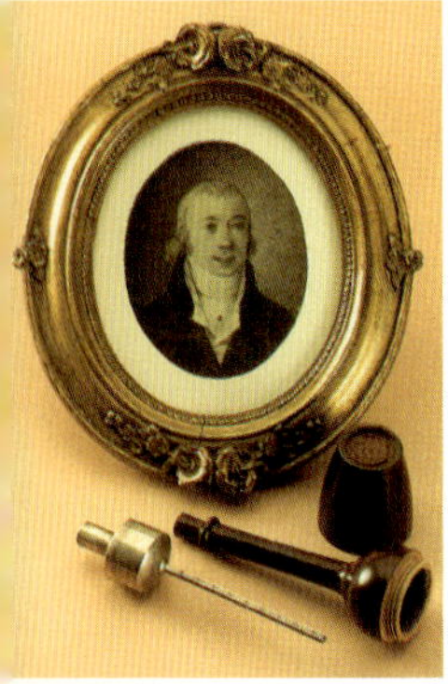

Ferdinand Oechsle und die Mostwaage

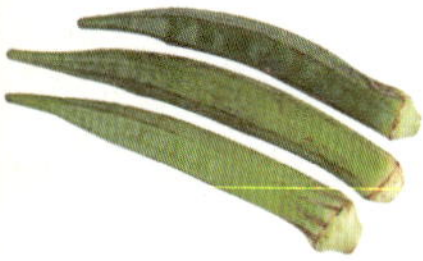

Okra

KLAUS OBERBEIL UND CHRISTIANE LENTZ: *Obst und Gemüse als Medizin. München (Südwest) ⁵1999.*
ROLF BLANCKE: *Farbatlas Exotische Früchte. Obst und Gemüse der Tropen und Subtropen. Stuttgart (Ulmer) 2000.*
BARBARA RIAS-BUCHER: *Einheimisches Obst. Der Guide für Feinschmecker. München (Heyne) 2000.*

Obstipation: →Verstopfung.

Obstpulpe: →Fruchtpulpe.

Obsttage: Als Vorbereitung für das Heilfasten (→Fasten) werden als so genannte Entlastungstage ein bis zwei Obsttage empfohlen. Dabei werden 1,5 kg Obst verschiedener Art auf drei Mahlzeiten verteilt. Mit dem Obsttag soll eine Entwässerung des Körpers sowie eine Darmreinigung erreicht werden. Außerhalb einer Heilfastenkur sind häufige einseitige Kurzzeitdiäten wie Obsttage zur Gewichtsreduktion aus ernährungsphysiologischer Sicht nicht empfehlenswert, da damit keine Veränderung des Ernährungs- und Bewegungsverhaltens erreicht wird.

Obstwein: aus vergorenem Apfel- oder Birnensaft hergestellter →Fruchtwein.

Ochratoxine: eine Gruppe von →Schimmelpilzgiften.

Ochse: männliches, kastriertes →Rind.

Octopus: →Oktopus.

Ödem [griech. »Schwellung«], **Gewebswassersucht:** nicht schmerzhafte Ansammlung von Flüssigkeit im Gewebe, die durch einen aus dem Gleichgewicht gebrachten Flüssigkeitstausch zwischen dem interzellulären Raum (Zwischenzellraum) und den kleinsten Blutgefäßen (Kapillaren) hervorgerufen wird. Beim Ödem tritt mehr Flüssigkeit aus dem Blut ins Gewebe über als normal. Ursache kann ein erhöhter Blutdruck in den Kapillaren sein, wie er u. a. bei Herzinsuffizienz auftritt, oder ein verringerter osmotischer Druck infolge eines reduzierten Eiweißgehalts im Blut, wie er z. B. bei Leberzirrhose vorkommt.

Behandlung und Ernährung: Behandelt werden Ödeme in erster Linie durch eine Therapie der zugrunde liegenden Krankheit sowie durch Gabe von entwässernden Medikamenten (Diuretika). Diese Behandlung wird durch eine →natriumarme Diät unterstützt, da Natrium (in Form von Kochsalz) Wasser im Körper bindet. Falls diese Maßnahmen allein nicht ausreichen, besteht zusätzlich die Möglichkeit, die Flüssigkeitszufuhr einzuschränken – allerdings wird dies heute bei der Gabe von Diuretika nur noch selten notwendig. Werden keine Diuretika verordnet, kann eine kaliumreiche Diät dazu beitragen, das Wasser aus dem Gewebe auszuschwemmen. Dazu sollte jedoch zunächst der Arzt konsultiert werden, denn diese Diät darf bei Nierenerkrankungen oder Hyperkaliämie nicht durchgeführt werden.

Oechsle, Ferdinand: deutscher Apotheker, Goldschmied und Physiker, * Buhlbach (Gem. Baiersbronn), 26. 12. 1774, † Pforzheim 17. 3. 1852. Oechsle entwickelte die Mostwaage, mit der das spezifische Gewicht (die Dichte) des Mosts bestimmt werden kann. Das Mostgewicht wird in Öchslegraden gemessen. Sie zeigen an, um wie viel Gramm 1 l Most mehr wiegt als 1 l Wasser.

OGT: Abk. für →oraler Glukosetoleranztest.

Ohrschnecken: →Abalonen.

ökologischer Anbau, ökologischer Landbau: →biologischer Landbau.

Ökosiegel: ein →Anbauverband.

Ökotrophologie [griech. trophḗ »Nahrung«, »Ernährung«]: Lehre bzw. Wissenschaft vom Haushalt und von der Ernährung des Menschen. Die **Ernährungswissenschaft** beschäftigt sich u. a. mit medizinischen und biochemischen Aspekten der Ernährung; so untersucht sie beispielsweise den Nährstoffbedarf in verschiedenen Lebensaltern. An Universitäten kann man Studiengänge der Ökotrophologie absolvieren, die mit einem Diplom abgeschlossen werden, teilweise mit dem Fachrichtungszusatz **Haushaltswissenschaft**. Seit einigen Jahren werden zudem an zahlreichen Fachhochschulen Ökotrophologie-Studiengänge mit stärkerer Praxisorientierung angeboten.

Okra, Gombo, Ladyfinger ['leɪdɪfɪŋgə]: Frucht des in den Tropen und Subtropen angebauten Eibischs (Abelmoschus esculentus). In Äthiopien war die Okra bereits im 2. Jt. v. Chr. bekannt. Man nimmt an, dass sie im 8. Jh. n. Chr. mit dem Einfall der Mauren von Afrika nach Spanien gelangte. Die fingerlange Schote wird unreif (grün) oder nahezu reif (gelb) geerntet. Im Kühlschrank ist sie zwei bis drei Tage haltbar. Ihr zartes Fleisch erinnert im Geschmack an Bohnen oder Auberginen. Okras werden meist gekocht, gedünstet oder gebraten, man kann sie aber auch roh verzehren; die ölhaltigen Fruchtkerne werden mitgegessen. Beim Kochen sondern Okras einen milchigen Schleim ab, der sich zum Binden von Suppen eignet. (Durch vorheriges kurzes Blanchieren lässt sich der Schleim entfernen.) Die kalorienarme Frucht liefert viel Eiweiß und ist reich an Kalium, Kalzium, Magnesium, Eisen, Kupfer, Mangan und Betakarotin.

Oktopus, Krake, Octopus, Polyp: eng mit dem Tintenfisch verwandter Kopffüßer von 1,5 cm bis 3 m Länge mit acht Armen, die mit Saugnäpfen besetzt sind. Bereits im alten

Griechenland und Rom war der Oktopus als Lebensmittel sehr geschätzt; die Römer hielten ihn für ein Aphrodisiakum. Bekanntester Vertreter ist der Gemeine Krake (Octopus vulgaris), der weltweit in warmen und gemäßigten Meeren im Küstenbereich verbreitet ist und zu Speisezwecken gefangen wird. In Japan wird er auch gezüchtet. Man kann ihn dünsten, dämpfen, grillen, braten und in Salaten oder Fischsuppen verarbeiten. Der Oktopus ist reich an Eiweiß und liefert sehr viel Selen, Vitamin B_6 und Niacin.

Öle: Sammelbegriff für flüssige, in Wasser nicht oder nur wenig lösliche organische Verbindungen, die meist dickflüssiger und schwerer flüchtig sind als Wasser. In vielen Pflanzen und pflanzlichen Nahrungsmitteln kommen →ätherische Öle vor. In der Küchensprache bezeichnet man flüssige, pflanzliche Speisefette als Öle (→Speiseöle).

Olestra®: ein →Fettersatzstoff.

Ölfrüchte: pflanzliches Fett liefernde Früchte, u.a. von Avocado, Ölbaum, Öl- und Kokospalme. Sie werden zu Speisefetten (z.B. →Speiseölen, →Kokosfett) verarbeitet.

Oligosaccharide: eine Gruppe von →Kohlenhydraten.

Olive: Frucht des über 1000 Jahre alt werdenden Echten Ölbaums (Olea europaea), der seit dem 3.Jt.v.Chr. im südlichen Vorderasien und heute im gesamten Mittelmeerraum angebaut wird. Die pflaumenähnliche Steinfrucht besitzt ein sehr ölreiches Fruchtfleisch, aus dem Olivenöl gewonnen wird (→Speiseöle). Da sie eine bittere Substanz enthalten, werden frisch geerntete Oliven zunächst in Salzlake eingelegt, weshalb die meisten Oliven (v.a. die schwarzen) viel Natrium (2250–3288 mg pro 100 g) enthalten. Bluthochdruckpatienten sollten sie daher eher meiden. Oliven haben einen hohen Gehalt an Ölsäure (einer einfach ungesättigten Fettsäure) und Folsäure und wirken aufgrund ihres hohen Ölgehalts verdauungsfördernd; allerdings sind sie auch sehr kalorienreich. (Grüne Oliven enthalten 133 kcal/556 kJ, schwarze Oliven 351 kcal/1469 kJ pro 100 g.) Die unterschiedlichen Farben sind nicht auf verschiedene Sorten, sondern unterschiedliche Reifegrade zurückzuführen: Unreife und halbreife Oliven sind grün, reife Oliven sind dunkeloliv bis schwarz gefärbt.

Olivenöl: ein →Speiseöl.

Ölrauke: →Rauke.

Ölsamen, Ölsaat: pflanzliches Fett liefernde Samen, u.a. von Erd-, Wal- und Haselnuss, Ölkürbis, Raps, Rizinus, Senf, Sojabohne, Mohn, Lein und Sonnenblume. Die Öle der Ölsamen enthalten wertvolle Inhaltsstoffe, z.B. mehrfach ungesättigte Fettsäuren. Viele werden als →Speiseöle verwendet.

Ölsäure: eine →Fettsäure.

Omega-3-Fettsäuren: eine Gruppe von →Fettsäuren.

Omega-6-Fettsäuren: eine Gruppe von →Fettsäuren.

Oolong: ein halbfermentierter →Tee.

Operationen: in der Medizin chirurgische Eingriffe, die entweder zur Behandlung von Krankheiten oder zur Diagnosestellung eingesetzt werden. Sie können am eröffneten Körper (offene Operation) oder mithilfe eines Endoskops, das in eine natürliche oder künstliche Körperöffnung eingeführt wird (endoskopische Operation), durchgeführt werden. Vor der Operation, v.a. wenn sie unter Vollnarkose durchgeführt wird, wird u.a. der Ernährungsstatus des Patienten überprüft, da z.B. bei hohem Übergewicht bei Bauchoperationen mit größeren Komplikationen (z.B. schlechter Heilung) zu rechnen ist oder der Patient aufgrund von Unterernährung geschwächt und nach der Operation eine →künstliche Ernährung notwendig sein kann. In manchen Fällen ist auch vor der Operation eine künstliche Ernährung sinnvoll, z.B. um Kreislauf und Stoffwechsel des Patienten zu stabilisieren. (Operationen gehen aufgrund der durch sie verursachten körperlichen und seelischen Belastungen in der Regel mit einem erhöhten Energiebedarf einher.) Vor der Operation muss der Patient nüchtern sein, u.a. damit während der Narkose nicht die Gefahr des Erstickens an Erbrochenem besteht. Perioperativ (während des operativen Eingriffs) und postoperativ (nach der Operation) ist häufig eine künstliche, intravenös verabreichte (parenterale) Ernährung sinnvoll, da Patienten kurz nach einem solchen Eingriff vielfach noch keine Kost auf oralem Weg aufnehmen können. Insbesondere bei Operationen am Magen-Darm-Trakt ist eine parenterale Ernährung notwendig – die Kost wird dann nach und nach aufgebaut (→Aufbaudiät).

orale Ernährung: natürliche Nahrungsaufnahme durch den Mund, im Gegensatz zur →künstlichen Ernährung.

oraler Glukosetoleranztest, oraler Glucosetoleranztest, Abk. **OGT:** medizinische Untersuchung, mit deren Hilfe festgestellt werden kann, ob die Bauchspeicheldrüse genügend Insulin herstellt. Der Test gibt Aufschluss darüber, ob ein Risiko für die Entstehung von →Diabetes mellitus besteht oder ob der Patient bereits daran erkrankt ist. Zunächst wird der Blutzuckergehalt in nüchternem Zustand

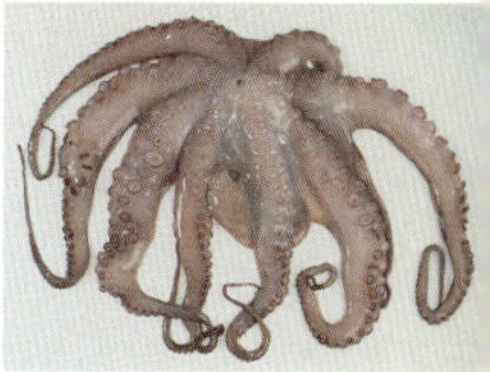

Oktopus

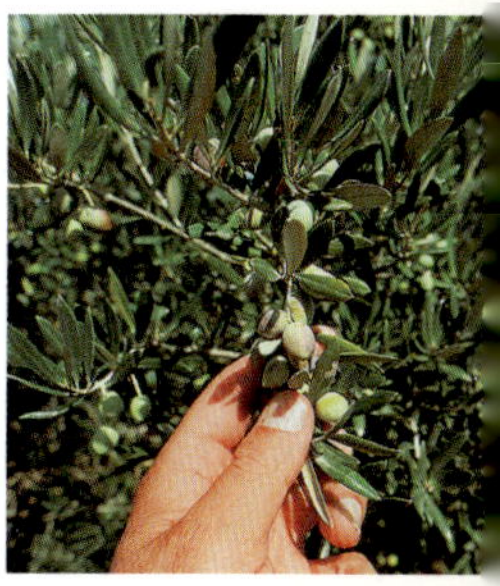

Oliven: Pflücken der Früchte

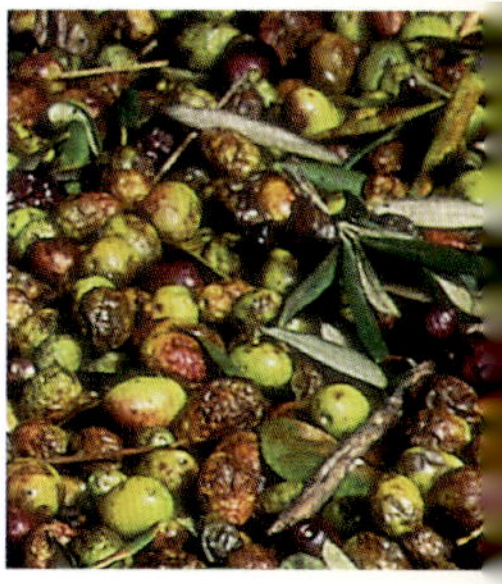

Oliven

durch einen Bluttest ermittelt; anschließend muss ein Glas glukosehaltiger Lösung getrunken werden. In den darauf folgenden Stunden wird der Blutzucker in festgelegten Abständen erneut ermittelt. Während der Blutzuckerspiegel beim Gesunden nach ca. 30 Minuten seinen höchsten Stand erreicht und nach etwa anderthalb bis zwei Stunden wieder auf nahezu normale Werte gesunken ist, ist beim Diabetiker in diesem Zeitraum ein steter Anstieg des Blutzuckerspiegels festzustellen.

Orange: →Apfelsine.

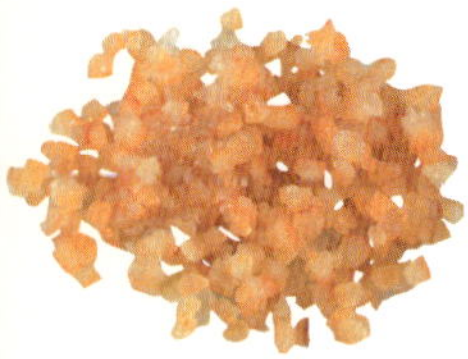
Orangeat

Orangeat [orã'ʒa:t, frz.]: kandierte Schale der Pomeranze. Zur Konservierung wird die Schale zunächst in Salzwasser gelegt und danach in einer Zuckerlösung gekocht. Orangeat, das unzerkleinert (mit oder ohne Zuckerglasur) sowie in Würfel geschnitten (ohne Glasur) im Handel ist, wird als Backzutat verwendet und dient in Obstprodukten als Zusatzstoff zum Bleichen, Farbstabilisieren und Haltbarmachen der Früchte.

Orangensaft: ein →Fruchtsaft.

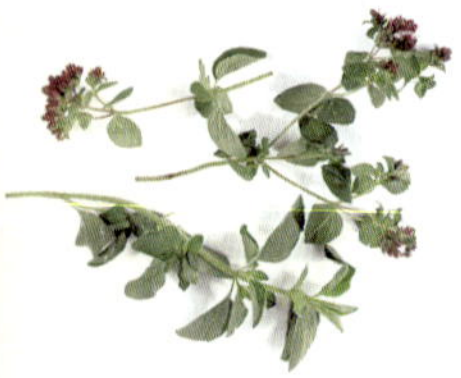
Oregano

Oregano, Dost, Origano, Wilder Majoran: Blätter und Zweigspitzen des Gemeinen Dosts (Origanum vulgare), die entweder frisch oder getrocknet zum Würzen verwendet werden. Sie haben einen herbwürzigen Geschmack und sollten zur vollen Entfaltung ihres Aromas mitgekocht werden. Das Gewürz spielt in der Mittelmeerküche eine wichtige Rolle; es wird u. a. für Pizza und Tomatengerichte verwendet. Oregano liefert Eisen und Kalzium und ist reich an ätherischen Ölen, Gerb- und Bitterstoffen, die für seine verdauungsfördernde Wirkung verantwortlich sind. Er eignet sich auch für die Teebereitung.

organisch-biologische Wirtschaftsweise: eine Form des →biologischen Landbaus.

Origano: →Oregano.

Orlistat: ein →Schlankheitsmittel.

Orotsäure [griech. orós »Molke«]: ein Stoff, der als Zwischenprodukt bei der körpereigenen Produktion der für die Herstellung von Nukleinsäuren benötigten Basen Uracil und Cytosin entsteht und in der Milch von Säugetieren sowie in Hefen vorkommt. Diskutiert wird, ob Orotsäure eine leberschützende Wirkung hat und das Voranschreiten von Lebererkrankungen wie z.B. Leberzirrhose hemmen kann. Außerdem vermutet man, dass Orotsäure Herz-Kreislauf-Erkrankungen vorbeugen kann, da sie sich günstig auf den Cholesterinspiegel auszuwirken scheint.

orthomolekulare Therapie [griech. orthos »gerade, richtig«]: eine Therapie, die versucht, die biologischen Vorgänge und biochemischen Mechanismen im menschlichen Körper durch gute Ernährung und die spezielle Ergänzung von Vitaminen, Mineralstoffen und anderen für den menschlichen Stoffwechsel notwendigen Substanzen positiv zu beeinflussen. Voraussetzung ist eine →Nährstoffstatusbestimmung. Bei Nährstoffmangel werden Nahrungsergänzungsmittel verabreicht, und zwar z. T. in wesentlich höheren Dosen, als sie z.B. von der Deutschen Gesellschaft für Ernährung empfohlen werden.

Seit bekannt ist, dass viele chronische Krankheiten und Beschwerden auf Nahrungsmittelallergien oder -intoleranzen zurückzuführen sind, gehört auch deren Identifizierung und Behandlung (durch langfristige Vermeidung der Allergene und eventuell spezielle Methoden der Desensibilisierung) zur orthomolekularen Therapie.

Zur Nahrungsergänzung werden v. a. B-Vitamine, Vitamin C, E, D und K sowie Betakarotin verordnet, z.B. in Form von Multivitaminpräparaten. An Mineralstoffen werden Kalium, Lithium, Magnesium, Kalzium, manchmal auch Strontium, Eisen, Zink, Kupfer, Mangan, Chrom, Molybdän, Jod, Fluor, Selen, Wismut und Bor verabreicht. Auch bestimmte Aminosäuren und Fettsäuren (v. a. Omega-3- und Omega-6-Fettsäuren) werden ergänzend gegeben, ferner Kofaktoren des Stoffwechsels wie Cholin, Carnitin, Koenzym Q und Inosit sowie verschiedene Hormone, Verdauungs- und sonstige Enzyme (z.B. Bromelin) und Bakterienkulturen (beispielsweise Milchsäurebakterien).

Ernährungswissenschaftliche Sicht: Ziel der orthomolekularen Therapie ist es, einer Reihe von Krankheiten (von Akne, Aids und Diabetes mellitus bis hin zu Herz-Kreislauf-Erkrankungen) vorzubeugen bzw. sie zu behandeln. In einigen Fällen konnte die orthomolekulare Therapie wissenschaftlich erwiesene Erfolge erzielen, z.B. bei der Vorbeugung von Herzinfarkt mithilfe von Vitamin E. Bei vielen Erkrankungen ist eine orthomolekulare Therapie jedoch nur in Verbindung mit herkömmlichen Behandlungsmethoden sinnvoll. Umstritten ist eine stark erhöhte (d. h. weit über den eigentlichen Bedarf hinausgehende) Zufuhr an Nährstoffen (so genannte Megadosierung), wie sie die orthomolekulare Therapie häufig vorsieht, da viele Nährstoffe bei starker Überdosierung gesundheitsschädliche Wirkungen entfalten können. Ernährungswissenschaftler halten es in der Regel für sinnvoller, den Nährstoffbedarf über eine gesunde, ausgewogene Ernährung zu decken (→Nahrungsergänzungsmittel, S. 476 ff.).

LESETIPPS:

KRISTIAN GLAGAU UND GERHARD OHLENSCHLÄGER: *Vitalstoffe, Bausteine der Gesundheit. Wissenswertes über die Orthomolekulare Medizin. Heidelberg (Hüthig) 1994.*

GABRIELE SCHÜNKE, DIRK KUHLMANN UND WERNER LAU: *Orthomolekulare Medizin. Vitamine, Mineralstoffe, Spurenelemente. Stuttgart (Hippokrates) 1997.*

HANS DIETL UND GERHARD OHLENSCHLÄGER: *Handbuch der Orthomolekularen Medizin. Prävention und Therapie durch körpereigene Substanzen. Heidelberg (Hüthig) 1999.*

Ösophagektomie: →Speiseröhrenentfernung.

Ösophagitis: →Speiseröhrenentzündung.

Ösophagus: →Speiseröhre.

Ösophagusresektion: →Speiseröhrenentfernung.

Osteomalazie: →Knochenerweichung.

Osteopathie: Oberbegriff für Erkrankungen der Knochen, die durch Stoffwechselprozesse bedingt sind. Zu den Osteopathien zählen u.a. Osteoporose und →Knochenerweichung.

Osteoporose: Verringerung der Knochensubstanz über das normale alters- und geschlechtsspezifische Maß hinaus. Dabei verdünnt sich zunächst die innere Struktur der Knochen, die Knochenbälkchen, und später auch die äußere Schicht der Knochen, die Knochenrinde oder Kompakta. Bei vorangeschrittener Krankheit steigt das Risiko von Knochenbrüchen und -verformungen; v.a. die Knochen der Wirbelsäule und des Oberschenkelhalses sind häufig von Brüchen betroffen. Bei der Osteoporose ist der Auf- und Abbau der Knochen aus dem Gleichgewicht geraten, d.h., es wird mehr Knochenmasse ab- und weniger aufgebaut, als für das jeweilige Alter normal wäre.

Formen und Ursachen: Man unterscheidet die primären Osteoporosen, bei denen es ohne Vorerkrankung zum Abau der Knochenmasse kommt, und die sekundären Osteoporosen, die als Folge einer anderen Krankheit auftreten. Zu den primären Osteoporosen zählt die postmenopausale Osteoporose, von der Frauen während und nach den Wechseljahren betroffen sind. Man nimmt an, dass die verminderte Östrogenproduktion eine wesentliche Ursachen für diese Form der Osteoporose ist, denn Östrogen besitzt vermutlich eine knochenschützende Wirkung. Zu den primären Osteoporosen gehören außerdem die idiopathische Osteoporose, für die es keine erkennbaren Ursachen gibt, und die im Alter auftretende senile Osteoporose, die beide Geschlechter betrifft, wobei Frauen häufiger darunter leiden als Männer. Die Ursachen für die senile Osteoporose liegen wahrscheinlich v.a. in einer kalziumarmen Ernährung, einem Mangel an dem für den Knochenaufbau notwendigen Vitamin D sowie Bewegungsmangel. Bei der Entstehung aller Formen der primären Osteoporose scheint auch eine erbliche Veranlagung eine Rolle zu spielen.

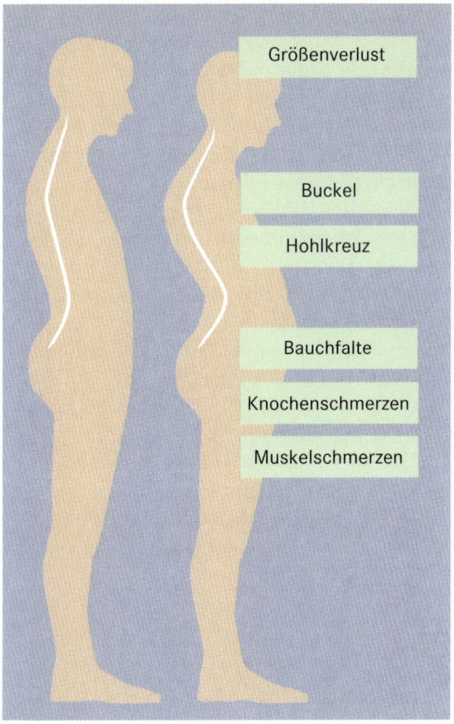

Osteoporose: typische Krankheitszeichen

Bei sekundären Osteoporosen ist der Kalzium-Phosphat-Stoffwechsel gestört; zu den Erkrankungen, die einer sekundären Osteoporose zugrunde liegen können, gehören u.a. Störungen des Hormonhaushalts (z.B. Schilddrüsenüberfunktion), Darm- und Nieren-

Empfehlungen für eine kalziumreiche Ernährung bei Osteoporose

Für eine ausreichende Kalziumaufnahme müssen v. a. Milch und Milchprodukte fester Bestandteil der Ernährung sein. Schon eine Scheibe Hartkäse von etwa 30 g (z. B. Emmentaler) deckt ein Drittel der empfohlenen täglichen Zufuhr von 1000 mg Kalzium ab. Auch mit Kalzium angereicherte Fruchtsäfte und kalziumreiche Mineralwässer können dazu beitragen, den Kalziumbedarf zu decken. Ballaststoffreiche Lebensmittel (z. B. Vollkorngetreideprodukte) sollten möglichst nicht gleichzeitig mit kalziumreichen Lebensmitteln verzehrt werden, da sie die Aufnahme von Kalzium über den Darm hemmen. Das Gleiche gilt für Lebensmittel, die Oxalsäure enthalten (z. B. Spinat, Mangold, Grünkohl).

erkrankungen, verschiedene Krebsarten und chronische Polyarthritis. Auch ein Bewegungsmangel (z. B. aufgrund längerer Bettlägerigkeit im Anschluss an eine Krankheit oder Operation) sowie langfristige Einnahme von Medikamenten wie Kortison können zu einer sekundären Osteoporose führen.

Vorbeugung, Ernährung und Behandlung: Je mehr Knochenmasse ein Mensch besitzt, umso geringer ist sein Osteoporoserisiko. Um das 35. Lebensjahr erreicht die Knochenmasse ihren Höchststand; etwa ab dem 45. Lebensjahr wird jährlich rund 1 % der Knochenmasse abgebaut. Um eine möglichst große Knochensubstanz aufzubauen, benötigt der Organismus v. a. den Mineralstoff →Kalzium, der als Knochengrundbaustein dient und den Knochen Festigkeit verleiht. Erwachsene müssen daher ca. 1000 mg Kalzium täglich mit der Nahrung aufnehmen, Jugendliche sogar 1200 mg. Damit Kalzium vom Körper aufgenommen werden kann, muss außerdem genügend →Vitamin D zur Verfügung stehen, das der Organismus unter Sonneneinstrahlung bildet oder aus der Nahrung aufnimmt. Insbesondere Milch und Milchprodukte sind reich an Kalzium; sie enthalten zudem ziemlich viel Vitamin D und sollten daher täglich auf dem Speisezettel stehen. Regelmäßige Aufenthalte im Freien (wegen der für die Bildung von Vitamin D erforderlichen Sonneneinstrahlung) und körperliche Betätigung tragen ebenfalls zur Osteoporoseprophylaxe bei, denn Bewegung stärkt die Knochen.

Lange Zeit vermutete man, dass eine die Kalziumzufuhr übersteigende Phosphatzufuhr mit der Nahrung die Kalziumbilanz verschlechtern und den Knochenabbau fördern könnte; diese Annahme konnte bislang jedoch nicht bestätigt werden. Es besteht daher nach Angaben der Deutschen Gesellschaft für Ernährung keine Notwendigkeit, die Aufnahme von Phosphat und Kalzium mit der Nahrung aufeinander abzustimmen. Übermäßiger Alkoholkonsum und Rauchen erhöhen das Osteoporoserisiko. Koffein regt in größeren Mengen die Nebenschilddrüse zur vermehrten Herstellung von →Parathormon an, das den Knochenabbau fördert. Bei erhöhtem Kochsalzkonsum (mehr als 5g pro Tag) wird die Ausscheidung von Kalzium mit dem Harn gesteigert.

Behandelt wird die Krankheit durch die Gabe von Kalzium- und Vitamin-D-Präparaten, Fluoriden, bei Frauen zusätzlich oft auch Östrogenen. Auch →Kalzitonin und Bisphosphonate, die die Aktivität der Knochenabbauzellen hemmen, können eingenommen werden. Nicht nur zur Vorbeugung, sondern auch zur Therapie einer bereits bestehenden Osteoporose sind eine →kalziumreiche Diät (über 1200 mg Kalzium pro Tag) und ausreichende Bewegung wichtig.

LESETIPPS:

PETER REISKY: *Osteoporose. Ein Ratgeber zur Vorbeugung und Behandlung. Stuttgart (Kohlhammer) 1997.*

HELMUT OBERRITTER: *Abwechslungsreiche Diät bei Osteoporose. Stuttgart (Trias) 1998.*

HARALD DOBNIG: *Osteoporose. Bewegung, Ernährung, Hormone, Medikamente. Leoben (Kneipp) ²1999.*

ovolaktovegetabile Ernährung, ovolactovegetabile Ernährung: eine um Milch, Milchprodukte und Eier (jeweils auch in verarbeiteter Form) erweiterte vegetarische Lebensmittelauswahl. Damit sind Kalzium und Vitamin B_{12} in ausreichendem Maß in den Mahlzeiten vorhanden. Lediglich auf die Eisen- und Jodversorgung muss geachtet werden; der Bedarf lässt sich aber problemlos decken (→laktovegetabile Ernährung, →Jodmangel).

Oxalate: die Salze und Ester der →Oxalsäure.

Oxalsäure, Kleesäure: eine Säure, die in Form ihrer Salze (Oxalate) in Lebensmitteln wie Rhabarber, Mangold, Spinat, Schwarztee und Kakao vorkommt. In größeren Mengen ist Oxalsäure giftig; bei einer Zufuhr von 5–10 g besteht Lebensgefahr. Sie behindert die Resorption von Kalzium, indem sie mit Kalzium zu Kalziumoxalat auskristallisiert, wodurch dieses kaum mehr wasserlöslich ist. Weiterhin trägt eine hohe Oxalsäurezufuhr zur Bildung von →Harnsteinen bei. Beim Fehlen eines bestimmten, den Dickdarm besiedelnden Bakterienstamms (Oxalobacter formigenes), z. B. infolge lang andauernder Einnahme von Antibiotika, erhöht sich die Resorption von Oxalsäure durch den Dickdarm. Bei erhöhtem Risiko für Harnsteine und Osteoporose sollte auf oxalsäurereiche Lebensmittel weitgehend verzichtet werden.

OXALSÄUREREICHE LEBENSMITTEL

Lebensmittel (pro 100 g Frischgewicht)	**Oxalsäure** (mg)
Schwarztee	1450
Pfefferminze	1111
Mangold	650
Kakaopulver	623
Spinat	571
Rhabarber	537
Rote Bete	109

[©]

Packgase: Gase, die als Lebensmittelzusatzstoffe bei der Verarbeitung oder Verpackung von Lebensmitteln eingesetzt werden. Packgase verdrängen den Sauerstoff, der für viele Zersetzungsvorgänge verantwortlich ist und den auch zahlreiche Mikroorganismen für ihre Existenz benötigen, und verlängern so die Haltbarkeit der Lebensmittel. Voraussetzung für die Wirksamkeit ist jedoch eine gasdichte Verpackung, damit das Packgas nicht entweichen und kein Sauerstoff eindringen kann. Nach dem Öffnen der Verpackung sind Packgase nicht mehr wirksam. Sämtliche Packgase sind ohne Höchstmengenbeschränkungen zugelassen und in gesundheitlicher Hinsicht unbedenklich.

Die einzelnen Packgase: **Kohlendioxid (E 290,** auch deklariert als Kohlensäure) wird auch als →Konservierungsstoff eingesetzt. Als Packgas findet es u. a. bei industriellen Abpackungen von oxidationsempfindlichen Trockenwaren, in Verbrauchsverpackungen z. B. von Fleisch und Käse, Backwaren (halbgebackenen Teigen, Kuchen, Schnittbrot) und bei kohlensäurehaltigen Erfrischungsgetränken Verwendung.

Argon (E 938) gehört zu den Edelgasen und ist in der Luft enthalten. Hergestellt wird es aus flüssiger Luft durch Kondensation und Destillation mit anschließender Reinigung. Argon wird z. B. für sauerstoffempfindliche Aromen und Milcherzeugnisse eingesetzt.

Das ebenfalls zur Gruppe der Edelgase gehörende und in der Luft enthaltene **Helium (E 939)** wird aus natürlichen Erdgasen gewonnen und wie Argon verwendet.

Stickstoff (E 941) wird bei oxidationsempfindlichen Lebensmitteln wie Aromen und Gewürzen eingesetzt. Als Bestandteil der Luft ist er gesundheitlich unbedenklich (→Stickstoff).

PAK: Abk. für →polyzyklische aromatische Kohlenwasserstoffe.

Palatinit®, Isomalt: ein →Zuckeraustauschstoff.

Palmenherzen: Mark aus dem Vegetationskegel der Palmwedelansätze bestimmter Palmenarten (Euterpe edulis, Euterpe oleracea), die in Brasilien, Paraguay und Argentinien angebaut werden. Die zarten, spargelkopfähnlichen, 2–3 cm dicken Palmenherzen werden als Gemüse und Zutat zu Salaten verzehrt. In Deutschland sind sie in Dosen konserviert im Handel. Erst 10–15 Jahre alte Bäume liefern genießbare Palmenherzen; der Ertrag pro Palme liegt bei ca. 500 g. Die Palmen werden zur Gewinnung abgeholzt, da sie nach der Ernte sowieso absterben würden. Palmenherzen haben einen hohen Eisengehalt, ansonsten ist ihr Nährwert gering.

Palmfett: →Palmöl.

Palmitinsäure: eine →Fettsäure.

Palmkernöl, Palmkernfett: aus den getrockneten Samenkernen der Ölpalme (Elaeis) durch Mahlen und anschließendes Pressen gewonnenes Öl. Das weiße bis gelbe Palmkernöl schmeckt angenehm und wird v. a. zur Herstellung von Margarine verwendet. Es besteht v. a. aus den gesättigten Fettsäuren Laurinsäure und Myristinsäure sowie zu 10 % aus Ölsäure, einer einfach ungesättigten Fettsäure.

Palmöl, Palmfett: aus dem Fruchtfleisch der Ölpalme (Elaeis) gewonnenes Öl. Palmöl hat einen süßlichen Geschmack und enthält geringe Mengen an Karotin, weshalb es dunkelgelb bis gelbrot gefärbt ist. Das gereinigte Palmöl wird v. a. zur Herstellung von Speisefetten (Margarine, Brat- und Backfetten) und Seifen verwendet. Es setzt sich v. a. aus Palmitinsäure, einer gesättigten Fettsäure, und Ölsäure, einer einfach ungesättigten Fettsäure, zusammen.

Pampelmuse: Frucht des Pampelmusenbaums (Citrus maxima), einer Art der Gattung Zitrus. Die ursprüngliche Heimat der Frucht ist Südostasien, wo auch die Haupterzeugerländer (Malaysia, Thailand) liegen. Ihre Marktbedeutung ist in Europa im Vergleich zur verwandten →Grapefruit gering. Die kugel- bis birnenförmige Pampelmuse erreicht als größte Zitrusfrucht bis zu 25 cm Durchmesser und 6 kg Gewicht. Die dicke Schale ist grün bis gelb; die Farbe des Fruchtfleischs reicht von Grüngelb bis Rot. Der Geschmack der Pampelmuse ist süßsäuerlich und leicht bitter. Sie ist größer, hat eine dickere Schale und ein weniger saftiges, süßes Fruchtfleisch als die oft mit ihr verwechselte Grapefruit. Pampelmusen werden v. a. frisch verzehrt und sind reich an Vitamin C und Ballaststoffen.

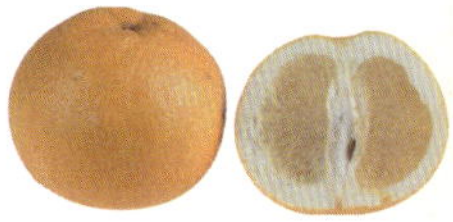

Pampelmuse

Panieren: das Überziehen von Lebensmitteln mit Paniermehl als Vorbereitung zum Braten oder Ausbacken in Fett. Zur besseren Haftung des Paniermehls werden die Fleisch-, Fisch-, Geflügel- oder Gemüsestücke zuerst in geschlagenem Ei, Milch oder zerlassener Butter gewendet. Die Panade schützt das Bratgut vor Überhitzung und verhindert v. a. bei Fleisch das Austreten des Saftes. Beim Braten nimmt die Panade reichlich Fett auf, sodass sich der Energiegehalt der Speisen z. T. stark erhöht.

Paniermehl, Semmelbrösel, Semmelmehl: geriebenes, getrocknetes Weißbrot oder geriebene altbackene Semmel, die zum Über-

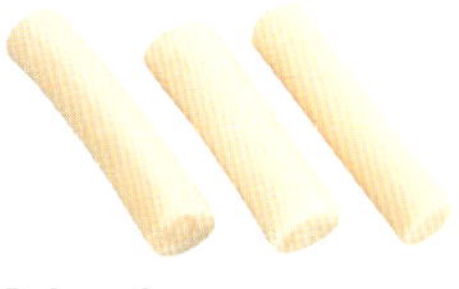

Palmenherzen

ziehen von Lebensmitteln vor dem Braten oder Ausbacken in Fett verwendet werden. Paniermehl sollte trocken aufbewahrt werden.

Pankreas: →Bauchspeicheldrüse.

Pankreasinsuffizienz: →Bauchspeicheldrüseninsuffizienz.

Pankreatektomie: →Bauchspeicheldrüsenentfernung.

Pankreatitis: →Bauchspeicheldrüsenentzündung.

Pansen: Bestandteil der Kutteln (→Innereien).

Pantothensäure: zu den B-Vitaminen gehörendes wasserlösliches Vitamin. Im Jahr 1933 wurde die Pantothensäure erstmals aus Hefe isoliert; 1940 wurde ihre chemische Struktur entschlüsselt.

Funktionen: Pantothensäure ist ein wichtiger Bestandteil des Koenzyms A, das die Zellen zur Gewinnung von Energie aus Kohlenhydraten, Eiweißen und Fetten benötigen. Für die Herstellung von Fettsäuren, die in die Zellwände eingebaut werden, benötigt der Organismus ebenfalls Pantothensäure, ebenso für die Produktion von Cholesterin und den Steroidhormonen, zu denen Geschlechts- und Nebennierenrindenhormone zählen. Weiterhin ist das Vitamin an der Blutbildung und der Herstellung von Antikörpern beteiligt, die der Krankheitsabwehr dienen. Es fördert das Haarwachstum, beeinflusst die Pigmentierung der Haare und ist für die Gesunderhaltung der Schleimhäute mitverantwortlich.

Vorkommen: Pantothensäure ist in fast allen Lebensmitteln (allerdings meist in geringen Mengen) enthalten. Reich an dem B-Vitamin sind v.a. Hefe, Leber, Eigelb, Nüsse und Kerne sowie Vollkornprodukte. Die empfohlene tägliche Zufuhr liegt für Erwachsene bei 6 mg. Im Körper kommt Pantothensäure als Bestandteil des Koenzyms A vorwiegend in den für Atmung und Energieversorgung der Zellen wichtigen Mitochondrien vor. Ausgeschieden wird das Vitamin v.a. über den Urin. Es ist sehr hitzeempfindlich – beim Kochen gehen rund 50 % verloren. Auch bei der Verarbei-

BESONDERS REICHE PANTOTHENSÄUREQUELLEN

Lebensmittel (pro 100 g verzehrbaren Anteil)	Pantothensäure (mg)
Obst	
Wassermelonen	1,60
Nüsse, Samen, Kerne	
Erdnüsse, frisch	2,70
Mohn	3,00
Sonnenblumenkerne, geschält	3,60
Gemüse und Pilze	
Brokkoli	1,29
Champignons	2,10
Erbsen, Schote und Samen	0,72
Mais	0,89
Spargel	0,62
Steinpilze	2,70
Süßkartoffeln	0,83
Hülsenfrüchte	
Mungobohnen	3,51
Sojabohnen	1,92
Brot	
Grahambrot	0,79
Pumpernickel	2,06
Roggenschrot- und Vollkornbrot	2,00
Weißbrot	0,69
Seefische	
Hering	0,94
Ostseehering	9,30
Scholle	0,80
Geflügel	
Huhn, Brathuhn	0,96
Huhn, Brust	0,84
Huhn, Schlegel	0,84
Truthahn, ausgewachsene Tiere	1,10
Truthahn, Jungtiere	0,84
Hammelfleisch	
Herz	3,00
Leber	7,60
Lunge	1,20
Kalbfleisch	
Bauch	0,85
Bug	0,85
Hals	0,85
Keule	0,93
Kotelett	0,85
Rindfleisch	
Filet	1,00
Herz	2,78
Oberschale	1,00
Zunge	2,00
Schweinefleisch	
Herz	2,50
Hirn	2,80
Leber	6,80
Niere	3,10

[19]

PANTOTHENSÄURE: SCHÄTZWERTE FÜR EINE ANGEMESSENE TÄGLICHE ZUFUHR

Alter	Pantothensäure (mg)
Säuglinge	
0 bis unter 4 Monate	2
4 bis unter 12 Monate	3
Kinder	
1 bis unter 7 Jahre	4
7 bis unter 13 Jahre	5
Jugendliche und Erwachsene	
ab 13 Jahre	6

tung von Lebensmitteln (z.B. der Herstellung von Milchprodukten aus Milch) kommt es zu Pantothensäureverlusten.

Mangelerscheinungen: Da das Vitamin in den meisten Lebensmitteln vorkommt, ist ein Mangel sehr selten. Allerdings müssen bestimmte Personengruppen besonders auf eine ausreichende Pantothensäurezufuhr achten. Dazu gehören Frauen, die die Antibabypille einnehmen, Diabetiker und Personen mit Darmerkrankungen, bei denen die Resorption des Vitamins gestört sein kann. Einen erhöhten Bedarf haben Menschen, die schwere körperliche Arbeiten verrichten oder Leistungssport betreiben. Unterversorgt können Personen mit übermäßigem Alkoholkonsum sowie Menschen sein, die häufig Gewichtsreduktionsdiäten durchführen. Zu den Mangelerscheinungen gehören Müdigkeit, Schlafstörungen, Störungen der Bewegungsabläufe, Zittern der Hände, Magen- und Darmbeschwerden, ein Rückgang der Antikörperproduktion sowie Muskelkrämpfe und Kopfschmerzen. Ob das Burning-feet-Syndrom, das sich durch Brennen der Füße äußert, durch einen Pantothensäuremangel hervorgerufen wird, ist umstritten. Ein Pantothensäuremangel lässt sich durch Harnuntersuchungen feststellen.

Überschuss: Das Vitamin wirkt selbst in hohen Dosen nicht giftig auf den menschlichen Organismus – überschüssige Pantothensäure wird mit dem Harn ausgeschieden.

Hilfe bei Erkrankungen: Pantothensäure wurde therapeutisch u.a bei psychischen Störungen, Darmverschluss und Hauterkrankungen wie beispielsweise Allergien eingesetzt, allerdings ohne dass wissenschaftlich belegte Erfolge daraus resultierten. Ebenso umstritten ist die Frage, ob Pantothensäure Stress reduzieren kann.

Panzerkrebse: eine Gruppe von →Krustentieren.

Papain: in der Papaya und manchen anderen exotischen Früchten (z.B. Babaco) enthaltenes Enzym.

Papaya: Beerenfrucht des Melonenbaums (Carica papaya). Die Papaya stammt ursprünglich aus Mittelamerika und wird heute in fast allen tropischen Ländern angebaut. Die Indianer nutzen die Früchte, Kerne und Blätter des Melonenbaums schon seit je auch als Heilmittel. Die länglich ovale Papaya wird bis zu 25 cm lang und bis 5 kg (in der Regel jedoch nur 1 kg) schwer. Die ungenießbare, wächserne Schale ist im reifen Zustand gelb bis orangerot; das cremig feste, orangegelbe Fruchtfleisch schmeckt sehr süß. Die zahlreichen schwarzen Kerne werden meist nicht mitgegessen, weil sie einen leicht scharfen Geschmack haben. Der Vitamin-C-Gehalt der Papaya ist mit über 80 mg pro 100 g äußerst hoch. Außerdem enthält sie viel Betakarotin und Magnesium. Das im Milchsaft der Früchte enthaltene eiweißspaltende Enzym Papain, das auch zur Herstellung von Arzneimitteln (z.B. Enzympräparaten) und Fleischweichmachern verwendet wird, fördert die Eiweißverdauung. Da die Papaya fast keine Fruchtsäure enthält, ist sie sehr magenfreundlich.

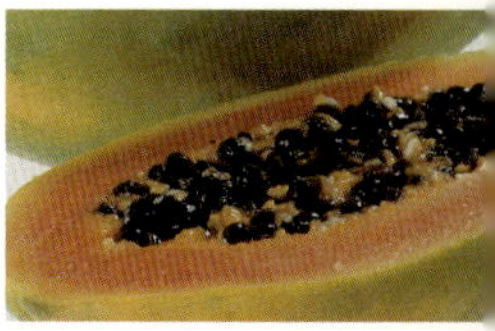

Papaya: aufgeschnittene Frucht

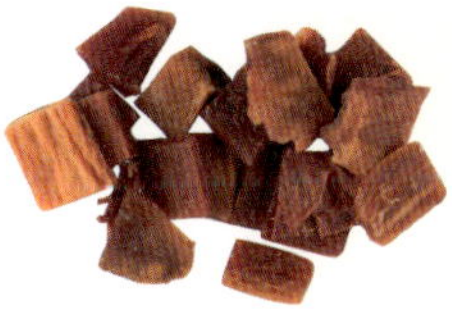

Papaya: getrocknete Früchte

Paprika: Oberbegriff für die vielsamigen, leuchtend gefärbten Beerenfrüchte verschiedener Sorten des einjährigen Nachtschattengewächses Capsicum annuum.

Sorten: Je nach Sorte sind die Früchte klein, spindelförmig oder mehr kugelig, weißlich, gelblich, rot oder violett, dünnschalig und von relativ scharfem Geschmack, sodass sie reif und getrocknet in erster Linie als Gewürz dem Essen beigegeben werden **(Peperoni** und **Jalapeño)**, oder sie sind groß, fleischig, schnabel- bis walzenförmig/kugelig, grün, gelb oder rot und relativ mild schmeckend; dann werden sie (nach Entfernung von Scheidewänden und Samen) für Salate oder als Gemüse verwendet **(Gemüsepaprika).**

Lagerung, Inhaltsstoffe und Gesundheitswert: Paprika zeichnen sich durch einen hohen Gehalt an Vitamin C aus; rote und orangefarbene Früchte liefern außerdem Betakarotin. Vor allem die Peperoni enthalten größere Mengen des scharf schmeckenden Polyphenols →Capsaicin. Bei Lagerung im Gemüsefach des Kühlschranks bleibt der Vitamin-C-Gehalt längere Zeit weitgehend erhalten, da die Früchte durch wachsartige Substanzen in der Schale vor Oxidation geschützt sind. Weil sie jedoch rasch austrocknen, sollte man sie möglichst bald verzehren. Die Schale ist nicht gut bekömmlich; sie kann zu Aufstoßen führen.

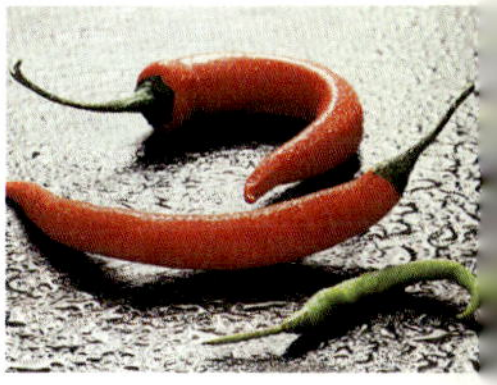

Paprika: Peperoni

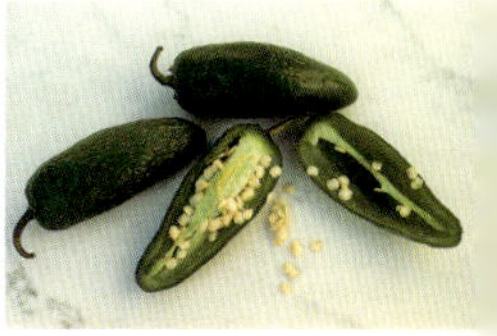

Paprika: Jalapeño

Paprikapulver: getrocknete und gemahlene Schoten der Peperoni. Im Handel erhältlich sind die Sorten Delikatess (sehr mild), edelsüß (aus Fruchtfleisch und nur wenig Samen, mild würzig), halbscharf bzw. halbsüß (schärfer) und Rosenpaprika (aus ganzen Früchten, sehr scharf). In der Küche wird Paprikapulver als Universalgewürz überall dort eingesetzt, wo ein pikantes Aroma erwünscht ist.

Paradoxon, französisches: →französisches Paradoxon.

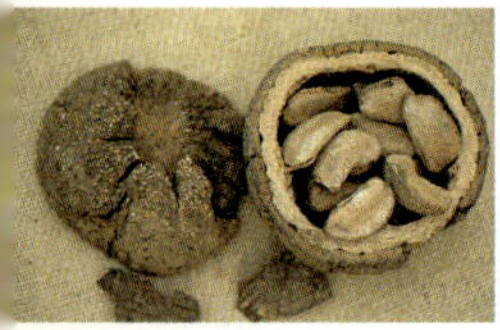

Paranüsse

Paranuss: dreikantiger, dick- und hartschaliger Same des Paranussbaums (Bertholletia excelsa). Die in Südamerika beheimatete Nuss kam im 18. Jh. nach Europa. Die Früchte des Paranussbaums erreichen einen Durchmesser von 30 cm und 3 kg Gewicht. Sie umschließen 25 bis 40 Samen, die Paranüsse. Diese enthalten bis zu 67% Fett und 14% Eiweiß, außerdem eine Vielzahl wichtiger Vitamine und Mineralstoffe, v. a. Magnesium, Kupfer, Vitamin B_1 und Biotin. Allerdings gehört die Paranuss mit 673 kcal/2816 kJ zu den kalorienreichsten Nussarten.

Parasiten, Schmarotzer: Bakterien, Tiere oder Pflanzen, die aus dem vorübergehenden oder ständigen Zusammensein mit anderen Lebewesen, ihren Wirten, einseitig Nutzen ziehen, wobei der Schaden für den Wirt im Allgemeinen begrenzt ist. Parasiten sind in den meisten Fällen an ein bestimmtes Wirtstier bzw. an eine Wirtspflanze gebunden, bei einigen Arten ist jedoch eine vollständige Entwicklung nur durch einen oder mehrere Wirtswechsel möglich (z. B. bei Bandwürmern, →Wurmkrankheiten). Man unterscheidet Außenparasiten, die auf einem Wirt leben (z. B. Flöhe, Läuse), und Innenparasiten, die in einem Wirt leben (z. B. Würmer). Manche Parasiten sind Krankheitserreger (z. B. Hautpilze), andere sind an der Übertragung von Erkrankungen beteiligt (z. B. die Malaria übertragende Anophelesmücke). Etliche Parasiten können über verunreinigte Lebensmittel in den menschlichen Organismus gelangen.

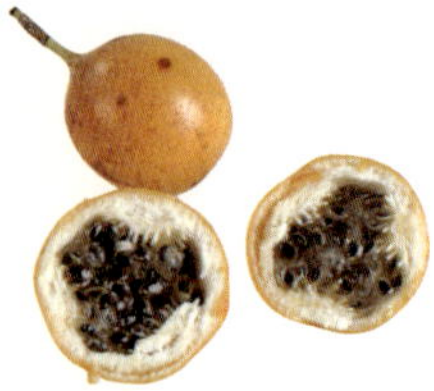

Passionsfrucht: Süße Granadillas

Parasol, Parasolpilz, Schirmpilz: ein →Speisepilz.

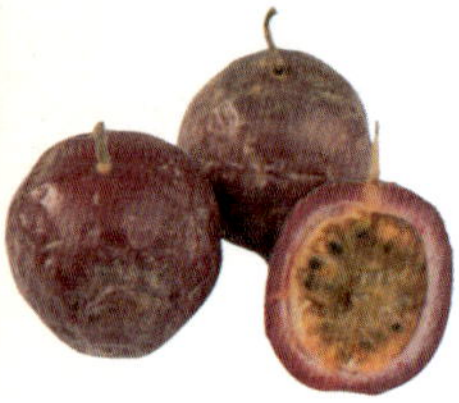

Passionsfrucht: Purpurgranadillas

Parathormon: von den Nebenschilddrüsen gebildetes Hormon, das als Gegenspieler des Hormons →Kalzitonin dafür sorgt, dass bei einem zu geringen Kalziumgehalt des Blutes →Kalzium aus den Knochen freigesetzt wird. Daneben schränkt es die Ausscheidung von Kalzium mit dem Harn ein und sorgt gemeinsam mit Vitamin D für eine gesteigerte Kalziumaufnahme aus der Nahrung. Bei hohem Blutkalziumspiegel wird die Produktion von Parathormon reduziert. Außerdem senkt das Hormon den Phosphatblutspiegel, indem es die Phosphatausscheidung über den Harn fördert. Durch eine lang anhaltende gesteigerte Produktion von Parathormon infolge einer Nebenschilddrüsenüberfunktion (→Hyperparathyreodismus) kann es zu →Osteoporose kommen. Bei einer Unterfunktion der Nebenschilddrüsen (→Hypoparathyreodismus) ist die Parathormonproduktion hingegen verringert.

Paratyphus: durch Salmonellen (Salmonella paratyphi A, B oder C) hervorgerufene Infektionskrankheit, die durch Trinkwasser oder Lebensmittel übertragen wird, welche mit menschlichen Fäkalien verunreinigt sind. Die in den Fäkalien enthaltenen Krankheitserreger treten v. a. in südlichen Ländern auf und rufen hohes Fieber, eine Schwellung der Milz sowie heftige Durchfälle hervor, wobei die Beschwerden rascher abklingen als beim Typhus. Behandelt wird die Krankheit mit Antibiotika; Flüssigkeits- und Mineralstoffverluste müssen ausgeglichen werden. Durch entsprechende Vorsichtsmaßnahmen bei →Reisen in südliche Länder kann man einer Infektion vorbeugen.

parenterale Ernährung: eine Form der →künstlichen Ernährung.

Passieren: ein Arbeitsschritt bei der →Vorbereitung von Lebensmitteln.

Passionsfrucht, Granadilla, Grenadilla, Maracuja: Frucht der in Südamerika beheimateten Passionsblume (Passiflora), die heute in fast allen tropischen und vielen subtropischen Regionen (u. a. auch im Mittelmeerraum) angebaut wird. Von Bedeutung sind v. a. die beiden Arten Purpurgranadilla (Passiflora edulis) und Süße Granadilla (Passiflora ligularis). Passionsfrüchte sind oval, 5–25 cm groß und von grüner, gelber oder roter bis blauschwarzer Farbe. Die ungenießbare Schale ist bei der Purpurgranadilla weich und schrumpelig, bei der Süßen Granadilla hart und glatt. Das Innere der Früchte ist wie beim Granatapfel mit zahlreichen kleinen Samenkernen angefüllt, die von geleeartig transparentem, saftigem, gelblichem bis rötlichem Fruchtfleisch umhüllt sind. Das süße Fruchtfleisch hat einen leicht säuerlichen Beigeschmack und kann mitsamt den Kernen verzehrt werden, wird aber auch häufig zu Saft verarbeitet. Passionsfrüchte enthalten viele Vitamine (Vitamin C, Betakarotin, Niacin) und Mineralstoffe (v. a. Kalium, Magnesium und Eisen).

Pasta: →Teigwaren.

Pasteurisation: nach dem französischen Chemiker Louis Pasteur (1822–95) benanntes

Erhitzungsverfahren auf Temperaturen unter 100 °C zur kurzfristigen Haltbarmachung von flüssigen Lebensmitteln. Das Verfahren wird bei Lebensmitteln angewendet, bei denen die hohen Temperaturen der →Sterilisation die enthaltenen Eiweiße, Vitamine, Aromastoffe oder Farben schädigen könnten, v. a. bei Milch und Fruchtsäften. Es werden drei Arten der Pasteurisation unterschieden: die Dauererhitzung bei 62–65 °C für 30 Minuten, die Kurzzeiterhitzung bei 72–75 °C für 15–30 Sekunden und die Hocherhitzung im kontinuierlichen Durchfluss auf mindestens 85 °C für einen Zeitraum von vier bis zehn Sekunden. Die Pasteurisation dient zur Abtötung von hitzeempfindlichen Mikroorganismen wie Hefen und Schimmelpilzen. Im Gegensatz zur Sterilisation bleiben dabei jedoch einige Mikroorganismen erhalten und v. a. die Bakteriensporen keimfähig. Pasteurisierte Lebensmittel sind somit nicht keimfrei (steril), sondern keimarm und daher nur beschränkt haltbar. Bei der Pasteurisation von Milch werden neben schädlichen Mikroorganismen auch →Milchsäurebakterien zerstört.

Pastinake, wiss. Name **Pastinaca sativa:** in Europa und Asien auf Wiesen, an Trockenhängen und Feldrainen wild wachsende, 30–100 cm hohe Pflanze, die teilweise auch kultiviert wird. Das Fleisch der weißlich gelben Wurzel hat einen süß-würzigen Geschmack und kann roh (z. B. als Salatzutat) verzehrt oder gegart werden, oft in Kombination mit anderem Gemüse. Das süßeste Aroma haben Pastinaken nach den ersten Winterfrösten, da sich die in ihnen enthaltene Stärke durch die Kälte in Zucker umwandelt. In England, Skandinavien, Frankreich und den Niederlanden gilt die Pastinake als Delikatesse; hierzulande ist sie kaum bekannt, obwohl sie im Nährwert sowohl der Mohrrübe als auch der Kohlrübe überlegen ist. Sie enthält reichlich Kalium, Magnesium, Zink, Mangan und Folsäure und hat einen sehr hohen Ballaststoffgehalt.

pathogen [zu griech. -genḗs »verursachend«]: Krankheiten verursachend.

Patulin: zu den →Schimmelpilzgiften zählendes Stoffwechselprodukt von Schimmelpilzen der Penicillium- und Aspergillusgruppe, das v. a. in fauligem Obst und Gemüse vorkommt. Patulin steht im Verdacht, die Entstehung von Krebs zu begünstigen sowie das Erbgut und den Embryo während der Schwangerschaft zu schädigen. Da das Gift durch Pasteurisation nicht abgetötet wird, kann es auch in Fruchtsäften vorkommen; es wird jedoch bei längerer Lagerung allmählich abgebaut. Auch Kochen zerstört das Patulin. Faulige Stellen sollten zur Vorsicht immer großflächig aus Obst und Gemüse herausgeschnitten werden.

Pauling [ˈpɔːlɪŋ], Linus: US-amerikanischer Chemiker, * Portland, Oregon, 28. 2. 1901, † Big Sur, Kalifornien, 19. 8. 1994. Pauling begründete die →orthomolekulare Therapie.

PBM: Abk. für →Peak Bone Mass.

PCB, Abk. für **polychlorierte Biphenyle, Polychlorbiphenyle:** eine Gruppe besonders giftiger →chlorierter Kohlenwasserstoffe.

Peak Bone Mass [piːk bəʊn mæs, engl.], Abk. **PBM:** Zeitpunkt der höchsten Knochendichte, also die Zeit, in der der Knochen seine größte mechanische Stabilität aufweist. Nach dieser Zeit (etwa um das 30. Lebensjahr) überwiegt der Prozess des Knochenabbaus den Knochenaufbau. In der Folge kommt es zu einem stetigen Verlust an Knochenmasse; das Skelett verliert pro Jahr etwa 1 % seiner Masse. Dadurch vermindert sich die Knochendichte, und das Knochenbruchrisiko steigt; es kann zur →Osteoporose kommen. Der Prozess des mit zunehmendem Alter einsetzenden vermehrten Knochenabbaus ist nicht zu vermeiden. Eine Prophylaxe besteht u. a. darin, in der Phase des Knochenaufbaus für eine optimale Versorgung mit Kalzium und Vitamin D zu sorgen, da bei hoher Knochendichte eine relativ lange Zeit verstreicht, bis die Stabilität wesentlich reduziert ist. Darüber hinaus ist auch ausreichende Bewegung für den Aufbau einer optimalen Peak Bone Mass erforderlich.

Pekannuss, Pecannuss: brauner, hartschaliger Same des in Nordamerika heimischen Pekannussbaums (Carya illinoensis), der zur Familie der Walnussgewächse gehört. Hauptanbaugebiete sind Georgia (USA) und Australien. Pekannüsse, die im Geschmack an Walnüsse erinnern, gehören mit einem Fettgehalt bis zu 72 % zu den fettreichsten Nüssen. Sie enthalten viel Magnesium, Zink, Kupfer, Mangan, B-Vitamine und Vitamin E.

Pekingente: eine →Ente.

Pekingkohl: →Chinakohl.

Pektine: eine Gruppe von →Ballaststoffen. Im Haushalt und in der Lebensmittelindustrie werden Pektine als →Gelier- und Verdickungsmittel eingesetzt; außerdem kommen sie in der Lebensmittelverarbeitung auch als Stabilisatoren zum Einsatz.

Pellagra: eine Mangelkrankheit, die durch eine lang andauernde unzureichende oder fehlende Zufuhr des Vitamins →Niacin hervorgerufen wird und sich durch Hautveränderungen bis zu Hautverhornung, Schleimhautentzündungen (v. a. im Mundbereich), Übelkeit, Erbre-

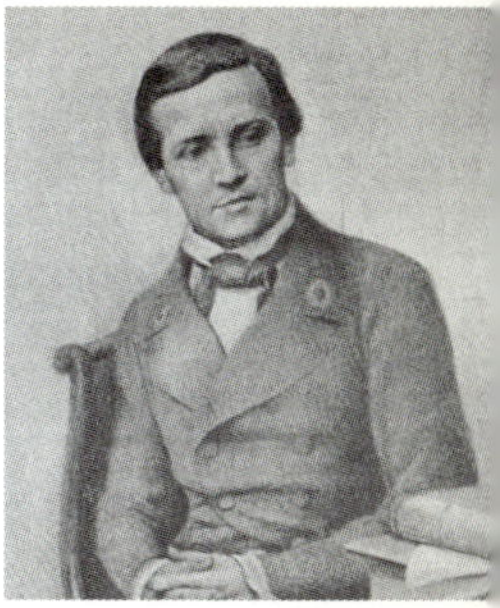
Louis Pasteur

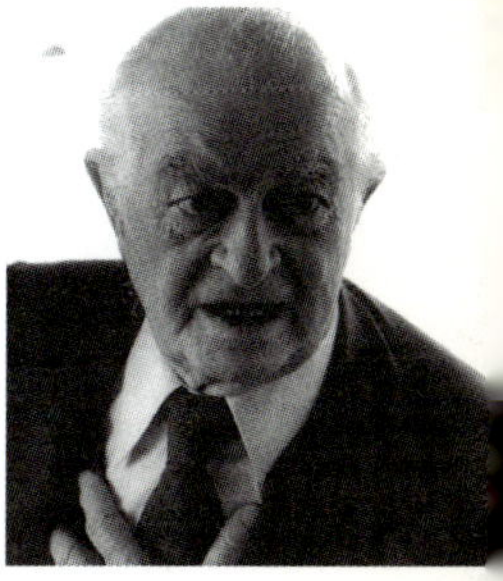
Linus Pauling

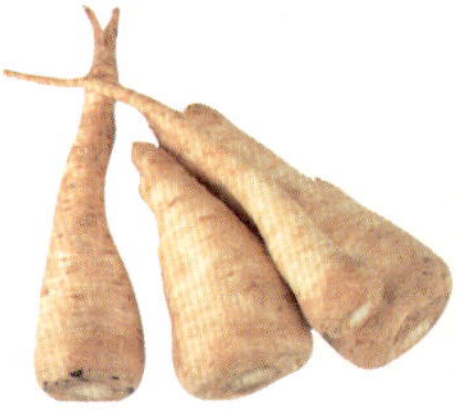
Pastinaken

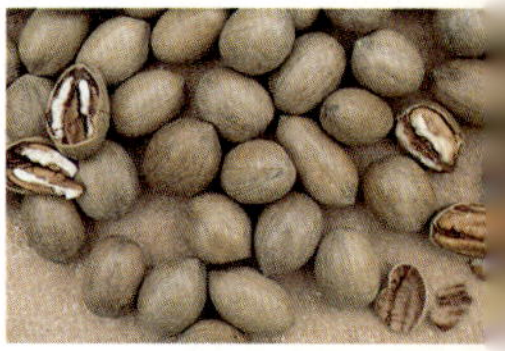
Pekannüsse

chen und Durchfall bemerkbar macht. Später kann es zu Nervenentzündungen, Depressionen, Verwirrtheit und starken Halluzinationen kommen. Unbehandelt führt Pellagra nach mehreren Jahren zum Tod. Behandelt wird die Erkrankung durch Gabe von Niacin bzw. durch eine an Niacin reiche Kost.

Peperoni: eine Sorte der →Paprika.

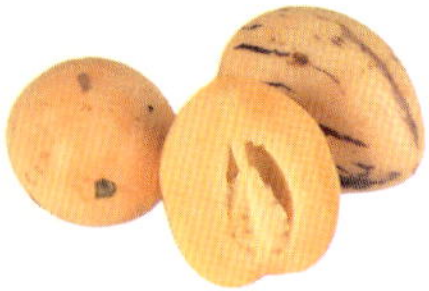
Pepinos

Pepino, Birnenmelone, Melonenbirne: Frucht eines in Südamerika beheimateten Nachtschattengewächses (Solanum muricatum), das u. a. auch in Neuseeland, Südspanien und den USA angebaut wird. Die 8–20 cm lange, zugespitzte Frucht, deren Schale blassgrün bis goldgelb mit violetten Streifen ist, erinnert in der Form an eine kleine Melone. Man schält und entkernt sie und isst sie roh (auch in Obstsalat) oder schwenkt sie kurz in Butter. Pepinos sind saftig und haben ein leicht süßes Aroma. Sie enthalten viel Vitamin C.

Pepsin [griech. pépsis »Verdauung«]: ein Verdauungsenzym des →Magensaftes.

Peptiddiäten: eine spezielle Form der →bilanzierten Diäten.

Peptide [griech. peptós »gekocht, verdaut«]: aus bis zu 100 Aminosäuren aufgebaute lineare Moleküle unterschiedlicher Größe, die in der Natur weit verbreitet sind. Die Verkettung von zwei Aminosäuren nennt man Dipeptid, von drei Aminosäuren Tripeptid, von bis zu zehn Aminosäuren Oligopeptid und von 10 bis 100 Aminosäuren Polypeptid. Wenn mehr als 100 Aminosäuren verknüpft sind, spricht man von →Eiweißen. Peptide haben u. a. als Hormone, Antibiotika und Gifte Bedeutung.

Performancedrinks: →Energydrinks.

peri|operative Ernährung: Ernährung kurz vor, während oder kurz nach einer →Operation.

Peristaltik: wellenförmig fortschreitende Kontraktionsvorgänge, die bei Magen, Darm, Speiseröhre und Harnleiter der Beförderung des Inhalts dienen.

Peritonealdialyse: eine Form der →Dialyse.

Perlhühner, wiss. Name **Numididae:** Familie der Hühnervögel mit sieben etwa haushuhngroßen, kurzschwänzigen Arten, die in den Savannen und Wäldern Afrikas leben. Namengebend war das auf grauem Grund dicht weiß getüpfelte Gefieder, das fünf der sieben Arten tragen. Alle haben einen ganz oder fast kahlen Kopf, der oft auffallend gefärbt ist. Die Stammform des Hausperlhuhns, das man seit dem 15. Jh. kennt, ist das Helmperlhuhn (Numidia meleagris). Feinschmecker schätzen das zarte, saftige Fleisch des Perlhuhns, das geschmacklich an Fasanenfleisch erinnert. Perlhuhnfleisch gehört zum mageren Geflügel; es liefert hochwertiges Eiweiß und hat einen hohen Kalium- und Eisengehalt. Auf dem Markt sind meist junge, etwa sechs Monate alte Perlhühner mit einem Gewicht von bis zu 1 kg erhältlich.

Perlzwiebel: →Silberzwiebel.

Persipan [Kunstwort, aus lat. persicus »Pfirsich« und Marzipan]: marzipanähnliche Zuckerware, die nicht wie Marzipan aus Mandeln, sondern aus geschälten, entbitterten Aprikosen- und Pfirsichkernen sowie Zucker hergestellt wird. Außerdem dürfen Stärkesirup, Invertzucker und Sorbit zugesetzt werden. Die helle Masse wird vorwiegend zum Verzieren von Gebäck verwendet.

Pestizide: Sammelbezeichnung für überwiegend synthetisch hergestellte Mittel, die zur Abtötung schädlicher Lebewesen eingesetzt werden und Pflanzen und pflanzliche Erzeugnisse in der konventionellen landwirtschaftlichen Produktion und bei der Lagerung vor Beeinträchtigungen durch Schadorganismen schützen sollen. Zu den Pestiziden gehören auch die **Schädlingsbekämpfungsmittel,** die gegen Ungeziefer wie Läuse, Flöhe, Fliegen und Würmer angewendet werden. Auch Stoffe zur Nagetierbekämpfung (Ratten, Mäuse), Mittel zur Hemmung des Schimmelpilzwachstums auf Lebensmitteln oder zur Unkrautvernichtung zählen zu den Pestiziden. In der Landwirtschaft wird für Pestizide synonym der Begriff **Pflanzenschutzmittel** verwendet.

Zulassung und Verbraucherschutz: In der Landwirtschaft dürfen nur Pestizide verwendet werden, die amtlich zugelassen sind und deren Wirksamkeit erwiesen ist. Zudem dürfen die Mittel bei sachgerechter Anwendung keine schädlichen Auswirkungen auf die Gesundheit von Mensch und Tier, das Grundwasser und den Naturhaushalt haben. Die möglicherweise noch vorhandenen Pestizidrückstände in Lebensmitteln werden durch eine Höchstmengen-Verordnung begrenzt. Diese bezieht sich nur auf Handelsgüter auf dem öffentlichen Markt, nicht auf Lebensmittel, die für den Eigenverbrauch im Hausgarten geerntet werden. Durch das Verbot bedenklicher Stoffe, die Einhaltung von Wartezeiten zwischen Ausbringung und Ernte und durch die Festsetzung unvermeidbarer Höchstmengen soll die Sicherheit der Bevölkerung gewährleistet werden.

Arten: **Insektizide** werden zur Bekämpfung von schädlichen Insekten v. a. im Pflanzenbau, aber auch zum Vorratsschutz (z. B. Schutz von

Getreidevorräten vor Kornkäfern) eingesetzt. Zu den früher üblichen, in Deutschland wegen der z.T. schweren gesundheitlichen Schädigungen für den Menschen heute verbotenen Insektiziden gehören DDT (Dichlordiphenyltrichlorethan) und Lindan (Hexachlorcyclohexan). Diese sind nur schwer abbaubar und reichern sich in der Nahrungskette an. Die wichtigsten Wirkstoffgruppen von Insektiziden sind heute organische Phosphorverbindungen (u.a. Thiophosphorsäureester wie Parathion, Malathion, Dimethoat), Carbamate (u.a. Aldicarb, Carbofuran, Pirimicarb), synthetische Pyrethroide (u.a. Permethrin, Deltamethrin), acylierte Harnstoffe (v.a. Diflubenzuron) und Imidacloprid. Seit 1979 werden Pheromone zur Insektenbekämpfung verwendet.

Als **Herbizide** bezeichnet man Mittel zur Bekämpfung von Unkräutern, die mit den Kulturpflanzen um Licht, Wasser und Nährstoffe konkurrieren. Sie werden schnell abgebaut. Zu ihnen gehören Derivate aliphatischer oder zyklischer Karbonsäuren sowie Harnstoffderivate, die für Säugetiere und Menschen unbedenklich sind. **Fungizide** sind Mittel zur Hemmung des Pilzwachstums. Mit Fungiziden wird der durch Pilze bedingte Verderb von Lebensmitteln gestoppt, zudem wird die Bildung von →Mykotoxinen vermieden. Zu den Fungiziden zählt das HCB (Hexachlorbenzol), das sich in der Nahrungskette anreichert und deshalb in Deutschland seit 1977 verboten ist.

Molluskizide nennt man Mittel zur Abtötung von Schnecken, die jedoch nicht in der Landwirtschaft eingesetzt werden. Nematizide sind Mittel zur Abtötung von Würmern, z.B. von Erdnematoden, die die Keimung von Getreide verhindern können. Als Rodentizide bezeichnet man Mittel zur Tötung von Nagetieren; dazu zählen Warfarin, Norbromid, Thallium und Phosphide. Akarizide sind Mittel zur Tötung von Spinnmilben, die die gleiche Wirkung wie Insektizide besitzen. Algizide wirken gegen Algen, Bakterizide und Viruzide gegen Bakterien bzw. bestimmte Virusarten.

Vor- und Nachteile, Alternativen: Pestizide sind wichtige Produktionshilfen in Landwirtschaft und Gartenbau, die bei bestimmungsgemäßer und sachgerechter Anwendung sowohl die äußere als auch die innere Produktqualität (z.B. durch Verhinderung der Bildung von Mykotoxinen) verbessern helfen. Andererseits sind mit dem weit reichenden Gebrauch von Pestiziden – v.a. bei einseitigem und übermäßigem Einsatz – negative Auswirkungen auf Lebensgemeinschaften verbunden: Zum Beispiel werden dadurch gleichzeitig Nützlinge vernichtet, die Räuber oder Parasiten für die Schadorganismen sind. Ein weiteres Problem ist die Entwicklung von Resistenzen der Schädlinge gegen Pestizide. Hinzu kommt die Belastung des Bodens durch Akkumulation von Pestiziden. Zwar ist die Anwendung der besonders lange im Boden verbleibenden chlorierten Kohlenwasserstoffe in Deutschland weitgehend verboten, jedoch scheint mittlerweile die Speicher- und Abbaukapazität des Bodens auch für andere Pestizide überschritten zu sein, denn in den letzten Jahren wurden bei entsprechenden Messungen in Trink- und Grundwasser häufiger Überschreitungen der Trinkwasserverordnung festgestellt. Eine Alternative zur chemischen ist die biologische Schädlingsbekämpfung, die auf die Verwendung von Pestiziden verzichtet und zur Schädlingsbekämpfung gezielt natürliche Feinde der Schädlinge (so genannte Nützlinge) einsetzt. Im biologischen Landbau wird auf den Einsatz von Pestiziden ganz verzichtet.

Petersfisch, Heringskönig, wiss. Name **Zeus faber:** diskusförmiger, seitlich stark abgeplatteter, bis 70 cm langer Hochseefisch mit jeweils einem charakteristischen schwarzen Fleck an den Flanken. Der Legende nach soll der heilige Petrus diese beiden Punkte als Fingerabdrücke hinterlassen haben, als er einen solchen Fisch aus dem See Genezareth zog. Der Petersfisch kommt in allen gemäßigten Meeren, v.a. entlang der Atlantikküste von Norwegen bis Südafrika, vor und ernährt sich von Heringen. Sein festes, weißes Fleisch erinnert im Geschmack an Zander; man kann es braten oder über Dampf garen.

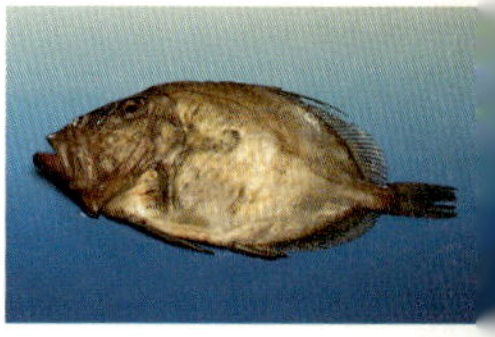

Petersfisch

Petersili|e, wiss. Name **Petroselinum:** Gattung der Doldenblütler; am bekanntesten ist die durch Kultur weit verbreitete, zwei- bis mehrjährige Gartenpetersilie (Petroselinum crispum) mit rübenförmiger Wurzel und dunkelgrünen, gefiederten Blättern. Man unterscheidet die zu Würzzwecken angebaute Blattpetersilie (ssp. crispum) und die Wurzelpetersilie (ssp. tuberosum), deren fleischige Wurzelrübe als Gemüse gegessen wird. Beide haben einen hohen Gehalt an Kalium, Kalzium, Magnesium und Eisen; Blattpetersilie ist darüber hinaus reich an Betakarotin, Vitamin C und K und Folsäure. Während die Blattpetersilie gekochten Speisen erst ganz am Schluss zugefügt wird, kocht man die Petersilienwurzel mit.

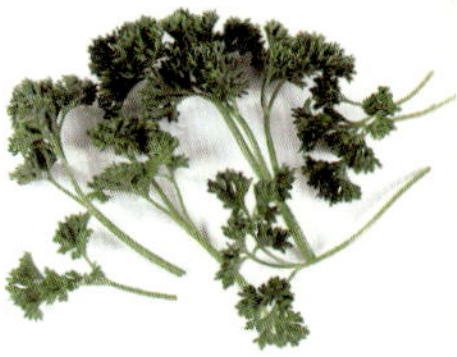

Petersilie: Blattpetersilie

Pfahlmuscheln, Miesmuscheln: eine Gattung der →Muscheln.

Pfeffer, wiss. Name **Piper nigrum:** wirtschaftlich wichtigste, wahrscheinlich an der Malabarküste beheimatete Art der Pflanzen-

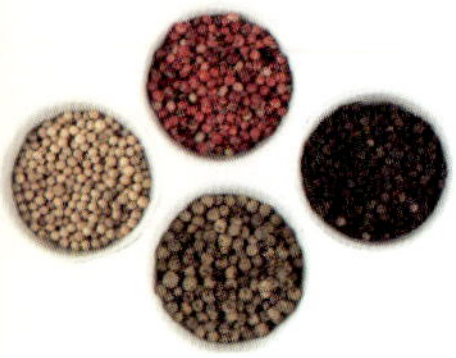

Pfeffer: verschiedene Sorten

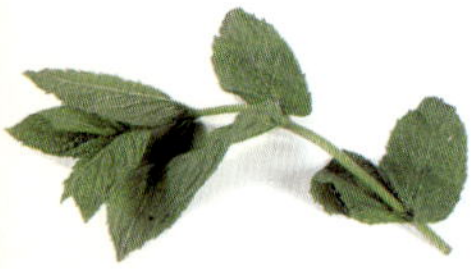

Pfefferminze

gattung Pfeffer; ausdauernde, an Stangen und Spalieren gezogene, mit Haftwurzeln kletternde Pflanze. Die fast runden, einsamigen, zunächst grünen, reif dann gelben bis roten Steinfrüchte sitzen zu 20–30 Stück an den nach unten hängenden Ähren.

Geschichte: Pfeffer ist eines der ältesten Gewürze und wird bereits in der altindischen Sanskritliteratur, als »Pippali«, erwähnt. Durch den Indienfeldzug Alexanders des Großen kam er nach Europa. In der Antike und im Mittelalter war der nach Europa importierte Pfeffer so wertvoll, dass er als Zahlungsmittel verwendet wurde. Bis in das 15. Jh. brachten die Inder den Pfeffer selbst mit Schiffen bis zum Roten Meer; der Weitertransport von dort lag in der Hand des venezianisch-arabischen Zwischenhandels. Nach der Entdeckung des Seeweges nach Ostindien Ende des 15. Jh. geriet der Pfefferhandel unter die Kontrolle der Portugiesen; das Gewürz kam nun zuerst nach Lissabon und von da nach Antwerpen und London. Mit der Intensivierung des Handels war eine Steigerung der Angebotsmenge verbunden, die Pfefferpreise fielen dementsprechend ganz erheblich. Da hierdurch aber auch die Nachfrage nach Pfeffer stark anstieg, erzielten die Gewürzhändler (»Pfeffersäcke«) weiterhin sehr gute Gewinne.

Sorten: Je nach dem Zeitpunkt der Ernte und der Weiterverarbeitungsmethode unterscheidet man schwarzen, weißen, grünen und roten Pfeffer. Schwarzer Pfeffer, die bekannteste Sorte, besteht aus den ganzen, unreif (grün) geernteten, ungeschälten und getrockneten Früchten, die beim Trocknen eine dunkle Farbe annehmen. Weißer Pfeffer wird aus den reifen (roten), durch Fermentation vom Fruchtfleisch befreiten Früchten gewonnen. Beide Sorten kommen ganz, geschrotet oder gemahlen in den Handel. Zur Herstellung von grünem Pfeffer werden die unreifen Früchte, von rotem Pfeffer die reifen Früchte entweder in Salzlake oder Essig eingelegt, gefriergetrocknet oder hoch erhitzt. In Salzlake oder Essig konservierter grüner Pfeffer zeichnet sich durch einen sehr milden Geschmack aus.

Einkauf und Verwendung: Pfeffer eignet sich zum Würzen aller pikanten Gerichte. Man sollte stets ganze Pfefferkörner kaufen und sie erst direkt vor Gebrauch mahlen, da gemahlener Pfeffer sehr rasch an Aroma verliert und darüber hinaus Schimmel enthalten kann.

Inhaltsstoffe und Gesundheitswert: Der brennende Geschmack des Pfeffers wird durch das Alkaloid Piperin bewirkt, das die Speichel- und Magensaftsekretion stimuliert und somit den Appetit anregt und die Verdauung fördert. Im Übermaß genossen, kann Pfeffer allerdings die Schleimhäute von Mund und Magen reizen.

Pfefferminze, wiss. Name **Mentha x piperita:** Die Kulturform der Minze mit lanzettförmigen, würzig duftenden Blättern und kleinen, lilafarbenen Blüten stammt wahrscheinlich aus England und wird seit etwa 1780 in Deutschland kultiviert. Insbesondere ihre Blätter und Stängel haben einen hohen Gehalt an ätherischem Öl, dem Pfefferminzöl, das u. a. Menthol enthält. Die Pfefferminze hilft gegen Blähungen und krampfartige Schmerzen im Magen-Darm-Bereich und regt die Gallensekretion an. Bei uns werden die Blätter hauptsächlich zur Teebereitung verwendet; in der arabischen, indischen und englischen Küche ist die Pfefferminze auch als Küchenkraut sehr beliebt.

Pfefferminztee: ein →Kräutertee.

Pfeilwurzelmehl, Arrowroot: aus den Wurzelstöcken der Pfeilwurz gewonnene →Stärke.

Pferdebanane, Gemüsebanane, Kochbanane, Mehlbanane, Pisang, Plante: eine Bananenart (→Bananen).

Pferdefleisch: Fleisch von speziell für den Verzehr gezüchteten Pferden sowie von Reit- und Arbeitspferden. In Deutschland, wo der Verzehr von Pferdefleisch verhältnismäßig gering ist, werden Pferde nicht speziell für den Verzehr gezüchtet, sondern es werden nur Reit- und Arbeitspferde geschlachtet. In anderen Ländern (z. B. der Schweiz, Frankreich, Belgien, Italien, Island und Japan) gilt Pferdefleisch als Spezialität. Pferdefleisch und -würste werden in Deutschland, Österreich und der Schweiz meistens von speziellen Pferdemetzgereien und auf Wochenmärkten angeboten.

Verwendung in der Küche: Pferdefleisch ist von fester, aber zarter Konsistenz, besonders bei Fohlenfleisch, und von dunkler, roter Farbe. Im Geschmack liegt es zwischen Rind und Wild. Das Fleisch von alten Pferden kann etwas süßlich schmecken, da aufgrund der verringerten Nierenfunktion der Glykogengehalt erhöht ist. Aus Pferdefleisch lassen sich fast alle bekannten Fleischerzeugnisse herstellen, z. B. Würste, Steaks, Rouladen, Gulasch oder Schinken. Es wird ähnlich wie Wild zubereitet. Pferdefleisch ist mit 2,7 g Fett pro 100 g fettarm. Daneben ist es reich an Eisen und Vitamin B_{12}. Da Pferde nicht in Massentierhaltung gehalten werden, ist ihr Fleisch nur wenig mit Rückständen von Tierarzneimitteln belastet.

Pfifferling: ein →Speisepilz.

Pfirsich: saftig süße, seidig behaarte Steinfrucht eines in vielen Teilen der Erde (u. a. Südeuropa, Kalifornien, Südamerika) angepflanzten, ursprünglich aus China stammenden Rosengewächses, des Pfirsichbaums (Prunus persica). In China wurde der Pfirsichbaum bereits im 3. Jt. v. Chr. kultiviert. Pfirsiche werden roh verzehrt oder zu Saft, Kompott, Konserven und Trockenobst verarbeitet. Sie haben einen ziemlich hohen Gehalt an Kalium und Eisen.

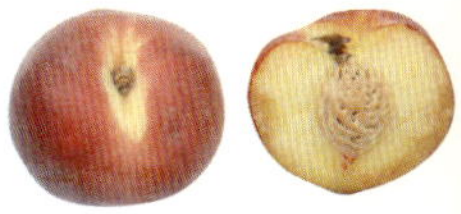

Pfirsich

Pflanzenfette: Fette, die aus pflanzlichen Rohstoffen hergestellt werden. Man gewinnt sie durch Pressen oder Extrahieren ölreicher Saaten und Früchte, z. B. aus Teilen der Kokosnuss, aus Palmfrüchten, Sojabohnen, Nüssen, Oliven, Weizen, Leinsamen, Sonnenblumen-, Baumwoll- und Rapssaat. Die schonendste Form der Gewinnung ist die Kaltpressung, durch die hochwertige →Speiseöle gewonnen werden. Im Gegensatz zu den meisten tierischen haben pflanzliche Fette einen hohen Gehalt an wertvollen mehrfach ungesättigten Fettsäuren. Ungehärtete Pflanzenfette sollten gehärteten vorgezogen werden, denn bei der →Fetthärtung entstehen →trans-Fettsäuren, die sich negativ auf den Cholesterinspiegel auswirken können.

Pflanzengummen: eine Gruppe von →Ballaststoffen.

Pflanzenschutzmittel: in der Landwirtschaft verwendete →Pestizide.

Pflanzenstoffe, sekundäre: →sekundäre Pflanzenstoffe.

Pflaume: Bezeichnung für die meist rundlich kugeligen, blauen, gelben oder auch roten Steinfrüchte vieler Sorten des Pflaumenbaums (Prunus domestica). Die Kultur des sehr nahe mit dem Schlehdorn verwandten Baums mit den saftigen Steinfrüchten reicht bis ins Altertum zurück; vermutlich stammt er aus Vorderasien. Im 12. Jh. gelangte er durch die Kreuzritter nach Mitteleuropa. Bekannteste Unterarten sind die **Mirabelle** (ssp. syriaca) mit kirschgroßen, runden, hellgelben oder hellgrünen Früchten, die **Reneklode** (Reineclaude, ssp. italica) mit großen, grünlichen, kugeligen Früchten und die **Zwetschge** (Zwetsche, ssp. domestica) mit ovalen, blauvioletten Früchten. Pflaumen entwickeln während des Wachstums eine Wachsschicht, die sie vor dem Austrocknen und vor schädlichen Mikroorganismen schützt. Sie werden roh gegessen oder zu Kompott, Mus, Marmelade, Kuchen oder alkoholischen Getränken verarbeitet. Reife Früchte halten im Kühlschrank einige Tage; unreife lässt man bei Raumtemperatur nachreifen. Pflaumen haben einen hohen Zuckergehalt und liefern viel Kalium und Vitamin K.

Pflaumenmus: ein →Brotaufstrich.

Pflücksalat, Blattsalat, Schnittsalat, wiss. Name **Lactuca sativa var. crispa:** eine Varietät des Gartensalats, die keinen Kopf, sondern einen 40–80 cm hohen Stamm oder Stängel ausbildet. Dieser ist durchgängig mit großen, zarten, glatten oder krausen Blättern besetzt, die vor dem Austreiben der Blütenstängel abgeschnitten oder abgepflückt werden. Als Pflücksalate werden auch Salate bezeichnet, die statt eines Kopfes eine Rosette bilden, z. B. →Eichblattsalat, →Lollo rossa und →Lollo bionda. Pflücksalat wird meist in Haus- oder Kleingärten angebaut und ist auf dem Markt kaum vertreten. Da die Blätter rasch welken, sollten sie möglichst frisch zubereitet werden. Die Inhaltsstoffe sind die gleichen wie die des →Kopfsalats.

Phaseolunatin: eine in der Limabohne enthaltene Substanz, die durch Kauen zu Blausäure wird. Durch Kochen wird sie zerstört. Außerdem müssen Limabohnen vor dem Garen ein bis zwei Tage eingeweicht werden. Das Kochwasser muss während des Kochens mehrfach erneuert und anschließend fortgeschüttet werden.

Phasin: ein u. a. in grünen Bohnen vorkommendes giftiges Glykosid, das beim Kochen jedoch zerstört wird.

Phenole: Gruppe der →Polyphenole.

Phenolsäuren: Gruppe der →Polyphenole.

Phenylalanin: eine →Aminosäure.

Phenylalaninämie: →Phenylketonurie.

Phenylethylamin: ein →biogenes Amin.

Phenylketonurie, Abk. **PKU, Fölling-Krankheit, Phenylalaninämie:** angeborene Stoffwechselerkrankung, die durchschnittlich bei einem unter etwa 10 000 Kindern auftritt. Bei den Betroffenen kann die in der Nahrung enthaltene unentbehrliche Aminosäure Phenylalanin aufgrund eines Enzymdefekts von der Leber nicht vollständig abgebaut werden. Es entstehen daher beim Eiweißabbau giftige Zwischenprodukte, die u. a. Gehirnzellen irreversibel schädigen. Die Diagnose wird mit dem Guthrie-Test, der den Gehalt an Phenylalanin im Blut misst, in allen Kliniken zwischen dem dritten und fünften Lebenstag eines Kindes gestellt. Der Test sollte auch bei Kindern, die zu Hause geboren werden, durchgeführt werden, da nur die frühzeitige Diagnose und eine darauffolgende Behandlung eine weitgehend normale Entwicklung gewährleisten.

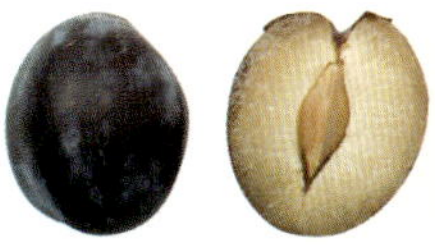

Pflaume: Zwetschge

Behandlung und Ernährung: Die Behandlung der Phenylketonurie besteht in einer phenylalaninarmen Kost, was gleichbedeutend mit einer eiweißarmen Kost ist, da die Aminosäure Phenylalanin in jedem eiweißhaltigen

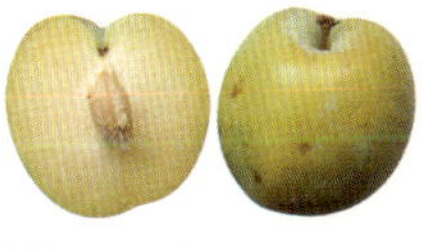

Pflaume: Reneklode

Lebensmittel enthalten ist. Kinder mit Phenylketonurie erhalten exakt berechnete Mengen Phenylalanin, da ohne diese Aminosäure eine normale geistige und körperliche Entwicklung nicht gewährleistet ist. Die Zufuhr an Phenylalanin ist dabei so gering, dass keine giftigen Abbauprodukte entstehen. Um den Eiweißbedarf der Kinder zu decken, erhalten sie daneben ein phenylalaninfreies, pulverisiertes Eiweißkonzentrat. In regelmäßigen Abständen wird der Phenylalanin-Spiegel im Blut kontrolliert und die Diät entsprechend angepasst.

Da in fast allen Lebensmitteln Eiweiß vorkommt, ist die Ernährungsumstellung sehr drastisch. Viele Lebensmittel müssen abgewogen und einige eiweißreiche Lebensmittel wie Milch, Eier, Brot oder Teigwaren gegen spezielle eiweißarme Ersatzprodukte ausgetauscht werden. Fleisch, Fisch, Wurst und Käse haben ebenfalls einen hohen Eiweißgehalt und dürfen daher nur selten und nur in äußerst geringen Mengen verzehrt werden. Listen mit dem Phenylalanin-Gehalt verschiedener Lebensmittel geben Hilfestellung bei der Auswahl der Speisen. In der Säuglingszeit müssen spezielle Milchnahrungen zubereitet werden, da Muttermilch zu eiweißreich ist.

Die Phenylketonurie besteht lebenslang. Die Diät muss streng eingehalten werden, solange die Gehirnentwicklung noch nicht abgeschlossen ist. Später können dann Diät und medizinische Betreuung gelockert werden. Frauen mit Kinderwunsch müssen jedoch weiterhin eine strenge Diät einhalten, da ein hoher Gehalt an Phenylalanin im Blut der Mutter auch das ungeborene Kind schädigen kann.

LESETIPP:

Josef Weglage: *Diätbehandlung bei Phenylketonurie. Indikationen, Wirkungen und Nebenwirkungen. Göttingen (Hogrefe) 2000.*

phosphatarme Diät: eine Kostform, bei der auf Lebensmittel, die Phosphate als Zusatzstoff enthalten (z. B. Schmelzkäse, Wurst, Fertiggerichte, Colagetränke) oder die natürlicherweise reich an Phosphaten sind (beispielsweise Milch, Milcherzeugnisse, Fleisch, Fisch, Eier), weitgehend verzichtet werden soll. Anwendung findet diese Kostform manchmal bei der Behandlung des →hyperkinetischen Syndroms. Eine positive Wirkung auf diese Krankheit ist jedoch nicht erwiesen. Langfristig besteht das Risiko einer Unterversorgung mit Eiweiß.

Phosphate: die Salze und Ester der Phosphorsäure. Der für den menschlichen Organismus unentbehrliche Mineralstoff →Phosphor ist in zahlreichen Lebensmitteln und Lebensmittelzusatzstoffen in Form von Phosphaten enthalten.

Phosphor: für den Organismus unentbehrlicher Mineralstoff, der über die Nahrung v. a. in Form von Phosphaten aufgenommen wird. Phosphor wurde 1669 entdeckt; seine Bedeutung für den Menschen wurde Anfang des 20. Jh. herausgefunden. Phosphate sind in nahezu allen Lebensmitteln enthalten.

Funktionen: Phosphor spielt eine wichtige Rolle bei der Energiegewinnung und -speicherung durch die Zellen, denn es ist ein Bestandteil von Adenosintriphosphat, dem Energieträger der Zellen. Außerdem ist Phosphor in Knochen und Zähnen enthalten und sorgt gemeinsam mit Kalzium für deren Festigkeit. Auch für den Aufbau der Zellwände wird der Mineralstoff benötigt. Im Blut wirkt Phosphor als Puffer und trägt damit bedeutend zur Regulierung des pH-Werts des Blutes und damit des Säure-Basen-Haushalts bei. Weiterhin ist Phosphor Bestandteil der Nukleinsäuren und somit des Erbguts.

Vorkommen: Besonders reich an Phosphor sind eiweißhaltige Lebensmittel wie Wurst, Fleisch und Käse. Auch Colagetränke, Nüsse, Hülsenfrüchte, Obst und Gemüse enthalten größere Mengen Phosphor. Da Phosphorsäure und Phosphate vielfach als Lebensmittelzusatzstoffe (→Antioxidationsmittel, →Backtriebmittel, →Emulgatoren, →Konservierungsstoffe, →Säuerungsmittel, →Säureregulatoren, →Schmelzsalze, →Trennmittel, →modifizierte Stärken) eingesetzt werden, haben mit diesen Substanzen behandelte Lebensmittel ebenfalls

PHOSPHOR: EMPFOHLENE TÄGLICHE ZUFUHR

Alter	Phosphor (mg)
Säuglinge	
0 bis unter 4 Monate	120
4 bis unter 12 Monate	300
Kinder	
1 bis unter 4 Jahre	500
4 bis unter 7 Jahre	600
7 bis unter 10 Jahre	800
10 bis unter 15 Jahre	1250
Jugendliche und Erwachsene	
15 bis unter 19 Jahre	1250
ab 19 Jahre	700
Schwangere [1]	800
Stillende [1]	900

[1] Empfehlung für Frauen über 19 Jahre; jüngeren werden 1250 mg empfohlen. [3]

PHOSPHORGEHALT VERSCHIEDENER NAHRUNGSMITTEL

Lebensmittel (pro 100 g verzehrbaren Anteil)	Phosphor (mg)	Lebensmittel (pro 100 g verzehrbaren Anteil)	Phosphor (mg)
Bierhefe, getrocknet	1900	**Rinderleber**	358
Hefeflocken	1500	**Vollkornkekse**	294
Weizenkleie	1290	**Hühnerei**	216
Kürbiskerne	1144	**Kasseler**	214
Brühe, Trockenprodukt	700	**Mischbrot**	203
Kakaopulver	656	**Eiernudeln**	191
Sonnenblumenkerne	618	**Schweinebraten**	180
Sesamkerne	607	**Quark** (20 % Fett i. Tr.)	165
Gouda (30 % Fett i.Tr.)	600	**Artischocken**	130
Sojabohnen, frisch	570	**Erbsen, grün**	108
Camembert (30 % Fett i. Tr.)	540	**Joghurt** (3,5 % Fett)	92
Schwertfisch	506	**Vollmilch**	92
Geflügelmortadella	458	**Grünkohl**	87
Roggenknäckebrot	433	**Rosenkohl**	84
Ölsardinen	430	**Kohlrabi**	50
Linsen	411	**Bananen**	28
Dicke Bohnen	387	**Äpfel**	12

[10]

einen höheren Phosphorgehalt. Die empfohlene tägliche Phosphorzufuhr beträgt für Erwachsene 700 mg. Der Körperbestand an Phosphor liegt zwischen 600 und 700 g, wovon rund 90 % in den Knochen gespeichert sind. Ausgeschieden wird Phosphor zum Großteil über den Harn, teilweise aber auch über den Stuhl. Wenn die Nebenschilddrüsen bei einem Mangel an Kalzium im Blut Parathormon ausschütten, um den Kalziumblutspiegel durch Mobilisation von Kalzium aus den Knochen zu erhöhen, wird gleichzeitig auch Phosphor aus den Knochen freigesetzt und mit dem Harn ausgeschieden. Bei der Zufuhr sehr großer Mengen Phosphor über die Nahrung wird zwar auch Parathormon ausgeschüttet, um den Blutspiegel an diesem Mineralstoff zu senken, die Knochenabbauprozesse werden dadurch aber nicht erhöht.

Mangelerscheinungen: Da Phosphor in nahezu allen Lebensmitteln vorkommt, tritt ein Phosphormangel nur bei bestimmten Erkrankungen, z. B. Störungen der Nierenfunktion oder Überfunktion der Nebenschilddrüsen (Hyperparathyreodismus), sowie bei Vitamin-D-Mangel auf. Bei einer →Hypophosphatämie, dem Absinken des Phosphatblutspiegels unter bestimmte Normwerte, kommt es zur Knochenerweichung (bei Kindern Rachitis genannt).

Überschuss: Der gesunde Organismus scheidet überschüssiges Phosphor mit dem Harn aus, sodass es nicht zu einem Überschuss kommen kann. Bei Nierenfunktionsstörungen und Unterfunktion der Nebenschilddrüsen (Hypoparathyreodismus) kann es jedoch zu einer →Hyperphosphatämie kommen. Früher nahm man an, dass eine über der Kalziumzufuhr liegende Phosphoraufnahme zum Abbau von Knochensubstanz und damit zu Osteoporose führt; dies ist nach heutigem Kenntnisstand jedoch nicht der Fall. Nicht erwiesen ist, ob zu viel Phosphor in der Nahrung eine übermäßige Aktivität bei Kindern, das so genannte hyperkinetische Syndrom, begünstigt.

pH-Wert [pH Abk. für lat. potentia hydrogenii »Stärke des Wasserstoffs«]: Maßzahl für die in wässrigen Lösungen enthaltene Wasserstoffionenkonzentration, die angibt, ob es sich um eine saure, neutrale oder basische Lösung handelt; dabei kennzeichnet ein pH-Wert von 7 eine neutrale Lösung, ein darunter liegender Wert eine saure und ein darüber liegender Wert eine basische Lösung. Auch die Flüssigkeiten des menschlichen Organismus besitzen einen bestimmten pH-Wert; so muss z. B. der pH-Wert des Blutes zwischen 7,38 und 7,44 (→Säure-Basen-Haushalt) und der des Harns zwischen 5,5 und 7 liegen.

Physalis, Kapstachelbeere, Ananaskirsche: Beerenfrucht eines Nachtschattengewächses (Physalis peruviana). Die Physalis stammt ursprünglich aus Peru, wo sie bereits von den Inka angebaut wurde. Heute wird sie nicht nur in Südamerika, sondern u. a. auch in Südafrika, Kenia, Indien, Australien und Neuseeland kultiviert. Die runden, glänzend orangefarbenen bis roten Früchte haben einen

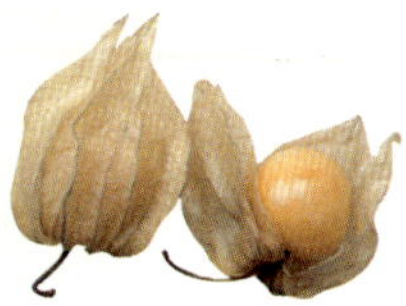

Physalis

Durchmesser von 1–3 cm und sind von einem papiertrockenen, lampionartigen Blütenkelch umgeben. Der Geschmack des Fruchtfleischs, das meist roh verzehrt wird, ist leicht säuerlich. Physalis enthalten viel Betakarotin, Niacin und Vitamin C.

physiologischer Brennwert: →Energiegehalt.

Phytinsäure: ein sekundärer Pflanzenstoff, der in Pflanzen als Speicherform von Phosphor dient. Phytinsäure kommt in Konzentrationen von 0,1–0,6 % in den Eiweißen von Hülsenfrüchten und Ölsaaten sowie den Randschichten von Getreide vor und hat eine antioxidative, blutzuckerspiegelsenkende und Krebs vorbeugende Wirkung.

Phyto|östrogene: eine Gruppe von sekundären Pflanzenstoffen, die östrogenähnliche Wirkungen haben. In ihrer Struktur ähneln sie den vom Körper hergestellten Östrogenen (weiblichen Geschlechtshormonen). **Isoflavonoide** kommen nur in Hülsenfrüchten der Subtropen wie der Sojabohne vor. Während der Verarbeitung gehen (außer bei alkoholextrahierten Sojaeiweißkonzentraten und -isolaten) nur geringe Mengen an Isoflavonoiden verloren. Aus fermentierten Produkten können Isoflavonoide besonders gut aufgenommen werden. **Lignane** bilden im Pflanzenreich die Ausgangssubstanz für den Zellwandbestandteil Lignin. Sie kommen überwiegend in der Aleuronschicht des Weizens vor und gehen bei der Weißmehlherstellung verloren. Im menschlichen Organismus werden sie durch Darmbakterien in ihrer Struktur verändert und anschließend resorbiert. Sie sind in allen Körperflüssigkeiten zu finden. Auch Leinsamen und Kürbiskerne sind eine reiche Lignanquelle. Es gibt Hinweise darauf, dass Phytoöstrogene eine (v. a. Brust-, Gebärmutterschleimhaut- und Prostata-) Krebs vorbeugende und antioxidative Wirkung besitzen.

Phytosterine: eine Gruppe von sekundären Pflanzenstoffen, die in ihrem chemischen Aufbau dem Cholesterin sehr ähnlich sind. Phytosterine kommen hauptsächlich in fettreichen Pflanzenteilen (Nüssen und Pflanzensamen) vor, sind aber auch in allen anderen pflanzlichen Zellen enthalten. Besonders reich an Phytosterinen sind Sonnenblumen- und Sesamkerne. Kaltgepresstes Sojaöl enthält ebenfalls viel Phytosterine; durch Raffination verringert sich der Gehalt. Phytosterine beeinträchtigen vermutlich im Darm die Resorption von Nahrungscholesterin und senken somit den Cholesterinspiegel. Vermutet wird außerdem eine Krebs vorbeugende Wirkung. In einigen Ländern (z. B. Finnland) wird Margarine mit Phytosterinen angereichert.

Pignolen: →Pinienkerne.

Pille: umgangssprachliche Bezeichnung für die →Antibabypille.

Pilsener, Pils: eine Biersorte (→Bier).

Pilze, wiss. Name **Mycophyta:** eine Gruppe des Pflanzenreichs, von der bis heute über 100 000 Arten bekannt sind. Viele Pilze sind Parasiten bei Pflanzen, Tieren und Menschen, wo sie Mykosen (v. a. →Darmmykosen) hervorrufen können wie z. B. manche Hefen der Gattung →Candida. Andere leben als Saprophyten auf toten Tieren und Pflanzen bzw. auf zersetzter organischer Substanz. Unter den Echten Pilzen (die 99 % aller Pilzarten umfassen) gibt es zahlreiche essbare Arten (→Speisepilze); aber auch viele ungenießbare und giftige. Pilzvergiftungen werden von den giftigen Stoffwechselprodukten der Pilze, den →Mykotoxinen, hervorgerufen, die auch von einigen der mikroskopisch kleinen Schimmelpilze gebildet werden (→Schimmel, →Schimmelpilzgifte).

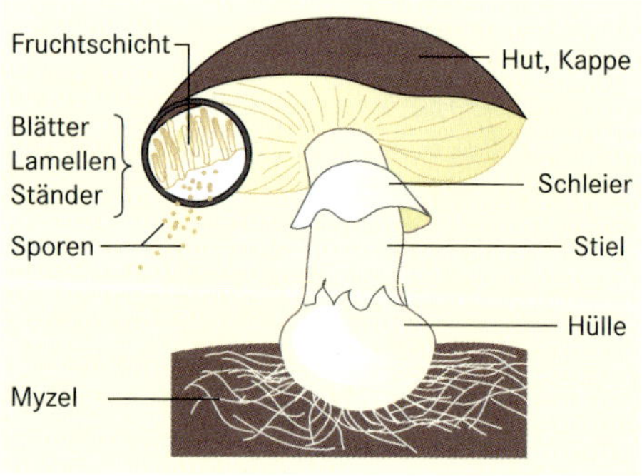

Pilz: Aufbau eines Blätterpilzes

Pilzerkrankungen: →Mykosen.

Pilzgifte: →Mykotoxine.

Pilzkultur: künstliche Vermehrung von Pilzen. Die Vermehrung erfolgt mithilfe einer Pilzbrut, die eine Reinkultur des Pilzes in Form seines Myzels enthält. Für verschiedene Arten von →Speisepilzen (z. B. Champignon, Schopftintling, Shiitakepilz) sind so genannte Fertigkulturen im Gartenfachhandel erhältlich, die aus einem von dem jeweiligen Pilzmyzel vollständig besiedelten Substrat (kompostiertem Pferdemist oder Sägemehl-Holzschliff-Gemisch) bestehen.

Pilzvergiftung: 1) Vergiftungserscheinungen nach dem Verzehr von Giftpilzen, die abhängig von Art und Menge des aufgenommenen Giftes tödlich enden können. Bei Verdacht auf Pilzvergiftung muss unverzüglich ein Arzt oder eine Klinik aufgesucht werden. Wenn vorhanden, sollte eine Probe der Pilzmahlzeit mitgebracht werden.

2) Lebensmittelvergiftung, die durch den Genuss verdorbener →Speisepilze verursacht wird.

Piment [lat. pigmentum »Färbestoff«], **Allgewürz, Nelkenpfeffer, Neugewürz:** vor der Reife gepflückte und getrocknete Beeren des Pimentbaums (Pimenta dioica), die als Gewürz ähnlich wie getrocknete Pfefferkörner verwendet werden. Der auf den Westindischen Inseln beheimatete Pimentbaum wird heute v. a. auf Jamaika, in Mexiko und Südamerika angebaut. Schon die Azteken verwendeten Piment zum Würzen von Schokolade. Geschmacklich erinnert das Gewürz an eine Mischung aus Pfeffer, Gewürznelke, Muskat und Zimt. Es ist im Ganzen oder gemahlen erhältlich und Bestandteil vieler Gewürzmischungen. Um das Aroma zu bewahren, sollte man ganze Beeren kaufen und diese erst vor Gebrauch mahlen oder zerdrücken. Wegen seines intensiven Aromas sollte Piment nur in geringen Mengen zum Würzen eingesetzt werden. Er wirkt appetit- und verdauungsanregend und lindert Blähungen.

Pimpernell, Pimpinelle: →Bibernelle.

Pini|enkerne, Pignolen [piɲ...], **Pineolen, Piniennüsse, Pinoli:** hartschalige Samen des Pinienbaums (Pinus pinea), einer v. a. im Mittelmeergebiet vorkommenden Kiefernart. Pinienzapfen benötigen drei Jahre, um zu reifen. In den Zapfen befinden sich die kleinen, flachen, weißen Pinienkerne, die von einer dicken, harten braunen Schale umgeben sind und im Geschmack ein wenig an Mandeln erinnern. Pinienkerne haben einen hohen Fettgehalt (60 %) und sind reich an Eisen, Kupfer, Magnesium, Vitamin B_1 und Biotin. Geschälte Pinienkerne sollten nicht länger als drei Monate gelagert werden, da sie leicht ranzig werden.

Pisang, Gemüsebanane, Kochbanane, Mehlbanane, Pferdebanane, Plante: eine Bananenart (→Bananen).

piskovegetabile Ernährung, piscovegetabile Ernährung [lat. piscis »Fisch«]: eine vegetarische Ernährungsform, die eine rein vegetabile Lebensmittelauswahl um Fischgerichte erweitert. Damit verbessern sich Eisen-, Vitamin-D- und Vitamin-B_{12}-Versorgung. Zwei bis drei Seefischmahlzeiten in der Woche tragen außerdem zur Deckung des Jodbedarfs bei. Lediglich auf eine ausreichende Zufuhr von Kalzium ist zu achten, da keine Milch und Milchprodukte verzehrt werden.

Pistazi|e, Pistazienkern: Steinfrucht des aus Syrien und Iran stammenden Pistazienbaums (Pistacia vera), der heute v. a. im Mittelmeerraum, in Iran und in den USA kultiviert wird. Die holzige Schale umgibt einen meist dreikantigen Samen mit kräftigem, nuss- oder mandelartigem Geschmack. Pistazien werden ungeschält, geröstet oder gesalzen angeboten. Sie haben einen hohen Fettgehalt (rund 50 %) und Eiweißgehalt (rund 20 %). Außerdem enthalten sie viel Eisen, Kupfer und Magnesium sowie Vitamin B_1 und Biotin.

Pitahaya: ovale bis eiförmige Frucht einer in Südamerika beheimateten Kakteenart (Hylocereus triangularis), die v. a. in Kolumbien kultiviert wird. Die Frucht ist ca. 10 cm lang, ihre gelbe oder rote Schale ist mit warzenähnlichen Höckern bedeckt. Das weißliche Fruchtfleisch, das roh verzehrt wird, hat einen aromatischen, erfrischenden Geschmack und ist von kleinen, dunklen, essbaren Samen durchsetzt. Ohne Kühlung sind Pitahayas bis zu zwölf Tagen haltbar.

PKU: Abk. für →Phenylketonurie.

Plante, Gemüsebanane, Kochbanane, Mehlbanane, Pferdebanane, Pisang: eine Bananenart (→Bananen).

Plaque [plak, frz. »Fleck«]: 1) Gefäßschaden bei der Arteriosklerose (→Herz-Kreislauf-Erkrankungen); 2) fest haftender bakterieller Zahnbelag, der bei längerer Einwirkung auf den Zahnschmelz zu →Karies führen kann.

Plattenfette: geschmacksneutrale, sauerstoffunempfindliche, reine, sehr helle Fette mit einem hohen Gehalt an gesättigten Fettsäuren, die, zu Tafeln oder Platten gegossen, nach dem Erstarren in dieser Form verpackt werden. Sie werden meist als →Brat- und Backfette verwendet. Neben →Kokosfett und →Palmkernöl werden auch verschiedene gehärtete Fette als Plattenfette angeboten. Kühl und dunkel gelagert, sind Plattenfette in verschlossener Packung viele Monate lang haltbar.

pochieren [pɔˈʃiː..., frz.], **garziehen:** in nicht mehr kochender Flüssigkeit (Brühe, Milch, Essig- oder Salzwasser) garen. Diese Garmethode wird v. a. bei empfindlichen Lebensmitteln angewendet, die beim Kochen zerfallen oder platzen würden oder arm an Bindegewebe sind, z. B. Eier, Fisch, Austern, Klöße, Bockwürstchen oder Geflügel. Das Gargut wird in viel Flüssigkeit bzw. im Wasserbad bei Temperaturen unterhalb des Siedepunkts (zwischen ca. 80 und 95 °C) langsam gegart. Dazu erhitzt man die Flüssigkeit in einem Topf mit großem Durchmesser bis zum Kochen, reduziert dann die Energiezufuhr und gibt das Gargut in den Topf. Die Garflüssigkeit darf nicht sprudeln. Aufgrund der niedrigen Temperatur dauert das Po-

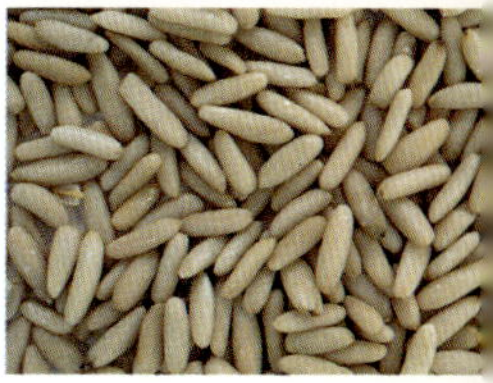

Pinienkerne

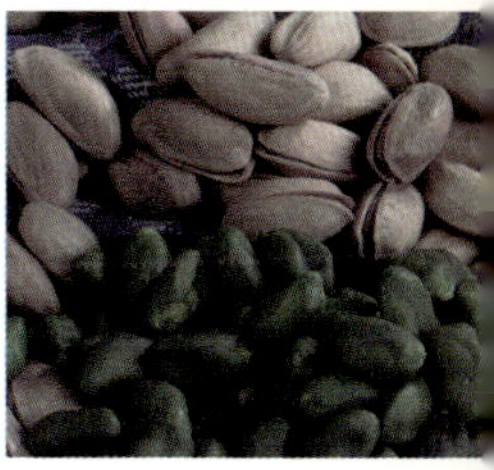

Pistazien

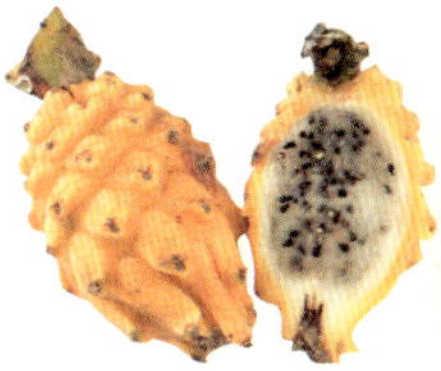

Pitahaya: gelbe Pitahayas

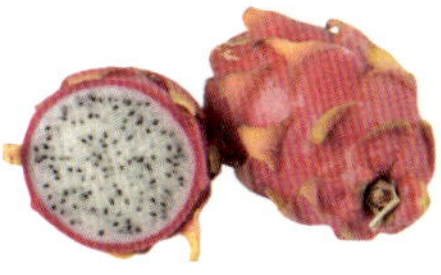

Pitahaya: rote Pitahayas

chieren zwei- bis viermal länger als das Kochen. Wegen der langen Ankochzeit, bei der viele wichtige Nährstoffe verloren gehen, ist diese Garmethode für die Zubereitung von Gemüse und Kartoffeln nicht zu empfehlen.

Podagra: Gichtanfall im Grundgelenk einer Großzehe (→Gicht).

Pökelfleischerzeugnisse: rohe oder gekochte, gepökelte und teilweise geräucherte →Fleischerzeugnisse.

Pökeln: Behandlung von Fisch, Fleisch und Fleischerzeugnissen mit →Pökelsalzen. Das Pökeln dient v.a. der Konservierung von Lebensmitteln; gleichzeitig färbt es die Fleischerzeugnisse rot und verleiht ihnen ein charakteristisches Aroma.

Pökelsalze: Mischungen aus Kochsalz und →Nitraten (Kalium- oder Natriumnitrat) oder aus Kochsalz und Natrium- oder Kaliumnitrit, die für das Pökeln von Fisch, Fleisch und Fleischerzeugnissen verwendet werden. (Mischungen aus Kochsalz und Natrium oder Kalium bezeichnet man als **Nitritpökelsalz**.) Pökelsalze sorgen einerseits dafür, dass Fleischerzeugnisse eine appetitlich aussehende Rotfärbung erhalten, die auch beim Erhitzen bestehen bleibt, andererseits verleihen sie den behandelten Lebensmitteln das charakteristische Pökelaroma und verlängern deren Haltbarkeit. Die Rotfärbung (Umrötung) entsteht durch die Umwandlung des Muskelfarbstoffs Myoglobin in Nitrosomyoglobin. Problematisch ist, dass gepökelte Lebensmittel stets →Nitrite enthalten, da auch die Nitrate von Bakterien in Nitrite umgewandelt werden können. Im Organismus verbinden sich die Nitrite mit in Lebensmitteln vorhandenen Aminen zu gesundheitsschädlichen →Nitrosaminen. Außerdem enthalten gepökelte Lebensmittel große Mengen Kochsalz und sollten daher von Menschen, die an Bluthochdruck leiden, gar nicht oder nur in sparsamen Mengen verzehrt werden.

Polenta [italien., eigentlich »Gerstengraupen«]: **1)** Maisgrieß; **2)** beliebtes italienisches Gericht: ein dicker Brei aus Maismehl und/oder -grieß, der in Salzwasser gegart und manchmal mit Milch, Bouillon oder Weißwein verfeinert wird. Anschließend lässt man ihn in einer Form erkalten und schneidet ihn in Scheiben. Meist wird er in Butter oder Öl gebraten (manchmal mit Parmesankäse paniert) und als Beilage zu Fleischgerichten gereicht.

Pollen: →Blütenpollen.

Pollen|allergie: Überempfindlichkeitsreaktion des Körpers (→Allergie), die durch das Einatmen oder den Hautkontakt von Blütenstaub ausgelöst wird und sich z.B. in allergischem Asthma, Heuschnupfen oder Hautveränderungen äußert. Bei Allergie gegen bestimmte Pollenarten kann sich nach einiger Zeit auch eine →Kreuzallergie gegen andere, verwandte Substanzen (z.B. bestimmte Lebensmittel) entwickeln.

polychlorierte Biphenyle, Polychlorbiphenyle, Abk. **PCB:** eine Gruppe besonders giftiger →chlorierter Kohlenwasserstoffe.

Polyensäuren, mehrfach ungesättigte Fettsäuren, Abk. **MUF:** eine Gruppe von →Fettsäuren.

Polyosen, Hemicellulosen, Hemizellulosen: eine Gruppe von →Ballaststoffen.

Polyp: →Oktopus.

Polyphenole: eine Gruppe von sekundären Pflanzenstoffen, die sich in verschiedene Untergruppen unterteilen lässt: u.a. in **Phenole**, Phenolsäuren, Hydroxyzimtsäuren, Flavonoide (zu denen auch das →Capsaicin gehört), Lignane und Isoflavonoide (→Phytoöstrogene).

Vorkommen und Funktionen: Polyphenole liegen v.a. in den Randschichten der Pflanze und in Blättern vor. In der Mohrrübe sind beispielsweise 85% der Polyphenole im Bereich der Schale lokalisiert. Im Getreide findet sich der überwiegende Teil des Polyphenols Ferulasäure in der Kleie. Vollkornweizen enthält daher im Vergleich zu ausgemahlenem Weizenmehl die zehnfach höhere Menge an Ferulasäure. Der Grund für die hohe Konzentration von Polyphenolen im Schalenbereich liegt in ihrer Wirkung als Antioxidanzien: Polyphenole in den äußeren Randschichten von Obst und Gemüse schützen das dahinter liegende Pflanzengewebe vor oxidativen Schädigungen von außen.

Der Polyphenolgehalt ist in frisch geerntetem Obst und Gemüse am höchsten, da Polyphenole aufgrund ihrer Oxidationsempfindlichkeit im Lauf der Lagerzeit abgebaut werden. Der Gehalt an Polyphenolen in frischen grünen Salatblättern beträgt oft mehr als 0,1%. Polyphenole und deren Umwandlungsprodukte sind wesentliche Aroma- oder Farbstoffe in Wein, Tee, Kakao und vielen anderen Lebensmitteln. Die typischen Inhaltsstoffe von Pflanzen wie das →Kumarin im Waldmeister oder das Capsaicin in Paprika sind Beispiele hierfür.

Gesundheitswert: Polyphenole besitzen eine Vielzahl gesundheitsfördernder Wirkungen. Das →französische Paradoxon wird u.a. durch die hohe Polyphenolaufnahme über Rotwein erklärt. Polyphenole wirken Krebs vorbeugend, antimikrobiell, antioxidativ, antithrombotisch, immunmodulierend, entzündungshemmend und blutdrucksenkend.

Verschiedene Polyphenole: Polyphenole kommen in allen Pflanzen vor, jedoch sind nur wenige von ihnen in der Pflanzenwelt weit verbreitet, z. B. die Phenolsäure **Kaffeesäure.** Die Kaffeesäure ist einer der häufigsten in pflanzlichen Lebensmitteln vorkommenden sekundären Pflanzenstoffe: Eine Tasse Kaffee enthält ca. 7 mg. Unter den **Phenolsäuren** ist die **Ellagsäure** besonders intensiv auf ihre Wirkungen untersucht; sie wurde bisher ausschließlich in Nüssen und Früchten entdeckt. Phenolsäuren wirken Krebs vorbeugend, antimikrobiell und antioxidativ.

Die **Flavonoide** sind weit verbreitet; bisher sind rund 5000 verschiedene bekannt. Die – nicht ganz korrekt – auch als Vitamin P bezeichneten Flavonoide unterstützen die biologische Aktivität von Vitamin C, haben selbst jedoch keinen Vitamincharakter. Zu den Flavonoiden zählen u. a. die gelben Flavonole und die **Anthozyane,** welche die rote, blaue oder violette Färbung von Obst und Gemüse bewirken. Das am häufigsten vorkommende Flavonoid, **Quercetin,** ist ein Flavonol. Der hellgelbe Farbstoff kommt insbesondere in Zwiebeln und Grünkohl vor. Anthozyane sind in Beeren und Früchten in relativ hohen Konzentrationen (bis zu 450 mg pro 100 g) enthalten. Besonders anthozyanreich sind blaue Weintrauben, Schwarze Johannisbeeren und Kirschen.

Verluste: Der Flavonoidgehalt von Obst und Gemüse wird durch das Entfernen der Randschichten erheblich reduziert. So vermindert z. B. das Schälen von Äpfeln und Tomaten den Flavonoidgehalt. Geschälte Tomaten in der Dose haben im Vergleich zu frischen Tomaten einen erheblich geringeren Flavonoidgehalt. Auch bei der Herstellung von klarem Apfelsaft verbleiben über 80 % der Flavonoide im Pressrückstand; nur 10 % sind im Saft zu finden. Das Braten in Öl bewirkt relativ geringe Flavonoidverluste, wohingegen Kochen zur Auswaschung der Flavonoide ins Kochwasser führt. Die Kochflüssigkeit sollte daher bei flavonoidhaltigen Lebensmitteln weiter verwendet werden. Im Allgemeinen liegt der Flavonoidgehalt verarbeiteter Lebensmittel um 50 % niedriger als der unverarbeiteter. Auch bei der Lagerung verringert sich der Flavonoidgehalt, z. B. werden während der monatelangen Lagerung von Äpfeln im Winter mehr als 50 % der Flavonoide abgebaut. Die Jahreszeit der Ernte wirkt sich ebenfalls auf den Flavonoidgehalt von Obst und Gemüse aus: Kopfsalat, der im Spätsommer geerntet wird, enthält drei- bis fünfmal so viel Flavonoide wie im Frühjahr geernteter Salat.

POLYPHENOLGEHALT VERSCHIEDENER LEBENSMITTEL

Lebensmittel (pro 100 g verzehrbaren Anteil)	Polyphenol	Gehalt (mg)
Grünkohl	Phenolsäure	97–155,5
Himbeeren	Ellagsäure	124,0
Kirschen	Anthozyane	100–450
Vollkornweizen	Ferulasäure	50,0
Zwiebeln	Quercetin	34,7

[3]

Polysaccharide, Mehrfachzucker: eine Gruppe von →Kohlenhydraten.

Polyvinylchlorid: Abk. für →PVC.

polyzyklische aromatische Kohlenwasserstoffe, Abk. **PAK:** aus mehreren kondensierten Benzolringen bestehende Kohlenwasserstoffe mit Krebs erregender Wirkung. Sie entstehen bei der unvollständigen Verbrennung organischer Substanzen im Haushalt (z. B. beim →Braten und →Grillen; sie sind auch im Tabakrauch enthalten), im öffentlichen Bereich (Kfz-Abgase) und in der Industrie (Ruß aus Heizungsanlagen, Heizkraftwerken) sowie beim →Räuchern von Lebensmitteln. Über Boden, Wasser und Luft gelangen sie als Verunreinigung in pflanzliche Lebensmittel. Viele polyzyklische aromatische Kohlenwasserstoffe, beispielsweise das →Benzpyren, oder deren Abbauprodukte sind im Tierversuch Krebs erregend.

Pomelo: eine Zitrusfrucht, die im 20. Jh. in Israel aus einer Kreuzung zwischen Pampelmuse und Grapefruit entstanden ist. In anderen Sprachen, z. B. im Spanischen und Englischen, werden mit »pomelo« allerdings auch Grapefruits und Pampelmusen bezeichnet. Hauptanbauländer sind Israel und Südafrika. Die Pomelo liegt in der Größe zwischen Grapefruit und Pampelmuse. Die dicke, leicht abzuziehende Schale ist grüngelb, das feste und saftige Fruchtfleisch gelb bis rosa. Das Fruchtfleisch, das meist roh verzehrt wird, hat einen angenehm säuerlichen bis bitteren Geschmack. Pomelos enthalten viel Vitamin C und Ballaststoffe.

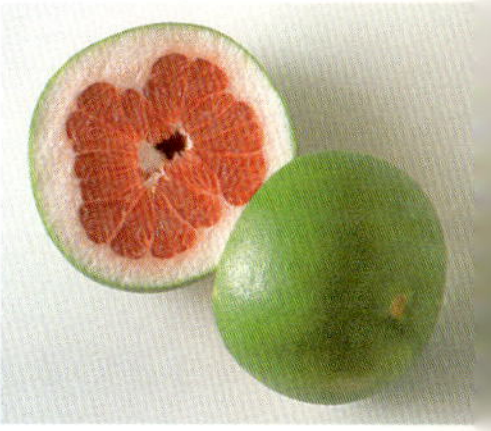

Pomelo

Pomeranze, Bitterorange, wiss. Name **Citrus aurantium ssp. aurantium:** Unterart der Gattung Zitrus, angebaut in Indien und im Mittelmeergebiet; kleiner Baum mit weißen, stark duftenden Blüten und kugelförmigen, orangefarbenen Früchten. Das Fruchtfleisch schmeckt bitter und eignet sich nicht zum Rohverzehr; es wird zu Orangenmarmelade, Likören, Bittergetränken und Limonaden verarbeitet. Die Mittelschicht der dicken, bitteren Fruchtschale wird kandiert als Backzutat (Orangeat) verwendet.

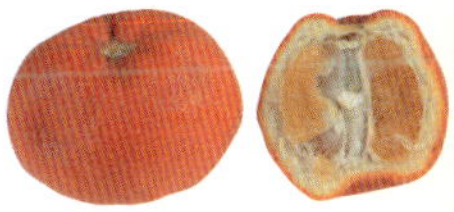

Pomeranze

Pommes frites: ein →Kartoffelerzeugnis.

Popcorn, Puffmais: ein →Knabbererzeugnis.

Porree: →Lauch.

Portulak, wiss. Name **Portulaca oleracea var. sativa:** in Westasien heimische Art der Portulakgewächse. Das wenig bekannte einjährige Blattgemüse wird kultiviert, wächst aber auch wild. Die Wildform nutzten schon die alten Ägypter nicht nur als Gemüse, sondern auch zu Heilzwecken. Die jungen, fleischigen Blätter des Portulaks werden noch vor der Blüte geerntet und haben einen erfrischenden, leicht säuerlichen Geschmack. Man verzehrt sie roh (z. B. als Salat oder Brotbelag) oder gart sie wie Spinat; außerdem eignen sie sich zum Würzen von Suppen. Sie sollten umgehend verbraucht werden, da sie auch im Kühlschrank nur sehr begrenzt haltbar sind. Portulak liefert v. a. Kalium, Magnesium, Kalzium, Vitamin K und C. Er hat eine leicht harntreibende Wirkung.

Portwein: roter oder weißer Dessertwein aus mehreren Rebsorten aus der nordportugiesischen Region Alto Douro. Portwein wird erst zwei bis drei Jahre in Fässern, danach in Flaschen gelagert. Man unterscheidet mehrere Geschmacksrichtungen von extra trocken (extra dry) bis sehr süß (very sweet). Der Alkoholgehalt liegt bei 20–25 Vol.-% (bei rotem Portwein) bzw. 17–20 Vol.-% (bei weißem Portwein).

Postcholezystektomie-Syndrom: nach einer operativen Entfernung der Gallenblase (Cholezystektomie) weiterhin bestehende Beschwerden wie Übelkeit, Blähungen und Oberbauchschmerzen, die u. a. durch eine neu aufgetretene Erkrankung oder durch bei der Operation übersehene Gallensteine verursacht werden können. Neben der Behandlung einer eventuell bestehenden Erkrankung ist eine leichte →Vollkost unter Ausschaltung unverträglicher Lebensmittel, v. a. sehr fettreicher oder in heißem Fett zubereiteter Speisen, sinnvoll. Der Fettanteil der Nahrung sollte 30 % der Energiezufuhr nicht übersteigen.

Postgastrektomie-Syndrom: Beschwerden, die nach einer totalen oder teilweisen Magenentfernung auftreten und zu denen Blutarmut, Gewichtsverlust, Nährstoffmangel (v. a. Eiweißmangel) sowie Unterzuckerung zählen können. Um Gewichtsverlust und Nährstoffmangel vorzubeugen, sollte man anstelle von drei großen Mahlzeiten bis zu zehn kleine Mahlzeiten täglich einnehmen. Falls es zu einer verringerten Resorption von Fett kommt, sollten langkettige teilweise durch leichter verdauliche →mittelkettige Triglyzeride ersetzt werden. Da die in vielen Milcherzeugnissen enthaltene Laktose oft nur schlecht vertragen wird und Milch und Milchprodukte daher vielfach gemieden werden, tritt häufig ein Kalziummangel ein, dem durch den Verzehr von laktoseärmeren Sauermilcherzeugnissen und die Gabe von Kalziumpräparaten vorgebeugt werden kann. Vitamin B_{12} muss intravenös verabreicht werden, da der Körper nach der Magenentfernung den für die Aufnahme dieses Vitamins notwendigen Intrinsic Factor nicht mehr bilden kann.

postoperative Ernährung: Ernährung nach einer →Operation.

Postvagotomie-Syndrom: nach einer →Vagotomie auftretende Beschwerden wie Völlegefühl und Entleerungsstörungen des Magens, die sich meist jedoch nach einiger Zeit zurückbilden. Falls es im Anschluss an die Vagotomie zu einer schlechteren Resorption von Nahrungsfetten und zur Ausscheidung größerer Fettmengen mit dem Stuhl kommt, sollten in der Nahrung enthaltene langkettige teilweise durch leichter verdauliche →mittelkettige Triglyzeride ersetzt werden.

Pottasche, Kaliumkarbonat: ein →Backtriebmittel.

Poularde, Masthuhn: ein 1500–2500 g schweres, gemästetes junges →Huhn.

Powerdrinks: →Energydrinks.

Pralinen: eine →Süßigkeit.

Prävention, Krankheitsvorbeugung: zusammenfassende Bezeichnung für alle Maßnahmen zur Gesundheitsvorsorge und zur Früherkennung von Krankheiten. Dazu gehören die Vorsorgeuntersuchungen für Kinder und Jugendliche, die Untersuchungen zur Krebsfrüherkennung ab dem 35. Lebensjahr sowie die Förderung einer gesunden Lebensweise und Ernährung (→Ernährungsempfehlungen) zur Verhinderung →ernährungsmitbedingter Erkrankungen.

Prawn: eine Art von →Krustentieren.

Prebiotika: in Lebensmitteln enthaltene oder diesen zugesetzte Substanzen, die zur Gesunderhaltung und Vermehrung der im Darm lebenden nützlichen →Milchsäurebakterien beitragen. Zu den Prebiotika gehören Ballaststoffe, die nicht über den Dünndarm in den Körper aufgenommen werden können und daher nahezu unverändert in den Dickdarm gelangen, wo sie von der Darmflora zumindest teilweise abgebaut werden. Die Darmbakterien, denen die Prebiotika als Nahrung dienen, können sich bei einem reichlichen Angebot an Prebiotika stärker vermehren. Im engeren Sinn werden jedoch nur die Ballaststoffe zu den Prebiotika gezählt, die zur Vermehrung von Milchsäurebakterien beitragen, nämlich die Fruktooligosaccharide, eine bestimmte Gruppe von Kohlenhydraten, und das →Inulin. Sie kommen in pflanzlichen Lebensmitteln vor; in größeren Mengen sind sie v. a. in Chicorée, Spargel, Zwiebeln und Getreide enthalten. Beim Abbau von Prebiotika durch die Darmbakterien entstehen Säuren und andere Stoffe, die ein lebensfeindliches Milieu für krank machende Bakterien schaffen. Somit beugen Prebiotika u. a. Darminfektionen vor und tragen zur Stärkung des Immunsystems bei (→Probiotika).

Preiselbeere, Kronsbeere, wiss. Name **Vaccinium vitis-idaea:** Art der Gattung Heidelbeere im nördlichen Europa, in Sibirien und Japan sowie im arktischen Nordamerika; winterharter, immergrüner, kriechender, bis 15 cm hoher Halbstrauch mit oberseits glänzend grünen, unterseits matt bleichgrünen Blättern und etwa erbsengroßen, scharlachroten Beeren. Die saftigen Beeren werden meist zu Kompott oder Marmelade verarbeitet und als Beilage zu Wild gereicht. Roh sind sie wegen ihres herbsäuerlichen Geschmacks, der von Oxal-, Zitronen- und anderen Fruchtsäuren herrührt, wenig schmackhaft. Preiselbeeren zeichnen sich durch einen hohen Vitamin-C-Gehalt aus und liefern außerdem u. a. Kupfer, Mangan und Eisen. Die eng mit der Preiselbeere verwandte, aus Nordamerika stammende und dort in großem Umfang kultivierte **Cranberry** (Vaccinium macrocarpon) ist größer als die Preiselbeere und enthält noch mehr Vitamin C als diese. Sie war schon bei den Indianern als Heil- und Lebensmittel beliebt und schützte die frühen Siedler vor Skorbut.

Pritikin-Diät: eine →Gewichtsreduktionsdiät.

Probiotika, probiotische Erzeugnisse [pro bios, griech. »für das Leben«]: Lebensmittel (v. a. Sauermilcherzeugnisse), denen lebende Mikroorganismen beigefügt wurden, welche sich im Darm ansiedeln und die Darmflora stärken. In der Regel handelt es sich um besonders robuste →Milchsäurebakterien (v. a. Bifidobakterien und Laktobazillen), von denen ein Großteil die Passage durch den salzsäurehaltigen Magensaft überlebt.

Man vermutet, dass eine größere Anzahl von Milchsäurebakterien und anderen probiotischen Keimen dazu beiträgt, krank machende Bakterien aus dem Darm zu verdrängen, u. a. indem sie durch die Produktion von Milchsäure (Bifidobakterien zusätzlich durch die Herstellung von Essigsäure) ein lebensfeindliches Milieu für Krankheitserreger schaffen. Gesichert

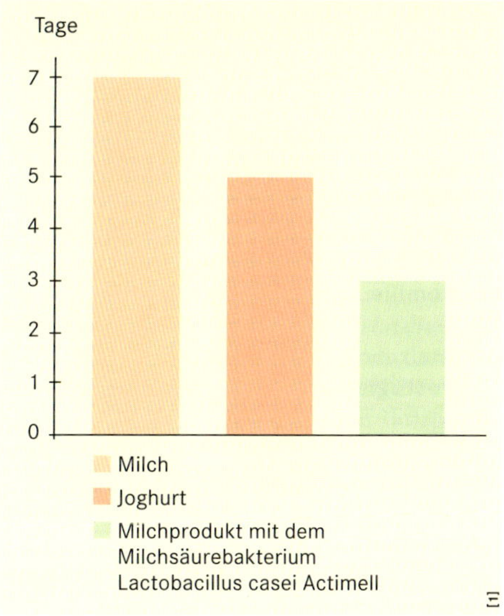

Probiotika: Dauer von Durchfallerkrankungen bei Kindern mit und ohne Einnahme von Probiotika

ist, dass sie Durchfallerkrankungen vorbeugen bzw. deren Dauer verkürzen können. Probiotika können auch bei Laktoseintoleranz verzehrt werden, da es sich um Sauermilchprodukte handelt, die geringere Mengen Laktose enthalten; außerdem setzen die probiotischen Keime im Darm das Laktose spaltende Enzym Laktase frei und fördern somit die Laktoseverwertung. Diskutiert wird, ob Probiotika auch den Cholesterinspiegel senken können.

Voraussetzung dafür, dass die in Probiotika enthaltenen Mikroorganismen eine positive Wirkung auf die Darmflora ausüben können, ist eine ausreichend hohe Keimzahl im probiotischen Lebensmittel sowie der regelmäßige, tägliche Verzehr von Probiotika, da die über Probiotika in den Darm eingebrachten Keime rasch durch andere Bakterien verdrängt werden und damit nur eine kurze Verweildauer im Darm haben.

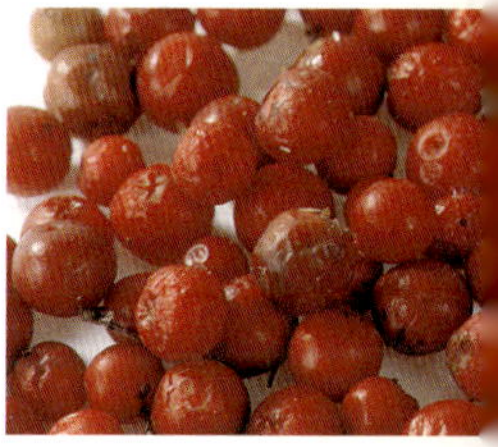

Preiselbeeren

Probiotika selbst herstellen

Probiotische Joghurts können ganz einfach selbst hergestellt werden. Als Zutaten sind nur H-Milch und eine probiotische Starterkultur notwendig, die im Handel erhältlich ist. Die Milch wird auf dem Herd so stark erhitzt, dass sie fast zu kochen beginnt, im Anschluss daran wird sie auf ca. 45 °C abgekühlt. Dann fügt man die probiotische Starterkultur hinzu und vermischt Milch und Kultur miteinander. Anschließend wird die Milch in eine ofenfeste Form gefüllt und im Backofen bei einer Temperatur von ca. 45 °C sechs bis zehn Stunden stehen gelassen. Der Joghurt wird in Gläser gefüllt und zwölf Stunden gekühlt. Noch einfacher ist die Herstellung von probiotischem Joghurt mit einem Joghurtbereiter.

Psyche und Ernährung: →S. 530 ff.

Pudding: Süßspeise von cremiger bis schnittfester Konsistenz, die kalt angerührt oder angerührt und aufgekocht wird. Sie wird aus Dickungsmitteln wie Stärke, Milch oder Wasser sowie Geschmackszutaten wie Kakao, Vanille, Obst zubereitet. Heute wird Pudding meist aus Puddingpulver zubereitet. Diese gebrauchsfertige Mischung besteht u. a. aus Stärke, Reis, Weizengrieß, Zucker, Glukose, Laktose, Kakao, Karamell, Trockenobst, Genusssäuren, Farb- und Aromastoffen.

Puderzucker, Staubzucker: ein →Zucker.

Pu-Erh-Tee: nach einem speziellen Verfahren fermentierter Tee aus China, dem diverse gesundheitsfördernde Wirkungen zugeschrieben werden, die jedoch wissenschaftlich nicht bewiesen sind. So soll Pu-Erh-Tee u. a. bei der Gewichtsreduktion helfen, den Cholesterinspiegel senken und Verdauung und Leberstoffwechsel anregen. Pu-Erh-Tees sind häufig mit Pestiziden belastet, weshalb man nur schadstoffkontrollierte Tees kaufen sollte.

Puerto-Rico-Kirsche: →Acerola.

Puffmais, Popcorn: ein →Knabbererzeugnis.

Puffreis: durch Überdruck gelockerter und vergrößerter, geschälter weißer Reis, der (z. T. mit Schokolade überzogen) als vergleichsweise fettarmer Knabberartikel im Handel ist. Zur Herstellung von Puffreis wird der Reis im Druckkessel gedämpft. Durch das plötzliche Ablassen des äußeren Überdrucks und gleichzeitiges Ausdehnen des Innendrucks werden die Reiskörner aufgepufft, wobei sie sich um ein Mehrfaches ihrer Ursprungsgröße ausdehnen. Nach dem Trocknen ist der Puffreis verzehrfertig.

Pulpe: →Fruchtpulpe.

Pulverkaffee, Extraktkaffee, Instantkaffee, Kaffee-Extrakt, löslicher Kaffee: Röstkaffeepulver, das sich in heißem Wasser auflöst (→Kaffee).

Pumpernickel: eine Brotsorte (→Brot).

Punkte-Diät, Punkt-Diät, Nutripoints: eine →Gewichtsreduktionsdiät.

Pürieren: ein Arbeitsschritt bei der →Vorbereitung von Lebensmitteln.

purinarme Diät: eine Kost, bei der die Nahrung nur so viel Purine enthält, dass der Körper höchstens 500 mg Harnsäure pro Tag produziert. Eine purinarme Diät muss bei →Gicht und erhöhten Harnsäureblutwerten in der Regel lebenslang eingehalten werden.

Purine: zusammenfassende Bezeichnung für eine Gruppe von in der Natur weit verbreiteten Substanzen, deren Grundgerüst aus Kohlenstoff- und Stickstoffatomen besteht.

Purinstoffwechsel: Purine werden vom Körper selbst produziert, da sie für die Erbsubstanz und den Aufbau neuer Zellen notwendig sind. Dieser Prozess wird durch verschiedene Enzyme in Gang gesetzt. Überschüssige Purine aus abgestorbenen Zellen bzw. Lebensmitteln werden – ebenfalls durch Enzyme – zu →Harnsäure abgebaut, die mit dem Harn, z. T. auch dem Stuhl ausgeschieden wird. Damit nicht zu viel Harnsäure anfällt, was zur Auskristallisierung der Harnsäure im Blut führen könnte, wird der Aufbau von Purinen durch die Enzymaktivität begrenzt. Nur wenn diese Enzyme stärker aktiv sind als normal, werden mehr Purine gebildet, als der Organismus benötigt. Diese müssen dann abgebaut werden, was zu einer erhöhten Menge von Harnsäure im Blut führen kann. Dadurch steigt das Risiko für →Gicht und →Harnsteine. In diesem Fall muss auf purinreiche Lebensmittel weitgehend verzichtet werden, damit die Harnsäuremenge nicht noch stärker ansteigt.

Bedarf: Purine gehören zwar nicht zu den unentbehrlichen Substanzen, doch scheinen sie sich günstig auf die Herstellung körpereigener Eiweiße auszuwirken. Auch bestimmte Zellen des Immunsystems, die Lymphozyten, scheinen bei ihrer Heranreifung von der Zufuhr von Purinen zu profitieren. Aus diesem Grund sollten pro Tag etwa 450–700 mg Purine mit der Nahrung aufgenommen werden.

Vorkommen: Reich an Purinen sind in erster Linie Innereien, Fleisch, Wurst und Fisch. Zu den purinarmen Lebensmitteln gehören v. a. pflanzliche Erzeugnisse (mit Ausnahme von Hülsenfrüchten, Pilzen und manchen Gemüsearten wie beispielsweise Spinat und Spargel) sowie Milch und Eier. Alkohol steigert die Bil-

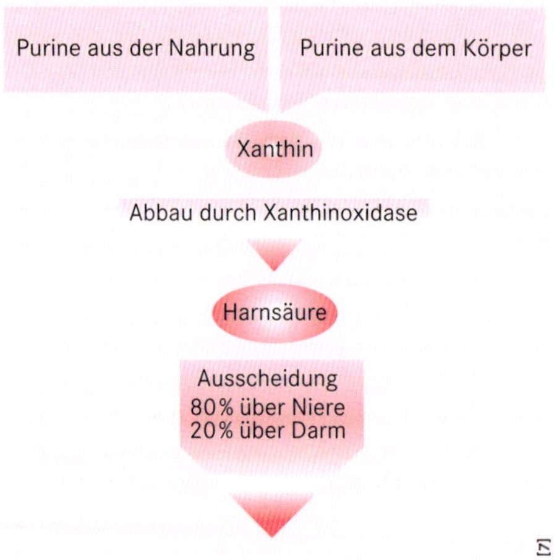

Purine: Stoffwechsel der Harnsäure

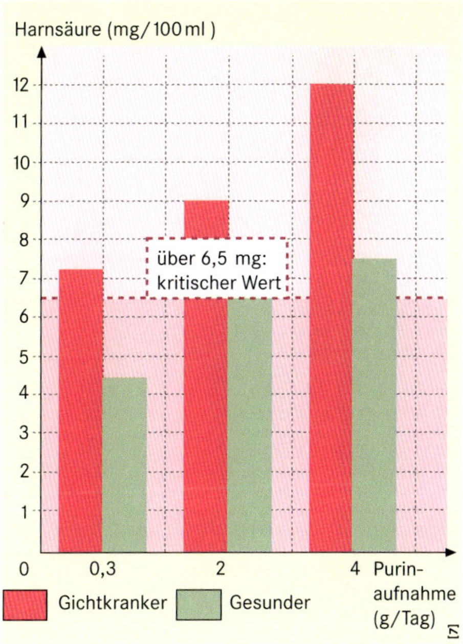

Purine: Purinaufnahme und Harnsäure im Blut

dung von Harnsäure aus Purinen und verringert die Harnsäureausscheidung, weshalb er bei erhöhten Harnsäurewerten gemieden werden muss.

Pute, Truthenne: weibliches →Truthuhn.

Puter, Truthahn: männliches →Truthuhn.

Putzen: ein Arbeitsschritt bei der →Vorbereitung von Lebensmitteln.

PVC, Abk. für **Polyvinylchlorid:** ein Kunststoff, der im Lebensmittelbereich hauptsächlich für die Herstellung von Flaschen und Folien eingesetzt wird. Für die Verwendung in der Lebensmittelindustrie muss das enthaltene hochgiftige, Krebs erregende Vinylchlorid auf die niedrigstmögliche Restkonzentration (1 Teil auf 1 Million) verringert werden. Damit ist eine Gesundheitsgefährdung durch Vinylchlorid-Rückstände in Lebensmitteln minimiert.

Problematisch können die im PVC enthaltenen **Weichmacher** werden, die verhindern, dass der Kunststoff spröde wird, reißt oder bricht. Sie können in die Nahrung (insbesondere in fetthaltige Lebensmittel) übergehen. Mengenmäßig am häufigsten werden Phthalate (Ester der Phthalsäure) in PVC als Weichmacher eingesetzt. Einige der Phthalate sind gesundheitlich bedenklich. Das am häufigsten verwendete Bis(2-ethylhexyl)phthalat hat sich im Tierversuch als schädlich für die Fortpflanzung und krebserregend erwiesen. Daher werden in Lebensmittelverpackungen aus PVC mittlerweile häufig die ungiftigen Zitronensäure-, Milchsäure- oder Weinsäureester als Weichmacher eingesetzt. Auch Adipate (→Geschmacksverstärker) werden gelegentlich als Weichmacher verwendet. Da die Art des Weichmachers nicht auf der Verpackung deklariert ist, sollte man mit PVC-haltiger Folie eingepackte Lebensmittel vorsichtshalber nicht allzu lange in der Folie lagern. Dies gilt insbesondere für stark fett- oder ölhaltige Lebensmittel und Fleisch.

PURINGEHALT AUSGEWÄHLTER LEBENSMITTEL

Lebensmittel (pro 100 g verzehrbaren Anteil)	Puringehalt (mg)
Bierhefe, getrocknet	1810
Kalbsbries	1260
Rinderleber	554
Schweineleber	515
Weizenkeime	500
Sardinen	345
Schweineniere	334
Forelle	297
Hering	210
Sojabohnen, getrocknet	192
Lammfleisch	182
Schweinefleisch	166
Gans	165
Sonnenblumenkerne	143
Linsen, getrocknet	127
Steinpilze	92
Erbsen, grün	84
Brokkoli	81
Artischocken	78
Schwarzwurzeln	71
Spinat	70
Rosenkohl	69
Knäckebrot	60
Champignons	58
Bananen	57
Blumenkohl	51
Eiernudeln	40
Feldsalat	38
Spargel	23 [8]

Pyridoxin: fälschlicherweise häufig als Synonym für →Vitamin B_6 verwendeter Begriff.

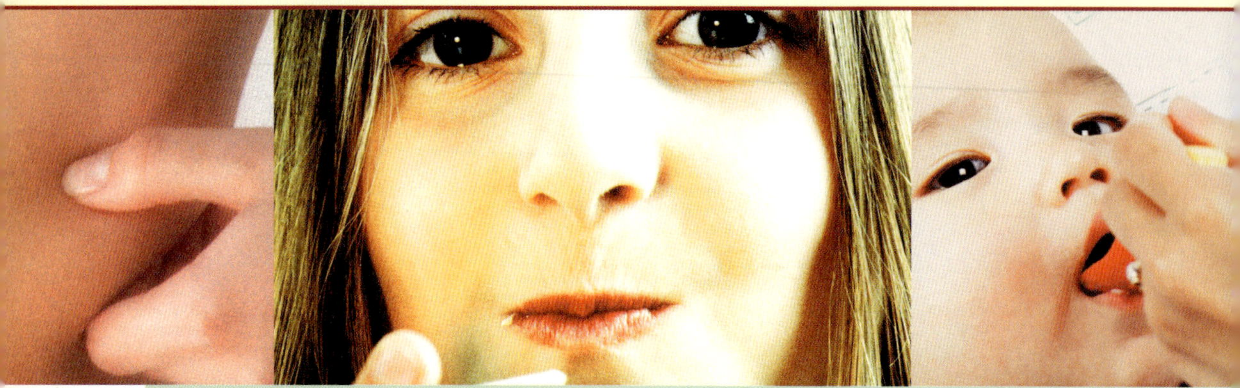

PSYCHE UND ERNÄHRUNG

ERNÄHRUNGSPSYCHOLOGIE

Essen und Trinken ist mehr als das bloße Stillen von Hunger- und Durstgefühlen. Es dient der Befriedigung biologischer, aber auch psychischer und sozialer Bedürfnise. So kann es helfen, Ruhe in die Alltagshektik zu bringen und zwischenmenschliche Kontakte zu knüpfen. Andererseits können psychosoziale Faktoren wie die gefühlsmäßige Diskrepanz zwischen dem derzeitigen Schönheitsideal und der eigenen Körperwahrnehmung Fehlverhalten bei der Nahrungsaufnahme auslösen. Dies macht die Erweiterung der ernährungsmedizinischen Sicht von Unter- und Übergewicht um psychologische Aspekte erforderlich.

Die Ernährungspsychologie ist eine relativ junge Fachrichtung. Der erste Workshop zu diesem Thema fand im Jahr 1975 in Berlin statt. Es wurde diskutiert, wie das Ernährungsverhalten des Menschen zu erklären und zu verändern sei. So strebt die Ernährungspsychologie ein Verständnis der Bestimmungsgründe menschlichen Essverhaltens an und setzt verhaltenswirksame Strategien zu dessen Beeinflussung ein – mit dem Ziel, durch bedarfsangepasste Ernährung die psychophysische Gesundheit zu fördern. Hierbei muss eine Psychologie des Essens (und Trinkens) neben den psychischen Wirkungen des Essens auch die physiologischen Effekte der Nahrungsaufnahme berücksichtigen. Der Verzehr einer Tafel Schokolade ist somit als »lustvolles Geschmackserlebnis« und als »Aufnahme von rund 500 Kilokalorien« zu interpretieren. Einen ähnlichen Unterschied macht man in der Umgangssprache auch zwischen Essen und Ernährung. Während der Begriff Essen zu etwa 50 Prozent mit Lust und Genuss verknüpft wird, löst der Begriff Ernährung zu je 25 Prozent die Assoziationen Gesundheit beziehungsweise Lust und Genuss aus.

NAHRUNGSAUSWAHL

Warum essen wir, was wir essen? Diese Frage kann nicht allgemein gültig beantwortet werden. Es gibt viele Faktoren, die die Nahrungswahl beeinflussen, und deren Gewichtung ist individuell unterschiedlich. Im Wesentlichen wird das Ernährungsverhalten durch innere Signale, äußere Reize und (pseudo-)rationale Einstellungen beeinflusst, deren Bedeutung sich mit dem Alter verschiebt.

Beim Säugling, der alle Geschmacksrichtungen außer Süß ablehnt, wird die Nahrungsaufnahme ausschließlich durch biologische Hunger- und Sättigungsregulation bestimmt. Mit zunehmendem Alter nimmt diese innere Regulation kontinuierlich ab, zunächst zugunsten von Umweltfaktoren wie Nahrungsangebot (Entwicklung von Vorlieben beziehungsweise Abneigungen) und Erziehung (»Nachtisch gibt es nur, wenn der Teller leer gegessen ist«). Im späteren Kindes- und Jugendalter verliert der Einfluss dieser Außensignale an Bedeutung. Gleichzeitig entwickeln sich Einstellungen (»Schlanke sind attraktiver«, »Schokolade ist Nervennahrung«), die zu einer bewussten Steuerung des Essverhaltens führen. Dieses gehorcht in weiten Bereichen allerdings nicht dem Prinzip der Rationalität. In die Entscheidung zum Verzehr eines Lebensmittels fließen zahlreiche Größen ein – zum Beispiel Genusswert (»Schmackhaftigkeit«), Ernährungswissen – dabei auch Fehlinformationen –, Gesundheits-

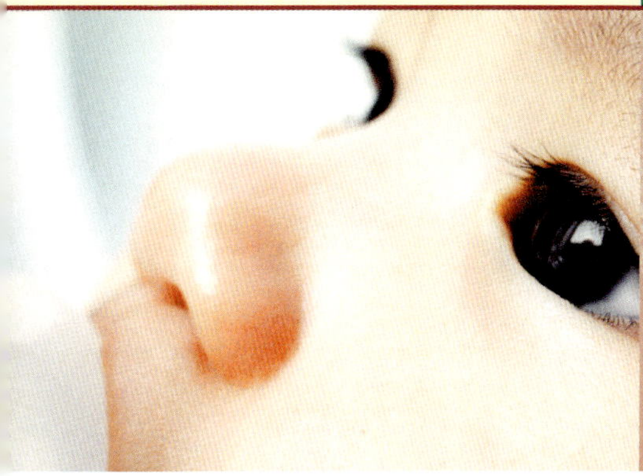

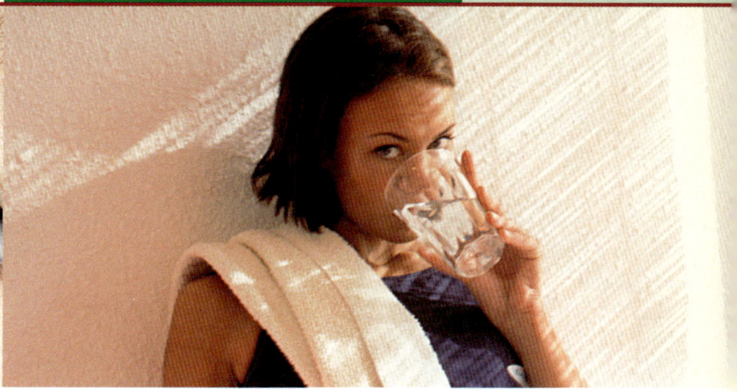

aspekte, Werbung, Einkommen, soziale Normen, Tradition, Umweltverträglichkeit und situative Bedingungen. Im Erwachsenenalter kann die bewusste Gestaltung der eigenen Ernährung relativ stabile Formen annehmen. Interessanterweise werden die eigenen Ernährungsgewohnheiten überwiegend positiv beurteilt. Untersuchungen zur Qualität der Nahrungszufuhr auf der Grundlage von Ernährungstagebüchern bestätigen diese positive Selbsteinschätzung jedoch nicht. Eine Ausnahme bilden Ernährungsinteressierte; sie schneiden etwas besser ab.

APPETIT UND KUMMERSPECK

Appetitminderung (hypophage Reaktion) und Appetitsteigerung (hyperphage Reaktion) als Folge von Über- beziehungsweise Unterforderung und gefühlsmäßigen Spannungen treten schätzungsweise bei der Hälfte der Bevölkerung auf, wobei Frauen häufiger betroffen sind. In hektischen Situationen und bei Ärger (überaktivierendem Stress) wird eher weniger gegessen, bei Langeweile, Einsamkeit und Trauer (unteraktivierendem Stress) eher mehr. Diese Änderungen des Appetits haben keinen Krankheitscharakter.

Wenn Eltern andere Missempfindungen des Kleinkindes nicht von Hungersignalen unterscheiden können und auf Schreien stets mit Nahrungszufuhr reagieren, werden später negativ besetzte Gefühlszustände wie Angst (zum Beispiel vor Prüfungen) oder Unzufriedenheit (beispielsweise in Partnerschaft und Beruf) unter Umständen als Hunger missinterpretiert. Zusätzliche Nahrungsaufnahme im Sinn einer oralen Ersatzbefriedigung führt dann zum so genannten Kummerspeck.

Diese Überformung des spontan regulierten Appetiterlebens kann noch verstärkt sein bei Personen, die in der Kindheit Süßigkeiten aus vermeintlich pädagogischen Gründen – zum Beispiel zur Belohnung eines erwünschten Verhaltens oder als Trost – erhielten. Sie entwickeln dann den so genannten Süßhunger, der oft durch »Zwischendurchessen« (etwa beim Fernsehen, Musikhören oder Lesen) befriedigt wird. Ebenfalls verstärkend kann es sich auswirken, wenn das Sättigungsgefühl an das anerzogene Signal des »leeren Tellers« gekoppelt ist.

FALSCHES SCHLANKHEITSIDEAL

Das Motto »Schlankheit um jeden Preis« ist für weite Teile der Bevölkerung, insbesondere für Frauen unter 30 und manche Führungskräfte, zur sozialen Normvorgabe geworden. Der gesellschaftliche Druck und die in den Massenmedien propagierte Verknüpfung von Schlankheit mit Gesundheit, Attraktivität, Reichtum und Glück bieten ausreichend Gelegenheit für die Entwicklung von übertriebenen diätetischen Maßnahmen und gestörtem Essverhalten. Zwar leidet nicht jeder Untergewichtige an Magersucht, aber die höchste Lebenserwartung haben normalgewichtige Personen. Unter diesem Gesichtspunkt sollte die Verbreitung von Untergewicht und die häufige Durchführung von Gewichtsreduktionsdiäten in den Industrieländern gesehen werden.

Nach den Ergebnissen einer Studie von 1987/88 waren von 747 untersuchten Personen in der Altersgruppe der 18- bis 34-Jährigen zehn

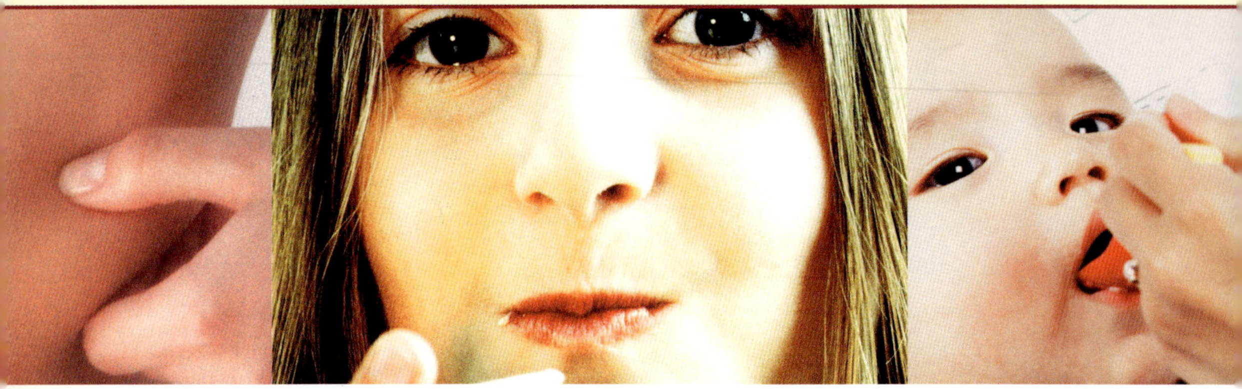

Prozent der Frauen und sieben Prozent der Männer untergewichtig. Unter Jugendlichen variierte die Häufigkeit des Auftretens von Untergewicht in den letzten 20 Jahren relativ stark. 1978/79 waren von 140 Studienteilnehmern im Alter zwischen 14 und 17 Jahren zehn Prozent der Mädchen und vier Prozent der Jungen untergewichtig. 1982/83 hatten von 1024 Jugendlichen im Alter von 13 bis 17 Jahren 17 Prozent der Mädchen und fünf Prozent der Jungen Untergewicht. 1998/99 war unter 307 Jugendlichen dieses Altersbereichs (zwölf bis 16 Jahre) bei je drei Prozent der weiblichen und männlichen Teilnehmer Untergewicht festzustellen.

In der zuletzt genannten Studie gaben 52 Prozent der Jugendlichen an, Erfahrungen mit Maßnahmen zu haben, die dazu geeignet sind, das Körpergewicht zu reduzieren oder eine Gewichtszunahme zu verhindern, wobei Schlanke erfahrungsgemäß eher auf Obstverzehr, kleine Portionen und Verzicht auf Zwischenmahlzeiten zurückgreifen, Übergewichtige dagegen häufiger auf gebremstes Essen, Verzicht auf Süßigkeiten, Reduktion des Fettkonsums und Diättage. Bei der Befragung zum Diätverhalten zeigte sich, dass 18 Prozent der Mädchen und fünf Prozent der Jungen mindestens eine Gewichtsreduktionsdiät durchgeführt hatten. 61 Prozent der Mädchen und 47 Prozent der Jungen kannten Personen, die auch schon Diät gehalten hatten. In knapp 50 Prozent der Fälle war es die Mutter gewesen.

Eine Umfrage unter 35 000 Leserinnen einer Frauenzeitschrift im Jahr 1982 ergab, dass 14,9 Prozent der in Deutschland lebenden erwachsenen Frauen und 8,4 Prozent der Männer öfter als 15-mal eine Gewichtsreduktionsdiät durchgeführt hatten, 73,2 Prozent der Frauen und 87 Prozent der Männer dagegen seltener als dreimal (hiervon 57,5 Prozent der Frauen und 79,6 Prozent der Männer noch nie). Außerdem wurde ermittelt, dass 66,2 Prozent der Frauen und 84,7 Prozent der Männer gar nicht oder nur ab und zu ihre Nahrungsaufnahme kontrollierten, 10,4 Prozent der Frauen und 4,4 Prozent der Männer dagegen fast immer.

GEZÜGELTES ESSVERHALTEN

Unter gezügeltem Essverhalten versteht man die bewusste Kontrolle der Nahrungsaufnahme mit dem Ziel der Erhaltung oder Reduktion des Körpergewichts. Hierbei unterscheidet man zwischen flexibler und rigider Kontrolle. Während eine flexible Kontrolle in der Regel eine bedarfsgerechte Ernährungsweise umfasst und langfristig durchgehalten werden kann, zeichnet sich eine rigide Kontrolle durch teilweisen oder (zeitweilig) völligen Verzicht auf Nahrung sowie Einengung der Handlungsspielräume aus. Der erforderliche Verhaltensaufwand ist wesentlich größer als bei der flexiblen Kontrolle. Der Übergang von einer streng kontrollierten zu einer gestörten Nahrungsaufnahme ist fließend. Das strikte Einhalten vorgegebener Kaloriengrenzen und das konsequente Meiden »verbotener« Nahrungsmittel führt oft bereits bei kleinsten Überschreitungen zum Zusammenbruch der Kontrolle und zur Gegenregulation (nach dem Motto: »Jetzt ist es sowieso egal«). Die Aufnahme größerer Mengen meist fett- und zuckerreicher Nahrungsmittel ist die Folge. Wird die Diät daraufhin beendet, was bei Blitzdiäten mit un-

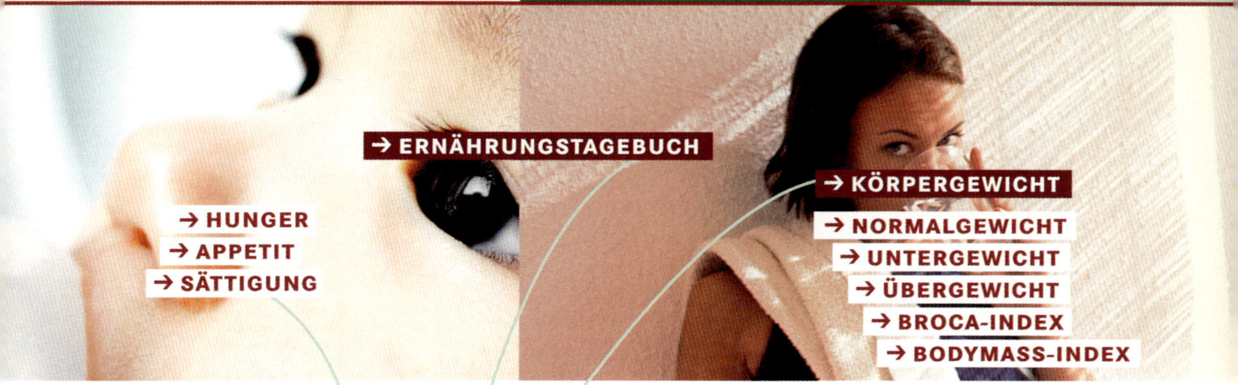

→ ERNÄHRUNGSTAGEBUCH

→ HUNGER
→ APPETIT
→ SÄTTIGUNG

→ KÖRPERGEWICHT
→ NORMALGEWICHT
→ UNTERGEWICHT
→ ÜBERGEWICHT
→ BROCA-INDEX
→ BODYMASS-INDEX

→ SÜSSIGKEITEN

PSYCHE UND ERNÄHRUNG

→ ERNÄHRUNGSGEWOHNHEITEN
→ ESSSTÖRUNGEN
→ MAGERSUCHT
→ BULIMIE
→ BULIMISCHE ANOREXIE
→ BINGE-EATING-DISORDER
→ VERHALTENSTHERAPIE

→ GEWICHTSREDUKTION
→ GEWICHTSREDUKTIONSDIÄTEN
→ SCHLANKHEITSMITTEL
→ APPETITZÜGLER
→ ABFÜHRMITTEL
→ DIURETIKA
→ RIGIDE KONTROLLE
→ FLEXIBLE KONTROLLE
→ JO-JO-EFFEKT

ausgewogener Nährstoffzusammensetzung typischerweise schon nach wenigen Tagen der Fall ist, kommt es nicht selten zur Überschreitung des Ausgangsgewichts – ein Phänomen, das man als Jo-Jo-Effekt bezeichnet. Wird die Diät fortgesetzt und eine Gewichtszunahme verhindert, indem einer hyperphagen Reaktion mit Auslassen von Mahlzeiten, mit Fastentagen oder Sport begegnet wird, haben wir es mit einer latent esssüchtigen Person zu tun. Im Gegensatz dazu haben Bulimiker (»Ess-Brech-Süchtige«) ein ständiges Verlangen nach Nahrung. Auf nicht mehr zu beherrschende Anfälle von Heißhunger und die drohende Gewichtszunahme reagieren sie mit selbstausgelöstem Erbrechen und/oder der Einnahme von Abführ- und Entwässerungsmitteln (Diuretika).

Übertriebene Appetitkontrolle, die sich in Verzicht auf Nahrung äußert, mündet nicht selten in die Magersucht. Betroffen sind vor allem weibliche Jugendliche, die sich nicht mit ihrer Geschlechtsrolle identifizieren können und diese deshalb ablehnen. Einen zusätzlichen Auslöser stellt die Überbetonung des äußeren Erscheinungsbildes in der Gesellschaft dar, die zu einer verzerrten Körperwahrnehmung führen kann.

Um zu einem »normalen« Essverhalten zurückzufinden, muss die oder der Betroffene eigene Maßstäbe hinsichtlich Schönheit und Figur entwickeln. Anzustreben ist eine flexible Steuerung der Nahrungsaufnahme, die dauerndes Kalorienzählen und Wiegen vermeidet. Außerdem sollten Strategien zur Lösung von Konflikten erlernt werden. Ausreichend Schlaf, ausgewogene und vielseitige Ernährung sowie genügend Bewegung sind ebenfalls notwendig.

LESETIPPS:

Alexandra W. Logue: *Psychologie des Essens und Trinkens. Heidelberg (Spektrum) 1998.*

Volker Pudel und Joachim Westenhöfer: *Ernährungspsychologie. Eine Einführung. Göttingen (Hogrefe) ²1998.*

Ernährungsbericht 2000, herausgegeben von der Deutschen Gesellschaft für Ernährung. *Frankfurt am Main (Henrich) 2000.*

Q

Quappe: →Aalrutte.

Quark, Speisequark, Topfen: ein Frischkäse (→Käse), der durch Dicklegung von Milch mithilfe von Milchsäurebakterien und anschließende Zugabe einer geringen Menge Lab hergestellt wird. Quark wird sofort nach der Herstellung verpackt und ist in der so genannten Magerstufe (weniger als 10% Fett i. Tr.) sowie mit 10, 20 und 40% Fett i. Tr. erhältlich. Er ist reich an Kalzium und eignet sich u. a. als Brotaufstrich, zur Herstellung von Fruchtquarkspeisen sowie zum Kochen und Backen.

Quasi-Null-Diät: eine →Allergensuchkost.

Quecksilber: für den Menschen giftiges chemisches Element. Unter den Lebensmitteln können v. a. Fische, Pilze und Innereien mit Quecksilber belastet sein, das in geringen Mengen sowohl in der Natur (in der Erdkruste) vorkommt als auch z. B. durch Verbrennung von fossilen Brennstoffen und die Industrie in Flüsse, Ozeane und Böden gelangt.

Aufnahme und Vorkommen: In der Industrie wird anorganisches, vom menschlichen Organismus nur schlecht resorbierbares Quecksilber verwendet. Gelangt es in die Natur, wird es jedoch von Mikroorganismen in Methylquecksilber umgewandelt, das der menschliche Körper zu über 90% aufnimmt. Bei dem in Lebensmitteln enthaltenen Quecksilber handelt es sich in erster Linie um Methylquecksilber. Besonders stark mit Quecksilber belastet sind Wildpilze und Fische (v. a. Süßwasserfische aus Mündungsgebieten und Seefische aus küstennahen Gewässern, alte und fette Fische, Raubfische, z. B. Aal, Hai, Dornhai, Hecht, Heilbutt, Thunfisch, Flunder und Scholle). Quecksilber lagert sich im Körper v. a. im zentralen Nervensystem, insbesondere in Gehirn, Nieren, Leber und Milz ab. Aus Amalgamzahnfüllungen können Quecksilberdämpfe freigesetzt werden; aus diesem Grund verwenden viele Zahnärzte heute kaum noch Amalgam als Füllmaterial.

Wirkung: Bei einer Gewebekonzentration ab 0,5 mg Quecksilber pro Kilogramm Körpergewicht kann es zu Konzentrationsstörungen, Zahnfleischentzündung und Lockerung der Zähne, Unruhe, Nervosität, Sehstörungen, Störungen des Gleichgewichtssinns, Beeinträchtigung der Bewegungen, Hautkribbeln, Kopfschmerzen, Sprachstörungen, Zittern und Schwerhörigkeit kommen. Auch bei einem geringeren Körperbestand an Quecksilber können einzelne dieser Vergiftungserscheinungen auftreten. Da das Quecksilber über die Plazenta in den Kreislauf des ungeborenen Kindes eintritt, kann bei hoher Quecksilberbelastung der Mutter das Gehirn des Kindes geschädigt

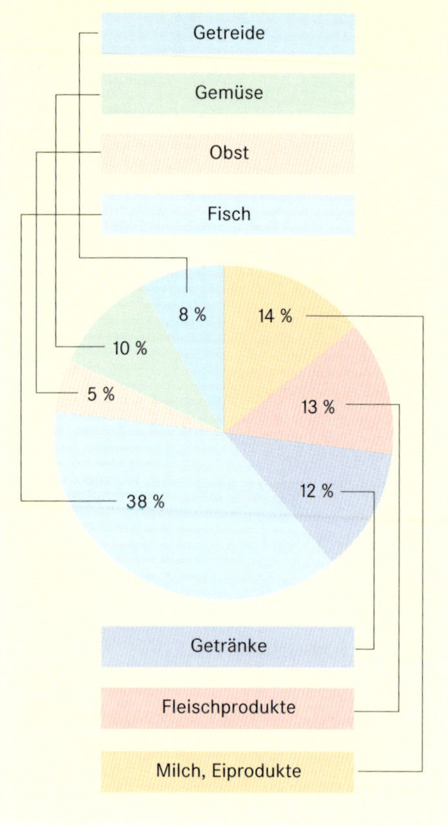

Quecksilber: durchschnittliche Quecksilberaufnahme aus verschiedenen Lebensmitteln

werden, was zu Störungen der geistigen und körperlichen Entwicklung und sogar zu Lähmungen führen kann.

Grenzwerte: Die Weltgesundheitsorganisation gibt die gesundheitlich unbedenkliche wöchentliche Quecksilberaufnahme mit 5 µg pro Kilogramm Körpergewicht an. Die tatsächliche Aufnahme liegt mit bis zu 100 µg pro Woche und Person weit unter diesem Wert.

Hilfe bei Vergiftung: Bei einer akuten Quecksilbervergiftung muss eine Magenspülung durchgeführt werden, um das oral aufgenommene Quecksilber aus dem Körper zu entfernen. Häufig werden auch Wirkstoffe, die sich mit Quecksilber verbinden und dann ausgeschieden werden, verordnet. Bei einer chronischen Quecksilbervergiftung, die durch eine lang andauernde übermäßige Quecksilberzufuhr über die Nahrung hervorgerufen wird, verabreicht man dem Patienten ebenfalls solche Medikamente. Möglicherweise kann auch ein hoher Selengehalt der Nahrung dazu beitragen, dass es trotz hoher Quecksilberzufuhr nicht zu Vergiftungserscheinungen kommt.

Vorbeugung: Besonders stark mit Quecksilber belastete Lebensmittel sollte man nur in Maßen verzehren.

Queller, Salzkraut, wiss. Name **Salicornia:** Gattung der Gänsefußgewächse mit 13 weltweit (mit Ausnahme von Australien) verbreiteten Arten an Meeresküsten (z. B. in den Wattgebieten der Nordsee) und auf Salzböden im Binnenland. Die bekannteste Art ist der Gemeine Queller (Salicornia europaea), eine ein- oder zweijährige, glasig-fleischige Salzpflanze, deren junge Triebe roh verzehrt oder als Essiggemüse eingelegt werden. Die Pflanze hat einen sehr hohen Jodgehalt.

Quellwasser: ein im Wesentlichen naturbelassenes Wasser, das aus natürlichen oder künstlich erschlossenen Quellen gewonnen, am Quellort abgefüllt wird und den Richtlinien für Trinkwasser genügen muss. Im Gegensatz zum →Mineralwasser muss beim Quellwasser keine ernährungsphysiologische Wirkung nachgewiesen werden und es muss auch nicht aus unterirdischen Wasservorkommen stammen, die nachweislich vor Verunreinigungen geschützt sind. Ebenso wie dem Mineralwasser darf ihm Kohlendioxid zugesetzt oder entzogen werden. Erlaubt ist auch das Entfernen von Eisen- und Schwefelverbindungen mittels Belüften, das Filtrieren und das Abgießen von Bodensatz. Um eine Verwechslung mit Mineralwasser auszuschließen, darf Quellwasser weder Hinweise auf die geografische Herkunft oder eine bestimmte Quelle noch auf seinen Mineralstoffgehalt tragen (mit Ausnahme des Hinweises »natriumarm«).

Quendel, Feldthymian, Wilder Thymian: eine Art des →Thymians.

Quercetin: zu den →Polyphenolen gehörender sekundärer Pflanzenstoff.

Quinoa, Hirsemelde, Reismelde, wiss. Name **Chenopodium quinoa:** Getreidepflanze aus der Familie der Gänsefußgewächse, deren Samenkörner bei den Inka zu den Grundnahrungsmitteln gehörten. Zu den traditionellen Anbaugebieten zählen Argentinien, Bolivien, Chile, Ecuador und Peru; mittlerweile wird die Pflanze aber auch in Europa und den USA kultiviert.

Verwendung: Die weiß gelblichen Samenkörner der Quinoapflanze werden entweder gekocht oder zu Mehl verarbeitet. Man kocht die Körner ca. 15 Minuten in etwa der dreifachen Menge Salzwasser; dann müssen sie noch ungefähr zehn Minuten nachquellen. Die Schale der Quinoakörner enthält Saponine, die in größeren Mengen giftig sind. Bevor die Quinoa in den Handel kommt, wird sie (entweder durch Abschleifen der äußeren Kornhülle oder durch Schrubben unter fließendem Wasser) entbittert. Dennoch können noch Reste der Saponine in den Körnern enthalten sein, weshalb sie vor dem Kochen unter fließendem heißem Wasser abgespült werden müssen. Gekochte Quinoakörner schmecken nussähnlich und können wie Reis verwendet werden. Gemahlen werden die Körner in der Getreidemühle; soll das Quinoamehl zum Backen verwendet werden, muss es in einem Verhältnis von 1:2 mit Weizen-, Roggen- oder Dinkelmehl gemischt werden, da Quinoamehl kein Gluten enthält, das notwendig ist, damit der Teig aufgeht.

Inhaltsstoffe und Gesundheitswert: Quinoa eignet sich auch zum Verzehr für Menschen, die unter Zöliakie leiden. Sie hat im Vergleich zu anderen Getreidearten einen sehr hohen Gehalt an hochwertigem Eiweiß; außerdem enthält sie viel Vitamin B_2, Vitamin E, Eisen, Zink, Kalzium und Magnesium. Für die Ernährung von Säuglingen und Kleinkindern ist Quinoa wegen der in den Körnern enthaltenen Saponine nicht geeignet, da diese Substanzen bei ihnen Durchfall verursachen können.

LESETIPP:

MARION ZERBST: *Natürlich gesunde Kraft aus Ur-Getreide. Amaranth, Quinoa und Kamut.* Stuttgart (Trias) 1998.

Quito-Orange: →Naranjilla.

Quitte, wiss. Name **Cydonia oblonga:** Rosengewächs aus Vorderasien; bis 8 m hoher Baum. In Süd- und Mitteleuropa werden die Varietäten Birnenquitte (var. pyriformis) und Apfelquitte (var. maliformis), so benannt nach der Form ihrer Früchte, kultiviert. Die Früchte sind sehr aromatisch, roh aber wegen ihres hohen Tanningehalts nicht genießbar. Sie werden zu Konfitüre, Gelee oder Saft verarbeitet. Quitten enthalten viel Kalium, Vitamin C und Ballaststoffe (Pektin).

Quorn: Bezeichnung für ein Pilzeiweiß (Mykoprotein), das als Fleischersatz Verwendung findet. Quorn wird von dem Schimmelpilz Fusarium graminearum produziert, der in England und der Schweiz in großen Flüssigkulturen industriell gezüchtet wird; es enthält weder Cholesterin noch tierische Fette. Zuerst wurde es nur als Bestandteil einer Gewürzpaste verkauft, ab 1990 kamen die ersten Quorn-Fertigprodukte auf den Markt (z. B. Würstchen, Gehacktes, Geschnetzeltes, Pizzas, Schnitzel, Grillsteak). Da vor der Verarbeitung zu den jeweiligen Endprodukten Hühnereiweiß als Bindemittel zugefügt wird, eignen Quorn-Produkte sich nicht für strenge Vegetarier oder für Menschen mit Hühnereiweißallergie.

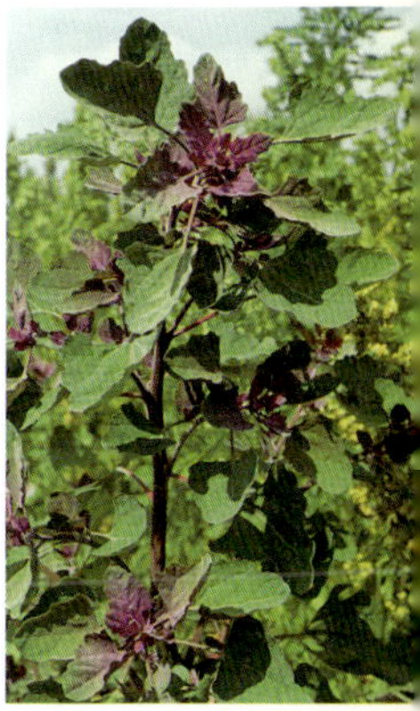

Quinoa: Pflanze

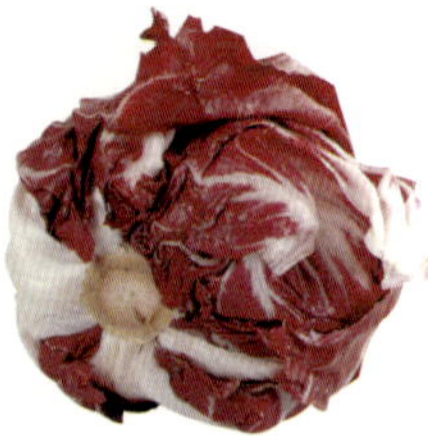

Radicchio

Rachitis: Knochenerweichung im Kindesalter, die durch Störung des Einbaus von Mineralstoffen in den Knochen zur Verformung der Knochen führt. Ursache ist ein Mangel an →Vitamin D, der z.B. infolge zu geringer Sonneneinstrahlung auftreten oder durch Erkrankungen (z.B. der Nieren) hervorgerufen werden kann. Um einer Rachitis vorzubeugen, sollten Säuglinge im ersten Lebensjahr Vitamin-D-Präparate erhalten (10–12,5 µg Vitamin D pro Tag). Eine ausreichende Kalziumzufuhr sollte ebenfalls gewährleistet sein. Bei bereits bestehender Rachitis werden höher dosierte Vitamin-D-Präparate verordnet; zusätzlich wird Kalzium in Tablettenform zugeführt.

Radicchio [ra'dikio, italien.], wiss. Name **Cichorium intybus var. foliosum:** Die aus Italien stammende, durch Anthozyane rot gefärbte Variante des →Chicorée schmeckt leicht bitter. Sie wird v.a. roh, gern in Kombination mit anderen Pflücksalaten, gegessen, kann aber auch gedünstet werden. Um den bitteren Geschmack zu mildern, kann man die Blätter vor dem Verzehr kurz in lauwarmes Wasser legen. Radicchio ist reich an Eisen, Mangan, Kalium, Folsäure und Vitamin C.

Radies|chen, wiss. Name **Raphanus sativus var. sativus:** eine Unterart des Gartenrettichs mit kleiner, rundlicher, rot gefärbter, essbarer Knolle, die weniger scharf schmeckt als Rettich. Radieschen kommen meist als Rohkost auf den Tisch, können aber auch gegart werden. Sie enthalten viel Vitamin C, Kalium, Eisen und Kupfer. Ihr scharfer Geschmack ist auf die Glucosinolate enthaltenden ätherischen Öle zurückzuführen. Glucosinolate haben u.a. eine antibiotische und Krebs vorbeugende Wirkung.

Radikale, freie: →freie Radikale.

Radikalfänger: umgangssprachliche Bezeichnung für →Antioxidanzien.

radioaktive Belastung: →Strahlenbelastung.

Radioaktivität: die Eigenschaft einer Reihe von Atomkernen oder Radionukliden, sich spontan, d.h. ohne äußere Einwirkung, in andere Kerne umzuwandeln, wobei Energie in Form von kinetischer Energie ausgesandter Teilchen und/oder elektromagnetischer Strahlung frei wird. Die Aktivität einer radioaktiven Substanz wird in der Einheit →Becquerel angegeben. Je nachdem, ob die radioaktiven Nuklide in der Natur vorkommen oder künstlich durch Kernreaktionen (beispielsweise in Kernreaktoren) erzeugt werden, unterscheidet man zwischen natürlicher und künstlicher Radioaktivität.

Die Wirkung radioaktiver Strahlung auf lebende Organismen zeigt sich z.B. in Entwicklungshemmungen oder Fehlbildungen bei Mensch und Tier bei größerer Strahlenbelastung. Gewebe sind umso empfindlicher, je jünger ihre Zellen und je größer deren Teilungsgeschwindigkeit ist. Daher werden v.a. Geschlechtsdrüsen, Blut bildende Organe, die Schleimhaut des Magen-Darm-Kanals, aber auch schnell wachsende Tumoren bei hoher Strahlendosis geschädigt. Darauf beruht der Erfolg der Strahlentherapie bei Krebs (→Krebstherapie).

In den letzten Jahrzehnten ist die Radioaktivität der Atmosphäre zeitweilig als Folge von Kernwaffentests sowie durch Reaktorunfälle und Unfälle in militärischen Anlagen erheblich angestiegen, sodass auch bestimmte Lebensmittel radioaktiv belastet sind (→Strahlenbelastung).

Radionuklid: radioaktives Atom mit bestimmter Kernzusammensetzung. Von den über 200 Radionukliden, die nach der Reaktorkatastrophe in Tschernobyl im Jahr 1986 freigesetzt wurden, sind die wichtigsten Jod 131 (Halbwertszeit acht Tage), Strontium 89 und 90 (Halbwertszeit 51 Tage bzw. 29 Jahre), Caesium 134 und 137 (Halbwertszeit zwei bzw. 30 Jahre) und Plutonium 239 (Halbwertszeit 24 110 Jahre). Radionuklide in Luft, Boden und Lebensmitteln können zu unterschiedlicher →Strahlenbelastung führen.

Radiotherapie, Strahlentherapie: eine Art der →Krebstherapie.

Raffinade: Bezeichnung für ein besonders sorgfältig gereinigtes Produkt, im engeren Sinn für fein gemahlenen und gereinigten →Zucker.

Raffination [frz. raffiner »verfeinern«]: das Reinigen und Veredeln von Rohstoffen (z.B. Erdöl), Lebensmitteln (z.B. Zucker, Speiseölen) und technischen Produkten (z.B. Metallen). Technische Anlagen zur Raffination von Zucker und Erdöl werden Raffinerien genannt.

Rahm: →Sahne.

Ramadan [arab. »der heiße Monat«]: der neunte Monat des islamischen Mondjahres, der als Fastenmonat für die Muslime mit besonderen Verpflichtungen verbunden ist. So ist zwischen Morgengrauen und Sonnenuntergang (etwa sechs bis 18 Uhr) Essen, Trinken und Rauchen untersagt. Ausnahmen gelten nur für Kranke und kleine Kinder.

Rambutan: Frucht eines tropischen Seifenbaumgewächses (Nephelium lappaceum). Der ursprünglich aus Malaysia stammende, mit der Litschi verwandte Rambutan wird in weiten Teilen Asiens angebaut. In Europa hat die

Frucht noch keine weite Verbreitung gefunden; am ehesten ist sie im Herbst erhältlich. Rambutans sind etwa pflaumengroß; ihre rötlich braune, ungenießbare Schale ist mit langen, weichen Haaren bedeckt. Das gelblich weiße Fruchtfleisch erinnert im Geschmack an Litschis und hat einen hohen Vitamin-C-Gehalt.

Ranzigwerden: →Fettverderb.

Rapsöl, Rüböl: ein →Speiseöl.

Rapunzel: →Feldsalat.

Ratte: ein →Vorratsschädling.

Rauchen: Einsaugen des Rauchs glimmender Pflanzenteile in die Mundhöhle und durch zusätzliches Einatmen über die Atemwege in die Lunge (Inhalation). Am verbreitetsten ist das Rauchen von Tabak in Form von Zigaretten und Zigarillos, in geringerem Umfang als Zigarren oder in Pfeifen.

Entstehung einer Abhängigkeit: Eine wesentliche Rolle bei der Entstehung des Gewohnheitsrauchens bei Heranwachsenden wird der Nachahmung des elterlichen Verhaltens, der mittelbaren sozialen Umwelt sowie dem Einfluss der Medien und der Werbung beigemessen. Erste, meist vorübergehende Kontakte mit dem Zigarettenrauchen, bei denen Neugier und Mutproben in der Gruppe eine Rolle spielen, treten meist im Alter zwischen zehn und zwölf Jahren auf; die Herausbildung der Einstellung zum Rauchen findet häufig in der Pubertät statt, wo es als Hilfsmittel zur Überwindung von Selbstunsicherheit und bei der Absicht, dem anderen Geschlecht zu imponieren, später auch zur Bewältigung von Prüfungs- und Stresssituationen dienen soll. Die für die Motive des Rauchers entscheidenden psychotropen Wirkungen des Nikotins bestehen darin, dass es zunächst einen anregenden, in höheren Dosen einen beruhigenden und muskelentspannenden Einfluss hat und Hunger- und Angstgefühle sowie Aggressionen mindert. Während zu Beginn psychische Motive für das Rauchen entscheidend sind, werden diese zunehmend von einer pharmakologischen Abhängigkeit vom Nikotin abgelöst, wobei typische Auslösesituationen (z. B. Fahrt zur Arbeit, Telefonieren, Gesellschaft) eine wichtige Rolle spielen.

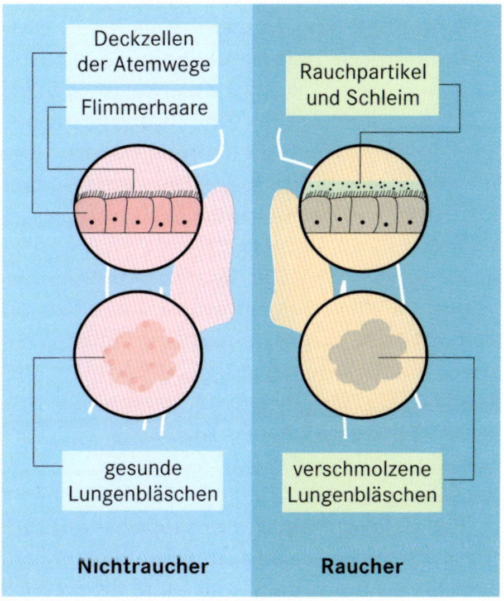

Rauchen: Schädigung der Lunge

Gesundheitsschädliche Wirkungen: Beim Rauchen von Tabak gelangen verschiedene gesundheitsschädliche Stoffe in den Körper, darunter aromatische Kohlenwasserstoffe und Nitrosamine, die im Verdacht stehen, Krebs zu erregen, außerdem Schwermetalle wie Kadmium, giftige Blausäure sowie der Hauptwirkstoff des Tabakrauchs, das Nikotin. Dieses trägt zur Verengung der Blutgefäße bei, fördert Bluthochdruck und begünstigt die Entstehung von Arteriosklerose, indem es indirekt durch Mobilisierung des Hormons Adrenalin zu einem Anstieg des Blutcholesterinspiegels beiträgt. Dadurch erhöht sich das Risiko für einen Herzinfarkt und andere →Herz-Kreislauf-Erkrankungen.

Die im Rauch enthaltenen Krebs erregenden Stoffe können durch Schädigung der Bronchialschleimhaut zur Entwicklung von Lungenkrebs führen. Auch die Entstehung von Mundhöhlen-, Speiseröhren- und Kehlkopfkrebs wird durch das Rauchen begünstigt – das Risiko steigt bei zusätzlichem übermäßigem Alkoholkonsum (→Krebs). Auch das Passivrauchen (das unfreiwillige Einatmen von Tabakrauch) erhöht das Risiko für Herz-Kreislauf-Erkrankungen und Lungenkrebs. Nach Aufgeben des Rauchens können sich innerhalb einiger Zeit viele körperliche Schäden wieder zurückbilden. Das Risiko, an Krebs zu erkranken, entspricht z. B. nach zehn rauchfreien Jahren wieder dem durchschnittlichen Risiko eines Nichtrauchers.

Ernährung: Das Nikotin bewirkt eine Erhöhung des Energiebedarfs, indem es den Grundumsatz steigert. Daher nehmen viele Menschen, nachdem sie das Rauchen aufgegeben haben, trotz gleich bleibender Energiezufuhr zu. Gleichzeitig hemmt Nikotin den Appetit, wodurch es v. a. bei sehr starken Rauchern zu großen Gewichtsverlusten kommen kann. Der Vitamin-C-Bedarf ist bei Rauchern um ca. 50 mg pro Tag höher als bei Nichtrauchern, da durch das Rauchen im Körper größere Mengen zellschädigender →freier Radikale entstehen,

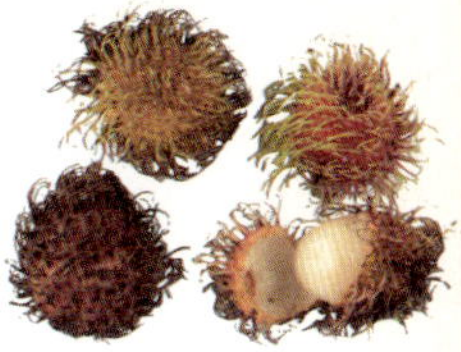

Rambutans

die das mit der Nahrung aufgenommene Vitamin C unschädlich machen muss, wobei es verbraucht wird. Viele Raucher haben daher zu niedrige Vitamin-C-Blutspiegel. Durch das Rauchen wird auch der Geschmacks- und Geruchssinn beeinträchtigt.

Räucherfisch: ein →Fischerzeugnis.

Räuchern: eine Methode zur Konservierung und Aromatisierung v.a. von Fleisch, Fleischerzeugnissen und Fisch, bei der frischer Rauch von verschwelendem Holz oder Sägemehl auf die Lebensmittel einwirkt. Dem Räuchern geht in der Regel eine Vorkonservierung durch Kochsalz oder →Pökelsalze voraus.

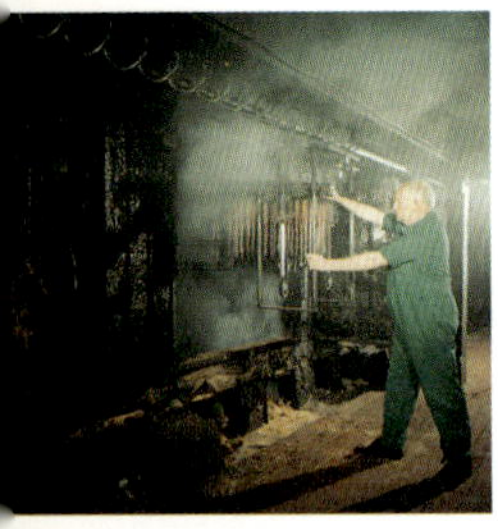
Räuchern

Arten: Abhängig von Temperatur und Dauer des Räuchervorgangs unterscheidet man drei Arten des Räucherns. Beim Kalträuchern wirkt der Rauch zwei Tage (bei Fisch) bis vier Wochen (bei Fleisch) mit einer Temperatur von 12–18 °C auf das Lebensmittel ein. Kalt geräuchert werden v.a. Pökelfleisch, Speck, Schinken, Rohwurst und Fisch. Beim Heißräuchern beträgt die Räuchertemperatur zwischen 70 und 100 °C. Die Räucherdauer beträgt nur wenige Stunden. Heiß geräuchert werden v.a. Brüh- und Kochwürste und Fisch. Beim Feuchträuchern beträgt die Rauchtemperatur 20–40 °C; Zufuhr von Luftfeuchtigkeit verringert den Wasserverlust des Lebensmittels.

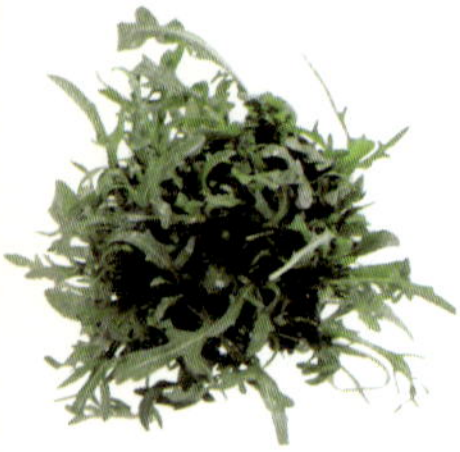
Rauke

Veränderungen im Lebensmittel: Beim Räuchern trocknen die Lebensmittel von der Oberfläche her aus; der Wassergehalt sinkt um bis zu 40 %. Gleichzeitig dringen antibakteriell und antioxidativ wirkende Substanzen aus dem Rauch (u.a. Ameisensäure, Acetaldehyd, Phenole) ein und tragen zur Bildung von Geschmacksstoffen bei. Vitamine und Mineralstoffe bleiben beim Räuchern in hohem Maße erhalten, nur der Gehalt an B-Vitaminen sinkt (um ca. 25 %).

Schadstoffe: Durch sachgemäßes Räuchern, z.B. in einer modernen Räucheranlage mit separater Raucherzeugung und Steuerung der Abluft, wird verhindert, dass schädliche Substanzen wie das Krebs erregende →Benzpyren oder Formaldehyd in zu großen Mengen entstehen. Da diese Stoffe trotz allem in Spuren vorhanden sein können, sollten geräucherte Waren nur in Maßen verzehrt werden.

Rauchfleisch: ein →Fleischerzeugnis.

Rauchpunkt: die Temperatur, bei der ein erhitztes →Speisefett bzw. →Speiseöl zu rauchen beginnt, was die beginnende Fettzersetzung anzeigt. In dem Rauch sind gesundheitsschädliche Substanzen enthalten; daher sollte ein Fett nicht über den Rauchpunkt hinaus erhitzt und rauchendes Fett nicht verwendet werden.

Die Höhe des Rauchpunkts unterscheidet sich von Speisefett zu Speisefett. So sollten z.B. Butter und Margarine nicht über 150 °C erhitzt werden, d.h., sie dürfen nur zum Dünsten und nicht zum Braten verwendet werden. Für Garverfahren, die hohe Temperaturen erfordern (z.B. Braten, Frittieren), sollte man pflanzliche Fette und Öle verwenden, deren Rauchpunkt im Durchschnitt bei 200–250 °C liegt (→Brat- und Backfette).

Rauke, Ölrauke, Rucola, wiss. Name **Eruca vesicaria ssp. sativa:** Die Pflanze, die zur Familie der Kreuzblütler zählt, stammt aus dem Mittelmeerraum; die Römer kannten sie schon vor Christi Geburt. Sie wird u.a. in Italien, Südfrankreich und Ägypten angebaut; in Regionen mit mildem Klima kann sie auch hierzulande im Garten gezogen werden. Die zarten, wie Löwenzahn gezackten Blätter haben einen scharfen, ein wenig an Brunnenkresse erinnernden Geschmack und werden hauptsächlich als Salat verwendet; man kann sie aber auch garen. Die scharfen, sehr ölhaltigen Samen kann man als Gewürz wie Senfkörner verwenden. Rauke ist reich an Kalium, Kalzium, Zink und Betakarotin und hat eine leicht harntreibende Wirkung. Im Kühlschrank ist sie im perforierten Plastikbeutel maximal drei Tage haltbar.

Reaktionsbeeinflusser: eine Gruppe von →technischen Hilfsstoffen.

Rebhuhn: ein Wildhuhn (→Federwild).

Rebsorten: durch Rebenzüchtung und Selektion entstandene Sorten der Weinrebe (→Wein).

Rectum, Rektum, Mastdarm: ein Abschnitt des →Darms.

Reductil®: ein →Appetitzügler.

Refeeding-Syndrom [riːˈfiːdiŋ..., engl.]: eine Stoffwechselerkrankung, die bei plötzlicher ausreichender Energie- und Nährstoffzufuhr im Anschluss an eine Phase von Unter- oder Mangelernährung, Fasten, fortgeschrittenem Alkoholismus oder bestimmten Erkrankungen auftreten kann. Ein wesentliches Charakteristikum ist die Abnahme der Blutserumkonzentration an Phosphat sowie gegebenenfalls an Kalium und Magnesium. Diese Elektrolyte müssen u.U. supplementiert werden. Verhindert wird das Refeeding-Syndrom durch schrittweisen Kostaufbau (→Aufbaudiät). Möglicherweise ist anfangs sogar eine →künstliche Ernährung erforderlich.

Reflux|ösophagitis: chronische Entzündung der Speiseröhre durch den ständigen Rückfluss von Magensäure. Im Anfangsstadium ist nur die Speiseröhrenschleimhaut betroffen; bei Fortschreiten kann die Refluxösophagitis jedoch auch auf die tieferen Wandschichten der Speiseröhre übergreifen. Die Speiseröhre kann sich infolge von Geschwür- und anschließender Narbenbildung verengen, außerdem können Blutungen auftreten. Auch das Risiko für die Entstehung von Speiseröhrenkrebs erhöht sich.

Symptome und Ursachen: Zu den Symptomen einer Refluxösophagitis gehören in erster Linie heftiges Sodbrennen und Hochwürgen von saurem Magensaft. Ursachen sind u.a. Rauchen und übermäßiger Alkoholkonsum, die zur Erschlaffung des Magenverschlusses in Richtung Speiseröhre beitragen, außerdem Übergewicht, das den Druck auf den Magenverschluss steigert, hormonelle Veränderungen (z.B. in der Schwangerschaft) und eine zu starke Magensäurebildung, z.B. infolge zu fettreicher oder zu großer Mahlzeiten.

Behandlung und Ernährung: Behandelt wird die Krankheit durch Medikamente, die die Herstellung von Magensäure hemmen oder Magensäure binden. Falls diese keine Wirkung haben, kann auch eine Operation notwendig sein. Daneben sollten anstelle weniger großer mehrere kleine Mahlzeiten eingenommen und die Speisen gründlich gekaut werden. Übergewicht muss abgebaut, auf Alkohol und Rauchen verzichtet werden. Drei bis vier Stunden vor dem Schlafen sollte keine Mahlzeit mehr eingenommen werden. Auf fettreiche Lebensmittel, die häufig Sodbrennen auslösen, soll der Patient weitgehend verzichten, ebenso auf saure Fruchtsäfte. Auch kohlensäurehaltige Getränke, Kaffee, Schwarztee und Süßigkeiten können die Beschwerden verschlimmern.

Reformhäuser: genossenschaftlich organisierte Einzelhandelsläden, die Reformwaren führen, d.h. Erzeugnisse, die nach Ursprung, Zusammensetzung und Beschaffenheit möglichst naturbelassen sind und somit der Gesundheitsvorsorge und -pflege dienen. Unter anderem sind dies vegetarische Lebensmittel, Naturheilmittel (beispielsweise Kräutertees, Frischpflanzensäfte), diätetische Lebensmittel und Körperpflegeprodukte. Reformhausprodukte erfüllen besonders hohe Qualitätsanforderungen. So dürfen sie z.B. keine chemischen Lebensmittelzusatzstoffe und keine gehärteten Fette enthalten. Darüber hinaus haben sich die Reformhäuser verpflichtet, keine bestrahlten, begasten oder gentechnisch veränderten Produkte anzubieten.

Reformhäuser entstanden um 1890 aus dem Bestreben, eine gesunde Lebensführung sowie die Selbsthilfe zu fördern. 1927 schlossen sie sich zur »neuform – Vereinigung deutscher Reformhäuser eG« zusammen. Derzeit (Stand: 2001) gibt es in Deutschland über 2400 Reformhäuser, deren Verkäufer in mehrwöchigen Seminaren an der Reformhaus-Fachakademie in Oberursel (Taunus) für die qualifizierte Beratung ausgebildet werden.

Regenbogenforelle: eine Art der →Forelle.

Reh: ein →Haarwild.

Reife: jener Entwicklungsgrad, in dem bestimmte Lebensmittel genuss-, verwendungs- oder lagerfähig sind.

Obst und Gemüse: Bei Obst bezeichnet Reife den Zeitpunkt, bei dem die Entwicklung einer Frucht so weit abgeschlossen ist, dass Farbe, Saftigkeit, Aroma, Festigkeit und Säure-Zucker-Verhältnis einen harmonischen, fruchttypischen Eindruck erwecken. Im Gegensatz dazu weisen unreife Produkte häufig Defizite im Aroma- und Zuckergehalt auf. Ist der Zeitpunkt der Reife überschritten, kommt es allerdings zu Qualitätsverminderungen bis hin zum Verderb: Die Früchte werden weich, das arttypische Aroma verändert sich unangenehm und der Vitamingehalt nimmt ab. Bei vielen Früchten ist eine Nachreifung nötig; so fallen bei Lagersorten von Äpfeln Baum- oder Pflückreife und Lager-, Genuss- oder Vollreife nicht zusammen. Einige Obstarten können im unreifen Zustand gekauft werden und dann zu Hause noch nachreifen, so z.B. Bananen oder Avocados. Bei Gemüse sind Ernte- und Verwendungsreife meist identisch.

Milcherzeugnisse: Auch bei der Herstellung mancher Milcherzeugnisse ist ein Reifungsprozess notwendig. So reift Käse z.B. durch Milchsäuregärung und Lagerung, wobei die Milchsäurebakterien bestimmte Abbauprodukte (u.a. Ethanol) bilden, die zum typischen Aroma und Geruch der jeweiligen Käsesorte beitragen.

Reifung, Reifeprozess, Reifungsprozess: ein Prozess der Struktur-, Geschmacks- und Aromabildung von Lebensmitteln, durch den sie genuss-, verwendungs- oder lagerfähig (reif) werden. Die Reifung erfolgt durch enzymatische Vorgänge (z.B. bei Obst) oder mikrobielle Aktivität (z.B. bei Milchprodukten); zudem ist sie von äußeren Einflüssen wie Temperatur, Licht und Sauerstoff abhängig. Die bei Pflanzen meist mit der Reifung einhergehenden farblichen Veränderungen (z.B. bei Tomaten, Erdbeeren) sind auf den Abbau des grünen Farbstoffs Chlorophyll zurückzuführen, durch den die vorher überdeckten anderen Farbstoffe sichtbar werden. Grüne Früchte haben meist noch einen beträchtlichen Gehalt an Stärke, die im Verlauf der Reifung zu Zucker abgebaut wird. Chemische Stoffe oder Verbindungen zur Förderung der Reifung bezeichnet man als Reifungsbeschleuniger. So wird z. B. Ethylen zur Beschleunigung der Obstreifung eingesetzt.

Viele Fleischsorten müssen zur Reifung eine Zeit lang →abhängen.

Reineclaude, Reneklode: eine Unterart der →Pflaume.

Reinheitsgebote: deutsche Rechtsvorschriften hinsichtlich der Zutaten von bestimmten Lebensmitteln, z. B. →Bier.

Reis, wiss. Name **Oryza sativa:** bis 1,80 m hohe Getreidepflanze aus der Gattung der Süßgräser.

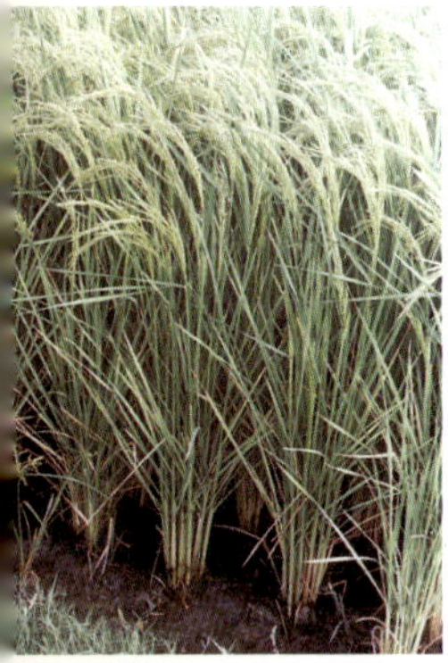

Reis

Geschichte: Ursprünglich stammt Reis wohl aus dem tropischen Südostasien. Schon im 4. Jt. v. Chr. wurde er in Thailand und im 3. Jt. in Südchina in Monokultur angebaut. Im frühen 1. Jt. v. Chr. gelangten Kenntnisse des Reisanbaus von Indien über Persien zum Zweistromland. Die Araber verbreiteten den Anbau im 8. Jh. n. Chr. von Syrien nach Ägypten, Nordafrika, Sizilien und Spanien, von wo aus er im 16. Jh. nach Italien und Südfrankreich kam.

Anbau, Verarbeitung und Sorten: Neben Mais und Sorghumhirse ist Reis die wichtigste Getreidepflanze der Tropen und z. T. auch der Subtropen; für etwa ein Drittel der Weltbevölkerung stellt er das Hauptnahrungsmittel dar. Haupterzeugerländer sind China, Indien, Bangladesch, Vietnam, Japan und Brasilien. Wie Hafer bildet Reis eine etwa 20–30 cm lange, breit gefächerte Rispe aus. Er gedeiht entweder als Sumpfreis im Wasser oder als unbewässerter Bergreis.

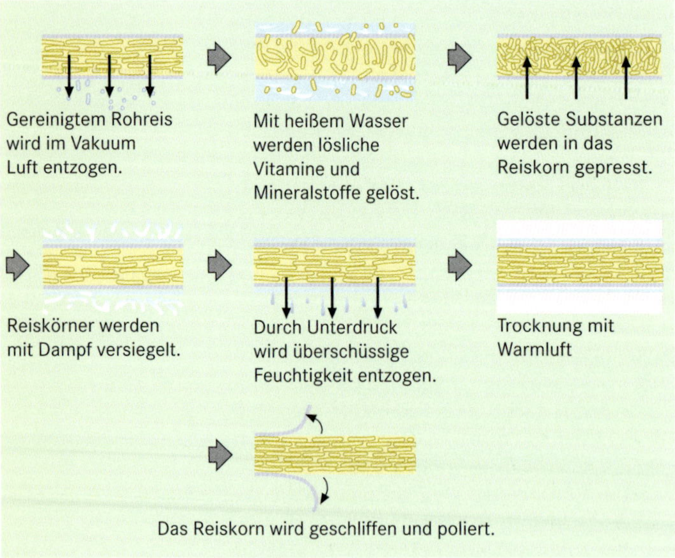

Reis: Herstellung von Parboiled Reis

Nach der Ernte wird der Reis gedroschen und anschließend entspelzt. Das Korn ist noch von Frucht- und Samenschale, Silberhaut und Aleuronschicht umschlossen, die viele Vitamine und Mineralstoffe, Fett, Eiweiß und Ballaststoffe enthalten. Dieser Reis wird in die Konsumländer importiert und kommt nur zu einem kleinen Teil ohne weitere Bearbeitung, lediglich gereinigt und verlesen, als Naturreis (Braunreis) in den Handel; zum Großteil wird er weiterbearbeitet. Er wird geschliffen, d. h., Schale, Silberhaut und Keimling werden entfernt (so entsteht weißer Reis) und teilweise poliert, wobei auch noch die Aleuronschicht komplett entfernt wird und das Reiskorn eine glatte Oberfläche erhält (solcher Reis ist als polierter Reis im Handel).

Wesentlich wertvoller als geschliffener Reis sind Naturreis und Parboiled Reis, den man vor dem Schleif- und Polierprozess mit heißem Wasser vorbehandelt, um einen Teil der Vitamine aus den äußeren Schichten des Korns ins Innere zu bringen und damit dem Korn zu erhalten. Dieser etwas gelbliche Reis ist in der ungeöffneten Packung zwei bis drei Jahre haltbar. Naturreis dagegen kann durch seinen höheren Fettgehalt schneller ranzig werden und ist im Haushalt maximal ein Jahr haltbar. Er bleibt körnig und muss fast doppelt so lange gekocht werden wie weißer Reis. Reis sollte dunkel, trocken und luftig aufbewahrt werden.

Nach der Größe der Körner unterscheidet man Langkornreis (Patnareis, 6–8 mm lang) und Rundkornreis (Milchreis, 4–5 mm lang). Langkornreis ist hart und glasig und bleibt beim Kochen trocken und körnig; er wird meist als Beilage zu Fisch-, Fleisch- und Gemüsegerichten gereicht. Ein besonders aromatisch duftender und schmeckender Langkornreis ist der körnige Basmatireis, der v. a. zu indischen Gerichten serviert wird. Rundkornreis wird beim Kochen weich und klebrig und eignet sich deshalb v. a. für Süßspeisen. Auf dem Markt ist ferner Bruchreis aus gebrochenem weißem Reis erhältlich sowie Schnellkochreis, der bereits vorgegart ist und sich in wenigen Minuten zubereiten lässt. Bei →Wildreis handelt es sich um eine mit dem Reis verwandte Wildgetreideart.

Inhaltsstoffe und Gesundheitswert: Reis ist sehr stärkehaltig und gut bekömmlich. Er enthält wenig Fett und Eiweiß; das Eiweiß von Naturreis ist allerdings sehr hochwertig, da es alle unentbehrlichen Aminosäuren enthält. Insbe-

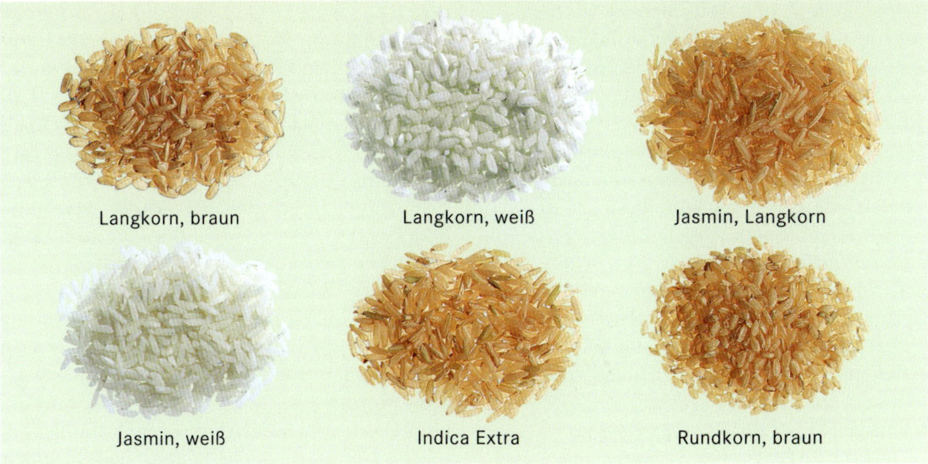

Reis: verschiedene Sorten

Reis richtig garen

Generell benötigt man zum Garen die doppelte Menge Wasser, d. h., auf eine Tasse Reis kommen zwei Tassen Wasser. Pro Person rechnet man als Beilage 50–70 g. Man setzt den Reis mit schwach gesalzenem Wasser auf und bringt das Ganze zum Kochen. Dann lässt man ihn so lange auf kleiner Flamme weiterköcheln, bis der Reis die Flüssigkeit ganz aufgenommen hat (das dauert bei Naturreis etwa 40 Minuten, bei weißem und Parboiled Reis 15–20 Minuten), und lässt ihn bei geschlossenem Deckel 10–20 Minuten nachquellen (Packungsanweisung beachten). Naturreis lässt sich auch gut im Dampfkochtopf zubereiten. Das Garen in großen Mengen Salzwasser, das anschließend weggeschüttet wird, ist ernährungsphysiologisch nicht zu empfehlen, da mit dem Wasser wertvolle Nährstoffe verloren gehen. Reste von gekochtem Reis können im Kühlschrank drei bis vier Tage aufbewahrt werden.

sondere der Naturreis liefert außerdem größere Mengen Vitamin B_1, B_6, Niacin, Biotin, Vitamin E, Magnesium und Mangan. Weißer und polierter Reis hat den größten Teil seiner wertvollen Inhaltsstoffe eingebüßt. In Regionen, wo vorwiegend solcher Reis verzehrt wird, tritt die Vitamin-B_1-Mangelkrankheit →Beriberi auf.

Reis ist glutenfrei und eignet sich daher auch zum Verzehr für Personen, die an Zöliakie leiden. Naturreis enthält viele Ballaststoffe, die die Verdauung fördern und das Darmkrebsrisiko senken. Auch die im Reis enthaltenen Protease-Inhibitoren haben eine vor Krebs schützende Wirkung. Aufgrund seines relativ hohen Kalium- und geringen Natriumgehalts wirkt Reis entwässernd. Da er kalorienarm ist und sättigt, eignet er sich gut für Gewichtsreduktionsdiäten.

LESETIPP:

Das große Buch vom Reis. Geschichte, Anbau, Sorten, Küchenpraxis und Rezepte. Teubner Edition. München (Gräfe & Unzer) 1997.

Reiscracker: →Reiswaffel.

Reisdiät: eine →Gewichtsreduktionsdiät.

Reisekrankheit, Kinetose, Seekrankheit: Beschwerdenkomplex, der durch wiederholte schwankende Bewegungen und Drehbewegungen ausgelöst wird und bei Reisen mit verschiedenen Verkehrsmitteln, v. a. mit dem Schiff, aber auch mit dem Auto auftreten kann. Zu den Beschwerden gehören Übelkeit, Erbrechen, Schwindelgefühl und Schweißausbrüche. Zur Vorbeugung kann man Medikamente einnehmen, die den Brechreiz hemmen und beruhigend wirken; außerdem ist es sinnvoll, vor der Reise nicht zu viel zu essen. Während der Reise sollten kleine Mahlzeiten eingenommen werden. Bei der Auswahl der Lebensmittel ist darauf zu achten, dass sie gut bekömmlich sind.

Reisen: Zur Vorbeugung von Infektionen, die v. a. bei Reisen in Länder mit mangelnder Hygiene durch Nahrung oder Trinkwasser übertragen werden können, sollte man auf den Verzehr bestimmter Lebensmittel verzichten. Dazu gehören alle Obst- und Gemüsearten, die nicht geschält oder gegart werden (also auch Salat). Das Abwaschen mit Wasser reicht nicht aus, um Krankheitserreger abzutöten oder zu entfernen. Hinzu kommt, dass auch das Leitungswasser mit Krankheitserregern belastet sein und diese auf das Obst bzw. Gemüse übertragen kann.

Auch Eier und Speisen, die mit Eiern zubereitet wurden, sollte man nicht verzehren, v. a. wenn die Gefahr besteht, dass rohe Eier verwendet wurden (z. B. bei Mayonnaise oder cremigen Desserts). Speiseeis und andere im Straßenverkauf oder in Imbisslokalen angebotene Lebensmittel sollte man meiden, ebenso

Rohmilch und mit Rohmilch zubereitete Lebensmittel wie beispielsweise Joghurt. Auch Speisen, die nicht völlig durchgegart sind (z. B. halb durchgegartes Fleisch, roher Fisch oder ungekochte Muscheln), können mit Krankheitserregern belastet sein. Das Gleiche gilt für alle Lebensmittel, die einen unangenehmen Geruch bzw. Geschmack besitzen.

Auf das Trinken von Leitungswasser und mit Eiswürfeln gekühlten Getränken sollte man verzichten. Zum Trinken eignen sich alle Getränke, bei denen das Wasser zuvor gekocht wurde oder die in Flaschen abgefüllt und verschlossen wurden. Zum Zähneputzen sollte man nur abgekochtes Wasser oder kohlensäurehaltiges Mineralwasser verwenden.

Reishi: →Glänzender Lackporling.

Reismehl: Mehl aus gekochten, getrockneten und vermahlenen Reiskörnern. Reismehl ist in Reformhäusern und Naturkostläden erhältlich, man kann es jedoch auch selbst mit einer Getreide- oder Kaffeemühle herstellen. Reismehl hat keinen Eigengeschmack und wird u. a. zum Binden (z. B. von Suppen und Puddings) verwendet. Darüber hinaus dient es als Zutat bei der Herstellung von Backwaren (z. B. Keksen), die allerdings wegen des fehlenden Glutens nicht sehr stark aufgehen. In Asien werden aus Reismehl lange, dünne Nudeln hergestellt, die man in Suppen oder als Beilage verwendet. Da Reismehl kein Gluten enthält, darf es auch von Menschen verzehrt werden, die an Zöliakie leiden.

Reismelde: →Quinoa.

Reisstärke: aus Reis gewonnene →Stärke.

Reiswaffel, Reiscracker: ein süßes oder salziges Waffelgebäck auf der Basis von Reis. Im Handel sind unterschiedliche Sorten erhältlich, beispielsweise mit oder ohne Meersalz sowie mit Schokolade, Hirse, Buchweizen, Mais, Amarant oder Sesam. Zur Herstellung von Reiswaffeln wird Reis (in der Regel ungeschälter Rundkornreis) mit den entsprechenden Zutaten in speziellen Waffelformen gebacken. Durch die Hitze platzen die Reiskörner auf (»poppen«) und die in ihnen enthaltene Stärke führt zur Bindung des Gebäcks. Reiswaffeln eignen sich gut als kleine Zwischenmahlzeit; man kann sie pur oder mit Belag (z. B. süßen oder pikanten Brotaufstrichen) verzehren. Für Menschen, die an Zöliakie leiden, stellen sie eine willkommene Alternative zu Brot dar, da sie kein Gluten enthalten.

Reiswein: →Sake.

Reizdarm, Colon irritabile, Reizkolon: Dickdarmbeschwerden, die ohne zugrunde liegende organische Störung auftreten und zu denen Bauchschmerzen, Verstopfung, Durchfall (oder beides im Wechsel), Blähungen und Völlegefühl zählen können. Als Ursache vermutet man psychische Belastungen; in manchen Fällen kommen Nahrungsmittelunverträglichkeiten (z. B. gegenüber Fruktose oder Sorbit), Bewegungsmangel, eine zu ballaststoffarme Ernährung oder die Einnahme von Medikamenten hinzu, die die Darmfunktion beeinträchtigen. Durch eine entsprechende Ernährung lassen sich die Beschwerden lindern. Sinnvoll ist die Verteilung der Nahrungsaufnahme auf mehrere kleine Mahlzeiten pro Tag. Die Nahrung sollte zudem gründlich gekaut werden. Auch eine an →Ballaststoffen reiche Nahrung schafft manchmal Abhilfe. Lebensmittel, nach deren Verzehr Beschwerden auftreten (z. B. fettreiche Speisen, blähende Lebensmittel wie Zwiebeln, Milch, Kaffee), sollten Patienten meiden.

LESETIPPS:

HANS-GOTTFRIED SCHMIDT: *Magenleiden und Darmleiden. Reizmagen, Reizdarm, Magengeschwüre und Darmgeschwüre. Weil der Stadt (Hädecke) 1986.*

HELMUT WEISS: *Kranker Darm, kranker Körper. Gesundheit durch richtige Verdauung und Ernährung. Heidelberg (Hüthig) [3]1994.*

LOTHAR LOEBERT: *Magen und Darm. Beschwerden und ihre Behandlung. Stuttgart (Trias) 1996.*

PETER LAYER: *Das Reizdarmsyndrom. Pathogenese, Diagnostik und Therapie. Bremen (Uni-Med) 2000.*

Reizmagen: Bezeichnung für Magenbeschwerden wie Völlegefühl, Magenschmerzen, Erbrechen, Übelkeit, Sodbrennen, für die keine organischen Ursachen gefunden werden können. Vermutlich werden die Beschwerden durch psychische Belastungen ausgelöst. Man nimmt an, dass der Vagusnerv den Magen bei Stress zur verstärkten Produktion von Magensaft anregt. Möglicherweise werden auch die Bewegungen des Magens verlangsamt, was zu Missempfindungen im Bauchraum führt. In erster Linie sollten beim Reizmagen seelische Belastungen reduziert werden, falls nötig mithilfe eines Psychotherapeuten. Auf Alkohol, Kaffee sowie auf das Rauchen sollten Betroffene weitgehend verzichten. Statt weniger großer sollten fünf bis sieben kleine Mahlzeiten eingenommen werden; schwer verträgliche Lebensmittel und Getränke sind zu meiden. Möglicherweise kann auch eine erhöhte Zufuhr von →Ballaststoffen und gegebenenfalls eine Reduktion des Fettgehalts der Nahrung auf einen Anteil von höchstens 30 % des Energiebedarfs Linderung verschaffen.

Rektum, Rectum, Mastdarm: ein Abschnitt des →Darms.

Remoulade [remu...], **Remouladensauce:** mit gehackten Gewürzgurken, Kapern, Sardellen, Petersilie, Kerbel, Estragon, frisch gemahlenem Pfeffer und Senf pikant abgeschmeckte →Mayonnaise. Remoulade eignet sich als Sauce zu Fisch, kaltem Braten, kalten hart gekochten Eiern und Sülze.

Reneklode, Reineclaude: eine Unterart der →Pflaume.

Renken: →Felchen.

Rennin: →Lab.

resistente Stärken: eine Gruppe von →Ballaststoffen.

Resorption: im engeren Sinn die Aufnahme von Nährstoffen aus dem Magen-Darm-Trakt (v. a. aus Dünn- und Dickdarm) in das Blut und die Lymphflüssigkeit, im weitesten Sinn auch die Aufnahme von Substanzen über Haut, Schleimhäute und Lunge. Eine Resorption von Nährstoffen aus dem Verdauungstrakt ist nur möglich, wenn diese in kleinste Bestandteile (z. B. Fette in Fettsäuren) aufgespalten sind. Teils diffundieren die Nährstoffe über die Darmschleimhaut ins Blut, teils müssen sie unter Aufwendung von Energie aufgenommen werden. Eine andere, aus dem englischen Sprachgebrauch übernommene Bezeichnung für Resorption ist Absorption.

Retinol: Hauptvertreter des →Vitamins A.

Rettich, wiss. Name **Raphanus:** Gattung der Kreuzblütler. Der wahrscheinlich vom Ackerrettich (Raphanus sativus) abstammende Gartenrettich stammt aus Kleinasien, von wo er spätestens im 3. Jt. v. Chr. nach Ägypten kam. Um 2700 v. Chr. wurde er dort den Sklaven, die die Cheopspyramide errichteten, zur Stärkung gegeben. Griechen und Römern war der Gartenrettich in mehreren Sorten als Gemüse bekannt. Häufig angepflanzte Unterarten sind der Gewöhnliche Gartenrettich (Speiserettich, Radi, var. niger) mit großer, weißfleischiger, außen unterschiedlich gefärbter (weißer, roter oder schwarzer) Rübe, der als Sommerrettich oder Winterrettich angepflanzt wird, und das →Radieschen. Rettich wird meist roh verzehrt, seltener gegart oder eingelegt. Gegart verliert er an Schärfe. Im Kühlschrank ist er etwa eine Woche haltbar. Rettich ist sehr wasserhaltig und kalorienarm, liefert viel Vitamin C, Kalium und Eisen, wirkt appetit- und verdauungsanregend und leicht harntreibend. Sein scharfer Geschmack ist auf die Glucosinolate enthaltenden ätherischen Öle zurückzuführen. Glucosinolate haben u. a. eine krebsvorbeugende und antibiotische Wirkung. Allerdings kann Rettich Blähungen und bei magenempfindlichen Personen Sodbrennen verursachen.

Rhabarber, wiss. Name **Rheum:** Gattung der Knöterichgewächse mit etwa 50 Arten in den temperierten und wärmeren Gebieten Asiens; ausdauernde Stauden mit dickem Wurzelstock und fleischigen Wurzeln. Die Blattstiele der auch in Mitteleuropa angepflanzten Arten Rheum rhabarbarum und Rheum rhaponticum werden (geschält, in Stücke geschnitten und mit Zucker gekocht) zu Kompott und Marmelade verarbeitet und auch zur Obstweinherstellung verwendet. Im Kühlschrank ist Rhabarber nur wenige Tage haltbar. Er liefert Vitamin K, C, Kalium und Kalzium. Sein saurer Geschmack rührt von seinem Gehalt an Apfel- und Zitronensäure her. Im Gegensatz zu den Blättern, die keinesfalls verzehrt werden dürfen, enthalten die Blattstiele nur wenig von der in größeren Mengen giftigen Oxalsäure. Gichtpatienten sowie Personen mit Neigung zu Nierensteinen sollten auf den Genuss von Rhabarber verzichten, da die Oxalsäure ihre Beschwerden verschlimmern kann.

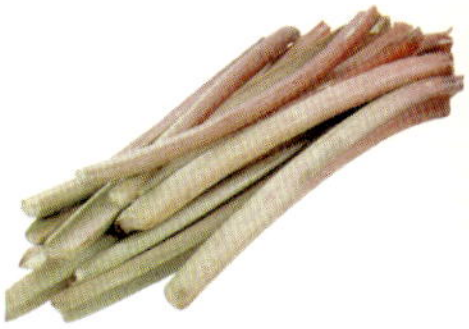

Rhabarber

rheumatische Erkrankungen: Oberbegriff für Erkrankungen der Gelenke, die starke Schmerzen hervorrufen und sich vom Gelenk auf den ganzen Körperteil ausbreiten können. Eine Ausnahme ist der Weichteilrheumatismus, bei dem die Schmerzen von Bindegewebe und Muskeln ausgehen. Rheumatische Erkrankungen führen (u. a. aufgrund schmerzbedingter Schonhaltungen) nach und nach häufig zur Einschränkung der Beweglichkeit von Gelenken.

Formen: Entzündliche Gelenkerkrankungen werden als Arthritis bezeichnet, Verschleißerscheinungen als Arthrose. Die bekannteste Form der **Arthritis** ist die rheumatoide Arthritis (chronische Polyarthritis), die vermutlich dadurch ausgelöst wird, dass sich Zellen des Immunsystems gegen körpereigene Substanzen richten (d. h., es handelt sich um eine Autoimmunerkrankung). Infolge dessen kommt es zu einer Entzündung der Gelenkschleimhaut, die zu einer vermehrten Herstellung von Gelenkflüssigkeit sowie zu Wucherungen der Schleimhaut führt. Diese breiten sich auf das Gelenk aus und zerstören nach und nach den Gelenkknorpel, der ein reibungsloses Bewegen des Gelenks ermöglicht. Auch der Knochen kann geschädigt werden. Im Lauf der Zeit kommt es häufig zu einer Verformung und letztlich Versteifung des Gelenks. Die rheumatoide Arthritis schreitet meist in Schüben voran und betrifft häufig zunächst

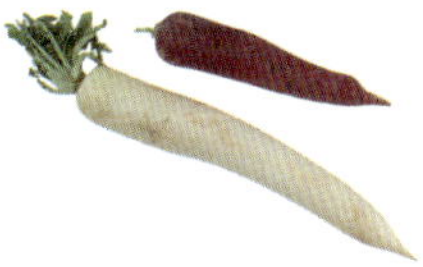

Rettiche

die Fingergelenke, kann sich aber auf alle Gelenke ausbreiten. Behandelt wird sie mit schmerzlindernden, entzündungshemmenden und die Gelenkzerstörung verlangsamenden Medikamenten, manchmal auch mit Immunsuppressiva (Arzneimitteln, die die Tätigkeit des Immunsystems unterdrücken).

Bei der **Arthrose** nutzt sich der Gelenkknorpel ab, was so weit gehen kann, dass die Knochen aneinander reiben und es zu Knochenwucherungen kommt. Abgelöste Knorpelstücke können die Gelenkschleimhaut reizen, was starke Schmerzen hervorruft. Zu den Ursachen gehören Gelenkfehlstellungen und Bewegungsmangel. In manchen Fällen muss das betroffene Gelenk durch ein künstliches Gelenk ersetzt werden.

Ernährung: Eine spezielle Rheuma-Diät gibt es nicht, in manchen Fällen kann eine Ernährungsumstellung jedoch zur Linderung der Beschwerden beitragen. Wichtig ist in erster Linie der Abbau von Übergewicht (v.a. bei Arthrose), damit die betroffenen Gelenke nicht stärker belastet werden als nötig. Bei der rheumatoiden Arthritis hilft möglicherweise zeitweiliges Fasten oder eine rein pflanzliche Kost, weil dem Körper dabei keine in tierischen Lebensmitteln enthaltene →Arachidonsäure zugeführt wird. Auch die vermehrte Zufuhr von Eicosapentaensäure, einer Fettsäure, die v. a. in fettem Seefisch und →Fischöl enthalten ist und die Umwandlung von Arachidonsäure in Entzündungsmediatoren einschränkt, kann u. U. helfen.

Außerdem sollte bei rheumatoider Arthritis auf eine ausreichende Zufuhr der antioxidativ wirkenden Vitamine und Mineralstoffe (Vitamin C, E, Betakarotin, Selen und Zink) geachtet werden, da wahrscheinlich weniger Entzündungsmediatoren gebildet werden, wenn diese reichlich im Körper vorhanden sind (→Antioxidanzien). Man vermutet, dass bei der Behandlung von Arthrose die Zufuhr von →Gelatine positive Auswirkungen auf den Knorpel haben und degenerative Prozesse verlangsamen kann.

LESETIPPS:

Erich Kienholz: *Rheuma. Wegweiser für ein aktives Leben. Stuttgart (Trias) 1995.*

Helga Strube und Detlef Becker-Capeller: *Abwechslungsreiche Diät für Rheumatiker. So lindern Sie Schmerzen durch die richtige Diät. Stuttgart (Trias) 1998.*

Max O. Bruker: *Rheuma. Ursache und Heilbehandlung. Lahnstein (emu) [17]1999.*

Riboflavin: **1)** →Vitamin B_2; **2)** auch Lactoflavin, Laktoflavin, ein →Farbstoff.

Ribose: zu den Einfachzuckern zählendes Kohlenhydrat mit fünf Kohlenstoffatomen, das in allen Körperzellen in den Nukleinsäuren, den Trägern des Erbguts, vorkommt und in sämtlichen Lebensmitteln enthalten ist.

Riesengarnele, Gamba: eine Garnelenart (→Krustentiere).

rigide Kontrolle: Essverhalten, bei dem Lebensmittel in erlaubte und verbotene Speisen unterteilt werden. Einer rigiden Kontrolle unterwerfen sich häufig Personen, die ihr Gewicht reduzieren wollen. Sie verbieten sich z. B. besonders energiereiche Lebensmittel wie Süßigkeiten oder fettreiche Speisen oder verzichten zeitweilig sogar völlig auf Nahrung. Eine solche rigide Kontrolle ist jedoch nur schwer durchzuhalten, weshalb sich die →flexible Kontrolle besser zur Gewichtsreduktion eignet.

Rinder: Unterfamilie der Horntiere mit neun Arten und 21 Unterarten, v. a. in Wäldern und Grassteppen Amerikas und der Alten Welt. Das Hausrind ist das wichtigste Haustier (Fleisch- und Milchlieferant und Arbeitstier) des Menschen. Die Rassen des Hausrinds stammen vom Auerochsen ab; Ausgrabungen lassen erkennen, dass die ältesten Domestikationsversuche um 6500 v. Chr. anzusetzen sind.

Rassen: Nach ihrem hauptsächlichen Nutzen für den Menschen lassen sich die (v.a. europäischen) Rinderrassen in Ein- und Zweinutzungsrassen einteilen. Bei den vorherrschenden Zweinutzungsrassen (die sowohl zur Milch- als auch zur Fleischerzeugung genutzt werden) besteht eine unterschiedlich starke Betonung der Milch- bzw. Fleischleistung. Zu den bedeutendsten Milchrassen zählen Holstein-Friesian, Brown-Swiss, Ayrshire, Jersey- und Guernseyrind. Die wichtigsten europäischen Fleischrassen sind Charolaisrind, Limousin und Chianina. Die in den USA, Australien und Argentinien am stärksten vertrete-

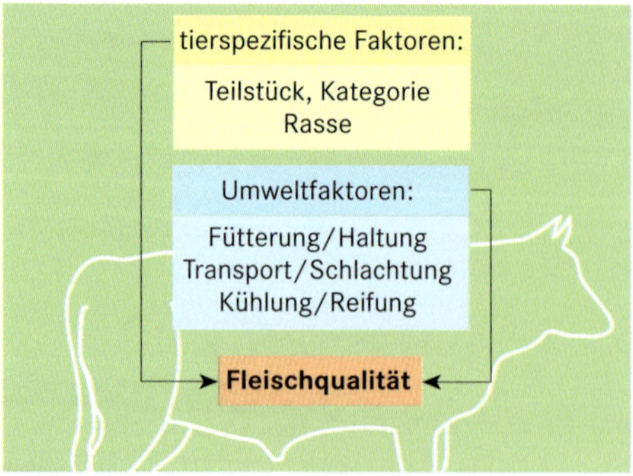

Rind: Faktoren, die die Rindfleischqualität beeinflussen

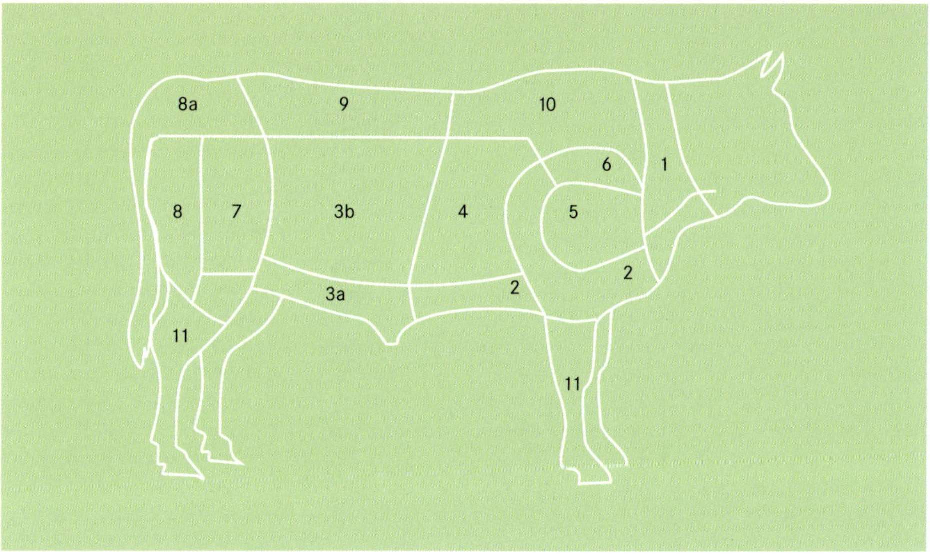

Rind:
1 Kamm
2 Brust
3a Fleischdünnung
3b Knochendünnung
4 Querrippe
5 Schulterblatt
6 Schulter
7 Kugel
8 Schwanzstück
8a Hüfte/Blume
9 Roastbeef mit Filet
10 Mittelrippenstück
11 Hesse (Vorder-, Hinter-)

nen Mastrassen sind britischen Ursprungs (u. a. Aberdeen-Angus, Hereford und Shorthorn).

Die in Deutschland (v. a. im Norden) weitaus häufigste Rinderrasse ist die Deutsche Schwarzbunte, die auch weltweit die häufigste Rinderrasse ist. Sie ist eine Zweinutzungsrasse mit überwiegender Milchproduktion. Das v. a. in Süddeutschland verbreitete Fleckvieh ist eine kräftige, hellbraun- bis rotbraunweiß gefleckte Rasse. Sie wird in Deutschland als Milch- und Fleischrind, in Übersee meist als Fleischrind gehalten. Die überwiegend in Nord- und Westdeutschland verbreitete Deutsche Rotbunte – eine Zweinutzungsrasse mit gleichwertiger Nutzung von Milch und Fleisch – ist dunkelrot und weiß gescheckt mit weißen Abzeichen am Kopf.

Einheitlich braun oder graubraun gefärbt ist das Braunvieh, dessen Zucht vor etwa 600 Jahren in der Zentralschweiz begann, von wo aus es sich über die Schweiz, Österreich und das deutsche Voralpengebiet ausbreitete; hierbei handelt es sich um eine Zweinutzungsrasse mit Betonung der Milchproduktion. Das Gelbvieh, von dessen zahlreichen Schlägen es in Deutschland fast nur noch das Frankenvieh gibt, ist die fünfthäufigste Rinderrasse in Deutschland. Die Bestände dieser Dreinutzungsrasse (Milch- und Fleischerzeugung, Arbeitstier) werden teilweise durch Fleckvieh ersetzt.

Produktion und Verwendung von Rindfleisch: Nach der Schlachtung wird das Rind in vier Teile geteilt, der Länge nach in zwei Hälften und jede Hälfte in Vorder- und Hinterhälfte. Dann muss das Fleisch einige Zeit abhängen. Während dieser Zeit findet die so genannte enzymatische Reifung statt, wodurch das Fleisch sein Aroma entwickelt und zart wird. Je nach Fleischstück reicht häufig eine Abhängezeit von vier bis acht Tagen aus. Eine längere Zeitspanne wirkt sich jedoch positiv auf die Fleischqualität aus. Besonders deutlich wird dies bei südamerikanischem Rindfleisch, das während des langen Transportes eine wesentlich längere Reifezeit durchmacht.

Nach dem Abhängen werden die Rinderviertel für den Verkauf weiter in Teilstücke zerlegt. Aus den beiden Vordervierteln werden dabei überwiegend Suppenfleisch, Wurstfleisch, Corned Beef und Gehacktes gewonnen; die Hinterviertel liefern dagegen vermehrt die qualitativ höherwertigen Schmor- und Bratenstücke wie z. B. Filet, Oberschale, Schwanzstück und Roastbeef. Insgesamt werden fast alle Körperteile des Rindes weiterverwertet. So werden beispielsweise aus Schwanz und Zunge regionale Spezialitäten (u. a. Ochsenschwanzsuppe und Zungenragout) hergestellt. Die Knochen werden zur Herstellung von Gelatine genutzt.

Kategorien, Qualität und Handelsklassen: Rindfleisch wird je nach Alter und Geschlecht der Tiere in unterschiedliche Kategorien (KA, JR, JB, B, O, K und F) eingeteilt. Die Kategorie KA umfasst das Fleisch von →Kälbern, die bei der Schlachtung ca. drei Monate alt sind. Jungrindfleisch (JR) ist Fleisch von nicht ausgewachsenen weiblichen Tieren, die nicht älter als zwei Jahre sind. Unter Jungbullenfleisch (JB) versteht man Rindfleisch, das von jungen männlichen, geschlechtsreifen Tieren stammt; Bullenfleisch (B) ist Fleisch von ausgewachsenen, meist über zwei Jahre alten Tieren. Bei **Ochsen** (O) handelt es sich um ca. zwei bis drei Jahre alte ausgewachsene, männliche, kastrierte Tiere. Kuhfleisch (K) ist Fleisch von ausgewachsenen weiblichen Tieren, die bereits gekalbt haben, während Färsenfleisch (F) von ausgewachsenen weiblichen Tieren stammt, die noch nicht gekalbt haben.

In Deutschland wird als Frischfleisch in der Regel nur Fleisch von Rindern angeboten, die nicht älter als zwei Jahre sind. Überwiegend handelt es sich hierbei um Jungbullenfleisch, da Jungbullen für Landwirte den Vorteil einer hohen täglichen Gewichtszunahme bieten. Qualitativ hochwertiger ist allerdings Färsenfleisch, gefolgt von Ochsen- und Bullenfleisch. Das Fleisch älterer Tiere (Bullen, Ochsen oder Kühen) wird in Deutschland überwiegend zur Wurstherstellung verwendet.

Die Einstufung des Rindfleischs in Handelsklassen erfolgt nach festgelegten Wertmaßstäben, die die Fleischigkeit und Fettabdeckung umfassen. Eine Berücksichtigung ernährungsphysiologisch bedeutender Fleischinhaltsstoffe findet hierbei nicht statt. Die Beurteilung der Fleischigkeit erfolgt anhand der Muskelfülle Fleisch tragender Körperpartien wie Keule, Rücken und Schulter. Sie wird mit den Großbuchstaben E, U, R, O, P gekennzeichnet, wobei E für vorzüglich, U für sehr gut, R für gut, O für mittel und P für gering steht. Bei der Fettabdeckung werden ebenfalls fünf Kategorien unterschieden, die man mit den Ziffern 1 bis 5 kennzeichnet. In der Klasse 1 (sehr gering) gibt es keine bzw. nur eine sehr geringe Fettabdeckung. Bei der Klasse 2 (gering) liegt eine leichte Fettabdeckung vor und die Muskulatur ist fast überall sichtbar. Bei Klasse 3 (mittel) ist die Muskulatur (mit Ausnahme von Keule und Schulter) überall mit Fett abgedeckt; außerdem sind leichte Fettansätze in der Brusthöhle vorhanden. Bei Klasse 4 (stark) ist die Muskulatur überall mit Fett abgedeckt. Keule und Schulter sind noch teilweise sichtbar; in der Brusthöhle lassen sich deutliche Fettansätze erkennen. Bei der Klasse 5 (sehr stark) ist der Schlachtkörper ganz mit Fett bedeckt.

Neben Fleischigkeit und Fettabdeckung sind auch Farbe und Konsistenz des Fleisches ein wichtiges Kriterium für die Beurteilung der Fleischqualität. So kann es z. B. durch Transportstress zur Entstehung so genannten DFD-Fleischs (Abk. für englisch dark »dunkel«, firm »fest«, dry »trocken«) kommen. Dieses Fleisch ist im Hinblick auf seinen Genusswert eingeschränkt, nach heutigem Erkenntnisstand aber nicht gesundheitsschädlich.

Inhaltsstoffe, Gesundheitswert und Risiken: Rindfleisch enthält viel Eiweiß (19–22 %), das eine sehr hohe biologische Wertigkeit besitzt; der Fettgehalt liegt – je nach Teilstück – zwischen 2 und 11,5 %. Es liefert viel Eisen, Zink und B-Vitamine, v. a. Niacin und Vitamin B_{12}. Rindfleisch, das nicht aus →biologischem Landbau, sondern aus →Massentierhaltung stammt, kann allerdings Rückstände von →Tierarzneimitteln wie Antibiotika enthalten. Nach derzeitigem Erkenntnisstand (2001) ist außerdem die Gefahr einer Übertragung von Erregern der Rinderseuche →BSE auf den Menschen durch den Verzehr von Rindfleisch, ausgenommen Muskelfleisch, nicht auszuschließen. Eine Gefährdung geht v. a. von →Innereien aus.

LESETIPP:

Beef. Von Steak bis Tafelspitz. Teubner Küchenlexikon. München (Gräfe & Unzer) ²1994.

Rinderbandwurm: ein parasitischer Bandwurm (→Wurmkrankheiten).

Rinderhackfleisch: →Hackfleisch vom Rind.

Rindertalg: →Talg von Rindern.

Rinderwahnsinn: umgangssprachliche Bezeichnung für →BSE.

Rochen, wiss. Name **Rajiformes:** Ordnung bis 10 m langer Knorpelfische mit 315 in allen Meeren, selten auch im Süßwasser lebenden Arten; der Körper ist scheibenförmig abgeflacht, mit schlankem, abgesetztem Schwanz, der zuweilen einen Giftstachel aufweist, und flügelartigen, bis 7 m spannenden Brustflossen. Maul, Nasenöffnungen und Kiemenspalten befinden sich stets auf der Körperunterseite. Verzehrt werden in Europa fast ausschließlich die Echten Rochen, zu denen der bis 1,1 m lange

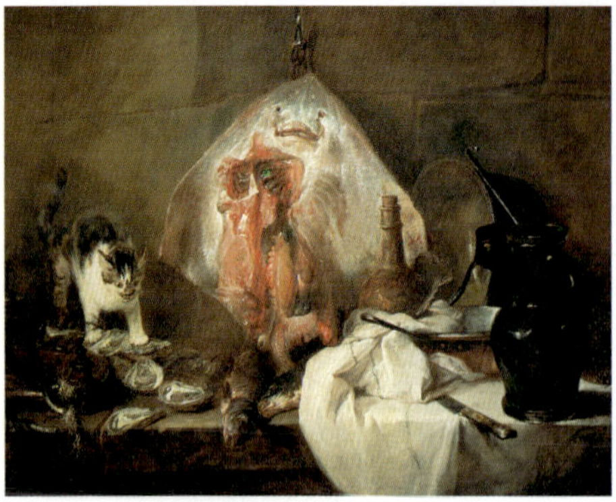

Rochen: »Der Rochen« von Jean-Baptiste Simeon Chardin (18. Jahrhundert)

Nagelrochen (Raja clavata), der bis 1 m lange Sternrochen (Raja radiata) und der bis 2,5 m lange Glattrochen (Raja batis) zählen. Meist kommen nur die Flügel in den Handel. Geräucherte oder marinierte Glattrochen werden in Deutschland als Seeforellen verkauft. Frischer Rochen wird nach Entfernung der dicken Haut gedünstet, gebraten oder gebacken. Er muss stets gut durchgegart werden, sonst wird das Fleisch klebrig. Rochen ist eiweißreich und fettarm.

Rogen: in der Regel gesalzene oder geräucherte Eier der Fische. Aus dem Rogen von Stören wird Echter Kaviar, von Seehase, Dorschartigen und Hering Kaviarersatz hergestellt (→Kaviar). Rogen enthält sehr viel Vitamin B_{12}, D, E, Niacin und Jod.

Roggen, wiss. Name **Secale cereale:** als Getreidepflanze kultivierte Art der Süßgräser mit Hauptanbaugebieten in Nordeuropa und Sibirien. Der Roggen hat 65–200 cm lange Halme und eine 5–20 cm lange, vierkantige, zur Blütezeit leicht überhängende Ähre aus einzelnen, meist zweiblütigen Ährchen und lang begrannter, auf dem Rücken kammförmig bewimperter Deckspelze. Die 5–9 mm langen, bläulich grünen Körner lösen sich bei der Reife leicht aus den Spelzen.

Geschichte: Das Getreide stammt vom anatolischen Wildroggen ab, der in der jüngeren Steinzeit als Unkraut der Emmer- und Gerstenfelder nach Westen kam, und wird vermutlich seit ca. 700 v. Chr. in Mitteleuropa angebaut. Den Germanen diente der Roggen als wichtigstes Brotgetreide. Sowohl Slawen als auch Kelten übernahmen den Roggenanbau aus Mitteleuropa.

Verwendung: Ein großer Teil des Roggens wird heute als Viehfutter verwendet. Den als Grünfutter abgemähten Roggen sowie die als Viehfutter verwendeten Körner bezeichnet man als Futterroggen. Weitere wirtschaftliche Bedeutung hat der Roggen als Brotgetreide (→Brot, →Mehl). Da Roggenbrot nur langsam austrocknet, kann es auf Vorrat gebacken werden. Ganze Roggenkörner kann man, nachdem man sie über Nacht in kaltem Wasser eingeweicht hat, wie Reis kochen; Roggenflocken eignen sich für Müsli oder Brei. Das ganze Korn ist ballaststoffreich und hat einen hohen Gehalt an Folsäure, Magnesium, Eisen, Mangan und Zink.

Rohapfeldiät: kurzzeitige ausschließliche Ernährung mit geriebenen Äpfeln insbesondere zur Bekämpfung von →Durchfall. Dabei werden täglich fünf bis sechs Mahlzeiten eingenommen, die aus jeweils 250–300 g rohem, geriebenem Apfel mit Schale, aber ohne Kerngehäuse bestehen. Etwas Zitronensaft kann dazugegeben werden. Dazu soll der Patient reichlich trinken (z. B. Tee), aber keine weiteren festen Lebensmittel aufnehmen. Die in Äpfeln enthaltenen unverdaulichen Pektine (→Ballaststoffe) können Giftstoffe im Darm binden, die so dem Körper entzogen und ausgeschieden werden.

Rohkosternährung: Verzehr einer ohne Anwendung von Hitze zubereiteten, meist fleischlosen Kost. Im Mittelpunkt stehen Obst und Gemüse, Nüsse, Getreide, Kräutertees, Honig, aber auch Milch- und Milchprodukte werden vielfach verzehrt. Rohkosternährung ist entweder eine →vegane oder eine →laktovegetabile Ernährung und reich an Ballaststoffen. Es gibt verschiedene Richtungen, u. a. die →Evers-Diät, die →Instinctotherapie und die Schnitzer-Intensivkost, eine Form der →Schnitzer-Kost.

Rohkost als ausschließliche Ernährungsweise, insbesondere die vegane Form, erfordert eine sehr sorgfältige Nahrungsmittelzusammenstellung, da sonst die Gefahr einer Unterversorgung mit Nährstoffen (v. a. Vitamin B_{12}, Kalzium, Eisen) besteht. Rohkost als tägliche Beilage in Form von rohen, frischen Salaten, frischem Obst und frisch gepressten Säften ist hingegen ein empfehlenswerter Bestandteil einer vollwertigen, gesunden Ernährung.

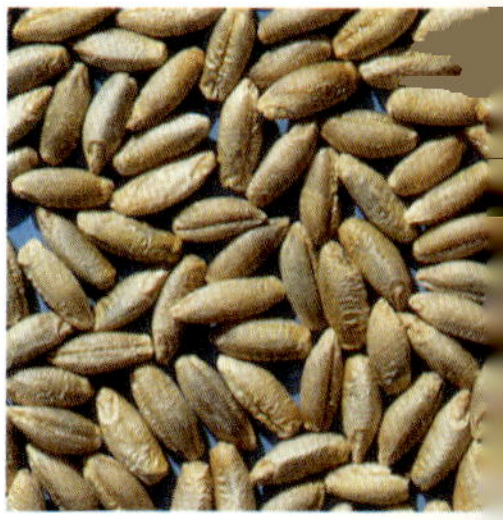
Roggen

Rohmilch: nicht hitzebehandelte →Milch.

Rohmilchkäse: Käsesorten, die aus frischer, unbehandelter Milch hergestellt werden (→Käse).

Rohrzucker: eine Zuckerart (→Zucker).

Rohwürste, Dauerwürste: eine Wurstart (→Wurst).

Rollmops: gewürztes, aufgerolltes und in Essig eingelegtes Heringsfilet (→Hering).

Römischer Salat, wiss. Name **Lactuca sativa var. longifolia:** eine Varietät des Gartensalats mit länglichem, oft lockerem Kopf und langen, relativ festen, dunkelgrünen Außenblättern mit kräfigen Blattrippen, die fälschlich auch als Sommerendivie bezeichnet wird (es handelt sich nicht um eine Endiviensorte). Die Innenblätter sind zart und gelblich. Vermutlich stammt der Römische Salat aus Westasien und dem Mittelmeergebiet. Im Geschmack ist er herzhaft und etwas herb. Er kann roh verzehrt oder wie Spinat gegart und als Gemüse verwendet werden. Seine Inhaltsstoffe entsprechen ungefähr denen des →Kopfsalats, doch enthält er weniger Bitterstoffe.

Rooiboshtee, Rooibostee: →Rotbuschtee.

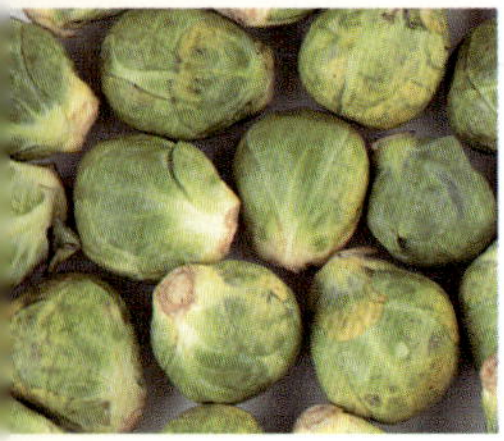

Rosenkohl

Rosenkohl, Brüsseler Kohl, Sprossenkohl, wiss. Name **Brassica oleracea var. gemmifera:** Wuchsform des Gemüsekohls (→Kohl), bei der die im Knospenstadium verbleibenden Achselknospen (Rosen) als Gemüse verwendet werden. In seiner heutigen Form wurde er wohl erstmals im 19. Jh. (in der Nähe von Brüssel, Belgien) gezüchtet.

Einkauf, Verwendung und Lagerung: Rosenkohl schmeckt nach den ersten Winterfrösten am besten, da sich dann ein Teil seiner Stärke in Zucker verwandelt hat. Er wird in Salzwasser gekocht oder gedünstet und eignet sich gut als Beilage sowie für Aufläufe, Suppen und Salate. Vor der Zubereitung werden die äußeren Blättchen und der Stängelansatz entfernt. Die Röschen sind auch im Kühlschrank nur wenige Tage haltbar und sollten schnellstmöglich verzehrt werden. Sie eignen sich sehr gut zum Tiefkühlen.

Inhaltsstoffe und Gesundheitswert: Rosenkohl hat einen hohen Gehalt an Vitamin C und K und liefert außerdem wichtige B-Vitamine, Betakarotin, Kalium, Magnesium, Eisen, Zink und Ballaststoffe. Dies macht ihn zu einem äußerst wertvollen Wintergemüse. Wie alle Kreuzblütler enthält er Glucosinolate, die u. a. eine krebshemmende Wirkung besitzen. Allerdings kann er Blähungen verursachen.

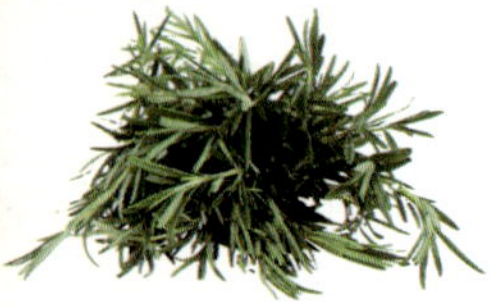

Rosmarin

Roséwein: aus blauen Weintrauben bereiteter →Wein.

Rosinen: meist kernlose getrocknete Weintrauben. Die Weintrauben werden an der Sonne oder künstlich getrocknet und vorher zur Haltbarmachung oft in kochendes, mit Kochsalz, Pottasche und Olivenöl versetztes Wasser getaucht.

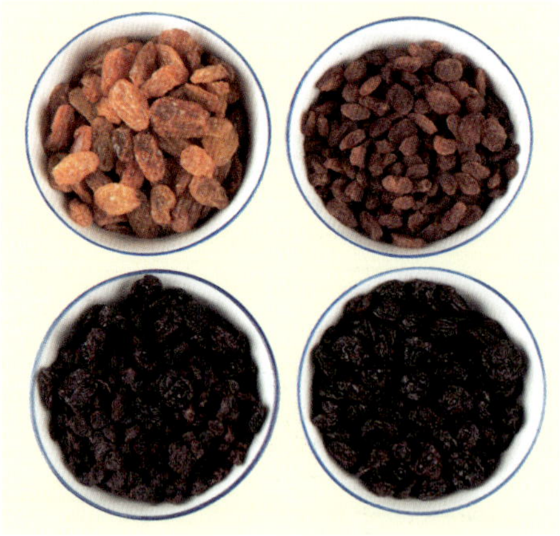

Rosinen: Kreta-Sultanas (oben links), Smyrna-Sultaninen (oben rechts); griechische Korinthen »Choice cleaned currants« (unten links), kalifornische Korinthen »Zante currants« (unten rechts)

Sorten: Ein Großteil der im Handel erhältlichen Rosinen gehört zur Sorte Thompson Seedless. **Sultaninen** sind die getrockneten, kernlosen, hellgelben Beeren der Sultanatraube, die zum Großteil in der Türkei angebaut wird. Als **Korinthen** bezeichnet man die ebenfalls kernlosen, kleinen, violettschwarzen, getrockneten Weinbeeren der v. a. in Griechenland kultivierten Rebsorte Vitis minuta.

Verwendung: Rosinen können sowohl zum Backen und für die Zubereitung von Süßspeisen als auch zum Kochen (als Zutat für Fleisch- oder Fischgerichte) verwendet werden.

Inhaltsstoffe und Gesundheitswert: Ebenso wie Weintrauben sind Rosinen reich an Glukose, die dem Körper rasch Energie liefert. Der Zuckergehalt liegt bei 64 %. 100 g Rosinen haben rund 273 kcal/1142 kJ, enthalten 16 g Wasser, 5,6 g Ballaststoffe, 2,3 g Eiweiß und 0,5 g Fett. Sehr hoch ist der Gehalt an Kalium, Eisen und Zink. Viele Rosinen werden im Anschluss an die Trocknung zur Haltbarmachung geschwefelt; dies muss auf der Packung gekennzeichnet sein.

Rosmarin, wiss. Name **Rosmarinus officinalis:** Küchengewürz aus den nadelförmigen, ledrigen Blättern eines immergrünen, aus dem Mittelmeergebiet stammenden Halbstrauchs. Der Geschmack der frischen Blätter erinnert leicht an Kampfer, die getrockneten schmecken scharf und bitter. Das Gewürz eignet sich zur Verfeinerung von Suppen, Saucen, Gemüse-, Fleisch- und Grillgerichten, sollte aber wegen seiner starken Würzkraft nur sparsam verwendet werden. Rosmarin enthält ätherisches Öl (Rosmarinöl), das gegen Blähungen hilft und Appetit und Verdauung anregt. Das Gewürz eignet sich auch für die Teezubereitung.

Rösten: das Erhitzen pflanzlicher Lebensmittel (z. B. Kaffee- und Kakaobohnen, Getreidekörner, Malz) ohne Wasserzusatz bis auf maximal 300 °C, wobei sich dunkle, je nach Röstgrad kräftig bis bitter schmeckende Substanzen (Röststoffe) bilden; in der Regel kommt es auch zu einer Braunfärbung.

So können z. B. Mandeln oder Nüsse auf einem Backblech und Weißbrotwürfel zur Herstellung von Croûtons in der Pfanne geröstet werden. Bei der Herstellung von Kaffee dient das Rösten der Entwicklung des Kaffeearomas. Die Kaffeebohnen werden bei Temperaturen von 200–250 °C in Spezialbehältern so lange umgewälzt, bis sie eine hell- bis dunkelbraune Farbe angenommen haben. Bei der Herstellung von Schokolade und Kakaopulver werden die getrockneten Kakaobohnen geröstet, indem man sie für zehn bis 35 Minuten auf Temperaturen von 99–160 °C (für Schokolade) bzw. 116–121 °C (für Kakaopulver) erhitzt. Dabei verlieren die Bohnen weiter an Feuchtigkeit; außerdem laufen chemische Prozesse ab, die für den Geschmack und das Aroma von Schokolade unerlässlich sind (es entstehen bis zu 400 Aromastoffe).

Rotbarsch, Goldbarsch, wiss. Name **Sebastes marinus:** zur Familie der Drachenköpfe gehörender, zinnoberrot gefärbter, meist 50–60 cm langer Fisch, der in Meerestiefen von 100–600 m in den Küstengewässern des Nordatlantiks lebt und als Speisefisch wirtschaftlich von großer Bedeutung ist. Er hat ein sehr festes, wohlschmeckendes Fleisch und wird in der Regel nach dem Fang filetiert. Die Filets eignen sich zum Dünsten, Braten und Frittieren. Das Fleisch des Rotbarschs ist reich an Jod, Vitamin D und Vitamin B_{12}.

Rotbuschtee, Rooiboshtee [ˈroiboʃ...], **Rooibostee:** aus den nadelförmigen Blättern und Zweigspitzen des südafrikanischen Rotbuschs (Aspalathus linearis) gewonnener und fermentierter, rotbrauner Tee. Rotbuschtee ist koffeinfrei und hat ein fruchtiges, leicht süßes Aroma. Er enthält nur wenig Gerbstoffe, viel Vitamin C, Spurenelemente (v. a. Eisen, Kupfer, Mangan, Silizium) und sekundäre Pflanzenstoffe (u. a. Quercetin). Das bei den Buschmännern schon seit Jahrhunderten als Heilmittel bewährte Getränk soll gegen Nahrungsmittelallergien und Ekzeme helfen, Bauchschmerzen, Dreimonatskoliken und Durchfall lindern. Diese Wirkungen sind allerdings wissenschaftlich nicht belegt, sondern beruhen lediglich auf der Erfahrungsmedizin südafrikanischer Heilkundler. Rotbuschtee ist mittlerweile auch aus biologischem Landanbau erhältlich.

Rote Bete, Rote Beete, Rote Rübe, wiss. Name **Beta vulgaris ssp. vulgaris var. conditiva:** in zahlreichen Sorten angebaute Varietät der Gemeinen Runkelrübe mit verschieden gestalteter (u. a. kegelförmiger oder abgeplatteter), locker dem Erdboden aufliegender, fleischiger, weicher, durch Anthozyane dunkelrot gefärbter Rübe. Das Wurzelgemüse ist in Deutschland als Kulturpflanze ungefähr seit dem 13. Jh. bekannt. Rote Bete ist kalorienarm und liefert reichlich Mineralstoffe (v. a. Kalium, Magnesium, Eisen, Kupfer und Mangan) sowie Folsäure. Allerdings speichert sie viel Nitrat, weshalb Ware aus biologischem Landanbau vorzuziehen ist. Rote Bete wird meist gekocht und dann zu Salat oder Saft verarbeitet. Stiele und Blätter kann man wie Spinat zubereiten.

Rothirsch, Rotwild: ein →Haarwild.

Rotkohl, Rotkraut, Blaukraut, wiss. Name **Brassica oleracea convar. capitata var. rubra:** blauviolette Sorte des Kopfkohls (→Kohl). Die Färbung ist auf den hohen Gehalt an Anthozyanen zurückzuführen. Rotkohl ist kalorienarm, ballaststoffreich und liefert reichlich Vitamin C, K, Folsäure, Kalium, Kalzium und Magnesium, was ihn zu einem wertvollen Wintergemüse macht. In seinen gesundheitsfördernden Wirkungen ist er dem →Weißkohl vergleichbar. Hervorzuheben ist insbesondere die vor Krebs schützende Wirkung der sekundären Pflanzenstoffe (u. a. Glucosinolate, Polyphenole, Karotinoide). Rotkohl wird meist gekocht, geschmort oder gedünstet. Um Blähungen entgegenzuwirken, fügt man häufig Kümmel hinzu.

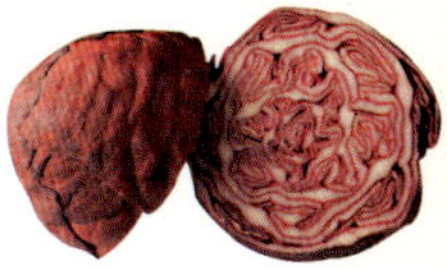

Rotkohl

Rotwein: aus blauen Weintrauben bereiteter →Wein.

Rotwild, Rothirsch: ein →Haarwild.

Rotzunge, Limande, wiss. Name **Microstomus kitt:** ein 50–60 cm langer Plattfisch, der vom europäischen Nordatlantik bis zur westlichen Ostsee beheimatet ist; besonders reichlich kommt er vor der Küste Frankreichs vor. Sein Fleisch ist fettarm, faserig und hat einen etwas faden Geschmack. Es wird wie Seezunge zubereitet.

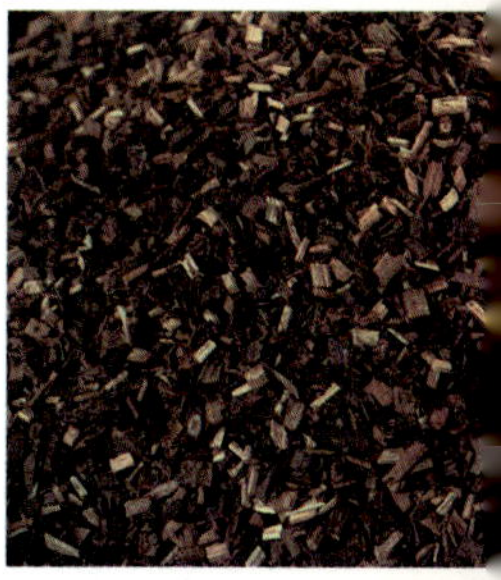

Rotbuschtee

Rübe, Gelbe: →Mohrrübe.

Rübe, Rote: →Rote Bete.

Rübenkraut, Rübensirup: aus Zuckerrüben gewonnener und eingedickter dunkelbrauner Saft, der mindestens 60 % Zucker enthält und bei Zimmertemperatur streichfähig ist. Rübenkraut wird als Brotaufstrich oder zum Backen verwendet.

Rübenzucker: eine Zuckerart (→Zucker).

Rüböl, Rapsöl: ein →Speiseöl.

Rübstiel, Stängelmus, Stielmus: eine →Speiserübe.

Rückstände: Reste chemischer Stoffe in pflanzlichen und tierischen Lebensmitteln, die zur Erzielung bestimmter positiver Effekte bei lebenden Pflanzen oder Tieren (z. B. Produktionssteigerung, Qualitätsverbesserung, Erhöhung der Lagerfähigkeit) verwendet werden und zum Zeitpunkt der Ernte bzw. Schlachtung oder Milch- und Ei-Abgabe noch nicht wieder abgebaut oder ausgeschieden sind. Rückstände entstammen der Verwendung von →Pestiziden, →Tierarzneimitteln, →Düngemitteln und Futtermittelzusatzstoffen.

Sie lassen sich durch einen Verzicht auf Verwendung solcher Stoffe (wie er im →biologischen Landbau weitgehend praktiziert wird) oder durch Berücksichtigung bestimmter Wartezeiten zwischen Anwendung und Lebens-

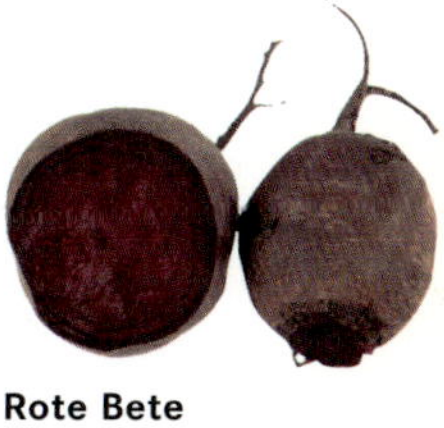

Rote Bete

mittelgewinnung in der Regel vermeiden. Für unvermeidbare und gesundheitlich bedenkliche Rückstände sind in Verordnungen des Lebensmittel- und Bedarfsgegenständegesetzes Höchstmengen (angegeben in Milligramm Wirkstoff pro Kilogramm Lebensmittel) festgesetzt, bei deren Überschreitung das betreffende Lebensmittel nicht verkehrsfähig ist und beschlagnahmt wird. In diätetischen Lebensmitteln, also auch in Säuglings- und Kleinkindernahrung, dürfen Rückstände den einheitlichen Grenzwert von 0,01 mg pro Kilogramm nicht überschreiten.

Lebensmittel im Handel werden von Lebensmittel- und Veterinär-Untersuchungsämtern kontrolliert und die Ergebnisse veröffentlicht. Die Beanstandungen bei Rückständen von Pflanzenschutz- und Tierarzneimitteln sind innerhalb geringer Schwankungen seit vielen Jahren konstant geblieben; sie lagen meist zwischen 0,1 und 2 % der untersuchten Proben (→Schadstoffe).

Rucola: →Rauke.

Ruhe|umsatz: der Energiemindestbedarf einer Person im Ruhezustand (→Energiebedarf).

Ruhr [ahd. ruora »(heftige) Bewegung«]: schwere Durchfallerkrankung, deren Ursache eine infektiöse Dickdarmentzündung ist.

Arten: Je nach Art der Erreger unterscheidet man eine Bakterien- und eine Amöbenruhr. Die Bakterienruhr (Shigellose) wird durch das Bakterium Shigella dysenteriae hervorgerufen, das vorwiegend über verunreinigte Lebensmittel übertragen wird und v. a. in südlichen Ländern vorkommt. Zu den Symptomen der sehr ansteckenden Bakterienruhr gehören Fieber, blutig-schleimige Durchfälle, Bauchkrämpfe und Erbrechen. Es kommt zu hohen Flüssigkeits- und Mineralstoffverlusten, die v. a. bei älteren Menschen und Kindern rasch zur Exsikkose und zu Kreislaufproblemen bis hin zum Kreislaufversagen führen können. Das Gift der Bakterienart Shigella dysenteriae kann in manchen Fällen zudem Kreislaufversagen oder Bewusstseinsstörungen auslösen.

Die Amöbenruhr (Amöbiasis) wird durch den Einzeller Entamoeba histolytica hervorgerufen, der nach Eindringen in die Dickdarmschleimhaut zu Gewebszerstörungen und Geschwüren führen kann; die Folge sind blutige Durchfälle, Fieber und Bauchkrämpfe. Amöben der Art Entamoeba histolytica kommen v. a. in den Tropen und Subtropen, aber auch in europäischen Ländern vor und werden durch Aufnahme von verunreinigten Lebensmitteln oder verunreinigtem Trinkwasser übertragen. Die Erreger können auch andere Organe befallen und zu z. T. lebensgefährlichen eitrigen Abszessen, v. a. in der Leber, führen.

Vorbeugung und Behandlung: Durch entsprechende Vorsichtsmaßnahmen bei →Reisen in Länder mit mangelnder Hygiene kann man der Erkrankung vorbeugen. Gegen die Bakterienruhr gibt es außerdem eine orale Schutzimpfung, die etwa für ein halbes Jahr Schutz gewährt.

Grundsätzlich sollte man bei Durchfällen mit Blut- oder Schleimbeimengungen immer den Arzt aufsuchen, da außer Ruhr auch andere ernsthafte Erkrankungen die Ursache sein können. Die Amöbenruhr wird mit einem Antibiotikum (Metronidazol) behandelt. Bei Abszessen ist u. U. die Einnahme weiterer Medikamente, manchmal sogar ein operativer Eingriff nötig. Auch die Bakterienruhr wird mit Antibiotika (z. B. Tetrazyklinen) behandelt. Da sowohl Nahrung als auch Flüssigkeit in der akuten Phase wieder erbrochen oder über den Stuhl ausgeschieden wird, erfolgt der Flüssigkeits- und Mineralstoffausgleich in der Regel über Infusionen.

Für Ruhr besteht Meldepflicht gemäß dem Infektionsschutzgesetz, und zwar für Verdachts-, Erkrankungs- und Todesfälle.

Rum: ein →Branntwein.

Rutte: →Aalrutte.

Saatweizen, Weichweizen: eine Weizenart (→Weizen).

Saccharase-Isomaltase-Mangel: Mangel an den Enzymen Saccharase und Isomaltase, die für die Aufspaltung von Saccharose und Isomaltose (einem Spaltprodukt der Stärke) zuständig sind. Infolgedessen können Saccharose und Isomaltose nicht vollständig aufgespalten und vom Dünndarm resorbiert werden und gelangen nahezu unverändert in den Dickdarm, wodurch es u.a. zu Durchfall kommt. Die Behandlung besteht im Meiden von Saccharose und damit zubereiteten Speisen sowie Süßigkeiten. Saccharose kann z.B. durch Glukose oder Fruktose ersetzt werden. An einem Saccharase-Isomaltase-Mangel leidende Säuglinge sollten gestillt oder mit einer saccharosefreien Milch ernährt werden. Auf die Zufuhr von Stärke muss nicht verzichtet werden, da Isomaltose bei der Stärkeaufspaltung nur in geringen Mengen anfällt, was in der Regel keine Beschwerden verursacht, es sei denn, es werden große Mengen Stärke konsumiert.

Saccharin: ein →Süßstoff.

Saccharose: **1)** ein Zweifachzucker; **2)** Haushaltszucker (→Zucker).

Safloröl, Distelöl: ein →Speiseöl.

Safran, wiss. Name **Crocus sativus:** Die getrockneten Blütennarben des Echten Safrans, einer vermutlich in Südwestasien und Südeuropa heimischen, heute u.a. in Spanien und Griechenland kultivierten Wildkrokusart, dienen als Würz- und Färbemittel, z.B. für Reis und Kuchen. Sie enthalten Karotinoide, v.a. den gelben Farbstoff Crocin, ätherische Öle und Bitterstoffe. Schon bei den alten Kulturvölkern des Orients und am Mittelmeer spielte Safran eine bedeutende Rolle. Er hat ein leicht bitter würziges Aroma. Um 1kg Safran zu erhalten, müssen rund 100000 Blütennarben gesammelt werden; daher ist Safran das teuerste Gewürz der Welt. Für die Verwendung in der Küche reichen aber schon kleinste Mengen aus. Man sollte nur die Fäden, niemals Pulver kaufen; nur dann kann man sicher sein, unverfälschten Safran zu erhalten. In der Volksmedizin wird das Gewürz als krampflösendes Mittel und Beruhigungsmittel sowie zur Anregung von Appetit und Verdauung eingesetzt; diese Wirkungen sind jedoch wissenschaftlich nicht belegt.

Säfte: eine Sammelbezeichnung für verschiedene Flüssigkeiten tierischen oder pflanzlichen Ursprungs. Zu den Säften tierischen Ursprungs zählt beispielsweise der Fleischsaft, der u.a. beim Kochen und Braten von Fleisch freigesetzt wird und der Saucenbereitung dient. Bei den Säften pflanzlichen Ursprungs unterscheidet man →Fruchtsäfte und Gemüsesäfte (→Gemüsegetränke) sowie Milchsaft, der aus Rinde, Mark oder den Blättern verschiedener tropischer Planzengummiarten gewonnen wird. Er wird u.a. für die Herstellung von Kaugummi verwendet.

Saftfasten: eine Form des →Fastens.

Sago: eine →Stärke.

Sahne, Rahm: der fettreiche Anteil der Milch, der sich beim Stehenlassen von Milch an deren Oberfläche sammelt und durch Abschöpfen oder Zentrifugieren gewonnen wird. Sahne besteht aus 10,5–40% Milchfett, 2–3,1% Eiweiß, 4,5% Laktose und 0,5% Mineralsalzen; der Rest ist Wasser.

Sorten und Verwendung: Sahne wird v.a. zur Gewinnung von Butter sowie von Schlagsahne, Kaffeesahne und Käse verwendet und auf standardisierte Fettgehalte eingestellt. **Süße Sahne** (süßer Rahm) hat einen Fettgehalt von mindestens 10%. Durch Milchsäuregärung mit zugesetzten natürlichen Bakterienkulturen entsteht **saure Sahne** (Sauerrahm), ein cremiges Sauermilcherzeugnis mit mindestens 10% Fett; hierzu gehören auch **Schmant** (20–24% Fett) und →Crème fraîche. Süße und saure Sahne eignen sich gut zum Verfeinern und Binden etwa von Saucen, Suppen und Süßspeisen und sollten möglichst erst am Schluss des Garprozesses eingerührt werden. Im Kühlschrank ist frische süße Sahne rund fünf Tage haltbar, saure Sahne mindestens zwei Wochen. **Schlagsahne** ist schaumig geschlagene und nach Belieben gesüßte und/oder aromatisierte Sahne mit einem Mindestfettgehalt von 30%; man verwendet sie als

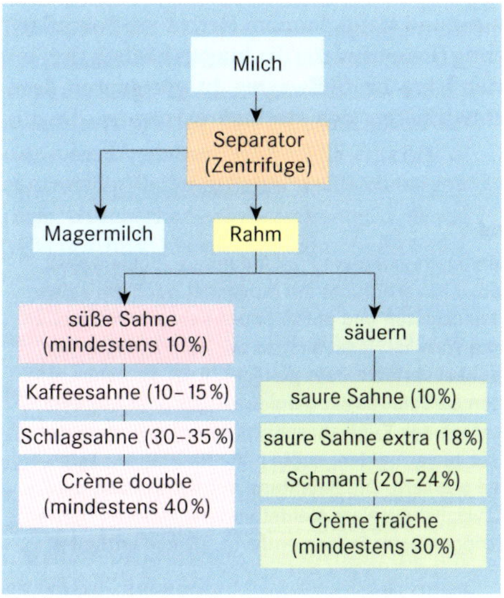

Sahne: Herstellung

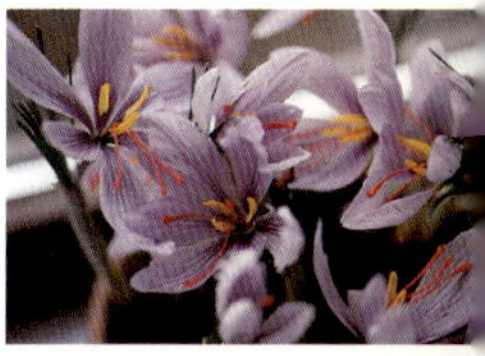

Safran: Blüten

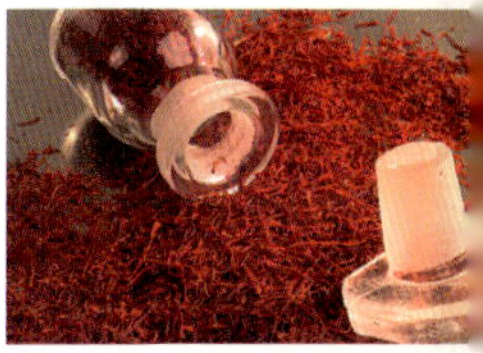

Safran: getrocknete Blütennarben

tionsgefahr dar. Werden diese Lebensmittel noch einige Zeit stehen gelassen, vermehren sich die Salmonellen stark. Auch das Tiefkühlen überstehen Salmonellen recht gut.

Krankheitssymptome: Die Salmonellose führt etwa acht bis 48 Stunden nach dem Verzehr von salmonellenverseuchten Lebensmitteln in der Regel zu hohem Fieber und wässrigen, z.T. mit Blut und Schleim vermischten Durchfällen, manchmal auch zu Erbrechen. Im Normalfall klingen die Krankheitssymptome innerhalb von vier bis sieben Tagen wieder ab; v.a. bei Personen mit einem schwachen Immunsystem, Kindern und älteren Menschen können jedoch Salmonellen ins Blut übertreten. Als Folge kann eine lebensbedrohliche Blutvergiftung auftreten. Außerdem kann es infolge der starken Durchfälle zur Exsikkose und zu Herz-Kreislauf-Störungen kommen. Bei schlechtem Allgemeinzustand muss die Salmonellose in der Klinik u.a. durch Gabe von Antibiotika behandelt werden.

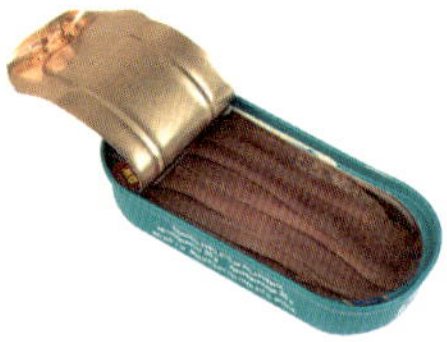

Sardellen

Vorbeugung: Einer Salmonelleninfektion kann man v.a. durch Küchenhygiene und entsprechende Vorsichtsmaßnahmen im Umgang mit jenen Lebensmitteln vorbeugen, durch die eine Salmonellose besonders häufig übertragen wird (→Eier, →Geflügel, →Hackfleisch, →Speiseeis).

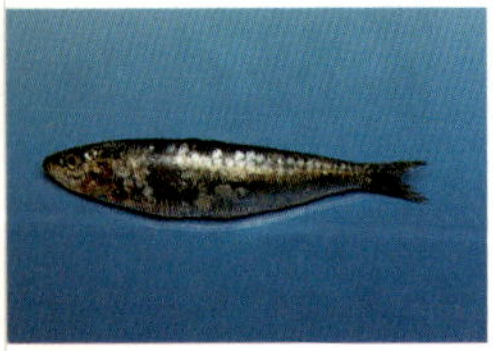

Sardine

Salmonellose: durch Salmonellen hervorgerufene Lebensmittelvergiftung, die sich v.a. in Durchfällen, Erbrechen und Fieber äußert.

Salpeter [lat. sal petrae »Salz des Steins«]: Bezeichnung für die Kalium-, Natrium- oder Kalziumsalze der Salpetersäure, die →Nitrate. Verwendung finden sie vorwiegend in Verbindung mit Kochsalz als →Pökelsalze.

Salz: umgangssprachliche Bezeichnung für →Kochsalz.

Salzempfindlichkeit: →Kochsalzempfindlichkeit.

Salzfisch: ein →Fischerzeugnis.

Salzkraut: →Queller.

Salzsäure: eine Säure, die in der Natur u.a. als Bestandteil des →Magensaftes auftritt. In der Lebensmittelindustrie wird Salzsäure als →Säureregulator eingesetzt.

Samen|öle: aus Samen von Pflanzen gewonnene →Speiseöle.

Sanddorn: Die orangegelben Beerenfrüchte des bis zum Kaukasus und nach Ostasien verbreiteten, bedornten Strauchs oder Baums (Hippophae rhamnoides), der in Deutschland auf Küstendünen, an Flussufern und Seen wächst, werden zu Saft, Marmelade und Vitaminpräparaten verarbeitet. Kultiviert wird der Sanddorn v.a. in Kasachstan. Die Beeren enthalten extrem viel Vitamin C (450 mg pro 100 g) und haben außerdem einen hohen Gehalt an Betakarotin, Vitamin E, Folsäure, Kalzium und Magnesium. Wegen seines hohen Gehalts an antioxidativen Vitaminen wird Sanddornsaft zur Stärkung der Immunabwehr eingesetzt.

Sander: →Zander.

Sangria: ein →weinhaltiges Getränk.

Saponine: bitter schmeckende pflanzliche Glykoside, die in Wasser seifenartige Lösungen bilden. Saponine sind in pflanzlichen Lebensmitteln, v.a. in Hülsenfrüchten, enthalten. Sie wirken Krebs vorbeugend, antimikrobiell, cholesterinsenkend, immunmodulierend und entzündungshemmend.

Sardelle, wiss. Name **Engraulis encrasicolus:** Der kleine Heringsfisch ist meist in großen Schwärmen in Atlantik, Mittelmeer und Schwarzem Meer anzutreffen. Sardellen kommen frisch, häufiger aber als in Öl oder Salzlake eingelegte Konserven (Anchovis) auf den Markt. Frische Sardellen werden gebraten oder frittiert. Sardellen liefern reichlich Eiweiß, wertvolle Omega-3-Fettsäuren, Vitamin D, Niacin, Biotin sowie Kalzium und Jod. Allerdings haben sie einen ziemlich hohen Fettgehalt.

Sardine, wiss. Name **Sardina pilchardus:** Die bis 25 cm lange Heringsart lebt in großen Schwärmen in Atlantik, Mittelmeer und Schwarzem Meer. Ihren Namen verdankt sie ihrem früher besonders starken Vorkommen an der Küste Sardiniens. Junge Sardinen kommen in Olivenöl eingelegt als Ölsardinen in den Handel. Sardinen sind auch geräuchert, gesalzen oder frisch erhältlich. Frische Sardinen werden meist gebraten oder gegrillt. Der Fisch ist reich an Omega-3-Fettsäuren und liefert viel Vitamin D, B_6, Niacin, Biotin, Kalzium, Eisen, Zink und Jod.

Satsuma: meist kernlose Mandarinensorte (→Mandarine).

Sättigung: ein Zustand, bei dem im Gegensatz zum Hungergefühl (→Hunger) kein Verlangen nach Nahrung bzw. Nahrungsaufnahme besteht. Die Sättigung unterliegt einer im Unterbewusstsein ablaufenden Regulierung durch das Hunger- und Sättigungszentrum. Dieses befindet sich im Zwischenhirn und wird durch äußere Einflüsse (z.B. Aussehen und Geruch der Lebensmittel) sowie innere Faktoren (z.B. Magenfüllung, Blutzuckerspiegel) beeinflusst. Das Sättigungsgefühl tritt normalerweise beim Essen nach etwa 15–20 Minuten ein, wobei die Nahrungskomponenten Kohlenhydrate, Eiweiße und Fette unterschiedlich stark und schnell zur Sättigungswirkung beitragen. So bewirken Fette und Kohlenhydrate beispiels-

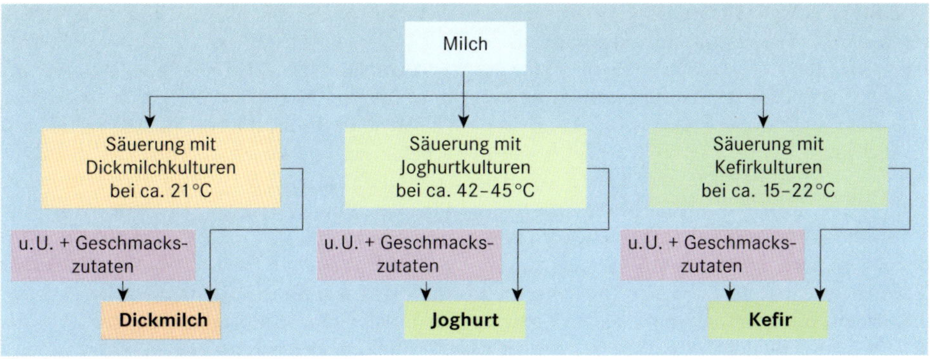

Sauermilcherzeugnisse: Herstellung

weise schneller eine Sättigung als Eiweiße. Außerdem ist auch die Konsistenz der Nahrung (und damit die Intensität des Kauens) von Bedeutung. Die Informationsvermittlung zwischen Verdauungstrakt, Stoffwechsel und Gehirn wird durch verschiedene Botenstoffe geregelt. Die wichtigsten sind das Hormon →Insulin und der Nährstoff →Glukose.

Sauerbrunnen, Säuerling: ein →Mineralwasser.

Sauerdorn: →Berberitze.

Sauerkraut, Sauerkohl: mithilfe einer Milchsäuregärung konservierter, fein gehobelter Weißkohl (→Gärungsgemüse). Sauerkraut ist sehr kalorienarm, aber ballaststoffreich und enthält reichlich Vitamin K, C, Folsäure, Kalium und Kalzium. Darüber hinaus sorgt Sauerkraut für eine geregelte Verdauung. Es wird roh oder gekocht verzehrt. Da beim Kochen viele wertvolle Inhaltsstoffe verloren gehen, sollte man es vorzugsweise roh essen oder zumindest immer etwas rohes Sauerkraut unter das gekochte mischen. Weinkraut ist Sauerkraut, dem Weißwein zugesetzt wurde.

LESETIPPS:

Jutta Bednarz: *Gesund und vital durch Sauerkraut. Stuttgart (Trias) 1998.*

Hans H. von Wimpffen: *Sauerkraut. Die besten Kochrezepte. Wirksame Heilanwendungen. Wien (Orac) 2000.*

Sauerkrautsaft: ein →Gemüsegetränk.

Säuerling, Sauerbrunnen: ein →Mineralwasser.

Sauermilch: →Dickmilch.

Sauermilch|erzeugnisse: mithilfe von Milchsäurebakterien aus Milch hergestellte Produkte, die entweder trinkbar (flüssig bis sämig) oder stichfest sind. Sie zählen zu den Milcherzeugnissen und entstehen dadurch, dass Milchsäurebakterien die in der Milch enthaltene Laktose durch →Milchsäuregärung zu Milchsäure vergären. So erhält man durch den Zusatz von Milchsäurebakterien zu Vollmilch, fettarmer oder entrahmter Milch beispielsweise →Dickmilch. Wird die Milch mit speziellen Joghurtbakterien beimpft, entsteht →Joghurt; →Kefir lässt sich durch Zusatz von getrockneten Mikroorganismen zur Milch herstellen. Zu den Sauermilcherzeugnissen gehören außerdem saure Sahne (→Sahne), →Buttermilch und →Ayran.

Sauermilchkäse: zusammenfassende Bezeichnung für Käsesorten, die aus Sauermilchquark hergestellt werden (→Käse).

Säuern: die Veränderung der Säureverhältnisse eines Lebensmittels zum Zweck der Konservierung, wobei das Lebensmittel gleichzeitig einen charakteristischen, erfrischend-säuerlichen Geschmack erhält. Man unterscheidet zwei Arten: den Zusatz von Genusssäuren wie Essig-, Zitronen- oder Weinsäure und die natürliche Säuerung, bei der die erwünschte Säure im Lebensmittel selbst durch Bakterien (z. B. Milchsäurebakterien) erzeugt wird (→Gärungsgemüse, →Milchsäuregärung).

Sauerrahm, saure Sahne: ein Sauermilcherzeugnis (→Sahne).

Sauerteig: eine Teigart (→Teig).

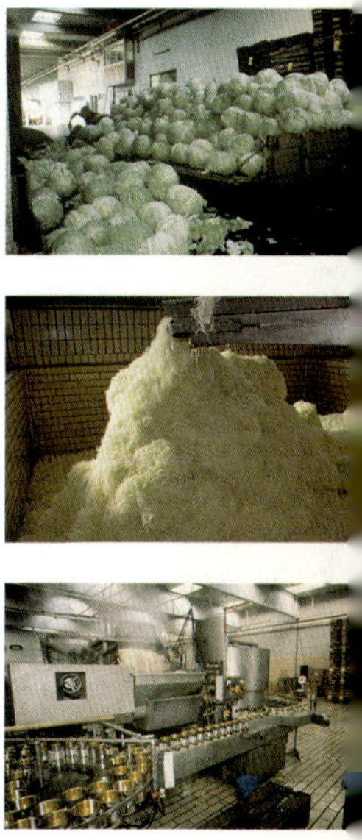

Sauerkraut: Herstellung in der Lebensmittelindustrie

Sauerkraut selbst herstellen

Man benötigt einen speziellen Krautgärtopf mit dazugehörigen Gärsteinen, einen Stampfer und einen Krauthobel. Der Weißkohl wird klein gehobelt und das Salz abgewogen (5–8 g für 1 kg Kohl). Man gibt eine Lage Kraut in den Topf, streut Salz darüber und stampft das Ganze gut fest, bis der Saft austritt. So wird Lage für Lage eingefüllt und festgestampft, bis der Topf zu etwa drei Vierteln voll ist. Dann beschwert man das Kraut mit den Gärsteinen. Die Lake soll stets mindestens 3–4 cm über den Gärsteinen stehen; gegebenenfalls muss mit abgekochtem und anschließend abgekühltem Salzwasser aufgefüllt werden. Dann wird der Topf luftdicht verschlossen. Man lässt ihn zwei bis drei Tage bei 20–22 °C stehen und stellt ihn dann an einen kühleren Ort (ca. 18 °C). Nach vier bis sechs Wochen ist das Sauerkraut fertig. Man lagert es kühl im Keller.

Säuerungsmittel: Lebensmittelzusatzstoffe, die den Säuregrad eines Lebensmittels erhöhen und/oder diesem einen sauren Geschmack verleihen. Es handelt sich dabei um →Genusssäuren, saure Salze oder sauer wirkende Stoffe.

Die einzelnen Säuerungsmittel:

Apfelsäure (E 296) kommt in allen lebenden Zellen vor; in größeren Mengen ist sie z. B. in Früchten wie Äpfeln, Quitten, Stachelbeeren und Weintrauben enthalten. Von allen Genusssäuren hat sie den stärksten Sauergeschmack. Apfelsäure wird entweder biotechnisch unter Verwendung Apfelsäure bildender Bakterien oder Pilze oder auf chemischem Weg hergestellt. Sie ist für Lebensmittel ohne Höchstmengenbeschränkungen zugelassen und wird v. a. für Säfte, Fertigsuppen, Saucen, Obsterzeugnisse und Limonaden verwendet. Als natürlicher Bestandteil der menschlichen Zelle gilt sie als unbedenklich.

Fumarsäure (E 297) ist ebenfalls eine organische Fruchtsäure, die in vielen Pflanzen vorkommt und auch am menschlichen Zellstoffwechsel beteiligt ist. Hergestellt wird sie entweder durch chemische Synthese oder biotechnisch mithilfe von Schimmelpilzen aus Kartoffel- oder Maisstärke. Fumarsäure ist für Getränke-Instantpulver, geleeartige Desserts und Süßigkeiten (z. B. Kaugummi und Zuckerwaren), für Kuchenglasuren, Füllungen bei Gebäck und als Teigsäuerungsmittel zugelassen. Die Höchstmengen liegen je nach Produkt zwischen 1 und 4 g pro Kilogramm Lebensmittel; der ADI beträgt maximal 6 mg pro Kilogramm Körpergewicht. Fumarsäure hat eine leicht abführende Wirkung.

Viele Säuerungsmittel erfüllen in der Lebensmitteltechnik gleichzeitig weitere Funktionen. So werden →**Essigsäure (E 260), Kaliumacetat (E 261), Natriumdiacetat (E 262)** und **Kalziumacetat** (**E 263,** Calciumacetat) (alle drei auch deklariert als Salze der Essigsäure) auch als →Konservierungsstoffe eingesetzt.

Ascorbinsäure (**E 300,** Askorbinsäure, L-Ascorbinsäure, Vitamin C), **Natrium-L-Ascorbat (E 301), Kalzium-L-Ascorbat** (**E 302,** Calcium-L-Ascorbat), **Ascorbylpalmitat** (**E 304,** Ascorbylstearat, 6-Palmitoyl-L-Askorbinsäure, auch deklariert als Fettsäureester der Ascorbinsäure), **Zitronensäure** (**E 330,** Citronensäure), **Natriumzitrat (E 331), Kaliumzitrat (E 332), Zinn-II-Chlorid (E 512)** und →**Milchsäure (E 270)** werden auch als Antioxidationsmittel verwendet. **Kalziumzitrat** (**E 333,** Calciumcitrat) wird wie Zitronensäure eingesetzt (→Antioxidationsmittel).

Weinsäure (E 334) findet auch als →Komplexbildner Verwendung; **Natriumtartrat (E 335)** und **Kaliumtartrat** (**E 336,** Weinstein) – beide auch deklariert als Salze der Weinsäure – kommen auch als →Backtriebmittel zum Einsatz. **Phosphorsäure (E 338), Natriumphosphat (E 339), Kaliumphosphat (E 340), Kalziumphosphat** (**E 341,** Calciumphosphat) und **Magnesiumorthophosphat (E 343)** (alle auch deklariert als Phosphat) werden auch als →Emulgatoren verwendet.

Kalziumtartrat (**E 354,** Calciumtartrat, auch deklariert als Salze der Weinsäure oder Tartrat) fungiert gleichzeitig auch als Säureregulator und →Festigungsmittel. **Adipinsäure (E 355), Natriumadipat (E 356)** und **Kaliumadipat (E 357)** – alle auch deklariert als Adipat – und **Bernsteinsäure (E 363)** dienen neben ihrer Verwendung als Säuerungsmittel auch als →Geschmacksverstärker. **Meta-Weinsäure (E 353)** wird in erster Linie als →Stabilisator bei der Weinherstellung eingesetzt.

Saugerflaschenkaries, Zucker-Saugerflaschenkaries, Zuckertee-Karies: eine Form der →Karies.

Säuglings|ernährung: Ernährung von Kindern bis zum Alter von zwölf Monaten. Diese benötigen aufgrund ihrer besonderen Stoffwechsellage, die u. a. aus ihrem raschen Wachstum resultiert, und der zunächst bestehenden Unausgereiftheit des Verdauungstrakts eine spezielle Ernährung, die diesen Besonderheiten angepasst ist.

Energie- und Nährstoffbedarf: Der Energiebedarf von Säuglingen liegt mit durchschnittlich 90 kcal/377 kJ pro Kilogramm Körpergewicht zwei- bis dreimal höher als der eines Erwachsenen. Damit dieser hohe Energiebedarf gedeckt werden kann, muss der Fettanteil der Nahrung bei 35–50 % liegen (bei Erwachsenen beträgt er idealerweise 30 %), während der Kohlenhydratanteil nur etwa 45 % ausmacht (bei Erwachsenen mindestens 50 %).

Auch der Eiweißbedarf des Säuglings ist gegenüber dem Erwachsener erhöht. Während Säuglinge unter zwei Monaten täglich 2,0 bis 2,7 g Eiweiß und zwischen zwei und zwölf Monaten 1,1–1,5 g Eiweiß pro Kilogramm Körpergewicht aufnehmen sollten, sind es beim Erwachsenen 0,8 g Eiweiß pro Kilogramm Körpergewicht. Der Flüssigkeitsbedarf von Säuglingen (etwa 150 ml pro Kilogramm Körpergewicht) liegt ebenfalls höher als der von Erwachsenen, da die Niere des Säuglings noch nicht in der Lage ist, den Harn ausrei-

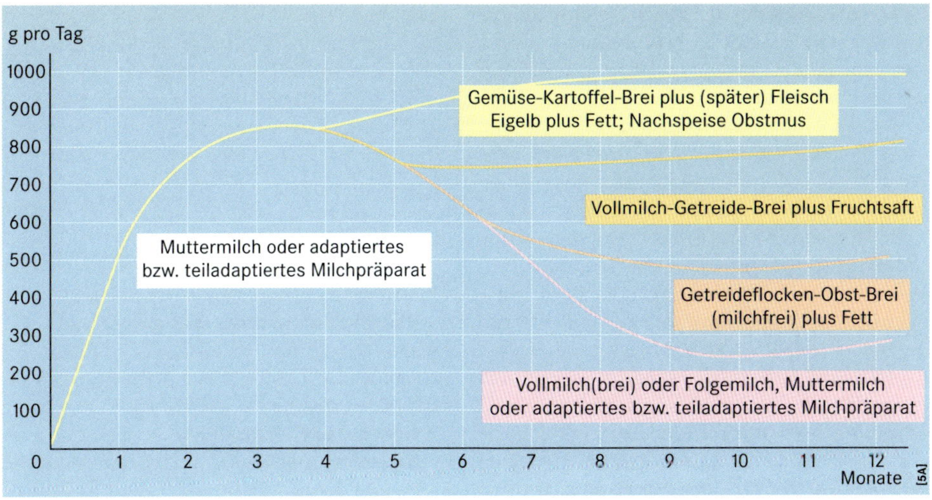

Säuglingsernährung: Ernährungsplan

chend zu konzentrieren, wenn das Flüssigkeitsangebot geringer ist. Außerdem geht dem Säugling mehr Flüssigkeit über Atmung und Haut verloren.

Idealerweise wird der Nährstoff- und Flüssigkeitsbedarf in den ersten vier bis sechs Lebensmonaten durch die →Muttermilch gedeckt, da diese in ihrer Zusammensetzung am besten an die Bedürfnisse des Säuglings angepasst ist. Allerdings kann es in Deutschland und anderen klimatisch gemäßigteren Breiten v.a. wegen unzureichender Sonneneinstrahlung auch bei voll gestillten Säuglingen zu einem Mangel an Vitamin D kommen, weshalb üblicherweise bereits Neugeborene Vitamin D in Tablettenform zur Vorbeugung einer →Rachitis erhalten.

Neugeborene: Termingeborene Säuglinge, die gestillt werden sollen (→Stillen), sollten bald nach der Geburt an die Brust angelegt werden. Zwar hat sich noch nicht sehr viel Milch gebildet, doch das Kolostrum, die Vormilch, ist reich an mütterlichen Antikörpern, die die Abwehrkräfte des Neugeborenen stärken. In den ersten drei Tagen nach der Geburt, bis zum Milcheinschuss bei der Mutter, nehmen Neugeborene aufgrund des geringen Nahrungsangebots in der Regel ab; doch bei einem normalen Geburtsgewicht ist eine Gewichtsreduktion bis zu 10% nicht Besorgnis erregend. Eine Zufütterung ist nicht erforderlich.

Neugeborene, die mit der Flasche ernährt werden, verlieren meist kaum an Gewicht. Sie erhalten ihre erste Flaschennahrung in der Regel spätestens zwölf Stunden nach der Geburt, wobei in den ersten zehn Lebenstagen die tägliche Trinkmenge bei etwa 70g, multipliziert mit dem Alter nach Tagen, liegt. Auch Frühgeborene sollten – falls möglich – zumindest teilweise gestillt oder mit Muttermilch ernährt werden (→Frühgeborenen-Ernährung). Kurz nach der Geburt erhalten Neugeborene üblicherweise 1mg Vitamin K in Form von Tropfen, da an diesem Vitamin, das für die Blutgerinnung unerlässlich ist, nach der Geburt zunächst ein Mangel besteht.

Erste Lebensmonate: In den ersten vier bis sechs Lebensmonaten sollten Säuglinge entweder voll gestillt oder ausschließlich mit Säuglingsmilchnahrungen ernährt werden, da ihr Magen-Darm-Trakt noch nicht voll entwickelt ist. So besitzen Neugeborene z.B. noch keine Darmflora und auch die Darmschleimhaut ist noch nicht ausgereift. Außerdem stellt der Organismus des Säuglings verschiedene für die Verdauung notwendige Enzyme noch nicht her. Weiterhin besitzen Säuglinge auch noch keine Zähne, mit denen sie feste Nahrung kauen könnten.

Frauen, die nicht stillen wollen oder können, sollten anstelle von selbst hergestellter möglichst industriell gefertigte Säuglingsmilchnahrung verwenden, da diese keine Bakterien und Schadstoffrückstände enthält und in ihrer Zusammensetzung der Muttermilch angepasst ist. Das Milchpulver wird nach Dosierungs- und Zubereitungsanleitung mit abgekochtem Wasser vermischt und erhitzt, wobei die Trinktemperatur bei etwa 37°C liegen sollte. Liegt der Nitratgehalt des Trinkwassers bei über 10mg pro Liter, so sollte →Mineralwasser, das für die Zubereitung von Säuglingsnahrung geeignet ist, verwendet werden, da bei zu hohem Nitratgehalt die Gefahr einer →Methämoglobinämie besteht. Nach Gebrauch müssen Flaschen und Sauger fünf Minuten lang ausgekocht oder in einem Dampf-Sterilisator sterilisiert werden.

Bei der Anfangsnahrung unterscheidet man zwischen **adaptierter Säuglingsmilchnahrung**, die der Muttermilch weitgehend angepasst ist und als Kohlenhydrat nur Laktose enthält, und **teiladaptierter Säuglingsmilchnahrung,** die neben Laktose auch andere Kohlenhydrate (z. B. Saccharose) beinhaltet. Neugeborene sollten aufgrund der in der Regel besseren Verträglichkeit zunächst adaptierte Säuglingsmilchnahrung erhalten. **Folgemilch** (Folgenahrung) ist eine Milchnahrung, die sich aufgrund ihrer Zusammensetzung (beispielsweise einer höheren Konzentration an Mineralstoffen) erst für Säuglinge ab dem fünften Lebensmonat eignet.

Babys aus Allergikerfamilien sollten eine hypoallergene Säuglingsnahrung erhalten, bei der das darin enthaltene Eiweiß durch chemische Prozesse so verändert wurde, dass es geringere Mengen allergieauslösender Antigene beinhaltet. Bei Durchfallerkrankungen oder Nahrungsmittelunverträglichkeiten müssen Säuglinge →Heilnahrung erhalten. Die Fütterungsabstände können in der Regel den Packungen entnommen werden; sie müssen jedoch an die Bedürfnisse des Säuglings angepasst werden.

Beikost (Babykost) ist Nahrung, die neben der Milchnahrung gegeben wird. Frühestens ab dem fünften, spätestens ab dem siebten Lebensmonat ist die Zufütterung von Beikost notwendig. Diese besteht anfangs in der Regel aus einem Gemüse- oder Gemüse-Kartoffel-Brei, der später durch Fleisch ergänzt wird. Ganz allmählich wird zunächst eine Milch- durch eine Breimahlzeit ersetzt, wobei das Kind oft zunächst sowohl Milch als auch Brei zu dieser Mahlzeit erhält, um sich an den Brei zu gewöhnen. Auch Obstmus kann bereits ab dem fünften Lebensmonat gegeben werden. Bis zum zwölften Lebensmonat werden nach und nach weitere Nahrungsbestandteile (z. B. Getreide) eingeführt und die Milchmahlzeiten durch vier bis fünf Breimahlzeiten ersetzt, wobei die Nahrung etwa ab dem achten bis zehnten Monat etwas stückiger sein kann, da nun meist mehrere Zähne vorhanden sind. Ab dem Alter von zwölf Monaten können die meisten Kinder auch feste, klein geschnittene, nicht zu harte Nahrung zu sich nehmen (→Kleinkindernährung). Die Beikost sollte wenig Kochsalz und Zucker und keine scharfen Gewürze enthalten.

LESETIPPS:

Renate Zeltner: *Was Babys und Kleinkindern schmeckt. München (Mosaik) 1998.*

Barbara Dohmen: *So ernähre ich mein Baby richtig und gesund. Der praktische Ernährungsratgeber für das erste Jahr. Stuttgart (Trias) 1999.*

Heidrun Fronek: *Babys richtig ernähren. Die optimale Kost im ersten Lebensjahr. München (Südwest) 1999.*

Monika Arndt: *Das Baby-Kochbuch. Gesunde Ernährung für Ihr Kind. München (dtv) [5]2000.*

Säuglingsnahrung, Säuglingskost: Lebensmittel, die für die Ernährung von Säuglingen ab der Geburt bis einschließlich des zwölften Lebensmonats geeignet sind.

Säure-Basen-Haushalt: →S. 560 ff.

Säure|regulatoren: Lebensmittelzusatzstoffe, die den Säuregrad oder die Alkalität eines Lebensmittels steuern. Entweder wird den Lebensmitteln noch Säure zugegeben, um den Säuregrad zu erhöhen oder es werden alkalische Stoffe (Laugen) eingesetzt, um ihn zu senken. Hierzu können auch saure oder alkalische Salze verwendet werden, die Säuren bzw. Laugen abfangen (puffern) und so für einen konstanten pH-Wert sorgen. Auf diese Weise wirken Säureregulatoren gleichzeitig oft auch als Stabilisatoren und/oder unterstützen saure Konservierungsstoffe in ihrer Wirkung.

Die einzelnen Säureregulatoren:

Natriummalat (E 350), Mono-Kaliummalat (E 351), Kalziummalat und Kalziumhydromalat (**E 352**, Calciummalat und Calciumhydromalat) – alle auch deklariert als Salze der Apfelsäure – werden aus Früchten wie z. B. Äpfeln, Quitten, Stachelbeeren und Weintrauben oder auf chemischem Weg gewonnen und sind als Lebensmittelzusatzstoffe ohne Höchstmengenbeschränkungen zugelassen. Verwendet werden sie v. a. für Säfte, Fertigsuppen, Saucen, Obsterzeugnisse und Limonade. Da sie eine leicht geschmacksverstärkende Wirkung haben, setzt man sie auch in zuckerfreien Produkten zur Einsparung von Süßstoff ein. In gesundheitlicher Hinsicht sind sie unbedenklich.

Kalziumkarbonat (**E 170**, Calciumkarbonat, Kalk) wird auch als Trennmittel und →Farbstoff verwendet. Als Säureregulator setzt man es z. B. bei Quark und Quarkerzeugnissen ein, um den gewünschten Säuregehalt einzustellen, d. h. überschüssige Säure zu neutralisieren. Mengenbeschränkungen existieren nicht.

Triammoniumzitrat (**E 380**, auch deklariert als Salze der Zitronensäure) ist das Ammoniumsalz der Zitronensäure. Es wird durch chemische Synthese aus Zitronensäure hergestellt und puffert v.a. Säuren ab. Triammoniumzitrat ist als Lebensmittelzusatzstoff ohne Mengenbeschränkungen zugelassen und kommt bei vielen verschiedenen Lebensmitteln zum Einsatz. Gesundheitsschädliche Wirkungen sind nicht zu befürchten.

Salzsäure (E 507), ein Bestandteil des menschlichen Magensaftes, wird durch chemische Synthese hergestellt. In Kombination mit verschiedenen Verdauungsenzymen spaltet sie die Nahrungseiweiße. In der Lebensmittelproduktion wird Salzsäure ebenfalls zur Eiweißspaltung eingesetzt, und zwar v.a. bei der Herstellung von Würze. Mengenbeschränkungen gibt es nicht. **Schwefelsäure (E 513)** wird ebenfalls chemisch hergestellt und bei der Spaltung (Hydrolyse) von Stärke zur Herstellung von modifizierter Stärke eingesetzt, außerdem auch bei der Herstellung von Kasein. Mengenbeschränkungen existieren nicht; in gesundheitlicher Hinsicht ist Schwefelsäure unbedenklich.

Natriumhydroxid (E 524) ist eine starke Base und wird im flüssigen Zustand als Ätzlauge oder Natronlauge, im festen Zustand als Ätznatron bezeichnet. **Kaliumhydroxid (E 525)** wird in fester Form Ätzkali, in flüssiger Konsistenz Kalilauge genannt und ist ebenfalls eine in höheren Konzentrationen stark ätzende Verbindung. Hergestellt werden beide Substanzen durch Elektrolyse. Durch Zugabe von Hydroxiden kann ein bestimmter pH-Wert eingestellt und stabilisiert werden. Damit unterstützen sie die Wirkung von konservierenden organischen Säuren wie etwa Sorbinsäure (E 200) und Benzoesäure (E 210) (→Konservierungsstoffe). Natriumhydroxid führt außerdem bei der Verarbeitung von Oliven zu einer Farbreaktion und Entbitterung und wird auch zur Trinkwasseraufbereitung sowie zur Kakaoverarbeitung und zur Herstellung von Würze und Laugengebäck verwendet. Es ist in diesen Lebensmitteln in so geringer Konzentration enthalten, dass es zu keinen schädlichen Nebenwirkungen (Verätzungen) kommen kann. Kaliumhydroxid wird u.a. zum Aufschluss von Rohkakao und Instant-Tee verwendet.

Kalziumhydroxid (**E 526**, Calciumhydroxid, gelöschter Kalk) wirkt wie Natriumhydroxid; außerdem verlängert es die Haltbarkeit von eingelegten Eiern durch Verschluss der Poren und wird auch in der Zuckerindustrie und zur Konservierung von Muskatnüssen verwendet. Hergestellt wird es aus Kalziumoxid (E 529) und Wasser. Auch Kalziumhydroxid ist in Lebensmitteln in so geringer Konzentration enthalten, dass es zu keinen schädlichen Nebenwirkungen kommt. In konzentrierter Form ist es eine starke Lauge, die bei Kontakt zu Verätzungen führen kann.

Ammoniumhydroxid (**E 527**, Ammoniumwasser), durch chemische Synthese aus Ammoniak und Wasser hergestellt, wirkt wie Natriumhydroxid. **Kalziumoxid** (**E 529**, Branntkalk, Calciumoxid) wird u.a. in Konfitüren und Gelees eingesetzt. Mengenbeschränkungen gibt es nicht. **Magnesiumoxid** (**E 530**, Bittererde, Magnesia) wird durch Verbrennung von Magnesiumkarbonat gewonnen oder fällt als Nebenprodukt bei der Herstellung von Schwefelsäure an. Es wird vorwiegend auf Grund seiner Neutralisationswirkung gegenüber Säuren eingesetzt und ist ohne Mengenbeschränkungen für Kakaoerzeugnisse, Speise- und Kräutersalze zugelassen. Außerdem wird es zur Mineralstoffanreicherung der Säuglingsnahrung zugesetzt (→Magnesium).

Glukon-D-Lakton (**E 575**, Glucono-deltalacton) ist der Ester der Glukonsäure und entsteht aus dieser im Verlauf von Trocknungs- und Erhitzungsprozessen, z.B. in Rosinen oder anderen Lebensmitteln, die natürliche Glukonsäure enthalten. Glukon-D-Lakton wird zu verschiedenen Zwecken eingesetzt: Durch seine säureregulierende Wirkung trägt es dazu bei, Farben in Lebensmitteln zu stabilisieren und Antioxidationsmittel und Konservierungsstoffe durch Einstellung und Stabilisierung eines hohen pH-Wertes zu unterstützen; dadurch wird das Wachstum pathogener Mikroorganismen gehemmt. Im Backpulver sorgt Glukon-D-Lakton für eine langsame und gleichmäßige Säureproduktion und damit für eine stetige backtreibende Wirkung. Es ist für Lebensmittel im Allgemeinen ohne Mengeneinschränkungen zugelassen; nur Kinderkekse und Kinderzwieback dürfen höchstens 5 g pro Kilogramm enthalten. In gesundheitlicher Hinsicht ist die Substanz unbedenklich.

Glukonsäure (**E 574**, Gluconsäure) und deren Salze – **Natriumglukonat (E 576)**, **Kaliumglukonat (E 577)** und **Kalziumglukonat** (**E 578**, Calciumgluconat) – puffern den pH-Wert in Lebensmitteln ab, d.h., sie verhindern extreme Ausschläge in den sauren oder alkalischen Bereich. Sie werden bei den gleichen Lebensmitteln eingesetzt wie →Glukonsäure und sind wie diese gesundheitlich unbedenklich.

Die meisten Säureregulatoren erfüllen in der Lebensmittelverarbeitung daneben auch noch andere Funktionen: **Natriumlaktat**

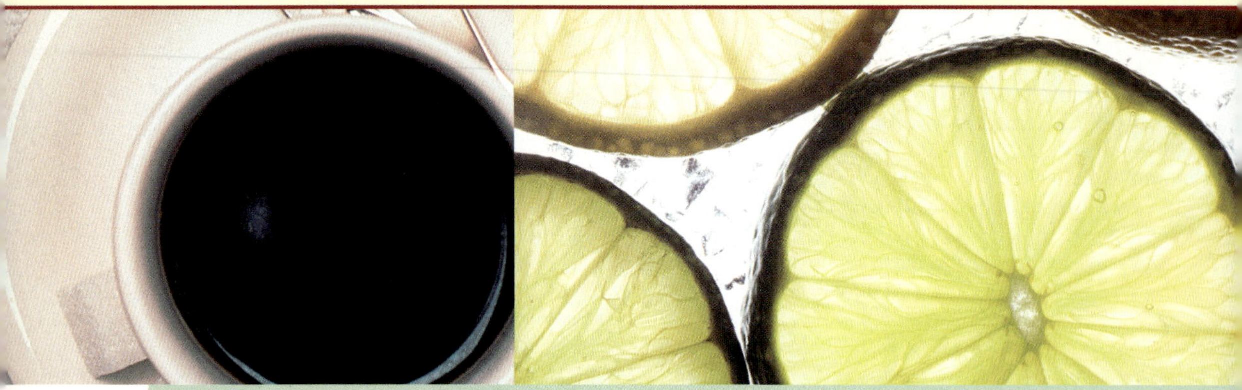

SÄURE-BASEN-HAUSHALT

DER PH-WERT

Alle Lebensvorgänge im menschlichen Organismus können nur dann störungsfrei ablaufen, wenn die Zusammensetzung des inneren Körpermilieus weitgehend konstant bleibt. Um dies zu gewährleisten, bedarf es vielfältiger Regulations- und Kontrollmechanismen. Durch Aufnahme, Abbau und Verwertung von Lebensmitteln ergeben sich Schwankungen, die ständig wieder ausgeglichen werden müssen. Eines der Regulationssysteme, das besonders auf Art und Menge der zugeführten Nahrung reagiert, ist der Säure-Basen-Haushalt. Er hat die Aufgabe, das Verhältnis von Säuren und Basen im Körper in sehr engen Grenzen konstant zu halten.

Als Kenngröße des Säure-Basen-Haushaltes dient der pH-Wert. Er ist ein Maß dafür, wie sauer oder basisch eine wässrige Lösung ist. Ist das Verhältnis von Säuren und Basen ausgeglichen, spricht man von einem neutralen pH-Wert; er liegt dann bei 7. Niedrigere pH-Werte zeigen einen Überschuss an Säuren an, höhere einen Überschuss an Basen. Im Organismus existieren Bereiche mit unterschiedlichen pH-Werten. Während zum Beispiel der Mageninhalt sehr sauer sein kann (der pH-Wert beträgt 1–2), liegt der pH-Wert in den meisten Körperzellen bei etwa 6,8 bis 7,0, also im leicht sauren bis neutralen Bereich. Der pH-Wert des Blutes hingegen ist mit 7,4 leicht basisch.

EIN LEBENSNOTWENDIGES GLEICHGEWICHT

Viele biologisch bedeutsame Stoffe wie Enzyme und Hormone sind chemisch gesehen Eiweiße. Für ihre Funktion ist es wesentlich, dass sie eine bestimmte räumliche Struktur aufweisen, da diese für die gezielte Wechselwirkung mit anderen Stoffen beziehungsweise Zellbestandteilen notwendig ist. Bereits geringe Abweichungen vom normalerweise vorherrschenden pH-Wert verändern die Struktur und damit die Eigenschaften beziehungsweise Funktionen einer Substanz; stärkere Abweichungen führen zu einem vollständigen Funktionsverlust und damit zum Tod. Um Schwankungen des Säure-Basen-Haushalts zu diagnostizieren, wäre es ideal, wenn der pH-Wert direkt in den Körperzellen gemessen werden könnte. Da dies in der Praxis jedoch nicht möglich ist, wird zur Kontrolle des Säure-Basen-Verhältnisses der pH-Wert des Blutes herangezogen. Da das Blut mit allen Körperzellen in Verbindung steht, lässt sein pH-Wert Rückschlüsse auf die Gesamtsituation im Organismus zu.

Normalerweise wird der pH-Wert des Blutes innerhalb sehr enger Grenzen konstant gehalten. Kommt es durch einen Säureüberschuss zu einem Abfall des pH-Wertes im Blut von 7,4 auf 7,35 oder darunter, entsteht bereits eine Übersäuerung (Azidose). Steigt der Wert durch Basenüberschuss auf mehr als 7,45 an, wird dieser Zustand als Alkalose bezeichnet. pH-Werte unter 6,8 oder über 7,8 bedeuten eine hochgradige Stoffwechselentgleisung und führen zum Tod. Zahlreiche Erkrankungen (zum Beispiel starke Durchfälle und Erbrechen), aber auch bestimmte Arzneimittel sowie lang anhaltender Hunger können die Mechanismen, die zur Regulation des Säure-Basen-Haushaltes beitragen, überfordern. In diesen Fällen treten Verschiebungen des pH-Wertes auf, die unbehandelt zu bedrohlichen Stoffwechselstörungen führen. Deshalb ist die Kontrolle des Säure-Basen-Status im Blut

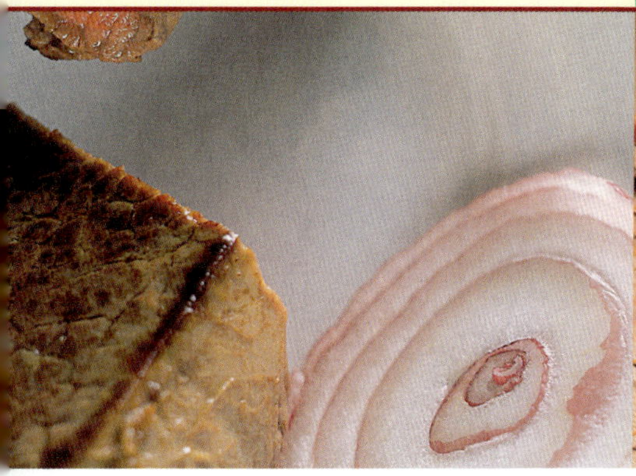

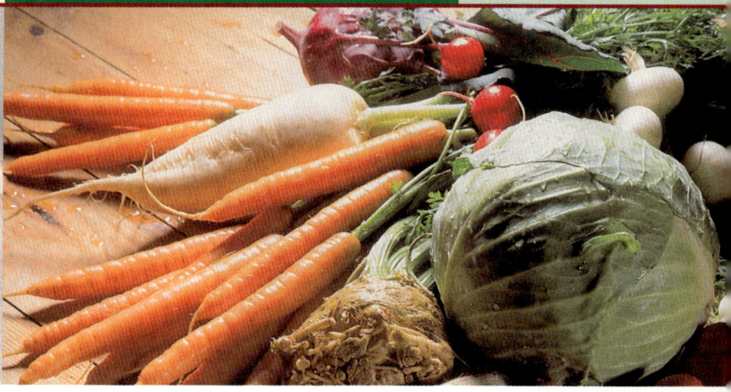

von wesentlicher Bedeutung, insbesondere in der intensivmedizinischen Überwachung.

DIE BEDEUTUNG DER PUFFERSYSTEME

Schwankungen des Säure-Basen-Gleichgewichts sind unvermeidlich und treten bei jedem Menschen ständig auf. Je nach Stoffwechselsituation und Art der Ernährung entstehen wechselnde Mengen an Säuren und Basen im Körper oder sie werden mit der Nahrung zugeführt. Der Organismus ist bestrebt, den pH-Wert trotz dieser normalerweise auftretenden Veränderungen weitgehend konstant zu halten. Hierzu bedient er sich verschiedener Puffersysteme.

Puffer zeichnen sich dadurch aus, dass sie in einer Lösung einen bestimmten pH-Wert herstellen und in der Lage sind, diesen relativ konstant zu halten. Das wird dadurch erreicht, dass der Puffer mit überschüssigen Säuren oder Basen reagiert, sie also abfängt (»puffert«). Im menschlichen Organismus tragen zahlreiche Substanzen zur Pufferung bei, zum Beispiel Eiweiße, Phosphate, der rote Blutfarbstoff Hämoglobin und Hydrogenkarbonat.

Puffersysteme besitzen allerdings nur eine begrenzte Kapazität. Sie sind daher lediglich innerhalb bestimmter Grenzen befähigt, den pH-Wert aufrechtzuerhalten. Kommt es zu einer starken Ansammlung von Säuren oder Basen, tendieren die beschriebenen pH-Wert-Veränderungen in Richtung Azidose oder Alkalose. Um die Funktionsfähigkeit von Puffersystemen zu erhalten, müssen sie immer wieder regeneriert werden. Dies geschieht, indem der Organismus die abgepufferten Säuren oder Basen ausscheidet, um so die Puffer zu »entladen« und erneut bereitzustellen. Die Puffer besitzen also die Aufgabe, überschüssige Säuren und Basen an den Orten ihrer Entstehung (allen Körperzellen) aufzunehmen und sie zu den Orten der Ausscheidung zu transportieren.

An der Regenerierung der Puffer sind unter anderem Nieren und Leber beteiligt. So sind die Nieren in der Lage, erhebliche Mengen an Säuren auszuscheiden; ihre Kapazität wird dabei normalerweise nur zu einem geringen Teil ausgeschöpft. Für die Ausscheidung basischer Endprodukte in Form von Hydrogenkarbonat ist die Leber zuständig. Leber und Nieren können die Ausscheidung an die jeweilige Stoffwechselsituation anpassen und so Säuren beziehungsweise Basen vermehrt ausscheiden oder auch einsparen.

DER EINFLUSS DER ERNÄHRUNG

Die mit der Nahrung aufgenommenen Substanzen üben unterschiedliche Einflüsse auf den Säure-Basen-Haushalt aus, die sich aus ihrem jeweiligen Stoffwechsel erklären. So entsteht beim Abbau der schwefelhaltigen Aminosäuren Methionin und Cystein unter anderem Schwefelsäure, die zu einer Säurebelastung des Organismus führt. Auch aus den basischen Aminosäuren Lysin und Arginin werden Säuren gebildet. Die Bildung von Basen ist dagegen mit dem Stoffwechsel der sauren Aminosäuren (zum Beispiel Glutamat, Aspartat) sowie dem Abbau organischer Säuren (beispielsweise Milchsäure, Zitronensäure, Äpfelsäure) verbunden.

Dies klingt zunächst paradox, macht aber deutlich, dass der Charakter eines einzelnen Stoffes oder auch eines Lebensmittels (sauer,

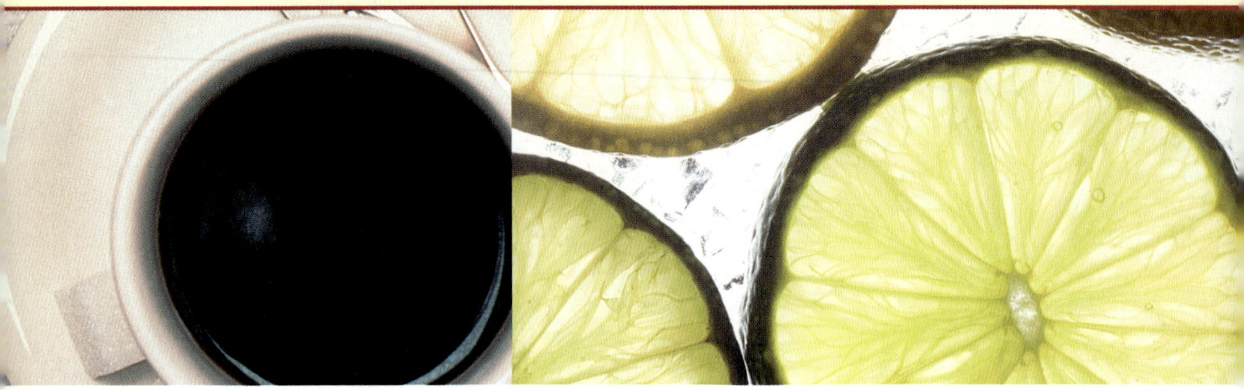

neutral oder basisch) nicht unbedingt einen Rückschluss auf dessen Wirkung auf den Säure-Basen-Haushalt des Organismus zulässt. Entscheidend hierfür sind vielmehr die Stoffwechselendprodukte der einzelnen Inhaltsstoffe. Insgesamt bewirken eiweißreiche Lebensmittel, also die meisten Produkte tierischer Herkunft (zum Beispiel Fleisch, Fisch, Käse, Eier), eine Belastung des Organismus mit Säuren. Auch Süßigkeiten, Weißmehlprodukte, Alkohol und Kaffee sind säurebildend. Dagegen führen pflanzliche Nahrungsmittel (zum Beispiel Obst, Gemüse und Blattsalate) vorwiegend zur Bildung von Basen. Fette und Kohlenhydrate führen normalerweise zu keiner Veränderung des Säure-Basen-Haushalts.

Säuren und Basen sind in der Lage, sich gegenseitig zu neutralisieren. Entscheidend für den Säure-Basen-Haushalt ist deshalb die Nettobilanz, das heißt, es geht darum, welche Stoffgruppe insgesamt überwiegt. Bei der in Deutschland üblichen Durchschnittsernährung mit einem relativ hohen Anteil an Eiweiß findet sich in der Regel ein Säurenüberschuss. Die überschüssigen Säuren werden jedoch durch die Puffersysteme abgefangen und über die Nieren ausgeschieden.

Jedes Lebensmittel enthält säure- und basenbildende Bestandteile in unterschiedlicher Relation und führt deshalb für sich betrachtet im Stoffwechsel zu einem Überschuss an Säuren oder Basen, die ausgeschieden werden müssen. Da Veränderungen im Säure-Basen-Haushalt am pH-Wert des Harns erkennbar sind, wird dieser in der Regel als Indikator für die säure- oder basenbildende Wirkung eines Nahrungsmittels herangezogen. Als säurebildend werden dabei diejenigen Lebensmittel angesehen, deren Verzehr eine Ansäuerung des Harns bewirkt; basenbildend sind entsprechend diejenigen, die einen basischen Harn hervorrufen.

Diese Methode ist allerdings umstritten, da sie keinen Rückschluss auf die im Organismus ablaufenden Vorgänge zulässt. So ist bis heute nicht geklärt, warum auch Lebensmittel wie zum Beispiel Kaffee, die nur minimale Mengen an zu verstoffwechselnden Substanzen aufweisen, zu einer Verschiebung des Harn-pH-Wertes führen.

MACHT »ÜBERSÄUERUNG« KRANK?

Verschiedene alternativmedizinische Ansätze basieren auf der Hypothese, dass zahlreiche Erkrankungen auf Störungen des Säure-Basen-Haushaltes zurückzuführen sind. Danach soll eine Übersäuerung des Organismus zur »Verschlackung« und zur Entstehung typischer Zivilisationskrankheiten wie Rheuma, Gicht, Verstopfung, Darmentzündungen und letztlich auch Krebs führen. Dabei wird der Gesundheit des Darmes eine besondere Bedeutung beigemessen. Therapeutische Maßnahmen zielen darauf, den Organismus zu »entsäuern«, wobei eine »basenreiche« Ernährung die zentrale Rolle spielen soll. Bisher konnten allerdings keine naturwissenschaftlichen Beweise erbracht werden, die das Konzept einer »Übersäuerung« als Krankheitsursache belegen.

Der Idee, durch die Ernährung einer Übersäuerung entgegenzuwirken, haben sich in erster Linie die Trennkost, die Fit-for-Life-Diät sowie die Waerland-Kost verschrieben. Die

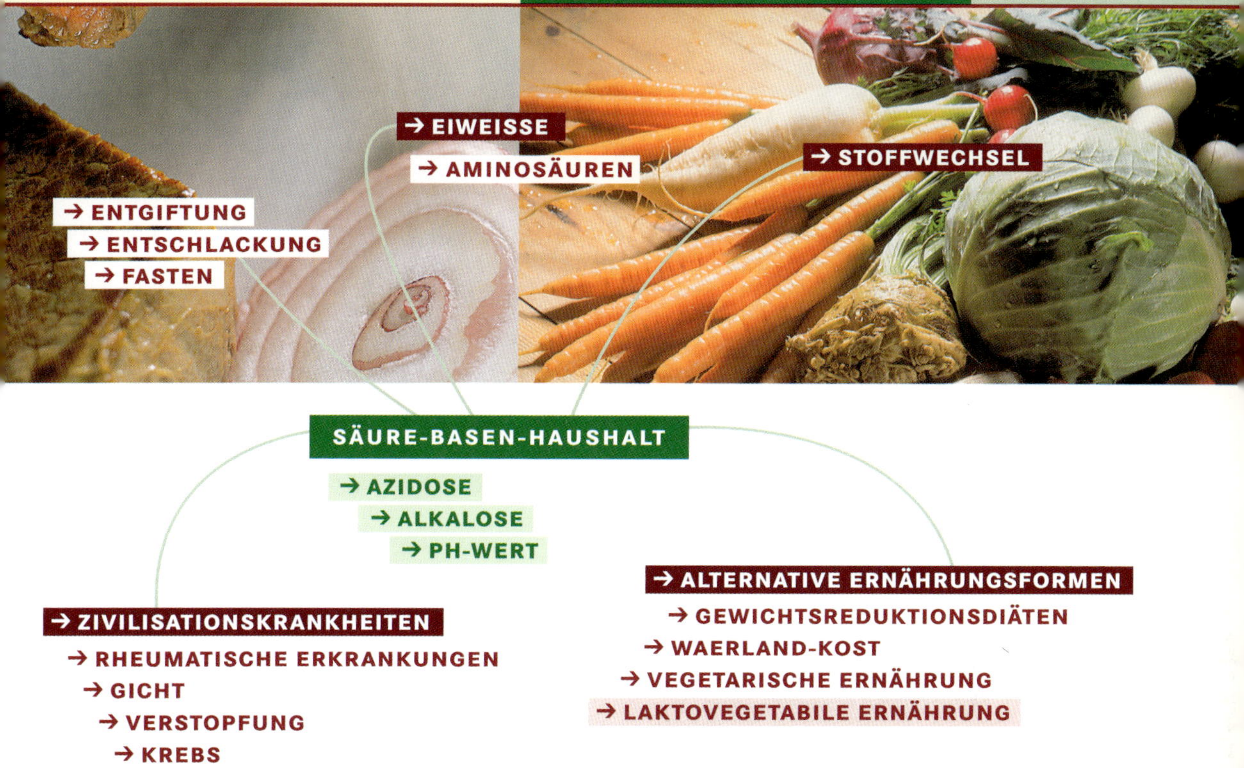

Konzepte unterscheiden sich im Detail, weisen aber wesentliche Gemeinsamkeiten auf: So führt die in westlichen Industrieländern übliche Mischkost mit ihrem hohen Eiweißanteil zu einer starken Säurebelastung des Organismus. Um die Vielzahl an Säuren zu neutralisieren, so die These, verbraucht der Körper seine basischen Reserven: Stoffwechselstörungen und Krankheiten sind die Folge.

In den Konzepten zur »Übersäuerung« wird dem Bindegewebe eine besondere Rolle beigemessen. Verfechter der Idee einer ernährungsbedingten Übersäuerung sind der Auffassung, dass sich die überschüssigen Säuren im Bindegewebe ablagern. Dahinter steckt die Vorstellung, dass jede Körperzelle den entstehenden Säuren- oder Basenüberschuss nach außen abgeben muss. Ein Säurenüberschuss führt dazu, dass Säuren aus den Zellen über die Lymphbahnen und das Blut zur Niere transportiert werden, damit sie mit dem Harn ausgeschieden werden können. Auf diesem Weg gelangen die Säuren zwangsläufig auch durch das Bindegewebe. Dort, so die These, sollen sie aufgrund von physikalischen Wechselwirkungen dauerhaft festgehalten werden und so die Struktur des Bindegewebes beeinträchtigen, woraus sich diverse Erkrankungen ergeben. Da der pH-Wert im Blut nicht verändert ist, bezeichnen die Anhänger dieser Idee den Zustand als latente Azidose oder Gewebsazidose. Sie sind deshalb auch der Meinung, dass die Messung des pH-Wertes im Blut keine ausreichende Aussage über das Säure-Basen-Gleichgewicht im Organismus ergibt.

Zur Kompensation der so genannten latenten Azidose werden je nach Ernährungskonzept unterschiedliche Ratschläge für eine »basenorientierte« Ernährung erteilt. Insgesamt handelt es sich dabei meist um laktovegetabil orientierte Kostformen mit einem hohen Anteil an Obst und Gemüse. Diese Art der Ernährung weist Vorteile gegenüber der Ernährungsweise auf, wie sie vom Bevölkerungsdurchschnitt praktiziert wird. Es ist von daher verständlich, dass Verbesserungen der Befindlichkeit zu beobachten sind. Allerdings ist es rein spekulativ, diese durch Eingriffe in den Säure-Basen-Haushalt zu erklären.

LESETIPP:

Claus Leitzmann, Markus Keller und Andreas Hahn: *Alternative Ernährungsformen. Stuttgart (Hippokrates) 1999.*

(E 325), **Kaliumlaktat** (E 326) und **Kalziumlaktat** (E 327) (alle auch deklariert als Salze der Milchsäure), **Kalziumtartrat** (E 354, Calciumtartrat, auch deklariert als Salze der Weinsäure oder Tartrat), **Natriumsulfat** (E 514, Glaubersalz), **Kaliumsulfat** (E 515) und **Kalziumsulfat** (E 516, Calciumsulfat, Gips) werden auch als →Festigungsmittel eingesetzt. **Weinsäure** (E 334) findet auch als →Komplexbildner Verwendung. Auch als →Backtriebmittel werden die folgenden Substanzen eingesetzt: **Kaliumtartrat** (E 336, Weinstein) und **Natrium-Kaliumtartrat** (E 337) (beide auch als Salze der Weinsäure deklariert), **Natriumkarbonat** (E 500, auch deklariert als Natriumsesquikarbonat, Soda, Natron), **Kaliumkarbonat** (E 501), **Ammoniumkarbonat** (E 503, Hirschhornsalz) und **Magnesiumkarbonat** (E 504). Kaliumtartrat und Natrium-Kaliumtartrat werden als Säuerungsmittel u. a. für Kekse und Zwieback in Säuglingsentwöhnungsnahrung, Kuchenmischungen, Zitronengebäck, geleeartigen Füllungen und Marmelade verwendet. Kaliumkarbonat kommt außerdem bei der Herstellung von Würze und bei der Rosinentrocknung zum Einsatz.

Phosphorsäure (E 338), **Natriumphosphat** (E 339), **Kaliumphosphat** (E 340), **Kalziumphosphat** (E 341, Calciumphosphat) und **Magnesiumorthophosphat** (E 343) werden u. a. auch als →Emulgatoren eingesetzt. **Natrium- und Kaliumdiphosphat** (E 450, auch deklariert als Diphosphate), **Triphosphate** (E 451) und **Polyphosphat** (E 452) werden auch als →Antioxidationsmittel verwendet. Als Säureregulatoren puffern sie den pH-Wert von Lebensmitteln ab; je nach Zusammensetzung können sie Säuren oder Laugen abfangen. Alle diese Substanzen werden auf dem Etikett häufig einfach als »Phosphat« deklariert.

Adipinsäure (E 355), **Natriumadipat** (E 356) und **Kaliumadipat** (E 357) (alle auch deklariert als Adipat) dienen auch als →Geschmacksverstärker. **Meta-Weinsäure** (E 353) findet in erster Linie als →Stabilisator bei der Weinherstellung Verwendung.

saure Sahne, Sauerrahm: ein Sauermilcherzeugnis (→Sahne).

Sautieren [zo..., frz. sauter »schwenken«]: kurzes Garen von kleingeschnittenen Lebensmitteln (z. B. Fleisch, Fisch, Gemüse) in heißem Fett unter gelegentlichem Schwenken. Sautierte Lebensmittel werden in der Regel à la minute, d. h. für den direkten Verzehr, zubereitet. Wichtig ist, sautierte Lebensmittel (z. B. Filetspitzen vom Rinderfilet) immer erst nach dem Garen zu würzen, da sie sonst leicht austrocknen. Zum Sautieren eignen sich besonders gut leichte Kupferpfannen oder dünnwandige Edelstahlpfannen, da sie die Hitze gut und gleichmäßig verteilen.

Savoyerkohl: →Wirsing.

Saxitoxin: ein starkes Nervengift, das von bestimmten einzelligen Algen (Dinoflagellaten) gebildet wird. Diese dienen vielen Meerestieren, z. B. →Muscheln und Austern, als Nahrung. Bei bestimmten Umweltbedingungen (besonders im Sommer) vermehren sich die Algen stark, sodass sich das Gift in den Meerestieren anreichert und über die Nahrungskette auch in den menschlichen Organismus gelangen kann. Aus diesem Grund wird manchmal empfohlen, Schalentiere wie Muscheln oder Austern möglichst nur in Monaten mit einem »R« (also von September bis April) zu verzehren. Da die meisten Muscheln heutzutage in speziellen Meerwasserbecken gereinigt werden, bevor sie in den Handel gelangen, ist diese Empfehlung in der Praxis allerdings kaum noch von Bedeutung.

Scampo, Kaisergranat: ein →Krustentier.

Scarsdale-Diät: eine →Gewichtsreduktionsdiät.

Schabe: ein →Vorratsschädling.

Schabefleisch, Tatar: →Hackfleisch vom Rind.

Schabziegerklee: →Bockshornklee.

Schaden: →Wels.

Schädlinge: Organismen, die dem Menschen direkt oder indirekt (z. B. an Nutztieren oder Pflanzen, Vorräten oder Lebensmitteln) Schaden zufügen. Man unterscheidet Gesundheitsschädlinge (z. B. Viren, Bakterien und Würmer; →Wurmerkrankungen) und Pflanzenschädlinge (Bakterien, Viren, Pilze, pflanzenfressende Tiere und →Vorratsschädlinge).

Schädlingsbekämpfungsmittel: eine Gruppe von →Pestiziden.

Schadstoffe: →S. 566 ff.

Schafe: Gattung der Böcke, v. a. in den Gebirgen Südeuropas, Asiens und Nordamerikas; in Trupps oder Herden lebende Wiederkäuer mit den Arten Wildschaf und Dickhornschaf. Das Hausschaf, das zur Gewinnung von Fleisch, Wolle, →Milch und →Käse gehalten wird, stammt vermutlich von verschiedenen Unterarten des Wildschafs ab und wurde seit der frühen Jungsteinzeit domestiziert; somit gehört es neben Haushund und Hausziege zu den ältesten Haustieren.

Fleischsorten: **Hammelfleisch** stammt von kastrierten männlichen oder nicht zur Zucht zugelassenen weiblichen Tieren, die mindestens zwölf, höchstens 24 Monate alt wurden; es

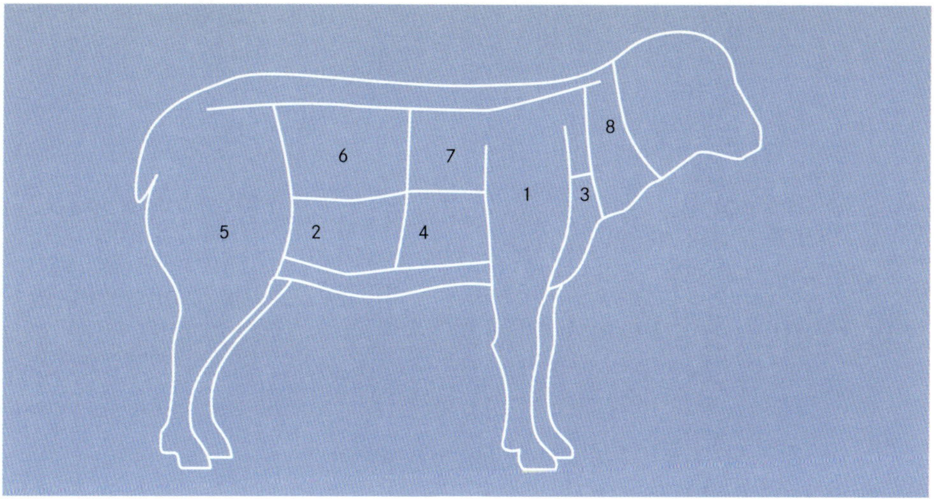

Schaf:
1 Schulter mit Vorderhaxe
2 Dünnung
3 Vorderbrust
4 Brust
5 Keule mit Hinterhaxe
6 Nierenstück mit Filet
7 Kotelettstück
8 Hals- und Nackenstück

ist in Deutschland selten; am ehesten erhält man es in türkischen oder griechischen Lebensmittelgeschäften.

Am gebräuchlichsten ist **Lammfleisch**; es stammt von sechs bis zwölf Monate alten Schafen bzw. von den jüngeren Milchlämmern. Die Farbe des Schaffleischs verändert sich mit zunehmendem Alter: Das des Milchlamms ist fast weiß, jenes von älteren Tieren ziegelrot. Mit dem Alter der Tiere intensivieren sich der für Schaffleisch charakteristische Geruch und Geschmack.

Einkauf und Verwendung: In Deutschland wird wenig Lammfleisch gegessen – der jährliche durchschnittliche Pro-Kopf-Verbrauch liegt bei etwas mehr als 1 kg. In anderen Ländern wie Griechenland, Irland, Großbritannien und Neuseeland ist Lamm- bzw. Schaffleisch dagegen regelmäßiger Bestandteil des Speiseplans. Lammfleisch ist frisch oder tiefgefroren erhältlich. Frisches Fleisch kommt meist aus Deutschland oder Ländern der Europäischen Union, tiefgefrorenes wurde in der Regel aus Neuseeland oder Australien importiert. Lammfleisch kann geschmort, gekocht, gebraten oder gegrillt werden. Außerdem sind verschiedene Wurstsorten und Schinken vom Lamm im Handel.

Inhaltsstoffe und Gesundheitswert: Schaffleisch hat einen hohen Gehalt an hochwertigem Eiweiß, B-Vitaminen (v. a. Niacin und Vitamin B_{12}), Eisen und Zink. Allerdings ist es ziemlich fettreich. Lamm zählt zu den fettesten Fleischarten. Am magersten ist die Keule; Schulter und Rücken haben einen hohen Fettgehalt (Lammkeule: 8 %, Lammkotelett aus der Schulter: 22 % Fett). Bei älteren Tieren ist der Fettgehalt noch höher.

Schafskäse: aus Schafsmilch oder einer Mischung aus Schafs- und Kuhmilch hergestellter →Käse.

Schafsmilch: →Milch von Schafen.

Schaid: →Wels.

Schälen: die Schale von Lebensmitteln (z. B. Obst) entfernen (→Vorbereitung von Lebensmitteln).

Schalenbehandlungsmittel, Fruchtbehandlungsmittel: zur Behandlung mancher Früchte eingesetzte →Oberflächenbehandlungs- und Überzugsmittel.

Schalenobst: Sammelbezeichnung für Früchte, bei denen die genießbare Samenanlage von einer ungenießbaren, hart-verholzten Schale umgeben ist. Zum Schalenobst zählen z. B. →Walnüsse, →Haselnüsse, →Mandeln, →Pistazien, →Esskastanien, →Paranüsse, →Pekannüsse und →Kokosnüsse.

Schalentiere, Schalenweichtiere, Schaltiere: wirbellose Tiere mit weichen Körpern (Weichtiere), die von harten Schalen geschützt werden. Sie leben größtenteils im Meer, einige jedoch auch im Süßwasser oder an Land. Viele sind essbar. Zu den Schalentieren gehören →Muscheln, →Austern und Schnecken (z. B. →Weinbergschnecke, →Wellhornschnecke, →Abalone). Schalentiere sind reich an Eiweiß und sehr leicht verderblich, sodass beim Verzehr unbedingt auf die Frische der Ware geachtet werden muss, zumal einige Arten (z. B. Austern) roh gegessen werden.

Schalọtte, wiss. Name **Allium ascalonicum:** 15–80 cm hohe Kulturart des Lauchs, bei der rund um eine Hauptzwiebel zahlreiche kleinere Tochterzwiebeln angeordnet sind. Die mild schmeckenden Haupt- und Tochterzwiebeln sind von einer gemeinsamen, rötlich brau-

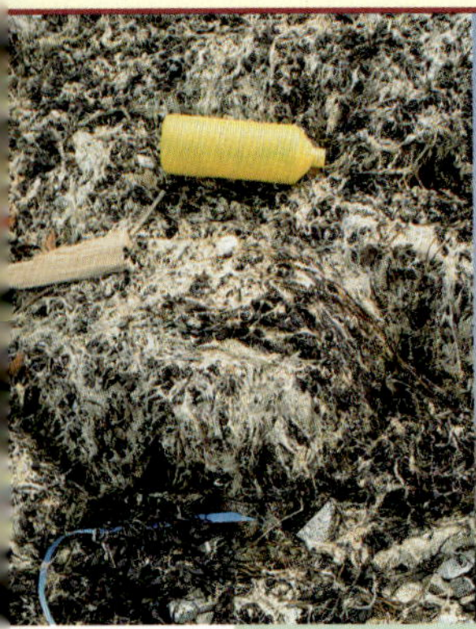
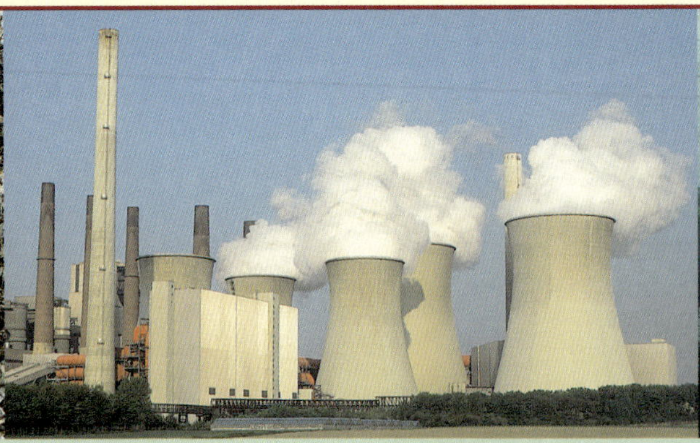
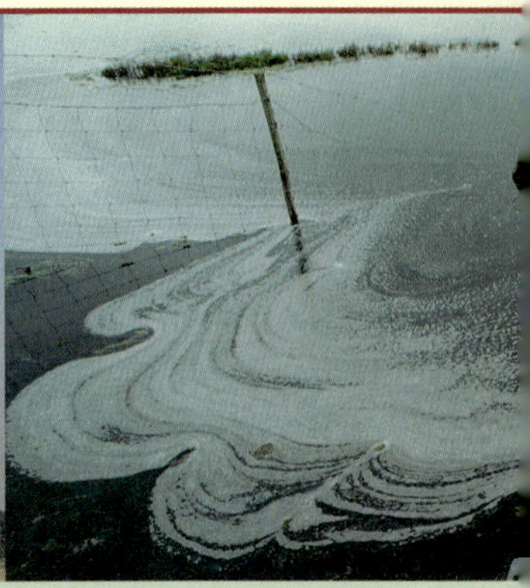

SCHADSTOFFE

PESTIZIDE

Obwohl die Lebensmittelsicherheit heute sehr hoch ist, besteht bei vielen Verbrauchern der Verdacht, dass unerwünschte Chemikalien – so genannte Schadstoffe – in Lebensmitteln ihre Gesundheit gefährden könnten. Dabei handelt es sich unter anderem um Rückstände von Pestiziden und Tierarzneimitteln, um Schwermetalle, chlorierte Kohlenwasserstoffe, polyzyklische aromatische Kohlenwasserstoffe, Nitrate und Nitrite.

Pestizide sollen Nutzpflanzen und Erntegüter vor Krankheiten oder Verderb schützen. Reste dieser Substanzen können später in Lebensmitteln pflanzlicher Herkunft nachweisbar sein. Bei der amtlichen Zulassung dieser Produkte werden die jeweilige Dosierung und die Wartezeit zwischen Anwendung und Lebensmittelgewinnung jedoch so festgelegt, dass solche Rückstände auf die Gesundheit des Verbrauchers keine negativen Auswirkungen haben.

Freilich kann es vorkommen, dass diese Anwendungsvorschriften nicht beachtet werden. Rund 0,7 % des untersuchten Obstes und etwa 1,4 % des untersuchten Gemüses aus Deutschland mussten in den letzten Jahren beanstandet werden, da diese Lebensmittel Rückstände oberhalb der festgesetzten Höchstmengen enthielten. Es handelte sich dabei zu 48 % um Reste von Herbiziden, die gesundheitlich aber unbedenklich sind. Auch bei den Insektiziden und Fungiziden (Mitteln zur Bekämpfung von Insekten beziehungsweise zur Verhinderung des Pilzbefalls) lässt sich keine Gefahr erkennen, da die erlaubten Höchstmengen weit unterhalb der geschätzten Wirkungsschwellen liegen. In den anderen Mitgliedsstaaten der Europäischen Union sind die Verhältnisse ähnlich.

Der Verbraucher muss also bei innerhalb der Europäischen Union erzeugten Lebensmitteln keine besonderen Vorsichtsmaßnahmen beachten. Diese Aussage bezieht sich allerdings nur auf Erzeugnisse, die einer amtlichen Kontrolle unterliegen. Für Produkte aus dem eigenen Garten gilt sie naturgemäß nicht. Solche und aus dem Ausland außerhalb der Europäischen Union stammenden Erzeugnisse sollte man vor dem Verzehr gründlich reinigen.

TIERARZNEIMITTEL

Ebenso wie Pestizide dürfen auch Tierarzneimittel und Futtermittelzusatzstoffe erst nach einer amtlichen Zulassung verwendet werden. Dabei muss die Unbedenklichkeit der möglicherweise auftretenden Rückstände belegt sein. Bevor diese Stoffe von den Tieren ausgeschieden werden, können sie sich vorübergehend in Leber, Nieren oder Fettgewebe ablagern. In diesen Geweben bleiben Rückstände daher länger erhalten als beispielsweise in Muskelfleisch.

Das in der Europäischen Union einheitlich geregelte Rückstandskontrollsystem zeigt, dass in Kalbfleisch am häufigsten Rückstände von Antibiotika und Sulfonamiden gefunden werden. In den letzten Jahren gaben Östrogene, so genannte Beta-Agonisten (die verbotenerweise als Masthilfsmittel verwendet werden, zum Beispiel Clenbuterol) und antimikrobiell wirksame Stoffe (Antibiotika, Sulfonamide) Anlass zu Beanstandungen. Allerdings wird Kalbfleisch in wesentlich geringerem Umfang verzehrt als beispielsweise Rind- oder Schweinefleisch, sodass von einer Gesundheitsgefährdung des Verbrauchers nicht auszugehen ist, obwohl die Rück-

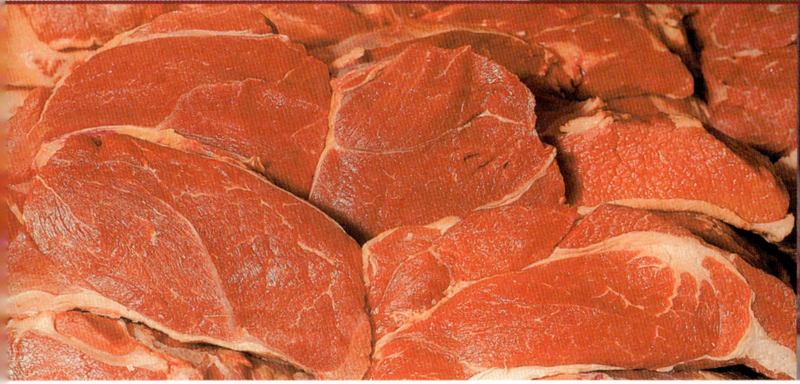

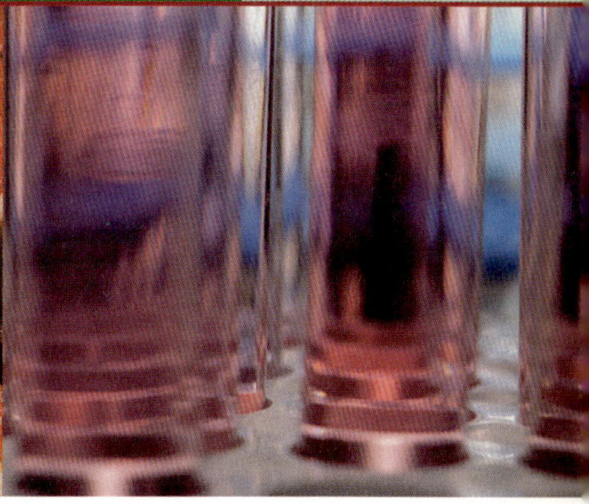

standsmengen nicht weit von den Unbedenklichkeitsmengen entfernt sind. Die besondere Gefährdung durch eine Anwendung von Antibiotika bei landwirtschaftlichen Nutztieren besteht vor allem in der Tatsache, dass bei diesen Tieren resistente Krankheitskeime entstehen können, für deren Bekämpfung beim Menschen dann keine wirksamen Arzneimittel mehr zur Verfügung stehen. Von den sehr geringen Resten an Antibiotika in tierischen Lebensmitteln (weit unter 10 Mikrogramm pro Kilogramm) geht keine Gefahr aus.

Diese Aussagen beziehen sich freilich nur auf die Anwendung gesetzlich zugelassener Substanzen. Eine illegale Anwendung von Mitteln, die nicht zugelassen sind, kann zu unbekannten Gesundheitsrisiken führen. Über den Umfang solcher Maßnahmen bestehen keine Kenntnisse. Die erst kürzlich verbotenen Tierarzneimittel (zum Beispiel Chloramphenicol, synthetische Sexualhormone) werden weiterhin kontrolliert und auch noch gelegentlich im Fleisch gefunden. Hinzu kommt, dass der Einsatz von Hormonen als Masthilfsmittel zwar in den Staaten der Europäischen Union verboten, in den USA, Kanada und Australien jedoch teilweise erlaubt ist. Solche Masthilfsmittel stehen im Verdacht, eine Krebs erregende Wirkung zu haben.

VERUNREINIGUNGEN

Die Produktion unserer Lebensmittel pflanzlicher und tierischer Herkunft erfolgt in einer Umwelt, die nicht frei ist von chemischen Stoffen, von denen eine Gefahr für die Gesundheit ausgehen kann. Während man Rückstände durch entsprechende gesetzliche Bestimmungen und Kontrollen im Prinzip stets unterhalb gesundheitlich bedenklicher Mengen halten kann, sind Verunreinigungen weit verbreitet. Sie gelangen vor, während oder nach der Produktion oder Lagerung der Lebensmittel in diese oder entstehen durch Verarbeitungs- und Zubereitungsmethoden wie Grillen, Braten, Pökeln.

Zu diesen Schadstoffen gehören bestimmte Schwermetalle, die großenteils durch Umweltverschmutzung (beispielsweise Auto- und Industrieabgase) in die Nahrungskette gelangen. In erster Linie sind dies Blei, Kadmium, Quecksilber und Arsen. In den letzten Jahren ist allerdings ein Rückgang der Konzentration solcher Schwermetalle in Lebensmitteln zu verzeichnen. Die höchsten Gehalte finden sich in Leber und Nieren der Schlachttiere und in Wildtieren, die kein kontrolliertes Tierfutter verzehren, manchmal auch in Fischen, die in unsauberen Gewässern leben. Auch Milch weist Spuren aller dieser Schwermetalle auf, während Muskelfleisch am wenigsten damit belastet ist. Den höchsten Schwermetallgehalt haben Innereien älterer Schlachttiere. Daher kommen heute nur noch Innereien jüngerer Tiere in den Handel.

Blei haftet als Staub an der Oberfläche der Pflanzen, kann also durch gründliches Säubern zum großen Teil entfernt werden. Kadmium wird dagegen über die Wurzeln aus dem Boden aufgenommen. Quecksilber und Arsen finden sich oft in Meerestieren, besonders in älteren Raubfischen. Fetter Fisch ist grundsätzlich stärker mit gesundheitsschädlichen Schwermetallen belastet als magerer. Wild wachsende Speisepilze reichern Quecksilber und Kadmium an; daher sollte man nicht mehr als 250 Gramm

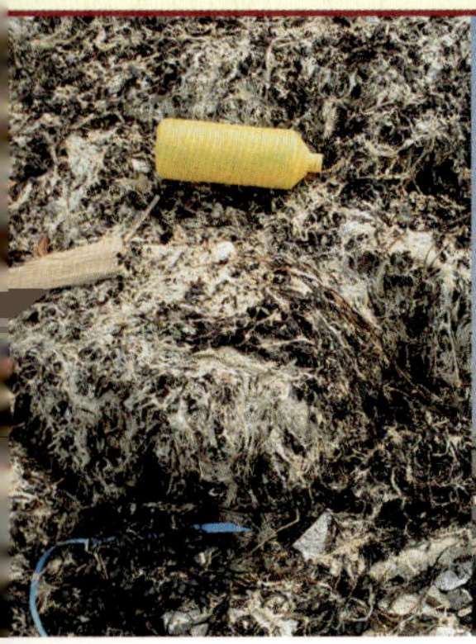

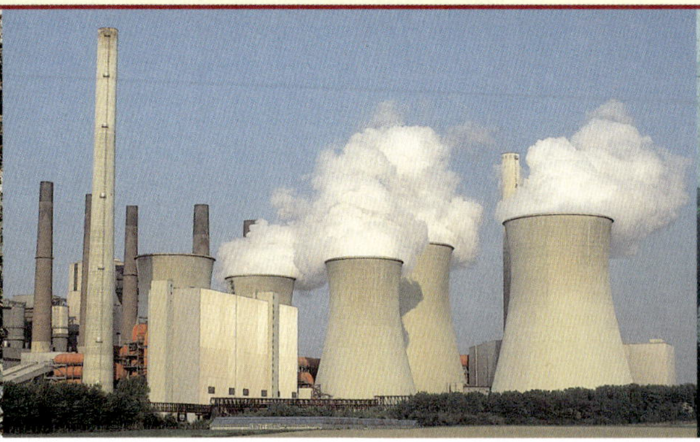

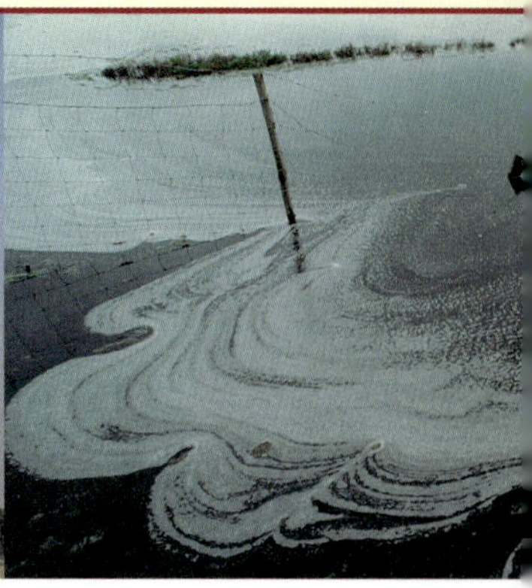

Wildpilze pro Woche verzehren. Kulturpilze sind hingegen unbedenklich.

Insgesamt kann man bei üblichen Ernährungsgewohnheiten eine Gesundheitsgefährdung durch Schwermetalle ausschließen. Untersuchungen zeigen, dass die aufgenommenen Schwermetallmengen weit unter den von der Weltgesundheitsorganisation veröffentlichten tolerierbaren Mengen liegen.

ORGANISCHE CHLORVERBINDUNGEN

Zu den organischen Chlorverbindungen zählen unter anderem die beispielsweise als Hydraulik- und Kühlflüssigkeiten eingesetzten polychlorierten Biphenyle und die bei Verbrennungsprozessen entstehenden Dioxine. Diese Stoffe sind stark fettlöslich und sammeln sich mit der Zeit in den Fettgeweben an. Da die Bildung von pflanzlichen Fetten (etwa Speiseölen) nur eine Vegetationsperiode von einigen Tagen bis Wochen dauert, diejenige tierischer Fette aber Monate oder Jahre, ist in pflanzlichen Lebensmitteln und Fetten von jungen Tieren mit geringeren Konzentrationen solcher Schadstoffe zu rechnen als in alten Tieren. Das gilt auch für Fische (Matjes enthält niedrigere Konzentrationen als beispielsweise Thunfisch, Stör, Hai).

Gesundheitsschädliche Wirkungen organischer Chlorverbindungen sind nur bei einer langfristigen Überschreitung der Werte zu erwarten, die durch ein Expertengremium der Weltgesundheitsorganisation festgelegt wurden. Insgesamt hat die Belastung der Lebensmittel mit polychlorierten Biphenylen und Dioxinen in den letzten Jahren dank strenger Vorschriften erfreulicherweise abgenommen.

LAGERUNG UND ZUBEREITUNG

Auch während der Lagerung und Zubereitung können gesundheitsschädigende Stoffe in Lebensmitteln entstehen. Diese unterliegen nicht der amtlichen Lebensmittelkontrolle. Hier kann und muss sich der Verbraucher selbst durch entsprechende Vorsichtsmaßnahmen schützen.

In und auf Lebensmitteln wachsende Schimmelpilze bilden Giftstoffe, von denen einige Leber und Nieren schädigen. Daher sollte man verschimmelte Lebensmittel stets wegwerfen. Eine Entfernung des verschimmelten Anteils ist nicht zu empfehlen, da die Giftstoffe in das Lebensmittel diffundieren können.

Durch unvollständiges Verbrennen von Fett beim Grillen und Braten können polyzyklische aromatische Kohlenwasserstoffe entstehen, von denen einige krebserregend sind. Daher muss dafür gesorgt werden, dass diese Stoffe sich nicht bilden. So darf das abtropfende Fett beim Grillen nicht in die Glut fallen, was sich durch Verwendung von Folien oder seitliche Anbringung der Wärmequelle erreichen lässt. Beim Grillen und Braten von Fleisch entstehende verbrannte Stellen sollten man nicht mitverzehren.

NITRATE, NITRITE, NITROSAMINE

Durch intensives Düngen werden den als Futter oder Lebensmittel verwendbaren Pflanzen hohe Stickstoffmengen zugeführt, die eine Ertragssteigerung bewirken. Pflanzen speichern Stickstoff in Form von Nitraten, die an sich harmlos sind, aber durch Mikroorganismen in Nitrite umgewandelt werden können. Diese können sich wiederum mit bestimmten Eiweißabbauprodukten, den biogenen Aminen, zu möglicherweise Krebs erregenden Nitrosaminen ver-

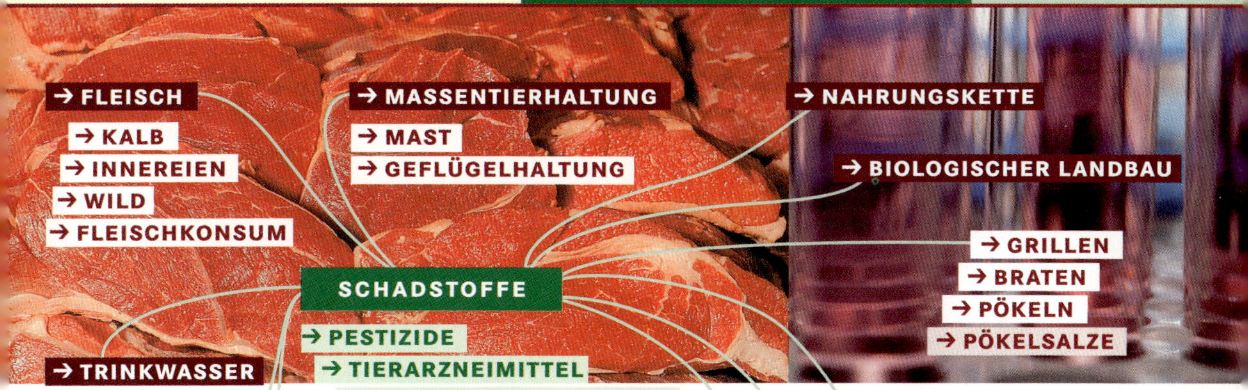

→ FLEISCH
→ KALB
→ INNEREIEN
→ WILD
→ FLEISCHKONSUM

→ MASSENTIERHALTUNG
→ MAST
→ GEFLÜGELHALTUNG

→ NAHRUNGSKETTE

→ BIOLOGISCHER LANDBAU

→ GRILLEN
→ BRATEN
→ PÖKELN
→ PÖKELSALZE

SCHADSTOFFE

→ TRINKWASSER

→ PESTIZIDE
→ TIERARZNEIMITTEL
→ CHLORIERTE KOHLENWASSERSTOFFE
→ DIOXINE
→ POLYZYKLISCHE AROMATISCHE KOHLENWASSERSTOFFE
→ BENZPYREN
→ NITRATE
→ NITRIT
→ NITROSAMINE
→ SCHWERMETALLE
→ BLEI
→ KADMIUM
→ QUECKSILBER
→ ARSEN
→ THALLIUM
→ SCHIMMELPILZGIFTE

→ WELTGESUNDHEITS-ORGANISATION

→ SPEISEPILZE

→ FISCHE

→ LEBENSMITTELRECHT
→ LEBENSMITTEL- UND BEDARFSGEGENSTÄNDEGESETZ
→ VERBRAUCHERSCHUTZ
→ LEBENSMITTELÜBERWACHUNG
→ ADI
→ HÖCHSTMENGEN

→ SÄUGLINGSERNÄHRUNG
→ METHÄMOGLOBINÄMIE

binden. Daher sollte man Freilandgemüse bevorzugen, das weniger Nitrate enthält.

Gepökelte Fleischerzeugnisse sind reich an Nitrosaminen, da sich in ihnen Nitrite aus den Pökelsalzen mit Eiweißabbaustoffen verbinden. Daher sollte man sie nicht zu häufig verzehren. Besondere Vorsicht ist bei der Ernährung von Säuglingen geboten, für die die Aufnahme oder Bildung größerer Mengen von Nitriten lebensgefährlich sein kann. Wasser mit einem Nitratgehalt über 10 Milligramm pro Liter darf man daher nicht für Säuglingsnahrung verwenden.

WAS DER VERBRAUCHER TUN KANN

Die Bedeutung unerwünschter Fremdstoffe in Lebensmitteln für die Gesundheit des Menschen wird in der öffentlichen Diskussion heute vielfach überschätzt. Nicht die Anwesenheit solcher Stoffe ist für eine krank machende Wirkung verantwortlich, sondern die aufgenommene Menge. Nach bisherigen Kenntnissen reicht diese Menge jedoch nicht aus, um bei ausgewogener Ernährung ein Gesundheitsrisiko darzustellen. Erst durch Nichtbeachtung von Anwendungsvorschriften oder infolge technischer Fehler und Unfälle, durch die beispielsweise giftige Chemikalien in die Umwelt gelangen, kann es zu einer höheren Belastung mancher Lebensmittel kommen. Wer die Schadstoffbelastung seiner Nahrung besonders gering halten möchte, sollte Produkte aus biologischem Landbau bevorzugen; sie enthalten weniger Nitrate und keine Pestizidrückstände.

LESETIPPS:

Fremdstoffe in Lebensmitteln. Zusätze, Verunreinigungen und Rückstände, herausgegeben von der Europäischen Akademie für Umweltfragen. *Stuttgart (Hirzel) 1997.*

Birgit Juretzko: *Unerwünschte Stoffe in Lebensmitteln. Verunreinigung, Rückstände, Schadstoffe. Bonn (AID) 1998.*

nen Schale umgeben. Die Schalotte ist ungefähr so groß wie eine Knoblauchknolle und wird roh oder gegart ähnlich wie die Zwiebel verwendet. Man sollte sie bei schwacher Hitze langsam weich dünsten und nicht in Fett bräunen, da sie sonst einen etwas bitteren Geschmack bekommt. Schalotten enthalten Kalium, Eisen, Zink, Mangan und Sulfide und sind in ihrer gesundheitsfördernden Wirkung der →Zwiebel vergleichbar.

Schaltiere: →Schalentiere.

Schaummittel: Lebensmittelzusatzstoffe, die bei der Bildung von Schaum aus einer Flüssigkeit und einem Gas helfen. Diese Schäume, z. B. aus Eiweiß oder Sahne, sollen stabil sein, natürlich aussehen und schmecken, möglichst lange halten und sich nicht mit den übrigen Zutaten mischen. Meist erfüllen sie daneben auch dekorative Zwecke. Schaummittel müssen diese Schäume vor Austrocknung und Zutritt von Luft und Feuchtigkeit schützen. Sie werden in der Lebensmittelverarbeitung überall da eingesetzt, wo eine dauerhafte schaumige Konsistenz erwünscht ist oder Schaum stabilisiert werden soll.

Die einzelnen Schaummittel:

Quillajaextrakt (E 999) wird aus der Rinde des Chilenischen Seifenbaums (Quillaja saponaria) gewonnen und enthält als wirksame Komponenten Saponine, die Getränkeschäume stabilisieren. Zugelassen ist der Extrakt in einer Höchstmenge von 200 mg pro Liter für alkoholfreie aromatisierte Getränke auf Wasserbasis (z. B. Ginger Ale); der ADI liegt bei 0–5 mg pro Kilogramm Körpergewicht. Die im Quillajaextrakt enthaltenen Saponine werden nicht vom Organismus aufgenommen.

Da Schaummittel zwischen verschiedenen Bestandteilen vermitteln, fungieren viele gleichzeitig auch als →Emulgatoren. Im Einzelnen sind dies: **Polysorbat 20 (E 432), Polysorbat 80 (E 433), Polysorbat 40 (E 434), Polysorbat 60 (E 435)** und **Polysorbat 65 (E 436)** – alle auch deklariert als Polyoxyethylen-Sorbitan-Monolaurat –, **Natriumsalze der Speisefettsäuren (E 470 a,** auch deklariert als Kaliumsalze der Speisefettsäuren, Kalziumsalze der Speisefettsäuren und Salze der Speisefettsäuren), **Magnesiumverbindungen der Speisefettsäuren (E 470b), Mono- und Diglyzeride von Speisefettsäuren (E 471), Essigsäuremonoglyzeride** (**E 472a,** Essigsäureester von Mono- und Diglyzeriden, Essigsäureester von Mono- und Diglyzeriden von Speisefettsäuren), **Milchsäuremonoglyzeride** (**E 472b,** Milchsäureester von Mono- und Diglyzeriden, Milchsäureester von Mono- und Diglyzeriden von Speisefettsäuren), **Zitronensäuremonoglyzeride** (**E 472c,** Zitronensäureester von Mono- und Diglyzeriden von Speisefettsäuren, auch deklariert als Salze der Speisefettsäuren), **Weinsäuremonoglyzeride** (**E 472d,** Weinsäureester von Mono- und Diglyzeriden, auch deklariert als Salze der Speisefettsäuren), **Diacetylweinsäuremonoglyzeride** (**E 472e,** Mono- und Diacetylweinsäureester von Mono- und Diglyzeriden von Speisefettsäuren, auch deklariert als Salze der Speisefettsäuren), **gemischte Essig- und Weinsäureester von Mono- und Diglyzeriden** (**E 472f,** gemischte Essig- und Weinsäureester von Mono- und Diglyzeriden von Speisefettsäuren, auch deklariert als Salze der Speisefettsäuren), **Zuckerester von Speisefettsäuren (E 473)** und **Zuckerglyzeride** (**E 474,** Sucroglyceride).

Die **Zelluloseether (E 461–466)** – im Einzelnen: **Methylzellulose (E 461), Hydroxipropylzellulose (E 463), Hydroxipropylmethylzellulose (E 464), Ethylmethylzellulose** (**E 465,** Methylethylzellulose) und **Karboxymethylzellulose** (**E 466,** Natriumkarboxymethylzellulose, CMC) – finden auch als →Gelier- und Verdickungsmittel Verwendung.

Schaumverhüter: Lebensmittelzusatzstoffe, die die Schaumbildung verhindern oder verringern. Sie werden dort eingesetzt, wo eine unerwünschte Schaumbildung auftritt, beispielsweise bei der Konfitürenherstellung während des Einkochens. Als Schaumverhüter wird in der Lebensmittelverarbeitung hauptsächlich **Dimethylpolysiloxan (E 900)** verwendet, eine Silizium-Sauerstoff-Verbindung, die durch chemische Synthese hergestellt wird. Dimethylpolysiloxan verhindert das Aufschäumen von Frittierfetten und Pökellaken und verlängert gleichzeitig deren Haltbarkeit. Außerdem wird es bei Konfitüren, Gelees, Marmeladen, Fruchtaufstrichen, Suppen, Brühen, Süßigkeiten, Rührteig, aromatisierten alkoholfreien Getränken und Kaugummi eingesetzt. Die zugelassenen Höchstmengen betragen je nach Anwendungsgebiet 10–100 mg pro Kilogramm Lebensmittel, der ADI liegt bei 0–1,5 mg pro Kilogramm Körpergewicht. In gesundheitlicher Hinsicht wird Dimethylpolysiloxan als unbedenklich eingestuft; allerdings stehen genaue toxikologische Untersuchungen noch aus.

Schaumweine: aus dem Saft von Weintrauben erzeugte (in Italien als »Spumante« bezeichnete) Weine, die beim Öffnen der Flasche einen mehr oder weniger dauerhaften Schaum bilden. Der Kohlensäuregehalt wird durch eine zweite, in Tanks oder Flaschen stattfindende Gärung eines jungen Weines (Grundweines), dem Zucker und Reinhefen zugesetzt wurden, erreicht. **Champagner,** der aus der französischen Champagne stammen muss, ist der berühmteste, qualitativ hochwertigste und teuerste Schaumwein; bei ihm findet die zweite Gärung stets in der Flasche statt und dauert mindestens neun Monate, oft zwei und mehr Jahre. Schaumwein gehobener Qualität wird als Qualitätssekt, in Deutschland auch als **Sekt** bezeichnet.

Schaumzuckerwaren: eine Art von →Süßigkeiten.

Schellfisch, wiss. Name **Melanogrammus aeglefinus:** zur Familie der Dorsche zählender Seefisch, der im europäischen und nordamerikanischen Atlantik verbreitet ist. Er wird etwa 50 cm lang und ähnelt im Aussehen einem kleinen Kabeljau. Im Geschmack ist er feiner und milder als dieser. Er sollte gedünstet oder gegrillt werden, da beim Kochen seine wasserlöslichen Vitamine verloren gehen. Geräuchert schmeckt er besonders delikat. Sein weißes Fleisch ist sehr mager, liefert viel hochwertiges Eiweiß (rund 18 %), außerdem Niacin, Biotin, Vitamin B_{12} sowie wichtige Mineralstoffe und Spurenelemente, v. a. Jod.

Schilddrüse: größte hormonbildende Drüse des Körpers, die vor der Luftröhre unterhalb des Kehlkopfes liegt.

Aufbau und Funktionen: Die Schilddrüse besteht aus zwei Drüsenlappen und einem dazwischen liegenden Steg, dem Isthmus. Ihr Gewebe setzt sich aus vielen kleinen Hohlräumen (Follikeln) zusammen, die eine als Kolloid bezeichnete Masse enthalten. Bestandteil des Kolloids ist das Schilddrüseneiweiß Thyreoglobulin, das die Schilddrüsenhormone speichert. Die Follikel sind von den schilddrüsenhormonbildenden Zellen, den Thyreozyten, umgeben. Zwischen ihnen liegen die C-Zellen, welche das Hormon →Kalzitonin herstellen, das den Kalziumstoffwechsel beeinflusst. Die Schilddrüsenhormone Trijodthyronin und Thyroxin steuern die Intensität aller Prozesse des Kohlenhydrat-, Eiweiß- und Fettstoffwechsels, beeinflussen Wachstum und Entwicklung des Organismus und regulieren u. a. Wasserhaushalt, Körpertemperatur und Herzfrequenz.

Hormonproduktion: Um die Schilddrüsenhormone herzustellen, die von allen Körperzellen benötigt werden, braucht die Schilddrüse →Jod aus der Nahrung; →Jodmangel (S. 334 ff.)

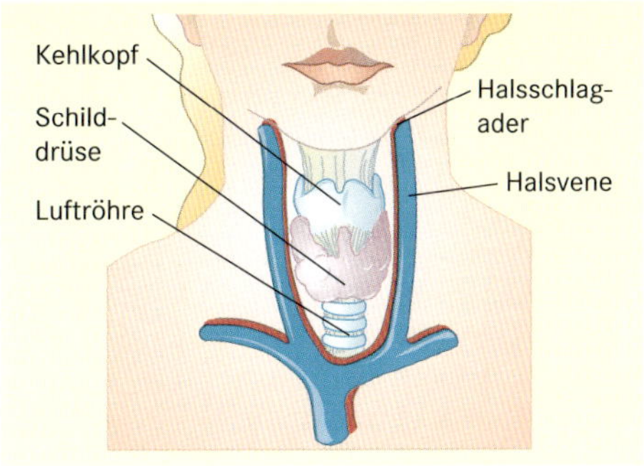

Schilddrüse: Lage

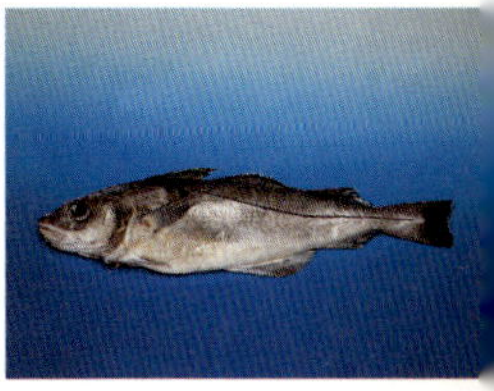

Schellfisch

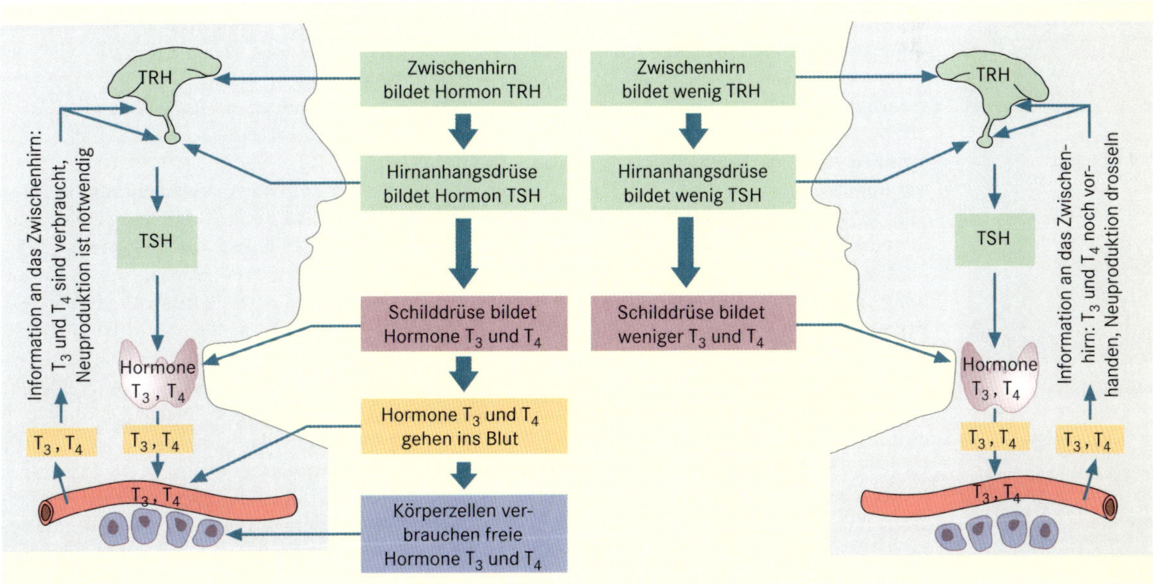

Schilddrüse: Hormonproduktion

kann zu Schilddrüsenerkrankungen, beispielsweise zur Entstehung eines Kropfs, führen. Für die Herstellung von Trijodthyronin (T_3) benötigt sie drei, für die Herstellung von Thyroxin (Tetrajodthyronin, T_4) vier Jodatome. In den Zellen ist ausschließlich Trijodthyronin aktiv; Thyroxin muss durch Abspaltung eines Jodatoms erst in Trijodthyronin umgewandelt werden, damit es von den Zellen aufgenommen werden kann. Dafür gewährleistet Thyroxin jedoch die Versorgung aller Körperzellen mit Schilddrüsenhormonen, da es sich besser als Trijodthyronin gleichmäßig über den ganzen Organismus verteilen kann.

Gesteuert wird die Schilddrüsenhormonproduktion vom Zwischenhirn, welches bei einem Mangel der Körperzellen an Schilddrüsenhormonen das Thyreotropin-releasing-Hormon (TRH) ausschüttet. Dieses Hormon regt die Hirnanhangsdrüse zur Freisetzung des Hormons Thyreotropin (TSH) an, welches wiederum die Schilddrüse zur Produktion von Trijodthyronin und Thyroxin stimuliert. Bei ausreichendem Schilddrüsenhormongehalt im Blut drosseln sowohl Zwischenhirn als auch Hirnanhangsdrüse ihre Hormonproduktion, sodass als Folge auch die Herstellung von Trijodthyronin und Thyroxin reduziert wird.

Schilddrüsen|erkrankungen: Die häufigste Erkrankung der Schilddrüse ist der durch →Jodmangel entstehende Kropf (Struma). Als Folge eines Kropfes kann es einerseits zur Erschöpfung der Schilddrüsenzellen und damit zu einer verringerten Hormonproduktion kommen, was man als **Schilddrüsenunterfunktion** (Hypothyreose) bezeichnet. Diese kann zu einem verlangsamten Stoffwechsel und damit u.a. zu Müdigkeit, Gewichtszunahme, Frösteln, Antriebslosigkeit, Konzentrationsschwäche und depressiven Verstimmungen führen. Auch durch Schilddrüsenentzündungen kann es zu einem Untergang von Schilddrüsengewebe und damit zu einer Schilddrüsenunterfunktion kommen. Ist eine Schilddrüsenunterfunktion angeboren (z.B. aufgrund von Jodmangel des ungeborenen Kindes während der Schwangerschaft), führt diese unbehandelt zu Wachstums- und Entwicklungsstörungen.

Andererseits kann ein Jodmangelkropf auch eine **Schilddrüsenüberfunktion** (Hyperthyreose) bedingen, die mit einem beschleunigten Stoffwechsel und Gewichtsreduktion trotz gesteigerten Appetits, mit Schweißausbrüchen, Schlafstörungen, Nervosität und Aggressivität einhergehen kann. Eine Schilddrüsenüberfunktion wird in den meisten Fällen durch gutartige Knoten, die so genannten autonomen Adenome (»heißen Knoten«), hervorgerufen. Dies ist Schilddrüsengewebe, das sich einer Regulierung der Schilddrüsenhormonproduktion durch Zwischenhirn und Hirnanhangsdrüse entzogen hat und viel mehr Hormone herstellt, als es soll, sodass es zu einem Überschuss an Schilddrüsenhormonen kommt. Auch die **basedowsche Krankheit**, eine Autoimmunerkrankung, deren Ursachen noch nicht völlig geklärt sind, zieht eine Überfunktion der Schilddrüse nach sich.

Verhältnismäßig selten ist Schilddrüsenkrebs, der von den Zellen ausgeht, welche die Schilddrüsenhormone herstellen. Zu den Symptomen zählen Ohr- und Hinterkopfschmerzen, Atem- und Schluckbeschwerden.

Behandlung und Ernährung: Bei einer Schilddrüsenunterfunktion muss der Patient zur Regulierung des Stoffwechsels Schilddrüsenhormone einnehmen. Außerdem sollte etwaiges Übergewicht abgebaut werden. Bei einer durch autonome Adenome hervorgerufenen Schilddrüsenüberfunktion müssen die krankhaft veränderten Schilddrüsenzellen unschädlich gemacht werden, z.B. durch eine Therapie mit radioaktivem Jod (Radiojodtherapie). Wurde die Schilddrüsenüberfunktion noch nicht behandelt, sollte Jod nicht über die empfohlene tägliche Zufuhr hinaus aufgenommen werden, da die Beschwerden sich sonst verstärken. Wichtig ist eine ausreichende, d.h. erhöhte Energiezufuhr. Bei Krebs müssen Teile der Schilddrüse oder das gesamte Organ entfernt werden. Im Anschluss daran ist eine lebenslange medikamentöse Zufuhr der Schilddrüsenhormone notwendig.

LESETIPPS:

PETER PFANNENSTIEL UND LOTHAR-ANDREAS HOTZE: *Wirksame Hilfe bei kranker Schilddrüse. Stuttgart (Trias) 1997.*

PETER PFANNENSTIEL, LOTHAR-ANDREAS HOTZE UND WERNER SCHWARZ: *Der große TRIAS-Ratgeber zur Schilddrüse. Stuttgart (Trias) [6]1999.*

HEIKE KOVACS: *Hilfe für die Schilddrüse. München (Südwest) 2000.*

Schill: →Zander.

Schillerlocken: die geräucherten Bauchlappen des →Dornhais.

Schimmel: watteartiger, grünlicher, weißer oder schwarzer Überzug aus Pilzfäden, der Lebensmittel und andere organische Substanzen bedecken kann. Zur Schimmelbildung kommt es infolge einer Besiedelung mit Schimmelpilzen (z.B. Aspergillus oder Penicillium), deren Sporen sich durch die Luft weiter-

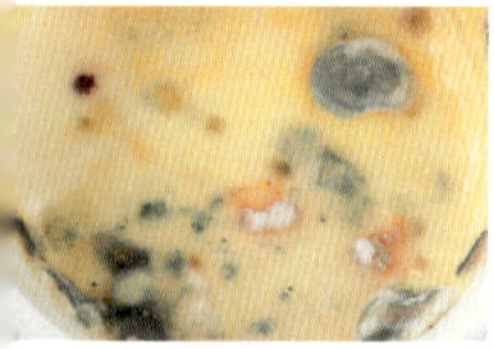

Schimmel: auf Joghurt

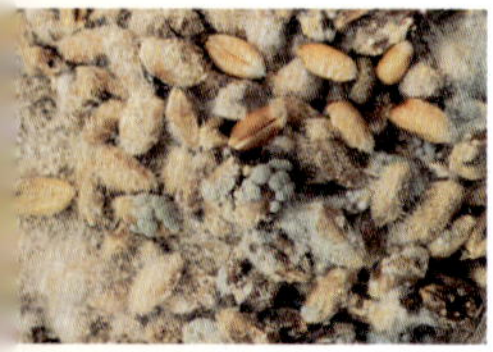

Schimmel: auf Getreide

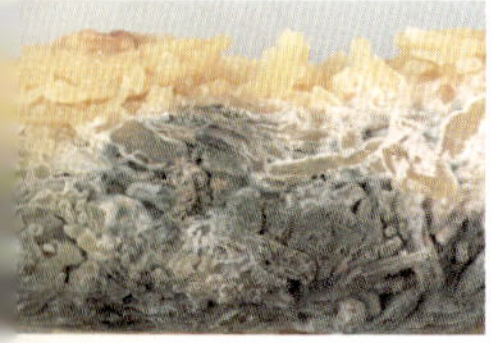

Schimmel: auf Käse

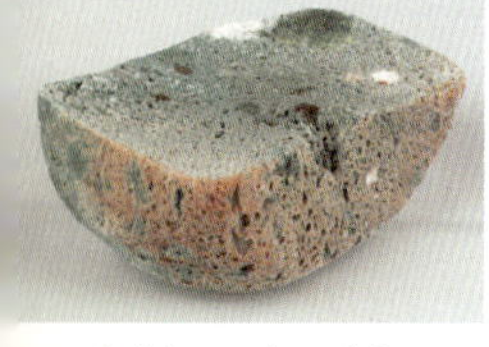

Schimmel: auf Brot

verbreiten. Ungewollte Schimmelbildung ist – im Gegensatz zur gewollten Bildung essbaren Schimmels, z. B. beim Schimmelkäse (→Käse) – Anzeichen für den Verderb eines Lebensmittels. Die von manchen Schimmelpilzen erzeugten Schimmelpilzgifte können Krankheiten hervorrufen oder deren Entstehung begünstigen.

Schimmelkäse, Blauschimmelkäse, Edelpilzkäse: zusammenfassende Bezeichnung für Käsesorten, in deren Innerem sich essbarer Edelschimmel befindet (→Käse).

Schimmelpilzgifte: Stoffwechselabbauprodukte von Schimmelpilzen, die beim Menschen die Entstehung von Krankheiten begünstigen bzw. Erkrankungen auslösen. Zu den am häufigsten auftretenden Schimmelpilzgiften in Lebensmitteln zählen Aflatoxine, Ochratoxine und →Patulin.

Die von der Schimmelpilzgattung Aspergillus hergestellten **Aflatoxine,** die in Lebensmitteln (v. a. Nüssen und Getreide) enthalten sein können, gehören zu den für den Menschen gefährlichsten Schimmelpilzgiften. Schon in sehr geringen Mengen können Aflatoxine Leber und Nervensystem schädigen; außerdem stehen sie im Verdacht, die Entstehung von Leberkrebs zu begünstigen. In Deutschland liegt der Grenzwert für Aflatoxine in Lebensmitteln bei 4 µg je Kilogramm des jeweiligen Lebensmittels. Auch Futtermittel für Tiere werden auf Schimmel untersucht, um eine eventuelle Übertragung von Aflatoxinen auf den Menschen über Fleisch oder Milch zu verhindern. Durch starke Laugen und Säuren werden Aflatoxine zerstört; auch lange andauerndes Erhitzen befallener Lebensmittel auf Temperaturen über 100 °C schädigt die Aflatoxine.

Die **Ochratoxine** (Ochratoxin A, B, C und D) werden ebenfalls von Aspergillus-, aber auch von einigen Penicilliumarten produziert. Insbesondere Getreide, getrocknete Hülsenfrüchte und Gewürze sowie Kaffee, Tee und Futter für Nutztiere können mit Ochratoxinen verseucht sein. Diese können bei lang andauernder Aufnahme die Nieren schädigen; in Tierversuchen wurde außerdem eine Krebs erregende Wirkung festgestellt. Einen Grenzwert für Ochratoxine gibt es bislang nicht; die Weltgesundheitsorganisation hält die tägliche Aufnahme von 16 µg pro Kilogramm Körpergewicht für duldbar. Im Durchschnitt werden in Mitteleuropa täglich bis zu 2 µg Ochratoxine pro Kilogramm Körpergewicht über die Nahrung aufgenommen. Ochratoxine können in die Muttermilch übertreten.

Schinken: ein →Fleischerzeugnis.

Schutz vor Schimmelpilzgiften in der Nahrung

Lebensmittel mit schimmeligen oder fauligen Stellen sollten stets weggeworfen werden. Nur die schimmelige Stelle wegzuschneiden, genügt nicht, denn die Schimmelpilzgifte können sich bereits auf weitere Bereiche des Lebensmittels ausgeweitet haben, ohne dass dies sichtbar wäre. Brot, Müslimischungen, Nüsse und Gewürze sollte man möglichst trocken und kühl lagern, um sie vor einem Schimmelbefall zu schützen. Gemüse und leicht verderbliches Obst sind im Gemüsefach des Kühlschranks aufzubewahren. Manchen Lebensmitteln (z. B. Gewürzen) kann man eine Verunreinigung mit Schimmelpilzen und deren Giften nicht ansehen. Sie sollten nicht über das Haltbarkeitsdatum hinaus verwendet werden. Wann immer möglich, sollte man Nüsse und Gewürze nicht in zerkleinerter bzw. pulverisierter Form, sondern im Ganzen kaufen; dann sind sie weniger anfällig für Schimmelbefall.

Schirmpilz, Parasol, Parasolpilz: ein →Speisepilz.

Schlachtfette: die nach der →Schlachtung warmblütiger Tiere anfallenden Fette. Dazu zählen in erster Linie die Schlachtfette der Gans (→Gänseschmalz), des Schweins (→Schweineschmalz) und des Rindes (Rindertalg; →Talg), die durch das Erhitzen (»Ausschmelzen«) des Fettgewebes gewonnen werden. Erhitzt werden vom Schlachtkörper abgeschnittene Oberflächenfette und Flomen. Nach dem Ausschmelzen filtert man die warmen und daher flüssigen Schlachtfette, um alle unerwünschten Feststoffe zu entfernen. Anschließend werden sie in Behälter gefüllt und bis zum Erstarren abgekühlt. Schlachtfette werden u. a. als Brotaufstrich, zur Verfeinerung von Speisen und als Backfett verwendet. Sie sollten kühl, trocken und dunkel gelagert werden.

Schlachttier- und Fleischuntersuchung: →Fleischbeschau.

Schlachtung: das Töten von Tieren zum Zweck der Verwertung ihres Fleisches. In Deutschland sind die Schlachtung und die damit verbundenen hygienischen Bestimmungen im Fleischhygienegesetz und in der Fleischverordnung festgelegt. Vor der Schlachtung muss eine Schlachttieruntersuchung durchgeführt werden. Hierbei wird beurteilt, ob Herkunft, äußere Erscheinung und Verhalten der Tiere Hinweise auf Krankheit oder Genussuntauglichkeit seines Fleisches geben. Nach der Schlachtung erfolgt die Fleischuntersuchung (→Fleischbeschau), bei der Schweinefleisch z. B. auf Trichinen und jede Tierart stichprobenweise sowie bei begründetem Verdacht auf Rückstände untersucht wird.

Die Schlachttieruntersuchung wird in Deutschland meist in industriell betriebenen Schlachtanlagen durchgeführt, in denen bis zu

200 Schweine oder 40 Rinder pro Stunde getötet werden. Schweine gelangen zur Vermeidung von Stress, der die Fleischqualität beeinflusst, über einen möglichst kurzen, hellen Treibgang zur Betäubung. Diese erfolgt entweder durch Strom oder durch Kohlendioxid in einer mit Gas gefüllten Grube. Möglichst innerhalb von zehn Sekunden nach der Betäubung erfolgt die Entblutung. Danach wird der Tierkörper enthaart und zur Desinfektion mit heißem Wasser überbrüht. Borstenreste werden mit einer Flamm-und-Kratz-Maschine entfernt. Auf dem Ausschlachtband wird der Körper geöffnet und Brust- und Bauchorgane werden entnommen. Dann wird der Tierkörper untersucht. Es folgen Klassifizierung und Kühlung. Die Zerlegung in Teilstücke erfolgt anschließend in separaten Räumen.

Rinder werden heute meist durch Bolzenschuss getötet. Danach erfolgen Entbluten, Entfernen des Kopfes und Enthäuten. Das weitere Vorgehen entspricht dem bei Schweinen. Hühner werden mit den Beinen kopfunter in die Schlaufen eines Laufbandes eingehängt, beim Durchlaufen einer Stromschranke getötet, maschinell gerupft, abgeflämmt und anschließend weiterverarbeitet. Nach den im Islam und im Judentum geltenden Vorschriften müssen Schlachttiere geschächtet werden (→koschere Kost).

Schlaf|apnoe-Syndrom: wiederholt auftretendes Aussetzen der Atmung während des Schlafs, das bis zu zwei Minuten andauern kann. Aufgrund der dadurch ausgelösten Unterversorgung des Körpers mit Sauerstoff werden Herz und Kreislauf stark belastet; Herzerkrankungen können die Folge sein. Bemerkbar macht sich das Schlafapnoe-Syndrom in der Regel durch lautes Schnarchen, das durch längere Pausen unterbrochen ist, sowie Tagesmüdigkeit und Konzentrationsstörungen. Seine Entstehung wird durch Übergewicht, Rauchen und abendlichen Alkoholkonsum begünstigt. Die Behandlung besteht u.a. in der Verordnung einer Schlafmaske, durch die der Patient mit einem Überdruckatmungsgerät verbunden ist. Übergewicht muss abgebaut, auf das abendliche Trinken von Alkohol sowie auf das Rauchen weitgehend verzichtet werden.

Schlaganfall: eine →Herz-Kreislauf-Erkrankung.

Schlagsahne: schaumig geschlagene →Sahne.

Schlankheitsmittel: Präparate in Form von Tabletten, Pulvern und Tees, die der Gewichtsreduktion dienen oder laut Herstellerangaben dienen sollen. Die meisten dieser oft unter werbewirksamen Bezeichnungen wie »Fatburner« oder »Sattmacher« in den Handel gebrachten Mittel, die meist rezeptfrei in Apotheken, Drogerien und auch über das Internet erhältlich sind, haben nicht die gewünschte Wirkung. Dies gilt z.B. für das →Carnitin und für die zur Förderung der Gewichtsreduktion angebotenen →Enzympräparate und →Algenpräparate.

Als »Sattmacher« werden häufig verschiedene pflanzliche Quellstoffe angepriesen, die im Kontakt mit Wasser im Verdauungstrakt stark an Volumen zunehmen und somit durch Magendehnung ein Sättigungsgefühl auslösen sollen, z.B. Apfelpektinflocken, →Ballaststoffe aus Zitrusfrüchten oder reine Zellulose in Kapselform. Manche wissenschaftliche Studien konnten ein stärkeres Sättigungsgefühl durch Einnahme solcher Quellstoffe bestätigen; eine langfristig positive Wirkung auf das Körpergewicht ist jedoch bislang nicht erwiesen. Bei den ebenfalls im Handel erhältlichen tierischen Quellstoffen handelt es sich u.a. um Kollagenschwämmchen in Kapselform, die im feuchten Milieu des Magen-Darm-Traktes auf ein Vielfaches ihres Umfanges ausquellen. Zudem werden, v.a. im Internet, immer häufiger Chitosan-Präparate offeriert. Chitosan wird aus Meerestieren gewonnen und soll außer seiner Quellwirkung auch die Fähigkeit zum Binden von Fett haben. Über seine Nebenwirkungen ist kaum etwas bekannt.

Für eine medizinisch sichere und wirksame Arzneimitteltherapie stark übergewichtiger Menschen kommen derzeit nur zwei Präparate infrage, die beide rezeptpflichtig sind: der →Appetitzügler Sibutramin (Reductil®) und der Lipaseblocker **Orlistat** (Xenical®). Letzterer ist in der Lage, fettspaltende Enzyme (Lipasen) der Bauchspeicheldrüse zu inaktivieren. Das führt dazu, dass etwa 30% des mit der Nahrung aufgenommenen Fetts im Dünndarm nicht resorbiert werden können: Ein Drittel der Fettbausteine wird wieder ausgeschieden, weil sie zu groß sind, um die Darmwand zu passieren. Dies hat allerdings unangenehme Nebenwirkungen, wenn zu viel Fett gegessen wurde: Das unverdaute Fett gelangt in den Dickdarm und kann Bauchschmerzen, Blähungen oder Fettstühle erzeugen. Diese Nebenwirkungen kann man vermeiden, indem man nicht mehr als 70 g Fett pro Tag aufnimmt. Orlistat hat somit auch eine »verhaltenstherapeutische« Komponente, indem es dem Patienten anzeigt, wann der Fettgehalt in seiner Nahrung zu hoch war.

Eine im Jahr 2000 durchgeführte Studie mit über 15 000 Patienten ergab bei Einnahme von

Orlistat eine Gewichtsreduktion von ca. 12% des Ausgangsgewichts innerhalb eines Zeitraums von sieben Monaten. Die Einnahme von Orlistat sollte immer in ein umfassendes Verhaltenstraining eingebunden sein (→Gewichtsreduktion, S. 280 ff.). Die Kosten werden von den Krankenkassen nicht erstattet.

Schlehe: Die kleine, dunkelblaue, kugelige Steinfrucht des wild wachsenden, aber auch in Gärten kultivierten Schleh- oder Schwarzdorns (Prunus spinosa) hat einen herbsauren Geschmack und wird häufig zu Marmelade, Kompott, Gelee oder Saft, aber auch zu Wein und Branntwein verarbeitet. Vollreife Schlehen enthalten viel Vitamin B_1 und Vitamin C.

Schleie, wiss. Name **Tinca tinca:** bis 50 cm langer Karpfenfisch, der in ganz Europa vorkommt und weichgründige, stille Süßgewässer liebt. Er wird auch in Karpfenteichen gezüchtet. Das zarte Fleisch schmeckt sehr aromatisch und eignet sich für herzhafte Eintöpfe sowie zum Grillen und Braten. Frisch geschlachtete Schleien sollten vor der Verwendung etwa einen halben Tag liegen, da Muskeln und Rückenmark nach dem Schlachten noch über Stunden funktionsfähig bleiben und man sich verbrühen kann, wenn man die Tiere großer Hitze (z. B. heißem Wasser oder Fett) aussetzt, solange ihre Reflexe noch funktionieren. Die Schleie liefert reichlich Vitamin D, B_{12}, Niacin, Folsäure und Kalium.

Schleimstoffe: eine Gruppe von →Ballaststoffen.

Schleimstühle: Schleimbeimischungen im Kot können durch verschiedene Erkrankungen hervorgerufen werden, z. B. durch →Colitis ulcerosa oder eine Infektion mit Shigellen (→Ruhr). Sie können auch zu den Beschwerden beim →Reizdarm gehören. Die Behandlung erfolgt durch eine Therapie der Grunderkrankung. Besteht der Verdacht, dass eine Nahrungsmittelunverträglichkeit Ursache für die Schleimbeimischungen im Stuhl sein könnte, sollte das jeweilige Lebensmittel weggelassen werden.

Schleimzucker: →Galaktose.

Schluckstörungen: Zu den Ursachen für Störungen bei der Aufnahme von Nahrung und/oder Flüssigkeiten, die sich u. a. durch Schmerzen im Hals äußern, gehören Erkrankungen des Rachens, des Kehlkopfes und der Speiseröhre. Auch eine Strahlen- oder Chemotherapie (→Krebstherapie) kann Schluckstörungen hervorrufen. Falls eine Grunderkrankung vorliegt, muss diese behandelt werden; außerdem sollte die Ernährung je nach Schwere der Beschwerden entweder auf pürierte, leichte →Vollkost, auf breiige oder auf flüssige Kost umgestellt werden. Falls auch das Schlucken von Flüssigkeiten nicht möglich ist, muss eine →künstliche Ernährung durchgeführt werden.

Schmalz: beim Schlachten (v. a. von Schweinen, Gänsen) anfallendes Schlachtfett, das aus dem tierischen Fettgewebe gewonnen wird (→Schweineschmalz, →Gänseschmalz). Im Gegensatz zum Talg hat Schmalz eine relativ weiche, körnige Konsistenz. Ernährungsphysiologisch wertvoller, cholesterinfrei und ebenso schmackhaft ist in Reformhäusern und Bioläden angebotenes vegetarisches Schmalz-Imitat, das aus hochwertigen Pflanzenölen und Kokosfett oder Palmkernöl hergestellt wird.

Schmant: ein Sauermilcherzeugnis (→Sahne).

Schmarotzer: →Parasiten.

Schmelzbutter: →Butterschmalz.

Schmelzkäse: Oberbegriff für Käseerzeugnisse, die mithilfe von Schmelzsalzen hergestellt wurden (→Käse).

Schmelzsalze: Gruppe von Lebensmittelzusatzstoffen, zu der v. a. die Salze der Phosphorsäure (so genannte Phosphate; →Phosphor), daneben auch Verbindungen der Zitronen- und der Milchsäure gehören. Schmelzsalze werden zur Herstellung von Schmelzkäse eingesetzt. Sie sorgen dafür, dass sich beim Erhitzen von Käse das im Käse enthaltene Eiweiß, Fett und Wasser gut vermengt und eine gleichmäßige Masse bildet. Auf der Verpackung des Käses müssen die verwendeten Schmelzsalze nicht einzeln deklariert werden.

Schmoren: ein kombiniertes Garverfahren, bei dem Speisen zunächst bei 160–200 °C in Fett angebraten, mit Flüssigkeit abgelöscht und anschließend bei geringer Wärmezufuhr in einem dicht schließenden Topf in der siedenden Flüssigkeit und im Wasserdampf bei ca. 100 °C gegart werden. Dabei löst sich der Bratensatz vom Boden des Gefäßes und ergibt, hin und wieder mit Wasser angegossen, den Fond, der viele Aroma- sowie wertvolle Inhaltsstoffe (z. B. wasserlösliche Vitamine, Mineralstoffe und Eiweiß) enthält und daher auf jeden Fall mitverzehrt werden sollte. (Er liefert eine gute Grundlage für die Bratensauce.)

Schmoren eignet sich als Garmethode v. a. für eiweißreiche Lebensmittel wie Fisch und Fleisch, aber auch für Gemüse (z. B. Rot- und Weißkohl und Wirsing). Durch das Schmoren wird die Verdaulichkeit von bestimmten Speisen wie bindegewebsreichem Fleisch und Gemüsen mit fester Faserstruktur deutlich verbessert, da sie während das Garens Flüssigkeit aufnehmen und quellen. Der Gehalt an hitzeempfindlichen Vitaminen, v.a. B_1 und B_6, verringert sich beim Schmoren allerdings deutlich. Klassische Schmorgerichte sind z.B. Gulasch, Rouladen und Rinderbraten.

Schnaps: Bezeichnung für alle Arten von einfachem Trinkbranntwein (→Branntwein).

Schnecken, wiss. Name **Gastropoda:** im Salz- oder Süßwasser sowie auf dem Land lebende Schalenweichtiere, von denen es weltweit etwa 110000 Arten gibt. Essbar sind u.a. →Wellhornschnecke, →Weinbergschnecke und →Abalone.

Schnellkochen: →Druckgaren.

Schnittkäse: zusammenfassende Bezeichnung für bestimmte Käsesorten (→Käse).

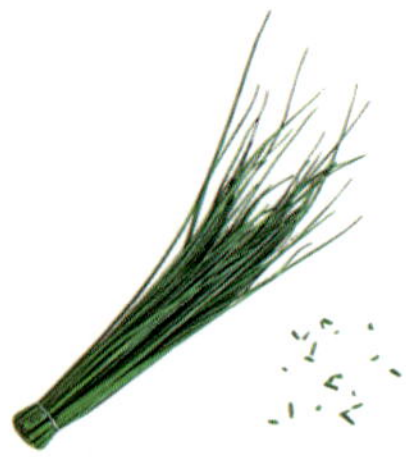

Schnittlauch

Schnittlauch, wiss. Name **Allium schoenoprasum:** in Europa, Asien und Nordamerika weit verbreitete, ausdauernde Art des Lauchs. Schon im Altertum wurde Schnittlauch gesammelt und als Küchengewürz und Heilmittel verwendet. Von Italien gelangte er nach Deutschland, wo er als Kulturpflanze erst im Mittelalter angebaut wurde. Schnittlauch eignet sich zum Würzen und Garnieren vieler Speisen, z.B. für Salate, Suppen, Saucen, Kartoffeln, Eierspeisen, Fleisch- und Fischgerichte. Er darf weder gekocht noch gedünstet werden, da er sonst sein Aroma verliert; man gibt ihn erst ganz zum Schluss an die fertigen Speisen. Schnittlauch enthält viel Vitamin K und C, Folsäure, Kalium, Eisen und Sulfide.

Schnittsalat: →Pflücksalat.

Schnittsellerie: eine Sorte des →Selleries.

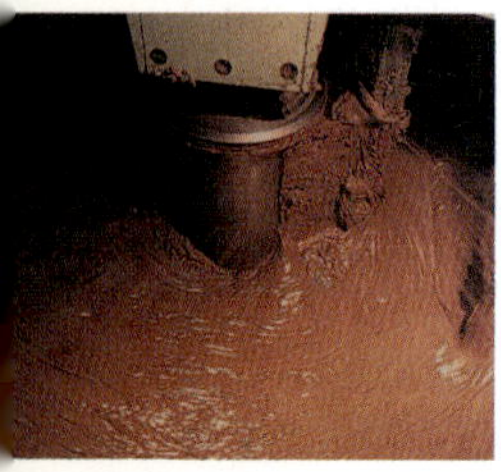

Schokolade: flüssige Schokoladenmasse

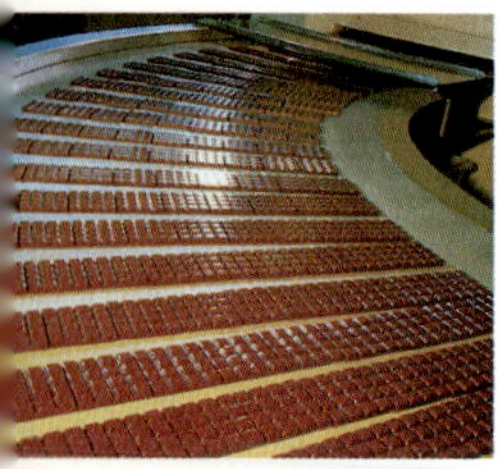

Schokolade: fertige Tafeln auf dem Weg zur Verpackung

Schnitzer-Kost: von dem deutschen Zahnarzt Johann Georg Schnitzer (*1930) entwickelte alternative Ernährungsform. Durch eine Umstellung der Ernährung auf eine überwiegend pflanzliche Kost soll die Gesunderhaltung gefördert und Erkrankungen vorgebeugt werden. Dabei ist nach Schnitzer die Beschaffenheit von Zähnen und Zahnfleisch ein wichtiges Kriterium für eine gesunde Ernährung. Aufgrund der menschlichen Gebissform sieht er den Menschen als Pflanzenesser und betrachtet Fleisch als ungeeignet für die menschliche Ernährung. Darüber hinaus empfiehlt er den Verzehr von naturbelassenen Lebensmitteln aus biologischem Landbau. Er entwickelte zwei Varianten seiner Kost: die Schnitzer-Normalkost und die Schnitzer-Intensivkost.

Schnitzer-Normalkost: Diese der Gesunderhaltung und Krankheitsvorbeugung dienende Kost ist überwiegend pflanzlich, aber die Lebensmittelauswahl ist gegenüber der Schnitzer-Intensivkost erweitert und die Energiezufuhr beträgt etwa 2200 kcal/9200 kJ. Erlaubt sind Vollkornbrot, außerdem Milch und Milcherzeugnisse in geringen Mengen, Eier, Kartoffeln und Vollkornreis. Die Schnitzer-Normalkost bietet im Großen und Ganzen die Vorteile anderer laktovegetabiler Kostformen, z.B. einen hohen Anteil an Ballaststoffen und einen geringen Fettgehalt, und ist als Dauerkost für Erwachsene geeignet.

Schnitzer-Intensivkost: Diese Kost wird als Heilmittel für zahlreiche Gesundheitsstörungen angesehen. Die Lebensmittelauswahl besteht vorwiegend aus pflanzlicher Rohkost. Es sollen nur »lebendige«, natürliche Lebensmittel wie frisch gemahlenes Getreide (z.B. in Form eines Frischkornbreis mit Obst und Nüssen) verzehrt werden. Zu meiden sind Fleisch, Brot, Kartoffeln, Zucker, Weißmehl, erhitztes Gemüse und Obst sowie industriell hergestellte Fette, Kaffee und Alkohol. Die Schnitzer-Intensivkost eignet sich nicht als Dauerernährung, da sie aufgrund der einseitigen Lebensmittelauswahl sehr energie- und eiweißarm ist. Nach Durchführung über einen längeren Zeitraum kommt es nicht nur zu einer Unterversorgung mit Energie und Eiweiß, sondern auch mit wichtigen Vitaminen und Mineralstoffen wie Kalzium, Eisen, Jod, Vitamin D und B-Vitaminen. Die Heilwirkung ist nicht erwiesen.

Schokolade [wohl über niederländ. und span. chocolate von mexikan. chocolatl »Kakaotrank«]: zu den Süßigkeiten zählendes Genussmittel aus Kakaomasse, Kakaopulver, Zucker, manchmal auch Kakaobutter und Zusätzen wie z.B. Nüssen, Rosinen und Alkohol. Weiße Schokolade besteht nur aus Kakaobutter, Milchpulver und Zucker. Bei Diabetikerschokolade wird statt Saccharose Fruktose oder ein Zuckeraustauschstoff verwendet.

Zur Herstellung von Schokolade werden Kakaobohnen (→Kakao) geröstet, gemahlen und zu Kakaomasse verarbeitet. Diese wird dann mit Milch, Zucker und Lezithin gemischt, gewalzt und in Formen gefüllt. Schokolade wird meist in Form von Tafeln oder Figuren, aber auch geraspelt angeboten. Sie kann auch zu verschiedenen Schokoladenerzeugnissen (z.B. Pralinen) weiterverarbeitet werden. Kühl und geruchsgeschützt gelagert, ist Schokolade ein halbes bis ein Jahr haltbar.

Inhaltsstoffe und Gesundheitswert: Aufgrund ihres hohen Fett- und Zuckergehalts ist Schokolade sehr kalorienreich (100 g enthalten bis zu 556 kcal/2326 kJ). Durch den Gehalt an Theobromin hat sie eine leicht anregende Wirkung; außerdem erhöht sich durch Schokola-

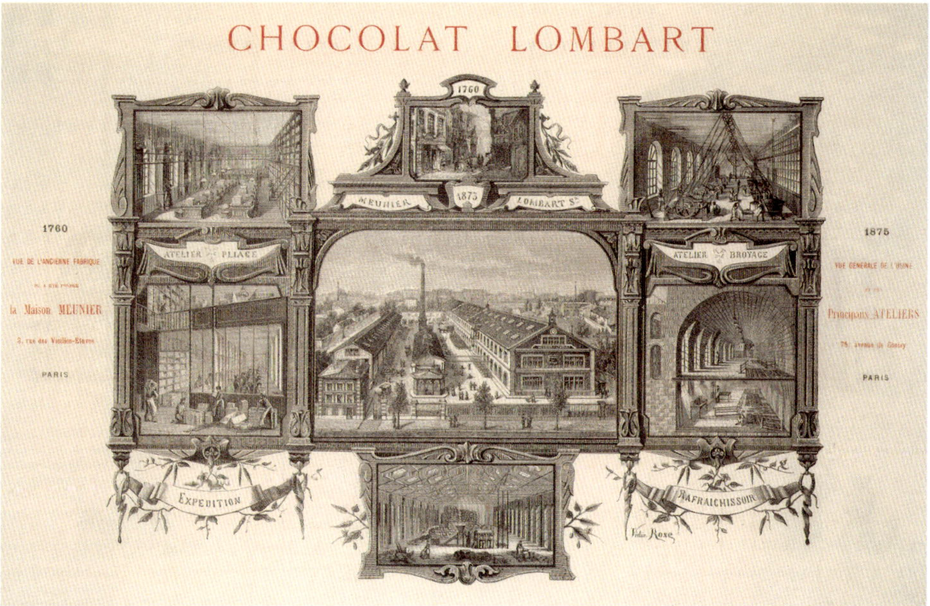

Schokolade: Firmenreklame (Ende des 19. Jahrhunderts)

denverzehr der Serotonin- und Endorphinspiegel, was sich positiv auf die Stimmung auswirkt.

Schokoladenpulver: gezuckerter, pulverisierter →Kakao, der zur Zubereitung von Kakaogetränken und Süßspeisen verwendet wird. Zur Herstellung wird Haushaltszucker mit Kakaopulver vermischt.

Scholle, Goldbutt, wiss. Name **Pleuronectes platessa:** 25–40 cm langer Plattfisch, der an den Küsten Südwest- bis Nordeuropas vorkommt. Die Scholle zählt zu den hierzulande am häufigsten angebotenen Seefischen und kommt tiefgefroren oder als Frischfisch auf den Markt. Ihre Augenseite ist bräunlich gefärbt, die Unterseite weiß. Meist wird sie gebacken oder gebraten. Scholle ist reich an hochwertigem Eiweiß, enthält wenig Fett und reichlich Vitamin D, B-Vitamine (v. a. B_{12}, Folsäure) und Jod.

Schonkost: Sammelbegriff für spezielle Kostformen bei Erkrankungen von Leber, Gallenblase, Magen oder Darm, bei denen auf Lebensmittel verzichtet wird, die die jeweilige Erkrankung begünstigen sollen. Da solche Wirkungen wissenschaftlich nicht belegt sind, wird heute bei Erkrankungen der Verdauungsorgane eine leichte →Vollkost empfohlen, bei der der Patient nur jene Lebensmittel meiden soll, die er schlecht verträgt.

Schrot: ein →Getreideerzeugnis.

Schroth-Kur: eine Form des →Fastens.

Schuppenflechte: →Psoriasis.

Schwabenkorn: →Dinkel.

Schwangerschaft: Während einer Schwangerschaft ist der Energie- und Nährstoffbedarf der Frau erhöht, denn sie muss das ungeborene Kind mitversorgen; außerdem wird Gewebe (u. a. Fettgewebe) als Energiereserve für Geburt und Stillzeit aufgebaut.

Mehrbedarf an Energie: Eine Schwangere benötigt täglich etwa 250 kcal/1050 kJ mehr als vor der Schwangerschaft, da sich ihr Grundumsatz erhöht. Allerdings sollte dem Körper auch nicht mehr Energie zugeführt werden, da mit zunehmender Schwangerschaftsdauer der Arbeitsumsatz sinkt. Die Gewichtszunahme während der Schwangerschaft sollte bei 11–16 kg liegen, wobei eine untergewichtige Schwangere auch mehr zunehmen kann, eine übergewichtige hingegen etwas weniger zunehmen sollte. Die Gewichtszunahme sollte jedoch nicht unter 8 kg liegen, da sonst eine zu geringe Energie- und Nährstoffversorgung des Kindes und damit verbundene Wachstums-

Die richtige Ernährung bei Schwangerschaftsbeschwerden
Zur Behebung von Verstopfung, wie sie v. a. in den ersten und letzten drei Schwangerschaftsmonaten häufig auftritt, eignet sich eine ballaststoffreiche Kost, verbunden mit reichlicher Flüssigkeitszufuhr. Besonders ballaststoffreich sind Vollkornprodukte, Obst und Gemüse. Gegen morgendliches Schwangerschaftserbrechen im ersten Schwangerschaftsdrittel hilft es, nach dem Aufwachen eine Kleinigkeit (z. B. einen Zwieback) im Bett zu essen. Besteht die Übelkeit auch tagsüber, sollte man anstelle von drei großen mehrere kleine, leichte Mahlzeiten einnehmen.

störungen die Folge sein können. Die Gewichtszunahme während der Schwangerschaft sollte in den ersten 16 Wochen bei etwa 2 kg liegen, ebenfalls 2 kg sollten von der 17. bis 22. Woche und der 23. bis 26. Woche zugenommen werden. Ab der 27. Woche ist eine Gewichtszunahme von 500 g wöchentlich normal. Einen großen Anteil an der Gewichtszunahme hat die Körperflüssigkeit (v. a. das Blut), deren Menge sich während der Schwangerschaft erhöht. Etwa 4,5–5 kg entfallen auf das Kind und die Plazenta, ein weiterer Teil auf neu gebildetes Gewebe (z. B. durch Wachstum der Brustdrüsen) und gespeichertes Fett (bis zu 3,5 kg).

Mehrbedarf an Nährstoffen: Während der Bedarf an Fett und Kohlenhydraten in etwa gleich bleibt, erhöht sich ab dem vierten Schwangerschaftsmonat der Bedarf an Eiweiß um 10 g pro Tag. Dieser Mehrbedarf sollte weitgehend durch pflanzliche Lebensmittel (z. B. Hülsenfrüchte) gedeckt werden, da tierische Lebensmittel in der Regel größere Mengen Fett enthalten. Weiterhin muss auf eine ausreichende Flüssigkeitszufuhr geachtet werden; die Trinkmenge sollte 1,5 l nicht unterschreiten. Gedeckt werden sollte der Flüssigkeitsbedarf in erster Linie durch Mineralwasser und ungesüßte Früchte- oder Kräutertees.

Auch der Bedarf an bestimmten Vitaminen und Mineralstoffen ist während der Schwangerschaft erhöht. Dazu gehört v. a. die →Folsäure. Schon Frauen, die eine Schwangerschaft planen, sollten darauf achten, ausreichende Mengen Folsäure (z. B. über Tabletten) aufzunehmen, da ein verringerter Körperbestand an Folsäure die Entstehung von Neuralrohrdefekten beim Embryo begünstigt und sich vermutlich auch negativ auf die Gewichtszunahme des ungeborenen Kindes auswirkt. Auch auf eine ausreichende Jodzufuhr muss bereits in den ersten Schwangerschaftsmonaten geachtet werden, da ein Jodmangel beim Kind u. a. zur Kropfbildung führen kann. Über die Nahrung wird meist nicht genügend Jod aufgenommen, sodass eine medikamentöse Supplementierung erforderlich ist. Zusätzlich empfiehlt es sich, zweimal in der Woche Seefisch zu essen.

Der Bedarf an Vitamin A steigt insbesondere während der letzten drei Schwangerschaftsmonate leicht an. Bei einem Vitamin-A-Mangel ist die Gewichtszunahme beim Kind gestört. Allerdings dürfen dem Körper auch nicht zu große Mengen dieses Vitamins zugeführt werden, da es sonst zu Missbildungen beim Kind kommen kann. Vitamin-A-reiche Innereien wie Leber sollten daher möglichst nicht oder nur sehr selten verzehrt werden. Ab dem vierten Schwangerschaftsmonat muss außerdem die Zufuhr von Vitamin B_6 um etwa 0,7 mg erhöht werden.

Die Zufuhr an Eisen muss während der Schwangerschaft verdoppelt werden, denn einerseits erhöht sich die Blutmenge der Mutter, andererseits benötigt auch der Fötus Eisen, v. a. für sein Wachstum. Meist müssen daher Eisenpräparate genommen werden. Insgesamt sollte der Mehrbedarf an Nährstoffen v. a. durch rohe oder schonend zubereitete pflanzliche Lebensmittel (Obst, Gemüse, Getreide und Getreideerzeugnisse, Kartoffeln) gedeckt werden; auf fett- und zuckerreiche Speisen, die nur wenig Nährstoffe enthalten, sollten Schwangere verzichten.

Genussmittel: Auf Alkohol sollte während der Schwangerschaft verzichtet werden, da Alkohol das Gehirn des ungeborenen Kindes schädigen und Missbildungen hervorrufen kann. Rauchen verengt die Blutgefäße und schränkt die Sauerstoffversorgung des Kindes ein. Bei Raucherinnen kommt es häufiger zu Frühgeburten, zudem haben die Kinder oft ein geringeres Geburtsgewicht. Koffein scheint nur in größeren Mengen eine schädigende Wirkung auf das ungeborene Kind zu haben; zwei bis drei Tassen Kaffee oder die gleiche Menge anderer koffeinhaltiger Getränke gelten als unbedenklich.

Gefahren für das ungeborene Kind: Auf bestimmte Lebensmittel muss verzichtet werden, da sie Krankheitserreger enthalten können, die für das Kind schädlich sind. Dazu gehören z. B. rohes oder nur halb durchgegartes Fleisch und Rohwürste wie Salami oder Schinken, die Toxoplasmen oder Listerien enthalten können (→Listeriose, →Toxoplasmose). Rohmilch und Rohmilchprodukte (z. B. aus Rohmilch hergestellter Weichkäse) können ebenfalls mit Listerien verseucht sein. Eier sollten zur Vorbeugung einer Infektion mit →Salmonellen nur gut durchgegart verzehrt werden.

LESETIPPS:

Beate Heseker und Helmut Heseker: *Die aktuelle Lebensmitteltabelle für die Schwangerschaft. Frankfurt am Main (Umschau) 1996.*

Elisabeth Fischer und Irene Kührer: *Gesund essen in der Schwangerschaft. München (Mosaik) 1999.*

Ulrike Novotny: *Ausgewogen essen während der Schwangerschaft. Stuttgart (Trias) 1999.*

Schwarzer Holunder: →Holunder.

Schwarztee: fermentierter →Tee.

Schwarzwild, Wildschwein: ein →Haarwild.

Schwarzwurzel: Die bis 30 cm lange, außen schwärzliche, innen weiße Wurzel der zu den Korbblütlern gehörenden Gartenschwarzwurzel (Scorzonera hispanica) schmeckt angenehm würzig und leicht nussig. Im Mittelalter verwendete man sie als Heilpflanze gegen Schlangenbisse, Pest und Melancholie; seit etwa 1700 wird sie als Gemüse angebaut. Man bürstet die Wurzeln unter kaltem, fließendem Wasser ab, schält oder schabt sie dünn ab, schneidet sie in Stücke und gibt sie dann sofort in mit Mehl vermischtes Essigwasser, damit der beim Zerschneiden austretende Milchsaft nicht oxidiert und das Gemüse braun verfärbt. Dann werden die Schwarzwurzeln unter Zusatz von Kochsalz in dem Essigwasser gegart und u.a. als Beilage, für Gratins oder Eintöpfe verwendet. Die Schwarzwurzel ist ein wertvolles Wintergemüse. Sie ist kalorienarm, leicht verdaulich und hat einen hohen Gehalt an Vitamin E, Kalium, Kalzium, Magnesium, Eisen und Kupfer.

Schwedendiät: eine →eiweißdefinierte Diät, die bei Niereninsuffizienz eingesetzt wird. Erlaubt sind 20–25 g Eiweiß pro Tag, wobei der Patient anders als bei der →Kartoffel-Ei-Diät die Eiweißquelle frei wählen und auch Fisch, Fleisch und Wurst in geringen Mengen verzehren darf. Zur Deckung des Bedarfs an unentbehrlichen Aminosäuren müssen diese in medikamentöser Form verabreicht werden.

Schwefel: ein Mineralstoff, der zu den Mengenelementen zählt, von denen im Körper mehr als 50 mg pro Kilogramm Körpergewicht gespeichert sind. Er war bereits im Altertum bekannt.

Funktionen: Schwefel ist Bestandteil der Aminosäuren Cystein, Cystin und Methionin, die für den Aufbau körpereigener Eiweiße notwendig sind, sowie der Vitamine B_1 und Biotin. Sulfate (Salze der Schwefelsäure), die vom Körper beim Abbau der schwefelhaltigen Aminosäuren gebildet werden, dienen der Entgiftung des Organismus – verschiedene Substanzen (u.a. Alkohol) werden an die Sulfate gebunden und mit dem Harn ausgeschieden. Weiterhin ist Schwefel Bestandteil des Koenzyms A, das notwendig ist, damit die Zellen aus den ihnen zugeführten Nährstoffen Energie gewinnen können. Auch in Heparin, einer körpereigenen Substanz, die die Blutgerinnung hemmt, ist Schwefel enthalten.

Vorkommen: Schwefel kommt in der Natur sowohl in elementarer als auch in chemisch gebundener Form (u.a. in Sulfiden, Sulfiten und Sulfaten) vor. Er ist in vielen eiweißhaltigen Lebensmitteln enthalten. Reich an Schwefel sind v.a. Fleisch, Milch, Milcherzeugnisse, Hülsenfrüchte und Nüsse. Da bei einer ausreichenden Eiweißzufuhr dem Körper auch genug Schwefel zugeführt wird, gibt es bislang keine Angaben für die empfohlene tägliche Zufuhr. Ein Schwefelmangel wurde bisher noch nicht beobachtet.

Überschuss: Bei gemeinsamer Aufnahme von Schwefel und Molybdän kann eine unlösliche Verbindung aus Schwefel, Molybdän und Kupfer entstehen, was u.U. zu einem Kupfermangel führt. Bei einer erhöhten Zufuhr von Sulfiten und Schwefeldioxid (→Antioxidationsmittel) kann u.a. die Aktivität einiger Enzyme gehemmt werden. Außerdem kann Schwefeldioxid Kopfschmerzen und allergische Reaktionen hervorrufen. Die Weltgesundheitsorganisation gibt als maximale Zufuhr von Sulfiten 0,7 mg pro Kilogramm Körpergewicht und Tag an.

Hilfe bei Erkrankungen: Schwefel wird in Form von schwefelhaltigen Bädern oder Präparaten zur Behandlung von Ekzemen, Psoriasis und Gelenkerkrankungen eingesetzt.

Schwefeldioxid, schweflige Säure: ein →Antioxidationsmittel und Konservierungsstoff.

Schwein: Das aus europäischen und asiatischen Unterarten des Eurasischen Wildschweins durch Domestikation hervorgegangene Hausschwein wird als wirtschaftlich wichtiger Fleisch-, Fett-, Leder- und Borstenlieferant in zahlreichen Kulturrassen gezüchtet.

Mast und Verarbeitung: Während die Hausschweine früher v.a. Weidetiere waren, überwiegt heute die Massentierhaltung in Ställen. In den großen Mastbetrieben findet man in erster Linie so genannte Hybridschweine, die aus mehreren Rassen gezüchtet wurden

SCHWEFELGEHALT VON LEBENSMITTELN

Lebensmittel (pro 100 g verzehrbaren Anteil)	Schwefel (mg)
Erdnüsse, geröstet	400
Krabben	300
Sauermilchkäse	260
Parmesan	250
Rinderleber	240
Matjeshering	220
Meerrettich	210
Brathähnchen	200
Schweinebraten	180
Hühnerei	170
Kidneybohnen	170

[17]

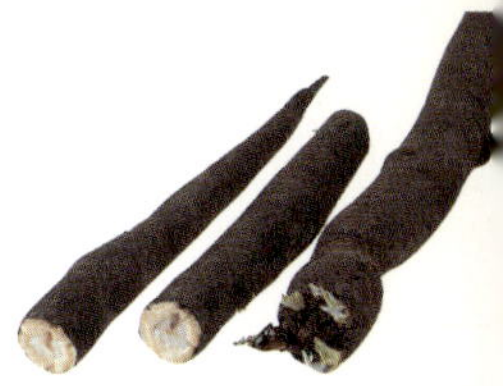
Schwarzwurzeln

und eine große Fleischfülle bei verringertem Fettanteil bieten.

Im Alter von fünf bis sieben Monaten werden Schweine mit einem Mastendgewicht von 90–120 kg geschlachet. **Spanferkel** werden bereits mit drei bis sechs Wochen geschlachtet und haben dann ein Gewicht von 2–20 kg. Etwa 50 % eines Schweins werden als Frischfleisch vermarktet, die anderen 50 % zu Wurst und anderen Fleischerzeugnissen verarbeitet. Die Schweinehälften werden in zahlreiche Teilstücke zerlegt. Die wertvollsten sind Schinken, Kotelett und Bug (Schulter), weniger wertvoll sind Bauch, Brustspitze und Eisbein. Die restlichen Stücke wie z. B. Kopf, Kamm- und Rückenspeck werden in der Regel verarbeitet. Schinken wird in die Teilstücke Kernschinken (Ober- und Unterschale), Nuss und Schinkenspeck zerlegt. Kernschinken wird als Schnitzel, Nuss und Schinkenspeck werden als Braten zubereitet. Der Kotelettstrang kommt frisch in unterschiedlicher Form in den Handel: als Koteletts (mit Knochen), als Braten oder Steaks (ohne Knochen), als Kasseler (gepökelt und geräuchert) oder als Lachsschinken (ausgelöst, gepökelt, geräuchert und mit Speck umwickelt) (→Fleischerzeugnisse). Der Bug eignet sich besonders gut als Bratenstück. Bauch wird als Kochfleisch verwendet oder zu Speck oder Wurst weiterverarbeitet. Das in gewürztem Wasser gekochte Bauchfleisch von frisch geschlachteten Schweinen bezeichnet man als **Wellfleisch** (Kesselfleisch).

Der Teil des Bauches, der zum Kotelettstrang hin gelegen ist, wird nach Ablösen des Auflagefetts (äußeren Fettgewebes) als Schälrippchen oder Fleischrippchen angeboten. Die Brustspitze dient ebenfalls als Kochfleisch, kann aber auch gefüllt als Schmorbraten zubereitet werden. Das **Eisbein** (Unterschenkel) hat einen sehr hohen Knochen- und Sehnenanteil. Es eignet sich zum Kochen und Braten sowie ausgelöst als Gulasch. Häufig wird gepökeltes Eisbein angeboten. Für den Verkauf wird Schweinefleisch ganz oder teilweise von Fett befreit. Aus dem **Flomen,** dem Bauch- und Nierenfett, wird →Schweineschmalz gewonnen. Als **Geselchtes** (Selchfleisch) bezeichnet man gepökeltes und geräuchertes Schweinefleisch.

Qualität: In den ersten drei bis fünf Tagen nach der Schlachtung schmeckt Schweinefleisch am besten. Schweinefleisch von guter Qualität ist hell- bis rosarot, feinfaserig, weich und sollte leicht mit Fett durchwachsen sein. Von minderer Qualität ist so genanntes PSE-Fleisch (Abk. für engl. pale »blass«, soft »weich«, exudative »wässrig«). Es entsteht durch einen zu raschen Abbau der energiereichen Phosphate und Kohlenhydrate des Muskelgewebes vor und in den ersten Stunden nach der Schlachtung. Wegen der hierdurch verursachten Eiweißveränderungen erscheint das Fleisch blass, und es verliert während der Kühllagerung auffallend viel Wasser. Nach dem Braten ist das Fleisch zäh und trocken. PSE-Fleisch ist typisch für Schweinerassen mit genetisch bedingter Stressempfindlichkeit und resultiert häufig aus der Massentierhaltung mit ihren unnatürlichen Aufzuchtbedingungen.

Inhaltsstoffe und Gesundheitswert: Schweinefleisch liefert hochwertiges Eiweiß (je nach Teilstück 17–22 %), Eisen, Zink, Vitamin A und B-Vitamine (v. a. Vitamin B_1, B_{12} und Niacin). Der Fettanteil ist im Lauf der letzten Jahre durch spezielle Züchtungen deutlich zurückgegangen. Am fettesten ist Bauchfleisch (29 %

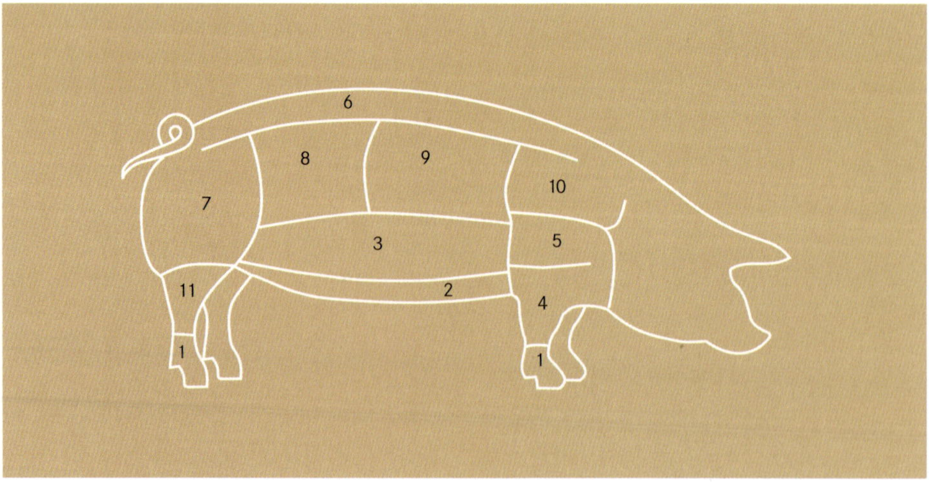

Schwein
1 Fuß (Spitzbein vorn/hinten)
2 Bauchspeck (Wamme)
3 Bauch
4 Eisbein, vorn
5 Schulter
6 Rückenspeck
7 Schinken
8 Filetkotelett
9 Stielkotelett
10 Nackenstück
11 Eisbein, hinten

Fett), gefolgt von Schwartenbraten und Unterschale (15,4 %), hinterem Eisbein (12,2 %) und vorderem Eisbein (10,8 %); Filet- und Schnitzelfleisch haben dagegen nur rund 2 % Fett.

Häufig finden sich im Schweinefleisch Rückstände aus Tierbehandlungsmitteln. Da die Tiere, in ganz besonderem Maß Hybridschweine, sensibel, leicht erregbar und aufgrund ihrer Lebensbedingungen krankheitsanfällig sind, werden sie in der Massentierhaltung sehr oft mit beruhigenden Psychopharmaka oder Betablockern behandelt und dem Kraftfutter werden Antibiotika beigemischt (→Tierarzneimittel). Ferkel können mit synthetischen Wachstumsförderern behandelt werden. Im biologischen Landbau werden solche Mittel nicht eingesetzt. Das Fleisch dieser Tiere ist qualitativ hochwertiger, fester und hat einen ausgeprägteren Eigengeschmack.

Die im Schweinefleisch enthaltenen Purine (im Durchschnitt 150 mg pro 100 g Fleisch) begünstigen die Entstehung von Gicht und Harnsteinen. Außerdem können durch nicht vollständig durchgegartes Schweinefleisch Trichinen (→Wurmkrankheiten) übertragen werden. Die Schweinepest, eine Infektionskrankheit, bei der die Tiere notgeschlachtet werden müssen, ist nicht auf den Menschen übertragbar und stellt daher nach Meinung von Forschern keine Gefahr dar.

Schweinebandwurm: ein parasitischer Bandwurm (→Wurmkrankheiten).

Schweinehackfleisch, Mett: →Hackfleisch vom Schwein.

Schweineschmalz: aus fetthaltigen Gewebeteilen des Hausschweins gewonnenes Schlachtfett. Meist verwendet man Bauchwandfett, daneben auch Rückenspeck und anderes Fettgewebe; durch Ausschmelzen entsteht ein weißes, weiches, leicht streichfähiges Speisefett, das trocken, dunkel und kühl gelagert lange haltbar ist. Im Handel sind viele Sorten erhältlich, u. a. Griebenschmalz (mit Speckwürfeln, oft auch mit Zwiebel- und Apfelstückchen verfeinert) und Flomenschmalz (nur aus Bauch- und Nierenfett). Schweineschmalz ist relativ schwer verdaulich und hat einen sehr geringen Gehalt an Vitaminen und ungesättigten Fettsäuren. Man verwendet es zum Braten, Schmoren, Backen und als Brotaufstrich.

Schwermetalle: Metalle mit einer Dichte von über 3,5 g pro Kubikzentimeter. Einige Schwermetalle gehören zu den für Mensch, Tier und Pflanze unentbehrlichen Spurenelementen (→Eisen, →Kobalt, →Mangan, →Zink, →Kupfer, →Molybdän und möglicherweise auch →Nickel), andere belasten als →Radionuklide oder als toxische Schwermetalle die Umwelt und können über die Nahrungskette auch in den menschlichen Organismus gelangen. Zu diesen giftigen Schwermetallen gehören v. a. →Quecksilber, →Kadmium, →Blei und →Arsen.

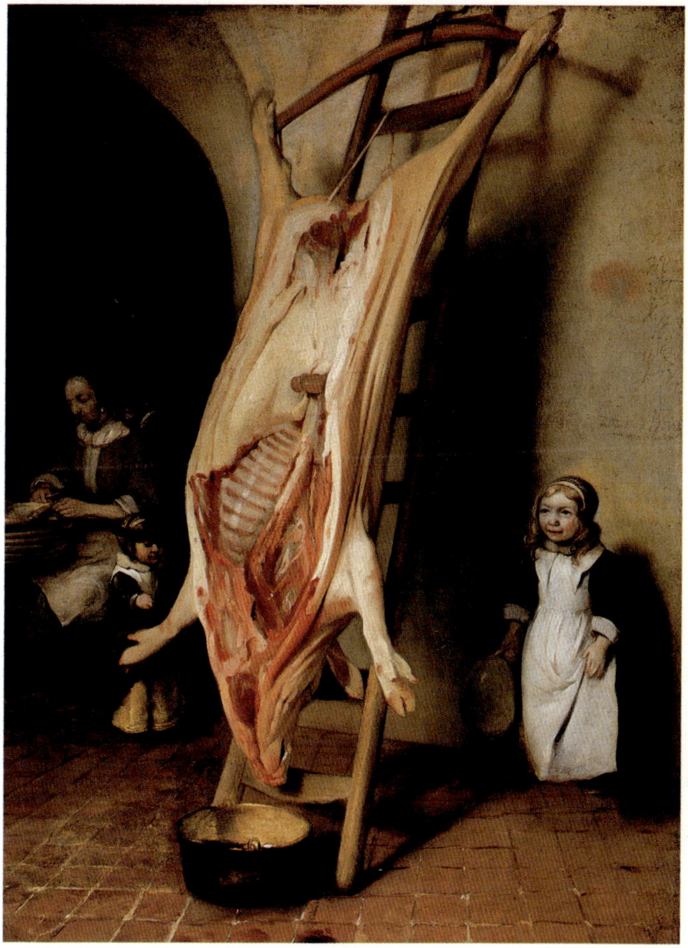

Schwein: »Das geschlachtete Schwein« von Barent Fabritius (1656)

Schwertfisch, wiss. Name **Xiphias gladius:** Der zu den Barschartigen Fischen gehörende Raubfisch lebt in tropischen und subtropischen Meeren und wird bis 5 m lang. Seinen Namen verdankt er dem außergewöhnlich langen, schwertförmigen Oberkiefer. Seines zarten, aber muskulösen und sehr schmackhaften Fleisches wegen ist er als Speisefisch sehr geschätzt und gilt als Delikatesse. Man kauft ihn meist als Steak und grillt, schmort oder brät ihn. Er liefert viel hochwertiges Eiweiß (19,4 %) und ist reich an Zink und Jod.

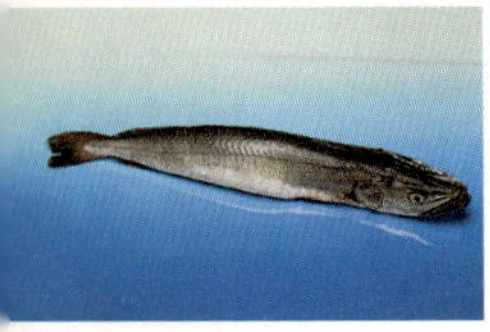

Seehecht

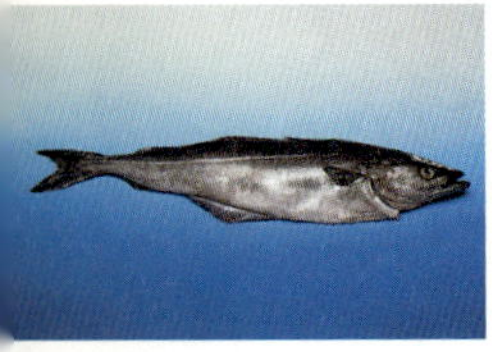

Seeteufel

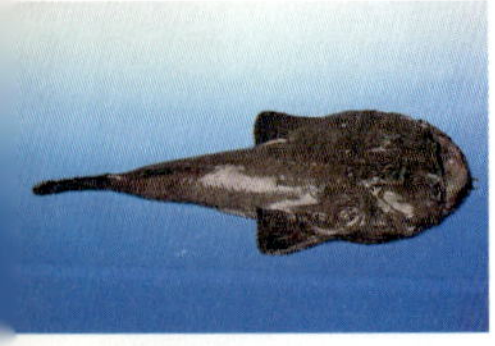

Seelachs

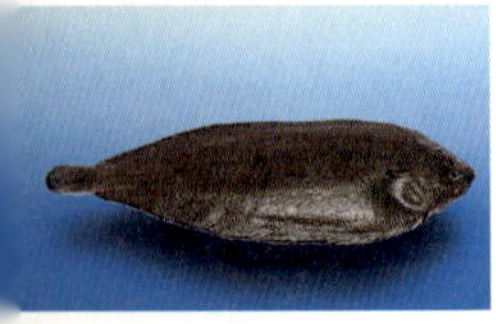

Seezunge

Seeaal: Rücken des →Dornhais.

Seebarben: →Meerbarben.

Seebarsch: →Wolfsbarsch.

Seefische: im Meer lebende →Fische.

Seeforelle: eine Form der Lachsforelle (→Forellen).

Seehähne: →Knurrhähne.

Seehecht, Hechtdorsch, wiss. Name **Merluccius merluccius:** Der bis 1 m lange Raubfisch, der sich von Heringsfischen ernährt, lebt an europäischen Küsten und kommt hierzulande als ganzer Fisch oder als Filet vorwiegend tiefgefroren, aber auch als Frischfisch auf den Markt. Sein festes, weißes, würziges Fleisch eignet sich zum Braten und Schmoren. Seehecht hat einen hohen Gehalt an Vitamin B_{12}, Folsäure, Biotin und Kalium.

See|igel, wiss. Name **Echinoidea:** armlose, wenige Millimeter bis 32 cm große Stachelhäuter mit fast 900 Arten, die in allen Meeren vorkommen. Der meist apfel-, herz- oder scheibenförmige Körper ist völlig von Kalkskelettplatten umschlossen. Auf Höckern der Schalenplatten stehen vielgestaltige, durch Muskeln bewegbare Stacheln, die dem Schutz, der Fortbewegung und zum Bohren und Graben dienen. Die meisten Seeigel ernähren sich von Meeresalgen. Nur wenige Arten sind genießbar; verzehrt werden lediglich deren Geschlechtsdrüsen. Seeigel werden im Ganzen oder küchenfertig angeboten. Ganze Seeigel schneidet man mit einer kleinen Schere auf und löst die Geschlechtsdrüsen mit einem Löffel heraus. Man isst sie meist roh, kann sie aber auch in kochendem Salzwasser garen.

Seekohl: →Meerkohl.

Seekrankheit: →Reisekrankheit.

Seelachs, Köhler, wiss. Name **Pollachius virens:** Der zur Familie der Dorsche zählende Speisefisch mit olivgrünem Rücken kann bis 1,2 m lang werden und lebt vorwiegend in nördlichen Gewässern. Man erhält meist frische oder tiefgefrorene Filets, die normalerweise gebraten werden. Seelachs enthält nur wenig Fett (0,8 %), dafür viel Eiweiß (rund 18 %). Er liefert viel Jod und Vitamin B_{12}, enthält daneben aber auch noch andere B-Vitamine (z. B. Niacin, Folsäure, Biotin und Vitamin B_2). Rot gefärbt, gesalzen und in Öl eingelegt ist er als Lachsersatz im Handel.

Seeohren: →Abalonen.

Seesaibling: ein →Saibling.

Seeteufel, Lotte, wiss. Name **Lophius piscatorius:** Der stark abgeplattete Anglerfisch mit olivgrüner Rückenhaut lebt v. a. im Nordatlantik und im Mittelmeer auf dem schlammigen Meeresboden. Er kann bis 2 m lang werden. Auf den Markt kommt meist nur das Schwanzstück. Das feste, feine, grätenlose Fleisch gilt als Delikatesse. Es wird geschmort, gebraten, gedünstet oder gegrillt. Der Fisch ist kalorienarm und liefert viel Vitamin B_{12} und Folsäure.

Seewölfe, wiss. Name **Anarrhichadidae:** zu den Barschartigen Fischen zählende, sieben Arten umfassende Familie; die Fische zeichnen sich durch einen dicken, plumpen Kopf und große Mahlzähne aus. Der bis 1,5 m lange, bläulich gefärbte **Katfisch** (Gestreifter Seewolf, Steinbeißer, Anarrhichas lupus) lebt an den Küsten des Nordatlantiks und des Eismeers, der bis 1,8 m lange Gefleckte Seewolf (Anarrhichas minor) im nördlichsten Bereich des Atlantiks. Ihr wohlschmeckendes Fleisch macht die Seewölfe zu begehrten Speisefischen. Die Koteletts oder Filets eignen sich sehr gut zum Braten. Seewölfe haben einen hohen Gehalt an Vitamin B_{12} und Magnesium.

Seezungen, wiss. Name **Soleidae:** Familie der Plattfische in gemäßigten bis tropischen Meeren; einige Arten kommen in Süßgewässern vor. Der Körper ist gestreckt oval; die Augen befinden sich auf der rechten Körperseite. Seezungen sind geschätzte Speisefische. Am bekanntesten und begehrtesten ist die meist grau bis graubraun gefärbte Europäische Seezunge (Solea solea), die 30–60 cm lang wird. Das weiße Fleisch der Seezunge ist fettarm, eiweißreich (der Fettgehalt beträgt 1,4 %, der Eiweißgehalt 17,5 %), zart und aromatisch. Es liefert reichlich Vitamin D, B_{12}, Kalium, Magnesium, Eisen und Jod. Nach Entfernung der rauen Haut sollte Seezunge im Ganzen oder filetiert langsam bei geringer Hitze in Butter gebraten werden; beim Garen in zu heißem Fett wird das Fleisch hart.

Seitan: ein →Fleischersatz.

Sekt: ein →Schaumwein.

Sekundäre Pflanzenstoffe – am besten zu jeder Mahlzeit

Um eine optimale Zufuhr der gesundheitsfördernden sekundären Pflanzenstoffe zu gewährleisten, sollte man reichlich Vollkornerzeugnisse, Kartoffeln, Hülsenfrüchte, Gemüse und Obst essen. Obst und Gemüse sollten dem jahreszeitlichen Angebot entsprechen, aus Freilandbau stammen und möglichst frisch verzehrt werden; dann ist der Gehalt an sekundären Pflanzenstoffen besonders hoch. Wichtig ist eine schonende Vor- und Zubereitung: Gemüse, Obst und Kartoffeln isst man am besten mit der Schale, in der sich viele sekundäre Pflanzenstoffe konzentrieren. Erst unmittelbar vor der Zubereitung sollte man Gemüse und Obst zerkleinern. Die Garzeiten sollen möglichst kurz sein, um die Verluste an hitzeempfindlichen sekundären Pflanzenstoffen gering zu halten (Gemüse daher nur »bissfest« garen!). Aus dem gleichen Grund sollte man Obst und Gemüse sooft wie möglich roh genießen.

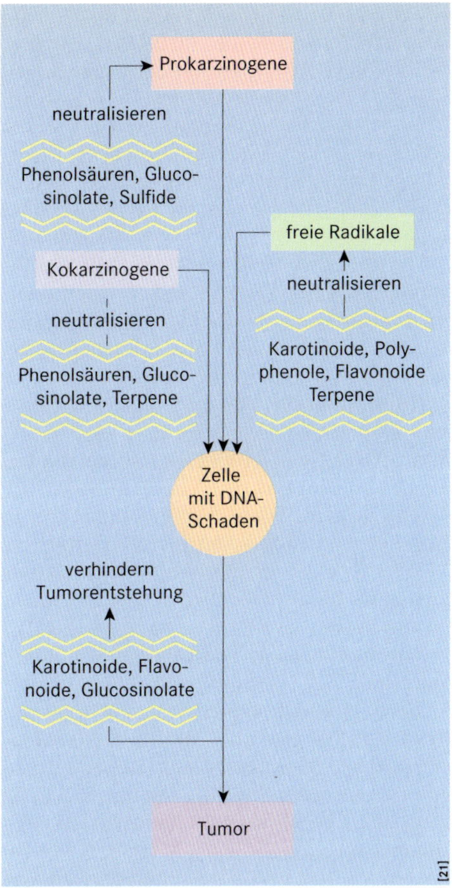

sekundäre Pflanzenstoffe: Eingriffsmöglichkeiten von sekundären Pflanzenstoffen während der Krebsentstehung

sekundäre Pflanzenstoffe: Gruppe von schätzungsweise 60 000–100 000 Substanzen, die von Pflanzen als Farbstoffe, Wachstumsregulatoren, Abwehrstoffe gegen Schädlinge und Krankheiten sowie Aroma- und Duftstoffe gebildet werden. Sie haben für den Menschen eine Vielfalt gesundheitsfördernder Wirkungen; so können z.B. zahlreiche sekundäre Pflanzenstoffe der Entstehung von Krebs und Herz-Kreislauf-Erkrankungen vorbeugen. Die wichtigsten Gruppen sind →Karotinoide, →Phytosterine, →Saponine, →Glucosinolate, →Polyphenole, →Protease-Inhibitoren, →Terpene, →Phytoöstrogene und →Sulfide.

Selchfleisch, Geselchtes: gepökeltes und geräuchertes Schweinefleisch (→Schwein).

Selen: zu den Spurenelementen zählender Mineralstoff, der in pflanzlichen und tierischen Lebensmitteln enthalten ist. Selen wurde bereits im Jahr 1818 entdeckt; dass es im menschlichen Körper vorkommt, stellte man 1975 fest.

SELENGEHALT VON LEBENSMITTELN

Lebensmittel (pro 100 g verzehrbaren Anteil)	**Selen** (µg)
Gerste, Korn	bis 2000
Schweineniere	bis 400
Fisch	bis 140
Gurke	bis 60
Hühnerleber	60
Schweineleber	60
Hülsenfrüchte	bis 45
Nüsse	bis 40

[20]

Funktionen und Vorkommen: Selen ist Bestandteil des Enzyms Glutathionperoxidase, das in den menschlichen Zellen vorkommt und diese vor der Entstehung zellschädigender freier Radikale schützt. Außerdem ist Selen am Stoffwechsel der Schilddrüse beteiligt; es ist Bestandteil von Enzymen, die die Umwandlung des Schilddrüsenhormons Thyroxin (T_4) in die biologisch aktive Form Trijodthyronin (T_3) ermöglichen. Zudem bindet Selen die Schwermetalle Kadmium, Blei, Arsen und Quecksilber, sodass diese den Körperzellen weniger Schaden zufügen können. Für das Immunsystem spielt Selen ebenfalls eine bedeutende Rolle: Es stärkt die Immunabwehr. Gute Selenquellen sind Innereien, Fisch, Fleisch, Getreide, Nüsse und Hülsenfrüchte. Der Schätzwert für eine angemessene tägliche Zufuhr liegt für Erwachsene zwischen 30 und 70 µg. 50–90% des in der Nahrung enthaltenen Selens werden über die oberen Abschnitte des Dünndarms in den Körper aufgenommen. Ausgeschieden wird Selen hauptsächlich über den Harn. Der Körperbestand an Selen liegt bei 10–15 mg. Der größte Teil davon befindet sich in der Muskulatur; doch auch Leber, Nieren und Herz enthalten viel Selen.

Mangelerscheinungen: Selen kommt in manchen Böden nur in geringer Konzentration

Sicherstellung der Selenversorgung

Beim Einkauf von Lebensmitteln sollten Produkte aus dem biologischen Landbau vorgezogen werden, da solche Pflanzen nicht mit schwefelhaltigen Düngemitteln behandelt werden dürfen und daher mehr Selen enthalten – bei schwefelhaltiger Düngung nehmen die Pflanzen nämlich anstelle von Selen vorrangig Schwefel auf. Da v. a. Getreideprodukte (insbesondere Vollkornprodukte) und Fleisch reich an Selen sind, sollte auf eine ausreichende Zufuhr dieser Nahrungsmittel geachtet werden; allerdings sollte Fleisch nicht im Übermaß konsumiert werden. Die Vitamine A, C und E verbessern die Bioverfügbarkeit von Selen und sollten ebenfalls in ausreichender Menge aufgenommen werden.

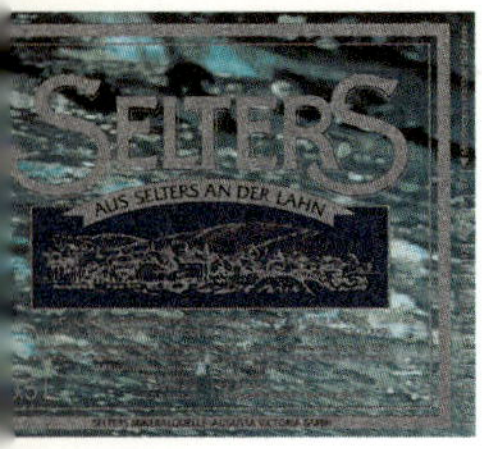

Selterswasser

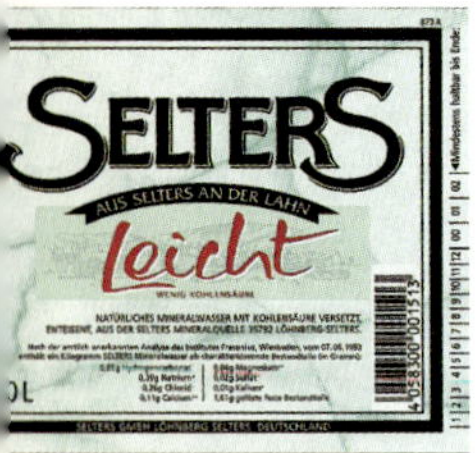

Selterswasser

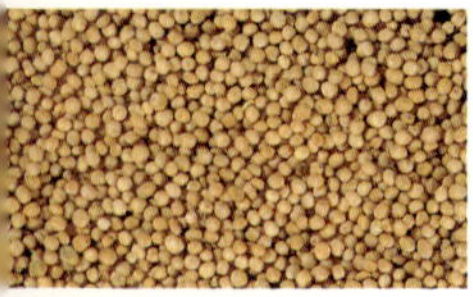
Senf: Senfkörner

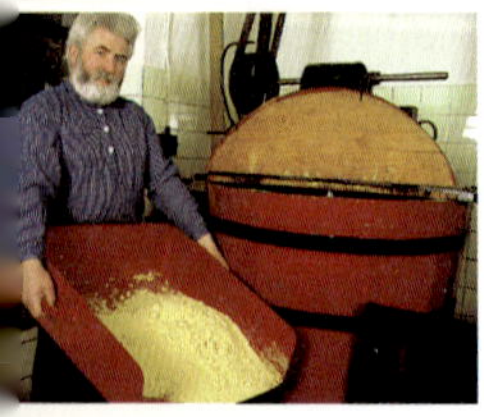
Senf: Herstellung in der Senfmühle

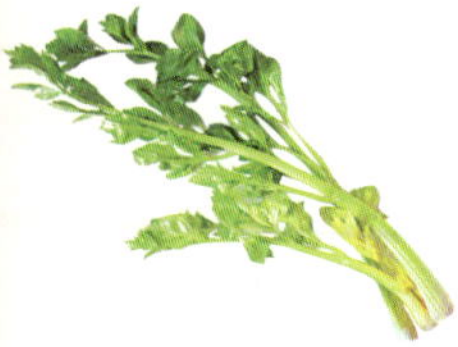
Sellerie: Bleichsellerie

SELEN: SCHÄTZWERTE FÜR EINE ANGEMESSENE TÄGLICHE ZUFUHR

Alter	Selen (µg)
Säuglinge	
0 bis unter 4 Monate	5–15
4 bis unter 12 Monate	7–30
Kinder	
1 bis unter 4 Jahre	10–40
4 bis unter 7 Jahre	15–45
7 bis unter 10 Jahre	20–50
10 bis unter 15 Jahre	25–60
Jugendliche und Erwachsene	
ab 15 Jahre	30–70

vor; insbesondere der mit Schwefeldioxid belastete saure Regen sowie schwefelhaltige Düngemittel tragen dazu bei, dass Pflanzen weniger Selen und stattdessen mehr Schwefel aufnehmen. In manchen Gebieten (insbesondere in bestimmten Regionen Chinas) kann es – v. a. bei Selbstversorgung – zu einem Selenmangel kommen. Auch chronische Erkrankungen des Magen-Darm-Trakts sowie Niereninsuffizienz können zu einem Selenmangel führen. Parenteral ernährte Patienten und Alkoholiker sind ebenfalls gefährdet. Man vermutet, dass die →Keshan-Krankheit, eine Herzerkrankung, und die →Kaschin-Beck-Krankheit, eine Gelenkerkrankung, auf Selenmangel zurückzuführen sind. Zu den Symptomen eines Selenmangels zählen Veränderungen an den Nägeln und eine geringere Pigmentierung der Haare. Vermutet wird, dass Selenmangel auch an der Trübung der Augenlinse beteiligt sein kann. Ein Mangel an Selen lässt sich durch Blutuntersuchungen feststellen.

Überschuss: Bei einer lang andauernden Zufuhr von mehr als 8 µg Selen pro Kilogramm Körpergewicht kann es zu Haarausfall, Leberschäden bis hin zur Leberzirrhose, Herzmuskelschwäche und Nervenstörungen kommen. In der Regel werden jedoch keine hohen Dosen Selen über die Nahrung aufgenommen.

Hilfe bei Erkrankungen: Diskutiert wird, ob die Gabe von Selen bei Erkrankungen des rheumatischen Formenkreises hilfreich sein kann. Ergebnisse medizinischer Studien deuten darauf hin, dass Selen eine vor Krebs schützende Wirkung hat.

Sellerie, wiss. Name **Apium graveolens:** Der zum Knollen- und Wurzelgemüse zählende Sellerie ist fast über die ganze Erde verbreitet und seit langem als Nutz- und Heilpflanze bekannt. Man unterscheidet **Schnittsellerie** (var. secalinum), dessen krause Blätter ähnlich wie Petersilie zum Würzen verwendet werden, **Bleichsellerie** (Stängelsellerie, Stangensellerie, Staudensellerie, Stielsellerie, var. dulce), dessen verlängerte, fleischige Blattstiele man als Salat oder Gemüse isst, und **Knollensellerie** (Wurzelsellerie, var. rapaceum), dessen dicke Sprossrüben sich für Salate, als Gemüse und Suppengewürz eignen. Sellerie ist kalorienarm und ballaststoffreich. Bleichsellerie enthält viel Vitamin K, Kalium, Kalzium und Mangan; Knollensellerie ist reich an Vitamin E und K, Folsäure, Kalium und Kalzium. Alle Sorten enthalten ein sehr aromatisches ätherisches Öl.

Selterswasser, Selters: natürliches, kohlensäurehaltiges →Mineralwasser aus Niederselters im Taunus. Früher wurden auch manche mit Kohlensäure versetzten Mineralwässer (→Tafelwasser) sowie Mineralwässer, deren Mineral- bzw. Kohlensäuregehalt weniger als 1000 mg bzw. 250 mg pro Liter beträgt, als Selterswasser bezeichnet. Dies ist seit 1992 nicht mehr zulässig.

Semmelbröseln, Semmelmehl: →Paniermehl.

Senf, Mostert, Mostrich: aus den gemahlenen Samenkörnern des Weißen Senfs (Sinapis alba) und Schwarzen Senfs (Brassica nigra) unter Zugabe von Kochsalz, Wasser und Essig hergestellte Würzpaste. Oft werden auch noch andere Zutaten (z. B. Wein, Kräuter, Gewürze) verwendet. Je nach Zutaten gibt es Senf in Geschmacksrichtungen von süß über mildwürzig und pikant bis sehr scharf. Die im Senf enthaltenen Isothiocynate sind antimikrobiell wirksam. Er eignet sich u. a. als Beigabe zu Wurst und kaltem Fleisch und zur geschmacklichen Abrundung von Salatsaucen.

Senfgurken: ein →Gemüseerzeugnis.

Senföle: Ester der Isothiocyansäure (→Isothiocyanate).

Senioren: →Ernährung im Alter (S. 176 ff.).

Sensorik: im ernährungswissenschaftlichen Sinn das Überprüfen der Qualität von Lebensmitteln mithilfe der Sinnesorgane. So können Lebensmittel z. B. auf ihren Geschmack, ihr Aussehen (z. B. Farbe, Form), ihren Geruch und ihre Konsistenz hin untersucht werden.

Serin: eine →Aminosäure.

Serotonin: als Botenstoff im Nervensystem fungierendes Gewebshormon, das vom Körper aus der Aminosäure Tryptophan hergestellt wird und in manchen Lebensmitteln (z. B. Bananen) in geringen Mengen enthalten ist. Serotonin beeinflusst u. a. die Wahrnehmung von Schmerzen, die Regulation des Kreislaufs sowie den Schlaf-wach-Rhythmus. Außerdem hemmt es die Nahrungszufuhr, vermutlich u. a. indem es schneller ein Sättigungsgefühl auslöst. Ein Mangel an Serotonin wird mit der Entstehung von Depressionen in Verbindung gebracht.

Sesamkerne, Sesamsamen: Samen des bis zu 2 m hohen Indischen Sesams (Sesamum indicum), der aus der Region um den Indischen Ozean stammt und schon vor Jahrtausenden kultiviert wurde. Heute sind Indien, China und Myanmar Hauptanbaugebiete. Die etwa 2 mm langen, beigefarbenen bis schwarzen Samen

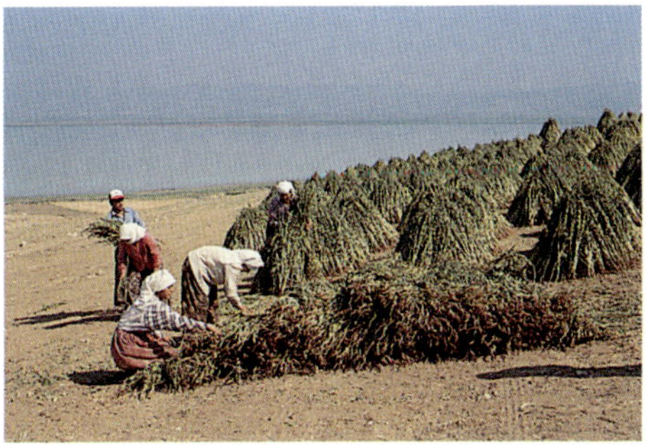

Sesamkerne: Bauern bei der Ernte

haben einen nussigen Geschmack. Sie kommen naturbelassen oder (in geschälter oder ungeschälter Form) geröstet auf den Markt oder werden zu Sesamöl verarbeitet. Die weißen Sesamkerne, bei denen mithilfe eines chemischen Verfahrens die braune Schale entfernt wurde, haben einen geringeren Gehalt an wertvollen Inhaltsstoffen; deshalb sollte man die braunen, ungeschälten Kerne bevorzugen. Sesamkerne enthalten ca. 50 % Fett und über 17 % Eiweiß und sind reich an Kalzium, Magnesium, Eisen, Kupfer, Vitamin B_1 und Biotin.

Sesamöl: ein →Speiseöl.

Sesamsalz: →Gomasio.

Sesamsamen: →Sesamkerne.

Sharon: eine Kaki-Sorte (→Kaki).

Sherry: ein →Aperitif.

Shigellen [ʃ...]: Bakterien, die die Bakterienruhr hervorrufen (→Ruhr).

Shiitakepilz [ʃ..., jap.], wiss. Name **Lentinula edodes:** ein in Ostasien vorkommender, auf Holz wachsender Speisepilz, der sowohl frisch als auch getrocknet verwendet werden kann. Er liefert hochwertiges Eiweiß, Kalium, Zink, Vitamin B_1 und B_2. In der fernöstlichen Medizin wird der Shiitakepilz als Heilmittel u. a. bei Magengeschwüren, Diabetes, Lebererkrankungen, Bluthochdruck, Rheumatismus, Allergien und geschwächter Immunfunktion eingesetzt. Shiitakepilze verderben ziemlich schnell.

Shoyu: ein →Sojaerzeugnis.

Shrimps: eine Art von →Krustentieren.

Siam-Ingwer: →Galgant.

Sibutramin: ein →Appetitzügler.

sichtbare Fette: Speisefette und -öle sowie Fette in Lebensmitteln, die als solche erkennbar sind, z. B. das Fett im Fleisch. Sichtbare Fette machen in der Regel nur etwa die Hälfte des mit der Nahrung aufgenommenen Fetts aus; die andere Hälfte wird über so genannte →versteckte Fette aufgenommen. Zur Reduktion der Fettaufnahme kann man bei der Zubereitung von Speisen am Fett sparen (etwa ein Drittel des täglich aufgenommenen Fetts wird den Speisen bei der Zubereitung hinzugefügt), was durch Benutzung beschichteter Töpfe und Pfannen und Fett sparende Zubereitungsarten (z. B. Dünsten) erleichtert wird. Beim Anmachen von Salaten kann man Öl oder Mayonnaise z. B. durch Joghurt ersetzen; anstelle von fettreichem Fleisch und fettreicher Wurst kann man magere Sorten wählen.

Sieden: →Kochen.

Siedesalz: aus Solen gewonnenes Salz (→Kochsalz).

Silberzwiebel, Perlzwiebel, wiss. Name **Allium porrum var. sectivum:** aus dem Mittelmeergebiet stammende Varietät des Lauchs. Die Hauptzwiebel ist von zahlreichen bis haselnussgroßen, silbrig weißen Tochterzwiebeln umgeben. Diese werden fast ausschließlich in Essig eingelegt und für Mixed Pickles verwendet. Wie alle Allium-Arten haben Silberzwiebeln einen sehr hohen Gehalt an gesundheitsfördernden sekundären Pflanzenstoffen, den →Sulfiden.

Sild, Appetitsild: ein →Fischerzeugnis.

Silizium, Silicium: zu den Spurenelementen zählender Mineralstoff, der 1823 entdeckt wurde. Ob Silizium zu den essenziellen Spurenelementen gehört, die für den menschlichen Organismus lebensnotwendig sind, ist noch nicht vollständig geklärt. Silizium ist für den Aufbau des Bindegewebes notwendig; es ist an der Kollagenbildung beteiligt und wird somit auch für die Bildung von Knochen- und Knorpelgewebe benötigt. Gute Siliziumquellen sind Vollkornprodukte und Knollen- und Wurzelgemüse wie Mohrrüben und Knollensellerie. Auch Fleisch und andere tierische Produkte enthalten Silizium, jedoch in geringeren Mengen. Vermutlich wird das Silizium aus tierischen Nahrungsmitteln aber besser vom Körper aufgenommen als aus pflanzlichen. Angaben über die tägliche empfohlene Zufuhr gibt es noch nicht. Vermutlich reicht die Aufnahme von 5–10 mg Silizium pro Tag aus; im Durchschnitt führt ein

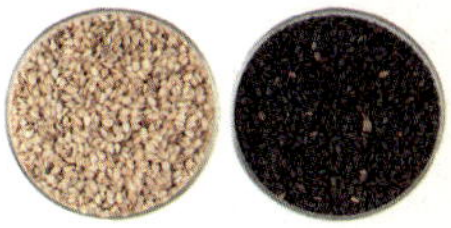

Sesamkerne

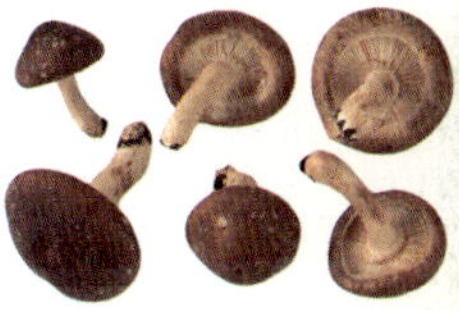

Shiitakepilze

SILIZIUMGEHALT VON LEBENSMITTELN

Lebensmittel (pro 100 g verzehrbaren Anteil)	**Siliziumgehalt** (mg)
pflanzliche Lebensmittel	
Pektin	140–230
Kartoffelstärke	47–80
Kartoffeln	20–30
Getreide	bis 10
Hirse	bis 10
Obst	1–6
Beeren	1–6
Gemüse	4–5
tierische Lebensmittel	
Fleisch	2,5
Milch und Käse	bis 1,6
Fisch	0,9
Mineralwasser	bis 10

[17]

Erwachsener in den Industrienationen seinem Körper täglich eine größere Menge zu. Das Silizium aus der Nahrung wird über den Dünndarm resorbiert. Der Körperbestand liegt bei 1–1,5 g Silizium; der größte Anteil befindet sich in den Knochen und im Bindegewebe. Ausgeschieden wird Silizium hauptsächlich über die Nieren.

Ein Mangel an Silizium wurde beim Menschen bislang noch nicht festgestellt; im Tierversuch kam es jedoch zu Knochen- und Knorpelveränderungen.

Die Aufnahme größerer Mengen Siliziums über die Nahrung scheint keine negativen Auswirkungen auf den menschlichen Organismus zu haben. Siliziumhaltige Produkte sind in Drogerien und Apotheken erhältlich. Zu ihnen gehören →Kieselerde und Kieselsäure, die u. a. gegen Bindegewebsschwäche helfen und Haare und Nägel festigen sollen; diese Wirkung ist wissenschaftlich jedoch nicht erwiesen.

Sirup [mlat. syrupus »süßer Heiltrank«, von arab. šarāb »Trank«]: dickflüssige, konzentrierte und meist stark zuckerhaltige Flüssigkeit, die durch Einkochen von Zucker in Wasser (→Läuterzucker), Zucker in Fruchtsäften oder Pflanzenauszügen (→Fruchtsirup, →Rübenkraut, →Ahornsirup) und aus Stärke durch Verzuckerung (→Stärkesirup) gewonnen wird.

Sklerose, multiple: →multiple Sklerose.

Skorbut: durch einen Mangel an →Vitamin C ausgelöste Krankheit, die sich mit Entzündungen des Zahnfleischs und Ausfallen der Zähne, Blutungen in Arm- und Beinmuskeln, Gelenken und Augen, einer verlangsamten Wundheilung und erhöhten Anfälligkeit für Infektionen sowie allgemeiner körperlicher Schwäche äußert. Unbehandelt kommt es schließlich zu Gelbsucht und Ödemen. Nach einigen Monaten tritt der Tod ein. Die Behandlung erfordert eine Zufuhr hoher Vitamin-C-Dosen und eine Vitamin-C-reiche Ernährung.

Slow-Food-Bewegung [sləʊ'fu:d..., engl.]: Gegenbewegung zum Fast-Food-Trend, die in den 1980er-Jahren zunächst in Italien entstand und Ende der 1990er-Jahre bereits in 35 Ländern mit insgesamt 60 000 Mitgliedern vertreten war. Ihre Anhänger propagieren einen gemächlicheren Essrhythmus und bemühen sich, die regionalen kulinarischen Kulturen zu erkunden und zu beleben.

Snacks [snæks, engl.], **Zwischenmahlzeiten:** kleinere →Mahlzeiten, die höchstens 10 % der zugeführten Tagesenergiemenge ausmachen.

Soda: **1)** Kurzbezeichnung für Sodawasser (→Tafelwasser); **2)** ein alkoholisches Getränk aus Spirituosen oder Dessertweinen, gemischt mit Sodawasser; **3)** andere Bezeichnung für Natriumkarbonat, ein →Backtriebmittel.

Sodawasser: ein →Tafelwasser.

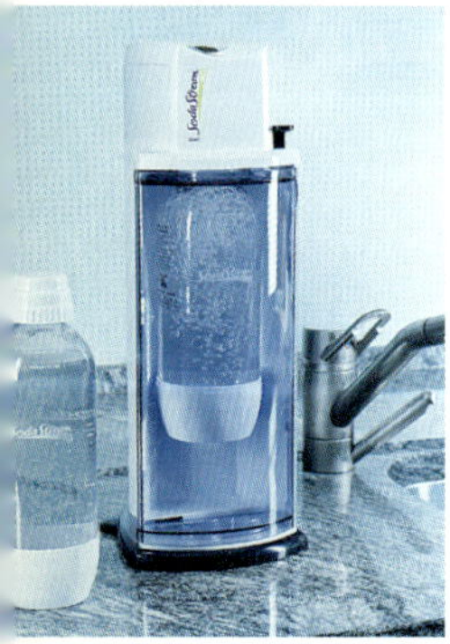

Sodawasserbereiter

Sodawasserbereiter: Gerät, das aus Leitungswasser durch Zusatz von Kohlendioxid Sprudel herstellt. Der Sodawasserbereiter arbeitet mit einer nachfüllbaren Kohlendioxidflasche, die in einer Kammer befestigt wird. Das Kohlendioxid wird durch Knopfdruck in eine zum Gerät gehörende, mit Leitungswasser gefüllte Plastikflasche geleitet; manche Geräte leiten es auch direkt ins Wasserglas. Mit einer Gasfüllung lassen sich zwischen 50 und 200 l Sodawasser bereiten. Wie stark das Wasser sprudeln soll, kann der Verbraucher individuell einstellen.

Einkauf und Pflege: Nur mit Vorbehalt zu empfehlen sind Sodawasserbereiter, die am Gerät oder an der Patrone umweltschädliches PVC oder andere chlorierte Kunststoffe enthalten. Manche Gerätehersteller bieten Getränkekonzentrate zur Herstellung von Limonade oder Colagetränken an; diese werden in das bereits aufgesprudelte Wasser gerührt. Da sie jedoch Süßstoffe enthalten können, ist es empfehlenswerter, das Wasser mit etwas Zitronensaft oder anderen Fruchtsäften zu mischen. Die Flaschen des Wasserbereiters müssen regelmäßig und sorgfältig mit heißem Wasser gereinigt und anschließend getrocknet werden, damit sich keine Krankheitskeime ansiedeln können.

Vorteile: Die Vorteile des Sodawasserbereiters liegen in den geringeren Kosten und der beträchtlichen Zeitersparnis, da das Einkaufen und Transportieren schwerer Sprudelkästen entfällt. Gegen die Verwendung von Leitungswasser ist vom gesundheitlichen Standpunkt aus nichts einzuwenden; lediglich in Regionen mit viel Landwirtschaft kann das Wasser übermäßig mit Nitrat oder Pestiziden belastet sein. Im Zweifelsfall sollte man sich beim örtlichen Wasserwerk nach der Schadstoffbelastung erkundigen. Trinkwasser, das durch Bleirohre fließt, sollte wegen der hohen Bleibelastung nicht verwendet werden.

Sodbrennen: durch den Rückfluss von Magensäure in die Speiseröhre ausgelöste brennende Schmerzen in der Speiseröhre, die in der Regel nach einiger Zeit wieder zurückgehen. Zu den weiteren Symptomen können saures Aufstoßen und Übelkeit sowie ein Druckschmerz im Herzbereich gehören. Die Beschwerden verstärken sich im Liegen. Zu den Ursachen gehören u.a. zu fettes Essen, übermäßiger Konsum von Alkohol oder Zigaretten, stark säurehaltige oder kohlensäurehaltige Lebensmittel sowie sehr süße oder stark gewürzte Speisen und kalte Getränke. Auch zu reichliche Mahlzeiten, Übergewicht, bestimmte Medikamente und zu enge Kleidung können Sodbrennen auslösen, indem sie dazu beitragen, dass sich der Verschluss des Magens zur Speiseröhre hin öffnet. Bei häufig auftretendem Sodbrennen kann es zur →Refluxösophagitis kommen. Vorbeugen kann man dem Sodbrennen durch Weglassen schwer verträglicher Lebensmittel, Umstellung auf mehrere kleine anstelle von drei großen Mahlzeiten, Verzicht auf zu enge Kleidung und bei Übergewicht durch Gewichtsreduktion. Bei bereits bestehendem Sodbrennen verschafft das Trinken eines Glases Wasser oder der langsame Verzehr von trockenem Brot häufig Linderung. Auf das Hinlegen direkt nach dem Essen muss verzichtet werden. Außerdem kann man Sodbrennen mit Medikamenten behandeln, die die Magensäureproduktion hemmen.

Softdrinks: →alkoholfreie Getränke.

Sojabohne, wiss. Name **Glycine max:** in Ostasien beheimatete, wahrscheinlich aus der Wildform Glycine soja hervorgegangene Wirtschaftspflanze, die in den USA, Brasilien, China und Argentinien, aber auch in anderen gemäßigt warmen Gebieten angebaut wird; einjähriger, 30–80 cm hoher Schmetterlingsblütler mit kurzen Hülsen, die zwei bis drei Samen (Sojabohnen) enthalten. Die Samen sind gelb, grün, braun oder schwarz und sehen ähnlich wie Buschbohnen aus.

Geschichte: Die Heimat der Sojabohne ist Südostasien, von wo aus sich ihre Kultur in zahlreichen Varietäten verbreitete. Erste Spuren der Kultur lassen sich in China bis um 2800 v. Chr. zurückverfolgen. Im übrigen Asien, in Amerika und in Südeuropa breitete sich die Kultur gegen Ende des 19. Jh. aus.

Anbau: Die Sojabohne ist in der Welterzeugung die bedeutendste Hülsenfrucht. 1996/97 betrug die Weltproduktion rund 262 Millionen Tonnen. Hauptexporteur sind die USA mit ca. 70 % Anteil am Weltexport.

Verwendung: Getrocknete Sojabohnen können wie andere Hülsenfrüchte zubereitet werden; sie eignen sich gut als Beilage und für Eintopfgerichte. Auf dem europäischen Markt spielen Sojabohnen allerdings eine weitaus geringere Rolle als die verschiedenen Produkte, zu denen sie verarbeitet werden (→Sojaerzeugnisse, →Tofu, →Speiseöle).

Inhaltsstoffe und Gesundheitswert: Die sehr nährstoff- und ballaststoffreichen Sojabohnen enthalten (in getrocknetem Zustand) rund 18 % Fett und 33,7 % hochwertiges Eiweiß, das dem Fleischeiweiß in seiner biologischen Wertigkeit nahezu ebenbürtig ist. Außerdem haben sie einen hohen Gehalt an wertvollen Vitaminen und Mineralstoffen (insbesondere Vitamin E, B-Vitamine, Kalium, Kalzium, Magnesium und Eisen). In den USA wurde 1996 erstmals eine gentechnisch mit einer Herbizidresistenz ausgestattete Sojabohnensorte angebaut und nach der Ernte mit herkömmlichen Sorten vermischt. Dadurch gelangten gentechnisch veränderte Sojabohnen als Nahrungsrohstoff nach Deutschland und in die Europäische Union (→Gentechnik, S. 268 ff.).

Soja|eiweißallergie: eine durch Sojaeiweiß ausgelöste →Nahrungsmittelallergie.

Soja|erzeugnisse, Sojaprodukte: Sojabohnen werden zu einer Vielzahl ernährungsphysiologisch hochwertiger Produkte verarbeitet. Aus ihrem Öl wird ein →Speiseöl, das Sojaöl, gewonnen. Geschälte Sojabohnen werden zu **Sojamehl** vermahlen, das einen sehr

SOJA- UND KUHMILCH IM VERGLEICH

Nährstoffe (100 ml)	Sojamilch	Kuhmilch (3,5 % Fett)
Energie	52 kcal/218 kJ	64 kcal/268 kJ
Eiweiß	3,2 g	3,3 g
Fett	1,8 g	3,5 g
Kohlenhydrate	5,8 g	4,6 g
Kalium	191 mg	141 mg
Kalzium	21 mg	120mg
Magnesium	28 mg	12 mg
Vitamin B_2	42 µg	180 µg
Vitamin E	0,74 mg	0,1 mg

INHALTSSTOFFE VON SOJABOHNEN UND SOJAERZEUGNISSEN

Lebensmittel (100 g)	**Energie** (kcal/kJ)	**Eiweiß** (g)	**Fett** (g)	**Linolsäure** (g)	**Kohlenhydrate** (g)	**Ballaststoffe** (g)	**Wasser** (ml)
Sojabohnen, ganz, getrocknet	323/1351	34,0	18,0	9,8	6,3	22,0	8,5
Hatcho-Miso	225/941	21,0	10,2	–	12,0	–	–
Sojamilch	52/218	3,2	1,8	–	5,8	–	88,7
Soja-»Joghurt«	72/301	5,0	4,2	–	3,9	–	82,4
fettarmes Sojamehl	352/1473	45,3	7,2	3,5	28,2	13,5	7,0
Vollsojamehl	347/1452	37,3	20,6	10,7	3,1	18,5	9,1
Sojasauce	64/268	8,7	0	–	8,3	–	67,6
Sojawürstchen	313/1310	12,6	27,3	6,5	4,3	1,8	51,0

– : Es liegen keine Daten vor

hohen Fett- und Eiweißgehalt hat. Es ist im Handel als Vollsojamehl oder fettarmes (teilentfettetes) Sojamehl erhältlich. Da Sojamehl glutenfrei ist, geht es beim Backen nicht auf und wird daher meist mit Weizenmehl vermischt. Vollsojamehl sollte man im Kühlschrank aufbewahren, da es schnell ranzig wird; fettarmes Sojamehl kann bei Zimmertemperatur gelagert werden.

Aus fein zermahlenen, eingeweichten und anschließend ausgepressten Sojabohnen und Wasser wird **Sojamilch** hergestellt, ein milchähnliches Getränk, das häufig mit Erdbeer-, Schokoladen-, Vanillearoma, Kochsalz oder Süßungsmitteln angereichert und dann auch als Sojagetränk bezeichnet wird. Sojamilch eignet sich gut als Milchersatz für Personen, die gegen Kuhmilcheiweiß allergisch sind. Allerdings enthält es fünfmal weniger Kalzium. Viele Hersteller bieten daher mit Kalzium angereicherte Sojagetränke an. Durch Gerinnung von Sojamilch entsteht →Tofu.

Durch Fermentation von Sojabohnen oder Tofu werden weitere Produkte gewonnen, z. B. das indonesische **Tempeh**, eine feste Sojabohnenmasse, die mithilfe einer Schimmelpilzkultur hergestellt wird und im Geschmack an Schimmelkäse erinnert. Man kann sie kochen oder in Öl braten; sie hat einen sehr hohen Eiweißgehalt. Beim japanischen **Miso** handelt es sich um eine milchsauer vergorene Paste aus Sojabohnen, Kochsalz und meist auch Getreide. Miso dient in der japanischen Küche v. a. als Suppengrundlage, aber auch zum Würzen von Saucen und verschiedenen Gerichten. Wie alle milchsauer vergorenen Erzeugnisse wirkt es sich positiv auf die Darmflora aus, es hat allerdings einen ziemlich hohen Salzgehalt.

Die als Würzmittel für asiatische Gerichte dienende, aus vergorenen Sojabohnen hergestellte, ebenfalls ziemlich salzhaltige **Sojasauce** gibt es je nach Zutaten in verschiedenen Ausführungen: **Shoyu** wird in einem etwa dreijährigen Gärprozess unter Einwirkung von Schimmelpilzen, Hefen und Milchsäurebakterien aus gekochten Sojabohnen, Weizen, Wasser und Meersalz hergestellt. Das intensiver schmeckende **Tamari** entsteht als Nebenprodukt bei der Herstellung von Miso. Reformhäuser, asiatische Lebensmittelgeschäfte und Naturkostläden bie-

INHALTSSTOFFE VON SOJABOHNEN UND SOJAERZEUGNISSEN

Lebensmittel	**Mineralstoffe** (mg)						**Vitamine** (µg)					
(100 g)	Natrium	Kalium	Kalzium	Magnesium	Phosphor	Eisen	A[1]	E[2]	B_1	B_2	C	Folsäure
Sojabohnen, ganz, getrocknet	5	1 800	201	220	550	9	63	1 530	975	493	–	240
Hatcho-Miso	–	–	–	–	–	–	–	–	–	–	–	–
Sojamilch	3	191	21	28	–	1	4	740	120	42	–	1
Soja-»Joghurt«	–	–	–	–	–	–	23	1 490	–	–	–	–
fettarmes Sojamehl	14	2 030	240	290	640	9	–	–	900	290	–	–
Vollsojamehl	4	1 800	195	247	553	12	14	1 530	770	280	–	190
Sojasauce	5 720	360	19	43	210	3	0	–	50	130	0	11
Sojawürstchen	512	302	45	23	111	2	51	4 600	60	300	3000	–

– : Es liegen keine Daten vor; [1] Retinoläquivalente; [2] Tocopheroläquivalente ten diese in der asiatischen Küche äußerst beliebten Produkte auch bei uns an.

Zu den in der vegetarischen Küche beliebten wurst- oder fleischähnlichen Produkten auf Sojabasis zählen Sojafleisch (→Fleischersatz) und **Sojawürstchen,** die aus Tofu und Sojamehl, Fetten, Wasser und verschiedenen Gewürzen und Zusatzstoffen hergestellt werden. Man kann sie wie Würste kochen, braten, grillen oder als Brotbelag verwenden.

Sojaöl: ein →Speiseöl.

Sojaprodukte: →Sojaerzeugnisse.

Sojaquark: →Tofu.

Sojasauce: ein →Sojaerzeugnis.

Sojawürstchen: ein →Sojaerzeugnis.

Solanin: giftiges Steroidalkaloid, das in zahlreichen Arten der Nachtschattengewächse (Solanum) wie z. B. Kartoffeln und Tomaten vorkommt. Besonders hohe Konzentrationen von Solanin finden sich in Kartoffelkeimen und ergrünten Teilen der Knolle. Sachgerecht gelagerte Kartoffeln enthalten unter 0,01 % Solanin. Durch Lichteinwirkung steigt der Gehalt an. Akut toxische Symptome (z. T. mit Todesfällen) wurden ab Dosen von 2–5 mg pro Kilogramm Körpergewicht beschrieben. Solanin ist hitzestabil und gut wasserlöslich und geht ins Kochwasser über, das nicht verwendet werden sollte, wenn Kartoffeln mit grünen Stellen verwendet wurden. Diese sind vor dem Verzehr zu entfernen. Das gilt auch für Tomaten.

Sole: im engeren Sinn eine aus natürlichen unterirdischen Kochsalzquellen gewonnene Natriumchloridlösung, im weiteren Sinn jede Salzlösung. Aus Sole gewonnenes →Kochsalz bezeichnet man als Siedesalz. Sole wird auch als Getränk angeboten, und zwar als Natursole oder als Mineralwasser mit mindestens 1400 mg Kochsalz pro Liter.

Sollgewicht: →Normalgewicht.

Sommerendivie: unkorrekte Bezeichnung für den →Römischen Salat.

Sondenernährung, enterale Ernährung: eine Form der →künstlichen Ernährung.

Sonnenblumenkerne: Samen aus den Blütenkörben der Sonnenblume (Helianthus annuus), die bereits im 3. Jt. v. Chr. in Amerika kultiviert wurde. Im 16. Jh gelangte sie als Zierpflanze nach Europa, ab dem 19. Jh. wurde hier das aus den Samen gepresste Sonnenblumenöl gewonnen. Die geschälten Sonnenblumenkerne werden als Knabberartikel, zum Bestreuen von Brot und Gebäck oder als Salat- und Müslizutat verwendet. Sie haben einen hohen Fettanteil (50 %) mit größtenteils ungesättigten Fettsäuren und sind reich an unentbehrlichen Aminosäuren. Der hohe Gehalt an Mineralstoffen (Magnesium, Eisen, Zink, Kupfer, Mangan) sowie Vitamin E, B_1 und Biotin macht sie zu einem gesundheitlich wertvollen Lebensmittel.

Sonnenblumenöl, Sonnenblumenkernöl: ein →Speiseöl.

Sonnenkost: Das Prinzip der Sonnenkost – einer Variation der Rohkosternährung – besteht in dem Verzehr von sonnengereiftem Gemüse, Obst, Trockenfrüchten, Nüssen und Samen, u. U. auch gekeimtem Getreide. Die Nahrung soll roh verzehrt werden; das Erhitzen von Lebensmitteln wird abgelehnt. Die Verfechter der Sonnenkost gehen davon aus, dass nur »lebendige Nahrung«, frische Luft, Sonnenlicht, Bewegung und ausgewogene Lebensweise den Körper gesund erhalten. Wissenschaftlich betrachtet ist die Sonnenkost keine vollwertige Ernährungsform. Die Thesen, auf denen sie beruht, entbehren einer wissenschaftlichen Basis. Von einer Durchführung über längere Zeit muss abgeraten werden, da die Energie- und Nährstoffzufuhr häufig unzureichend ist. Kritisch ist z. B. die Versorgung mit Eiweiß, Kalzium, Eisen und Vitamin B_{12}. Insbesondere bei Kindern, Heranwachsenden, schwangeren und stillenden Frauen sowie bei Menschen mit besonderen Stoffwechselsituationen kann es zu bedenklichen Mangelerscheinungen kommen.

Sorbit: ein →Zuckeraustauschstoff.

Sorbitmalabsorption, Sorbitunverträglichkeit: verschlechterte Aufnahme des Zuckeraustauschstoffs Sorbit über den Dünndarm ins Blut. Eine Sorbitmalabsorption kann mit Bauchschmerzen, Blähungen und Durchfall einhergehen. Die Ursache ist bislang nicht bekannt. Betroffene sollten auf stark sorbithaltige Obstarten (z. B. Äpfel, Birnen, Kirschen, Dörrpflaumen, Rosinen) und daraus hergestellte Fruchtsäfte, auf den →Zuckeraustauschstoff Sorbit sowie auf Lebensmittel, die anstelle von Haushaltszucker Sorbit enthalten (z. B. Süßigkeiten für Diabetiker), weitgehend verzichten, wobei sorbithaltige Früchte meist besser vertragen werden als sorbitreiche Getränke und Süßspeisen.

Spanferkel: ein →Schwein, das im Alter von drei bis sechs Wochen geschlachtet wird.

Spargel, wiss. Name **Asparagus officinalis:** in Mittel- und Südeuropa, Nordafrika, Vorderasien und Westsibirien heimische, heute überall in den gemäßigten Gebieten kultivierte Gemüsepflanze. Spargel war schon in der Antike bei Ägyptern, Griechen und Römern als Gemüse beliebt. Verzehrt werden die jungen, von schuppenförmigen Schutzblättern bedeckten Sprosse, die der Wurzelstock der Pflanze jedes Jahr aufs Neue hervorbringt.

Spargeltypen: Je nach Anbauverfahren erhält man verschiedene Spargeltypen: weißen, grünen oder violetten Spargel. **Weißer Spargel** (Bleichspargel) wächst im Dunkeln: Im Frühjahr werden seine Sprosse durch aufgeschüttete Erdwälle vor Sonnenlicht geschützt; dadurch bleiben sie weiß (unter Sonnenlichteinwirkung würden sie Chlorophyll bilden und sich zuerst rötlich violett, dann grün färben). Sobald feine Risse im Boden anzeigen, dass eine Spargelstange sich bald durch den Boden ans Tageslicht schieben wird, muss sie von Hand geerntet (»gestochen«) werden. Aufgrund dieses aufwendigen Anbau- und Ernteverfahrens ist weißer Spargel teurer als der dünne **Grünspargel**, dessen Sprosse über der Erde wachsen und abgeschnitten werden, sobald sie ca. 15 cm lang sind. Grünspargel, der v. a. in südeuropäischen Ländern und in den USA beliebt ist, hat ein kräftigeres, würzigeres Aroma als weißer. Violetter Spargel wird gestochen, sobald seine Köpfe ein paar Zentimeter aus der Erde herausgewachsen sind; auch er schmeckt kräftiger als weißer Spargel.

Zubereitung und Lagerung: Spargel wird von oben (unterhalb des Kopfes) nach unten geschält, die holzigen Enden werden abgeschnitten. Meist dämpft oder kocht man ihn. Das Kochwasser sollte wegen seiner wertvollen Inhaltsstoffe nicht weggeschüttet, sondern für Suppen oder Saucen verwendet werden. Im Kühlschrank sind frische Spargelstangen, in ein feuchtes Tuch gewickelt, maximal drei Tage haltbar; tiefgekühlt hält Spargel sich bis zu neun Monate.

Inhaltsstoffe und Gesundheitswert: Spargel ist mit einem Energiegehalt von 18 kcal/75 kJ pro 100 g sehr kalorienarm und enthält reichlich Vitamin K, Kalium, Magnesium, Eisen, Kupfer und Mangan. Grünspargel ist reicher an Vitaminen (v. a. Betakarotin und Vitamin C) als weißer Spargel, da die Bildung von Vitaminen durch die Sonneneinwirkung gefördert wird. Gichtpatienten sollten Spargel nicht in großen Portionen (z. B. als Hauptmahlzeit) verzehren, da sein Gehalt an →Purinen ihre Beschwerden verschlimmern kann.

LESETIPPS:

PETER-J. PASCHOLD UND GERLINDE BRENNENSTUHL: *Gesund und schlank durch Spargel. Stuttgart (Trias) 1998.*

JOHANNA HANDSCHMANN: *Lust auf Spargel. München (Südwest) 1999.*

Speck: ein →Fleischerzeugnis.

Speichel: von den Speicheldrüsen ausgeschüttete Flüssigkeit, die v. a. aus Wasser besteht. Daneben enthält der Speichel Enzyme (z. B. Speichelamylase, früher: Ptyalin), die mit der Kohlenhydrataufspaltung beginnen, das antibakteriell wirkende Enzym Lysozym sowie Vitamine, Mineral- und Abwehrstoffe. Die Absonderung von Speichel wird vom vegetativen Nervensystem, also vom Willen unabhängig gesteuert. Unter anderem lösen Geruch und Geschmack von Speisen sowie Gedanken an Lebensmittel die Absonderung von Speichel aus. Pro Tag werden 1–2 l Speichel gebildet, der v. a. für die Reinigung der Mundhöhle und den Transport der Nahrung notwendig ist und außerdem Geschmacksstoffe aus der Nahrung herauslöst. Die Speichelproduktion hängt u. a. von der Flüssigkeitsaufnahme ab; bei länger anhaltendem Durst verringert sich die Menge des Speichels.

Speise|eis: gefrorenes Lebensmittel, das je nach Sorte aus Milch, Sahne, Trinkwasser und verschiedenen Zuckerarten sowie geschmacksgebenden Zutaten wie Kakao, Vanille, Kaffee, Nüssen, Mandeln, Früchten oder Aromastoffen besteht. Auch Farbstoffe und verschiedene andere Lebensmittelzusatzstoffe sind zulässig. Speiseeis wird entweder nach den Hauptbestandteilen oder nach der Herstellungsart bezeichnet. Gängige Sorten sind Milchspeiseeis,

ZUTATEN, BRENNWERT UND NÄHRSTOFFE DER WICHTIGSTEN SPEISEEISSORTEN

Speiseeissorte	Zutaten (Mindestanteil)	Brennwert (kcal/kJ pro 100 g)	Fettgehalt (%)	Eiweißgehalt (%)
Milchspeiseeis	70 % Vollmilch (entspr. 2,5 % Milchfett)	137/575	3,0	4,8
Sahneeis	60 % Schlagsahne (entspr. 17 % Milchfett)	220/925	17,0	2,0
Eiscreme	10 % Milchfett	199/840	10,5	4,0
Einfacheiscreme	3 % Milchfett	134/568	3,3	4,4
Fruchteiscreme	8 % Milchfett	160/669	8,0	2,0
Fruchteis auf Wasserbasis	20 % Obstanteil bzw. 10 % Zitronensaft	127/552	0,0	0,0

[12]

Sahneeis, Eiscreme und Fruchteis auf Wasserbasis. Speiseeis auf Milchbasis enthält alle wertvollen Inhaltsstoffe der Milch. Allerdings hat Speiseeis einen hohen Zucker- und meist auch Fettgehalt und ist somit sehr kalorienreich. Das Lebensmittel ist stark keimanfällig; daher sollte man unbedingt die Lagerhinweise auf den Verpackungen beachten.

Speisefette: für die menschliche Ernährung geeignete wasserunlösliche Verbindungen von Fettsäuren und Glyzerin. Viele pflanzliche Speisefette werden durch →Fetthärtung aus den Ölen von Früchten und Samen gewonnen. Dabei wird ein Teil der ungesättigten Fettsäuren in gesättigte übergeführt, wodurch sich der Fettschmelzpunkt erhöht. Pflanzliche Speisefette sind bei Zimmertemperatur entweder flüssig (wie die Speiseöle), streichfähig (wie Pflanzenmargarine) oder fest wie z. B. die Plattenfette Kokosfett und Palmöl, die sich besonders gut zum Braten, Grillen und Schmoren bei hohen Temperaturen eignen (→Brat- und Backfette). Die →Margarine kann pflanzliche und/oder tierische Fette enthalten. Zu den tierischen Speisefetten zählen →Butter, →Butterschmalz und Schlachtfette (zu denen u. a. →Schweineschmalz, →Talg und →Gänseschmalz gehören). Tierische Fette enthalten Cholesterin, pflanzliche nicht oder allenfalls Spuren davon. Fette mit einem hohen Anteil an mehrfach ungesättigten Fettsäuren sind hitzeempfindlicher als solche mit einem hohen Anteil an einfach ungesättigten oder gesättigten Fettsäuren.

Speise|öle: bei Zimmertemperatur flüssige, praktisch wasserfreie Speisefette v. a. pflanzlichen Ursprungs; tierischer Herkunft ist →Fischöl.

Herstellung: Pflanzliche Speiseöle werden aus ölreichen Samen und Früchten gewonnen, die vornehmlich in tropischen, subtropischen

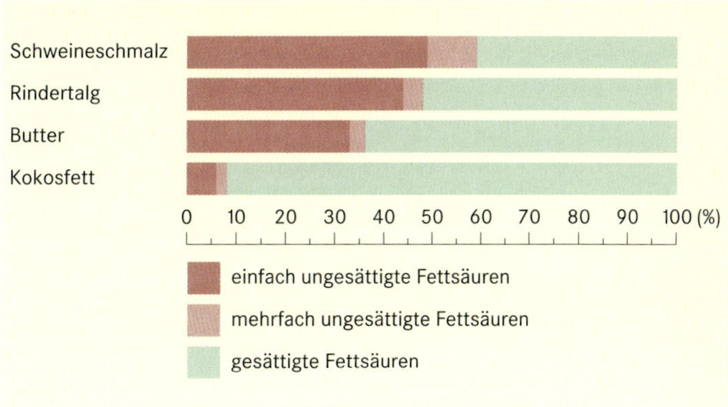

Speisefette: Fettsäurenzusammensetzung einiger Speisefette

oder mediterranen Ländern, teilweise aber auch in kühleren Regionen angebaut werden wie beispielsweise der Raps. Die Rohstoffe werden zunächst zerkleinert, geröstet oder gedämpft, danach wird das Öl ausgepresst oder extrahiert. Man unterscheidet zwischen kaltgepressten und warmgepressten Ölen. Die Kaltpressung ist ein rein mechanischer Vorgang, bei der die Rohstoffe nicht erhitzt und auch keine chemischen Zusätze wie beispielsweise Lösungsmittel eingesetzt werden. Da dies jedoch ein sehr kostenaufwendiger Vorgang ist (was sich im Preis dieses Öls widerspiegelt), werden die meisten Speiseöle entweder durch Warmpressung (d. h. unter Einsatz hoher Temperaturen) oder durch Extraktion gewonnen. Bei der Extraktion wird das Öl mit dem chemischen Lösungsmittel Hexan herausgewaschen.

Bei der Warmpressung und der Extraktion ist die Ölausbeute größer; daher ist das so gewonnene Öl wesentlich billiger. Allerdings enthält es einige übel schmeckende und z. T. auch gesundheitsschädliche Stoffe, die durch ein

WELCHES SPEISEFETT ZU WELCHEM ZWECK?

Speisefett	Dünsten	Kurzbraten	Langbraten	Schmoren	Frittieren	Backen	Grillen
Pflanzenöl[1]	geeignet	bedingt geeignet	bedingt geeignet	bedingt geeignet	nicht geeignet	bedingt geeignet	bedingt geeignet
Pflanzenöl[2]	geeignet	geeignet	geeignet	geeignet	geeignet	geeignet	geeignet
Pflanzenhartfett	nicht geeignet	geeignet	geeignet	geeignet	geeignet	nicht geeignet	geeignet
Margarine	geeignet	bedingt geeignet	nicht geeignet	nicht geeignet	nicht geeignet	geeignet	nicht geeignet
Butter	geeignet	bedingt geeignet	nicht geeignet	nicht geeignet	nicht geeignet	geeignet	nicht geeignet
Schmalz	geeignet	bedingt geeignet	geeignet	geeignet	bedingt geeignet	geeignet	geeignet

[1] reich an mehrfach ungesättigten Fettsäuren, z. B. Maiskeimöl; [2] Mischöl

Richtige Lagerung von Speiseölen

Speiseöle sollte man stets dunkel und kühl lagern, damit das lichtempfindliche Vitamin E nicht zerstört wird. Ungeöffnete Flaschen raffinierter Öle sind so bis zu einem Jahr lagerfähig. Angebrochene Flaschen müssen gut verschlossen, an einem kühlen Ort (6–10 °C) aufbewahrt und binnen acht Wochen verbraucht werden, sonst wird das Öl ranzig. Nach Anbruch sollte man kaltgepresste Öle, die nicht rasch aufgebraucht werden können, in den Kühlschrank stellen. Hier kann das Öl zwar fest werden oder ausflocken, doch schadet dies der Qualität nicht und bei Zimmertemperatur wird es rasch wieder flüssig.

RAUCHPUNKTE[1] VON SPEISEFETTEN UND -ÖLEN

Fettart	Rauchpunkt
Butter	ca. 175 °C
Butterschmalz	ca. 200 °C
Erdnussöl	200–235 °C
Kokosfett	185–205 °C
Maiskeimöl	ca. 200 °C
Margarine	ca. 175 °C
Olivenöl	230 °C
Schweineschmalz	ca. 160 °C
Sojaöl	234 °C
Sonnenblumenöl	210–225 °C
Weizenkeimöl	ca. 135 °C

[1] Temperatur beginnender Fettzersetzung

aufwendiges Reinigungsverfahren, die Raffination, wieder entfernt werden müssen.

Die Raffination erfolgt in mehreren Schritten. Zunächst werden Trübstoffe und pflanzliche Schleimstoffe entfernt (Entschleimung). Danach werden die freien Fettsäuren, die einen kratzenden Geschmack verursachen, mit Natronlauge neutralisiert oder mit Wasserdampf abgetrieben (Entsäuerung). Um den Gehalt an natürlichen Farbstoffen zu reduzieren, wird das Öl anschließend mit aktiviertem Aluminiumsilikon (so genannten Fuller-Erden) und Aktivkohle gebleicht (Bleichung). Schließlich werden durch Wasserdampfbehandlung bei 240 °C unerwünschte Geruchs- und Geschmacksstoffe abgetrennt (Desodorierung). Während des Raffinationsprozesses werden überdies eventuell vorhandene Mykotoxine (Pilzgifte), Rückstände von Insektiziden und Schwermetallen sowie Lösungsmittelreste entfernt; allerdings wird dadurch auch der Gehalt an Betakarotin und Vitamin E gemindert. Außerdem ist das auf diese Weise entstehende Öl nahezu geruch- und geschmacklos.

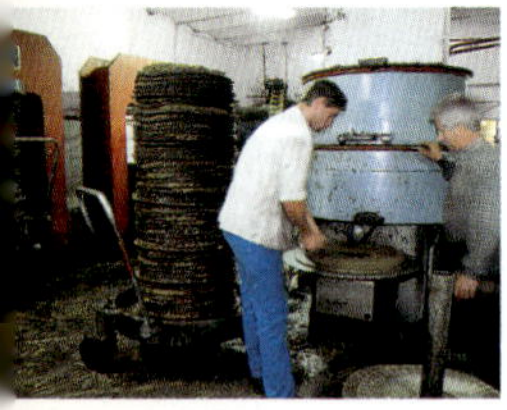

Speiseöle: Olivenbrei kommt auf Pressmatten.

Kaltgepresste (so genannte native) Speiseöle dürfen nach der Pressung normalerweise nicht raffiniert, sondern nur einer leichten Dampfwäsche unterzogen werden. Es sind dies die hochwertigsten und teuersten Öle, da Aroma und wertvolle Inhaltsstoffe des Rohstoffs weitgehend erhalten bleiben. Sie sind dunkler, trüber und weniger lange haltbar als raffinierte Öle. Kaltgepresste Öle vertragen keine so hohen Temperaturen wie raffinierte und eignen sich daher größtenteils nicht zum Braten und Frittieren. Sie kristallisieren im Kühlschrank aus.

Sorten: **Olivenöl** wird bei Raumtemperatur aus zermahlenen Oliven ausgepresst und kommt in verschiedenen Qualitätsklassen in den Handel. Kaltgepresstes, nicht raffiniertes Olivenöl bezeichnet man als »natives Olivenöl« (ital. »vergine«) oder als »natives Olivenöl extra« (ital. »extra vergine«). Letzteres kommt aus der ersten Pressung, ist von besonders hoher Qualität und hat einen leicht fruchtigen Geschmack. Kaltgepresstes Olivenöl von minderwertigem Geschmack wird raffiniert. Raffiniertes wird mit nativem Olivenöl gemischt und als »Olivenöl« verkauft. Aufgrund seines Chlorophyllgehalts hat Olivenöl eine gelb- bis sattgrüne Färbung. Es enthält Vitamin E und K und hat einen besonders hohen Gehalt an einfach ungesättigten Fettsäuren (über 70 %, v. a.

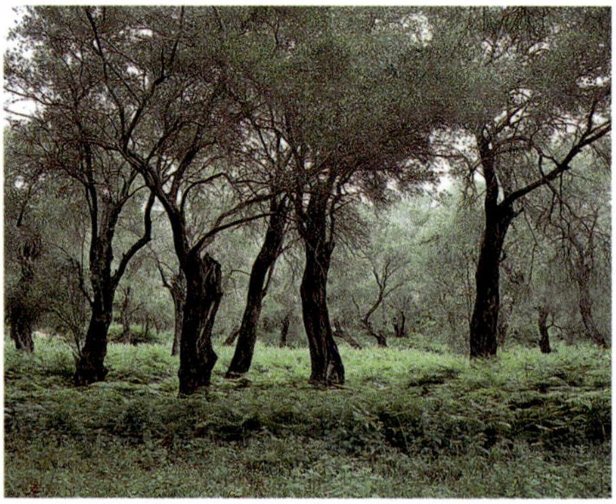

Speiseöle: Olivenbäume

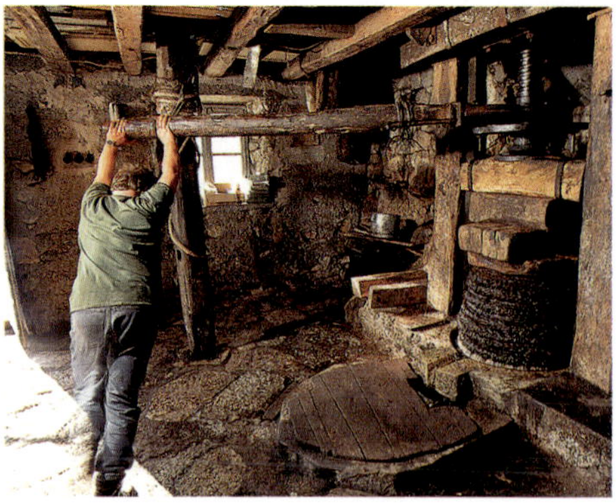

Speiseöle: Olivenöl wird gepresst.

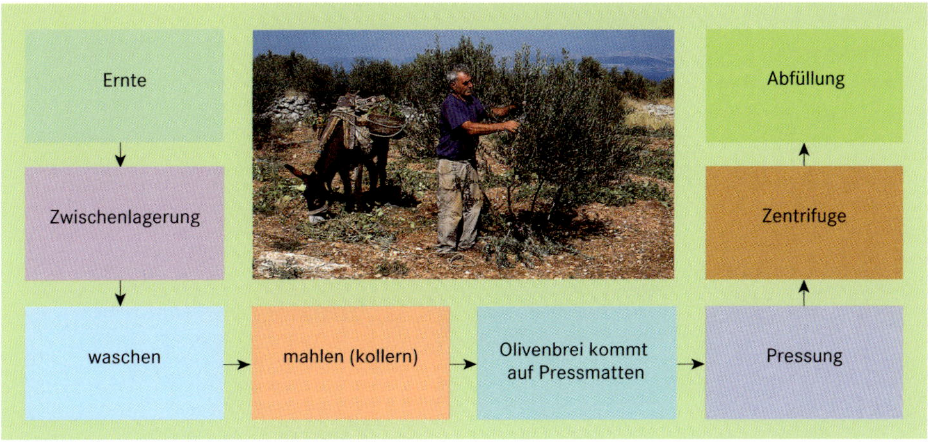

Speiseöle: Herstellung von Olivenöl

Ölsäure); der Gehalt an gesättigten (rund 15 %) und mehrfach ungesättigten Fettsäuren (rund 10 %) ist im Vergleich dazu gering. Olivenöl ist gut haltbar und eignet sich seines feinen Aromas wegen v. a. für Salate und andere kalte Speisen, kann aber (je nach Qualitätsstufe) auch auf über 200 °C erhitzt werden. Bei höheren Temperaturen verändert es allerdings seinen Geschmack.

Samenöle werden aus den Samen von Pflanzen gewonnen wie z. B. Sonnenblumen-, Soja-, Raps-, Sesam-, Lein- und Traubenkernöl. Der Großteil der Pflanzenöle stammt aus der Sojabohne. **Sojaöl** wird durch Extraktion gewonnen und nach der Raffination als Speiseöl genutzt oder zur Herstellung von Margarine und Brat- und Backfetten verwendet. Sehr beliebt ist das hellgelbe **Sonnenblumenöl** (Sonnenblumenkernöl), das ein mildes Aroma hat und zu ca. 65 % mehrfach ungesättigte Fettsäuren enthält. Sonnenblumenöl wird durch Kaltpressung oder Extraktion gewonnen und dient als Speiseöl und zur Margarineherstellung. Es hat einen sehr hohen Vitamin-E-Gehalt. Das kaltgepresste Öl sollte man nicht erhitzen, sondern nur für die kalte Küche verwenden.

Rund 90 % ungesättigte Fettsäuren (hauptsächlich Linolsäure) liefert das aus den Samen der Färberdistel (Färbersaflor) gewonnene **Distelöl** (Safloröl), das durch Kaltpressung gewonnen wird. Das würzige **Leinöl** hat einen sehr hohen Gehalt an der ernährungsphysiologisch besonders wertvollen Linolensäure und wird meist kaltgepresst. Es ist nur rund sechs Monate haltbar und verdirbt damit besonders schnell, wodurch es einen bitteren Geschmack bekommt; es wird nur für kalte Speisen verwendet. **Sesamöl** wird aus den reifen Samen des Indischen Sesams gewonnen, kaltgepresst und enthält etwa ebenso viele einfach wie mehrfach ungesättigte Fettsäuren.

Traubenkernöl und **Kürbiskernöl** sind besonders delikate, teure Öle, die ebenfalls meist

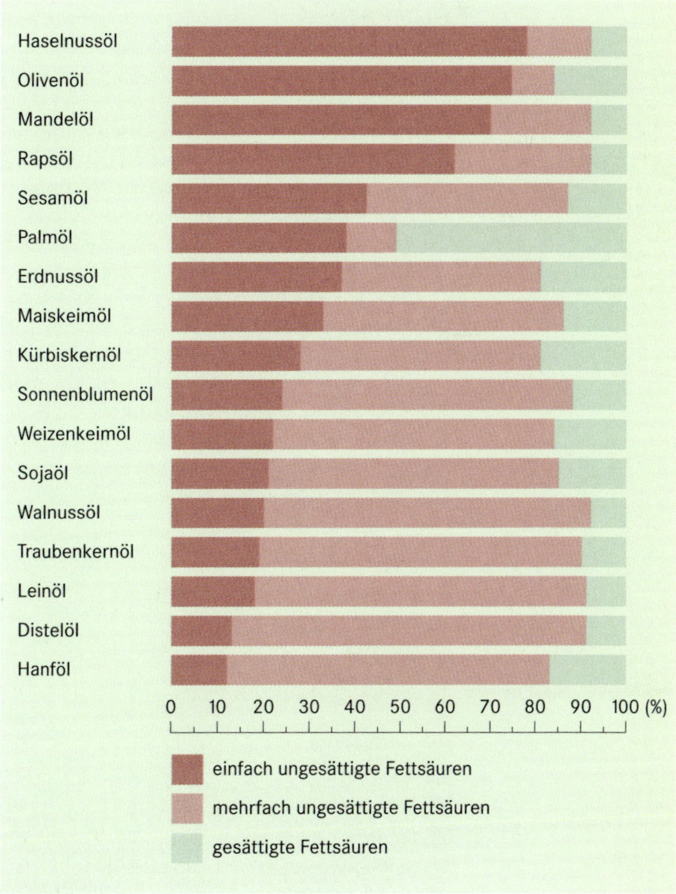

Speiseöle: Fettsäurenzusammensetzung

SPEISEÖLE: DIE WICHTIGSTEN GÜTEKLASSEN VON OLIVENÖL

Güteklasse	internationale Bezeichnungen	Verwendung	Erhitzung
natives Olivenöl extra	italien.: olio extra vergine di oliva span.: aceite de oliva virgen extra frz.: huile d'olive vierge extra griech.: agno partheno eleolado	für kalte Gerichte und zum Dünsten, Schmoren und Backen	bis auf 180 °C
natives Olivenöl	italien.: olio vergine di oliva span.: aceite de oliva virgen frz.: huile d'olive vierge griech.: partheno eleolado	für kalte Gerichte und zum Dünsten, Schmoren und Backen	bis auf 180 °C
Olivenöl	italien.: olio di oliva span.: aceite de oliva frz.: huile d'olive griech.: eleolado	v. a. zum Braten, Frittieren, Schmoren, Dünsten und Backen; auch für kalte Gerichte (aber weniger aromatisch als die Öle der anderen Güteklassen)	bis auf 210 °C

kaltgepresst werden. Beide haben einen hohen Gehalt an mehrfach ungesättigten Fettsäuren (v. a. Linolsäure) und werden rasch ranzig. Das v. a. in Österreich, Russland und Rumänien aus den Samen des Ölkürbisses gewonnene Kürbiskernöl verträgt kein Erhitzen und darf daher nur für Salate verwendet oder den Speisen erst nach dem Garen zugegeben werden. Es hat die gleichen gesundheitsfördernden Eigenschaften wie →Kürbiskerne.

Erdnussöl enthält 35–70 % Ölsäure und erinnert im Geschmack ein wenig an Olivenöl. Es eignet sich sehr gut zum Frittieren. **Walnussöl** wird meist kaltgepresst und enthält rund 70 % mehrfach ungesättigte Fettsäuren. Deshalb verdirbt es leicht. Man sollte es ebenso wenig erhitzen wie **Haselnussöl,** das ebenfalls meistens kaltgepresst angeboten wird und zu fast 80 % aus einfach ungesättigter Ölsäure besteht. Das Vitamin-E-reiche **Mandelöl** hat ein mild süßliches Aroma und wird hauptsächlich für kosmetische und medizinische Zwecke (z. B. als Salbengrundlage) verwendet; es eignet sich aber auch zum Braten und als Salatöl.

Getreidekeimöle (Mais- und Weizenkeimöl) werden aus Getreidekeimen gepresst und haben einen hohen Gehalt an ungesättigten Fettsäuren und Vitamin E. **Maiskeimöl** kommt meist in raffinierter Form auf den Markt. Man verwendet es zur Herstellung von Salatöl, Mayonnaise und Margarine. **Weizenkeimöl** wird überwiegend kaltgepresst und hat mit 174,4 mg pro 100 g den höchsten Vitamin-E-Gehalt aller Pflanzenöle. Es sollte nicht erhitzt, sondern nur für kalte Speisen verwendet werden.

Das aus Rapssamen gewonnene **Rapsöl** (Rüböl) hat einen hohen Gehalt an Ölsäure und eignet sich zum Kochen und Braten. Früher hatte es einen sehr hohen Gehalt an der gesundheitlich bedenklichen Erucasäure, einer einfach ungesättigten Fettsäure, die in Tierversuchen Wachstumsverzögerungen verursachte. Spezielle Neuzüchtungen enthalten heute weniger als 1 % Erucasäure.

Pflanzenöle, die nach einer speziellen Ölpflanze benannt sind wie z. B. Distelöl, müssen mindestens 97 % dieses Öls enthalten. »Reine« oder »sortenreine« Pflanzenöle müssen zu 100 %

AUSGEWÄHLTE SPEISEÖLE UND IHRE INHALTSSTOFFE

Ölsorte	Ölsäure	Linolsäure	Linolensäure	Vitamin E (mg pro 100 g)
Distelöl	14–21 %	67–78 %	Spuren	44,4 mg
Erdnussöl	35–70 %	14–44 %	Spuren	25,5 mg
Leinöl	20–26 %	14–20 %	51–54 %	5,8 mg
Maiskeimöl	ca. 30 %	ca. 56 %	ca. 1 %	33,7 mg
Olivenöl	64–86 %	4–15 %	0,5–1 %	12 mg
Sesamöl	35–46 %	40–48 %	0–2 %	3,4 mg
Sojaöl	22–31 %	49–55 %	6–11 %	17 mg
Sonnenblumenöl	14–35 %	50–75 %	0,1 %	62,5 mg
Weizenkeimöl	15 %	56 %	9 %	174 mg

aus diesem Öl bestehen. Pflanzliche Speiseöle, die ohne Sortenangabe meist unter der Bezeichnung **Salatöl,** manchmal auch als Tafel-, Back-, Misch- oder Frittieröl in den Handel kommen, sind Gemische verschiedener raffinierter Pflanzenöle wie Soja-, Baumwollsaat-, Maiskeim-, Erdnuss-, Raps- und Sonnenblumenöl. Diese geschmacksneutralen Mischöle haben meist einen geringeren Gehalt an mehrfach ungesättigten Fettsäuren als reines Pflanzenöl.

Verwendung und Lagerung: Speiseöle mit einem hohen Gehalt an mehrfach ungesättigten Fettsäuren (z. B. Distel-, Sesam- und Haselnussöl) eignen sich vorzüglich für kalte Speisen, für Hocherhitzung sind sie ungeeignet. Die besonders hochwertigen kaltgepressten Öle (z. B. Trauben- und Kürbiskernöl) sollte man ebenfalls in erster Linie für kalte Speisen verwenden. Zum Braten, Frittieren, Schmoren usw. sind Öle und Fette mit einem geringen Gehalt an mehrfach ungesättigten Fettsäuren – beispielsweise Sojaöl und Rapsöl – zu verwenden, da sie hitzebeständiger sind. Speiseöle sollte man kühl, luft- und lichtgeschützt aufbewahren.

Gesundheitswert: Den höchsten Gesundheitswert haben Öle mit einem hohen Anteil an einfach und mehrfach ungesättigten →Fettsäuren wie z. B. Oliven-, Raps-, Erdnuss-, Walnuss-, Lein- und Sojaöl; sie senken den Cholesterinspiegel und schützen vor Herz-Kreislauf-Erkrankungen. Studien haben gezeigt, dass in Mittelmeerländern, wo viel Olivenöl verzehrt wird, wesentlich weniger Menschen an Herzinfarkt sterben als in anderen Ländern. Viele Speiseöle (v. a. Weizenkeim-, Sonnenblumen-, Distel-, Maiskeim-, Mandel- und Kürbiskernöl) haben einen hohen Gehalt an dem antioxidativen Vitamin E, das ebenfalls zum Schutz vor Herz-Kreislauf-Erkrankungen beiträgt.

LESETIPPS:

Roberto Bosi: *L'Olio, Olivenöl. Von der kostbaren Frucht des Ölbaums. München (Droemer/Knaur) 1995.*

Marion Zerbst: *Olivenöl. Das Gesundheitsgeheimnis des Südens. Stuttgart (Trias) 1998.*

Rotraud Degner: *Olivenöl. Ein Guide für Feinschmecker. München (Heyne) 7 1999.*

Speisepilze: für den menschlichen Verzehr geeignete Pilze. Die bekanntesten Echten Pilze bilden charakteristische Sporen tragende Fruchtkörper; ihr Vegetationskörper breitet sich in der Erde großflächig als feines Fadengeflecht (Myzel) aus. Zu den für den Menschen genießbaren Echten Pilzen gehören nur wenige Schlauchpilze, die durch einen Sporenbehälter (Ascus) gekennzeichnet und in Form und Lebensweise ungemein vielfältig sind (z. B. →Morcheln, Herbstlorchel; →Lorchel); in erster Linie handelt es sich um Ständerpilze, die der Form ihres Fruchtkörpers wegen auch Hutpilze genannt werden. Zu den Ständerpilzen zählen Blätter-, Leisten-, Stachel- und Röhrenpilze.

Arten: Röhrenpilze sind meist große, dickfleischige Hutpilze, auf deren Hutunterseite sich eine Röhrenschicht mit der Fruchtschicht befindet. Charakteristisch ist bei vielen die Blaufärbung des Fruchtfleischs nach Verletzung. Am bekanntesten ist der **Steinpilz** (Boletus edulis) mit braunem Hut und fleischartigem Geschmack. Bei den Blätterpilzen liegt die Sporenschicht auf Lamellen an der Hutunterseite; genießbar sind beispielsweise verschiedene →Champignons, der **Parasol** (Parasolpilz, Schirmpilz, Macrolepiota procera), das Stockschwämmchen (Kuehneromyces mutabilis), der Schopftintling (Coprinus comatus, nur ganz jung zu verwenden) und der Speisetäubling (Russula vesca). Bei den Leistenpilzen geht der Stiel des Fruchtkörpers ohne sichtbaren Ansatz in den Hut über. Zu dieser Ordnung zählt der **Pfifferling** (Cantharellus cibarius), der besonders leicht an seiner an eine Trompete erinnernden Form zu erkennen ist.

Die meisten Speisepilze (z. B. Pfifferling, Steinpilz und Trüffel) wachsen wild und werden daher Wildpilze genannt. Wild wachsende Pilze in großem Maßstab in speziellen Betrieben zu züchten, ist bis jetzt nur in wenigen Fällen gelungen; die bekanntesten **Kulturpilze** sind Champignon, →Austernpilz und →Shiitakepilz.

Inhaltsstoffe und Gesundheitswert: Speisepilze sind kohlenhydrat- sowie kalorienarm und enthalten fast gar kein Fett, liefern aber viele unentbehrliche Aminosäuren und Bal-

Speisepilze richtig sammeln

Damit der Pilzsammler keine böse Überraschung erlebt, muss er beim Sammeln einige Regeln beachten. Er muss die giftigsten Pilze kennen, denn einige sehen bestimmten Speisepilzen sehr ähnlich. Die Pilze werden herausgedreht, nicht abgeschnitten, denn am Stielende befinden sich häufig wichtige Erkennungsmerkmale, anhand deren sich die Pilze von giftigen »Doppelgängern« unterscheiden lassen. Man kann die Pilze mithilfe von Bestimmungsbüchern identifizieren, in denen meist auch erläutert wird, in welchen Merkmalen essbare Speisepilze sich von ähnlich aussehenden Giftpilzen unterscheiden. Die Pilze werden niemals in Plastiktüten, sondern in Körben transportiert. Man darf nur solche Pilze verwerten, die man eindeutig als Speisepilze bestimmt hat. Im Zweifelsfall helfen Pilzberatungsstellen, die in vielen Gemeinden eingerichtet sind. Nicht eindeutig bestimmte Pilze müssen weggeworfen werden.

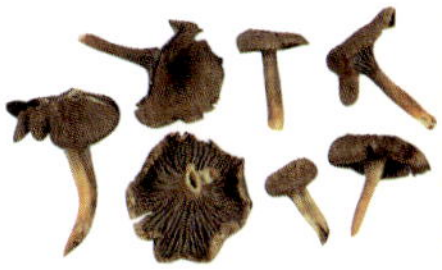

Speisepilze: Chantalpilze

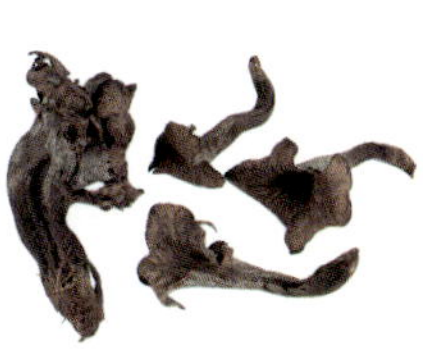

Speisepilze: Herbsttrompeten

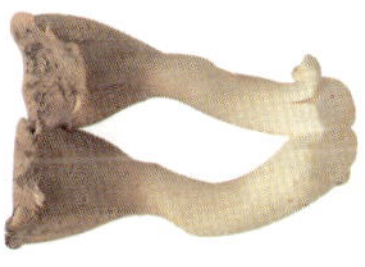

Speisepilze: Kräuteregerlinge

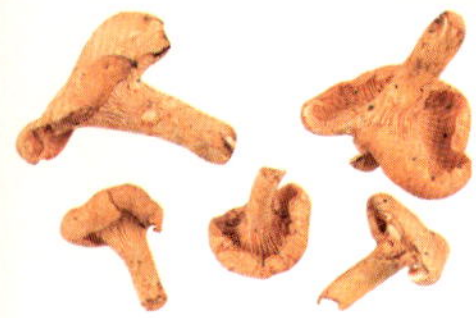

Speisepilze: Pfifferlinge

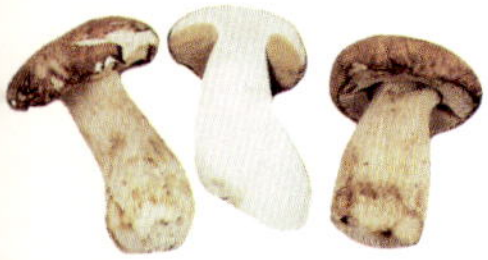

Speisepilze: Steinpilze

laststoffe. Außerdem enthalten sie reichlich Vitamin D, B_2, Niacin, Folsäure, Pantothensäure und Biotin. Sie sind reich an Mineralstoffen, v.a. Kalium, Eisen, Kupfer und Mangan. Wegen ihres relativ hohen Puringehalts sind sie allerdings für Gichtkranke nur bedingt zu empfehlen. Trotz ihres hohen Wasser- und geringen Fettgehalts sind Speisepilze schwer verdaulich, da sie das für das menschliche Verdauungssystem nicht aufschließbare Chitin enthalten.

Wild wachsende Speisepilze können wie Kulturgemüse mit Umweltschadstoffen wie z.B. Blei belastet sein. Da sie eine besonders starke Affinität (Bindungsbereitschaft) zu Quecksilber und Kadmium haben, weisen sie einen sehr hohen Gehalt an diesen Schwermetallen auf. Kadmium reichert sich v.a. in Champignons an, Quecksilber in Steinpilz, Maipilz, Parasol und verschiedenen Champignonarten. Überdies speichern Wildpilze (v.a. der Rotfußröhrling und der Maronenröhrling) radioaktives Cäsium 137. Die Pilze nehmen das radioaktive Isotop mit ihrem Myzel aus den obersten Bodenschichten auf. Die radioaktive Belastung der Speisepilze hat sich auch Jahre nach dem Reaktorunfall von Tschernobyl kaum verringert. Deshalb und wegen der erhöhten Schadstoffbelastung raten Ernährungsexperten, maximal 250 g Wildpilze pro Woche zu verzehren. Außerdem sollte man bei ihrer Zubereitung die Lamellen bzw. die Röhrenschicht und die Huthaut wegwerfen, da diese Teile die meisten Schwermetalle enthalten.

Einkauf, Lagerung und Zubereitung: Man sollte nur wirklich frische Pilze kaufen; sie dürfen nicht fleckig, trocken, schmierig oder schwarz verfärbt sein und keine Druckstellen aufweisen. Da frische Pilze sehr schnell verderben, können sie nur maximal zwei Tage (im Gemüsefach des Kühlschranks) gelagert werden. Man sollte sie niemals im Plastikbeutel aufbewahren, weil sie darin schwitzen und schnell verderben. Nach dem Verzehr zu alter oder verdorbener Speisepilze können Vergiftungserscheinungen auftreten.

Pilze werden meist in Butter gedünstet und eignen sich als Beilage, Hauptgericht oder Suppenzutat; einige wenige Arten (z.B. Champignons) kann man auch roh verzehren (beispielsweise in Salaten). Die meisten Pilze sind aber nicht für den Rohverzehr geeignet, da sie roh entweder nicht wohlschmeckend sind oder aber Giftstoffe enthalten, die erst durch Erhitzen zerstört werden. Gegarte Pilzspeisen darf man nur dann wieder aufwärmen, wenn sie nach der Zubereitung schnell herabgekühlt und bis zum erneuten Erwärmen im Kühlschrank aufbewahrt wurden. Lässt man sie nicht schnell abkühlen, setzt durch die Wärme ein rascher Verderb ein, der eine Pilzvergiftung mit Symptomen wie z.B. Brechdurchfall, Gastroenteritis, Schock und Koma hervorrufen kann. Ganz frische Pilze können eingefroren und bis zu acht Monate im Gefriergerät gelagert werden. Getrocknete Pilze haben einen intensiveren Geschmack als frische; sie werden in der Regel vor der Verwendung in Wasser eingeweicht.

LESETIPPS:

HANS E. LAUX: *Eßbare Pilze und ihre giftigen Doppelgänger. 175 Arten in Farbe. Stuttgart (Franckh-Kosmos) ³1992.*

Der große BLV Pilzführer für unterwegs. Über 1200 Arten. München (BLV) 1997.

Der große Kosmos-Naturführer Pilze. Über 900 heimische Pilzarten. Stuttgart (Franckh-Kosmos) ³1998.

Speisequark: →Quark.

Speiseröhre, Ösophagus: für den Transport von Nahrung vom Rachen in den Magen zuständiger, etwa 25 cm langer Muskelschlauch.

Aufbau: Die Speiseröhre schließt sich hinter dem Kehlkopf dem Rachenraum an. Sie ist zwar sehr dehnbar, sodass auch die Passage größerer Nahrungsbestandteile gewährleistet ist, besitzt aber drei natürliche Engstellen, an denen sie mit umgebendem Gewebe verbunden ist. Dort können größere Nahrungsbestandteile hängen bleiben. In den Magen tritt die Speiseröhre nicht gerade, sondern schräg ein. Werden die Bauchmuskeln angespannt, bewirkt dies den Verschluss des Magens zur Speiseröhre hin. Daneben sorgen ein muskulärer Verschluss sowie die Muskeln des Zwerchfells dafür, dass der Magen sich zur Speiseröhre hin verschließen lässt.

Die Wand der Speiseröhre besteht von außen gesehen zunächst aus einer Bindege-

Speisepilze aus eigenem Anbau

Kulturträuschlinge (Braunkappen) und Austernpilze können Hobbygärtner problemlos das ganze Jahr über auf Stroh selbst ziehen. Ideale Aussaatzeiten sind jedoch Frühjahr und Herbst. Man benötigt dazu gesundes Stroh in Ballenform und Pilzbrut (auch Pilzmyzel genannt), die in Spezialbetrieben und großen Gärtnereien erhältlich ist. In die gewässerten Strohballen stößt man von oben mit einem Pflanzstab mehrere etwa 20 cm tiefe Löcher, drückt die Pilzbrut hinein und verschließt die Stellen wieder. Man lässt den Ballen an einem schattigen bis halbschattigen Gartenplatz stehen und hält ihn stets leicht feucht. Je nach Jahreszeit kann nach frühestens zwei, spätestens vier Monaten mit der Pilzernte begonnen werden. Für Shiitakepilze und Champignons sind im Handel Fertigkulturen erhältlich.

ESSBARE SPEISEPILZE UND IHRE GIFTIGEN DOPPELGÄNGER

Name	Wert	Vorkommen	Aussehen
ESSBARER PILZ **Maipilz** (Calocybe gambosa)	essbar	Waldränder, selten Nadelwälder, wächst häufig in längeren Reihen	ganzrandiger Hut von blasser, cremeweißer Farbe, Lamellen bleiben weiß, das weißliche Fleisch verfärbt sich bei Verletzungen nicht, riecht stark nach Mehl
DOPPELGÄNGER **Ziegelroter Risspilz** (Inocybe patouillardii)	sehr giftig	Laubwälder, Flussauen, Parks	Hut von Jungpilzen weiß, bei alten Pilzen strohig gelb bis fahlbraun, am Rand rötlich und rissig. Lamellen weißlich bis ziegelrot oder braun, Fleisch weißlich bis rötlich, verfärbt sich bei Verletzung rot
ESSBARER PILZ **Stockschwämmchen** (Kuehneromyces mutabilis)	essbar	an Hartholzstümpfen	glatter, braungelber Hut, am Rand dunkler, hell bräunliche Blätter mit Schleier
DOPPELGÄNGER **Grünblättriger Schwefelkopf** (Hypholoma fasciculare)	giftig	auf faulendem Holz, an alten Brandstellen	Hut schwefelgelb mit bräunlicher Mitte, gelbgrünliche Blätter, die später dunkler werden
DOPPELGÄNGER **Nadelholzhäubling** (Galerina marginata)	tödlich giftig	kleinere Büsche, Nadelholz, selten Laubholz	Hut kaum breiter als 4 cm, rundlich gewölbt, gelbbraun (im trockenen Zustand) und honigbraun (im feuchten Zustand), schlanker, hohler Stiel, mehlartiger Geruch
ESSBARER PILZ **Pfifferling** (Cantharellus cibarius)	essbar	Laub- und Nadelwälder, häufig unter Kiefern	blass- bis dottergelber Hut, trichterförmig mit welligem Rand, festes, weißes Fleisch
DOPPELGÄNGER **Falscher Pfifferling** (Hygrophoropsis aurantiaca)	wenig schmackhaft, zäh	manchmal auf vermoderten Baumstümpfen	orangegelb, bleicht im Alter oder nach Kälte aus, Lamellen dicklich und gegabelt
ESSBARER PILZ **Parasol (Parasolpilz, Schirmpilz)**(Macrolepiota procera)	essbar	Wiesen, Waldränder, grasige Abhänge	Hut mit braunen, nicht warzigen Schuppen, zunächst kugelig geschlossen, später ausbreitend, natternartig gezeichneter Stiel mit knolligem Grund und frei beweglichem Ring
DOPPELGÄNGER **Spitzschuppiger Schirmling** (Lepiota aspera)	ungenießbar	an Stellen, wo Kompost, Erde oder Pflanzenabfälle gelagert werden	Hut mit braunen Schuppen, häutiger, nicht frei beweglicher Ring, widerlicher Geruch
ESSBARER PILZ **Steinpilz** (Boletus edulis)	essbar	Weg- und Waldränder, Nadel- und Laubwälder	hell- bis kastanienbrauner Hut, Röhren jung weiß, später gelblich grün bis olivgrün, kräftiger, knolliger Stiel, weißes Fleisch
DOPPELGÄNGER **Gallenröhrling** (Tylopilus felleus)	ungenießbar	lichte Nadelwälder	grau- bis rotbrauner Hut, anfangs halbkugelig, später polsterförmig gewölbt, Röhren jung weiß, dann rosa werdend, meist schlanker Stiel

websschicht, über die die Speiseröhre mit anderen Organen verwachsen ist. Daran schließen sich eine aus einer Ring- und Längsmuskelschicht bestehende Muskelschicht, eine Verschiebeschicht aus Bindegewebe sowie eine Schleimhautschicht an. Diese sorgt durch Produktion eines die Speiseröhre auskleidenden Schleims dafür, dass die Nahrung leichter in den Magen transportiert werden kann.

Die Ring- und Längsmuskeln der Speiseröhre sind dafür zuständig, dass die Nahrung auch bei Nahrungsaufnahme im Liegen in den Magen transportiert wird. Gelangt Nahrung in die Speiseröhre, erschlafft die Muskulatur zunächst, um die Nahrung eintreten zu lassen. Anschließend ziehen sich zuerst die oberhalb der Nahrung liegenden Ringmuskeln und dann die unterhalb der Nahrung befindlichen Längsmuskeln zusammen, sodass die Nahrung weiter vorgeschoben wird. Die Ringmuskeln unterhalb der Nahrung erschlaffen, sodass dieser Teil der Speiseröhre sich weitet. So wird die Nahrung in Wellenbewegungen weiter vorgeschoben; diesen Vorgang bezeichnet man als Speiseröhrenperistaltik.

Speiseröhrendivertikel: Ausstülpungen der Speiseröhrenschleimhaut durch Öffnungen der Speiseröhrenmuskelschicht, die sich v.a. durch Schluckbeschwerden und Fremdkörpergefühl in der Speiseröhre sowie durch plötzliches Hochkommen von nicht angesäuertem Nahrungsbrei äußern. Zu den Ursachen gehören ein verstärkter Druck im Inneren der Speiseröhre oder ein vermehrter Zug von außen, z.B. infolge einer Narbenbildung im Brustraum. Zu den Komplikationen, die Speiseröhrendivertikel nach sich ziehen können, gehören Entzündungen durch im Divertikel verbliebene Speisereste. Als Folge kann es z.B. zum Durchbruch eines Divertikels kommen. Auch können nachts hoch gekommene Speisereste in die Luftröhre geraten und eine Lungenentzündung hervorrufen. Bei Beschwerden können Speiseröhrendivertikel operativ entfernt werden. Bei Beschwerdefreiheit sollten Lebensmittel stets gut gekaut und mit reichlich Flüssigkeit aufgenommen werden, damit die Nahrung nicht im Divertikel stecken bleibt. Eine spezielle Diät gibt es nicht; werden bestimmte Lebensmittel (z.B. säurereiche oder stark gewürzte Speisen) schlecht vertragen, sollte der Patient darauf verzichten.

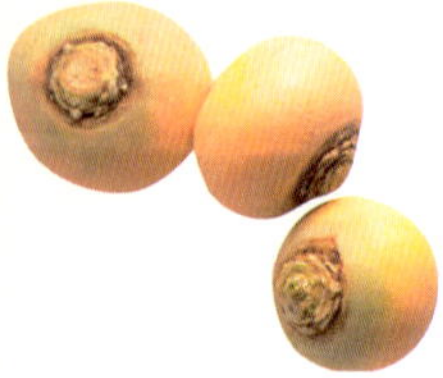

Speiserübe:
Teltower Rübchen

Speiseröhrenentfernung, Ösophagektomie, Ösophagusresektion: operative Entfernung der gesamten Speiseröhre bzw. von Abschnitten der Speiseröhre (in der Regel des mittleren und unteren Abschnitts). Eine Speiseröhrenentfernung ist meist infolge von Speiseröhrenkrebs notwendig. Als Ersatz für die Speiseröhre wird entweder der Magen hochgezogen und mit dem Rachenraum bzw. einem Speiseröhrenrest verbunden oder ein Darmabschnitt zwischen Rachenraum und Magen transplantiert. Im Anschluss an die Operation ist zunächst eine künstliche Ernährung, dann ein allmählicher Nahrungsaufbau mit Flüssigkost, breiiger Kost und anschließender leichter Vollkost notwendig (→Aufbaudiät). Da es leicht zu einer Überlastung von Magen- und Darmtrakt und zu Durchfällen kommt, sollten sechs bis acht kleine anstelle dreier großer Mahlzeiten täglich verzehrt werden. Auf Alkohol, Kaffee und schwer verträgliche Lebensmittel (z.B. fettreiche Kost) sollte der Patient verzichten.

Speiseröhren|entzündung, Ösophagitis: akute oder chronische Entzündung der Schleimhaut der Speiseröhre. Eine akute Entzündung wird meistens durch Säuren und Laugen (z.B. Trinken von Reinigungsmitteln bei kleinen Kindern) hervorgerufen, eine chronische durch den häufigen Rückfluss von Magensäure (→Refluxösophagitis).

Speiseröhrenkrebs: →Krebs der Speiseröhre.

Speiserüben: die rübenförmigen Wurzeln der Gattung Brassica rapa var. rapa aus der Familie der Kreuzblütler. Von den Speiserüben gibt es mehrere verschiedenen Formen. Je nach Erntetermin unterscheidet man die kleine, kugelige, weißfleischige **Mairübe** und die größere, ebenfalls runde und weißfleischige, außen jedoch grüne oder rote **Herbstrübe** (Wasserrübe, Weiße Rübe), die ein herberes Aroma hat. Als feinste Speiserüben gelten die weißlichen **Teltower Rübchen**, die sich durch ein leicht süßliches Aroma auszeichnen und ursprünglich im märkischen Teltow südwestlich von Berlin angebaut wurden. Mittlerweile liegt das Hauptanbaugebiet in Norddeutschland. Als **Stielmus** (Rübstiel, Stängelmus) bezeichnet man die v.a. am Niederrhein als Blattgemüse angebauten Speiserüben. Diese Rüben werden besonders dicht ausgesät, sodass sie mehr ins Kraut schießen und lange Stiele bilden. Diese Stiele werden in kleine Würfel geschnitten und ähnlich wie Blattspinat zubereitet. Die anderen Speiserüben werden gekocht und als Beilage oder für Gemüsegerichte verwendet. Teltower Rübchen werden häufig karamellisiert, was das süße Aroma unterstreicht.

Speisestärke: eine →Stärke.

Speisewürzen: →Würzsaucen.

Speisezwiebel: →Zwiebel.

Spelt, Spelz: →Dinkel.

Spinat, wiss. Name **Spinacia oleracea:** zu den Gänsefußgewächsen gehörendes einjähriges Blattgemüse, das weltweit in vielen Sorten kultiviert wird. Er hat 20–30 cm hohe Stängel und lang gestielte, dreieckige, kräftig grüne Blätter.

Geschichte: Eine unserem heutigen Spinat nah verwandte Art (Spinacia turcestanica) ist im Kaukasus, in Turkestan und in Iran heimisch. Dort wurde der Spinat wahrscheinlich zuerst in Kultur genommen. Die Araber brachten ihn nach Spanien. In Mitteleuropa wurde er von Albertus Magnus erstmals im 13. Jh. erwähnt. Er war bereits im 16. Jh. sehr verbreitet und verdrängte das im Mittelalter landläufige Blattgemüse, die Gartenmelde.

Verwendung, Inhaltsstoffe und Gesundheitswert: Roh eignet Spinat sich für Salate, gekocht ist er eine beliebte Beilage u. a. für Eier-, Fleisch- und Fischgerichte. Spinat ist kalorienarm und hat einen hohen Gehalt an Vitaminen (v. a. Betakarotin, Vitamin K, Vitamin C und B-Vitamine) und Mineralstoffen (Kalium, Kalzium, Magnesium, Eisen und Mangan). Trotz seines hohen Eisengehalts ist Spinat kein guter Eisenlieferant, da die Oxalsäure, die er ebenfalls in großen Mengen enthält, die Eisenverwertung hemmt. Spinat gehört zu den Gemüsearten, die Nitrat anreichern, und sollte gleich nach dem Garen verzehrt und keinesfalls wieder aufgewärmt werden, da das Nitrat sich sonst zu dem giftigen Nitrit umwandeln kann. Gichtpatienten sollten Spinat wegen seines hohen Puringehalts meiden.

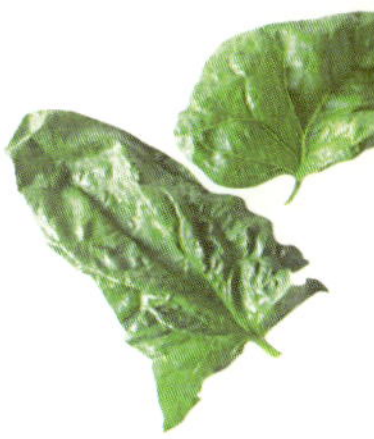
Spinat

Spirituosen: Oberbegriff für →Branntweine und →Liköre.

Spirulina: eine Süßwasseralge (→Algen).

Spitzkohl: eine Variante des →Weißkohls.

Sporen: Dauer- und Vermehrungsform von Pilzen und Bakterien. Bestimmte Bakterienarten (z. B. das Botulismus, eine gefährliche Lebensmittelvergiftung, hervorrufende Clostridium botulinum) bilden unter für sie ungünstigen Lebensbedingungen Sporen, um zu überleben. Diese werden bei günstigeren Umwelteinflüssen wieder aktiv. Bakteriensporen werden auch durch Erhitzen (z. B. Kochen oder Braten) von Lebensmitteln nicht abgetötet. Pilze bilden zur Vermehrung Sporen.

Sport: ein Sammelbegriff für jede Art der körperlichen Ertüchtigung. Man unterscheidet zwischen Freizeitsport und Leistungssport. In beiden Sparten hängt der Energieverbrauch von der Intensität der Leistung und vom Trainingszustand ab. Regelmäßige Bewegung wie Sport kann zahlreichen Zivilisationskrankheiten (z. B. Verstopfung und Herz-Kreislauf-Erkrankungen) vorbeugen. Als begleitende Maßnahme zu einer Ernährungsumstellung kann regelmäßiger Sport außerdem zur Gewichtsreduktion beitragen.

Sportler|ernährung: eine Kostform, die auf den →Ernährungsempfehlungen der Deutschen Gesellschaft für Ernährung basiert und auf besondere Bedürfnisse des Sportlers abgestimmt werden kann.

Energie: Der zusätzliche Energiebedarf für die sportliche Aktivität muss gedeckt werden, um Gewichtsverluste zu vermeiden, es sei denn, die Bewegung wird als Maßnahme zur Gewichtsreduktion eingesetzt. Unter 1200 kcal/ 5020 kJ pro Tag sollte die Energiezufuhr jedoch nicht liegen, weil sich der Nährstoffbedarf sonst nur schwer decken lässt.

Wasser: Schweißverluste von mehr als einem Liter, wie sie im Durchschnitt bei Belastungen auftreten, die länger als 60 Minuten dauern, können die sportliche Leistung beeinträchtigen. Um ein solches Flüssigkeitsdefizit, das u. a. mit Koordinationsstörungen, Schwindel und Schwächegefühlen einhergehen kann, weitestgehend zu verhindern, empfiehlt es sich, während der sportlichen Aktivität in Abständen von etwa 15 Minuten 150–250 ml Flüssigkeit zu trinken. Auch etwa eine halbe Stunde vor Belastungsbeginn sollte noch etwas getrunken werden. Geeignet sind v. a. iso- und hypotone Getränke (→Sportlergetränke). Ein vollständiger Ausgleich der Flüssigkeitsbilanz ist in der Regel erst durch das Trinken nach dem Sport möglich.

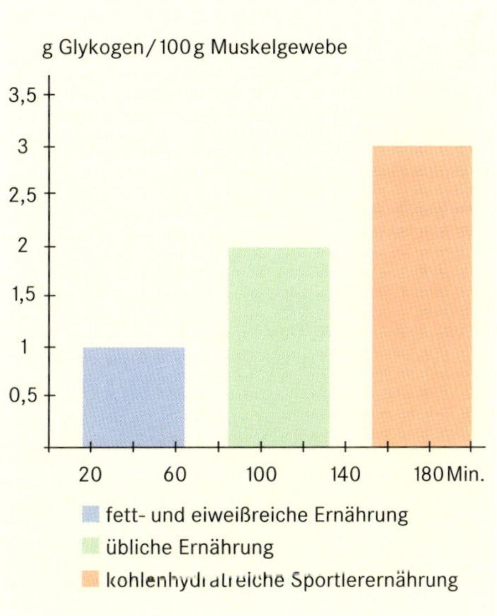

Sportlerernährung: Glykogenspeicher und Ausdauer-Leistungsfähigkeit

Kohlenhydrate und Fette: Die Energiezufuhr durch Fette sollte wie beim Nichtsportler auf 30 % beschränkt sein, denn zu viel Fett in der Nahrung verhindert eine ausreichende Zufuhr von Kohlenhydraten, die wegen der eingeschränkten Reservekapazität des Körpers (ca. 400 g) die sportliche Leistung begrenzen können. Der Anteil der Kohlenhydrate an der Energiebereitstellung ist umso größer, je höher die Belastungsintensität, d. h. der Arbeitsschweregrad, ist, denn Kohlenhydrate liefern pro Zeiteinheit mehr Energie als Fette. Das Kohlenhydrat-zu-Fett-Verhältnis ist aber selbst bei gleichbleibender Belastungsintensität kein konstanter Wert. Mit zunehmender Belastungsdauer sinkt der Anteil der Kohlenhydrate an der Energiegewinnung, während der der Fette entsprechend ansteigt. Dies ist auf die Abnahme der Glykogenreserven in den Muskeln zurückzuführen (→Glykogen). Ist nach rund 90 Minuten einer intensiven Ausdauerleistung auch der Leberglykogenspeicher entleert, kann es zur Unterzuckerung und infolgedessen zur Ermüdung kommen. Durch Beachtung einiger Ernährungsrichtlinien lässt sich diese Ermüdung hinauszögern. Stärkereiche, den Magen-Darm-Trakt nicht belastende ballaststoffarme Lebensmittel wie Nudeln, Reis oder Kartoffelpüree, drei Stunden vor einer länger dauernden Belastung verzehrt, sorgen für eine optimale Füllung der Leberglykogenspeicher. Ein stärke- und zuckerhaltiger kleiner Imbiss (z. B. in Form einer Banane oder eines Zwiebacks mit Marmelade), etwa eine halbe Stunde vor der Aktivität verzehrt, hält das Absinken des Blutzuckerspiegels kurz nach dem Start in Grenzen. Die Zufuhr von zuckerhaltigen Getränken während der Belastung schont das Leberglykogen und stabilisiert den Blutzuckerspiegel. Nach dem Sport führt eine Erhöhung des Kohlenhydratanteils an der Nahrungsenergie von den für Nichtsportler empfohlenen 50 % auf 60 % zu einer raschen und vollständigen Wiederauffüllung der Muskel- und Leberglykogenreserven.

Eiweiß: Freizeitsport erhöht den Eiweißbedarf nur in einem so geringen Ausmaß, dass die Eiweißzufuhrempfehlung der Deutschen Gesellschaft für Ernährung (0,8 g Eiweiß pro Kilogramm Körpergewicht und Tag) auch für Freizeitsportler Gültigkeit hat. Der Mehrbedarf wird durch die Sicherheitszuschläge für individuelle Schwankungen abgedeckt.

Bei Ausdauerbelastungen von mehr als 90 Minuten Dauer kann der Anteil verschiedener Aminosäuren an der Energiebereitstellung bis zu 5 % betragen. Um den daraus resultierenden Mehrbedarf an Eiweiß zu decken, wird leistungsmäßig Ausdauersport treibenden Personen eine Eiweißzufuhr von täglich 1,5 g pro Kilogramm Körpergewicht empfohlen.

Kraftsport (z. B. Bodybuilding) erhöht den Aminosäurenumsatz um etwa 17 %. Hieraus lässt sich ein täglicher Mehrbedarf an Eiweiß für die Muskelerhaltung von höchstens 0,1 g pro Kilogramm Körpergewicht ableiten. Hinzu kommt der Mehrbedarf für den Muskelaufbau. Dieser liegt bei weniger als 0,05 g pro Kilogramm Körpergewicht und Tag. Denn pro Jahr können nicht mehr als 5 kg Muskelmasse aufgebaut werden, was wiederum dem Einbau von etwa 1 kg Eiweiß in die Muskulatur entspricht, weil der Muskel zu 75 % aus Wasser und nur zu 20 % aus Eiweiß besteht. Die Eiweißzufuhrempfehlung für leistungsmäßig Kraftsport treibende Personen beläuft sich daher auf maximal 1 g pro Kilogramm Körpergewicht und Tag.

Vitamine und Mineralstoffe: Die Verluste an Vitaminen und Mineralstoffen, zu denen es durch den Sport kommt, müssen ersetzt werden. Da auch die beim Sport verbrauchte Energie wieder zugeführt werden muss und der Nährstoffbedarf nicht überproportional zum Energiebedarf ist, werden die Verluste durch den Verzehr einer Kost, die sich nach den Ernährungsempfehlungen der Deutschen Gesellschaft für Ernährung richtet, mit Sicherheit ausgeglichen. Engpässe in der Versorgung mit Kalzium, Magnesium und Eisen können allenfalls bei Personen auftreten, die weniger als 1200 kcal/5020 kJ pro Tag verzehren oder sich vegan ernähren. Hier gibt eine Blutuntersuchung Aufschluss darüber, ob Supplemente erforderlich sind.

Leistungsförderer: Die Wirksamkeit von Substanzen, die die körperliche Leistung über das durch Training, Ernährung und Talent erreichbare Maß hinaus steigern sollen, wie z. B. →Carnitin, kann durch wissenschaftliche Stu-

SPORTLERGETRÄNKE

Für einen schnellen Flüssigkeitsersatz geeignet:	
isotone Getränke	Fruchtsaftschorlen, Elektrolytgetränke
hypotone Getränke	Mineralwasser, Tee, Brühe, Molke, Tomatensaft, alkoholfreies Bier
Für einen schnellen Flüssigkeitsersatz nicht geeignet:	
hypertone Getränke	Fruchtsäfte, Limonaden, Colagetränke, Energydrinks

dien in der Regel nicht bestätigt werden. Da überdies Nebenwirkungen nicht auszuschließen sind, wird von der Einnahme solcher Präparate abgeraten.

LESETIPPS:

KURT-REINER GEISS UND MICHAEL HAMM: *Handbuch Sportlerernährung. Reinbek (Rowohlt) 1992.*

MELVIN H. WILLIAMS: *Ernährung für Gesundheit, Fitness und Sport. München (Urban & Fischer) 1997.*

DIETER K. BARON: *Optimale Ernährung des Sportlers. Stuttgart (Hirzel) [2]1999.*

Sportlergetränke: Getränke, die für Sportler geeignet sind oder für Sportler hergestellt werden. Sie erfüllen den Zweck, die beim Sport durch Schweiß verlorene Flüssigkeit zu ersetzen. Je schneller dies erfolgt, umso besser ist es, weil Wasser die Leistungsfähigkeit begrenzen kann. Ein Wasserdefizit von 1 l, mit dem (in Abhängigkeit von der Belastungsintensität und den klimatischen Verhältnissen) nach ca. einer Stunde Sport zu rechnen ist, kann bereits Leistungseinbußen zur Folge haben.

Isotone Getränke, deren Gehalt an osmotisch aktiven Teilchen dem des Blutes nahkommt, werden am schnellsten resorbiert. Sie ermöglichen eine Wasserresorption von bis zu 0,8 l pro Stunde. Zu den isotonen Getränken zählen die so genannten Elektrolytgetränke, die in Pulverform oder als Fertiggetränk auf dem Markt sind. In Bezug auf ihren Gehalt an Kohlenhydraten, Elektrolyten und Vitaminen sind sie heterogen zusammengesetzt. Wichtig ist ein relativ hoher Gehalt an Natrium (400 bis 1000 mg pro Liter), um die Natriumverluste im Schweiß zu ersetzen, und an Ein- und Zweifachzuckern (45–60 g pro Liter), um schnell verfügbare Energie bereitzustellen und den Blutzuckerspiegel zu stabilisieren. Diese Bedingungen erfüllen Fruchtsaftschorlen, wenn sie aus einem Teil Fruchtsaft (z. B. Apfel-, Traubensaft) und einem oder zwei Teilen eines natriumreichen Mineralwassers gemischt werden. Wie die Elektrolytgetränke liefern sie auch Kalium, Kalzium, Magnesium und Vitamin C, deren sportbedingter Mehrbedarf im Zuge der Kompensation des zusätzlichen Energiebedarfs durch eine vollwertige Ernährung aber mit Sicherheit gedeckt wird.

Hypotone Getränke, die weniger osmotisch aktive Teilchen enthalten als das Blut, eignen sich ebenfalls zu einem schnellen Flüssigkeitsersatz, denn sie werden nur geringfügig langsamer resorbiert als isotone Getränke. Zu den hypotonen Getränken zählen u. a. (natriumreiches) Mineralwasser, (leicht gezuckerter) Kräuter- und Früchtetee, Brühe, Molke, Tomatensaft und alkoholfreies Bier. Es sollte individuell getestet werden, welche dieser Getränke beim Sport am besten vertragen werden.

Hypertone Getränke haben einen höheren Gehalt an osmotisch aktiven Teilen als das Blut. Zu ihnen gehören unverdünnte Fruchtsäfte, Limonaden, Colagetränke und Energydrinks, die in tieferen Darmabschnitten und damit langsamer resorbiert werden als iso- und hypotone Getränke. Daher sollten sie nur dann zum Flüssigkeitsersatz verwendet werden, wenn das Wasserdefizit nicht zu groß ist. Selbst dann sollten sie nur in Maßen konsumiert werden, weil sie mit Ausnahme der Fruchtsäfte neben Zucker (mehr als 80 g pro Liter) kaum wichtige Wirkstoffe liefern (→leere Kalorien).

Sprengling: →Äsche.

Sprossengemüse, Keimlinge, Sprossen: aus den Samen von Getreide (z. B. Weizen, Roggen, Gerste, Hafer, Reis, Mais, Hirse), Hülsenfrüchten (z. B. Adzukibohne, Mungobohne, Linse, Erbse, Kichererbse, Alfalfa, Bockshornklee) und anderen Pflanzen (z. B. Senf, Rettich, Gartenkresse, Daikon-Kresse, Buchweizen, Sonnenblume, Lein, Sesam) gezogene Jungpflänzchen mit hohem Gesundheitswert.

Geschichte: Sprossen, v. a. Sojabohnensprossen, waren in China bereits vor 5000 Jahren als gesundes Lebensmittel hoch geschätzt. Auch Inka und Azteken kannten die Sprossenzucht.

Einkauf und Verwendung: Sprossengemüse gibt es fertig zu kaufen; man kann es aber auch leicht selbst ziehen. Dazu eignet sich schadstofffreies Saatgut aus biologischem Landbau, das im Reformhaus oder Naturkostladen erhältlich ist. Ungeeignet sind Samen aus Samenfachgeschäften, da diese oft mit Chemikalien behandelt werden. Einige Sprossengemüse können roh, z. B. in Salat, als Brotbelag oder Würze verzehrt werden. Die Sprossen von Hülsenfrüchten eignen sich

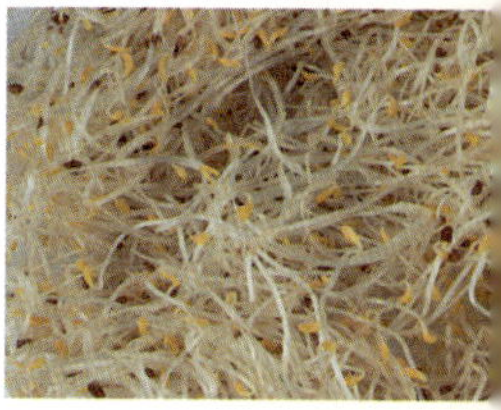

Sprossengemüse: Alfalfasprossen

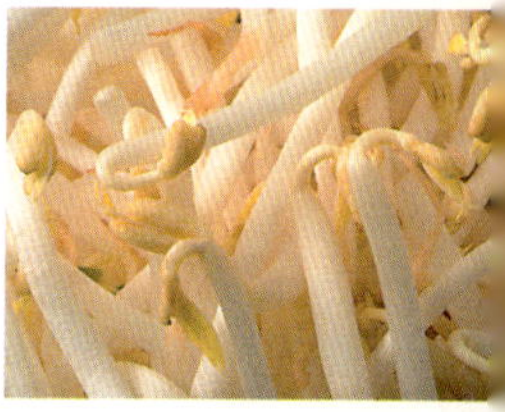

Sprossengemüse: Sojasprossen

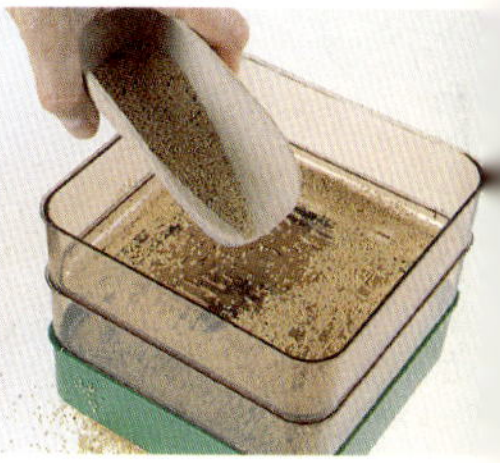

Sprossengemüse: Ansetzen einer Kultur

Sprossengemüse selbst ziehen

Sprossen lassen sich das ganze Jahr über zu Hause ziehen. Dafür eignen sich Einweckgläser oder spezielle Keimgeräte aus Acrylglas, die zuvor mit heißem Wasser gereinigt werden müssen. Die Samen werden gewaschen und über Nacht in lauwarmem Wasser eingeweicht. Danach sortiert man die nicht gequollenen Samen aus, spült das Keimgut mit klarem Wasser ab und gibt es in den Keimbehälter. Ein Einweckglas wird mit einem Mulltuch abgedeckt, das man mit einem Gummiring befestigt. Zuerst stellt man den Behälter an einen dunklen Ort; sobald die Keimlinge zu sehen sind, an einen hellen, nicht voll sonnigen Platz. Die meisten Sprossen müssen zweimal am Tag mit lauwarmem Wasser gespült werden. Es ist stets auf ausreichend Feuchtigkeit, Sauerstoff und eine Temperatur von 18–22 °C zu achten. Je nach Art können die Sprossen nach zwei bis sechs Tagen geerntet werden. Vor dem Verzehr wäscht man sie unter fließendem Wasser oder taucht sie kurz in kochendes Wasser.

DIE WICHTIGSTEN SPROSSENGEMÜSE UND IHRE EIGENSCHAFTEN

	Geschmack	Inhaltsstoffe und Gesundheitswert	Verwendung/ Zubereitung
Alfalfa (Luzerne) (Medicago sativa)	frisch, leicht herb, knackig, nussig	Eisen, Kalzium, Phosphor, Kalium, Magnesium, Betakarotin, Vitamine D, E, K, B-Vitamine	roh verzehren (vorher warm waschen)
Erbse (Pisum sativum)	süßlich, erbsenähnlich	Kalzium, Phosphor, Magnesium, Zink, Eisen, Kalium, Vitamine A, C, Betakarotin	blanchieren, dünsten
Gartenkresse (Lepidum sativum)	scharf-würzig	Kalium, Kalzium, Eisen, Phosphor, Vitamine C, B_1, B_2, Betakarotin, ätherische Senföle, Bitterstoffe; antibiotische, leicht harntreibende Wirkung	roh verzehren
Kichererbse (Cicer arietinum)	frisch, nussig, erbsenähnlich	Stärke, Vitamine C, E, Betakarotin, B-Vitamine, Eisen, Phosphor, Zink, Mangan, Kalium	blanchieren, in Fett dünsten
Linse (Lens culinaris)	süßlich-pikant, knackig, nussig	Betakarotin, B-Vitamine, Kalium, Kalzium, Phosphor, Eisen, Kupfer, Mangan	blanchieren, dünsten
Mungobohne (Vigna radiata)	frisch, knackig, süßlich	Eisen, Kalzium, Phosphor, Magnesium, Kalium, Lezithin, Vitamin E	blanchieren
Rettich (Raphanus sativus)	scharf-würzig	ätherische Öle, Bitterstoffe, Vitamine C, B_1, B_2, Eisen, Kalium, Kalzium, Phosphor; antibiotische, leicht harntreibende Wirkung	roh verzehren
Senf (Sinapis alba)	scharf-würzig	ätherische Öle, Bitterstoffe, Vitamine B_1, B_2, C, Betakarotin, Phosphor, Kalium, Eisen; antibiotische, verdauungsfördernde Wirkung	roh verzehren

gegart als Beilage zu Fleisch oder Fisch. Sprossen werden auch als Zutat zu Suppen, Eintöpfen, Aufläufen usw. verwendet. Am gesündesten und schmackhaftesten ist frisch geerntetes Sprossengemüse. Im Kühlschrank ist es luftdicht verpackt bis zu drei Tage haltbar.

Inhaltsstoffe und Gesundheitswert: Während des Keimprozesses erhöht sich die Konzentration der Inhaltsstoffe im Samenkorn, z.B. der Vitamine, stark, wodurch der Nährwert um ein Vielfaches steigt. Aus komplexen Kohlenhydraten werden einfache Zucker. Bei Hülsenfrüchten wird dadurch der Gehalt an blähenden Kohlenhydraten um rund 80% verringert. Sprossengemüse hat einen sehr hohen Gehalt an Vitaminen, Mineralstoffen und anderen wertvollen Inhaltsstoffen, v.a. Vitamin C, Folsäure, Vitamin B_1, B_2, B_6, Niacin, Biotin und gut verfügbarem, hochwertigem Eiweiß. Außerdem liefert es viel Eisen, Kalium, Kalzium, Magnesium und Zink. Es hat einen deutlich höheren Ballaststoffgehalt, aber einen geringeren Energiegehalt als die meisten Frischgemüsearten. Manche Samen von Hülsenfrüchten enthalten allerdings gesundheitsschädigende Stoffe, z.B. Hämagglutinine. Beim Keimvorgang werden diese Stoffe nur zum Teil abgebaut. Zum kompletten Abbau dieser Substanzen müssen Erbsen-, Kichererbsen- und Sojabohnensprossen blanchiert werden, wodurch sich allerdings der Vitamingehalt etwas verringert. Gartenbohnensprossen sind gar nicht zum Verzehr geeignet, da sie Phasin enthalten. Dieser Giftstoff wird erst nach 15-minütigem Erhitzen zerstört. Von den Hülsenfrüchtensprossen sollte man nur Linsen-, Alfalfa- und Mungobohnenkeimlinge roh essen.

LESETIPP:

Rose-Marie Nöcker: *Das große Buch der Sprossen und Keime. München (Heyne) 1987.*

Sprossenkohl: →Rosenkohl.

Sprosspilze: →Hefen.

Sprotte, wiss. Name **Sprattus sprattus:** 10–15cm lange Art der Heringe mit blaugrünem Rücken und silbrigem Bauch, die von der Nord- und Ostsee bis zur marokkanischen Atlantikküste verbreitet ist, aber auch im Mittelmeer und Schwarzen Meer vorkommt. Hauptfanggebiet ist der Nordatlantik. Sprotten kommen gesalzen, geräuchert und in Öl eingelegt als Konserve auf den Markt. Frische Sprotten sind hierzulande kaum erhältlich; sie sind v. a. gebraten sehr wohlschmeckend. Der Fisch ist eiweißreich und liefert viel Vitamin D, Kalium, Eisen, Zink und Jod; allerdings hat er einen ziemlich hohen Fettgehalt (ca. 17 %).

Sprudel: ein →Mineralwasser.

Sprue [spru:, engl.]: Erkrankung des Magen-Darm-Traktes mit starker Einschränkung der Verdauung und Resorption der Nahrungsbestandteile. Als einheimische Sprue bezeichnet man die erstmalig beim Erwachsenen auftretende →Zöliakie. Die tropische Sprue tritt infolge einer Infektion der Darmschleimhaut mit darmschädigenden Keimen in tropischen Ländern auf. Krankheitszeichen sind Durchfall und dadurch entstehende Nährstoffmangelerscheinungen. Die Behandlung erfolgt medikamentös mit Antibiotika.

Sprühtrocknung: ein Trocknungsverfahren (→Trocknung).

Spulwurm: ein parasitischer Fadenwurm (→Wurmkrankheiten).

Spuren|elemente: Bezeichnung für →Mineralstoffe, die in sehr geringer Konzentration im menschlichen Organismus vorkommen.

Stabilisatoren: Lebensmittelzusatzstoffe, die das Entmischen von Emulsionen oder das Absetzen von Schwebstoffen verhindern bzw. verzögern und so den Lebensmitteln ihre Konsistenz und Zusammensetzung erhalten. Manche Stabilisatoren sind auch in der Lage, den Säuregrad eines Lebensmittels oder bestimmte Farbstoffe zu stabilisieren. Stabilisatoren haben somit häufig Eigenschaften, wie sie auch bei Antioxidationsmitteln, Emulgatoren, Gelier- und Verdickungsmitteln und Säuerungsmitteln erwünscht sind. Viele Stabilisatoren werden daher gleichzeitig auch zu diesen Zwecken eingesetzt: Als Emulgatoren verhindern sie die Entmischung von Emulsionen, als Säuerungsmittel erhalten sie eine saure Umgebung, als Antioxidationsmittel verhindern sie die Zersetzung von Farbstoffen und als Gelier- und Verdickungsmittel halten sie Schwebstoffe in eine Lösung eingebunden.

Die einzelnen Stabilisatoren:

Eisen-II-laktat (E 585, Eisen-II-lactat) ist das Eisensalz der Milchsäure und wird ebenso wie **Eisenglukonat** (E 579, Eisengluconat, Eisen-II-Glukonat) zur stabilen Schwarzfärbung von Oliven verwendet. Beide Stoffe werden chemisch aus Milchsäure hergestellt und sind nur für die Behandlung von Oliven zugelassen, und zwar in einer Höchstmenge von 150 mg pro Kilogramm (berechnet als Eisen). Durch ihre Zugabe kommt es in Lebensmitteln zu einem Oxidationsvorgang und dadurch zu einer Verfärbung. Auf dem Etikett muss gesondert darauf hingewiesen werden, wenn Oliven geschwärzt sind. Bei Aufnahme großer Mengen kann es zu einer Vermehrung von Krankheitserregern im Verdauungstrakt kommen.

Carbamid (E 927b, Harnstoff) ist das Endprodukt des Eiweißabbaus im menschlichen und tierischen Organismus. Als Lebensmittelzusatzstoff wird Carbamid durch chemische Synthese hergestellt. Es stabilisiert Kaugummimasse in der gewünschten Konsistenz und ist ausschließlich für Kaugummi ohne Zuckerzusatz zugelassen, und zwar in einer Höchstmenge von 30 g pro Kilogramm.

Meta-Weinsäure (E 353) ist nur als Stabilisator bei der Weinherstellung zugelassen, und zwar in einer Höchstmenge von 100 mg pro Liter. Eine Deklaration erfolgt nicht, da dies generell bei Wein nicht Pflicht ist.

Saccharose-acetat-isobutyrat (E 444) wird durch chemische Synthese hergestellt und stabilisiert Trübungen in Getränken, indem es Schwebstoffe am Absetzen hindert. Dieser Lebensmittelzusatzstoff ist nur für aromatisierte, alkoholfreie trübe Getränke zugelassen, und zwar in einer Höchstmenge von 300 mg pro Liter. Der ADI liegt bei 0–10 mg pro Kilogramm Körpergewicht.

Glyzerinester aus Wurzelharz (**E 445**, Glycerinester aus Wurzelharz) wird durch chemische Synthese aus Kiefernharz hergestellt und stabilisiert Aussehen und Farbe von Getränken. Zugelassen ist er nur für alkoholfreie Getränke; die Höchstmenge liegt bei 100 mg pro Liter, der ADI bei 0–12,5 mg pro Kilogramm Körpergewicht. In gesundheitlicher Hinsicht sind Carbamid, Meta-Weinsäure, Saccharose-acetat-isobutyrat und Glyzerinester aus Wurzelharz unbedenklich.

Ascorbinsäure (E 300, Askorbinsäure, L-Ascorbinsäure, Vitamin C), **Natrium-L-Ascorbat (E 301)**, **Kalzium-L-Ascorbat** (E 302, Calcium-L-Ascorbat), **Ascorbylpalmitat** (**E 304**, Ascorbylstearat, 6-Palmitoyl-L-Ascorbinsäure, auch deklariert als Ascorbinsäure oder Fettsäureester der Ascorbinsäure), **Isoascorbinsäure** (**E 315**, Isoaskorbinsäure), **Natriumisoascorbat** (**E 316**). **Kalziumdinatriumethylendiamin** (**E 385**, Kalzium-Dinatrium-EDTA), und **Zinn-II-Chlorid** (**E 512**) werden auch als →Antioxidationsmittel eingesetzt.

Lezithin (**E 322**, Lecithin), **Ammoniumphosphatide** (**E 442**, Ammoniumsalze von

Phosphatidsäuren), **Zuckerester von Speisefettsäuren** (E 473), **Zuckerglyzeride** (E 474, Sucroglyzeride), **Polyglyzerinester von Speisefettsäuren** (E 475), **Polyglyzerin-Polyricinoleat** (E 476) und **Propylenglykolester von Speisefettsäuren** (E 477) fungieren auch als →Emulgatoren.

Gummi arabicum (E 414, Akaziengummi), **Gellan** (E 418), **Pektin** (E 440) und **amidierte Pektine** (E 440b) werden auch als →Gelier- und Verdickungsmittel eingesetzt. **Natriumtartrat** (E 335) und **Kaliumtartrat** (E 336, Weinstein, beide auch deklariert als Salze der Weinsäure) dienen auch als →Backtriebmittel. **Triammoniumzitrat** (E 380, auch deklariert als Salze der Zitronensäure), **Glukon-D-Lakton** (E 575, Glucono-delta-lacton), **Natriumglukonat** (E 576), **Kaliumglukonat** (E 577) und **Kalziumglukonat** (E 578, Calciumgluconat) fungieren auch als →Säureregulatoren; **Kalziumchlorid** (E 509, Calciumchlorid) kommt auch als →Festigungsmittel zum Einsatz.

Auch als Komplexbildner, Oberflächenbehandlungs- und Überzugsmittel und Säureregulator wird die →**Glukonsäure** (E 574, Gluconsäure) verwendet; **Natriumferrocyanid** (E 535, Gelbes Blutlaugensalz, Gelbnatron), **Kaliumferrocyanid** (E 536, Gelbes Blutlaugensalz) und **Kalziumferrocyanid** (E 538, Gelbes Blutlaugensalz, Gelbkalzium) werden in erster Linie als →Trennmittel eingesetzt.

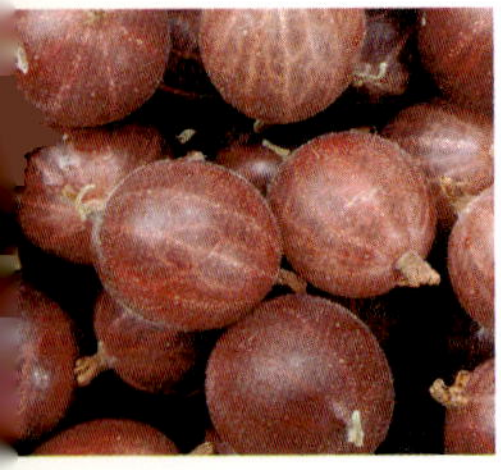
Stachelbeere: rote Stachelbeeren

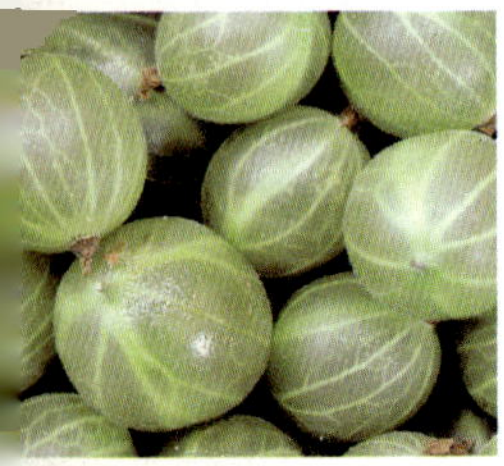
Stachelbeere: grüne Stachelbeeren

Stachelbeere: gelbliche, grüne, weißliche oder rötliche Beerenfrucht eines in allen gemäßigten Klimazonen kultivierten Strauchs (Ribes uva-crispa). Die säuerlich schmeckenden Beeren sind derbschalig, borstig behaart oder glatt und enthalten zahlreiche essbare Samen. Stachelbeeren werden roh gegessen sowie zum Einkochen und Tiefkühlen oder für Saft und Konfitüre verwendet. Sie liefern viel Vitamin C, Folsäure, Kalium und Ballaststoffe.

Stachyose: ein Kohlenhydrat, das in den Samen verschiedener →Hülsenfrüchte (z. B. Erbsen, Sojabohnen und Linsen) vorkommt. Stachyose kann von den Verdauungsenzymen des Menschen nur teilweise abgebaut werden; sie dient den Bakterien des Dickdarms als Nahrungsquelle. Daher kann der Verzehr von Hülsenfrüchten zu Blähungen führen.

Stammwürze: im →Bier vor Beginn der Gärung gemessener Anteil der Würze (angegeben in Prozent).

Stängelgemüse: Gruppe von →Gemüsen, von dem die Stängel verzehrt werden, z. B. Spargel und Rhabarber.

Stängelmus, Rübstiel, Stielmus: eine →Speiserübe.

Stängelsellerie, Bleichsellerie, Stangensellerie, Staudensellerie, Stielsellerie: eine Sorte des →Selleries.

Staphylococcus aure|us: zur Gattung der Staphylokokken zählendes Bakterium, das verschiedene Stämme umfasst. Einige dieser Stämme produzieren, wenn sie in Lebensmittel gelangen, Giftstoffe, die beim Menschen die Staphylokokkenenteritis, eine Dünndarmentzündung, hervorrufen. Mit Staphylococcus aureus und dessen Giftstoffen können v. a. Eier und Eiprodukte, Milch und Milcherzeugnisse, Fleisch und Fleischerzeugnisse verunreinigt sein. Die Giftstoffe werden durch Erhitzen (z. B. Kochen) nicht unschädlich gemacht. Die Staphylokokkenenteritis äußert sich mit Durchfall und Erbrechen, ist in der Regel aber auch ohne Behandlung nach einem bis zwei Tagen vorüber. Während der akuten Phase sollte man zur Schonung des Magen-Darm-Trakts auf Nahrung verzichten; verloren gegangene Flüssigkeit und Mineralstoffe müssen durch Mineralwässer und Elektrolytgetränke ersetzt werden.

Stärken: im Pflanzenreich weit verbreitete Kohlenhydrate, die durch Photosynthese über Glukose als Zwischenstufe gebildet und in den Reserveorganen der Pflanzen (v. a. Knollen, Wurzeln, Samen, Mark) in Form von Stärkekörnern abgelagert werden. Hauptbestandteile der Stärkekörner sind neben Spuren an Eiweißen, Fetten und Phosphorsäure die beiden verdaulichen Mehrfachzucker Amylose und Amylopektin. **Amylose** besteht aus unverzweigten Ketten von rund 100–1400 Glukosebausteinen und ist in heißem Wasser löslich. **Amylopektin** ist aus verzweigten Ketten von 5000–25 000 Glukosemolekülen aufgebaut und in Wasser leicht quellbar.

Stärke dient dem Körper in erster Linie als Energielieferant. Die in ihr gebundene Energie ist aber erst verfügbar, wenn die Glukoseketten in die einzelnen Monosaccharide aufgespalten sind. Daher verbleiben stärkehaltige Lebensmittel relativ lange im Verdauungstrakt. Die resistenten Stärken sind hingegen unverdaulich; bei ihnen handelt es sich um eine Gruppe von →Ballaststoffen.

Gewinnung: Aus verschiedenen stärkehaltigen Lebensmitteln wird Stärke für die Verwendung in der Küche und als Lebensmittelzusatzstoff gewonnen. In den Staaten der Europäischen Union wird heute der größte Teil der Stärke aus Mais (**Maisstärke**), der Rest etwa zu gleichen Teilen aus Weizen (**Weizenstärke**) und Kartoffeln (**Kartoffelstärke**) erzeugt. Außerhalb Europas werden **Reisstärke**, das aus den Wurzelknollen des tropischen Maniokstrauchs gewonnene **Tapioka** (Cassava, Maniok) und das **Pfeilwurzelmehl** (Arrowroot) aus den Wurzelstöcken der Pfeilwurz erzeugt. Echter **Sago** wird aus dem Mark von Sagopalmen oder aus Maniokstärke, unechter Sago aus Kartoffelstärke gewonnen.

Mais hat einen Stärkegehalt von 60–69%. Zur Trennung der einzelnen Bestandteile müssen die Maiskörner zunächst in warmem Wasser quellen, danach werden sie gebrochen. Nach Abtrennung der Keime werden Stärke und eiweißhaltiges Gluten in Feinmühlen aus der Faser gelöst und danach ausgewaschen. In Zentrifugen wird die Stärke dann vom Gluten getrennt; sie wird als Feuchtstärke mit 40% Wasser weiterverarbeitet oder auf einen Restwassergehalt von 12–14% getrocknet und abgepackt. Kartoffeln enthalten im Durchschnitt 17,5% Stärke. Zur Stärkegewinnung werden die gereinigten Knollen zu einem Brei zerrieben und anschließend von Wasser, Eiweißen und Mineralstoffen befreit. Aus dem verbleibenden Brei wird die Stärke auf Siebmaschinen herausgewaschen.

Verwendung: Für die Verwendung in der Küche liegt Stärke als weißes, geschmackloses Pulver **(Speisestärke)** vor. Dieses ist in kaltem Wasser unlöslich, quillt bei Temperaturen von 60–70°C aber auf, wodurch eine Art Brei entsteht. In der Küche wird Speisestärke daher als Binde- und Dickungsmittel (v.a. für Suppen, Saucen und Süßspeisen) verwendet; zu diesem Zweck rührt man sie in kaltem Wasser an. Zu den Fertigerzeugnissen, die Stärke enthalten, zählen u.a. Pudding-, Suppen- und Saucenpulver. In der Lebensmittelindustrie kommt Stärke in Form von →modifizierten Stärken zum Einsatz.

Stärkesirup, Glucosesirup, Glukosesirup, Maltosesirup: süß schmeckende, je nach Verwendungszweck mehr oder weniger zähflüssige raffinierte Lösung von Glukose, Maltose und Dextrinen. Stärkesirup kann durch Veränderung der Anteile der einzelnen Zuckerarten und des Wassergehalts seinen verschiedenen Verwendungszwecken angepasst werden. Likören setzt man sie zu, um sie sämiger zu machen. Weichkaramellen, Fondant, Gummi- und Schaumzuckerwaren sind durch Zusatz von Stärkesirup länger haltbar. Auch Speiseeis, Erfrischungsgetränke, Marmeladen, Fruchtgelees, Backwaren, Müsli und Salatsaucen dürfen Stärkesirup enthalten. Stärkesirup wird aus Stärke gewonnen, indem man diese mit verdünnten Säuren oder Enzymen in kleinere Bruchstücke und Grundbausteine spaltet. In zunehmendem Maß setzt man zur Spaltung auch gentechnisch veränderte Bakterien ein.

Staubzucker, Puderzucker: ein →Zucker.

Staudensellerie, Bleichsellerie, Stängelsellerie, Stangensellerie, Stielsellerie: eine Sorte des →Selleries.

Steak [steɪk, engl., von altisländ. steik »Braten«]: etwa 2–6cm dicke, saftige, sehnenfreie Fleischscheibe v.a. von Rind, Kalb und Schwein. Sie muss gut abgehangen sein und wird nur kurz in heißem Öl oder Pflanzenfett gebraten oder gegrillt. Erst im Anschluss daran wird sie gewürzt. Rindersteaks sind besonders zart.

Stearinsäure: eine →Fettsäure.

Stearrhöe, Steatorrhö: →Fettstuhl.

Steckrübe: →Kohlrübe.

Steinbeißer, Gestreifter Seewolf, Katfisch: eine Art der →Seewölfe.

Steinbutt, wiss. Name **Scophthalmus maximus:** bis 1m langer, an den Küsten Europas lebender Plattfisch mit fast kreisrundem Körperumriss. Hauptfanggebiet ist der Nordatlantik. Der Name rührt von den steinähnlichen Verkrustungen an seiner dunklen Oberseite her. Der begehrte, teure Speisefisch eignet sich für alle Zubereitungsarten, wird aber meist gedünstet oder gegrillt. Schon die Griechen und Römer des Altertums schätzten sein festes, weißes, aromatisches Fleisch als Delikatesse. Es ist fettarm (der Fettgehalt beträgt 1,8%) und eiweißreich (der Eiweißgehalt liegt bei 17%) und enthält viel Vitamin D, B_{12}, Biotin, Niacin, Kalium, Magnesium und Jod. Meist kommen Jungfische mit einem Gewicht zwischen 1 und 5kg auf den Markt.

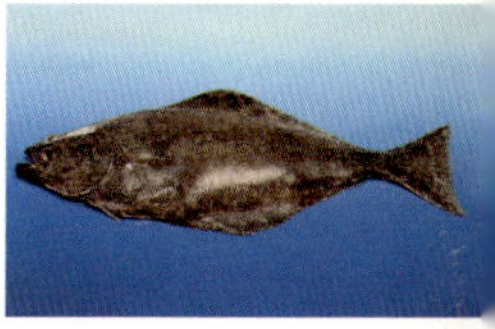

Steinbutt

Steiner, Rudolf: Philosoph, Pädagoge und Naturwissenschaftler, * Kraljevec (bei Varaždin) 27.(25.?)2.1861, † Dornach 30.3.1925. Rudolf Steiner, der in Österreich, Deutschland und v.a. in der Schweiz lebte, ist der Begründer der Anthroposophie bzw. der →anthroposophischen Ernährungslehre und der biologisch-dynamischen Wirtschaftsweise (→biologischer Landbau).

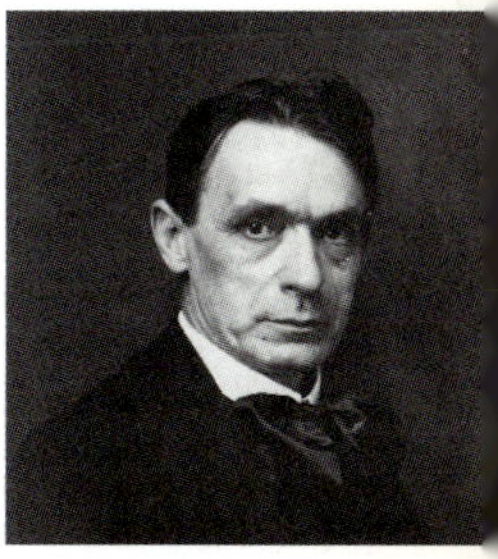

Rudolf Steiner

Steinobst: Obstarten, die einen verholzten Kern besitzen (→Obst).

Steinpilz: ein →Speisepilz.

Steinsalz: in Salzlagerstätten vorkommendes Salz (→Kochsalz).

Sterilisation: in der Ernährungswissenschaft die vollständige Abtötung sämtlicher Mikroorganismen einschließlich ihrer Dauerformen durch 15- bis 20-minütiges Erhitzen auf 110–135°C. Dadurch werden die Produkte jahrelang haltbar, allerdings vermindern sich Nährwert und Qualität: Hitzeempfindliche Vitamine wie Vitamin B_1, B_6 und C werden zerstört, außerdem kommt es zu geschmacklichen Einbußen, Aromaabbau und Farbveränderungen.

Zum Sterilisieren eignen sich Fleisch, Gemüse und Obst. Im Haushalt wird in der Regel im Einkochtopf oder im Backofen sterilisiert. Dabei sollte man darauf achten, eiweißreiche Lebensmittel und Bohnen nach zwei Tagen erneut zu erhitzen, da die Sporen der Mikroorganismen sich in der Zwischenzeit zu hitzeempfindlichen Kleinstlebewesen entwickelt haben. Beim industriellen Sterilisieren unter Dampf oder im Druckkessel wird zusätzlich ein Luftunterdruck erzeugt, sodass sich im Glas bzw. in der Konservendose (→Konserven) hinterher nur noch wenig Sauerstoff befindet; das erhöht die Haltbarkeit, außerdem bleiben sauerstoffempfindliche Vitamine auf diese Weise erhalten.

Sterilität: →Unfruchtbarkeit.

Stern|anis: sternförmige, hölzerne Früchte des in Südchina und Hinterindien heimischen und kultivierten Echten Sternanisbaums (Illicium verum). Sie enthalten ätherische Öle und werden als Gewürz verwendet, z. B. für chinesische Gerichte, Gebäck, Liköre und in Teemischungen für die Zubereitung von Glühwein. Sternanis ist ganz, zerbrochen oder gemahlen erhältlich und duftet wie Anis, schmeckt aber leicht bitter bis scharf. Man sollte ganze Früchte kaufen (sie bewahren ihr Aroma besser) und sie vor Gebrauch im Mörser zerstoßen. Man kann sie aber auch mitkochen und vor dem Servieren entfernen. Sternanis hilft gegen Verdauungsbeschwerden und krampfartige Schmerzen im Magen-Darm-Bereich; er lindert Völlegefühl und Blähungen.

Sternfrucht, Karambola, Karambole: Frucht eines Baums aus der Familie der Sauerkleegewächse (Averrhoa carambola), der ursprünglich aus Malaysia stammt, heute aber außer im südpazifischen Raum auch in vielen anderen tropischen Gebieten (z.B. Brasilien und der Karibik) angebaut wird. Der Name Sternfrucht rührt daher, dass die 6–12 cm große Frucht fünf tiefe Längskerben aufweist, sodass quer abgeschnittene Scheiben sternförmig sind. Die wächserne Schale ist grüngelb, das knackige Fruchtfleisch leicht transparent. Der säuerliche Geschmack erinnert ein wenig an Äpfel, ist aber nicht sonderlich intensiv; ihre Beliebtheit verdankt die Sternfrucht v. a. ihrer dekorativen Form. Das Fruchtfleisch hat einen hohen Gehalt an Vitamin C, verschiedenen Karotinoiden, Vitamin B_1, Kalium und Eisen. Allerdings ist es auch reich an Oxalsäure.

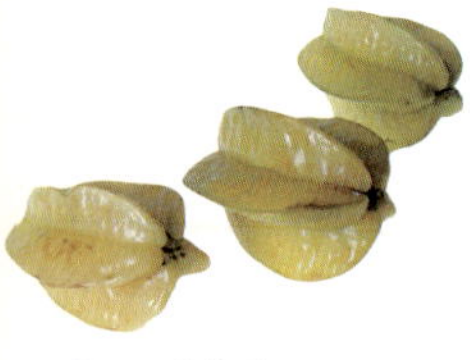

Sternfrüchte

Stevia, wiss. Name **Stevia rebaudiana:** eine in Südamerika beheimatete Staude aus der Familie der Chrysanthemengewächse. Getrocknete oder zu Pulver zermahlene Steviablätter haben eine zehn- bis 15-mal größere Süßkraft als Haushaltszucker, weisen allerdings einen leicht lakritzartigen Beigeschmack auf. Stevia bleibt beim Erhitzen unverändert, sollte aber nicht gekocht werden. Es hat keinen Einfluss auf den Blutzuckerspiegel und ist nahezu kalorienfrei; daher eignet es sich gut als Süßungsmittel für Diabetiker und Menschen, die auf ihr Gewicht achten müssen. Besonders in Japan wird Stevia schon seit langem für zuckerfreie Produkte verwendet. In Deutschland ist es als Süßungsmittel bisher nicht zugelassen, da ausreichende toxikologische Untersuchungen noch ausstehen.

Stickstoff: ein chemisches Element, das Hauptbestandteil der Luft ist und in Form von Stickstoffverbindungen in pflanzlichen und tierischen Organismen eine wichtige Rolle als Bestandteil der Nukleinsäuren (Träger des Erbguts) und der Eiweiße spielt. Stickstoffverbindungen sind in allen Lebensmitteln enthalten. Bei der Verwertung von Eiweißen im menschlichen Organismus wird Stickstoff freigesetzt, der vom Körper zum Großteil über den Harn in Form von Harnstoff, zum Teil auch über den Stuhl und Hautschüppchen ausgeschieden wird. In der Lebensmittelindustrie wird Stickstoff als →Packgas und →Treibgas eingesetzt.

Stielmus, Rübstiel, Stängelmus: eine →Speiserübe.

Stielsellerie, Bleichsellerie, Stängelsellerie, Stangensellerie, Staudensellerie: eine Sorte des →Selleries.

Stiftung Warentest: staatlich unterstütztes, unabhängiges Warentestinstitut in der Rechtsform einer Stiftung des privaten Rechts (Stifterin ist die Bundesrepublik Deutschland, vertreten durch den Bundesminister für Wirtschaft). Die Stiftung Warentest wurde im Jahr 1964 auf einstimmigen Beschluss des Bundestages gegründet und hat ihren Sitz in Berlin. Nach der Stiftungssatzung soll die Öffentlichkeit v. a. über »objektivierbare Merkmale des Nutz- und Gebrauchswertes von Waren und privaten sowie individuell nutzbaren öffentlichen Leistungen« und über »Möglichkeiten und Techniken der optimalen privaten Haushaltsführung« unterrichtet werden. Nach einer Satzungsänderung 1985 soll auch die Umweltverträglichkeit der Produkte berücksichtigt und über Verbraucherrecht informiert werden. Testergebnisse und Verbraucherinformationen werden u.a. in Zeitschriften, Sonderheften, Ratgebern und Jahrbüchern veröffentlicht und über Pressedienste den Massenmedien zur Verfügung gestellt. Stiftungsorgane sind ein höchstens dreiköpfiger Vorstand, ein fünfköpfiger Verwaltungsrat sowie ein Kuratorium, das sich aus je sechs Vertretern der Verbraucher, der Unternehmen und neutralen Sachverständigen zusammensetzt. Für die Erstellung von Warentests werden Fachbeiräte gebildet. Die Stiftung Warentest finanziert sich seit 1974 überwiegend aus den Verkaufserlösen ihrer Veröffentlichungen.

Stillen: natürliche Ernährung des Säuglings an der Brust der Mutter mit →Muttermilch. Diese ist die am besten an die Bedürfnisse des Säuglings angepasste Nahrung in dessen ersten vier bis sechs Lebensmonaten. Es wird daher empfohlen, Säuglinge – falls möglich – zu stillen.

Milchbildung und Einschuss: Während der Schwangerschaft wächst das Brustdrüsengewebe unter dem Einfluss der Hormone Progesteron und Östrogen; nach der Geburt setzt der weibliche Körper das Hormon Prolaktin frei, welches die Milchbildung anregt. Der Reiz, den das Saugen des Kindes an der Brust auslöst, verstärkt die Prolaktinausschüttung und stimuliert die Freisetzung des Hormons Oxytozin, das für die Entleerung der Milchdrüsen verantwortlich ist. Nach der Geburt sollte der Säugling möglichst bald an die Brust angelegt werden, um den Milcheinschuss zu fördern.

Menge: Die Milchmenge richtet sich nach der Nachfrage des Säuglings. Je häufiger er Nahrung verlangt, umso mehr Milch stellt der weibliche Körper her. Säuglinge sollten nach Bedarf und nicht nach einem starren Zeitschema angelegt werden. Zu einer Überernährung, verbunden mit Übergewicht, kommt es bei dieser Form der Säuglingsernährung nur sehr selten.

In seltenen Fällen reicht die Milch der Mutter nicht aus, um den Energiebedarf des Kindes zu decken. Anzeichen dafür, dass das Kind ausreichend ernährt wird, sind mehrfach täglich nasse Windeln, rosige, pralle Haut und ein gutes Allgemeinbefinden. Die Häufigkeit des Stuhlgangs ist kein Maßstab für ein ausreichendes Stillen: Während manche gestillten Kinder bis zu achtmal täglich Stuhlgang haben, verwerten andere die Muttermilch so gut, dass sie nur einmal wöchentlich Stuhl ausscheiden.

Vorgehen: Beim Anlegen des Kindes muss darauf geachtet werden, dass das Baby sowohl die Brustwarze als auch einen Teil des Warzenhofs mit seinem Mund umfasst, da nur so die Milch ungehindert fließen kann und die Brust der Mutter weniger stark strapaziert wird. Bei Hohl- oder Flachwarzen können Stillhütchen verwendet werden, um das Stillen zu ermöglichen. Wichtig sind zudem eine bequeme Position für Mutter und Kind sowie ausreichend Ruhe. Das Kind sollte zunächst eine Brust leer trinken und erst dann an die zweite angelegt werden. Beim nächsten Füttern sollte das Kind zuerst an die Brust angelegt werden, mit der beim vorigen Füttern begonnen wurde bzw. die es bei der letzten Mahlzeit nicht entleert hat.

Warum ist Stillen empfehlenswert?

Muttermilch ist exakt auf die Bedürfnisse des Kindes abgestimmt; sie ist z. B. an seine Verdauungsfähigkeit angepasst und enthält außerdem Abwehrstoffe (Antikörper), die dem Säugling einen gewissen Schutz vor Infektionen bieten. Gesichert ist, dass Kinder, die vier bis sechs Monate voll gestillt werden, später seltener an Allergien und Diabetes mellitus erkranken als Babys, die andere Säuglingsnahrung erhalten. Hinzu kommt, dass die Nähe zwischen Mutter und Kind beim Stillen ihr Verhältnis zueinander festigt: Die Nähe beim Stillen schenkt dem Säugling ein Gefühl der Geborgenheit.

stilles Wasser: ein →Mineralwasser.

Stillzeit: Während der Zeit, in der eine Mutter ihr Baby stillt, ist sowohl ihr Energie- als auch ihr Nährstoffbedarf erhöht, da sie dem Säugling über die Muttermilch alle wichtigen Nährstoffe zuführt, die er braucht.

Energiemehrbedarf: Der Energiemehrbedarf der Stillenden hängt von der Menge der Muttermilch ab. Die Produktion von 100 ml Muttermilch erfordert einen Energieaufwand von etwa 85 kcal/356 kJ. Für Stillende in den ersten vier Lebensmonaten des Säuglings wird nach Angaben der Deutschen Gesellschaft für Ernährung eine zusätzliche Energieaufnahme von 635 kcal/2657 kJ pro Tag empfohlen. Dieser Wert reduziert sich ab dem fünften Lebensmonat auf 525 kcal/2197 kJ pro Tag, wenn die Frau weiterhin voll stillt, und auf ca. 285 kcal/1192 kJ, wenn sie nur noch teilweise stillt. Wird der Energiemehrbedarf nicht gedeckt, schadet dies dem Säugling insofern, als die Fettdepots der Mutter mobilisiert werden müssen, in denen sich Schadstoffe angereichert haben, die in die Muttermilch übergehen und den Säugling belasten. Der damit einhergehende Gewichtsverlust der Mutter führt außerdem zu einer Schwächung der Stillenden und kann ihre Gesundheit beeinträchtigen. Daher sollte die Mutter in der Stillzeit möglichst nur geringfügig abnehmen.

Nährstoffmehrbedarf: Zur Deckung des Energiemehrbedarfs darf der Fettanteil der Nahrung bei Stillenden bis zu 35 % der aufgenommenen Energie betragen (sonst maximal 30 %). Stillende sollten darauf achten, nicht zu große Mengen gesättigter Fettsäuren zu sich zu nehmen, da die Fettsäurenzusammensetzung der Muttermilch u. a. davon abhängt, welche Fettsäuren die Stillende mit der Nahrung aufnimmt. Der Anteil der Kohlenhydrate an der Nahrung kann in etwa gleich bleiben, die Eiweißzufuhr muss um etwa 15 g täglich auf 63 g gesteigert werden (z. B. durch erhöhte Zufuhr von pflanzlichem Eiweiß oder Milchprodukten), damit es bei der Stillenden nicht zu einem Abbau körpereigener Eiweiße und damit u. a. zu einem Verlust an Muskelmasse kommt.

Der Bedarf an Mineralstoffen und Vitaminen ist bei Stillenden in der Regel leicht erhöht, da der Bedarf des Kindes an diesen Nährstoffen über die Muttermilch gedeckt werden muss. Nimmt die Stillende zu geringe Mengen Vitamine und/oder Mineralstoffe (z. B. Kalzium) auf, werden diese ihrem Körper entzogen, damit der Bedarf des Kindes gedeckt werden kann. Kalzium wird z. B. aus den Knochen mobilisiert, was zu einer Verringerung der Knochenmasse führen kann.

Ernährungsempfehlungen: Auf Obst und Gemüse darf während der Stillzeit keineswegs verzichtet werden, da sonst der erhöhte Vitaminbedarf nicht gedeckt werden kann. Falls säurehaltiges Obst (z. B. Apfelsinen) und säurehaltige Fruchtsäfte das Wundsein beim Säugling begünstigen, müssen Stillende Obstarten wählen, die weniger Säure enthalten (z. B. Äpfel, Bananen). Das Gleiche gilt für Gemüsearten, die Blähungen hervorrufen (z. B. Zwiebeln, Kohl). Sie müssen durch andere, besser verträgliche Gemüsearten ersetzt werden. Wenigstens zweimal in der Woche sollten Stillende Seefisch essen, um ihren Jodbedarf und den des Kindes zu decken. In vielen Fällen ist zusätzlich eine medikamentöse Jodzufuhr notwendig. Die Zufuhr an Milch und Milcherzeugnissen sollte erhöht werden, um den Mehrbedarf an Kalzium zu decken. Der Flüssigkeitsbedarf von Stillenden ist ebenfalls erhöht; es wird empfohlen, täglich mindestens 1,7 l Mineralwasser, ungesüßte Kräuter- und Früchtetees zu trinken.

Genussmittel: Auf das Rauchen muss wegen des Übergangs des Nikotins und weiterer Schadstoffe in die Muttermilch unbedingt verzichtet werden. Auch alkoholische Getränke sollten Stillende meiden, da der in die Muttermilch übergehende Alkohol die Nervenzellen des Kindes schädigen kann. Auf Tee und Kaffee muss nicht verzichtet werden; der Konsum sollte jedoch auf etwa zwei bis drei Tassen täglich beschränkt werden.

Stinkasant: →Asant.

Stockfisch: ein →Fischerzeugnis.

Stoffwechsel, Metabolismus: Oberbegriff für alle im menschlichen Körper stattfindenden biochemischen Reaktionen, die dem Aufbau, Umbau und Abbau von Stoffen dienen und dafür sorgen, dass die Körpersubstanz erhalten bleibt und der Organismus all seine Funktionen erfüllen kann. Zu den Stoffwechselprozessen gehören die Atmung und damit die Sauerstoffzufuhr sowie die Zufuhr von Nährstoffen über die Nahrung, ihre Verwertung, die Herstellung der daraus resultierenden Abfallprodukte (z. B. Harnstoff) und deren Ausscheidung. Man teilt die Stoffwechselprozesse in zwei Kategorien ein: den der Energiegewinnung dienenden →Katabolismus und den Energie verbrauchenden, dem Aufbau von Körpersubstanz dienenden →Anabolismus.

Stoffwechsel|erkrankungen, Stoffwechselstörungen: Oberbegriff für Erkrankungen, die durch Störungen der aufbauenden, umbauenden und abbauenden biochemischen Prozesse im menschlichen Organismus hervorgerufen werden. Viele Stoffwechselerkrankungen (z. B. →Gicht) werden durch einen unzureichenden Abbau von Stoffen bedingt, die oder deren Zwischenprodukte sich im Organismus anlagern (z. B. Kupfer bei der →Kupferspeicherkrankheit) und zu Organschäden führen können. Bei anderen Stoffwechselerkrankungen ist der Aufbau bestimmter körpereigener Eiweiße (z. B. von Enzymen) gestört, was schwere Gesundheitsschäden nach sich ziehen kann. Zu den Ursachen zählen z. B. Gendefekte, aufgrund deren sich für den Abbau bestimmter Stoffe notwendige Enzyme nicht bilden können (z. B. bei der →Galaktosämie), Nieren- oder Bauchspeicheldrüsenfunktionsstörungen und Folgen von Ernährungsfehlern wie →Jodmangel, der zu Schilddrüsenüber- und -unterfunktion und damit zu einer vermehrten bzw. verminderten Produktion von Schilddrüsenhormonen führen kann (→Schilddrüsenerkrankungen). Weitere häufige Stoffwechselerkrankungen sind →Diabetes mellitus, Fettstoffwechselstörungen wie →Hypercholesterinämie und →Hypertriglyzeridämie sowie die →Hyperurikämie. Zu den Störungen des Eiweißstoffwechsels zählt die →Phenylketonurie.

Stoma: →Kunstafter.

Stopfleber, Foie gras [fwa'gra, frz.]: zarte, als Delikatesse geschätzte Fettleber von Ente oder Gans. Die Tiere werden gemästet, indem man das Futter mit einem Trichter bis auf den Grund ihres Rachens bringt. In Deutschland, Österreich und der Schweiz ist das Stopfen aus Gründen des Tierschutzes verboten. Stopfleber kommt frisch (im Ganzen oder in Scheiben geschnitten) oder in Dosen konserviert zum Verkauf. **Entenstopfleber** hat einen etwas kräftigeren Geschmack als **Gänsestopfleber**.

Man kann Stopfleber auf verschiedene Arten zubereiten, z.B. braten oder in Portwein pochieren.

Störe, wiss. Name **Acipenseridae:** meist im Meer lebende, langgestreckte Wanderfische, die zum Laichen in Flüsse aufsteigen. Alle Arten sind wegen intensiver Befischung vom Aussterben bedroht. Der Baltische Stör (Acipenser sturio), der über 3 m lang werden kann, lebt im Atlantik, im Mittelmeer und an der Ostküste Nordamerikas. Eine reine Süßwasserform ist der bis 1 m lange Sterlet (Acipenser ruthenus). Am häufigsten findet man auf dem Markt den 4 m langen Waxdick (Acipenser güldenstädti), der im Schwarzen Meer heimisch ist. Störe haben v.a. als Lieferanten von →Kaviar Bedeutung; seltener kommen die Fische selbst, frisch oder geräuchert, in den Handel. Ihr fettarmes Fleisch ist saftig, fest und schmackhaft und eignet sich zum Braten und Schmoren.

Strahlen, ionisierende: →ionisierende Strahlen.

Strahlenbelastung: unscharfe Bezeichnung für verschiedene Aspekte von Situationen, in denen eine Person, ein Organismus oder ein Gegenstand irgendeiner Art von Strahlung ausgesetzt ist; im ernährungswissenschaftlichen Sinn die radioaktive Belastung von Lebensmitteln, die eine krebserregende und mutagene (erbgutverändernde) Wirkung hat und nach dem Reaktorunfall in Tschernobyl im Jahr 1986 stark angestiegen ist. Derzeit lassen sich in wild wachsenden →Speisepilzen noch bis zu 17 000 Bq nachweisen; Fisch und Wildbret aus Osteuropa und Skandinavien können je nach Herkunft und Alter mit einer Radioaktivität von bis zu 35 000 Bq belastet sein. Der Grenzwert für verkehrsfähige Lebensmittel in Deutschland beträgt 600 Bq pro Kilogramm. In Reformhäusern angebotene Lebensmittel bleiben unter 20 Bq pro Kilogramm.

Strahlentherapie, Radiotherapie: eine Art der →Krebstherapie.

Streichfette: streichfähige Fette tierischer (→Butter) oder überwiegend pflanzlicher (→Margarine) Herkunft. Mischfette enthalten Milch- und Pflanzenfett in unterschiedlichen Anteilen, oft unter Beigabe von Lebensmittelzusatzstoffen. Außerdem gibt es fettreduzierte →Milchstreichfette wie z.B. Halbfett- und Dreiviertelfettbutter.

Stress: Zustand erhöhter Aktivierung des Organismus, der eintritt, wenn der Organismus bestimmten Reizen (Stressoren) ausgesetzt ist. Diese Reize können sowohl negativ sein wie Lärm, körperliche Belastungen (z.B. durch Infektionen), psychischer Druck oder Ärger als auch positiv wie beispielsweise große Freude. In der Umgangssprache bezeichnet man mit Stress jedoch in erster Linie einen als negativ empfundenen Zustand großer Belastung, der das Wohlbefinden stört und zu gesundheitlichen Problemen führen kann. Stress steigert die Leistungsbereitschaft und damit die Fähigkeit, potenzielle Bedrohungen abzuwenden. Personen, die unter starkem Stress stehen, haben einen Energiemehrbarf von bis zu 15 %.

Strontium: ein chemisches Element, das zu den Ultraspurenelementen gerechnet wird, die in ausreichenden Mengen mit der Nahrung aufgenommen werden und für die bislang keine Mangelerscheinungen und keine physiologischen Funktionen bekannt sind. Strontium ist in der Erdrinde enthalten und kommt in pflanzlichen und tierischen Lebensmitteln vor. Bei einer zu hohen Aufnahme von Strontium, die über die Nahrung jedoch nicht möglich ist, wird Strontium ebenso wie Kalzium ins Skelett eingebaut und kann zu Knochenerweichung führen. Radioaktive Isotope des Strontiums, die z.B. durch Atomtests oder Reaktorunfälle in die Umwelt und damit auch in Lebensmittel gelangen können, führen zu Knochenmarksschädigungen und einer gestörten Blutproduktion (→Strahlenbelastung).

Struma, Kropf: eine durch →Jodmangel hervorgerufene Schilddrüsenerkrankung.

Stubenküken: bis vier Wochen altes →Huhn.

Studentenfutter: ein →Knabbererzeugnis.

Stuhl, Fäzes, Kot: Ausscheidungsprodukt des Darms, das zu drei Vierteln aus Wasser besteht und daneben unverdauliche Nahrungsbestandteile, Darmbakterien und deren Fäulnis- und Gärungsprodukte, abgestorbene Zellen aus dem Darmtrakt und zur Verdauung notwendige Stoffe (z.B. Enzyme) enthält. Je nach Ernährungsweise werden täglich 70–500 g Stuhl ausgeschieden; die Stuhlmenge erhöht sich bei ballaststoffreicher Nahrung. Die Farbe des Stuhls variiert von Gelblich-Braun bis Dunkelbraun; sie rührt von dem Gallenfarbstoff Bilirubin her, der im Dickdarm in Sterkobilin umgewandelt und fast vollständig ausgeschieden wird. Bestimmte Lebensmittel (z. B. Rote Bete) können die Farbe des Stuhls beeinflussen. Auf Erkrankungen können Veränderungen des Stuhls hindeuten, z. B. eine Schwarz- oder Graufärbung, Schleimauflagen und Fettbeimengungen (z. B. bei Störungen der Fettverdauung) sowie unverdaute Nahrungsreste.

Stutenmilch: Die Milch von Stuten enthält rund 1,9 % Fett, 2,5 % Eiweiß und 6,2 % Laktose, wobei diese Werte je nach Pferderasse, Haltung und Fütterung schwanken können. Insgesamt weist Stutenmilch in ihrer Zusammensetzung große Ähnlichkeit mit →Muttermilch auf; beide haben im Vergleich zur Kuhmilch (→Milch) einen wesentlich höheren Anteil an mehrfach ungesättigten Fettsäuren (Linol-, Linolen- und Arachidonsäure). Stutenmilch liefert ferner die Vitamine A, B_1, B_2, B_{12}, C, E, verschiedene Mineralstoffe und eine Reihe wichtiger Enzyme. Sie wird nicht in erster Linie als Nahrungs-, sondern als Naturheilmittel verwendet, oft in Form einer mindestens vier- bis sechswöchigen Trinkkur.

Stutenmilch schmeckt nussig-süßlich, hat eine dünne Konsistenz und schleimt nicht. Sie wird tiefgefroren und portioniert versandt und ist so mindestens sechs Monate haltbar. Es gibt auch Stutenmilchpulver, das mit kaltem Wasser angerührt wird. Die Milch stärkt die Immunabwehr und wird bei der Behandlung vielfältiger Erkrankungen unterstützend eingesetzt, etwa bei Magen-Darm-Problemen, rheumatischen Erkrankungen, Allergien, Hautkrankheiten und Fettstoffwechselstörungen. Bei allergiegefährdeten Säuglingen wird sie anstelle von Muttermilch gegeben. Diabetiker sollten sie jedoch meiden, da sie zu einer stoffwechselbedingten Übersäuerung des Blutes führen kann.

Stutenmilch sollte aus einem staatlich anerkannten Vorzugsmilchbetrieb stammen (Auskunft erteilen die Lebensmittel- oder Veterinäruntersuchungsämter), der unter amtstierärztlicher Gesundheitskontrolle steht. Nur hier kann der Verbraucher sicher sein, dass die Milch hygienisch einwandfrei ist und die Tiere regelmäßig untersucht werden.

Suchdiät, Suchkost: →Allergensuchkost.

Sucht: Abhängigkeit von einem bestimmten Stoff oder einem Erlebniszustand, der durch eine Substanz (z. B. Alkohol, Drogen) oder ein Verhalten (z. B. Spielen) ausgelöst wird. Der Stoff wird dem Körper immer wieder zugeführt bzw. das Verhalten wird immer wieder praktiziert, obwohl dieses Verhalten vom Verstand her oft sogar abgelehnt wird. Eine willentliche Kontrolle ist nicht mehr möglich und der Stoff wird genommen bzw. das Verhalten wird beibehalten, obwohl dies der Gesundheit und/oder den sozialen Beziehungen schadet. Unter den Begriff Sucht fallen u. a. →Alkoholismus, Tabakkonsum (→Rauchen) sowie Essstörungen wie →Bulimie und →Magersucht.

Südfrüchte, Exoten, exotische Früchte: aus tropischen oder subtropischen Ländern stammendes →Obst.

Südweine: →Dessertweine.

Sukkade: →Zitronat.

Sulfate: Salze der Schwefelsäure, die natürlich in manchen Böden vorkommen, aber u. a. auch in Düngemitteln enthalten sind. Durch Auswaschung des Bodens, aber auch durch Klärung des Trinkwassers mithilfe von Sulfaten können diese Substanzen ins Trinkwasser gelangen. Der in der deutschen Trinkwasserverordnung festgelegte Grenzwert für Sulfate liegt bei 240 mg pro Liter Trinkwasser; höhere Mengen (etwa 500 mg pro Liter) wirken abführend und können Durchfälle hervorrufen, was besonders für Säuglinge gefährlich sein kann. Mineralwässer, die für die Zubereitung von Säuglingsnahrung geeignet sind, dürfen daher ebenfalls maximal 240 mg Sulfate pro Liter enthalten. Natriumsulfat (Glaubersalz) und Magnesiumsulfat (Bittersalz) sind als natürliche →Abführmittel bekannt. In der Lebensmittelindustrie werden verschiedene Sulfate als →Festigungsmittel, →Trägerstoffe und Säureregulatoren eingesetzt.

Sulfide: Verbindungen des Schwefels u. a. mit Metallen, Halbmetallen und organischen Resten. Für die Ernährung sind die organischen Sulfide bedeutsam. Zahlreiche Aromastoffe, insbesondere in →Knoblauch und anderen Zwiebelgewächsen, sind Sulfide. Die flüchtigen Sulfidverbindungen sind nicht originär im Knoblauch enthalten, sondern entstehen erst bei der enzymatischen oder thermischen Zersetzung aus den Vorstufen. Die Hauptwirksubstanz im Knoblauch ist das **Allicin.** Sulfide wirken antimikrobiell, antioxidativ, entzündungshemmend und Krebs vorbeugend. Außerdem fördern sie die Verdauung, senken den Cholesterinspiegel und beugen der Entstehung von Blutgerinnseln vor.

Sulfit|intoleranz: Unverträglichkeit gegenüber den Salzen der schwefligen Säure (Sulfiten), die als →Antioxidationsmittel und →Konservierungsstoffe eingesetzt werden. Beispielsweise werden Sulfite bei Störungen der Magensäureproduktion oder bei Bronchialasthma schlecht vertragen. Bei einer Sulfitintoleranz sollte auf Lebensmittel, denen Sulfite, Schwefeldioxid oder schweflige Säure (E 220–228) zugesetzt ist, verzichtet werden. Auch sulfathaltige Mineralwässer sollten gemieden werden.

Sulfonylharnstoffe: Blutzucker senkende Wirkstoffe, die zur Behandlung von →Diabetes mellitus vom Typ II eingesetzt werden können. Sie regen die Ausschüttung des Blutzucker senkenden Hormons Insulin durch die Bauchspeicheldrüse an, sodass die bei Mahlzeiten ins Blut strömende Glukose von den Körperzellen besser aufgenommen werden kann. Da bei einer Sulfonylharnstofftherapie die Gefahr einer →Unterzuckerung besteht, weil sich die Wirkung der Sulfonylharnstoffe nicht exakt steuern lässt, müssen die Patienten einerseits darin geschult werden, eine Unterzuckerung zu erkennen, andererseits einen reglementierten Mahlzeitenplan einhalten. So muss die Nahrung auf sechs Mahlzeiten pro Tag aufgeteilt werden und es darf keine Mahlzeit ausgelassen werden. Sulfonylharnstoffe dürfen nicht zusammen mit Alkohol genommen werden.

Sultaninen: eine Rosinensorte (→Rosinen).

Sülze [ahd. sulza »Salzwasser«, »Gallert«]: kalte Speise aus klein geschnittenem, gegartem Fleisch, Geflügelfleisch, Fisch, Ei und/oder Gemüse in gelierter, gewürzter Brühe; auch Obst- und Käsestückchen können eingelegt sein. Abhängig von den verwendeten Zutaten schmeckt Sülze süß oder säuerlich. Sie eignet sich nicht zum Tiefkühlen.

Suppenhuhn: Legehenne, deren Fleisch v. a. für Suppen und Eintöpfe verwendet wird (→Huhn).

Supplementierung: die zusätzliche Gabe von Nährstoffen über die übliche Ernährung hinaus. Hierdurch sollen Defizite (z. B. an Mineralstoffen oder Vitaminen) ausgeglichen werden, die durch eine unzureichende Zufuhr dieser Stoffe mit der Ernährung oder durch einen erhöhten Bedarf entstehen können. Als Supplemente dienen meist →Nahrungsergänzungsmittel (S. 476 ff.).

Surimi: ein aus Japan stammendes Krebsfleischimitat auf der Basis von Fischeiweiß. Zu seiner Herstellung werden bestimmte Seefischarten (z. B. Alaska-Pollack) entgrätet, zerkleinert und unter Zusatz von Kochsalz mit Wasser gewaschen. Der entstandene Fischbrei wird durch Pressen entwässert und gesiebt. Anschließend werden Sorbit und Phosphate zugesetzt, sodass Surimi eine viskose Textur erhält und viel Wasser binden kann. Die entstandene wasserreiche und fettarme Eiweißgrundmasse ist geruch- und geschmacklos. Im Lauf der weiteren Verarbeitung wird sie mit Gewürzen (z. B. Kochsalz, Pfeffer), Stärke, Eiklar und/oder anderen Zutaten vermischt, geformt und wärmebehandelt, beispielweise gebraten, frittiert, gegrillt oder gedämpft. Durch den Zusatz entsprechender Aroma- und Farbstoffe wird mit Surimi in der Regel Krebsfleisch imitiert, teilweise jedoch auch Garnelen-, Hummer- oder Muschelfleisch sowie verschiedene Würstchen- bzw. Wurstarten und Pizzabeläge. Surimi hat einen Eiweißgehalt von 8–12 %.

Süßer Fenchel, Gewürzfenchel: Varietät des Gartenfenchels, dessen Samen zum Würzen von Speisen und zur Herstellung von Fencheltee (→Kräutertees) verwendet werden (→Fenchel).

süße Sahne, süßer Rahm: →Sahne mit einem Fettgehalt von mindestens 10 %.

Süßholztrockendicksaft: getrockneter Dicksaft der Wurzel des Süßholzstrauchs (Glycyrrhiza). Süßholztrockendicksaft wird zur Herstellung von →Lakritze und →Salmiakpastillen verwendet.

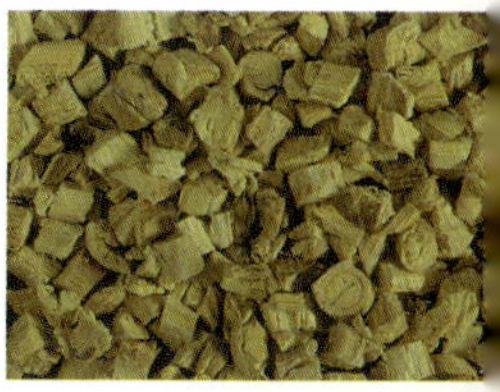

Süßholztrockendicksaft: Rinde des Süßholzstrauchs

Süßigkeiten, Süßwaren: nach dem deutschen Lebensmittel- und Bedarfsgegenständegesetz alle Lebensmittel, die als maßgebliche Bestandteile Haushaltszucker oder andere Zuckerarten bzw. bei als »zahnschonend« oder »diabetikergeeignet« deklarierten Produkten Zuckeraustausch- oder Süßstoffe enthalten. Alle Süßigkeiten haben daher – unabhängig von ihrer Zusammensetzung – den süßen Geschmack und den Genussaspekt gemeinsam, der bei dieser Lebensmittelgruppe im Vordergrund steht. Darüber hinaus stellen sie eine heterogene Lebensmittelgruppe dar, die sehr komplexe und unterschiedliche Rezepturen aufweist.

Die verbreitetsten Süßigkeiten am deutschen Markt sind →Schokolade und Schokoladenerzeugnisse, →Kakao und Kakaoerzeugnisse, →Gebäck und Zuckerwaren. Die wichtigsten Vertreter der Kategorie Zuckerwaren sind Bonbons (Karamellen), Gelee-Erzeugnisse, Gummizuckerwaren, Schaumzuckerwaren, Krokant, Fondanterzeugnisse, Nugat, →Marzipan, →Persipan und →Lakritze.

Bonbons werden bezüglich ihrer Konsistenz in Hartkaramellen (z. B. Drops) und kaubare Weichkaramellen (Toffees, Kaubonbons) eingeteilt. Der Unterschied kommt u. a. durch ein geringeres Auskochen des Wassers bei der Herstellung der Weichkaramellen zustande. Demzufolge weisen die Weichkaramellen einen höheren Restwassergehalt von 6–10 % auf,

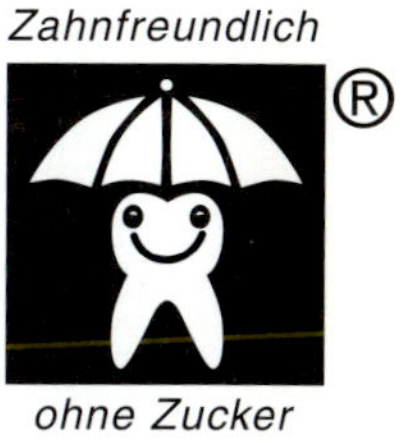

Süßigkeiten: »Zahnmännchen«

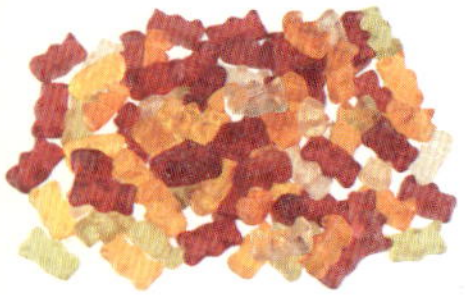

Süßigkeiten: Gummibärchen

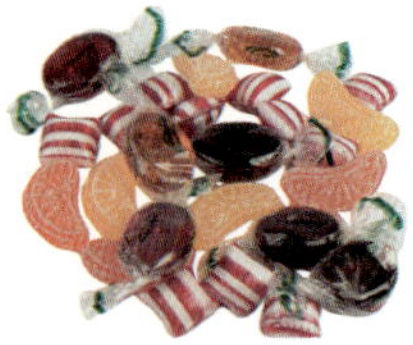

Süßigkeiten: Bonbons

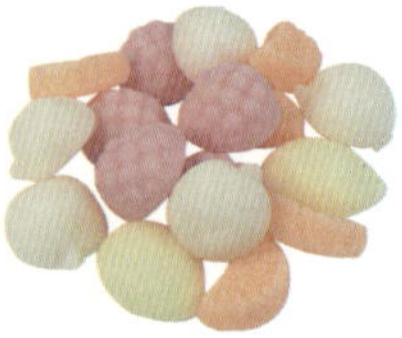

Süßigkeiten: Fondanterzeugnisse

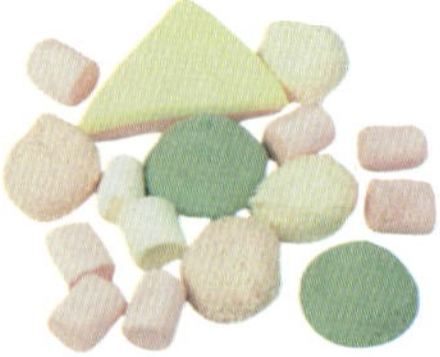

Süßigkeiten: Schaumzuckerwaren

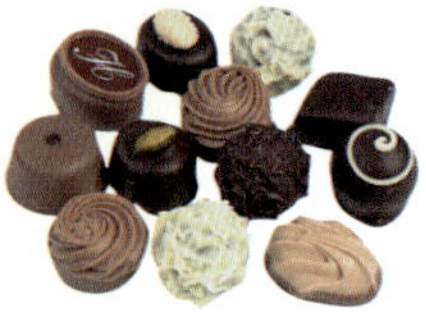

Süßigkeiten: Pralinen

Hartkaramellen zum Lutschen hingegen einen Restwassergehalt von nur 1–4%.

Gelee-Erzeugnisse sind Süßwaren mit einer durch Agar-Agar- oder Pektinzusatz erzeugten charakteristisch weichen Füllung. Dazu zählen z. B. Geleefrüchte. Zu den **Gummizuckerwaren** gehören »Gummibärchen« und andere Fruchtgummisorten. Sie sind mehr oder weniger zäh-elastische Erzeugnisse, deren charakteristische halbfeste Beschaffenheit durch den Zusatz von Agar-Agar, Gelatine, Gummi arabicum oder modifizierten Stärken erzielt wird. **Schaumzuckerwaren** sind luftiglockere Erzeugnisse, deren charakteristische Konsistenz durch den Zusatz schaumbildender Stoffe wie Sojaeiweiß oder Gelatine entsteht. Häufig haben sie eine Waffel als Unterlage und/oder werden mit Schokolade überzogen wie z. B. die so genannten Schokoküsse.

Krokant wird aus mindestens 20% zerkleinerten Haselnüssen, Mandeln und/oder Walnüssen sowie karamelisierten Zuckerarten oder auch Zuckeraustauschstoffen hergestellt. **Fondanterzeugnisse** werden aus Fondantmasse, einer feinkristallinen Mischung von Haushaltszucker mit Stärkesirup und/oder Invertzucker, produziert. Diese Masse wird je nach Rezeptur nur ausgeformt bzw. kandiert, glasiert oder schokoliert. Zu dieser Gruppe gehören z. B. die »Oster-Spiegeleier«.

Konfekt ist eine Sammelbezeichnung für feine Zuckerwaren, z. T. mit Schokoladenüberzug. Dazu gehören beispielsweise **Pralinen** (Konfekt mit Schokoladenüberzug und einer Füllung aus Frucht, Krokant, verschiedenen Cremes, Marzipan, Nüssen oder auch Spirituosen) und **Nugat.** Nugat ist ein Konfekt aus gerösteten Mandeln oder Haselnüssen und leicht karamellisiertem Zucker, dessen Schnittfestigkeit durch Beigabe von Kakao oder Kakaomasse erzielt wird. Zur Aromatisierung können Vanille und andere Aromastoffe beigefügt werden. Davon zu unterscheiden ist weißer Nugat (Türkischer Honig), eine zähe, helle Masse aus Zucker, aufgeschlagenem Eiweiß und Gelatine, meist versetzt mit kandierten Früchten, Mandeln, Nüssen oder Pistazien.

Gesundheitswert: Die meisten Süßigkeiten sind aufgrund ihres hohen Zuckergehalts sehr kalorienreich, aber arm an Nährstoffen. Übermäßiger Verzehr von Süßigkeiten kann zu Übergewicht führen und die Entstehung von →Karies begünstigen. Da nicht allein der in Süßigkeiten in der Regel enthaltene Zucker das Kariesrisiko erhöht, sondern v. a. die Verweildauer des Zuckers in der Mundschleimhaut, gibt es besonders zahngefährliche Süßigkeiten, z. B. Kaubonbons oder Schokolade (weil sie länger an den Zähnen haften als andere Süßigkeiten). Andererseits gibt es aber auch zahnfreundliche Süßigkeiten, nämlich alle Produkte, die mit dem Logo »Zahnmännchen mit Schirm« gekennzeichnet sind. Ihnen werden Süßungsmittel zugesetzt, die nicht kariogen wirken.

LESETIPP:

Jean Pütz und Christine Niklas: *Hobbythek. Süßigkeiten und Gebäck. Gesunde Rezepte für Schleckermäuler. Köln (vgs) 1997.*

Süßkartoffel, Batate: stärkereiche Knolle der aus Südamerika stammenden und in den warmen Gebieten der Erde verbreiteten Knollenwinde (Ipomoea batatas). Die Süßkartoffel ist nicht mit der Kartoffel verwandt. Ihre aus den Seitenwurzeln hervorgehenden spindelförmigen, roten bis weißen Knollen haben einen süßlichen, kastanienartigen Geschmack und werden gekocht, gebacken oder gebraten. An einem dunklen, kühlen, gut gelüfteten Ort sind Süßkartoffeln sieben bis zehn Tage haltbar. Sie haben einen hohen Gehalt an Betakarotin, Vitamin E und C, Kalium, Magnesium, Eisen und Kupfer. Allerdings sind sie mit 108 kcal/452 kJ pro 100 g ziemlich kalorienreich.

Süßkraft: Maß für die Auslösung von geschmacklichem Süßempfinden im Verhältnis zur eingesetzten Menge an Süßungsmittel. Meist wird sie im Verhältnis zur Süßkraft von Haushaltszucker (→Zucker) angegeben, die mit 1 festgesetzt ist. So hat z. B. Fruktose eine höhere Süßkraft als Zucker (1,5).

Süßmais, Gemüsemais, Zuckermais: eine Maissorte (→Mais).

Süßstoffe: zu den Lebensmittelzusatzstoffen zählende synthetische und natürliche Verbindungen mit intensiv süßem Geschmack, die im Gegensatz zu den Zuckern und Zuckeraustauschstoffen keinen oder nur einen vernachlässigbar geringen Nährwert haben. Sie werden vom Körper völlig oder weitgehend unverändert ausgeschieden.

Verwendung: Da Süßstoffe keine Glukose enthalten, sind sie auch für Diabetiker verträglich und können anstelle von Zucker zum Süßen von Speisen und Getränken eingesetzt werden. Bei Übergewicht werden Süßstoffe häufig als Zuckerersatz zur Gewichtsreduktion verwendet. Sie sind in Form von Streu- und Flüssigsüße sowie als Tabletten im Handel erhältlich. Die meisten Süßstoffe (außer Aspartam) können gut über längere Zeit gelagert werden, ohne dass sie verderben oder ihre Süßkraft einbüßen. Mit Ausnahme von Aspartam und Thaumatin verlieren Süßstoffe auch beim

Erhitzen ihre Süßkraft nicht. In der Lebensmittelverarbeitung werden Süßstoffe zum Süßen v. a. von diätetischen Erzeugnissen (z. B. Diabetikerlebensmitteln, Lightprodukten) verwendet. Häufig werden Mischungen verschiedener Süßstoffe und →Zuckeraustauschstoffe verwendet, um den gewünschten Geschmackseindruck zu erzielen. Wenn ein Lebensmittel Süßstoffe enthält, muss in der Kennzeichnung darauf hingewiesen werden. Maß für die Intensität ihres süßen Geschmacks ist die →Süßkraft. Der größte Nachteil vieler Süßstoffe ist ihr charakteristischer Nach- oder Beigeschmack, der ihren Einsatz einschränkt. So schmeckt Thaumatin z. B. ein wenig wie Lakritze; Neohesperidin hat einen mentholähnlichen Beigeschmack.

Gesundheitswert: Gesundheitsschädlich sind Süßstoffe zahlreichen wissenschaftlichen Untersuchungen zufolge nicht. Eine Zeitlang standen sie im Verdacht, Krebs zu erregen oder den Hunger (v. a. auf Süßes) zu steigern; diese Befürchtungen haben sich jedoch inzwischen als unbegründet erwiesen. Im Gegensatz zu Zucker begünstigen Süßstoffe auch nicht die Entstehung von Karies. Vorsichtshalber haben die Weltgesundheitsorganisation und andere Gremien trotz der gesundheitlichen Unbedenklichkeit von Süßstoffen Höchstwerte für deren tägliche Zufuhr festgelegt, die nicht überschritten werden sollten.

Die einzelnen Süßstoffe:

Acesulfam (E 950, Acesulfam-K) wird durch chemische Synthese hergestellt und hat eine etwa zweihundertmal so hohe Süßkraft wie Haushaltszucker. In hoher Konzentration nimmt die Süßkraft allerdings ab und es entsteht ein metallischer Beigeschmack. In der Lebensmittelverarbeitung ist Acesulfam u. a. für kalorienreduzierte oder ohne Zuckerzusatz hergestellte aromatische Getränke auf Milch- oder Wasserbasis, für Obstkonserven, Speiseeis, Konfitüren, Gelees und Marmeladen, Süßigkeiten ohne Zuckerzusatz, Feinkostsalate und alkoholfreies Bier zugelassen, und zwar in Höchstmengen von 25–2500 mg pro Kilogramm bzw. Liter. (Die höheren Werte gelten jeweils für Lebensmittel, die nicht in großen Mengen verzehrt werden, wie z. B. Süßigkeiten.) Der ADI liegt bei 0–9 mg pro Kilogramm Körpergewicht. Acesulfam wird vom Körper nicht aufgenommen, sondern unverändert über den Harn ausgeschieden und ist somit kalorienfrei.

Aspartam (E 951) wird ebenfalls durch chemische Synthese hergestellt. Es besteht aus zwei chemisch miteinander verbundenen Aminosäuren (Asparaginsäure und Phenylalanin) und wird im menschlichen Organismus wie ein Eiweiß abgebaut; daher ist es nicht kalorienfrei, sondern liefert ebenso viel Energie wie Eiweiß (4 kcal pro Gramm). Trotzdem ist auch Aspartam gut zur Gewichtsreduktion geeignet, da nur sehr geringe Mengen benötigt werden, um eine Speise oder ein Getränk zu süßen.

Im Gegensatz zu Acesulfam tritt bei Aspartam auch in höheren Konzentrationen kein metallischer Beigeschmack auf. Da es nicht hitzestabil ist und bei Temperaturen über 200 °C zerfällt, eignet es sich allerdings nicht zum Backen und Kochen. In der Lebensmittelverarbeitung wird Aspartam häufig mit Acesulfam und Cyclamat kombiniert und u. a. in kalorienreduzierten Erfrischungsgetränken, bei Dessertspeisen aller Art, Zubereitungen aus Milch, Speiseeis, Brotaufstrichen, Frühstücksgetreideprodukten, Senf, Saucen, Obstkonserven und Spirituosen eingesetzt. Die Höchstmengen liegen je nach Anwendungsgebiet zwischen 25 und 6000 mg pro Kilogramm bzw. Liter; der ADI beträgt 0–40 mg pro Kilogramm Körpergewicht.

Menschen, die an →Phenylketonurie leiden, dürfen Aspartam nicht verwenden und auch keine mit Aspartam gesüßten Lebensmittel verzehren, da sie die in dem Süßstoff enthaltene Aminosäure Phenylalanin nicht abbauen können. Lebensmittel mit Aspartam müssen daher den Warnhinweis »mit Phenylalanin« oder »enthält eine Phenylalaninquelle« tragen.

Cyclamat (E 952, auch deklariert als Cyclohexansulfamidsäure) ist ein Oberbegriff für Cyclohexansulfamidsäure und deren Natrium- und Kalziumsalze. Alle diese Substanzen werden durch chemische Synthese hergestellt, sind sehr lange lagerfähig, hitzestabil und somit auch zum Kochen und Backen verwendbar. Die Süßkraft von Cyclamat ist 35- bis 70-mal so hoch wie die von Haushaltszucker. Zur Geschmacksabrundung und Süßkraftsteigerung wird es häufig mit Saccharin kombiniert. In der Lebensmittelverarbeitung ist Cyclamat für kalorienreduzierte (oder ohne Zuckerzusatz hergestellte) Getränke auf Wasserbasis, Desserts auf der Basis von Eiern, Gebäck und Süßigkeiten ohne Zuckerzusatz zugelassen; die Höchstmengen liegen je nach Anwendungsgebiet zwischen 0,25 und 25 g pro Kilogramm bzw. Liter, der ADI beträgt 0–7 mg pro Kilogramm Körpergewicht. (Diesen ADI-Wert können Kinder v. a. im Sommer durch größere Mengen kalorienreduzierter Getränke leicht erreichen.)

Saccharin (E 954) ist der erste Süßstoff, der industriell hergestellt wurde. Die Bezeichnung Saccharin umfasst auch die Natrium-, Kalium-

und Kalziumsalze des Saccharins. Alle diese Substanzen werden durch chemische Synthese hergestellt, vom menschlichen Körper schnell aufgenommen und unverändert mit dem Harn ausgeschieden. Sie sind somit praktisch kalorienfrei. In hohen Konzentrationen entfaltet Saccharin einen bitter metallischen Beigeschmack; zur Geschmacksabrundung wird es daher häufig mit Cyclamat, Thaumatin und dem Zuckeraustauschstoff Xylit kombiniert. Die wichtigsten Anwendungsgebiete für Saccharin sind Lightprodukte, ohne Zuckerzusatz hergestellte Erzeugnisse und Diabetikerlebensmittel, z.B. Desserts, Süßigkeiten, Limonaden und andere Erfrischungsgetränke sowie süßsaure Obst- und Gemüsekonserven. Die Höchstmengen liegen je nach Anwendungsgebiet zwischen 80 und 3000 mg pro Kilogramm bzw. Liter.

Thaumatin (E 957) ist ein Eiweiß, das aus den Samen der in Westafrika wachsenden Staude Thaumatococcus danielli gewonnen wird. Aufgrund der geringen Ausbeute ist dieser Süßstoff relativ teuer. Da er vom menschlichen Körper schnell aufgenommen und unverändert mit dem Harn ausgeschieden wird, ist er praktisch kalorienfrei. Allerdings ist er nicht hitzestabil; beim Erhitzen verschwindet der süße Geschmack, daher eignet sich Thaumatin nicht zum Kochen und Backen. Wegen seiner hohen Süßkraft wird es nur in sehr kleinen Mengen verwendet. Wichtige Anwendungsgebiete sind ähnlich wie bei den anderen Süßstoffen kalorienreduzierte und ohne Zuckerzusatz hergestellte Produkte sowie Diabetikerlebensmittel, z.B. Speiseeis, Kaugummi und Süßigkeiten. Die Höchstmenge beträgt je nach Anwendungsgebiet 50–400 mg pro Kilogramm bzw. Liter.

Neohesperidin (E 959, Neohesperidin DC) wird durch chemische Synthese aus Flavonoiden hergestellt, wie sie z.B. in den Schalen von Zitrusfrüchten enthalten sind. Verwendung findet es u.a. in kalorienreduzierten (oder ohne Zuckerzusatz hergestellten) Getränken auf Wasserbasis, Snacks und Knabbererzeugnissen. Die Höchstmengen liegen je nach Anwendungsgebiet zwischen 30 und 400 mg pro Kilogramm bzw. Liter; der ADI beträgt 0–5 mg pro Kilogramm Körpergewicht. Mehrere Untersuchungen haben keine Hinweise auf eine schädliche Nebenwirkung von Neohesperidin erbracht. Geringe Mengen des Süßstoffs werden im Darm resorbiert, doch sein Kaloriengehalt ist zu vernachlässigen. Nachteilig ist lediglich der charakteristische mentholhaltige Beigeschmack, der schon in den üblicherweise verwendeten Mengen bemerkbar ist. Die Anwendungsmöglichkeiten von Neohesperidin sind daher begrenzt; es wird häufig in Kombination mit Aromen oder anderen Süßstoffen eingesetzt.

Süßungsmittel: Oberbegriff für Zutaten, die zum Süßen von Lebensmitteln, Speisen und Getränken verwendet werden, z.B. →Zucker, →Dicksaft, →Süßstoffe, →Zuckeraustauschstoffe, →Honig, →Ahornsirup, →Apfelkraut, →Birnenkraut und →Rübenkraut. (Letztere können auch als Brotaufstrich verwendet werden.)

Süßwaren: →Süßigkeiten.

Süßwasseralgen: im Süßwasser lebende →Algen.

Süßwasserfische: im Süßwasser lebende →Fische.

Süßweine: →Dessertweine.

Syndrom, hyperkinetisches: →hyperkinetisches Syndrom.

Syndrom, metabolisches: →metabolisches Syndrom.

Syndrom, nephrotisches: →nephrotisches Syndrom.

Tabascosauce: eine →Würzsauce.

Tafelobst, Edelobst: Obst, das im Gegensatz zu Wirtschaftsobst nicht zu Obsterzeugnissen weiterverarbeitet wird, sondern zum Rohverzehr bestimmt ist (→Obst).

Tafeltrauben: für den Verzehr bestimmte →Weintrauben.

Tafelwasser: künstlich hergestelltes →Mineralwasser, das aus gewöhnlichem Trinkwasser oder Quellwasser durch Anreicherung mit salzhaltigem Wasser, Meerwasser, Kochsalz, Soda oder Natriumhydrogenkarbonat hergestellt wird. **Sodawasser** enthält mindestens 570 mg Natriumhydrogenkarbonat pro Liter sowie Kohlensäure und wird gern zur Herstellung von Longdrinks verwendet.

Tafelwasser wird für den Gebrauch in der Gastronomie in Flaschen oder Container abgefüllt. Im Gegensatz zu natürlichem Mineralwasser und Quellwasser ist es an keine konkreten Vorschriften bezüglich Herkunft (Quelle), Behandlung, Zusammensetzung und ernährungsphysiologischer Wirkung gebunden. Die Grenzwerte für Schadstoffe, auch für Nitrat, entsprechen den Anforderungen für Trinkwasser. Tafelwasser hat häufig einen relativ hohen Kochsalzgehalt.

Tahin: Mus oder Paste aus gemahlenen, gerösteten oder ungerösteten Sesamkernen. Tahin hat einen leicht bitteren, nussigen Geschmack. Es hat seinen Ursprung in der orientalischen Küche und kann als Brotaufstrich oder zur Herstellung von Sesamsaucen verwendet werden. Das sehr kalziumreiche Tahin ist in vielen türkischen Geschäften, Naturkostläden und manchen Supermärkten erhältlich.

Talg: durch Ausschmelzen des Depotfetts bei Rindern **(Rindertalg)** und Hammeln gewonnenes Schlachtfett. Talg hat einen hohen Schmelzpunkt und ist somit bei Raumtemperatur nicht streichfähig. Je nach Körperstück besitzt er eine unterschiedliche Qualität. Besonders hochwertiger Talg wird aus dem Rindernierenfett gewonnen. Dieser Rinderfeintalg wird für die Herstellung mancher Margarinen verwendet. Aus ernährungsphysiologischer Sicht sollte Talg als Speisefett nur in geringen Mengen verwendet werden, da er überwiegend aus gesättigten Fettsäuren besteht. Er findet deshalb in der Küche nur noch für wenige spezielle Gerichte, z.B. die Zubereitung von Blätterteig, Verwendung.

Tamari: ein →Sojaerzeugnis.

Tamarillo, Baumtomate: Beerenfrucht eines Nachtschattengewächses (Cyphomandra betacea). Die Tamarillo stammt ursprünglich aus den südamerikanischen Anden, wird aber u. a. auch auf Madeira, den Kanarischen Inseln, in Neuseeland und Indonesien angebaut. In Größe, Form und Geschmack erinnert sie an eine Tomate, unterscheidet sich von dieser aber durch ein charakteristisches bitter-süßes Aroma. Die wegen ihrer Bitterstoffe nicht zum Verzehr geeignete glatte Schale ist ebenso wie das feste, saftige Fruchtfleisch gelb bis dunkelrot. Tamarillos enthalten viel Vitamin C und Betakarotin.

Tamarinde, wiss. Name **Tamarindus indica:** bis 25 m hoher, vermutlich im tropischen Afrika heimischer Baum, der in den Tropen und Subtropen kultiviert wird. Er entwickelt bis zu 20 cm lange, grüne Hülsenfrüchte, die bei Reife dunkelbraun werden. Die Hülsen enthalten ein süß-säuerliches, faserdurchzogenes Fruchtmark, in dem sich einige Samen befinden. Dieses Mark, das eine leicht abführende Wirkung hat, wird zu einem Sirup verarbeitet, der als Grundlage für Erfrischungsgetränke, Süßigkeiten und süß-säuerliche Saucen dient. Getrocknetes Tamarinden-Fruchtmark wird als Gewürz für asiatische Gerichte verwendet.

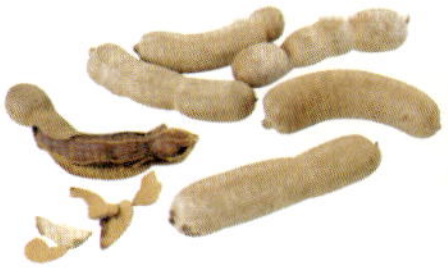

Tamarinden

Tangerine: oft fälschlich als →Mandarine bezeichnete Zitrusfrucht.

Tannine: Gerbstoffe aus der Gruppe der Polyphenole. Tannine kommen in bedeutenden Konzentrationen in Hülsenfrüchten vor; außerdem sind sie u. a. in Rotwein, Bier und Tee enthalten. Der Tanningehalt beim Tee hängt von der Ziehzeit ab: Der bittere Geschmack von zu lange gezogenem Tee wird durch die Tannine verursacht. Durch Zugabe von Milch kann man den Bittergeschmack mildern, da die Tannine mit dem Milcheiweiß ausfallen. Tannine haben eine blutzuckersenkende Wirkung: Je nach chemischem Aufbau hemmen sie unterschiedlich stark die Stärkeverdauung. Dadurch gelangen die bei der Aufspaltung der Stärke entstehenden Glukosebausteine verzögert ins Blut und der Blutzuckerspiegel steigt langsamer an, als dies normalerweise der Fall wäre.

Tapioka, Cassava, Maniok: eine →Stärke.

Tarbutt: →Glattbutt.

Tatar, Schabefleisch: →Hackfleisch vom Rind.

Tauben, wiss. Name **Columbidae:** Familie der Taubenvögel mit 301 Arten, zu der u. a. die Wildtaube (→Federwild) und die Haustaube (Columba livia domestica) gehören. Manche Haustaubenrassen werden zur Gewinnung von Fleisch gemästet und im Alter von ca. 28 Tagen geschlachtet. Größere Zuchtbetriebe gibt es u. a. in Frankreich und Italien. Jungtauben haben weißes, besonders zartes Fleisch; sie sind

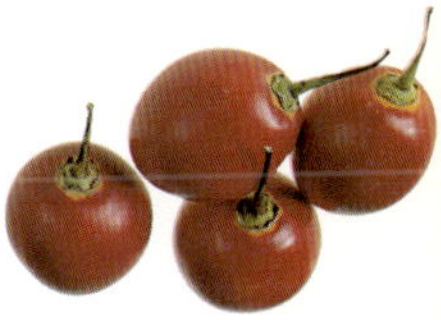

Tamarillos

leicht verdaulich und als Delikatesse ebenso wie als Krankenkost geschätzt. Sie werden wie Hähnchen im Ganzen gebraten, gegrillt (auch gefüllt) oder zu Frikassee verarbeitet; ältere, rotfleischige Tauben kann man schmoren und für Suppen, Ragouts usw. verwenden. Taubenfleisch liefert reichlich Kalium, Magnesium, Eisen und Kupfer.

Taurin: in der Galle enthaltene, im menschlichen Organismus aus schwefelhaltigen Aminosäuren gebildete Aminosulfonsäure, die Bestandteil vieler Lebensmittel ist und häufig als Zusatzstoff für →Energydrinks verwendet wird.

Täuschung des Verbrauchers: Im Lebensmittel- und Bedarfsgegenständegesetz nimmt der Schutz des Verbrauchers vor Täuschung einen hohen Stellenwert ein. So sind u. a. Darstellungen und Werbeaussagen verboten, die Lebensmitteln eine Wirkung zuschreiben, die sie gar nicht besitzen. Verboten ist weiterhin eine gesundheitsbezogene Werbung, die für Lebensmittel mit Aussagen wirbt, die sich auf Verhütung, Linderung oder Beseitigung von Krankheiten beziehen. Auch sonstige krankheitsbezogene Hinweise wie die Bezugnahme auf ärztliche Empfehlungen oder die Werbung mit dem Arztkittel sind verboten. Ebenfalls sind Aussagen untersagt, die geeignet sind, Angstgefühle zu erzeugen oder auszunutzen.

Taybeere: aus einer Kreuzung von Brombeere und Himbeere entstandene, nach dem schottischen Fluss Tay benannte neue Beerenobstart. Die wein- bis dunkelrote, weiche Beere hat auch im voll ausgereiften Zustand noch einen recht sauren Geschmack. Deshalb wird sie selten frisch verzehrt, sondern hauptsächlich für Konfitüre oder Gelee verwendet. Sie eignet sich auch zum Tiefkühlen.

technische Hilfsstoffe: bei der Herstellung von Lebensmitteln aus technischen Gründen verwendete Lebensmittelzusätze. Diese dürfen im Endprodukt entweder gar nicht mehr oder nur noch in unvermeidbaren Resten vorhanden und dann nicht mehr wirksam sein. (Zusätze, die im Endprodukt noch eine Wirkung besitzen, sind →Lebensmittelzusatzstoffe.) Technische Hilfsstoffe müssen geruch- und geschmacklos und gesundheitlich unbedenklich sein. Im Gegensatz zu Lebensmittelzusatzstoffen bedürfen sie keiner Zulassung und müssen auch nicht auf der Verpackung deklariert werden. Einige Substanzen fungieren manchmal als Lebensmittelzusatzstoffe, manchmal als technische Hilfsstoffe – je nachdem, ob sie im Endprodukt noch enthalten bzw. wirksam sind oder nicht. Daher kann es sein, dass ein und derselbe Stoff in einem Fall auf der Verpackung angegeben werden muss, im anderen dagegen nicht.

Zu den technischen Hilfsstoffen gehören die **Fraktioniermittel,** deren Aufgabe es ist, verschiedene Substanzen voneinander zu trennen. So gibt es z. B. Entfärber, die unerwünschte Farbstoffe in Lebensmitteln zerstören, Extraktionslösungsmittel (die u. a. unerwünschte Aromen extrahieren), Filterhilfsmittel zur Entfernung schwebender Teilchen und Molekularsiebe, die bestimmte Bestandteile von Lebensmitteln gezielt herausfiltern.

Eine weitere Gruppe technischer Hilfsstoffe sind die **Transporthilfen,** die für Stabilität beim Transport oder für eine bessere maschinelle Verarbeitbarkeit von Lebensmitteln sorgen. Zu ihnen gehören z. B. die häufig auch als Lebensmittelzusatzstoffe fungierenden →Trennmittel, →Treibgase, →Oberflächen- und Überzugsmittel und →Schaumverhüter.

Eine weitere wichtige Gruppe sind die **Reaktionsbeeinflusser.** Sie bewirken oder fördern u. a. Reifungsprozesse, Geschmacks- und Farbentwicklung und Reaktionen wie das Karamellisieren. Zu ihnen gehören u. a. Entkeimungs- und Mikrobenkontrollmittel, Katalysatoren und die technologischen Enzyme.

Kutterhilfsmittel kommen häufig bei der Wurstherstellung zum Einsatz. Ein Kutter ist ein Gerät, in dem Wurstzutaten mit Messern zerschnitten werden. Bei Brät aus nicht schlachtwarmem Fleisch, das der Produktion von Brühwürsten dient und unter Zusatz von Wasser oder Eis hergestellt wird, dürfen Kutterhilfsmittel verwendet werden. Zu diesem Zweck werden meist →Phosphate eingesetzt, die dafür sorgen, dass die Konsistenz des Bräts konstant bleibt und die Wasserbindung gefördert, d. h. möglichst viel Wasser in der Fleischmasse gehalten wird.

technologische Enzyme: Katalysatoren, durch die biochemische Reaktionen sich wesentlich beschleunigen lassen.

Wegen ihrer sehr komplexen Struktur können Enzyme nicht durch chemische Synthese hergestellt werden. Früher wurden sie aus Bakterien- oder Schimmelpilzkulturen extrahiert oder auf andere Weise gewonnen; allerdings war die Ausbeute dabei sehr gering. Inzwischen werden viele Enzyme auf biotechnischem oder gentechnischem Weg aus speziell zu diesem Zweck gezüchteten Mikroorganismen hergestellt. Die Ausbeute ist wesentlich höher. Der Einsatzbereich ist dadurch sehr groß geworden. In der Lebensmitteltechnik gibt es kaum noch einen Bereich, in dem technologische Enzyme nicht verwendet werden können. Ihr Einsatzspektrum reicht von der Getränkeindustrie über die Herstellung von Backwaren, Käse, Fleisch- und Fischerzeugnissen bis hin zur Produktion von Süßigkeiten. So werden Enzyme beispielsweise als Klärmittel für Säfte oder bei der Käseherstellung (→Käse) eingesetzt.

Enzyme sind Eiweißkörper und können somit auch Allergien auslösen. Da sie fast überall verwendet werden, ohne auf der Verpackung deklariert zu sein (für sie besteht keine Kennzeichnungspflicht), kann ihr verstärkter Einsatz für Allergiker zum Problem werden.

Tee: im engeren Sinn die getrockneten Blattknospen und jungen Blätter des Teestrauchs (Camellia sinensis), einer in Assam und Oberbirma beheimateten Kamelienart, die normalerweise bis 6 m hoch wird. In Kultur wird der Teestrauch durch Schnitt in einer Höhe von 1–2 m gehalten, um die Ernte zu erleichtern. Im weiteren Sinn ist Tee eine allgemeine Bezeichnung für Getränke aus Aufgüssen und Abkochungen bestimmter Pflanzenteile bzw. für die dazu verwendete, meist getrocknete Substanz (→teeähnliche Erzeugnisse).

Geschichte: Die Heimat der Teepflanze liegt höchstwahrscheinlich in der indischen Provinz Assam und im südchinesischen Yünnan. Erstmals wurde Tee um 2700 v. Chr. in einem chinesischen Buch schriftlich erwähnt. Um 500 n. Chr. gelangte er nach Japan. Nach Europa fand der Tee zunächst über arabische Händler. 1610 brachten die Holländer Tee in ihre Heimat und 1669 gründeten die Briten zum Zweck des Teehandels die East India Company. In Deutschland bürgerte sich das Teetrinken erst ab Beginn des 19. Jh. ein.

Tee richtig zubereiten

Zur Zubereitung von Schwarztee gibt man einen Teelöffel Tee pro Tasse (150 ml) in eine vorgewärmte Kanne, gießt mit kochendem Wasser auf und lässt ihn zugedeckt je nach gewünschter Wirkung ziehen. Bei kurzer Ziehdauer (bis zwei Minuten) hat er eine stark anregende Wirkung, bei längerer Ziehzeit (bis fünf Minuten) ist die Wirkung des Koffeins wesentlich schwächer. Je länger er zieht, desto bitterer wird er aber auch. Grünen Tee darf man nicht mit kochend heißem Wasser aufgießen, da er sonst bitter wird. Man bringt das Wasser zum Kochen und wartet, bis es auf eine Temperatur von 70–75 °C abgekühlt ist. Erst dann gießt man auf und lässt den Tee in der Regel nur anderthalb bis zwei Minuten ziehen.

Anbau und Behandlung: Tee wird hauptsächlich in Indien, China und Sri Lanka angebaut und zu rund 75 % zu Schwarztee, zu 25 % zu Grüntee und Oolong weiterverarbeitet. Bei der Herstellung von **Schwarztee** wird das von Hand oder mechanisch gewonnene Pflückgut nach dem Welken gerollt, um die Zellwände aufzubrechen. Anschließend wird es in Gärkammern bei 35–40 °C zwei bis drei Stunden fermentiert (→Fermentation), wobei es sich durch Oxidationsvorgänge rotbraun bis schwarz verfärbt. Beim nachfolgenden Trocknen bei ca. 85 °C geht ein großer Teil der natürlichen Duftstoffe verloren.

Im Gegensatz zum Schwarztee wird **Grüntee** (grüner Tee) nicht fermentiert. Durch kurzes Rösten oder Dämpfen über kochendem Wasser bleibt die grüne Farbe erhalten. Nach dem Rollen wird er bei etwa 70 °C getrocknet. Grüntee ist v. a. in China, Japan und Indonesien beliebt, findet aber auch hierzulande immer mehr Anhänger. Im Aufguss ist er sehr hell. Am bekanntesten sind die chinesischen (etwa Gunpowder) und die japanischen Grüntees (et-

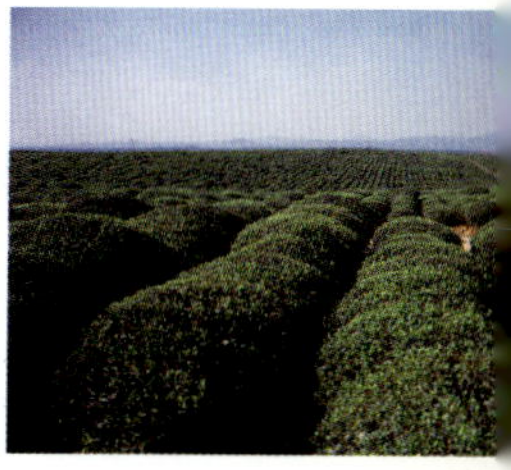

Tee: Teeplantage

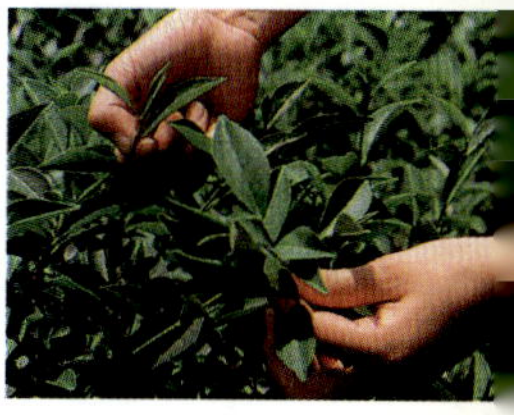

Tee: Pflückung

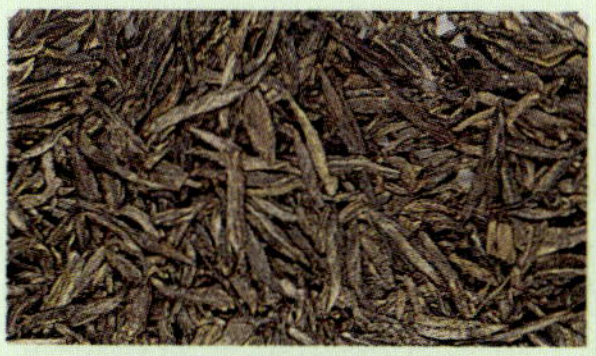

chinesischer Grüntee: »Bambusgrün«

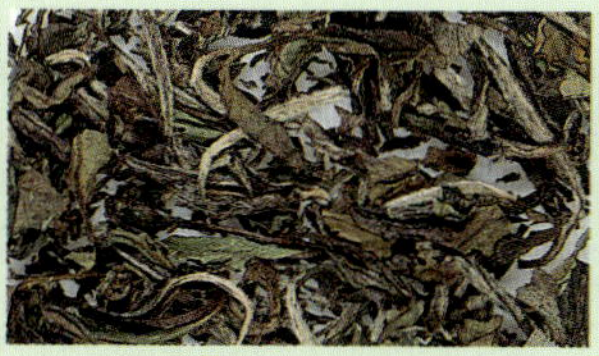

chinesischer Grüntee: »Weißer Tee«

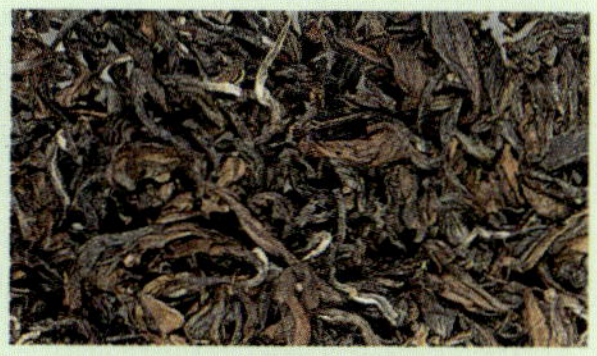

Oolong: »Fancy Oolong«

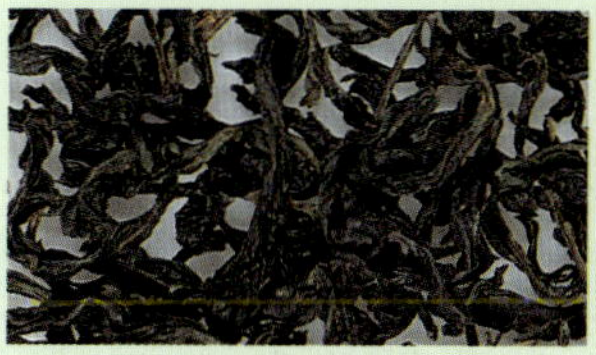

Oolong: »Klare Reinheit«

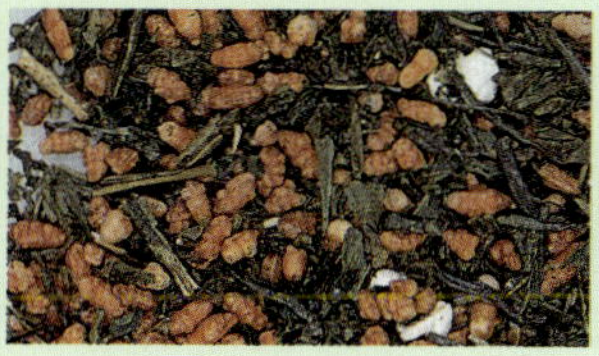

japanischer Grüntee: »Genmaicha«

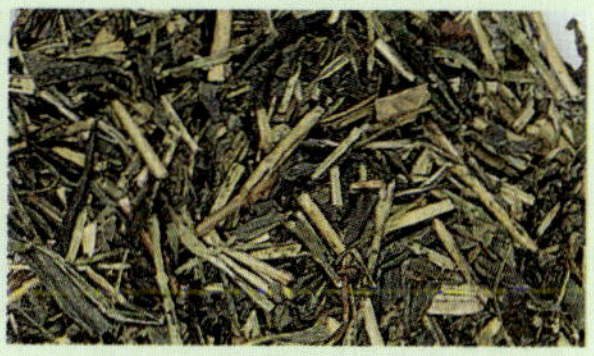

japanischer Grüntee: »Kokeicha«

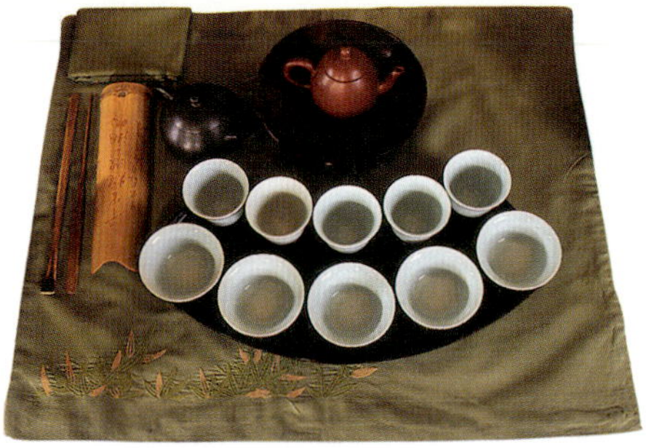

Tee: Zubehör für die Teezeremonie

wa Sencha, Matcha). **Oolong** ist ein halbfermentierter Tee, der geschmacklich zwischen Schwarz- und Grüntee liegt.

Sorten und Qualität: Je nach Blattgröße teilt man Tees ein in Blatttees (Flowery Orange Pekoe, der im Wesentlichen nur aus Blattknospen besteht und als feinste Sortierung gilt, Orange Pekoe aus Knospen und oberstem Blatt, Pekoe Souchong aus zweitem Blatt und Souchong, die gröbste Blattsortierung), Broken-Tees, die aus beim Rollen gebrochenen Blättern bestehen (Flowery Broken Orange Pekoe), Fannings (kleinste Blattteilchen ohne Stängel und Blattrippen) und Dust (so genannten Teestaub). Fannings und Dust kommen v. a. in Aufgussbeuteln auf den Markt.

Der qualitativ hochwertigste Tee kommt aus den klimatisch günstigen Hochlagen von Darjeeling, Assam und Sri Lanka. Der duftige Darjeelingtee ist der edelste und teuerste Tee der Welt; man unterscheidet hier die Tees der Frühjahrsernte (first flush) mit leichtem, blumigem, hellem Aufguss und die Tees der Sommerernte (second flush) mit kräftigerem und würzigerem Aufguss. Ceylontee hat ein herb-frisches Aroma; der dunkle Assamtee ist schwer und würzig und von sehr kräftigem Aroma. Aus China kommt der fruchtig-süßliche Keemuntee.

Im Handel sind auch eine Reihe von Teemischungen erhältlich, etwa die Ostfriesische Mischung aus Assam-, Java- und Sumatratees oder die Englische Mischung aus Darjeeling-, Ceylon- und Assamtees. Beliebt sind auch aromatisierte Grün- und Schwarztees. Sie werden mit ätherischen Pflanzenölen oder naturidentischen Aromen besprüht, mit getrockneten Blüten, Schalen- oder Fruchtstücken versetzt oder mit Rauchgeschmack versehen. Ein klassisches Beispiel eines aromatisierten Schwarztees ist der Earl Grey mit Bergamottöl.

Im Handel ist auch Tee-Extrakt (Instanttee) erhältlich, ein Pulver oder Granulat, das sich in heißem oder kaltem Wasser schnell löst. Instanttee wird aus den eingedickten, sprüh- oder gefriergetrockneten wässrigen Auszügen von Teeblättern hergestellt. Kalt lösliche Instanttees dienen als Erfrischungsgetränke und werden mit Zucker, Glukose, Vitamin C oder Zitronensäure versetzt.

Tee sollte stets trocken und kühl gelagert werden. Dafür eignen sich besonders luftdicht zu verschließende Behälter aus Porzellan, Metall oder Glas. Gut verschlossen kann Schwarztee bis zu zwei Jahre gelagert werden.

Inhaltsstoffe und Gesundheitswert: Tee ist ein praktisch kalorienfreies Getränk, das Kalium, Fluor, Mangan, Vitamin B_1 und B_2 liefert. Je nach Herkunft und Qualität enthalten die Blattknospen und Blätter 1–5 % Koffein, kleinere Mengen an →Theobromin und →Theophyllin, ätherische Öle, 7–12 % Gerbstoffe sowie sekundäre Pflanzenstoffe. Sein Fluor bietet einen wirkungsvollen Schutz vor Karies.

Das Koffein des Tees (früher als Thein bezeichnet) ist identisch mit dem des Kaffees, liegt jedoch im Teeblatt in einer anderen Bindungsform vor. Nach dem Aufgießen des Tees mit kochendem Wasser gehen schon in den ersten beiden Minuten etwa 75 % des Koffeins in den Aufguss über. In diesem Fall herrscht die anregende Wirkung auf das Zentralnervensystem vor. Bei längeren Brühzeiten (bis zu fünf Minuten) gehen auch die Gerbsäuren in Lösung und bilden zusammen mit dem Koffein eine schwer lösliche Verbindung, die sich beim Abkühlen als Häutchen auf der Oberfläche des Getränks abzeichnet. Der Koffein-Gerbsäure-Komplex wird vom Körper kaum noch resorbiert, sodass die Wirkung des Koffeins dann wesentlich schwächer ist.

Die Gerbstoffe beruhigen Magen und Darm und haben eine leicht stopfende Wirkung. Von Nachteil ist, dass sie die Verfügbarkeit von Nahrungseisen um bis zu 50 % vermindern können, weil sie mit dem Eisen schwer lösliche Komplexe bilden. Aus diesem Grund sollte Tee nicht zu den Hauptmahlzeiten getrunken werden. Personen, die an Magenschleimhautentzündung oder -geschwüren leiden, sollten starken Schwarztee meiden. Überdies kann Schwarztee bei empfindlichen Menschen Allergien oder Migräne auslösen.

Grüntee enthält mehr Gerbstoffe als Schwarztee und zeichnet sich auch durch einen höheren Anteil an antioxidativen sekundären Pflanzenstoffen wie Polyphenolen (v. a. →Catechinen) aus. Damit diese ihre Wirkung entfalten können, darf er nicht kochend heiß aufgegossen werden. Ferner enthält Grüntee viel Vitamin C (bis 250 mg pro 100 g) und deutlich mehr B-Vitamine und Betakarotin als Schwarztee. Durch seinen hohen Gehalt an wertvollen Inhaltsstoffen beugt er Herz-Kreislauf-Erkrankungen und Krebs vor, senkt den Blutdruck und stärkt das Immunsystem. Allerdings sind manche Tees mit Pestiziden belastet.

LESETIPPS:

HU HSIANG-FAN UND MARION ZERBST: *Natürlich gesund durch grünen Tee. Stuttgart (Trias) 1998.*

RAINER SCHMIDT: *Der Tee-Kompass. Einkaufsführer 100 Teesorten von A-Z, für den schnellen Überblick im Teeladen. München (Gräfe & Unzer) 2000.*

teeähnliche Erzeugnisse: Getränke aus Aufgüssen und Abkochungen von Pflanzenteilen, die nicht vom Teestrauch stammen. Zu den teeähnlichen Erzeugnissen gehören →Kräutertees, →Früchtetees, →Rotbuschtee, →Lapacho-Tee und →Mate.

Teepilz: →Kombucha.

Teflon®: Warenbezeichnung für Polytetrafluorethylen (PTFE), einen Kunststoff, der 1938 von der US-amerikanischen Firma Du Pont entwickelt wurde und seit 1943 vertrieben wird. Teflon® wird zur Beschichtung von Bratpfannen und Kochtöpfen (→Koch-, Brat- und Backgeschirr) verwendet.

Teig: durch Mischen von Getreideerzeugnissen und/oder Stärken (Mehl, Schrot, Kartoffeln) sowie Flüssigkeit (Wasser, Milch, Wein) und anderen Zutaten (z. B. Fett, Ei, Zucker, Quark) entstehende breiige bis knetbare Masse, die u. a. zur Herstellung von →Teigwaren, zum Backen von →Brot und →Gebäck oder zur Herstellung von Pfannkuchen verwendet wird.

Sorten: **Hefeteig** schmeckt leicht säuerlich und wird aus lauwarmer Milch, Hefe, Mehl, weicher Butter, Eiern und Kochsalz, z. T. auch Zucker hergestellt. Die Zutaten für den einfach herzustellenden **Mürbeteig** (Mürbteig) sind Mehl, Ei, kalte Butter, Kochsalz oder Zucker, teilweise auch noch Marzipanrohmasse, Zitronenschale und andere geschmacksgebende Zutaten. Bei **Blätterteig** handelt es sich um einen gekneteten, dünn ausgerollten Teig aus Mehl, Kochsalz und Wasser, in den Fett, z. B. Margarine, eingeschlagen wird. Der Teig wird ausgerollt, übereinander gelegt und mehrmals gefaltet. Da die Zubereitung dieses Teiges sehr zeitaufwendig ist, greifen viele Verbraucher auf tiefgekühlten, fertigen Blätterteig zurück. Blätterteiggebäck ist knusprig und hat eine sehr lockere Konsistenz. **Sauerteig** ist ein Teig aus Roggenschrot und lauwarmem Wasser, aus dem Roggenbrot gebacken wird. Bei der Gärung entsteht Milch- und Essigsäure sowie Kohlendioxid. Die Gasbläschen lockern den Teig; daher wird Sauerteig auch als Backtriebmittel eingesetzt.

Teiglockerung: Um Teig locker und luftig und das fertige Produkt leichter verdaulich zu machen, kann man dem Teig →Hefe oder →Backtriebmittel (z. B. Backpulver) zusetzen. Sowohl bei der alkoholischen Gärung durch Hefe als auch bei der Verwendung chemischer Backtriebmittel entsteht u. a. Kohlendioxid. Es durchsetzt den Teig mit unzähligen kleinen Gasbläschen, die sich beim Backen mit Luft füllen und den Teig aufgehen lassen.

Teiglockerungsmittel: →Backtriebmittel.

Teigwaren, Nudeln, Pasta: aus Getreideerzeugnissen, v. a. Hartweizengrieß und/oder Weizenmehl, mit oder ohne Zusatz von Kochsalz und Eiern bzw. Eigelb durch Einteigen (meist mit Wasser) und anschließendes Formen und Trocknen hergestellte Lebensmittelerzeugnisse, die durch Kochen in Wasser zubereitet werden. Teigwaren für Personen, die an Zöliakie leiden, werden aus glutenfreien Getreidearten wie Reis oder Mais hergestellt.

TEIG: VERSCHIEDENE TEIGARTEN UND IHRE VERWENDUNG

Teigart	Grundzutaten	Verwendung
Bierteig	Mehl, Ei, Bier	für Fleisch-, Fisch- und Gemüsestücke, die durch den Teig gezogen und anschließend frittiert werden
Biskuitteig	Ei, Zucker, Mehl, Zitronenschale	für Torten und Kuchen
Blätterteig	Butter oder Margarine, Mehl, Wasser (manchmal auch noch Eiklar)	für Pasteten, Gebäck, Strudel, Törtchen usw.
Hefeteig	Mehl, Butter, Hefe, Milch, Ei	für Kuchen, Pizza usw.
Kartoffelteig	gekochte, geriebene Kartoffeln, Mehl, Ei	für Krokotten, Knödel usw.
Mürbeteig	Ei, Butter, Mehl, Zucker oder Salz	für Kuchen, Torten, Salzgebäck usw.

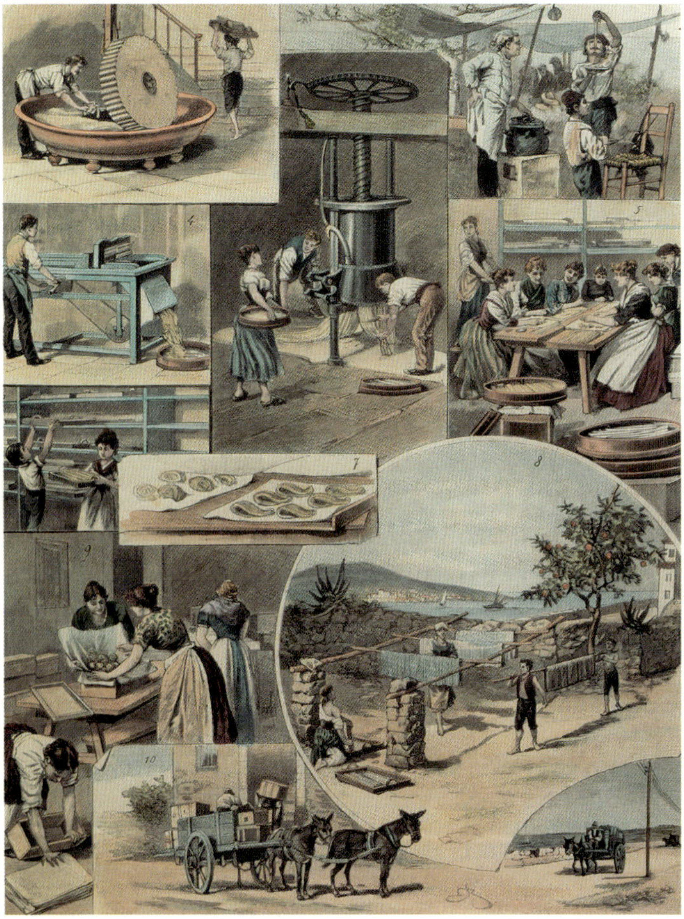

Teigwaren: »Makkaroniherstellung«, Holzstich (1884)

Sorten, Verwendung und Lagerung: Nach den verwendeten Getreideerzeugnissen unterscheidet man u. a. Grieß-, Hartgrieß-, Mehl- und Vollkornteigwaren, nach den Zutaten Wasser-, Milch-, Eier-, Kräuter- und Gemüseteigwaren. Für die Herstellung von Vollkornteigwaren werden ungeschälte Weizenkörner (teilweise auch andere Getreidearten) verwendet, wodurch eine gräulich braune Farbe entsteht. In der Regel müssen sie länger gekocht werden als helle Teigwaren. **Eierteigwaren** müssen pro Kilogramm Grieß oder Mehl drei (frische, gefrorene oder getrocknete) Hühnereier bzw. Hühnereidotter enthalten.

Nach der Art der Formung unterscheidet man u.a. Makkaroni, Spaghetti, Hörnchen, Spätzle, Bandnudeln, Fadennudeln, Spiralen, Schleifen und Suppennudeln. Als gefüllte Teigwaren kommen z.B. Tortellini, Ravioli und Maultaschen auf den Markt; die Füllung besteht aus Fleisch, Meeresfrüchten, Frischkäse, Gemüse und anderen Zutaten. Erhältlich sind ferner Frischteigwaren mit und ohne Füllung, die zum sofortigen Verzehr bestimmt sind, tiefgekühlte sowie Instantteigwaren, die nur noch mit warmem Wasser übergossen werden müssen.

Teigwaren sind sehr vielseitig verwendbar (u. a. als Beilage, Hauptgericht, Suppeneinlage, für Aufläufe, Salate und italienische Spezialitäten wie Lasagne, Cannelloni oder Ravioli). Luftig, trocken und dunkel gelagert sind Trockenteigwaren ohne weiteres drei Jahre haltbar, Vollkorn- und Gemüseteigwaren in der Regel nur ein Jahr.

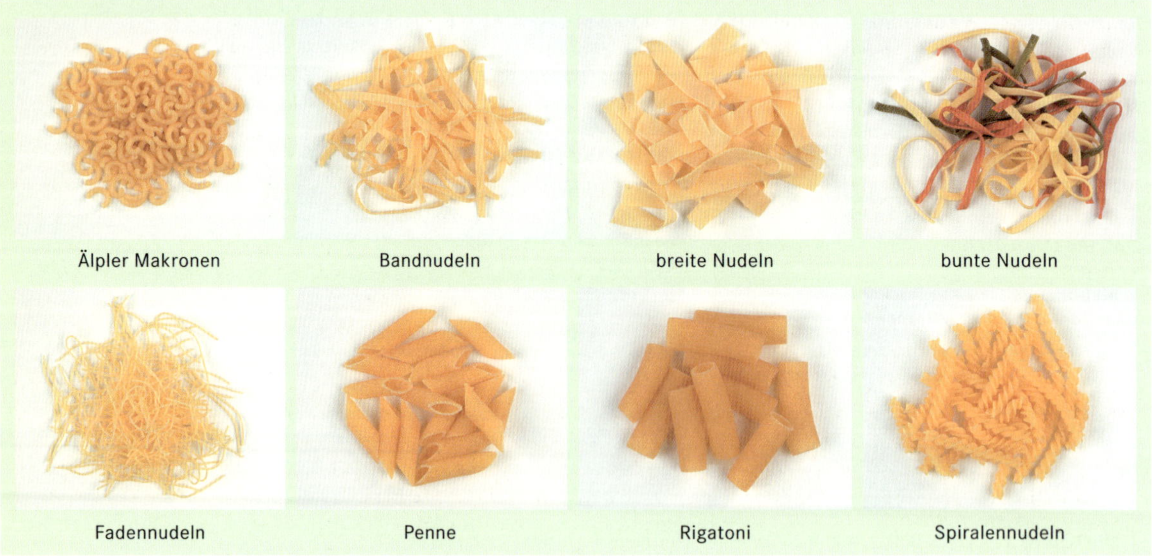

Teigwaren: einige Sorten

Inhaltsstoffe und Gesundheitswert: Teigwaren sind sättigend und leicht verdaulich. Vollkornteigwaren (→Vollkornerzeugnisse) wie beispielsweise Vollkornnudeln sind ernährungsphysiologisch wertvoller als aus Weißmehl hergestellte, da sie einen hohen Gehalt an Vitaminen, Ballast- und Mineralstoffen haben. Sie sollten daher bevorzugt werden.

teiladaptierte Säuglingsmilchnahrung: eine Säuglingsnahrung (→Säuglingsernährung).

Tein, Thein: frühere Bezeichnung für das im →Tee enthaltene Koffein.

Teltower Rübchen: eine →Speiserübe.

Tempeh: ein →Sojaerzeugnis.

Terpene: Gruppe meist aromatisch riechender sekundärer Pflanzenstoffe, die von Pflanzen und Mikroorganismen synthetisiert werden. Terpene sind insbesondere in Obst, Gemüse, Gewürzen und Wein zu finden. Sie besitzen für den Menschen besondere Bedeutung als natürliche Aromastoffe, die Lebensmitteln ihren angenehmen Geschmack verleihen und in der Lebensmittelindustrie zur Aromatisierung eingesetzt werden. Charakteristische Aromastoffe sind z. B. das Limonen in Zitronen oder das Menthol in der Pfefferminze. Darüber hinaus haben Terpene eine Krebs hemmende Wirkung.

Tetrajodthyronin, Thyroxin: von der →Schilddrüse hergestelltes Hormon.

Teufelsdreck: →Asant.

Textured Vegetable Protein, Abk. **TVP, Sojafleisch, texturiertes Pflanzenprotein:** ein →Fleischersatz.

Thallium [griech.]: ein giftiges Schwermetall, das hauptsächlich durch Emissionen von Zementfabriken in die Umwelt gelangt, wenn thalliumhaltiges Erz verwendet wird. Aufgrund des gestiegenen Bewusstseins für Umweltverschmutzung wurden die Quellen der Verseuchung eliminiert. Heute gilt für Lebensmittel tierischer Herkunft, Obst und Gemüse ein Höchstwert von 0,1 mg pro Kilogramm, der nahezu nie überschritten wird. Nur in Grünkohl und Raps finden sich manchmal überhöhte Werte.

Thaumatin: ein →Süßstoff.

Thein, Tein: frühere Bezeichnung für das im →Tee enthaltene Koffein.

Theobromin: zu den Alkaloiden zählende natürliche Substanz, die in Kakao und kakaohaltigen Lebensmitteln (z. B. Schokolade) vorkommt und mit dem Koffein verwandt ist. Theobromin besitzt eine leicht anregende und stimmungsaufhellende Wirkung.

Theophyllin: ein Alkaloid, das in den Blättern des Teestrauchs enthalten ist. Theophyllin verstärkt die Kontraktion des Herzmuskels, stimuliert das Zentralnervensystem und die Skelettmuskulatur, wirkt schwach harntreibend und erweitert die Gefäße.

Therapie, orthomolekulare: →orthomolekulare Therapie.

Thiamin: →Vitamin B_1.

Threonin: eine →Aminosäure.

Thrombose: eine →Herz-Kreislauf-Erkrankung.

Thunfisch: zusammenfassende Bezeichnung für verschiedene zu den Makrelen gehörende Gattungen (besonders die Gattung Thunnus); makrelenähnliche und fast schuppenlose Fische mit blauschwarzem Rücken, silbrigen Seiten und weißem Bauch. Thunfische ernähren sich v. a. von Sardinen, Jungheringen und Jungmakrelen.

Arten: Der Gewöhnliche oder Rote Thunfisch (Thunnus thynnus) ist mit bis zu 4,5 m Länge und 600 kg Gewicht die größte Art; er lebt im Atlantik einschließlich der Nordsee (selten in der Ostsee). Seine Laichwanderungen führen zu den Mittelmeerküsten, wo er zur Laichzeit gefangen wird. Sein fettes, in rohem Zustand rotbraunes Fleisch schmeckt streng und wird hauptsächlich zu Konserven verarbeitet. Der deutlich kleinere Weiße Thunfisch (Thunnus alalunga) ist am häufigsten im Pazifik, wo er weite Wanderungen unternimmt. Er hat helleres, schmackhafteres Fleisch. Weitere Arten sind der Echte Bonito (Katsuwonus pelamis), der Unechte Bonito (Auxis thazard) und der Gelbflossen-Thunfisch (Thunnus albacares).

Thunfische werden häufig mit Treibnetzen gefangen, deren Einsatz aus Tierschutzgründen umstritten ist, da sich in diesen Netzen auch viele andere Tiere (u. a. Wale und Delfine) verfangen (→Treibnetzfischerei). Daher sollte man beim Kauf von Thunfisch bzw. Thunfischprodukten auf das Siegel »Delfinfreundlich gefangen« achten, das garantiert, dass beim Fischfang keine Treibnetze verwendet wurden.

Verwendung, Inhaltsstoffe und Gesundheitswert: Frischer Thunfisch eignet sich vorzüglich zum Braten und Grillen, kann aber auch auf jede andere Art zubereitet werden. Er ist fett- und eiweißreich (der Eiweißgehalt beträgt 21,5 %, der Fettgehalt 15,5 %) und liefert viel Vitamin A, D, E, B_{12}, Niacin, Zink und Jod. Die reichlich enthaltenen Omega-3-Fettsäuren schützen vor Herz-Kreislauf-Erkrankungen. Da der Thunfisch ein hohes Lebensalter erreichen kann, können sich in seinem Körper Umweltgifte in gesundheitsschädlicher Konzentration anreichern.

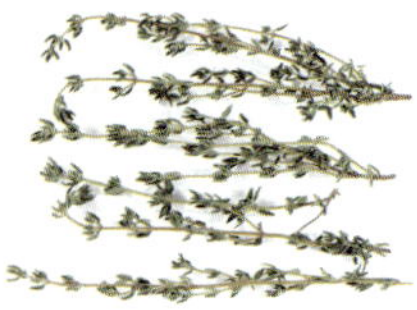

Thymian

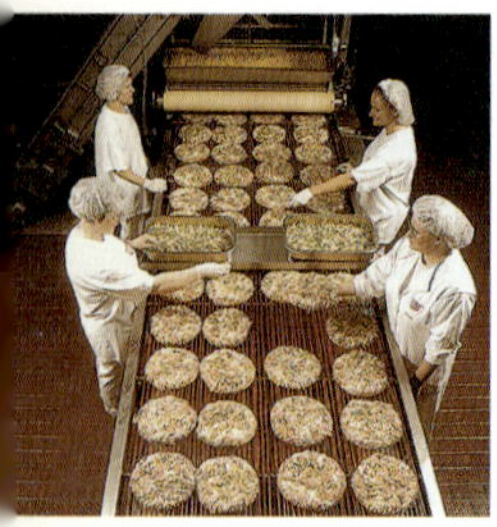

Tiefkühlkost:
Pizzaproduktion

Thymian, wiss. Name **Thymus:** Gattung der Lippenblütler mit etwa 35 Arten im temperierten Eurasien und Nordafrika; durch den Gehalt an ätherischen Ölen aromatisch duftende Halb- oder Zwergsträucher. Bekannte Arten sind der **Gemeine Thymian** (Gartenthymian, Thymus vulgaris), dessen herb-würzige Triebe und Blätter als Gewürz für Fleisch-, Gemüse-, Kartoffelgerichte und Salate verwendet werden. Thymian kann mitgekocht oder den gegarten Gerichten erst am Schluss zugefügt werden; wegen seines kräftigen Aromas sollte man ihn sparsam einsetzen. Er hat einen hohen Gehalt an Eisen und ätherischen Ölen (v.a. Thymol). Als Tee hilft er gegen Bronchitis. Der in Europa und Asien verbreitete, wild wachsende **Quendel** (Feldthymian, Wilder Thymian, Thymus serpyllum) wird als Gewürz ähnlich wie Gemeiner Thymian verwendet und als Tee bei Katarrhen der oberen Luftwege getrunken.

Thyroxin, Tetrajodthyronin: von der →Schilddrüse hergestelltes Hormon.

tiefkühlen, einfrieren, tiefgefrieren: wasserhaltige Lebensmittel durch Temperaturabsenkung deutlich unter den Gefrierpunkt (mindestens −18 °C) haltbar machen. Durch die tiefen Lagertemperaturen wird das Wachstum von Mikroorganismen verlangsamt, z.T. sogar ganz verhindert. Gleiches gilt für physikalische und chemische Vorgänge im Lebensmittel. Biochemische, v.a. enzymatische Reaktionen werden verlangsamt.

Richtiges Vorgehen: Zur Schonung des Lebensmittels und zur Qualitätserhaltung sollte der Gefriervorgang möglichst rasch erfolgen. Insbesondere den Temperaturbereich von −0,5 °C bis −5 °C muss man schnell durchschreiten, um die Bildung von Eiskristallen, welche die Zellwände schädigen, gering zu halten. Eine solche Zellwandschädigung würde beim Auftauen zu unerwünschtem Ablaufen von Flüssigkeit aus dem Lebensmittel und zu dessen Austrocknung führen.

Beim Schockgefrieren wird zur Schonung der Lebensmittel speziell während des Einfriervorgangs mit noch tieferen Temperaturen (ca. 30 °C) gearbeitet. (Viele Haushaltsgeräte haben eine Superfrost-Taste für das Schockgefrieren.) Steigt die Gefriertemperatur während der Lagerung auf über −18 °C an, kann es zu einem nachträglichen Anwachsen der Eiskristalle kommen. Ungleichmäßige Lagertemperaturen führen infolge der Temperaturdifferenz zwischen Lebensmittel und Umgebung zu Wasserverlusten an der Oberfläche und zu weißen oder bräunlich roten Verfärbungen (Gefrierbrand).

Nährstoffverluste: Beim sachgemäßen Tiefkühlen bleiben Mineralstoffe, Aroma und Aussehen des Gefrierguts weitgehend erhalten. Die Blanchierverluste an Vitamin C vor dem Tiefkühlen betragen 20–50 %, während der Gefrierlagerung gehen weitere 10 % verloren. Auch bei Vitamin E, Betakarotin und verschiedenen B-Vitaminen treten größere Verluste auf.

Tiefkühlkost: industriell hergestellte tiefgekühlte Lebensmittel. Das Sortiment umfasst u.a. Backwaren, Fisch und Fischerzeugnisse, Fleisch und Wild sowie Produkte daraus, Geflügel, Gemüse, Getreide-, Kartoffelerzeugnisse, Krusten- und Schalentiere, Milchprodukte und Süßspeisen, Obst und Fertiggerichte. Tiefkühlkost kommt auch unter den Bezeichnungen »gefrostet« oder »tiefgekühlt« in den Handel.

Herstellung und Tiefkühlverfahren: Für die Herstellung der Ware dürfen nur einwandfreie Rohprodukte verwendet werden. Um die wertvollen Nährstoffe weitgehend zu erhalten, wird die Rohware erntefrisch (Obst und Gemüse), fangfrisch (Fisch) oder schlachtfrisch (Fleisch) schnellstmöglich vorbereitet und verarbeitet und rasch und schonend tiefgefroren. Gemüse wird blanchiert; dadurch werden Enzyme und Mikroorganismen inaktiviert und ein schneller Vitaminabbau sowie Geschmacks- und Farbveränderungen verhindert. Fisch und andere Meerestiere werden teilweise noch auf den Fang- und Verarbeitungsschiffen tiefgefroren.

Zum Tiefkühlen und damit Haltbarmachen von Speisen gibt es verschiedene Methoden, nämlich Kontakt-, Kaltluft- und kryogene Verfahren. Beim Kontaktverfahren werden quaderförmig verpackte Lebensmittel (etwa Rahmspinat oder bestimmte Fertiggerichte) zwischen gekühlten Metallplatten gefroren. Sobald sie auf −18 °C heruntergekühlt sind, kommen sie in ein Kühlhaus. Beim Kaltluftgefrieren wird bis zu −40 °C kalte Luft um die Lebensmittel geführt; diese Methode eignet sich für alle Lebensmittel, verpackte wie unverpackte. Bei den kryogenen Verfahren, die normalerweise

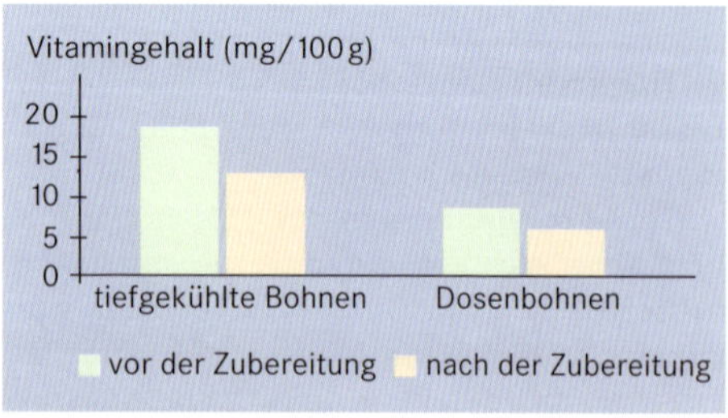

Tiefkühlkost: Vergleich des Vitamingehalts von tiefgekühlten Bohnen und Bohnen aus der Konservendose

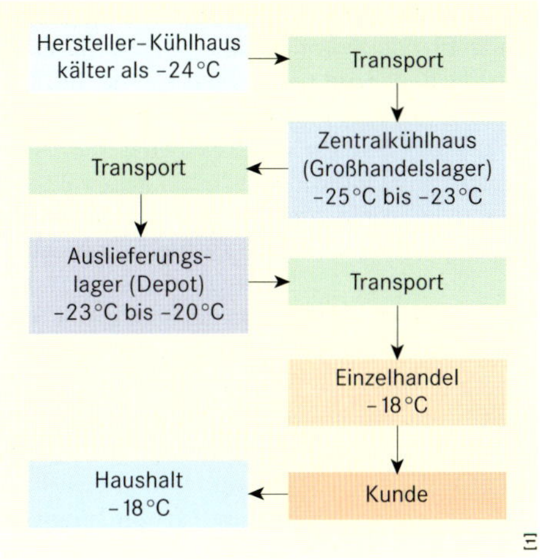

Tiefkühlkost: Tiefkühlkette

bei unverpackter Ware (z.B. Krabben oder Fleisch) zur Anwendung kommen, werden flüssige Kältemittel (Kohlendioxid oder Stickstoff) verdampft.

Vom Kühlhaus im Herstellerbetrieb kommt die Ware in gekühlten Spezialtransportern ins Zentralkühlhaus oder Großhandelslager, dann ins Auslieferungslager und schließlich in die Kühlregale des Einzelhandels. Auch bei Transport und Verladen muss strengstens darauf geachtet werden, dass die Tiefkühlkette eingehalten wird, d.h., die Temperatur, bei der die Lebensmittel eingefroren wurden (–18 °C), muss ununterbrochen aufrechterhalten werden. Temperaturschwankungen führen zu Kristall- und Reifbildung sowie lokaler Austrocknung, zudem setzen sie mikrobiologische Prozesse in Gang, in deren Folge es bei Gefrierfleisch häufig zu Schwarzfleckigkeit und Schimmelbildung kommt. Da sich die Ware aber gerade beim Verladen erwärmen kann, liegen die Temperaturen in den Spezialtransportern und im Zentralkühlhaus deutlich unter –18 °C (in der Regel zwischen –23 und –25 °C).

Gesundheitswert: Bei Tiefkühlkost handelt es sich um qualitativ hochwertige Lebensmittel, die sich schnell und Energie sparend zubereiten lassen. Durch das rasche Tiefkühlen werden Mikroorganismen wie Bakterien, Schimmelpilze und Hefen inaktiviert, sodass sie sich nicht mehr vermehren können, aber nicht zerstört. Durch die Verpackung sind tiefgekühlte Speisen vor Verschmutzung und Befall mit zersetzenden Mikroorganismen geschützt.

Tiefkühlobst und -gemüse ist das ganze Jahr über, unabhängig von der Saison, in gleich bleibend guter Qualität erhältlich. Die Lebensmittel werden zu einem Zeitpunkt haltbar gemacht, an dem sie am frischesten sind; Geschmacks- und Aromastoffe bleiben so erhalten und auch die Nährstoffverluste sind sehr gering. Tiefkühlkost reicht zwar in der Qualität nicht an erntefrische und sofort verzehrte Frischware heran, doch werden beim Tiefkühlen Vitamine und Mineralstoffe mehr geschont als bei anderen →Konservierungsmethoden (S. 382 ff.). Zudem enthält Tiefkühlkost keine chemischen Konservierungsstoffe. Analysen des Vitamin-C-Gehalts von frischem und gleich nach der Ernte tiefgefrorenem Gemüse haben ergeben, dass der Verlust im Vergleich zur Frischware nur sehr gering ist. So liefern 100 g frische, sofort zubereitete Erbsen 22,1 mg Vitamin C, tiefgefrorene und zubereitete 20,2 mg. Dagegen verlieren frische Erbsen, die nach der Ente nur zwei Tage bei einer Temperatur von 20 °C gelagert werden, deutlich mehr Vitamine: Sie enthalten nur noch 14,1 mg Vitamin C. So kann tiefgefrorenes Gemüse oftmals vitaminreicher sein als frisches beim Händler, da der Vitaminverlust gleich nach der Ernte beginnt. Mit der Zeit nimmt der Vitamin-C-Gehalt von tiefgefrorenem Gemüse allerdings ab. Nach viermonatiger Lagerung im Gefriergerät hat das Gemüse rund 15 % seiner Vitamine eingebüßt, nach zwölf Monaten schon bis zu 55 %. Obst verliert in zwölf Monaten maximal 25 % seiner Vitamine; bei luftdicht verpacktem, gezuckertem Obst geht der Vitaminverlust sogar gegen Null.

Sachgerechter Umgang mit Tiefkühlkost: Das heimische Gefrier- oder Tiefkühlgerät muss eine Temperatur von mindestens –18 °C haben. Die Qualität der genussfähigen Gefrierware hängt wesentlich vom richtigen Auftauen ab. Am besten ist es, Tiefkühlerzeugnisse unaufgetaut zuzubereiten. Dies ist z. B. bei Ge-

Einkauf und Lagerung von Tiefkühlkost

Die Kühltruhen im Supermarkt müssen eine Mindesttemperatur von –18 °C haben und dürfen nur bis zu der so genannten Stapelgrenze befüllt werden. Ware, die darüber hinausragt, kann schon an- oder aufgetaut sein. Auch Ware aus stark vereisten oder ungepflegt wirkenden Truhen sollte man besser liegen lassen, ebenso Lebensmittel in beschädigten Packungen, mit Kristallbildung oder Gefrierbrand. Tiefkühlkost sollte man stets erst unmittelbar vor dem Bezahlen aus der Truhe holen, damit sie nicht schon im Einkaufswagen auftaucht. Für den Heimweg bietet sich eine Kühl- oder Isoliertasche an; notfalls kann man die Ware auch dick in Zeitungspapier einschlagen. Zu Hause muss Tiefkühlkost entweder bald zubereitet oder sachgerecht im Gefriergerät gelagert werden. Tiefgefrorene Lebensmittel sind unterschiedlich lange haltbar: Obst hält sich zwölf bis 24, Gemüse 15–18, Fleisch sechs bis zwölf, Geflügel (ausgenommen und verpackt) zwölf, Fisch vier bis acht, Butter acht, frittierte Kartoffeln 24, Sahne und Eiscreme sechs Monate lang.

müse, Suppenhühnern, Einportionsstücken von Fisch, Fleisch und Geflügel, Fertiggerichten, rohen Meeresfrüchten, Pommes frites und anderen Kartoffelerzeugnissen möglich. Angetaut werden Lebensmittel, die noch geformt, entsteint, zerkleinert, püriert oder paniert werden müssen. Auftauen muss man Lebensmittel, die dicker als ca. 6 cm sind (größere Fleisch-, Fisch- und Geflügelstücke), solche, die weiterverarbeitet (z. B. Quark, Teig) oder roh (z. B. Obst, Obstsäfte) bzw. ohne erneutes Garen (z. B. Backwaren) verzehrt werden. Fleisch, Geflügel und Fisch werden im Kühlschrank auf- bzw. angetaut, damit sich Krankheitskeime nicht vermehren können, Obst und Backwaren bei Zimmertemperatur. Auch der Mikrowellenherd eignet sich zum Auftauen fast aller Speisen. Im Backofen kann man hitzestabile Backwaren und Fleisch auftauen, das danach gebraten werden soll. Fisch sollte man möglichst unaufgetaut zubereiten bzw. nur leicht antauen.

Da zu lange Auftauzeiten die Vermehrung von Bakterien (u. a. Salmonellen) fördern, sollten Speisen nicht länger als nötig an- oder aufgetaut und danach möglichst umgehend gegart werden. Dies gilt insbesondere für Fisch, Fleisch und Geflügel. Die Auftauflüssigkeit von Fleisch kann z. B. für Saucen verwendet werden, die von Geflügel aber muss wegen der Salmonellengefahr unbedingt weggeschüttet werden. Beim Erwärmen von Tiefkühlkost sollte die Temperatur zur Schonung der Nährstoffe nur langsam ansteigen.

Tierarzneimittel: Präparate, die zur Gesunderhaltung der Nutztiere eingesetzt werden. Sie unterliegen einer gesetzlichen Zulassungspflicht. Ferner gibt es für jedes Präparat festgelegte Wartezeiten, die zwischen der Verabreichung an das Tier und der Lebensmittelgewinnung (z. B. Schlachtung, Milchgewinnung) eingehalten werden müssen. Antibiotika wurden lange Zeit nicht nur im akuten Krankheitsfall zur Bekämpfung krank machender Bakterien eingesetzt, sondern als Masthilfsmittel verwendet. Seit 1999 ist die Verwendung von Antibiotika im Tierfutter gesetzlich deutlich eingeschränkt. Ebenfalls streng kontrolliert wird der Einsatz der Betaantagonisten (z. B. Clenbuterol), die u. a. zur Behandlung von Atemwegserkrankungen, aber auch – illegal in hohen Dosen verabreicht – zur Steigerung der Mastleistung verwendet werden können. Problematisch ist die Verwendung von Beruhigungsmitteln und Betablockern in der Schweinehaltung, v. a. wenn diese Medikamente erst kurz vor der Schlachtung verabreicht werden. Der Einsatz von Hormonen zur Anregung von Wachstum und Muskelbildung ist in Deutschland verboten; in anderen Ländern werden sie jedoch verwendet, v. a. in der Kälbermast (→Kalb). Höchstmengenüberschreitungen bei Fischen aus Teichwirtschaft sind v. a. auf Malachitgrün, ein Mittel gegen Pilzbefall und Parasiten, zurückzuführen.

Tierhaltung: Haltung von landwirtschaftlichen Nutztieren, v. a. Rindern, Schweinen, Schafen, Ziegen und Geflügel, zur Erzeugung von Fleisch, Milch, Eiern, Wolle, Leder usw. Die meisten Nutztiere werden heute in großen Beständen auf begrenztem Raum gehalten (→Massentierhaltung). Besonders problematisch ist die →Geflügelhaltung in Großbetrieben. Im →biologischen Landbau wird dagegen auf eine artgerechte Tierhaltung geachtet.

tierische Fette: Fette, die in tierischen Lebensmitteln (Fleisch, Wurst, Fisch, Milch, Eiern und deren Erzeugnissen) enthalten sind oder aus diesen gewonnen werden wie z. B. →Schmalz, →Talg und →Butter. Im Gegensatz zu pflanzlichen enthalten tierische Fette Cholesterin. Außerdem haben von Säugetieren stammende tierische Fette einen hohen Anteil an gesättigten →Fettsäuren, die bei übermäßiger Zufuhr die Entstehung von Herz-Kreislauf-Erkrankungen begünstigen. Das Fett von Seefischen (darunter auch →Fischöl und →Lebertran) enthält dagegen mehrfach ungesättigte Fettsäuren, die Omega-3-Fettsäuren, die u. a. der Arteriosklerose vorbeugen.

Tiermehl: Tierkörper und tierische Abfälle werden zum Zweck der Entsorgung zu Tiermehl verarbeitet. Dieses Tiermehl wird tierischen Futtermitteln als Eiweißquelle zugefügt und anschließend hauptsächlich an Schweine und Geflügel verfüttert. Die Verfütterung von Tiermehlen an Wiederkäuer (z. B. Rinder) ist aufgrund der Gefahr einer Übertragung von →BSE auf diese Tiere in Deutschland verboten. Die hygienische Sicherheit von Tiermehl ist nur dann gewährleistet, wenn es bei der Herstellung mindestens 20 Minuten lang auf eine Temperatur von 133 °C erhitzt und ein Druck von 3 bar eingehalten wurde.

Tintenfisch, wiss. Name **Sepia officinalis:** Der zehnarmige Kopffüßer ist im gesamten Atlantik und im Mittelmeer zu Hause und hält sich meist am Meeresboden auf. Er kann sich der Farbe seiner Umgebung anpassen. Die dunkelbraune Tinte, die er bei Gefahr aus einem Beutel am Enddarm entleert, wird als Farbpigment in Malerfarben, teilweise aber auch in der Küche bei der Zubereitung mit verwendet. Tintenfisch hat sehr festes, weißes, aromatisches Fleisch, das vor dem Kochen weich geklopft wird. Am zartesten sind die Arme. Er kommt als Hauptspeise oder als Zutat zu Paella oder Fischsuppe auf den Tisch und wird v. a. in der Mittelmeerküche sehr geschätzt. Tintenfisch ist eiweißreich und liefert viel Vitamin D, E, B_{12} und Selen.

Toastbrot: eine Brotsorte (→Brot).

Tocopherole, Tokopherole: Bezeichnung für eine Gruppe von acht fettlöslichen Substanzen, die unter dem Oberbegriff →Vitamin E zusammengefasst werden. Einige Tocopherole (E 306–309) kommen in der Lebensmittelverarbeitung als →Antioxidationsmittel zum Einsatz und werden in dieser Funktion auf dem Etikett meist als Tocopherol deklariert.

Tocotri|enole: sekundäre Pflanzenstoffe, die v. a. in Getreide, Nüssen und Ölsamen enthalten sind. Sie wirken antioxidativ und verlängern die Lagerstabilität von Ölen und anderen fetthaltigen Lebensmitteln. In der Leber hemmen Tocotrienole die Cholesterinbiosynthese und zählen somit zu den Cholesterin senkenden sekundären Pflanzenstoffen.

Tofu, Sojaquark: aus Japan und China stammendes, mittlerweile auch in Europa (v. a. in Reformhäusern und Naturkostläden) erhältliches quarkähnliches Produkt aus Sojamilch. Tofu hat fast keinen Eigengeschmack und wird (häufig gewürzt oder in einer Sauce mariniert) gekocht, gebraten oder roh verzehrt; er wird auch ungewürzt als Zutat v. a. zu asiatischen Gerichten gereicht, deren Aroma er dann annimmt. Frischen Tofu kann man in Wasser eingelegt einige Tage im Kühlschrank aufbewahren. Tofu ist fett-, kalorienarm und leicht verdaulich; er enthält kaum gesättigte Fettsäuren und kein Cholesterin. Wegen seines hohen Gehalts an hochwertigem Eiweiß ist er ein wertvoller Fleischersatz für Vegetarier. Aufgrund seines Gehalts an →Phytoöstrogenen schützt er vor Osteoporose, Brustkrebs und Wechseljahrsbeschwerden. Allerdings kann das in Tofu enthaltene Sojaeiweiß allergische Reaktionen auslösen.

Tokopherole: →Tocopherole.

Tomate, wiss. Name **Lycopersicon esculentum, Solanum lycopersicum:** wahrscheinlich aus Peru und Ecuador stammende, mittlerweile weltweit angebaute, zur Familie der Nachtschattengewächse gehörende Pflanze. Die rote oder gelbe Frucht ist im botanischen Sinn zwar eine Beere, dennoch zählt sie aufgrund ihrer Verwendung nicht zum Obst, sondern zu den Fruchtgemüsen.

Sorten: Es gibt mehr als 1000 verschiedene Tomatensorten, die sich nach der Fruchtgröße in sechs verschiedene Gruppen unterteilen lassen: Fleischtomaten sind verhältnismäßig groß und nicht ganz rund und besitzen in der Regel acht bis zehn Fruchtkammern. Rund- oder Kugeltomaten sind rund und von mittlerer Größe und haben meist zwei Fruchtkammern. Es gibt auch Übergangstypen zwischen Fleisch- und Rundtomaten. Weitere Gruppen sind die kleinen, runden Kirsch- oder Cocktailtomaten, die länglichen Romato- oder Eiertomaten und die hohlen Paprikatomaten. Zur letzten Gruppe gehören auch gentechnisch veränderte Tomaten, die durch den Einbau artfremden Erbguts z. B. weniger schnell weich werden oder einen geringeren Wassergehalt besitzen.

Einkauf, Verwendung und Lagerung: Tomaten sind aufgrund von Importen und Treibhauszuchten das ganze Jahr über erhältlich; die aromatischsten Tomaten erhält man jedoch im Sommer. Man sollte stets reife, rote Tomaten wählen, da die unreifen, grünen Früchte →Solanin enthalten, das in größeren Mengen giftig ist. Tomaten halten sich bei Raumtemperatur und dunkler Lagerung etwa sieben Tage. Bei der Zubereitung sollte der Stielansatz immer entfernt werden, da auch er Solanin enthält. Tomaten können roh (z. B. im Salat oder auf Brot) und gekocht als Gemüse verzehrt werden; püriert ergeben sie eine Grundlage für schmackhafte Saucen.

Inhaltsstoffe und Gesundheitswert: Besonders reich sind Tomaten an Vitamin C; 100 g rohe Tomaten decken etwa ein Viertel der empfohlenen täglichen Zufuhr. Das zu den roten Pflanzenfarbstoffen (Karotinoiden) zählende Lycopin, das in Tomaten (v. a. in gekochten Tomatenprodukten) in großer Menge enthalten ist, hat sich in medizinischen Studien als Krebs vorbeugend erwiesen; außerdem verringert es das Risiko von Herz-Kreislauf-Erkrankungen. Tomaten sind ein kalorienarmes Gemüse: 100 g enthalten nur rund 17 kcal/71 kJ.

LESETIPP:

HELGA BUCHTER-WEISBRODT UND HELGE FRANCESCHETTI: *Die neu entdeckte Vitalkraft aus der Tomate. Stuttgart (Trias) 1999.*

Tomatenketchup: eine →Würzsauce.

Tomatenmark: passierte, reife, ungewürzte Tomaten ohne Kerne und Schale, denen ein großer Teil des Saftes entzogen wurde; im Handel in Tuben, Dosen oder Flaschen erhältlich. Es ist vielseitig verwendbar, u. a. als geschmacksgebende Zutat für Saucen und Suppen.

Tomatensaft: ein →Gemüsegetränk.

Tonic Water: eine chininhaltige →Limonade.

Topfen: →Quark.

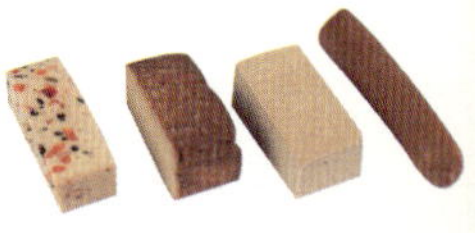

Tofu

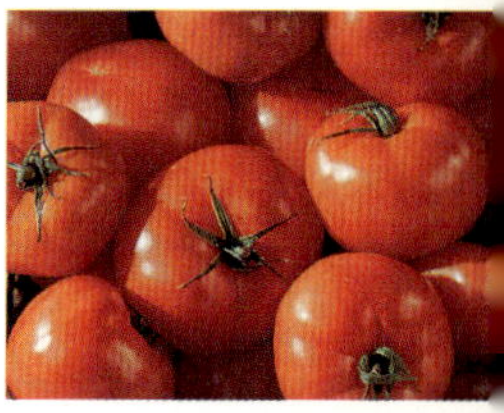

Tomate: Fleischtomaten

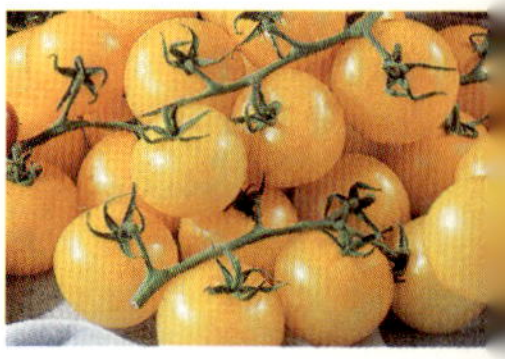

Tomate: gelbe Tomaten

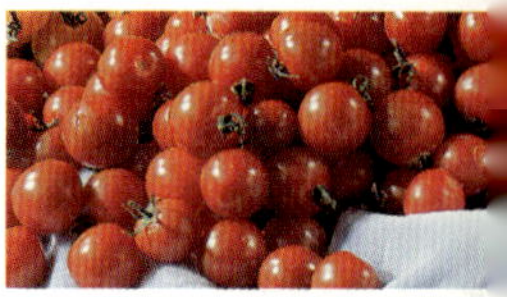

Tomate: Kirschtomaten

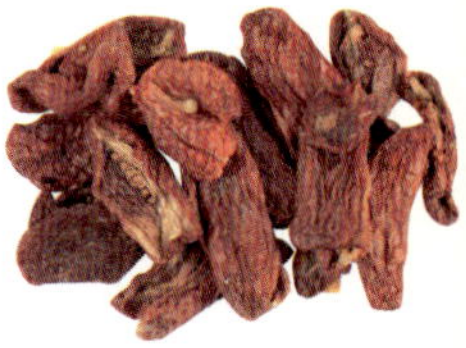

Tomate: getrocknete Tomaten

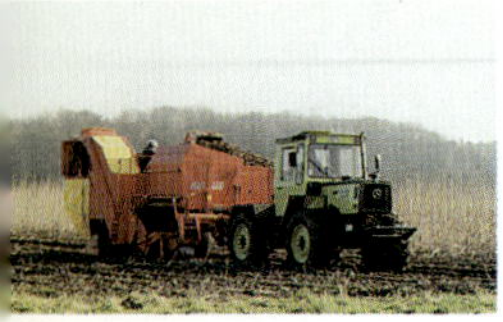

Topinambur: Ernte

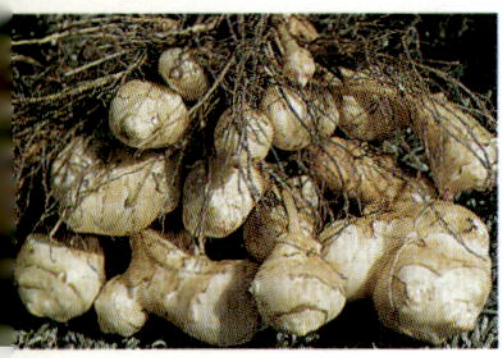

Topinambur: Knollen

Topinambur, Erdartischocke, Erdbirne, Jerusalemartischocke: kartoffelgroße Wurzelknolle einer in Nordamerika heimischen Sonnenblumenart (Helianthus tuberosus). Seefahrer brachten sie im 17. Jh. nach Frankreich, wo sie lange Zeit der Kartoffel vorgezogen wurde, da diese als giftig galt. Heute wird Topinambur v. a. in Frankreich und Italien sowie in Deutschland (Baden-Württemberg) angebaut. Sie kann roh und gegart verzehrt werden und schmeckt angenehm süßlich; die Schale ist ebenfalls essbar. Im Kühlschrank ist Topinambur bis zu zwei Wochen haltbar. Die fett- und kalorienarme Knolle enthält viel Kalium, Eisen, Kupfer, Magnesium und Vitamin B_1. Ihr Gehalt an →Inulin macht sie zum geeigneten Kartoffelersatz für Diabetiker.

Torte: ein →Gebäck.

totales Fasten, Nulldiät, Wasserfasten: eine Form des →Fastens.

Toxine: →Giftstoffe.

Toxoplasmose: durch Parasiten (Toxoplasmen) hervorgerufene Infektionskrankheit, die meist unbemerkt verläuft und nur manchmal grippeähnliche Symptome hervorruft. Toxoplasmen werden entweder durch den Verzehr von rohem bzw. nur unzureichend durchgegartem Fleisch oder über Katzenkot auf den Menschen übertragen. Sie verbleiben nach der Erstinfektion im Körper und können bei starker Immunschwäche u. U. wieder aktiv werden. Die Behandlung erfolgt mit Mitteln gegen Parasiten und Antibiotika. Bei Menschen mit Immunschwäche kann eine Toxoplasmose eine Gehirnentzündung nach sich ziehen. Außerdem kann das zentrale Nervensystem eines ungeborenen Kindes geschädigt werden, wenn es während der Schwangerschaft zu einer Erstinfektion der Mutter kommt. Die Folge kann Früh- oder Totgeburt oder eine geistige Behinderung des Neugeborenen sein. Auch über die Muttermilch können Toxoplasmen auf den Säugling übergehen und schwere Erkrankungen hervorrufen. Stillende sowie Schwangere, die noch keine Toxoplasmose durchgemacht haben (was sich durch einen Antikörpertest feststellen lässt), sollten daher auf rohes bzw. halb durchgegartes Fleisch verzichten und auch im Umgang mit Katzen Vorsicht walten lassen – sie sollten z. B. keinesfalls die Katzentoilette säubern.

Trägerstoffe: Substanzen, die man verwendet, um einen Lebensmittelzusatzstoff oder einen anderen Stoff zu lösen, zu verdünnen, zu dispergieren oder anderweitig physikalisch zu beeinflussen, damit seine Handhabung oder Verwendung erleichtert wird. So werden z. B. Farb- und Aromastoffe und Vitamine durch Trägerstoffe in Lebensmittel eingebracht.

Die einzelnen Trägerstoffe: **Ammoniumsulfat (E 517)** ist das Ammoniumsalz der Schwefelsäure (E 513) und wird durch chemische Synthese hergestellt. Es ist als Trägerstoff ohne Mengenbeschränkungen verwendbar. **Triethylzitrat (E 1505)** ist eine chemische Modifikation (Ester) der Zitronensäure (E 330) und wird aus dieser hergestellt. Es ist nur für Eiklarpulver zugelassen, und zwar ohne Mengenbeschränkungen. **Glyzerintriacetat (E 1518)** ist ein Ester des Glyzerins (E 422) und der Essigsäure (E 260); es wird durch chemische Synthese hergestellt und als Trägerstoff u. a. für Aromen eingesetzt, z. B. in Kaugummimasse. In gesundheitlicher Hinsicht sind diese Substanzen in den geringen eingesetzten Mengen unbedenklich.

Alle anderen Trägerstoffe erfüllen in der Lebensmitteltechnik gleichzeitig auch andere Funktionen. So wird z. B. **Gummi arabicum (E 414**, Akaziengummi) auch als →Gelier- und Verdickungsmittel eingesetzt. **Sorbit (E 420), Mannit (E 421), Isomalt** (E 953, Palatinit®), **Maltit (E 965)** und **Xylit (E 967)** finden in erster Linie als →Zuckeraustauschstoffe Verwendung. **Kaliumsulfat (E 515), Kalziumsulfat** (**E 516**, Calciumsulfat, Gips) und **Natriumsulfat** (**E 514**, Glaubersalz) werden neben ihrer Funktion als Trägerstoffe auch als →Festigungsmittel verwendet.

Siliziumdioxid (E 551), Kalziumsilikate (**E 552**, Calciumsilicat), **Magnesiumsilikat (E 553 a)** und **Aluminiumkalziumsilikat (E 556**, Kalziumaluminiumsilikat, Calciumaluminiumsilikat) kommen hauptsächlich als →Trennmittel zum Einsatz. Als Trägerstoffe sind sie für Farbstoffe und Emulgatoren zugelassen. Auch **Talkum (E 553 b), Aluminiumnatriumsilikat (E 554)** und **Kaliumaluminiumsilikat (E 555)** finden in erster Linie als Trennmittel Verwendung. Daneben dienen sie als Trägerstoffe für Farbstoffe. Deklariert werden alle diese Substanzen häufig als »Kieselsäure«.

Bentonit (**E 558**, Aluminiumsilikat, auch deklariert als Kieselsäure) und **Kaolin** (**E 559**, Aluminiumsilikat, auch deklariert als Kieselsäure), **Polyvinylpyrrolidon (E 1201)** und **Polyvinylpolypyrrolidon (E 1202)** werden auch als →Oberflächenbehandlungs- und Überzugsmittel verwendet. **Polydextrose (E 1200)** dient als →Feuchthaltemittel. Auch sämtliche →modifizierten Stärken werden als Trägerstoffe eingesetzt.

Tran: von Walen (Blauwal oder Finnwal), Robben oder Fischen (z. B. Hering, Sardine,

Sprotte, Sardelle) stammendes Seetieröl. Es wird aus Fettgewebe oder Leber der Tiere durch Auspressen oder Erhitzen mit kochendem Wasser bzw. Dampf gewonnen und weist im Gegensatz zu anderen, von Säugetieren stammenden tierischen Fetten einen hohen Gehalt an mehrfach ungesättigten Fettsäuren auf. Trane dienen v. a. zur Herstellung von Seife und Margarine. Aus der Leber von Fischen gewonnenen Tran bezeichnet man als →Lebertran.

trans-Fettsäuren: ungesättigte →Fettsäuren, die in der Natur nur im Fett und der Milch von Wiederkäuern vorkommen, da in deren Pansen Bakterien leben, die Fettsäuren in trans-Fettsäuren umwandeln. Außerdem entstehen sie bei der Härtung von pflanzlichen Fetten (→Fetthärtung), z. B. sind sie in →Margarine, Brat- und Backfetten und Nuss-Nugat-Cremes enthalten. Auch in frittierten Lebensmitteln (z. B. Pommes frites) und in Salatölen und -saucen sowie Cocktailsaucen kommen trans-Fettsäuren vor.

Wirkung: trans-Fettsäuren erhöhen den Bedarf an essenziellen Fettsäuren, weshalb sie weniger als 1% der Nahrungsenergie liefern sollen. Sie begünstigen die Entstehung von Arteriosklerose und damit von Herz-Kreislauf-Erkrankungen, indem sie den Cholesterinspiegel (v. a. den Anteil des Arteriosklerose begünstigenden LDL-Cholesterins) erhöhen. Gleichzeitig verringern sie die Menge des vor Arteriosklerose schützenden HDL-Cholesterins. Die Ursache hierfür ist bislang noch ungeklärt. Möglicherweise sind trans-Fettsäuren auch an der Entstehung der entzündlichen Darmerkrankung →Morbus Crohn beteiligt. Studien belegen zumindest, dass viele Morbus-Crohn-Patienten größere Mengen trans-Fettsäuren über die Nahrung aufnehmen als Gesunde.

Der Anteil der trans-Fettsäuren an der täglichen Energiezufuhr liegt bei durchschnittlich 4%. Die Aufnahme dieser Menge erhöht das Arterioskleroserisiko nach bisherigen Erkenntnissen nur geringfügig. Bei einer deutlich erhöhten Zufuhr von trans-Fettsäuren, z. B. bei häufigem Essen in Fast-Food-Restaurants, steigt die Gefahr für Arteriosklerose vermutlich jedoch stark an.

Orientierungshilfe: trans-Fettsäurengehalt von Nahrungsmitteln

Um den Anteil von trans-Fettsäuren an der Gesamtenergiezufuhr möglichst gering zu halten, sollte man v. a. frittierte Nahrungsmittel nur in geringen Mengen verzehren. Bei Pommes frites, frittierten Zwiebelringen und Hähnchen kann der Anteil der trans-Fettsäuren an den Gesamtfettsäuren des Nahrungsmittels bis zu 34 % betragen, bei besonders fettem Rindfleisch bis zu 8,5 %.

Transporthilfen: eine Gruppe von →technischen Hilfsstoffen.

Traubenkernöl: ein →Speiseöl.

Traubenzucker: →Glukose.

Treber: →Trester.

Treibgase: unter Druck leicht verflüssigbare Gase, mit deren Hilfe u. a. Kosmetika, Arzneimittel, Lacke und Lebensmittel aus Sprühdosen herausgedrückt und zerstäubt werden, sodass sie als Aerosole (in Luft fein verteilte Flüssigkeitströpfchen) vorliegen. Ein bekanntes Beispiel hierfür ist die aufgeschäumte Sahne aus der Dose. In der Lebensmittelverarbeitung sind nur Treibgase zugelassen, die keine Reaktionen mit dem Lebensmittel eingehen.

Die einzelnen Treibgase: **Stickstoff (E 941)** wird auch als →Packgas eingesetzt.

Distickstoffmonoxid (**E 942,** Lachgas) ist ein farbloses, leicht süßlich schmeckendes Gas, das durch Erhitzung von Ammoniumnitrat gewonnen wird. Für die Lebensmittelindustrie ist es interessant, weil es wasserlöslich und unter hohem Druck auch fettlöslich ist. Je nach Art des Lebensmittels kommt es zu einem Aufschäumen (z. B. von Sahne) oder es entsteht eine cremige Konsistenz. Distickstoffmonoxid ist als Lebensmittelzusatzstoff ohne Mengenbeschränkungen zugelassen und wird für Lebensmittel verwendet, bei denen eine Schaumbildung erwünscht ist, z. B. Desserts, Fertigpuddings und Sahne aus Sprühdosen.

Die Verwendung von Distickstoffmonoxid als Lebensmittelzusatzstoff gilt als unbedenklich. Das Einatmen des Gases kann zwar Rauschzustände auslösen, bei normaler Dosierung wie in Lebensmitteln üblich stellt die Substanz jedoch kein Risiko dar.

Sauerstoff (E 948) ist ein farb-, geruch- und geschmackloses Gas, das in der Luft zu rund 21 Vol.-% enthalten ist. Er ist für alle Organismen – ausgenommen anaerobe Bakterien – lebensnotwendig. Sauerstoff wird aus der Luft gewonnen und ist für Lebensmittel, bei denen ein Aufschäumen erwünscht ist (z. B. Desserts, Fertigsahne), ohne Mengenbeschränkungen zugelassen.

Treibhausgemüse: →Gemüse, das in Gewächshäusern angebaut wird.

Treibnetzfischerei: Fischfang mithilfe von Treibnetzen, langen, wandartigen, feinen Nylonnetzen, die durch Schwimmkörper und Taue unmittelbar unter der Wasseroberfläche gehalten werden und in deren Maschen sich die Fische mit ihren Kiemen verfangen. Die Treibnetze setzen sich aus einzelnen Netztüchern zu einer schwimmenden Netzwand

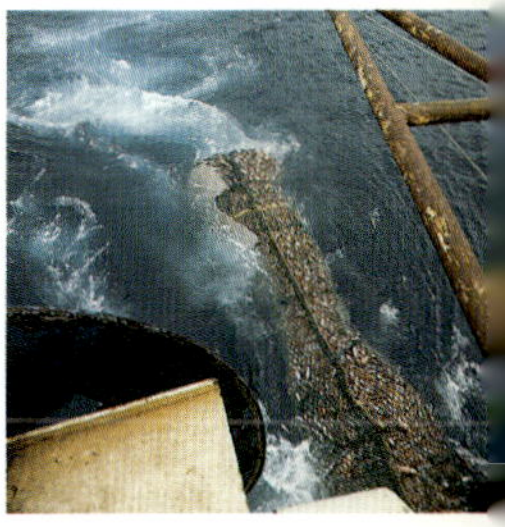

Treibnetzfischerei: Ziehen des Netzes

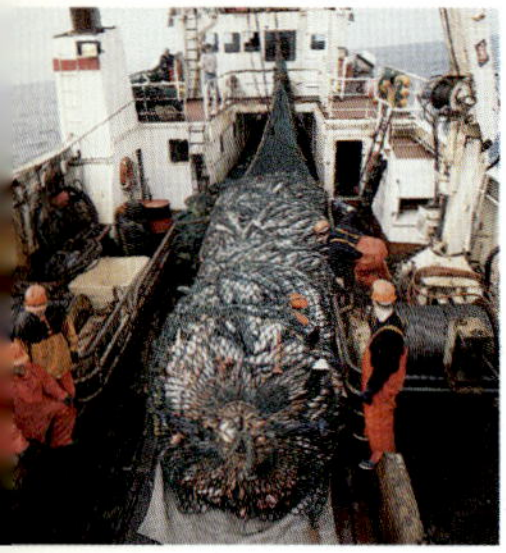

Treibnetzfischerei: Fang

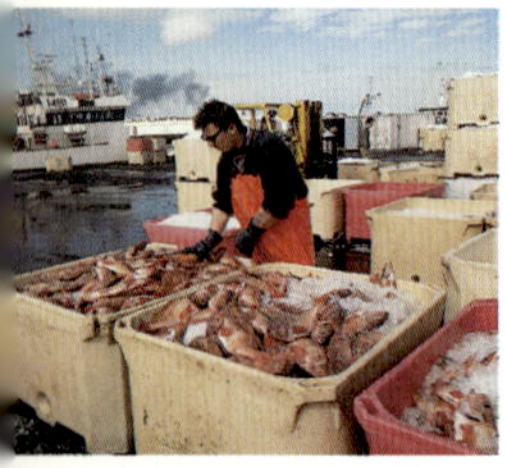

Treibnetzfischerei: tiefgekühlter Fang

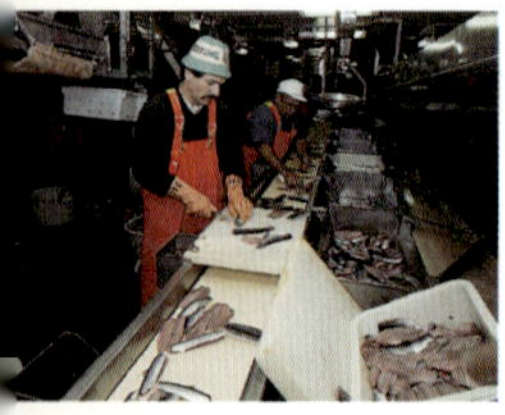

Treibnetzfischerei: Verarbeitung

(bis 60 km Länge) zusammen. Da sich in den sehr langen Netzen neben Fischen (v. a. Thun- und Schwertfischen, Dorschen und Lachsen) auch als Beifang bezeichnete Lebewesen wie z. B. Meeresschildkröten und Delfine verfangen und sterben (etwa 80 000 Wale und Delfine verenden jährlich in Treibnetzen), ist es seit dem 1. 7. 1992 Schiffen der Europäischen Union innerhalb und außerhalb der nationalen Fischereizonen sowie fremden Schiffen innerhalb des Meeres der Europäischen Union verboten, mit Treibnetzen von über 2500 m Länge zu fischen. Ab 1. 1. 2002 ist die Fischerei mit Treibnetzen für Schiffe der Europäischen Union und in Gewässern der Europäischen Union verboten.

Trennkost: eine Kostform, die häufig zur Gewichtsreduktion eingesetzt wird (→Gewichtsreduktionsdiäten).

Trennmittel: Lebensmittelzusatzstoffe, die die Tendenz der einzelnen Partikel eines Lebensmittels verändern oder steuern. Sie verhindern z. B. das Verkleben und Verklumpen oder das Ankleben an Verpackungen und Backblechen. Daher gehören auch Stoffe, welche die Rieselfähigkeit erhöhen oder erhalten, zu dieser Gruppe; rechtlich zählen sie jedoch häufig zu den →technischen Hilfsstoffen und sind somit nicht deklarationspflichtig. Teilweise werden Trennmittel auch zur Oberflächenbehandlung eingesetzt, wobei sowohl die Trennwirkung als auch die Effekte der Oberflächenbehandlung gewünscht sind.

Die einzelnen Trennmittel:

Natriumferrocyanid (**E 535,** Gelbes Blutlaugensalz, Gelbnatron), **Kaliumferrocyanid** (**E 536,** Gelbes Blutlaugensalz) und **Kalziumferrocyanid** (**E 538,** Gelbes Blutlaugensalz, Gelbkalzium) werden durch chemische Synthese hergestellt und erhalten die Rieselfähigkeit von Speisesalzen, indem sie sich als schützende Hülle um die Kristalle legen und deren elektrostatische Anziehungskräfte vermindern. Zugelassen sind sie nur für Kochsalz und Kochsalzersatzmittel, und zwar in einer Höchstmenge von 20 mg pro Kilogramm.

Cyanide sind stark giftige Salze der Blausäure. Bei den Ferrocyaniden ist die chemische Bindung zwischen Eisen und Cyanid (dem Salz der Blausäure) jedoch sehr stabil, sodass sich die toxische Wirkung dieser Cyanide nicht entfalten kann.

Siliziumdioxid (**E 551**), **Kalziumsilikat** (**E 552**) und **Magnesiumsilikat** (**E 553a**) – alle auch deklariert als Kieselsäure – gehören zu den Silikaten. Damit werden verschiedene Salze und Ester der Kieselsäure bezeichnet. Sie sind in der Natur weit verbreitet, z. B. in Quarzsand, und umhüllen pulverförmige Produkte, sodass diese nicht zusammenbacken und das Pulver riesel- und fließfähig bleibt. Siliziumdioxid wird aus Quarzsand hergestellt und – wie Kalziumsilikat – u. a. für Trockenlebensmittel in Pulverform (z. B. Saucenpulver, Fruchtpulver, Trockensuppen, Gemüsepulver, Kochsalz und Kochsalzersatzmittel), aber auch für Hart- und Schmelzkäse in Scheiben verwendet. Unter der Bezeichnung Magnesiumsilikat werden zwei Magnesiumsalze der Kieselsäure – Magnesiumsilikat und Magnesiumtrisilikat (auch Meerschaum genannt) – zusammengefasst. Sie kommen natürlich als Mineral (Talk) vor, werden aber auch durch chemische Synthese hergestellt. Magnesiumsilikat verhindert das Anhaften von Lebensmitteln aneinander und an Oberflächen und wird ähnlich wie Siliziumoxid eingesetzt.

Die chemisch sehr stabilen Silikate werden im Organismus nicht resorbiert, sondern unverändert ausgeschieden.

Talkum (**E 553b,** auch deklariert als Kieselsäure) ist ebenfalls ein Magnesiumsalz der Kieselsäure. Auch Talkum verhindert das Anhaften von Lebensmitteln aneinander und an Oberflächen und wird für Kaugummi, Reis und zur Oberflächenbehandlung von Würsten und Geleefrüchten, ansonsten wie Siliziumoxid verwendet. Talkum wird ebenfalls als unschädlich eingestuft, da es vom Organismus nicht aufgenommen wird.

Aluminiumnatriumsilikat (**E 554**), **Kaliumaluminiumsilikat** (**E 555**) und **Aluminiumkalziumsilikat** (**E 556,** Kalziumaluminiumsilikat) werden ebenfalls wie Siliziumdioxid verwendet. Als nur in geringen Mengen verzehrte Lebensmittelzusatzstoffe gelten →Aluminium und seine Verbindungen in gesundheitlicher Hinsicht als unbedenklich; in höheren Mengen können sie allerdings schädliche Wirkungen entfalten. Der ADI liegt bei 0–1 mg pro Kilogramm Körpergewicht.

Alle Silikate werden je nach Anwendungsbereich in Höchstmengen bis 10 g pro Kilogramm Lebensmittel eingesetzt.

Kalziumkarbonat (**E 170,** Kalk) wird auch als →Farbstoff verwendet. Als Trennmittel setzt man es u. a. ein, um das Verklumpen von Salz zu verhindern.

Natrium- und Kaliumdiphosphat (**E 450,** Diphosphate), **Triphosphate** (**E 451**) und **Polyphosphat** (**E 452**) – alle auch deklariert als »Phosphat« – werden u. a. auch als →Antioxidationsmittel eingesetzt. Als Trennmittel hindern sie pulverförmige Lebensmittel am Verklumpen.

Gleichzeitig auch als →Emulgatoren kommen folgende Trennmittel zum Einsatz: **Essigsäuremonoglyzeride (E 472a,** Essigsäureester von Mono- und Diglyzeriden, Essigsäureester von Mono- und Diglyzeriden von Speisefettsäuren), **Milchsäuremonoglyzeride (E 472b,** Milchsäureester von Mono- und Diglyzeriden, Milchsäureester von Mono- und Diglyzeriden von Speisefettsäuren), **Diacetylweinsäuremonoglyzeride (E 472e,** Mono- und Diacetylweinsäureester von Mono- und Diglyzeriden von Speisefettsäuren, auch deklariert als Salze der Speisefettsäuren), **gemischte Essig- und Weinsäureester von Mono- und Diglyzeriden (E 472f,** gemischte Essig- und Weinsäureester von Mono- und Diglyzeriden von Speisefettsäuren, auch deklariert als Salze der Speisefettsäuren), **thermooxidiertes Sojaöl mit Mono- und Diglyzeriden von Speisefettsäuren (E 479)** und **Stearinsäure (E 570,** auch deklariert als Fettsäure oder Speisefettsäure).

Natriumkarbonat (E 500, Natriumsesquikarbonat, Soda, Natron), **Kaliumkarbonat (E 501), Ammoniumkarbonat (E 503,** Hirschhornsalz) und **Magnesiumkarbonat (E 504)** werden auch als →Backtriebmittel eingesetzt. Karbonate haben eine starke Neigung, Wasser anzuziehen (hygroskopische Wirkung). So können sie Oberflächen trocken halten und am Verkleben und Verklumpen hindern. Sie werden u. a. als Rieselhilfsmittel eingesetzt.

Magnesiumoxid (E 530, Bittererde, Magnesia) findet auch als →Säureregulator Verwendung. Als Trennmittel kommt es bei Kakaoerzeugnissen, Speise- und Kräutersalzen zum Einsatz.

Bentonit (E 558) und **Kaolin (E 559)** – beide auch deklariert als Aluminiumsilikat und Kieselsäure – werden häufig als →Oberflächenbehandlungs- und Überzugsmittel verwendet. Als Trennmittel gewährleisten sie die Schütt- und Fließfähigkeit von Trockenlebensmitteln. Auch **Bienenwachs (E 901)** dient in erster Linie als Oberflächenbehandlungs- und Überzugsmittel. Als Trennmittel wird es v. a. im Süß- und Backwarenbereich verwendet. **Candelillawachs (E 902), Carnaubawachs (E 903,** Karnauberwachs) und **Schellack (E 904)** zählen ebenfalls zu den Oberflächenbehandlungs- und Überzugsmitteln.

Trester, Treber: die festen Maischebestandteile wie Stiele, Schalen und Kerne, die bei der Weinherstellung aus Weintrauben oder Obst anfallen. Der Trester wird durch Abpressen vom Most getrennt und anschließend z. T. als Futtermittel oder Weinbergdünger weiterverwendet. Bei der Destillation von Trester entsteht Tresterbranntwein (→Branntweine).

Trichinen: parasitische Fadenwürmer (→Wurmkrankheiten).

Triglyzeride: Fette, die aus einem Glyzerinmolekül und drei Fettsäuren bestehen. Triglyzeride sind die am häufigsten in der Nahrung vorkommenden Fette. Bei einer zu fettreichen Ernährung kann es zu einem erhöhten Triglyzerid-Blutspiegel, einer →Hypertriglyzeridämie, kommen, wodurch sich das Risiko für Herz-Kreislauf-Erkrankungen erhöht. Bei bestimmten Erkrankungen müssen statt langkettiger →mittelkettige Triglyzeride aufgenommen werden.

Trijodthyronin: von der →Schilddrüse hergestelltes Hormon.

Trinken: Flüssigkeitszufuhr über Getränke. Täglich sollten mindestens 1,5 l Flüssigkeit getrunken werden, um den →Flüssigkeitsbedarf zu decken, wobei das ideale Getränk Mineralwasser ist, da es zahlreiche Mineralstoffe enthält. Auch ungesüßte Kräuter- und Früchtetees sind gut geeignet. Gesteuert wird das Trinken v. a. durch den →Durst, der einen Bedarf an Flüssigkeit anzeigt.

Trinkmolke: →Molke.

Trinkwasser: →S. 630 ff.

Trinkwasseraufbereitung: Behandlung von nutzbarem Wasser aus Grund- und Oberflächenwasser mittels chemisch-physikalischer und physikalischer Aufbereitungsverfahren zur Gewinnung von Trinkwasser. Die Art der Aufbereitung hängt dabei von der Zusammensetzung des Rohwassers (z. B. Grundwasser, Oberflächenwasser, Uferfiltrat, Meerwasser) ab.

Erster und wichtigster Reinigungsschritt bei Oberflächenwasser ist die Versickerung im Boden oder die Uferfiltration. Bei letzterer wird der Boden als natürlicher Filter benutzt. Anschließend wird das Wasser von Schmutzteilchen, Mikroorganismen, organischen Substanzen, Schwebeteilchen und unerwünschten Salzen befreit. Dazu stehen verschiedene Verfahren zur Verfügung, z. B. Siebung mithilfe von Feinrechen, Sedimentation in Absatzbecken, Ausflockung mithilfe von Flockungsmitteln, Oxidation von biologisch schwer abbaubaren Stoffen, Filtration, Desinfektion (u. a. durch Ozonisierung, Chlorierung) sowie Absorption mit Aktivkohle (z. B. bei Verunreinigung durch Pestizide oder Lösungsmittel), Aluminiumoxid oder Absorberharzen.

Anschließend wird das Wasser chemisch so stabilisiert, dass es über die Rohrleitungssysteme ohne Korrosionsschäden hygienisch ein-

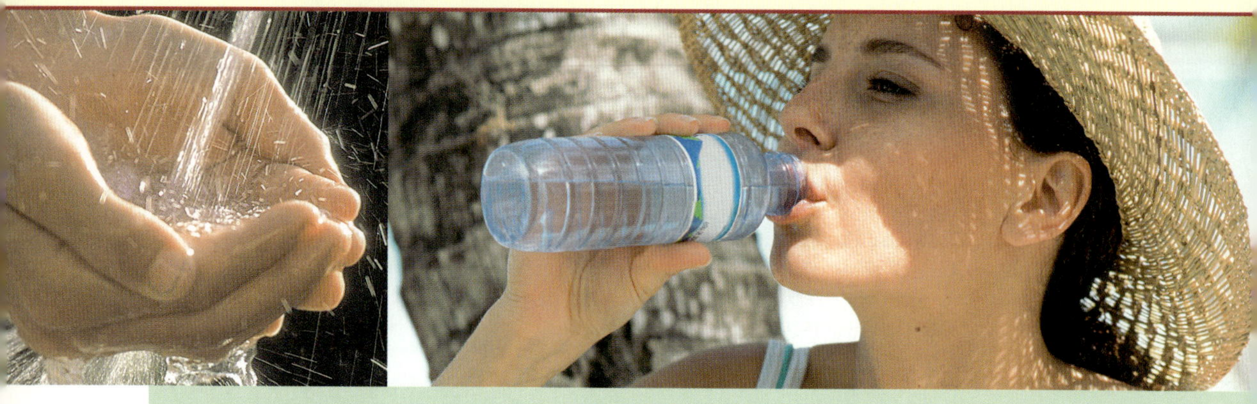

TRINKWASSER

WOHER STAMMT UNSER TRINKWASSER?

Von den gesamten Wasserreserven der Erde befinden sich 94 Prozent in den Ozeanen, zwei Prozent in den polaren Eiskappen und nur vier Prozent auf den Kontinenten. Nicht einmal ein Prozent entfällt auf das für die Trinkwassergewinnung verfügbare Grund- und Oberflächenwasser. Die Ansprüche an diese eng begrenzten Reserven wachsen im Vergleich zur Weltbevölkerung überproportional an. Während sich im Lauf des 20. Jahrhunderts die Bevölkerung verdreifacht hat, stieg der Wasserverbrauch um das Sechsfache. In immer mehr Regionen der Erde führt das zu Engpässen in der Wasserversorgung. Die künftige Nutzung der Wasserreserven wird daher als eines der wichtigsten globalen Konfliktfelder des 21. Jahrhunderts angesehen.

In Deutschland beträgt der jährliche Trinkwasserverbrauch etwa fünf Milliarden Kubikmeter. Davon werden 64 Prozent aus Grundwasser, 29 Prozent aus Oberflächengewässern und sieben Prozent aus Quellwasser gewonnen. Wegen des immerfeuchten Klimas sind zur Deckung des Bedarfs stets ausreichend Wasserressourcen vorhanden. Fast die Hälfte des jährlichen Niederschlags versickert ins Grundwasser oder fließt oberirdisch ab. Theoretisch stehen damit jährlich über 100 Milliarden Kubikmeter Wasser für die Trinkwasserversorgung zur Verfügung. Etwa die gleiche Menge verdunstet.

WASSERVERSCHMUTZUNG

Ein bedeutender limitierender Faktor ist jedoch die fortschreitende Belastung der Gewässer mit Schadstoffen. Diese führt dazu, dass Grund- und Oberflächenwasser zuweilen nur noch bedingt für die Trinkwassergewinnung geeignet sind. Nitrat und Pflanzenschutzmittel aus Landwirtschaft und Privatgärten sickern ins Grundwasser. Abwasser aus Industrie- und Gewerbebetrieben und Privathaushalten verunreinigen Flüsse, Seen und Bäche. Insbesondere die Überdüngung der landwirtschaftlichen Nutzflächen mit Gülle und Stickstoffdüngern verursacht seit Jahrzehnten erhöhte Nitratgehalte im Grundwasser. Im Körper kann Nitrat in Nitrit umgewandelt werden, aus dem wiederum Krebs erregende Nitrosamine gebildet werden können. Besonders gefährlich ist eine zu hohe Nitrataufnahme für Säuglinge, bei denen sie Methämoglobinämie auslösen kann. Für die Zubereitung von Babynahrung wird eine maximale Nitratbelastung von zehn Milligramm pro Liter empfohlen.

Aus undichten Abwasserkanälen sickern schätzungsweise 500 Milliarden Liter teils hochbelasteter Abwässer ins Erdreich. Etwa die Hälfte des öffentlichen Kanalnetzes muss in Deutschland erneuert oder saniert werden. Eine weitere Gefährdungsquelle stellen so genannte Altlasten (umweltgefährdende Abfälle und industrielle Produktionsrückstände aus der Zeit ungeordneter Abfallbeseitigung) dar. Illegale Einträge von Altölen durch unsachgemäßen Ölwechsel oder die Autopflege gefährden ebenfalls Böden und Grundwasser.

Insgesamt richtet die Verschmutzung des Grundwassers dauerhafte Schäden an und kann, wenn überhaupt, nur mit hohem technischem und finanziellem Aufwand behoben werden. Dem Schutz von Gewässern kommt deshalb eine entscheidende Bedeutung für die dauerhafte Sicherstellung einer qualitativ hochwertigen Wasserversorgung zu.

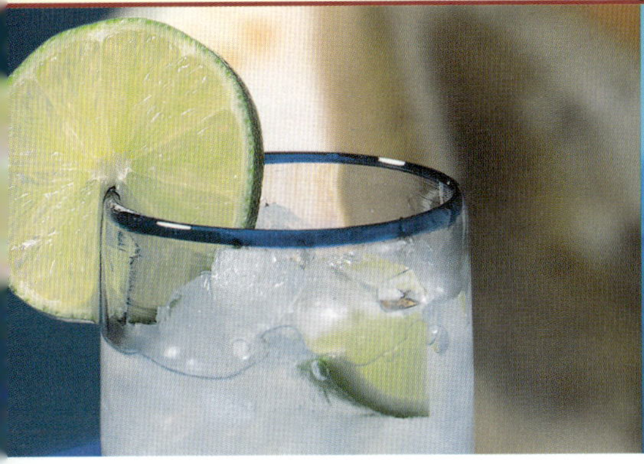

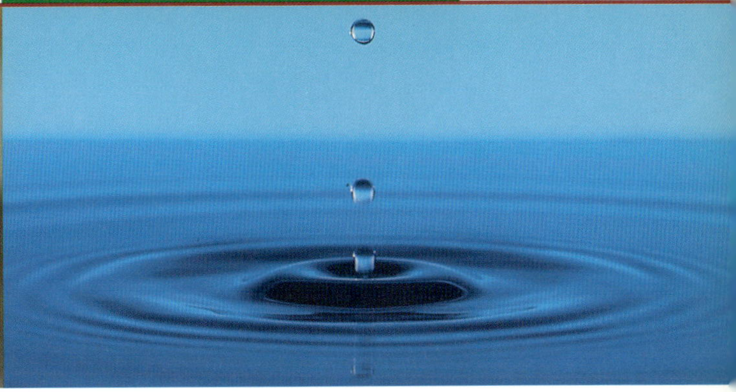

VOM ROHWASSER ZUM TRINKWASSER

Vom Wasser für den menschlichen Gebrauch dürfen nach den gesetzlichen Vorschriften in Deutschland auch bei lebenslanger Verwendung keine Gesundheitsgefährdungen ausgehen. Es muss frei von Krankheitserregern, gesundheitlich unbedenklich, keimarm, farb- und geruchlos, kühl und geschmacklich einwandfrei sein.

Natürliche Wasserquellen können diese Anforderungen kaum erfüllen. Sie liefern lediglich Rohwasser, das durch verschiedene Verfahren zu Trinkwasser aufbereitet wird. Grobe und feine Partikel werden herausgesiebt, schwere Partikel durch Sedimentation abgesetzt. Organische Verschmutzungen und andere Schadstoffe werden durch Oxidation entfernt beziehungsweise chemisch verändert. Wo Pestizide und Chlorkohlenwasserstoffe im Rohwasser vorkommen, setzt man zudem Aktivkohlefilter ein, in deren poröser Struktur viele organische Verbindungen festgehalten werden.

Hohe Eisen- und Mangangehalte werden mittels Ausflockung entfernt. Auch der Gehalt an gelöstem Kalk (Kalzium- und Magnesiumkarbonat) wird reguliert. Zwar ist eine gewisse Trinkwasserhärte erwünscht, da sie sich als Schutzschicht im Leitungsnetz niederschlägt und für die Mineralstoffversorgung der Bevölkerung nützlich ist. Zu hohe Kalkgehalte schlagen sich jedoch beim Erhitzen des Wassers in Armaturen und Haushaltsgeräten nieder und können korrosionsfördernd wirken. Sie werden deshalb von manchen Wasserwerken entfernt.

Je nach Qualität des Rohwassers wird das Wasser vor der Einspeisung ins Netz desinfiziert, in der Regel mit Chlor oder Chlordioxid, selten mittels UV-Bestrahlung. Damit wird der Ausbreitung von Keimen und anderen Krankheitserregern vorgebeugt. Als Leitindikator gilt dabei die Anwesenheit des Bakteriums Escherichia coli. Da es ausschließlich im Darm von Warmblütern vorkommt, ist sein Nachweis ein sicherer Hinweis auf eine Verunreinigung mit Fäkalien, etwa durch die Ausbringung von Gülle auf Landwirtschaftsflächen. Durch das Desinfizieren bilden sich im Wasser geringe Mengen an gesundheitsgefährdendem Trihalogenmethan. Für diesen Stoff ist ein Grenzwert festgeschrieben, der bei der Desinfektion nicht überschritten werden darf. In Deutschland muss bislang weniger als die Hälfte des Trinkwassers desinfiziert werden.

SCHADSTOFFE AUS HAUSLEITUNGEN

Trinkwasser ist das am strengsten überwachte Lebensmittel. Im öffentlichen Netz ist daher eine hohe Trinkwasserqualität garantiert. Sie kann sich jedoch in den privaten Leitungen und Hausanschlüssen verschlechtern. Aus alten Bleirohren gelangen Spuren dieses gesundheitsschädlichen Schwermetalls ins Wasser. Problematisch sind auch neue Kupferrohre, in denen sich noch keine »Schutzschicht« aus Kalkablagerungen gebildet hat. Hohe Kupferkonzentrationen stehen im Verdacht, die so genannte frühkindliche Leberzirrhose hervorzurufen. Die ebenfalls aus alten Leitungen stammenden Eisen- und Manganverbindungen verursachen dagegen nur eine optische und geschmackliche Beeinträchtigung ohne gesundheitliche Risiken.

Um sich vor gefährlichen Schadstoffen aus dem hauseigenen Leitungssystem zu schützen, ist der Austausch alter (Blei)rohre der beste

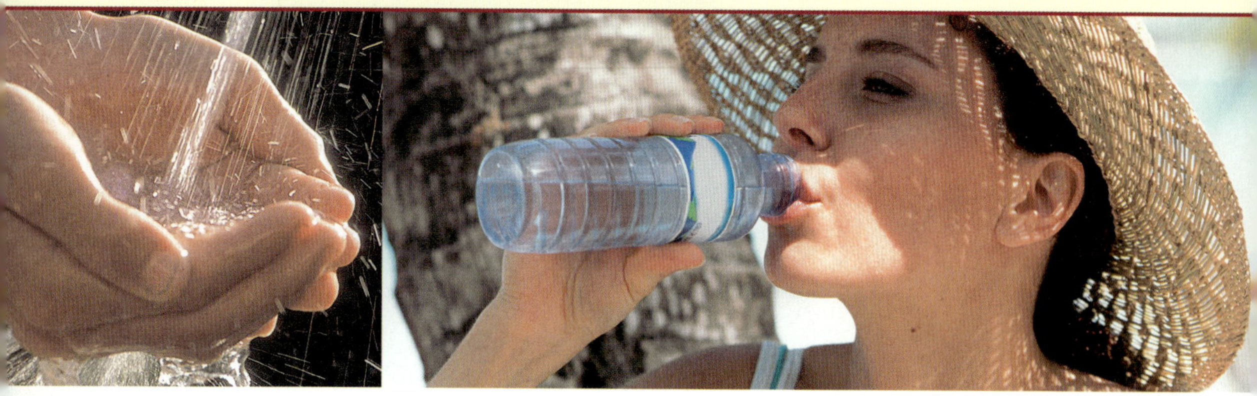

Weg. Ist dies nicht möglich, sollten die ersten täglich aus der Leitung fließenden Liter Wasser nicht zur Zubereitung von Getränken und Speisen benutzt werden. Für die Zubereitung von Babynahrung soll Wasser aus Bleirohren und neuen Kupferrohren grundsätzlich nicht verwendet werden. In Zweifelsfällen lohnt es sich, eine Wasserprobe auf ihren Schwermetallgehalt hin untersuchen zu lassen. Oftmals wird dieser Service von den Wasserwerken kostenpflichtig angeboten.

Wenig hilfreich sind Geräte zur häuslichen Wasseraufbereitung. So können so genannte Tischfilter – beispielsweise Aktivkohlefilter oder Ionenaustauscher – zwar einige Schadstoffe entfernen, allerdings bergen sie die Gefahr der Verkeimung des Wassers. Daher muss das gefilterte Wasser sorgfältig abgekocht werden. Andere Aufbereitungsgeräte sind technisch aufwendiger. Ihr Einbau muss von Fachbetrieben übernommen werden und ist teuer. Im Mittelpunkt steht dabei die Reduktion der Wasserhärte. Dazu werden verschiedene Techniken angeboten, die jedoch alle mit Nachteilen behaftet sind. So zeigen etwa physikalische Aufbereitungsgeräte, die mithilfe elektromagnetischer Felder das Ausfällen von Kalkverbindungen unterbinden sollen, nur in wenigen Ausnahmefällen eine Wirkung. Effektiver arbeiten so genannte Umkehrosmosefilter. Allerdings werden bei der Osmose bis zu 25 Liter Wasser verbraucht, um einen Liter Trinkwasser zu filtern. Destilliergeräte entfernen alle im Wasser gelösten Mineralien und verringern so die Wasserqualität. Dosiergeräte erfordern den Zusatz bedenklicher Phosphate und zeigen zudem nur bei mäßiger Kalkbelastung eine Wirkung. Angesichts der teilweise erheblichen Nachteile ist vom Einsatz häuslicher Wasseraufbereitungsgeräte generell abzuraten.

SCHUTZ DER GEWÄSSER

Eine Reihe von Gesetzen auf Bundes- und Länderebene bildet den rechtlichen Rahmen für den Schutz der Gewässer. Ursprünglich wurden sie vor allem zur Verringerung der Schadstoffbelastung in Flüssen, Bächen und Seen verabschiedet; heute steht beim Wasserschutz das Grundwasser im Mittelpunkt. Die Erfassung und Überwachung von Grundwassermenge und -qualität bilden die Grundlagen zur Ermittlung von Gefährdungen. Für den Schutz des Grundwassers sorgen Altlastenermittlung und -sanierung, Ausweisung von Wasserschutzgebieten, Vorschriften für den Umgang mit gefährlichen Chemikalien und Altölen sowie das Verbot wassergefährdender Pflanzenschutzmittel.

Auch Privathaushalte können einiges zum Gewässerschutz beitragen, beispielsweise indem sie Produkte aus biologischem Landbau kaufen, die ohne Einsatz von Pestiziden erzeugt werden. Ein verantwortungsbewusster Umgang mit Putz- und Reinigungsmitteln und anderen Chemikalien trägt ebenfalls zur Gewässerentlastung bei. So sollte man grundsätzlich äußerst sparsam mit Haushaltschemikalien umgehen. Oft lassen sie sich ganz vermeiden, etwa indem man chemische Abflussreiniger durch die Gummi-Saugglocke ersetzt. Grundsätzlich dürfen Chemikalien wie Lacke, Farben, Lösemittel, Fotoentwickler oder Pflanzenschutzmittel nicht ins Abwasser gelangen. Auch Speiseöle gehören

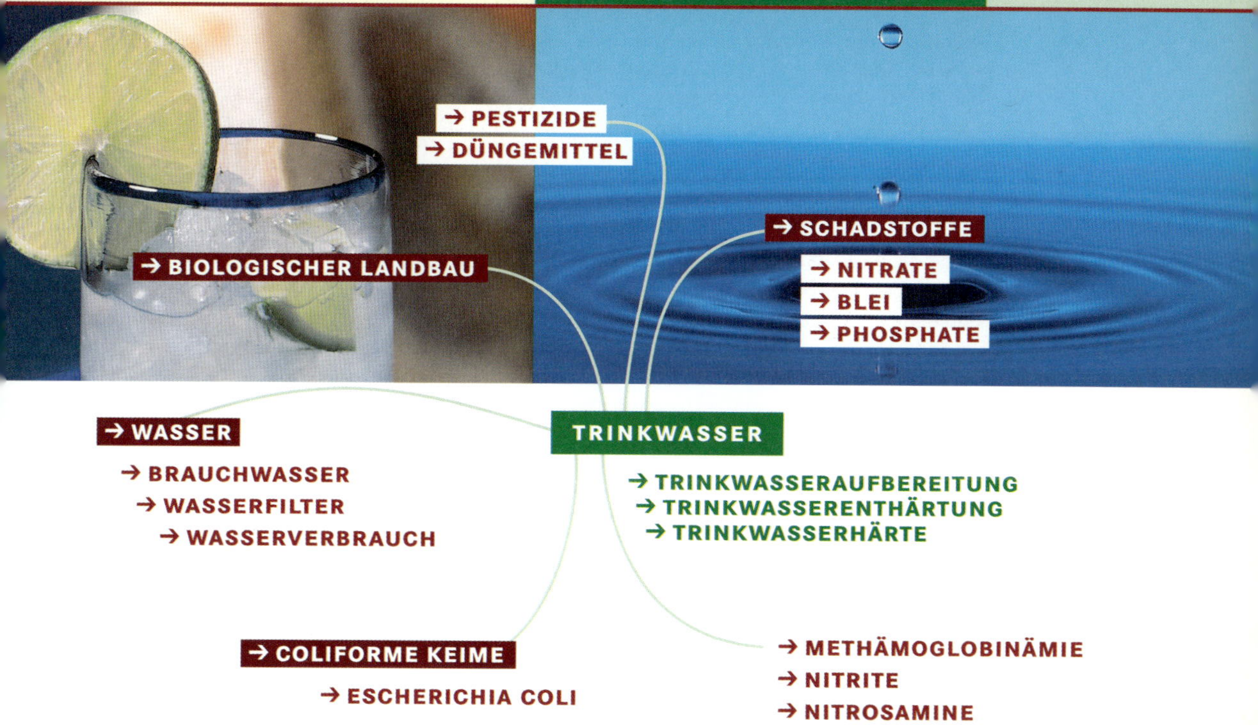

nicht in die Toilette, ebenso wie Medikamente, Essensreste und andere feste Abfälle.

DER TRINKWASSERVERBRAUCH

Zum verantwortungsvollen Umgang mit Wasser gehört auch seine sparsame Verwendung. In Deutschland ist der tägliche Wasserverbrauch mit 127 Litern pro Kopf im Vergleich zu anderen Industriestaaten niedrig. In den USA werden fast 300 Liter pro Person und Tag verbraucht, in Japan 278 Liter. Mit 46 Litern entfällt über ein Drittel des Verbrauchs auf die Körperflege. 24 Liter werden durchschnittlich für die Toilettenspülung benötigt, 15 Liter für das Wäschewaschen, acht Liter für das Putzen von Haus und Auto sowie die Gartenbewässerung und ebenfalls acht Liter für das Geschirrspülen. Nur etwa fünf Liter werden getrunken oder für die Zubereitung von Speisen verwendet. Insgesamt ist der Wasserverbrauch in Deutschland rückläufig. Gründe dafür sind die Verwendung wassersparender Wasch- und Geschirrspülmaschinen sowie der zunehmende Einbau wassersparender Armaturen und Toilettenspülungen. Modern eingerichtete Haushalte kommen heute mit rund 100 Liter Wasser pro Kopf und Tag aus.

Der Verbrauch von kostspielig aufgearbeitetem Trinkwasser kann durch die Nutzung von Regenwasser weiter verringert werden. Allerdings ist der Betrieb von Regenwassernutzungsanlagen wegen der möglichen Verkeimung strengen Reglementierungen unterworfen. So darf Regenwasser ausschließlich für die Toilettenspülung, zur Gartenbewässerung und für den Betrieb der Waschmaschine eingesetzt werden. Zudem muss ein zweites Rohrsystem im Haus installiert werden, das keinerlei Verbindung zu den Trinkwasserleitungen aufweisen darf. Dies ist zwar aufwendig, lohnt sich aber, denn der Einbau einer Regenwassernutzungsanlage kann den Wasserverbrauch im Haushalt um durchschnittlich ein Drittel absenken und trägt damit zum sparsamen Umgang mit Wasser bei.

LESETIPPS:

Was Sie schon immer über Umwelt und Wasser wissen wollten. Stuttgart (Kohlhammer) ³1993.

Wege zur ökologischen Wasserversorgung. Wasserspartechnik, doppelte Wassernetze, Regenwassernutzung, Grauwasserreinigung, politische Handlungsmöglichkeiten, herausgegeben von HANS MÖNNINGHOFF. *Staufen (Breisgau), (Ökobuch) 1993.*

wandfrei zum Endverbraucher transportiert werden kann; dazu wird es beispielsweise enteisent und entsäuert. Zur weiteren Trinkwasseraufbereitung im Haushalt sind im Handel →Wasserfilter erhältlich.

Trinkwasserenthärtung: Verringerung des Kalkgehaltes von Trinkwasser (→Wasserenthärtung).

Trinkwasserfluoridierung: Anreicherung des Trinkwassers mit Fluorid (→Fluor), um der Entstehung von Karies vorzubeugen. Dabei wird das gesamte Trinkwasser einer Region oder eines Landes mit ca. 1 mg Fluor pro Liter Wasser angereichert. Die Trinkwasserfluoridierung wird in verschiedenen Industrieländern durchgeführt, ist allerdings wegen der Gefahr einer zu hohen Fluoraufnahme umstritten. In Deutschland ist sie verboten; stattdessen wird die Verwendung von Fluorsalz (→Kochsalz) und/oder Fluoridtabletten sowie fluoridhaltiger Zahncreme empfohlen. Babys und Kleinkinder erhalten altersgerecht dosierte Fluorpräparate.

Trinkwasserhärte, Wasserhärte: Bezeichnung für den Gehalt eines Wassers an Erdalkali-Ionen (besonders Kalzium- und Magnesiumionen). Trinkwasserhärte entsteht v.a. durch den Angriff von kohlendioxidhaltigem Wasser auf Kalzium- und Magnesiumminerale (z.B. Kalk, Gips, Dolomit) unter Bildung der entsprechenden Kalzium- bzw. Magnesiumhydrogenkarbonate, daneben auch durch Lösen von Erdalkalisulfat- oder -chloridmineralen. Beim Kochen von Wasser mit hoher Wasserhärte werden die Hydrogenkarbonate in Form von Karbonaten ausgefällt; diese Trinkwasserhärte bezeichnet man als Karbonathärte (Abk. KH) oder temporäre Härte. Die anderen Erdalkalisalze bleiben dagegen im Wesentlichen gelöst; diese Wasserhärte wird als Nichtkarbonathärte (Abk. NKH), permanente Härte oder bleibende Härte bezeichnet. Beides zusammen (KH und NKH) ergibt die Gesamtwasserhärte, die meist in Härtegraden angegeben wird. Die in Deutschland verwendete Maßeinheit wird als deutscher Härtegrad (Einheitenzeichen °d, früher auch °dH) bezeichnet; dieser entspricht einem Gehalt von 10 mg Kalziumoxid je Liter Wasser oder der äquivalenten Menge eines anderen Erdalkalioxids (z.B. 7,19 mg Magnesiumoxid je Liter). Nach DIN 2000 ist für die Gesamthärte die Stoffmengenkonzentration im Wasser (gesetzliche Einheit Millimol je Liter, Abk. mmol/l) anzugeben. Man unterscheidet vier Härtebereiche: weich, mittelhart, hart und sehr hart.

Die Trinkwasserhärte führt beim Erhitzen von Wasser in Dampfkesseln, Waschmaschinen, Geschirrspülmaschinen und anderem zur Abscheidung von Kesselstein, einem steinartigen Belag. Der Ansatz von Kesselstein kann durch entsprechende Wasseraufbereitung (Enthärtung besonders durch Ionenaustauscher) mehr oder weniger verhindert werden (→Wasserfilter). Die Beseitigung von Kesselstein (Entkalkung) erfolgt durch Behandlung mit verdünnter Säurelösung (z.B. Essig) oder Lösungen saurer Salze.

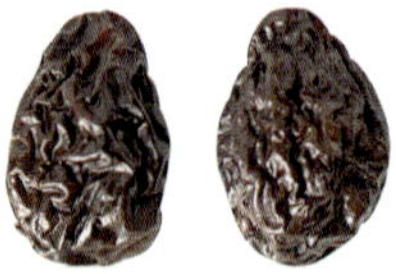

Trockenobst: Dörrpflaumen

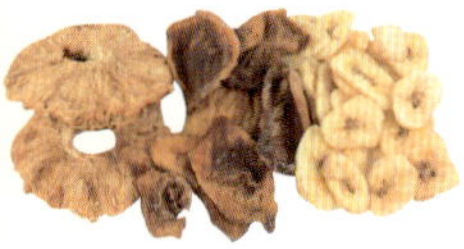

Trockenobst: Ananas, Mango, Banane

TRINKWASSERHÄRTE: HÄRTEGRADE

Härtebereich	Gesamthärte (mmol/l)	Härtegrad (°d)	Wassercharakter
1	bis 1,3	0–7	weich
2	1,3–2,5	7–14	mittelhart
3	2,5–3,8	14–21	hart
4	über 3,8	über 21	sehr hart

Tripmadam, Felsenfetthenne, Felsenmauerpfeffer, wiss. Name **Sedum rupestre:** in Mittel- und Westeuropa heimische, auch in Gärten kultivierte Art der Dickblattgewächse, deren jungen Triebe und Blätter zu Salaten, Suppen und Saucen verwendet werden. Sie haben einen hohen Gehalt an Gerbstoffen, die für den säuerlichen Geschmack verantwortlich sind. Tripmadam hat eine leicht harntreibende Wirkung.

Trockenfisch: ein →Fischerzeugnis.

Trockenfrüchte: →Trockenobst.

Trockenmasse, Trockensubstanz: Gesamtmasse eines Lebensmittels ohne Wasser. Die Trockenmasse besteht im Wesentlichen aus Kohlenhydraten, Fett, Eiweiß und Mineralstoffen. Eine besondere Rolle spielt die Trockenmasse bei der Beurteilung des Fettgehalts von Käse (→Fettgehalt in der Trockenmasse).

Trockenmilch: →Milchpulver.

Trockenobst, Backobst, Dörrobst, Trockenfrüchte: durch Wärmezufuhr (in speziellen Trockenapparaten) oder an der Luft getrocknetes Obst. Zum Trocknen eignen sich v.a. Äpfel, Birnen, Bananen (zerschnitten), Aprikosen, Pflaumen (mit und ohne Kern), Feigen, Datteln und Weintrauben (→Rosinen).

Verfahren: Bei der Trocknung wird dem Obst das Wasser bis auf eine Restfeuchtigkeit von etwa 18–25% entzogen. Durch diesen Wasserentzug und den dadurch bedingten höheren Zuckeranteil ist das Obst gegen mikrobiellen Verderb geschützt. Um ein Nachdunkeln der Früchte zu vermeiden, wird das meistens industriell hergestellte Trockenobst (mit Ausnahme von Korinthen) vor dem Trocknen mit Schwefeldioxid oder Sulfiten (→Antioxidationsmittel) behandelt. Zum Teil behandelt man sie auch mit Wachsen (→Oberflächenbehandlungs- und Überzugsmittel), um ein Verkleben zu vermeiden. Man kann Obst auch selbst zu Hause trocknen (→Trocknung).

Inhaltsstoffe und Gesundheitswert: Trockenobst ist aufgrund seines hohen Zuckeranteils sehr nahrhaft, enthält aber viele wertvolle Mineralstoffe und Vitamine (v. a. Kalium, Magnesium, Mangan und Biotin) und eignet sich daher gut als ernährungsphysiologisch hochwertiger Ersatz für Süßigkeiten.

Trockensubstanz: →Trockenmasse.

Trocknung: Konservierung von Lebensmitteln durch Wasserentzug. Das Trocknen von Lebensmitteln gehört zu den ältesten Konservierungsmethoden. Schon vor Jahrhunderten wurden Obst, Gemüse, Fleisch und Fisch für den Wintervorrat getrocknet. Die industrielle Trocknung von Lebensmitteln wurde jedoch erst mit der Industrialisierung gegen Ende des 19. Jh. eingeführt.

Bei der Trocknung wird den Lebensmitteln durch Hitzeeinwirkung Wasser entzogen. Der Feuchtigkeitsgehalt getrockneter Lebensmittel bewegt sich zwischen 18 und 25 %. Dies verhindert bzw. verzögert den Verderbnisprozess, da Mikroorganismen zum Wachstum mehr Feuchtigkeit benötigen; auch für den enzymatischen Verderb von Lebensmitteln ist ein Feuchtigkeitsgehalt von mindestens 50 % erforderlich.

Verfahren: Die einfachste Form des Trocknens ist die so genannte Teigtrocknung. Dabei wird das Lebensmittel in einem großen Gefäß durch Hitzeeinwirkung eingedampft, bis es eine teigartige oder krümelige Konsistenz hat. Anschließend wird die Masse ausgebreitet und mit Warmluft getrocknet. Nach einem ähnlichen Prinzip funktioniert die Film- oder Walzentrocknung, die z. B. für die Herstellung von Kartoffelpüree eingesetzt wird. Hierbei wird ein dünner Film des flüssigen Produkts auf eine erhitzte Walze aufgetragen; durch die Oberflächenvergrößerung verdunstet das Wasser sehr schnell.

Eine noch effektivere Oberflächenvergrößerung ergibt sich bei der **Sprühtrocknung**. Flüssige Produkte (z. B. Milch) werden am oberen Ende eines Trockenturms in feine Tröpfchen zerstäubt; während des freien Falls erfolgt dann über einen Heißluftstrom im Turm die Trocknung. Mithilfe dieses Verfahrens wird z. B. Milchpulver hergestellt. Bei der **Gefriertrocknung** macht man sich den Umstand zunutze, dass Eis im Vakuum sublimiert, d. h. unmittelbar vom festen in den gasförmigen Zustand übertritt. Die Lebensmittel werden tiefgefroren und anschließend im Vakuum unter Zufuhr von Wärme getrocknet. Damit wird erreicht, dass das Eis nicht schmilzt, sondern sofort verdampft. So kann das Wasser in Form von Wasserdampf entweichen. Zu den gefriergetrockneten Produkten gehört z. B. Instantkaffee.

Die einzelnen Trocknungsverfahren sind im Hinblick auf die Produktqualität sehr unterschiedlich. Nicht nur die Temperaturen, sondern auch die Dauer der Wärmeeinwirkung haben Einfluss auf Produkteigenschaften und Inhaltsstoffe. Durch große Hitzeeinwirkung kann es z. B. zu einer →Denaturierung der Eiweiße kommen, die jedoch bei der Herstellung von Säuglingsnahrung aufgrund der besseren Verdaulichkeit z. T. erwünscht ist. Des Weiteren können Geschmacksveränderungen (z. B. karamellartiger Geschmack beim Milchpulver) auftreten. Darüber hinaus kommt es zu Vitaminverlusten, v. a. der Vitamine B_1, B_{12} und C.

Am geringsten sind die Produktveränderungen und Inhaltsstoffverluste bei der Gefriertrocknung; das zweitschonendste Verfahren ist die Sprühtrocknung, während bei der Filmtrocknung die größten Veränderungen eintreten. Dies ist auf die unterschiedlichen Temperaturen zurückzuführen, mit denen die einzelnen Verfahren arbeiten: Während bei der Filmtrocknung das Produkt mehrere Sekunden lang einer Temperatur von 100–130 °C ausgesetzt ist, liegt die Temperatur bei der Zerstäubungstrocknung für eine halbe bis eine Sekunde bei 80–100 °C. Die Gefriertrocknung erfolgt dagegen langsamer; sie dauert je nach Lebensmittel zwei bis 24 Stunden und findet bei Temperaturen von −30 bis +30 °C statt. Wegen der langen Gefrier- und Trocknungsdauer und der damit verbundenen hohen Energiekosten ist das Gefriertrocknen jedoch besonders teuer.

Obst und Gemüse selbst trocknen

Obst sollte vor dem Trocknen geschält und zerkleinert werden. Äpfel werden z. B. entkernt und in Ringe geschnitten. Danach werden sie auf eine Schnur aufgezogen oder auf einer Unterlage ausgebreitet. Anschließend lässt sich das Obst auf dem Balkon oder Dachboden durch die Wärme der Sonne bequem trocknen. Um Insektenfraß zu vermeiden, sollte man das Obst jedoch mit Fliegengaze schützen. Außerdem sollte man auf gute Belüftung achten, da sich sonst Schimmel bilden kann. Obst, Gemüse oder Pilze kann man auch im Backofen, möglichst bei Umluft, trocknen. Die Pilze oder anderen Lebensmittel werden gesäubert auf einem Blech ausgebreitet und bei nur leichter Hitze (50–60 °C) für mehrere Stunden getrocknet. Insgesamt gilt bei der Trocknung: je langsamer und schonender, desto besser.

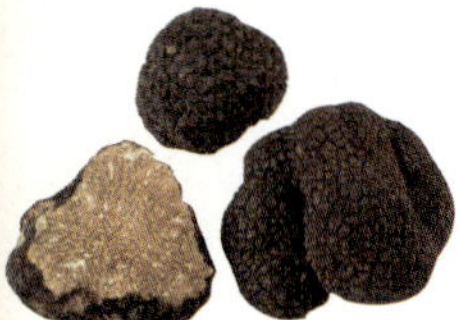

Trüffel: schwarze Trüffeln

Trüffel, wiss. Name **Tuber:** Gattung der Schlauchpilze mit rund 50 Arten in warmen Wäldern Europas und Nordamerikas. Der kartoffelähnliche, weißgraue, braune oder schwarze Fruchtkörper wächst unterirdisch, häufig unter Eichen und anderen Laubbäumen. In Ländern, wo Trüffeln in größeren Mengen vorkommen (etwa in Südfrankreich, Norditalien), werden sie mithilfe von abgerichteten Hunden und Schweinen aufgespürt. Wegen ihrer Seltenheit sind Trüffeln die edelsten, kostbarsten und teuersten Speise- und Gewürzpilze. Meist kommen sie in Dosen konserviert in den Handel. Frische Trüffeln werden hierzulande nur selten angeboten; man reinigt sie mit einer harten Bürste vom Sand, wäscht sie aber nicht. Trüffeln werden hauptsächlich zum Würzen von Pasteten, edlen Fleisch- und Geflügelspeisen, Salaten und Saucen verwendet. Sie liefern reichlich Kalium, Eisen, Kupfer und Jod.

Trüsche: →Aalrutte.

Truthühner, wiss. Name **Meleagridinae:** Unterfamilie der Fasanen mit zwei Arten. Das Truthuhn (Meleagris gallopavo) wird bis 1,3 m groß und lebt in den östlichen und südlichen USA sowie in Nordmexiko; es gleicht weitgehend dem von ihm abstammenden Haustruthuhn, das allerdings deutlich größer und schwerer werden kann. Das männliche Tier heißt **Truthahn** (Puter), das weibliche **Truthenne** (Pute). Truthühner stammen meist aus Intensivmast, in geringem Umfang auch aus artgerechter Haltung. Meist werden sie schon mit 12–16 Wochen geschlachtet; sie wiegen dann ausgenommen zwischen 3 und 10 kg. Man kauft sie frisch oder tiefgefroren, ganz oder in Stücken (Brust, Keule, Flügel). Als beste Stücke gelten das helle Brustfleisch und das dunkle Keulenfleisch. Frisches Fleisch wird im Kühlschrank in einer mit einem Tuch bedeckten Schüssel aufbewahrt. Tiefgefrorenes Truthuhn lässt man ohne Plastikverpackung im Kühlschrank auftauen. Truthuhnfleisch ist trockener und faseriger als Hühnerfleisch. Ganze Truthühner werden meist gebraten (häufig mit einer Füllung). Im Backofen sollte eine Mindesttemperatur von 150 °C herrschen, ideal sind 220 °C.

Truthühner zählen zum mageren Geflügel; sie sind kalorienarm und gut bekömmlich. Das Fleisch junger Truthühner hat durchschnittlich 6,8 % Fett, Brust nur 1–2 %. Das Fett ist reich an mehrfach ungesättigten Fettsäuren. Truthuhnfleisch liefert viel hochwertiges Eiweiß; am eiweißreichsten ist mit rund 24 g Eiweiß pro 100 g Fleisch die Putenbrust. Außerdem hat Putenfleisch einen hohen Gehalt an Vitamin E, Niacin, Folsäure und Zink.

Trypsin: ein Enzym, das im Dünndarm unter dem Einfluss eines weiteren Enzyms namens Enteropeptidase aus dem von der →Bauchspeicheldrüse ausgeschütteten Stoff Trypsinogen entsteht. Trypsin ist für die Spaltung von Eiweiß aus der Nahrung in seine einzelnen Bausteine, die Aminosäuren, zuständig und wird von der Bauchspeicheldrüse nur als Vorstufe hergestellt, weil sie sich sonst selbst verdauen würde. Kann die Bauchspeicheldrüse nicht mehr genug Trypsinogen produzieren, muss Trypsin in Form eines Medikaments eingenommen werden.

Tryptophan: eine →Aminosäure.

Tumor, Geschwulst: Neubildung oder Vermehrung von Gewebe, die gut- oder bösartig sein kann und infolge von Störungen der Zellneubildung eintritt. Als Folge der Tumorbildung wird häufig die Funktion des oder der betreffenden Organe eingeschränkt, da die uneingeschränkt wuchernden Zellen in der Regel nicht die gleichen Eigenschaften besitzen wie das Gewebe, aus dem sie hervorgehen. Je schneller die Zellen wachsen und je weniger ausgeprägt ihre Ähnlichkeit mit dem ursprünglichen Gewebe ist, umso wahrscheinlicher ist es, dass es sich bei dem Tumor um →Krebs handelt.

Turmerik: →Gelbwurz.

TVP, Abk. für **Textured Vegetable Protein, Sojafleisch, texturiertes Sojaprotein:** ein →Fleischersatz.

Typ-I-Diabetes: eine Form des →Diabetes.

Typ-II-Diabetes: eine Form des →Diabetes.

Typhus: eine Infektionskrankheit, die mit starkem Durchfall und hohem Fieber einhergeht und durch Bakterien der Salmonellenart Salmonella typhi hervorgerufen wird. Da der Durchfall sehr heftig ist und lang andauert, kann es infolge der starken Wasser- und Mineralstoffverluste zu Herz-Kreislauf-Störungen oder -Versagen, aber auch zu Nierenversagen kommen. Übertragen wird Typhus v. a. durch verunreinigtes Trinkwasser, aber auch durch verunreinigte Lebensmittel und Kontakt mit dem Stuhl von Infizierten. Man behandelt ihn mit Antibiotika; gleichzeitig müssen Wasser- und Mineralstoffverluste (manchmal durch Infusionen) ausgeglichen werden. Zur Vorbeugung sollte man bei →Reisen in typhusgefährdete Länder besondere Vorsichts- und Hygienemaßnahmen beachten.

Tyramin: ein →biogenes Amin.

Tyrosin: eine →Aminosäure.

Übelkeit: unangenehmes Gefühl in der Magengegend, einhergehend mit Brechreiz, häufig auch mit Erbrechen. Übelkeit kann viele verschiedene Ursachen haben, u. a. eine Infektion des Magen-Darm-Trakts mit Krankheitserregern, eine übermäßige Nahrungsaufnahme, die Einnahme unverträglicher Medikamente, eine Unterzuckerung, Stress (psychische Belastung), Menstruation, Chemotherapie, Schwangerschaft, niedrigen Blutdruck oder Reisekrankheit. Behandelt wird stets die Grunderkrankung. Linderung verschafft bei Infektionen in der Regel der vorübergehende Verzicht auf Nahrung, bei übermäßiger Nahrungsaufnahme kann ein Magentee (→Magenmittel) hilfreich sein.

Bei Übelkeit während der Schwangerschaft schafft oft die häufigere Zufuhr kleinerer Nahrungsmengen anstelle von drei Hauptmahlzeiten Erleichterung; eine Unterzuckerung muss mit der sofortigen Gabe von Glukose behandelt werden. Liegt die Ursache für die Übelkeit in niedrigem Blutdruck, sollte dem Körper Kochsalz (z. B. durch das Trinken von Brühe) zugeführt werden. Bei Übelkeit, die über längere Zeit besteht (z. B. infolge von Medikamenteneinnahme), muss auf unverträgliche Lebensmittel verzichtet werden, eventuell ist auch eine Ernährungsumstellung erforderlich (z. B. auf leichte →Vollkost).

überbacken, gratinieren, überkrusten: Speisen bei starker Oberhitze im Grill oder Backofen garen, sodass sie eine bräunliche Kruste oder Haut bilden. Die braune Färbung kommt durch eine chemische Reaktion (die so genannte Maillard-Reaktion) zustande, bei der Aromastoffe entstehen, die überbackenen Gerichten ihren charakteristischen, würzigen Geschmack verleihen. Häufig werden die Gerichte vor dem Überbacken mit Paniermehl oder Käse überstreut. Dazu eignen sich in sehr dünne Scheiben geschnittene Weichkäse (Brie, Camembert, Gorgonzola) ebenso gut wie geriebene Hartkäse (Parmesan, Gruyère).

Über|ernährung, Hyperalimentation: über dem Energiebedarf liegende Nahrungszufuhr, meist einhergehend mit übermäßiger Aufnahme bestimmter Nahrungsbestandteile wie Fett und Zucker (→Ernährungsfehler). Überernährung führt zu →Übergewicht, manchmal auch zu →Fettleibigkeit, und erhöht das Risiko für bestimmte ernährungsmitbedingte Erkrankungen wie Arteriosklerose und Diabetes mellitus. Viele Menschen in den westlichen Industrienationen sind überernährt.

Übergewicht: →S. 638 ff.

überkrusten: →überbacken.

Überzuckerung, Hyperglykämie: krankhaft erhöhter Blutzuckerspiegel, bei dem die Glukosekonzentration 140 mg pro 100 ml Blut übersteigt. Liegt der Blutzuckerspiegel bei über 180 mg pro 100 ml Blut, wird Glukose mit dem Harn ausgeschieden, da die Nieren nicht mehr in der Lage sind, die Glukose zurück ins Blut abzugeben. Ursache für eine Überzuckerung ist in den meisten Fällen ein →Diabetes mellitus, aber auch infolge anderer Erkrankungen (z. B. Herzinfarkt, Hirnhautentzündung) und Verletzungen (z. B. Gehirnverletzungen) kann der Blutzuckerspiegel stark ansteigen. Entdeckt wird eine Überzuckerung, die keine Beschwerden bereiten muss, meist zufällig bei einer medizinischen Routineuntersuchung.

Überzugsmittel: →Oberflächenbehandlungs- und Überzugsmittel.

Ubichinone: →Koenzym Q.

UHT-Erhitzung: Abk. für →Ultrahocherhitzung.

Ulcus-Schutzfaktor: →Anti-Ulcus-Faktor.

Ultrahocherhitzung, Abk. **UHT-Erhitzung, Ultra-High-Temperature-Verfahren, Uperisierung:** Erhitzung der Milch auf 140–150 °C zur Abtötung von Krankheitserregern. Bei der indirekten Ultrahocherhitzung wird die Milch zwischen zwei Metallplatten gepumpt und dort auf 140 °C erhitzt – eine Temperatur, die sie ungefähr 15 Sekunden lang beibehält. Bei der direkten Ultrahocherhitzung wird die Milch zunächst erhitzt, anschließend wird heißer Wasserdampf in sie hineingeleitet, wodurch ihre Temperatur für knapp drei Sekunden auf 150 °C steigt. Danach wird das in Form von Wasserdampf zugeleitete Wasser durch Kondensation wieder von der Milch abgetrennt. Da die Milch bei der Ultrahocherhitzung nur kurzzeitig auf hohe Temperaturen gebracht wird, bleibt das in ihr enthaltene Eiweiß (in leicht veränderter Form) erhalten. Die hitzeinstabilen B-Vitamine gehen nicht verloren.

ultraviolette Strahlung: →UV-Strahlung.

Umrötung: meist durch →Pökelsalze bewirkte Umwandlung des roten Muskelfarbstoffs Myoglobin in das hitzestabile Nitrosomyoglobin, wodurch Fleischerzeugnisse eine appetitliche blassrosa Färbung erhalten.

Umstellbetrieb: ein Betrieb der Tier- oder Pflanzenproduktion, der gerade von konventioneller Wirtschaftsweise auf →biologischen Landbau umstellt. Der Umstellungszeitraum beträgt mehrere Jahre und ist je nach Art des landwirtschaftlichen Betriebes unterschiedlich. Produkte aus Umstellbetrieben sind gekennzeichnet als »hergestellt im Rahmen der Umstellung auf den ökologischen Landbau«.

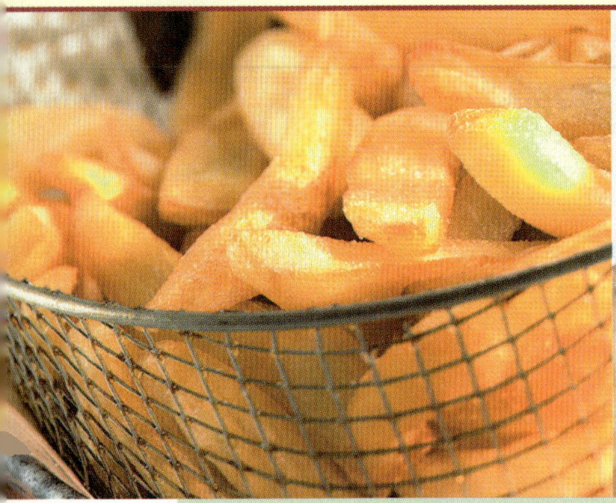

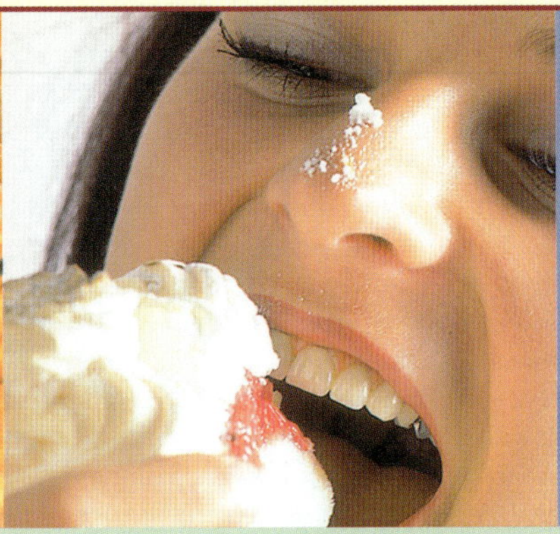

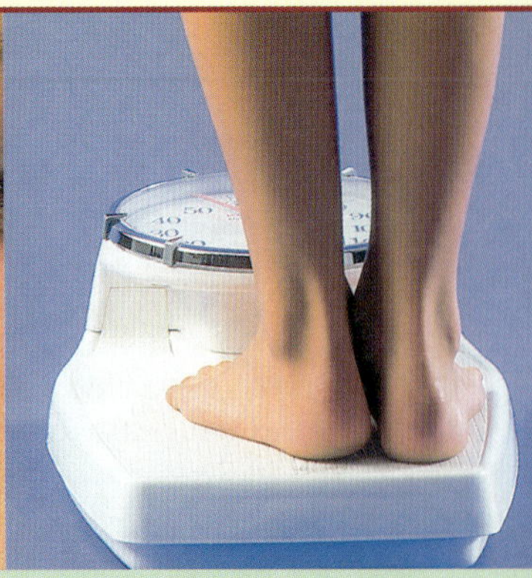

ÜBERGEWICHT

WAS IST ÜBERGEWICHT?

Unter Übergewicht versteht man eine Körpermasse, die über einem Referenzgewicht liegt, das in Abhängigkeit von Alter und Geschlecht festgelegt wurde. Hierbei muss der Körperfettgehalt nicht unbedingt erhöht sein. Schwerstarbeiter und Leistungssportler beispielsweise können aufgrund einer größeren Muskelmasse eine über dem Referenzgewicht liegende Körpermasse haben. Auch Wasseransammlungen im Körper (so genannte Ödeme), wie sie beispielsweise bei bestimmten Nierenerkrankungen auftreten, können die Körpermasse erhöhen.

In der Mehrheit der Fälle ist bei Übergewicht jedoch der Fettanteil des Körpers über das normale Maß (15 bis 18 Prozent bei jungen Männern, 20 bis 25 Prozent bei jungen Frauen) hinaus erhöht. Je nach Umfang der gespeicherten Fettmenge spricht man von Übergewicht beziehungsweise von behandlungsbedürftiger Fettleibigkeit. Das in diesem Sinn definierte Übergewicht ist immer die Konsequenz einer den individuellen Energiebedarf chronisch überschreitenden Energiezufuhr. (Man spricht in diesem Zusammenhang auch von einer »positiven Energiebilanz«.)

Übergewicht ist mehr als nur ein »Schönheitsfehler«. In den westlichen Industriestaaten ist es der am weitesten verbreitete Risikofaktor für die Entstehung von Herz-Kreislauf-Erkrankungen wie koronarer Herzkrankheit und Arteriosklerose. Außerdem begünstigt es die Entstehung von hohen Blutfettwerten sowie Bluthochdruck, Gicht und Diabetes mellitus, die ihrerseits das Risiko für Herz-Kreislauf-Krankheiten erhöhen.

BESTIMMUNG

Zur exakten Diagnose von Übergewicht muss das Verhältnis von Fettgewebe zu fettfreier Körpermasse ermittelt werden. Die hierfür zur Verfügung stehenden Methoden wie Dichtemessung oder Gesamtkörperwasserbestimmung sind sehr aufwendig und werden daher in der ärztlichen Praxis nicht eingesetzt.

Ungenauer, aber durchaus brauchbar sind Hautfaltendickenmessungen, die eine Schätzung des Körperfettgehalts zulassen. Die mit einem Maßband zu ermittelnde Waist-to-hip-ratio (Verhältnis von Taillen- zu Hüftumfang) gibt Aufschluss über die Fettgewebsverteilung und lässt Rückschlüsse auf das Risiko der Entstehung ernährungsmitbedingter Erkrankungen zu, das bei der androiden Fettsucht (dem so genannten »Apfeltyp«) höher ist bei der gynoiden (»Birnentyp«).

Zur Beurteilung des Körpergewichts für Erwachsene gibt es verschiedene Maßstäbe, beispielsweise Broca-Index und Bodymass-Index sowie alters- und geschlechtsbezogene Referenzgewichte. Letztere können auch bei Kindern und Jugendlichen eingesetzt werden. Der wegen seiner einfachen Berechnung in der Praxis häufig benutzte Broca-Index (Körpergewicht in Kilogramm geteilt durch die um 100 verminderte Körperlänge in Zentimetern) hat den Nachteil, dass kleine Personen zu oft, große Personen dagegen zu selten als übergewichtig eingestuft werden.

Weil der Bodymass-Index (Körpergewicht in Kilogramm geteilt durch das Quadrat der Körperlänge in Metern) diesen Nachteil nicht hat und außerdem in einem engeren Bezug zum Körperfettgehalt steht als der Broca-Index, hat

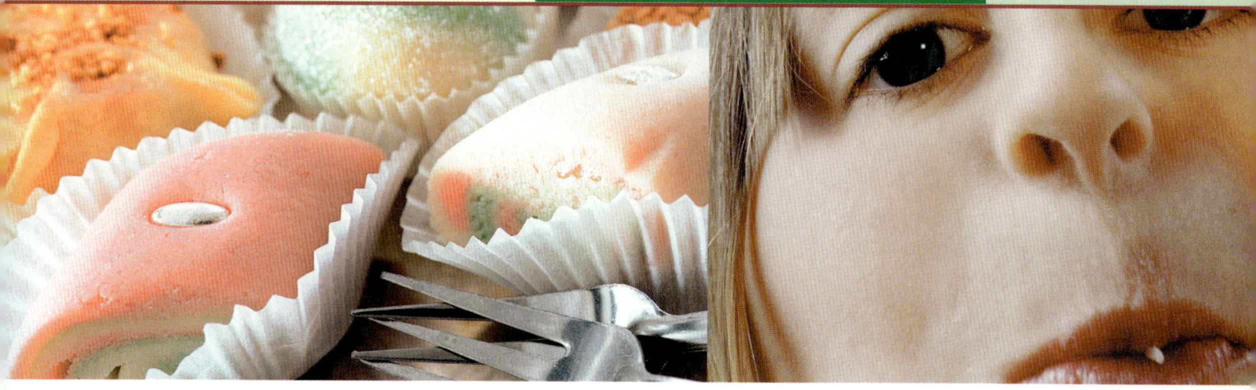

sich der Bodymass-Index in wissenschaftlichen Untersuchungen mittlerweile international durchgesetzt.

Ein Bodymass-Index von mehr als 30 gilt als therapiebedürftige Fettleibigkeit. Übergewicht besteht bei einem Bodymass-Index von 24 bis 30 (bei Frauen) beziehungsweise 25 bis 30 (bei Männern). In neueren Studien wird bei der Definition von Übergewicht auch die Altersgruppe berücksichtigt, denn es hat sich gezeigt, dass der Bodymass-Index, der mit der höchsten Lebenserwartung einhergeht, mit dem Alter ansteigt. So spricht man bei 19- bis 24-Jährigen bereits bei einem Bodymass-Index über 24 von Übergewicht, bei mehr als 65-Jährigen dagegen erst bei einem Bodymass-Index über 29. Da die Werte nur bedingt miteinander vergleichbar sind, ist es schwierig, Änderungen in der Häufigkeit des Auftretens von Übergewicht über längere Zeiträume hinweg zu erfassen.

HÄUFIGKEIT

In den Jahren 1978/79 wurden in einer Studie an 1950 über 14-jährigen Bundesbürgern 34 Prozent der weiblichen und 36 Prozent der männlichen Teilnehmer als übergewichtig eingestuft, das heißt, ihr Bodymass-Index lag zwischen 24 beziehungsweise 25 und 30. Neun Prozent der Frauen und 5,5 Prozent der Männer waren sogar fettleibig (ihr Bodymass-Index lag über 30). Neun Jahre später (1987/88) wurden 2006 über 18-Jährige untersucht und 28,1 Prozent der Frauen sowie 42 Prozent der Männer als übergewichtig klassifiziert. 11,6 Prozent der Frauen und 10,6 Prozent der Männer litten an Fettleibigkeit (mit einem Bodymass-Index zwischen 30 und 40), 0,4 Prozent der Teilnehmer sogar an massiver Fettleibigkeit (ihr Bodymass-Index lag über 40). Vergleichbare Zahlen aus dieser Zeit existieren für die Schweiz, Großbritannien und die USA.

Eine gesonderte Auswertung der Daten dieser Studie von 1987/88 für die 219 Teilnehmer, die 65 Jahre und älter waren, ergab, dass unter Berücksichtigung der Altersabhängigkeit des wünschenswerten Bodymass-Index nur etwa 25 Prozent der Frauen und 21 Prozent der Männer als übergewichtig eingestuft werden konnten (ihr Bodymass-Index war größer als 29). Für dieselbe Altersgruppe wurde in einer Studie an 1261 Personen, die zehn Jahre später (1997/98) durchgeführt wurde, ermittelt, dass 24 Prozent der Frauen und 20 Prozent der Männer als übergewichtig gelten mussten.

Mit der nötigen Vorsicht lassen sich diese Zahlen so interpretieren, dass sich die Verbreitung von Übergewicht unter Erwachsenen in den letzten 20 Jahren in Deutschland nicht nennenswert geändert hat.

Eine Untersuchung aus dem Jahr 1982/83 an 2910 Kindern und Jugendlichen im Alter zwischen drei und 17 Jahren lieferte folgende Ergebnisse: Zehn Prozent der Mädchen und zwölf Prozent der Jungen waren übergewichtig (sie überschritten ihr Referenzgewicht um 15 bis 25 Prozent), sieben Prozent der Mädchen und sechs Prozent der Jungen fettleibig (ihr Referenzgewicht war um mehr als 25 Prozent überschritten). Eine ähnliche Studie, 16 Jahre später (1998/99) an 2510 Kindern und Jugendlichen im Alter zwischen sechs und 16 Jahren durchgeführt, ergab bei Verwendung desselben Bewer-

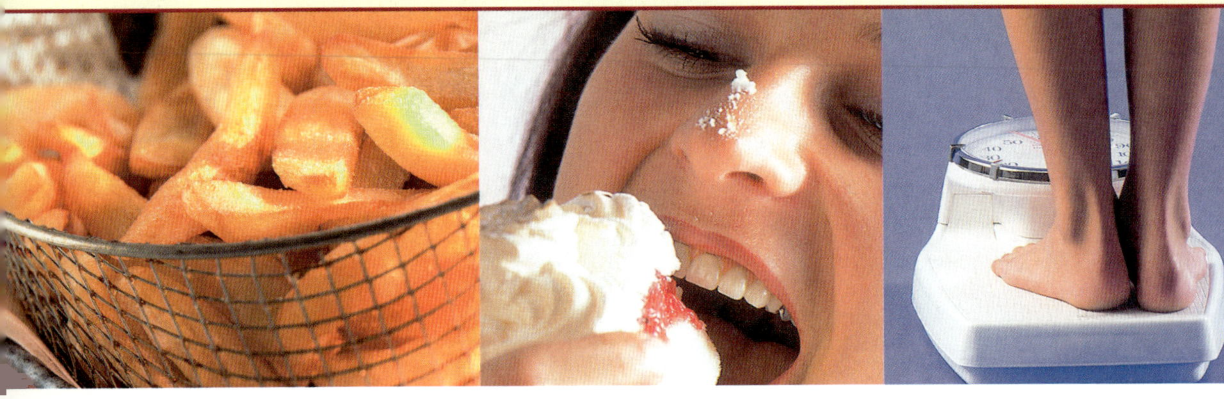

tungsmaßstabs: Je elf Prozent der Mädchen und Jungen waren übergewichtig, sieben Prozent der Mädchen und neun Prozent der Jungen fettleibig. Ein nennenswerter Anstieg der Häufigkeit von Fettleibigkeit lässt sich nur bei den Sechs- bis Neunjährigen nachweisen: 1982/83 waren drei Prozent der Mädchen und fünf Prozent der Jungen fettleibig, 1998/99 waren es dagegen sieben Prozent der Mädchen und zehn Prozent der Jungen.

ENTSTEHUNG

Die Veranlagung für die Entstehung von Übergewicht ist zwar erblich, das Übergewicht selbst aber ist ein Phänomen, das sich durch das Zusammenwirken meist mehrerer Faktoren entwickelt. Ob Störungen der Regulation von Hunger und Sättigung zu diesen Faktoren gehören, ist noch nicht ausreichend erforscht. Bekannt ist nur, dass bei Übergewichtigen die appetitvermindernde Wirkung des im Fettgewebe gebildeten Wirkstoffs Leptin reduziert ist.

In der überwiegenden Mehrzahl der Fälle liegen der Gewichtszunahme, die auf einer längerfristig positiven Energiebilanz beruht, psychische beziehungsweise psychosoziale Probleme zugrunde, die zu regelmäßigem Überessen führen, was jedoch nicht mit einer Essstörung gleichzusetzen ist. Als prädisponiert für gelegentliches oder kontinuierliches Überessen gelten Personen mit Störungen des Körperschemas und aggressiv besetzter Ablehnung des ganzen Körpers. Auch mit der Nahrungsaufnahme zusammenhängende Erfahrungen in der frühen Mutter-Kind-Beziehung oder in der Ursprungsfamilie können die Entstehung von Übergewicht begünstigen. Mitverursachend können außerdem als angenehm erlebte Lebensmittel wie beispielsweise auf der Zunge zergehende Schokolade oder der süße Geschmack des Zuckers sein, für den bereits im Säuglingsalter eine Präferenz besteht.

Gelegentliches Überessen in spannungsgeladenen Situationen – beispielsweise Stress oder Kummer – kann sich zur »Gewohnheit« entwickeln und schließlich schon durch kleinste Schwankungen im gefühlsmäßigen Gleichgewicht ausgelöst werden, ohne dass die Sorge um das Körpergewicht einen Impuls zur Beendigung des Essvorgangs setzt. Gerät die Figur dann allerdings zusehends aus der Form, treten nicht selten Schamgefühle auf. Diese veranlassen die Betroffenen dazu, Hilfe in Fastenkuren und so genannten Crashdiäten zu suchen. Aber die Versprechungen, mit denen solche Diäten für sich werben – nämlich die Fettpolster, die sich teilweise über Jahre hinweg angesetzt haben, innerhalb von wenigen Wochen zum »Schmelzen« zu bringen –, sind natürlich unrealistisch.

Aufgrund ihrer Einseitigkeit werden diese »Wunderdiäten« denn auch meist schon nach kurzer Zeit abgebrochen und der daraus resultierende Frust führt erneut zu Überessensreaktionen. In der Folge wird das Ausgangsgewicht vielfach überschritten, worauf erneut mit Abmagerungsversuchen reagiert wird, die oftmals wiederum zu einer überproportionalen Gewichtszunahme führen – ein gefürchteter Teufelskreis, den man als Jo-Jo-Effekt bezeichnet. Behandlungsbedürftiges Übergewicht kann das Ergebnis sein.

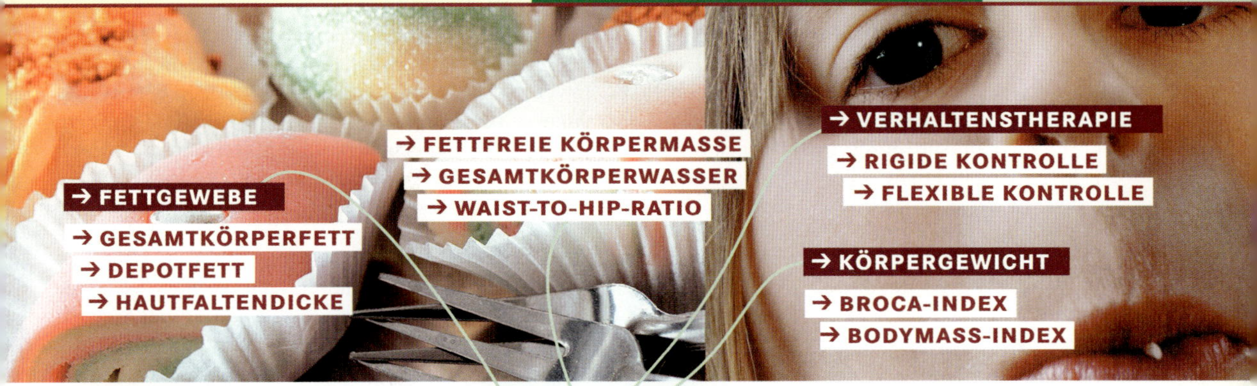

ÜBERGEWICHT

→ FETTLEIBIGKEIT
→ JO-JO-EFFEKT

→ ENERGIE

→ ENERGIEBEDARF
→ ENERGIEVERBRAUCH
→ ENERGIEZUFUHR
→ ENERGIEBILANZ

→ HUNGER
→ SÄTTIGUNG
→ LEPTIN

→ GEWICHTSREDUKTION

→ GEWICHTSREDUKTIONSDIÄTEN
→ AUSSENSEITERDIÄTEN
→ FASTEN
→ WEIGHT WATCHERS
→ FETTGEWEBSABSAUGUNG
→ MAGENVERKLEINERUNG
→ SCHLANKHEITSMITTEL
→ APPETITZÜGLER

→ ERNÄHRUNGSMITBEDINGTE ERKRANKUNGEN

→ HERZ-KREISLAUF-ERKRANKUNGEN
→ BLUTHOCHDRUCK
→ FETTSTOFFWECHSELSTÖRUNGEN
→ HYPERCHOLESTERINÄMIE
→ HYPERTRIGLYZERIDÄMIE
→ METABOLISCHES SYNDROM
→ DIABETES MELLITUS
→ GICHT

BEHANDLUNG

In ärztliche Behandlung begeben sich Übergewichtige in der Regel erst nach vielen gescheiterten Abmagerungsversuchen. Die Behandlung konzentriert sich daher nicht einseitig auf die Gewichtsreduktion, sondern bietet zusätzlich psychotherapeutische Hilfe an.

Grundsätzlich lässt sich eine Gewichtsreduktion nur erzielen, wenn die positive Energiebilanz, die zu dem Übergewicht geführt hat, in eine negative Energiebilanz umgewandelt wird; das heißt, die Energiezufuhr muss auf einen unter dem Energiebedarf liegenden Wert reduziert und/oder der Energieverbrauch erhöht werden. Die besten Erfolge mit langfristig stabil bleibendem Körpergewicht nach einer Gewichtsabnahme um zehn Kilogramm sind zu beobachten, wenn eine kalorienreduzierte Mischkost mit Verhaltenstherapie kombiniert wird.

Ziele der verhaltenstherapeutischen Maßnahmen sind Veränderungen im Umgang mit Situationen, die Überessen auslösen, und in der Kontrolle des Essverhaltens. Erlernt werden soll eine flexible Esskontrolle, bei der im Gegensatz zur rigiden Kontrolle (die sich nicht auf Dauer durchhalten lässt und daher abzulehnen ist) keine Nahrungsmittel verboten sind und die Kalorienrestriktion lockerer gehandhabt wird.

Der völlige Verzicht auf feste Nahrung ist nur dann angezeigt, wenn das Referenzgewicht um mehr als 50 Prozent überschritten ist. In solchen Fällen extremer Fettleibigkeit bietet sich im Rahmen einer stationären Behandlung das modifizierte Fasten an. Formuladiäten sind zwar ebenfalls zur Gewichtsreduktion geeignet, sie führen aber nicht zu Veränderungen im Essverhalten.

LESETIPPS:

Schek, Alexandra: *Ernährungslehre kompakt. Frankfurt (Umschau/Braus) 1998.*

Ernährungsbericht 2000, herausgegeben von der Deutschen Gesellschaft für Ernährung. *Frankfurt am Main (Henrich) 2000.*

Umweltverschmutzung: Bezeichnung für die stoffliche Belastung der Umwelt als Folge der menschlichen Zivilisation, d. h. durch vom Menschen in Luft, Wasser oder Boden eingebrachte Stoffe, die in ihrer Art oder Menge das natürliche Gleichgewicht stören und beim Menschen Atemwegserkrankungen, Allergien und andere Gesundheitsschäden auslösen können. Quellen der Umweltverschmutzung sind neben der Industrie die Privathaushalte und der Verkehr (z. B. durch Autoabgase).

Lebensmittel können u. a. mit →Dioxinen, →chlorierten Kohlenwasserstoffen, →Schwermetallen (v. a. →Kadmium und →Quecksilber), →Nitraten sowie radioaktiv belastet sein (→Strahlenbelastung). Nitrate belasten nicht nur die Lebensmittel, sondern zunehmend

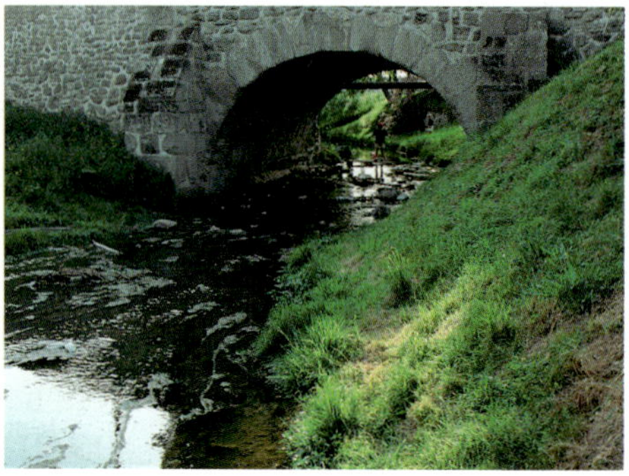

Umweltverschmutzung: Chemische Abwässer verseuchen einen Fluss.

auch das Wasser. Sie stammen überwiegend aus der Landwirtschaft (→Düngemittel). Produkte aus →biologischem Landbau sind weniger stark mit Nitraten und Pestizidrückständen belastet (→Schadstoffe, S. 566 ff.).

Unfruchtbarkeit, Infertilität, Sterilität: Unvermögen der Frau, ein Kind zu empfangen, bzw. des Mannes, ein Kind zu zeugen. Zu den Ursachen gehören hormonelle Einflüsse und organische Störungen (bei der Frau z. B. Verklebung der Eileiter), die Unfruchtbarkeit kann jedoch auch äußere Ursachen (beispielsweise Stress) haben. Auch ernährungsmitbedingte Erkrankungen wie Diabetes mellitus, Unter- und Übergewicht sowie Essstörungen wie Magersucht können zu Unfruchtbarkeit führen. Außerdem kann ein Mangel an Vitaminen und/oder Mineralstoffen (beispielsweise Jod, Eisen) oder der übermäßige Konsum von Alkohol und Zigaretten die Fruchtbarkeit beeinträchtigen.

ungesättigte Fettsäuren: eine Gruppe von →Fettsäuren.

unsichtbare Fette: →versteckte Fette.

Unterernährung: starke Unterversorgung mit Nährstoffen, die auf einen Mangel an Nahrung oder auch auf die Unfähigkeit oder Weigerung zurückzuführen sein kann, Nahrung zu sich zu nehmen (z. B. bei Magersucht). Infolge einer Unterernährung kommt es häufig zu einer →Protein-Energie-Malnutrition und/oder zu →Vitaminmangelkrankheiten. Zu den weiteren Folgen von Unterernährung zählen Untergewicht, eine erhöhte Anfälligkeit für Infektionen sowie eine verringerte Leistungs- und Konzentrationsfähigkeit. Im schlimmsten Fall kann der Tod eintreten. Unterernährung ist v. a. in Entwicklungsländern ein Problem; in den Industriestaaten tritt sie nur vereinzelt und zumeist infolge von Krankheiten auf.

Untergewicht: Körpergewicht, das 20 % unter dem Normalgewicht liegt. Ob Untergewicht vorliegt, kann mithilfe des →Bodymass-Indexes berechnet werden.

Ursachen: In den Entwicklungsländern ist Untergewicht aufgrund von Nahrungsmangel weit verbreitet. Zu den Hauptursachen für Untergewicht in den Industrieländern gehören v. a. schwere und/oder chronische Krankheiten, die mit Appetitverlust, einer verringerten Resorption von Nährstoffen über den Dünndarm oder einem gesteigerten Stoffwechsel und damit einem erhöhten Energieverbrauch einhergehen (z. B. Krebs). Daneben können auch Essstörungen wie →Magersucht zu Untergewicht führen, ebenso ein dauerhaft erhöhter Energiebedarf infolge von Leistungssport, längeres Fasten oder die Durchführung von Gewichtsreduktionsdiäten bei bereits bestehendem Normalgewicht.

Folgen: In Entwicklungsländern geht Untergewicht aufgrund des allgemeinen Nahrungsmangels oft mit einer →Protein-Energie-Malnutrition einher. In den Industriestaaten ist Untergewicht oft mit Mangelerscheinungen (z. B. →Vitaminmangelkrankheiten) verbunden, da dem Körper in der Regel nicht alle Nährstoffe in ausreichender Menge zugeführt werden. Außerdem ist durch die Mangelversorgung oft auch der Wasser- und Elektrolythaushalt gestört, sodass Herz-Kreislauf-Störungen auftreten können. Daneben werden die Abwehrkräfte geschwächt, Konzentrations- und Leistungsfähigkeit sinken. Starkes Untergewicht geht mit einer erhöhten Sterblichkeitsrate einher. Bei einem Bodymass-Index von 13 (Männer) bzw. 11 (Frauen) tritt in der Regel der Tod ein.

Behandlung: Bei krankheitsbedingtem Untergewicht besteht die Behandlung in erster Linie in der Therapie der Grunderkrankung, daneben in einer allmählichen, den körperlichen Möglichkeiten des Patienten angepassten Erhöhung der in der Regel verringerten Nahrungszufuhr. Wichtig ist zunächst meistens eine ausreichende Flüssigkeits- und Mineralstoffzufuhr. Falls nötig, muss der Betroffene anfangs künstlich ernährt werden; anschließend wird meist eine leichte →Vollkost verabreicht. Anstelle von drei großen sollte der Patient täglich acht bis zehn kleine Mahlzeiten einnehmen, um den Magen nicht zu sehr zu belasten. Eine ausreichende Menge an Vitaminen und Mineralstoffen muss dem Körper zunächst häufig in Tablettenform zugeführt werden.

Unterzuckerung, Hypoglykämie: Absinken des Blutzuckerspiegels unter den dem jeweiligen Alter entsprechenden Normwert (der im nüchternen Zustand gemessen wird), d.h. beim Erwachsenen unter einen Wert von 60 mg Glukose pro 100 ml Blut. Zu einer Unterzuckerung kann es u.a. bei längerer Nahrungsenthaltung, bei zu hoher Insulinproduktion (z.B. infolge von Tumoren), bei Erkrankungen der Leber und v.a. bei →Diabetes mellitus kommen, beispielsweise wenn Insulin überdosiert wird oder Mahlzeiten ausgelassen werden. Zu den Symptomen gehören starkes Zittern, Unruhe, Blässe, Schweißausbrüche und großer Hunger. Um einem lebensgefährlichen hypoglykämischen Schock vorzubeugen, der u.a. mit Bewusstseinsstörungen einhergehen kann, sollte man dem Körper sofort reine Glukose (20 g, z.B. in Form von Glukosewürfeln zum Kauen oder in Flüssigkeit aufgelöst) zuführen. Auch das Trinken eines zuckerhaltigen Getränks (z.B. Limonade) oder der Verzehr von Haushaltszucker kann den hypoglykämischen Schock abwenden. Falls notwendig, kann dem Patienten auch Glukagon gespritzt werden. Einer nächtlichen Unterzuckerung, die aufgrund einer zu langen Nahrungskarenz eintritt, können Diabetiker u.a. durch Einnahme einer kleinen, allerdings nicht zu kohlenhydratreichen Mahlzeit am späten Abend vorbeugen.

Uperisierung: →Ultrahocherhitzung.

Urämie: eine Harnvergiftung, bei der die harnpflichtigen Substanzen (Harnstoff, Harnsäure, Kreatinin und andere beim Eiweißabbau entstehende Substanzen) nicht mehr in ausreichender Form ausgeschieden werden und sich im Blut anreichern. Die Urämie ist ein Symptom für →Niereninsuffizienz und äußert sich u.a. durch Blässe, gelbliche Färbung der dem Licht ausgesetzten Hautpartien und Mundgeruch.

Urin: →Harn.

Urolithiasis: Entstehung von →Harnsteinen in den Nieren und/oder ableitenden Harnwegen.

Urticaria, Urtikaria: →Nesselsucht.

Urticaria pigmentosa: →Mastozytose.

UV-Strahlung, Abk. für **ultraviolette Strahlung:** von Johann Wilhelm Ritter 1802 entdeckte elektromagnetische Strahlung im Wellenlängenbereich von 100–400 nm. Natürliche UV-Strahlung wird z.B. von der Sonne abgestrahlt. Biologisch und medizinisch hat UV-Strahlung eine große Bedeutung, da sie aufgrund ihrer Energie biochemische Veränderungen und damit biologische Wirkungen hervorrufen kann. Hierzu gehören neben einer Vielzahl von positiven Wirkungen wie Aktivierung der D-Provitamine in der Haut auch Schädigungen wie z.B. Genmutationen oder Hautkrebs. UV-Strahlen werden u.a. in der Medizin und zur →Lebensmittelbestrahlung genutzt.

Vagotomie: Durchtrennung der unteren, den Magen versorgenden Äste des Vagusnervs, der die Herstellung von Magensaft und damit auch von Magensäure anregt. Mithilfe der Vagotomie unterbindet man die Säureproduktion, um hartnäckige oder ständig wiederkehrende →Magengeschwüre oder Zwölffingerdarmgeschwüre zu behandeln. Die Vagotomie wird heute jedoch nur noch selten durchgeführt, z. B. wenn eine medikamentöse Therapie ohne Erfolg bleibt. Im Anschluss an die Operation kann es zum →Postvagotomie-Syndrom kommen.

Valin: eine →Aminosäure.

Vanadium: zu den Spurenelementen gehörender Mineralstoff, der 1831 entdeckt wurde. Ob Vanadium zu den essenziellen, d. h. für den menschlichen Organismus lebensnotwendigen Spurenelementen gehört, ist noch nicht geklärt.

Funktionen: Bislang gibt es noch keine gesicherten Erkenntnisse darüber, welche Bedeutung Vanadium für den Menschen hat. In Tierversuchen wurde eine den Blutzuckerspiegel senkende Wirkung festgestellt, die von dem eigentlich dafür zuständigen Hormon Insulin unabhängig war. Tiere benötigen Vanadium außerdem für das Wachstum. Das Spurenelement könnte auch für die Aktivierung von Enzymen notwendig sein.

Vorkommen: Vanadium ist v. a. in pflanzlichen Ölen enthalten, aber auch Hülsenfrüchte, Meerestiere und Pilze enthalten größere Mengen. Da noch nicht geklärt ist, ob Vanadium lebensnotwendig ist, wurden bislang keine Empfehlungen für die tägliche Zufuhr des Spurenelements gegeben. Man vermutet, dass die durchschnittliche tägliche Zufuhr von bis zu 30 µg Vanadium einen möglichen Bedarf abdeckt. Rund 5% des in der Nahrung enthaltenen Vanadiums werden über den Dünndarm in den Körper aufgenommen; insbesondere in Nieren, Leber, Knochen und Hoden sind höhere Vanadium-Konzentrationen zu finden. Ausgeschieden wird das Spurenelement in erster Linie über den Harn, aber auch mit dem Stuhl.

Mangelerscheinungen: Ein Mangel an Vanadium wurde beim Menschen bislang noch nicht festgestellt; im Tierversuch kam es u. a. zu Wachstumsstörungen und Unfruchtbarkeit.

Überschuss: Vanadium kann vermutlich bereits bei einer Aufnahme von 10–20 mg unerwünschte Wirkungen wie Durchfall und Appetitlosigkeit hervorrufen. Das Einatmen vanadiumhaltiger Stäube (z. B. bei Arbeitern in der Stahlindustrie) ruft u. a. Bronchialkrämpfe, Atemnot, Kopfschmerzen, Übelkeit und Herzrhythmusstörungen hervor.

Hilfe bei Erkrankungen: Falls sich die Vermutung einer blutzuckersenkenden Wirkung von Vanadium bestätigen sollte, könnte das Spurenelement als Medikament bei Diabetes mellitus eingesetzt werden.

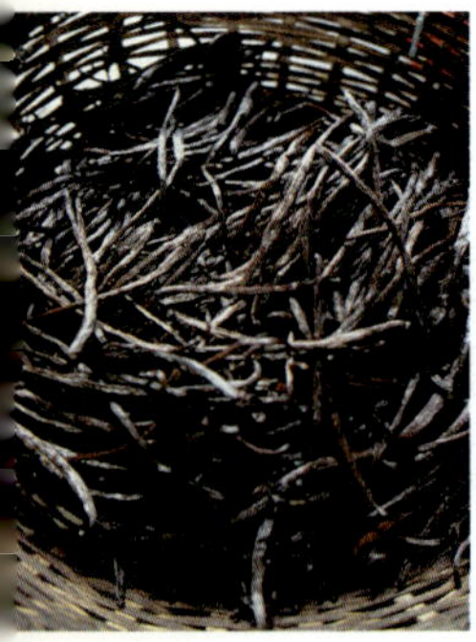

Vanille

Vanille: glänzend schwarzbraune, durch Trocknungs- und Fermentierungsprozesse eingeschrumpfte Fruchtkapseln der Gewürzvanille oder Echten Vanille (Vanilla planifolia), einer im tropischen Amerika heimischen, in den gesamten Tropen kultivierten Orchideenart, die zur Gewinnung von Duftstoffen in der Parfümindustrie und als Gewürz verwendet werden. Das charakteristische Aroma und die braunschwarze Farbe entwickeln sich während der Trocknung und Fermentierung. Wichtigster geschmackgebender Wirkstoff ist das →Vanillin.

Geschichte: Die Azteken verwendeten die Vanille zum Würzen von Kakaobrei. Durch die Spanier wurde sie Ende des 16. Jh. in Europa bekannt. 1874 wurde der Inhaltsstoff Vanillin synthetisiert, sodass der Anbau von Vanille stark zurückging.

Einkauf, Verwendung und Lagerung: Vanille dient zum Würzen von Feingebäck, Süßspeisen, Getränken, Eis und Früchten. Sie ist in

VANADIUMGEHALT VON LEBENSMITTELN

Lebensmittel (pro 100 g verzehrbaren Anteil)	Vanadium (µg)	Lebensmittel (pro 100 g verzehrbaren Anteil)	Vanadium (µg)
pflanzliche Nahrungsmittel		Brot	1,3–7
Sojabohnen	> 1000	Obst	0,02–6
Maiskeimöl	> 1000	Kartoffeln	0,07–2
Getreide	2–82	**tierische Nahrungsmittel**	
Hülsenfrüchte	46–65	Austern	11
Melasse	40	Fische	0,04–3
Olivenöl	22–38	Fleisch	0,01–1
Nüsse	0,4–26	Vollmilch	0,001–1
Reis	0,01–23	**Sonstige**	
Gemüse	0,03–20	Mineralwasser	0,4–0,6

[17]

Form von Vanillestangen (auch Vanilleschoten genannt), flüssig als Vanilleextrakt (Vanilleessenz), zu Vanillepulver zermahlen oder mit Zucker vermischt als Vanillezucker im Handel. Man sollte Vanillestangen bevorzugen, da sie am aromatischsten sind und man auf diese Weise außerdem sicher sein kann, reine, unverfälschte Vanille zu erhalten. Hochwertige Vanillestangen sind geschmeidig und mit Vanillinkristallen überzogen. Die etwa 20 cm langen Stangen enthalten ein würziges Fruchtmark, das man herauslöst, indem man sie längs aufschneidet und das Mark herauskratzt. Man kann die Stangen auch in Speisen mitgaren, um ihnen ein Vanillearoma zu verleihen; auf diese Weise können sie mehrfach (bis zu viermal) verwendet werden. Vanillestangen sollten bei Zimmertemperatur in einem luftdicht verschlossenen Gefäß gelagert werden.

Inhaltsstoffe und Gesundheitswert: Vanille enthält Alkaloide mit antibiotischer Wirkung, die das Pilzwachstum hemmen.

Vanillezucker: Mischung aus weißem Kristallzucker und fein zerriebener Vanille oder Vanilleextrakt. Heute wird Vanillezucker meist durch →Vanillinzucker ersetzt.

Vanillin: Aromastoff, der in den ätherischen Ölen zahlreicher Pflanzen (v. a. in Vanillefrüchten) vorkommt und durch Wasserdampfdestillation isoliert werden kann. Heute wird Vanillin v. a. synthetisch hergestellt und ersetzt als Würze für Gebäck, Süßspeisen usw. weitgehend die echte Vanille.

Vanillinzucker: Mischung aus weißem Kristallzucker und 1–2 % Vanillin. Vanillinzucker wird als Ersatz für den teureren →Vanillezucker zum Aromatisieren von Süßspeisen und Gebäck verwendet.

vegane Ernährung: eine vegetarische Ernährung, bei der nur pflanzliche Lebensmittel verzehrt werden. Alle Lebensmittel tierischer Herkunft – nicht nur Fleisch und Fisch, sondern auch Eier und Milch sowie Produkte daraus – werden abgelehnt. Damit bei einer veganen Ernährung eine ausreichende Zufuhr aller notwendigen Nährstoffe sichergestellt ist, bedarf es einer sorgfältigen Lebensmittelauswahl, da sonst die Gefahr einer →Mangelernährung besteht. Kritische Nährstoffe sind Eisen, Jod, Kalzium und die Vitamine B_6, B_{12} und D. Eisen wird aus Pflanzen schlechter resorbiert als aus tierischer Nahrung. Um die Ausnutzung zu verbessern, sollte man zusammen mit eisenhaltigem Obst und Gemüse reichlich Vitamin C aufnehmen und Tee, v. a. Schwarztee, meiden, da Tannine die Eisenresorption behindern.

Zur Deckung des Jodbedarfs sollte Jodsalz verwendet werden. Die empfohlene tägliche Kalziumzufuhr kann bei einer veganen Ernährung kaum erreicht werden; dennoch ist bei Veganern nur selten ein Kalziummangel festzustellen. Es ist anzunehmen, dass die Kalziumausnutzung bei ihnen intensiver ist. Besonders kritisch ist die Versorgung mit Vitamin B_{12}, da dieses Vitamin fast nur in tierischen Lebensmitteln vorkommt. Unter den pflanzlichen Lebensmitteln enthält nur Gärungsgemüse (z. B. Sauerkraut) Vitamin B_{12}.

Die empfohlene Eiweißzufuhr lässt sich problemlos durch den Verzehr von Getreide, Hülsenfrüchten, Kartoffeln und Nüssen erreichen.

LESETIPPS:

Brigitta Klingel: *Vegan-Küche. Kochen mit Gemüse und Getreide. München (Südwest) 1996.*

Suzanne Barkawitz: *Vegan genießen. Vollwertige Rezepte aus nah und fern. Darmstadt (Pala) 1998.*

vegetarische Ernährung: →S. 646 ff.

Venusmuscheln: essbare →Muscheln.

Verarbeitung von Lebensmitteln, Lebensmittelverarbeitung: die Vor- und Zubereitung von Lebensmitteln im Haushalt oder durch die Lebensmittelindustrie. Im Rahmen der Verarbeitung werden Lebensmittel z. B. zerkleinert, gegart, konserviert, Nahrungsbestandteile werden chemisch oder mechanisch voneinander getrennt oder bestimmte Substanzen werden gereinigt (→Raffination). Außerdem werden Lebensmittel häufig mit →Lebensmittelzusatzstoffen behandelt, wodurch sie z. B. haltbarer werden oder die gewünschte Konsistenz bzw. das gewünschte Aroma erhalten. Manche Lebensmittel (z. B. Kartoffeln) werden durch Verarbeitung erst genießbar und für die Ausnutzung durch die Verdauungsorgane zugänglich.

Verbascose: ein Vielfachzucker, der hauptsächlich in →Hülsenfrüchten vorkommt und zusammen mit der Stachyose für die Blähungen verantwortlich ist, die nach dem Verzehr von Hülsenfrüchten häufig auftreten.

Verbraucherschutz: die Gesamtheit der rechtlichen Vorschriften, die den Verbraucher vor Benachteiligungen im Wirtschaftsleben schützen und seine rechtliche Stellung stärken sollen. Obwohl in der Bevölkerung, hervorgerufen durch die immer wieder vorkommenden Lebensmittelskandale, ein beträchtliches Maß an Verunsicherung besteht, sind Lebensmittel heute aufgrund der umfangreichen Gesetze und Maßnahmen zum Schutz des Verbrauchers sicherer als früher.

Gesetze: Die im Rahmen des Verbraucherschutzes bestehenden Gesetze und Vorschriften

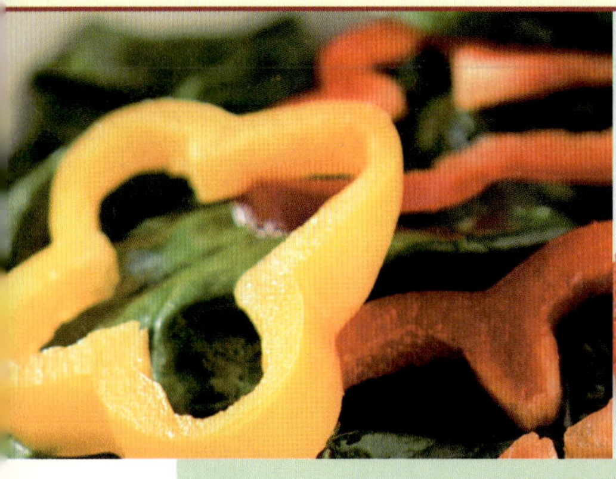

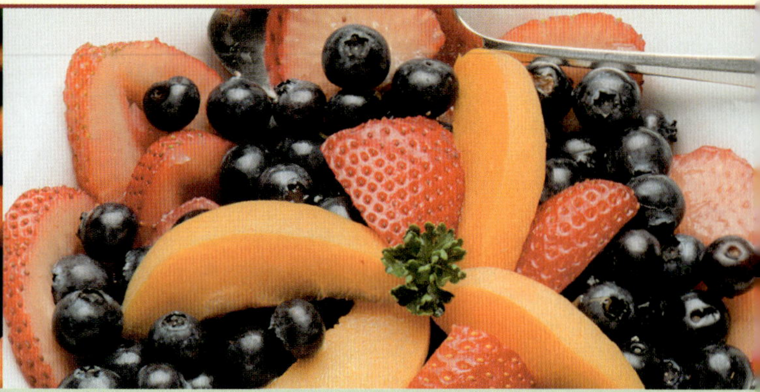

VEGETARISCHE ERNÄHRUNG

FORMEN

Der Vegetarismus ist eine Ernährungs- und Lebensweise, die den überwiegenden oder ausschließlichen Verzehr pflanzlicher und vom lebenden Tier stammender Lebensmittel anstrebt. Zur vegetarischen Kost zählen insbesondere (Vollkorn)getreide, Obst, Gemüse, Kartoffeln, pflanzliche Fette und Öle, Nüsse, Hülsenfrüchte, Honig, Milch und Milchprodukte sowie Eier. Vegetarismus ist jedoch keine einheitliche Ernährungsform, sondern umfasst verschiedene Kostformen, die sich in Lebensmittelauswahl, Zielen und Beweggründen unterscheiden. Hierzu gehören auch zahlreiche alternative Ernährungsformen, die sich zwar nicht ausdrücklich als vegetarisch bezeichnen, es in ihrem Erscheinungsbild aber sind.

Bei der Einteilung vegetarischer Ernährungsweisen wird die Lebensmittelauswahl zugrunde gelegt: Ovolaktovegetarier nehmen neben pflanzlicher Nahrung auch Milch, Milcherzeugnisse und Eier zu sich, Laktovegetarier verzehren Milch und Milchprodukte, aber keine Eier. Ovovegetarier (eine seltenere Form des Vegetarismus) nehmen weder Fleisch und Fisch noch Milch, dafür aber Eier zu sich. Strikte Vegetarier (Veganer) lehnen den Verzehr aller Lebensmittel ab, die vom Tier stammen (im Extremfall auch Honig).

DER MENSCH – EIN ALLESESSER

Vor etwa 2,5 Millionen Jahren tauchten die ersten Vertreter der Gattung Mensch auf: der »Homo rudolfensis« und der »Homo habilis«. Gemeinsam war diesen Hominiden der gezielte Gebrauch von Steinwerkzeugen, mit denen sie Kadaver zerlegen konnten. Sie verzehrten daher mehr Fleisch als ihre Vorfahren, die Menschenaffen, die sich hauptsächlich von Früchten und Blättern ernährten. Vor ungefähr 1,8 Millionen Jahren erlernte der »Homo erectus« den Gebrauch des Feuers und konnte somit erstmals das bisher roh verzehrte Fleisch von Beutetieren garen und auf diese Weise bekömmlicher machen. Pflanzliche Nahrung bildete auch noch beim »Homo sapiens«, dessen erste Vertreter vor etwa 120 000 Jahren auftraten, den Hauptteil der Ernährung, denn sie war viel einfacher und risikoloser zu beschaffen.

Vor rund 10 000 Jahren begann der Mensch mit dem systematischen Anbau von Nahrungspflanzen. Pflanzliche Nahrungsmittel machten mit bis zu 90 Prozent weiterhin den Hauptanteil der Kost aus. In der Jungsteinzeit, ab vor etwa 6500 bis 4000 Jahren, stieg der Anteil tierischer Nahrung durch die Domestikation von Wildtieren zu Haus- und Nutztieren dann an.

Eine drastische Veränderung erfuhren die Ernährungsgewohnheiten des Menschen mit der Industrialisierung vor etwa 200 Jahren. Neben Gebrauchsgütern wurden nun auch Lebensmittel industriell hergestellt. So trat an die Stelle einer weitgehend naturbelassenen, überwiegend pflanzlichen, kohlenhydrat- und ballaststoffreichen Nahrung eine stark verarbeitete, energiedichte, fettreiche und ballaststoffarme Kost mit einem höheren Anteil tierischer Nahrungsmittel.

Aus dieser »Ernährungsgeschichte« der Menschheit lässt sich folgern, dass der Mensch als Allesesser mit klarer Betonung pflanzlicher Nahrung eingestuft werden kann. Die Bevorzugung pflanzlicher Kost über Jahrmillionen hinweg zeigt sich auch heute noch an anatomischen

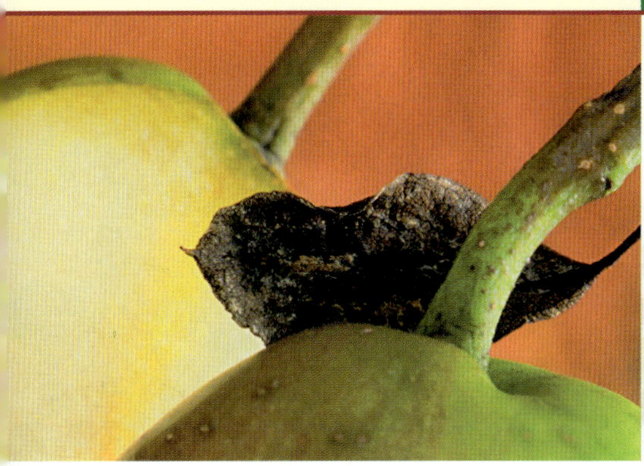

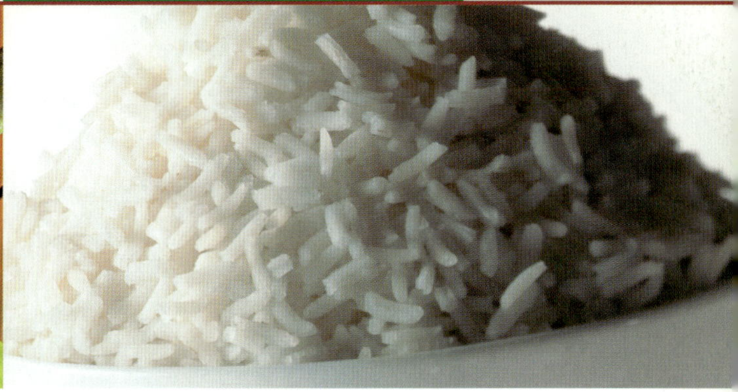

und physiologischen Merkmalen des Menschen. Eine rein vegetarische Ernährung liegt jedoch nicht in der Natur des Menschen begründet, sondern ist eine Erscheinung seiner Kultur.

HISTORISCHE ENTWICKLUNG

Erste Impulse für das Meiden von Fleisch gingen von der religiösen Sekte der Orphiker in Griechenland im sechsten Jahrhundert vor Christus aus. Die Anhänger der mythischen Gestalt des Dichters und Sängers Orpheus strebten nach Askese in allen Lebensbereichen und somit auch in der täglichen Kost. Die Ablehnung von Fleisch wurde von dem griechischen Philosophen Pythagoras (570 bis 500 vor Christus) aufgegriffen. Durch den Glauben an Seelenwanderung und Wiedergeburt (Reinkarnation) wurde der Nichtverzehr von »beseelten« Wesen zu einem wesentlichen Bestandteil des »Pythagoräismus«, wie der Vegetarismus bis in die Mitte des 19. Jahrhunderts genannt wurde.

Auch in den verschiedenen Weltreligionen finden sich Leitsätze, die sich mit dem Streben nach ethisch-moralischen Grundsätzen wie Nächstenliebe und Barmherzigkeit allen Geschöpfen gegenüber befassen. Der Hinduismus ist ein sehr konsequenter Vertreter des Vegetarismus, in dessen Mittelpunkt das »Ahimsa«, das Nichttöten, sowie die Gewaltlosigkeit und damit die Ehrfurcht vor dem Leben steht. Auch im Buddhismus sind Barmherzigkeit gegenüber allen Kreaturen und die dadurch vorgegebene vegetarische Lebensweise Grundvoraussetzung für die Erlangung der Weisheit.

Ende des 18. und Anfang des 19. Jahrhunderts gaben in Deutschland die Ärzte Christoph Wilhelm Hufeland (1762 bis 1836) und Samuel Hahnemann (1755 bis 1843) erste Impulse für eine naturgemäße Lebens- und Heilweise. Der schweizerische Arzt Max Bircher-Benner (1867 bis 1939) verordnete seinen Patienten pflanzliche Rohkost und ging damit neue Wege der Ernährungstherapie. Aber erst über die Lebensreform-Bewegung Ende des 19. Jahrhunderts erreichte der Vegetarismus in Deutschland eine breitere Öffentlichkeit. Im Zentrum dieser Bewegung stand ein neues Verständnis des Menschen in seiner Beziehung zur Natur. Der »Naturismus« strebte mit dem Aufruf »Zurück zur Natur!« ein einfaches, naturverbundenes Leben im Grünen an. Neben Strömungen wie der Tierschutz- und Freikörperkulturbewegung, der Naturheilkunde und der Reformpädagogik nahm der Vegetarismus eine wichtige Stellung in der Lebensreform-Bewegung ein.

Mit der Industrialisierung des Lebensmittelsektors und der Landwirtschaft hatten sich die Ernährungsgewohnheiten innerhalb weniger Jahrzehnte grundlegend gewandelt. Insbesondere der seit 1850 stetig zunehmende Fleischkonsum und die parallel dazu steigende Zahl an Zivilisationskrankheiten gaben Anlass zu Kritik an der modernen Lebensweise. Diese Kritik sowie die Betonung einer gesunden und (vegetarisch-)vollwertigen Ernährung war der Ansatz der Ernährungsreform. 1867 gründete der Pfarrer Eduard Baltzer den »Verein für natürliche Lebensweise«, den ersten vegetarischen Verein in Deutschland. Heute ist der Vegetarier-Bund Deutschlands mit Sitz in Hannover die größte deutsche vegetarische Dachorganisation. In Deutschland erlebte der Vegetarismus in den

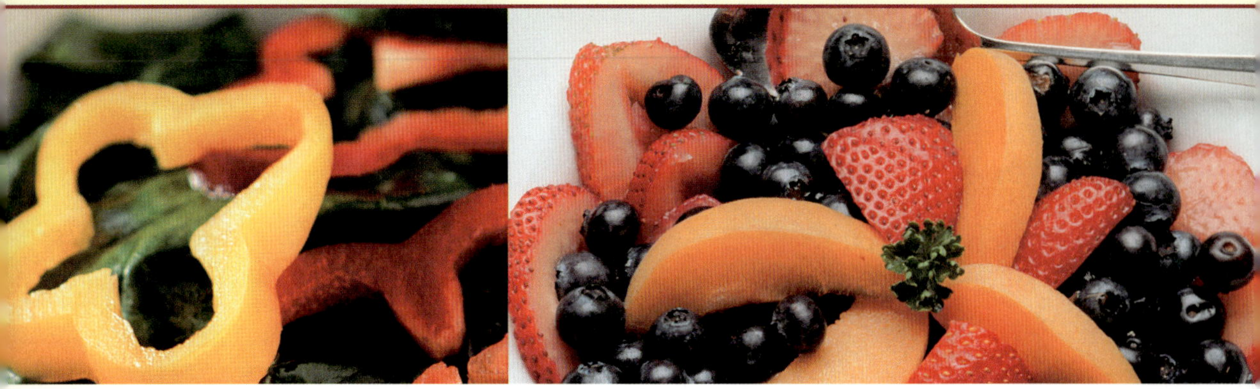

1970er-Jahren einen weiteren Aufschwung mit der Umweltschutz- und Ökologiebewegung. Heute kommen viele Vegetarier auch aus der Tierrechtsbewegung, die in jeglicher Nutzung von Tieren durch den Menschen (beispielsweise Tierversuchen und Zoos) eine Ausbeutung sieht und deren Abschaffung fordert. Ihre Anhänger ernähren sich zumeist vegan. Mittlerweile bekennen sich auch viele Prominente zur fleischlosen Ernährung. Vegetarische Restaurants und Kochbücher, Naturkostläden und entsprechende Artikel in Publikumszeitschriften dokumentieren, dass sich breite Teile der Gesellschaft für vegetarische Ernährungsformen interessieren. Nach Schätzungen der Vegetarierverbände leben in Deutschland heute etwa drei Millionen Vegetarier; die meisten sind Ovolaktovegetarier.

MOTIVE VON VEGETARIERN

Unter den vielen möglichen Beweggründen für eine vegetarische Lebensweise dominieren ethisch-religiöse und gesundheitliche Motive.

In ethischer Hinsicht bewirken vor allem die Ablehnung des Tötens und die Beschäftigung mit dem Verhältnis von Mensch und Tier eine Hinwendung zum Vegetarismus. Besonders die seit Mitte der 1970er-Jahre erstmals rational geführte Diskussion über den Status von Tieren hat die Abkehr vom Fleischverzehr unterstützt. Seit dieser Zeit wird von Ethikern der zunehmend erfolgreiche Versuch unternommen, für Tiere die gleichen moralischen Rechte einzuklagen wie für den Menschen. In diesem Rahmen wird auch die Leidensfähigkeit von Tieren anerkannt. Der Einblick in die nicht artgerechte und quälerische Haltung der Tiere und in die Bedingungen bei Aufzucht, Mast, Transport und Tötung, die einer immer breiteren Öffentlichkeit bewusst werden, trägt zu einer Sensibilisierung der Bevölkerung und einer verstärkten Hinwendung zur vegetarischen Ernährungsweise bei.

Auch sozioökonomische Gründe sind für viele Vegetarier von Bedeutung, denn nur eine Erhöhung des vegetabilen Anteils in der Ernährung kann dazu beitragen, die ausreichende Versorgung einer ständig wachsenden Weltbevölkerung, insbesondere in den Entwicklungsländern, mit Nahrung sicherzustellen.

ERNÄHRUNGSWISSENSCHAFTLICHE SICHT

Gegen den Vegetarismus wird häufig eingewandt, dass er zu Mangelerscheinungen führe. Diese Auffassung ist aber für (ovo)laktovegetabile Ernährungsformen inzwischen eindeutig widerlegt. Es liegen umfangreiche wissenschaftliche Untersuchungen vor, die eindrucksvoll belegen, dass nicht nur die insgesamt gesunde Lebensweise von Vegetariern, sondern auch zahlreiche direkt auf die Ernährung zurückzuführende Vorteile den guten Gesundheitsstatus bedingen.

Langfristige Studien über Ernährungsverhalten und Gesundheitszustand von Vegetariern ergaben, dass eine (ovo)laktovegetabile Ernährung zahlreiche positive Effekte mit sich bringt. So haben Vegetarier seltener Übergewicht und weniger häufig hohen Blutdruck. Außerdem sind ihre Blutcholesterinwerte in der Regel besser als bei Nichtvegetariern, da die Zufuhr ungünstiger Nahrungsinhaltsstoffe wie gesättigter Fettsäuren, Cholesterin und Purine niedriger ausfällt als bei Mischköstlern, ernährungsphy-

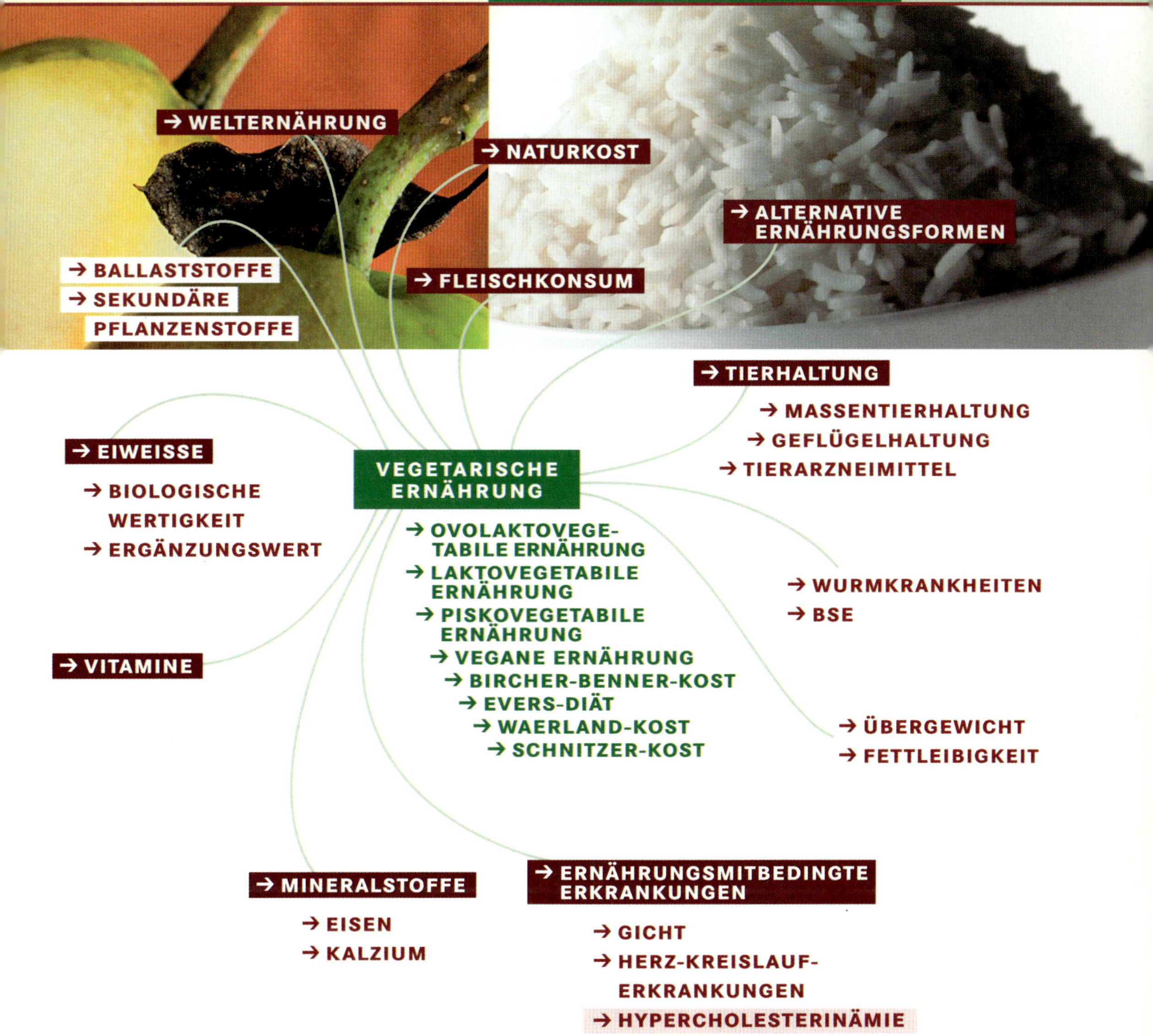

siologisch günstige Nahrungsbestandteile wie komplexe Kohlenhydrate, Ballaststoffe, Vitamine, Mineralstoffe und sekundäre Pflanzenstoffe hingegen in größerer Menge verzehrt werden. Als Folge ihrer gesünderen Ernährungs- und Lebensweise ist das Risiko von Vegetariern für Diabetes mellitus, Gicht, Krebs und Herz-Kreislauf-Erkrankungen niedriger.

Auch der Eiweißbedarf ist entgegen einer früher weit verbreiteten Ansicht problemlos zu decken. Da die Eiweißaufnahme in den Industrienationen deutlich höher ist als empfohlen, ist eine vegetarische Ernährung auch in dieser Hinsicht von Vorteil. Auch die Versorgung von Vegetariern mit den meisten Vitaminen und Mineralstoffen erreicht oder übertrifft die Zufuhrempfehlungen und ist insgesamt günstiger zu beurteilen als bei einer durchschnittlichen fleischhaltigen Ernährung. Während (ovo)laktovegetabile Ernährungsformen keine besondere Sachkenntnis erfordern und problemlos praktiziert werden können, ist die vegane Ernährung allerdings nur für solche Personen geeignet, die sich intensiv damit beschäftigt haben.

LESETIPP:

CLAUS LEITZMANN UND ANDREAS HAHN: *Vegetarische Ernährung. Stuttgart (Ulmer) 1996.*

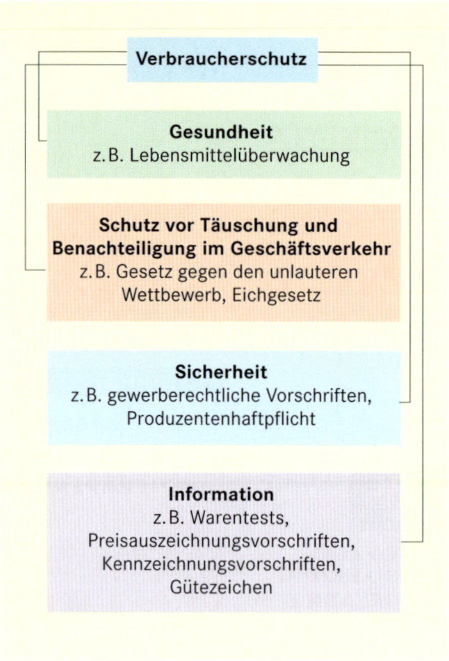

Verbraucherschutz: Zielsetzungen und Mittel

können u. a. unterschieden werden in solche, die eine korrekte und möglichst umfassende Information des Verbrauchers als Grundlage seiner Kaufentscheidungen sichern (→Kennzeichnung von Lebensmitteln, →Täuschung des Verbrauchers), und solche, die seiner Sicherheit und Gesundheit dienen.

Kernstück des Lebensmittelrechts ist das 1975 in Kraft getretene Lebensmittel- und Bedarfsgegenständegesetz, das als Rahmengesetz konzipiert ist und in sich die Regelungen für vier Erzeugnisgruppen – Lebensmittel, Tabakerzeugnisse, Kosmetika und Bedarfsgegenstände – vereinigt. Laut Lebensmittel- und Bedarfsgegenständegesetz ist es u. a. untersagt, Lebensmittel herzustellen oder in Verkehr zu bringen, die geeignet sind, die menschliche Gesundheit zu schädigen. Das Gesetz verbietet weiterhin, nicht zugelassene Lebensmittelzusatzstoffe zu verwenden oder Lebensmittel gewerbsmäßig in den Verkehr zu bringen, wenn in oder auf ihnen Pflanzenschutz-, Düngemittel usw. vorhanden sind, die bestimmte →Höchstmengen überschreiten. Auch für die Aufgaben der →Lebensmittelüberwachung, deren Durchführung in den Händen der Bundesländer liegt, gibt das Lebensmittel- und Bedarfsgegenständegesetz den gesetzlichen Rahmen vor.

Reklamationen: Wenn Lebensmittel Qualitätsmängel aufweisen (z. B. Schimmel oder ein beim Kauf bereits abgelaufenes Mindesthaltbarkeitsdatum), ist eine möglichst umgehende Reklamation im Geschäft stets die beste Lösung. Das Verkaufspersonal oder die Geschäftsführung ist fast immer dankbar für solche Hinweise und ersetzt die beanstandete Ware meist sofort durch einwandfreie. Wenn berechtigte Reklamationen jedoch abgewiesen werden, sollte man sich als Verbraucher an die zuständige Lebensmittelüberwachungsbehörde wenden. Anlaufstellen sind in der Regel das Ordnungsamt, die örtliche Polizeibehörde oder das Veterinäramt.

Dabei sollte der Verbraucher folgende Angaben machen können: Ort und Zeitpunkt des Kaufes, Lagerungsbedingungen, Art des festgestellten Mangels, Zeitpunkt der Feststellung des Mangels nach Kauf und Verzehr und Art der Gesundheitsbeschwerden (z. B. wenn nach einem Restaurantbesuch Durchfall auftritt). Ferner sollte wenn möglich das Lebensmittel oder der Rest einschließlich eventueller Verpackung mit eingereicht werden. Das behördliche Überwachungspersonal hat der Beschwerde nachzugehen und, sofern möglich, eine Probe zu entnehmen, die dann zur vorrangigen Bearbeitung beim zuständigen staatlichen Untersuchungsamt eingereicht wird.

LESETIPP:

Verbraucherschutzgesetze. Textausgabe mit einer Einführung. Köln (Bundesanzeiger) 2000.

Verbraucherverbände: Organisationen, die die Vertretung von Verbraucherinteressen gegenüber politischen Entscheidungsträgern sowie gegenüber Industrie, Handel und Öffentlichkeit wahrnehmen. Anders als z. B. in den USA haben sich in Deutschland Verbraucherverbände mit breiter Mitgliederbasis der Verbraucher selbst kaum gebildet. Die meisten Verbraucherverbände sind mit öffentlichen Mitteln geförderte Fremdorganisationen des Verbraucherinteresses wie z. B. die Arbeitsgemeinschaft der Verbraucherverbände (AgV), die Verbraucherzentralen, die →Stiftung Warentest und der Auswertungs- und Informationsdienst für Ernährung, Landwirtschaft und Forsten (AID). Während die staatlich geförderte Verbrauchervertretung v. a. in den 50er-Jahren gebildet wurde, entwickelten sich bundesweit tätige Verbände zur primären Selbstorganisation von Verbraucherinteressen mit umfassendem Vertretungsanspruch wie die Verbraucher-Initiative e. V. erst in den 80er-Jahren.

Aufgaben: Die Verbraucherverbände nehmen ihre Vertretungsfunktion für Verbraucherinteressen durch die Teilnahme an Anhörungen von Ministerien und den an verbraucherrelevanter Gesetzgebung beteiligten Ausschüssen wahr. Sie versuchen frühzeitig, durch Kontakte zu den verbraucherpolitischen Sprechern der politischen Parteien und Fraktionen Gesetzgebungsaktivitäten zu initiieren und zu beeinflussen. Eine Beeinflussung der Industrie und des Handels im Sinn des Verbraucherschutzes findet indirekt durch Produkttests statt. Durch die Möglichkeit, Testergebnisse der Stiftung Warentest und anderer Testorganisationen werblich herauszustellen (und durch Umsatzeinbußen bei schlechter Testbeurteilung) wird das Produktangebot hinsichtlich Preiswürdigkeit, Handhabung, Haltbarkeit und zunehmend auch hinsichtlich gesundheitlicher und umweltrelevanter Aspekte positiv beeinflusst.

Verbraucherzentralen: Einrichtungen der Verbraucherverbände in der Rechtsform eingetragener Vereine zur Information und Interessenvertretung der Verbraucher. Finanziert werden die Verbraucherzentralen weit überwiegend aus öffentlichen Mitteln (Bundes-, Länder-, Gemeindezuschüsse), zu einem geringen Teil aus eigenen Einnahmen (Mitgliedsbeiträge, Verkauf von Publikationen, kostenpflichtige Beratungsangebote). Die elf Verbraucherzentralen in den alten Bundesländern Deutschlands entstanden zwischen 1958 und 1964 und sind seit 1971 Mitglieder der Arbeitsgemeinschaft der Verbraucherverbände (AgV). Die fünf Verbraucherzentralen in den neuen Bundesländern traten dieser Arbeitsgemeinschaft am 13. 12. 1990 bei.

Aufgaben: Die Verbraucherzentralen vertreten Verbraucherinteressen gegenüber Wirtschaft, Behörden und Gesetzgebern; zu diesem Zweck unterhalten sie bundesweit etwa 220 Beratungsstellen in allen größeren Städten. Neben persönlicher und telefonischer Beratung bieten sie Infotheken, Ausstellungen und Vorträge zu verbraucherpolitischen Themen an. Dabei verwenden sie u. a. Materialien der Stiftung Warentest. Beratungsschwerpunkte sind u. a. außergerichtliche Rechts- und Reklamationsberatung, Produkt- und Ernährungsberatung. Bei der Beratungstätigkeit nehmen ökologische und gesundheitliche Aspekte seit Mitte der 70er-Jahre einen immer breiteren Raum ein. Zu den wichtigsten Zielen gehören die Verbesserung des Kenntnisstandes von Verbrauchern über aktuelle Ernährungsthemen, die Förderung eines sozial und ökologisch zukunftsfähigen Konsums und der Schutz der Verbraucher vor Irreführung, Täuschung und gesundheitlicher Beeinträchtigung. Die ernährungsbezogene Arbeit wird überwiegend von Ökotrophologen geleistet.

Verbrauchsdatum: ein Datum, das im Rahmen der →Kennzeichnung von Lebensmitteln angegeben werden muss.

Verdaulichkeit: Ausmaß der Aufschließbarkeit von Nahrungsbestandteilen zu Nährstoffen im Magen-Darm-Trakt; Differenz zwischen verzehrter und im Stuhl ausgeschiedener Menge. Die Verdaulichkeit der Nahrungsmittel hängt stark von deren Zusammensetzung ab, z. B. vom Ballaststoff- oder Fettgehalt oder dem Verarbeitungsgrad.

Verdauung: Oberbegriff für alle Vorgänge, die die Zerkleinerung und Aufspaltung der Nahrung in kleinste Nährstoffe, die Resorption dieser Nährstoffe und die Ausscheidung nicht verwertbarer Stoffe aus der Nahrung betreffen.

Aufspaltung und Resorption: Im Mund beginnen die Zähne mit der Zerkleinerung der Nahrung. Dabei wird sie mit dem von Ohr- und Mundspeicheldrüsen hergestellten Speichel vermischt; dieser enthält Verdauungsenzyme (u. a. Speichelamylase, frühere Bezeichnung: Ptyalin), die mit der Zerlegung der Kohlenhydrate beginnen. Durch die Speiseröhre wird der Nahrungsbrei (Chymus) in den →Magen transportiert, wo er durch Muskelkonzentrationen mit dem Magensaft vermischt und weiter zerkleinert wird. Der Magensaft enthält Enzyme, die mit der Eiweiß- und Fettaufspaltung beginnen. Die im Magensaft enthaltene Salzsäure trägt u. a. dazu bei, Bakterien abzutöten.

Portionsweise leitet der Magenpförtner den Speisebrei dann an den obersten Abschnitt des Dünndarms, den Zwölffingerdarm, weiter. Hier wird der angesäuerte Brei durch die Zugabe von alkalischen Flüssigkeiten (u. a. aus der Bauchspeicheldrüse) neutralisiert. Weiterhin werden ihm Galle und Bauchspeicheldrüsenenzyme hinzugefügt, die für die Aufspaltung von Eiweißen, Kohlenhydraten und Fetten in kleinste, vom Körper resorbierbare Bausteine notwendig sind. Die →Galle sorgt dafür, dass die normalerweise nicht wasserlöslichen langkettigen Fettsäuren in eine Emulsion überführt werden, damit sie in die Lymphbahn übertreten können. Weitere, von der Darmschleimhaut gebildete Enzyme tragen ebenfalls zur Zerlegung des Nahrungsbreis bei (→Verdauungssäfte).

Durch peristaltische Darmbewegungen wird der Nahrungsbrei voranbewegt (→Darm). Im Dünndarm erfolgt die eigentliche →Resorption der zerlegten Nährstoffe in die Blutbahn oder – im Fall größerer Fettmoleküle – in die Lymphbahn. Das venöse, mit Nährstoffen angereicherte Blut wird über die Pfortader zur →Leber geleitet, die die Nährstoffe teilweise umbaut, damit sie von allen Zellen verwertet werden können. Anschließend werden die Nährstoffe über das Blut zu den Zellen weitergeleitet, die sie u.a. zur Gewinnung von Energie verwerten.

Ausscheidung: Die vom Dünndarm nicht resorbierbaren Bestandteile des Nahrungsbreis werden weiter in den Dickdarm transportiert, wo die Darmbakterien darin enthaltene Ballaststoffe z.T. durch Gärung und Fäulnisprozesse abbauen; die Abbauprodukte (darunter Nährstoffe) werden teilweise durch Diffusion ans Blut weitergeleitet. Der Dickdarm entzieht dem Speisebrei außerdem Wasser und sorgt somit für einen ausgeglichenen Wasserhaushalt und die Eindickung des Breis. Unverwertbare Nahrungsreste werden über die Afteröffnung als Stuhl ausgeschieden.

Verdauungsenzyme: Enzyme in den →Verdauungssäften.

Verdauungshormone: von den Verdauungsorganen hergestellte →Hormone.

Verdauungsinsuffizienz: →Maldigestion.

Verdauungssäfte: für die Aufspaltung der Nahrung in kleinste, vom Dünndarm resorbierbare Nährstoffe notwendige Flüssigkeiten. Zu den Verdauungssäften gehören der von den Speicheldrüsen produzierte →Speichel, die von der Leber hergestellte →Galle, der Bauchspeichel der →Bauchspeicheldrüse und verschiedene von Magen- und Darmschleimhaut produzierte Sekrete. Diese enthalten alle **Verdauungsenzyme,** die für die Aufspaltung von Eiweißen in Aminosäuren, von Kohlenhydraten in Einfach- und Zweifachzucker und von Fetten in Fettsäuren zuständig sind. Speichel enthält kohlenhydratspaltende Enzyme wie Speichelamylase (frühere Bezeichnung: Ptyalin), im Magensaft sind das Eiweiß spaltende Enzym Pepsin und das Fett spaltende Enzym Magenlipase enthalten. Der Bauchspeichel enthält Enzyme zur Fett- (Pankreaslipase) und zur Kohlenhydrataufspaltung (Pankreasamylasen) und Enzymvorstufen zur Spaltung von Eiweiß, die im Darm in die Enzyme Trypsin und Chymotrypsin umgewandelt werden. Das von der Dünndarmschleimhaut hergestellte Sekret enthält Eiweiß spaltende Dipeptidasen sowie Kohlenhydrat spaltende Glukosidasen.

Verdauungsstörung, Dyspepsie: Sammelbezeichnung für Störungen der Verdauungsabläufe, die verschiedene Ursachen haben können. Zu den Beschwerden, die mit einer Verdauungsstörung einhergehen, zählen Appetitlosigkeit, Aufstoßen, Völlegefühl, Bauchschmerzen, Blähungen, Übelkeit, Erbrechen und Durchfall. Zu den möglichen Ursachen gehören entzündliche Darmerkrankungen, eine Veränderung der Darmflora (z.B. nach Einnahme von Antibiotika), aber auch seelische Belastungen. Behandelt wird in erster Linie die Grunderkrankung, daneben ist eine Ernährungsumstellung auf eine leichte →Vollkost sinnvoll. Zur Stärkung der Darmflora werden Sauermilchprodukte, v.a. →Probiotika, empfohlen.

Verdauungstrakt: Oberbegriff für die Organe, die an Aufnahme, Zerkleinerung und Aufspaltung der Nahrung, an der Resorption von Nährstoffen und der Ausscheidung unverdaulicher Nahrungsreste (→Verdauung) beteiligt sind. Zu den Organen des Verdauungstrakts zählen Mund und Rachen sowie die sich daran anschließende Speiseröhre, die in den Magen übergeht. Im Magen nimmt der **Magen-Darm-Trakt** (Gastrointestinaltrakt) seinen Anfang, der →Magen, Zwölffingerdarm, Dünndarm, Dickdarm und Mastdarm (→Darm) umfasst. Über die Öffnung des Mastdarms, den After, wird der unverdauliche Nahrungsbrei als Stuhl ausgeschieden. Auch die Drüsen, die Verdauungssäfte absondern (Speicheldrüsen, →Bauchspeicheldrüse, →Leber) zählen im weitesten Sinn zum Verdauungstrakt.

Verderb von Lebensmitteln, Lebensmittelverderb: Qualitätsverschlechterung eines Lebensmittels durch Zerstörung lebenswichti-

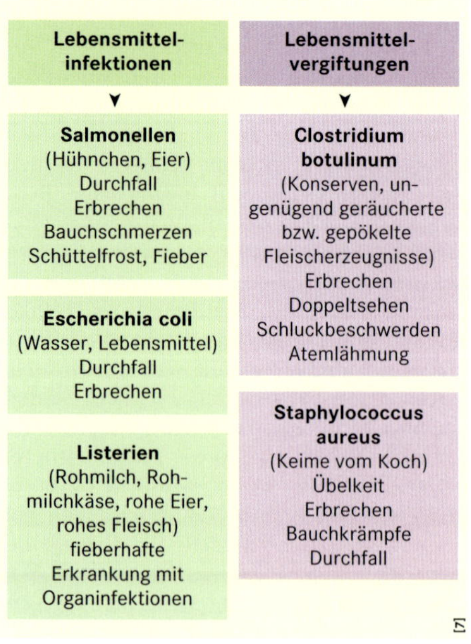

Verderb von Lebensmitteln: mögliche Ursachen

ger Nährstoffe und/oder Bildung von Giftstoffen. Der Zeitpunkt des Verderbs hängt von der Haltbarkeit eines Lebensmittels und von Art und Dauer der Lagerung ab. Man unterscheidet u.a. den enzymatischen Verderb (Abbau von Zellbestandteilen durch Enzyme) und die durch Tätigkeit von Bakterien, Schimmelpilzen und Hefen bewirkte →Fäulnis. Insbesondere Mikroorganismen, die Giftstoffe bilden, z.B. Schimmelpilze (→Schimmel, →Schimmelpilzgifte) und manche Bakterien (→Lebensmittelinfektionen, →Lebensmittelvergiftungen), sind für den Menschen gefährlich. Als oxidativer Verderb wird die Reaktion eines Lebensmittels mit Luftsauerstoff bezeichnet. So wurden z.B. ranzige Lebensmittel durch Autoxidation ihrer Fette zerstört (→Fettverderb). Durch →Antioxidationsmittel, →Konservierungsstoffe und →Konservierungsmethoden (S. 382 ff.) lässt sich der Verderb aufhalten.

Verdickungsmittel: →Gelier- und Verdickungsmittel

verdorbener Magen: →Magenverstimmung.

Verfälschung von Lebensmitteln, Lebensmittelverfälschung: das unrechtmäßige Verschlechtern oder nur scheinbare Verbessern von Lebensmitteln (z.B. Wässern von Milch, Vortäuschen wertvoller Inhaltsstoffe durch Färbung). In der Lebensmittelgesetzgebung gibt es eine Reihe von Vorschriften für Hersteller und Handel, die dem Verbraucherschutz (u.a. der Vermeidung einer →Täuschung des Verbrauchers) dienen. Die →Lebensmittelüberwachung prüft, ob diese Vorschriften eingehalten werden.

Verfügbarkeit, biologische: →biologische Verfügbarkeit.

Vergiftungen, Intoxikationen: Erkrankungen infolge chemischer Einwirkung von gesundheitsschädigenden Stoffen (z.B. Mykotoxinen, Giftstoffen von Bakterien). Die Gifte können über Verdauungswege, Atemwege oder Haut in den Körper gelangen. Die Symptome einer Vergiftung sind vielfältig. Bei einer Aufnahme der Gifte über den Magen-Darm-Trakt (z.B. bei einer →Lebensmittelvergiftung) sind typische Anzeichen meist Übelkeit, Erbrechen und Durchfall. Die Leber kann durch Giftstoffe so geschädigt werden, dass Lebensgefahr besteht, beispielsweise bei manchen Pilzvergiftungen.

Die Schwere der Vergiftung ist abhängig von Menge und Konzentration des aufgenommenen Giftstoffs, Dauer der Einwirkung sowie der Geschwindigkeit, mit der ein Gift im Körper entgiftet oder aus dem Körper ausgeschieden wird. Nach einmaliger Aufnahme einer großen Giftmenge kommt es zur akuten Vergiftung, nach längerer wiederholter Aufnahme kleinerer Mengen zur chronischen Vergiftung.

Bei Verdacht auf eine Vergiftung muss sofort der Notarzt gerufen werden. Im Krankenhaus können Giftreste durch Magenspülung aus dem Körper entfernt werden; außerdem kann man durch Gabe von Aktivkohle zusätzlich die Aufnahme des Giftes aus dem Magen-Darm-Trakt in das Blut vermindern sowie Gegenmittel verabreichen. Wichtige Informationen liefern die Giftinformationszentralen.

Verhaltenstherapie: psychologischer Behandlungsansatz zur Therapie von seelischen Störungen, der davon ausgeht, dass Verhaltensweisen, so auch gestörtes Verhalten (z.B. Essstörungen), erlernt sind und zugunsten anderer Verhaltensweisen wieder verlernt bzw. korrigiert werden können. Die Verhaltenstherapie wird mit Erfolg zur Behandlung von →Magersucht und →Bulimie eingesetzt, aber auch bei der Behandlung von Übergewicht (→Gewichtsreduktion, S. 280 ff.) spielt sie eine Rolle. Einerseits werden bei der Verhaltenstherapie die Symptome der seelischen Störung behandelt, andererseits erarbeitet der Psychotherapeut gemeinsam mit seinem Klienten Konfliktlösungsstrategien, u.a. um erwünschte Verhaltensweisen zu festigen (beispielsweise indem diese belohnt werden).

Verkehrsbezeichnung: Produktbezeichnung, die im Rahmen der →Kennzeichnung von Lebensmitteln angegeben werden muss.

versteckte Fette, unsichtbare Fette: Fette in Lebensmitteln, die im Gegensatz zu den →sichtbaren Fetten (z.B. dem Fettrand am Fleisch) mit bloßem Auge nicht erkennbar sind. Etwa 50% der verzehrten Fette sind versteckte Fette. Sie sind z.B. in Fertiggerichten wie Pizza, aber auch in Käse, Wurst und Fleisch, Milch und Milcherzeugnissen (z.B. fettreichen Rahmjoghurts), in Süßigkeiten wie Gebäck, Schokolade, in vielen Knabbererzeugnissen, frittierten und panierten Speisen (z.B. Pommes frites, paniertem Fisch) enthalten. Bei einer fettarmen Ernährung oder im Rahmen einer Gewichtsreduktion müssen Lebensmittel gemieden werden, die versteckte Fette in größeren Mengen enthalten.

Verstopfung, Darmträgheit, Obstipation: verzögerte Entleerung des Darms. Bei einer Verstopfung kommt es nur alle drei oder vier Tage zum Stuhlgang, wobei der Stuhl in der Regel vergleichsweise hart ist.

Ursachen: Zu den Ursachen einer chronischen Verstopfung gehören in erster Linie eine

AN VERSTECKTEN FETTEN REICHE LEBENSMITTEL

Lebensmittel (pro 100 g verzehrbaren Anteil)	Fett (g)
Mayonnaise (80 % Fett)	80,0
Haselnüsse	61,0
Mandeln	54,0
Remoulade (50 % Fett)	50,0
frische Erdnüsse	48,1
Mascarpone	47,5
Cashewnüsse	42,0
Crème fraîche (40 % Fett)	40,0
Nuss-Nugat-Creme	bis 40,0
Weichkäse (70 % Fett i. Tr.)	40,0
Cabanossi	37,4
Haselnussschokolade	36,5
Kalbsleberwurst	36,0
Tiramisu	36,0
Butterkäse (60 % Fett i. Tr.)	34,7
Kartoffelchips	34,0
deutsche Salami	50,0
Joghurt-Salatcreme	30,0
Sahne (30 % Fett)	30,0
Seelachssalat	30,0
Nussecke	26,0
Croissant	25,8
Marzipan	25,0
Schweinsöhrchen	25,0
Nugat	24,0
Matjeshering	22,6
Tofu-Brotaufstrich	bis 22,5
Butterkeks	11,0
Heringssalat	21,0
Sahneeis	18,0
Käsekuchen	16,5
Brathering	15,2
Fertigpizza Salami	15,0
Berliner	11,8
Speisequark (40 % Fett i. Tr.)	10,3
Eiscreme	10,2
Hackfleisch, halb und halb	10,0
Sahnejoghurt (10 % Fett)	10,0
Vollkornzwieback	8,0
Knusperjoghurt	6,0
Speckknödel (Kochbeutel)	6,0
Joghurteis	3,0

[15]

ballaststoffarme Ernährung (→Ballaststoffe), eine zu geringe Flüssigkeitsaufnahme (→Flüssigkeitsbedarf) und Bewegungsmangel. Weitere Ursachen sind die hormonellen Umstellungen während der Schwangerschaft, Abführmittelmissbrauch sowie Erkrankungen (z.B. Divertikulose, Schilddrüsenunterfunktion). Auch seelische Belastungen können zu Verstopfung führen. Eine akute Verstopfung wird häufig durch die Einnahme von Medikamenten (z.B. Beruhigungsmitteln), Ernährungsumstellungen (beispielsweise im Urlaub) oder Hämorrhoiden ausgelöst.

Behandlung und Ernährung: Liegt eine Grunderkrankung vor, so muss diese behandelt werden. Ansonsten muss bei chronischer Verstopfung die Ernährung auf eine ballaststoffreiche Kost umgestellt werden. Auch Sauermilcherzeugnisse regen die Darmtätigkeit an. Sinnvoll ist zudem die Einnahme von etwas Weizenkleie (maximal 50 g pro Tag), Leinsamenschrot (maximal 50 g pro Tag) oder Laktose, verbunden mit einer Flüssigkeitsmenge von mindestens 2 l pro Tag. Die Einnahme von →Abführmitteln muss eingestellt und auf regelmäßige körperliche Bewegung geachtet werden. Lediglich bei akuter Verstopfung ist die kurzzeitige Einnahme eines Abführmittels sinnvoll.

LESETIPPS:

VOLKER SCHMIEDEL: *Natürlich frei von Verstopfung. Heidelberg (Hüthig) 1997.*

HERMANN KETTERER: *Chronische Obstipation. Mit Diätplan für 14 Tage. Stuttgart (Schattauer) 1999.*

ELISABETH LANGE: *Die richtigen Lebensmittel bei Verstopfung. München (Mosaik) 1999.*

vertikale Gastroplastik: ein Verfahren zur →Magenverkleinerung.

Vesen: →Dinkel.

Vitalstoffe: in der Umgangssprache Oberbegriff für sämtliche Substanzen, die zum Leben notwendig sind und die Zellen lebensfähig, leistungsfähig und gesund erhalten, mit Ausnahme der energieliefernden Nährstoffe (Kohlenhydrate, Eiweiße und Fette). Der Begriff ist für den wissenschaftlichen Gebrauch ungeeignet, da er eine zu große Anzahl verschiedener Substanzen mit unterschiedlichen Wirkmechanismen (z.B. Vitamine, Mineralstoffe und Ballaststoffe) zusammenfasst.

vitalstoffreiche Vollwertkost nach Bruker: →Bruker-Kost.

Vitamin A: ein fettlösliches Vitamin, von dem es mehrere Formen gibt. Hauptvertreter ist das Retinol, daneben gibt es noch das Retinal, ein Vitamin-A-Aldehyd sowie die durch Oxidation von Retinal entstehende Retinsäure und Vitamin-A-Ester. Entdeckt wurde das Vitamin A im Jahr 1910, seine chemische Struktur wurde jedoch erst 1931 entschlüsselt.

Funktionen: Vitamin A ist als Bestandteil des in den Stäbchenzellen der Augennetzhaut vorkommenden Photopigments Rhodopsin (Sehpurpur) für das Dämmerungssehen unerlässlich. Weiterhin ist das Vitamin an der Zellteilung und am Gewebewachstum (u.a. am Wachstum der Knochen) sowie an der Entwicklung des Embryos beteiligt; es hält Haut und Schleimhäute gesund und spielt somit auch eine wichtige Rolle für die Abwehr von Krankheitserregern. Zudem ist es für die Produktion der Spermien notwendig.

Vorkommen: Vitamin A kommt ausschließlich in tierischen Lebensmitteln vor und wird von der Leber gespeichert. Bei Bedarf wird es, gebunden an ein Transportprotein, ins Blut freigesetzt. In Pflanzen vorkommende Farbstoffe, die →Karotinoide (v.a. →Betakarotin), werden im Darm außerdem zu etwa 15% in Vitamin A umgewandelt; deshalb bezeichnet man Karotinoide auch als Provitamin A.

In größeren Mengen kommt das Vitamin v.a. in Rinder-, Kalbs- und Schweineleber vor; auch Lebertran, Aal und Butter sind verhältnismäßig reich an Vitamin A. Die von der Deutschen Gesellschaft für Ernährung empfohlene tägliche Zufuhr liegt für Frauen bei 0,8 mg, für Männer bei 1 mg. Damit das fettlösliche Vitamin vom Körper aufgenommen werden kann, muss in der Nahrung etwas Fett enthalten sein. Da tierische Produkte Fett enthalten, ist dies in der Regel kein Problem.

Vitamin A (insbesondere seine Vorstufe Provitamin A) ist empfindlich gegen Licht und Sauerstoff. Der Gehalt an Vitamin A reduziert sich um bis zu ein Drittel, wenn Lebensmittel längere Zeit Licht und Luft ausgesetzt sind. Sie sollten daher möglichst dunkel gelagert und rasch verbraucht werden. Beim Kochen gehen 10–30% des Vitamins verloren.

Mangelerscheinungen: Ein Mangel an Vitamin A ist in den westlichen Industrienationen zwar selten, er kann aber v.a. bei Veganern auftreten, die keinerlei tierische Lebensmittel zu sich nehmen, da das in pflanzlicher Nahrung enthaltene Provitamin A oft nicht ausreicht, um den Bedarf zu decken. Auch bei Stillenden, die einen erhöhten Bedarf an Vitamin A haben, bei alten Menschen und Personen mit Störungen der Fettverdauung sowie bei Gewichtsreduktionsdiäten kommt es manchmal zu einem Vitamin-A-Mangel. Bei fieberhaften Infekten muss ebenfalls auf eine erhöhte Vitamin-A-Zufuhr geachtet werden, da Vitamin A durch Infektionskrankheiten vermehrt verbraucht wird. Kleinkinder, deren Leber noch nicht so große Mengen Vitamin A speichern kann wie die Erwachsener, geraten ebenfalls rascher in eine Vitamin-A-Mangelsituation, v.a. wenn sie unter Infektionen leiden.

Ein Mangel an Vitamin A macht sich v.a. durch Austrocknung der Haut und der Schleimhäute bemerkbar. Es kommt zu Juckreiz und Schuppenbildung der Haut und das Risiko für Atemwegsinfektionen steigt. Auch Nachtblindheit (Schwierigkeiten beim Sehen in der Dämmerung) tritt auf. Da bereits ein leichter Vitamin-A-Mangel das Dämmerungssehen beeinträchtigt, ist die Nachtblindheit der wichtigste Hinweis auf eine zu geringe Zufuhr von Vitamin A.

Überschuss: Da der Körper Vitamin A speichern kann, kann es bei einer zu hohen Aufnahme des Vitamins durch die Nahrung bzw. durch Vitaminpräparate zu Vergiftungserscheinungen kommen. Zu den Symptomen gehören Kopfschmerzen, Übelkeit, Haarausfall, Schlafstörungen und Appetitlosigkeit. In

BESONDERS REICHE VITAMIN-A-QUELLEN

Lebensmittel (pro 100 g verzehrbaren Anteil)	Vitamin A (µg)
Käse	
Camembert, 60 % Fett i. Tr.	631
Mascarpone	520
Süßwasserfische	
Aal	980
Aal, geräuchert	940
Geflügel und Innereien	
Huhn, Leber	11 600
Huhn, Suppenhuhn	260
Kalb, Leber	21 900
Kalb, Niere	210
Rind, Leber	15 300
Rind, Niere	330
Schwein, Leber	39 100
Fleischerzeugnisse	
Leberpastete	951
Leberwurst	1 460
Leberwurst, mager	1 700
Fette	
Butter (Süß- und Sauerrahm)	653
Butter, Milchhalbfett	603
Lebertran	25 500

[3/5]

BESONDERS REICHE VITAMIN-B_1-QUELLEN

Lebensmittel (pro 100 g verzehrbaren Anteil)	Vitamin B_1 (mg)
Gemüse	
Artischocken	0,14
Blumenkohl	0,10
Brokkoli	0,10
Erbsen, grün	0,32
Gemüsefenchel	0,23
Grünkohl	0,10
Kartoffeln	0,10
Lauch, Knolle	0,10
Mais	0,15
Rosenkohl	0,10
Schwarzwurzeln	0,11
Spargel	0,11
Spinat	0,10
Zucchini	0,20
Pilze	
Austernpilze	0,20
Champignons	0,10
Speisemorcheln	0,13
Hülsenfrüchte, getrocknet	
Bohnen, weiß	0,51
Erbsen	0,76
Kichererbsen	0,51
Linsen	0,45

Lebensmittel (pro 100 g verzehrbaren Anteil)	Vitamin B_1 (mg)
Getreide und Getreideerzeugnisse	
Buchweizen, Vollmehl	0,58
Haferflocken, Vollkorn und Instant	0,57
Hafer, Korn und Grütze	0,52
Kleieflocken	1,17
Mais, Korn	0,37
Naturreis	0,42
Reis, Parboiled	0,43
Roggen, Korn und Flocken	0,35
Weizen, Korn	0,47
Weizenkeime	2,00
Weizenvollkornmehl	0,47
Brote	
Roggenbrot	0,18
Roggenmischbrot	0,18
Roggenschrotbrot und Roggenvollkornbrot	0,18
Weizenmischbrot	0,14
Weizenschrotbrot und Weizenvollkornbrot	0,23
Seefische	
Makrele	0,14
Scholle	0,21

Lebensmittel (pro 100 g verzehrbaren Anteil)	Vitamin B_1 (mg)
Süßwasserfische	
Aal	0,18
Lachs	0,17
Zander	0,16
Geflügel	
Ente	0,30
Huhn, Brust	0,07
Kalbfleisch	
Brust	0,14
Filet	0,15
Kotelett	0,14
Leber	0,28
Muskelfleisch, ohne Fett	0,14
Niere	0,37
Rindfleisch	
Herz	0,53
Muskelfleisch, ohne Fett	0,23
Schweinefleisch	
Bug	0,89
Filet	1,10
Kamm	0,92
Keule	0,80
Muskelfleisch, ohne Fett	0,90
Schnitzel	0,80

[3/5]

den ersten sechs Schwangerschaftsmonaten kann ein Überschuss an Vitamin A zu Missbildungen des ungeborenen Kindes führen. Eine Überdosierung liegt bei Erwachsenen vor, wenn einmalig mehr als 200 mg (bei Kindern: mehr als 100 mg) Vitamin A aufgenommen werden; nach etwa zwei Tagen gehen Vergiftungserscheinungen wie Kopfschmerzen und Übelkeit wieder zurück. Werden über Wochen oder Monate mehr als 10 mg (bei Kindern: mehr als 3,75 mg) Vitamin A pro Tag aufgenommen, kann es u. a. zu Leberschäden und Wachstumsstörungen kommen.

Hilfe bei Erkrankungen: Das Vitamin wird zur Vorbeugung von Infektionen der Atemwege und zur Behandlung von Nachtblindheit eingesetzt. Auch bei Wachstumsverzögerungen sowie bei trockener Haut und Akne kann Vitamin A hilfreich sein. Masern nehmen bei ausreichender Vitamin-A-Zufuhr einen weniger schweren Verlauf.

Vitamin B_1, Thiamin: zur Gruppe der B-Vitamine gehörendes wasserlösliches Vitamin. Vitamin B_1 wurde bei den Forschungen nach der Ursache der Vitaminmangelkrankheit Beriberi Anfang des 20. Jh. entdeckt und im Jahr 1926 erstmals isoliert.

Funktionen: Vitamin B_1 spielt als Koenzym eine wichtige Rolle im Kohlenhydratstoffwechsel. Es ist Bestandteil eines Enzyms, das die zur Energiegewinnung der Zellen benötigte Gluko-

B-Vitamine

Zur Gruppe der B-Vitamine gehören Vitamin B_1 (Thiamin), Vitamin B_2 (Riboflavin), Niacin, Pantothensäure, Vitamin B_6, Vitamin B_{12} (Cobalamin), Folsäure und Biotin. Alle B-Vitamine sind wasserlöslich, d. h., sie können vom Körper zwar relativ einfach über den Darm aufgenommen, aber nicht gespeichert werden. Deshalb sollten alle B-Vitamine täglich in der Nahrung enthalten sein. Die B-Vitamine sind v. a. in Vollkornerzeugnissen, Schweinefleisch, Innereien, Milch und Milcherzeugnissen enthalten. Vitamin B_1 spielt eine bedeutende Rolle im Kohlenhydratstoffwechsel, Vitamin B_2, Niacin und Pantothensäure werden für die Gewinnung von Energie aus Kohlenhydraten, Eiweiß und Fett benötigt, Vitamin B_6 ist für den Eiweißstoffwechsel unerlässlich. Vitamin B_{12} und Folsäure sind an der Blutbildung beteiligt und Biotin ist u. a. für die Gesunderhaltung von Haut, Haaren und Nägeln von Bedeutung.

se abbaut. Insbesondere Nerven und Muskeln (u. a. auch die Herzmuskulatur) brauchen zur Aufrechterhaltung ihrer Funktionen Glukose und sind daher auf eine ausreichende Zufuhr von Vitamin B_1 angewiesen. Dasselbe Enzym ist an der Umwandlung von Kohlenhydraten in Fett beteiligt, das dann vom Organismus als Energiereserve gespeichert wird.

Vorkommen: Die meisten tierischen und pflanzlichen Lebensmittel enthalten kleinere Mengen Vitamin B_1. Besonders reich an dem Vitamin sind der Keimling und die Aleuronschicht von Körnern – Vollkornprodukte zählen daher zu den besten Vitamin-B_1-Lieferanten. Die empfohlene tägliche Zufuhr beträgt für Männer (je nach Alter) 1–1,3 mg, für Frauen 1 mg; Schwangere und Stillende haben einen erhöhten Bedarf. Das Vitamin wird vom Körper nur in geringen Mengen gespeichert; überschüssiges über die Nahrung aufgenommenes Vitamin B_1 wird mit dem Harn ausgeschieden.

Durch Einfluss von Hitze und Licht bei der Lagerung und Zubereitung von Lebensmitteln geht ein gewisser Anteil des Vitamins verloren; allerdings ist Vitamin B_1 nicht so empfindlich wie andere wasserlösliche Vitamine.

Mangelerscheinungen: Das Vitamin muss täglich in ausreichender Menge mit der Nahrung aufgenommen werden, da sich die Vitamin-B_1-Reserven innerhalb kürzester Zeit verbrauchen. Schwangere, Stillende und Personen mit gesteigertem Energieumsatz müssen besonders auf eine ausreichende Vitamin-B_1-Zufuhr achten. Bei Drogensüchtigen, bei anhaltendem Durchfall, Stoffwechselerkrankungen und häufiger Durchführung von Gewichtsreduktionsdiäten mit geringer Energiezufuhr (weniger als 1000 kcal/4200 kJ) ist ein Vitamin-B_1-Mangel häufig zu beobachten. Auch die meisten Alkoholkranken leiden unter einem solchen Mangel, da das Vitamin nicht nur zur Verstoffwechslung von Kohlenhydraten, sondern auch des Alkohols benötigt wird. Hinzu kommt, dass Alkohol die Aufnahme des Vitamins durch den Darm behindert und dass Alkoholkranke aufgrund einer in der Regel verringerten Nahrungszufuhr weniger Vitamin B_1 aufnehmen.

Zu den Symptomen eines leichten Mangels zählen v. a. Müdigkeit, Übelkeit und Erbrechen, Appetitlosigkeit und Störungen der Konzentrationsfähigkeit. In schweren Fällen tritt die Vitaminmangelkrankheit →Beriberi auf, die in manchen Regionen Südostasiens auch heute noch vorkommt. Feststellen lässt sich ein Mangel durch Messung der Vitaminkonzentration im Blut oder in den roten Blutkörperchen.

Überschuss: Mit der Nahrung kann Vitamin B_1 nicht im Übermaß aufgenommen werden; allerdings kann die Gabe hoch dosierter Vitaminpräparate über einen längeren Zeitraum hinweg zu einem Überschuss an Vitamin B_1 führen, der sich u. a. in Reizbarkeit, Müdigkeit, Rötungen der Haut sowie einer Beschleunigung des Herzschlags äußern kann. Diese klingen nach Absetzen des Präparats jedoch meist rasch ab, da überschüssiges Vitamin B_1 mit dem Harn ausgeschieden wird.

Hilfe bei Erkrankungen: Vitamin B_1-Präparate werden v. a. bei Beriberi verabreicht.

Vitamin B_2, Riboflavin: zu den B-Vitaminen gehörendes wasserlösliches Vitamin, dessen veraltete Bezeichnung Laktoflavin (Lactoflavin) lautet. Vitamin B_2 wurde im Jahr 1933 erstmals aus Milch isoliert; seine chemische Struktur wurde 1935 entschlüsselt. Wegen seiner gelben Farbe wird es häufig Lebensmitteln als →Farbstoff zugesetzt.

Funktionen: Vitamin B_2 wird vom Körper in zwei Koenzyme (Flavinmononucleotid, Abk. FMN, und Flavinadenindinucleotid, Abk. FAD) umgewandelt, die die Zellen zur Gewinnung von Energie aus Kohlenhydraten, Fetten und Eiweißen brauchen. Außerdem ist Vitamin B_2 für der Erhaltung der Myelinschicht notwendig, einer Schutzschicht, die die Nervenbahnen umgibt. Auch am Stoffwechsel der Hornhaut und der Linse der Augen ist Vitamin B_2 beteiligt – man vermutet, dass es die Zellen vor schädlichen Lichteinwirkungen schützt. Weiterhin ist das Vitamin für das Wachstum und die Entwicklung des Embryos erforderlich.

Vorkommen: Vitamin B_2 kommt sowohl in tierischen als auch in pflanzlichen Lebensmitteln vor. Es ist in erster Linie in Milch und Milchprodukten, Fleisch und Eiern enthalten; aber auch Gemüse (v. a. grünes Blattgemüse) liefert Vitamin B_2. Die empfohlene tägliche Zufuhr liegt für Männer (je nach Alter) bei 1,2–1,5 mg, für Frauen bei 1,2 mg; Schwangere und Stillende benötigen mehr. Da überschüssiges Vitamin B_2 vom Körper nicht gespeichert, sondern mit dem Harn ausgeschieden wird, ist es wichtig, auf eine ausreichende Zufuhr zu achten. Zwar ist das Vitamin sehr hitzestabil, dafür jedoch äußerst lichtempfindlich. Lebensmittel, die Vitamin B_2 enthalten, sollten deshalb möglichst dunkel gelagert werden.

Mangelerscheinungen: Ein schwerer Vitamin-B_2-Mangel ist in den Industriestaaten sehr selten, leichte Mangelerscheinungen können aber durchaus auftreten. Besonders gefährdet

BESONDERS REICHE VITAMIN-B_2-QUELLEN

Lebensmittel (pro 100 g verzehrbaren Anteil)	Vitamin B_2 (mg)
Milch	
H-Milch, 1,5 und 3,5 % Fett	0,18
Vollmilch	0,18
Magermilch	0,19
Milcherzeugnisse	
Dickmilch, 3,5 % Fett	0,18
Joghurt, 1,5 und 3,5 % Fett	0,18
Joghurt aus Magermilch	0,19
Joghurt mit Früchten, gezuckert, 1,5 und 3,5 % Fett	0,15
Kefir, 3,5 % Fett	0,18
Trinksauermilch, entrahmt	0,19
Gemüse	
Brokkoli	0,20
Erbsen, grün	0,15
Grünkohl	0,20
Mangold	0,16
Rosenkohl	0,16
Spinat	0,20
Pilze	
Austernpilze	0,30
Champignons	0,45
Pfifferlinge	0,23
Steinpilze	0,37
Brote	
Roggenbrot	0,15
Vollkornbrot	0,15
Weizenschrotbrot	0,15
Fische	
Flunder	0,21
Hering	0,22
Makrele	0,35

Lebensmittel (pro 100 g verzehrbaren Anteil)	Vitamin B_2 (mg)
Scholle	0,22
Seelachs	0,35
Zander	0,25
Geflügel	
Ente	0,20
Gans	0,26
Huhn, Brust	0,90
Huhn, Keule	0,24
Huhn, Leber	2,49
Hühnerei	0,31
Hammelfleisch	
Filet	0,25
Lende	0,23
Keule	0,22
Muskelfleisch, ohne Fett	0,25
Kalbfleisch	
Brust	0,24
Filet	0,30
Haxe	0,23
Keule	0,27
Leber	2,61
Muskelfleisch, ohne Fett	0,27
Niere	2,50
Rindfleisch	
Leber	2,90
Niere	2,26
Muskelfleisch, ohne Fett	0,26
Schweinefleisch	
Bug	0,22
Filet	0,31
Leber	3,17
Muskelfleisch, ohne Fett	0,23

[3/5]

sind Veganer, Personen, die körperlich hart arbeiten, Menschen mit hohem Alkoholkonsum, Drogensüchtige und Personen, die unter Stoffwechselerkrankungen oder chronisch entzündlichen Erkrankungen des Dünndarms leiden.

Zu den Mangelerscheinungen gehören u. a. Entzündungen der Schleimhäute in Mund und Rachen, entzündliche Hautveränderungen, Juckreiz, eingerissene Mundwinkel, Fremdkörpergefühl in den Augen und Konzentrationsstörungen; bei Kindern ist das Körperwachstum gehemmt. In schweren Fällen kann es zu einer Anämie kommen. Feststellen lässt sich ein Vitamin-B_2-Mangel durch eine Harnuntersuchung.

Überschuss: Es ist nicht möglich, mit der Nahrung zu viel Vitamin B_2 aufzunehmen, denn je größere Mengen des Vitamins dem Körper zugeführt werden, umso mehr wird mit dem Harn ausgeschieden. Auch die Gabe von hoch dosierten Vitamin-B_2-Präparaten ruft – soweit bisher bekannt – keine Nebenwirkungen hervor. Personen mit Nierenschäden sollten jedoch keinesfalls zu große Mengen des Vitamins aufnehmen, da in solchen Fällen die Gefahr besteht, dass nicht genügend Vitamin B_2 mit dem Harn ausgeschieden werden kann.

Hilfe bei Erkrankungen: Die Gabe von Vitamin B_2 kann bei entzündlichen Hauterkrankungen sowie bei Verbrennungen sinnvoll sein. Diskutiert wird, ob das Vitamin wegen seiner augenschützenden Wirkung dem grauen Star vorbeugen kann. Möglicherweise hilft es auch gegen die negativen Auswirkungen von seelischem und körperlichem Stress.

Vitamin B_3: →Niacin.

Vitamin B_6: zusammenfassende Bezeichnung für die zu den B-Vitaminen zählenden wasserlöslichen Substanzen Pyridoxin (Pyridoxol), Pyridoxal und Pyridoxamin sowie deren Phosphorsäureester. (Pyridoxin wird fälschlich auch als Synonym für Vitamin B_6 verwendet.) Das Vitamin wurde im Jahr 1938 erstmals aus Reiskleie isoliert.

Funktionen: Das im Körper aus Vitamin B_6 gebildete Koenzym Pyridoxalphosphat (PLP) ist v. a. für den Eiweißstoffwechsel von Bedeutung. Es ist u. a. notwendig, um bestimmte Stoffe aus Aminosäuren herzustellen, z. B. biogene Amine wie den Neurotransmitter Serotonin. Es trägt zum Aufbau von körpereigenen Eiweißen (z. B. in den Muskeln) bei, ist an der Zellteilung (auch des Embryos bzw. Fetus) beteiligt und für die körpereigene Synthese des Vitamins Niacin aus der Aminosäure Trypthophan erforderlich. Zudem ist es an der Herstellung des Energielieferanten Glukose aus dessen Speicherform Glykogen beteiligt.

Vorkommen: Vitamin B_6 ist in nahezu allen pflanzlichen und tierischen Lebensmitteln enthalten. Zu den besten Vitamin-B_6-Lieferanten zählen Hefe, Leber und Fleisch sowie Bananen und Nüsse. Die empfohlene tägliche Zufuhr liegt für Männer bei 1,5 mg, für Frauen bei 1,2 mg. Der Großteil des im Körper vorkommenden Vitamins B_6 ist in den Muskeln enthalten. Ausgeschieden wird es in erster Linie über den Harn, zum Teil auch mit dem Stuhl. Beim Kochen gehen bis zu 45 % des Vitamins verloren, beim Tiefkühlen bis zu 50 %. Sterilisierte Lebensmittel enthalten so gut wie kein Vitamin B_6 mehr. Auch beim Waschen von Lebensmitteln kommt es zu Vitaminverlusten.

Mangelerscheinungen: Da Vitamin B_6 in den meisten Lebensmitteln vorkommt, sind gravierende Mangelerscheinungen in den Industriestaaten selten; im Einzelfall können sie durch Krankheiten (z. B. Darmerkrankungen mit Störung der Vitaminresorption) verursacht werden. Bei einem erhöhten, durch die Nahrung nicht voll gedeckten Bedarf kann es zu einem leichten Mangel kommen. Schwangere, Stillende sowie Personen mit einem erhöhten Eiweißkonsum benötigen mehr Vitamin B_6. Auch bei größeren Hautverletzungen, bei übermäßigem Konsum von Alkohol und Nikotin sowie bei der Einnahme bestimmter Medikamente (z. B. Antibabypille, Antibiotika) be-

BESONDERS REICHE VITAMIN-B_6-QUELLEN

Lebensmittel (pro 100 g verzehrbaren Anteil)	Vitamin B_6 (mg)
Obst	
Avocados	0,50
Bananen	0,37
Gemüse	
Blumenkohl	0,20
Grünkohl	0,25
Kartoffeln, gekocht, mit Schale	0,20
Knollensellerie	0,20
Lauch, Knolle	0,25
Sauerkraut	0,20
Spinat	0,20
Getreide	
Hafer, Korn, entspelzt	0,97
Naturreis	0,67
Weizenkeime	4,00
Seefische	
Hering	0,45
Makrele	0,63
Sardine	0,97
Süßwasserfische	
Aal	0,28
Lachs	0,98

Lebensmittel (pro 100 g verzehrbaren Anteil)	Vitamin B_6 (mg)
Geflügel	
Gans	0,58
Huhn, Brathuhn	0,50
Huhn, Leber	0,80
Hammelfleisch	
Keule	0,29
Leber	0,37
Kalbfleisch	
Bauch	0,40
Bug	0,40
Hals	0,40
Keule	0,40
Leber	0,90
Niere	0,50
Rindfleisch	
Filet	0,50
Leber	0,71
Niere	0,39
Schweinefleisch	
Herz	0,43
Leber	0,59
Niere	0,55

[3/5/19]

steht ein Mehrbedarf an Vitamin B_6. Zu den Mangelerscheinungen gehören Appetitlosigkeit, Durchfall, Erbrechen, Müdigkeit, Reizbarkeit, Konzentrations- und Wachstumsstörungen, Hautentzündungen und Muskelkrämpfe. In schwereren Fällen können Störungen der Bewegungsabläufe und Lähmungen sowie v. a. bei Säuglingen Krampfanfälle und Blutarmut auftreten. Depressionen können ihre Ursache ebenfalls in einem Vitamin-B_6-Mangel haben. Feststellen lässt sich ein solcher Mangel durch Harnuntersuchungen.

Überschuss: Zwar ist Vitamin B_6 wasserlöslich und wird bei einem Überschuss zum großen Teil über den Harn ausgeschieden, dennoch können bei längerer Einnahme von sehr hoch dosierten Vitaminpräparaten Krankheitssymptome auftreten. Dazu gehören v. a. Ameisenkribbeln oder Taubheitsgefühle in Armen und Beinen; eventuell kann es sogar zu bleibenden Schädigungen der Nerven kommen.

Hilfe bei Erkrankungen: Vitamin-B_6-Präparate werden u. a. beim Down-Syndrom, bei der diabetischen Neuropathie und zur Vorbeugung des prämenstruellen Syndroms eingesetzt – allerdings können sie die Krankheitssymptome nicht in allen Fällen mildern. Bei verschiedenen Enzymdefekten ist die Gabe von Vitamin B_6 Teil der Therapie. Umstritten ist, ob das Vitamin auch bei Depressionen, Schwindelgefühlen und Muskelerkrankungen helfen kann.

Vitamin B_{12}, Cobalamin, Extrinsic Factor: zusammenfassende Bezeichnung für vier zu den B-Vitaminen gehörende wasserlösliche Substanzen, die jeweils ein Kobaltatom enthalten. Isoliert wurde Vitamin B_{12} erstmals im Jahr 1948; seine Struktur wurde 1955 entschlüsselt.

Funktionen: Vitamin B_{12} ist für die Bildung der roten Blutkörperchen unerlässlich. Außerdem wirkt es an der Bildung der Myelinschicht mit, die die Nervenfasern schützend umhüllt. Es hält die Gliazellen des Nervengewebes, die das Gehirn vor Schäden schützen, intakt und ist am Aufbau der DNS, des Sitzes der Erbinformationen, beteiligt. Vitamin B_{12} ist zudem notwendig, damit ein anderes B-Vitamin – die Folsäure – ihre Wirkungen im Körper entfalten kann. Damit Vitamin B_{12} überhaupt vom Körper aufgenommen werden kann, muss eine ausreichende Menge eines von der Magenschleimhaut gebildeten Transportproteins, des →Intrinsic Factors, vorhanden sein.

Vorkommen: Vitamin B_{12} kommt fast ausschließlich in tierischen Lebensmitteln vor; Tiere sind (wie auch Menschen) in der Lage, das Vitamin im Gewebe zu speichern. Reich an

BESONDERS REICHE VITAMIN-B_{12}-QUELLEN

Lebensmittel (pro 100 g verzehrbaren Anteil)	**Vitamin B_{12}** (µg)
Milch	
Trinkmilch, 3,5 und 1,5 % Fett	0,4
Käse	
Camembert, 45 % Fett i. Tr.	2,9
Edamer, 40 % und 45 % Fett i. Tr.	2,0
Emmentaler, 45 % Fett i. Tr.	2,2
Tilsiter, 45 % Fett i. Tr.	2,2
Seefische	
Heilbutt	1,0
Hering	8,5
Makrele	9,0
Rotbarsch	3,8
Seelachs	3,5
Süßwasserfische	
Aal	1,0
Lachs	2,9
Geflügel, Eier	
Huhn, Leber	23,0
Hühnerei	1,9
Hammelfleisch	
Herz	5,2
Keule	3,0
Leber	35,0
Niere	63,0
Kalbfleisch	
Bauch	1,2
Bug	1,2
Hals	1,2
Keule	1,2
Leber	60,0
Niere	25,0
Rindfleisch	
Filet	2,0
Herz	9,9
Keule	2,2
Niere	33,4
Oberschale	2,0
Querrippe	2,7
Schweinefleisch	
Bug	0,5
Herz	2,7
Kamm	0,8
Leber	39,0
Niere	15,0

[3/5]

Vitamin B_{12} sind v.a. Leber, Fleisch, Fisch und Eier. Auch pflanzliche Lebensmittel, die unter Einwirkung bestimmter Bakterien hergestellt werden (z.B. Sauerkraut), enthalten größere Mengen des Vitamins. Die empfohlene tägliche Zufuhr liegt für Erwachsene bei 3 μg. Im Körper wird Vitamin B_{12} hauptsächlich von der Leber gespeichert; der Vorrat reicht für etwa zehn Jahre. Es geht nur wenig Vitamin B_{12} verloren, da es auch bei einer Ausscheidung mit der Galle wieder aus dem Darm aufgenommen wird. Bei einem Überangebot an Vitamin B_{12} werden allerdings größere Mengen mit dem Harn ausgeschieden.

Da Vitamin B_{12} lichtempfindlich ist, sollten Lebensmittel, die reich an diesem Vitamin sind, möglichst dunkel gelagert werden. Beim Kochen oder Braten entstehen keine nennenswerten Verluste.

Mangelerscheinungen: Bis sich ein Vitamin-B_{12}-Mangel durch Krankheitssymptome äußert, vergehen mehrere Jahre, da die Leberspeicher eine längerfristige Versorgung sicherstellen. Bei einer Ernährung, die sowohl pflanzliche als auch tierische Lebensmittel umfasst, kommt ein Mangel kaum vor; bei Veganern, die gar keine tierische Nahrung zu sich nehmen, kann sich allerdings ein ernährungsbedingter Vitamin-B_{12}-Mangel entwickeln. Häufiger ist jedoch ein Mangel infolge von Erkrankungen des Magens. Kann dieser z.B. als Folge einer Teilentfernung den Intrinsic Factor nicht mehr bilden, wird das Vitamin vom Körper nicht mehr aufgenommen. Bei Erkrankungen des Darms und der Bauchspeicheldrüse kann die Resorption des Vitamins ebenfalls gestört sein. Einen erhöhten Bedarf an Vitamin B_{12} haben Schwangere, Stillende, Personen mit hohem Alkoholkonsum, Menschen mit Erkrankungen, die das Immunsystem schwächen, und Personen, die Medikamente einnehmen, die die Aufnahme von Vitamin B_{12} behindern (beispielsweise Antibabypille, Antibiotika). Unbehandelt führt ein Vitamin-B_{12}-Mangel zur Anämie. Man kann einen solchen Mangel u.a. durch eine Bestimmung des Vitamingehalts der roten Blutkörperchen feststellen.

Überschuss: Selbst in hohen Dosen ist Vitamin B_{12} nicht giftig – wird zu viel aufgenommen, scheidet der Körper die überschüssige Menge über den Harn aus. Bei sehr hoher Dosierung kann es im Einzelfall zu allergischen Hautreaktionen kommen.

Hilfe bei Erkrankungen: Vitamin B_{12} wird nur verordnet, wenn eine perniziöse Anämie vorliegt oder die Gefahr besteht, dass sie sich entwickeln könnte. Personen, deren Organismus den Intrinsic Factor nicht mehr bilden kann oder die aufgrund anderer Krankheiten Vitamin B_{12} über den Darm nicht aufnehmen können, wird das Vitamin intravenös zugeführt. Ungesichert ist bislang, ob Vitamin B_{12} eine positive Wirkung bei neurologischen Störungen und bei geschwächter Immunabwehr besitzt.

Vitaminbestimmungsmethoden: Verfahren zur →Nährstoffstatusbestimmung.

Vitamin C, Ascorbinsäure, Askorbinsäure: ein wasserlösliches Vitamin, das der menschliche Organismus im Gegensatz zu dem der meisten Tiere nicht selbst herstellen kann und das ihm deshalb über die Nahrung zugeführt werden muss. Zwischen 1928 und 1932 wurde Vitamin C von verschiedenen Forschern unabhängig voneinander isoliert; im Jahr 1933 wurde es zum ersten Mal synthetisch hergestellt.

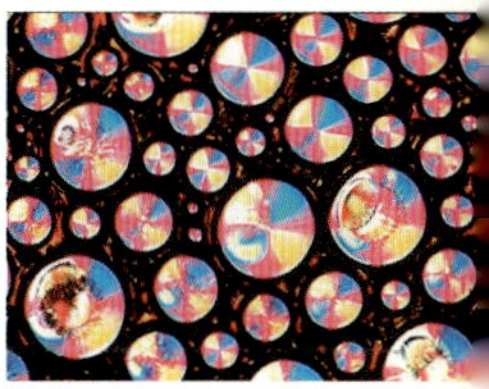

Vitamin C: elektronenmikroskopische Aufnahme in polarisiertem Licht

Funktionen: Vitamin C gehört zu den Antioxidanzien und schützt die Zellen des Körpers somit vor freien Radikalen. Es unterstützt dabei in erster Linie die Tätigkeit des ebenfalls als Antioxidans wirkenden Vitamin E, das den Organismus u.a. vor der Zerstörung der Zellmembranen durch freie Radikale schützt. Möglicherweise beugt Vitamin C auf diese Weise Erkrankungen wie Krebs und Arteriosklerose vor. In jedem Fall kann es die Bildung Krebs erregender →Nitrosamine verhindern und so Magen- und Darmkrebs vorbeugen. Daneben ist das Vitamin an der Regulation der Sauerstoffzufuhr der Zellen beteiligt und auch für die Herstellung von Kollagen notwendig, eines Eiweißes im Binde- und Stützgewebe. Damit trägt es zur Gesunderhaltung der Haut und des Zahnfleischs bei und fördert die Wundheilung. Auch für die Bildung von Knorpel- und Knochengewebe braucht der Körper Vitamin C. Weiterhin steigert das Vitamin die Aufnahme des für die Blutbildung notwendigen Eisens aus der Nahrung. Der Körper benötigt ferner Vitamin C, um aus der Aminosäure Tryptophan den Neurotransmitter Serotonin herzustellen. Auch für die Synthese anderer körpereigener Stoffe, z.B. des Hormons Noradrenalin, wird Vitamin C gebraucht. Diskutiert wird, ob Vitamin C auch das Immunsystem stärkt. In der Lebensmittelindustrie wird das Vitamin u.a. als →Antioxidationsmittel, Säuerungsmittel und Stabilisator eingesetzt.

Vorkommen: Reich an Vitamin C ist in erster Linie frisches Obst und Gemüse (z.B. Schwarze Johannisbeeren, Gemüsepaprika), das möglichst rasch nach dem Kauf roh verzehrt werden sollte. Jede Art der Verarbeitung und auch eine längere Lagerung führt zu Vita-

BESONDERS REICHE VITAMIN-C-QUELLEN

Lebensmittel (pro 100 g verzehrbaren Anteil)	Vitamin C (mg)	Lebensmittel (pro 100 g verzehrbaren Anteil)	Vitamin C (mg)
Obst		Gemüsefenchel	93
Acerola, Saft	1000	Gemüsepaprika	105
Apfelsine, Saft	42	Grünkohl	105
Erdbeeren	60	Kohlrabi	63
Grapefruit	44	Lauch, Knolle	30
Grapefruit, Saft	40	Mangold	39
Guaven, in der Dose, mit Sirup	180	Radieschen	27
Hagebutten	1250	Rettich	29
Honigmelonen	32	Rosenkohl	112
Johannisbeeren, rot	36	Rotkohl	50
Johannisbeeren, schwarz	189	Spinat	51
Johannisbeeren, schwarz, Nektar	30	Tomaten	25
Johannisbeeren, weiß	35	Weißkohl	47
Kiwis	71	Wirsing	50
Papayas	80	**Geflügel**	
Sanddornbeeren, Saft	450	Huhn, Leber	28
Gemüse		**Kalbfleisch**	
Blumenkohl	69	Bries	56
Brokkoli	110	Leber	35
Chinakohl	26	**Rindfleisch**	
Erbsen, grün	25	Lunge	39

[3/5]

minverlusten, da Vitamin C sowohl gegen Sauerstoff als auch gegen Licht und Hitze sehr empfindlich ist. Die empfohlene tägliche Zufuhr beträgt für Erwachsene 100 mg. Der Körperbestand an Vitamin C liegt idealerweise bei mindestens 1,5 g; zu finden ist das Vitamin in erster Linie im Gehirn, aber auch in der Nebenniere, in der Tränenflüssigkeit sowie in Leber, Bauchspeicheldrüse und Milz finden sich größere Vitamin-C-Konzentrationen. Auch in der Muskulatur kommt Vitamin C vor. Ausgeschieden wird das Vitamin in erster Linie über den Harn, z. T. auch mit dem Stuhl.

Mangelerscheinungen: Vitamin C ist das Vitamin, von dem wir unserem Körper täglich die größte Menge zuführen müssen. Um den hohen Bedarf zu decken, sollten nach Empfehlung der Deutschen Gesellschaft für Ernährung täglich fünf Portionen Obst bzw. Gemüse (auch in Form von Saft) auf dem Speiseplan stehen. Wer große Mengen Fast Food und Süßigkeiten verzehrt, wie es heute in den Industriestaaten vielfach üblich ist, läuft Gefahr, nicht genügend Vitamin C aufzunehmen. Ein Vitamin-C-Mangel wird begünstigt durch die Einnahme bestimmter Arzneimittel (z. B. Acetylsalicylsäure, Antibabypille, kortisonhaltige Medikamente). Ein erhöhtes Risiko für einen Vitamin-C-Mangel haben ältere Menschen, die frisches Obst und Gemüse nur schlecht kauen können und daher vermindert zu sich nehmen, aber auch Schwangere, Stillende und Raucher, da ihr Bedarf an Vitamin C erhöht ist. Erkrankungen des Magen-Darm-Trakts können dazu führen, dass Vitamin C nur in geringen Mengen vom Körper aufgenommen wird. Ein schwerer Mangel äußert sich in der in den Industrienationen kaum mehr vorkommenden Krankheit →Skorbut. Zu den Symptomen eines leichteren Mangels zählen Glieder- und Knochenschmerzen, Müdigkeit, Reizbarkeit und ein erhöhtes Infektionsrisiko. Ein Vitamin-C-Mangel kann durch eine Blut- und/oder Harnuntersuchung festgestellt werden.

Überschuss: Bei einem Überangebot an Vitamin C nimmt der Körper eine geringere Menge des Vitamins auf; weiteres überschüssiges Vitamin C wird mit dem Harn ausgeschieden. Die Gefahr einer übermäßigen Aufnahme des Vitamins über die Nahrung besteht somit nicht. Werden jedoch über Vitaminpräparate mehr als etwa 3 g pro Tag aufgenommen, kann es zu Durchfall kommen.

Hilfe bei Erkrankungen: Bei verzögerter Wundheilung kann die Gabe von Vitamin C helfen; auch Knochenbrüche heilen dadurch möglicherweise schneller. Diskutiert wird, ob

BESONDERS REICHE VITAMIN-D-QUELLEN

Lebensmittel (pro 100 g verzehrbaren Anteil)	Vitamin D (µg)
Fische	
Aal	13,0
Aal, geräuchert	90,0
Bismarckhering	13,1
Bückling	30,0
Heilbutt	5,0
Hering	31,0
Lachs	16,3
Sardine	7,5
Sprotten, geräuchert	32,0
Thunfisch	5,4
Kalb	
Kalb, Bug	3,8
Kalb, Keule	3,8
Kalb, Kotelett	3,8
Pilze	
Champignons	1,9
Morcheln	3,1
Pfifferlinge	2,1
Steinpilze	3,1

[3/5]

Vitamin C Krebs, Herz-Kreislauf-Erkrankungen und Allergien vorbeugt. Umstritten ist die Gabe von Vitamin C zur Senkung der Blutfettwerte und bei Parodontose.

Vitamin D, Calciferol: ein fettlösliches Vitamin, das in verschiedenen Formen vorkommt, von denen das Cholecalciferol die für den Menschen wichtigste ist. Vitamin D wurde im Jahr 1922 erstmals isoliert.

Funktionen: Vitamin D ist v. a. für den Knochenaufbau notwendig. Es sorgt dafür, dass der Knochenbaustein Kalzium aus der Nahrung aufgenommen und in die Knochen eingebaut wird. Ohne Vitamin D wird Kalzium nur schlecht resorbiert. Bei einem Mangel an Kalzium sorgt Vitamin D dafür, dass der Nahrung verstärkt Kalzium entzogen wird. Außerdem reguliert das Vitamin die Verteilung von Kalzium auf die Gewebe und fördert im Fall eines Kalziumüberschusses dessen Ausscheidung über den Harn. Weiterhin trägt es zur Übersetzung des genetischen Codes im Zellkern bei.

Vorkommen: Etwa 80 % des benötigten Vitamins stellt der Körper selbst in der Haut unter Einwirkung von Sonnenlicht aus Cholesterin her. Es reicht bereits aus, sich zweimal wöchentlich 30 Minuten lang im Freien aufzuhalten, damit der Körper genug Vitamin D produziert. Wenigstens das Gesicht muss dabei der Lichteinstrahlung der Sonne ausgesetzt sein. Das restliche Vitamin D wird über die Nahrung (in erster Linie über tierische Lebensmittel, v. a. Fleisch und Fisch) aufgenommen. Eine verstärkte Zufuhr über die Nahrung ist insbesondere in den Wintermonaten sinnvoll, weil der Körper in dieser Jahreszeit seltener dem Sonnenlicht ausgesetzt ist. Gespeichert wird das Vitamin v. a. im Fettgewebe und in der Skelettmuskulatur. Die empfohlene Tageszufuhr beträgt 5 µg.

Da Vitamin D fettlöslich ist, muss die Nahrung etwas Fett enthalten, damit der Körper das Vitamin verwerten kann. Durch Lagerung und Zubereitung geht in der Regel kein Vitamin D verloren. Verschiedene Medikamente (z. B. viele Beruhigungsmittel) führen jedoch zu einem verstärkten Abbau von Vitamin D im Körper; andere (z. B. die Antibabypille) erhöhen den Vitamin-D-Bedarf.

Mangelerscheinungen: Ein Mangel an Vitamin D ist in den Industriestaaten selten. Hauptsächlich ältere Menschen und Kranke, die nur selten ins Freie kommen, sind davon bedroht. Auch Kinder, die in den Wintermonaten geboren werden, sind im ersten Lebensjahr gefährdet. Eine gestörte Fettverdauung und eine Leber-, Bauchspeicheldrüsen- oder Nierenerkrankung begünstigen ebenfalls einen Vitamin-D-Mangel. Bei einer Unterversorgung mit Vitamin D kommt es bei Kindern im Wachstum zur →Rachitis. Bei Erwachsenen macht sich ein Vitamin-D-Mangel durch →Knochenerweichung bemerkbar. Auf einen Mangel an Vitamin D weisen erniedrigte Kalzium- und Phosphatblutspiegel hin.

Überschuss: Zu einem Überschuss an Vitamin D kommt es nur, wenn über Präparate zu große Mengen des Vitamins aufgenommen werden. Bei einer übermäßigen Vitamin-D-Aufnahme (d. h. einer einmaligen Dosis, die höher als 1 g liegt) kann es zu schweren gesundheitlichen Störungen, u. a. zu Appetitlosigkeit, Erbrechen, Gelenkschmerzen, manchmal sogar zum Tod kommen. Bei anhaltender Überdosierung (mehr als 0,05 mg pro Tag) können sich Nierensteine bilden, und die Knochensubstanz verändert sich. Außerdem wird die Entstehung von Arteriosklerose begünstigt. Bei Kindern treten bei chronischer Überdosierung Störungen des Wachstums auf.

BESONDERS REICHE VITAMIN-E-QUELLEN

Lebensmittel (pro 100 g verzehrbaren Anteil)	Vitamin E (mg)
Gemüse	
Gemüsepaprika	2,5
Rotkohl	1,7
Schwarzwurzeln	6,0
Wirsing	2,5
Samen und Nüsse	
Haselnüsse	27
Leinsamen	57
Mandeln	25
Seefische	
Makrele	1,6

Lebensmittel (pro 100 g verzehrbaren Anteil)	Vitamin E (mg)
Speisefette und -öle	
Distelöl	29
Erdnussöl	25
Maiskeimöl	31
Margarine	14
Palmöl	25
Sesamöl	28
Sojaöl	29
Sonnenblumenöl	50
Walnussöl	39
Weizenkeimöl	176

[3/5]

Hilfe bei Erkrankungen: Vitamin-D-Präparate sollten nur auf ärztliche Verordnung eingenommen werden. Säuglinge (v.a. in den Wintermonaten Geborene) sollten zur Rachitis-Prophylaxe im ersten Lebensjahr geringe Dosen Vitamin D erhalten. Sinnvoll ist die Gabe von Vitamin D außerdem bei Knochenerweichung, manchmal auch zur Behandlung von Osteoporose. Die Beschwerden bei Mukoviszidose sowie bei Herpes und Akne können teilweise ebenfalls durch Vitamin D gelindert werden.

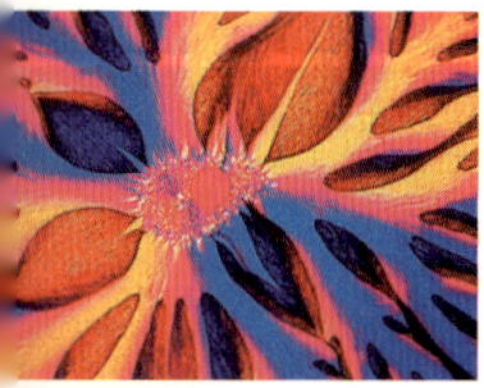

Vitamin E: elektronenmikroskopische Aufnahme in polarisiertem Licht

Vitamin E, Tocopherole, Tokopherole: zusammenfassende Bezeichnung für eine Gruppe von acht fettlöslichen Vitaminen, die sich in ihrer chemischen Struktur und Wirksamkeit zwar voneinander unterscheiden, aber die gleichen Funktionen erfüllen. Für den Menschen ist wegen seiner großen Wirksamkeit v.a. das Alpha-Tocopherol von Bedeutung. Entdeckt wurde Vitamin E im Jahr 1922; da sein Mangel bei Ratten Sterilität hervorrief und die Tiere sich nach Gabe von Vitamin E wieder vermehren konnten, wurde es zunächst auch als Antisterilitätsvitamin bezeichnet. Eine Auswirkung auf die Fruchtbarkeit beim Menschen ließ sich jedoch nicht feststellen.

Funktionen: Vitamin E gehört zu den Antioxidanzien, die freie Radikale unschädlich machen können. Seine wichtigste Funktion übt das Vitamin in den Zellmembranen aus. Es bewahrt die darin enthaltenen mehrfach ungesättigten Fettsäuren (und damit auch die Zellen) vor einer Schädigung durch freie Radikale. Auf diese Weise schützt Vitamin E u.a. vor Krebs und beugt der Entstehung von Arteriosklerose vor. Werden gleichzeitig mit Vitamin E die ebenfalls antioxidativ wirkenden Karotinoide und Vitamin C aufgenommen, so unterstützen diese und Vitamin E sich gegenseitig beim Schutz der Zellen. Weiterhin hemmt Vitamin E Entzündungsprozesse. Ob es auch das Fortschreiten der Alzheimer-Krankheit verlangsamen kann, ist umstritten. In der Lebensmittelindustrie werden einige Tocopherole als →Antioxidationsmittel eingesetzt.

Vorkommen: Vitamin E ist vorwiegend in pflanzlicher Kost enthalten. Zu den Lebensmitteln, die besonders reich an dem Vitamin sind, gehören pflanzliche Öle, v.a. kaltgepresste Speiseöle guter Qualität. Auch Nüsse und Samen haben einen hohen Gehalt an Vitamin E. In vielen Obst- und Gemüsearten kommt es ebenfalls vor. Der Schätzwert für eine angemessene tägliche Zufuhr liegt bei Erwachsenen (je nach Alter und Geschlecht) zwischen 11 und 15 mg; Schwangere und Stillende haben einen erhöhten Bedarf. Ein Speicherorgan für Vitamin E im eigentlichen Sinn gibt es nicht; das Vitamin ist in allen Geweben zu finden, besonders reichlich im Fettgewebe.

Im Gegensatz zu den meisten anderen Vitaminen ist Vitamin E verhältnismäßig licht- und hitzebeständig. Pflanzenöle sollten aber dennoch dunkel gelagert werden, um die Vitamin-E-Verluste möglichst gering zu halten. Der Organismus kann das Vitamin nur dann verwerten, wenn gleichzeitig etwas Fett mit der Nahrung aufgenommen wird.

Mangelerscheinungen: Ein Vitamin-E-Mangel ist selten. Vor allem Frühgeborene und Neugeborene mit einem geringen Geburtsgewicht, Menschen, die Fett schlecht verwerten können, und Personen, die unter Erkrankungen des Magen-Darm-Trakts leiden, können davon betroffen sein. Menschen, die unter Störungen der Fett- und damit auch der Vitamin-E-Aufnahme leiden, müssen Vitamin-E-Injektionen erhalten. Schwangere, Stillende und Personen, die unter starkem Stress stehen, haben einen erhöhten Bedarf und müssen daher besonders auf eine reichliche Vitamin-E-Zufuhr achten. Zu den Mangelerscheinungen gehören trockene, faltige Haut, Konzentrationsstörungen, Leistungsschwäche, Müdigkeit, Reizbarkeit und schlecht heilende Wunden. Ein Vitamin-E-Mangel begünstigt außerdem Arteriosklerose. Auch die Entstehung von Krebs wird vermutlich durch einen Mangel an dem Vitamin gefördert.

Überschuss: Mit der Nahrung zu viel Vitamin E aufzunehmen, ist nahezu unmöglich. Nur über Vitaminpräparate können dem Körper größere Mengen zugeführt werden. Bei Dosen über 200 mg täglich kann es zu einem Vitamin-K-Mangel kommen. Daher sollte Vitamin E hoch dosiert nur nach Anweisung des Arztes aufgenommen werden.

Hilfe bei Erkrankungen: Vitamin E trägt zur Vorbeugung von Erkrankungen bei, an deren Entstehung freie Radikale mitbeteiligt sind. Eine erhöhte Vitamin-E-Zufuhr kann Studien zufolge die koronare Herzkrankheit günstig beeinflussen. Bei entzündlichen rheumatischen Erkrankungen kann in manchen Fällen durch Gabe von Vitamin E die Dosis schmerzlindernder Medikamente verringert werden. Bei Diabetes mellitus übt das Vitamin verschiedenen Untersuchungen zufolge eine günstige Wirkung auf kleine und kleinste Blutgefäße aus und verlangsamt die Schädigung dieser Gefäße.

Vitamine: organische Substanzen, die für den menschlichen Organismus unentbehrlich sind.

Arten: Man teilt Vitamine nach ihrer Löslichkeit in fettlösliche Vitamine (→Vitamin A, →Vitamin D, →Vitamin E und →Vitamin K) und wasserlösliche Vitamine (→Vitamin B_1, →Vitamin B_2, →Vitamin B_6, →Vitamin B_{12}, →Niacin, →Folsäure, →Pantothensäure, →Biotin und →Vitamin C) ein. Während die **fettlöslichen Vitamine** vom Körper gespeichert werden und bei einer zu hohen Zufuhr Vergiftungserscheinungen auslösen können, werden überschüssige Mengen **wasserlöslicher Vitamine** hauptsächlich über den Harn ausgeschieden, sodass eine Überdosierung solcher Vitamine vergleichsweise selten körperliche Beschwerden hervorruft. Vitamine können dem Körper auch in Form ihrer Vorstufen, der →Provitamine, zugeführt werden. Der Organismus wandelt diese Provitamine in Vitamine um.

Funktionen und Zufuhr: Vitamine erfüllen eine Vielzahl von Funktionen. Manche wirken an der Blutbildung mit, andere sind an der Bildung von Knochensubstanz und der Regulation des Stoffwechsels beteiligt oder Bestandteil verschiedener Enzyme; wieder andere schützen die Zellen als →Antioxidanzien vor dem schädlichen Einfluss freier Radikale.

Zufuhr: Viele Vitamine (z. B. Vitamin C) reagieren auf äußere Einflüsse wie Hitze, Licht oder den in der Luft enthaltenen Sauerstoff empfindlich und werden durch sie nach und nach zerstört. Daher sollte man möglichst viel Obst und Gemüse frisch oder tiefgekühlt verzehren. Damit der Organismus in ausreichender Menge mit Vitaminen versorgt wird, empfiehlt die Deutsche Gesellschaft für Ernährung, fünf Portionen Obst bzw. Gemüse täglich zu verzehren. Auch Milch, Milcherzeugnisse und Fleisch sind wichtige Vitaminlieferanten.

LESETIPPS:

HANS KONRAD BIESALSKI: *Vitamine. Aktiver Gesundheitsschutz. Bedarf, Mangel, Risiko. Stuttgart (Trias) 1996.*

HANS KONRAD BIESALSKI: *Vitamine. Bausteine des Lebens. München (Beck) 1997.*

IBRAHIM ELMADFA UND DORIS FRITZSCHE: *Die große GU Vitamin-Tabelle und Mineralstoff-Tabelle. München (Gräfe & Unzer) 1999.*

ULLA UNGER-GÖBEL: *Vitamine. Gesunde Aktivstoffe. GU Kompass. München (Gräfe & Unzer) [5]2000.*

	Vitamin A	Vitamin D	Vitamin E	Vitamin K	Vitamin C	Vitamin B_1	Vitamin B_2	Vitamin B_6	Vitamin B_{12}	Folsäure	Biotin	Niacin	Pantothensäure
Getreideprodukte				○		○	○	■		○	○	○	
Kartoffeln					■	○		○					
Gemüse	■			■	■			○		■	○		
Hülsenfrüchte						○						○	
Obst	○				■					■			
Milcherzeugnisse							■		○			○	○
Fleisch				○		■		■	■			○	○
Innereien	■								■	■			
Fisch		■						○	○		○	○	○
Eier		■							○			○	○
Speisefette, Speiseöle	○	○	■										

■ besonders bedeutende Vitaminlieferanten

○ bedeutende Vitaminlieferanten

Vitamine: Lebensmittel als Vitaminlieferanten

Vitamin K: zusammenfassende Bezeichnung für eine große Gruppe fettlöslicher Substanzen. Hauptform ist das v. a. in pflanzlicher Nahrung enthaltene Vitamin K_1 (Phyllochinon). Das für den menschlichen Organismus ebenfalls wichtige Vitamin K_2 (Menachinon) wird von Bakterien (u. a. den im Dickdarm lebenden) gebildet. Außerdem kommt es in Lebensmitteln vor, die mithilfe von Bakterien hergestellt werden (z. B. Joghurt und Sauerkraut). Die chemische Struktur der Vitamine K_1 und K_2 wurde 1939 ermittelt.

Funktionen: Die K-Vitamine sind in erster Linie an der Bildung so genannter Gerinnungsfaktoren (körpereigener Eiweiße) beteiligt, ohne die es zu Blutgerinnungsstörungen käme. Wenn nur einer dieser Faktoren fehlt, treten schon bei kleinsten Verletzungen schwer stillbare Blutungen auf. Weiterhin sind die K-Vitamine an der Bildung des Knochenproteins Osteocalcin beteiligt, das für den Knochenstoffwechsel von Bedeutung ist. Auch für die Gesunderhaltung anderer Gewebe des Körpers (z. B. der Muskeln) wird Vitamin K benötigt.

Vorkommen: In der Nahrung ist Vitamin K_1 v. a. in gelbem und grünem Blattgemüse wie Spinat oder Grünkohl enthalten. Die im Dickdarm lebenden Bakterien stellen zudem noch eine gewisse Menge an Vitamin K_2 her. Der Schätzwert für eine angemessene tägliche Zufuhr liegt für Erwachsene (je nach Alter und Geschlecht) bei 60–80 µg. Vitamin K_1 wird im Dünndarm aufgenommen; allerdings müssen dazu ausreichend Gallensäuren und Bauchspeicheldrüsenenzyme sowie Fett aus der Nahrung vorhanden sein. Zwischen 40 und 80 % des in der Nahrung enthaltenen Vitamins werden verwertet. Vitamin K_2 wird vom Dickdarm (wegen fehlender Gallensäuren) nur in geringen Mengen aufgenommen. Gespeichert werden die K-Vitamine v. a. in der Leber; die Speicherkapazität ist jedoch wesentlich geringer als für die anderen fettlöslichen Vitamine.

BESONDERS REICHE VITAMIN-K-QUELLEN

Lebensmittel (pro 100 g verzehrbaren Anteil)	Vitamin K (µg)
Milcherzeugnisse	
Joghurt, entrahmt	0,5
Gemüse	
Brokkoli	174
Brunnenkresse	250
Erbsen	33
Grünkohl	817
Gurken	16
Kopfsalat	130
Mohrrüben	17
Rotkohl	25
Sauerkraut, abgetropft	62
Spinat	335
Weißkohl	80

[3/5/19]

Hitze (z. B. beim Kochen) und Sauerstoff zerstören Vitamin K nicht; dagegen verringert sich der Vitamin-K-Gehalt von Lebensmitteln unter Lichteinwirkung. Deshalb sollten sie dunkel gelagert werden.

Mangelerscheinungen: Bei gesunden Erwachsenen kommt ein Mangel an den Vitaminen der K-Gruppe so gut wie nicht vor. Allerdings können einseitige Ernährung oder Unterernährung sowie chronische Magen- und Darm- oder schwere Lebererkrankungen zu einem Mangel an Vitamin K führen. Auch bei erhöhter Fettausscheidung, z. B. wenn nicht genügend Galle produziert wird, und bei lang andauernder Einnahme von Antibiotika, die zur Zerstörung der normalen Darmflora führt, können Mangelerscheinungen auftreten. Die Einnahme von blutgerinnungshemmenden Medikamenten (beispielsweise Acetylsalicylsäure) kann ebenfalls zu Mangelerscheinungen führen.

Ein besonderes Risiko eines Mangels an dem Vitamin haben Neugeborene, da ihr Darm noch nicht mit Vitamin K bildenden Bakterien besiedelt und Muttermilch arm an Vitamin K ist. Daher verabreicht man ihnen meist Vitamin K. Bei einem Vitamin-K-Mangel kommt es zu Störungen der Blutgerinnung und damit zu einer verstärkten Blutungsneigung. Zu den Symptomen gehören gehäuft auftretendes Nasen- und Zahnfleischbluten sowie schlechte Wundheilung. Bei anhaltendem Vitamin-K-Mangel kann es zu teilweise lebensgefährlichen inneren Blutungen kommen. Bei Neugeborenen, die nicht ausreichend mit Vitamin K versorgt sind, besteht die Gefahr lebensbedrohlicher Hirnblutungen. Feststellen lässt sich ein Vitamin-K-Mangel durch einfache Tests, die die Blutgerinnungszeit ermitteln.

Überschuss: Dem Körper zu viel Vitamin K über die Nahrung zuzuführen, ist nicht möglich. Selbst bei einer Überdosierung um das 500fache, die nur durch Vitamin-K-Injektionen möglich ist, wirkt Vitamin K_1 nicht toxisch. Es können aber Nebenwirkungen wie Übelkeit und Unwohlsein sowie allergische Reaktionen auftreten.

Hilfe bei Erkrankungen: Mediziner setzen Vitamin K in erster Linie bei Neugeborenen ein, um Hirnblutungen vorzubeugen. Auch bei einer erhöhten Blutungsneigung Neugeborener wird Vitamin K gegeben. Das Vitamin muss außerdem bei Erkrankungen der Gallenblase und der Bauchspeicheldrüse, die mit einer verringerten Aufnahme von Vitamin K_1 aus der Nahrung verbunden sind, und häufig auch bei Einnahme blutgerinnungshemmender Medikamente intravenös verabreicht werden, damit es nicht zu einer erhöhten Blutungsneigung kommt.

Vitaminmangelkrankheiten: Krankheiten und Beschwerden, die durch eine unzureichende Aufnahme von Vitaminen hervorgerufen werden. Zu ihnen zählen u. a. →Skorbut, →Pellagra und →Beriberi. Während Vitaminmangelkrankheiten in Entwicklungsländern v. a. infolge des allgemeinen Mangels an Nahrung bzw. des Mangels an bestimmten Lebensmitteln ausgelöst werden, kommt es in den Industrienationen meist infolge von Fehlernährung (z. B. zu einseitiger Ernährung), von Krankheiten, bei denen die Resorption von Vitaminen gestört ist (z. B. chronisch entzündlichen Darmerkrankungen), oder durch erhöhten Bedarf (z. B. in Schwangerschaft und Stillzeit) zu einem Mangel an Vitaminen und damit verbundenen Beschwerden. In vielen Fällen handelt es sich dabei jedoch nur um einen leichten Mangel, eine so genannte **Hypovitaminose**. Das nahezu vollständige Fehlen bestimmter Vitamine, die **Avitaminose,** ist in den Industrienationen selten. Von einer Avitaminose, die das Vitamin B_{12} betrifft, können z. B. Personen nach einer Magenentfernung betroffen sein, weil ihnen ein Stoff, der so genannte Intrinsic Factor, fehlt, der für die Aufnahme dieses Vitamins nötig ist.

Behandelt werden Vitaminmangelkrankheiten durch die Gabe des betreffenden Vitamins, gegebenenfalls auch durch die Therapie einer dem Vitaminmangel zugrunde liegenden Erkrankung. Während sich die Beschwerden, die infolge von Hypovitaminosen auftreten, in der Regel vollständig zurückbilden, können bei lange anhaltenden Avitaminosen Spätfolgen (z. B. neurologische Ausfallerscheinungen) zurückbleiben.

Vitaminpräparate: Medikamente oder Nahrungsergänzungsmittel mit einem genau definierten Gehalt an bestimmten Vitaminen, die der gezielten Zufuhr dieser Stoffe dienen. Vitaminpräparate werden als Kapseln, Tabletten und Pulver, in flüssiger Form oder auch als Ampullen zur Injektion angeboten. Je nach Dosierung dienen sie dazu, Vitamine zu supplementieren, wenn ein Nährstoffmangel (z. B. durch einen erhöhten Nährstoffbedarf, eine unausgewogene Ernährung oder Krankheiten) besteht oder verhindert werden soll. Auch bei der Therapie bestimmter Erkrankungen spielen Vitaminpräparate eine Rolle. So setzt man bei rheumatischen Erkrankungen vielfach hochdosiertes Vitamin E ein, um die Schmerzen der Patienten zu lindern. Ob Vitaminpräparate auch einen Schutz vor Erkrankungen wie Arteriosklerose oder Krebs bieten können, ist bisher nicht eindeutig erwiesen (→Nahrungsergänzungsmittel, S. 476 ff.). Grundsätzlich sollten hochdosierte Vitaminpräparate wegen der Gefahr einer Überdosierung nur auf ärztlichen Rat eingenommen werden.

Sollen nur einzelne Vitamine zugeführt werden, können Monopräparate eingesetzt werden; sie enthalten jeweils nur ein einzelnes Vitamin. Häufiger finden allerdings →Multivitaminpräparate Verwendung.

Vitaminüberdosierung: Aufnahme zu großer Mengen eines Vitamins. Als Folge einer Vitaminüberdosierung kann es zu Vergiftungserscheinungen kommen. Während ein Überschuss an wasserlöslichen Vitaminen in der Regel rasch über den Harn wieder ausgeschieden wird, werden fettlösliche Vitamine (A, D, E und K) vom Körper gespeichert und können bei Anreicherung körperliche Beschwerden hervorrufen. Eine Überdosierung durch die Nahrung ist jedoch sowohl bei wasser- als auch bei fettlöslichen Vitaminen unwahrscheinlich. Eine Ausnahme bilden Lebensmittel, die sehr reich an einem ganz bestimmten fettlöslichen Vitamin sind, wie z. B. Leber, die einen hohen Vitamin-A-Gehalt hat. Werden von solchen Lebensmitteln zu große Mengen verzehrt, z. B. 200 g Schweineleber pro Woche acht Jahre lang, kann es zu toxischen Erscheinungen kommen. Weiterhin kann die Einnahme hoch dosierter Vitaminpräparate eine Vitaminüberdosierung bedingen; deshalb sollte man solche Mittel möglichst nur auf ärztlichen Rat einnehmen. In der Regel bilden sich leichte Krankheitssymptome, die auf eine Vitaminüberdosierung zurückzuführen sind, nach Einschränkung der Vitaminaufnahme wieder zurück. Bei lang anhaltender Überdosierung von Vitamin A können sich jedoch bleibende Leberschäden entwickeln, bei anhaltender Überdosierung von Vitamin D kann es zu einem Umbau der Knochensubstanz kommen.

VLDL-Cholesterin: eine Transportform des →Cholesterins.

Vogelbeere: rote bis gelbe Beerenfrucht der Eberesche (Sorbus aucuparia), eines bis 10 m hohen Baums aus der Familie der Rosengewächse. Die Beeren sind ab August reif. Sie schmecken herb-bitter und werden daher nicht roh verzehrt, sondern zu Konfitüre, Saft, Sirup, Gelee, Likör oder Wein verarbeitet. Vogelbeeren sind reich an Betakarotin und Vitamin C. Wie alle Wildfrüchte sollte man sie nicht an Stellen sammeln, wo mit Umweltverschmutzung zu rechnen ist (z. B. in Straßennähe). Man kann auch Vogelbeerkonfitüre im Reformhaus kaufen, die auf einen geringen Schadstoffgehalt geprüft ist.

Vol.-%: Abk. für →Volumenprozent.

Vollkornerzeugnisse, Vollkornprodukte: Getreideerzeugnisse, bei deren Herstellung das ganze Korn verwendet wird. Sie zeichnen sich durch einen wesentlich höheren Gehalt an Vitaminen (v. a. B-Vitaminen), Mineralstoffen (z. B. Magnesium, Eisen), mehrfach ungesättigten Fettsäuren und Ballaststoffen aus als die so genannten Mehlkörpererzeugnisse, die hauptsächlich aus dem Mehlkörper des Getreides bestehen (→Getreideerzeugnisse). Ernährungswissenschaftler empfehlen daher, regelmäßig Vollkornerzeugnisse zu verzehren. Zu den Vollkornerzeugnissen zählen Vollkornbrot (→Brot), Naturreis (→Reis), Vollkornmehl, Vollkornnudeln, Vollkorn-Haferflocken sowie Müslis aus Getreideschrot.

Vollkost: eine Kost, bei der dem Organismus alle essenziellen Nährstoffe in ausreichender Menge zugeführt werden und die dem Energiebedarf der jeweiligen Person angepasst ist. Die Vollkost beachtet die ernährungswissenschaftlichen Erkenntnisse zur Vorbeugung ernährungsmitbedingter Erkrankungen; so wird z. B. darauf geachtet, Ernährungsfehler wie ein Zuviel an Fett, Zucker und Kochsalz zu vermeiden. Ansonsten unterliegt die Lebensmittelauswahl keinerlei Beschränkungen; die Kost wird nach Möglichkeit an die üblichen Ernährungsgewohnheiten der betreffenden Person angepasst.

Eine Sonderform der Vollkost ist die **leichte Vollkost.** Sie entspricht im Großen und Ganzen der Vollkost, berücksichtigt jedoch bestimmte Nahrungsmittelunverträglichkeiten: Lebensmittel, auf die ein erheblicher Teil der gesunden Bevölkerung mit Beschwerden wie Blähungen, Völlegefühl und Aufstoßen reagiert (z. B. rohe Zwiebeln, Kohlgemüse, Bohnen, frisches Hefegebäck, rohes Steinobst), werden vermieden. Die leichte Vollkost wird u. a. nach Operationen im Magen-Darm-Bereich, bei einer akuten Bauchspeicheldrüsenentzündung und bei Nahrungsmittelunverträglichkeiten eingesetzt. Im Klinikbereich ersetzt sie in vielen Fällen die früher organbezogenen Schonkosten wie z. B. Magenschonkost, die nachweislich keinen Effekt hatten.

Vollwerternährung: eine von dem deutschen Arzt Werner Kollath begründete und von Karl von Koerber (*1955), Thomas Männle (*1953) und Claus Leitzmann (*1933) weiterentwickelte, überwiegend laktovegetabile Ernährung, die gering verarbeitete Lebensmittel bevorzugt. Die hauptsächlich verwendeten Lebensmittel sind Vollkornerzeugnisse, Gemüse und Obst, Kartoffeln, Hülsenfrüchte sowie Milch und Milchprodukte; daneben können auch geringe Mengen an Fleisch, Fisch und Eiern enthalten sein. Etwa die Hälfte der Nahrungsmenge besteht aus unerhitzter Frischkost. Die Zubereitung erfolgt schonend und mit wenig Fett aus frischen Lebensmitteln, die nach Möglichkeit nicht mit Lebensmittelzusatzstoffen behandelt sein sollen.

Zusätzlich zur Gesundheitsverträglichkeit der Ernährung werden auch die Umweltverträglichkeit und Sozialverträglichkeit der Lebensmittelproduktion berücksichtigt. Das bedeutet u. a. möglichst ausschließlich Erzeugnisse aus →biologischem Landbau zu verwenden sowie Erzeugnisse regionaler Herkunft und entsprechend dem saisonalen Angebot

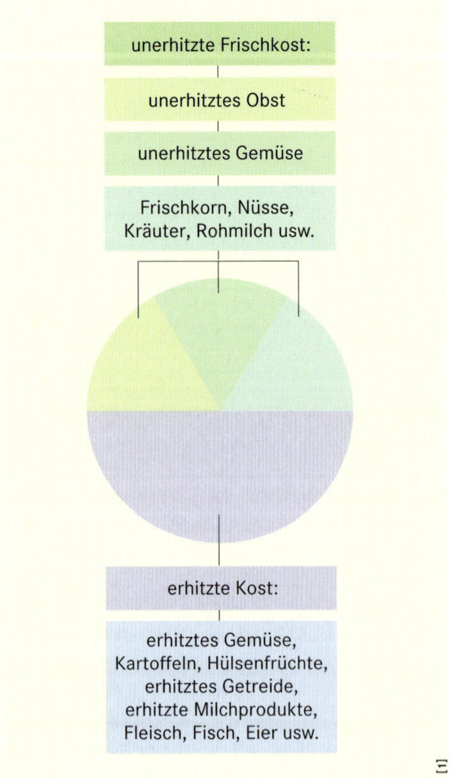

Vollwerternährung: Zusammensetzung der Kost

zu bevorzugen. Weiterhin haben unverpackte oder umweltschonend verpackte sowie umweltverträgliche Produkte und Technologien Vorrang. Die landwirtschaftlichen Erzeugnisse sollten unter sozialverträglichen Bedingungen erzeugt, verarbeitet und vermarktet werden (beispielsweise aus dem →fairen Handel mit Entwicklungsländern stammen). Eine Sonderform der Vollwerternährung ist die →Bruker-Kost.

Lebensmittelauswahl: Eine auf Kollath zurückgehende Orientierungstabelle teilt die Lebensmittel in fünf »Wertstufen« ein: Wertstufe eins (besonders empfehlenswert) umfasst unverarbeitete Lebensmittel wie rohes Obst, rohes Gemüse, Nüsse und Rohmilch. Auf Wertstufe zwei (sehr empfehlenswert) sind bearbeitete Lebensmittel wie Getreide und Frischkornmüsli angesiedelt. Zu Wertstufe drei (erhitzte Lebensmittel, empfehlenswert) gehören z. B. Vollkornbrot, Kartoffeln und Vollkornreis. Weniger empfehlenswert (Wertstufe vier) sind verarbeitete Lebensmittel wie z. B. Wurst und Konserven; als nicht empfehlenswert (Wertstufe fünf) werden isolierte Lebensmittelinhaltsstoffe und Fertigprodukte wie z. B. isolierte Zucker, gehärtete Fette und daraus hergestellte Produkte eingestuft, ebenso sämtliche Fertiggerichte. Für Säuglinge und andere Risikogruppen wird aufgrund des potenziellen mikrobiologischen Risikos statt Rohmilch pasteurisierte Vollmilch empfohlen.

Ernährungsphysiologische Sicht: Vollwertkost ist als Dauerernährungsform für alle gesunden Menschen geeignet. Sie ist reich an Ballaststoffen und arm an isolierten Kohlenhydraten wie beispielsweise raffiniertem Zucker. Durch ihren hohen Anteil an Frischobst und Rohkost liefert sie reichlich Vitamine. Außerdem ist aufgrund der Bevorzugung von Produkten aus dem biologischen Landbau die Belastung mit Pestizidrückständen und Nitraten geringer.

vollwertige Ernährung: von der Deutschen Gesellschaft für Ernährung geprägte Bezeichnung für eine Ernährung, die auf den neuesten Erkenntnissen der Ernährungswissenschaft basiert. Die Lebensmittelauswahl orientiert sich an den →Ernährungsempfehlungen der Deutschen Gesellschaft für Ernährung.

Vollwertkost nach Bruker: →Bruker-Kost.

Volumenprozent, Volumprozent, Abk. **Vol.-%:** der Volumenanteil einer Flüssigkeit oder eines Gases an einem Stoffgemisch. Luft enthält beispielsweise ca. 21 Vol.-% Sauerstoff. Dies ist der Volumenanteil des Sauerstoffs an der Luft; das Gewicht des Stoffes spielt dabei keine Rolle. Bei Lebensmitteln (hauptsächlich alkoholischen Getränken) wird meist der Alkoholanteil in Volumenprozent angegeben.

Vorbereitung von Lebensmitteln: Bevor Lebensmittel verzehrt oder gegart werden, sind vorbereitende Arbeitstechniken erforderlich, um sie genusstauglich zu machen oder in unterschiedlichen Rezepturen verarbeiten zu können, d. h., Apfelsinen müssen vor dem Verzehr geschält werden oder Kartoffeln zur Weiterverarbeitung zu Reibekuchen werden geschält, gewaschen und gerieben. Die Vorbereitung von Lebensmitteln erfolgt idealerweise stets erst kurz vor dem Verzehr oder der Verarbeitung und zügig, um z. B. Vitaminverluste zu vermeiden. Der Vitamin-C-Gehalt von Petersilie kann sich innerhalb von 24 Stunden um 10 bis über 40 % verringern in Abhängigkeit von Lagerungstemperatur, Sauerstoff- und Lichteinfluss und Zerkleinerungsgrad. Frische Lebensmittel sind unmittelbar nach der Beschaffung vor- und zuzubereiten, um Nährstoff- und Geschmacksverluste durch Lagerung zu vermeiden. Geeignete Vorbereitungstechniken können den Genuss- und Gesundheitswert der Lebensmittel steigern.

Unter **Blanchieren** (Brühen) versteht man eine kurzfristige Hitzebehandlung roher Lebensmittel in kochendem Wasser, Wasserdampf oder in heißem Fett. Obst oder Gemüse werden vor dem Tiefkühlen blanchiert, um die Aktivität von Enzymen und die Sauerstoffzufuhr zu unterbinden, damit die Qualität des Lebensmittels (d. h. Nährstoffgehalt, Aussehen, Aromastoffe und Geschmack) weitgehend erhalten bleiben. Andere Lebensmittel werden blanchiert oder mit kochendem Wasser überbrüht, um sie zu reinigen oder unangenehme Geruchs- und Geschmacksstoffe zu entfernen. Einige Pilzarten (z. B. Morcheln) werden dadurch genießbar gemacht oder entschleimt; Weißkohl wird dadurch bekömmlicher, es werden Bläh- und Bitterstoffe entfernt.

Manche getrocknete Lebensmittel, z. B. Hülsenfrüchte oder Trockenobst, muss man vor dem Garen einweichen. Das Einweichwasser sollte zum Garen mitverwendet werden. Blattgelatine muss vor dem Erhitzen eingeweicht werden, damit sie quellen kann.

Durch das **Zerkleinern** in feine längliche Streifen, kleinste Stückchen oder feine Scheiben mit Küchenmessern, Rohkostreiben oder Schnitzelwerken der elektrischen Küchenmaschine erhalten Lebensmittel für bestimmte Rezepturen die entsprechende Form oder Konsistenz und werden besser verdaulich, d. h., im Verdauungstrakt können die Nährstoffe leichter herausgelöst und aufgenommen werden.

Als **Pürieren** bzw. **Passieren** bezeichnet man die Zerkleinerung von Lebensmitteln zu einer breiigen Masse mithilfe eines Pürierstabes des Handrührgerätes oder eines Passiersiebes.

Viele Lebensmittel muss man vor dem Verzehr bzw. vor der Zubereitung **putzen** oder **schälen**, d. h. verdorbene, welke, harte oder ungenießbare Bestandteile wie Stängel, Stiele, Steine und Kerngehäuse von Obst und Gemüse entfernen.

Lebensmittel sollte man vor der weiteren Verarbeitung und Zubereitung möglichst unzerkleinert und zügig kalt **waschen** (nicht wässern), um Schmutz, Krankheitskeime und auf der Oberfläche befindliche Schadstoffe zu entfernen. Einige Gemüsearten (Kartoffeln, Kohl, Salat, Spargel, Lauch, Küchenkräuter) werden erst geputzt und dann gewaschen.

Vorratshaltung: Mit der Vorratshaltung im Haushalt können verschiedene Ziele verfolgt werden. Sie spart Zeit (z. B. durch Großeinkäufe oder indem man größere Mengen von Speisen auf Vorrat kocht und einfriert), macht unabhängig von Ladenöffnungszeiten und ermöglicht es, schnell auf unerwartete Änderungen im Speiseplan (z. B. bei kurzfristiger Änderung der zu bewirtenden Personenzahl) zu reagieren. Zudem bietet Vorratshaltung Sicherheit für den Fall einer Katastrophe. Sie ist allerdings nur dann sinnvoll, wenn der Vorrat regelmäßig genutzt und auf diese Weise ständig erneuert wird.

Umfang und Art der Vorräte: Die bevorratete Menge an Lebensmitteln sollte ausreichen, die Versorgung der Haushaltsmitglieder für mindestens 14 Tage sicherzustellen, und abwechslungsreich zusammengestellt sein. Dazu gehört, dass jederzeit ein Vorrat an Getreide, Getreideerzeugnissen, Kartoffeln, Gemüse, Hülsenfrüchten, Obst, Milch, Fisch, Fleisch, Eiern, Speisefetten und -ölen im Haus vorhanden ist.

VORRATSHALTUNG: LAGERBEDINGUNGEN

Ort	Bedingungen
Kühlschrank	0–6 °C
Gefriergeräte	–18 °C oder weniger
Vorratsschränke und -räume	15–30 °C, bis 70 % relative Luftfeuchtigkeit, belüftbar, dunkel
Vorratskeller	4–12 °C, 85–90 % relative Luftfeuchtigkeit, belüftbar, dunkel

Lagermöglichkeiten: Welche und wie viele Lebensmittel gelagert werden können, hängt von den räumlichen Möglichkeiten und von der Ausstattung des Haushalts mit Kühl- und Gefriergeräten ab. Um die Anforderungen der verschiedenen Lebensmittel an Temperatur und Luftfeuchtigkeit einzuhalten, sollten verschiedene Lagermöglichkeiten zur Verfügung stehen: Unerlässlich ist ein Kühlschrank für die kurzfristige Lagerung verderbnisanfälliger Lebensmittelvorräte (→Kühlen); zumindest in größeren Haushalten ist zusätzlich ein Gefriergerät für die mittel- und langfristige Haltbarmachung und Lagerung von Lebensmitteln sinnvoll. Gefriergeräte machen den Verbraucher vom jahreszeitlichen Angebot an Obst und Gemüse unabhängig und ermöglichen es, auch bereits verarbeitete Speisen monatelang haltbar zu machen. Je nach Bedarf können portionsgerecht tiefgekühlte Lebensmittel aufgetaut und wieder erwärmt werden (→tiefkühlen). Ferner eignen sich für die Lagerung von Lebensmitteln Vorratskeller, Vorratsräume sowie Vorratsschränke und -regale.

Vorratskeller: Unter einem Vorratskeller versteht man einen nach Norden oder Osten liegenden Kellerraum mit einer Größe von über 4 m^2 und ausreichend Be- und Entlüftungsmöglichkeiten. Die günstigsten Lagertemperaturen hängen ebenso wie die optimale Luftfeuchtigkeit von der Art des Lagerguts ab. In der Regel sollten Temperaturen zwischen 4 °C im Winter und 10–12 °C im Sommer sowie eine relative Luftfeuchte von 85–90 % angestrebt werden. In modernen Kellern finden sich meist ungünstigere Lagerbedingungen (bis zu 15 °C und 70 % Luftfeuchte). Sie eignen sich aber trotzdem immer noch sehr gut für Konserven wie eingekochtes Obst, Gemüse, Marmeladen, selbst hergestelltes Sauerkraut, Getränke, Obstsäfte usw.

Vorratsraum: Der Vorratsraum sollte ebenfalls an der Nord- oder Ostseite des Hauses und möglichst in Küchennähe liegen. Er sollte gut be- und entlüftet, nicht zu hell sein und ausreichend Stellfläche für Schränke und Gefriergeräte besitzen.

Vorratsschränke und -regale: Sie sollten eine trockene, möglichst dunkle Lagerung ermöglichen; die Temperatur soll nach Möglichkeit unter 20 °C liegen. Vorratsschränke und -regale eignen sich für die Lagerung von Trockenprodukten, Vollkonserven und Eingekochtem.

Vorratsschädlinge: Insekten, Milben und Nagetiere, die Vorräte und Lebensmittel befallen, können diese verderben und Krankheiten

DIE WICHTIGSTEN VORRATSSCHÄDLINGE UND IHRE BEKÄMPFUNG

	Vorkommen	Vorbeugung	Bekämpfung
Ameise 4 mm, gelblich bis schwarzbraun, meist flügellos	unverschlossene, v. a. zuckerhaltige Lebensmittel	Ritzen abdichten, in Hausnähe verschütette Lebensmittel sofort entfernen	Ameisenstraßen gründlich entfernen oder Ameisenköder aufstellen
Brotkäfer Larve: bis zu 5 mm, gelblich weiß, Käfer: bis 3 mm, rötlich braun (kleine runde Löcher, Fraßschäden)	Getreideerzeugnisse, Gewürze, Schokolade	Lebensmittel in fest verschließbaren Behältern aufbewahren	befallene Produkte erhitzen (1 Stunde, 80 °C) oder einfrieren (10 Tage), danach wegwerfen
Dörrobstmotte Larve: bis 1,7 cm, gelblich, rötlich oder grünlich, Falter: Flügel innen silbergrau, außen mit rötlicher oder bronzefarbener Binde (Fraßschäden, Verunreinigungen)	pflanzliche Lebensmittel, Schokolade	Lebensmittel in fest verschließbaren Behältern lagern	Schrank feucht reinigen und gut austrocknen; befallene Vorräte erhitzen (20 Minuten, 80 °C) oder einfrieren (1 Tag), danach wegwerfen
Fliege (Fleisch-, Schmeiß-, Stubenfliege) Eier: gelblich weiß, Larven: bis 10 mm, weißlich, Fliege: grün bis schwarz (Fraßschäden, Keimübertragung)	Fleisch(erzeugnisse), Käse, Fisch	Lebensmittel verpackt lagern, Reste wegräumen, Fliegengitter anbringen	Klebestreifen aufhängen, in geschlossenen Räumen UV-Lampen aufstellen
Getreideplattkäfer Larve: bis 4 mm, glänzend gelblich, Käfer: bis 3 mm, braun, flach (Fraßschäden, Getreide wird feucht)	kohlenhydratreiche Lebensmittel, Getreideerzeugnisse	Lebensmittel in fest verschließbaren Behältern lagern	befallene Vorräte erhitzen (1 Stunde, 80 °C) oder einfrieren (10 Tage), danach wegwerfen
Kornkäfer Larve: bis 2,5 mm, weißlich, beinlos, Käfer: 4–5 mm, braun, mit Rüssel (Fraßschäden)	Getreide, Teigwaren, pflanzliche Erzeugnisse	Getreide kühl lagern, (rund 12 °C), regelmäßig belüften und umfüllen	befallene Vorräte erhitzen (2 Stunden, 80 °C) oder einfrieren (10 Tage), danach wegwerfen
Maus und Ratte Mauskot: 3–6 mm lang, Rattenkot: 2 cm lang, 4–5 mm Durchmesser (Fraßschäden, Verunreinigungen)	alle Lebensmittel	Mülleimer nicht direkt am Haus aufstellen,	Maus: Mausefalle aufstellen, u. U. Kammerjäger beauftragen; Ratte: Kammerjäger bestellen
Mehlkäfer Larve: bis 2 cm, gelblich braun, Käfer: bis 1,8 cm, schwarzbraun (Fraßschäden, Verunreinigungen, Mehl wird klumpig)	Mehl, Getreideerzeugnisse, Teig- und Backwaren	Mehl rasch aufbrauchen	befallene Vorräte erhitzen (1 Stunde, 80 °C) oder einfrieren (10 Tage), danach wegwerfen
Mehlmotte Larve: bis 1,3 cm, gelblich bis rötlich, Falter: graue Vorderflügel mit dunklen, gezackten Querbinden (Fraßschäden, Verunreinigungen)	Mehl, Getreideerzeugnisse, Nüsse, Hülsenfrüchte	Vorräte in fest verschließbaren Behältern lagern	Schrank feucht reinigen und gründlich austrocknen; befallene Vorräte einfrieren (1 Tag) oder erhitzen (20 Minuten, 80 °C), danach wegwerfen
Milbe (Mehl- und Backobstmilbe) bis 0,5 mm lang, oval, weißlich grau, 8 rötliche Beine, rötlicher Kopf (übler Geruch, Verunreinigungen)	Mehlmilbe: Mehl, Getreide; Backobstmilbe: zuckerhaltige Erzeugnisse (Trockenobst, Marmelade)	Vorräte in fest verschließbaren Behältern lagern	befallene Vorräte erhitzen (10 Minuten, 80 °C) oder einfrieren (10 Tage) und danach wegwerfen; Schrank feucht reinigen und austrocknen
Schabe Deutsche Schabe: 11–14 mm, gelbbraun, Küchenschabe: 23–28 mm, schwarz (Fraßschäden, übler Geruch, Verunreinigungen)	frische und gekochte pflanzliche Erzeugnisse, Fleisch	Vorräte verschlossen lagern, Reste rasch wegwerfen, Fugen abdichten	Kammerjäger beauftragen

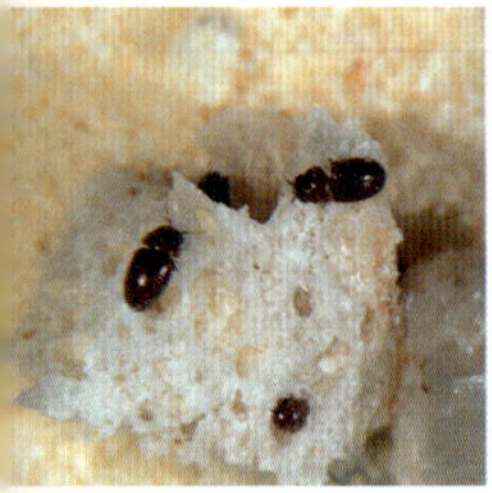

Vorratsschädlinge: Brotkäfer

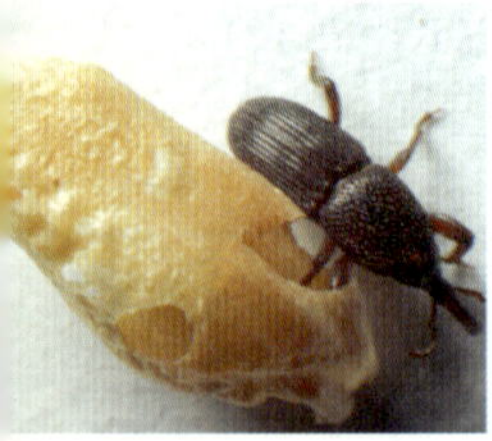

Vorratsschädlinge: Kornkäfer

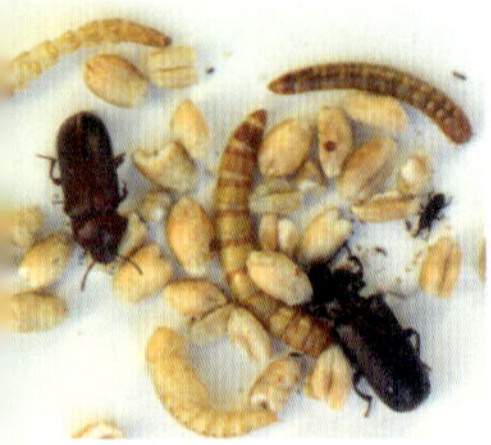

Vorratsschädlinge: Mehlkäfer

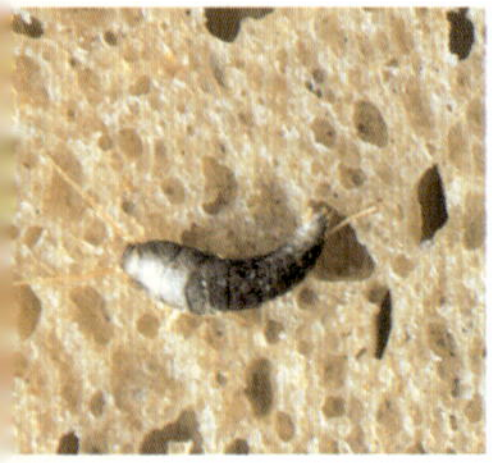

Vorratsschädlinge: Silberfischchen

verbreiten. Die Schädlinge gelangen durch Ritzen, Risse, schadhafte Fenster, Versorgungsschächte oder aber durch befallene, neu gekaufte Ware ins Haus. In der feuchtwarmen Küche finden sie in Einbauschränken, Herden, Decken- und Wandverkleidungen gute Verstecke und Lebensräume, wo sie sich einnisten und vermehren können.

Gefährdete Lebensmittel: Fast alle Vorräte (mit Ausnahme von Kochsalz, Zucker und reinen Fetten) können von Schädlingen befallen werden. Besonders gefährdet sind lange haltbare Lebensmittel wie Getreide und Getreideerzeugnisse, Backzutaten (Nüsse, Mandeln usw.), Trockenobst und Gewürze, v.a. wenn sie nicht in dicht verschlossenen Behältnissen gelagert werden. Im Kühlschrank oder in Gefriergeräten aufbewahrte Lebensmittel (z.B. Wurst, Fleisch, Fisch) werden wesentlich seltener von Vorratsschädlingen befallen.

Schäden: Einige Vorratsschädlinge (z.B. Ameisen, Schaben und Silberfischchen) kommen nur zum Fressen zu den Vorräten, andere legen ihre Eier in den Lebensmitteln ab und leben auch darin. Schädlingsbefall ist an verschiedenen Merkmalen zu erkennen, zum einen an den Tieren selbst (Puppen, Raupen oder ausgewachsenen Schädlingen), zum anderen an ihren Hinterlassenschaften und den Schäden, die sie an den Lebensmitteln anrichten. Da die meisten Vorratsschädlinge sehr klein sind und außerdem das Licht scheuen und sich versteckt halten, sind sie manchmal nur schwer auszumachen. Da sie sich von den Vorräten ernähren, verursachen sie daran Fraßschäden und hinterlassen Verunreinigungen (Exkremente, Haare, Gespinste und Krankheitserreger). Diese Verschmutzungen können beim Menschen körperliche Beschwerden hervorrufen, z.B. Haut- und Bindehautreizungen, Allergien der Atemwege oder Darmerkrankungen. Die Ausscheidungen können außerdem Geschmack und Geruch der Vorräte negativ verändern und sie somit ungenießbar machen. Darüber hinaus können durch die Schädlinge Viren, Bakterien, Pilzsporen und parasitäre Würmer auf die Lebensmittel übertragen werden. Auch auf die Inhaltsstoffe oder die Backfähigkeit kann sich der Befall negativ auswirken und die Lebensmittel wertlos machen. Befallene Vorräte müssen daher stets weggeworfen werden.

Bekämpfung: Hat man bei einer Kontrolle des Vorratschranks und seines Inhalts Verunreinigungen, Häutungsreste oder die Schädlinge selbst entdeckt, so muss zunächst der Hauptbefallsort ausfindig gemacht werden. Man überprüft den gesamten Inhalt des Vorratsschranks und sortiert alle befallenen Lebensmittel aus. Bevor man sie wegwirft, gibt man sie in einen dicht schließenden Behälter und tötet die Schädlinge ab. Dies geschieht durch Übergießen mit kochendem Wasser, Tiefkühlen im Gefriergerät (in der Regel zehn Tage lang) oder Erhitzen im Backofen auf mindestens 80 °C (je nach Schädlingsart 20–60 Minuten lang). Befallene Lebensmittel mit noch lebenden Schädlingen auf den Komposthaufen oder in die Restmülltonne zu geben, empfiehlt sich nicht, weil sie sich dort vermehren und weiter verbreiten können. Aus Sicherheitsgründen ist es daher besser, sie unschädlich zu machen. Befallene Lebensmittel dürfen nicht an Haustiere verfüttert werden.

Anschließend werden Vorratsräume und -schränke entleert, gründlich ausgesaugt und feucht gereinigt, wobei v.a. auf Ritzen, Fugen und andere Verstecke zu achten ist, und trocken nachgewischt. In den meisten Fällen reichen diese Maßnahmen zur Entfernung der Vorratsschädlinge aus. Chemische Bekämpfungsmittel sollte der Laie nicht einsetzen, da die in ihnen enthaltenen Wirkstoffe auch für den Menschen gefährlich sein können. Empfehlenswert sind dagegen Köderdosen und andere Ködervorrichtungen, die für einige Schädlinge im Handel erhältlich sind und die z.T. für den Menschen ungiftige Substanzen enthalten.

Manche Schädlinge (beispielsweise Ratten und Schaben) sind für den Laien nur sehr schwer zu beseitigen. Hier ist die Hilfe eines qualifizierten Schädlingsbekämpfers erforderlich. Adressen entsprechender Firmen kann man beim örtlichen Gewerbeaufsichtsamt oder bei den Verbraucherzentralen erfragen.

LESETIPPS:

HERBERT WEIDNER: *Bestimmungstabellen der Vorratsschädlinge und des Hausungeziefers Mitteleuropas. Heidelberg (Spektrum) ^{5}1993.*

BIRGIT MEHLHORN UND HEINZ MEHLHORN: *Zecken, Milben, Fliegen, Schaben. Schach dem Ungeziefer. Berlin (Springer) ^{3}1996.*

CHRISTEL SACHS UND JUTTA KOOP: *Ungeziefer vorbeugen und umweltgerecht bekämpfen. Roßdorf (Sachs) ^{2}1996.*

CHARLOTTE LANDAU: *Ungeziefer im Haus. Vorbeugen, Erkennen, Bekämpfen. Ludwig (München) ^{2}2000.*

Vorzugsmilch: nicht hitzebehandelte →Milch.

Wacholderbeere, Krammetsbeere, Kranwittbeere: kugeliger, fruchtähnlicher Zapfen des Wacholderstrauchs (Juniperus communis). Die zunächst fleischig grünen Zapfen brauchen drei Jahre bis zur Reife und sind dann blauschwarz und leicht schrumpelig, haben ungefähr die Größe von Blaubeeren und einen sehr intensiven, würzigen, bittersüßen Geschmack. Sie werden zur Aromatisierung von Branntweinen (u. a. Gin) und zum Würzen von Fleisch- und Wildgerichten, Marinaden, Füllungen, Aufschnitt, Sauerkraut, Kohlgerichten und Fischsud verwendet. Man verwendet sie (häufig leicht zerdrückt) im Ganzen. Wacholderbeeren helfen gegen Verdauungsbeschwerden (Völlegefühl, Blähungen, krampfartige Schmerzen im Magen-Darm-Bereich).

Wachtel, wiss. Name **Coturnix coturnix:** kleines Feldhuhn, das als Zugvogel in Eurasien und Afrika weit verbreitet ist. Vor allem die japanische Unterart Coturnix coturnix japonica wird heute u. a. in Deutschland, Italien, Frankreich und den USA gezüchtet, da das zarte, feinfaserige Fleisch und die Eier eine geschätzte Delikatesse sind. Wachteln werden im Alter von fünf bis sechs Wochen geschlachtet und kommen meist kochfertig in den Handel. Sie werden im Ganzen gebraten, geschmort, gedämpft oder gegrillt, wobei man sie durch Begießen vor dem Austrocknen bewahren muss. Wachtelfleisch ist kalorienärmer als anderes Geflügel und hat einen hohen Gehalt an Niacin, Eisen, Zink und Kupfer.

Wachteleier: →Eier von Wachteln.

Waerland-Kost [wær...]: eine von dem schwedischen Naturphilosophen Are Waerland (1876–1955) entwickelte alternative Ernährungsform. Waerland sah in der üblichen Mischkost die Wurzel zahlreicher Zivilisationskrankheiten, da sie die Übersäuerung des Organismus und die Besiedelung des Dickdarms mit krankmachenden Fäulnisbakterien fördere. Er ging davon aus, dass im menschlichen Dickdarm nützliche Gärungsbakterien und schädliche Fäulnisbakterien vorhanden sind. Die Fäulnisbakterien sollen durch Fleisch begünstigt werden, die Gärungsbakterien hingegen durch Pflanzenkost. Deshalb propagierte Waerland eine laktovegetabile Kost. Der tägliche Speisezettel sieht im Wechsel Rohkost und Getreidemahlzeiten (z. B. Vollkornbreie) vor. Außerdem soll man nach Waerlands Empfehlungen bevorzugt angeblich basenbildende Lebensmittel wie Kartoffeln, Obst und Gemüse verzehren. Genussmittel wie Tabak, Alkohol, Kaffee, aber auch Zucker sollen gemieden werden.

Ernährungsphysiologische Sicht: Die Waerland-Kost bietet bei sorgfältiger Zusammenstellung für Erwachsene eine ausreichende Nährstoffzufuhr und die Vorteile einer fettarmen laktovegetabilen Ernährung mit einem hohen Anteil an Rohkost. Allerdings sind viele Thesen Waerlands (z. B. die Vorstellung der Übersäuerung) aus ernährungswissenschaftlicher Sicht nicht nachvollziehbar.

Waffeln: eine Gebäckart (→Gebäck).

Waist-to-hip-ratio [ˈweɪsttəˈhɪpˈreɪʃɪəʊ, engl. »Verhältnis von Taille zu Hüfte«]: der Quotient aus Taillen- und Hüftumfang, mit dessen Hilfe festgestellt werden kann, ob es sich bei Übergewicht um →Fettleibigkeit vom Apfel- oder Birnentyp handelt. Liegt die Waist-to-hip-ratio bei Frauen über 0,85, bei Männern über 1,0, so handelt es sich um eine Fettgewebsverteilung vom Apfeltyp, d. h., das meiste Fettgewebe ist um den Bauch herum lokalisiert. Darunter liegende Werte weisen auf eine für die Gesundheit günstigere Fettgewebsverteilung vom Birnentyp hin, bei der das Fett mehr im Hüft- und Oberschenkelbereich angesiedelt ist.

Waldknoblauch: →Bärlauch.

Waldmeister, wiss. Name **Galium odoratum:** 10–30 cm hohe Staude der Gattung Labkraut mit vierkantigen Stängeln und in Quirlen angeordneten Blättern, die wild v. a. in Laubwäldern wächst. Die Blätter werden als Würzkraut v. a. für Maibowlen, aber auch für Süßspeisen verwendet und sollten kurz vor der Blüte gesammelt und anschließend getrocknet werden. Getrockneter Waldmeister ist auch in der Apotheke erhältlich. Waldmeister enthält den Aromastoff Kumarin, der in höheren Dosen Kopfschmerzen, Schwindel, Atemlähmung sowie Leber- und Nierenschäden verursachen kann. Daher sollte man für 1 l Maibowle nicht mehr als 3 g Waldmeisterkraut verwenden.

Waldmeisterbowle, Maibowle: ein →weinhaltiges Getränk.

Waldmeisterwein, Maiwein: ein →weinhaltiges Getränk.

Waller: →Wels.

Walnuss, wiss. Name **Juglans:** Gattung der Walnussgewächse mit etwa 20 Arten in Eurasien, Nordamerika und den nördlichen Anden. Der aus Iran und Zentralasien stammende Gemeine Walnussbaum (Juglans regia) wird v. a. in Kalifornien kultiviert. Die grüne Fruchtschale der Walnuss umschließt eine harte Schale, die die beiden Nusshälften schützt. Walnüsse werden geschält oder ungeschält angeboten und auch zu Öl gepresst. Sie bestehen zu rund 60 % aus Fett mit einem hohen Anteil an mehr-

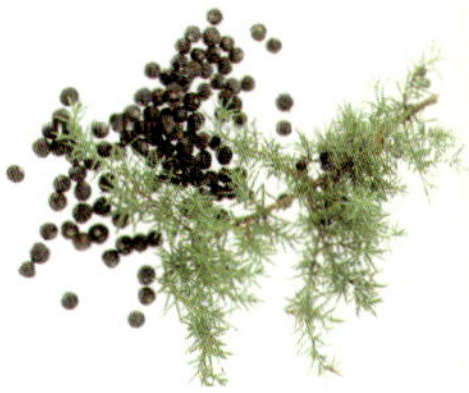
Wacholderbeeren

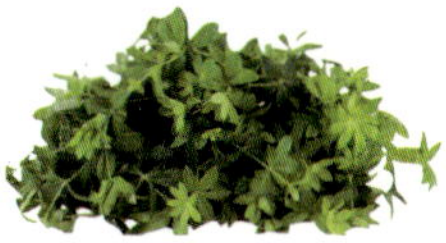
Waldmeister

fach ungesättigten Fettsäuren, sind reich an Magnesium, Mangan, Vitamin E und Pantothensäure.

Walnussöl: ein →Speiseöl.

Wandersaibling: ein →Saibling.

warmhalten: die Verzehrtemperatur gegarter Speisen ohne oder mit möglichst geringer Energiezufuhr über einen längeren Zeitraum aufrechterhalten, z. B. auf dem Herd bei kleiner Hitze, in vorgewärmtem Geschirr mit Handtüchern abgedeckt oder auf Warmhalteplatten. Beim Warmhalten sinkt sowohl der Gesundheits- als auch der Genusswert der Speisen. Dadurch, dass das Gericht längere Zeit eine gleichbleibend hohe Temperatur beibehält, geht ein großer Teil hitzeempfindlicher Vitamine sowie natürlicher Aroma- und Farbstoffe verloren. Besser als Warmhalten ist daher ein möglichst rasches Abkühlen und erneutes Aufwärmen bei Bedarf.

waschen: ein Arbeitsschritt bei der →Vorbereitung von Lebensmitteln.

Wasser: chemische Verbindung von Wasserstoff und Sauerstoff mit der Formel H_2O. Wasser ist der Hauptbestandteil aller lebenden Organismen und für die Aufrechterhaltung sämtlicher Lebensvorgänge unverzichtbar. So muss auch dem menschlichen Körper, der bei Erwachsenen zu 50 bis 60 % aus Wasser besteht, täglich Wasser, etwa in Form von →Trinkwasser, →Mineralwasser, anderen Getränken oder wasserhaltigen Lebensmitteln, zugeführt werden (→Flüssigkeitsbedarf, →Wasserhaushalt).

Wasserenthärtung: Verfahren zur Verminderung der Kalzium- und Magnesiumkonzentration des Trinkwassers. Meist erfolgt die Wasserenthärtung mithilfe von Ionenaustauschern (→Wasserfilter), die Kalzium- und Magnesiumionen entfernen. Sie wird zur Verhinderung von Kalkablagerungen (so genanntem Kesselstein) in Gewerbe und Industrie sowie in Privathaushalten durchgeführt.

Wasserfasten, Nulldiät, totales Fasten: eine Form des →Fastens.

Wasserfilter: Filtersysteme zur Aufbereitung von Trinkwasser im Haushalt.

Arten: Das Angebot an Wasserfiltern reicht von einfachen Tischfiltern bis hin zu Filtersystemen, die direkt hinter der Wasseruhr installiert werden können. Am weitesten verbreitet sind die Tischfilter, bei denen häufig Aktivkohlefilter und Ionenaustauscher miteinander kombiniert sind. Ionenaustauscher machen sich den Umstand zunutze, dass viele der im Wasser gelösten Stoffe in Form elektrisch geladener Teilchen, so genannter Ionen, vorkommen. Mithilfe spezieller Harze, die mit positiven oder negativen Ionen geladen sind, kann man diese Teilchen herausfiltern. Mit positiven Ionen versehene Kationenaustauscher entfernen positiv geladene Teilchen aus dem Wasser (z. B. in Wasser gelöste Schwermetalle wie Blei, Kupfer und Kadmium, aber auch ernährungsphysiologisch wertvolle Spurenelemente wie Kalzium und Magnesium). Mit negativen Ionen versehene Anionenaustauscher entfernen negativ geladene Ionen, v. a. Nitrate und Sulfate. Ionenaustauscher können weder Schwebepartikel noch nichtionisierte Teilchen sowie chlorierte oder polyzyklische Kohlenwasserstoffe entfernen. Da die Wirkungsdauer der Harze begrenzt ist, müssen diese regelmäßig regeneriert oder erneuert werden. Sie sind zudem anfällig für Keimbesiedelung, v. a. wenn das Gerät nur gelegentlich genutzt wird und an einem warmen Ort steht.

Die Wirkungsweise der Aktivkohlefilter beruht auf der immens porösen Struktur der Aktivkohle, die aus verschiedenen Ausgangsmaterialien wie Torf, Jute oder Steinkohle gewonnen wird und pro Gramm eine innere Oberfläche von bis zu 1600 m^2 aufweist. Dadurch sind sie in der Lage, Substanzen aus dem Wasser herauszufiltern und zu adsorbieren. Aktivkohlefilter können neben organischen Schadstoffen wie chlorierten Kohlenwasserstoffen auch Rückstände vieler Pestizide, allerdings auch natürliche Aroma- und Geruchsstoffe aus dem Wasser herausfiltern. Im Gegensatz zu Ionenaustauschern fangen sie auch Schwebeteilchen auf, nicht aber Nitrat und Schwermetalle. Ist die Filterkapazität erschöpft, können sich bereits angelagerte Stoffe wieder aus dem Filter lösen, sodass ihre Konzentration in gefiltertem Wasser u. U. höher sein kann als in ungefiltertem. Das Risiko einer Keimbesiedlung ist bei Aktivkohlefiltern ebenfalls vorhanden. Bei beiden Filterarten ist es dem Verbraucher in der Regel nicht möglich, die Qualität und die verbleibende Kapazität des verwendeten Filtermaterials zu überprüfen.

Umkehrosmosefilter werden direkt an die Wasserleitung angeschlossen. Bei diesem Verfahren wird das Wasser unter Druck durch eine halbdurchlässige Membran gepresst, durch die die relativ kleinen Wassermoleküle, nicht aber die vergleichsweise größeren Schadstoffmoleküle hindurch gelangen können. Ein frischer Filter kann bis zu 98 % der Schadstoffe – sowohl Nitrate als auch Pestizidrückstände, Schwermetalle und Mineralien – aus dem Wasser filtern. Mit der Zeit lässt die Filterwirkung allerdings nach und die Wirksamkeit der Membran lässt sich nicht überprüfen. Wird die An-

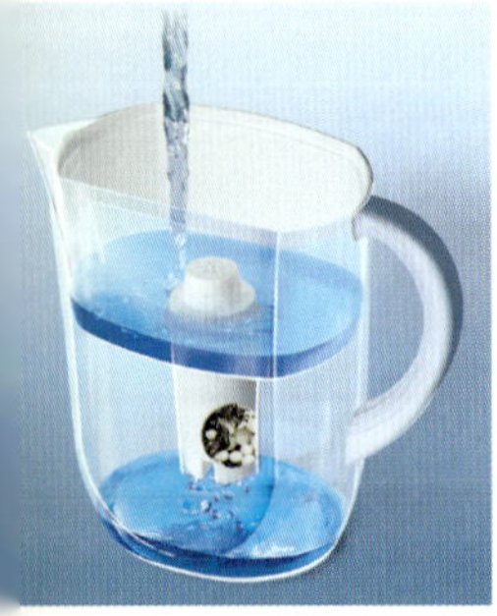

Wasserfilter

lage eine Weile nicht genutzt, besteht auch hier die Gefahr der Verkeimung. Außerdem ist der Wasserverbrauch pro Liter gefilterten Wassers sehr hoch, denn damit die Membran nicht austrocknet oder verschmutzt, muss sie ständig umspült werden.

Wasserhärte: →Trinkwasserhärte.

Wasserhaushalt: Gesamtheit der Vorgänge und Regulationsmechanismen im menschlichen Körper, die zur Aufnahme und Ausscheidung von Wasser führen. Der Wasserhaushalt ist eng an den Elektrolythaushalt, d.h. an alle Prozesse gekoppelt, die mit Aufnahme, Ausscheidung und Verteilung von Mineralstoffen im Organismus zu tun haben, da die Flüssigkeitsmenge in den Körperzellen und außerhalb der Zellen wesentlich von der Konzentration der in diesen Flüssigkeiten gelösten Mineralstoffe abhängt. Wasser ist notwendig, um u.a. bestimmte über die Nahrung aufgenommene Mineralstoffe (z.B. Natrium, Kalium, Magnesium, Kalzium, Chlorid, organische Säuren und Aminosäuren) in eine Lösung zu überführen und sie zu jenen Körperzellen zu bringen, die einen Bedarf daran haben. Daneben erfüllt es noch eine Vielzahl anderer Funktionen (→Flüssigkeitsbedarf).

Wasseraufnahme und -abgabe: Der Flüssigkeitsbedarf des Organismus ist von verschiedenen Faktoren abhängig, u.a. von der Umgebungstemperatur und vom Ausmaß der körperlichen Bewegung. Gesteuert wird die Wasseraufnahme in erster Linie durch den →Durst. Das vom Zwischenhirn gebildete antidiuretische Hormon ADH (Vasopressin) trägt wesentlich dazu bei, Wasser im Körper zurückzuhalten: Bei Ausschüttung von ADH leiten die Nieren im Rahmen der Filterung des Blutes Wasser ins Blut zurück, sodass die Harnproduktion eingeschränkt wird. Bei hoher Flüssigkeitszufuhr wird weniger ADH produziert und somit mehr Harn ausgeschieden. Durchschnittlich verliert der Organismus über Harn, Stuhl, Atemluft und Haut täglich zwischen 1,8 und 2,3 l Wasser, die er in der Regel auch wieder aufnimmt. Die meiste Flüssigkeit (1,2–1,5 l) wird über Getränke aufgenommen, gefolgt von 0,7–1 l, die mit der Nahrung zugeführt werden, und 200–335 ml aus dem Stoffwechsel stammendem Oxidationswasser. Regelkreise im menschlichen Körper sorgen dafür, dass der Wasser- und Elektrolytgehalt in den mit Flüssigkeit gefüllten Räumen des Körpers in etwa gleich bleibt.

Wassermangel: Werden größere Mengen Wasser und damit auch Elektrolyte ausgeschieden (z.B. infolge von Durchfall oder Erbrechen), müssen diese dem Körper wieder zugeführt werden, z.B. über Mineralwässer, gesüßten Tee oder Elektrolytlösungen, notfalls

Wasserfilter – ja oder nein?
Berichte über die zunehmende Wasserverschmutzung verunsichern die Verbraucher und schüren Zweifel an der Qualität des Leitungswassers. Viele Haushalte verwenden daher »sicherheitshalber« Wasserfilter zur Aufbereitung des Trinkwassers. Das Trinkwasser zählt jedoch zu den am strengsten kontrollierten Lebensmitteln in Deutschland. Aus gesundheitlichen Gründen ist die Verwendung zusätzlicher Wasserfilter in Deutschland daher nicht notwendig. Lediglich in Gebieten mit extrem hartem Wasser (Härtegrade 3 und 4) kann der Einsatz von Wasserfiltern sinnvoll sein zur Wasserenthärtung, durch die Tee, Kaffee und gekochte Lebensmittel besser schmecken. Insbesondere für infektionsanfällige Menschen und Babys sollte das gefilterte Wasser aber zum Schutz vor Krankheitskeimen vor Gebrauch abgekocht werden. Ist das Trinkwasser, z.B. in Altbauten, aufgrund veralteter Leitungen mit Blei belastet, ist ein Austausch dieser Rohre auf Dauer die wirksamste Vorbeugung. Vorübergehend kann man das Wasser mit einem Filter reinigen.

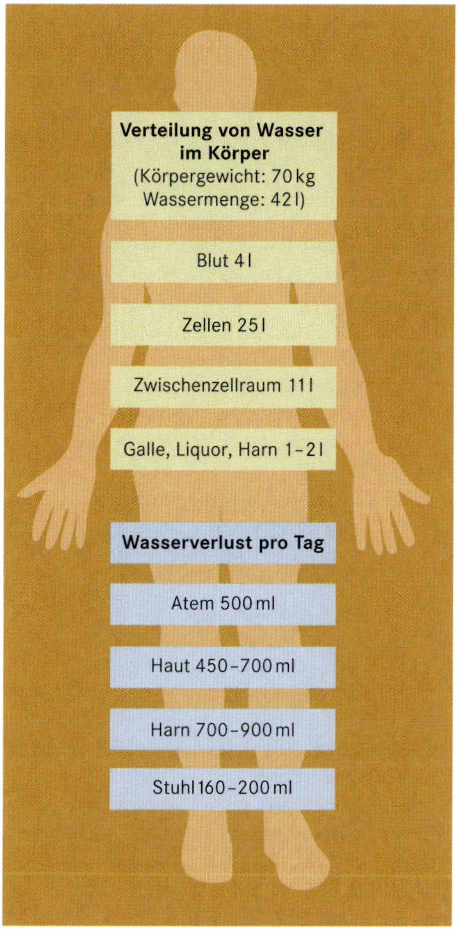

Wasserhaushalt: Verteilung von Wasser im Körper und Wasserverlust pro Tag

über Infusion, um eine →Exsikkose zu verhindern. Wassermangel äußert sich u.a. durch trockene Schleimhäute. Bei einem Wassermangel besteht im Körper meist ein Überschuss an Natrium (→Hypernatriämie). Hohe Wasserverluste bringen in der Regel auch einen Mangel an Kalium (→Hypokaliämie) mit sich. In all diesen Fällen ist der Elektrolythaushalt gestört, was körperliche Beschwerden wie z.B. Muskelschwäche und Kreislaufstörungen nach sich zieht.

Wasserüberschuss: Gelingt es den Nieren nicht, überschüssiges Wasser aus dem Körper auszuscheiden, bilden sich Wassereinlagerungen im Gewebe (Ödeme), gleichzeitig kommt es meistens zu einem Blutdruckanstieg. Zu den Ursachen zählen v.a. Nieren- und Lebererkrankungen sowie Herzschwäche. Auch die Einnahme mancher Medikamente kann zu einem Wasserüberschuss führen. Während der Schwangerschaft kommt es ebenfalls häufig zu Ödemen. Neben der Behandlung der Grunderkrankung schaffen in vielen Fällen eine →natriumarme Diät und die Einschränkung der Flüssigkeitszufuhr Abhilfe – jedoch sollte vor einer Ernährungsumstellung und der Beschränkung der Trinkmenge stets der Arzt befragt werden. In der Schwangerschaft darf man die Flüssigkeitszufuhr z.B. nicht beschränken.

Wasserkastanie, Chinesische Wassernuss: sehr stärkehaltige, essbare Knolle einer südchinesischen Sumpf- und Uferpflanze (Eleocharis dulcis), die v.a. in China angebaut wird. An den Wurzeln der Pflanzen sitzen die meist runden, dunkelbraunen bis schwarzen Knollen, die ähnlich wie Kastanien aussehen und einen Durchmesser von 2,5–4,5 cm erreichen. Das knackig feste, weiße Fleisch ist saftig und hat ein süßes, kastanienähnliches Aroma. Bei uns kommen Wasserkastanien meist als Konserven in Dosen auf den Markt und sind nur in Feinkostgeschäften und Asien-Shops erhältlich. Man kann sie roh als Knabberartikel oder gekocht verzehren; sie werden entweder vor oder nach dem Kochen geschält und eignen sich gut als Beilage (z.B. zu Fleisch- und Geflügelgerichten).

wasserlösliche Vitamine: eine Gruppe von →Vitaminen.

Wassermelone: eine →Melone.

Wassernuss: Samen einer in Ostasien kultivierten Art der Gattung Wassernuss (Trapa bicornis var. spinosa). Die stärkereichen Samen haben ein kastanienähnliches Aroma und werden wie Wasserkastanien zubereitet; allerdings darf man sie im Gegensatz zu diesen nicht roh essen, da sie giftige Substanzen enthalten, die erst beim Kochen zerstört werden.

Wasserrübe, Herbstrübe, Weiße Rübe: eine →Speiserübe.

Wasserverbrauch: Gesamtmenge des vom Menschen genutzten Grund-, Quell- und Oberflächenwassers in Landwirtschaft, Industrie und Privathaushalten. Der weltweite Wasserverbrauch hat sich im 20. Jh. bei einer Verdreifachung der Bevölkerung versechsfacht. Eine halbe Milliarde Menschen lebt in Ländern mit Wasserknappheit; bis zum Jahr 2050 wird ein Anstieg dieses Anteils auf ein Viertel der Weltbevölkerung erwartet. Etwa zwei Drittel des Welt-Wasserverbrauchs entfallen auf die Bewässerung von Ackerflächen, ein Viertel wird von der Industrie und knapp 10 % werden von Privathaushalten verbraucht. Als Minimum des menschlichen Wasserbedarfs werden nach Berechnungen pro Person 2,75 l täglich angesetzt.

In Deutschland ist der private Wasserverbrauch rückläufig. Pro Kopf und Tag wurden im Jahr 1998 etwa 127 l Wasser verbraucht, gegenüber 145 l im Jahr 1990. Der größte Teil entfällt auf die Körperpflege und die Toilettenspülung; nur etwa 5 l werden getrunken oder zur Zubereitung von Speisen verwendet, dagegen 8 l zum Geschirrspülen und ebenfalls 8 l für Raum- und Autopflege sowie Gartenbewässerung. Durch technische Sparmaßnahmen und Verhaltensänderung lässt sich der Wasserverbrauch im Haushalt um ein Fünftel, durch die Nutzung von Regenwasser um ein weiteres Drittel senken (→Trinkwasser, S. 630 ff.).

Wegwarte: →Zichorie.

Weichkäse: Oberbegriff für bestimmte Käsesorten (→Käse).

Weichmacher: in →PVC enthaltene Substanzen.

Weichtiere: Oberbegriff für →Muscheln (zu denen auch die →Austern gehören), Schnecken (z.B. →Abalonen und →Wellhornschnecken, →Weinbergschnecken) und →Tintenfische.

Weichweizen, Saatweizen: eine Weizenart (→Weizen).

Weight Watchers ['weɪt 'wɒtʃəz, engl. »Gewichtsbeobachter«]: 1963 in den USA gegründetes Unternehmen, das kostenpflichtige Gewichtsreduktionsprogramme anbietet; in Deutschland seit 1970 mit derzeit 1500 Gruppen und 60 000 Mitgliedern. Zielsetzung der Weight Watchers ist es, durch eine Umstellung des Essverhaltens und eine kalorienreduzierte Ernährung langfristig Gewicht abzunehmen und das erreichte Körpergewicht dann auch zu halten. Ihr Konzept setzt sich aus drei Phasen zusammen: Im ersten Abschnitt, der Abnahmephase, nehmen die Teilnehmer durch eine kalorienreduzierte, abwechslungsreiche Mischkost an Gewicht ab. Der Fettverzehr wird eingeschränkt, dafür nimmt man mehr Gemüse, Obst und Vollkornerzeugnisse zu sich. Zur Unterstützung der Gewichtsreduktion wird ein Ernährungstagebuch geführt. Um das Gewicht zu halten, folgt nach Erreichung des Zielgewichtes in Phase zwei das Erhaltungsprogramm, in dem neben körperlicher Bewegung verhaltenstherapeutische Selbstkontrolltechniken im Mittelpunkt stehen. In der dritten Phase, der Dauermitgliedschaft, müssen Mitgliedsgebühren nur dann entrichtet werden, wenn ein Mitglied nach der Gewichtsreduktion mehr als 1 kg zugenommen hat. Die Gruppen der Weight Watchers treffen sich wöchentlich. Im Mittelpunkt dieser Treffen steht neben der Gewichtskontrolle durch Wiegen der persönliche Erfahrungsaustausch und die Diskussion von Problemen beim Einhalten der Diät. Die Ernährungsprogramme entsprechen einer vollwertigen, fettarmen Mischkost. Die Gruppenunterstützung ist für Personen hilfreich, die allein nicht die Motivation und das Durchhaltevermögen haben, abzunehmen und ihr Gewicht zu halten. Für stark übergewichtige Personen mit zusätzlichen Risikofaktoren und übergewichtsbedingten Gesundheitsstörungen ist das Weight-Watchers-Programm nicht optimal, da ärztlicher Sachverstand fehlt.

LESETIPPS:

Weight Watchers Kochbuch. Gesund und schlank durchs ganze Jahr. München (Heyne) [33]2000.
Weight Watchers Kochbuch Nr. 2. Schlank mit Elan. München (Heyne) [20]2000.

Wein [von lat. vinum]: aus dem Saft der Weintrauben durch alkoholische Gärung gewonnenes Getränk.

Geschichte:

In Mesopotamien und Ägypten war die Weinbereitung bereits im 4. Jt. v. Chr. bekannt. Die Griechen lernten den Wein wohl durch die Phöniker noch vor Mitte des 2. Jt. kennen. Griechische Phokäer verbreiteten den Weinbau nach 600 v. Chr. nach Spanien und Frankreich. Nach der Besetzung Galliens durch die Römer, die den Weinbau von den Griechen übernommen hatten, drang dieser wahrscheinlich im 2. Jh. n. Chr. nach Burgund und ins obere Elsass, gleichzeitig wohl auch an den Rhein und die Mosel vor. Die merowingischen und karolingischen Könige förderten die Klöster, durch die der Weinbau allmählich nach Mittel- und

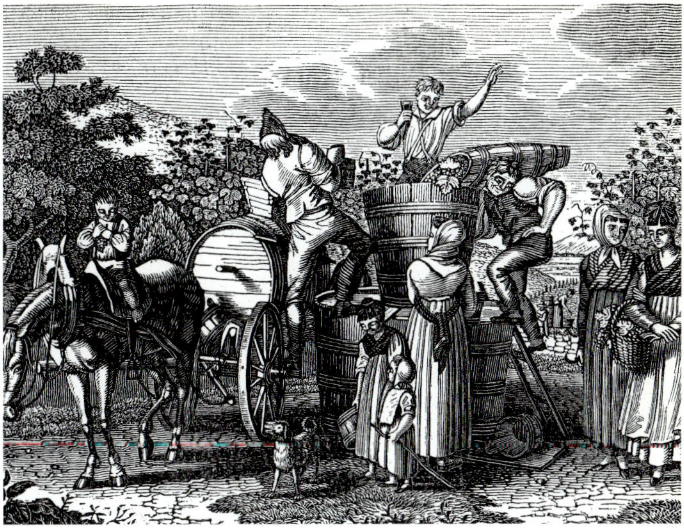

Wein: »Weinbauern«, Holzschnitt (1836)

Norddeutschland gelangte. Fortschreitend bis an die Ostsee erlangte er dann um 1400 seine größte Ausdehnung.

Ein Rückgang des Weinbaus in Deutschland trat ein, als die Hanse in steigendem Maß milde, alkoholreiche Weine aus Spanien und Italien einführte. Der Weinbau zog sich im Wesentlichen in die gegenwärtigen Weinanbaugebiete zurück. In der zweiten Hälfte des 19. Jh. vernichtete die aus Amerika eingeschleppte Reblaus weite Gebiete des europäischen Rebareals; dem konnte nur durch Aufpfropfen europäischer Edelreben auf amerikanische Unterlagsreben erfolgreich begegnet werden.

Weinbereitung:

Die Ernte (Weinlese, Lese) erfolgt in den Mittelmeerländern ab Anfang, sonst ab Mitte oder Ende September bis Ende Oktober/Anfang November, bei Eiswein meist noch später. Danach werden die Trauben meist von Stielen und Kämmen getrennt (entrappt) und in Traubenmühlen zerquetscht.

Bei der Bereitung von **Weißwein** (aus weißen Weintrauben) wird die so gewonnene Maische sofort oder nach kurzer Wartezeit in Maischebevorratern entsaftet und dann entweder in kontinuierlich arbeitenden Schneckenpressen oder partienweise in →Keltern (heute meist durch hydraulischen oder pneumatischen Druck) gekeltert. Zurück bleibt ein »Kuchen« aus zusammengepressten Rückständen, der Trester (Treber), der zu Tresterbranntwein (→Branntweine) destilliert werden kann. Der beim Keltern ablaufende Saft (Most) wird durch Absetzenlassen oder Separieren mittels

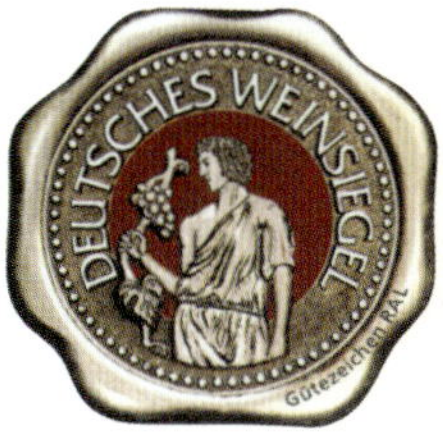

Wein: rotes Siegel für lieblichen Wein

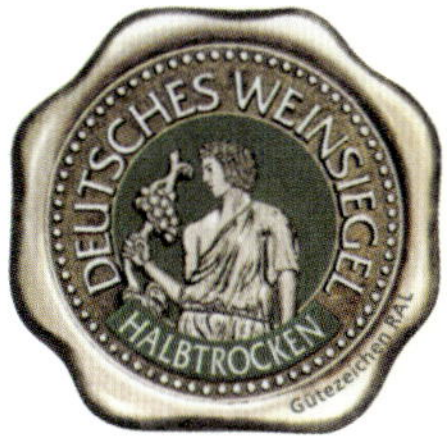

Wein: grünes Siegel für halbtrockenen Wein

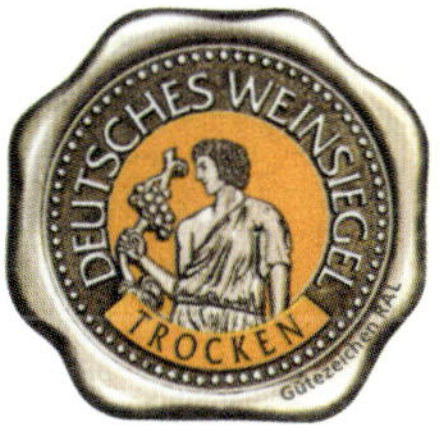

Wein: gelbes Siegel für trockenen Wein

Zentrifugen von Trubstoffen gereinigt (vorgeklärt, entschleimt), in Gärbehälter (Holzfässer, Stahl-, Beton-, Kunststofftanks) gepumpt und dort der Gärung überlassen.

Bei der Bereitung von **Rotwein** (aus blauen Weintrauben) wird nicht sofort gekeltert. Stattdessen wird die Maische zunächst unter häufigem Umrühren in offenen Gärbottichen (heute auch in geschlossenen rotierenden Tanks) der einsetzenden Gärung überlassen, damit sich die nur in der Beerenhaut enthaltenen roten Farbstoffe sowie die Gerbstoffe (auch aus den Kernen) lösen und in den Most übergehen können; erst dann wird gekeltert. Die Dauer dieser Vorgärung (in der Regel zwei bis 14 Tage) bestimmt Farbtiefe und Geschmack des Weins. Wird die Maische bereits nach wenigen Stunden gekeltert, erhält man **Roséwein** (z.B. den deutschen Weißherbst). Roséwein entsteht auch aus der gemeinsamen Kelterung von roten und weißen Trauben und wird dann als Rotling (in Württemberg als Schillerwein) bezeichnet. Der in Gärung befindliche →Most ist vielerorts ein beliebtes Getränk.

Die alkoholische Gärung beruht auf dem Abbau der Zuckermoleküle zu Ethanol und Kohlendioxid unter dem Einfluss von Hefeenzymen. Sie setzt durch die im Lesegut enthaltenen Hefen spontan ein, doch werden in der Regel Reinzuchthefen zugesetzt. Der Zuckergehalt der Trauben, das Ausgangsmostgewicht (in Deutschland in Grad Öchsle (→Oechsle) angegeben), bestimmt den Alkoholgehalt des Weins. Zur Alkoholerhöhung und geschmacklichen Abrundung kann daher v.a. bei zuckerarmen Mosten unter gesetzlich geregelten Bedingungen Zucker oder Traubenmostkonzentrat beigegeben werden. Der zugegebene Zucker wird wie der in der Weintraube vorhandene Zucker durch die Hefe zu Alkohol umgewandelt.

Zur Bindung des sich im Gärprozess bildenden, geschmacksschädlichen Acetaldehyds und zur Haltbarmachung werden Maische, Most und/oder Jungwein geschwefelt, d.h., man gibt ihnen geringe Mengen (rund 50 mg pro Liter) in Wasser gelösten Schwefeldioxids bei. Nach Abklingen der Gärung wird der Wein über dem Bodensatz, der aus abgestorbenen Hefen und anderen Trubstoffen besteht, abgezogen (Abstich) und in ein anderes Behältnis umgepumpt.

Zur Geschmacksverbesserung, v.a. aber zur Erzeugung eines bestimmten Weintyps, etwa Chianti oder Bordeaux, kann der Jungwein mit anderen Weinen gemischt (verschnitten) werden. Bei Weinen hoher Qualität wird der fertige Jungwein meist zur Erlangung der vollen Reife längere Zeit in Holzfässern gelagert, bevor er schließlich in Flaschen abgefüllt wird. Auch in der Flasche erfahren hochwertige Weine noch eine geschmackliche Weiterentwicklung bis zum qualitativen Höhepunkt (der besonders durch einen naturporösen Korkverschluss gefördert wird); danach setzt eine Qualitätsminderung (Abbau) ein. Weißweine erreichen beide Punkte früher als Rotweine; Spitzenweine altern langsamer als Weine niedrigerer Qualität.

Qualitätsstufen:

Weine werden in verschiedene Qualitätsstufen eingeteilt, die v.a. vom Ausgangsmostgewicht und somit vom Alkoholgehalt abhängig sind. Deutsche Weine teilt man in zwei Güteklassen ein: einfache Tafelweine, zu denen auch die etwas höherwertigen Landweine zählen, und Qualitätsweine. Bei Letzteren unterscheidet man zwischen Qualitätsweinen bestimmter Anbaugebiete (Q.b.A.) und den noch besseren Qualitätsweinen mit Prädikat (Prädikatsweinen, Q.m.P.). Entscheidende Voraussetzungen für die Anerkennung eines Weins als Prädikatswein sind das nach Rebsorte und Anbaugebiet festgelegte Mindestmostgewicht, die Erzeugung aus Weintrauben eines einzigen Bereichs (Herkunftsbegrenzung) und der Verzicht auf Anreicherung des Mostes mit Zucker zur Erhöhung des Alkoholgehalts. In Deutschland gibt es die Prädikatsstufen Kabinett, Spätlese, Auslese, Beerenauslese, Eiswein und Trockenbeerenauslese; für Weine aus anderen europäischen Ländern gelten entsprechende Qualitätsbezeichnungen.

Kabinett ist nach dem deutschen Weingesetz die unterste Stufe der Qualitätsweine mit Prädikat. Kabinett-Weine werden aus Trauben bereitet, die bei der Lese ein bestimmtes (von Anbaugebiet und Rebsorte abhängiges) Mindestmostgewicht aufweisen müssen. Spätlese-Weine (die nächsthöhere Qualitätsstufe) gewinnt man aus Trauben, die erst nach Beendigung der Hauptlese geerntet werden, die aber außerdem bestimmte Mindestmostgewichte aufweisen müssen; diese liegen meist zwischen 85 und 95° Öchsle.

Die dritte Stufe der Prädikatsweine ist die Auslese. Auslese-Weine sind Spitzenweine aus vollreifen, oft von →Edelfäule befallenen Trauben, die unter Aussonderung aller kranken und unreifen Beeren gelesen werden. Sie zeichnen sich in der Regel durch eine süße, elegante Reife im Geschmack aus. Das Mindestmostgewicht beträgt je nach Anbaugebiet 85–105° Öchsle. Die nächsthöhere Stufe deutscher Qualitätsweine mit Prädikat ist die Beerenauslese. Für solche Weine werden nur edelfaule, überreife Beeren verwendet. Das gesetzlich festgelegte Mindestmostgewicht liegt je nach Rebsorte und Anbaugebiet bei 110–128° Öchsle. Charakteristisch für Beerenauslese-Weine sind die dunkelgelbe Farbe, das unverkennbare Aroma der Edelfäule und der relativ niedrige Alkoholgehalt (mindestens 5,5 Vol.-%).

Eiswein ist ein Wein von hoher, pikanter Süße, zu dessen Bereitung vollreife Trauben in gefrorenem Zustand (bei mindestens −7 °C) geerntet und ungemaischt gepresst werden, bevor das Eis auftaut. Durch dieses natürliche Ausfrieren des Wassers erhält man Most, bei dem die Konzentration von Zucker, aber auch von Extraktstoffen und Säure entsprechend hoch ist, was dem Eiswein seine fruchtige Frische verleiht. Das Mostgewicht muss mindestens dem der Beerenauslese entsprechen.

Trockenbeerenauslese ist die höchste Prädikatsstufe. Solche Weine werden aus meist einzeln ausgelesenen, stark eingetrockneten und meist auch edelfaulen Beeren bereitet, die aufgrund des Wasserverlusts einen hohen natürlichen Zuckergehalt aufweisen. Ihr Mindestmostgewicht liegt bei 150° Öchsle (in Baden 154° Öchsle). Da die hohe Zuckerkonzentration die Gärung hemmt, wird nur ein kleiner Teil des Zuckers vergoren; es entsteht ein alkoholarmer, aber sehr süßer Wein.

In Deutschland ist für alle Qualitätsweine (mit oder ohne Prädikat) eine amtliche Prüfung (chemische Analyse und sensorische Prüfung) vorgeschrieben, aufgrund deren die amtliche Prüfungsnummer erteilt wird. Diese sowie das Herkunftsgebiet, die Qualitätsstufe und der Erzeuger oder Abfüller müssen auf dem Etikett angegeben werden; die Angaben über Rebsorte, Jahrgang und Geschmacksrichtung sind freiwillig.

Rebsorten:

Rebsorten sind Sorten der Weinrebe (Vitis vinifera), die durch Rebenzüchtung und Selektion entstanden sind. Die Rebsorte ist entscheidend für den Grundcharakter eines Weines. Zu den bekanntesten weißen Rebsorten gehört der Riesling, der als edelste weiße Keltertraube gilt. Seine Trauben haben viel Säure. Der hauptsächlich in Rheinhessen angebaute Silvaner ergibt meist neutrale, helle Weine mit guter Säure. Eine in Deutschland häufig angebaute weiße Rebsorte ist der Müller-Thurgau, eine Kreuzung aus Riesling und Silvaner, die leichte Weine (meist einfache Qualitätsweine) ergibt. Eine sehr alte Weißweinrebe ist der v. a. in Deutschland, dem Elsass und Kalifornien angebaute Gewürztraminer; er ergibt Weine mit intensivem, fruchtig würzigem Bukett.

Eine beliebte und weitverbreitete rote Rebsorte ist der v. a. in Frankreich angebaute Spätburgunder (Blauer Burgunder, Blauburgunder), der fruchtig samtige Weine mit vielseitigem Aroma ergibt. Eine weitere in Deutschland und Österreich häufig angebaute Rotweinrebe ist der Portugieser, der relativ helle Qualitätsweine liefert. Der Trollinger (die wichtigste Rotweinrebe Württembergs) ergibt frische, leichte Weine.

Zusammensetzung:

Hauptbestandteile des Weins sind Wasser, Ethanol, organische Säuren (meist Wein-, Apfel- und Milchsäure), Kohlenhydrate (Glukose, Fruktose), Gerb- und Farbstoffe, ferner Mine-

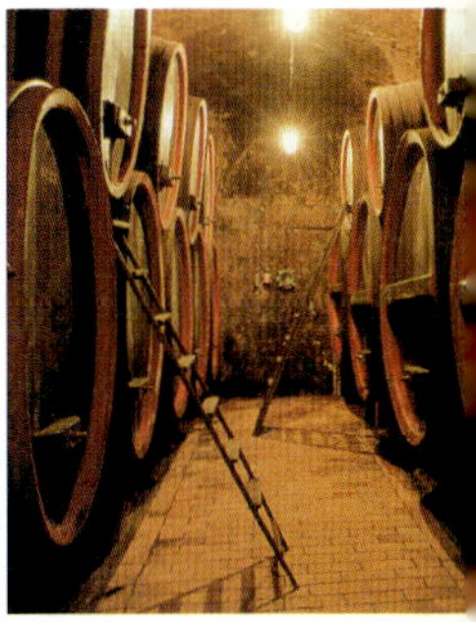

Wein: Weinkeller

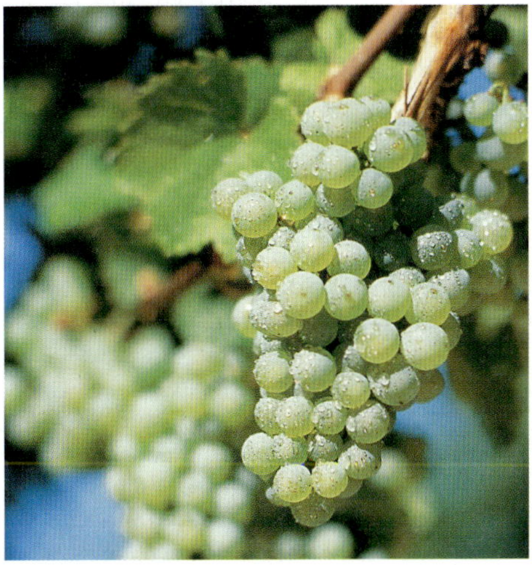

Wein: Riesling

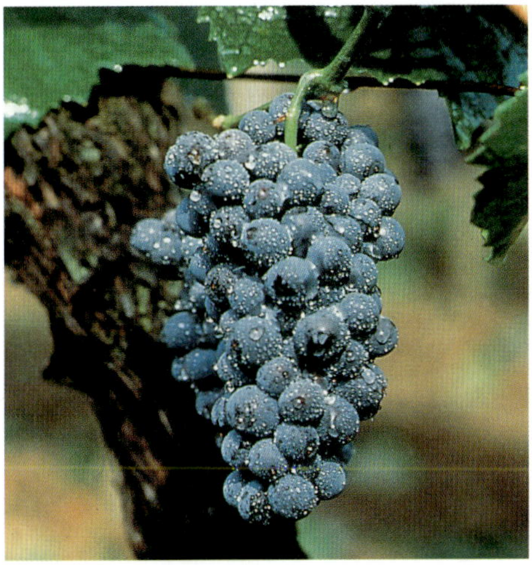

Wein: Spätburgunder

ralstoffe (Kalium, Magnesium, Jod, Eisen) sowie zahlreiche Aromastoffe. Der Alkohol resultiert aus dem im Most enthaltenen Zucker und liegt zwischen 60 und höchstens 120 g pro Liter; ein höherer Alkoholgehalt lässt sich durch natürliche Gärung nicht erreichen, da bei einem Gehalt von 120 g pro Liter (15 Vol.-%) die Hefe abstirbt. Der Alkoholgehalt wird auf dem Etikett in Volumenprozenten (Vol.-%) oder Grad angegeben. **Alkoholfreier Wein** (entalkoholisierter Wein) wird durch Vakuumdestillation aus Wein gewonnen. Sein Alkoholgehalt darf 0,5 Vol.-% nicht übersteigen.

Der nach Abschluss der Gärung im Wein verbleibende Zuckeranteil, der Restzuckergehalt, bestimmt die Süße des Weines und liegt zwischen fast 0 und 150 g pro Liter; die hohen Werte werden bei der höchsten Qualitätsstufe (Trockenbeerenauslese) erreicht. Ist kein oder nur sehr wenig Zucker (bis 4 g pro Liter, bei entsprechender Säure bis 9 g pro Liter) vorhanden, bezeichnet man den Wein als trocken, bei über 4 bis 18 g pro Liter (bei entsprechender Säure) als halbtrocken. Für Diabetikerweine gelten besondere Bestimmungen hinsichtlich des Alkohol- und Restzuckergehalts (→Diabetikerlebensmittel).

Der Gehalt des Weins an Säuren beträgt 2–20 g pro Liter, meist 4–9 g pro Liter in Weißwein und 4–6 g pro Liter in Rotwein. Verbindungen von Säuren mit Kalium und Kalzium lagern sich manchmal in Form von Kristallen als Weinstein am Flaschen- oder Korkenboden ab. Sie sind geschmacksneutral und ein Zeichen für den schonenden Ausbau des Weins. Der Wassergehalt des Weins beträgt 700–900 g pro Liter. Der Anteil an Schwefel (gemessen als Schwefeldioxid in Milligramm pro Liter) darf je nach Weinart und -qualität vorgeschriebene Mengen (in Deutschland zwischen 150 mg pro Liter bei für Diabetiker geeigneten Weinen und 400 mg pro Liter bei Eiswein und Beerenauslesen) nicht überschreiten.

Als Weinfehler bezeichnet man jeden störenden Geschmack (Ton), z. B. Schimmel-, Faul- oder Fasston; sie sind bei sachgemäßer Kellerwirtschaft meist vermeidbar. Eine Zersetzung eines fehlerhaften oder falsch vorbehandelten Korkens kann zum unerwünschten Korkton führen.

Gesundheitswert und Schadstoffe:

Rotwein enthält Polyphenole (Quercetin, Catechine, Resveratrol), die eine antioxidative Wirkung haben und u. a. der Entstehung von Arteriosklerose vorbeugen (→französisches Paradoxon). Da sie im Lauf der Lagerung jedoch allmählich ausfallen, enthalten ältere Weine weniger davon. Bei mäßigem Konsum hat Wein, v. a. Rotwein, gesundheitsfördernde Wirkungen, bei übermäßigem Genuss überwiegen jedoch die negativen Auswirkungen (→Alkohol, →Alkoholmissbrauch). Frauen sollten regelmäßig nicht mehr als 100 ml, Männer nicht mehr als 200 ml Wein am Tag trinken. Da Phenole Migräne auslösen können, sollten dafür empfindliche Menschen Rotwein ganz meiden.

weinähnliche Getränke: Zu den weinähnlichen Getränken gehören →Fruchtweine (z. B. →Apfelwein) und →Met.

Weinbeeren: Beerenfrüchte der Weinrebe (→Weintraube).

Weinbergschnecke, wiss. Name **Helix pomatia:** zu den Schnirkelschnecken gehörende Landlungenschnecke in lichten Wäldern, Gebüschen und Hecken Mittel- und Südosteuropas. Die Weinbergschnecke hat große wirtschaftliche Bedeutung als Speiseschnecke. In Frankreich und warmen Gegenden Deutschlands werden in freier Natur vorkommende Schnecken gesammelt; sie können auch in Schneckengärten mit Salat und Kohl bzw. in Kellern mit Weizenkleie und Blättern gemästet werden. Das Fleisch wird entweder noch in den Gehäusen oder ausgelöst serviert. Als Sauce wird häufig eine Knoblauch-Kräuter-Sauce verwendet. Wegen der geringen Haltbarkeit des Schneckenfleischs ist nur der Handel mit lebenden, mit ihrem Deckel verschlossenen oder konservierten Tieren erlaubt.

Weinblätter: die Blätter der Weinrebe (Vitis vinifera). Zum Verzehr werden die frischen, jungen Blätter nach der Ernte gewaschen und gedämpft oder blanchiert, dann in Öl oder Salzlake konserviert oder vakuumverpackt. Besonders im östlichen Mittelmeerraum sind (z. B. mit Reis, Hackfleisch und Gewürzen) gefüllte Weinblätter beliebte Vorspeisen oder Snacks.

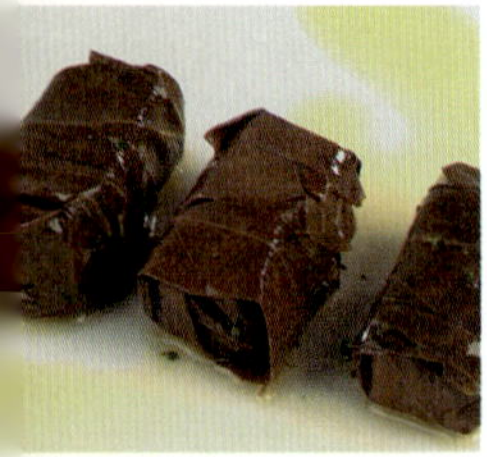

Weinblätter: gefüllte Weinblätter

Weinbrand, Brandy, Kognak: ein →Branntwein.

weinhaltige Getränke: Oberbegriff für alkoholhaltige Getränke mit maximal 22 Vol.-% Alkohol, die zu mehr als 50 % aus Wein, Schaumwein, Traubenmost oder Weindestillat bestehen. Bei der Herstellung darf keine Gärung stattfinden. Die Verordnung der Europäischen Union von 1991 unterscheidet drei Kategorien: Aromatisierte Weine haben einen Weinanteil von mindestens 75 % und einen Alkoholgehalt von 14,5–22 Vol.-%; dazu gehören Wermutwein (→Aperitifs) und →Dessertweine. Aromatisierte weinhaltige Getränke haben einen Weinanteil von mindestens 50 % und einen Alkoholgehalt von 7–14,5 Vol.-%; dazu zählen u. a. →Glühwein, Maiwein, Maibowle und Sangria. **Maiwein** (Waldmeisterwein) wird hergestellt, indem man Waldmeisterkraut in Weißwein ziehen lässt; **Maibowle** (Waldmeisterbowle) besteht in der Regel aus Weißwein, Schaumwein, Zucker und Waldmeister. Da der in Waldmeister vorkommende natürliche Aromastoff →Kumarin in größeren Mengen gesundheitsschädlich ist, ist bei Weinprodukten laut Lebensmittelgesetz nur ein Waldmeisterzusatz bis zu einem Gehalt von fünf Teilen auf eine Million Kumarin zulässig, was ungefähr einem Zusatz von 3,5 g frischem Waldmeisterkraut pro Liter Wein oder Bowle entspricht; größere Mengen Waldmeister sollte man für die Zubereitung von Maibowle nicht verwenden. **Sangria**, ein in Spanien beliebtes rotweinhaltiges Getränk, das mittlerweile auch in Deutschland erhältlich ist, wird mit Zitrusfruchtextrakten oder -essenzen aromatisiert und hat einen Alkoholgehalt von höchstens 12 Vol.-%. Bei den aromatisierten weinhaltigen Cocktails liegt der Weinanteil bei mindestens 50 %; der Alkoholgehalt beträgt maximal 7 Vol.-%.

Weinsäure: eine Pflanzensäure, die in der Lebensmittelverarbeitung u. a. als →Komplexbildner eingesetzt wird.

Weinstein, Kaliumtartrat: Oberbegriff für zwei Substanzen (Mono- und Dikaliumtartrat), die u. a. als →Backtriebmittel eingesetzt werden.

Weintraube: umgangssprachliche Bezeichnung sowohl für die Einzelfrüchte als auch den Fruchtstand der Weinrebe (Vitis vinifera). Botanisch gesehen ist die Frucht eine Beere (sie wird deshalb manchmal auch als **Weinbeere** bezeichnet). Es gibt Sorten zur Herstellung von →Wein (so genannte Keltertrauben) und **Tafeltrauben**, die für den Verzehr bestimmt sind; außerdem unterscheidet man blaue und gelbe Sorten. Blaue Weintrauben sind meist aromatischer als gelbe; ihre Schale ist fester und kann von »Nebeltau« oder einem »Dunstfilm« überzogen sein. Dieser entsteht bei der Verdunstung von Luftfeuchtigkeit und lässt sich leicht abwaschen. Weintrauben werden meist roh verzehrt oder zu Saft verarbeitet. Aus den Kernen wird ein wertvolles →Speiseöl, das Traubenkernöl, gewonnen. Durch Trocknen von Weintrauben erhält man →Rosinen. Weintrauben liefern u. a. Kalium, Folsäure und Vitamin C; außerdem enthalten sie – ebenso wie Wein und Traubensaft – viele als Antioxidanzien wirkende sekundäre Pflanzenstoffe. Das Arteriosklerose vorbeugende Resveratrol z. B. ist in blauen Weintrauben, Rotwein und rotem Traubensaft besonders reichlich vorhanden.

LESETIPP:

SYLVIA WINNEWISSER: *Gesund und vital durch Weintrauben. Stuttgart (Trias) 1999.*

Weiselfuttersaft: →Gelée royale.

Weißer Meerkohl: →Meerkohl.

weißer Spargel, Bleichspargel: ein Spargeltyp (→Spargel).

Weiße Rübe, Herbstrübe, Wasserrübe: eine →Speiserübe.

Weißkohl, Kabis, Kappes, Weißkraut, wiss. Name **Brassica oleracea var. capitata f. alba:** eine Kulturvarietät des Gemüsekohls (→Kohl); Kopfkohlart mit grünlich weißen Blättern, die roh als Salat und zur Herstellung von →Sauerkraut, gekocht als Gemüse verwendet werden kann. Der Weißkohl wird u. a. in Deutschland, Frankreich, Dänemark, den Niederlanden, Japan und China angebaut. Eine Variante des Weißkohls ist der kleinere, kegelförmige **Spitzkohl**. Er hat ein zarteres Aroma, ist knackiger und leichter verdaulich. Weißkohl ist mit einem Energiegehalt von nur 25 kcal/105 kJ pro 100 g sehr kalorienarm und hat einen hohen Gehalt an Vitaminen (v. a. Vitamin K und C), Mineralstoffen (v. a. Kalium und Kalzium, Magnesium, Eisen, Zink und Mangan) und Ballaststoffen.

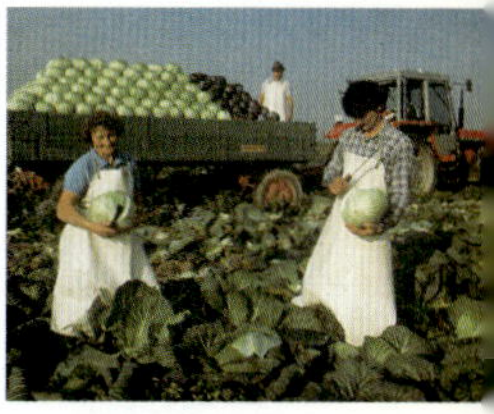

Weißkohl: Ernte

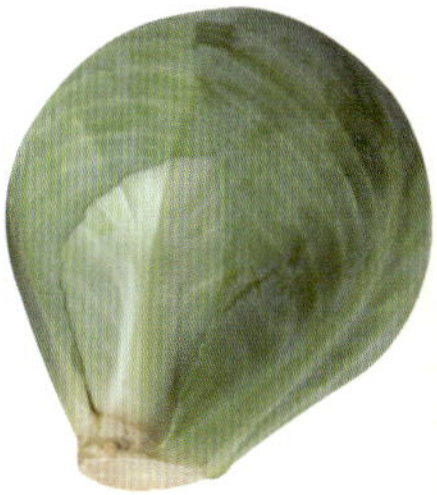

Weißkohl

Weißling: →Merlan.

Weißmehle, Auszugsmehle: →Mehle mit niedrigem Ausmahlungsgrad.

Weißwein: aus weißen Weintrauben bereiteter →Wein.

Weißzucker: ein →Zucker.

Weizen: wiss. Name **Triticum:** Gattung der Süßgräser mit etwa 20 Arten in Europa, dem Mittelmeerraum, Westasien und Äthiopien.

Arten und Verwendung: Weizen wird in allen gemäßigten und subtropischen Gebieten der Erde angebaut und ist das wichtigste Brotgetreide. Daneben eignet er sich zur Herstellung von Bier, Branntwein, Teigwaren und verschiedenen Getreideerzeugnissen. **Weichweizen** (Saatweizen, Triticum aestivum) wird vorwiegend zu Grieß, Mehl und Vollkornerzeugnissen verarbeitet. Vor allem im Mittelmeergebiet verbreitet ist der **Hartweizen** (Durumweizen, Gerstenweizen, Glasweizen, Triticum durum), dessen Mehl v. a. zur Herstellung von Teigwaren dient. Der **Kamut**, eine uralte Weizenart, die wahrscheinlich aus der Ebene zwischen Ägypten und dem Euphrat-Tigris-Tal stammt, wird heute in vielen Regionen Nordamerikas kultiviert. In Deutschland werden Kamut und Produkte daraus (z. B. Brot, Nudeln) v. a. in Naturkostläden und Reformhäusern angeboten.

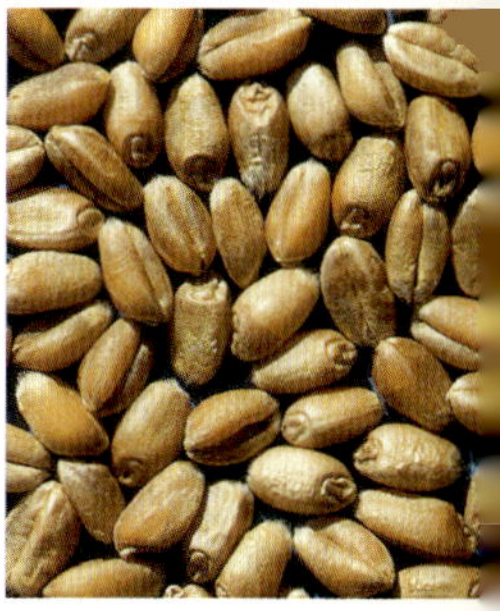

Weizen

Inhaltsstoffe und Gesundheitswert: Weizen ist reich an B-Vitaminen, Magnesium, Eisen,

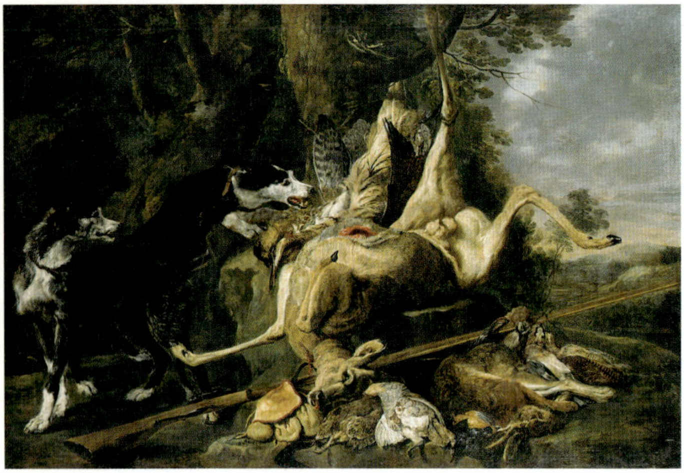

Wild: »Hunde mit erlegtem Wild« von Jan Fyt (17. Jh.)

Zink, Kupfer und Mangan. Kamut besitzt im Vergleich zu den herkömmlichen Weizenarten einen höheren Nährwert: Er ist reicher an Eiweiß, ungesättigten Fettsäuren, Vitaminen und Mineralstoffen (v. a. Vitamin E, Magnesium, Selen und Zink). Erfahrungen haben gezeigt, dass Kamut seltener zu allergischen Reaktionen führt als andere Weizenarten.

Weizenbier: eine Biersorte (→Bier).

Weizenkeim: der Keim im Inneren des Weizenkorns. Wenn Weizen zu Vollkornmehl oder -schrot verarbeitet wird, sind die Keime in diesen Produkten enthalten; bei der Vermahlung von Weizen zu Weißmehl (→Mehl) werden sie dagegen abgetrennt und fallen somit als Nebenprodukte der Mehlproduktion an. Sie werden u. a. zur Herstellung von Weizenkeimöl, Backwaren, Getreidefrühstückserzeugnissen (z. B. Weizenkeimflocken) und Presssäften (Weizengrassaft) verwendet. Sie sind sehr nährstoffreich; besonders hoch ist ihr Gehalt an Eiweiß, Vitamin E, Vitamin B_1, Magnesium und Eisen. Wer regelmäßig Vollkornerzeugnisse aus Weizen (z. B. Vollkornnudeln oder -brot) isst, kann auf den Verzehr von Weizenkeimflocken, Weizengrassaft und ähnlichen Produkten verzichten, da der Keim in Weizen-Vollkornerzeugnissen enthalten ist.

Weizenkeimöl: ein →Speiseöl.

Weizenkleie: ein →Getreideerzeugnis.

Weizenstärke: aus Weizen gewonnene →Stärke.

Wellfleisch, Kesselfleisch: in gewürztem Wasser gekochtes Bauchfleisch von frisch geschlachteten →Schweinen.

Wellhornschnecke, wiss. Name **Buccinum undatum:** eine Meeresschnecke, die auf Sand-, Schlamm- und Steinböden des nördlichen Atlantiks (auch in Nord- und Ostsee) bis in 200 m Tiefe vorkommt. Wellhornschnecken sind in erster Linie in den Fanggebieten auf Fischmärkten zu finden, werden aber auch im Inland manchmal in Fischgeschäften und Feinkostläden angeboten. Sie werden im Gehäuse gegart und danach ausgelöst. Das Fleisch ist etwas zäh und sollte daher nach dem Auslösen weich geklopft werden.

Wels, Waller, Schaden, Schaid, wiss. Name **Silurus glanis:** mit 2,5–3 m Länge und 250 kg Gewicht der größte europäische Süßwasserspeisefisch. Der schuppenlose Wels hat ein breites Maul und zwei sehr lange und vier kurze Barteln. Er lebt als nächtlicher Grundfisch in großen Flüssen und Seen und ernährt sich u. a. von Krebsen, Fischen und Fröschen. Als geschätzter Speisefisch wird der Wels gezüchtet und in Gewässer eingesetzt oder in Zuchtbecken aufgezogen. Verzehrt werden nur Jungfische bis zu einem Gewicht von 3 kg, deren weißes, festes Fleisch fast grätenlos und sehr schmackhaft ist. Es hat einen Fettgehalt von ca. 11 % und eignet sich v. a. zum Braten und Grillen.

Welschkohl, Welschkraut: →Wirsing.

Welternährung: →S. 684 ff.

Weltgesundheitsorganisation, World Health Organization [wəːld helθ ɔːgənaɪˈzeɪʃn], Abk. **WHO:** eine Sonderorganisation der Vereinten Nationen, die 1948 gegründet wurde und ihren Sitz in Genf hat. Die Weltgesundheitsorganisation hat sich zum Ziel gesetzt, den bestmöglichen Gesundheitszustand für alle Menschen zu erreichen, und gibt v. a. in den Entwicklungsländern Hilfen (Organisation der Gesundheitsdienste, Ausbildung von Ärzten und medizinischem Personal, Verbesserung der Wasserversorgung, Bekämpfung von Seuchen usw.). Für die essenziellen Spurenelemente definiert die Weltgesundheitsorganisation den Grundbedarf und legt die Nährstoffempfehlungen fest, für die toxischen Spurenelemente gibt sie Richtwerte an, die nicht überschritten werden sollten. Von besonderer Bedeutung für die Gesundheitsförderung ist ihre Definition des Begriffs Gesundheit, den sie im Jahr 1948 aufstellte: »Gesundheit ist der Zustand des vollständigen körperlichen, geistigen und sozialen Wohlbefindens und nicht nur die Abwesenheit von Krankheit und Gebrechen. Der Genuss des höchsten erreichbaren Gesundheitszustandes ist eines der Grundrechte jedes Menschen, unabhängig von der Rasse, der Religion, der politischen Überzeugung, der wirtschaftlichen und sozialen Stellung.« Dieser umfassende Gesundheitsbegriff betont im Gegensatz zum medizinischen Verständnis von Krankheit die Verankerung von Wohlbefinden und Gesundheit in allen Dimensionen des täglichen Lebens.

Wermutweine: eine Art von →Aperitifs.

Wertigkeit, biologische: →biologische Wertigkeit.

Westindische Kirsche: →Acerola.

Whiskey, Whisky: ein →Branntwein.

WHO: Abk. für →Weltgesundheitsorganisation.

Wild: alle wild lebenden, dem Jagdrecht unterliegenden Säugetiere. Man unterteilt Wild in →Haarwild (z. B. Rehe, Gämsen, Wildschweine und Wildkaninchen) und →Federwild (z. B. Rebhühner und Wildenten). Abschusspläne sowie artverschiedene Jagd- und Schonzeiten regeln den jagdlichen Eingriff.

Einkauf, Lagerung und Verwendung: Wild kommt ganz oder in Teilstücken, frisch, gefroren oder tiefgekühlt in den Handel und wird auch (mit einem Schweinefleischanteil) zu Wurst verarbeitet. Das Fleisch muss gut abgehangen sein. Da es besonders empfindlich für Verderb ist, darf frisches Wild maximal zwei Tage im Kühlschrank aufbewahrt werden. Wildfleisch kann generell wie Rinder- oder Kalbsbraten zubereitet werden. Wegen etwaiger Krankheitserreger sollte es stets gut durcherhitzt bzw. durchgebraten werden (bei einer Kerntemperatur von 80 °C).

Inhaltsstoffe und Gesundheitswert: Im Allgemeinen ist Wildfleisch fett- und kalorienärmer sowie feinfaseriger als Schlachttierfleisch. Wie jedes Fleisch liefert Wild reichlich Eiweiß, B-Vitamine, Eisen und Kalium. Allerdings kann es je nach Region mit Schadstoffen belastet sein; hiervon sind besonders die →Innereien betroffen. Deshalb sollte man auf ihren Verzehr entweder ganz verzichten oder ihn zumindest stark einschränken.

LESETIPP:

Aus dem Revier in die Küche. Teil 2: Wildbret vorbereiten. Zubereiten, Genießen. Singhofen (Parey) 1999.

Wildbeize, Wildmarinade: würzende Flüssigkeit zum Einlegen von Wild. Fleisch von wild lebenden Tieren ist in der Regel zäher als das von Schlachttieren. Damit es zarter und saftiger wird, kann man es in eine Wildbeize aus Essig, Wein, Buttermilch, Zitronensaft, Öl, Kräutern oder Gewürzen einlegen. Die Säure der Beize lockert das Bindegewebe und verbessert die Wasserbindefähigkeit des Fleischs. Am stärksten wird das Fleisch durch eine Rotweinbeize gelockert. Das Einlegen in Buttermilch bewirkt eine Milderung des oftmals strengen Wildgeschmacks. Krankheitserreger lassen sich durch Wildbeizen jedoch nicht abtöten; daher empfiehlt es sich, Wild stets gut durchzugaren.

Wildente: ein →Federwild.

Wilder Majoran: →Oregano.

Wilder Thymian, Feldthymian, Quendel: eine Art des →Thymians.

Wildfrüchte: essbare Früchte (meist Beeren) von wild wachsenden Bäumen oder Sträuchern. Dazu zählen →Hagebutten, →Blaubeeren, →Brombeeren, Holunderbeeren (→Holunder), →Preiselbeeren, Walderdbeeren (→Erdbeere), Sanddornbeeren (→Sanddorn), →Vogelbeeren, →Schlehen, →Mispeln und →Berberitzen. Manche dieser Früchte werden mittlerweile auch kultiviert. Die meisten Wildfrüchte haben einen hohen Vitamin-C-Gehalt.

LESETIPPS:

BRUNO P. KREMER: *Wildfrüchte. Beeren, Nüsse, Steinfrüchte. Stuttgart (Franckh-Kosmos) 1992.*

JOACHIM MEYER UND JUTTA NERGER: *Essbare Wildkräuter und Wildfrüchte. Erkennen, sammeln und genießen. Berlin (Urania) 2000.*

Wildgans: ein →Federwild.

Wildgeflügel: →Federwild.

Wildgemüse: wild wachsende Pflanzen, die roh als Salat oder gegart als Gemüse oder Beigabe zu Suppen, Eintöpfen, Aufläufen, Klößen, Bratlingen usw. gegessen werden können. Man verwendet Blätter, Sprossachsen, Knollen, Wurzeln und z. T. auch die Blütenstände der Pflanzen.

Essbare Wildpflanzen gedeihen hierzulande in großer Zahl. Auf Wiesen wachsen v. a. Gänseblümchen, Gundermann, Klee, →Löwenzahn und Sauerampfer, im Wald oder am Waldrand →Bärlauch, Giersch und →Waldmeister. Standorte am Wasser bevorzugen u. a. Beinwell, →Brunnenkresse und Wasserlinsen; an Wegrändern, Schuttplätzen und Baustellen gedeihen Breit- und Spitzwegerich, Schafgarbe, Weiße Taubnessel und Wilde Malve. Zu den im Garten wachsenden essbaren »Unkräutern« zählen u. a. →Brennnessel, Hirtentäschel und Vogelmiere.

Inhaltsstoffe und Gesundheitswert: Wildgemüse haben ähnlich wie Kulturgemüse einen hohen Wasseranteil, enthalten wenig Fett und Kohlenhydrate und sind daher kalorienarm. Sie liefern viele wertvolle Vitamine, v. a. Vitamin C und Betakarotin; außerdem enthalten sie Ballaststoffe und sekundäre Pflanzenstoffe. Meist haben sie ein intensiveres Aroma als Kulturgemüse und einen höheren Gehalt an Eiweiß, Kalium, Kalzium, Eisen, Vitamin C und Betakarotin. Als wild wachsende Pflanzen

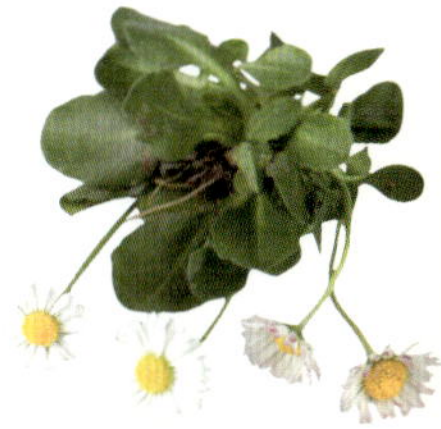

Wildgemüse: Gänseblümchen

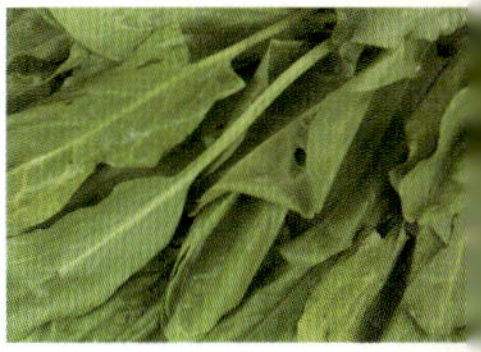

Wildgemüse: Sauerampfer

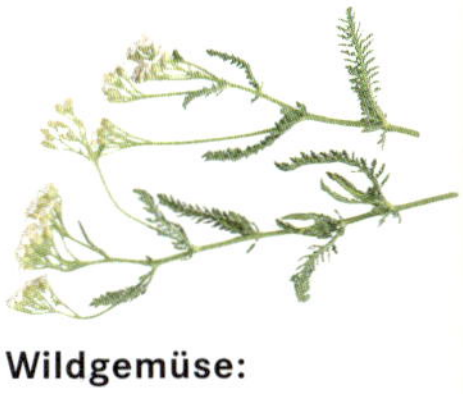

Wildgemüse: Schafgarbe

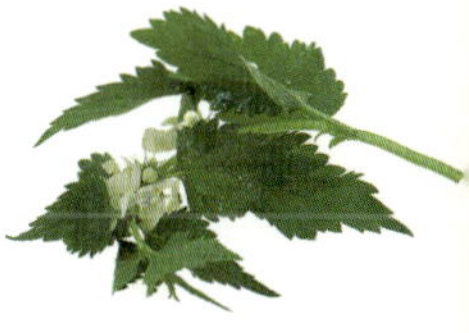

Wildgemüse: Taubnessel

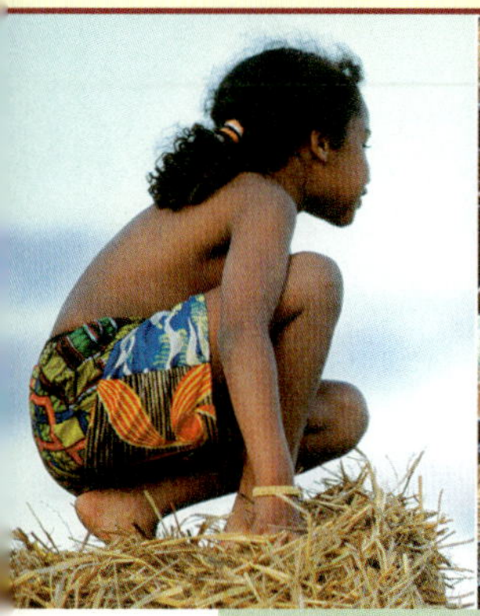

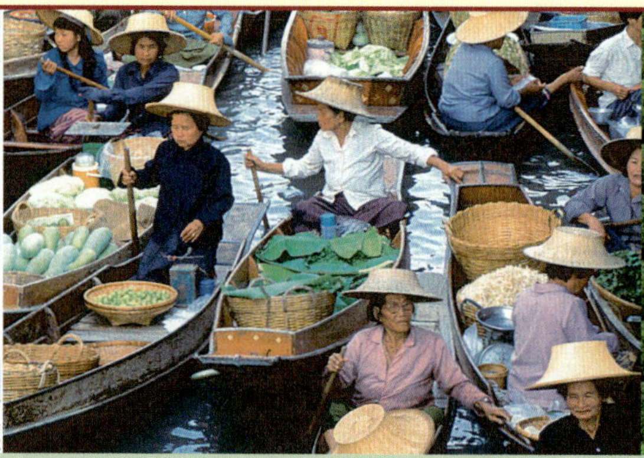

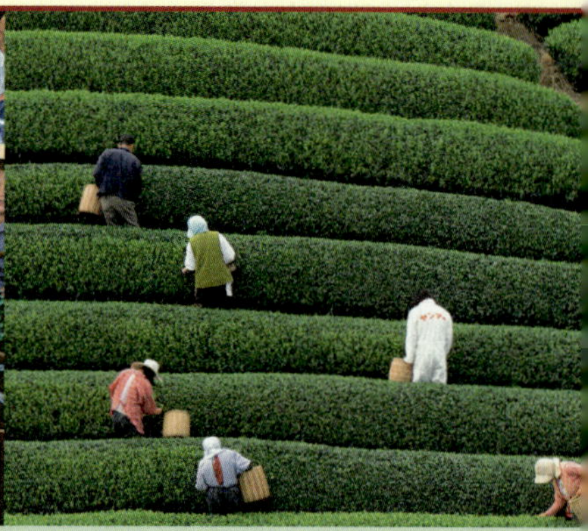

WELTERNÄHRUNG

ERNÄHRUNGSSITUATION DER MENSCHHEIT

Unter dem Begriff »Welternährung« wird die Versorgung der in vielen Regionen wachsenden Weltbevölkerung mit Nahrungsmitteln diskutiert, meist aus der Sicht der entwicklungspolitischen Zusammenarbeit. Im Vordergrund steht dabei die Frage, wie es gelingen kann, der ständig wachsenden Weltbevölkerung ausreichend Nahrungsmittel zur Verfügung zu stellen.

Die Erde wird – in erster Linie anhand ökonomischer Daten – eingeteilt in eine Nordhälfte, auf der sich fast ausschließlich die Wohlstandsgesellschaften befinden, und eine Südhälfte, auf der überwiegend ärmere Bevölkerungsgruppen leben. Der Begriff »Entwicklungsländer« trifft heute auf etwa 150 der derzeit fast 200 selbstständigen Staaten der Erde zu. Es handelt sich dabei um eine sehr heterogene Gruppe von Ländern, die sich in ihrer kulturellen, religiösen und ethnischen Zugehörigkeit sowie in ihren geographischen, klimatischen, wirtschaftlichen und politischen Bedingungen teilweise stark voneinander unterscheiden. Als Entwicklungsländer bezeichnet man sie deshalb, weil sie wirtschaftlich deutlich weniger entwickelt sind als die Industrieländer, deren Bewohner über bis zu hundertfach höhere Einkommen verfügen. In den Entwicklungsländern leben etwa 80 Prozent der Weltbevölkerung – das sind ungefähr fünf der gegenwärtig etwas über sechs Milliarden Menschen.

Die Welternährungslage hat zwei Gesichter: Überversorgung in den Industrieländern und Unterversorgung in den Entwicklungsländern. Weltweit gibt es eigentlich genügend Nahrung, um alle Menschen ausreichend zu versorgen. Allein die jährlich geerntete Getreidemenge von fast zwei Milliarden Tonnen würde theoretisch reichen, um für jeden Menschen täglich 3000 Kilokalorien/12 552 Kilojoule und 100 Gramm Eiweiß zur Verfügung zu stellen. Derzeit werden aber fast 40 Prozent der Getreideernte und viele andere Nahrungsmittel an Tiere verfüttert, wobei es zu erheblichen Veredelungsverlusten kommt, sodass aus allen vorhandenen Nahrungsmitteln durchschnittlich nur 2700 Kilokalorien/11 297 Kilojoule pro Tag und Person verfügbar bleiben. In vielen Entwicklungsländern stehen den Menschen weniger als 2100 Kilokalorien/8786 Kilojoule pro Kopf und Tag zur Verfügung, während die pro Einwohner verfügbare Nahrungsenergiemenge in Industrieländern oft 3200 Kilokalorien/13 389 Kilojoule übersteigt. Viele Menschen in den Entwicklungsländern sind zu arm, um sich Getreide oder Produkte von damit gefütterten Tieren zu kaufen.

Daher haben mehr als 800 Millionen Menschen zu wenig Nahrung und über 160 Millionen Kinder sind stark untergewichtig. Jährlich sterben nahezu elf Millionen Kinder unter fünf Jahren direkt oder indirekt an den Folgen von Hunger, das heißt an Mangel- beziehungsweise Unterernährung. Dabei sind viele Kinder vom Nahrungsenergiemangel, der zum Marasmus führt, und vom Eiweißmangel, der als Kwashiorkor bezeichnet wird, betroffen.

In den Industrienationen, wo der Verbrauch an Nahrungsmitteln weit über dem Bedarf liegt, stellen dagegen Überernährung und das daraus häufig resultierende Übergewicht eines der Hauptprobleme dar. Außerdem führen Ernährungsfehler wie beispielsweise zu fett- und zuckerhaltige Nahrung mit einem zu hohen An-

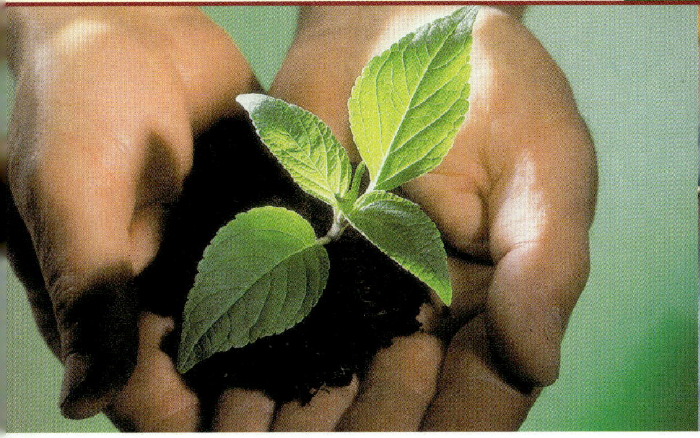

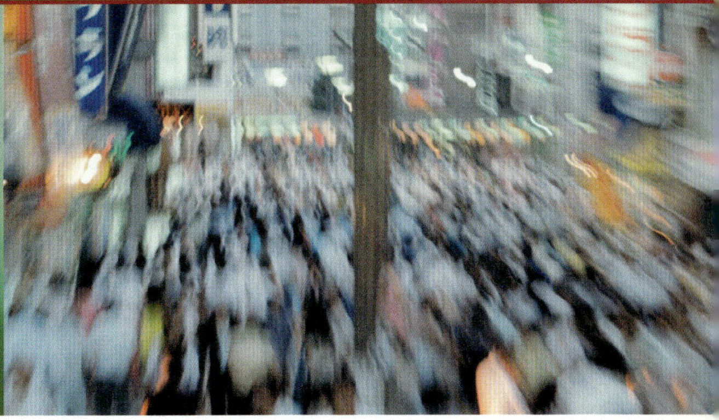

teil an tierischen Nahrungsmitteln zu typischen ernährungsmitbedingten Zivilisationskrankheiten wie Diabetes mellitus, Herz-Kreislauf-Erkrankungen, Gicht und Karies.

Zwar konnte die Agrarproduktion in den letzten 30 Jahren verdoppelt werden. Im gleichen Zeitraum hat sich aber auch die Weltbevölkerung fast verdoppelt, sodass der Versorgungsgrad mit Lebensmitteln gleich geblieben ist. Dabei hat sich die Erhöhung der landwirtschaftlichen Produktion besonders in den Industrieländern, die Bevölkerungszunahme dagegen weitaus überwiegend in den Entwicklungsländern vollzogen, sodass die Schere zwischen Produktion im Norden und Bedarf im Süden immer weiter auseinander geht.

FOLGEN FÜR DIE UMWELT

Erst durch den Import von Futtermitteln aus allen Teilen der Welt wurde und wird eine intensive Masttierproduktion in den Industrienationen möglich. Diese bei uns als Futtermittel eingesetzten landwirtschaftlichen Produkte (zum Beispiel Soja, Maniok und verschiedene Getreidearten) stammen zu einem großen Teil aus den Entwicklungsländern, wo sie den Menschen, für die sie teilweise Grundnahrungsmittel darstellen, fehlen. Gleichzeitig laugen diese Monokulturen in den Entwicklungsländern die Ackerböden aus, sodass ständig neue Anbaugebiete erschlossen werden müssen. Dazu werden Urwälder gerodet, was die Zerstörung der Regenwälder immer weiter vorantreibt und darüber hinaus das Klima der ganzen Erde verändert. Außerdem führt die Abholzung der Wälder immer wieder zu Überschwemmungen und anderen Naturkatastrophen, die wiederum neue Hungersnöte nach sich ziehen.

Die Monokulturen machen auch einen sehr intensiven Einsatz von Pestiziden notwendig. Zum Teil werden in den Entwicklungsländern hierzu immer noch Substanzen verwendet, die bei uns wegen ihres gesundheitsgefährdenden Potenzials schon seit langem verboten sind. Durch Importe von Agrarprodukten aus Dritte-Welt-Ländern landen dann aber letzten Endes doch immer wieder Nahrungsmittel mit Rückständen dieser giftigen Pestizide auf unseren Tellern.

MÖGLICHKEITEN EINER VERBESSERUNG

Langfristig kann das Ernährungsproblem der Entwicklungsländer nur gelöst werden, wenn die Produktion in diesen Ländern weiter gesteigert wird. Dies ist eine wichtige Zielsetzung des 1961 von den Vereinten Nationen beschlossenen und 1963 begonnenen Welternährungsprogramms, das durch humanitäre Hilfe einerseits den Hunger in Notstandsgebieten unmittelbar zu bekämpfen versucht, sich andererseits aber vor allem bemüht, die langfristige wirtschaftliche Entwicklung und eine eigenständige Nahrungssicherung der Entwicklungsländer zu fördern. Die Mittel des Welternährungsprogramms werden vor allem für die Erschließung ländlicher Räume, Be- und Entwässerung, Aufforstung und Verbesserung von Infrastruktur sowie für Gesundheit und Bildung verwendet.

Zur Überbrückung von Notlagen leistet die Nahrungsmittelhilfe (Überlassung von Nahrungsmitteln zu Vorzugsbedingungen an Länder mit ungenügender Versorgung, die ihren

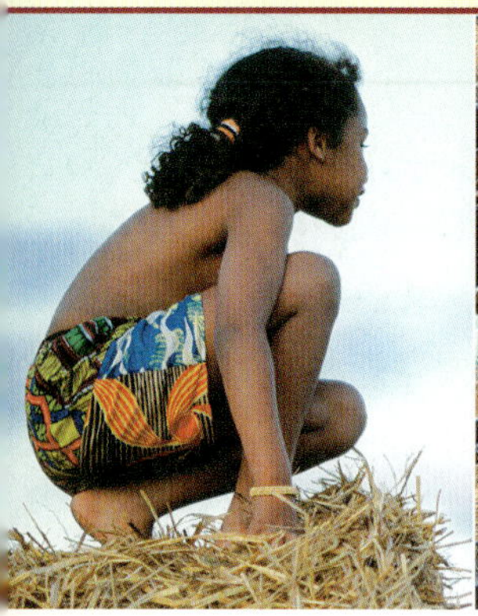

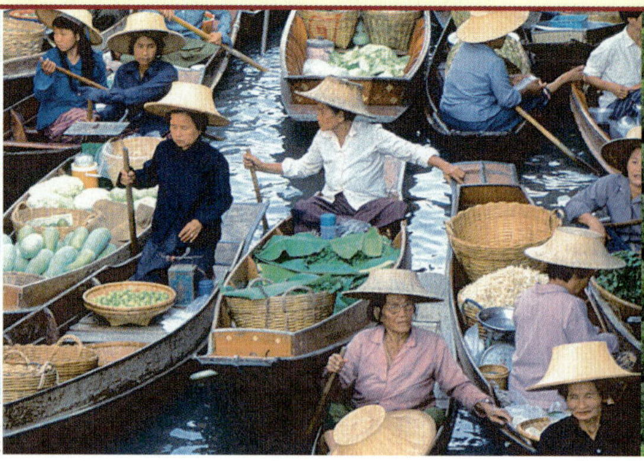

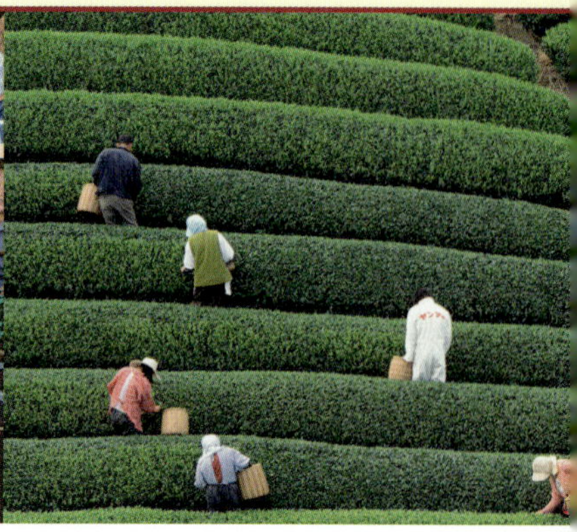

Einfuhrbedarf nicht zu kommerziellen Bedingungen decken können) einen unverzichtbaren Beitrag; allerdings ist sie kostspielig und kompliziert und untergräbt darüber hinaus die Anstrengungen der Empfängerländer, ihre Landwirtschaft zu fördern. Daher ist sie nur in absoluten Notsituationen und Krisengebieten angebracht.

Eine gesteigerte Produktivität in den Entwicklungsländern hat allerdings nicht nur Vorzüge; bei der Intensivierung der für den Markt produzierenden Landwirtschaft ergeben sich auch Risiken für die Umwelt und somit für die Gesundheit von Menschen, Tieren und Pflanzen. Um Schäden an Wasser- und Bodenressourcen, die in der Vergangenheit kaum beachtet wurden, künftig zu vermeiden und um den Verlust an biologischer Vielfalt einzudämmen, müssen ökologisch gesunde, bauernfreundliche Wege einer Intensivierung landwirtschaftlicher Produktion gegangen werden.

Dabei kann einerseits auf Erfahrungen des bereits bestehenden biologischen Landbaus zurückgegriffen werden, andererseits können aber auch Pflanzen mit wünschenswerten Eigenschaften gezüchtet werden. Zu den aktuellen Züchtungszielen gehören eine bessere Widerstandskraft gegenüber Schädlingen und Wassermangel, eine verbesserte Qualität der Inhaltsstoffe und Lagerfähigkeit sowie kürzere Reifezeiten. Die Notwendigkeit solcher Züchtungsbemühungen wird vor allem durch die Geschwindigkeit und das Ausmaß des globalen Klimawandels bestimmt werden. Um diese Ziele zu erreichen, werden häufig gentechnische Methoden eingesetzt.

BEITRAG DER WOHLSTANDSLÄNDER

Auch die Menschen in den wohlhabenden Industrienationen können durch eine Änderung ihres Ernährungs- und Konsumverhaltens einen wichtigen Beitrag zur Verbesserung der Ernährungssituation in den Entwicklungsländern leisten. Eine spürbare Reduktion des Verzehrs von Nahrungsmitteln tierischer Herkunft bei uns würde eine Entlastung der Ernährungslage in diesen Ländern dadurch bedeuten, dass fruchtbare Böden für die Subsistenzwirtschaft zur Verfügung stünden, das heißt, für eine Landwirtschaft, die ganz oder überwiegend für die Selbstversorgung produziert.

Gleichzeitig könnten wir mit einem solchen Verhalten auch einen entscheidenden und notwendigen Schritt zu einer Verbesserung unseres eigenen Wohlbefindens und unserer eigenen Gesundheit tun. Inzwischen ist nämlich wissenschaftlich eindeutig belegt, dass Menschen in Wohlstandsgesellschaften, deren Lebensweise vorwiegend durch körperliche Inaktivität geprägt ist, durch eine pflanzlich geprägte Ernährung ihre Gesundheit fördern können. So empfiehlt die Deutsche Gesellschaft für Ernährung, nicht mehr als 300 bis 600 Gramm Fleisch und Wurst pro Woche zu verzehren und den Konsum an Getreideerzeugnissen, Obst und Gemüse zu erhöhen.

Eine solche Umstellung der Ernährungsgewohnheiten käme auch der Umweltsituation zugute – denn nicht nur die beschriebenen Auswirkungen des Futtermittelanbaus in den Entwicklungsländern schädigen unsere Umwelt, sondern auch die Massentierhaltung in den Industrienationen mit dem Anfall großer Mengen an Gülle belastet die Böden und das Grundwas-

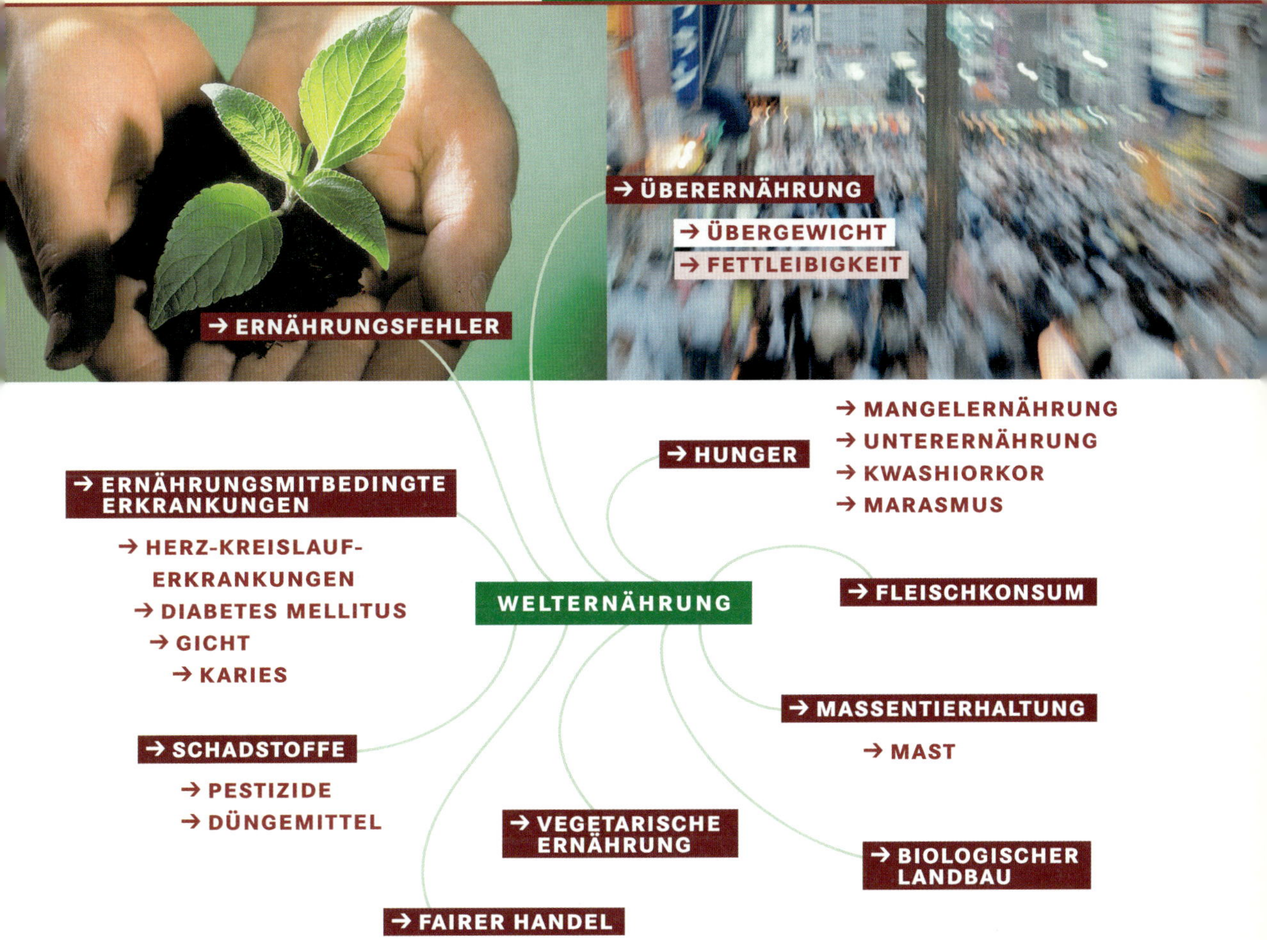

ser – und somit auf dem Umweg über Nahrungsmittel und Trinkwasser wiederum unsere Gesundheit.

FAIRER HANDEL

Eine weitere Möglichkeit zur Unterstützung von Kleinbauern und Kleinproduzenten in Entwicklungsländern bietet der so genannte faire Handel, der durch höhere Preise für Lebensmittel die Lebensbedingungen verbessert und dessen Unternehmen gleichzeitig das Ziel verfolgen, Menschen in Industrieländern auf die teilweise sehr ungerechten Praktiken des derzeitigen Weltmarktes aufmerksam zu machen.

Da diese Projekte auch die Umstellung auf biologischen Landbau fördern und strenge Kriterien für die Erzeuger aufstellen (beispielsweise fordern sie eine Reduktion des Einsatzes von Pestiziden oder den völligen Verzicht auf solche Präparate), ist bei solchen Produkten auch keine gesundheitsschädliche Schadstoffbelastung zu befürchten.

LESETIPPS:

Ulrich Oltersdorf und Lioba Weingärtner: *Handbuch der Welternährung. Die zwei Gesichter der globalen Nahrungssituation. Bonn (Dietz) 1996.*

Walter Schug, Jens Leon und Hans O. Gravert: *Welternährung. Herausforderung an Pflanzenbau und Tierhaltung. Darmstadt (Wissenschaftliche Buchgesellschaft) 1996.*

Ernährung. Ein Recht für alle, herausgegeben vom Bischöflichen Hilfswerk Misereor. *Unkel (Horlemann) 1997.*

Jahrbuch Welternährung, herausgegeben von der Deutschen Welthungerhilfe. *Frankfurt am Main (Fischer) 2000.*

Zur Situation der Kinder in der Welt 2001, herausgegeben vom Deutschen Komitee für UNICEF. *Frankfurt am Main (Fischer) 2001.*

Wildgemüse sammeln in der freien Natur

Mit dem Standort steht und fällt die Qualität der gesammelten Pflanzen. Man sollte nur an Orten sammeln, die von Schadstoffen möglichst unbelastet und hygienisch einwandfrei sind (also nicht an Wegen, auf denen Hunde spazieren geführt werden, nicht in der Nähe von stark befahrenen Straßen, nicht in innerstädtischen Parks usw.). Man nimmt nur solche Kräuter mit, die man zweifelsfrei als essbar identifiziert hat; hilfreich sind dabei Bestimmungsbücher. Aus Gründen der Arterhaltung lässt man stets einige Pflanzen stehen, damit sie sich wieder aussäen können. Die abgeschnittenen Kräuter werden in Körben oder Stoffbeuteln (nicht in Plastiktüten) nach Hause transportiert und sollten möglichst noch am selben Tag zubereitet werden.

werden sie weder gedüngt noch mit Pflanzenschutzmitteln behandelt. Allerdings sind sie ebenso wie Kulturgemüse bestimmten Schadstoffen aus der Umwelt ausgesetzt. Jedes Wildgemüse muss daher vor der Zubereitung mehrmals gründlich gewaschen werden.

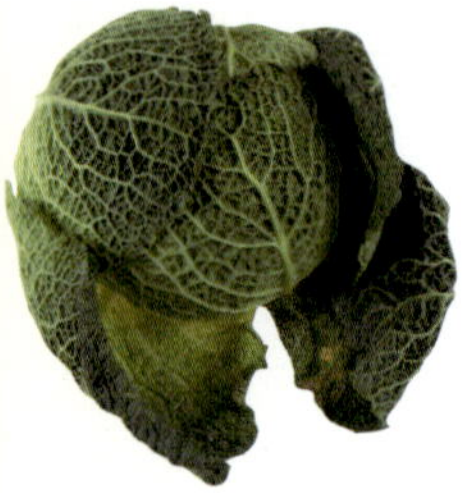

Wirsing

LESETIPPS:

ROBERT GIELER UND INGEBORG WIPLER: *Wildgemüse. Schmackhaft und gesund. Kostbare Pflanzeninhaltsstoffe für Ihre Gesundheit. Leoben (Kneipp) 1999.*

JOACHIM NIKLAS: *Wildgemüse. Mehr als eine gesunde Alternative. Köstlichkeiten aus Wald und Wiese. Stuttgart (Trias) 1999.*

MANNFRIED PAHLOW: *Kräuter und Wildfrüchte. Wildkräuter, Wildgemüse und Beeren, kennenlernen und sammeln leicht gemacht. München (Gräfe & Unzer) [8]1999.*

Wildkaninchen: ein →Haarwild.

Wildmarinade: →Wildbeize.

Wildreis: die Samen eines in Kanada und den nördlichen USA wild wachsenden, mit dem Reis verwandten einjährigen Wassergrases (Zizania aquatica). Das schlanke, braunschwarze Korn ist bei den dort lebenden Indianern schon seit langem ein beliebtes Grundnahrungsmittel. Heute wird es in Wisconsin, Minnesota und Kalifornien auch angebaut; es kommt stets ungeschält in den Handel. Wildreis hat einen angenehm nussigen Geschmack und gilt als Delikatesse. Vor der Zubereitung muss er gründlich unter fließendem Wasser gewaschen werden. Er kann allein zubereitet oder mit anderen Reisarten gemischt werden und wird wie Reis verwendet, liefert aber mehr Eiweiß, Kalium und Magnesium als dieser.

Wildschwein, Schwarzwild: ein →Haarwild.

Wildtaube: ein →Federwild.

Wilson-Krankheit: →Kupferspeicherkrankheit.

Winterendivie, Escariol, Escarol, Glatte Endivie: eine Sorte der →Endivie.

Winterkohl: →Grünkohl.

Wirsing, Welschkohl, Welschkraut, Wirsching, Wirsingkohl, Savoyerkohl, wiss. Name **Brassica oleracea ssp. oleracea var. sabauda:** Kulturvarietät des Gemüsekohls (→Kohl) mit gekrausten, zu einem lockeren Kopf zusammengeschlossenen Blättern. Wirsing schmeckt angenehm würzig und hat ein mildes Kohlaroma. Er wird gekocht oder gedünstet und lässt sich wie Weißkohl sehr vielseitig verwenden, z. B. für Eintöpfe, Aufläufe und Suppen. Wirsing liefert reichlich Betakarotin, Vitamin C und Folsäure sowie die Mineralstoffe Kalium, Kalzium, Eisen und Mangan.

Wittling: →Merlan.

Wodka: ein →Branntwein.

Wohlfühlgewicht: das persönliche, individuell unterschiedliche Körpergewicht, das Menschen halten können, ohne es ständig durch Gewichtsreduktionsdiäten oder gezügeltes (langfristig nicht durchhaltbares) Ernährungsverhalten erzwingen zu müssen. Das Wohlfühlgewicht muss nach Meinung der Experten heute nicht mehr dem rechnerischen Normalgewicht nach dem →Bodymass-Index entsprechen, wenn keine gesundheitlichen Risikofaktoren wie Bluthochdruck oder erhöhte Blutzuckerwerte vorliegen. So kann das Wohlfühlgewicht bei einem Mann von z. B. 178 cm zwischen 63 und 83 kg, bei einer Frau von 168 cm zwischen 56 und 74 kg liegen.

Wok [chines. »Kochgefäß«]: v. a. in der chinesischen Küche verwendete gewölbte Eisenpfanne aus (Edel)stahl, Aluguss, Gusseisen oder Kupfer. Der Wok erreicht rasch eine hohe Hitze und ist daher besonders für das schnelle, starke und Energie sparende Erhitzen von gleichmäßig fein zerkleinertem Fleisch, Fisch, Geflügel oder Gemüse in wenig Öl geeignet.

Pfannenrühren: schonendes Garen im Wok

Da die meisten Speisen im Wok in nur wenigen Minuten gegart bzw. gebraten und dabei ständig umgerührt werden, bleibt während des Garens keine Zeit mehr für Vorbereitungen. Deshalb muss man schon vorher sämtliche Zutaten in feine, gleichmäßig große Streifen schneiden, Gewürze bereitstellen und gegebenenfalls eine Sauce anrühren. Zur Zubereitung eines typisch asiatischen Fleisch-Gemüse-Gerichts wird zuerst wenig Öl stark erhitzt, dann gibt man die Fleischstreifen hinein und brät sie unter Rühren zwei bis drei Minuten an. Anschließend rührt man die Fleischstücke zum Rand, gibt die Gemüsestreifen auf den Boden des Woks und rührt sie etwa drei bis vier Minuten. Zum Schluss werden die Gewürze hinzugefügt und die Sauce wird esslöffelweise eingerührt. Dazu schmeckt Basmatireis.

AUSGEWÄHLTE WILDGEMÜSE, IHRE INHALTSSTOFFE UND GESUNDHEITSWIRKUNGEN

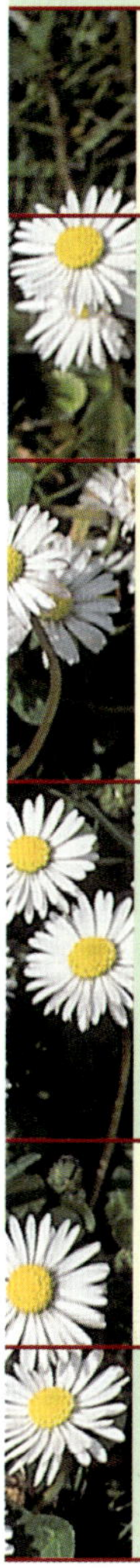

Wildgemüseart/ Vorkommen	Aussehen	Verwechlungs-möglichkeiten mit	Verwendung	Inhaltsstoffe	Gesundheits-wirkungen
Gänseblümchen auf Wiesen, an Wegrändern	kleine Blatt-rosette, weiße bis rosafarbene Blüten	Kamille, Margerite	Blätter, Knospen im Salat	Gerb-, Schleim-, Bitterstoffe, Saponine, Flavonoide, ätherisches Öl	gegen Erkrankungen des Magen-Darm-Trakts
Gundermann, Gundelrebe auf Obstbaum-wiesen, an Hecken, auf nährstoffreichen, feuchten Böden	herz- bis nierenförmige Blätter, kriechende Wuchsform	Roter Taubnessel	Blätter gehackt als Gewürz	ätherische Öle, Gerb- und Bitterstoffe, Vitamin C, Kalium	appetitanregend, verdauungsfördernd, hustenlindernd, leicht wassertreibend
Sauerampfer auf Wiesen, an Wegrändern, v. a. auf nährstoffreichen Böden, an Hecken und Gebüschen	derbe, dicke, pfeilförmige Blätter, kantige Stängel, kleine, rötliche Blüten	anderen Ampferarten	Blätter als Würzkraut und für Salat	Vitamin C, A, Oxalsäure, Kieselsäure, Kalzium, Eisen, Mangan, ätherisches Öl	abwehrstärkend, leicht wassertreibend; wegen des hohen Oxalsäuregehalts sparsam verwenden
Schafgarbe an Wegrändern, auf Wiesen	graugrüne, lanzettförmige Blätter, weiße bis zartrosa Blüten, kampferartiger Geruch	Doldenblütler-gewächsen	junge Blätter im Salat, ältere Blätter gehackt als Gewürz	ätherische Öle, Gerbstoffe, Glykoside, Bitterstoffe	verdauungsfördernd, hilft gegen Appetitlosigkeit und krampfartige Schmerzen im Magen-Darm-Bereich
Vogelmiere auf Äckern, an Wegrändern und Flussufern, auf Brachland, in Gärten	liegender Stängel mit eiförmigen Blättchen	Ackergauchheil	Blätter als Salat, Pflanze als Gemüse	Vitamin C, Karotin, Mineralstoffe, v. a. Kalium	entwässernd, schleimlösend (hilft gegen Husten)
Weiße Taubnessel an Wegrändern, Schuttplätzen, Bahndämmen, Hecken und Ufern	behaarter Stängel, herzförmige Blätter, weiße Blüten	Brennnessel	Pflanze als Suppengemüse, für Salat	Saponine, Schleim-, Gerbstoffe, ätherisches Öl	zur unterstützenden Behandlung von Magen-Darm-Beschwerden

Während des Garens muss ständig umgerührt werden. Bei dieser Art der Zubereitung schließen sich die Poren des Garguts rasch, sodass Saft, Aroma, Nährstoffe und Farbe erhalten bleiben. Die Speisen werden somit schonend gegart und bleiben schön knackig. Ferner ist der Wok zum Schmoren und zum Frittieren etwa von Frühlingsrollen geeignet.

Wolfsbarsch, Seebarsch, wiss. Name **Roccus labrax:** zur Familie der Zackenbarsche gehörender Meeresfisch, der bis 80 cm lang wird und von Norwegen bis zum Senegal (u. a. auch im Mittelmeer) verbreitet ist. Der bis 1 m lange Wolfsbarsch gehört zu den Raubfischen und wird wegen seines festen Fleisches als Speisefisch geschätzt. Er kann gebraten, gedünstet, gekocht, gedämpft oder gegrillt werden. Wie alle Meeresfische ist er ein guter Jodlieferant.

Worcestersauce: eine →Würzsauce.

World Health Organization: →Weltgesundheitsorganisation.

Wruke: →Kohlrübe.

Wurmkrankheiten, Helminthiasen: bei Mensch und Wirbeltieren (v. a. Säugetieren) durch parasitische Würmer (Helminthen) hervorgerufene Erkrankungen von sehr unterschiedlichem Schweregrad. Einige Würmer können im Lauf ihres Vermehrungszyklus und Wachstums zu unerwünschten Verengungen oder gar Verschlüssen bestimmter Organe führen (z. B. Darm- und Gallengangsverschluss), umgebende Organe verdrängen oder eine Schädigung des Gewebes hervorrufen. Von Organschädigungen können je nach Wurmart Darmtrakt, Urogenitaltrakt, Lunge, Leber, Auge, Zentralnervensystem und Haut betroffen sein. Zur Behandlung werden Wurmmittel (Anthelminthika) eingesetzt; in manchen Fällen ist ein chirurgischer Eingriff erforderlich.

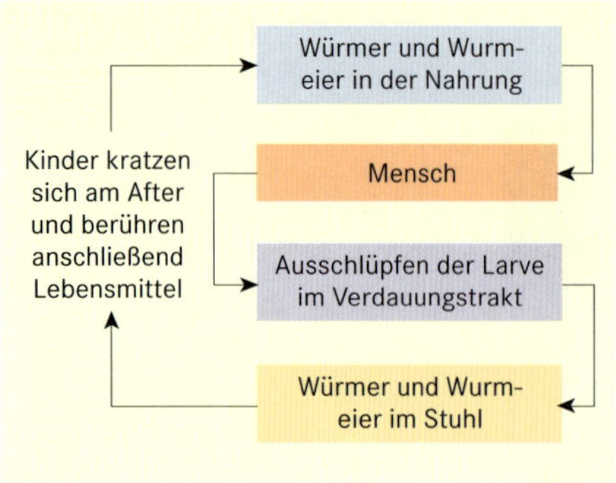

Wurmkrankheiten: Infektionsweg der Madenwürmer

Wurmarten:

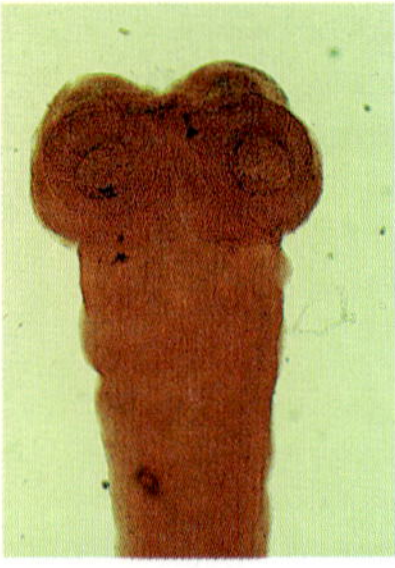

Wurmkrankheiten: Rinderbandwurm

In Europa kommen in erster Linie Band- und Fadenwürmer vor. **Bandwürmer** klammern sich mithilfe von Saugnäpfen oder Haken an den Darminnenwänden ihres Wirts fest. Nährstoffe nehmen sie osmotisch durch die Haut auf. Segmente, die Eier ablegen, lösen sich vom Wurm ab und werden über den After ausgeschieden. Die Eier werden dann von einem Zwischenwirt aufgenommen und entwickeln sich in dessen Gewebe zu Larven (Finnen). Durch den Verzehr von rohem oder nicht durchgegartem finnenhaltigem Fleisch kann sich im Darm des Endwirts wieder ein Bandwurm entwickeln. Weltweit am häufigsten (v.a. im Nahen Osten, in Afrika und Südamerika) sind Erkrankungen durch Infektion mit dem 4–10 m langen **Rinderbandwurm** (Taenia saginata). Meist macht sich der Befall mit unklaren Bauchbeschwerden bemerkbar, gelegentlich treten Gewichtsverlust und Anämie auf. Deutlich seltener (v.a. in Osteuropa, Südostasien und Afrika) kommt der **Schweinebandwurm** (Taenia solium) vor, dessen Zwischenwirt das Schwein ist. Auch in menschlichen Organen können sich Finnen dieses Wurms bilden. Das hierdurch entstehende Krankheitsbild bezeichnet man als Zystizerkose. Auge, Zentralnervensystem, Haut, Herz und Muskulatur können befallen werden. Ein Befall der Muskulatur ist in der Regel harmlos und ruft nur Schmerzen in dem betroffenen Muskel hervor. Gefährlicher ist ein Befall des Herzens, des Auges oder des Zentralnervensystems.

Der bis zu 15 m lange **Fischbandwurm** (Diphyllobothrium latum) kommt in Asien, Amerika und Europa vor. Sein Entwicklungszyklus umfasst mehrere Zwischenwirte. Aus den mit dem Stuhl ins Wasser gelangten Eiern entwickelt sich eine Larve, die einen Kleinkrebs besiedelt. Wird dieser Kleinkrebs von einem Fisch verzehrt, entwickelt sich das nächste Stadium. Wenn dieser Fisch wiederum in rohem Zustand von einem Menschen gegessen wird, entstehen in ca. 18 Tagen geschlechtsreife Würmer, deren Eier mit dem Stuhl ausgeschieden werden. So beginnt der Zyklus von neuem. Beschwerden (Übelkeit, Appetitmangel, u.U. Bauchschmerzen und Durchfall) treten erst nach einer langen symptomfreien Zeitspanne auf. Da die Würmer Vitamin B_{12} verbrauchen, kann die Fischbandwurmkrankheit zur Anämie führen.

Besondere Bedeutung in Mitteleuropa hat der **Fuchsbandwurm** (Echinococcus multilocularis), ein 1,5–3 cm großer Parasit, der im Fuchs lebt. Als Zwischenwirt fungieren normalerweise Mäuse. Jedoch kann auch der Mensch durch Aufnahme der vom Fuchs mit dem Stuhl ausgeschiedenen Wurmeier zum »falschen« Zwischenwirt werden; dies kann z.B. durch den Verzehr von rohen Waldbeeren oder Pilzen geschehen, die mit dem Stuhl infizierter Füchse in Berührung gekommen sind. Im Menschen entwickeln sich dann ähnlich wie beim Schweinebandwurm die Finnen. Hauptsächlich in der Leber, u.U. auch in der Lunge bilden sich dadurch Zysten, die das betroffene Organ mit der Zeit zerstören. Besonders heimtückisch ist diese Krankheit, weil sie fünf bis 15 Jahre lang keine Beschwerden verursacht, in dieser Zeit aber

Wie man sich vor Wurmkrankheiten schützen kann

Wichtigste Grundregel ist, sich nach dem Gang zur Toilette, vor dem Essen bzw. vor und nach der Zubereitung von Speisen die Hände zu waschen. Auch die Lebensmittel selbst müssen gründlich gewaschen werden. Auf Tatar, nicht durchgegartes Fleisch sowie auf rohen Fisch sollte verzichtet werden, da sie Finnen von Würmern enthalten können. Der Heringswurm kann auch durch drei Tage lange Kühlung auf unter -20 °C abgetötet werden. Zur Vorbeugung gegen Fuchsbandwurmbefall sollten Waldbeeren und Pilze mit Einmalhandschuhen gesammelt und anschließend mindestens 5 Minuten auf 70–100 °C erhitzt werden. Katzen, die Mäuse fangen, und Hunde (Letztere auch zur Vorbeugung gegen den Hundebandwurm) müssen regelmäßig entwurmt und von Kinderspielplätzen und Sandkästen fern gehalten werden.

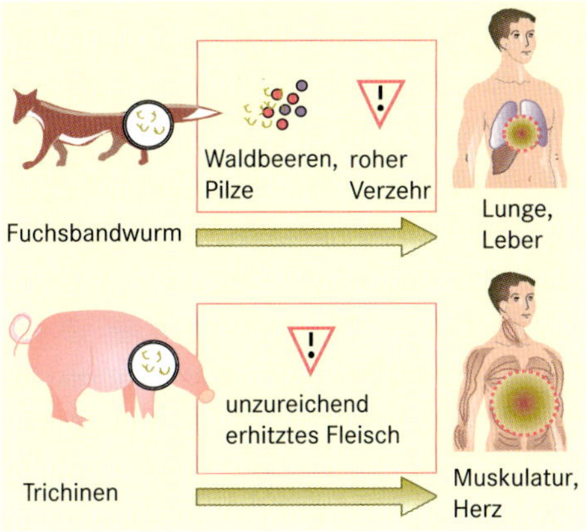

Wurmkrankheiten: Infektionsweg von Fuchsbandwurm und Trichinen

die Leber zum größten Teil zerstört. Das Gleiche gilt für den Befall mit dem Hundebandwurm (Echinococcus granulosus). Auch hier wird der Mensch durch Aufnahme der Wurmeier zum falschen Zwischenwirt, es kommt zur Zystenbildung und langfristig zur Zerstörung der betroffenen Organe.

Fadenwürmer (Nematoden), die zweite große Gruppe parasitärer Würmer in Europa, haben einen dreischichtigen Hautmuskelschlauch, der von einem mit Mund und After versehenen Darm durchzogen wird. Dazwischen liegen die Geschlechtsorgane. Durch Fadenwürmer verursachte Krankheiten spielen v.a. in den Tropen und Subtropen eine große Rolle. In Europa kommt am häufigsten der 7–12 mm lange **Madenwurm** (Enterobius vermicularis) vor. Die Madenwurmkrankheit tritt meist bei Kindern unter zehn Jahren auf. Das Hauptsymptom ist nächtliches Afterjucken, da die Weibchen nachts aus dem After herauskriechen, um ihre Eier abzulegen. Kratzen sich die Kinder und berühren danach Lebensmittel, infizieren sie sich immer wieder neu. Nicht wieder aufgenommene Eier bleiben ca. 20 Tage lebensfähig und haften in Kleidern und Bettzeug oder sind Bestandteil des Hausstaubs.

Daneben gibt es einige weitere Fadenwürmer, die den Menschen befallen können: Der **Spulwurm** (Ascaris lumbricoides) gelangt hauptsächlich über mit menschlichen Fäkalien gedüngtes Gemüse in die Nahrungskette. Beim Verzehr von rohem Hering, der vorher nicht tiefgekühlt war, kann man sich mit Larven des **Heringswurms** (Anisakis simplex) infizieren, der die **Anisakiasis** verursacht. Gefährlich ist die Trichinose, eine Erkrankung, die durch **Trichinen** (Trichinella spiralis) ausgelöst wird. Die in unseren Breiten dank der amtlichen Fleischbeschau inzwischen selten gewordene Trichinose entsteht durch Verzehr von unzureichend erhitztem trichinenhaltigem Muskelfleisch (v.a. Schweinefleisch). Die Larven reifen im Darm zu Trichinen heran und bringen neue Larven hervor. Diese gelangen durch die Darmwand hindurch über die Blutgefäße in Muskelgewebe. Bei starkem Befall des Herzmuskels kann eine Trichinose tödlich enden.

Wurst: Grundzutaten der Wurst sind zerkleinertes Fleisch und tierisches Fettgewebe; bei bestimmten Sorten kommen Blut oder Innereien (z.B. Leber, Herz, Zunge, Hirn) hinzu; Gewürze und Kochsalz runden den Geschmack ab. Es gibt streichfähige und schnittfeste Wurst; sie wird in natürliche oder heute meist künstlich hergestellte Hüllen verpackt, z.B. in Därme, Mägen, Blasen bzw. Hautfaser-, Pergament-, Zellulose-, Textil- und Kunststoffhüllen, oder in Gläser und Metalldosen abgefüllt.

Herstellung: Fleisch (v.a. von Schwein, Rind und Kalb, in geringerem Umfang auch von Schaf, Geflügel, Wild und anderen Tieren) und Fettgewebe (Speck, Flomen) werden maschinell zu einer homogenen, breiförmigen Wurstmasse zerkleinert und mit Kochsalz und Gewürzen vermischt. Zur Herstellung von besonders feiner Wurstmasse für Brühwürste (Brät) verwendet man spezielle Zerkleinerungsmaschinen (Kutter), in denen das Fleisch rasch und schonend feinst zerschnitten wird.

Arten und Sorten: Nach der Art der Herstellung werden die einzelnen Wurstsorten in die drei Hauptgruppen Rohwürste, Brühwürste und Kochwürste eingeteilt. **Rohwürste** (Dauerwürste) sind häufig ungekühlt lagerfähige, in der Regel roh verzehrte Würste. Sie bestehen v.a. aus Rindfleisch, Schweinefleisch und Speck sowie Pökelsalzen, Gewürzen und Zucker. Rohwürste durchlaufen eine mehrtägige bis mehrwöchige Reifungsphase (Fermentation), während der Milchsäurebakterien den Zucker in Milchsäure umwandeln. Dies bewirkt eine Säuerung und Abtrocknung, wodurch die Würste haltbar werden; Bakterien können sich unter diesen Bedingungen nicht mehr vermehren. Meist werden Rohwürste zusätzlich noch geräuchert. Es gibt auch ungeräucherte und durch einen Edelschimmelbelag an der Oberfläche fermentierte Rohwürste. Man unterscheidet schnittfeste (z.B. Zervelat-, Plock-, Schinkenmett-, Schlackwurst, Salami, Landjäger) und streichfähige Rohwürste (z.B. Tee- und Streichmettwurst).

Brühwürste sind meist durch Brühen, teilweise auch Räuchern, hitzebehandelte Würste. Bei ihrer Herstellung wird sehr fein zerkleiner-

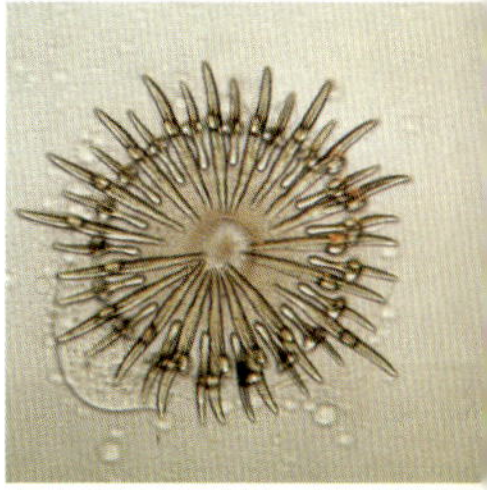

Wurmkrankheiten: Schweinebandwurm

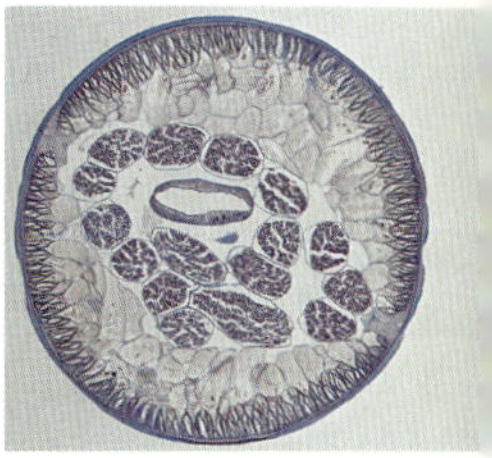

Wurmkrankheiten: Spulwurm

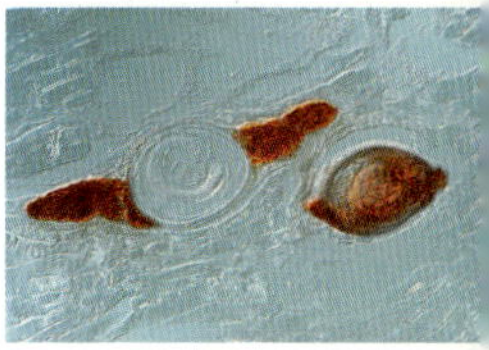

Wurmkrankheiten: Trichinen

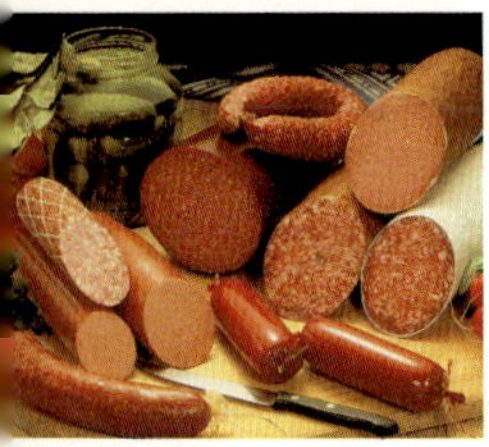

Wurst: Rohwürste

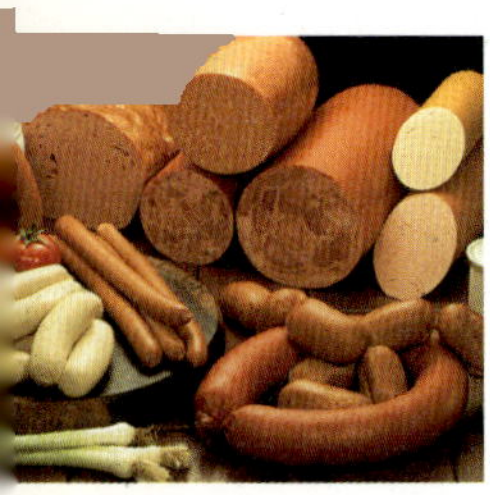

Wurst: Brühwürste

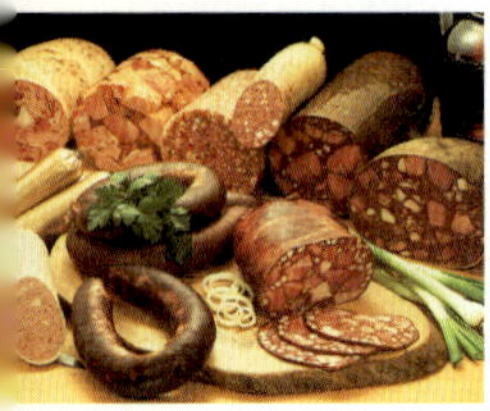

Wurst: Kochwürste

tes, rohes, mageres, sehnenreiches Fleisch und Fettgewebe vorwiegend mit Nitritpökelsalz (seltener Kochsalz) sowie Kutterhilfsmitteln unter Zusatz von Trinkwasser (meistens in Form von Eis) aufgeschlossen. Durch die Hitzebehandlung verfestigt sich das Muskeleiweiß zusammenhängend, sodass die Würste auch bei erneuter Erwärmung schnittfest bleiben. Das Nitritpökelsalz bietet Schutz vor Bakterien, verleiht der Wurst außerdem eine rosa Färbung und das typische Pökelaroma; Würste wie Gelb- oder Münchener Weißwurst dagegen werden nur mit Kochsalz hergestellt und haben daher eine grauweißliche Farbe. Brühwürste werden aus Rind-, Kalb- oder Schweinefleisch, heute auch Putenfleisch hergestellt. Zu ihnen gehören Frankfurter, Wiener, Lyoner, Schinkenpastete, Bier-, Jagd-, Knack-, Bock-, Fleischwurst, Mortadella, Krakauer und Leberkäse. In manche Brühwürste sind Einlagen aus Fleisch, Zunge, Brät, Pilzen, Gemüse oder Käsewürfeln eingearbeitet, z. B. bei Bierschinken oder Jagdwurst. Brühwürste bestehen zu rund 50 % aus Fleisch, zu 25 % aus Fettgewebe und zu 25 % aus Wasser. Ihr Fettgehalt liegt zwischen 15 und 30 %.

Kochwürste sind hitzebehandelte Würste, die vorwiegend aus vorgekochtem Fleisch, Fett und Innereien hergestellt werden. Sie werden nach dem Einfüllen in Natur- oder Kunstdärme nochmals gebrüht oder gekocht und je nach Sorte leicht geräuchert. Zu den Kochwürsten gehören Leberwurst (gepökelt oder ungepökelt), die bei guten Sorten Leber vom Schwein oder Rind sowie Kalb- und/oder Schweinefleisch, bei einfacheren Sorten auch andere Innereien enthält, Blutwurst (Rotwurst) aus Schweinefleisch und Speck mit einem Blutanteil von 10–25 %, Zungenrotwurst (mit Zungenstückchen) und Fleischrotwurst (mit Fleischstücken). Zur Kategorie der Kochwürste gehören auch die Sülzwürste, die meist aus Schweinefleisch und Speck mit gelierender Abkochung von Schwarten, Schweine- und Kalbsköpfen und -füßen bestehen. Grützwurst enthält Gersten- oder Hafergrütze.

Bratwürste können je nach Herstellung Rohwürste, Brühwürste, Kochwürste oder auch Erzeugnisse sein, die der Hackfleischverordnung unterliegen.

Inhaltstoffe und Gesundheitswert: Wurst liefert v. a. biologisch hochwertiges Eiweiß sowie Fett, außerdem B-Vitamine, für den Körper gut verwertbares Eisen, Zink und Kalium. Manche Wurstsorten (z. B. Bockwurst, Jagdwurst und Fleischkäse) enthalten auch reichlich Vitamin C; Leberwurst hat einen hohen Gehalt an Vitamin A. Den höchsten Fettgehalt weisen streichfähige Rohwürste auf (bis zu 40 %). Fette Wurst enthält überdies viel Cholesterin. Der Fettgehalt der Wurst muss nicht deklariert werden; Fettgehaltsstufen werden jedoch meist auf Verpackungen oder auf Tafeln in den Fachgeschäften angegeben.

Die meisten Wurstwaren sind durch die Zugabe von Nitritpökelsalz oder Kochsalz sehr natriumhaltig. Kochwürste enthalten 1,4–3 % Kochsalz, Brühwürste 1,6–3 % und Rohwürste 2,8–5 %. Wer aus Gesundheitsgründen auf eine natriumarme Ernährung achten muss, sollte gepökelte Ware meiden. Im Handel gibt es auch natriumreduzierte Wurst; hier gilt für Kochwürste ein Höchstwert von 400 mg Natrium pro 100 g, für Brühwürste und Kochpökelwaren ein Höchstwert von 500 mg. Da Wurst ebenso wie andere Fleischerzeugnisse einen hohen Puringehalt hat, sollten Gichtpatienten sie nur in geringen Mengen verzehren.

Wurst kann eine ganze Reihe von Lebensmittelzusatzstoffen enthalten, z. B. Farbstoffe, Säureregulatoren, Säuerungsmittel, Verdickungsmittel, Füllstoffe, →Pökelsalze, Kutterhilfsmittel, die die Wasserbindung des Brühwurstbräts und das Emulgieren des Fetts fördern (z. B. Natrium- und Kaliumdiphosphate – die damit hergestellten Würste müssen die Kennzeichnung »mit Phosphat« erhalten – sowie Natriumsalze der Essig-, Milch-, Wein- und Zitronensäure), →Emulgatoren zur Herstellung streichfähiger Rohwurst sowie →Geschmacksverstärker (z. B. Glutamat). In Salami, Wiener

NÄHRWERTE AUSGEWÄHLTER WURSTSORTEN

Wurstsorte (100 g)	**Fettgehalt** (%)	**Eiweißgehalt** (%)	**Energiegehalt** (kcal/kJ)
Bierschinken	17	11	169/ 707
Bratwurst (Schwein)	10	29	298/1247
Jagdwurst	15	16	205/ 858
Leberwurst, groß	16	29	326/1364
Krakauer	28	19	252/1054
Landjäger	42	22	517/2163
Leberkäse	12	28	297/1243
Lyoner, Fleischwurst	10	29	296/1239
Mettwurst, grob	14	37	390/1632
Presssack	14	15	190/ 795
Rotwurst	10	29	301/1259
Salami	19	33	371/1552
Sülze	7	16	131/ 548
Teewurst	38	17	420/1757
Weißwurst	11	27	287/1201
Zervelatwurst	20	35	294/1230

Würstchen und anderen geräucherten Wurstwaren ist meist Tyramin enthalten, ein biogenes Amin mit blutdruckerhöhender Wirkung, das Migräneanfälle auslösen kann. Als Alternative zu den herkömmlichen Wurstwaren, die von Tieren aus Massentierhaltung stammen, bietet sich Bio-Wurst von Tieren aus artgerechter Haltung an.

Seit 1995 dürfen für die Herstellung von Wurst und anderen Fleischerzeugnissen auch fleischfremde Lebensmittel wie Soja, Sojaerzeugnisse, Stärke und Pflanzeneiweiße verwendet werden. Auch Eier, Ei- und Milcherzeugnisse sind zugelassen.

Wurzelgemüse: Gemüsearten, bei denen in der Regel nur die Speicherorgane (Wurzeln) verzehrt werden (→Gemüse).

Wurzelsellerie, Knollensellerie: eine Sorte des →Selleries.

Würzmittel: Zubereitungen, die meist verzehrfertigen Speisen hinzugefügt werden und ihnen einen charakteristischen Geruch und/oder Geschmack verleihen. Grundlage sind →Geschmacksverstärker, Kochsalz und/oder andere Geschmackskomponenten. Spezielle Würzen werden für Gemüse, Bratlinge, Tofu, Fisch und Grillgerichte sowie für diverse Landesküchen angeboten.

Würzsaucen, Speisewürzen: Saucen zum Würzen von Speisen, die je nach Art aus Gemüse, Obst, tierischen Bestandteilen, Kräutern und Gewürzen hergestellt werden. Würzsaucen werden bei der Zubereitung von Speisen verwendet oder verzehrsfähigen kalten oder warmen Speisen als würzende Zutat beigegeben. Eine bekannte Würzsauce ist die Sojasauce (→Sojaerzeugnisse). **Tabascosauce** sollte wegen ihres sehr scharfen Geschmacks nur sparsam verwendet werden. **Worcestersauce** wurde in Großbritannien nach einem indischen Rezept entwickelt. Sie enthält u. a. Essig, Curry, Senf, Sherry, Kochsalz, Pfeffer, Zucker, Ingwer und Zwiebeln und wird z. B. zu Pasteten gereicht. **Ketchup** wird aus Gemüsemark, Zwiebeln, Zucker, Essig und Gewürzen hergestellt. Am beliebtesten ist das **Tomatenketchup,** das nach neueren wissenschaftlichen Erkenntnissen eine gesundheitsfördernde Wirkung hat: Die als Radikalfänger wirkende bioaktive Substanz →Lycopin ist daraus besser verfügbar als aus weniger verarbeiteten Tomaten.

Einkauf, Lagerung und Haltbarkeit von Wurst

Beim Kauf von verpackter Wurst gilt der erste Blick dem Haltbarkeitsdatum. Schnittfeste Rohwürste können ungekühlt (bei 10–15 °C) etwa ein halbes Jahr gelagert werden. Einmal aufgeschnitten verfärbt sich die Wurst jedoch rasch grau und ihr Fettanteil wird ranzig. Daher muss die Anschnittstelle stets mit Folie bedeckt werden. Streichfähige Rohwürste sind bis zu drei Wochen lagerfähig. Geräucherte Brühwürste sind im Kühlschrank bei einer Idealtemperatur von 6–8 °C und rund 80 % relativer Luftfeuchtigkeit zwei bis drei Tage haltbar. Ungeräucherte Brühwürste (z. B. Weißwurst, Bratwurst) können nur einen Tag im Kühlschrank gelagert werden. Kochwürste sind ebenfalls für den raschen Verzehr bestimmt und können gekühlt nur wenige Tage aufbewahrt werden.

DIE WICHTIGSTEN WÜRZSAUCEN

Würzsauce	Zutaten	Eigenschaften/Geschmack	Verwendung in der Küche
Barbecuesauce	Grundlage: Tomatenmark oder Sojasauce, Essig, Zucker, Tamarindenpulpe; je nach Variante Zwiebel, Knoblauch, Senf, Zucker, Essig und weitere Gewürze	dickflüssig, von scharf bis süßsauer, pikant	Bestreichen von Würstchen, Fleisch, Geflügel und Fisch während des Garens
Sambal	gestampfte und mit Salz konservierte Chilis, Gewürze	dickflüssig, rot, äußerst scharf	Currygerichte, Fleischeintöpfe, Gemüse
Tabascosauce	Extrakt aus fermentierten, gemahlenen, gesalzenen Chilis, destillierter Essig	orangerot, dünnflüssig, blumigscharf; tropfenweise verwenden	Suppen, Eintöpfe, Fleisch, Reis, Rührei, Dips, kreolische und mexikanische Gerichte, Mixgetränke
Worcestersauce	Sojabohnen, Chilis, Knoblauch, Zwiebeln, Limetten, Essig, Curry, Senf, Sherry, Kochsalz, Pfeffer, Zucker, Ingwer, Tamarindensaft u. a.	dunkelbraun, dünnflüssig, scharf, mit Bodensatz; tropfenweise verwenden	Würze bei Tisch, zum Verfeinern von Saucen, Fisch- und Fleischgerichten und Pasteten
Ketchup	Grundlage je nach Geschmacksrichtung: Gemüse (meist Tomate), Zwiebeln, Salz, Gewürze (meist Essig und Zucker)	meist dickflüssig, je nach Würzung süßlich-mild bis feurig scharf oder fruchtig, nussig	für Saucen, Salate, Eintopf- und Nudelgerichte; als separate Würze bei Tisch

XYZ

Xenical®: ein →Schlankheitsmittel.

Xylit: ein →Zuckeraustauschstoff.

Yams ['jams], **Jamswurzel, Yamswurzel,** wiss. Name **Dioscorea:** Gattung der Jamswurzelgewächse mit etwa 600 in den Tropen und wärmeren Gebieten der gemäßigten Zone verbreiteten Arten. Einige Arten sind wegen ihrer stärkereichen Wurzelknollen wichtige Nutzpflanzen. Bekannt sind z. B. die beiden in Asien kultivierten Arten Wasseryams (Dioscorea alata) und Brotwurzel (Dioscorea batatas) sowie der v. a. in Westafrika angebaute Elefantenfuß (Schildkrötenpflanze, Dioscorea elephantipes). Die in Größe, Form und Farbe sehr variablen Knollen, die im Durchschnitt 15–20 kg schwer werden, sind in Afrika, Süd- und Mittelamerika ein Grundnahrungsmittel. Hinsichtlich ihres Nährwerts und ihrer Verwendung ähneln sie der Kartoffel. Die Knollen einiger Arten enthalten das giftige Alkaloid Dioscorin, das beim Kochen zerstört wird.

Ysop ['i:zɔp], **Isop,** wiss. Name **Hyssopus officinalis:** vom Mittelmeergebiet bis zum Altaigebirge verbreitete Art der Lippenblütlergattung Hyssopus; 20–70 cm hoher, ausdauernder Halbstrauch mit derben, länglichen Blättern und dunkelblauen, selten hellrosafarbenen Blüten in dichten, endständigen Scheinähren. Die jüngeren, würzig bis schwach bitter schmeckenden Triebspitzen und Blätter werden zum Würzen von Suppen, Salaten, Bohnengerichten, Eintöpfen, Quark und Streichkäse verwendet. Ysop wird eine appetitanregende, krampflösende und leicht harntreibende Wirkung zugeschrieben, die allerdings wissenschaftlich nicht belegt ist.

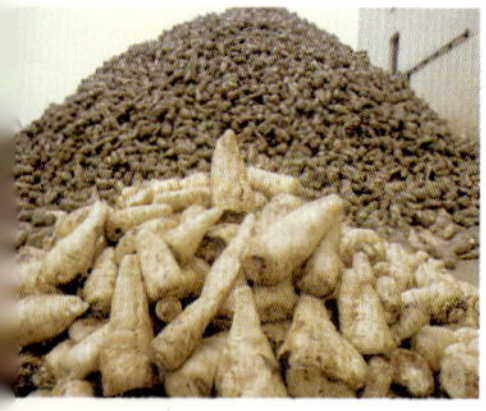

Zichorie:
Wurzelzichorie

Zahnpflege: gründliche, regelmäßige Reinigung der Zähne zur Vorbeugung von →Karies.

Zander, Hechtbarsch, Sander, Schill, wiss. Name **Stizostedion lucioperca:** größte europäische Art der Barsche; bis 1 m langer und 15 kg schwerer Raubfisch, silbrig mit grünlich grauen und dunkleren Schattierungen auf dem Rücken. Der Zander kommt im freien Wasser größerer Flüsse und Seen ostwärts des Rheins vor, wird auch in Teichwirtschaften gezüchtet und ist ein wertvoller Angel- und Speisefisch. Sein weißes, saftiges, nahezu grätenloses Fleisch schmeckt aromatisch und ist sehr mager. Als besondere Delikatesse gilt der Donau-Zander (Fogosch). Zander wird kochfertig oder filetiert, frisch oder tiefgekühlt angeboten; frisch schmeckt er am besten. Er eignet sich für alle Zubereitungsarten.

Zedrat: →Zitronat.

Zein: Bestandteil des Glutens im →Mais. Die biologische Wertigkeit des Zeins ist wegen seines geringen Gehalts an den unentbehrlichen Aminosäuren Lysin und Tryptophan gering. Zur Verbesserung der Eiweißversorgung wird Mais daher in Ländern mit hohem Maiskonsum fast immer mit Hülsenfrüchten (z. B. Bohnen) kombiniert.

Zellschutz: Bewahrung der Körperzellen vor Schäden, die durch den Angriff →freier Radikale entstehen. In der Nahrung enthaltene →Antioxidanzien (z. B. Vitamin A, C und E) können einer Schädigung der Zellen vorbeugen.

Zellulose, Cellulose: ein →Ballaststoff. In der Lebensmittelindustrie wird Zellulose als →Gelier- und Verdickungsmittel und als Füllstoff eingesetzt.

Zerealien, Cerealien: Getreideerzeugnisse und -mischungen wie z. B. Müsli und Cornflakes.

zerkleinern: ein Arbeitsschritt bei der →Vorbereitung von Lebensmitteln.

Zichorie, Wegwarte, wiss. Name **Cichorium:** Gattung der Korbblütler mit acht Milchsaft führenden Arten, v. a. im Mittelmeergebiet. Die einzige einheimische Art ist die Gemeine Wegwarte (Kaffeezichorie, Cichorium intybus), eine an Wegrändern und auf Brachland häufig vorkommende, 30–130 cm hohe Staude mit schrotsägeförmigen Grundblättern, lanzettlichen oberen Stängelblättern und hellblauen, seltener weißen Zungenblüten. Ihre bitter schmeckenden Blätter können Salaten beigemischt werden. Die Gemeine Wegwarte wird in zwei Kulturvarietäten angebaut: als Salatzichorie (→Chicorée) und als Wurzelzichorie, deren Wurzeln geröstet und gemahlen als →Kaffee-Ersatz verwendet werden.

Ziege: eng mit den Schafen verwandte Gattung wiederkäuender Paarhufer, die in den Gebirgen Eurasiens und Nordafrikas verbreitet sind. Die von der Bezoarziege abstammende Hausziege wird weltweit zur Gewinnung von →Milch, Fleisch, Wolle und Leder gehalten. Ziegenfleisch, besonders von jungen Ziegen, wird in den Mittelmeerländern als Delikatesse geschätzt und meist als Braten zubereitet. Nicht nur in südlichen Ländern, sondern auch in unseren Breiten beliebt ist Ziegenkäse (→Käse).

Zigarettenrauch: Der Rauch von Zigaretten enthält zahlreiche gesundheitsschädliche Stoffe, darunter Nikotin und Schwermetalle (→Rauchen).

Zimt: getrocknete innere Rinde von Zweigen des Zimtbaums (Cinnamomum). Sie wird abgeschält, fermentiert und getrocknet und kommt in eingerollten, ineinander gesteckten

Stücken als Stangenzimt oder zu Pulver gemahlen in den Handel.

Geschichte: Zimt ist eines der ältesten Gewürze. Er spielte im antiken und mittelalterlichen Handel mit Indien, Arabien und China eine wesentliche Rolle und wurde als Gewürz und Duftmittel verwendet. Das Zimtmonopol der ceylonesischen Fürsten wurde 1580 von den Portugiesen gebrochen, die einen Tribut an Zimt verlangten. Ab 1636 wurde die Zimtausfuhr Monopol der niederländischen Vereinigten Ostindischen Kompanie, von 1796 bis 1832 der britischen Handelsgesellschaften. Durch Verbreitung des Ceylonzimtbaums in andere tropische Gebiete verlor das Monopol seine Bedeutung.

Arten und Verwendung: Der weiche, zarte, matt hellbraune Ceylonzimt wird als Stangenzimt oder Kaneel verkauft und schmeckt äußerst aromatisch. Aus Südasien stammt der billigere, dunklere, dickrindigere, auch als Kassia bezeichnete Chinazimt. Er schmeckt schärfer, würziger und wird meist zu Pulver vermahlen und mit Ceylonzimt veredelt. Zimt dient zum Würzen von exotischen Gerichten, Süßspeisen, Kompotten, Gebäck und zum Aromatisieren von Glühwein, Likören, Punsch und Tee.

Inhaltsstoffe und Gesundheitswert: Wichtigster Inhaltsstoff des Ceylonzimts ist das ätherische Öl mit den Hauptbestandteilen Zimtaldehyd und Eugenol. Er hilft gegen Appetitlosigkeit und leichte, krampfartige Schmerzen im Magen-Darm-Bereich, Blähungen und Völlegefühl.

Zink: zu den Spurenelementen gehörender Mineralstoff. Zink ist bereits seit 1100 n. Chr. bekannt; dass es für den menschlichen Organismus von Bedeutung ist, wurde erst 1940 nachgewiesen.

Funktionen: Zink ist notwendig, damit etwa 300 Enzyme (u. a. solche, die an der Bildung des Erbguts beteiligt sind) im menschlichen Körper ihre Funktion ausüben können; in 50 Enzymen ist Zink sogar enthalten. Das Spurenelement wird außerdem für den Ablauf der Zellteilung benötigt und ist somit sowohl für das Wachstum als auch für die Zellerneuerung wichtig. Man vermutet, dass Zink auch bei der Herstellung, Ausschüttung und Wirkung der Sexualhormone, des Insulins und des Wachstumshormons beteiligt ist. Auch die Immunzellen benötigen Zink, um ihren Aufgaben nachkommen zu können. Weiterhin wirkt Zink wahrscheinlich freien Radikalen entgegen, die die Zellen schädigen.

Vorkommen: Gute Zinkquellen sind Innereien, Fleisch, Fisch, Milcherzeugnisse (v. a. Käse) und Eier. Auch Vollkorngetreide enthält größere Mengen Zink, während andere pflanzliche Lebensmittel verhältnismäßig arm an dem Spurenelement sind. Hinzu kommt, dass der Körper das in tierischen Lebensmitteln enthaltene Zink besser verwerten kann.

Die empfohlene tägliche Zufuhr liegt für Männer bei 10 mg, für Frauen bei 7 mg. Zink wird über den Dünndarm in den Körper aufgenommen; bei einem geringen Körperbestand an Zink wird mehr aufgenommen als bei einem normalen Körperbestand, der bei 2 g liegt. Die Zinkaufnahme wird durch die in pflanzlichen Lebensmitteln enthaltene Phytinsäure, durch in Kaffee und Tee enthaltene Tannine sowie durch hohe Kalzium- bzw. Eisenzufuhr verringert; Zitronensäure und Eiweiß erhöhen dagegen die Absorption von Zink. Insbesondere Knochen, Muskulatur, Augen, Bauchspeicheldrüse, Leber, Haut, Hoden und Prostata enthalten größere Mengen Zink. Ausgeschieden wird das Spurenelement hauptsächlich mit dem Stuhl.

Mangelerscheinungen: Ein leichter Zinkmangel kann relativ rasch auftreten, da das im Körper vorhandene Zink nur zu einem Bruchteil mobilisiert werden kann, wenn dem Körper unzureichende Mengen des Spurenelements mit der Nahrung zugeführt werden. Insbesondere Schwangere und Stillende, die einen erhöhten Zinkbedarf haben, können davon betroffen sein. Aber auch Menschen, die unter Nierenerkrankungen, Diabetes mellitus, chronischen Darmerkrankungen oder andauerndem Durchfall leiden, sowie Personen mit übermäßigem Alkoholkonsum sind zinkmangelgefährdet. Zu den Folgen eines Zinkmangels gehören v. a. Wachstumsstörungen; in schweren Fällen kann es zu Zwergwuchs kommen. Auch eine verzögerte sexuelle Reifung kann auftreten; bei Männern kann Impotenz die Folge sein. Außerdem führt ein Zinkmangel u. a. zu Haarausfall, Muskelschwäche, Nachtblindheit, Appetitlosigkeit, Hautentzündungen, zu einer Schwächung des Immunsystems sowie einer verminderten Wundheilung. Ein Zinkmangel in der Schwangerschaft kann Fehlbildungen beim ungeborenen Kind hervorrufen. Feststellen lässt sich ein Mangel durch Blutuntersuchungen.

Überschuss: Über die Nahrung wird Zink normalerweise nicht in so großen Mengen aufgenommen, dass es zu Vergiftungserscheinungen kommen kann – werden allerdings säurehaltige Lebensmittel in zinkhaltigen Gefäßen aufbewahrt, kann sich Zink daraus lösen und in die Nahrung übergehen. In diesem Fall

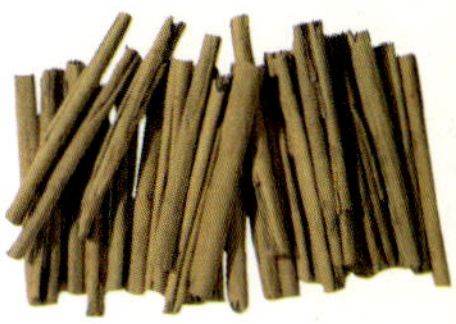

Zimt: Zimtstangen

BESONDERS REICHE ZINKQUELLEN

Lebensmittel (pro 100 g verzehrbaren Anteil)	Zink (mg)
Käse	
Camembert (30 % Fett i. Tr.)	3,4
Edamer (30 % Fett i. Tr.)	bis 11,0
Edamer (45 % Fett i. Tr.)	bis 9,0
Emmentaler (45 % Fett i. Tr.)	4,6
Gouda (45 % Fett i. Tr.)	4,0
Gemüse	
Brokkoli	0,6
Rosenkohl	0,6
Getreide	
Gerste, Korn	2,5
Haferflocken	4,1
Hafer, Korn	4,5
Mais, Korn	2,7
Weizenkeime	12,0
Weizen, Korn	4,2
Fische und Meeresfrüchte	
Austern	bis 160
Garnelen	2,3
Hecht	0,7
Hummer	1,6
Geflügel	
Ente	1,8
Huhn, Leber	3,2
Truthahn	2,0
Hammel- und Lammfleisch	
Filet	2,3
Keule	3,7
Muskelfleisch	2,3
Kalbfleisch	
Muskelfleisch, ohne Fett	3,0
Rindfleisch	
Filet	4,4
Keule	3,3
Muskelfleisch, ohne Fett	4,2
Schweinefleisch	
Keule	2,6
Muskelfleisch, ohne Fett	2,0

[3/5/10]

kann es zu Bauchschmerzen, Übelkeit, Erbrechen und Durchfall kommen.

Hilfe bei Erkrankungen: Diskutiert wird, ob die Gabe von Zink bei Diabetes mellitus hilfreich sein kann. Bei vielen Diabetikern sind die Blutzinkwerte erniedrigt. Bei einem Zinkmangel ist zudem die Glukosetoleranz der Zellen herabgesetzt, was den Diabetes möglicherweise verschlimmern kann. Da Zink die Aufnahme von Kupfer in den Körper hemmt, kann die Gabe von Zink bei der Kupferspeicherkrankheit sinnvoll sein. Möglicherweise wirkt sich das Spurenelement auch bei einigen Hauterkrankungen wie Schuppenflechte und Akne positiv aus. Bei Leberzirrhose, mit der oft ein Zinkmangel einhergeht, ist die Gabe von Zink vermutlich ebenfalls sinnvoll.

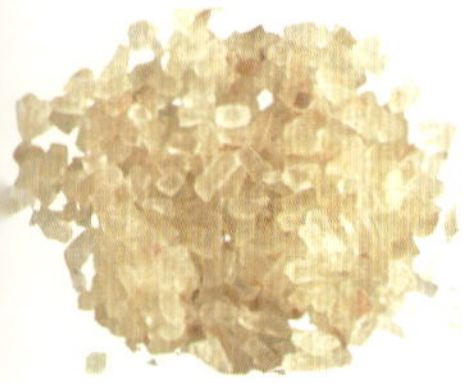

Zitronat

Zinn: in pflanzlichen und tierischen Lebensmitteln in geringen Mengen vorkommendes Spurenelement. Es ist noch nicht gesichert, ob Zinn eine Funktion für den menschlichen Organismus hat. Möglicherweise ist es am Aufbau von körpereigenem Eiweiß beteiligt und für die Herstellung des von der Magenschleimhaut produzierten Hormons Gastrin notwendig. Im Tierversuch führte Zinnmangel zu Wachstumsstörungen; beim Menschen wurden bislang noch keine Erkrankungen oder Beschwerden entdeckt, die auf einen Mangel an diesem Element zurückzuführen sind. Empfehlungen für die tägliche Zufuhr gibt es daher nicht. Vermutlich werden nur geringe Mengen des in der Nahrung enthaltenen Zinns über den Dünndarm aufgenommen, der größte Teil wird mit dem Stuhl ausgeschieden. Daher sind auch Zinnvergiftungen, die sich u. a. in Gehirnentzündungen, Wachsstumsstörungen und Blutarmut äußern, selten. Um einer zu hohen Zufuhr von Zinn vorzubeugen, sollten Lebensmittel aus nicht beschichteten Konserven, die aus Weißblech hergestellt wurden, nach dem Öffnen in einen anderen Behälter umgefüllt werden.

Zitronat, Sukkade, Zedrat: kandierte Schale der bis zu 2 kg schweren Zitronatzitrone (Zedratzitrone), die im Mittelmeerraum angebaut wird. Zur Konservierung werden die Schalen zunächst in Salzwasser gelegt und danach in einer hochprozentigen Zuckerlösung gekocht. Zitronat, das meist als Würfel oder in Schalenstücken (z. T. mit Glasur) auf dem Markt ist, dient als Backzutat.

Zitrone: Frucht des Zitronenbaums (Citrus limon), einer Art der Gattung Citrus, die aus Asien stammt und seit dem Mittelalter auch in Südeuropa kultiviert wird. Die meist längliche Frucht mit mehr oder weniger stark vorspringender Fruchtspitze und gelber (auch grüner), leicht glänzender Schale wird in der Küche und zur Herstellung von Getränken (z. B. Saft) verwendet. Das saftige, mit einem Zitronensäuregehalt von 3,5–8 % sehr saure Fruchtfleisch ist eine hervorragende Vitamin-C-Quelle und hat außerdem einen hohen Gehalt an Magnesium und Kupfer. Die Schale enthält in ihren Poren das ätherische Zitrusöl und kann zum Aromatisieren u.a. von Tee und Gebäck verwendet werden.

Zitronenkraut, Zitronenmelisse: →Melisse.

Zitronensäure, Citronensäure: eine Pflanzensäure, die in der Lebensmittelverarbeitung als →Antioxidationsmittel, Komplexbildner und Säuerungsmittel verwendet wird.

Zitrusfrüchte: Beerenfrüchte der Arten der Gattung Citrus (→Obst).

Zivilisationskrankheiten: Erkrankungen, deren Entstehung durch die Lebens- und Ernährungsweise in den westlichen Industrienationen begünstigt wird, z.B. durch Bewegungsmangel, Stress, Ernährungsfehler wie zu hohe Energie-, Fett- und Kochsalzzufuhr und den Konsum von schädlichen Genussmitteln. Zu den Zivilisationskrankheiten gehören →Übergewicht, →Fettleibigkeit und →ernährungsmitbedingte Erkrankungen wie der Typ-II-Diabetes und manche Herz-Kreislauf-Erkrankungen. Vielen Zivilisationskrankheiten kann durch eine Umstellung der Ernährung (→Ernährungsempfehlungen) vorgebeugt werden.

Zöliakie, gluteninduzierte Enteropathie, glutensensitive Enteropathie: chronische Erkrankung des Dünndarms, beruhend auf einer Unverträglichkeit gegen das Getreideeiweiß →Gluten.

Symptome und Ursachen: Die Darmschleimhaut der Betroffenen reagiert unverträglich auf alle glutenhaltigen Lebensmittel. Der normale Aufbau der Dünndarmschleimhaut ist durch fingerförmige Ausstülpungen, so genannte Darmzotten, gekennzeichnet. Dieser Aufbau dient der Oberflächenvergrößerung der Schleimhaut zur ausreichenden Aufnahme von Nährstoffen. Bei Zöliakie-Betroffenen wird die normale Struktur der Darmschleimhaut zerstört, sodass sie Nähr- und Wirkstoffe nicht mehr an das Blut weiterleiten kann. Wird die Zöliakie nicht rasch erkannt, kommt es zu einer Mangelversorgung mit den fettlöslichen Vitaminen A, D, E und K und mit Mineralstoffen (v.a. Kalzium und Eisen), letztlich auch zu einem Mangel an Energie, Eiweiß und lebensnotwendigen Fettsäuren. Es werden Antikörper gegen Gluten und auch gegen die eigenen Zellen gebildet. Die Schleimhaut ist während des aktiven Krankheitszustands entzündet. Mögliche Spätfolge einer unbehandelten Zöliakie ist die Entstehung von Dünndarm- oder Speiseröhrenkrebs.

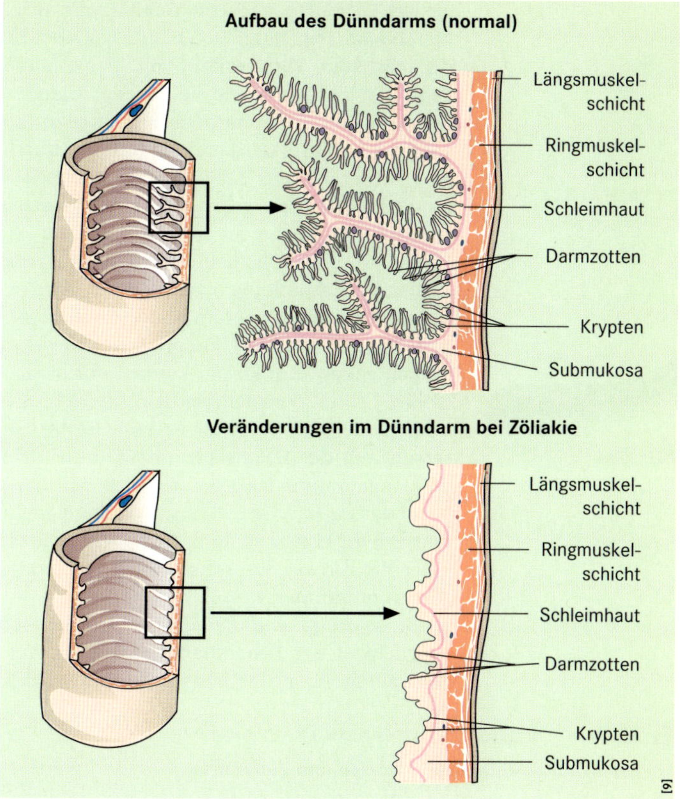

Zöliakie: Veränderungen im Dünndarm

Die Krankheit kann in jedem Lebensalter auftreten. Klassisch ist der Ausbruch beim Säugling kurz nach der Einführung von Getreideerzeugnissen (Grieß, Haferflocken, Brot, Keksen) in den Kostplan. Immer häufiger tritt Zöliakie auch erstmalig beim Erwachsenen auf und wird dann **einheimische Sprue** genannt. Die Häufigkeit in Deutschland wird mit 1:800 angegeben; die Zahl der nicht erkannten Fälle ist jedoch sehr hoch.

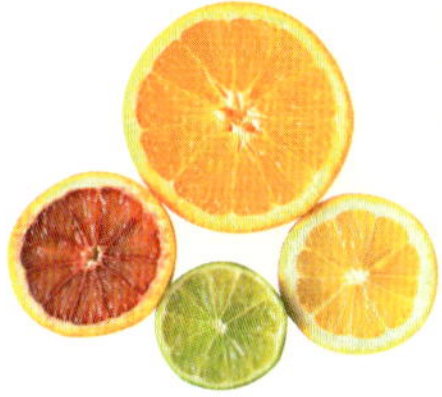

Zitrusfrüchte

Das häufigste Symptom einer Zöliakie ist Durchfall. Der Stuhlgang ist meist hell, fettig glänzend und übelriechend und wird in großen Mengen abgesetzt. Gleichzeitig treten oft Blähungen und Bauchschmerzen auf. Der Bauch ist stark aufgetrieben, der restliche Körper magert mit der Zeit stark ab. Nicht so deutlich hervortretend, aber ebenfalls häufig sind Abgeschlagenheit, Blässe, Knochenschmerzen und depressive Stimmung. Insbesondere Kleinkinder sind weinerlich, teilnahmslos und lehnen das Essen ab. Die Symptome sind umso typischer, je jünger der Betroffene bei der Diagnosestellung ist.

Über die Ursachen der Erkrankung besteht noch keine hundertprozentige Klarheit. Sicher geklärt ist eine genetische Veranlagung, d. h., die Zöliakie tritt familiär gehäuft (bei 10–20 % der nächsten Verwandten) auf. Noch nicht ganz klar ist, inwieweit sie zu den Allergien oder zu den Autoimmunerkrankungen zu zählen ist. Häufig werden die Symptome durch eine körperlich oder seelisch besonders belastende Situation ausgelöst. Weitere Ursachen sind zur Zeit noch nicht bekannt.

Diagnose: Es gibt heute mehrere Möglichkeiten, die Erkrankung nachzuweisen. Zum einen werden Antikörper im Blutserum (u. a. gegen Gluten und gegen körpereigenes Gewebe) gesucht. Diese Antikörper können nur in speziellen Labors ermittelt werden. Die sicherste und eindeutigste Diagnosemethode ist die Untersuchung der Darmschleimhaut unter dem Elektronenmikroskop, bei der die typischen Veränderungen der Darmschleimhaut sehr deutlich zu erkennen sind. Dazu wird mittels einer Biopsie ein Stückchen Gewebe aus dem Darm entnommen.

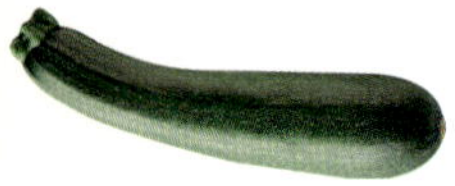

Zucchini

Behandlung und Ernährung: Die einzige Möglichkeit der Behandlung besteht im Verzicht auf die unverträglichen Lebensmittel, d. h. in einer glutenfreien Ernährung. Schädlich ist das Getreideeiweiß Gluten aus Weizen, Dinkel, Grünkern, Roggen, Gerste und Hafer sowie deren direkten botanischen Verwandten, z. B. Kamut, Einkorn und Wildreis. Gluten ist sowohl in roher als auch gegarter Form und bereits in kleinsten Mengen schädlich. Die glutenfreie Ernährung muss ab Diagnosestellung nach heutigen Erkenntnissen lebenslang eingehalten werden. Dann kann die Darmschleimhaut sich wieder aufbauen und ihre volle Funktion übernehmen. Die Symptome verschwinden je nach Ausprägung nach wenigen Tagen bis mehreren Monaten. Das Risiko einer Folgeerkrankung kann durch eine exakt eingehaltene dauerhafte Ernährungsumstellung auf ein normales Risiko herabgesetzt werden.

Die Umstellung auf eine glutenfreie Ernährung hat keine negativen gesundheitlichen Folgen, da Gluten nicht lebensnotwendig ist. Allerdings erfordert der Austausch aller herkömmlichen Back- und Teigwaren und vieler anderer gewohnter Lebensmittel gegen glutenfreie Produkte große Disziplin und Sorgfalt beim Einkaufen und ist außerdem ziemlich teuer.

ZÖLIAKIE: SICHER GLUTENFREIE LEBENSMITTEL

Lebensmittelkategorie	Sorten und Zubereitung
Getreide-»Ersatz«	Reis, Mais, Maisstärke, Buchweizen, Hirse, Quinoa, Amarant, Kartoffeln, Kartoffelstärke
Saaten	Sonnenblumenkerne, Leinsamen, Sesamkerne, Kürbiskerne
Fleisch	alle Sorten; selbst zubereitet
Geflügel und Eier	
Fisch, Krusten- und Schalentiere	
Milch und Milchprodukte »natur«	z. B. Joghurt, Dickmilch, Sahne, Kefir usw., Butter, Naturkäsesorten (z. B. Gouda, Edamer, Emmentaler, sofern keine bemehlte Rinde)
Speisefette	Butter, Butterschmalz, Margarine, Speiseöl (kein kaltgepresstes Weizenkeimöl), Plattenfette (z. B. Kokosfett)
Gemüse	alle Arten; roh, tiefgekühlt ohne Saucen und Gewürze, sauer eingelegt
Obst	alle Sorten; roh, tiefgekühlt und Konserven
Nüsse und Mandeln	
Zucker, Honig, Marmeladen	
Gewürze	keine Gewürzmischungen
Kräuter	roh, tiefgekühlt oder getrocknet
Kochsalz	
Essig	
Getränke	Bohnenkaffee, Tee (nicht aromatisiert), Kakaopulver, Fruchtsäfte, Mineral- und Tafelwasser, Wein, klare Spirituosen

LESETIPPS:

David H. Shmerling, Birgit Irgang und Kriemhild Irgang: *Glutenfrei essen bei Zöliakie/Sprue. Niedernhausen (Falken) 1998.*

Andrea Hiller: *Abwechslungsreiche Diät bei Zöliakie. So ernähren Sie sich glutenfrei. Stuttgart (Trias) 2000.*

Zucchini: über 40 cm lange, gurkenähnliche Früchte der Zucchinipflanze (Cucurbita pepo convar. giromontiina), einer Zuchtform des Speisekürbisses (→Kürbis), die v. a. in Italien angebaut wird. Die dünne, glatte Schale ist gelblich grün, gestreift oder gefleckt, das Fruchtfleisch hat einen milden Geschmack. Es wird gegart als Gemüsebeilage verzehrt. Zucchini sind mit nur 18 kcal/75 kJ pro 100 g energiearm und liefern wichtige Vitamine (u. a. Vitamin K, C und Betakarotin) und Mineralstoffe (v. a. Kalium, Magnesium und Eisen).

Zucker [mhd. zuker, von ital. zucchero über arab. sukkar von altind. sarkara »Kieselsteine«, »gemahlener Zucker«]: in der Chemie zusammenfassende Bezeichnung für die kristallinen, wasserlöslichen und meist süß schmeckenden Kohlenhydrate aus den Reihen der Einfachzucker und Oligosaccharide; allgemeinsprachliche Bezeichnung für den Zweifachzucker **Saccharose**, der in vielen Früchten und Pflanzensäften vorkommt und v. a. aus Zuckerrohr und Zuckerrüben (Rohr- bzw. Rübenzucker),

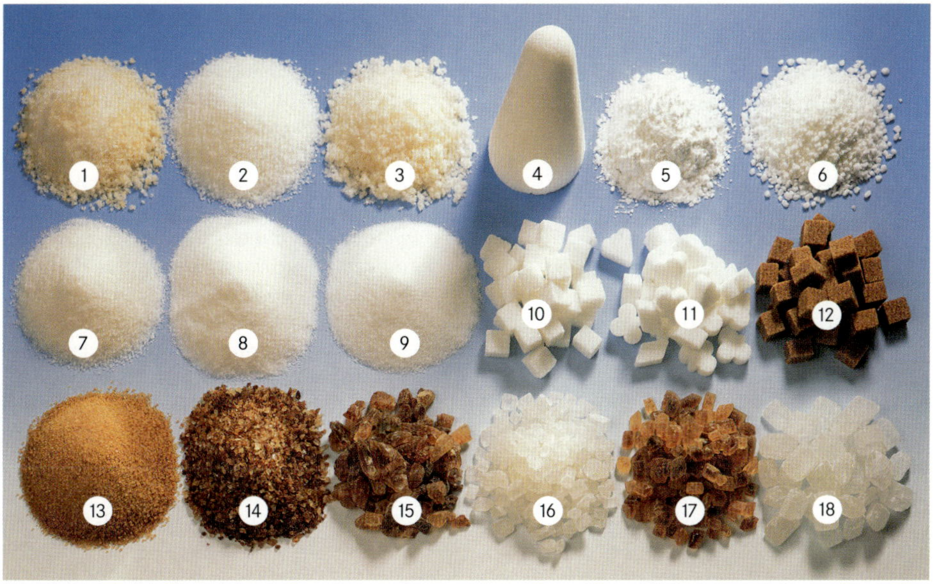

1 Spezial-Gelierzucker
2 Einmachzucker
3 Gelierzucker
4 Zuckerhut
5 Puderzucker
6 Hagelzucker
7 Weißzucker
8 Raffinade
9 feinste Raffinade
10 weißer Würfelzucker
11 Glückswürfel
12 brauner Würfelzucker
13 brauner Zucker (Farin)
14 Grümmel Kandis
15 brauner Krustenkandis
16 weißer Kandis
17 brauner Kandis
18 Kluntje Kandis

Zucker

daneben in geringem Umfang auch aus einigen anderen Pflanzen, z.B. Zuckerahorn und Zuckerpalme, gewonnen wird. Der aus den Pflanzen gewonnene Rohsaft ist der Grundstoff für die Zuckerproduktion.

Geschichte: In der Antike süßte man mit Honig (in Europa) oder Zuckerrohrsaft (v.a. in Indien). Das Verfahren, aus Zuckerrohrsaft Zucker zu kristallisieren, wurde vermutlich im 4. Jh. n. Chr. in Indien entwickelt. Über arabische Händler gelangte dieses Wissen im Mittelalter nach Europa und von dort aus in die Kolonien verschiedener europäischer Länder, wo bald große Zuckerrohrplantagen entstanden. Zucker diente zunächst als medizinisches Heil- und Stärkungsmittel und entwickelte sich erst später zum teuren Genussmittel. Mitte des 18. Jh. begann die Zuckergewinnung aus Zuckerrüben, die im 19. Jh. mit Unterstützung des nach Unabhängigkeit vom Ausland strebenden

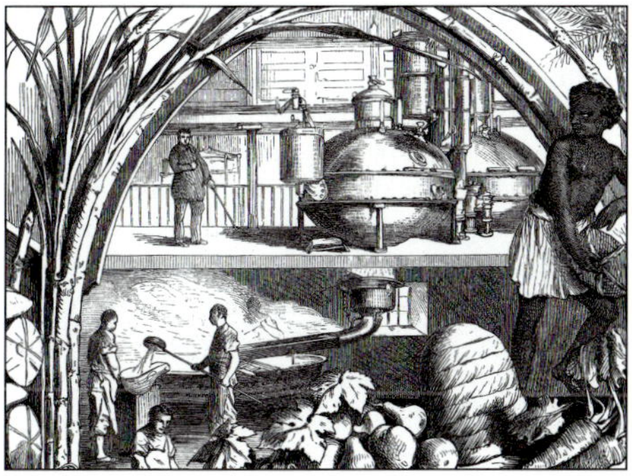

Zucker: Herstellung; Holzstich (1877)

preußischen Königs zu einem leistungsfähigen Industriezweig ausgebaut wurde.

Sorten: Zuckersorten werden in der Regel nach Aussehen und äußerer Form unterschieden. Als **Weißzucker** bezeichnet man einen sehr reinen weißen Zucker bester Qualität, der in unterschiedlicher Körnung angeboten wird. **Haushaltszucker** (Saccharose) ist weniger rein und wird als einfachste und preiswerteste Zuckergrundsorte verkauft. Bei **Puderzucker** (Staubzucker) handelt es sich um hochfein gemahlenen Weißzucker, bei **Hagelzucker** um einen großkörnigen Weißzucker zum Verzieren von Gebäck.

Zur Herstellung von **Gelierzucker** wird Weißzucker mit Pektin und Zitronen- oder Weinsäure versetzt; er eignet sich zur Zubereitung von Marmeladen, Gelees und Konfitüren. Zum Einkochen von Früchten dient **Einmachzucker,** ein meist grobkörniger Weißzucker, der kaum schäumt.

Der kräftig schmeckende **braune Zucker** (Farin, Farinzucker) wird aus karamellhaltigem Zuckersirup hergestellt; der zum Süßen von Tee sehr beliebte **Kandiszucker** (Kandis) zeichnet sich durch besonders grobe Kristalle aus, die aus reinen Zuckerlösungen langsam kristalliert werden. Braunem Kandiszucker wird karamellisierter Zucker zugegeben. **Isoglukose** (Maissirup, Maiszucker) wird aus Mais gewonnen.

Zur Herstellung von **Invertzucker** wird Saccharose durch Zusatz von Säure in Glukose und Fruktose aufgespalten. Dadurch ist Invert-

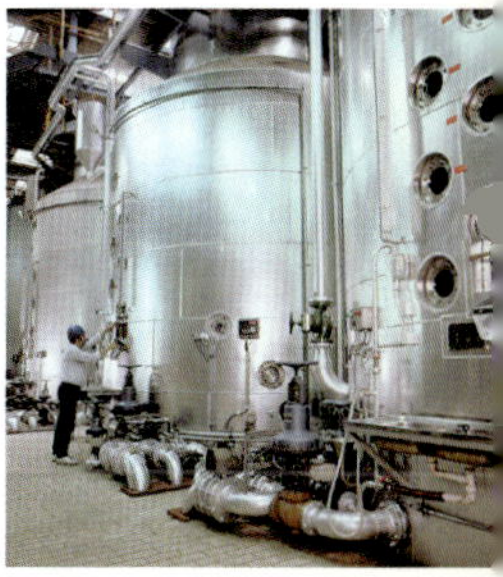

Zucker: Herstellung

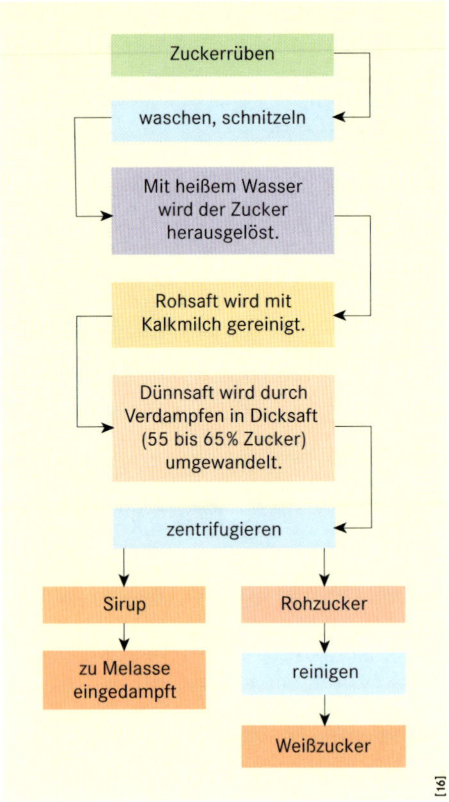

Zucker: Gewinnung aus Zuckerrüben

zucker leichter wasserlöslich und bleibt auch in hoher Konzentration gelöst. Er dient u.a. zur Herstellung von Bonbons und →Invertzuckercreme. Ein natürlicher Invertzucker ist →Honig.

Wirtschaftliche Bedeutung und Verwendung: Weltweit werden jährlich rund 90 Millionen Tonnen Zucker erzeugt. In den Industrieländern gehört Zucker heute zu den

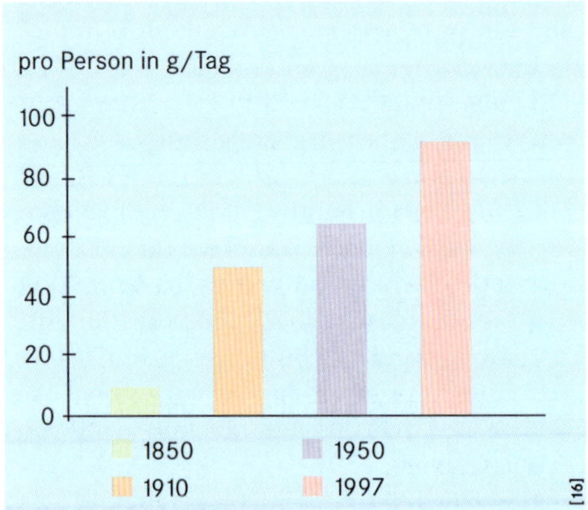

Zucker: der Zuckerkonsum (pro Person in g/Tag) in Deutschland seit 1850

Grundnahrungsmitteln: 28% der →Kohlenhydrate werden in Form von Zucker aufgenommen; 12% der Energiezufuhr stammen aus Zucker. Er wird nicht nur zum Süßen von Kaffee und Tee verwendet, sondern ist auch in vielen Lebensmitteln (beispielsweise Kuchen, Limonaden, Saucen, Konfitüren, Schokolade) enthalten.

Inhaltsstoffe und Gesundheitswert: Im Verdauungstrakt wird Saccharose in ihre Bestandteile →Glukose und →Fruktose aufgespalten. Zucker enthält keinerlei Wirkstoffe wie Vitamine oder Mineralstoffe; man spricht daher von →leeren Kalorien. Der Nährwert von 1g Zucker liegt bei 4kcal/16,8kJ. Eine wichtige Rolle spielt Zucker bei der Entstehung von →Karies. Vor allem klebrige Zuckerprodukte, die lange an den Zähnen haften (z.B. Honig, Bonbons, Schokolade; →Süßigkeiten), sind der Zahngesundheit abträglich.

LESETIPPS:

Franz Binder und Josef Wahler: *Zuckerblocker. Alles über das süße Gift. München (Econ) 1999.*

Max O. Bruker: *Zucker, Zucker... Krank durch Fabrikzucker. Lahnstein (emu) ^{3}1999.*

Heidrun Froneck und Norbert Müller: *Zuckerfrei und süß. Schlanke Rezepte. München (Südwest) 1999.*

Zucker-Knacker. Das Ernährungskonzept der Zukunft. München (Goldmann) 1999.

Zuckeraustauschstoffe: Kohlenhydrate, die der menschliche Stoffwechsel insulinunabhängig verwertet und die daher anstelle von Zucker in der Diabetikerdiät (→Diabetes mellitus) verwendet werden können. Sie verursachen nur einen geringen Anstieg des Blutzucker- und Insulinspiegels.

Die meisten Zuckeraustauschstoffe gehören zur Gruppe der Zuckeralkohole. Diese haben einen Energiegehalt von ca. 2kcal/8,4kJ pro Gramm und müssen daher von Diabetikern im Gegensatz zu den meisten →Süßstoffen (die entweder kalorienfrei oder sehr kalorienarm sind) in die Brennwertberechnung einbezogen werden. Aus dem gleichen Grund sind Zuckeraustauschstoffe für eine kalorienreduzierte Ernährung zum Zweck der Gewichtsreduktion bzw. zur Verwendung in kalorienreduzierten Lebensmitteln weniger geeignet als Süßstoffe. Sie werden daher in solchen Lebensmitteln häufig mit Süßstoffen kombiniert, um eine höhere Süßkraft bei verringertem Energiegehalt zu erreichen. Die Süßkraft von Zuckeraustauschstoffen beträgt in der Regel 40–70% der Süßkraft von Haushaltszucker.

Da Zuckeraustauschstoffe von den an der Kariesbildung beteiligten Bakterien im Mundraum nicht verwertet werden können, setzt man sie u. a. auch in zahnfreundlichen Produkten wie beispielsweise Kaugummi ein. Einen Nachteil haben sie allerdings: Sie werden vom Dünndarm nicht vollständig aufgenommen und gelangen daher teilweise unverändert in den Dickdarm. Dort binden sie Wasser und können bei erhöhter Aufnahme zu Blähungen und Durchfällen führen. Lebensmittel mit einem Zuckeraustauschstoffgehalt von mehr als 10 % müssen daher mit dem Hinweis »kann bei übermäßigem Verzehr abführend wirken« versehen sein.

Die einzelnen Zuckeraustauschstoffe:

Sorbit (E 420) kommt in einigen Früchten (z. B. Vogelbeeren und Pflaumen) vor. In der Lebensmitteltechnik wird er mithilfe von Enzymen aus Glukose hergestellt. Sorbit ist als Zuckeraustauschstoff nur für zuckerfreie oder zuckerreduzierte Süßigkeiten, Diabetikerlebensmittel und Backwaren zugelassen; Höchstmengenbeschränkungen gibt es nicht. Menschen, die an →Fruktoseintoleranz leiden, dürfen Sorbit nicht verwenden, da er vom Körper wie Fruktose abgebaut wird.

Mannit (E 421) kommt in der Natur in zahlreichen Pflanzen (v. a. im Saft der Mannaesche, aber auch in Algen und Pilzen) vor und wird wie Sorbit aus Fruktose hergestellt. Aufgrund seines hohen Preises wird er nur beschränkt als Zuckeraustauschstoff eingesetzt. Zugelassen ist er ohne Höchstmengenbeschränkungen für zuckerfreie oder zuckerreduzierte Süßigkeiten, Diabetikerlebensmittel, Backwaren, Saucen, Senf, Marmelade und Vitamin-Brausetabletten. Bei empfindlichen Personen kann Mannit Erbrechen auslösen.

Isomalt (**E 953**, Palatinit®) wird synthetisch-enzymatisch aus Saccharose hergestellt und v. a. für kalorienreduzierte und/oder ohne Zucker hergestellte Lebensmittel, z. B. Desserts aller Art, Speiseeis, Marmeladen, Brotaufstriche, Obstzubereitungen, Kaugummi, Süßigkeiten, Gebäck, Saucen und Senf verwendet. Höchstmengenbeschränkungen existieren nicht. **Maltit (E 965)** wird durch chemisch-enzymatische Verzuckerung von Stärke gewonnen; **Laktit (E 966)** wird auf der Basis von Laktose hergestellt. Eingesetzt werden sie beide wie Isomalt.

Xylit (E 967) kommt in vielen Pflanzen vor und entsteht im menschlichen Körper als Zwischenprodukt im Glukosestoffwechsel. Hergestellt wird er auf chemischem Weg aus Holzzucker (Xylose). Xylit erzeugt auf der Zunge einen Kühleffekt, der erfrischende Geschmacksrichtungen wie etwa Menthol verstärkt. Ansonsten wird dieser Zuckeraustauschstoff wie Isomalt verwendet.

LESETIPP:

GISELA TRURNIT UND RÜDIGER LOBITZ: *Zucker, Sirupe, Honig, Zuckeraustauschstoffe, Süßstoffe. Bonn (aid) 1997.*

Zuckercouleur, Zuckerkulör: Oberbegriff für verschiedene braune bis schwarze →Farbstoffe (E 150a–b), die in der Lebensmittelverarbeitung verwendet werden.

Zuckerkrankheit: umgangssprachliche Bezeichnung für →Diabetes mellitus.

Zuckerkulör: →Zuckercouleur.

Zuckermais, Gemüsemais, Süßmais: eine Maissorte (→Mais).

Zuckermelone, Gartenmelone: eine →Melone.

Zuckerrohr, wiss. Name **Saccharum officinarum:** in den Tropen und Subtropen wachsendes Rispengras, aus dem durch Abpressen oder Auslaugen mit Wasser und anschließende Raffination →Zucker gewonnen wird. Unraffinierter, getrockneter Zuckersaft ist als Rapadura (in Naturkostgeschäften) oder Ursüße (im Reformhaus) im Handel, teilraffinierter Rohrzucker als Roh-Rohrzucker.

Zuckerrübe, wiss. Name **Beta vulgaris ssp. vulgaris var. altissima:** in gemäßigten Zonen zur Gewinnung von →Zucker angebaute Wurzelrübe. Getrockneter Zuckerrübensaft ist unter der Bezeichnung »Vollzucker« im Reformhaus erhältlich.

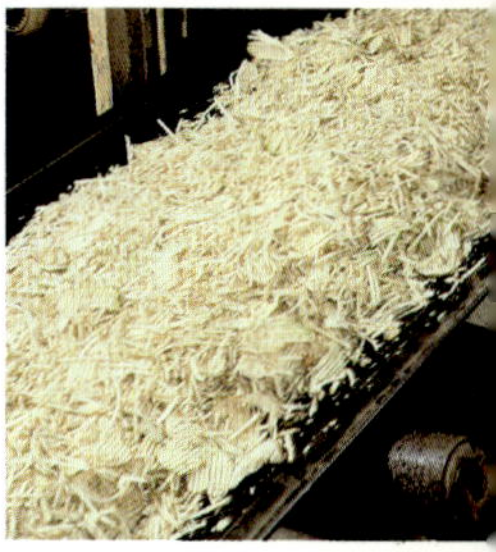

Zuckerrübe: Ausgangsprodukt für die Zuckerherstellung

Zucker-Saugerflaschenkaries, Saugerflaschenkaries, Zuckertee-Karies: eine Sonderform der →Karies.

Zuckersirup: →Läuterzucker.

Zuckertee-Karies, Saugerflaschenkaries, Zucker-Saugerflaschenkaries: eine Sonderform der →Karies.

Zuckerwaren: →Süßigkeiten mit Zucker oder anderen Süßungsmitteln. Zuckerwaren werden u. a. auf der Basis von Milcherzeugnissen, Stärkesirup, Fetten, Früchten hergestellt und enthalten oftmals viele →Lebensmittelzusatzstoffe. Auch Füllungs- und Glasurmassen werden im Gegensatz zu Schokolade und Marzipan den Zuckerwaren zugerechnet.

Zufuhrempfehlungen, Nährstoffempfehlungen: Empfehlungen für die tägliche Zufuhr bestimmter Nährstoffe (→Ernährungsempfehlungen).

Zunge: hauptsächlich aus Muskeln bestehendes, mit einer Schleimhaut überzogenes menschliches Organ in der Mundhöhle, das sowohl für den →Geschmackssinn zuständig als auch am Kau-, Saug-, Schluck- und Sprechvorgang beteiligt ist. Die Oberseite der Zunge, der Zungenrücken, beherbergt die Papillen mit den Geschmacksknospen, die – je nach Ausprägung – die Geschmacksrichtungen Bitter, Salzig, Sauer und Süß unterscheiden. Einige Papillen sind auch für den Tastsinn der Zunge zuständig. Die Zunge mancher Schlachttiere wird zu Zungenwurst und anderen Spezialitäten verarbeitet.

Zutatenliste, Zutatenverzeichnis: bei der →Kennzeichnung von Lebensmitteln vorgeschriebene Auflistung der Zutaten.

Zweifachzucker, Disaccharide: eine Gruppe von →Kohlenhydraten.

Zwergorange, Zwergpomeranze: →Kumquat.

Zwetschge, Zwetsche: eine Unterart der →Pflaume.

Zwieback: ein →Gebäck.

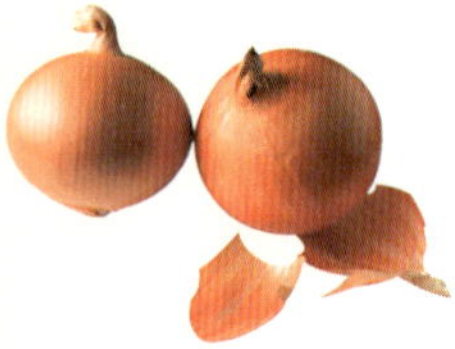

Zwiebeln

Zwiebel, Küchenzwiebel, Speisezwiebel, wiss. Name **Allium cepa:** aus Westasien stammende, in zahlreichen Sorten kultivierte Lauchart; ausdauerndes (in Kultur zweijähriges) Kraut mit grünlich weißen Blüten in kugeliger Trugdolde und einer unterirdischen Zwiebel, die aus den sich schalenartig umschließenden Basalteilen der röhrenartig hohlen Blätter besteht.

Sorten und Verwendung: Die Zwiebel wird roh oder gekocht als Gemüse oder Gewürz verwendet und getrocknet zu Zwiebelsalz verarbeitet. Mild schmeckende Sorten wie die spanische Gemüsezwiebel und die rote Zwiebel können als Hauptzutat in Gerichten wie Zwiebelkuchen oder -suppe verwendet werden. Schärfer und würziger schmecken →Frühlingszwiebel und →Schalotte. Die kleinste Zwiebel ist die →Silberzwiebel; sie hat einen sehr milden Geschmack.

Inhaltsstoffe und Gesundheitswert: Zwiebeln sind mit einem Energiegehalt von nur 28 kcal/117 kJ pro 100 g kalorienarm und enthalten viel Vitamin C, Kalium, Zink und Mangan. Der charakteristische Zwiebelgeruch und scharfwürzige Geschmack sind auf schwefelhaltige Stoffe (→Sulfide) zurückzuführen, denen die Zwiebel auch ihre antithrombotische und cholesterinsenkende Wirkung verdankt. Der Verzehr roher Zwiebeln kann bei hierfür empfindlichen Menschen Blähungen verursachen.

Zwiebelgemüse: Gemüsearten, von denen teils nur die Speicherorgane (Zwiebeln), teils auch oder nur die oberirdischen Pflanzenteile verzehrt werden (→Gemüse).

Zwischenmahlzeiten, Snacks: kleinere →Mahlzeiten, die höchstens 10% der Tagesenergiemenge ausmachen.

Zwischenrippenstück: →Mittelrippenstück.

Zwölffingerdarm: ein Abschnitt des Dünndarms (→Darm).

Zwölffingerdarmgeschwür: durch eine chronische Entzündung der Schleimhaut des Zwölffingerdarms entstandene Wunde, die auf die Wandschichten übergreifen kann. Geschwüre befinden sich in den meisten Fällen im an den Magen anschließenden Abschnitt des Zwölffingerdarms. Zu den Ursachen zählt, wie beim →Magengeschwür, meistens die Besiedelung mit dem Bakterium →Helicobacter pylori. Hinzu kommt eine übermäßige Produktion von Magensaft; dieser tritt in den Zwölffingerdarm über und greift besonders den Anfangsabschnitt des Zwölffingerdarms an, da hier noch das aus Galle und Bauchspeichel stammende, die Salzsäure im Magensaft neutralisierende Bikarbonat fehlt. Zu den möglichen Komplikationen gehört ein Durchbruch des Zwölffingerdarms, der häufiger vorkommt als der Magendurchbruch beim Magengeschwür. Behandelt wird das Zwölffingerdarmgeschwür mit den gleichen Medikamenten wie das Magengeschwür; auch eine →Vagotomie kann Abhilfe schaffen.

Zyanose: →Blausucht.

zystische Fibrose: →Mukoviszidose.

Zytostatika, Cytostatika: Substanzen, die wegen ihrer hemmenden Wirkung auf das Wachstum und die Vermehrung insbesondere von schnell wachsenden Zellen in der →Krebstherapie zur Wachstumshemmung von Tumoren eingesetzt werden. Da durch Zytostatika nicht nur Krebszellen, sondern auch gesunde Zellen geschädigt werden, treten z. T. unangenehme Nebenwirkungen wie Übelkeit, Durchfall und Haarausfall auf.

Aalräucherei Friedrich Bruhns 538 o.
Agrexco/Jo Scholten 50 o. r.
AKG Berlin 223, 226, 441
AKG Berlin/Orsi Battaglini 452 o.
AKG Berlin/Erich Lessing 546
Archiv Waldmann 13, 16 M., u., 17 2., 3., 4. v. o., 26 (2), 27 (2), 28 (2), 29 (2), 32 (3), 40 M., u., 41, 42, 43 (3), 48 u., 49 (2), 51, 52, 57 (3), 58 o., u., 61, 65, 77 M., u., 78, 79, 81 M., u., 83 (4), 85 o., 2., 3. v. o., 86 4. v. o., u., 87, 88, 89, 91, 92 (2), 94, 95, 96, 97, 104 (2), 105 (4), 106, 111 (2), 116 (2), 117 (2), 118 (2), 119 (2), 120 (2), 125, 129, 136, 137, 138, 141, 143, 153 (2), 155 (2), 170 M., 173 o., 174, 175, 176 (2), 177 (2), 178 (2), 179 (2), 185 u. r., 187 (3), 188 (2), 189 (2), 190 (2), 191 (2), 203 u., 204 u., 205 M., 206 (2), 208 (2), 209 (2), 210 (2), 211 (2), 215 (2), 225, 232 (2), 233 (2), 234 (2), 242 (2), 244, 246, 249, 251 (2), 253, 256 M., 258, 262, 264 o. 268 (2), 269 (2), 270 (2), 271 (2), 274, 280 (2), 281 (2), 282 (2), 283 (2), 290, 292 o., 298 (2), 299, 300 (2), 301, 303 o. 306 (3), 308 o., 309, 313, 314 (2), 315, 316 (2), 317 o., 328, 334 (2), 335 r., 336 (2), 337 r., 338 (4), 342 u., 343, 345, 348 (3), 349, 353 (2), 355 (5), 358, 359, 360 o., 362, 363 2., 3., 4., 5. v. o., 364 (2), 365 (2), 366 (2), 367 (2), 368 (3), 370, 377, 378 o., 2., 3. v. o., 382 r., 383 l., 384 r., 385 l., 389 (3), 395, 396 (2), 397 (2), 398 (2), 399 (2), 400, 405, 407 (4), 408, 409, 412 (2), 416 (2), 417 (2), 418 (2), 419 (2), 423 o., 424 (2), 426 (4), 427 (2), 428, 437, 438, 440, 443 (4), 448, 450 o., 451, 452 2., 3., 4. v. o., 465 (2), 468, 471 u., 476 (2), 477 (2), 478 (2), 479 (2), 481 (2), 486 (2), 487 (2), 488 (2), 489 (2), 490 (2), 491 (2), 499, 502, 504 u., 505 (3), 506 (2), 509 (2), 511 o., 2., 3. v. o., 512 M., u., 513 3. v. o., 514, 515 u., 516 (2), 517 (3), 520, 521 2., 3. v. o., u., 523, 525, 530 (2), 531 (2), 532 (2), 533 (2), 536, 537, 538 u., 543 (2), 548 (3), 549 (3), 551 u., 553 o., 554 o., 560 (2), 561 (2), 562 (2), 563 (2), 566 (2), 567 (2), 568 (2), 569 (2), 572 o., 3., 4. v. o., 576 o. 579, 584 3., 4. v. o., u., 585 o., u., 592 M., u. r., 593, 595 (3), 596 (2), 597, 598, 599, 601 (3), 602, 604 (2), 606, 611, 612 (5), 615 (2), 617 u.(6), 618, 620 (2), 622 o., 625 (5), 630 (2), 631 (2), 632 (2), 633 (2), 634 (2), 636, 638 (2), 639 (2), 640 (2), 641 (2), 642, 644, 646 (2), 647 (2), 648 (2), 649 (2), 671, 673 (2), 677 o., 680, 681 M., 683 (4), 684 (2), 685 (2), 686 (2), 687 (2), 688, 689, 695, 696, 697, 698, 699 u. l., 702
Aufhammer, Prof. Dr., Universität Hohenheim 535
B. Braun Petzold GmbH 123 (2)
B. Braun Aktiengesellschaft 126
Bad Wörishofen, Kurverwaltung 369 o.
Bahlsen AG 369 u.
Bayer AG 34, 195, 266
Bieder, B. 332
Binding-Brauerei AG 584 o., 2. v. o.
Bonduelle GmbH 379 (2), 382 l., 383 r., 384 l., 385 r.
Brita GmbH 586 M., 674
CMA 256 u. l., u. r., 351 (2), 352 (4), 356, 457 (2), 699 o., u. r., 701
CMA/ABC Hamburg 692 (3)
Coca-Cola GmbH 109 o.
Deutsche Landwirtschafts-Gesellschaft e. V. 677 2., 3., 4. v. o.
Deutscher Brauer-Bund e.V. Bonn 66, 67 (4)
Deutsches Brotmuseum Ulm 93
Disch, Dr. med. Rainer 121
Disetronic 330
dpa 513, 2. v. o.
Dr. Oetker 622 u.
DWI 679 (3)
Gaisberg, Prof. Dr. med. Ulrich von 115, 130, 131 o. l.
Gepa mbH 25 (2)
Gerolsteiner Brunnen GmbH 462
GMF 450 u.
Goetheanum Dornach 605 u.
Haarmann & Reimer 44 (2), 45 (2), 46 (2), 47 (2)
Hoffmann-La Roche AG 64, 661, 664
Hu Hsiang-Fan 617 o., M.
Infozentrum Schokolade Leverkusen 342 o., 2. v. o., 576 M., u., 577
J. G. Niederegger 445 (2)
JOHANNITER-UNFALL-HILFE E.V. 185 u. l.
Keimling Naturkost GmbH 158 u.
Kellogg Deutschland GmbH 360 M., u.
Ketchum 50 u. r.
Klock, M. 342 3. v. o., 521 o.
Klock, P. 103, 391, 471 o., 511 u., 512 o., 513 u., 551 o.
Lehari 50 u. l.
Mackenstedt, Prof. Dr. Ute, Universität Hohenheim 690
Maggi GmbH 434 (2)
Marre, Prof. Dr. med. R., Universitätsklinikum Ulm 54, 553 u.
McDonald's Deutschland 203 o.
Medizinhistorisches Institut und Museum der Universität Zürich 513 o.
MGH GmbH 11, 131 o. r., 230, 238 , 307 (2), 339, 401 o., 2. v. o., 452 u., 470 (3), 515 o., 554 u., 571, 582 (4), 605 o., 627, 628 (3)
Molekulare Infektionsbiologie, Universität Würzburg 158 o., 185 o.
Nestlé Erzeugnisse GmbH 341, 694
Nestlé Milchprodukte GmbH 308 u.
Pfizer GmbH 102 (2)
Pflugfelder, Annette 261

Quellennachweis:

[1] *Auswertungs- und Informationsdienst für Ernährung, Landwirtschaft und Forsten (aid) e. V., Bonn.*

[2] *Bundesanstalt für Landwirtschaft und Ernährung (BLE), Frankfurt am Main.*

[3] *Deutsche Gesellschaft für Ernährung e. V., Frankfurt am Main.*

[4] Kathi Dittrich und Claus Leitzmann: *Bioaktive Substanzen. Stuttgart (Trias) 1996.*

[4A] Roswitha Eichinger und Michael Eichinger: *Schlank und fit durch Saftfasten. Stuttgart (Trias) 1999.*

[5] Ibrahim Elmadfa und Doris Fritzsche: *Die große GU Vitamin-Tabelle und Mineralstoff-Tabelle. München (Gräfe & Unzer) 2001.*

[5A] Ibrahim Elmadfa und Claus Leitzmann: *Ernährung des Menschen. Stuttgart (UTB) ³1999.*

[6] *Ernährungsmedizin. Stuttgart (Thieme) ²1999.*

[6A] *Die große GU Nährwert-Kalorien-Tabelle. München (Gräfe & Unzer) ²2000.*

[7] Gaby Hauber-Schwenk und Michael Schwenk: *dtv-Atlas Ernährung. München (dtv) 2000.*

[8] Fritz Heepe: *Diätetische Indikationen. Berlin (Springer) ³1998.*

[9] Andrea Hiller: *Abwechslungsreiche Diät bei Zöliakie. Stuttgart (Trias) 2000.*

[10] Petra Hopfenzitz: *GU-Kompass Mineralstoffe. München (Gräfe & Unzer) ⁵2000.*

[11] Heinrich Kasper: *Ernährungsmedizin und Diätetik. München (Urban & Fischer) ⁹2000.*

[12] *Lebensmittelführer, Teil 1 und 2. Stuttgart (Thieme) ²1995.*

[13] Claus Leitzmann und Andreas Hahn: *Vegetarische Ernährung. Stuttgart (Trias) 1998.*

[14] Ellen Maushagen-Schnaas und Karin Hofele: *Abwechslungsreiche Diät bei Milch-Allergie und Hühnereiweiß-Allergie. Stuttgart (Trias) 1999.*

[15] Edita Pospisil: *GU-Kompass Cholesterin. München (Gräfe & Unzer) ⁶2000.*

[16] Cornelia A. Schlieper: *Grundfragen der Ernährung. Hamburg (Handwerk und Technik) ¹⁵2000.*

[16A] Karlheinz Schmidt und Marion Zerbst: *Aspirin. Stuttgart (Trias) 1997.*

[17] Heinz Scholz: *Mineralstoffe und Spurenelemente. Stuttgart (Trias) 1996.*

[18] Klaus Undeutsch und Oliver Kohl: *Abwechslungsreiche Diät bei Bluthochdruck. Stuttgart (Trias) 1999.*

[19] Ulla Unger-Göbel: *GU-Kompass Vitamine. München (Gräfe & Unzer) ⁵2000.*

[20] Hildebert Wagner und Markus Wiesenauer: *Phytotherapie. Stuttgart (Wissenschaftliche Verlagsgesellschaft) 1998.*

[21] Bernhard Watzl und Claus Leitzmann: *Bioaktive Substanzen in Lebensmitteln. Stuttgart (Hippokrates) ²1999.*

[22] Günther Wolfram und Gabriele E. Vogel: *Abwechslungsreiche Diät bei zu hohem Cholesterinspiegel. Stuttgart (Trias) 2000.*